U0279085

THE FAMILY MEDICINE

家庭医学全书

第4版

fourth edition

复旦大学上海医学院
《家庭医学全书》编委会

上海科学技术出版社

图书在版编目(CIP)数据

家庭医学全书/复旦大学上海医学院《家庭医学全书》
编委会编著.—4版.—上海:上海科学技术出版社,
2012.9(2024.2重印)

ISBN 978－7－5478－1095－8

Ⅰ.①家... Ⅱ.①复... Ⅲ.①家庭医学－基本知
识 Ⅳ.①R4

中国版本图书馆 CIP 数据核字(2011)第 255665 号

家庭医学全书(第 4 版)
复旦大学上海医学院《家庭医学全书》编委会 编著

上海世纪出版(集团)有限公司
上海 科 学 技 术 出 版 社 出版、发行
(上海市闵行区号景路159弄A座9F-10F)
邮政编码 201101 www.sstp.cn
山东韵杰文化科技有限公司印刷

开本 889×1194 1/32 印张:33.5 插页:4
字数:1 370 千字
1982 年 1 月第 1 版
1989 年 4 月第 2 版
2000 年 11 月第 3 版
2012 年 9 月第 4 版 2024 年 2 月第 51 次印刷
ISBN 978－7－5478－1095－8/R·355
印数:1 104 171 1 105 670
定价:58.00 元

内容提要

　　本书从初版到第 4 版历经了 30 年,销量百万余册,是我国医学保健的经典、权威之作。本书一直由复旦大学上海医学院(原上海医科大学)的众多著名专家共同编写。专家们深厚的学术造诣、丰富的临床经验和严谨的创作精神,使得本书内容科学、严谨、朴实而又贴近日常生活。

　　本书的编写目的是为百姓家庭提供一部值得信赖的医学保健工具书。日常生活中,当遇到医学问题需要了解相关知识时,可查阅本书;同时它也可作为学习医学保健知识以促进健康的读本。

　　本书内容涵盖了卫生保健与疾病预防、医学基础知识、各系统疾病防治、急救、康复等多个领域,基本能满足家庭对医学知识的需求。同时,也对中医中药进行了精简而实用的介绍,因为中医中药在我国的家庭生活中占有十分重要的地位。

　　第 4 版的编写秉承了本书前三版一贯的风格:全、精、新、普。全,指内容涵盖面广,百姓需要的一般的医学知识基本都可在本书中查到;精,指编写简明扼要,重点突出,条目清晰;新,指体现医学理论与技术的发展,适应家庭生活方式和需求的变化;普,指内容贴合生活需要且行文通俗易懂。

　　不过,本书最大的特点还是科学性、严谨性,这是本书 30 年来一直受到欢迎的最重要原因。

编委会

编写者（按姓氏笔画排序）

丁小强	于健君	马莉莉	卞 华	方 艺	王 坚	王 亮	王 健
王 薇	王 毅	王 臻	王文健	王吉耀	王传军	王君俏	王侠生
王春芳	王晓川	王桂芳	王赞舜	付建辉	卢家红	卢惠娟	史 静
叶尘宇	左 伋	白玉龙	白春学	乔 凯	刘 红	刘 芳	刘 瑶
吉 俊	向 阳	孙 湛	孙兴怀	孙红英	孙建琴	孙新芬	成文武
朱 敏	朱大年	朱文青	朱玉连	朱国行	江澄川	汤 颖	汤罗嘉
许小平	何更生	余丹菁	吴 志	吴 明	吴 毅	宋 凡	宋伟民
宋振举	应晓华	张 锋	张 瑾	张亚平	张冰峰	张明智	张育红
张继明	李 放	李 铮	李 蕾	李华茵	李远方	李振新	李善群
杜施霖	杨 冬	杨小亮	沈 波	迟放鲁	邵 勉	邵长周	邹建洲
闵 珉	陆 忠	陆志强	陈 斌	陈 瑜	陈向军	陈连军	陈智鸿
陈瑞珍	周 俊	周 梁	周文浩	季建林	宗 敏	林晓莉	林寰东
范文可	郑春泉	金美玲	俞立英	俞卓伟	姚晨玲	姜 红	姜林娣
施东伟	施光峰	洪 震	洪群英	洪慧慧	祝墡珠	胡 予	胡 雁
胡纯达	赵国昌	赵明智	钟一红	项建斌	夏昭林	夏海鸥	奚百顺
徐 秀	徐云洁	徐丛剑	徐金华	秦胜梅	贾守梅	郭卫军	郭红卫
郭起浩	郭慕依	钱 序	钱晓路	陶振刚	顾 沛	顾宇彤	顾国嵘
顾剑勇	顾章愉	高 鑫	曹育玲	章晓燕	黄 琼	黄 雯	黄文彦
黄国英	黄海娟	储以微	曾 玫	程 宽	程训佳	程蕾蕾	童朝阳
葛向煜	葛均波	蒋进军	蒋国樑	虞培敏	褚仁远	管丽华	翟晓文
蔡 端	蔡意达	谭 晖	樊 帆	潘 珏	薛爱民	藤 杰	

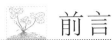

前言

　　《家庭医学全书》是一本供百姓使用的医疗卫生参考书、医学科普知识备查书。第一版于1982年1月问世，此后每十年修订一次，深受广大读者喜爱，至今已印刷数十次、发行百万余册。当今社会经济迅猛发展，生活节奏不断加快，广大群众对生活保健、疾病预防等问题的关注度显著提升；而随着医疗体系的日益变革、科学技术的快速发展，该书的部分概念已不够精准，内容亟待更新。为使该书能够适应时代的发展、满足家庭的需要，再次组织修订工作势在必行。

　　《家庭医学全书》第4版的修订工作由复旦大学上海医学院组织，聘请基础医学、临床医学、预防医学与公共卫生学、护理学等多学科的知名教授组成编委会。全体编委经过认真反复的商讨，明确修订原则，力求保持原书的科学性和权威性，在不增加整体篇幅的前提下调整章节内容，删旧添新。第4版在内容选择上秉承"全、精、新、普"的特点，在突出家庭性、实用性的同时，与临床医学新进展紧密结合，除诊断治疗知识之外，更加重视预防保健知识，以贴近当代百姓的医疗保健需求。篇章设置方面，保留第3版中的"卫生保健篇"、"医学常识篇"、"常见疾病防治篇"、"中医中药篇"，将原来的"急救康复篇"拆分为"急救篇"和"康复篇"，并对具体内容做了归并、补充等相应调整。此外，该书力求避免使用深奥的术语和缩略语，以详略得当的文字来增加可读性，以期能够帮助更多读者树立预防保健意识，使更多家庭远离疾病困扰，生活过得愉快、更美好。

　　《家庭医学全书》第4版的修订过程中，要特别感谢原复旦大学常务副校长王卫平教授和原复旦大学附属中山医院院长杨秉辉教授，他们慨然应允担任本书名誉主编，无私地为编写工作奉献心智、出谋划策。感谢副主编及编委通力合作、认真组稿、精心修订，感谢全体编者的不懈努力。此外，还要感谢上海科学技术出版社责任编辑的真诚帮助，其认真负责的精神确保本书修订任务如期完成。

　　编者水平有限，难免存在错误和缺点，望读者予以指正。

冯晓源

2012年3月

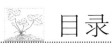

目录

卫生保健篇

医学常识篇

常见疾病防治篇

15 目 录

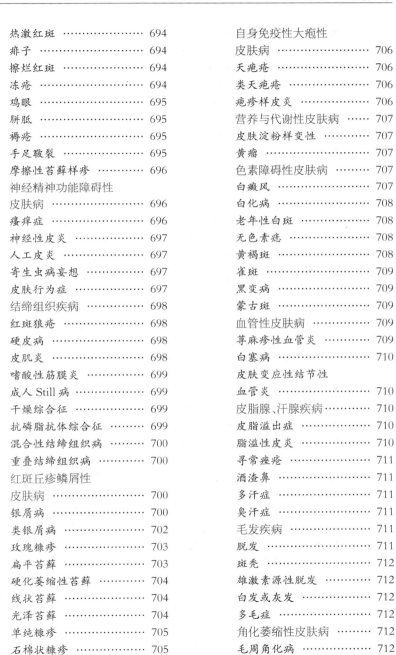

中医中药篇

急 救 篇

康复与饮食治疗篇

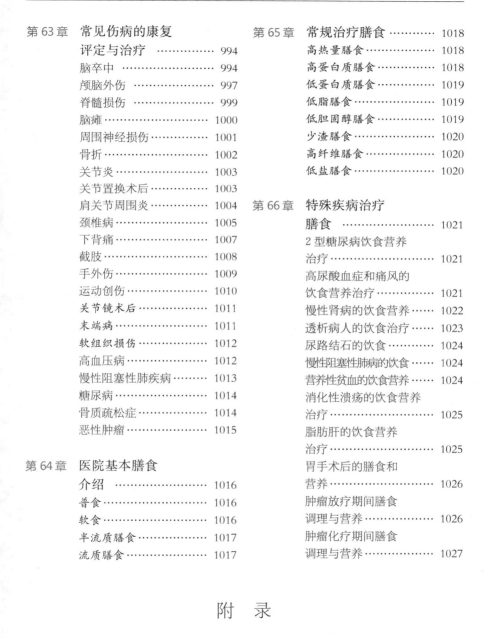

附　录

卫生保健篇

第1章

优　生

择偶与优生

当男女青年面临择偶问题时，一定要全面地、客观地、现实地观察对方，除了身材相貌、道德品质、志趣爱好外，也要考虑家族遗传和身体健康情况，因为婚姻必然会面临生儿育女问题。

从优生角度考虑，首先要防止近亲结婚。婚姻法明确规定：直系血亲和三代以内旁系血亲禁止通婚。人体细胞内有23对染色体，每对染色体上都有无数配对的基因，常见的隐性遗传病需要有两个配对的基因都是致病基因才发病。近亲结婚时由于父母血缘近，有一部分致病基因相同，婚后所孕育子女的染色体中，这些致病基因有更多的机会相遇，使隐性遗传病易表现出来。其次要注意三代以内，包括对方自身一代、父母一代、祖父母及外祖父母一代是否有遗传病史，因为遗传病会传给子孙后代。

婚前保健与优生

婚前保健是指夫妻双方能在结婚以前，得到一定的健康保护，以利于婚后的幸福生活。完整的婚前保健应该包括3个方面：体格检查、婚前性知识咨询与婚后生育计划的安排。

婚前体格检查，除做全身的各项检查以外，还要作详细的妇科检查，也就是生殖器的检查。医生应对检出的各种疾病分别采取不同方法进行指导与治疗。对影响生育的疾病如心脏病患者进行生育的指导，同时为受检新婚青年选择有利于优生的避孕方法、最佳受孕时机、有关行为方式：如患有乙型肝炎、结核等则应抓紧治疗，防止再次传播；某些生殖器的先天性异常能在婚前得以发现及矫治，以免婚后发生不必要的焦虑与性功能障碍；某些可影响后代的疾病如能在婚前发现或明确，在婚后注意避孕，则可避免传给下一代。

夫妻性生活的和谐，是幸福美满家庭的重要组成部分。有些新婚夫妇，由于缺乏对性科学知识的了解，导致新婚之夜或婚后的一段时间内，性生活难以顺利地进行。因此，婚前应了解有关夫妻之间性生活方面的知识。

每对新婚夫妇，都应该在结婚前作一个生育计划的安排。如果婚后不准备马上要小孩，就应该认真作好避孕，尽量不要在受孕后再进行人工流产。

通过婚前保健与优生，男女青年能了解男女生殖系统的解剖及生殖特点，懂得性卫生常识的重要性，从而达到优生的目的。

妊娠与优生

胎儿生长发育影响因素

妊娠时的年龄和妊娠时所受外界的有害影响，都关系到胎儿的生长发育。

生育的年龄　从工作、学习、哺育以及优生等方面综合考虑，女性生育年龄以25～29岁较为适宜。超过35岁，称高年初产妇,不仅易致分娩困难,而且畸形儿的发生率也上升。唐氏综合征(先天愚型)的发生率随孕妇年龄的增加、卵细胞逐渐衰老而增加。因为年龄越大,接近衰老的卵细胞在成熟过程中染色体进行减数分裂时,细胞核内形态小的第21号染色体越不易分离,使受精后胎儿细胞中的染色体总数不是46条而是47条,其中第21号染色体多了一条,以致发育为先天愚型儿。男方也存在精细胞衰老问题,若男方年龄在50岁以上,配偶也容易产下先天愚型儿。

妊娠期的致畸因素　整个妊娠过程共40周,280日,习惯上称为"十月怀胎",此处的"月"指的是特定的妊娠月,每月只有28日。根据妊娠期特点,分为三期,前3个月为妊娠早期,中4个月为妊娠中期,后3个月为妊娠晚期。妊娠早期3个月最重要,是胎儿发育的决定性阶段。各个器官的萌芽都在这个时期内发育。外来影响,如感染、药物、辐射等最易引起畸形。从胎龄来看,引起各器官畸形的最危险时期为:脑在受精后15~27日;眼在24~39日;心脏在20~29日;四肢在24~36日:生殖器在28~52日。所以为防止胎儿畸形,在妊娠早期3个月内要特别注意保护。妊娠中晚期,各器官已分化完成,即使有同样的有害因素也不会再引起畸形。

各种畸形胎儿发生率约为2%。迄今,对致畸原因认识还很肤浅。原因不明者占69%,遗传因素者25%,染色体畸变者3%,感染、药物、辐射等影响造成的仅3%。

1. **感染与致畸**　孕妇在妊娠早期患弓形虫病(一种寄生虫病)、风疹、巨细胞病毒、单纯疱疹等感染,都有可能致畸。其中危害性最大的是风疹病毒,例如美国1964年风疹大流行,造成3万多小儿发生残疾,主要为耳聋、先天性心脏病、肝大、小头和

低能。此外,孕妇患病时高热超过38.9℃,持续24小时以上不退者,可影响胎儿的脑发育,使智力减退;或影响前神经沟的闭合而致无脑儿;或影响面部发育而造成小头、小眼、腭裂、唇裂等。

2. **药物与致畸**　下列药物对胎儿有一定的危害。①各种抗癌药。②性激素类药物:如20世纪50年代初大量应用有雌激素作用的己烯雌酚保胎,1970年后发现这些妇女所娩出的女孩到青年期时,可患一种女青年少见的阴道或子宫颈透明细胞癌,以及子宫腔下端狭小、怀孕后容易流产;男孩成长后也常有睾丸发育不良、附睾囊肿和隐睾,使生殖功能低下。雄激素及某些具有雄激素作用的孕酮类药物,可使女孩的外生殖器男性化。③四环素:可使孕妇发生急性脂肪肝,有的甚至死亡,还可抑制胎儿骨骼和牙齿生长。④各种放射性核素:如放射性^{131}碘可通过胎盘进入胎儿体内,破坏胎儿甲状腺。⑤链霉素:孕期使用新霉素及链霉素、卡那霉素、庆大霉素等氨基糖苷类抗生素等,可破坏胎儿听神经,导致先天性耳聋。因此,在妊娠早期应谨慎用药,防止应用一切不必要的药物,尤其是作用还不十分清楚的新药。当然不能因噎废食,耽误必要的治疗。

3. **辐射与致畸**　妊娠早期忌用X线作腹部检查,以防遗传基因变化,即使妊娠晚期,也应尽量避免。

4. **烟和酒**　孕期吸烟使婴儿出生时体重减轻;丈夫吸烟而使孕妇被动吸烟,胎儿受累。孕妇酗酒(每日饮酒量相当于纯乙醇30毫升以上)可使胎儿发生慢性酒精中毒,包括体重减轻、头面部异常,出生几日内烦躁不安、震颤等症状。

产前诊断

产前诊断又称为宫内诊断或出生前诊

断,是指在胎儿出生前用各种检测手段了解胎儿在宫内的发育情况,从而对先天性和遗传性疾病作出诊断,为胎儿宫内治疗及选择性流产创造条件。

1. 产前诊断的对象 ①35 岁以上高龄孕妇。②生育过染色体异常儿的孕妇。③夫妇一方有染色体平衡易位。④生育过无脑儿、脑积水、脊柱裂、唇腭裂、先天性心脏病儿者,其子代再发生概率增加。⑤性连锁隐性遗传病基因携带者,男胎有 1/2 发病,女胎 1/2 携带者,应作胎儿性别检测。⑥夫妇一方有先天性代谢疾病,或已生育过病儿的孕妇。⑦在妊娠早期接触过化学毒物、放射性物质或严重病毒感染的孕妇。⑧有遗传性家族史或近亲婚配史的孕妇。⑨原因不明的流产、死产、畸胎或有新生儿死亡史的孕妇。⑩本次妊娠有羊水过多、羊水过少、发育受限等,疑有畸胎的孕妇。

2. 产前诊断常用的方法

● 观察胎儿的结构:利用超声波等观察胎儿结构有无畸形。

● 染色体核型分析:利用羊水、绒毛、胎儿细胞培养,检查胎儿染色体疾病。

● 基因检测:利用 DNA 分子杂交、限制性内切酶、聚合酶链反应技术、原位荧光杂交等技术,检测胎儿基因的核苷酸序列,诊断胎儿基因疾病。

● 检测基因产物:利用羊水、羊水细胞、绒毛细胞或血液,进行蛋白质、酶和代谢产物检测,诊断胎儿神经管缺陷、先天性代谢疾病等。

第 2 章

婴幼儿保健

新生儿护理

新生儿需要适应新的环境,在生理功能方面进行重大调整,因此根据新生儿特点进行护理非常重要。

1. 维持正常体温 胎儿生活的环境温度稳定而温暖,而出生后环境温度往往较低且波动较大。新生儿的体表面积相对较大,皮下脂肪又较薄,故容易散热,应注意保暖。婴儿出生时产房的室温不要低于22 ℃,避免穿堂风。婴儿娩出后即用清洁、柔软、暖和而干燥的毛巾包裹,放置婴儿桌子的棉垫下可放置热水袋,将衣物烘热。这些简单的方法能有效减少体热丧失。初生 4～6 小时内婴儿体温调节功能差,此阶段的保暖十分重要,应尽量避免沐浴。对穿着衣服的新生儿来说,理想的室温是 22～24 ℃,若室温低可使用热水袋保暖,但水温不要太高(48 ℃以下)。要检查热水袋是否完好,盖子是否旋紧,有无漏水,安放在婴儿身体两侧、脚和头部旁,不要压在身上或四肢上,亦不要直接贴身。要经常换水以保持水温。无热水袋时可以用盐水瓶、塑料瓶代替。电热毯使用方便,但如温度调节不当或恒温器发生故障会过热而引起脱水热,使用时应多加注意。

2. **眼睛护理**　婴儿出生时要通过产道,眼睛可能被产道中的细菌污染,所以刚出生时双眼应滴林可霉素(洁霉素)眼药水1次,以后眼睛要保持清洁。有分泌物时,可用消毒棉球蘸生理盐水擦洗,不要来回地擦,然后再滴林可霉素眼药水。

3. **鼻、耳和口腔护理**　鼻、耳的清洁只限于可见部位,切勿往深处盲目地擦,以免造成损伤。口腔两侧颊部的脂肪垫(俗称螳螂子)和牙龈上的黄白色突起物(俗称板牙)都是生理现象,切勿挑割。口腔不要擦洗,以免损伤黏膜引起局部或全身性感染。患鹅口疮时患部涂制霉菌素(1万单位/毫升)混悬液,每日3～4次,直至痊愈。

4. **皮肤护理**　刚出生时可以用消毒的棉花或软纱布蘸消毒的植物油,将头皮、面部、耳后、颈部及其他皱褶处擦洗干净。初生时皮肤有一层干酪样油脂(胎脂),有保护皮肤和减少散热的作用,不必擦去,可任其自行吸收。新生儿洗澡时要重视环境温度与水温,室温应为28℃,水温应为38℃左右。出生两星期内新生儿沐浴时浴水不要浸入脐部,浴后可用75%乙醇(酒精)清洁脐孔。洗澡完毕尽快将皮肤擦干,并及时穿衣以避免受寒。洗澡用婴儿皂或婴儿沐浴露,不宜用洗衣肥皂。

5. **臀部护理**　要勤换尿布。每次大便后要用温水将臀部洗干净,然后擦干。若皮肤开始发红,则每次大便后局部洗净擦干后涂5%鞣酸软膏或涂鱼肝油凡士林,亦可应用婴儿护肤品。洗尿布时一定要将肥皂冲洗干净。

6. **脐部护理**　脐部护理不当可成为感染的入侵途径,应保持清洁、干燥。若脐部有脓性渗出或红肿,可用3%过氧化氢(双氧水)溶液或70%乙醇(酒精)清洗局部,继之涂2.5%碘酊。如伴有体温异常、黄疸深或食欲减退等症状,应立即就诊。

7. **大、小便**　一般在出生24小时内排第一次大、小便。胎粪呈墨绿色。出生几日内尿色偶可呈粉红色。若生后24小时内无胎粪排出,则要警惕先天性消化道畸形的可能。生后48小时仍不排尿,要注意有无泌尿道畸形。

8. **新生儿几个特殊状态**

● **生理性体重下降**　出生几日内婴儿进食较少而排出胎粪、小便,并有一定量水分自皮肤和呼吸道丧失,所以出生后4～5日内体重可略下降。但此阶段体重下降不超过出生体重的1/10,在出生后7～10日内体重应恢复到出生水平,以后逐日上升。

● **生理性黄疸**　(见"新生儿黄疸"部分)。

● **脱水热**　在生后第2～3日,若进食及喂水量不足或环境温度太高可引起脱水,导致发热。体温可达39℃以上,有烦躁、口渴、尿少、前囟稍凹陷等表现,但一般情况尚佳。经补充体液后体温可逐渐下降。

● **阴道流血**　部分女婴在出生后第5日左右出现阴道流血,历时2日左右后消失,称假月经。这是由于生后雌激素来源中断,浓度下降所致。

● **乳房肿大**　不论男婴或女婴,可从出生后第3～5日起乳房肿大,甚至有初乳样分泌物,历时2～3周消失。新生儿暂时性乳房肿大是因为其体内有经胎盘输入的催乳激素。切忌挤压肿大的乳房,以防感染。

9. **喂养**　正常分娩的新生儿出生后

30 分钟内即可开始母乳喂养,提早喂奶可预防低血糖的发生,并能促进泌乳。不必定时喂养而应按需喂养。

10. **预防感染**　探望、接触新生儿的人数应尽量少,有皮肤、呼吸道、消化道感染者应避免与新生儿接触。护理新生儿前要洗手。新生儿皮肤、黏膜有任何微小损伤或感染时应立即处理。居室空气保持新鲜,至少每日通风 2 次,每次 10 分钟。

11. **教养**　新生儿健康成长需要身体和精神上的满足,新生儿期是感觉功能和运动功能以及思想意识出现的萌芽阶段,虽然新生儿睡眠时间较多,但他们眼睛已能注意眼前明亮而鲜艳的东西,还喜欢看人呢!两耳亦能听到声音。所以要美化新生儿所在的环境,使他们有机会"欣赏"美丽的环境,再让他们听美妙的音乐,并给予轻柔的抚摸。当哺乳时,新生儿看到母亲的亲切面容,听母亲对他的"谈话",接受母体舒适的皮肤接触,这些使新生儿身心得到满足,亦是一种"教养",有利于他们的成长,所以母亲对新生儿的智能发育很重要。

12. **用药**　由于新生儿的解剖、生理及代谢产物方面的特点,如使用药物不当可引起不良后果,因此新生儿用药应由医师酌情决定。有些父母喜欢给新生儿吃六神丸,认为可以"清胎毒、降火",以防日后患疖或痱子,实际上并不能达到这种效果。这类药用量过大会产生不良反应,如六神丸可致心律失常,甚至危及生命。新生儿鼻塞妨碍吸乳时可用滴鼻药以减轻鼻塞,但勿用鼻炎净,因此药易导致新生儿心动过缓、呼吸抑制等严重不良反应。

13. **发现异常及时就医**　新生儿感染时固然可以发热,但并不是所有新生儿在感染时都会发热,有的体温正常,有的体温过低。新生儿有病时尚可有下列表现:①精神萎、反应差,哭声弱或少;两眼凝视、

屏气,口角或手足抽动或肢体肌肉软弱无力。②烦躁不安,多哭或高音调哭。③黄疸出现得过早、过深、突然加深或迟迟不退。④皮肤和黏膜苍白或紫绀。⑤皮肤有出血点或瘀斑(乌青块);皮肤和皮下组织水肿、硬结,或红肿。⑥屏气、气急或呼吸困难。⑦食欲减退。⑧反复呕吐或吐出物带黄绿色。⑨大便次数多,稀薄,粪呈陶土色。⑩吐血或血便。

早产儿护理

凡胎龄不满 37 周(小于 259 日)的新生儿称早产儿,他们尚未成熟就离开母体,所以具有很多生理特点,如体温调节功能差、易受环境温度的影响而发生体温不升或发热;呼吸中枢不成熟,易有呼吸暂停;肺泡表面活性物质缺乏而易发生新生儿肺透明膜病(新生儿呼吸窘迫综合征);吸、吞咽能力弱,易呕吐;肝功能差,生理性黄疸较重,对氯霉素等药物的解毒能力差;凝血因子较少,易发生出血;肝糖原储存少,易发低血糖;免疫功能不完善,易感染。胎龄越小者这类特点越明显。根据早产儿的特点,护理时应特别注意保暖、喂养和预防感染,有任何异常即应去医院就诊。很不成熟的早产儿应先在婴儿室抚育。

1. **保暖**　早产儿的居室温度宜保持在24～26 ℃,体温低时用热水袋保暖,或以盐水瓶、塑料瓶代替。使用时的注意点同新生儿护理。若经这种方法保暖体温仍低,则应送医院置暖箱护理。

2. **喂养**　早产儿易发生低血糖,较长时间的低血糖会引起脑损害、黄疸加重。为防止低血糖的发生应及早喂养。若吮吸、吞咽功能差而致摄入量不足,则需静脉补给葡萄糖。直接哺乳有困难时,可挤出

母乳用滴管滴入，即用普通玻璃滴管头上加 3 厘米长的细橡皮管，经煮沸消毒后用滴管先吸进一些奶，徐徐滴进早产儿口腔，这种方法只用于有吞咽能力的婴儿，不能吞咽时应住院采用鼻饲喂养。

出生体重低于 1 000 克者开始奶量为每次 2 毫升，体重 1 001～1 500 克者奶量为每次 4 毫升，体重 1 501～2 000 克者奶量为每次 8 毫升，体重高于 2 000 克者奶量每次 12 毫升。出生体重越轻，喂奶间隔就越短。体重低于 1 000 克者，每 1.5 小时喂 1 次；1 001～1 500 克者，每 2 小时喂 1 次；体重高于 1 500 克者，每 3 小时左右喂 1 次。然后根据婴儿的情况，逐渐增加奶量，一般在出生 10 日后每日哺乳量为体重的 1/5（每千克体重给 200 毫升）。喂奶后要注意有无紫绀，并应注意防止呕吐。天热时在两次喂奶间隙喂些开水。以母乳喂养为佳，人工喂养者，最好能选用适合于早产儿的配方乳。

有条件时，宜对早产儿在出生后最初几日监护其呼吸、心率及血糖，以发现呼吸暂停、低血糖等。早产儿其他护理的基本原则与新生儿护理相同。

婴幼儿护理

婴幼儿保健重点为预防疾病、保护身心健康和促进生长发育。影响婴幼儿生长和健康的因素很多，除遗传因素外，营养、生活环境、护理、教养、疾病等都可影响婴幼儿成长。

1. 合理喂养　婴幼儿所需营养不仅要维持机体代谢和补充身体消耗，而且还要供应生长发育的需要。婴幼儿正处于生长发育旺盛时期，不但要供给足够的热量和各种营养素，还应该注意各种营养素（蛋白质、脂肪、碳水化合物、维生素、矿物质

等）的合理分配。如果营养不足，则影响婴幼儿的生长发育，且抵抗力降低，易患各种疾病，得病后症状较重，恢复也较慢。但喂养过度也不好，不但影响食欲，而且容易引起消化不良和肥胖症。因此，需要合理喂养（参见有关喂养节）。

2. 培养良好的饮食习惯　饮食要定时、定量以保证消化系统的正常生理功能。婴幼儿更应培养良好进食习惯，饭前应收起玩具，坐好进食，不要边吃边玩；每次不要给过多的饭菜，宁可吃完再添；应保持婴幼儿进餐时情绪愉快，避免过度兴奋，也不要吃饭时责备孩子，否则都可能影响食欲；如发现婴幼儿不肯好好进餐，应查找原因，切勿因进餐不好而补充零食；配制婴幼儿食物尽量更换花式，防止养成偏食和挑食的习惯，成人也要做出榜样，不在饭桌上挑剔饭菜。

3. 注意清洁卫生　从小养成爱清洁、讲卫生的习惯，以减少感染的机会。应做到有个人生活用具，如脸盆、毛巾、碗、杯等。幼小婴儿皮肤娇嫩，易受奶水、汗水、大小便等刺激而发生糜烂，尤其在皮肤皱褶处，如颈项、腋下、臀部等，因此要勤清洗，常洗澡。婴儿头皮有时有皮脂溢出，呈鳞状污垢，可隔夜涂上煮过冷却的植物油，次晨用肥皂洗去。婴幼儿能自己进食时，可培养食前、便后洗手的习惯。衣裤和尿布等要勤换洗，晴天尽量利用阳光曝晒消毒。

4. 重视口腔卫生　婴儿口腔不必擦洗，可在进食后喂些开水，也可起清洁口腔的作用。在乳牙萌出以后，可开始训练用小牙刷刷牙。4 岁后应每日早晚刷牙。

5. 婴幼儿的衣着　婴幼儿服装要求式样简单，穿脱方便，质地柔软，容易洗涤，最好采用柔软而吸水性强的棉布，颜色以浅色为宜，便于发现污秽。毛线衣不要贴

身穿,以免刺激皮肤。服装大小要适体,使婴幼儿活动不受限制。小婴儿上衣最好用背后开襟或斜襟的,不要用纽扣而要用带子,但带子不要绕胸紧系。裤子最好用背带,尽量不用裤带或松紧带紧束胸部,以免妨碍呼吸运动和胸廓的发育。当婴幼儿不用尿布时,要训练穿满裆裤,可以避免冬季受寒或女孩坐地玩时污染外阴而患尿路感染,还可以避免玩弄生殖器的坏习惯。

婴幼儿不会走路时,鞋子要用软底布鞋;等会走路时,鞋的质地要坚韧,鞋帮要稍高,鞋底要稍宽大些,并做成脚弓形,要分左右侧。

穿衣应避免过多,可根据气温随时增减。夜间被子也不宜过厚,过厚易使婴幼儿睡眠不安和踢被,反易受凉。

6. 婴幼儿的睡眠 从出生后就开始训练良好的睡眠习惯,每次喂奶后将婴幼儿放在床上,让他自己入睡。不要养成抱、拍、摇等不良习惯。夜间应和大人分被睡,能单独睡则更好。每日应规定睡眠时间,睡前不要使婴幼儿太兴奋,更不可用恐吓婴幼儿入睡。卧室空气要流通,但避免对流风,新鲜空气可以促使入睡,而且睡得较熟。睡前先把窗关上,待脱去衣服盖好被子后再开窗。起床前也需把窗关上,以免起床时受凉。冬天可开一气窗或每日开窗几次,以助空气流通。婴幼儿睡眠时间应根据年龄而异,年龄越小,睡眠时间越长,次数也越多。但个体差异较大,不必作硬性规定,可灵活掌握。

7. 婴幼儿的活动与教养 可根据神经系统发育的规律,适当安排教养活动以促进动作和智能发育。如1～3个月婴幼儿,应发展听、注视和抬头动作。满月后(1～2个月时),在睡前或起床时,取俯卧位练习抬头1～2分钟。此时如能发出声,为语言开端,母亲可在每次哺乳后加以逗引。4～6个月可取俯卧位训练撑胸、抓取物品和翻身动作,并逗引发声。7～9个月开始发展躯干和腰部动作,如爬行、自己坐起来、独自坐稳和攀扶东西站起等,并训练模仿发声。1岁左右主要发展下肢动作,如独自站稳和学走路,并逐步理解成人简单的语言和指点,学习叫人和说短句。12～18个月后,可训练定时大小便,1岁半到2岁自己坐盆大小便和自己拿小匙吃东西。3～4岁即可训练自己穿脱衣服、洗脸、刷牙等。在游戏中可结合启发婴幼儿的创造力与思考力的内容,以促进智力发育。

8. 多做户外活动 呼吸新鲜空气,照射阳光,可促进婴幼儿新陈代谢,增强体质和抵抗疾病的能力,并可减少呼吸道感染和佝偻病的发生。因此,从小就应养成户外活动的习惯。在暖和季节出生的婴幼儿,满月后就可每日抱到室外去呼吸新鲜空气和晒太阳,开始时5～10分钟,以后逐渐延长到1～2小时。较大婴幼儿,根据年龄和季节,可在室外进行各种活动。

9. 重视安全 婴幼儿生性好奇,又不太懂事,还不能保护自己,容易发生意外,应注意预防。幼小婴儿不要蒙被睡,以免熟睡后发生窒息。较大婴儿喜欢抓东西往嘴里送,应避免接触有尖头的小物件,如别针、钉子、碎玻璃、小石头、纽扣、硬币等。婴幼儿哭闹时,不要喂吃糖块、花生米和豆类。进食时切忌逗笑,以免食物呛入气管。待会爬行和走动后,婴幼儿喜爬高、爱活动,容易发生跌伤事故,这时在小床边、窗户、阳台等处要设置栏杆。热水瓶、热粥、热汤等要放在婴幼儿碰不到的地方,以免烫伤。电插座最好设置在高处。家中如备有存药,不论外用或内服都需妥善收藏,以免婴幼儿误服。

10. 按时进行预防接种 预防接种能

提高婴幼儿对某些传染病的抵抗力，必须按时完成。

11. **定期进行健康检查**　婴幼儿满月后即可到附近儿童保健门诊定期进行测量和健康检查，1岁内婴幼儿1～3个月1次，1～3岁3～6个月1次，4～6岁1年1次，以便及时了解婴幼儿体格发育和智能发育的情况和生活中的一些问题，早期进行保健指导，同时能早期发现生长发育偏离，做到"早期筛查，早期发现，早期诊治"。

母乳喂养

母乳是婴儿最佳的天然营养食物，尤其适于婴儿早期成长需要，母乳优于其他食品，世界卫生组织大力提倡母乳喂养，因此婴儿出生后，尽可能由母亲自己喂奶。

1. **母乳优点**　人乳为营养成分较齐全的食物，营养价值高。人乳的蛋白质中乳蛋白多，内有大量人体生长发育所必需的氨基酸，对婴儿生长极为重要；脂肪中不饱和必需脂肪酸较多，对神经发育有利；乳糖含量比牛乳高，对婴儿类脂物完全氧化及肝糖原的储存有利；矿物质含量符合婴儿生理需要，钙含量虽不高，但钙、磷比例合适，易于吸收利用；维生素基本能满足需要，维生素D含量较低；人乳中还含有各种免疫物质，如免疫球蛋白，在初乳（产后12日内的乳汁）中含量较多，能增强新生儿抗病能力。成熟母乳中含有对细菌和病毒感染的特异性抗体，如乳铁蛋白、溶菌酶、凝集素、双歧因子等，可以保护婴儿避免感染。再则母乳喂养时直接吸吮，减少了污染机会。因此，母乳喂养婴儿较少患病。婴儿对母乳产生变态反应亦较少见。母乳哺喂既方便又经济，温度也适中，婴儿因由母亲自己喂哺而得到更多照顾与爱护，心理发展也更好，并能早期发现疾病。哺乳对母亲也有利，可增加母子间感情，且吸吮刺激母体产生缩宫素（催产素），促进产后子宫收缩与复原。总之，母乳喂养婴儿是最佳的选择。

2. **哺乳方法**　正常分娩的健康母亲于产后30分钟，即可试喂母乳，此时母乳分泌量虽少，但新生儿已有吸吮力，婴儿的吸吮能反射性地促进乳腺分泌。为了促进母乳分泌，新生儿期可根据婴儿的实际需要，日夜哺乳，不必强调定时，如母乳暂时不足，应坚持哺乳，每次把奶吸空，最好不急于为新生儿添配方奶粉，婴儿饥饿时吸吮力最强，婴儿反复吸吮，可促使母亲乳汁逐步增多。

母亲在每次哺乳前，洗净双手，用湿的软布清洁乳头，然后抱起婴儿，坐在靠背椅上，一只脚搁在小板凳上，使婴儿斜卧在母亲怀里。先挤掉几滴奶，以冲洗乳腺管前端可能存在的细菌，但不必挤太多，然后将乳头送入婴儿口中，使含住乳头及部分乳晕，母亲用中指和示指轻压住乳晕，使婴儿便于吸吮而又不堵住鼻孔呼吸。每次哺乳时，应让婴儿先将一侧乳房吸空，再吸另一侧乳房，下次轮换，这样可以使左右乳房轮流被吸空。乳房分泌乳汁，按出乳的先后而成分不同，最先分泌的乳汁中脂肪含量低而蛋白质含量高，越后脂肪含量越高，蛋白质含量渐低，乳房排空既可保证婴儿吸到乳房后部含脂肪较多的奶，又可促使分泌更多的乳汁。哺乳时间一般每侧10分钟即可，若每次喂1只奶，可喂15分钟，但必须注意个别婴儿吸吮力及生活能力有较大差异，应根据情况适当延长或缩短哺乳时间，以吃饱为宜。哺乳后要将婴儿直抱起，让其头伏在母亲肩上，用手轻拍其背部，使胃内空气排出，以防溢乳。然后将婴儿放回床上取右侧卧位20～30分钟，头略垫高，有利于乳汁由胃进入十二指肠，不要多翻动、摇晃。

3. 哺乳注意事项 首先,如要估计乳量,最好在哺乳前后称婴儿体重,可知婴儿实际吃到的乳量。也可根据客观现象估计,如每3小时乳房感觉胀满,吸吮时听到连续十几次咽乳声,哺乳后能自己放开奶头,并能安睡,体重按常规增长,肌肤结实,表示乳量足;反之,若婴儿常啼哭,哺乳开始使劲吸吮,片刻就放开乳头哭,体重少增或不增,都表示乳量不足。

其次,要保护乳头,预防破损,在孕后期每日用温肥皂水或50%乙醇(酒精)擦洗乳头;如乳头内陷,于孕期每日用手指轻轻向外牵拉,哺乳时应使部分乳晕一起含入婴儿口内吸吮,可减轻吸吮时对乳头皮肤的摩擦。哺乳后要把乳头擦干,盖以干净手帕或纱布,用胸罩松松托住,如发现乳头有破裂、疼痛、发红,应减少吸吮次数或暂停直接喂哺,用吸奶器吸出乳汁喂婴儿。乳头裂处可涂鱼肝油或其他清洁消毒油脂。

第三,哺乳期母亲食物中的热量需要增加,比平时要增多2 928.8～4 184.0千焦(700～1 000千卡),胃口好的乳母,乳汁分泌也多。为了满足乳汁内蛋白质、钙、磷、铁、维生素的供给,乳母必须每日吃高蛋白质及含丰富维生素及钙、磷、铁的食品,除鱼、肉和蛋外,还要多吃豆类、水果和新鲜蔬菜,并多喝汤水,乳母不宜吃太咸或具有刺激性的食物。

第四,凡能进入母亲血液循环的药物,也能进入母乳,因此乳母服用药物时,应考虑对婴儿的影响,如四环素会使婴儿牙齿发黄;青霉素有可能引起过敏反应;氯霉素可对婴儿造血系统有影响;镇静剂可引起昏睡、厌食;阿托品和口服避孕药及中药麦芽能减少乳汁分泌等。因此乳母应尽量减少用药,如必须用药,应在医生指导下使

用,必要时可暂停哺乳,但要把乳汁吸出,防止回奶。一般乳母停药后3～5日可恢复哺乳。

另外,乳母的生活习惯也很重要,应定时户外活动,多接触新鲜空气和阳光,保证充足睡眠和休息,保持精神愉快,讲究个人卫生,常洗澡等,这样才能促进乳汁分泌。

最后,母亲患严重疾病,如精神分裂症、癫痫、严重心脏病、慢性肾炎、活动性结核、肝炎、甲状腺功能亢进和癌症等,不宜喂哺母奶。倘母亲患急性感染性疾病,如流行性感冒、肺炎等,在发热期全身症状严重时,可将乳汁挤出煮沸消毒后,用奶瓶或匙喂给。如感染很轻可戴口罩哺乳。

4. 断乳 在增加辅助食品的基础上,可逐渐减少喂奶次数。10个月到1岁时可考虑断奶,断乳是指断母乳,断乳后仍需每日喂1～2瓶牛乳或奶粉。在乳品缺乏地区,在不影响孩子进食其他食品的情况下,可适当延迟至18个月左右断奶。断奶尽量在春、秋季节,并在孩子健康情况良好时进行,方法以逐步断奶为好,这样不致因骤然断奶改变饮食习惯而引起食欲下降、情绪烦躁、拒食等现象。

混合喂养

婴儿出生后到5～6个月时,如因母乳分泌量不足或其他原因不能按时哺乳,而用母乳以外的食物(如配方奶或其他乳品、代乳品)代替一部分或1～2次人乳喂哺,称混合喂养。

如母乳分泌不足,不必焦虑,乳母首先要保持心情愉快,多喝汤水和富含营养的食物,保证充足的睡眠,坚持哺乳。在用各种刺激乳汁分泌方法无效时,才考虑混合喂养。

在混合喂养时,应随时观察喂哺情况,

奶吃得不够,先检查乳房是否吸空,如有余奶应挤出添喂,然后才添其他食物,应使婴儿逐渐习惯于新添食物,从小量逐渐增加到需要量。应根据不同的要求采用不同的方法,如因母乳不足,可先吸吮母乳,不足部分补授一定量的乳品或代乳品,这样母亲乳房仍能定时吸吮排空,使其能维持一定量母乳分泌,每次补授量根据母乳分泌程度决定。若乳母因事不能按时哺乳,可用乳品或代乳品代替 1～2 次母乳,但母亲仍应按时将奶挤出,使乳房排空,有利乳汁继续分泌。挤出的乳汁,清洁保存,冰箱冷藏室内保存,24 小时内食用。而且 1 日之内母乳喂哺不能少于 3～4 次,否则影响乳汁分泌。混合喂养婴幼儿,可以稍早一些开始增加辅助食品。

人工喂养

　　婴儿出生后在某些情况下得不到母乳喂养,而需用人乳以外的食品(乳品或代乳品)喂养称人工喂养。人工喂养喂哺麻烦,费时费钱,并常因调配不当引起营养不良和消化不良。但如配制合理,同样也能使婴儿正常发育。人工喂养常用食品有下列几种。

　　1. 牛乳　牛乳虽然也是婴儿良好营养品,但和人乳相比,牛乳中蛋白质含量虽比人乳高,但主要是酪蛋白,遇胃酸后结成较大凝块,不易消化。所以未满月新生儿吃牛奶必须加水稀释至 3∶1、4∶1,满月后可吃全牛奶。牛乳中乳糖含量较人乳低,因此需加 5%～8% 的糖,也可用淀粉代替一部分糖。牛乳易受细菌污染,喂前必须煮沸,这既可消毒灭菌,又可使蛋白质颗粒变细易消化。喂奶量可根据婴儿体重,每日每千克体重喂牛乳 100～120 毫升(约半瓶即 1/4 磅鲜牛乳),然后按总量

根据月龄分 5～7 次喂哺,但应注意婴儿食欲的个体差异,可酌量增减。

　　2. 配方奶粉　根据配方改变牛乳成分,使其营养素含量更适合人体营养的需要而再制成的奶粉称配方奶粉。婴儿配方奶粉减少了牛乳中酪蛋白以降低总蛋白质,减轻肾负荷;增加婴儿需要的氨基牛磺酸和乳清蛋白,调整牛乳中乳清蛋白与酪蛋白之比;以植物油替代部分牛乳脂肪;增加牛乳中不足的乙型乳糖、矿物质、维生素和微量元素,如铁、锌、维生素 A 和 D 等,并减少某些矿物质,如钙、磷,并调整其比例,使其营养成分接近母乳,所以又称母乳化奶粉。早产儿消化代谢和肾排泄功能更差,要求配方乳中总蛋白质更低,乳清蛋白之比略高,称为早产儿配方乳。对较大婴儿(5～12 个月)总蛋白质和氨基牛磺酸需适当增加,则制成助长奶粉。所以配方奶粉品种较多,其营养适合各婴儿的营养需要,是人工喂养首选的代乳品。

　　3. 特殊配方乳　是为患某一特殊疾病婴儿配制的配方乳,如无或低乳糖配方乳用于喂养乳糖酶低下的婴儿,无或低苯丙氨酸奶粉用于喂养患苯丙酮尿症的婴幼儿等,深度水解蛋白奶粉、部分水解蛋白奶粉用于喂养牛奶蛋白过敏的婴幼儿。

　　人工喂养婴幼儿,要注意喂养方法。首先做到定时、定量。3 个月以内 3 小时喂 1 次,3 个月以上逐步过渡到 4 小时喂 1 次;所用食具包括奶瓶、奶头等,都应洗净煮沸并保持卫生;橡皮奶头开口可用烧红的缝衣针刺 2～3 个孔,大小以乳汁一滴一滴从奶瓶流出为宜;喂奶前检查一下奶的温度,可先滴几滴在母亲手腕上,以不烫手为适合;喂奶时奶瓶要斜竖,使乳汁充满奶头,以免婴儿咽下空气;喂奶后将婴幼儿直抱起,轻拍背部使胃内空气排出,以减少溢乳。

辅助食品的添加

乳类虽是婴儿最适合的营养品,但随着婴幼儿的增长,单吃乳类食品将不能完全满足生长需要,且乳类中铁含量极低,人乳中维生素 B 含量也不充足,消毒过的牛乳及其制品中维生素 C 也大部分被破坏。因此,必须逐步添加辅助食品以补充各种营养素,适应生长发育的需要。另外,辅助食品也能促进婴儿乳牙萌生,让他习惯半固体食物,锻炼吞咽较稠食物和咀嚼功能,为断奶作准备。

1. 按月龄添加辅助食品　4～6 个月时,可用少量米、面粉及其制品调成糊状,用小匙喂,并可在糊样食物中加蛋黄、鱼泥、菜泥等。水果汁可改成水果泥。7～9个月,可试喂煮烂粥、面,内加肉泥、肝泥、鱼、蛋花、菜末、豆腐等,每日 1～2 次,以代替乳类。喂食后可吃些烤面包或馒头片,让其咀嚼,以锻炼牙床,帮助乳齿萌出。10～12 个月婴幼儿可从粥过渡到软饭,并加一定量荤素菜和豆制品,以代替 2～3 次奶。食物品种经常调换,食物多样化既利增加食欲,又可得多种营养。10～12 个月时可考虑断母乳,但仍须保证每日有 2～3 次摄入配方奶。

2. 添加辅食品注意事项　按婴儿消化能力及营养需要添加,每次加一种新食品,待适应后再加另一种,添加量应由少量渐增到应喂量,如开始时婴幼儿不愿吃,则不必勉强,过几日再给。添加时间最好在喂奶前,因饥饿时容易接受,习惯后可放在母奶后,婴幼儿患病时应暂缓添加新食品,以免消化不良。每次添新辅食后,应注意婴幼儿消化情况,若大便异常,应暂停几日,但婴幼儿初吃菜泥、碎菜时,可能在大便中见到未被消化的菜,只要大便次数、性状正常,不必停吃。

家庭简易辅助食品制作

1. 橘子汁　先将橘或橙洗净。橙可切成两片在挤橘器上压出汁,橘子可去皮取几瓣放在小碗中,用匙挤出橘汁去渣,食用时可加少量温开水同吃。

2. 番茄汁　将洗净番茄放入纱布袋内,袋口用带子收紧,置于沸水中煮 2 分钟,将袋提出放在碗内,用匙压袋使汁流出。

3. 菜泥　将洗净菜叶去茎撕碎,放入沸水内煮沸即捞起,用匙压成泥,去粗纤维,也可用粉碎器压成菜泥。用少许植物油旺火急炒,加少许盐。

4. 肝泥　将肝洗净,用刀横剖,使切面较大,用刀刮取切面处泥状物,加盐少许,放入碗内蒸熟后用匙研细。

5. 肉末　将较细嫩瘦肉剁成细末,加适量水煮烂至酥,加盐少许,放入粥、面中喂食。

6. 水果泥　苹果洗净,切成两片去核,用金属小匙轻刮成泥,可边刮边吃;香蕉去皮后放于小碗,用匙压成泥状。

幼儿喂养

幼儿是指 1 岁以后到 3 岁的小孩,这时期饮食正是从乳类主食转变到五谷和荤素菜的时期。

随着消化功能的不断完善,幼儿食物的种类和烹调方法可逐步接近成人。但由于生长发育需要,乳类仍为重要食品,没有乳类食品时,也可用豆浆代替。此时小孩的乳牙将逐步出齐,咀嚼和消化能力也逐步增强,一般可吃烂饭、馒头、面条等。但必须保证每日有一定量的荤素菜,在配制幼儿食品时,不但要注意营养素的齐全,而且还要注意充足的供给量,不能单吃肉汤、鱼汤泡饭,因汤内只有少量营养素,而大量蛋白质、部分脂肪、维生素和矿物质都留在肉内,长期吃汤泡饭,不仅得不到丰富的营养素,而且将饭粒和汤吞下去不咀嚼也会影响消化吸收。一般1～2岁幼儿的荤素菜每日各需要100～150克,2～3岁幼儿可根据食欲,略加荤素菜量,并常吃一些豆制品。应尽量利用季节性食物,这样既经济,又能得到新鲜食物的营养素。有些食品营养价值差不多,如蔗糖与葡萄糖,河鱼与海鱼、鸡蛋与鸭蛋,但豆腐和百叶比粉皮和粉丝、杂粮比大米营养价值高。总之,各种食物都含有多种不同的营养素,可以取长补短。为了保证幼儿获得各种营养素,应该挑选多种多样食物,这样既能增进食欲,又可保证各种营养素的全面供给。挑食的习惯要纠正。

幼儿的咀嚼和消化能力不及成人,因此火腿、香肠、咸肉等不适合幼儿食用,不容易消化,不宜采用。在烹调方法上也要注意,都需切碎煮烂。油煎食品不易消化,应少吃。为了尽量保持营养素,煮饭时不要去米汤,煮豆类食品时不宜加碱,蔬菜要先洗后切,用旺火急炒。

婴幼儿生长发育

婴幼儿机体总是处在生长发育的动态变化过程之中,生长和发育既有区别,又有密切的联系。生长是指由于细胞数的增加所引起的机体及器官形态上的不断增大,为量的增加;发育是指细胞和组织、器官功能的成熟,为质的改变。生长和发育往往是同时进行的。生长发育虽有一定的规律,但个体差异很大,遗传因素决定个体发育的潜力,生活环境的影响如营养、疾病及教养也有关系。父母和保育员必须懂得婴幼儿生长发育的规律,用科学的方法来教养婴幼儿。婴幼儿生长发育分体格发育和神经、精神发育两方面。

体格发育 可用体重、身长(高)、头围、胸围、牙齿等指标来衡量。

1. **体重** 体重是衡量体格发育的一项重要指标。正常足月新生儿平均出生体重3千克左右。出生后1星期内可有暂时性体重下降(称生理性体重下降),体重下降3％～9％,一般在出生后7～10日恢复到出生体重。体重的增加以出生后第1年最快,年龄越小增长越快,前半年平均每月增加约0.7千克,后半年平均每月增加约0.4千克,1岁以内婴幼儿的体重可按以下公式推算:前半年:体重(千克)＝出生体重(千克)＋月龄×0.7;后半年:体重(千克)＝出生体重(千克)＋6×0.7＋(月龄－6)×0.4。1～2岁全年增加2.5～3千克。第2年以后每年约增2千克,2～12岁平均体重可按下列的公式推算:体重(千克)＝(年龄－2)×2＋12＝年龄×2＋8。青春期(女孩12～13岁,男孩14～15岁)体重增加较快,为生长发育的第二个高峰,不能按上式推算。与出生相比,婴幼儿3～5个月时的体重约为出生体重的2倍,1周岁时为3倍,2周岁时为4倍。正常体重可波动在±10％范围内。

体重如不按常规增加,除有病以外,大多时由于摄入不足。体重低于正常标准10％以下应考虑营养不良。

称体重以杠杆式磅秤较为准确。应空腹、排大小便后、裸体或穿最少衣服称(如穿衣应减去衣服重量)。

2. **身长(高)** 身高是反映骨骼发育的一个重要指标。足月新生儿身长大约50厘米。在出生后半年内身长增加最快,平均增加15厘米,后半年增加10厘米,故

1 周岁时身长应为 75 厘米,第 2 年全年增加 10 厘米。2 岁以后平均每年长 5～7.5 厘米,因此 2～12 岁的平均身长可按以下公式推算:身长(厘米)＝年龄×7＋70。与出生时相比,周岁幼儿的身长为出生时的 1.5 倍,4～5 岁为 2 倍。

身长受遗传影响比较明显。此外,营养、生活条件、体育锻炼都可影响婴幼儿的生长发育。身长显著异常大多为先天性骨骼发育异常和内分泌疾病所造成,维生素 D 缺乏,营养不良也可影响身长。

3 岁以下卧位测量身长,3 岁以上站位测量身高。在家庭中,可将软尺钉在硬板床(卧位)或墙上(站位),婴幼儿脱鞋、帽、袜及外衣后进行测量。

3. 头围 头围的大小反映颅骨和脑的发育。出生时头围平均 34 厘米,1 岁达 46 厘米(前半年增加约 8 厘米,后半年增加约 4 厘米),2 岁 48 厘米,5 岁 50 厘米,成人 54～58 厘米。测量头围可用软尺从后枕部最高处到前额眉弓上缘最突出处环绕 1 周。除头围外,还可根据囟门和骨缝闭合情况来衡量颅骨的发育。出生时前囟门 1.5～2 厘米,后随颅骨发育而增大,6 个月以后逐渐骨化,至 1～1.5 岁时闭合。后囟是枕后部的三角形间隙,一般在出生后 2 个月闭合。骨缝在出生时稍分开,至 3～4 个月时闭合。囟门和骨缝的闭合反映颅骨的骨化过程,早闭见于头小畸形,晚闭、过大多见于佝偻病、呆小病或脑积水。

4. 胸围 胸围为沿乳头下缘水平绕胸 1 周的长度。初生时胸围比头围小 1～2 厘米,以后胸围比头围增长得快,一般 1 岁以后胸围应超过头围,如果到 2 岁时胸围仍小于头围,说明胸廓发育不良,多见于营养不良、佝偻病、锻炼不够。显著的胸廓畸形见于佝偻病、肺气肿和心脏病等。测量胸围时,3 岁以下取卧位,用软尺绕胸 1 周,前面与乳头下缘平,背面与肩胛骨下角底部平。

5. 牙齿的发育 乳牙共有 20 个,约 6 个月(4～10 个月)开始出牙,最晚 2～2.5 岁出齐。出牙的顺序为下中切牙、上中切牙、上侧切牙、下侧切牙、第一乳磨牙、尖牙、第二乳磨牙。6 岁左右在第二乳磨牙后出现第一恒牙,即第一磨牙。7～8 岁时开始换牙,换牙顺序大致与乳牙出现的顺序相同。12 岁左右出现第二磨牙,18 岁时出现第三磨牙(智牙),也有终身不出第三磨牙者。

神经、精神发育 神经、精神发育以神经系统发育成熟为物质基础,并与教养等外界条件相关。为了给婴幼儿以科学的早期教育和训练,应了解各阶段婴幼儿智能发育的规律。

感觉的发育

1. 视觉 新生儿有视觉反应能力,安静觉醒状态下的新生儿能注视距眼睛 20 厘米处的红球并出现视觉跟随。新生儿还有辨别图形的能力,较喜欢复杂、内容丰富的图形,对人脸最感兴趣。3 个月左右视线可跟踪物体达 180°;4～5 个月后能分辨熟人和陌生人;6 个月时能看见远处物体,并能主动观察事物。

2. 听觉 研究发现,新生儿已有声音定向力,且喜欢听人声,尤其是母亲的声音。3～3.5 个月能将头转向声源,5～6 个月听到悦耳的声音会表示高兴,能分辨熟人的声音。

视、听觉器官的发育与婴幼儿的智力发育有很大的关系,视觉是精细动作发展的基础,听觉对语言的发展具有重要的意义。

动作的发育 动作的发育包括粗动作和精细动作发育。婴儿动作发育的顺序是从上而下、从中心向边缘。

1. **粗动作**　1 个月时能俯卧抬头片刻；2 个月以上时能俯卧位抬头 45°；3 个月可抬头 90°；4 个月可在俯卧位用肘支起上身；5 个月时坐在妈妈身上能抓住玩具；6 个月时会翻身，扶着两个前臂可站立；7 个月时会独坐；8 个月时会爬；10 个月时扶着推车能走几步；11～12 个月时能独自站立片刻，并能牵着大人的手走路。1 岁以后开始独自走路；15 个月时自己可以走得很稳，会蹲着玩；18 个月时会爬上小梯子，会抛球；2 岁时已会跑，并能上下楼梯、踢球、双脚并跳等。3 岁以后全身各部动作更平衡协调，会独足立，独足跳。

2. **精细动作**　手及手指灵巧动作的发展随着年龄的增长而渐趋成熟。如 6 个月婴幼儿是用全掌 5 指并用的方式抓东西，9 个月时会用大拇指和另一指合起来取物，到 12 个月时就会用大拇指和示（食）指的指端来取小的东西，如葡萄干、炒米花等。1 岁以后精细动作发展更快，18 个月会搭积木，2 岁会模仿画线，3 岁会穿木珠，4 岁以后会画方形、折纸等。

语言的发育　婴幼儿语言的正常发育除受语言中枢控制外，还必须具备完整的发音器官和听觉器官。初生婴幼儿会大声啼哭。2～3 个月会发"啊哦"的声音，会微笑。4 个月愉快时能大声笑。6～7 个月时常会无意识地发出"爸"、"妈"等音节。9～10 个月起语言的发展表现为两方面：一方面是理解力的发展，能听懂大人的话，能指出日常用品，还能按大人的要求做一些动作，如"再见"，"谢谢"等；另一方面喜欢学大人讲话，重复大人所讲的词。1～2 岁时能用简单的语言来表达自己的愿望。2～3 岁以后能学会讲小故事、背诵儿歌、小诗等，语言内容逐渐丰富。

总之，健康的婴幼儿除正常的体格发育外，还应当有符合年龄的智能发育，虽然智能发育也存在着个体差异，但如与同年龄婴幼儿相比明显落后则应予以重视。如一个 18 个月的婴幼儿在动作发育上尚不会独站取物；语言发育方面，还不会讲 1 个或 2 个有意义的字，缺乏理解能力，不能服从大人简单的指示，则应到有关专科作进一步检查。

牙齿发育和牙齿卫生

人的一生中有二套牙齿——乳牙和恒牙。乳牙共有 20 个，约 6 个月（4～10 个月）时开始出牙，最晚 2～2.5 岁出齐。出牙的顺序为下中切牙、上中切牙、上侧切牙、下侧切牙、第一乳磨牙、尖牙、第二乳磨牙。6 岁左右在第二乳磨牙后出现第一恒牙，即第一磨牙。7～8 岁时开始换牙，换牙顺序大致与乳牙出现的顺序相同。12 岁左右出现第二磨牙，18 岁时出现第三磨牙（智牙），也有终身不出第三磨牙者，因此恒牙总数为 28～32 个。

牙齿萌出是正常的生理现象，多数婴幼儿没有特别的不适。有些会出现暂时性流涎增多、哭闹、烦躁不安、低热等现象，一般也不需要特别的处理，在牙齿萌出后就会好转或消失。

牙齿发育需要多种维生素，尤其是维生素 A、D、C 和多种矿物质，如钙、磷、镁、氟的营养。乳牙的牙胚发育从胎儿期开始，因此婴幼儿牙齿健康保健要从孕期开始。母亲怀孕期间应多吃些新鲜蔬菜、水果及牛奶、蛋类、鱼、瘦肉等营养食物，以保证胎儿乳牙胚及颌骨正常发育。出生后婴幼儿需要及时补充鱼肝油（维生素 AD 制剂）和富含钙质的奶制品，促进牙齿的发育。

牙齿是婴幼儿的咀嚼器官，不仅与咀嚼、消化、牙床和颌骨发育有关，而且在一定程度上能反映孩子的健康。如果牙齿保护不好,造成龋病、牙齿排列不齐等,不但会影响咀嚼功能,还会影响面容。因此,牙齿健康和卫生从婴幼儿第一颗牙做起。

从宝宝萌出第一颗乳牙起,妈妈就应该在婴幼儿每次进食后喂少许白开水,以清洁口腔和牙齿;在婴幼儿萌出第一颗乳牙后6个月到12月龄时,可以使用婴幼儿专用的硅胶牙刷给婴幼儿每日早晚2次刷牙以清洁牙齿,此时只需用白开水刷牙,不需要用牙膏;到3岁左右,婴幼儿学会漱口或吐水的时候,可以使用婴幼儿专用牙膏刷牙。

要保证婴幼儿有健康卫生的牙齿,除了要做好牙齿的清洁卫生外,还需注意良好的饮食习惯,包括:第一颗牙萌出后,夜间就不再给予喝奶;每次进餐时间不宜过长,保证在30分钟以内,不长时间含食物在口腔中,以免食物的酸性物质腐蚀牙齿,导致龋病;少吃甜食和零食;每餐饮食中要有一定的蔬菜,有一定硬度的食物,以供牙齿的咀嚼,促进牙齿良好发育等。

早期教育

早期教育是指对从新生儿到学龄前的儿童,根据其生理、心理特点和发展规律,进行有目的、有计划、有系统的适当超前训练,使孩子感知觉、动作、语言、注意、记忆、思维和想象力等不断发生和发展,充分发掘潜能,促进智力发育。神经系统是人体发育最早的系统,婴幼儿出生前3年,尤其第1～2年是大脑发育最快的时期,也是婴幼儿身心发展的关键期,可塑性强。处于迅速生长发育时期的神经系统对外界环境刺激极为敏感。实验证明,环境刺激能影响初生鼠大脑皮质厚薄、神经细胞大小、脑重量和神经突触的数目及结构;而对成年鼠则几无影响。因此,及早开始早期教育,

给予丰富良好的刺激可促进婴幼儿神经系统的发育,挖掘脑的潜能。早期教育越早越好,应从新生儿期开始。

早期教育的主要场所,有家庭、托幼机构和社会。其中家庭处于极重要的地位,尤其出生后2～3年内。在家庭中,早期教育主要是亲子教育,父母亲通过多种途径学习有关知识,联系实际对自己的孩子进行训练和教育。托幼机构是早期教育的主要场所,生活有规律,环境优于家庭,教师承担了教育的重任。社会的作用也不容忽视,许多社区创办了父母学校,向准父母和父母讲授婴幼儿身心发展知识和如何进行早期教育;有的还开设了亲子园,父母与孩子一起参加活动,提高了趣味性和可操作性,效果较好。

早期教育应根据各年龄生理、心理发展特点创造条件略为提前进行训练,不能拔苗助长;应循序渐进,按计划进行;应寓教育于日常生活和游戏之中,形式生动活泼。早期教育的内容应包括德育、智育、体育和美育等方面。

婴幼儿安全

婴幼儿的安全问题是宝宝养育过程中需要特别关注的一个重要环节。婴幼儿安全要注意以下几方面。

1. **预防意外窒息**　小婴儿不与父母同睡在一条被子或同床睡;不要在孩子哭闹、嬉笑和跑跳时给孩子喂食物,也不要给3岁以下的孩子进食花生、瓜子或硬性豆类以及果冻等食品;教育孩子不要将玻璃球、别针、纽扣等小物品放入口中。

2. **预防溺水**　严禁孩子单独外出玩水、游泳;不要让幼儿到池塘或沟渠周围玩耍;不要让孩子单独到卫生间玩耍。

3. **预防交通事故**　父母带孩子外出,

一定要牵住孩子的手,不要让其单独奔跑;教育大龄儿童其走路要走人行道,横穿马路要看红绿灯指示,不可随意横穿马路;不要在公路、铁路上踢球、游戏、追逐、奔跑;不要跨越马路上的护栏或隔离墩;不满12岁的孩子,不要在公路上骑自行车、三轮车,成人不骑车带孩子。

4. 预防坠落伤 在家中,桌椅、床铺均不要靠近门窗,以免幼儿攀登上去,婴幼儿的小床四周要有床栏;楼房阳台及楼梯一定要有结实的护栏,楼房的门窗和阳台门的插销安在孩子够不到的地方;教育孩子不要爬树、爬电线杆等。

5. 预防中毒 家中的药品、洗涤剂、消毒剂应放在孩子够不到的地方或放在柜子里,柜子上锁。

6. 预防烧烫伤 阻止孩子进厨房,热水瓶、热水壶放在孩子够不到的地方;饭桌不用有边缘垂下的台布,以免孩子拖拉台布,使桌上的热饭菜、汤水洒到孩子身上;给孩子洗澡,先倒冷水、后加热水;冬季取暖,红外线、取暖器均应加护栏,给孩子用热水袋取暖不宜过烫;不要让孩子独自放鞭炮、玩火柴或打火机。

7. 预防动物咬伤 有孩子的家中不宜养狗猫,养狗猫的家庭不可让孩子单独和狗猫一起玩耍,并要对狗猫定期注射狂犬疫苗,定期到防疫站检疫;带孩子郊游,要有一定的防护和安全措施,避免被毒虫叮咬伤。

8. 预防触电 家中的电器开关、插头应安置在孩子够不到的地方;教育孩子不要在高压线下或变电器周围玩耍;告诉孩子外出遇到雷雨,不要在大树下、电线杆或高楼屋檐下避雨,以防雷电击伤。

良好生活习惯的培养

良好的生活习惯包括有规律的生活、良好的睡眠习惯、良好的饮食习惯、良好的排便习惯和良好的清洁习惯。

1. **有规律生活** 每个孩子根据他自身的生理活动规律,形成独特的饥、饱、醒、睡、活动、休息、排泄的节律和习惯。父母应该给予科学的安排,帮孩子养成合理的生活规律。

2. **良好睡眠习惯的培养** 孩子有充足的睡眠才能健康生长。建立良好的睡眠习惯从孩子一出生就开始:①建立一个固定的睡觉时间和小憩时间并坚持它;②给孩子安排一个安静、舒适的睡眠环境,减少外来的干扰;③养成一个睡觉前的仪式,如洗澡,换上睡衣,讲一个故事,唱一支摇篮曲,给孩子一个吻,祝他晚安,慢慢孩子就会习惯,这个步骤一开始,就是准备睡觉了;④让孩子独自入睡,不用拍、摇、抱着走等方式哄孩子入睡;⑤不过分关注孩子夜醒,让孩子逐渐养成夜醒后自己再继续入睡的能力。

3. **良好饮食习惯的培养** 进食有规律,才能保证充足的营养摄入。①根据孩子月龄的大小,调整适量和时间,从小开始就要培养定时、定点的进食习惯。②9个月后,可以让孩子逐渐参与进食,逐渐培养孩子自己进食的能力。③随着孩子年龄的增长,父母决定孩子进餐的时间、地点和菜肴的种类,而由孩子自己决定进食的量,不强迫进食。④合理科学地对待孩子开始出现的挑食、偏食习惯。坚持采用多次尝试的方式,让孩子进食多种类的食品,不在进餐时批评孩子。⑤从小养成专心进餐的习惯,进食时不玩玩具、不看电视。

4. **良好排便习惯的培养** 到了18个月左右,可以训练孩子排大小便。每日训练孩子在固定的地点,定时排大便,有助于养成定时大便的习惯。

5. **良好清洁习惯的培养** 从小养成

孩子勤洗手的习惯,如外出游玩回家后先洗手,吃东西前先洗手,大小便后要洗手;早起、睡前要洗脸、刷牙、洗脚;定期洗头、洗澡、剪指甲、理发等;让孩子从小知道手帕或纸巾的用途,学会用手帕或纸巾来擦眼泪、擦汗、擦鼻涕等,不挖鼻孔、不吃手、不随意将物品放入口中。

预防接种

预防接种通过接种特异性抗原或抗体制剂使个体和群体产生自动或被动免疫力,保护个体和人群不受病原因子的感染和发病,以预防所针对的传染病在人群中的发生和流行。

免疫预防制剂的种类

1. 疫苗类　凡具有抗原性、接种后可使机体产生特异的自动免疫力,从而抵御传染病的发生或流行的制剂总称为疫苗。具体可分为以下 4 类。

● 灭活疫苗:包括细菌、病毒、立克次体及类毒素制剂。①细菌或病毒灭活疫苗:是将细菌、病毒或立克次体的培养物,经化学或物理方法灭活而制成。病原完全丧失了致病力,而仍保留相应抗原的免疫原性。这类疫苗接种于人体后不再生长繁殖,注射 1 次对身体刺激时间短,免疫效果较差,需多次注射才能使人体获得较高而持久的免疫力。②类毒素:是细菌在液体培养条件下所产生的外毒素,经脱毒提纯等工艺制成。这类可溶性抗原通常需要加入佐剂(吸附剂)才能产生良好的免疫原性,类毒素对人体无毒,如白喉、破伤风类毒素等。

● 减毒活疫苗:此类疫苗是使病原微生物(细菌或病毒)在人工驯育的条件下产生定向变异,使其丧失致病性,但仍保留一定的剩余毒力、免疫原性和繁衍能力,即这类疫苗进入人体后能继续生长繁殖,对身

体刺激时间长,使人体产生一次亚临床感染而获得免疫力,如麻疹疫苗、脊髓灰质炎疫苗、卡介苗等。

● 亚单位疫苗:此类疫苗是从细菌或病毒培养物中,以生物化学和物理方法提取纯化有效特异性抗原而制成的疫苗。

● 基因工程疫苗:以近代发展起来的生物工程技术将有效的特异性抗原的基因插入易于增殖的载体(细菌、细胞),载体增殖时可表达有效特异性抗原,取之可作为疫苗。

2. 免疫血清类　是用抗原物质(如细菌、病毒、类毒素等)免疫马或其他动物而制成。此类免疫制剂均属特异性免疫球蛋白,具有抗体属性,注入人体后,使人体很快产生被动免疫力,达到预防或治疗疾病的目的。用免疫血清类制剂进行的预防接种,称为被动免疫。

● 抗毒素:是用类毒素免疫马等动物,使之产生高效抗体,采血分离血浆经纯化精制工艺除去非特异性蛋白及无效成分后制成。这类抗体输入机体后,能对相应细菌在机体内产生的毒素起中和作用,如白喉、破伤风抗毒素等。

● 抗血清:是采用脱毒毒素、细菌、病毒等免疫动物,取经免疫动物的血浆提取抗毒免疫球蛋白而制成,如抗蛇毒、抗炭疽、抗狂犬病血清等。

● 特异性免疫球蛋白:是用抗原免疫人体使之产生特异性抗体,取其血浆,提取和抗原相应的特异性免疫球蛋白而制成。这种球蛋白因是同种异体的,具有预防或治疗效果好、注射剂量小、反应小等优点,如人血破伤风免疫球蛋白。

免疫程序　免疫程序是指科学地安排和选择接种对象和时间,包括接种疫苗种类、接种起始年龄、针次、间隔、复种时间,以及联合免疫或多种疫苗同时接种等。免疫程序通常有两类:一类是卫生部颁发的

免疫程序,也称计划免疫程序,全国各地均要按照实施;另一类是学术机构推荐的免疫程序,各地可根据传染病的流行病学、卫生资源、经济水平等参照实施。

1. 我国现行的儿童计划免疫程序(表2-1) 计划免疫使用的疫苗,也称为第一类疫苗,是指政府免费向公民提供,公民应当按照政府的规定接种的疫苗,包括国家免疫规划确定的疫苗,省级人民政府在执行国家免疫规划时增加的疫苗,以及县级以上人民政府或者其卫生行政部门组织的应急接种或者群体性预防接种所使用的疫苗。表2-1中规定的起始免疫月龄不可提前,针次最短间隔1个月。

表2-1 儿童计划免疫程序

接种起始年龄	乙肝疫苗 HepB	结核卡介苗 BCG	脊灰疫苗 OPV	百白破疫苗 DPT	流脑A群疫苗 MCV-A	麻疹疫苗 MV	乙脑疫苗 JEV	麻腮风疫苗 MMR	甲肝疫苗 HepA	流脑AC群疫苗 MCV-AC	白破疫苗 DT
出生24小时内	√										
0月龄	√	√									
1月龄											
2月龄			√								
3月龄			√	√							
4月龄			√	√							
5月龄											
6月龄	√				√						
8月龄						√	√				
9月龄											
18月龄				√				√	√		
2岁							√		√		
3岁										√	
4岁			√				√				
6岁										√	√
16岁											√

2. 推荐的其他常用疫苗免疫程序 据疾病流行情况、卫生资源、经济水平、实施条件及居民的自我保健要求,还有些疫苗儿童可以使用,这类由公民自费并且自愿受种的其他疫苗统称为第二类疫苗。

● 水痘疫苗:水痘-带状疱疹病毒具有高度传染性,在儿童的传播占90%以上,接种水痘减毒活疫苗后,机体可产生对水痘-带状疱疹病毒的保护性抗体。

－ 接种对象：1～12 周岁的健康儿童及水痘易感者。

－ 接种方法：上臂三角肌附着处，皮下注射，剂量 0.5 毫升。

－ 接种反应：发热，注射局部红肿。5％左右的接种者在 1 个月内出现少许斑丘疱疹的轻度水痘表现。

－ 注意事项：有严重疾病史、过敏史、免疫缺陷者及孕妇禁用；一般疾病治疗期、发热者缓种。

● 流行性感冒病毒疫苗：根据流感病毒的核蛋白抗原性不同，流感病毒分为甲、乙、丙 3 型；再根据其表面上的血凝素和神经氨酸酶抗原性不同，同型病毒又可分为若干亚型。流感常于冬春季在人群中发生流行，但大的流行发生于流行株抗原发生较大变异时，流行范围取决于当时人群对新病毒的免疫力。流感病毒有 3 种血凝素亚型（H1、H2、H3）和两种神经氨酸酶亚型（N1、N2），故抗原常变更，应针对流感病毒流行亚型在流行季节前对人群接种疫苗。流感疫苗分为减毒活疫苗和灭活疫苗两种，接种后半年至 1 年有预防同型流感的作用。

－ 接种对象：除对鸡蛋白过敏、有慢性肺部疾病、肾病、心脏病、严重贫血以及免疫缺陷病儿禁止接种外，其余人群均可接种。

－ 接种方法：灭活流感疫苗采用上臂三角肌下方皮下注射，减毒活疫苗可滴鼻。6 个月～3 岁儿童接种两针，间隔 2～4 周。3 岁以上儿童及成人接种一针。在流感流行高峰前 1～2 个月接种流感疫苗能更有效发挥疫苗的保护作用。推荐接种时间为 9～11 月份。各地区可根据当地流行的高峰季节及对疫情监测的结果分析预测，确定并及时公布当地的最佳接种时间。

－ 接种反应：可有发热。接种年龄在 13 岁以上的婴幼儿 10％有局部反应。

－ 注意事项：对鸡蛋白过敏、严重过敏体质者、患格林-巴利综合征、急性发热性疾病、慢性病发作期、怀孕 3 个月内的孕妇不能接种；12 岁以下儿童不使用全病毒灭活疫苗。

● 轮状病毒疫苗：轮状病毒是引起婴幼儿秋季腹泻的致病原，目前应用的是轮状病毒减毒活疫苗，接种后可刺激机体产生对 A 群轮状病毒的免疫力，用于预防婴幼儿 A 群轮状病毒引起的腹泻。由于轮状病毒有不同分型，疫苗接种后的保护率为 60％～70％。

－ 接种对象：6 个月～5 岁婴幼儿。

－ 接种方法：口服，推荐 3 岁以下小儿每年服用 1 次，3～5 岁小儿服用 1 次即可。

－ 接种反应：一般无明显不良反应。

－ 注意事项：患严重疾病、急性或慢性感染者，患急性传染病及发热者，先天性心血管系统畸形患儿，患血液系统疾病、肾功能不全者、严重营养不良、过敏体质者，消化道疾患、肠胃功能紊乱者，有免疫缺陷和接受免疫抑制剂治疗者均不能接种。

● B 型流感嗜血杆菌（Hib）疫苗：Hib 感染主要引起婴幼儿脑膜炎和肺炎，目前世界上已有 20 多个国家将 Hib 列入计划免疫并取得了成功，大大减少了 Hib 引起的疾病。

－ 接种对象：2 个月以上未患过流感嗜血杆菌感染的婴幼儿。

－ 接种方法：肌内注射，对于患血小板减少症和出血性疾病者应予皮下注射。Hib 疫苗的接种要根据儿童开始接种的年龄，选用不同的程序：婴儿如从 2 月龄开始接种，则在 2～6 月龄间每隔 1～2 个月接种 1 次，接种 3 次，15～18 月龄加强 1 次，共接种 4 次；6～12 月龄开始接种的婴儿在 6～12 月龄间接种 2 次,每次间隔 1～2 个月,15～18 月龄加强 1 次,共接种 3 次;1～6 周岁始接种的儿童只需接种 1 次。

- 接种反应:发热、局部红肿,有的出现一过性皮疹。

- 注意事项:高热时禁用。

● 23 价肺炎球菌疫苗:是采用 23 种血清型肺炎球菌,经培养、提纯制成的多糖疫苗,可刺激机体产生体液免疫,对由同型肺炎球菌引起的感染性疾病产生保护。

- 接种对象:2 岁以上易感人群。

- 接种方法:上臂外侧三角肌皮下或肌内注射,每次注射 0.5 毫升。

- 接种反应:局部暂时疼痛、红肿、硬结,发热。

- 注意事项:2 岁以下婴幼儿、患发热性呼吸系统疾病者、急性感染者不能接种。

● 7 价肺炎球菌疫苗:是应用肺炎球菌 6B、4、9V、14、18C、19F 和 23F 型多糖与 C 载体蛋白结合制成的疫苗,是目前唯一用于 2 岁以下婴幼儿的肺炎疫苗。

- 接种对象:3 月龄～2 岁婴幼儿,未接种过本疫苗的 2～5 岁儿童。

- 接种方法:肌内注射。推荐免疫程序如下。①3～6 月龄婴儿:基础免疫接种 3 剂,每剂 0.5 毫升;首次接种在 3 月龄,免疫程序为 3、4、5 月龄各一剂,每次接种至少间隔 1 个月,12～15 月龄接种第 4 剂。②7～11 月龄婴儿:基础免疫接种 2 剂、每剂 0.5 毫升,每次接种至少间隔 1 个月。建议在 12 月龄以后接种第 3 剂,与第 2 次接种至少间隔 2 个月。③1～2 岁幼儿:接种 2 剂、每剂 0.5 毫升,每次接种至少间隔 2 个月。④2～5 岁儿童:接种 1 剂。

- 接种反应:局部红肿、硬结,发热、食欲不振、呕吐、腹泻。

- 注意事项:有严重过敏史或对白喉类毒素过敏者禁用。

预防接种的不良反应 免疫预防制剂对人体来说是一种异种或异体大分子物质,一些接种对象在获得免疫力的同时,也会发生一些除正常免疫反应以外的不利于机体的反应。在这些反应过程中所表现出来的临床症状和体征,通常称为预防接种的不良反应。按发生的性质,可分为以下两种类型。

1. **正常反应(一般反应)** ①局部反应:一般在接种疫苗后 24 小时左右局部发生红、肿、热、痛等现象。红肿直径在 2.5 厘米以下者为弱反应,2.6～5 厘米者为中等反应,5 厘米以上者为强反应。强反应有时可引起局部淋巴结肿痛,应进行热敷。②全身反应:表现为发热,体温在 37.5 ℃左右为弱反应,37.6～38.5 ℃ 为中等反应,38.6 ℃ 以上为强反应。除体温上升外,极个别的有头痛、呕吐、腹痛、腹泻等症状。目前所使用的预防接种制剂绝大多数局部反应和全身反应都是轻微的、暂时的,不需要做任何处理,经过适当休息,1～2 日后就可以恢复正常。中等度以上反应是极少的。全身反应严重者,可以对症处理,高热、头痛者可以口服解热镇痛剂。

2. **异常反应** 一般少见。主要是晕厥,多发生在空腹、精神紧张的儿童。一旦发生,应让儿童立即平卧,密切观察脉搏、心率、呼吸、血压,给温开水或糖水喝,一般可在短时间内恢复正常。否则应疑为过敏性休克,立即皮下注射 1∶1 000 肾上腺素,剂量是每次 0.01～0.03 毫克/千克体重,同时使用糖皮质激素等药物进行急救。

预防接种的禁忌证 在进行预防接种前应了解儿童有无过敏史及禁忌证,各种生物制品都有接种的禁忌证,为减少异常反应,对有过敏史及禁忌证的儿童不接种或暂缓接种。禁忌证分为一般禁忌、特异禁忌两种。

1. **一般禁忌证**　是指正患活动性肺结核、腹泻、发热、急性传染病、超敏反应病等，或年老体弱，或处于月经期、妊娠期、哺乳前半期，待病情缓解，恢复健康后即可接种。

2. **特异禁忌证**　是指某一种生物制品特有的禁忌证，如结核病人不能接种卡介苗；有惊厥史婴幼儿不能接种百白破、风疹疫苗、乙脑疫苗、流脑疫苗；免疫缺陷症者或在接受免疫抑制剂治疗期间禁服脊髓灰质炎疫苗，不宜接种风疹减毒活疫苗或甲肝减毒活疫苗；患湿疹、化脓性皮肤病、中耳炎及水痘者，不宜接种卡介苗。

第3章

儿童、青少年保健

生理特点与保健

1. **神经系统**　儿童、青少年神经系统的生长发育包括"量"和"质"两个方面。在量的方面，其快速增长阶段主要出现在胎儿期至6岁前，6岁儿童脑重已达成人的90％。在质的方面，即功能的成熟完善，则主要在青春发育期才有较大的进展。依据神经系统发展的年龄特点，儿童越小，其大脑皮质越容易兴奋，也越容易疲劳，持续专注于某一事物的时间越短，注意力易分散。青春期是神经系统可塑性较强的阶段，是培养多方面兴趣、学习复杂精细技巧的黄金时代，但是青春期活跃的内分泌系统也常使神经系统的活动显得不稳定和易疲劳。因此在学习活动中，要考虑不同年龄儿童、青少年神经系统的生理特点，合理安排学习的时间、内容和形式。

2. **运动系统**　处于生长发育期的儿童青少年骨化过程尚未完成，骨组织内含钙相对较少，骨骼富有弹性，不易骨折而易变形。良好的坐立行走姿势不但能预防儿童青少年脊柱弯曲异常，也能促进身体各部骨和肌肉的健康生长。目前中小学生静坐的时间较多，父母、老师尤其应关注儿童学习用桌椅的高度，随着孩子身高的增长，不断更换适宜高度的桌椅，保护儿童的脊柱健康。女童骨盆发育要到20岁左右才完成，因此，不宜由高处向坚硬的地面跳下，在进行跳高等运动时，也应有沙坑、护垫等保护措施，以避免骨盆受伤错位。儿童青少年骨骼肌肌力发育的高峰时期是在青春期的中后期，此前应避免举重等力量性项目；青春期后期，少年肌纤维增粗，肌力明显增加，肌肉的伸展性和弹性也增加，可有针对性地选择力量性、技巧性的锻炼项目。儿童关节活动幅度大，柔韧性好，但其关节周围的肌肉力量相对薄弱，因此，宜进行柔韧性练习，而不宜进行过度的静止用力练习，也不宜在过硬的场地上过多地用力踏跳。

3. **消化系统** 牙齿是主要的消化器官之一。出生后 6 个月到 3 岁乳牙全部萌出,共 20 颗;自 6～7 岁开始,儿童开始萌出恒牙并逐渐取代乳牙,12～14 岁时,恒牙基本出全。恒牙中有 20 颗替换乳牙,另外 8～12 颗磨牙是在乳牙的后方续生出来的,有的人可终身不出第三磨牙(又称智齿、尽根牙)。儿童乳牙质软而脆,恒牙釉质比成人薄,容易被损伤或侵蚀而成为龋病。养成饭后漱口、晨起睡前刷牙习惯,选择适宜牙刷,学习正确刷牙技巧,定期口腔检查及治疗,对保护牙齿至关重要。此外,乳恒牙交替期间,儿童食物不宜吃得过精过细,可常咀嚼较粗纤维食物,以促进牙床骨的发育,避免牙齿错位拥挤。儿童胃壁薄软、胃容量小、胃液酸度低、胃蛋白酶等含量也较低,消化能力较成人差,应注意合理营养和饮食卫生,进食定时定量,细嚼慢咽,不暴饮暴食,饭前饭后不大量饮水和剧烈运动,不挑食不偏食,不多吃零食,少食油炸油煎和过冷过热、辛辣等刺激性食物。应养成定时大便的习惯,大便时不看书报,蹲位时间不宜长。

4. **呼吸系统** 儿童的呼吸道比成人短而窄,组织柔嫩,黏膜易损伤,呼吸道的血管和淋巴管较丰富;肺泡比成人小,胸廓发育和胸廓肌肉较成人差。因此,儿童少年应在空气清新的户外多活动,养成用鼻呼吸的习惯;加强深长呼吸锻炼,促使呼吸深长均匀;常用冷水洗脸,加强鼻部抗寒能力;避免和减少有害刺激性气体,如香烟、煤烟、尘埃等;注意季节变化时的饮食、着装、休息,避免肺脏受寒。10～14 岁是呼吸系统功能快速发育的时期,此时尤应加强体育锻炼,可选择游泳、长跑等耐力性锻炼,促进心肺功能发育。

5. **皮肤与五官** 儿童代谢旺盛,皮肤细嫩,易感染、易擦伤;青春期少年内分泌活动加强,皮脂分泌增加,易出现毛囊炎、痤疮。营养是皮肤健康的物质基础,清洁卫生是皮肤健康的首要保证;此外,加强全身锻炼和皮肤本身的锻炼,如冷热水交叉浴等可增强皮肤的抗病能力。儿童听觉器官组织柔嫩,父母应指导子女不用尖硬物或手指挖耳,保持耳内清洁;避免脏物和水流入耳内,游泳后注意清除耳内积水;慎重应用某些可致聋药物;减少室内噪声,避免长时间使用耳机,避免耳机声音过响,以防听力减弱。

心理发育与保健

儿童心理发展过程就是儿童从出生,甚至从胚胎期即开始的心理能力、兴趣、人格、智力、情绪、社会适应能力等的发展过程。心理发展过程具有明显的个体差异,各种心理特征的出现、发展快慢在个体间可表现出不一致,有的孩子"开窍"得早些,有的晚些。教育条件、居住条件和社会文化的不同可以引起儿童心理发展的特征性差异。儿童心理的发展也存在着"敏感时期",在某一年龄阶段,儿童学习某一方面的知识和行为比较容易,学起来也快,提早或过了这个时期就要慢得多,要注意每个儿童的个体特点,把握教育的敏感时期。

1. **学龄前期** 儿童心理发展受不同年龄阶段的生理发展水平和社会生活环境的影响和制约。学龄前期儿童心理发展水平在很大程度上取决于动作、言语的发展,游戏起着重要的作用,也是学龄前期儿童的主导活动。通过游戏,学龄前儿童的运动器官得到充足发展,认知和社会交往能力也发展得很快。游戏还帮助儿童学会表达、控制情绪,处理焦虑和内心冲突,对培养儿童良好的个性品质有积极作用。学龄前期也是完整的口头语言发展的关键期,父母、教师应创造丰富的生活环境,引导鼓励其言语的表达。进入小学,学习活动逐步取代游戏活动,成为儿童的主要活动形式,学校学习作为一种社会义务,对儿童心理产生重大的影响。

2. **学龄期** 自学龄期开始,儿童注意力、观察力、记忆力全面发展,有意注意时间开始延长。但小学1、2年级学生持续集中注意的时间通常只有20分钟,且其手部小肌肉群发育尚未成熟,读写活动持续时间不宜过长。低年级小学生还极具模仿能力,成人的言行对其行为塑造起关键作用,教师作为他们的崇拜对象,其言谈举止更具楷模作用。

3. **青春期** 小学后期或刚进入中学阶段青少年正经历着青春期,其生理、心理功能都发生剧烈变化,在自我意识、性意识、认知发展方面表现出显著的自身特点,并出现身心发育的暂时性不平衡现象,形成了青春期少年独特的性格特点和心理特征,表现为:①青少年对未来充满希望,但容易夸大自己的能力,把事情看得过分简单,希望"一蹴而就"创造"英雄业绩",而看不起平凡工作,甚至忽视日常的学习任务与应承担的社会义务。成人应有意识地引导他们正确认识"远大理想"与"平凡工作"的关系,树立脚踏实地的实干作风,养成不怕困难挫折的顽强意志。②青少年伴随着生理上的迅速成熟,会有一种强烈的感到自己成熟了的情感体验和渴望用自己的大脑去思考问题的独立意识,他们自尊心、好胜心强,喜欢探究问题,喜欢发表别出心裁的见解,不再盲目地、顺从地相信成人的指导,常就这些问题与他人展开激烈争论。但由于青少年涉世不深,对有些问题的看法往往主观、片面、缺乏论据,因此,成人应在尊重、承认他们的基础上,启发他们认识到自己学识的不足,引导他们全面地、客观

地、辩证地分析事物,学会掌握事物本质的方法,帮助他们理解兼听则明、博采众长的好处。③青少年常表现出强烈的友谊感,喜欢交朋友,但他们对友谊、忠诚的认识仍很模糊,有时把互相护短作为友谊的标志,把"哥们义气"当作忠诚的准则。因此,应指导他们看一些有关的书籍、电影,并与他们讨论,加深对友谊的认识。在日常生活中也要关心青少年所结交的朋友,发现择友不当及时劝阻。④青春期少年对人内心世界发生兴趣,希望探索别人与自己的个性特点。不论读一部小说、看一场电影,都关心其中人物品格、内心世界的变化,在日常生活中常有意识地模仿自己心目中最崇拜、最喜爱人物的举动和习性。有时这种模仿流于表象,其模仿的对象也可能良莠不齐,因此应密切关注及时引导。⑤贯穿青春期的最大特点是性发育的开始和完成,与此同时,青少年的性意识快速发展,他们开始意识到两性的差别,从对异性的好奇逐渐转化到一种朦胧的对异性的眷恋、向往和接近。这几乎是每个人必经的经历。但由于在整个青春期中青少年的性意识刚刚觉醒,其性心理的发展常表现出相对的幼稚性,因此,一方面应引导他们理解爱情的社会责任和义务;另一方面鼓励他们参加美术、摄影、音乐、舞蹈、电影文艺作品欣赏等兴趣活动来陶冶自己的情操。

青春期特点与保健

青春期是由儿童发育到成人的过渡时期,这一阶段的发育速度突飞猛进,不仅身高、体重迅猛增长,而且全身的组织和器官都从稚嫩走向成熟,功能渐趋完善。青春期的开始年龄、发育速度、成熟年龄及发育程度有着很大的个体差异,一般在10~20岁之间,女孩的起止年龄一般比男孩早2

年。根据青春期不同阶段的生长发育特点,通常把青春期分为早、中、晚三期。青春早期主要表现为生长速度加快,身高快速增长,一般约持续2年;青春中期主要表现为性器官和第二性征的迅速发育,女孩出现月经初潮,男孩出现首次遗精,而身高生长速度开始减慢,一般持续2~3年;青春后期体格生长速度逐步减慢并渐趋停止,性发育至成人水平,社会心理发展过程加速,通常持续2~3年。

1. **身高的变化** 青春发育开始以前,生长速度比较均衡,每年约为5~6厘米。若在此期间身高每年增加不足4厘米,则需检查是否有造成生长障碍的因素存在。到青春发育期,身高的增长速度加快,称为"青春期生长突增",其开始年龄女孩在9~11岁,男孩晚2年,在11~13岁。生长突增期一般约持续2年,男孩每年可增加7~9厘米,最多可达10~12厘米;女孩每年可增加5~7厘米,最多可达9~10厘米。到女孩月经初潮出现,男孩首次遗精出现时,身高增长速度开始减慢。到18岁后,女孩身高的增长已微乎其微了,男孩平均也只不过长2厘米左右。在整个青春期男孩平均增长28厘米,女孩平均增长25厘米。在青春期长高过程中,四肢和躯干的生长加速不同步,早期上下肢的增长比脊柱的增长要快,因而少年在这个阶段会显得长臂长腿,出现动作不灵活,走路时东碰西撞,坐下时东倒西歪,有时还容易损坏物品。但这只是一个过渡现象。到了青春发育后期,四肢骨骼的生长逐渐缓慢而以脊柱增长为主,身体的比例逐渐协调,这种不稳定性就消失了。

2. **身体素质与运动能力的发展** 身体素质包括力量、速度、耐力、灵敏性、柔韧性、平衡性等。青春期身体素质发育有明显的阶段性。男孩的快速增长发生在7~

15岁,15~20岁期间增长趋缓,20~25岁为一生中最高峰,且发育平稳。女孩的快速增长期为7~12岁,但13~16岁阶段有相当部分女孩身体素质发展呈停滞状态,16~20岁期间多数女孩出现缓慢增长。男女之间在素质发展方面存在一定性别差异,男孩在速度、力量、耐力等方面超过女孩,女孩则以柔韧、协调及平衡能力见长。身体的各项素质不是平衡发展的,协调性、灵敏性、柔韧性发展最快的年龄是10~12岁,儿童可通过跑、跳、投掷、游泳、广播操等强度小、形式多样、活动持续时间短的项目发展上述各项素质。青春期内分泌系统的发育,促进了肌肉系统的迅速增长,是身体素质发展的黄金阶段,12~17岁是身体全面发展时期,适宜发展速度、力量和耐力。青春期的身体素质发育与体育锻炼程度密切相关,坚持科学地体育锻炼能大幅度提高素质水平。

3. **青春期性发育** 性发育是青春期的重要特征之一。性发育包括第一性征发育和第二性征发育。男女生殖器官在胚胎时期即已形成,这种与生俱来的两性生殖器官的特征,称为第一性征,男性主要生殖器官是睾丸,女性是卵巢。生殖器官在青春发育以前只是慢慢地生长,到青春发育开始才迅速发育。第二性征是受第一性征的影响而产生的,女孩主要指乳房、阴毛和腋毛的发育;男孩主要表现为阴毛、腋毛、胡须、毛发改变,以及变声和喉结的出现。

女孩性发育以乳房发育为第一"信号",通常在8~13岁,乳房发育后的0.5~1年出现阴毛,阴毛出现0.5~1年后出现腋毛。女孩的第一次月经称为"月经初潮",初潮的年龄因其所处的环境、气候、生活条件、营养、遗传等因素而有所差别,发生的年龄波动在11~18岁间,多数在12~14岁。绝大多数女孩的初潮出现在身高突增高峰后一年左右。

　　男孩性发育以睾丸增长为第一"信号"，通常在 9.5～13.5 岁，一年后阴茎开始发育，与此同时出现身高突增。男孩精子生成多发生在 12～14 岁。男孩第二性征出现过程中，以毛发的变化最为突出。阴毛发育最早，约 11 岁出现；1～2 年后出现腋毛；再隔 1 年左右胡须开始萌出；一般在 13 岁至 18 岁，喉结、变声发育完成。此外，约 1/3～1/2 男孩青春期时乳房发育显著，乳房硬结最早出现于 11 岁，最迟出现于 16 岁，一般持续数月至一年而自行消退。当男孩生殖器官逐渐发育成熟时，睾丸、前列腺等器官会不断产生精液，当精液聚积到一定的数量时，会有不自觉地排出体外的现象，这就是遗精。遗精是男性青春期生殖功能开始发育成熟的重要标志之一，也是青春中、后期健康男性都会出现的正常生理现象。首次遗精一般出现于 12～18 岁间。

青春期性与生殖健康教育

　　青少年的性与生殖健康教育是指将性方面的有关知识正面教给青少年，以破除性的神秘观念，认识到性的自然发展规律。学校开展的青春期性生理、性心理教育向青少年介绍了青春期发育的基本规律，即平均的变化水平，而每个青少年的发育变化是有个体差异的，与平均水平不一定一致，这会引起青少年的困惑和不解，父母应敏感地觉察到孩子的变化和需要，适时地加以引导。比如在性发育开始前或发育早期，父母应告诉孩子即将到来的变化。对女孩，应将月经生理知识和经期保健注意事项告诉她们，及早准备经期用品，使孩子能坦然处理；要告诉她们记住第一次月经初潮的具体日期。对男孩，告诉他们出现

胡须、变声、喉结、遗精等是正常生理现象，不要拔胡须以免感染、避免大声喊叫以保护嗓子；要告诉他们记住第一次遗精的具体日期。

　　1. **女孩的生殖保健**　女孩月经期间，性激素分泌量的波动导致身体抵抗力下降，感染机会增加，经期的自我保健应注意以下几点：①经期注意局部清洁，每日用温水冲洗外阴；大小便后由前向后擦拭，以防止将肛门附近的细菌带到外阴部；选用经过消毒的卫生护垫；洗澡应淋浴，不宜坐浴或游泳，以免脏水流入阴道。②注意生活规律，注意保暖，保证充足睡眠。③饮食适当，多吃易于消化的食物和蔬菜，保持大便通畅，减轻盆腔充血；多喝开水，增加排尿次数，预防尿道炎症；忌食生冷食物，减少刺激性食物。④保持情绪稳定，精神畅快；适当参加轻微体力活动，帮助经血顺利排出。初潮后不久的女孩经常会出现痛经，通常在月经来潮的第一日或经前 1～2 日出现难以忍受的下腹疼痛、坠胀、腰酸，严重时面色苍白、手足冰冷、出冷汗、恶心呕吐甚至昏厥，疼痛在经期的第 2～3 日后缓解。痛经发生与精神紧张、体质较弱有关，也与内分泌、气候、学习环境等因素有关。轻度痛经可卧床休息，在下腹部放置热水袋或热敷，使子宫肌肉松弛，必要时服用活血化瘀的中药冲剂或止痛药物。严重的痛经应在医生指导下，从经前期即开始调理或用药。

　　女孩进入青春期后，阴道内会有一种乳白色或透明的液体流出，有黏性、无味或略带腥味，这就是白带。白带的产生与卵巢分泌的性激素有关，随着月经周期的变化，白带也会出现量多量少、质稀质稠的周期性变化。如果平时白带无原因地增多，或伴有颜色、质地、气味的改变，则属于病理性的变化，应及时到医

院诊治。

乳房的发育受体型、体格、营养、遗传等多种因素影响。身体瘦长的人，乳房一般小而平坦；身体矮胖的人，乳房就比较丰腴。及时佩戴合适的胸罩，坐立行走时注意挺胸抬头、收腹紧臀有利于乳房的发育。有的女孩发现两侧乳房没有同时开始长大或大小不一，这也是常见的，随着发育的成熟，两侧乳房会逐渐趋向对称。还有的女孩会出现一个或两个乳头塌陷在乳晕里而不是突出在上面的情况，这也不需要担心；只有当乳头由不塌突然变塌，才可能是有问题了，需要到医院进一步检查。

2. 男孩的生殖保健 男孩的外生殖器日常保健应注意以下几点：①保持外阴部清洁干燥。在每次洗澡时将包皮翻过来，洗净里面的包皮垢；也可以每日晚上临睡前用温水冲洗，冲洗时先洗外生殖器，再洗肛门，擦干时单独准备一块毛巾擦外阴，不要混用。②定期睾丸自检。自检宜在洗澡后皮肤松弛时进行，将示指和中指放在睾丸下，拇指放在睾丸上，在示指、中指和拇指间轻轻滚动睾丸，检查是否有肿块和形状不规则、大小变化、硬度改变，或睾丸疼痛。若发现异常，应立即到医院进一步检查。③选择宽松的内裤和外裤，少穿化纤内裤和紧身裤。

遗精是男孩成长过程中的一种自然的、正常的生理活动，绝大多数男性都有这种经历。成熟男性一般每月遗精2~3次，属于正常现象。只有当遗精次数过频，一周数次，并伴有头昏乏力、腰酸等症状时，才会对身体健康产生影响。引起遗精过频的原因包括阴茎炎、内裤太紧、身体过于疲劳或被褥过厚过软等，但更多的则是因为接触了一些有色情内容的书刊、影像等引起过度的性冲动造成的。防止遗精过多过频主要在于合理安排生活、学习，增强自我约束力。

手淫是青少年中比较常见的一种现象，男女青少年中均有发生。客观地讲，偶然发生的手淫对健康也没有影响，但次数过于频繁就会影响健康。对待手淫应当不因好奇而开始，不因发生而烦恼；已成习惯的要有克服的决心，克服之后就不要再担心。

3. 性心理和性道德 青春期少男少女正处于性成熟的关键时期，充满了生命的活力，在性欲本能的驱使下，会不可避免地出现对异性的向往，这是正常的，也是走向性生理和性心理成熟的必经阶段，如果处理得当，具有积极意义。一方面，在日常的学习生活中要注重引导青少年提高思想道德修养，培养健康的性观念、性态度，增强性道德责任感。另一方面，指导青少年学会一些拒绝的技巧，当遇到异性冲动时以免造成伤害。比如，性冲动往往是外界环境刺激的结果，青少年要尽量减少单独相处的机会；单独相处时尽量避免到灯光暗淡的场所，不穿过于暴露的衣服，不谈与性有关的话题。运动可以避免性腺的过度活动，是减少性冲动最直接有效的方法。

学习与记忆

学生的学习活动是典型的脑力劳动，大脑的每个区域都有其独特的功能，有的管语言、有的管学习、有的管运动，每个区域的活动都是交替进行的。也就是说，当大脑的某个区域工作时（生理学上称为兴奋），其他区域便相对地在休息（生理学上称为抑制）。科学地用脑就是要求学习和休息相互调节；学习时可选择不同学科轮换进行，使运用逻辑思维和运用形象思维的课程交替。科学地用脑，还需注意休息。

休息的方式多种多样,除睡眠外,还可以用更换用脑形式或内容的方法,如长时间读书后,下一盘棋、弹弹琴,虽然同样都要用脑,却是一种休息。参加体育活动更是一种积极的休息方式,因为参加运动时,大脑的运动区域高度兴奋,从而使学习区域抑制加深,达到更好地休息的目的。

学生最常用的脑力活动是记忆过程。记忆就是指我们生活实践中认识的事物或做过的事情,在大脑里遗留的印象,印象的再现是记忆的表现。印象的再现主要有3种形式:回忆、再认和反复。每个人的记忆力不同,这与印象的再现能力有关。想要加强记忆,提高学习效率,不妨从以下几个方面来做。①学习要符合大脑的生理特点,充分发挥记忆能力。人的大脑有一种生理特性叫做"优势兴奋",这是指大脑皮质某一区域在工作时,这里的脑细胞有一个高度集中的兴奋点,它会将周围的小兴奋点全部吸引过来,加强自身的兴奋性,这样大脑就能高度集中注意力,专心于学习,从而取得印象深刻的效果。提高学习兴趣,就会诱发优势兴奋。②充分发挥视觉、听觉、运动觉及其他感觉的作用,使大脑各个接受感觉的区域都能加强刺激,从而加强记忆力。比如,对文字只读一遍一般只能记住原来内容的10%,只听一遍能记住20%,而将看和听结合起来,可以保持30%～50%的记忆;如果听看后再讨论"消化"可获得70%的记忆;在此基础上再亲自实践一下,则可获得80%的记忆。③学习后应及时复习巩固。人的大脑有个"遗忘规律",学习结束既是遗忘的开始,距离学习结束的时间越长,遗忘得越多。为加强记忆,可以在临睡前回忆当日所学的功课,待第二日清晨睡醒后,再回忆一遍。④培养记忆力,要做有心人,可用自己有兴趣的特殊方法来记忆。比如用举一反三的

学习与记忆方法。⑤注意劳逸结合,学习一段时间后应有一段短时间的休息。因为大脑工作时间太长会由兴奋转入抑制,效率就会降低。

学生能维持较高学习能力的时间长短是因人、因时、因地而异的。影响因素有内因也有外因。内因是指学生本人智力的遗传因素、年龄特点、健康状况、智力工作训练的程度和对学习的态度等。必须承认先天赋予每个学生的智力是有差异的,因此需要强调因材施教。学生年龄越小,他的大脑越容易兴奋,内抑制越差,主动注意力维持的时间也越短而且容易疲劳。在学习负担和学习方法的选择上要注意这一年龄特点。健康状况也影响学生的学习能力,各种急慢性病都会使大脑工作能力下降;而且,学生生病后脑功能的恢复与临床疾病恢复不是同时的,而是要晚些。因此对患病和病后初愈、身体虚弱的学生,应安排特别的作息制度,或减轻作业量。学生对所学课程感兴趣,就可以发挥主观能动性,加强注意力,学习效果就好,不易出现疲劳。同时,积极的学习情绪,也能促使学习相关的神经内分泌系统的活动加强,增强脑力劳动能力。影响学生学习能力的外因包括学习环境(包括空气、噪音、照明、课桌椅、书籍等)、营养、学习负担、学习方法、作息制度等。

体育与休息

1. 体育锻炼　经常参加体育锻炼可以使儿童少年身体各系统器官的功能与素质得到全面提高。首先,体育锻炼可以增强心脏功能,使心肌发达、心跳徐缓有力、血流量增加,能够及时供应氧气和养料,运输代谢产物,满足全身的需要。其次,通过体育锻炼能提高呼吸系统的功能,使呼吸

肌发达、胸腔开阔、肺活量增加。第三,参加体育锻炼,可以改善血液循环,使血液中的白细胞、红细胞、血红蛋白增加,使血脂胆固醇的含量降低,红细胞和血红蛋白可提高体内营养水平和代谢水平,白细胞有吞噬细菌的免疫作用,因此可提高身体的抗病能力。另外,体育锻炼还可以使神经活动的平衡性和灵活性得到提高,且能刺激体内的生长激素分泌增加。与不喜欢运动的儿童青少年相比,经常参加体育锻炼的少年身高可增加 2～4 厘米,肺活量可增加 200～500 毫升,背肌力可增加 10～20 千克力。经过体育锻炼,儿童的反应更加灵敏,思考问题更敏捷,耐力增加还可使学习持续时间延长;体育锻炼也可增加儿童少年的食欲,增强胃肠道消化吸收功能和肾脏的排泄功能;体温调节和睡眠也会得到改善。所以说体育锻炼是增强儿童少年体质的最有力措施。

在体育锻炼中必须注意以下几个方面。首先要注意身体的全面锻炼。儿童少年正处于发育阶段,如果片面地锻炼某一单项,就可能影响身体素质的均衡发展。因此,在选择锻炼项目和练习时,要同时兼顾力量、速度、耐力、灵敏度等各项素质的发展。力量的锻炼项目如屈臂悬垂、仰卧起坐,速度的锻炼项目如短跑,耐力的锻炼项目如长跑、游泳,灵敏度的锻炼项目如跳远、跳高、球类运动(尤其是乒乓球)。某些运动项目可同时促进几项身体素质的发展,如游泳既可锻炼速度,又可锻炼耐力和力量,选择体育锻炼项目时应尽可能选择能促进身体全面发展的项目。其次,在体育锻炼前,要正确衡量自身体质的强弱和健康状况,适量安排锻炼的内容和运动量,掌握循序渐进的原则。第三,在体育锻炼前要有准备活动、锻炼后要有整理活动。运动开始时,身体需要启动神经、循环、呼

吸系统,调节肌肉和关节,以适应由安静到运动的转换;准备活动不足易导致自主神经系统的功能紊乱,也是运动创伤的重要原因。锻炼前的准备活动一般选择慢跑、徒手操、弹跳等,运动量逐渐增加,启动全身各系统进入最佳运动状态。剧烈活动后,自主神经系统由紧张状态恢复到安静水平是需要时间的,因此,也需进行整理运动,先逐渐减少运动量,再静止。一般用慢跑、行走、放松体操和深呼吸等方式进行整理运动。

让儿童青少年掌握体育锻炼的自我观察方法,可以及时、适宜地调整锻炼计划,预防过度锻炼和运动创伤发生。主观感觉评价是常用的方法,包括自我观察运动时的排汗量,运动后的心情、睡眠、食欲、身体疲劳等方面的自我感觉。体育锻炼科学时,运动后身体功能恢复快,精神饱满,体力充沛,吃得香、睡得好,渴望运动;不科学时则出现相反的主观感觉,这时应减少运动量或做全面身体检查。

2. 睡眠　睡眠可以使人不断地获得新的精神和体力,同时,与儿童少年生长发育关系密切的生长激素,在睡眠时分泌增加 3～4 倍,因此,充足的睡眠将大大促进儿童少年身体的正常发育。不同年龄的儿童对睡眠有不同的需要,小学低年级学生每日应保证 10 小时的睡眠;到小学五、六年级和初中时,每日睡眠时间可缩短到 9 小时左右;而到高中以后,每日睡足 8 小时就可以了。睡眠不但要足够长,而且还要有足够好的质量,高质量的睡眠深沉而恬静,一觉睡到天亮,醒后精力充沛。

改善睡眠质量的良好习惯包括:①睡前避免过度的兴奋和剧烈的运动。②晚饭不宜吃得过饱。③睡眠最好选择右侧卧姿,下肢稍弯曲,各部分肌肉放松;右侧卧姿可以减少对心脏的压迫,并有利于胃肠

里的食物顺利进入肠道。④选择适宜高低的枕头。儿童少年睡眠时的枕头以 10 厘米为宜。⑤睡前养成洗脸、刷牙、洗脚或洗热水澡的习惯，这不但保持个人清洁，也可形成一种条件反射，有助于睡眠。⑥睡眠的时间要有规律，儿童少年一般晚上 8 点～9 点上床，早晨 6 点～6 点半起床较适宜。

3. 课间休息　学校中每节课间有 10 分钟的休息可以使脑细胞及时得到休息、补充能量和氧气，也可以使上课时紧张的腰背肌肉得到松弛，减少疲劳，提高下一节课的学习效率。通过课间 10 分钟的休息和活动，可以使疲劳了的视觉和听觉恢复。所以，利用课间休息抓紧时间做作业、看书或者上课，而不是到室外活动，这是完全得不偿失的。但是，课间活动的量也要适当掌握，以不出汗、心跳次数略增加、全身各部位得到一定的活动为准；大汗淋漓或剧烈奔跑，休息效果反会下降。

4. 旅游和远足活动　读万卷书，行万里路。儿童少年时期是长身体长阅历的大好时机，利用寒暑假出门旅游，饱览名山大川，领略名胜古迹，一方面使紧张的学习生活得到松弛，另一方面也开阔眼界增长知识，是于身心十分有益的休息活动。但旅游中要注意以下几点，以确保安全和卫生。①要有严密的组织。未成年的儿童少年不能约几个同学自行外出。②防止意外伤害，注意饮食卫生。带好常用的药物，如晕车药、伤风感冒药、胃肠炎药、外伤药等。③防止受到非法侵害。妥善保管财物，结伴而行，夜晚避免滞留在住宿地之外。④培养自理能力，提前熟悉旅游路线及沿途气候特点，带好必备的衣物、用品等。

常见病预防

1. 预防近视眼　近视眼是眼对光线的屈折力与眼轴长度不相适应造成的。近视眼主要有两种情况，一种是眼轴长度正常，而晶状体屈折力过强，称屈光性近视；另一种是晶状体屈折力正常，但眼球前后轴过长，称轴性近视。

刚开始读写的儿童为了看清书上的字体或笔划，常不由自主将书本和眼靠得很近，以便使视网膜上形成的字体影像清晰。随年龄增长，如果儿童仍习惯于这种过近距离的读写方式而不纠正，加之学习持续时间过长、光照条件不良等因素，可使眼经常处在高度的调节紧张状态，以致晶状体凸度增大，屈折力过强，形成近视。此时若采取积极的视力保护措施，如增加休息、做眼保健操、使用促睫状肌松弛的药物等，视力有望恢复。若仍不注意用眼卫生，持续下去可引起眼球充血、眼压增高，使眼球壁弹性降低，进而导致眼轴变长，形成轴性近视。

预防近视眼，可从以下几个方面着手：①合理安排生活制度，缩短近距离工作时间，每日保证 1 小时以上的课外活动，睡眠要充足。应充分利用课间 10 分钟休息，每日 3～4 次向 5 米以外的远处眺望；但应避免刺眼的强光。②重视读写卫生。阅读、书写时坐姿要端正，眼书距离保持在 30～35 厘米。阅读时使书本与桌面形成 30～40 度夹角。读写每隔 1 小时左右应短时间休息，变换活动或望远，帮助消除视疲劳。此外，应避免边走路边看书，或在震荡的车厢里看书，避免躺着看书，避免在光线过强或过弱的地方读写。③开展体育锻炼，增加室外活动，可改善近距活动导致的眼肌紧张状况。长期坚持爬山、郊游既可锻炼体力，陶冶情操，又可在绿色世界中使眼睛得到充分的放松和调节。眼保健操通过对眼部周围穴位的按摩，可使眼内气血通畅，改善神经营养，达到消除睫状肌紧张痉挛的目的。④改善学习环境。教科书、儿童读物的字体大小应符合儿童少年的年龄，即年龄越小，字体应越大。文字与纸张背景的亮度对比应大些，字迹要清晰，便于阅读。尽量使用色深质软的铅笔，写的字体不宜过小，以减轻眼的负担。家庭中书桌一般放在室内采光最好的地方，如在窗户附近，窗户应在孩子书写时的左侧，同时配备窗帘避免阳光直射在桌面上。如设置局部照明，光线也应从孩子书写时的左前方射来。书桌、椅子高度应根据孩子身高进行调整，保证正确的读写姿势。

已经近视的学生，应首先到医院去经散瞳验光、眼底检查，排除眼底疾病和其他眼疾，确定屈光不正的类型（近视、远视、散光）和度数。目前配戴合适的框架眼镜仍是学生矫治近视的最佳方法，配镜后视力能达到 1.0 即可；已配戴眼镜的学生应每一学期复验一次，及时调整度数。

2. 预防肥胖　儿童少年时期的肥胖绝大多数为单纯性肥胖。主要因摄食量过多，"以静代动"的生活方式，缺乏运动等引起。儿童少年时期的肥胖若得不到及时纠正，约 60% 可带入成年。肥胖既是一种独立的疾病，同时也会对诸如 2 型糖尿病、动脉粥样硬化、原发性高血压等成年期疾病的发生留下重大隐患。

儿童少年发生肥胖，有 4 个较敏感的年龄阶段。①母亲孕后期，孕期 30 周开始，胎儿细胞繁殖迅速，对热量增加的反应敏感。②婴儿期（尤其生后 9 个月内），细胞体积迅速增大，易积聚脂肪。③青春早期，此时身体需要为生长突增准备充足能源，因而儿童食欲猛增，易因过食而导致肥胖。④青春后期，生长速度减慢，热量总需求下降，但青少年食欲仍很旺盛，加之某些不良饮食习惯已养成，易使膳食摄入热量超过身体热量消耗，久之引起肥胖。

防治肥胖应从小养成良好的饮食习惯，纠正偏爱高糖、高脂、高热量饮食的不良习惯着手。父母不应把进食量多少或以吃某种食物作为对儿童的奖惩手段。肥胖儿童应限制过量进食，摄取的热量、蛋白质和其他营养素要做到既保证生长发育，同时又能使储存脂肪逐渐减少。在上述 4 个肥胖发生的高峰阶段注意对体重的定期监测。加强体育锻炼与户外活动，是预防肥胖发生的最积极措施，应养成每日坚持锻炼的良好习惯。慢跑、快走、爬山、游泳、有氧体操等都能通过低强度、有节奏、持续一定时间的有氧运动，消耗体内多余脂肪，达到有效减肥、促进身体健康的目的。

第4章

职业人群保健

工作场所的不良劳动条件，如生产过程中存在的各种职业有害因素，或由于劳动组织安排不符合医学卫生的要求等，可影响职业人群的生命质量，危害健康和导致职业相关疾患。

工作场所的不良劳动条件也称职业有害因素,主要有:①生产工艺过程中产生的有害因素,包括物理因素、化学因素和生物性因素;②劳动过程中的有害因素,包括劳动组织和劳动作息制度不合理、职业心理紧张、劳动强度过大、与劳动者生理状况不相适应、个别器官或系统的过度紧张、长时间处于不良体位或使用不合理工具等;③生产环境中的有害因素,包括自然环境中的因素(如太阳辐射)、厂房建筑或布局不合理(如有毒作业与无害作业安排在一起)、由不合理的生产过程所致的环境污染等;④社会经济因素;⑤与职业有关的生活方式;⑥职业卫生服务的质量。

职业环境中的物理性有害因素

环境中存在的物理因素有空气的温度、湿度、光、声、电、磁等,大多数是自然界客观存在的,且为人体生理功能所必需,但当其强度或与人接触的程度超过了正常的限值时,就可能对人体健康产生危害。其特点在预防措施上不能完全消除,只能控制到对人体安全的限值。

1. **高温**　生产环境中空气温度超过32℃或炎热地区超过35℃;或伴有空气的相对湿度超过80%;或有强辐射热时(热源散热量大于23 W/m³),称为高温作业。如劳动强度过大、时间过长或环境气温逐步升高,人体生理功能超过适应限度,就易发生中暑。根据病情中暑分为先兆中暑、轻症和重症中暑。先兆中暑表现为头昏、心悸、出汗、皮肤湿冷,还能勉强坚持工作。如能在空气流通的凉爽环境中稍稍休息,喝些含盐饮料,温热水洗脸、擦身,能很快恢复。如不休息继续劳动,症状加重,全身

软弱无力,被迫停止工作,为轻症中暑。工作中因高温晕倒、昏厥、抽筋,为重症中暑。在高温闷热环境中进行高强度劳动,常可没有明显的轻症中暑症状而直接发生重症中暑,要及时送医院抢救。高温作业的强体力劳动者,要喝含盐的清凉饮料,水温以10～12℃为宜,不可喝纯水;休息时用微温水擦拭皮肤,有利于散热、消除疲劳,要有充足的睡眠和休息时间;饮食要富含维生素和适当的盐,并保证有足够的水分供应。

2. **低温**　寒冬季节的室外作业或晚间野外执勤,或在冷冻设备的低温室内工作,会发生局部冻伤,严重时可全身性冻僵。在有风和高湿条件下工作,也易引起腰腿酸疼和风湿性疾病。从事低温作业工人,应穿有效御寒的服装。禁止单人进入低温冷冻室和在高寒区户外作业。高寒区野外作业出发前,应及时收听天气预报,采取必要的防寒保暖措施。

3. **可见光**　工作场所或工作点的可见光线要柔和,亮度要适中。光度太暗,容易引起疲劳,视物模糊;操作点局部光线太强、亮度过大,且工作点周围光亮度又不足,造成亮暗度差异过大,可致视觉疲劳;亮暗交错也容易引起视觉疲劳,可影响工作进度和产品质量,甚至引致工伤事故的发生。所以,应要求工作区照明灯亮度充足、均匀,使眼睛能在舒适状态下进行正常的生产劳动。

4. **紫外线**　紫外线波长100～400纳米。人体长期得不到紫外线照射,会使抵抗力降低,容易得病;200～320纳米波长的紫外线过量照射,可使眼睛和皮肤损伤。从事电焊作业、电炉炼钢、等离子切割和高压水银灯等工作的紫外线照射,可发生电光性眼炎。照射后6～8小时发病,眼有异物感、流泪、疼痛、高度畏光,症状明显时需

及时就医。工作中要严格遵守操作规程,戴防紫外线面罩或眼镜。

5. 红外线 波长为0.76～10 000微米。太阳是极强的红外线辐射源。开放性火焰、碳弧汞灯、红外线探照灯等,可辐射高强度红外线。0.8～1.2微米波长的红外线长期照射眼睛可引起白内障。1微米以下波长的红外线可灼伤视网膜。生产中严禁裸眼观看强光,应戴绿色玻片防护镜。

6. 激光 激光是由激光器发射的高能量、高亮度、高强度的单色光束。现有激光波长为190纳米～10微米。工业上用于激光打光、焊接、切割等;医学上用于眼科、皮肤科手术。其对人体的危害,主要决定于波长和强度。激光照射眼睛引起眩光和视力模糊;强激光对眼睛的直射可使眼失明;长期小剂量的散漫射致工作后有眼干、眼痛等症状。工作中严禁打开光束通道遮光装置,严禁裸眼注视激光。应根据激光的不同波长,佩戴专用的防护眼镜。

7. 微波 是无线电波谱中的米波、厘米波和毫米波的统称。见于雷达探测、导航、通讯及木材、棉纱、塑料、食品等的加热干燥和医学上的理疗。受较强的微波照射,有头昏、头痛、乏力、睡眠障碍、心慌、记忆力下降等症状。长期接触大强度微波辐射,部分人可出现晶状体混浊,但白内障较少见。微波直接照射睾丸,可暂时性引起精子数目的减少和活力的降低。脱离接触数日后,可恢复正常。微波的防护主要是屏蔽、密封漏能处,防止天线的意外辐照。禁止在开机时维修微波设备。要穿微波防护服装和戴专用眼镜。

8. 噪声 物体的振动、摩擦、撞击等发出、令人厌烦难受并影响听功能的声音,称为噪声。噪声强度级,以分贝(A)表示。人耳长期接触强烈的生产性噪声,会引起噪声聋。早期表现为对低声或远距离谈话听不清楚。电测听检查,发现人耳对高频声听力下降,称为听力损伤。严重时对普通谈话的听力也有困难,并有耳鸣等不适症状,听力曲线图表现为双耳对高频声和语频声的听力下降在25分贝(A)以上。这种因强噪声的长期接触引起的听力损失为噪声聋。生产性噪声引起的噪声聋,可由法定单位诊断为职业病。对噪声发生源应采取消声器、吸声材料和隔声措施,使之达到卫生标准。工人就业前做体格检查,发现有听觉器官疾患的人,不应安排接触噪声的工作。在噪声强度超过80分贝(A)的工作点,都需佩带个人护耳用品、耳塞或耳罩。

9. 振动 物体在平衡位置上的移动称振动。电动钻、风铲、电链锯、砂轮机及磨光机等振动波作用于手的特定部位,称为局部振动。局部振动的损害大多表现为手麻、胀痛、发凉,遇冷时手指变白,称为白指,并感觉手无力、不灵活、僵硬或颤动。上述症状常因受冷诱发或加重。预防措施包括采用轻便工具,在手与工具握柄间附加弹性防振衬垫或防振手套,并保持手的温暖和干燥;应安排合理的休息时间,休息室要温暖、干燥和舒适。

各种交通运输工具的振动,通过身体的足、臀部或躯干传至全身,为全身振动。拖拉机和大型卡车司机常因全身振动,诱发腰背脊柱骨及肌肉疾病减少全身振动的措施有:车辆要经常保养、维修;座位高低要适合自己身材,坐垫软硬要适中并具弹性;驾车时间不宜过长,并适时安排休息。

职业环境中的化学性有害因素

化学性危害因素分为化学毒物和生产

性粉尘两类。它们对人体健康的危害，主要决定于化学性质和进入人体的剂量。

化学毒物 在生产环境中以液体、气体、蒸气、雾、烟、尘的形式存在，悬浮在空气中。通过呼吸道、皮肤和消化道进入人体。

1. **铅** 蓝灰色质软重金属。加热至400～500 ℃，铅会熔融呈蒸气逸出，遇空气凝集为铅烟，经呼吸道吸入。常见于铅矿开采、熔炼、电焊、涂料颜料制造和蓄电池行业。中毒早期表现为头昏、头痛、失眠、多梦等神经衰弱综合征。进一步有呈手套、袜套型感觉麻木的末梢神经炎。也有食欲不好、上腹部隐痛、便秘等消化系统症状。在肚脐周围突然发作剧烈疼痛，体位卷曲、脸色苍白有冷汗，为典型的铅绞痛，常误诊为阑尾炎。轻、中度贫血，血铅、尿铅量检查，可为诊断提供依据。治疗药物有依地酸二钠钙。接触铅烟尘时，一定要戴高效能的防尘口罩。下班时要洗澡。工作服不能带到家中。按规定参加体格检查。饮食中要富含蛋白质、钙、维生素C等成分。

2. **汞** 俗称水银。常温时即可呈蒸气状态由呼吸道吸入。溅落时呈小珠，易被墙面、地板、工作服吸附，形成持续污染源。见于汞矿开采、冶炼、仪表加工、温度计、荧光灯等工业。汞中毒起病时有头痛、头昏、流口水、牙龈红肿和食欲不佳等症状，然后有情绪激动、恐惧、怕羞，手指细小震颤、书写等精细动作有困难。二巯基丁二酸钠有助于排出体内的汞。误服金属汞时，用蛋清、牛奶、氢氧化镁乳剂口服。汞撒落在地面时用碘熏蒸（1立方米空间用1克碘）。应重视个人卫生，定时更换清洗工作服，不在车间内吸烟、进食，戴防汞口罩，定期接受体格检查。

3. **锰** 为灰色金属。锰污染见于锰矿开采、冶炼、制合金或化合物、锰钢的焊接等。锰蒸气在空气中呈氧化物被人体吸入。

锰烟的毒性大于锰尘；低价化合物锰毒性大于高价化合物锰。中毒表现为头昏、头痛、睡眠不良、记忆力减退；然后出现眼睑、舌和手指的细微震颤，以及口吃、动作迟缓、步态细小不稳；感情淡漠、不自主苦笑。目前无较好的药物治疗。工厂应采取防尘、排烟、密闭操作，个人要戴防尘或防烟雾口罩并重视个人卫生，定期接受体格检查。

4. **刺激性气体** 刺激性气体对眼睛和呼吸道具有刺激作用。水溶性大的气体，如氯气、氨、二氧化硫和三氧化硫等，与上呼吸道黏膜和眼球结膜接触后立刻发生刺激作用，导致咳嗽、气急、胸闷、流泪等；浓度过大时气体进入整个呼吸道，引起化学性气管炎、支气管炎、肺炎或肺水肿，患者呼吸困难、喘气、咳嗽加剧，咳大量粉红色泡沫痰。水溶性小的气体，如二氧化氮、光气等，吸入后对呼吸道刺激性较小，少量咳嗽，因此易被忽视，但待气体在呼吸道深部与水分逐渐作用，经潜伏期后，症状会逐渐加重，气急、胸闷、呼吸困难接踵而来，两肺呈化学性肺水肿，此时情况就很严重。

接触刺激性气体后，应及时就医。接触水溶性小的气体，在潜伏期内应在医院密切留察，至少48～72小时，不能自行回家休息。工作时佩戴防毒口罩。酸性气体用碱性滤料，碱性气体用硫酸锌吸附剂。应劝阻工人吸烟。重视设备维修，防止跑、冒、滴、漏。一旦发生事故，不能慌乱，按照安全规程抢修或撤离。

5. **窒息性气体** 这类气体吸入人体后，使体内氧的运输受阻或组织利用氧的功能障碍，使人体组织缺氧而致死。如一氧化碳吸入体内后使血中的血红蛋白不能把氧输送到全身而发生组织窒息。氰化氢或硫化氢等使组织细胞失去利用氧的功能，造成细胞窒息缺氧。由于脑组织对氧特别敏感，窒息性气体吸入后早期出现头晕、头痛、烦躁、全身无力直至昏迷。窒息性气体浓度高时，短期内就使脑组织缺氧，患者立刻昏倒死亡。

对有窒息性气体的工作岗位，要有醒目的警示标志。工人都要经过自救和互救训练。发现患者，应就地处理后急送医院抢救。

6. **有机溶剂**　有机溶剂在工业生产上用途多、种类多，毒作用各不相同。多易挥发成气体被吸入，也可经皮肤吸收并使局部皮肤脱脂。常见的有苯、甲苯、二甲苯、二硫化碳、四氯化碳等。密闭排风为主要防护措施。个人应佩戴防毒口罩。

苯常与甲苯、二甲苯混合使用。常温下挥发成气体。高浓度吸入后发生急性中毒，表现为酒醉状，严重者昏迷、死亡。慢性中毒有头昏、头痛、乏力、睡眠不好、记忆力差等神经衰弱综合征。接触纯苯的工人，可出现贫血、出血等症状。早期有白细胞减少，晚期有红细胞、血小板、白细胞数下降，严重时形成再生障碍性贫血，少数人可发生白血病。甲苯和二甲苯无血液方面的毒作用。

二硫化碳易挥发成气体，易燃烧。急性中毒似酒醉样，重者可意识丧失。呼出气中有二硫化碳气味。慢性中毒症状有头晕、头痛、头胀、失眠、乏力、记忆力差、手足多汗等，手或足有"手套"型或"袜套"型感觉异常，并有视觉障碍、消化系统症状或女性月经失调等。

四氯化碳易挥发成气体，由呼吸道吸入，也可经皮肤吸收。长期接触者表现为食欲差、饱腹感、恶心等消化症状。四氯化碳主要损害肝脏。饮酒可加重四氯化碳对肝脏的毒害。

7. **农药**　有机磷、氨基甲酸酯和拟菊酯类等农药中毒多见。目前在生产过程中的中毒已经很少见，多见于事故或误服。

有机磷农药中毒表现为恶心、呕吐、腹痛、出汗、流口水、瞳孔缩小和肌肉跳动等症状，严重时抽搐、神志不清、昏迷。氨基甲酸酯中毒症状与有机磷相似，但较轻，恢复快。防止皮肤污染，及时更换工作服、手套和佩戴防毒口罩，工作后及饭前洗手等，是有效的预防措施。

8. **高分子化合物**　有合成树脂、塑料、合成纤维和合成橡胶等。高分子化合物由一种或几种单体聚合而成。聚合物基本无毒或毒性小，毒性主要决定于游离单体的剂量或聚合物的裂解产物及助剂、添加剂的品种。如聚氯乙烯本身毒性很小，它的单体氯乙烯可致中毒，急性中毒为麻醉作用，慢性中毒发生肢端溶骨症，在少数人可诱发肝血管肉瘤。氟塑料本身无度或低毒，高温裂解的热解气为剧毒。助剂中的氯化汞、无机铅盐、二月桂酸二丁基锡和磷酸三甲基脂等均有不同的毒性。

9. **职业性化学致癌物**　人体接触到某些化学物后，身体特定部位的正常细胞转化为肿瘤细胞，并发展成肿瘤或形成癌组织，这些物质称为化学致癌物。在生产劳动中接触而引起肿瘤的，称职业性化学致癌物。目前国际上肯定对人类有致癌作用的化合物或工艺过程约100余种，但我国目前认可的职业肿瘤只有下述8种：联苯胺致膀胱癌；石棉致肺癌、间皮瘤；苯致白血病；氯甲醚致肺癌；砷致肺癌、皮肤癌；氯乙烯致肝血管肉瘤；焦炉逸散物致肺癌；铬酸盐致肺癌。

生产性粉尘　生产性粉尘是指在生产过程中形成的有机、无机或混合性粉尘。长期吸入一定量的生产性粉尘所引起的肺组织纤维病变，称为尘肺。因粉尘化学性质的不同，可引起硅沉着病（矽肺）、石棉肺和煤工尘肺等。

1. **硅沉着病（矽肺）**　生产性粉尘中

含游离二氧化硅 10% 以上的称矽尘。吸入矽尘引起肺部弥漫性纤维化病变，其中含有无数微小的矽结节，为硅沉着病(矽肺)。接触矽尘后 5～10 年发病。矽肺早期，只在重体力劳动时感到气短、胸闷，慢慢出现咳嗽、咳痰，痰液黏稠，量不多，并伴有胸闷。常易患伤风、感冒，并发肺结核时，病情加重。X 摄片可帮助诊断。本病无特效药物治疗，主要依靠预防措施。硅沉着病(矽肺)是最为常见的尘肺。

2. **煤工尘肺** 煤矿工人长期吸入煤尘和矿石粉尘引起的尘肺。病人的症状与矽肺相似。

3. **棉尘症** 吸入棉、麻等植物性粉尘，引起支气管痉挛，有气急、咳嗽、胸闷等症状。长期接触可发展为慢性阻塞性肺疾病、支气管炎、支气管扩张，吸烟可加重症状。

4. **职业性变态反应性肺泡炎** 吸入枯草、甘蔗、禽类羽毛、畜粪等粉尘等可引起肺间质肉芽肿。发病前有打喷嚏等先兆症状，随后出现咳嗽、胸闷、气急、喘鸣，常在夜间发作。停止接触或给予支气管扩张药物后，症状缓解或消退。病情恢复需数日或数周。本病特点是接触者中只有少数人发病。

降低工作场所中粉尘浓度和个人操作时佩戴质量好的防尘口罩，对预防粉尘危害十分重要。不抽烟对减轻疾病严重程度很有作用。

职业环境中的生物性有害因素

生产原料和生产环境中存在的对职业人群健康有害的致病微生物、寄生虫及动植物、昆虫等及其所产生的生物活性物质统，称为生物性有害因素。例如，附着于动物皮毛上的炭疽杆菌、布氏杆菌、蜱媒森林脑炎病毒、支原体、衣原体、钩端螺旋体，以及孳生于霉变蔗渣和草尘上的真菌或真菌孢子之类致病微生物及其毒性产物；某些动物、植物产生的刺激性、毒性或变态反应性生物活性物质，如鳞片、粉末、毛发、粪便、毒性分泌物，酶或蛋白质和花粉等；禽畜血吸虫尾蚴、钩蚴、蚕丝、蚕蛹、蚕茧、桑毛虫、松毛虫等等，种类繁多。它们对职业人群健康的损害，除引起法定职业性传染病，如炭疽、布氏杆菌病、森林脑炎外，也是构成哮喘、外源性过敏性肺泡炎和职业性皮肤病等法定职业病的致病因素之一。除此之外，鼠疫、土拉菌病、口蹄疫、鸟疫、挤奶工结节、牧民狂犬病、钩端螺旋体病、寄生虫病(如牧民包囊虫病、绦虫病、矿工钩虫病)等也都为生物性有害因素所致。医务人员因工作关系接触肝炎病毒、结核杆菌等病原体的机会较多，因此，医务人员中病毒性肝炎、肺结核等的检出率较高。其预防原则基本与传染病相同。

职业活动中的社会心理不良因素

1. **职业紧张因素** 人们在各种职业活动中，由于生产任务、方式、工作条件、人际关系、社会变革等因素而出现的心理、生理或行为状态超出正常稳定范围的反应，称为职业性紧张。如未及时调整这种状态，会对人体健康带来不良影响或导致疾病的发生，如焦虑、抑郁、强迫或恐怖等精神障碍，并伴发高血压、冠心病、消化性溃疡、糖尿病或肿瘤等疾病。

职业活动中常见的紧张因素如下。①劳动或工作安排不当：工作进度过快，时间过长，日夜倒班、换班过频。②工作定额超负荷，或工作任务过少、缺乏刺激；对自己要求低,或缺乏上进的希望,面临企业倒闭、下岗的困境。③工作条件差:工作场所通风、照明不良,工作空间狭窄、拥挤,环境脏乱差,存在有毒有害因素。④工作方式不合理:生产设备、工具和操作系统不符合人体工效学原理;静力作业劳动成分过多。⑤工作岗位不适应:转岗、换岗或新上岗,未经充分培训,对作业环境或作业方式不熟悉;或由于体力、文化程度、技术水平或心理状态而不适应工作;个人爱好、兴趣、价值观念与现有职业岗位不合;工作参与权、自主权得不到满足;雇佣关系不稳定。⑥工作中的人际关系及社会因素:上下级关系不当、同事间不和谐或受到某种歧视,或个人才能未充分发挥等,会造成心理失衡、心理紧张。家庭负担、夫妻关系、社会事件等也会直接或间接影响职业人员的紧张状态。

因此,劳动生产管理部门、工会组织、职业医学、精神心理卫生服务机构、社会各界及职工本人,都要重视职业心理这项新工作、新内容。

2. **静力作业** 由于支撑重物、把持工具、紧压物件或静止站立等,在劳动过程中产生固定体位、姿势、动作,导致身体某些肌肉群处于等长收缩状态。肌肉群呈持续紧张状态而压迫毛细血管,使血液循环不畅,血氧供应不足而形成缺氧,从而引起疲劳。劳动管理人员懂得这一道理后,可通过生产设备和工具的改革,有意识地变换劳动姿势,提高操作的熟练程度或合理安排工间休息,减少静力作业的成分,减轻或防止疲劳的产生。

3. *疲劳* 在工作或劳动过程中,会出现工作能力或效率的下降或动作灵活性的降低,并显示出轻微的倦怠感。这种现象,只要不超过一定的限度,对人体是一种警示作用,不一定有害处。如不及时休息或

采取相应的措施减轻劳动和工作强度,由疲劳发展到过劳,人体会产生筋疲力尽的感觉,若经过工作后下班休息仍未得到充分恢复,则会积劳成疾,发展为病理状态。

产生疲劳的原因:①劳动强度过大、作业速度过快、持续时间过长;体位不当、个别器官过度紧张、静力工作;工作与休息安排不合理。②生产设备和工具的缺陷,如工作台过高、过低,或工具不符合人体的解剖生理要求。③生产环境卫生状况不良,噪声、振动强度大或有害有毒化学物浓度高等。④人体本身健康状况不佳,带病工作;或对工作不熟悉、不熟练;工作情绪低落等。

预防疲劳的措施如下。①根据体力状态、控制劳动强度和工作时间。②加强体力与耐力锻炼;熟练操作。③合理安排休息时间。短时多次休息比长时1次休息的效果好。④合理的膳食和良好的生活习惯。在体力劳动者的膳食中,要有足够的谷、麦类成分,并适量的蛋白质、脂肪,应配有新鲜蔬菜、瓜果。上班前一定要吃早餐,否则易发生低血糖而提前发生疲劳。驾驶员空腹开车,发生事故的机会增多。充足安静的睡眠,对体力、脑力劳动者,防止疲劳的过早发生均有十分重要的作用。

4. *电脑操作的卫生问题* 常规电脑操作工作对身体健康无害,只有在长期不良状态下的操作,才会对健康带来一些不利影响。如电脑操作台与座椅的高度过高或低,以及不良体位、不良姿势下持续工作,常引起手腕、肩、颈肌肉不适和疼痛。电脑操作者的视线在显示屏、文件、键盘间的移动频繁,多者每日达数万次,视距频繁变动和视频的亮暗交替、字符移动和光点闪烁等,易使操作者出现眩光、视物模糊和眼疲劳等不适,也可表现为眼睛痒、流泪或烧灼感。少数人有暂时性近视和继发性

头疼。

预防措施:操作电脑时,眼、显示屏、手臂、键盘和座椅的高低要随个人的坐高和操作方式调节,使操作者处于最舒适的位置。一般要求头前倾小于 30°,坐位以大腿和小腿呈直角为宜,脚下有踏板。座椅有靠背并可调节。双眼平视。前臂和上臂间的夹角应等于或大于 90°或使前臂抬高5°～30°。持续操作两小时以上,应有短时的休息和放松动作。视屏亮度对比、字符大小和移动速度要适中,即不易引起眩目、头晕。操作环境要干燥、通风适当,有使人感到舒适的气温。室内有足够亮度的照明,照明度要均匀,光质要好,不要产生阴影、眩光。

职业因素和人体衰老

劳动可以促进人体健康,但是劳动中的不良职业因素也可影响健康,以致患病,从而影响老年时的生活质量或寿命的长短。

中青年时代从事体力和脑力混合型劳动者,进入老年后的健康状况,一般都比单纯从事体力或脑力劳动者为好。从事体力劳动者,大多数都曾有过程度不等的劳损,他们进入老年后,病痛较多。长期在高温环境下工作,心血管系统的负担过重,免疫系统功能易受抑制,人体衰老速度比一般人为快。有人建议年龄超过 45 岁的人,不宜持续在高温环境下从事强体力劳动。长期从事粉尘作业的工人,进入老年后的呼吸系统疾病比常人要多。生产作业场所接触较高浓度的有机溶剂者,到老年时记忆力衰退出现较早,神经行为功能改变也较明显。

为保障老年职业人群的身体健康和职工进入晚年时的健康质量,必须在从事生产劳动的青壮年时代,就重视减少职业有害因素对人体的影响。

职业病与职业相关疾病

人们在从事劳动生产的一定时间中,由于接触某种职业有害因素的剂量或强度超过了人体的生理耐受限度,对健康产生了损伤作用,以致在某一时间范围内难以恢复到正常状态,并表现出特有的临床症状与体征,称为职业病。职业病患者在治疗和复原过程中,享受政府规定的有关待遇。国家为管理规范和诊断标准化,由卫生部公布职业病名单,其具有法律效力。卫生行政领导授权的医院、科室才有职业病诊断权限。2002 年卫生部颁布的职业病共 115 项。职业病的特点是病因明确,肯定由某种职业因素引起,具有特殊的临床表现;多数职业病至今没有特效的治疗药物,但都可以预防;职业病的发病与接触有害因素的强度或浓度和时间有密切关系;往往有接触同一因素的人群中,会有不同程度的类似反应。职业病的诊断是一项严肃的工作,必须根据国家法规,不能擅自确定。

职业有关疾病是指这类疾病的发生,与接触的职业有害因素有密切联系,但又不是唯一的病因,这种病在非职业人群中也可发生。例如,从事高度职业紧张的人群,容易发生高血压、消化性溃疡,但一般人群中也有这类病。所以,职业有关疾病是多因素引起,并非某一职业人群所特有。但只要消除职业有害因素,这类疾病的发生机会或严重程度也会减少或减轻。

生活方式与职业危害

良好的生活习惯有助于健康,不良的

个人生活习惯可明显地影响某些职业因素对健康的危害。

1. **吸烟**　吸烟会加重粉尘和气体对健康的危害,增加发生石棉肺的机会及病情,增加发生肺癌的概率,吸烟还可加重噪声对听觉功能的危害。

2. **饮酒**　酒中含乙醇,可影响肝脏中代谢毒性的酶的活性。过量饮酒可使铅、四氯化碳、二硫化碳和农药等化合物对人体的毒性增加。接触苯的人,长期饮酒可促使苯在肝脏内代谢成致肿瘤的活性物质,发生中毒的机会明显增加,容易诱发白血病。长期过量饮酒,可使肝组织硬化,降低肝脏的解毒功能。

3. **膳食**　合理膳食可增强人体健康素质,抵御疾病和增强身体解毒功能。食物中富含维生素 C,可减轻铅对妊娠女性的毒害;可保护肝脏抵御四氯化碳的毒作用。高碳水化合物、低脂肪的饮食,可防止过量饮酒对肝脏的伤害。高脂肪饮食可使肝脏解毒功能下降,尤其是对接触农药和二硫化碳工人的健康不利。低锌食物可明显增加镉和铅的毒性。不吃早餐、空腹工作的人,效率不高,容易发生差错和工伤事故。

4. **睡眠**　充足的安静睡眠有助于消除工作后的疲劳,有助于增强免疫功能。长期睡眠不足或睡眠时间紊乱,可使人体抵抗力下降,增加所接触毒物的中毒机会。

工作习惯与职业危害

人在工作中的许多行为常常是习惯使然,而非刻意。良好工作习惯主要包括:注重条理,井然有序;大处着眼,小处着手;劳逸结合,健康工作;精打细算,勤俭节约;管理时间,提高效率;融入团队,分工协作;深入思考,灵活变通;优化质量,追求卓越;勇于负责,敢于承担;热情敬业,务实高效。良好的工作习惯能极大地提高工作效率,对个人事业发展和成功也很有助益。而良好的职业卫生习惯对预防职业健康危害有重要意义。

以往研究表明,管理制度不全、规章制度执行不严、设备维修不及时及违章操作等常是造成职业病患和生产事故的主要原因。所以要严格执行国家、企业、单位的安全生产管理法令、制度和规章,坚决杜绝违章操作和违章指挥。上岗要首先查看是否已开启防护设施如通风排毒系统,是否有效运行;严格规范操作,及时报修、维修生产设备;按规定规范佩戴有关个体防护用品;不在有害作业场所喝水、吃饭等;某些作业后要淋浴、更衣;重视和积极参加上岗前和定期健康检查。

职业女性保健

多数职业女性肩负职业工作和家庭劳动双重任务。在劳动过程中会接触到一些有害健康的因素,女性又有月经、妊娠、哺乳等特殊生理时期,对职业有害因素具有敏感的反应,并关系到下一代的健康。在家务劳动中燃煤产生的烟,炒菜产生的油烟,洗涤中的化学物,以及过份负重和长期单一体位劳动等,都会影响职业女性的健康。

女性的肌肉力量较弱,只有男性的1/3,骨骼也不如男性强壮,体力劳动的负荷力较低,负重作业可引起子宫脱垂。长期、持续的立位或坐位作业,都可因盆腔淤血导致月经不调。在一般情况下,女工不宜参加重体力劳动。

女性过量接触铅、汞、锰、有机溶剂和一氧化碳等化学物时,可影响女性的生殖功能,育龄女性发生自发性流产和出生低体重儿的机会增加。铅、汞、苯、二硫化碳、汽油、砷等毒物可经乳汁排出,影响下一代的健康。

对职业女性参加接触化学物的劳动时,除常规的职业卫生预防工作外,还应针对女性的生理解剖特点,认真贯彻执行国家有关《女职工劳动保护规定》和《女职工禁忌劳动范围的规定》法令,采取特殊保护措施。①育龄女性不宜接触肯定对女性有生殖毒作用的工业毒物,如铅、二硫化碳等,在难以避免情况下,应严格控制接触剂量。②女性在月经期不得从事装卸、搬运重物等重体力劳动和高空、低温、冷水等野外作业。③女性在孕期应避免接触生活及职业环境中的有毒有害物质(如放射线、高温、铅、汞、苯、农药等),避免密切接触宠物。④女性在怀孕期不得从事重体力劳动、强烈振动的作业,不允许接触高浓度的铅、汞、二硫化碳等毒物和超过卫生标准限值的放射性物质。⑤怀孕满 7 个月的女职工不得安排夜间工作;立位作业的工作应设有休息座位;预产期前 2 星期,不宜参加劳动。⑥女职工在授乳期间,不可接触放射性物质和可随乳汁排出的工业毒物。⑦女职工集中场所应设女工卫生室及淋浴设施;有授乳女职工的单位应专设有卫生设备的哺乳室;哺乳女职工不得穿着工作服进入哺乳室。⑧加强女职工的职业卫生保健知识教育,并建立定期的健康检查制度。

个人劳动防护措施

在生产过程中,应遵守劳动安全、卫生的规章制度,按规定使用个人防护用具。它可免遭或减轻事故性伤害的程度和职业有害因素的危害,也是劳动条件尚难从设施上进行改进时的重要辅助措施,常是进行事故性抢救中的必备用品。使用前一定要了解防护用具的性能、用途、使用场合、使用要点、注意事项和维护保养知识,并设专人管理发放和检查制度。

1. **安全防护帽** 用于防止重物意外坠落或飞击损伤头部或有害物质的污染。随用途不同由不同材料制成各种类型的安全帽。

2. **工作服** 有防高温辐射热的专用工作服和便于清除污染的防化学物污染的工作服,也有专用防 X、γ 射线和微波辐射的特殊工作服。

3. **防护眼罩和面罩** 对电焊工、炉窑工护目镜和面罩的镜片要求要平滑、色调均匀、无裂痕,有缺陷的镜片不能使用;防激光、防微波的眼镜,应严格按说明书使用;千万不能混用或使用没有明确防护效率参数的防护镜。

4. **呼吸防护用具** ①防尘口罩。目前最通用的为纱布口罩,滤尘效果很低,只有 30%,但比不戴要好。化学纤维防尘口罩滤尘效果良好,价格较高,佩戴时要防止鼻唇沟的漏气,不能重复使用。②过滤式防毒口罩。内装不同性质的滤料,针对不同的毒物。各种防毒口罩不能交叉混用。③供气式面具。用于抢救紧急事故或不明现场发生何种毒物时。这种呼吸面具与外界空气隔绝,气源来自压缩氧气瓶或化学反应式氧气罐。供气时间只有数分钟,应及时更换,以免发生窒息。

5. **防噪声用具** 有耳塞、耳罩、帽盔,应根据噪声源特征、强度和减噪性能选择使用。声强在 110 分贝以下的稳态噪声,单用耳塞或耳罩均可;噪声过强的高频声,应将耳塞、耳罩并用;冲击式强烈噪声,应用隔声性能良好的帽盔。

6. **防护手套** 根据使用的目地,选用不同材料、形式的手套。使用前要检查,使用中要防破损;可多次使用的手套,用后要清洗;手套内外面要有标记,不能翻转错戴。

第5章

孕产妇保健

孕前保健

产前保健水平的提高以及孕妇营养状态的改善使婴儿死亡率和孕妇死亡率大幅度降低,但出生缺陷、早产、低出生体重等不良妊娠结局的发生率并没有随之降低。人们逐步认识到出生缺陷等不良妊娠结局的发生是生物、环境、社会、心理、行为等多种危险因素联合长期作用的结果,并不仅仅在孕妇妊娠时才开始作用的,同时认识到对于出生缺陷及其他不良妊娠结局的预防,单纯依靠产前保健模式有它自身的局限性。因此,拓展产前保健的范围,在妊娠前就开始关注并提供育龄夫妇所需健康服务的孕前保健模式无疑突显了它的重要现实意义。从产前保健模式向孕前保健模式的转变,可能是降低出生缺陷风险、提高出生人口素质及改善孕妇生殖健康水平的最有效、最经济的策略。

孕前保健由危险因素的风险评估、孕前咨询和健康促进、知情选择和干预行动3部分组成。

孕前风险评估 孕前风险评估是指在妊娠前对育龄夫妇进行遗传风险、患病及用药、致畸物接触、不良行为和生活方式、营养状况等方面的风险评估,使育龄夫妇了解自身和周围环境中存在的影响夫妇健康或可能导致不良妊娠结局的危险因素,为进一步开展健康咨询和有效干预奠定基础。

1. **全科体检与疾病防治**

• 问诊内容:医生应了解准备怀孕夫妇和双方家庭成员的健康状况,重点询问与生育有关的孕育史、疾病史、家族史、生活方式、饮食营养、职业状况及工作环境、运动(劳动)情况、社会心理、人际关系等。

• 体检:女性除妇科外的全面内、外科体检,重点筛查重要脏器疾病、口腔疾病、乳房、痔疮等。男性根据需要进行体检。

• 辅助检查:包括血常规、血型、尿常规、血糖或尿糖、肝功能、心电图、胸部X线及B超等。

2. **遗传疾病筛查与说明** 根据夫妻双方家族史和生育史筛查严重遗传性疾病,如广东、广西、海南等地要筛查地中海贫血等。经遗传筛查发现有遗传疾病风险者转诊遗传咨询科室。遗传咨询科室可以确定未来胎儿可能存在的遗传风险,并指导将来产前诊断检查(二级预防)和新生儿筛查(三级预防)工作。

3. **生殖健康检查与保健** 从生殖健

康的角度,对夫妇双方进行系统的男性及女性生殖系统检查。检查的内容不仅包括器质性病变,也包括功能障碍。检查中尤其要注意与怀孕相关的健康问题,包括经常被忽略的细节,如乳头内陷、宫颈松弛和子宫阴道外伤等,并进行生殖道分泌物检查,必要时进行激素检查和精液检查。根据上述检查结果,分析生殖系统存在的器质性病变和功能障碍,综合评估对怀孕和分娩的影响,并指导夫妇进一步的生殖保健工作。

4. **传染性疾病检查**　传染性疾病检查有助于预防可能引起胎儿感染或胎儿发育异常的传染病及性传播疾病,如乙型肝炎、结核病,以及弓形虫、风疹病毒、巨细胞病毒、单纯疱疹病毒、梅毒螺旋体、艾滋病病毒感染等。

如果在问诊检查中发现传染性疾病和病毒感染的可疑症状或可能性(高风险人群),应建议夫妇做传染性疾病和病毒感染检查,将相应的样本(如血样和细胞取样)送病理病毒室和生化室进行检验,以确定其是否存在感染。如果存在感染,应进一步指导转诊治疗,并进一步说明对怀孕后的影响和可行的解决方案。部分传染性疾病和病毒感染并不影响怀孕和生育,但需要在孕前做相关的防疫工作,并针对其情况安排孕期保健应做的筛查工作。

5. **医源性伤害筛查与辅导**　通过问卷调查近期使用的药物或医疗方法,判断所用药物或医疗方法对自身及胚胎发育的影响,指导夫妇谨慎用药,减少或消除医源伤害。

6. **工作和生活环境风险**　无论是在工作单位还是在家里都有可能暴露于各种各样的有毒化学物质,比如家庭中孕妇被动吸烟、装修中的甲醛、生产车间中接触苯。环境污染物的风险评估首先可通过询问调查了解工作和家庭环境中可能存在的致畸物,必要时可由专业部门进行剂量检测,估计致畸的危险度。

7. **不良生活方式和行为**　生活中一些不良生活方式对胎儿也有较大的影响,如吸烟、酗酒、饮咖啡等等,这些都可能导致胎儿宫内发育迟缓,引起流产、出生缺陷等异常妊娠结局。

8. **营养**　宏量营养素和微量营养素的缺乏与不良妊娠结局均有密切的关系。在孕前采取健康的饮食模式能够为健康妊娠提供所需的适量营养素,并且围孕期补充叶酸预防神经管畸形的效果已经得到许多研究的验证。孕前营养状况评估可通过3日饮食调查来全面了解育龄女性的维生素D、维生素A、钙、铁和叶酸的摄入情况,必要时可通过各项血液检测指标来评估育龄女性的各种营养素水平,并估计各种营养素失衡所造成不良妊娠结局的风险。

孕前咨询和健康促进　根据风险评估结果可将育龄夫妇划分为一般健康人群或低风险人群和具有特定风险的人群。应针对评估识别出的遗传风险或环境致畸风险因素进行孕前健康生育咨询和健康促进活动。医生应将评估结果告知育龄夫妇,使育龄夫妇知晓存在的危险因素及其存在这些风险因素对后代可能带来危害,并提出相关的健康生育建议,提出可能的干预措施。

知情选择和干预行动　孕前咨询可以提高妊娠的计划性,对夫妇的健康状况、治疗措施、生活行为、慢性病和遗传病的资料作出详细评估,提出有针对性的干预措施,指导适宜妊娠的时机,并由育龄夫妇在知情选择的基础上采取各种干预行动。

可采取的预防干预措施包括针对所有计划妊娠女性的一般性措施和针对特定危险因素的措施。一般性预防干预措施包括健康教育和建立健康生活方式、健康饮食指导和合理膳食、制定妊娠准备和孕前保健计划、制定具有个性化的产前保健计划等。无论是准备计划妊娠还是因存在某种危险因素推迟妊娠的女性,均应接受计划生育和避孕咨询和指导。针对有特定危险因素的措施包括遗传咨询、生育选择、产前诊断、微量营养素补充、疫苗接种、疾病治疗及药物合理调整、避免不良行为和接触职业危害。

对于一方患有遗传病或出生缺陷的夫妇,曾生育过出生缺陷患儿的夫妇,有遗传病和出生缺陷家族史的夫妇,有原因不明的流产史、死胎史及新生儿死亡史的夫妇,可转诊到遗传咨询门诊进行遗传咨询。如有必要应选择恰当的检测项目,主要包括明确诊断、估计遗传风险及发生相关出生缺陷的潜在心理和社会经济负担、提供各种可能的生育选择及其他有针对性的医学建议。

对于女性年龄在35岁以上准备生育的夫妇,让他们充分了解高龄孕妇可能出现的异常胎儿风险,如选择妊娠,建议在孕早期进行染色体检查。

对于风疹抗体测定滴度很低的女性,建议采用免疫接种。

对患有糖尿病、心脏病、癫痫、性传播疾病、乙肝或丙肝病毒感染、生殖道感染的女性,应转诊到相关专科门诊进行检查和治疗。

对患有疾病正在进行药物治疗的女性,如准备妊娠,应对治疗方案和使用的药物进行合理的调整,既要保证女性的身体健康,又要尽可能降低出生缺陷的发生风险。

对于有一方或双方从事接触有毒有害工作的夫妇,建议暂时调换工种;对有不良生活习惯及行为(如烟、酒、药物成瘾)、过度疲劳、心理焦虑和抑郁者应进行干预和调整,必要时使用药物和心理治疗。

孕期保健

妊娠是生理现象,母体随着胎儿生长发育所起的一系列适应性变化也属于生理反应。但在长达40周的妊娠过程中,难免不发生病理变化,而且母体的饮食、嗜好、活动、疾病、用药等都直接影响胎儿的生长发育,以及往后的体质和健康。所以,怀孕后必须定期进行产前检查,并注意孕期卫生。

产前检查目的在于保障孕妇健康,及早发现和治疗并发症,监护胎儿生长发育,及时发现和纠正异常情况,以降低围生儿(妊娠满28周至出生后1周的胎儿、新生儿)的死亡率,初步确定分娩方式。

产前检查应从确诊为早孕开始。如首次检查一切正常,则从妊娠20周起进行产前系列检查,每4周1次。妊娠28～36周,每2周1次;妊娠36周后每周1次。如发现异常情况,应及时就诊或遵医嘱增加检查次数。

首次检查

1. 填写病史　包括年龄、职业、月经史和孕产史、本次妊娠过程、既往病史、家族史,以及丈夫的健康状况、有无遗传性疾病等。

2. 计算预产期　按末次月经起始日期加上9个月零7日推算。

3. 全身检查　包括发育、营养及精神状况、身高及步态;检查心、肺、肝、脾、乳房、乳头(大小及有无凹陷),以及脊柱、下肢有无畸形;测血压,未孕时或孕早期的血压称为基础血压,如血压超过18.62/11.97千帕(140/90毫米汞柱)称为高血压;称体重,妊娠晚期体重每周增加不应超过0.5

千克,超过者大多数是由于体内水钠潴留或已出现水肿。

4. **产科检查** 需先窥视阴道及宫颈有无异常,然后测量子宫底高度,以估计胎儿生长情况及羊水量。如果子宫底过高,可能为多胎、胎儿过大、羊水过多。子宫底过低,可能为胎儿生长发育迟缓、横位、羊水过少(以上两种情况均需排除孕周推算错误的可能性)。检查胎位以判定是头位、横位或臀位,并确定先露部入盆情况。所谓先露,是指最先进入骨盆的胎儿部分。胎位是决定分娩顺利与否的重要因素。妊娠足月时,头位是正常胎位,臀位、横位都属于异常胎位。听胎心音,正常范围为每分钟120~160次,心律齐。测量骨盆了解其形状和大小,以决定胎儿能否经阴道分娩。

5. **辅助检查** 查阴道滴虫和真菌;查血红蛋白量和红细胞计数、血小板计数、血型;查尿蛋白(是肾病或子痫前期的主症)、尿糖(如阳性,应测血糖;如血糖过高,应作糖耐量试验,以明确有无糖尿病)、尿沉渣镜检(有无红、白细胞或管型);查乙型肝炎抗原抗体等。

6. **辅导家庭监护**

● 计算胎动:孕妇一般自18~20周开始感觉胎动,每小时3~5次。随妊娠进展胎动次数逐渐增加,孕28~32周时达高峰;孕38周后又逐渐减少;妊娠过期后更少。一昼夜间胎动数也有变化,上午均匀,下午减少,晚上最多。因此,应在每日早、中、晚固定时间各测1次胎动数,每次1小时。将3次胎动数相加乘以4即得12小时胎动数。若12小时少于10次,提示胎儿宫内缺氧,应立即就诊。

● 听取胎心:孕24周以前,胎心音多在脐下正中或稍偏左、右听到。孕24周以后,当先露为胎头时,胎心在左或右下腹;

臀位时,则在脐之左或右上方。

复诊检查

● 了解前次检查后,有无特殊情况出现,如头痛、眼花、浮肿、阴道流血、胎动变化等。

● 测量体重及血压,检查有无水肿及其他异常,验尿。

● 复查胎位,听胎心率,用尺测量耻骨上子宫底高度及腹围,判断胎儿大小是否与妊娠周数相符以及有无羊水过多。

孕期卫生

1. **饮食** 每日三餐的分配要适当,以"早餐饱,中餐好,晚餐少"为营养原则。为获得全面营养,饮食应多样化,尽量增加品种,粗细粮搭配,荤素菜夹杂,以扩大营养素的来源。总之,主食无论粗粮还是细粮,每日至少总量达到400克;副食要吃营养丰富、容易消化的高蛋白质、高维生素食物,如鱼、肉、虾、肝、蛋、乳、豆类等,多吃新鲜蔬菜和水果,少用辛辣调味,禁烟忌酒。妊娠后期适当控制食盐量,并增加含钙(蛋、乳、豆类)和含铁(肝、菠菜)的食物。总之,营养要合理,营养过剩有害无益。如果蛋白质、脂肪过剩,除增加消化系统的负担及相关排泄器官的工作之外,会导致肥胖、胎儿巨大,不利于分娩,甚至造成难产。

2. **衣着** 衣服要宽大、式样简单而寒暖适宜。裤带不能扎紧,否则影响胎儿发育,悬垂腹和胎位不正也是常见的后果。袜带更不宜紧,否则影响下肢血液循环,容易引起下肢浮肿和静脉曲张。鞋以后跟2~3厘米高的低跟鞋或坡跟鞋最合适,并且应当柔软舒适,弹性良好。

3. **睡眠与休息** 晚上至少睡眠8小时,中午适当休息1小时左右。至于睡眠的姿势,妊娠进入中、晚期后,应侧睡,尤以左侧睡为好。

4. **劳动与活动** 孕期不宜重体力劳

动、剧烈运动。常到户外散步有益,但应避免长途跋涉、攀高举重等,以防流产、早产。

5. **清洁** 妊娠期间,汗腺及皮脂腺分泌增多,阴道排液也增多,因此,应勤洗澡(淋浴或擦浴)、勤洗外阴、勤换内衣,以保持体表清洁,促进周身血液循环和皮肤排泄作用。水要温热,注意不让污水流入阴道而引起感染。

6. **乳房及乳头卫生** 乳房需用乳罩托住,但不可束紧。乳头应经常用温水擦洗,并抹些油脂,使其表皮增厚且韧性增强,以免哺乳后发生皲裂。乳头如果内陷,应在擦洗后用一手压紧乳房,另一手将乳头轻轻向外牵拉以逐渐矫正。

7. **房事** 妊娠期间,特别是早期及后期,应避免性交。孕早期性交,将引起盆腔充血,促使子宫收缩,可能造成流产。孕后期性交,除可引起早产外,尚有可能将细菌带入阴道,导致感染。

8. **用药** 大多数药物都能不同程度地经过胎盘进入胎儿血循环,孕期用药应咨询有经验的医师。

产时保健

分娩的先兆 如果出现下列征象,则意味着即将临产,需作好住院准备。

1. **子宫底下降** 初产妇一般在临产前2周左右,胎先露逐渐进入骨盆,由于子宫底随之下降,不再抵住两胁,孕妇感觉上腹部轻松,呼吸舒畅,食量增加。又因胎先露入盆,压迫周围器官和组织,可能出现尿频、行走不便、腰酸下坠感等。

2. **子宫不规则收缩** 预产期越近,子宫越敏感,收缩越多。不过,这种收缩持续时间短,间歇不规则,且常在卧床时出现,活动时反而消失。

3. **阴道血性分泌物** 俗称"见红"。

见红后,一般将在24~48小时内分娩。此外,如有阴道流水,即使无子宫收缩,也无见红,亦应在平卧状态下立即住院就诊。

分娩过程与助产动作 分娩过程又称产程,有3个阶段。

1. **第一产程** 从子宫发生规律性收缩起到宫颈口完全扩张(宫颈直径10厘米)为止,称为宫颈扩张期,在初产妇需11~12小时。根据宫颈扩张速度和大小,此期又可分为潜伏期、加速期和减速期。从有规律宫缩开始到宫颈扩张到3厘米为止,进展缓慢,一般需8~9小时,称为潜伏期。随后宫缩变频、增强,持续时间延长,宫颈迅速扩张到9厘米,约需3小时,称为加速期。宫颈的最后扩张约需1小时,速度又减慢,故称减速期。胎膜常在宫口开全时破裂而有羊水流出。在此阶段中,待产妇应在宫缩时进行深呼吸运动。如深呼吸尚不能解除腹胀腰酸感,可加用腰部按摩:吸气时,两手由腹部两侧向小腹中央轻轻按摩;呼气时,从小腹中央向腹部两侧按摩。如果不作按摩,可用两拳压迫腰部或耻骨联合处。

2. **第二产程** 从子宫颈口完全扩张到胎儿出生时为止,称为胎儿娩出期,在初产妇需1~2小时。由于胎先露已下降至骨盆底部压迫直肠,待产妇常有排便感觉,并不由自主地下屏。屏气可增加腹内压,有利于胎儿娩出,故宫缩时,应抓住产床两侧扶手,将两腿屈起分开,臀部紧贴产床,吸气屏住如排便状用力。宫缩过后,则应争取时间休息,以保存精力。当胎头即将娩出时,应密切配合医务人员不再用力下屏而改为短促呼吸。不要扭动臀部,以免造成严重会阴裂伤。

3. **第三产程** 从胎儿娩出到胎盘排出为止,称为胎盘排出期,一般需5~15分钟。

分娩是否顺利,决定于产力、产道和胎儿3个因素。产力是指将胎儿及其附属物(胎盘、胎膜)从子宫内逼出的力量,以子宫收缩力为主。产道包括骨产道(骨盆)和软产道(子宫下段、子宫颈、阴道及骨盆软组织构成的通道)。胎儿能否顺利娩出,除上述因素外,还取决于胎儿本身大小、胎位和有无畸形。如果3个因素均正常,并能相互适应,胎儿将自然娩出。倘若三者之一稍有问题而矛盾尚可克服,胎儿可借助产手术经阴道脱离母体。要是任何一个或一个以上因素异常,阻碍产程进展,或者母儿任何一方出现险情,则唯有经腹切开子宫取出胎儿以迅速结束分娩。阴道分娩创伤少、较安全、产后健康恢复快。剖宫产除手术和麻醉有风险、术后复原慢之外,新生儿易于并发特发性呼吸窘迫综合征(进行性呼吸困难、紫绀和呼吸衰竭)。此外,子宫留有瘢痕,以后万一避孕失败,人工流产手术的困难增加;若继续妊娠,则不论在妊娠或在分娩过程中,都存在子宫瘢痕破裂的危险。因此,应当尽量争取经阴道分娩而不是盲目要求剖宫产。

引产 由于孕妇或胎儿的缘故,采取措施激发子宫收缩以期结束妊娠,称为引产。晚期妊娠引产通常发生于以下情况:妊娠合并肾病、心脏病、糖尿病等到达一定孕周后;妊娠并发妊娠期高血压疾病治疗无效者;急性羊水过多;严重胎儿畸形,如脑积水、无脑儿等;过期妊娠,胎儿有宫内缺氧威胁;死胎;母儿血型不合,胎儿处于险境;胎膜早破24小时以上,仍无子宫收缩等。常用的引产方法有人工破膜术,以及缩宫素(催产素)、前列腺素等药物的应用。如果引产有效,分娩虽然由人工发动,但产程进展及最后结局均与自然临产相同。

产时卫生

为了确保分娩过程顺利进行,待产过程中必须注意下列事项。

1. **清洁卫生** 需换穿医院衣裤,以防交叉感染。

2. **排尿** 膀胱膨胀可影响胎先露下降及子宫收缩,因此临产后每隔2～3小时应解小便一次。

3. **饮食** 整个分娩过程需要消耗很多体力与热量,因此必须吃高热量、易消化的食物以补充营养,多饮汤水以补充水分。

4. **行动与休息** 如果胎膜未破、宫缩不强,可起床活动。若胎膜早破,必须绝对卧床休息,否则可能并发脐带脱垂,危及胎儿生命。为了保存精力,在宫缩间隙必须抓紧时间休息。宫缩时应保持安静,切忌烦躁不安、呻吟喊叫,以免额外消耗精力。

5. **情绪** 紧张、焦虑、恐惧常使子宫收缩不协调、子宫颈口迟迟不扩张、产程因此延长,因此临产后应稳定情绪,保持精神愉快。

产后保健

产褥期的正常现象 产褥期除了乳房外,产后全身各器官组织,尤其是生殖器官,均将回复到妊娠前的状态。复旧需6～8周才能完成。这个时期内,由内部变化引起的外部表现有以下几种。

1. **一般情况** 由于分娩劳累,产妇十分疲乏,但又感到轻松愉快,所以常在产后不久即熟睡。醒后除了感到全身软弱乏力外,一般无其他不适。少数产妇产后发生寒战。

2. **体温** 产后24小时内,由于能量消耗过多,机体产热超过散热,故体温略升高,一般不超过 38 ℃,属分娩反应。

3. **呼吸与脉搏** 产后由于腹压减低,横膈下降,呼吸变深且慢,每分钟仅 16~18 次。又由于卧床休息,精神放松,脉搏变慢,每分钟 60~70 次。

4. **产后宫缩痛** 产后 1~2 日内,下腹可有阵发性疼痛,子宫变硬且恶露增多,这是由于子宫收缩过强,使组织缺血、缺氧或压迫子宫壁内神经纤维引起。多见于经产妇,持续 2~3 日后自然消失。

5. **出汗** 产后数日内,由于皮肤排泄功能旺盛,故汗多,尤其是在睡眠和初醒时;妊娠后期体内所潴留的水分经汗腺排出。因此,产妇多汗是生理现象,并非身体虚弱。

6. **大小便** 妊娠后期体内所潴留的水分在产后也经肾脏排出,故产后 24 小时内尿量特别多。与此相反,产后腹肌松弛和活动少使肠蠕动减弱,且分娩过程中进食少而汗多,故常有便秘。

7. **恶露** 产后的阴道排出物称为恶露。恶露中含有血液、坏死蜕膜组织、细菌和黏液等。正常情况下,产后 3~7 日内恶露最多,色鲜红(血性恶露);1 周后,色转淡(浆性恶露);2 周后,变淡黄色或白色(白恶露),持续 3 周左右干净。如产后 2 周恶露量仍多且色红,可能是子宫复原不佳或子宫内有胎膜或胎盘残留。正常恶露有血腥味,但不臭。如有腐臭味,则可能有细菌感染。

8. **乳汁分泌** 妊娠后胎盘分泌的雌激素刺激乳腺管发育,孕激素则促使乳腺泡增生。胎盘排出后,产妇血中的雌、孕激素量大减,垂体分泌的生乳素因而得以发挥作用,它促使已经发育成熟的乳腺分泌乳汁。所以在产后 2~3 日,由于淋巴及静脉充盈,乳房胀大且变坚实,皮下静脉充盈,不仅局部温度升高,而且体温亦略升高(但不超过 38.5 ℃)。并且,腋下可出现肿胀的淋巴结或副乳腺,1~2 日后,乳房即逐渐变软而有乳汁分泌。

产褥期卫生 母体在妊娠期间由于适应胎儿生长发育需要以及为分娩作好准备所引起的种种变化,分娩后都要逐渐消退,并恢复到妊娠前状态,因此全身变化很大,再加上分娩时体力消耗,使产褥期间产妇抵抗力大大降低,容易感染疾病。此外,子宫颈口尚未全闭,子宫内又留有胎盘剥离面创口,细菌容易侵入,并在恶露培养下孳生繁殖而发炎。所以,产褥期间必须注意卫生。

1. **饮食** 产褥期间的饮食调养和妊娠期间的饮食调养同样重要,因为产妇需要额外营养来补充分娩、恶露和哺乳的消耗。不过,产后头 1~2 日内,产妇应当吃些清淡且易于消化的食物。以后的饮食以富于营养、能提供足够热量为原则。要多吃含蛋白质、矿物质和维生素丰富的食物,如蛋、鱼、肉、虾、豆类、新鲜蔬菜和水果等。哺乳母亲尚需多喝汤汁。如在夏季,多饮西瓜汁、冬瓜汤可清热解暑。不忌口,但禁吃刺激性强的食品,如辣椒、酒、咖啡、浓茶等。

2. **卧室** 卧室须安静、整洁、冬暖夏凉,经常通风,使空气保持新鲜,但不可让风直接吹在产妇身上,以免着凉。夏季更要注意预防产褥中暑。

3. **活动与休息** 产后头 2 日内应充分卧床休息,以消除疲劳,但要多翻身;可起床大小便,但要先坐起片刻,不感到头晕才可下床。如自我感觉良好,于 24 小时后即可起床活动。早期活动可使恶露畅流,有利于子宫复原、大小便畅通,并可防止盆腔或下肢静脉血栓形成。在起床的第 1 日,早、晚可在床边各坐 30 分钟;第 2 日可在房内走走,随后增加活动范围和起床时间。只吃不动的传统习惯——"坐月子"必须废弃。唯有充分休息配合适当活动，产后才能迅速康复。不过，产褥期切忌从事重体力劳动，以免发生子宫脱垂。

4. 清洁卫生　产后必须早晚刷牙，注意口腔卫生，否则易患牙病。产后多汗，恶露又不断流出，可以洗澡，但应根据环境条件、身体强弱和季节而定。不可盆浴，以免污水流入阴道而引起感染。除擦身洗澡外，每日用温开水清洗外阴1～2次，尤其在大便后。要勤换卫生巾。

5. 性生活　产褥期间，尤其是恶露未净时，绝对不能性交。因为子宫里的创面尚未愈合，过早性交会带入细菌而引起子宫发炎，也使恶露淋漓不净。况且，会阴及阴道伤口瘢痕犹新，过早性交必然引起疼痛。一般应在2个月后才能性交，并应采取避孕措施，因哺乳期间即使月经尚未复潮也会受孕。

6. 体操运动　分娩后，产妇的骨盆底肌肉（肛提肌）及腹壁都很松弛，有的甚至连腹直肌（在脐两旁）也分离。这些肌肉恢复不好，将引起腰酸背痛和下坠感。因此，产后应进行以下几种体操运动以加速康复。

● 子宫复原运动：产后子宫在复原阶段，位置常随体位改变，故应注意经常改变卧位，以防子宫偏向一侧或朝后倾。此外，分娩24小时后，可每日俯卧1～2次，每次10～20分钟，以促使子宫恢复到原来略向前倾的位置。俯卧时勿压着乳房。

产后第10天起，应早晚各作1次胸膝卧式，每次2～3分钟，逐渐延长至10分钟。做法：俯卧，两膝屈向胸部，臀抬起，大腿与床垂直，胸与床贴紧（图5-1）。

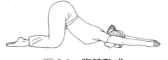

图5-1　胸膝卧式

● 腹肌运动：①仰卧，作腹部深呼吸，使腹壁随呼吸伸缩，每次5分钟。②仰卧，两腿轮流举起，先与身体垂直，再慢慢放下，两腿各5次。③仰卧，两手托住头后慢慢坐起，再躺下，5次。④仰卧，两手伸直，放于身体两侧，将头和胸反复慢慢抬起，逐渐锻炼到坐起（图5-2）。

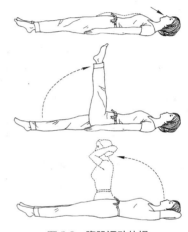

图5-2　腹肌运动体操

以上体操，必须坚持才能见效。最好早晚各1次。根据体力，先做几节轻便的，以后逐渐增加。

● 肛提肌收缩运动：平卧，两腿靠拢，两脚交叉，尽力抬起臀部，然后放松。如此收提-放松，连续10～20次，以后逐渐增加。坚持锻炼，有利于骨盆底肌肉托力恢复。

产后可能发生的问题

1. 尿潴留　一般产后6～8小时内产妇就会解小便。不过产后发生尿潴留的情况并不少见，常见原因包括：不习惯躺在床上解小便；会阴伤口疼痛，反射性尿道括约肌痉挛，造成排尿困难；产程较长，膀胱受胎头压迫较久，膀胱黏膜充血及水肿，暂时丧失收缩力而功能失调;膀胱容量增大,对内部张力增加不敏感,存积过量尿液仍无尿意。

在家可采取下列措施缓解产后尿潴留:①躺着解不出,坐起来解;②便盆内放热水,坐在上面熏或用温水冲洗尿道周围,以解除尿道括约肌痉挛;③小腹部置热水袋或用艾条熏,以刺激膀胱收缩。

若效果不明显,应到医院就诊采取以下措施:①针刺关元、中极、气海、三阴交、阴陵泉等穴位;②肌内注射新斯的明,促使膀胱收缩;③中药蝉衣煎汤顿服。如以上方法仍无效,可以导尿。有时,尚需保留导尿管1～2日,待排尿功能恢复后再拔掉。

2. **便秘** 产后常大便秘结,可能与腹肌松弛、少活动、肠蠕动减弱、分娩过程中吃得少而产后多汗多尿等有关。可服轻泻剂如番泻叶、果导,或用开塞露、肥皂水灌肠。患痔疮者更应多吃蔬菜、水果,以防便秘。

3. **子宫复旧不全** 分娩后,子宫体积逐渐缩小复旧。胎儿及胎盘排出后,子宫底约在脐平或脐下一横指;产后3～4日,在脐耻之间;产后10～14日,子宫降入骨盆腔。子宫复旧快慢与产妇年龄、分娩次数、健康状况、产程长短、分娩方式、是否哺乳有关,凡年龄大、分娩次数多、健康差的,子宫复旧较慢;产程长而难产,尤其是剖宫产的也较慢;产后自己哺乳,婴儿吮吸反射性地引起子宫收缩,加速子宫复旧。上述因素虽影响子宫复旧,但子宫复旧仍有一定进展。真正造成子宫复旧不全的原因是:子宫蜕膜脱离不全;子宫内有胎盘或胎膜残留;子宫内膜炎或盆腔炎;子宫肌壁内肿瘤。子宫复旧不全的具体表现有腰痛,下腹坠胀;血性恶露淋漓,有时可能大量出血,即使恶露停止,白带也异常;子宫后位。因此,如不及时治疗,可导致子宫纤维化而

使往后月经量多、经期延长。所以应抓紧治疗,服用子宫收缩剂,如益母草膏;子宫后位的产妇应做胸膝卧式;产后长期或大量出血的产妇,应进行诊断性剖宫术。

4. **产褥中暑** 夏季分娩的产妇,如果产后体质虚弱,穿着过多,又处于高温、高湿环境中,会因体温中枢功能障碍而中暑。中暑是急性热病,开始时觉得口渴、恶心、全身乏力、头晕、胸闷、心慌、多汗、尿频。如不及时处理,患妇会面色潮红、皮肤干燥而有汗疹,体温上升可达40 ℃以上。随即昏迷、谵妄、呕吐、腹泻、面色苍白、脉细速、血压下降、瞳孔缩小,最后虚脱而呼吸循环衰竭,即使抢救脱险,也可因中枢神经系统损害而留有后遗症。产后中暑重在预防,暑天不穿长衣长裤,不包额头,不穿袜子;住房须通风凉爽;日常多饮盐开水。一旦发生上述症状,用冰水或井水,或用乙醇(酒精)浸湿全身,并在头、腋窝、腹股沟等处放冰袋。如症状加重,应即请医生诊治。

哺乳期保健

母乳是婴儿最理想的食物(参见婴幼儿保健内容)。对母亲来说,婴儿吮吸乳头可刺激子宫收缩,使它早日复原。因此,应尽量争取母乳喂养。

哺乳期间应注意的问题

1. **乳头卫生** 分娩后,用植物油或矿物油涂敷乳头,使表面积垢和痂皮变软,再用肥皂水和热水洗净。每次喂奶前,先洗手,然后用温开水或2%硼酸水擦净乳头。喂奶后,必须擦干。切忌让婴儿含着乳头入睡,以免乳头浸软,容易破裂,细菌得以入侵而引起乳腺炎。

2. **饮食** 多吃营养丰富和容易消化的食物,多喝汤水,这样可使乳汁质好量多。禁吃刺激性太强的食物,如辣椒、酒、

浓茶等。

3. **作息**　喂奶期间可照常工作和劳动,但不要过于疲劳。睡眠要充足,中午应休息一会。睡眠不足和疲劳过度可使乳汁分泌减少。

4. **精神状态**　紧张、忧虑、悲伤、愤怒或惊恐都会影响乳汁分泌。因此,哺乳期间,要心情愉快,精神舒畅。

哺乳期间可能发生的问题

1. **乳胀**　乳腺管不通、乳胀有硬块引起疼痛时,可用热水袋与湿毛巾热敷,或用面引子(发面)敷乳房(乳头外露),也可服用中药鹿角粉。

2. **乳少**　首先要稳定情绪,建立信心。其次,要保证睡眠充足和适当户外活动;注意饮食营养,多喝汤水;坚持按时喂奶,一定要婴儿吸紧乳头和吸空乳房;如身体虚弱,可用中药调理。

3. **乳头皲裂**　多发生在初产妇或哺乳方法不当者。轻度皲裂可继续喂哺,如哺乳时乳头疼痛剧烈或皲裂严重,应用玻璃乳罩间接喂哺。每次哺乳后,用10％复方安息香酸酊或50％鱼肝油铋剂涂敷乳头,在下次喂哺前洗净。

4. **急性乳腺炎**　俗称奶疖,由于不注意乳头卫生、乳头皲裂未很好治疗、乳汁淤积,细菌通过皲裂处或乳腺管入侵乳腺组织而引起急性发炎。患侧乳房红、肿、热、痛,伴畏寒、发热,腋下淋巴结肿大疼痛。一旦发生,应停止哺乳而按时用吸乳器吸尽乳汁,并用乳罩托起乳房,以改善血液循环。局部热敷或理疗,或用中药金黄散外敷,用抗菌药物消炎。如形成脓肿,应去医院治疗,以免更多的乳腺组织遭到破坏。

5. **回奶**　可用皮硝250克,分装两个布袋,敷两乳上,外加包扎,待皮硝全部潮解后撤去;也可用生麦芽煎浓汁后服用,直至乳汁停止分泌;也可由医师开溴隐停口服,以后根据乳胀程度递减或停用。回奶期间,不要让婴儿再吮吸,不要用手挤,而要用吸乳器吸。此外,应少喝汤水。

第 6 章

更年期和老年人保健

更年期保健

更年期(围绝经期)是性腺功能逐渐衰退至完全消失,亦即从性成熟期逐渐进入老年期的一个过渡时期,也是人生必经的一个生理阶段,男女一样。更年期有长有短,有早有晚。女性多发生在45～55岁之间,也称围绝经期。最突出的表现是月经方面的变化,起初周期紊乱、持续时间及经量不一。当卵巢功能衰退到一定程度时,月经即停止来潮。停经1年以上,称为绝经。目前,生理性绝经年龄有延后倾向,我国城市女性的平均绝经年龄为 49.5 岁,农村女性为 47.5 岁。一般来说,初潮早的绝经迟;初潮晚的绝经早;未生育过的绝经早,生育多的绝经较晚。此外,气候、营养、种族等因素都可能影响绝经年龄。由于卵巢功能在绝经后尚未完全消失,所以生殖器官也常于绝经后若干年才萎缩。围绝经期间,大多数女性的卵巢功能缓慢减退,机体内受雌激素作用影响的自主(植物)神经系统能够调节和代偿,故无异常感觉。不过,也有些女性,尤其是精神状态不稳定、平时情绪易于波动的人,可能发生自主神经功能紊乱而出现症状,如血压不稳定、阵发性潮热,并伴面颊、颈、胸背部皮肤潮红,热后出汗,汗后畏寒。此外,还可能有头痛、眩晕、烦躁、胸闷、精神紧张或抑郁、失眠等,这些症状统称为绝经综合征。

男性由于睾丸功能减退出现迟,更年期较晚,约在 50 岁以后。症状是精力减退与性欲低下,少数也可伴发一些与更年期女性相仿的血管舒缩性不稳定及精神状态改变,但一般症状较轻微。

人的性欲不仅受性激素影响,而且也受中枢神经系统的支配,并且和健康状况、生活条件、劳动、性生活习惯有关。男性从 50 岁以后性欲逐渐减退,至 60～65 岁接近消失;女性却在 45 岁左右即已明显下降。由于在性欲方面双方存在差距,必须相互体贴,男方更应当适当克制,以求性生活的和谐。

女性围绝经期保健主要内容包括:①合理安排生活,重视蛋白质、维生素及微量元素的摄入,保持心情舒畅,注意锻炼身体。②保持外阴清洁,预防感染。③防治绝经前期月经失调,重视绝经后阴道流血。④每年定期进行女性病与肿瘤普查,做到早发现、早诊断、早治疗。⑤应避孕至月经停止 12 个月以上。⑥在医生的指导下补充性激素和钙剂,防治绝经期综合征、骨质疏松、心血管疾病等,提高生活质量。⑦盆底支持组织及韧带松弛,容易发生子宫脱垂及张力性尿失禁,应做肛提肌锻炼:用力做收缩肛门括约肌的动作,每日 3 次,每次 15 分钟。

老年人各系统的增龄性变化

最近,世界卫生组织(WHO)提出了老年人年龄组划分的新方法,即:60～74 岁为年轻老人;75～89 岁为老年人;90 岁及以上为长寿老人;100 岁及以上为百岁老人。

随着年龄的增长,机体出现老化,这是生命过程中一种必然现象。但是,不同老年个体之间这些变化差异很大,即使同一老年人身上,各系统、各脏器的变化也是迥异。认识老年人衰老的特征,了解老年人衰老"累积性、普遍性、渐进性、内在性"的规律,重视衰老的危害性,对于延缓机体衰老、预防老年病的发生、保护和促进老年人的心身健康、提高生命质量具有十分重要的意义。

心血管系统

● 从 30 岁起心搏出量以年均 1% 的速度递减,到 70 岁时约下降 40%。

● 机体血液总循环时间 20～29 岁时为 47.8 ± 26.7 秒,70 岁以上者延长为 65.3 ± 32.4 秒。

● 心脏重量逐渐增加。30 岁时约为 240 克,到 60 岁时可达 300 克。左心室壁厚度亦随增龄而增加。

● 主动脉内膜厚度逐渐增加。40 岁时约为 0.25 毫米,70 岁时约为 0.5 毫米。

● 心肌细胞分泌的心钠素逐渐减少,

20 岁时约为 151 皮克/毫升,60 岁时下降至 120.9 皮克/毫升。

● 35 岁左右是动脉粥样硬化发展最快的时期,如果随着年龄的增加,动脉粥样硬化也进一步发展,则 40 岁以后冠心病和脑血管疾病的发病机会就会明显增多。

呼吸系统

● 上呼吸道(鼻、咽、喉、气管、支气管)的上皮细胞减少、黏膜变薄、腺体萎缩、防卫功能下降。

● 嗅上皮中血管减少,嗅细胞退变,嗅神经萎缩,嗅球、嗅囊细胞变性,故老年人普遍有嗅觉减退及鼻干燥感。

● 肺泡面积减少。30 岁时的肺泡面积为 75 平方米左右,70 岁时下降到 60 平方米左右。

● 肺活量减少。30 岁时男性为 3 500 毫升左右,女性为 2 500 毫升左右,每年减少为 15~21 毫升。最大通气量每年减少约为 0.55%,而残气量则随年龄增加而逐年上升。

● 动脉血氧分压随年龄而降低,年均下降约 0.66%。

● 支气管上皮细胞和浆细胞分泌的免疫物质与肺上皮细胞分泌的肺表面活性物质亦随年龄增加而减少,降低了呼吸系统的防御能力。

泌尿系统

● 肾小球数量减少,60 岁时较 40 岁时约减少 50%。

● 肾小球滤过率下降,40 岁时约为 122.8 毫升/分钟,60 岁时约为 90 毫升/分钟。

● 肾小管重吸收功能减退,60 岁时对葡萄糖重吸收能力下降约为 47.5%。

● 从 30 岁起肾脏排泄功能每年下降约 1%。

● 内分泌功能减退。肾间质细胞和集合管细胞分泌前列腺素的能力随年龄的增长而逐年下降,使老年人易患血栓性疾病。另随着增龄,肾脏生成维生素 D_3 的能力也随之降低,导致体内钙的代谢发生障碍,这也是老年人多发骨质疏松的因素之一。

消化系统

● 随着年龄增长,出现牙功能衰退和牙齿脱落、嚼肌萎缩等,40% 以上的老年人因唾液腺的基础分泌减少而有口干感觉。

● 食管上括约肌压力下降、松弛延缓,食管收缩幅度减少,食管体部多相收缩减弱,食管下括约肌出现松弛不完全和食管扩张减退等,部分老年人会出现吞咽困难和胸痛,伴有糖尿病和神经病变者更为明显。

● 随着年龄的增加,各种胃黏膜保护机制的改变、胃黏膜受损的敏感性的增加,均减弱了对损伤反应的能力,此正是老年人胃黏膜易于受损、胃溃疡较多见的重要原因。

● 增龄对结肠有较多的影响,包括黏膜细胞的生长、分化、代谢和免疫功能的改变等。老年人的结肠黏膜对致癌物较敏感。此外,由于增龄影响了结肠的运行机制,延长了水分吸收的时间,使大便干燥变硬,增加了腹腔内压力,故老年结肠易发生憩室。

● 有研究指出,老年人肛门括约肌有纤维脂肪变性和增厚,另部分肌肉群和肌肉收缩有与增龄相关的改变,使男女老人均有静息时肛门括约肌压力下降的表现,在女性中更为明显,这是老年人常出现便秘或大便失禁的部分原因。

● 随着年龄的增长,肝的血流和血流灌注有减少的现象。另外,增龄使肝细胞的上皮生长因子蛋白酶活性下降,增加了老年肝对饮食、饮酒、吸烟、营养状况等各种刺激的敏感性。

● 老年人中有轻度餐后胆囊排空不完全,且胆汁成分的改变,因此老年人胆石症患者较多。

● 伴随着年龄的增加,特别是70岁以后,胰腺会渐出现胰腺重量减轻、胰管上皮细胞增生、叶间质组织纤维化、腺细胞退化等现象,胰腺对促胰腺素及其他营养物刺激的反应也渐减弱。

造血系统

● 骨髓内的造血组织随年龄的增长而改变,造血干细胞随年龄的增长而减少。10岁以下时,造血组织占骨髓的78%左右;到70~90岁时,造血组织只占骨髓组织的28%左右。

● 红细胞生成素是骨髓生成红细胞所必需的激素,它主要在肾脏和肝脏产生。随着年龄的增长,红细胞生成素的平均值逐渐减少。

● 老年人的红细胞计数和血红蛋白浓度,与非老年人相比略有下降。白细胞计数和分类无明显变化,但老年人感染时白细胞增高不像青年人那样明显。

● 老年人的血清铁随年龄增长而有所下降,70岁时下降明显。部分65岁以上的老年人,血清维生素 B_{12} 和叶酸低于正常水平。

● 随着年龄的增长,血小板的结构和功能也发生改变,老年人新生血小板数量相对增多,血小板聚集和黏附明显高于青少年。

● 由于纤维蛋白原含量随年龄的增长逐渐增高,故老年人的血液黏度也逐渐增大,且因子Ⅷ、因子Ⅶ、Ⅻ、Ⅻ等凝血因子增高,故老年人心、脑等重要器官易形成血栓。

神经系统

● 脑重量减轻:25岁时脑重量约1 400克,60岁时约减少85克,80岁约减少140克。

● 脑细胞减少:60岁时大脑皮质细胞减少20%~25%;70岁以后,多数人出现脑萎缩。

● 神经纤维传导速度每年下降0.4%,50岁以后下降10%~30%。

● 神经传递介质减少。到60岁时,"多巴胺"等神经递质约下降50%。神经递质的减少可引发某些老年病,如去甲肾上腺素(NA)减少可出现抑郁和睡眠障碍;多巴胺(DA)下降可导致老年性震颤麻痹;NA、DA和5-HT(5-羟色胺)同时减少是老年抑郁症、帕金森病和老年痴呆等病的重要发病因素之一。

内分泌系统

● 垂体内分泌的老化改变:包括生长激素(GH)逐渐降低;促性腺激素(GTH)、促卵泡激素(FSH)、促黄体生成素(LH)随增龄升高,且女性高于男性;促甲状腺素(TSH)开始升高。

● 三碘甲状腺原氨酸(T_3)随增龄男、女均有所下降;甲状腺素(T_4)男性较稳定,女性随增龄而降低;甲状旁腺激素(PTH),随增龄有所升高。

● 性激素的老化改变:女性雌二醇(E_2)在35~40岁时急剧下降,60岁时降到最低点;睾酮(T)40岁前维持恒定,80岁时约下降60%。女性血清睾酮含量较低,老年期也明显下降;脱氢表雄酮(DHEA)老年人仅相当于年轻的18%~20%,下降十分明显;黄体酮(P)在女性绝经后明显下降。

● 胰岛素:从30岁起胰岛出现老化改变,表现为胰岛素分泌下降、分泌延迟,胰岛素受体敏感性降低,导致胰岛素抵抗等。

● 褪黑激素(MT)的分泌随年龄增加逐渐减少。

精神和心理　随着年龄的增长,加之某些客观的原因,老年人多见以下精神卫生问题。

- 孤独感:常叹"人走茶凉",常感"孤独无援"。

- 焦虑:对某些本为平常之事,却表现出异于寻常的担心和焦虑;爱"额外操心",管一些不该管也管不了的事。

- 多疑:一是把过多的注意力不恰当地集中在自己的身体上,产生"恐病症";二是胡乱猜疑家人、邻居、同事、朋友、保姆等。

- 易怒:动则发怒、生气。

- 压抑:郁郁寡欢、少言寡语。

- 消沉:常感"日落西山"、"余年苦短",意志消沉悲观。

免疫 随着增龄,机体免疫功能会出现一系列老化改变。

- T细胞和B细胞减少;自然杀伤细胞(NK)细胞活性下降;T细胞分泌的白介素-2、白介素-3(IL-2、IL-3)减少;淋巴细胞转化率降低;神经白细胞素(NLK)的活性有不同程度的降低。

- 血清IgG、IgA等免疫球蛋白升高,血清天然抗体滴度下降,自身抗体的水平升高,外周血液中免疫复合物也出现不同程度的升高。

代谢

- 脂代谢:血清总胆固醇(TC)随增龄而升高。20～29岁时为3.2±0.14克/升,以后逐渐升高,70岁以上可升至4.7±0.28克/升。与此同时,三酰甘油(TG)及低密度脂蛋白胆固醇(LDL)等也有不同程度的升高,高密度脂蛋白胆固醇(HDL)却随增龄而降低,以上变化的结果可导致动脉粥样硬化的发生。

- 糖代谢:胰岛素功能随增龄而减退,故血糖水平也随之升高。从30岁起,空腹血糖每10岁上升0.055～0.111毫摩尔/升,餐后2小时血糖每10岁上升0.555毫摩尔/升。

- 蛋白质代谢:随着增龄,组织器官和血液中的蛋白质比例失调。血清白蛋白(A)随增龄而下降,球蛋白(G)却随增龄而上升,结果导致白球比例(A/G)的倒置。

- 核酸代谢:DNA(去氧核糖核酸)及RNA(核糖核酸)在复制过程中差错增多,DNA修复功能下降。

眼

- 随着增龄,老年人眼睑皮肤萎缩变薄,弹性降低,腺体分泌功能下降,使眼睑皮肤变黑、干燥、松弛,皱纹加深;由于眼睑与脂肪萎缩,使眼球内陷;由于眼轮匝肌、眶隔及韧带松弛,下睑出现脂肪袋(眼袋);另由于上睑提肌等肌无力,会出现老年性睑下垂及眼睑内翻、外翻等情况。

- 结膜由透明变暗,呈褐色;由于分泌黏液的杯状细胞萎缩,加之泪腺的退行性变,老年人出现眼表面干燥症。

- 由于老年人角膜表面鳞状上皮层中微绒毛显著减少,故角膜上皮干燥、透明度下降、光渗度减退等;老年人角膜边缘部位毛细血管的硬化与闭塞,出现环行混浊带,称为老年环。

- 虹膜色素减退,颜色变淡,纹理不清,且随着年龄增大,虹膜基质及血管周围胶原纤维呈进行性增加,瞳孔开大肌与括约肌呈不平衡萎缩,故老年人的瞳孔呈缩小状态。瞳孔的缩小,将减少1/3左右的光线进入眼球,直接影响老年人的视力。

- 视网膜的老年增龄性改变,包括视网膜血管硬化、感觉上皮萎缩、色素上皮老化、视网膜周边部变薄及囊性变等。

- 晶状体随年龄增加不断增大、变硬,晶状体的可变性能力下降;晶状体蛋白中水溶性比例逐渐减少,且会出现蛋白质变性,晶状体由透明状态渐变成混浊,即出现"白内障"。

● 随着增龄,胶样玻璃体体积减小,胶体中的胶原单位浓度增高。由于液化的玻璃体进入玻璃体皮质与视网膜之间,使玻璃体各界面与视网膜分离化,故老年人易发生玻璃体后脱离。

耳

● 随着增龄,外耳道皮肤渐萎缩变薄,腺体退化,故老年人易患慢性外耳道炎、耵聍等。

● 中耳听骨链关节出现纤维素样渗出、空泡样变,之后出现关节囊透明样变、钙化,致砧镫关节僵硬、融合、固定。

● 内耳耳蜗及听觉中枢的老化,导致老年性耳聋。具体又可分为 4 种类型:Ⅰ型即感音性耳聋;Ⅱ型为神经性老年聋;Ⅲ型为代谢性或血管纹性老年聋;Ⅳ型为耳蜗传导性或机械性老年聋。

● 由于前庭感受器细胞、Scarpa 神经节及传入和传出纤维、前庭中枢部分神经元退行性变化及数量减少,致老年人前庭系统功能衰退,故易发生老年眩晕及平衡障碍等。

口腔

● 随着年龄的增长,牙周组织渐向牙根尖方向退缩,牙根逐渐暴露到口腔内,称为临床牙冠变长。正常牙齿冠根比例为 1∶3 至 1∶2.5 左右,老年人冠根比例可达 3∶1 之多,使牙齿支持组织逐渐减少。

● 随着机体的衰老,加之部分老年人血管硬化,牙周血液供应不良,致牙周组织渐萎缩。

● 由于牙根的暴露且防龋能力差,故根面易发生龋病。

● 牙齿经几十年的咀嚼食物,表面牙釉质磨损,牙本质层外露,由于牙本质的颜色比牙釉质黄,故老年人牙齿颜色会逐渐变黄。

● 牙槽骨萎缩及掉牙。

● 唾液腺腺泡萎缩,唾液分泌减少。

● 味蕾退化,从成年人 200～250 个,减少到 100 个左右,故老年人味觉灵敏度会随年龄的增长而减低。

皮肤

● 随着年龄的增长,皮肤萎缩,出现皱纹,皮肤色泽变深。

● 皮脂腺和汗腺退行性变化,皮脂和汗液分泌减少,导致皮肤干燥,很易发生老年性瘙痒症。

● 老年人的皮肤与指(趾)甲代谢缓慢,有利于真菌生长,因此,易患真菌感染性疾病。

● 功能性黑色素细胞逐渐减少,因此可能出现老年性白斑,大多见于躯干部位。另外,皮肤色素也可出现代偿性增生,因此在皮肤的暴露部位常会出现大小不一的淡褐色色素斑,称之为老年斑。

老年保健

平衡膳食　平衡膳食有助于老年人改善营养、减少疾病、促进健康、延缓衰老。目前推荐的老年人每日的饮食结构如下。

1. **谷类、薯类、杂豆**　共 200～350 克(4～7 两)。谷类包括面粉、大米、小米、荞麦、燕麦、玉米、高粱等;薯类包括白薯、红苕、地瓜等;

杂豆是指红豆、绿豆、芸豆等;细粮、粗粮、薯类比例可为 2∶1∶1(以克计);另每日至少喝水 1 200 毫升。

2. **蔬菜与水果**　蔬菜 400～500 克(8 两至 1 斤),其中包括深色蔬菜(指深绿色、深红色、橘红色、紫红色等颜色的蔬菜)。水果每日 200～400 克(2～8 两);有糖尿病的老年人不宜吃含糖过高的水果,宜吃猕猴桃、柚子、火龙果等,也可将黄瓜、西红柿当水果吃。

3. **肉类** 白肉(指禽类,如鸡、鸭、鹅、鸽、鹌鹑等及水产品类,如鱼、虾等)每日50～100克(1～2两);红肉(指畜肉,如猪、牛、羊肉等)每天50克(1两);蛋类25～50克(0.5～1两)。

4. **奶类** 是老年人优质蛋白质及钙的重要来源,建议每人每日饮300克(6两)鲜牛奶或相当量的奶制品。饮牛奶后有消化道不适的老年人可改用酸奶;大豆类,包括黄豆、黑豆、青豆及其制品,能为老年人提供优质蛋白质、钙、不饱和脂肪酸、磷脂等;坚果类,如花生、瓜子、核桃、杏仁、榛子等,也是蛋白质、不饱和脂肪酸、维生素E的良好来源,因此老年人每日宜吃大豆类及坚果类30～50克(0.5～1两)。需指出的是,豆浆含钙量仅相当于牛奶的十分之一,故不能完全替代牛奶。

5. **食盐量** 老年人一日的食盐量建议不超过5克,如用酱油,应按比例减少食盐量,一般20毫升酱油中含3克食盐。

6. **油** 油的建议摄入量为每日20～25克,食用油的品种宜多样化及经常更换种类,应选择富含不饱和脂肪酸及多不饱和脂肪酸的植物油,少吃或不吃动物性油。常见食用油的脂肪酸含量见表6-1。

表6-1   **常见食用油的脂肪酸含量**

种类	组成(%)		
	饱和脂肪酸	不饱和脂肪酸	多不饱和脂肪酸
茶油	10.1	78.8	11.1
葵花籽油	12.4	19.3	68.3
色拉油	13.7	45.1	41.2
芝麻油	14.2	39.4	46.4
玉米油	15.3	27.7	57.0

(续表)

种类	组成(%)		
	饱和脂肪酸	不饱和脂肪酸	多不饱和脂肪酸
菜籽油	16.4	58.8	24.8
豆油	16.9	24.7	58.4
花生油	20.9	40.8	38.3
棉籽油	28.3	27.0	44.7
猪油	43.2	47.9	8.9
黄油	61.5	34.0	4.5

适当运动 老年人坚持适当的运动可使机体血管富有弹性、心肌收缩力增强、心率降低、氧耗减少、肺活量增加、骨密度增加、免疫力提高,另可控制体重及改善心境。但由于老年人特殊的生理状况,运动宜注意以下几点。①事前应作全身体检,了解健康情况,请有关医务人员作出相应的运动指导,开出运动处方。②运动项目的选择因人而异。对老年人来说,步行是众人皆宜的项目。其他如打太极拳等也是可取的形式。③运动的"一、三、五、七":即一生都要坚持运动、每日步行三公里、一周至少运动五次,一般来说,运动后的心率最高不能超过170减年龄的差值(有病态窦房结综合征等心脏疾病者例外)。超过此差值或有头晕、胸闷、心绞痛等症状说明运动量不适合,宜及早请医生指导。④运动前要有5至10分钟的热身活动,运动后也要有数分钟的舒缓运动。要选择合适的运动鞋,鞋底以富有弹性且不滑为佳。⑤选择空气清新、安静、开阔的环境和平整的场地运动,防止滑倒、摔跤等情况发生。⑥吃饭前后一小时不宜运动。⑦引起老年人骨关节疼痛最常见的是骨性关节炎,其病理

基础是关节软骨的磨损等，因此，老年人要"节约使用关节"，尽量减少上下楼梯、登山。对膝骨关节病的病人而言，散步和游泳是最好的运动。

科学睡眠　睡眠是人体的生理需要，老年人必须每日保证足够的睡眠（6～8小时）才能恢复精神和体力。要做到科学睡眠，须注意：①睡觉环境应保持安静、清洁，温度、湿度适宜；②睡前不宜喝兴奋性饮料，包括咖啡、浓茶，不宜看刺激性小说、电视，临睡前可用温水洗浴或泡脚等；③枕头一般不要超过15厘米，有颈椎病者宜选用特制的颈椎枕头，床垫不宜过软；④较科学的睡眠姿势是仰睡或朝右侧睡，因朝右侧睡符合胃、十二指肠的解剖结构特点，使晚餐食物顺势而下，也减少对心脏的影响；⑤老年人最佳入睡时间是晚上10点左右，最好能每日坚持午睡半小时到一小时。

戒烟限酒　吸烟的危害大家都知道。吸烟者患肺癌的危险性比不吸烟者高8～12倍；发生卒中（中风）的危险是不吸烟者的2～3.5倍，若吸烟与高血压同在，卒中（中风）的危险就会升高近20倍；心肌梗死发病率吸烟者也较不吸烟者高出2～6倍；吸烟又是老年慢性支气管炎的主要致病因素，还会加剧骨质疏松。

酗酒肯定有害健康，对老年人更是如此。葡萄酒中虽含槲皮素、多酚类等抗氧化物质，但因内有乙醇（酒精），多饮也必对胃、肝脏、胰腺造成损害。对老年人合理的饮酒建议是：①对无饮酒习惯者，不要以预防冠心病为由而饮酒；②高血压病人应戒酒；③严重胃部疾病、胰腺炎、肝病、患某些血液病，以及对乙醇（酒精）过敏的人，不能饮任何酒；④对已有轻度饮酒习惯者建议饮用葡萄酒，但应限量：男性每日不能超过3两（150毫升），女性不能超过2两（100毫升）。

调适心态　心理健康有助于健康长寿，老年人心理健康的标志是：①情绪稳定，积极情绪多于消极情绪，有较好的自控能力，有自信心及自知之明；②在自己所处的环境中，有充分的安全感；③能保持良好的人际关系；④生活目标切合实际。

老年人可通过以下方法调适心态：①正确对待自己，正确对待他人，努力做到三个"乐"，即：知足常乐、助人为乐、自得其乐；②广泛接触社会，多参加一些集体活动，以共享友谊与温暖；③读书以养胆气，娱乐以养心气，制怒以养肝气，豁达以养正气，忍让以养和气，无私以养浩气，退一步海阔天空。

按时体检　老年人按时进行健康体检有助于及时了解身体多系统的动态变化情况，以做到"无病早防，有病早治"。体检时特别提醒要注意以下问题。

● 要向体检医生简明扼要地叙述近期身体的主要不适和变化。

● 用金标准检测血糖及糖代谢。诊断糖尿病有两个标准：一是空腹血糖≥7.0毫摩尔/升；二是不管空腹血糖多么正常，标准餐后2小时血糖≥11.1毫摩尔/升即可诊断。因此体检时不仅要测空腹血糖，还必须测餐后2小时血糖。测餐后2小时血糖应服用目前市场上供应的82.5克葡萄糖粉加水300毫升，已确诊患糖尿病者可吃馒头餐，即100克标准面粉制成的馒头（服用普通早餐，热量多少不一，难以确诊）。除检查上述指标外，还需同时测定"糖化血红蛋白"，它代表了最近8～12周内血糖的水平，测空腹及餐后2小时"胰岛素"及"C肽"，根据检查结果，了解体内有否胰岛素抵抗的情况，以利及早干预。

● 重视胃镜和肠镜的检查。胃镜和肠镜作为了解消化道健康状况和诊断消化道疾病的主要手段，广泛应用于体检及临床。胃镜能清晰地直视从咽喉到食管、胃、十二指肠黏膜的全貌,有异常处还可当场取活检,经病理检查可明确性质,及时处理;发现息肉,在内镜力所能及的范围内可当场摘除。有的老人感觉自己肠道功能正常,每日排便十分规律,因而无须作肠镜检查。实际上有些情况如大肠息肉可没有任何症状,但少部分息肉会肉无声息地变化,而肠镜检查并摘除息肉可除去"隐患"。内镜的这些独到的功能是 B 超、CT、磁共振,包括 PET - CT 都力不能及的。由于无痛肠胃镜的普及,现在操作时,被检者无任何痛苦,而且胃镜、肠镜可一次完成。服用"拜阿司匹林"、"波利维"等抗血小板聚集药物者,在做胃肠镜前必须停药 10 日,以防作活检或摘除息肉后出血。

● 老年人主动脉瘤的发病率较高,若有条件,体检时可请超声诊断科的医生注意一下主动脉有无异常情况。

● 患高脂血症及糖尿病的老人,颈动脉及下肢动脉作超声检查时常能发现血管内膜增厚或有斑块,此斑块危害不小,故体检时不能遗漏这方面的检查。

及时就医 老年人发现体检结果异常,要及时就医,在医生的指导下查明原因并坚持跟踪随访。出现有明显的不适症状或身体的异常变化时也要及时就诊,如短期内体重明显减轻、大便带血、胸闷、心前区紧迫感、胸背部疼痛、声音嘶哑等,不能想当然,认为大便带鲜血就是痔疮、声音嘶哑就是感冒等,以免延误诊断及治疗。

合理用药 随着年龄的增长,人体多脏器的功能逐渐减退,药物在老年人体内的吸收、转运、分布、代谢和排泄都出现了与青壮年不同的明显变化。老年人合理用药要掌握以下原则。

● 严格掌握用药指征:必须在明确诊断的基础上,有针对性地使用必要的药物。

该用的则用,可用可不用的就不用。

● 选择适合老年人的药物:选择药物时应尽量避免毒性较大,对老年人心、肝、肾等重要脏器影响较大的药物。要认真权衡利弊得失,使病人受益最大化,损害最小化。

● 选择合适的剂型:根据每位老年病人的不同情况,选择最易依从、效果最好的药物剂型。

● 低剂量开始的原则:由于老年人对药物耐受能力差、个体敏感性差异大,因此药物宜从小剂量开始,逐渐调整到必需的剂量。

● 尽量减少用药品种:老年人进行药物治疗时,同时使用的药物一般以不超过 5 种为宜,以避免发生药物相互作用,加重肝肾的负担。

● 选择最科学的服药时间:要根据疾病、身体状况、药代动力学和药物的特点,选择最合适的服药时间。如阿司匹林宜饭后服用、多数调脂药宜临睡前服用等。

● 密切监测药物不良反应:对某些毒性较大的药物使用时必须按规定进行监测,如及时测定万古霉素的峰浓度、谷浓度,测定地高辛的浓度等,根据监测结果及时调整用量或停药。

● 及时梳理:不少老年人一旦服用某种药物后就长期不变,另有些老年人短期内同时到几个不同的科室就诊,所开的药物有时有交叉重叠的现象。因此,必须请有经验的医生统筹兼顾、予以指导。慢性病所用药物,服用一段时间后也应及时就诊,请有关科室的医生根据病情予以调整。

● 服用滋补药和保健品必须经医生指导,切勿盲目应用。

● 老年人要经常检查家庭小药箱,注意药品的有效期,避免服用过期的药品。

第 7 章

促进健康

要拥有健康,必须有良好的个人生活方式和卫生习惯,包括不吸烟、不豪饮酒、不滥用成瘾药品、从小养成良好的饮食习惯和摄取合理平衡的营养、有良好的心理状态而能正确面对生活和工作中种种精神紧张因素、通过体育锻炼得到强壮的体质以及过正常的性生活等。

不吸烟

2010 年 8 月 17 日中国疾病预防控制中心发布的《全球成人烟草调查——中国部分》中显示,我国 15 岁及以上人群的吸烟率为 28.1%,吸烟者总数达 3 亿人;我国有 72.4% 的非吸烟者暴露于二手烟当中,其中有 38% 的人每日都要受到二手烟侵扰。

1. **香烟的有害成分**　香烟烟气中的烟焦油含有大量的有害成分,这些物质大致分为六大类。①尼古丁类:可刺激交感神经,引起血管内膜损害。尼古丁是生理作用活泼的高毒化学物质,是吸烟成瘾的主要因素。微量尼古丁进入人体,也可引起心率加快,因此即使少量吸烟,也有毒害。②醛类、氮化物、烯烃类:这些物质对呼吸道有刺激作用。③胺类、氰化物和重金属:这些均属毒性物质。④酚类化合物和甲醛等:这些物质具有加速癌变的作用。⑤一氧化碳:其能减低红细胞将氧输送到全身去的能力。据测定,香烟烟气中一氧化碳浓度在前后半段烟气中每立方米各达 3 400 毫克和 20 315 毫克,大量吸入可使吸烟者血液中碳氧血红蛋白高达 15%

以上,造成组织中氧供应不足,出现缺氧血症。一些长期大量吸烟者口唇呈暗红色就是这个道理。人体内中枢神经系统对缺氧最敏感,常首先受害,造成完成精细动作和智力工作能力降低,继而出现头痛、眩晕、倦怠等全身症状。此外,一氧化碳也与心脏病发生的危险程度有关,其危险性与吸烟支数、吸入深度和开始吸烟年龄等因素有关,开始吸烟年龄越早、吸烟支数越多、吸入深度越深,发生冠心病的危险性越大。⑥苯并芘、砷、镉、甲基肼、氨基酚、其他放射性物质:这些物质均有致癌作用。

2. **吸烟的危害**　吸烟时,香烟中较大分子的烟焦油黏附在支气管上,能引起支气管黏膜上皮细胞增生和变异,并诱发癌变,有的人喜欢将烟气深深地吸入肺部,烟焦油就会到达肺的内部,诱发肺癌。二手烟吸入者吸的是吸烟者吐出的较小分子的烟焦油,因分子小也易到达肺部。焦油中致癌作用最强的是 β 茶胺(每支烟的雾中含 0.02 微克)和苯并(a)芘(0.12～0.14 微克)。

吸烟,不论是单独存在或与其他特殊环境因素同时存在,均可使人类由于某些疾病的死亡危险性增高。吸烟所致死亡的相对危险性是不吸烟者的 1.7 倍,也使人的期望寿命缩短 5～15 年。据世界卫生组织报道,全世界每年至少有 100 万人因吸烟而过早死亡,有 60 万人新发肺癌。90% 的肺癌和 1/3 的其他癌症是由于吸烟引起的。吸烟者死于肺癌的危险性比不吸烟者大 5～15 倍,死于口腔癌的大 4.1～5.4

倍。此外,吸烟与咽、喉、食管、胰腺、膀胱等多种脏器的癌症有关。

女性吸烟除承受着与男性同样的危险性外,还面临着与生殖功能有关的危险。怀孕女性吸烟引起早产和围生儿死亡;造成低体重儿,影响胎儿体格发育,甚至长期影响神经系统和智力功能。

青少年正在发育时期,特别是免疫系统发育尚未完善,更易受到吸烟的危害。此外,长期和吸烟者工作或生活在一起,也会吸入一定量烟,即所谓的被动吸烟。据统计表明,在本人不吸烟的女性中,丈夫是吸烟者的肺癌发生率,比丈夫不吸烟的女性高2倍以上。父母吸烟,孩子也深受其害,婴儿出生1年内气管炎和肺炎患病率比不吸烟家庭中高2倍。所以,吸烟害己也害人。

3. **不吸烟**　为了减少吸烟的危害,世界卫生组织自1988年起将每年5月31日定为"世界无烟日",要求全世界的人在该日不吸烟,不作香烟广告,商店不出售香烟,说明戒烟和劝阻吸烟已具有世界意义。该组织在其颁布的防癌要点中也提出不吸烟。

一旦养成吸烟习惯,戒烟非常困难。实际上有95%的人戒烟成功是靠他们的自觉。一般有4个因素影响戒烟的成功与否:对健康的认识(包括症状);自我保健意识的树立;为别人(如对孩子)树立榜样的愿望;呼出气有气味或食欲降低等。只要下定决心,必要时借助于医药的帮助,戒烟是可以获得成功的。

限制饮酒

酒的种类很多,我国居民常饮的酒有白酒、黄酒、果酒、啤酒等,人们按照乙醇(酒精)含量将酒分为高度酒(酒精含量为40度以上)、中度酒(酒精含量为20~40度之间)和低度酒(酒精含量在20度以下)。适量饮用低度酒虽无伤大雅,但养成饮酒习惯,容易成瘾,甚至造成酒精中毒性精神障碍。

1. **乙醇的作用**　乙醇有一定的兴奋中枢神经系统的作用,并能引起血管扩张,血流加快,所以适量饮酒可以增强血液循环,提神御寒。但是过量饮酒则出现兴奋、面红、话多,进一步发展为语无伦次、步态不稳、昏睡,有的发生呕吐。严重者发生行为障碍,包括焦虑、抑郁、疲乏、失眠。更甚者,爱寻衅、偏狂、精神不安、人际关系极度紧张、工作紊乱。酒后驾车是交通事故的主要原因之一。

乙醇是一种神经刺激剂,可诱发胃炎、肠炎、溃疡病、胃肠出血、消化不良等。由于乙醇在肝脏中代谢,长期酗酒可干扰脂类、糖类和蛋白质等营养素的代谢,造成肝脏脂肪性病变(脂肪肝),最后发生肝硬化。过量饮酒还会增加高血压和脑卒中的危险性。酒基本不具有营养价值,且酗酒者往往在食物摄取上不合理,因此常造成营养不良。

2. **适量饮酒**　适量饮酒是指成年男性一日饮用酒中的酒精量不超过25克,相当于葡萄酒250毫升,或啤酒750毫升,或38度的白酒75克;成年女性一日饮用酒中的酒精量不超过15克,相当于葡萄酒150毫升,或啤酒450毫升,或者38度的白酒50克。妊娠女性饮酒可能会对胎儿发育带来不良后果;处于生长发育期的儿童各脏器的功能发育尚不完善,对酒精的解毒能力不强,此时饮酒对机体也会造成损害,因此儿童少年、孕妇和哺乳期女性都不应该饮酒;心、肾功能欠佳的人以及准备驾车者也都不宜饮酒。

为了促进健康,人们必须建立良好的

生活方式和生活习惯,从饮酒这一嗜好来说,更应提倡文明饮酒:饮酒要适量;不饮或少饮高度的酒;更不要劝酒过分、灌醉为快。此外,曾有不法分子采用含甲醇量高的工业酒精兑成白酒出售,造成甲醇中毒,轻者失明,重者丧命。因此,饮酒时应购买正规生产厂出品的酒。

不滥用药物

1. **镇静剂** 在日常生活中,人们常服用镇静剂。服用镇静剂后活动减少,兴奋缓和,并趋于安静,较大剂量时引起嗜睡状态,并达到催眠,故又称为镇静催眠药。这类药物长期使用可产生耐药性,即在常规服用某药时,必须加大剂量才能获得与原来剂量相同的效果;也可在长期服用该药后心理或生理上产生明显的依赖性,渴望继续服用,这称为成瘾。另外,有些人由于疾病或者疼痛必须依赖某些镇痛药物解除痛苦,镇痛药物在长期服用后也可能成瘾。故镇痛药一般只限于急性疼痛时短期使用。卫生行政管理上将这种成瘾药物称为"麻醉药品",必须严格控制生产和管理。

人们在服用镇静催眠药时,须小心谨慎,如一种药物服用较久效果较差时,应换用其他药物,且必须与医生商量,在医生指导下服用。镇痛药必须在医生严格控制下应用,绝不可滥用。

2. **抗生素** 抗生素的滥用现象目前比较普遍。对于一般伤风感冒,有人也用抗生素治疗,这不仅是一种浪费,而且可引起不良反应。因为普通感冒的病原体为病毒,而大多数病毒对抗感染药不敏感。广泛使用抗生素会促使细菌产生耐药性,增加并发症,延长病程。长期应用抗生素,会抑制肠内有助消化的非病原性菌(如双歧杆菌)的繁殖,导致菌群失调,从而导致消化不良、腹泻等症状。服用抗生素时要了解其适应证,规范用药剂量、给药途径和间隔时间,对于病毒性或无菌性发炎病人要坚持不用抗生素。

3. **毒品** 国外药物滥用主要指吸毒成瘾。吸毒成瘾不但是一个生物学概念,而且具有社会性概念。吸毒是非法行为,在我国近年来已成为社会问题。

平衡营养摄入

在我国,人们对营养知识的认识还不够,且各地的经济发展水平不一,使得在人群中既有营养素供给不足的各种营养缺乏病,如缺铁性贫血,佝偻病,维生素 A、维生素 B_1、维生素 B_2 和碘等缺乏病;同时又存在与营养摄入量过多或失调有关的某些"文明病",如肥胖症,心、脑血管疾病,糖尿病等。食物营养素缺乏和过多都是营养不平衡,也称为营养不良。

1. **营养素的作用** 人每日要摄取食物,是为了获得营养素达到营养机体的目的。人体需要的营养素近 50 种,归纳起来可分为六大类,即蛋白质、脂类、碳水化合物(包括膳食纤维)、矿物质(也称无机盐,包括常量与微量元素)、维生素和水等。营养素在人体内的作用有以下 3 个方面。

● **供给能量**,维持体温,满足生理活动和从事劳动生活的需要,如蛋白质、脂肪和碳水化合物在人体内被消化吸收后,其代谢过程都能释放能量。

● **构成身体细胞、组织**,供给人体生长发育和组织自我更新所需要的材料,如钙、磷是骨骼和牙齿的主要原料,蛋白质、脂肪和碳水化合物同样也是细胞、组织的组成成分。

• 维持和调节人体器官功能和代谢反应,使身体各部分工作能正常进行。如许多维生素既是辅酶的组成成分,又是维持人体正常代谢作用的重要物质;如钙和镁是维持和调节神经、肌肉、心脏活动的必需物质。

2. **食物的分类** 没有一种天然食物能包含人体所需要的各种营养素,也没有任何单一的营养素具有全面的营养功能。如牛奶中缺乏铁,蛋中缺乏维生素C,但它们蛋白质的质和量都很好;又如粮谷类食品,其蛋白质中氨基酸组成不平衡。因此,应吃多种食物,使人体获得所需的各种营养素。

食物可分为五大类:第一类是谷类和薯类,主要供碳水化合物、蛋白质、B族维生素,也是我国膳食主要能量来源;第二类为动物性食品,包括肉、禽、蛋、鱼和乳类等,主要提供蛋白质、脂肪、矿物质、维生素A和B族维生素;第三类为大豆及其制品,主要提供蛋白质、脂肪、膳食纤维、矿物质和B族维生素;第四类为蔬菜、水果,主要提供矿物质、维生素C和胡萝卜素和膳食纤维;第五类为纯能量食物,包括动、植物油脂,各种食用糖和酒类,主要提供能量。植物油还可提供维生素E和必需脂肪酸。原则上只要每日膳食中能包括以上各类食物,并轮流选用同一类中各种食物,即可使饮食多样化,并使各种食物在营养成分上起互补的作用。

3. **合理摄入营养素** 营养素的摄取应根据人的年龄、性别、劳动性质和强度,以及身体状况等因素综合考虑。中国营养学会的营养学家们根据我国实际情况提出了《推荐的每日膳食中营养素供给量》参见表7-1~表7-5。

表7-1 **能量和蛋白质的推荐摄入量(RNI)及脂肪的供能比**

| 年龄(岁) | 能量# | | | | 蛋白质 | | 脂肪供能百分比(%) |
| | RNI(兆焦) | | RNI(千卡) | | RNI(克) | | |
	男	女	男	女	男	女	
0~	0.4/千克体重		95/千克体重*		1.5~3 g/(千克体重·天)		45~50
0.5~	0.4/千克体重		95/千克体重		1.5~3 g/(千克体重·天)		35~40
1~	4.60	4.40	1 100	1 050	35	35	35~40
2~	5.02	4.81	1 200	1 150	40	40	30~35
3~	5.64	5.43	1 350	1 300	45	45	30~35
4~	6.06	5.83	1 450	1 400	50	50	30~35
5~	6.70	6.27	1 600	1 500	55	55	30~35
6~	7.10	6.67	1 700	1 600	55	55	30~35
7~	7.53	7.10	1 800	1 700	60	60	25~30
8~	7.94	7.53	1 900	1 800	65	65	25~30
9~	8.36	7.94	2 000	1 900	65	65	25~30

（续表）

年龄(岁)	能量#				蛋白质		脂肪供能百分比(%)
	RNI(兆焦)		RNI(千卡)		RNI(克)		
	男	女	男	女	男	女	
10～	8.80	8.36	2 100	2 000	70	65	25～30
11～	10.04	9.20	2 400	2 200	75	75	25～30
14～	12.00	9.62	2 900	2 400	80	80	25～30
18～							
体力活动水平							
轻	10.03	8.80	2 400	2 100	75	65	20～30
中	11.29	9.62	2 700	2 300	80	70	20～30
重	13.38	11.30	3 200	2 700	90	80	20～30
孕妇		+0.84		+200	+5,+15,+20		20～30
乳母		+2.09		+500		+20	20～30
50～							
体力活动水平							
轻	9.62	8.00	2 300	1 900	75	65	20～30
中	10.87	8.36	2 600	2 000	80	70	20～30
重	13.00	9.20	3 100	2 200	90	80	20～30
60～							
体力活动水平							
轻	7.94	7.53	1 900	1 800	75	65	20～30
中	9.20	8.36	2 200	2 000	75	65	20～30
70～							
体力活动水平							
轻	7.94	7.10	1 900	1 700	75	65	20～30
中	8.80	8.00	2 100	1 900	75	65	20～30
80～	7.74	7.10	1 900	1 700	75	65	20～30

注:# 各年龄组的能量的 RNI 与其平均需要量(EAR)相同;

    * 为适宜摄入量(AI),非母乳喂养应增加 20%;

    凡表中数字缺如之处表示未制定该参考指标。

表7-2　常量和微量元素的推荐摄入量（RNI）或适宜摄入量（AI）

年龄(岁)	钙 AI (mg)	磷 AI (mg)	钾 AI (mg)	钠 AI (mg)	镁 AI (mg)	铁 AI (mg)	碘 RNI (μg)	锌 RNI (μg)	硒 RNI (μg)	铜 AI (mg)	氟 AI (mg)	铬 AI (mg)	锰 AI (mg)	钼 AI (mg)
0~	300	150	500	200	30	0.3	50	1.5	15(AI)	0.4	0.1	10		
0.5~	400	300	700	500	70	10	50	8.0	20(AI)	0.6	0.4	15		
1~	600	450	1 000	650	100	12	50	9.0	20	0.8	0.6	20		15
4~	800	500	1 500	900	150	12	90	12.0	25	1.0	0.8	30		20
7~	800	700	1 500	1 000	250	12	90	13.5	35	1.2	1.0	30		30
11~	1 000	1 000	1 500	1 200	350	男:16;女:18	120	男:18.0;女:15.0	45	1.8	1.2	40		50
14~	1 000	1 000	2 000	1 800	350	男:20;女:25	150	男:19.0;女:15.5	50	2.0	1.4	40		50
18~	800	700	2 000	2 200	350	男:15;女:20	150	男:15.0;女:11.5	50	2.0	1.5	50	3.5	60
50~	1 000	700	2 000	2 200	350	15	150	11.5	50	2.0	1.5	50	3.5	60
孕期														
早	800	700	2 500	2 200	400	15	200	11.5	50					
中	1 000	700	2 500	2 200	400	25	200	16.5	50					
晚	1 200	700	2 500	2 200	400	35	200	16.5	50					
乳母	1 200	700	2 500	2 200	400	25	200	21.5	65					

注：凡表中数字缺如之处表示未制订该参考值。mg=毫克；μg=微克。

表7-3 脂溶性和水溶性维生素的推荐摄入量（RNI）或适宜摄入量（AI）

年龄（岁）	维生素A RNI（μg RE）	维生素D RNI（μg）	维生素E AI（mg α-TE）	维生素B_1 RNI（mg）	维生素B_2 RNI（mg）	维生素B_6 AI（mg）	维生素B_{12} AI（μg）	维生素C RNI（mg）	泛酸 AI（mg）	叶酸 RNI（μg DFE）	烟酸 RNI（mg NE）	胆碱 AI（mg）	生物素 AI（μg）
0～	400(AI)	10	3	0.2(AI)	0.4(AI)	0.1	0.4	40	1.7	65(AI)	2(AI)	100	5
0.5～	400(AI)	10	3	0.3(AI)	0.5(AI)	0.3	0.5	50	1.8	80(AI)	3(AI)	150	6
1～	500	10	4	0.6	0.6	0.5	0.9	60	2.0	150	6	200	8
4～	600	10	5	0.7	0.7	0.6	1.2	70	3.0	200	7	250	12
7～	700	10	7	0.9	1.0	0.7	1.2	80	4.0	200	9	300	16
11～	700	5	10	1.2	1.2	0.9	1.8	90	5.0	300	12	350	20
14～	男:800;女:700	5	14	男:1.5;女:1.2	男:1.5;女:1.2	1.1	2.4	100	5.0	400	男:15;女:12	450	25
18～	男:800;女:700	5	14	男:1.4;女:1.3	男:1.4;女:1.2	1.2	2.4	100	5.0	400	男:14;女:13	500	30
50～	男:800;女:700	10	14	男:1.4;女:1.3	男:1.4;女:1.2	1.5	2.4	100	5.0	400	男:14;女:13	500	30
孕期　早	800	5	14	1.5	1.7	1.9	2.6	100	6.0	600	15	500	30
中	900	10	14	1.5	1.7	1.9	2.6	130	6.0	600	15	500	30
晚	900	10	14	1.5	1.7	1.9	2.6	130	6.0	600	15	500	30
乳母	1 200	10	14	1.8	1.7	1.9	2.8	130	7.0	500	18	500	35

注：RE 为视黄醇当量，DFE 为膳食叶酸当量，α-TE 为 α-生育酚当量。凡表中数字缺如之处表示未制订该参考值。mg＝毫克；μg＝微克。

表 7-4　蛋白质及某些微量营养素的平均需要摄入量（EAR）

年龄（岁）	蛋白质（g/kg）	锌（mg）	硒（μg）	维生素 A（μg RE*）	维生素 D（μg）	维生素 B_1（mg）	维生素 B_2（mg）	维生素 C（mg）	叶酸（μg DFE）
0～	2.25～1.25	1.5		375	8.8**				
0.5～	1.25～1.15	6.7		400	13.8**				
1～		7.4	17	300		0.4	0.5	13	320
4～		8.7	20			0.5	0.6	22	320
7～		9.7	26	700		0.5	0.8	39	320
11～		男：13.1；女：10.8	36	700		0.7	1.0		320
14～		男：13.9；女：11.2	40			男：1.0；女：0.9	男：1.3；女：1.0	63	320
18～	0.92	男：13.2；女：8.3	41			男：1.4；女：1.3	男：1.2；女：1.0	75	320
50～	0.92							75	320
孕期　早		8.3	50			1.3	1.45	66	520
中		+5	50						
晚		+5	50						
乳母	+0.18	+10	65			1.3	1.4	96	450

注：* RE 为视黄醇当量；** 0～2.9 岁南方地区为 8.88 μg，北方地区为 13.8 μg。凡表中数字缺如之处表示未制订该参考值。mg＝毫克；μg＝微克。

表7-5 某些微量营养素的可耐受最高摄入量(UL)

年龄(岁)	钙(mg)	磷(mg)	镁(mg)	铁(mg)	碘(μg)	锌(mg) 男/女	硒(μg)	铜(mg)	氟(mg)	铬(μg)	锰(mg)	钼(μg)	维生素A(μg RE)	维生素D(μg)	维生素B₁(mg)	维生素C(mg)	叶酸(μg DFE#)	烟酸(mg NE*)	胆碱(mg)
0~				10			55		0.4							400			600
0.5~				30		13	80		0.8							500			800
1~	2 000	3 000	200	30		23	120	1.5	1.2	200		80				600	300	10	1 000
4~	2 000	3 000	300	30		23	180	2	1.6	300		110	2 000	20	50	700	400	15	1 500
7~	2 000	3 000	500	30	800	28	240	3.5	2	300		160	2 000	20	50	800	400	20	2 000
11~	2 000	3 500	700	50	800	37 / 34	300	5.0	2.4	400		280	2 000	20	50	900	600	30	2500
14~	2 000	3 500	700	50	800	42 / 35	360	7.0	2.8	400		280	2 000	20	50	1 000	800	30	3 000
18~	2 000	3 500	700	50	1 000	45 / 37	400	8.0	3.0	500	10	350	3 000	20	50	1 000	1 000	35	3 500
50~	2 000	3 500▲	700	50	1 000	37 / 37	400	8.0	3.0	500	10	350	3 000	20	50	1 000	1 000	35	3 500
孕妇	2 000	3 000	700	60	1 000	35	400						2 400	20		1 000	1 000		3 500
乳母	2 000	3 500	700	50	1 000	35	400							20	50	1 000	1 000		3 500

注：* NE 为烟酸当量，# DFE 为膳食叶酸当量，▲ 60 岁以上磷的 UL 为 3 000 mg。凡表中数字缺如之处表示未制定该参考值。mg＝毫克；μg＝微克。

主要通过日常饮食来满足人体的营养需求是基本前提。食物不仅能够提供大量的营养素，食物中的植物化合物如抗氧化物质以及其他物质对健康也有益。在一些情况下，强化食品能够帮助补充一种或多种日常饮食摄入不足的营养物质。膳食补充剂也能有助于弥补日常饮食无法满足的某些特殊营养物质的不足，但是膳食补充剂不能替代健康的膳食。如果已经按照推荐的膳食方案进行饮食，同时服用膳食补充剂，并不一定会获得更多的健康益处。事实上，补充过量的膳食补充剂和强化食品可能导致营养素摄入水平超过可耐受的高限摄入水平。

合理膳食搭配

膳食搭配原则　平衡膳食是一个综合概念，它既要求通过膳食调配提供人体需要的能量和各种营养素；又要考虑合理的膳食制度和烹调方法，以利于各种营养素的消化、吸收和利用；同时还应避免膳食构成的比例失调、某些营养素过量，以及烹调过程中营养素损失和有害物质形成而引起的机体负担与代谢紊乱。依据2007年《中国居民膳食指南》，建议如下。

1. 食物多样，谷类为主，粗细搭配　我们已提到的五大类食物在膳食中都应广泛食用，但谷类食物仍应为主要食物。谷类食物是中国传统膳食主体，但随着经济的发展，人们倾向于食用更多的动物性食物。据调查，在一些比较富裕的家庭中，动物性食物消费量已超过了谷类的消费量。这种"西方化"或"富裕型"的膳食提供的能量和脂肪过高，而膳食纤维过低，对一些慢性病，如心脑血管病的预防不利。另外，还要注意粗细搭配，经常吃一些粗粮、杂粮等，不宜食用碾磨太精的稻米、小麦，过精

粮食谷粒表层所含的维生素、矿物质等营养素和膳食纤维会大部分流失。

2. 多吃蔬菜水果和薯类　蔬菜与水果含丰富维生素、矿物质和膳食纤维。蔬菜的种类繁多，包括植物的叶、茎、花苔、茄果、鲜豆、食用蕈藻等，其中红、黄、绿等深色蔬菜中维生素含量超过浅色蔬菜和一般水果，它们是胡萝卜素、维生素 B_2、维生素 C 和叶酸、矿物质（钙、磷、钾、铁）、膳食纤维和天然抗氧化物的主要或重要来源。有些水果所含维生素和一些微量元素的量不如新鲜蔬菜，但水果含有的葡萄糖、果糖、柠檬酸、苹果酸、果酸等物质又比蔬菜丰富。红黄色水果，如鲜枣、柑橘、柿子和杏等是维生素 C 和胡萝卜素的极好来源，其他如野果中的猕猴桃、刺梨、沙棘、黑加仑等也是维生素 C 和胡萝卜素的丰富来源。薯类含有丰富的淀粉、膳食纤维，以及多种维生素和矿物质，应鼓励多吃些。含丰富蔬菜、水果和薯的膳食，对保护心血管健康、增强抗病能力都起着十分重要的作用。

3. 每日吃奶类、大豆或其制品　奶类除含丰富的优质蛋白质和维生素外，含钙量较高，且利用率也高，是天然钙质的极好来源。我国居民膳食提供的钙普遍偏低，平均只达到推荐量的一半左右。我国婴幼儿佝偻病的患者也较多，这和膳食钙不足可能有一定的联系。大量研究工作表明，给儿童、青少年补钙可提高其骨密度，从而延缓其发生骨质疏松的年龄，给老年人补钙也可能减缓其骨质丢失的速度。因此，应补充奶类。豆类是我国传统的食品，含丰富的优质蛋白质、不饱和脂肪酸、钙、维生素 B_1、维生素 B_2 和烟酸等。

4. 常吃适量的鱼、禽、蛋和瘦肉　鱼、禽、蛋、瘦肉等动物性食物是优质蛋白质、脂溶性维生素和矿物质的良好来源。动物性蛋白质的氨基酸组成适合人体的需要。

肉类中铁的利用度较高,鱼类特别是海产鱼所含不饱和脂肪酸有降低血脂和防止血栓形成的作用。动物肝脏含维生素A、维生素B_{12}、叶酸等,但有些脏器如脑、肾等所含胆固醇相当高,对心血管系统不利,应适当少吃。肥肉和荤油为高能量和高脂肪食物,摄入过多往往会引起肥胖,并是某些慢性病的危险因素,应当少吃。

5. 减少烹调油用量,吃清淡少盐膳食　吃清淡膳食有利于健康,即不要太油腻,不要太咸,不要吃过多的动物性食物和油炸、烟熏的食物。目前,城市居民油脂的摄入量越来越高,不利于健康。我国居民平均食盐量高于世界卫生组织建议值的2倍以上。食盐中钠的摄入量与高血压的发病有一定关系,因而食盐不宜吃得过多。世界卫生组织建议每人每日食盐量不超过6克,相当于1小汤匙为宜。膳食中钠的来源除食盐外,还包括酱油、咸菜、味精,以及含钠的加工食品等。

6. 食不过量,天天运动,保持健康体重　进食量与体力活动是控制体重的两个主要因素,人体需要保持进食量与能量消耗之间的平衡。脑力劳动者和活动量较少的人应加强锻炼,开展适宜的运动,如快走、游泳等。消瘦的儿童应增加食量和油脂的摄入,以维持正常的生长发育和保持适宜的体重。体重过高或过低都是不健康的表现,可造成抵抗力下降,易患某些疾病,如老年人的慢性病或儿童的传染病等。

7. 三餐分配合理,零食适量　在一天不同的时间内,人体所需的能量和各种营养量不完全相同,故针对个人的生活和工作情况,安排每日的膳食很重要。合理的膳食制度首先应考虑胃肠道的消化能力,使食物中营养素能被充分消化、吸收和利用。其次是两次进餐的时间间隔要适中,太长可引起血糖降低、强烈的饥饿感,影响工作效率;太短则导致缺乏食欲。各种食物在胃中停留时间并不一致,一般混合食物为4～5小时,所以两餐间隔至少应为4～5小时,故每日4餐较为恰当。但为了适应大多数人在一般情况下的工作和生活制度,仍以每日3餐较为适宜,故两餐间隔时间保持在5～6小时,基本符合要求。各餐食物分配比例,通常早餐应占全日总能量的25%～30%,午餐占40%,晚餐占30%～35%。

8. 每日足量饮水,合理选择饮料　当体内水分达到平衡时,才能保证进餐时有充足的消化液分泌,帮助消化,同时充足饮水也有助于将有害物质排出体外。每日饮水量1 200毫升,饮用白开水或淡茶水,少用纯净水,不要喝生水和蒸锅水。采用少量多次的饮水方式,每次约200毫升,晨起一杯白开水,睡前1～2小时喝水,在夏季和运动前后要多喝水。碳酸饮料基本不含营养素,主要提供人体水分和愉悦感,果汁类和蔬菜类可提供少量的矿物质、维生素、纤维素。不宜摄入过多的含糖饮料和碳酸饮料。

9. 如饮酒应限量　高浓度乙醇(酒精)饮料含热量高,每克乙醇在体内代谢产生约7千卡的能量,但无其他营养素。无节制地饮酒,会使食欲下降,食物摄入量减少,以致发生多种营养素缺乏,严重的还会产生酒精性肝硬化。过量饮酒会增加患高血压、卒中等危险。建议成年男性一日饮用的酒精量不超过25克,相当于啤酒750毫升或葡萄酒250毫升,或38度白酒75克;成年女性一天饮用酒的酒精量不超过15克,相当于啤酒450毫升,或葡萄酒150毫升,或38度白酒50克。

10. 吃新鲜卫生的食物　在选购食物时应当选择外观好,没有污泥、杂质,没有变色、变味并符合卫生标准的食物,严把病从口入关。进餐要注意卫生条件,包括进餐的环境、餐具和供餐者的健康卫生状况。

食物搭配比例　膳食宝塔的具体饮食建议如下:每日谷类薯类及杂豆 250～400 克,蔬菜类 300～500 克,水果类 200～400 克,蛋类 25～50 克,鱼虾类 50～100 克,畜禽肉类 50～75 克,大豆类及坚果 30～50 克,奶类及奶制品 300 克,油 25～30 克,盐 6 克。每日活动 6 000 步,饮水 6 杯(1 200 毫升)。各类食物摄入量都是指食物可食部分的生重。

为了容易记住平衡膳食的原则,中国营养学会将其简单概括为"十个拳头原则",即"肉∶粮∶奶豆∶菜果=1∶2∶2∶5"。建议您经常根据自己拳头的大小来粗略估计您每日各类食物的进食量(指生食量):不超过一个拳头大小的肉类(包括鱼、禽、蛋、肉);相当于两个拳头大小的谷类(各种主食,包括粗粮、杂豆和薯类);要保证两个拳头大小的奶、豆制品(各种奶制品、豆制品);不少于五个拳头大小的蔬菜水果。

食谱编制　食谱编制是保障膳食合理调配的手段之一。食谱通常分为"一日食谱"和"一周食谱"。"一周食谱"是在"一日食谱"的基础上,统筹每日摄食品种以及营养素摄入量而产生的。"一日食谱"难以将各种品种食物均编入,即使编入也难以实施,且"一日食谱"只能使每日营养素摄入量达到或接近每日营养素供给量,而以每周为单位衡量营养素摄入状况,便解决以上两个问题。编制一周食谱时,每日食物种类可各有侧重,但一周内的食物总量平均下来能满足每日的营养需求。此外,每日营养素摄入量要求至少达到供给量标准的80%～90%。

1. 按营养素供给量标准编制　首先根据个人劳动的强度,对照营养素供给量标准,确定能量和各种营养素摄入量,并结合当时食品供给的情况,适当地选择食品的种类和数量进行调配,从而编制食谱。先计算能量,如从事轻体力劳动的男子,每日需能量 10 880 千焦(2 600 千卡),如按总能量中蛋白质占 12%、脂肪占 20%、糖类占 68% 的比例,则蛋白质、脂肪和糖类每日的供给量应为:

蛋白质:10 880 × 12% ÷ 16.74 = 77.9 克;脂肪:10 880 × 20% ÷ 37.66 = 57.8 克;糖类:10 880 × 68% ÷ 16.74 = 441.9 克。(注:每克蛋白质和糖产生热量为16.74 千焦,每克脂肪产生热能为 37.66 千焦)。

由于一般主食每 100 克可供 1 464 千焦(350 千卡)热量,该例中主食重量应为:441.9×16.74×100÷1 464＝505.3 克,即粮食的重量应为 505 克左右。这样,在主食中可得蛋白质 30～51 克(如以大米计算,大米含有 6% 左右蛋白质,所以 505×6%＝30.3 克;如以面粉计算,面粉中含蛋白质约为 10%,所以 505×10%＝50.5 克),其余不足的蛋白质可通过副食补充。

其次,计算维生素、矿物质需要量。维生素 B_1、维生素 B_2 和烟酸按每 4 184 千焦(1 000 千卡)热量供给 0.5 毫克、0.5 毫克和 5 毫克计算,故分别需供给 1.30 毫克、1.30 毫克和 13.0 毫克。其他矿物质和维生素 A、维生素 D 和维生素 C 等可按供给量标准从副食中供给。

2. 确定食物种类和量　副食品的数量应根据当时当地的情况及饮食习惯,从豆类、肉类、蛋类、奶类等食品中获得,这些优质蛋白质的供给以占总蛋白质供给量的1/3 以上为理想。

蔬菜在副食品中占有很重要的地位。通常每人每日摄入 400～500 克蔬菜即可,其中最好有一半是绿色的叶菜类。此外,黄色、橙色、红色的蔬菜亦尽量多食用。在产鲜豆的季节，可以食用鲜豆，其不仅富含维生素，而且还可供给一些蛋白质。在缺乏蔬菜的地方或季节，可多吃豆芽，以补充一部分维生素C。

3. **制定食谱** 各种食物的用量基本确定后，可算出全部食物所能供给的营养素。然后与供给量标准相比较，若相差过多，可作适当调整；如相差在10%范围内，即可认为合乎要求。

由于许多食物不是全部可以食用，且各种食物在混合膳食中的消化率也不是100%，所以直接购入的食物数量应比已确定的供给量略有增加，一般可增加10%～15%。但主食很少废弃，所以不必增加。

最后即可将全日的食品，配成可口的饭菜。配餐时既要符合营养原则，又要照顾饮食习惯，还要注意色、香、味和多样化，荤素兼备。主食有米饭、有面食，粮豆混食，有干、有稀，饭菜做到经常变换，避免单调重复。制定一日食谱后，可以在此基础上进一步订出一星期食谱。进行配膳时，还应注意选用多种烹调方式。

健康的饮食习惯

1. **不吃霉变食品** 真菌在自然界分布很广，种类繁多。有些真菌污染食品后迅速繁殖，导致食品腐败变质；有些真菌在一定条件下产生毒素，使人中毒，甚至致癌，如黄曲霉毒素。受黄曲霉毒素污染较重的地区是长江流域以及长江以南的广大高温高湿地区。污染的品种以花生、花生油、玉米最严重。光泽差、组织疏松、呈现各种颜色、有霉味或酸味、结块、生虫的米是霉米；霉变、成团、结块，有霉味、酸味甚至有苦味的面粉是霉变面粉。对于黄曲霉污染的花生、玉米，可以挑出霉粒，减少污染。新鲜银耳很容易受到霉菌污染而变质，应剔除霉变银耳。黄曲霉毒素耐热，在一般的烹调加工温度下，不能被破坏。对于食物中已经产生的毒素，无论是蒸煮灭菌还是化学药物消毒，不能够完全消除，如油料中的黄曲霉毒素等。霉变的甘蔗中含有3-硝基丙酸，有毒性作用，会致神经系统、肝、肾和肺损伤，因此不能吃霉变的甘蔗。

2. **少吃腌制食品和油炸食品** 腌制食品含盐较高，经常食用不利于健康。酱制食品中常常添加亚硝酸盐以发色和保藏，不仅会造成维生素C的破坏，而且亚硝酸盐可以转化成致癌物亚硝胺，过多食用有害健康。熏制食品在加工时，采用木屑等各种材料焖烧产生的烟气来熏制，以提高防腐能力，食品产生特殊的香味，但烟熏气体中含有致癌物质苯并芘，食品容易被污染，值得注意。因此，可以品尝但不宜多吃熏制、腌制和酱制食品。煎、炸、烤等烹调方法使食物接触的温度达到摄氏几百摄氏度，使较多的维生素遭到破坏，而且容易引起蛋白质和脂肪高温变性，可能生成苯并芘、杂环胺等致癌物。300℃时产生的杂环胺是200℃时的5倍。尽量避免将鱼、肉等食物煎糊或烤焦。

3. **选择合理的食物烹调方法** 食物烹调加工的目的是使食物美味、提高食品消化率及对食物进行消毒。在达到上述目的的基础上，应尽量减少营养素的损失，即合理烹调。①烹调对米、面主食中营养素含量的影响：淘洗过程即可发生营养素的损失，特别是水溶性维生素B_2、维生素B_6及烟酸和矿物质。淘米时，维生素B_1可损失29%～60%。米越精白，搓洗次数越多，淘米时浸泡时间越长，水温越高，各种营养素的损失也越多。②烹调对蔬菜中营养素含量也有影响：急火快炒时维生素C的损失最少，总维生素C的保存率为

60%～70%。胡萝卜素变化更小,可保留76%～94%。如将菜在开水中煮一定的时间,捞出来挤去汤汁,然后炒熟,则维生素C损失很大。用此法炒小白菜,总维生素C的保存率仅为16.7%。若为煮菜,将水煮沸后再放入菜,维生素C保存率为81%。烹调前蔬菜的存放时间长时,由于氧化酶催化维生素C氧化,可造成维生素C的损失。③烹调对动物性食品中营养素含量的影响:肉类、蛋类等动物性食品烹调后,除维生素外,一般营养素含量的变化不大。据研究,猪肉中的维生素B_1在红烧、清炖时损失最多(60%～65%),蒸和炸时次之,约45%,炒时则损失较少(约13%);鸡蛋作炒蛋、荷包蛋和煮蛋时,维生素B_2的损失极少,最多不超过10%;维生素B_1在炒蛋、煮蛋时损失7%～13%,煎蛋时则损失22%。

4. 减少烹调加工时营养素损失的措施　做米饭时,应尽量减少淘米次数;淘米时,不可用力搓洗;淘米水的温度不能过高。煮饭时,应采用不丢米汤的方法。制作面食时,尽量少做损失维生素较多的油炸食品。烹调蔬菜或其他食品时,常加少量淀粉,可使汤汁稠浓;另外,淀粉中含有还原型谷胱甘肽,可以保护维生素C。肉类中亦有谷胱甘肽,故将蔬菜与动物性食品混合烹调,也可起到同样的效果。各种蔬菜应尽量新鲜,根茎叶菜类蔬菜最好先洗后切,洗切与下锅烹调间隔时间不要过长。蔬菜尽量采用急火快炒,不要把菜先煮后挤去菜汁再炒。煮菜汤时,应水沸后再下菜。炊具不宜使用铜锅,可用不锈钢锅或铁锅。

保健食品

随着生命科学飞速发展,营养学的理论与实践研究也有许多新进展,食物对机体健康的作用不都能以已知的营养素的功能来解释,某些经加工或者配制的食品具有特殊的功效。同时,随着生活水平的不断提高,人们对食品的需求已不仅是用以营养需要,还期望通过食品来强身健体、预防疾病。于是,保健食品应运而生,并得到快速发展。

保健食品属于食品,但是与普通食品不同,它既可以具有普通食品的属性,也可以是胶囊、片剂或者口服液等形式;在作用上能调节机体功能,但是不是药品,不以治疗为目的;保健食品在食用量上有限制,不能替代正常膳食;具有明确的、经过科学验证的、能够调节人体某一方面功能。中国国家食品药品监督管理局目前确定的保健食品功能包括有免疫调节作用、减肥功能、改善生长发育功能、缓解体力疲劳功能、抗氧化功能、辅助降血脂功能、辅助降血糖功能、辅助降血压功能、辅助改善记忆功能、改善营养性贫血功能、耐缺氧功能、提高缺氧耐受力功能、对辐射危害有辅助保护功能、增加骨密度功能、促进排铅功能、清咽功能、调节肠道菌群功能、促进消化功能、通便功能、对胃黏膜损伤有辅助保护作用、缓解视疲劳功能、祛痤疮功能、祛黄褐斑功能、改善皮肤水分功能、改善皮肤油分功能、改善睡眠功能、对化学性肝损伤有辅助保护功能等27项,另外,在我国,以补充维生素和矿物质为目的的食品也归入保健食品管理。

保健食品的保健功能来源于其中含有的功效物质、功效成分或活性因子,这些成分概括起来可以分为4类。①用研究发现具有新功能的已知营养素开发的保健食品。如维生素A、胡萝卜素、维生素E、维生素C、硒等具有抗过氧化、减缓自由基对细胞膜损害所产生的抗氧化以及预防慢性代谢性疾病的作用,铬、锌作为葡萄糖耐量因子(GTF)的组成成分而具有降低 2 型糖尿病人血糖水平的功能等。②用存在于天然食品中的成分物质开发的保健食品。这类物质的保健功能以往未能认知,甚至有的被认为是有害的物质,例如大豆皂苷,过去强调其有溶血作用,现在发现其是一种有降血脂、抗氧化、抗病毒、提高免疫能力、抑制肿瘤等保健功能的功效物质;大豆低聚糖以往主要强调其不能消化吸收和产气影响消化等不利作用,而已有研究表明其作为双歧因子可改善肠道菌群,具有低热值和防龋等功能;许多蔬菜水果等食用植物中有"植物化学物"的物质,如多酚类、植物甾醇、花青素类、叶绿素等,都已肯定其特定保健作用。③继承和发扬中医药遗产《食药同源》为依据开发的保健食品。1990年卫生部建立了新资源评审与监督管理制度,总结了我国传统中医学及民间偏方、验方使用经验,先后发布了既是食品,又是药品的 87 种,如乌梢蛇、蝮蛇、丁香、代代花、罗汉果、肉桂、决明子、莱菔子、陈皮、砂仁、乌梅、肉豆蔻、白芷、菊花、藿香、火麻仁、枸杞子、茯苓、百合、甘草、牡蛎、紫苏、麦芽、罗汉果、酸枣仁、葛根等。这些来自天然食物中的功效物质,人们普遍、经常地随同食物一起食用。已批准的新资源食品亦有近百种,主要有蜂花粉、蜂乳、绞股蓝、红景天、灵芝、大黄、蚂蚁、珍珠粉等。④用来自中药材的功效物质或成分研制的保健食品。中国国家食品药品监督管理局颁布了可用于保健食品的中药名单,如人参、三七、太子参、车前子、麦门冬、红花等 114 种。营养素补充剂是针对人们膳食中摄入不足的维生素和矿物质,以及预防营养缺乏和降低某些慢性退行性疾病危险性,以补充机体维生素、矿物质为目的的产品,不提供机体能量。产品中使用的原料和剂量应符合国家《维生素、矿物质种类和使用量》规定的要求。

选择保健食品时要根据自己的身体健康状况,针对性地选择符合自己需要的保健食品,要认清产品上标明的功能作用是否符合自己需要;产品是否有中国食品药品监督管理局批准的保健食品文号和标识;购买保健品时注意要有厂址、厂名、生产日期及质保期;注意食用的方法;切勿将保健食品作为药品,生病的话应该去医院就医。

积极参加体育锻炼

生命在于运动　体力活动有利于延年益寿。有人调查分析了 23 名历代外国长寿老人,除其中 5 人情况不详未作统计外,余下的 18 人中体力劳动者有 16 人,占 88%。我国的长寿老人也有相同的特点,绝大多数为体力劳动者,从小就从事体力劳动,直到老年仍然坚持力所能及的体力活动。

运动还能促进青少年的身体发育。青少年经常参加体育运动,肌肉可以得到更多的血液供应,从而增进肌肉的质量和体积,使肌肉更富有弹性并粗壮有力。人的骨骼肌中,具有快肌纤维和慢肌纤维两类肌纤维。优秀长跑运动员的骨骼肌中,慢肌纤维的百分比较高,而优秀短跑运动员则快肌纤维所占的百分比较高。最近研究发现,不同形式的体育锻炼,能够选择性地增强某些肌纤维。运动对骨骼系统的影响也很大,它能改善骨骼系统的营养,对青少年骨骼发育具有重大的意义。成年人参加体育运动能使骨皮质增厚,不易骨折。

内脏器官承受运动量最大的是心脏和肺。锻炼时,由于身体内需要补充大量营养物质和氧,排除大量废物和二氧化碳,对心血管、呼吸、消化和泌尿系统的功能都提出了更高的要求。马拉松运动员心脏冠状动脉的口径要比普通人大1～2倍。经常运动的人,安静时每分钟心率常在60次以下,呼吸每分钟8～14次,完全可满足身体的需要,运动时一旦需要就能发挥出极大的潜力。消化系统和泌尿系统也会因适应运动的需要而做出相应的调整。

运动时神经系统的活动加强,一方面它要指挥全身肌肉灵活协调地收缩和放松;另一方面还要调节内脏活动来配合运动的需要。经常运动的人内脏能更好地配合运动的需要,不致发生胸闷、头昏、恶心和昏厥等现象。有人说对肌肉的操练,就是对神经的操练,这是有一定根据的,运动体育疗法治疗神经症能取得较好的疗效就是这个道理。

体育健身法　我国有悠久的历史,几千年来已发展了一整套锻炼身体、防止衰老、预防疾病和延年益寿的健身方法,如气功、五禽戏、太极拳、易筋经、八段锦等。在近代体育方面,种类和项目就更多,如田径、体操、球类、游泳和射击等。从运动生理学的角度和动作构成的角度可将体育运动分为三大类。①周期性运动,如游泳、赛跑、竞走、自行车运动等,即动作是有规律的、周期性的反复重复。②举重、摔跤和体操等,是由相互不同的几个动作联合组成,属于非周期性运动。③需要经常改变条件的运动,其动作方式、方法和对方的情况密切有关,有进攻,也有防守,对大脑的分析综合能力和迅速反应要求特别高,乒乓球、排球等球类比赛,以及拳击、击剑等都属于这一类。

选择什么项目的运动来健身,应根据自己的健康状况和爱好来决定,一般来说健康的青年人、成年人应该选择运动量较大的、不同项目的体育运动来发展不同的身体素质,通过举重、投掷、角力等来发展力量;通过短距离赛跑和游泳等来发展速度;通过长跑、中长跑来发展耐力;通过打乒乓球、练花样滑冰等来发展灵敏度。对于中老年人则更适宜于参加慢跑和步行,还有民族形式的体育健身法。

慢跑在国外称为健身跑,现已风行世界。我国每日清晨进行慢跑锻炼的人也不少。慢跑如此风行,是因为它简单易学,对场地设备条件要求低而能增强体质,预防心血管疾病的效果显著。近年来人们还认识到慢跑对改善人的精神状态具有特殊的作用。坚持长跑锻炼者在每次跑步以后,不仅感到头脑清醒、精神愉快,而且对自己的健康和工作充满了信心,有的人一日不跑就会感到全身不舒服,更有的人在爱好慢跑以后主动戒烟。不适合慢跑者,可通过步行进行锻炼,它的运动量虽然较慢跑为小,但非常安全,更适合老年体弱者。在步行时,人体有60%～70%的肌肉参加了活动,因此对身体各系统、器官都起着良好的作用。如果你喜欢民族形式的体育健身法,值得选择的练功方法也很多,有气功、太极拳、八段锦、易筋经、练功十八法等,它们都有壮筋骨、强心肺和增强运动能力的作用。但是不管选择哪种体育锻炼方法,只要它适合自己,运动量又安排得适宜,坚持下去,必有益处。

有氧运动　当前世界上均盛行做“有氧体操”、“有氧运动”。有氧运动顾名思义是在运动的时候,体内保持有充分的氧气供应,而不是像短跑、举重等往往在运动时需要闭气和气喘嘘嘘。有氧运动对增进人体的血循环、呼吸和神经系统都极为有利。有氧运动的特点是每次运动时间较长,在30分钟以上,而且运动后脉搏保持在每分钟130次左右。脉搏过快,氧供应不足就不是有氧运动。常见的有氧运动有慢跑、有氧体操等。有氧运动由于运动时间较长,已不单纯消耗血糖供能,还要动员体内脂肪来供能,这对减肥是最有效的,因此深受青年和中老年人欢迎。

运动量 怎样判断运动量是否合适呢？首先要看身体反应，锻炼后应感到心胸舒畅，精神愉快，感到轻度疲劳而没有气喘和心悸不适等感觉；通过锻炼食欲增加、睡眠改善；次日晨起脉搏比较稳定。如果在锻炼后感到恶心欲呕、头晕头痛、食欲不佳、睡眠不良以及次日晨起脉搏加快、仍有明显疲劳感等，则表示运动量过大，应该调整锻炼内容或暂停练习。还可以通过测定1分钟的脉搏数来帮助掌握运动量，常用的方法有以下3种：①170减去年龄，所得的数值为比较合适的运动后心率；②以运动后的最高心率减去安静时心率(次/分)，所得数一般不超每分钟60次，表示运动量适宜；③按"(运动后心率－运动前心率)/运动前心率×100"计算，所得数在30%以下者为小运动量；31%～50%者为中运动量；51%～80%者为较大运动量；81%以上者为大运动量。这一方法虽然较前两法复杂一些，但可以作量的比较，如运动后无不良反应，所得的百分数又较小，则可以逐步加大运动量。

运动卫生 讲究运动卫生是预防疾病、增进健康、提高运动技术水平的重要方面。

1. 作息规律 由于生物钟的影响，对经常性的工作、劳动、体育锻炼、进食和睡眠等，身体内部会产生相应的一系列生理变化，如饭前胃液分泌、肠蠕动增加，临睡前大脑逐渐处于抑制状态以更好地入睡。因此，必须养成早起早睡的良好习惯，青少年应保持9小时睡眠时间；临睡前应避免做过于引起神经紧张的活动，更不要随意改变作息时间；早操是消除睡眠残余疲倦的最好方法，能使人感到精力充沛而有朝气。

2. 补充水分 运动时出汗多，易造成体内缺水、缺盐，引起口渴的感觉，这时如果不加控制地大量喝水，不仅会影响效果，而且会增加胃、肠、心脏和肾脏的负担，如冲淡胃液而影响消化，使血液中水分增加而加重心脏的负担。其实，运动时所产生的口渴，不完全是体内缺水造成的，它还和空气干燥、灰尘刺激口腔黏膜有关。用少量的水漱一下口，加上意志控制，可以达到解渴的目的。待身体比较平静以后，再补充适量的水，并在水中或菜汤中加入适量的食盐。

在运动中允许半途补充饮料的有马拉松跑和公路自行车比赛。马拉松赛跑是一种超长距离的竞赛，全程要跑42.195千米，跑得最快的也需要2小时多跑完。如此长距离、大消耗的体育运动，要是中途不补充饮料，由于体内糖分和盐分的丧失，运动员可出现低血糖反应，如晕厥和低盐反应、肌肉痉挛等。有些运动员怕影响速度，连一口水也不敢喝，也有的人则不加控制地大喝。最好的方法是适当地补充饮料，如葡萄糖、维生素C和氯化钠等。

3. 运动与进食的间隔 参加体育运动与吃饭之间应有一定的间隔，最好在饭后90分钟进行锻炼，剧烈运动后应休息30分钟再吃饭。饭后如立即参加剧烈运动，因肠胃内大量食物积滞加重了肠胃和肠系膜的震动牵扯，可引起腹痛。刚运动完毕体内大量血液仍积滞在肌肉中，胃肠还处于抑制状态，如果此时立即吃饭，会影响消化吸收，长期不注意易得消化系统疾病。运动时，由于能量消耗增多，可适当地补充一些营养，一般应以糖类和蛋白质为主，维生素和矿物质也应适当的补充，但不可暴饮暴食。

体育锻炼的误区

1. 老年人的运动问题 60岁以上人群开始出现钙的负平衡，60岁时约有10%的男性和40%的女性会发生骨质疏松症，但是单靠吃钙片是没有很大作用的，积极参加运动才能保持钙平衡。中老年人因骨关节周围的软骨长期磨损，还可以在关节周围长出许多骨刺，它往往和骨质疏松同时存在。所以，在参加体育锻炼时不要将某个肢体或关节维持在一个姿势太久时间，或者反复做同一个动作，这样会诱发关节痛和肌肉痛，某些拳术要求膝关节处于半蹲，但时间太长会造成局部损伤。有些人认为出现疼痛只要坚持下去疼痛就会自然好转，这种看法不正确。

2. 上班族的运动问题 某些上班族认为每日8小时工作加上往返交通已经很辛苦，只要休息好就行，不愿再参加体育锻炼。充足的睡眠、休息和必需的营养是消除疲劳的基础保证，但单纯"消除疲劳"不能满足健康需求，而应该进行体质投资，即通过锻炼增强体质。可以把锻炼身体的活动穿插在日常生活之中，如每日提前15分钟起床，做一套体操或参加跑步；或者在下班以后做几节伸展幅度较大的颈部、上肢和全身性的运动。这种"见缝插针"和持之以恒的锻炼将收到增强体质的效果。体力劳动固然是一种身体活动，对强健身体能起到一定的作用，但劳动不能完全代替运动。

其他运动卫生问题，还包括运动员的营养、控制体重以及禁止使用兴奋剂等问题。

运动性伤病

1. 分类 最常见的运动创伤是韧带和肌腱的急慢性扭伤与撕裂、肌肉的损伤和软组织挫伤，而开放性创伤、骨折和脱位比较少见。

运动创伤的程度一般分为三级。①轻伤：指基本上不影响训练，在3日内恢复。②中等伤：损伤后需部分或完全停止训练，立即去医院治疗，一般在1个月内能基本痊愈。③重伤：指受伤情况严重，需要住院治疗或较长时期停止训练者。

2. 原因 运动创伤的原因有外在和内在因素。外在原因包括环境条件和组织安排两方面，环境条件方面的主要是场地或器械设备上的缺点，如跑道不平、地质太硬、器械设备陈旧、服装鞋子不合适、缺乏应有的防护设备，以及场地光线不良、大风大雨、过冷过热等；运动组织安排方面的包括缺乏正确的辅导、缺乏保护、运动量太大、场地太拥挤、未经很好锻炼或健康情况不良就参加比赛等。内在因素指运动者本身所存在的问题，如技术基础不好、体力不佳、情绪不好等，以及生病后体力还未恢复就运动、较长时间没有参加锻炼、运动技术生疏等都可引起创伤，赛前没有做充分准备活动也会发生创伤。

3. 防治 针对以上原因，提出下列预防原则：①严格遵守体育锻炼的基本原则和合理的锻炼方法；②经常检查和维修运动场地和设备，服装和鞋子要适合不同的运动项目和运动者的需要；③定期体格检查；④在患病、过度训练或其他原因较长时间没有参加锻炼而重新运动时，要按照医生和教练员的指导，循序渐进地参加锻炼；⑤在环境不良的情况下锻炼时，要有一定的防护措施，必要时停止运动；⑥比赛时要防止一切粗暴行为。

运动创伤的治疗除了参考一般伤骨科的治疗原则外，更要强调功能治疗，要恰当地安排好休息和训练之间的矛盾。运动性疾病，包括过度训练、过度疲劳、运动性贫血、运动性血尿和运动性腹痛等，其病因都和大运动量训练有关，一旦出现上述情况，只要排除其他器质性疾病以后，适当减轻运动量并对症治疗，就会很快恢复。

消除精神紧张

紧张是身体或精神对外在或内在事件

的生理或心理反应,在外部需求超过了个体应对能力时候发生的,可以因家庭关系、学校学习、工作中人际交往、交通纠纷、经济安排或其他问题而发生。紧张而有序的生活使人精神饱满、干劲倍增、心情愉快、思考敏捷、工作效率高,但若紧张强度过大或时间过久,会使人的精神状态失去平衡,严重时会导致神经系统功能失调,并往往与某些疾病的发生有关。

　　长期紧张可引起多种疾病。紧张可影响人体免疫系统抵抗病毒的能力,引起感冒;精神紧张、愤怒或悲伤常造成血压升高,对有高血压家族史的人,血压持续增高的倾向性更大;人在恐惧、悲痛时,胃和十二指肠分泌受影响,胃黏膜缺血,容易患溃疡病;强烈的情绪反应会导致颅内动脉痉挛性收缩,使脑部的血流量减少,引起偏头痛;心脏病患者情绪紧张时可出现心律失常等表现;有支气管哮喘史者会哮喘发作;心理学家认为,任何心理紧张,必将影响心脏的活动,心理压力超过机体所能承受的最大负荷,易发生心肌梗死而猝死。

　　消除精神紧张和排除压力,可以从压力的来源着手。一种压力来源是被动的,如天灾人祸、意外事件,这种事件无法预测,只有处之泰然,既来之则安之,积极采取妥善的措施,向好的方面努力;不要采取一些消极或破坏性手段,如猛烈抽烟、过度饮酒、依赖药物、采取粗鲁行为甚至采取暴力或自杀等手段。另一种压力来源是主动的,来源是自身,那就应进行心理上的自我调节。首先,要培养完整的健康心理素质,实际上健康的心理素质应从儿童期就注意培养,从小养成乐观向上、关心他人、善与人相处、谦让、不妒忌他人等健康心理。其次,遇事要不断进行自我调适,保持心理平衡,采取积极有益的办法,如发挥和睦的亲属关系、向可信任的人宣泄,或改进处事方法,增强对社会和生活事件的适应能力。再次,可通过增强体育活动和业余爱好进行缓解,同时进行饮食调理,如长期紧张,机体内蛋白质急剧消耗,应有意识地多摄入肉、鱼、蛋等优质蛋白质;补充钙,避免钙缺乏引起的脾气暴躁;多吃富含维生素C的食物。最后,实在无法解脱时,不妨找心理医生,倾诉深藏内心的郁闷。

第8章

保护健康

消　毒

　　消毒是指杀灭或清除传播媒介上的病原微生物,使之达到无害化的处理。不同传染病的病原体,在外界环境里存活的时间不同。如流行性脑脊髓膜炎、腮腺炎、水痘等的病原体比较脆弱,当它被排出体外后,很快就会自然死亡,对这些传染病病原体就没有必要使用药物进行消毒。但是像病毒性肝炎、脊髓灰质炎、结核病、白喉、伤寒、细菌性痢疾等传染病的病原体,可在外界环境里存活相当长的时间,所以对含有这些病原体的排泄物、分泌物,以及被病原体污染的物品都应进行消毒。

消毒方法

1. **饮水消毒**　饮水消毒是防止肠道传染病的一项重要措施,有物理和化学方法。物理消毒可用加热、过滤等方法。煮沸加热法简便易行,效果可靠,适于小量水处理;过滤法亦简单有效,但只是除菌而不是杀菌。常用的饮水消毒药物仍以卤素消毒剂为主,尤其是含氯消毒剂(参见"如何选择优质饮用水")。

2. **粪便与尿消毒**　对病毒性肝炎患者的粪尿常用消毒方法如下:①正常形状的粪便加 2 倍量 10%～20%含氯石灰(漂白粉)乳液,充分搅匀,作用 6 小时;②稀便或粪尿混合物,可直接加含氯石灰,用量为粪便的 1/5,充分搅匀,作用 6 小时;③100 毫升尿液加含氯石灰 3 克,搅匀,消毒 2 小时。其他一般传染病患者的粪便和尿,按上述方法处理,作用时间可减半。

3. **痰及口鼻分泌物消毒**　呼吸道传染病和真菌感染患者的痰或口鼻分泌物,最好用痰盒收集,用后烧毁。若属结核菌、真菌感染,可加等量 10%～20%含氯石灰乳液(或 1/5 量的干粉),作用 2～4 小时;或加等量的 1%过氧乙酸,作用 30～60 分钟。对其他一般传染病患者的痰及口鼻分泌物,上述方法的用药剂量和作用时间同时减半。

4. **便器与痰罐**　病毒性肝炎患者所用便器,以及结核杆菌或真菌感染患者所用痰盂、痰杯等可用以下方法消毒:①煮沸 20 分钟;②0.5%过氧乙酸浸泡 1 小时;③5%含氯石灰上清液浸泡 1 小时。一般传染病患者的便器与痰罐,用上法处理,药

物浓度与作用时间均可减半,或煮沸 10 分钟。

5. **空气消毒**　呼吸道传染病的患者在咳嗽、打喷嚏或谈话时,病原体就混在飞沫小滴内散布到周围空气中。飞沫落到地面或物品上与灰尘结合,病原体随着灰尘又重新飞扬到空气中,进入呼吸道危害人体健康。因此,在与呼吸道传染病患者接触时,需戴上口罩防止受感染。空气消毒也是预防疾病的措施之一,常用方法如下。

● 通风:通风虽不能杀灭病原体,但能把病原体吹到室外,使室内空气中的病原体得到稀释,从而减少感染的机会。室外空气中的病原体因日晒、干燥等会死亡。开窗通风每日 2～3 次,可使室内空气得到净化。

● 空气消毒剂喷雾(用量根据各产品使用说明)。

● 乳酸:每 100 立方米的房间用 12 毫升乳酸加等量水放置在搪瓷盘中,以小火加热熏蒸 30～60 分钟。

● 甲醛溶液(福尔马林):每立方米的房间用 10 毫升甲醛溶液再加 20 毫升水,小火加热蒸发消毒 2～4 小时。

用上述喷雾、蒸发、熏蒸法消毒前应先将门窗关闭,消毒后应开窗通风。

6. **食具消毒**　病毒性肝炎患者用过的食具、饮具、药杯等,洗净后按下法消毒:①煮沸 20～30 分钟;②0.5%过氧乙酸浸泡 1 小时;③每升含 1 000 毫克有效碘的聚维酮碘(碘伏)浸泡 1 小时;④5%含氯石灰上清液浸泡 30～60 分钟。药物消毒后用水冲净。其他一般传染病患者的餐具、饮具等可按上述方法,作用时间减半。

7. **衣服、被褥、玩具、尿布**　病毒性肝炎患者的上述物品可用以下方法消毒:①煮沸 20 分钟;②0.5%过氧乙酸浸泡 1 小时;③甲醛溶液熏蒸消毒 12 小时。其他

一般传染病患者的物品亦可按上法处理，作用时间均减半。

8. 手的消毒　患者和家庭护理人员的双手对传染病的传播起着特别重要的作用，必须认真消毒处理。常用方法：①每升含250毫克有效碘的聚维酮碘（病毒性肝炎患者的双手用每升1 000毫克有效碘）浸泡2分钟后清水冲洗；②0.2%过氧乙酸浸泡1～2分钟后清水冲洗；③肥皂、流水刷洗1～2分钟。

9. 体温表、压舌板的消毒　病毒性肝炎患者用过的体温表和压舌板，擦净后可用0.5%过氧乙酸浸泡30分钟，再用清水冲洗干净；②每升含1 000毫克有效碘的聚维酮碘浸泡30分钟后用清水冲洗。其他传染病患者用过的体温表、压舌板，同上法，作用时间可减半。体温表亦可用75%乙醇浸泡15分钟。

10. 其他　患者用过的书报、玩具、信件、人民币等，一般用甲醛溶液熏蒸消毒6～12小时；不易损坏的玩具、杂物等也可用0.5%过氧乙酸溶液浸泡30～60分钟；或用每升含1 000毫克有效氯的溶液浸泡30～60分钟。

常用化学消毒剂　利用化学药物杀灭病原微生物的方法称化学消毒法，所用化学药物称化学消毒剂。一般情况下，化学消毒法的效果不如热力消毒可靠，因此对不能用热力消毒的物品，才用化学消毒法。按化学成分与性质，可将化学消毒剂分为以下几类：含氯消毒剂（如含氯石灰、次氯酸钠、二氯异氰尿酸钠等），过氧化物类消毒剂（如过氧乙酸、过氧化氢、二氧化氯、臭氧），碘类消毒剂（如碘酊、碘伏等），醛类消毒剂（如甲醛、戊二醛等），烷基化类消毒剂（如环氧乙烷等），醇类消毒剂（如乙醇、异丙醇等），酚类消毒剂（如甲酚皂、苯酚、六氯酚等），季铵盐类消毒剂（如苯扎溴铵、百毒杀等），双胍类（如洗必泰等）及其他（如高锰酸钾等）。化学消毒剂使用方式大致有3种：①用消毒剂溶液浸泡、擦拭、喷洒，多数消毒剂均可采用这些方式；②用其气体或烟雾进行熏蒸，主要有环氧乙烷、甲醛、过氧乙酸等；③直接用药物的粉剂进行消毒处理，如含氯石灰。消毒剂的消毒效果受很多因素的影响，使用时除考虑被消毒物品所污染的病原微生物和有机物的种类和数量外，还应考虑消毒剂的种类、浓度、用量、作用温度和时间等。下面介绍一些国内常用、家庭内可使用的化学消毒剂及其配制和使用方法。

含氯消毒剂是指溶于水中可产生次氯酸的消毒剂。可分成两类：无机化合物类，如含氯石灰、次氯酸盐等；另一类为有机化合物类，如二氯异氰尿酸钠、氯胺类等。含氯消毒剂有效成分的含量均以有效氯表示，其作用效果与有效氯含量成正比，因此使用剂量一般按消毒药物的有效氯含量计算。

1. 含氯石灰　是一种混合物，主要成分为次氯酸钙，还含有氢氧化钙、氯化钙、碳酸钙等。含氯石灰加水产生次氯酸，由次氯酸起杀菌的作用。一般市售含氯石灰有效氯含量为25%～35%，有效氯低于15%不适于消毒之用。含氯石灰不仅可杀灭各种病原微生物，而且价廉易得，应用广泛。但其稳定性差，可逐渐吸收空气中水分和二氧化碳而分解，且遇日光、热、潮湿等即分解。应保存在通风、干燥、阴凉处。含氯石灰对物品有漂白与腐蚀作用。

消毒常用剂型有下列几种：①粉剂：即干粉，多用于消毒含水分较多的排泄物、分泌物。当干粉和排泄物混合时会产生放热反应，使被消毒物质疏松，消毒效果好。用量一般为排泄物的1/5，略加搅拌后作用2～6小时。②澄清液：常用1%～3%浓度。

配制方法为取含有效氯25％的含氯石灰干粉1千克,加10千克水(先加少量水,将含氯石灰调成糊状,然后将其余水全部加入),形成10％含氯石灰乳剂。将乳剂放在密闭容器(应为非金属容器)中静置一昼夜后,轻轻倒出上面的清液。如倒出1千克加水稀释至10千克,就成10％含氯石灰澄清液。③熏蒸:将含氯石灰(8克)加入甲醛溶液(福尔马林)8毫升中,用产生的甲醛蒸气进行熏蒸消毒。④含氯石灰精:有效氯含量在56％以上,故用量少且较稳定易保存。使用时碾碎(如是含氯石灰精片时)加水稀释至所需浓度即可。对物品亦有较强的腐蚀与漂白作用。

2. **次氯酸钠**　其溶液具有杀灭各种病原微生物的作用,效果良好,使用简便,价格低廉。可用"次氯酸钠发生器"电解食盐水法制取次氯酸钠溶液,其含有效氯约1％。经稀释可用于食具、用具、便器、饮用水等的消毒。其性质不稳定,遇热分解加速,故现用现配。其对物品亦有腐蚀与漂白作用。

3. **二氯异氰尿酸钠**　又称优氯净,含有效氯浓度60％～64％。杀菌谱广,杀菌能力比含氯石灰强。优氯净克服了含氯石灰的不稳定、易失效、难溶于水、产生沉淀等缺点,但其水溶液也易分解,故宜现配现用。使用浓度0.5％～1％,作用15～60分钟可杀灭细菌和病毒,浓度2.5％作用15～60分钟才可杀灭结核杆菌和肝炎病毒。优氯净对金属、天然纤维纺织品有腐蚀、漂白作用。物品消毒后尽快用水清洗,去除残余药物以减轻腐蚀与漂白作用。

4. **过氧乙酸(过醋酸)**　能杀死各种细菌、病毒、芽孢和真菌,效果好,使用简便,价格便宜。过氧乙酸不稳定,易分解,应储存于通风阴凉处。配置好的消毒液不宜长期存放和使用,需现配使用,夏季每日

更换1次。此外,过氧乙酸有强烈刺激臭味,对金属和组织有腐蚀作性,能使织物退色。使用高浓度药液时,应谨防溅到眼内或皮肤、衣服上。不慎溅及,应立即用水冲洗。我国市售过氧乙酸浓度多在20％左右。一般消毒时浓度为0.2％～0.5％。餐具、便器等经洗净后浸泡在0.5％过氧乙酸溶液30分钟,污染表面可用0.2％～0.5％浓度洗擦或喷雾。

5. **过氧化氢溶液(双氧水)**　能杀灭各种病原微生物。纯过氧化氢很稳定,但稀释液不稳定,遇光、热和金属离子可促其分解。市售过氧化氢溶液浓度为26％～28％,对物品消毒可用3％～6％溶液浸泡或擦拭10分钟,可用于消毒不耐热的塑料制品、餐具等。清洗伤口可用3％溶液,含漱用1％～1.5％溶液,也可用3％溶液喷成气溶胶消毒房间。过氧化氢长时间接触物品,对金属、织物有腐蚀、漂白和退色作用。浓溶液不可接触皮肤、黏膜和眼睛。

6. **二氧化氯**　为广谱杀菌剂,能杀灭各种病原微生物甚至原虫。二氧化氯消毒液有效含量为2％,一般在其配方中加入稳定剂。此液为无色、无味、无腐蚀性、不易燃、不挥发的透明水溶液。在病毒性肝炎患者疫源地,对一般物品可用二氧化氯活化液每升500毫克擦拭消毒。对公共场所和家庭的环境物品及表面每升可用200毫升二氧化氯消毒液浸泡消毒,作用1～5分钟,消毒后用水冲洗、晾干。

7. **聚维酮碘(碘伏)**　是碘以表面活性剂为载体的不定型络合物。目前常用的PVP-Ⅰ(聚乙烯吡咯烷酮-碘)是可在医疗卫生用品和人体上使用的碘伏消毒剂。碘伏有广谱杀菌作用,但对细菌芽胞与真菌孢子的作用较弱。用每升含250毫克有效碘的碘伏洗刷手1分钟,用相同浓度碘伏浸泡食具、饮具等30分钟,可起消毒作用。

对黏膜或伤口可用每升200毫克有效碘溶液冲洗。医疗器械可在每升含1 000～2 000毫克的有效碘溶液中浸泡1～2小时。蔬菜、水果可用每升100～200毫克的溶液浸泡2～5分钟。碘伏原液稳定,消毒用的稀释液稳定性差,2日后有效碘可减少一半以上,最好现用现配。碘伏溶液颜色的深浅与含有效碘多少有关。当有效碘每升降至10毫克以下时,颜色基本消失,杀菌作用亦消失。尽量不用于消毒含银、铝及二价合金的器具,以免受腐蚀损坏。

8. 碘(碘酊) 主要用于皮肤消毒,广泛用于外科术前、注射前的皮肤消毒,以及小切口、擦伤的处理。一般使用2%碘作皮肤消毒(作用1分钟)或体温表浸泡(1～5分钟),消毒后需用70%乙醇擦净残余碘。碘不宜用于眼、口腔及黏膜的消毒,新生儿慎用,碘过敏者禁用。

9. 甲醛溶液(福尔马林) 用于消毒的是36%～40%甲醛水溶液,具有强烈刺激性气味。甲醛的气体和水溶液都有广谱杀菌作用,可用于大多数物品的消毒,尤其适合于忌湿物品,如毛、皮制品的熏蒸消毒,但不适于食品的消毒。用甲醛熏蒸时应在密闭的专用消毒柜或容器内对污染物品进行消毒。由于其气体穿透性差,不能消毒用布、纸、塑料袋(或膜)包装好的物品。

产生甲醛气体的方法如下。①加热法。每立方米容积用甲醛溶液80毫升与水80毫升混合,放入蒸发皿(陶瓷、搪瓷、不锈钢等)内直接加热,待全部蒸发完,继续关闭12小时以上,再取出消毒衣物等。②化学反应法。每立方米容积用甲醛溶液80毫升,加水40毫升、含氯石灰60克(或高锰酸钾40克)。先将含氯石灰(或高锰酸钾)倒入容器内,加水搅拌,然后将甲醛溶液倒入,见有气体产生,立即关闭消毒柜

门,维持12小时以上,再取出消毒的衣物等。③自然扩散法。将甲醛溶液放于消毒空间,待其自然挥发、扩散,同时在容器内放适量的水以增加湿度,适于小型物品在小容器内消毒。消毒后驱散有臭味的甲醛气体,一般多用自然通风法,但需时较长,因甲醛气体扩散能力差。熏蒸处理时,消毒物品间应有一定空隙,尽量将污染表面暴露在外面。用加热法或化学反应法时必须注意防燃。甲醛对人有一定毒性与刺激性,使用时应注意防护。温度、湿度对熏蒸消毒效果影响较大,一般要求温度为18～20 ℃,相对湿度70%～90%。

10. 戊二醛 戊二醛原液有效含量为25%左右,溶液呈弱酸性,在酸性条件下相对稳定,但随着溶液pH或温度增高,聚合速度加快而不稳定,其有效浓度降低。未经碱化或未加入强化剂的戊二醛并无杀芽胞作用。消毒用的戊二醛一般有3种剂型。①2%碱性戊二醛水溶液:即在2%戊二醛水溶液中加入0.3%碳酸氢钠而制成。配制好的2%碱性水溶液在20 ℃室温下经14日后,因其有效浓度降低,杀菌作用明显衰退。②2%强化酸性戊二醛:是在2%戊二醛水溶液中加入0.25%聚氧乙烯脂肪酸醚(强化剂)而制成。此类复方溶液仍保持酸性,故较稳定,室温下可使用1个月。其缺点是杀芽胞作用不及碱性戊二醛,且对金属有一定的腐蚀性。③2%中性戊二醛:将2%强化酸性戊二醛溶液用碳酸氢钠调整pH至7.0而制成。其优点是具有类似于碱性戊二醛的杀芽胞作用,又具有酸性戊二醛的稳定性,在室温条件下有效期为4周,其对金属腐蚀性比强化酸性戊二醛弱,仅对碳钢制品有一定损害。戊二醛是一种广谱、高效灭菌剂,可杀灭包括细菌芽胞、真菌、结核杆菌、病毒和细菌繁殖体在内的微生物。2%碱性戊二醛水

溶液作用 2 分钟可杀灭细菌繁殖体,作用 5 分钟可杀灭真菌和结核杆菌,作用 10 分钟可杀灭病毒,杀灭细菌芽胞需 3 小时。强化酸性戊二醛 10 分钟即可破坏乙型肝炎病毒表面抗原。戊二醛溶液可用于医疗器械、金属器械和耐湿忌热的精密仪器的浸泡消毒,亦可擦拭消毒门、窗、桌椅、床等。戊二醛对皮肤黏膜有刺激作用,特别接触浓溶液时应戴橡皮手套,防止溅入眼内及吸入,万一接触眼睛或皮肤应立即用大量水冲洗。

11. 苯扎溴铵(新洁尔灭) 属季铵盐类消毒剂,是一种阳离子表面活性剂。易溶于水,无臭,无刺激性,无腐蚀性,性质稳定。苯扎溴铵对化脓性病原菌、肠道菌与部分亲脂性病毒(如流感、疱疹病毒等)有一定的杀灭能力;但难于杀灭结核菌、真菌、芽胞、肝炎病毒等,属低效消毒剂。主要用于皮肤黏膜消毒,污染物品表面消毒。消毒皮肤可用 0.1%～0.5%浓度溶液涂抹、浸泡。消毒黏膜可用 0.02%溶液浸洗及冲洗。对污染物品表面消毒,可用 0.1%～0.5%浓度溶液喷洒、浸泡或擦抹,作用 10～60 分钟。水质过硬时,浓度应提高 1～2 倍。使用时不能与肥皂或其他阴离子洗涤剂同用,应先洗净以除尽肥皂等,再用苯扎溴铵消毒;不能用于排泄物、分泌物、脓液等的消毒。苯扎溴铵溶液易被周围环境中的微生物污染,最好现用现配,放置时间一般不宜超过 2～3 日。使用次数较多,或发现溶液变黄、发浑以至可见沉淀时,应更换。

12. 氯己定(洗必泰) 为双胍类化合物,因难溶于水,一般多制成盐酸盐、醋酸盐及葡糖酸盐使用。性质稳定,耐贮存,无臭,味苦,无刺激性和腐蚀性。其水溶液与醇溶液都有一定的杀菌作用,可杀灭细菌繁殖体,但对结核杆菌、某些真菌以及芽胞仅有抑菌作用。使用于皮肤、黏膜、创面、妇产科、泌尿科的消毒,亦可用于污染物体表面消毒。对皮肤、黏膜消毒,使用的剂型较多,可采用酊剂、水剂、粉剂、乳膏、油膏、喉片或气雾剂等。使用浓度,对皮肤为 0.1%～1%,对黏膜为 0.05%～0.1%。0.01%～0.1%氯己定水溶液用于冲洗阴道、膀胱或擦拭外阴部。对污染物品表面,可使用 0.02%～0.5%水溶液或乙醇(75%)溶液喷洒、浸泡、擦拭,作用时间 10～60 分钟。不要使用硬度过高的水配制溶液(可用蒸馏水或去离子水),不要与肥皂同用,消毒前应尽量去除物品表面黏附的有机物质,不宜用于排泄物及分泌物的消毒。

13. 乙醇(酒精) 为无色透明液体,易挥发,易燃烧。对一般细菌繁殖体、真菌孢子、亲脂性病毒有杀灭作用,对细菌芽胞无效,对乙型肝炎病毒效果目前尚有争论。消毒时一般用 65%～80%的水溶液浸泡、涂擦,浓度过高或过低,杀菌作用都有所减低。多用于皮肤消毒,用 75%乙醇棉球擦拭;用于体温计消毒时,先擦去表面黏附的有机物或黏液,再用 75%乙醇浸泡 10 分钟以上;还可用于表面消毒。消毒结核病患者的痰液时,加痰液量 2 倍量的 75%乙醇,混匀后作用 30～60 分钟。对干燥的痰膜,需用 70%乙醇作用 30 分钟以上。乙醇应保存于有盖容器内,以免有效成分挥发。不宜用于消毒涂有醇溶性涂料的物品表面,以免溶解涂料。75%乙醇溶液配制方法为用市售医用乙醇(95%)倒入量筒中至 75 毫升刻度,再加蒸馏水至 95 毫升刻度。

14. 高锰酸钾 为深紫色结晶体,性质稳定,耐贮存。但其水溶液暴露于空气中易分解,宜用时现配。多用其水溶液浸泡、擦抹消毒。可用其 0.1%浓度溶液消毒皮肤、水果和饮具;可用 0.01%～0.02%浓度的水溶液消毒黏膜（如阴道冲洗或坐浴）、冲洗伤口。消毒污染的物体表面时浓度为 0.1％～2％，作用时间一般为 10～60分钟。消毒后容器应及时洗净。若着色时间久，不易去除时，可用过氧乙酸或草酸溶液洗净。勿用湿手直接拿取高锰酸钾结晶，以免被染色和腐蚀。

除　害

灭鼠　鼠是传播鼠疫、流行性出血热和许多寄生虫病、感染性疾病的有害动物。灭鼠的方法很多，归纳为捕、毒、防 3 个方面。

1. 捕鼠　首先根据"鼠道"、"鼠迹"查清鼠洞，决定捕鼠方法。①捕鼠前先"断粮" 3 日，将可被老鼠吃的食物和水全收藏起来，使鼠饿极。②"请客" 3 日，鼠狡猾，对出没处出现的新东西都存戒心，不易立即上钩。先将捕鼠器机关卡死 3 日，若发现连续几日诱饵被鼠吃去，说明老鼠已失去警惕，已无戒心。③捕鼠器机关要灵活，经常擦洗上油，洗去死鼠血迹。④诱饵要选择一种或几种鼠类最爱吃的东西，如香甜的东西、油炸食品。在有水的地方布放油炸香味干燥食品；干燥无水时用含水食物，如山芋等。诱饵要新鲜才有引诱力。⑤将有诱饵的捕鼠器放在老鼠平素活动的场所，离鼠洞口有一定距离的墙边、屋角、桌下；没有诱饵的捕鼠器应放在老鼠跑道、活动场所或洞口。⑥注意季节和天气。秋冬易捕，春夏难捕；老鼠繁殖季节易捕；雨天易捕，刮风天气难捕。具体捕鼠方法如下。

● 关：有普通捕鼠笼、印度捕鼠笼、升降木匣捕鼠箱等。鼠被诱入其中时触动机关而被关入(图 8-1)。

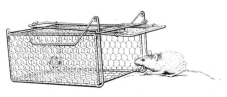

图 8-1　**笼关法捕鼠**

● 夹：利用弹簧鼠夹，将老鼠夹住。鼠夹种类多，根据具体情况设置(图 8-2)。

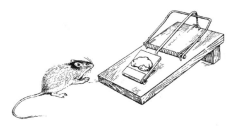

图 8-2　**夹打法捕鼠**

● 粘：利用粘鼠板粘小家鼠。将粘鼠板放在鼠活动的通道，将鼠粘住。

● 挖：在秋后鼠洞暴露时，可挖洞捕鼠，挖洞时堵死鼠的后洞，以防逃逸。

● 利用天敌：家庭养猫捕鼠，保护黄鼠狼、猫头鹰、蛇等鼠的天敌。

2. 毒鼠　毒鼠法是最常用的灭鼠方法。灭鼠剂分为剧毒急性和慢性灭鼠剂。前者如磷化锌、安妥等，但对动物和人都有剧毒。慢性灭鼠药一股为抗凝血剂，鼠连续 3～6 日多次取食后，因大出血而死，人误食后可用维生素 K 治疗。毒鼠药要经常调换，并注意布放点。放毒饵后，每日要找鼠尸，待灭鼠结束后，要大扫除，防止死鼠残留。

3. 防鼠　防鼠也很重要，建筑房屋时墙基、地面、房顶、门窗和各种管道应不留间隙，粮食储放和厨房垃圾处理要恰当。

灭蚊　蚊虫叮吸人和动物血液，传播多种疾病,如疟疾、丝虫病、乙脑、登革热等,是一种病媒昆虫。

1. **生活习性** 蚊子一生经卵、幼虫、蛹和成虫四个时期(图 8-3)。卵、幼虫和蛹都生在水中,包括各种积水,如竹筒、瓦罐、树洞、贮水箱等,小型积水一旦干掉,则它们全部死亡。夏季水温高,蚊子发育快,卵2日左右孵出幼虫,即孑孓,俗称"扪拳蛆"。孑孓在 3～4 周内经 4 次脱皮,化为蛹。蛹形似豆芽,不离水。在最适温度下,2～3 日就脱皮羽化为成虫,飞离水面。

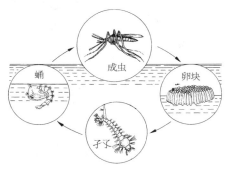

图 8-3 **蚊子的生活史**

成蚊在草丛中栖息,清晨或黄昏时雄蚊结队群舞,吸引雌蚊飞来交配受精。雌蚊吸人畜血液,2～3 日后卵发育成熟,飞到积水上产卵。不久再吸血,再产卵,可重复 3～7 次。1 年至少可繁殖 2～3 代,多至10 余代。雄蚊不吸血,只活几日。雌蚊一般能活 1 个月以上,晚秋羽化的雌蚊能越冬,活 5～6 个月。蚊虫冬季大多冻死,少数雌蚊可躲在温暖潮湿住屋的暗角里,静伏越冬,第 2 年还暖后再进行吸血活动。危害人类健康的主要有按蚊、库蚊和伊蚊3 类,城镇中以后两类为主。

2. **杀灭方法** 要消除孑孓,首先要清除积水,翻缸倒罐,堵塞树洞竹节,填平地

面上的积水坑洼。河沟、池塘等可采用疏通沟渠、清除杂草、养殖浮萍、农田间歇灌溉等方法使得孑孓无法生长,或养殖一些吃孑孓的小鱼。常用杀虫剂如敌百虫、敌敌畏和菊酯杀虫剂可灭孑孓。由于蚊虫在积水中产卵,故可置诱蚊缸定期下药,以杀孑孓和成虫。市售灭害灵是二氯苯醚菊酯胺菊酯等合成的,对人畜毒性极低,制成新型蚊香、液体蚊香,灭蚊效果好。住房用纱窗、纱门和蚊帐可防蚊入室,或晚上用蚊叮药浸蚊帐,可起防蚊杀蚊的作用。驱蚊剂涂在皮肤上可防蚊叮咬,可维持 4 小时左右。在冬季,消灭越冬残留蚊子最重要。

灭蝇 苍蝇是杂食性昆虫,嗜食腐烂发臭的东西和人的食物,凡是苍蝇爬过、叮过的食物都会被病菌污染。苍蝇传播的病菌有几十种,主要有伤寒、霍乱、痢疾、肝炎、结核、脊髓灰质炎等细菌和病毒,还可传播多种寄生虫卵,如蛔虫卵、鞭虫卵、蛲虫卵等。

1. **生活习性** 蝇类繁殖快,平均 2 周左右繁殖一代,1 年可达十多代。蝇的一生经卵、幼虫、蛹和成虫四期(图 8-4)。卵成堆产在发酵或腐烂发臭的有机物质上,包括人、畜粪便,动植物腐烂物质,垃圾等,每堆几十到成百个,呈乳白色,香蕉形。1～2 日后卵内孵出幼虫,就是蝇蛆。蛆乳黄色,头尖尾粗,畏光而聚在一起,经 5～6日蜕 3 次皮后离开其孳生场所,在邻近干松土中化为蛹。蛹棕褐色,长圆形,不活动,3～5 日后羽化为蝇,钻出地面。蝇在强光下活动,黑暗中停歇,飞翔力强,可通过风力和车、船、飞机等交通工具散布很远。各种蝇的繁殖季节不同,早春、盛夏或晚秋都有,一般到初冬绝迹。以幼虫或蛹越冬,也有部分蝇藏在隐蔽温暖场所越冬,来年春天再生长、繁殖。

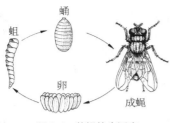

图8-4　**苍蝇的生活史**

2. 杀灭方法

● 消灭蝇的孳生地：不随地大小便和倒垃圾。粪便、粪缸、厕所、垃圾和垃圾桶要加强环境卫生管理。生活垃圾集中包扎在塑料袋中，24小时内统一处理掉。

● 灭蛆：用1％敌百虫，夏季定期喷洒。

● 灭蛹：苍蝇孳生地外围60～90米、深16.5厘米是化蛹范围，可松土捡蛹或加石灰和水压实。冬季挖蛹最好。

● 灭成蝇：可用蝇拍、蝇笼、粘蝇纸，或用毒饵（2％敌百虫拌白糖汁或臭鱼烂菜中诱蝇食后中毒）。也可直接喷洒敌百虫灭蝇。苍蝇还有一个习性是停落在绳索上，用粗绳浸1％敌百虫或2％倍硫磷，凉干后悬于苍蝇多处可收灭蝇效果。厨房、食堂或贮放食品处不宜用毒饵或喷洒杀虫剂，可采用纱门、纱窗或纱罩防蝇。

灭白蛉　白蛉是吸血的小飞虫，体长不超过5毫米，黄褐色，全身有毛，飞行呈跳跃式。有些种在农家附近多见，进入室内吸血，是黑热病传播的媒介。此病分布在江苏、安徽、山东、河南、河北、陕西、甘肃、新疆等地。白蛉还能传播皮肤利什曼病和白蛉热。白蛉畏光，白天躲在树洞、石穴或畜舍中，夜晚吸人、畜的血，在室内外或土缝中，经四龄幼虫，化蛹后飞出（图8-5）。每年6～7月呈高峰，以幼虫过冬。药杀是消灭白蛉的主要方法。住房通风、干燥，清除室内外垃圾和瓦砾，可铲除白蛉孳生地。白蛉多的地方，夜间要用细蚊帐，以防叮咬。

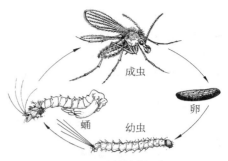

图8-5　**白蛉的生活史**

灭蠓　蠓也叫蠓飞子，在四川叫蟆子或墨蚊，是非常小的黑褐色小飞虫，长仅1～2毫米，出现在住宅周围的农田、树、池沼等低洼地带，甚至花坛中。某些种类常成群刺吸人畜血液。人体被叮咬处出现严重红肿痛痒，有的还发热（38℃左右）。蠓可在吸血时传播疾病，可能传播乙型脑炎。

蠓的卵产在水边潮湿的泥土或植物上、树荫、草丛边或青苔上。幼虫孵出后在水中或地面活动，经蛹化为成虫。蠓常在太阳当头时叮刺人畜，也会在晨间活动。每年5月开始出现，夏日最多，多时可飞扑人面，秋后减少，以幼虫或卵越冬。蠓的飞行距离一般为200～300米（图8-6）。

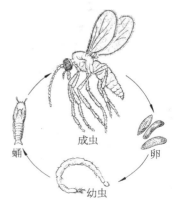

图8-6　**蠓的生活史**

灭蠓要求清除住户和工作场所的小型积水和其他孳生环境；喷洒杀虫药剂，消除孳生地；装纱窗防蠓入室；野外工作时用驱蠓药水涂擦皮肤以防叮刺，作用可维持2小时。

灭蚋　蚋（ruì）为吸血小飞虫，黑褐色，身长2～4.5毫米，身体粗短，足很短，驼背，翅宽而透明、无斑点，状如小苍蝇。蚋出现在热带和温带山林中，孳生地是急流的溪水。

蚋叮吸人畜血液，尤嗜家畜。初叮时无感觉，以后痛痒红肿起泡，严重时淋巴结肿大，体温升高。蚋在非洲和美洲某些地带能传播蟠尾丝虫病，又称河盲症，长期反复感染可造成失明。

蚋吸血后在流水中的石块上产卵。幼虫吸附在流水中的石块或植物上，经蛹期变为成虫（图8-7）。清晨或傍晚雌蚋成群追逐人畜，叮刺耳、眼、鼻等部位，以夏季最为活跃。灭蚋要结合生产和水利，清除溪流中间和两岸杂草、小灌丛，消除孳其生地。也可用烟熏驱蚋，用驱蚊剂或驱蠓水可防叮刺。

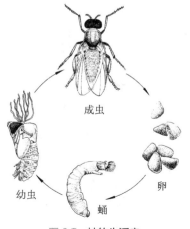

图8-7　**蚋的生活史**

灭虻　虻中最常见的是牛虻，它比苍蝇大，头眼尤大，眼有金属光彩，发亮，如瞎眼，故在东北俗称瞎眼虻。全身有灰黑、棕绿等色彩。翅大，可有斑，飞行时"嘎嘎"作响。喜栖水边，刺吸人畜血液。可传播牲畜疾病，人也可能受其影响。虻嗜湿热，主要分布在热带和温带潮湿地带，夏季在牧场多见。卵产在稻田、芦苇塘、池塘、土坑、石坑、溪流和岸边潮湿的泥土石块和植物上。幼虫发育慢，经几个月到1年，在岸边泥土中变为蛹（图8-8）。成虻喜在烈日下活动，中午飞到人畜湿润的皮肤上吸血，对象以牛、马、骆驼等为主，盛夏最多。人入水中洗澡、游泳时常被侵袭，其蜇人很痛。消灭虻的孳生地与灭蚊同。

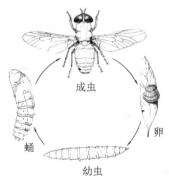

图8-8　**虻的生活史**

灭蟑螂　蟑螂也叫蜚蠊，是家庭中最常见的一种害虫，虽不咬人，危害却与鼠相仿。蟑螂传播伤寒、痢疾、结核等病原体，还能携带寄生虫卵，如蛔虫卵等，是传染病的媒介。蟑螂嗜食淀粉类食品、涂过浆糊的物件，如书籍、皮件、被服、粮食，以及蔬菜、熟食等。其尸体和粪便可引起人体过敏，危害不小。

1. 生活习性　蟑螂卵产在豆荚状的囊内，卵荚小如赤豆，大如豇豆，内有数十隔,每隔一个卵,卵荚从雌蟑螂的生殖孔里推出,产于暗角,常粘在木器的反面边角上。初孵小蟑螂为黑色,带白纹,长大后变棕色,约 1 年成熟(图 8-9)。雌蟑螂一生可产 4～5 个卵荚。

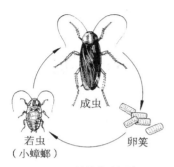

图 8-9　**蟑螂的生活史**

蟑螂畏光,白昼躲在暗角、缝隙处,如灶缝、窗缝、墙角、碗橱、木柜、水槽、地板下。现代化住房的中央空调管道、浴室管道都是它们的大窝。木器湿度较高,适于它们生存。夜间蟑螂外出,以午夜活动力最强,能捷走,虽有翅而不常飞,飞也飞不远。每年 3 月后蟑螂活动加强,夏季最多,冬季隐藏温暖处越冬。

2. **杀灭方法**　最好的方法是白昼清箱倒柜,捕捉扑打,特别要注意在木器家具的反面暗角搜寻卵荚。可利用手电筒和镜子,通过反光检查暗角。在空旷场所蟑螂外逃时,最易发现之。冬季蟑螂不活动,易被扫除扑灭。蟑螂嗜食有淀粉带水食物,广口瓶、丝瓜筋、饭箩、蒸笼都可用作诱捕器,可略放米饭,诱它入内,聚而杀之。浆糊内加 3% 敌百虫或 1% 乙酰甲胺磷,诱其食之,效果好。喷射拟除虫菊酯杀虫剂可驱蟑螂外出,用后 3～5 分钟即见爬出,应在蟑螂集中处重点用药,不必多喷。市售诱蟑盒效好。千分之一灭害灵液喷在蟑螂躲藏处,即能将其杀死。注意搬家时将蟑螂消灭,勿使其转移至新居。

灭毒毛虫　有毒的毛虫种类很多,最主要的有刺毛虫、桑毛虫和松毛虫。这些毛虫都是不同种类蛾子的幼虫,生长在树枝叶上,夏季繁盛。身体上有毒毛,人畜皮肤接触毒毛后即痛痒发炎。

人接触毒毛虫后,可用胶布贴在毒毛着落处,揉平,快速揭起,使毒毛粘到胶布上,反复贴揭,几次毒毛可被粘走。此后用碱性液如氨水、肥皂水涂皮肤上与毒液中和。

消灭毒毛虫,在卵期最重要,此时其尚无毒性,成块集在一起。应消灭幼虫,避免人体与虫体接触。灭茧容易,可在树干上扎草绳几圈,诱其进入其中结茧,然后聚而杀之。

灭臭虫　臭虫是以吸人畜血液为生的小昆虫,胸部有一对臭隙孔,受挤压时流出臭液,故称为臭虫。臭虫平时隐藏在墙壁或床等木器家具的缝隙里,夜晚或黑暗场所遇到人时就爬出吸血,引起皮肤痛痒,影响睡眠。臭虫体椭圆形,背腹扁平,棕色,不会飞,只能爬。一生产 75～200 个卵,白色,粘在床缝、草席、壁缝、箱笼中,夏季 6～7 日孵出小臭虫,吸血成长。可交配产卵,有群居习性,寿命 6～7 个月,能耐饿 1 年以上,生活力很强(图 8-10)。消灭臭虫

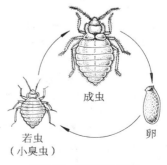

图 8-10　**臭虫的生活史**

靠捕捉,用薄竹片从缝隙中将其剔出挖死。用沸水烫浇家具、床板和墙缝以烫死之,或将家具浸水中 2 日以溺死之。杀虫剂如倍硫磷有效。驱蚊剂对臭虫也有驱避作用。

灭虱　人体上的虱有 3 种:头虱、体虱和阴虱(图 8-11)。都是寄生人体吸血的小昆虫。在人体上几乎终生不离,每日吸几次血,可传播斑疹伤寒、回归热、战壕热等。

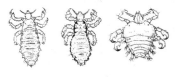

图 8-11　**三种人虱**

1. **生活习性**　体虱生在衣袄缝隙和车船被褥中,灰白色。头虱在后发际更多,偏黑色,常在女孩头挤头一起玩耍时传播。阴虱生在阴毛上,在男女之间传播,多时可转到腋毛、眉毛上。三虱呈全球性分布,在寒冷、缺水地区和冬季更多。

2. **防虱灭虱**　防虱要靠勤洗头洗澡、勤换衣被床单,长途旅行回家后一定要全部换洗;旅馆、车、船、飞机要搞好卫生。灭虱以热杀最简便,可用开水烫浇换下的衣被;用蒸汽(蒸笼)加热 20 分钟可全部杀死虱和它的卵;1/10 000 浓度的二氯苯醚菊酯可杀死头虱和体虱。

灭蚤　蚤体小无翅,善跳,俗称跳蚤,是一种吸虫的小昆虫。家里养狗养猫时常有跳蚤问题。大多数蚤平时在动物窝里,吸血时跳到动物身上,吸后离去,少数蚤叮在动物身体上不跳下来。还有几种蚤会钻到动物皮里,永久寄生。

蚤最大危害是传播鼠疫,蚤是鼠疫的媒介。疫蚤叮人后使人患鼠疫,引起流行。日本帝国主义侵略我国时曾利用蚤在宁波、常德等地人为地造成鼠疫。蚤还是地方性斑疹伤寒的媒介和一些犬体绦虫的中间宿主。人误吞疫蚤可感染。

1. **生活习性**　蚤有卵、幼虫、蛹和成虫 4 期。卵乳白色、椭圆形,成虫交配一次产卵 3～18 个,一生可产卵 300～500 个(图 8-12)。蚤可活 100～500 日,耐饿38～127 日。

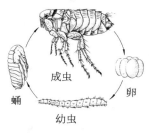

图 8-12　**蚤的生活史**

2. **杀灭方法**　首先,灭蚤先灭鼠,应堵塞鼠洞,还要消灭家养猫犬身上和窝里的蚤。其次,要搞好环境卫生,使室内清洁、光线充足、环境干燥。蚤对杀虫剂敏感,在室内和动物窝内喷洒少量敌百虫、菊酯类杀虫剂即能将蚤全部杀死。

灭尘螨　尘螨是近 30 年来发现的一种害虫,主要引起尘螨性哮喘、过敏性鼻炎和特应性湿疹,严重影响人群的健康。儿童和青年哮喘患者 90％左右对尘螨过敏。只要有人的地方几乎都有尘螨。

尘螨很小,身体长度不到 0.5 毫米,乳白色,平时藏在尘埃中,不易发觉。在显微镜或放大镜下,可见到其有 4 对足,淡棕色。雌性较大,尾部有 4 条长毛,爬动缓慢。尘螨啮食粉末性食物,尤其嗜食人和动物的皮屑,一个人每日脱落 0.5～1.0 克皮屑,可供大量尘螨食用,因此在床、褥、枕、被和地毯里有很多尘螨,如不常洗涤,就非常适于尘螨躲藏并大量繁殖。呢绒衣袄、棉毛厚质内衣、羊毛绒线衣、棉袄等都是藏螨之处。

尘螨使人患病,直到 20 世纪 60 年代初才被发现。尘螨的排泄物、分泌物、蜕皮和螨尸是强烈的过敏原,极微量上述物质混在尘埃中被过敏体质的人吸入后,就会引起哮喘、鼻炎等变态反应。

尘螨嗜温暖潮湿,温度 20～30 ℃(平均 25 ℃)、相对湿度 80％的环境最宜于其生长,所以在温带和亚热带地区特别多。春秋是尘螨生长最好的季节。越陈旧的软垫家具中尘螨越多。高寒地区尘螨较少。

人出生后就与大量尘螨过敏原接触了,摇篮所用的旧床垫、旧枕芯都充满各种动植物纤维,如棉花、木棉、蒲绒、羽绒等,这些都是尘螨最好的生存场所。新的家具和衣服里无尘螨,但 6 个月后就会出现尘螨。尘螨过敏可用尘螨疫苗免疫治疗,连续治疗3～5 年可改变过敏性。

避免与尘螨过敏原接触是预防尘螨过敏发作的重要办法。做好家庭和个人卫生,经常保持房屋干燥、清洁、少尘,勤洗、勤晒衣被,可减少尘螨及其代谢产物的积存;利用吸尘器除尘,并填平床、椅的缝隙,可减少尘螨的孳生。人体皮屑是尘螨的主要食物,断绝其食料以阻止尘螨生长也是一种措施。

灭沙螨(恙螨) 沙螨即沙虱。幼虫时期寄生在动物体上,也可刺吸人体,成虫时期则在泥土中生活,幼虫是唯一传播疾病的时期。沙螨分布非常广泛,世界各地几乎都有,但以热带、亚热带地区最多,在城市或家庭花园中有时也有。

在人的唾液中有沙螨热病原体。有些沙螨能传播沙螨热(恙虫病),可以从上一代沙螨传到下一代。叮人时,如少量进入人体并不致病,进入量较大则发病,甚至致命,故要及早治疗。

鼠类是沙螨必不可少的生活条件,又是沙螨热的传染源,因此灭鼠是消灭沙螨的主要措施。沙螨孳生在一些潮湿的小环境中,如杂草丛生地和房屋周围的砖砾垃圾堆,所以要清除杂草,搞好环境卫生,堵塞鼠洞。可用杀虫剂喷洒沙螨孳生地。不要将衣被置杂草上晾晒,不要将柴禾未经暴晒运到家里。在野外工作时可在暴露体部涂驱蚊油;工作完毕后要洗澡和更换衣服,以防将沙螨带进家中。

灭蜱 蜱也叫壁虱,俗称草扒子、狗鳖、草别子、牛虱、草蜱虫、狗豆子、牛鳖子等。成虫在躯体背面有壳质化较强的盾板者,通称为硬蜱,属硬蜱科;无盾板者,通称为软蜱,属软蜱科。我国已记录的硬蜱科约 100 种,软蜱科有 10 种。蜱是许多种脊椎动物体表的暂时性寄生虫,是一些人兽共患病的传播媒介和贮存宿主。硬蜱一般存在于森林、灌木丛、开阔的牧场、草原、山地的泥土中等;软蜱则栖息于家畜的圈舍、野生动物的洞穴、鸟巢及人房的缝隙中。雌蜱通常受精吸血后产卵,硬蜱一生产卵一次,饱血后在 4～40 日内全部产出,不同品种的蜱产卵数不等,从数百至数千个;软蜱一生可产卵多次,一次产卵 50～200 个,总数可达千个(图 8-13)。

硬蜱多在白天侵袭宿主,吸血时间较长,一般需要数日。软蜱多在夜间侵袭宿主,吸血时间较短,一般数分钟到 1 小时。蜱的吸血量很大,各发育期饱血后可胀大几倍至几十倍,雌硬蜱甚至可达 100 多倍。蜱在宿主的寄生部位一般在皮肤较薄,不易被搔到的部位。蜱的活动范围不大,一般为数十米。宿主的活动,特别是候鸟的季节迁移,对蜱类的散播起着重要作用。在温暖地区多数种类的蜱在春、夏、秋季活动。软蜱因多宿于洞巢内,故终年都可活动。硬蜱一般在动物的洞穴、土块、枯枝落叶层中或宿主体上越冬;软蜱主要在宿主住处附近越冬(图 8-14)。

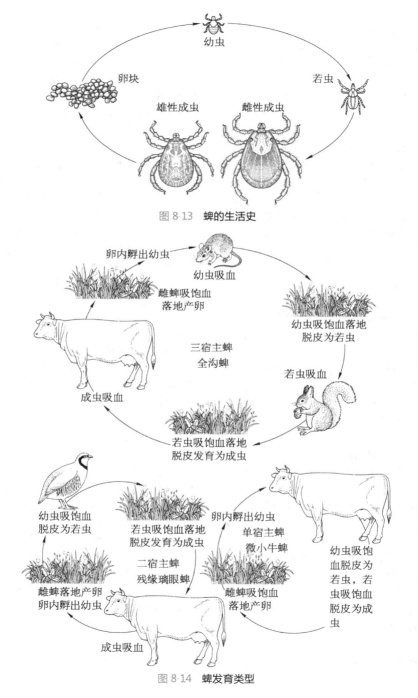

图 8-13　蜱的生活史

图 8-14　蜱发育类型

蜱能传播森林脑炎、新疆出血热、莱姆病、Q热、北亚蜱传立克次体病以及一些细菌性疾病如鼠疫、布氏杆菌病、野兔热等，还能传播无形体病。

夏秋季节，应少在草地、树林等环境中长时间坐卧，耕种劳作要做好个人防护，尽量穿紧口的长衣裤。外出时在衣服上及裸露的皮肤上喷涂避蚊胺（DEET）、驱蚊液等驱避剂。如不慎被蜱虫咬伤，应用酒精、乙醚、煤油、松节油或旱烟油等涂在蜱虫头部，或在蜱虫旁点蚊香，把蜱虫"麻醉"，让它自行松口；或用液体石蜡、甘油厚涂于蜱虫头部，使其窒息松口，再用尖头镊子取出蜱。

草原地带可采用牧场轮换和牧场隔离办法灭蜱。结合垦荒清除灌木杂草、清理禽畜圈舍、堵洞嵌缝以防蜱类孳生；捕杀啮齿动物。蜱类栖息及越冬场所可喷洒敌敌畏、马拉硫磷、杀螟硫磷等。在草地、树林中，可用生物农药喷洒地面，有较长的持效期，也可用藻盖杀（0.12%藻酸丙二醇酯）进行防治。对家畜或宠物进行定期药浴杀蜱，可用0.15%的asuntol（牛避逃）或negcwon（猪友乐）或2%露藤精涂擦或喷雾，但需要避免动物舔食而中毒。市面销售的福莱恩喷（滴）剂、蜱虱消等也有较好的杀灭效果。

机动车尾气的
危害和预防

机动车尾气排放是城市大气污染的主要原因之一。机动车按燃料类型一般分为汽油车（包括摩托车）和柴油车，其尾气包括气体和颗粒物两部分。汽油车尾气以气态污染物为主，主要包括一氧化碳、碳氢化合物和氮氧化物等。柴油车尾气则以颗粒物为主，其排出颗粒量是汽油车的20~100倍，且95%以上的颗粒物粒径小于10微米。颗粒物吸附了约18 000种燃烧产物。助动车虽然使用汽油作燃料，但由于发动机容量小，构造简单，尾气中也含有大量颗粒物，其组成与柴油机排出的颗粒物类似，且助动车行驶在非机动车道上，尾气排放高度接近人的呼吸带，对健康影响更大。

尾气的危害　机动车尾气对人体健康具有较大的危害，可损伤机体呼吸系统、心血管系统、免疫系统、中枢神经系统、生殖系统等，并会使接触人群肿瘤发生率增加。在交警、汽车司机和售票员等长期接触机动车尾气的人群中，鼻塞、咽喉疼痛、咳嗽等呼吸系统症状常见，慢性鼻炎、慢性咽炎等疾病的发病率增高，血中碳氧血红蛋白含量明显增高，免疫功能和肺功能则有所下降。儿童呼吸系统症状的出现和免疫功能的下降也与接触机动车尾气有关，且学校和家庭离交通干线越近，这种影响越明显。接触机动车尾气还与儿童哮喘等过敏性疾病的发生有关。机动车尾气中主要污染物质如下。

1. **一氧化碳**　一氧化碳是一种无色、无臭、无味、无刺激性的有毒气体，是一种血液和神经毒物。它可随空气进入血液循环，与血红蛋白结合形成碳氧血红蛋白，降低红细胞的携氧功能，引起血液缺氧，从而影响呼吸及心、脑功能。

2. **碳氢化合物**　碳氢化合物对机体具有一定的刺激作用，但它的危害主要是其中苯及多环芳烃类物质的毒性。苯是一种致癌物质，可引起血液系统损害，导致白血病，目前我国无铅汽油中也含有一定比例的苯（一般少于5%）。多环芳烃中的苯并(a)芘，即B(a)P，也是一种致癌物质，人群调查结果显示B(a)P与肺癌死亡率之间存在明显相关性。

3. 氮氧化物　氮氧化物难溶于水,对眼睛和上呼吸道的刺激作用较小,而易于侵入呼吸道深部细支气管和肺泡。长期低浓度吸入,可使肺组织受到破坏而影响肺功能;也可影响血红蛋白的携氧能力,引起组织缺氧而造成全身组织损伤。

4. 光化学烟雾　汽车尾气中的氮氧化物和碳氢化合物结合后,在太阳紫外线的照射下,可形成一种具有很强刺激性的淡蓝色烟雾,即光化学烟雾,其中主要的成分包括臭氧、甲醛等。光化学烟雾对眼睛和呼吸道均具有较强的刺激作用,使呼吸道疾病发病率升高;它还可引起机体其他系统的损伤。甲醛也是一种致敏物质,可引起一系列的过敏反应,包括流泪、喷嚏、咳嗽、呼吸困难和哮喘等。

5. 铅　铅对环境和人体特别是儿童的健康有较大的危害。铅是一种血液、血管、心脏、神经和生殖毒物,它的最大危害是对儿童智力的影响,会导致儿童智商下降。因此,推广使用无铅汽油是大势所趋。由于汽车制造工艺和保养情况不是太好,不少车辆在行驶过程中,会排放出大量的黑烟,即颗粒物质。这些颗粒物具有较强的毒性,不但会损伤呼吸系统,使肺功能下降,呼吸道疾病发病率上升,还可降低机体的免疫功能,诱发哮喘等过敏性疾病,使男性精子活动能力下降等并具有较强的潜在致癌性。

汽车尾气危害的预防　值得注意的是,上述损害过程是漫长而又潜隐性的,平时不大容易察觉。因此生活在大都市中的人们,应警惕机动车这种"流动污染源"。对于普通居民来讲,上下班路上应尽量远离机动车和助动车,避免吸入较多量的尾气,尤其是在交通路口和轮渡等场所,由于较多量的机动车和助动车集中在同一地方,且发动机处于怠速状态,尾气在周围环境中的浓度相当高,因此停留时间应尽量短。散步和锻炼身体时应远离交通干线。住在交通干线附近的居民,在白天交通流量较大的时候,应注意关闭门窗,减少室内污染。对汽车司机和售票员来讲,更应采取措施来保护自己的健康,如注意汽车的保养和维护,减少车厢内外的空气污染;在交通密集的道路和交通拥堵的路口等机动车尾气浓度高的地方,不要打开车门,空调不要使用外循环;不吸烟,因为吸烟会增加大气污染对健康的影响;勤洗澡,尽量注意生活的规律性;由于汽车尾气的接触量取决于暴露浓度、暴露时间、呼吸频率,因此行人和户外活动人员除了减少或避免在交通繁忙路段活动外,还应注意在道路上的时间和呼吸频率,避免跑步等引起呼吸频率增加的活动。戴口罩也可有一定的防空气污染作用,推荐使用药用炭(活性炭)口罩,因为活性炭口罩能过滤掉一些有机物和尘粒子,口罩使用一段时间会饱和,要注意经常更换。

选择优质饮用水

饮用水是指饮水和生活用水。饮水在给人体带来维持正常生理代谢所必需的水分、微量元素和矿物盐的同时,也可能带入一些致病微生物和化学物质。与饮用水安全性有关的健康影响主要有:①介水传染病;②生物地球化学性疾病(如地方性氟中毒、地方性砷中毒等);③急、慢性中毒及远期危害。生活饮用水应具备的基本卫生要求是:①水中不得含有致病微生物和寄生虫卵,以防发生介水传染病;②所含化学物质及放射性物质不得危害人体健康;③水的感观性状良好。

我国目前生活饮用水水源受到了不同程度的污染。主要的污染物是有机物、重金属以及湖泊富营养化造成的藻类污染等。城市自来水以江河水为原水，原水经过净化处理成为符合国家生活饮用水卫生标准（GB 5749—2006）的自然水，这种水经烧开后可以放心饮用。目前自来水厂净化处理措施主要包括混凝沉淀、砂滤和加氯消毒。由于水源水受到微量有机物的污染，因此在加氯消毒过程中可能会产生氯化消毒副产物。目前我国有些地区水厂采用深度净化处理，以减少饮水微量有机物的污染和氯化消毒副产物的产生。当然，从水厂到水龙头之间可能存在管网污染，包括水箱、管道壁腐蚀及水垢沉积造成的污染，导致水质色度、浑浊度、铁、锰等指标超过卫生标准。这主要由于管网渗漏、污水倒流等引起，其原因可能与管网老化、设计不合理、抽吸倒流以及水箱无定期清洗消毒、溢水管与污水管相连等因素有关。解决这些问题除了逐步更换地下管道、按时清洗水箱外，专人负责管理是至关重要的。

目前城市除自来水外，还有瓶装水、桶装水、管道直饮水等。从制水工艺和水质特点来分类，则包括蒸馏水、纯水、太空水、去离子水、纯净水、矿泉水等。那么，怎样才是质优的饮用水呢？清洁卫生的饮用水外观应清澈透明，其中含一定量的矿物质及微量元素，卫生学上应保证细菌学指标合格。根据这个原则，各类水的情况不同。

1. 纯净水　是以符合生活饮用水卫生标准的水为原水，通过活性炭、超滤、反渗透膜等深度处理的纯洁、干净、不含有杂质或细菌、可直接饮用的水。这种水中氯化消毒副产物以及微量有机物、钙、镁、氯化物、硫酸盐、硝酸盐等阴阳离子等含量降低。纯净水在供水方式上分为管道直饮水与桶装水或瓶装水。管道直饮水是对自来水再次深度净化处理而成，通过独立封闭的专用管道输送给用户，供人们饮用，其优点是水质优良、取用方便、整体费用低。桶装水是经过净化处理后的自来水，通常通过饮水机方式供水。饮水机有可能成为桶装水二次污染的主要原因，因为机器中水存放时间长，储水胆、水道等也可能未及时清洗消毒，因此使用时要定期清洗饮水机。瓶装水是密封于瓶中的不含添加剂的可直接饮用水。

纯净水可以解决饮水污染物这个问题，满足了水质安全性要求。但水中适量的宏量和微量元素及其比例对人的健康是很重要的，纯净水并不能解决这个问题。无机物及矿物质含量适度的无污染天然水源为最佳选择。

2. 蒸馏水　蒸馏水中很多矿物质、金属阳离子及微量元素被去除，而易挥发的有机物却进一步浓缩，不符合饮用水的要求。

3. 纯水　地下水及符合生活饮用水卫生标准的源水，经过反渗透、电渗析、离子交换等处理后，矿物质、微量元素、有害物质及微生物等全部去除，仅留下水分子，为纯水。这类水可直接饮用，且口味很好，但此类水不宜长期饮用。

4. 矿泉水　矿泉水含有一定量矿物质及微量元素的地下净水，是符合我国国家标准（GB 8537—1995）规定的饮用水。矿泉水是一种卫生、安全的优质饮用水，且外出旅游携带方便。此类水水质较优，但价格较贵。

总之，蒸馏水、纯水、超纯水、太空水、去离子水、纯净水等瓶装水和桶装水可以饮用，但不宜长期使用，尤其是老人和小孩，因为这些水中缺乏人体所必需的矿物质及微量元素，而老人和小孩对上述物质的需求较大，且从食物中摄入的量较小。

室内装饰装修
卫生问题

室内装饰装修美化和改善居住环境，但室内装饰装修也有可能引起室内环境污染，进而引起健康危害。室内装饰装修产生的室内主要污染物包括氡、甲醛、挥发性有机物和由于使用地毯而孳生的尘螨。

1. 放射性氡　放射性氡由镭衰变而来，主要来自砖瓦、混凝土、石块、水泥铸件、天然和人造的大理石、花岗石、土壤(黏土)和地下水系统等。一般新建筑物的室内、地下室及隧道中氡的含量均较高。镭一旦衰变为氡，就呈气体状态，从附着的物体表面逸出。氡若是来自地基土壤，则浓度随层数的升高而降低；如果来自建筑材料，则靠近建筑材料处的氡浓度高。氡进入人体呼吸道后，可随呼吸道呼出，其对人体健康的危害主要是引起肺癌，潜伏期为15～40年。氡已被世界卫生组织列为重要致癌物质。室内氡释放量与室内外空气交换程度及室内外温差有关。有报道指出建筑材料表面涂料能阻挡氡的逸出，可使氡浓度降低。据美国有关资料报道，居住在有地下室的住宅中居民的肺癌发病率低于无地下室住宅的居民。这是因为地基土壤中的氡首先逸入地下室，而地下室往往不作居室，故接触氡机会不多；而无地下室的住宅，接触氡机会较多。

2. 甲醛　甲醛是黏合剂生产中的脲醛树脂和酚醛树脂的重要原料。各种人造板(刨花板、纤维板、胶合板等)、新家具、墙面、地板等因使用了粘合剂，可含有大量甲醛；而纤维地毯、塑料地板砖、油漆涂料等通常也有甲醛排出；以泡沫塑料作为隔热防护的预制板的围护结构材料，其中有少量未完全化合的甲醛，也可逐渐释放出来而污染室内空气。甲醛是一种具有刺激性的挥发性物质，对眼黏膜、鼻和上呼吸道黏膜均具有强烈的刺激作用；它也是一种致癌物质，可以引起鼻咽癌等。甲醛浓度变化与室内温度和通风情况有关。

3. 挥发性有机物　挥发性有机物是一类室内空气污染物，主要来自各种溶剂、黏合剂、涂料、油漆中的苯、甲苯、二甲苯、萘、三氯甲烷等。当各种挥发性有机物同时存在于室内时，其联合作用可损伤全身多个系统，其中以损伤中枢神经系统为主，有时甚至导致中毒、死亡。

4. 尘螨　主要来自质地为羊毛、合成羊毛或腈纶的地毯。在江南潮湿温暖的地区，地毯中极易生长尘螨，合成羊毛地毯还可散发挥发性有机物类有害气体。尘螨是一种强烈的变态反应原，不管是活的、死的还是其蜕皮均可引起哮喘、过敏性鼻炎、皮炎、荨麻疹等疾病。

降低室内氡、甲醛及挥发性有机物的措施有：①新建高层建筑物必须建有地下室，以减少土壤与建筑物之间的压力差；②选用低浓度甲醛黏合剂产品或使用低挥发性的涂料、油漆或水溶性涂料；③新建住宅楼落成、新房装修完成后，不宜马上迁入居住，至少空关2周以上，并应提高通风换气频率，增加室内空气流通，以减少室内空气污染物的浓度。有过敏体质的人，室内不宜铺地毯，或地毯要勤晒、勤吸尘，以减少尘螨的孳生。

室内空气卫生

宜适的室内环境包括适宜的温度、湿度和风速，良好的采光照明，清洁的空气，良好隔声性能等。通常情况下室内空气环境的影响因素有两个方面：①室内环境本身,即人们生产和生活所产生的热、湿和其他污染物;②室外环境对室内的影响,如太阳辐射和室外气候条件的变化等。

1. 空调系统的可能危害　空调突出的健康危害仍然表现在空调系统本身,我们在设计、安装和运行的各环节中,均应注意杜绝致病因素的潜在危害和诱发"空调病"的可能。空调系统造成人体健康危害的主要原因如下。

• 新鲜空气量不足。封闭式空调系统没有室外新鲜空气(新风)补充,在空调房内长时间停留、活动、工作,可能导致室内一氧化碳、二氧化碳、可吸入颗粒物、挥发性有机化学物质(三氯乙烷、苯、间二甲苯等)浓度增加和空气负离子浓度减少,导致"空调综合征",出现疲乏、头痛、胸闷、恶心,甚至呼吸困难与嗜睡等症状。

• 空调系统新风采集门受到污染。这是由于设置不当,空调受到来自室外环境的污染物(如工业企业排放的废气、公共建筑的排气和机动车尾气)的污染。尽管空调系统设有过滤器,但对上述污染源排放的硫氧化物、氮氧化物、多环芳烃、苯及其衍生物等有害物质无消除作用,空调系统就成为这些污染物进入室内的媒介。

• 过滤器失效。空调系统的过滤器是净化含尘空气的主要部件,它将含尘新风和循环回风经净化后送入室内。过滤风速过大时可将附着的灰尘吹进系统;非自动清洗的过滤器长久使用后灰尘越积越多,过滤器阻力剧增,有可能使气流冲破过滤器而使过滤器丧失过滤能力,形成一个污染源,外环境尘粒污染物和回风中的可吸入颗粒物均经空调系统在室内形成高浓度。当回风中存在细菌、病毒时,高效过滤器如失效,则可能导致室内空气二次污染。

• 冷却水导致的空气污染。集中空调系统的冷却水中存在一种嗜肺军团菌,大型建筑物的冷却水塔和冷、热水分布系统往往是军团菌气溶胶的来源,它能通过空气传播,引起军团菌肺炎等呼吸道感染。自从 1976 年美国发现该疾病并在其后分离到病原体以来,迄今世界多数国家已发现有该病存在。我国在建筑大楼空调系统冷却水塔中也分离到嗜肺军团菌。军团菌病的症状类似肺炎,表现为发冷、肌痛、头晕、头痛等,重症患者可发生肝功能异常及肾功能衰竭。

2. 预防空调危害　在家用空调器的使用中,首先应注意控制室内温度适宜,原则上,夏季室内外的温差一般控制在 6 ℃以内,如室内温度过低,当由室外进入室内时,皮肤的表皮血管突然收缩、冷气的突然接触均能造成人体的不舒服;冬季室内温度不要过高,一般以消除空气中的寒意为适当,室内外温差过大同样会影响人体正常的生理功能,导致调节机制负荷过度。

加强通风是防止家用空调造成空气污染的最基本措施,我国室内空气质量标准要求每人每小时至少应有 30 立方米的新风量。有条件的地方可以配置专门的空气负离子发生器,以保证空气中一定的负离子浓度。在安装空调时尤其应注意采气口的选择,避免直接或间接接触垃圾、汽车废气和其他的污染源。在使用空调中应将制冷或制热与通风开关同时打开,使空调在达到预定的温度后能自动转到通风的工作状态。长时间在空调房间中工作的人,隔一段时间后应到室外活动,呼吸新鲜的空气。空调使用一定时间后应打开门、窗加强空气流通。

冷却水的致病细菌、病毒污染主要发生在集中式空调系统。家用空调冷凝水也应注意不要随意排放,尤其是在高层建筑;

集中式空调通风系统应保持清洁,并按要求定期清洗。

家用化学品卫生

家用化学品主要包括化妆品、洗涤剂、黏合剂、家用除害药物等,它们已成为引起非职业慢性中毒或损害的重要原因。虽然绝大多数供家庭使用的化学物质毒性很小,使用安全,但某些产品使用或存放不当也可造成危害,特别是儿童易发生误服或误用。

1. **对皮肤的损伤及其防护**　家用化学物品与人体皮肤接触的机会多,易引起各种皮肤损伤,主要有物理损伤、化学损伤和微生物感染。物理损伤往往由于产品本身粗糙、不光滑或使用不当造成机械摩擦所致,如磨砂洗面奶造成的皮肤摩擦伤等。化学损伤则是由于皮肤接触产品中化学物质后产生刺激性皮炎、变态反应性皮炎、色素改变等所致,严重者可能造成皮肤化学性烧伤。微生物感染是由于皮肤接触了受微生物污染的化学品如化妆品所致,它引起的感染性皮肤损伤。

化妆品是与人的皮肤接触时间长、接触面广的一类家用化学品。化妆品皮肤病是指由于使用化妆品所致皮肤的异常改变,如红斑、肿胀、水疱、粗糙、脱屑、色素沉着、刺痛及瘙痒等。发生化妆品皮肤病的原因与化妆品的化学特性、有毒化学物和微生物含量、皮肤敏感性及使用频率等因素有关。我国化妆品卫生规范中已明确限定汞、铅、砷、甲醇等有毒物质的含量。化妆品的微生物污染也是当前化妆品卫生质量的主要问题。国内外有关资料表明,从各类化妆品中曾检出包括铜绿假单胞菌、金黄色葡萄球菌、变形杆菌等致病微生物。值得注意的是,使用者机体素质也是化妆

品皮肤病发生的一个重要因素。

为防止皮肤损伤,在选购家用化学品时,谨防购买伪劣产品,要购买质量好、包装完整、说明清楚、注明厂家名称及厂址的产品。要认真阅读标签说明,了解其性能、安全性,按使用说明使用。使用脱脂性的洗涤剂、黏合剂时应注意皮肤的保护,使用时浓度不能太高,最好使用乳胶手套,使用后涂抹油脂性防护用品。化学品之间能发生反应,因此最好不要轻易把两种家用化学品混合使用。使用化妆品要注意个人的皮肤类型,对中性、油性、干性、混合性的皮肤分别选择不同的护肤品,使用时还要注意自己是否属于过敏体质,以免激发过敏反应。

2. **对眼睛的损伤及其防护**　不少家用化学品具有刺激性,即使是对皮肤毫无刺激性的产品,一旦误入眼中,会引起不同程度的眼部损伤。如冷烫液及其定型粉含有强碱性化学物,使用时溅入眼中能损害角膜,引起浑浊及白斑,严重时发生角膜穿孔。含苯胺类化学物质的染发水,不仅能损伤眼球表面,而且还能渗入眼内组织,引起晶状体损伤,最终导致白内障。如眼部化妆品受细菌特别是铜绿假单胞菌污染时,会引起眼角膜化脓性溃疡,致角膜大片坏死。

因此,在使用化学用品尤其是面部化妆品时要提高保护意识,避免和眼睛接触。如误接触,应立即用大量水反复冲洗;由于化妆品可能因细菌污染而感染眼睛,故一旦眼睛误接触化妆品,应滴些营养及抗菌类眼药水。

3. **家用化学品的误用、误服及防护**　化学品的误用、误服主要发生在儿童。儿童误服香水、须后水能引起严重的乙醇中毒;误服含二甲苯和丙酮的指甲油可引起意外中毒,严重的可抑制中枢神经系统,导

致肝、肾坏死和心律失常;此外,儿童意外吸入含滑石粉的爽身粉会引起急性肺水肿。一些化学物品溅到食物或餐具上,通过消化道进入人体,也是一种常见的化学品中毒的途径。因此,父母应妥善放置家用化学品,避免儿童直接接触之。

预防食源性疾病

食源性疾病指通过食物传播的方式和途径致使病原物质进入人体而引起的中毒性或感染性疾病。根据世界卫生组织的定义,食源性疾病包括3个基本要素:食物、食物中的病原体、急性中毒性或感染性的临床表现。食源性疾病包括传统的食物中毒、经食物而感染的肠道传染病、食源性寄生虫病、人畜共患传染病以及食物过敏。

近年来,国际贸易和旅游增加、食品供应全球化增加了食源性疾病跨越国界传播的危险性;发展中国家的人口增长、由农村向城市无计划的迁移,加剧了食源性病原体的传播危险;工农业飞速发展使排放到环境中的有毒化学物质急剧增多,它们可能通过食物链进入人体,损害人体的免疫功能,使机体抗病能力下降,引起食源性疾病的流行;老龄人口、营养不良、艾滋病病毒感染和其他致病因素的增多,使高度易感人群增加;随着生活节奏的加快,越来越多的人在饭店、食堂、快餐店就餐,或食用街上小贩兜售的食品,如果食品制作不卫生则可大大增加食源性病原体污染食品的机会。这些因素使全球性食源性疾病的发生率不断上升。

食物中毒及其预防 食物中毒是指由于食用各种"有毒食物"而引起的以急性或亚急性过程为主的疾病,但必须是在健康人经口摄入正常数量的可食状态食品的情况下发生的,如果摄入非可食状态的、非

正常数量的食物而引起的疾病,不能认为是食物中毒,比如暴饮暴食后发生的胃肠炎等。食物中毒的特点是潜伏期短,来势急剧,短时间内可有大量患者同时发病;中毒患者都有相似的临床表现,如急性胃肠炎的症状;患者在一段时间内都食用过同样的食物,发病范围局限在食用该种有毒食物的人群,一旦停止食用这种食物,不再有人发病;人与人之间不直接传染。

食物中毒可分为两大类,即细菌性食物中毒与非细菌性食物中毒。细菌性食物中毒有副溶血性弧菌、沙门菌属、金黄色葡萄球菌、蜡样芽胞杆菌、致病性大肠菌、肉毒杆菌等引起的食物中毒。非细菌性食物中毒包括有毒动物中毒(如河豚鱼、部分有毒的鱼贝等引起的中毒)、有毒植物中毒(如毒蘑菇、发苦的夜开花、发芽的土豆等引起中毒)、有毒化学物质中毒(如亚硝酸盐、农药中毒等)、真菌毒素和霉变食品中毒(如赤霉病麦、霉甘蔗等引起中毒)。根据国内外资料统计,在发生的各种食物中毒中,以细菌性食物中毒最为多见。我国每年发生细菌性食物中毒人数占食物中毒总数的 60%～90%,所以预防食物中毒,应以细菌性食物中毒的预防为主。

1. **细菌性食物中毒** 全年皆可发生,但以夏秋季节发生较多,因入夏后平均气温上升,相对湿度也上升,这时的温度、水分最适宜细菌生长繁殖。高温季节人体新陈代谢旺盛、多出汗、多饮水,稀释与冲淡了胃酸的杀菌屏障,人体对病原菌的抵抗力降低,又喜食生冷食物,故易发生食物中毒。尤其是黄梅季节,气温变化较大,如不注意饮食卫生,极易发生食物中毒。细菌性食物中毒发生的原因有以下几个方面。

● **食品原料变质**:鱼、肉、禽、蛋等食品,在运输、贮藏及供应过程中,如不注意保管,容易发生变质。如用不新鲜的蛋做

炒蛋、不新鲜的鱼做炒鱼片或面拖鱼，即便将这些食品中90％的细菌杀灭，尚有10％的细菌未能杀灭，食后仍会发生食物中毒。

• 食品没有烧熟煮透：荤食导热性差，往往不易烧熟煮透。大块食物，如整鸡、整鸭、肉圆等食物烧煮时间过短，容易造成外熟内生。有人做过试验，将一块2 000克重的肉，放在锅里煮1小时，然后取出，中心温度才50 ℃，细菌还是活的。油炸食品，特别是外包有面粉（或菱粉）的油炸食品，如面拖鱼等，面粉（或菱粉）油炸后形成外壳，影响了热的传导，内部不易烧透，火力过旺时极易形成外焦内生。制作大批食品时未充分翻动，火力不均匀，造成下熟上不热。贪图食品生嫩，或者时间紧迫，也会造成食品未能烧熟煮透。

• 食品保管不妥，放置时间过长：食品原料存放时间过长会使细菌大量繁殖而发生变质，在室温下保存温度较高，变质就更快。半成品因没有充分烧透，外熟里生，细菌没有全部被杀灭，时间长了就会迅速繁殖，如果回锅时又没有烧熟煮透，食后容易发生中毒。另外，新鲜食品经过烧煮后立即食用是安全的，如果放置时间长了，以后在切块、分盆等操作过程中易受到污染，特别是熟食加工厂生产熟食品时，要经过运输、贮藏、批发等环节，受污染机会很多，细菌容易繁殖，供应前如不回锅烧透，就可能引起中毒。

• 生、熟食品交叉污染：生食品上污染很多细菌，盛放过生食品的盛器和切过生食品的刀、砧板，以及拿过生食品的手都会沾染上细菌，如果不经清洗消毒就用来盛放和接触熟菜或熟食品，熟食品就容易受到细菌的污染。

• 吃不洁的生、咸水产品和生冷拌菜：咸螃蜞、黄泥螺、咸烤虾、咸梭子蟹、毛蚶等水产品本身带有大量的副溶血性弧菌，有些人有生吃、用开水泡一下就吃、用盐腌后食用或稍微加热即食的习惯，这样的食用方法因不能杀灭食品中的细菌，容易导致食物中毒。另外，生蔬菜上也有很多细菌，生冷拌菜在拌制后往往要放置一段时间，有利细菌的生长繁殖，故食后容易发生中毒。

• 炊事人员本身带菌：炊事人员如患有化脓性皮肤病、鼻咽部带菌、患有肠道传染病或带菌，则可能将细菌沾染到食品上而传给食用者。

细菌性食物中毒的预防可从原材料购买、清洗加工、烹调、储藏等几个方面入手。①做好食品采购及保管。选择新鲜、安全的食品和食品原料，切勿购买和食用腐败变质、过期和来源不明的食品；不要自己采集或购买野生蘑菇、河豚鱼等含有或可能含有有毒有害物质的原料加工制作的食品；采购食品要有计划，注意妥善保管，以免因保管不妥而造成食物变质。冰箱、冷库要定期检查、整理，保持箱、库清洁无味，食品做到先进先用。冰箱不是保险箱，食品不宜久藏，尤其是熟食品。②食品必须烧熟煮透，现烧现吃。要防止外焦内生、外熟内生或半生不熟，应提倡分顿做、分顿吃，少量剩余食品应妥善保存，隔夜隔顿和外购食品必须回锅烧透方可食用。③注意操作卫生，注意生、熟严格分开。特别是接触熟食的刀、砧板、抹布等也应生熟分开，并应存放在专用处。④家庭生吃水产时要严格注意清洗和消毒，集体食堂不供应生吃水产。⑤严格做好食具清洁消毒工作，注意个人卫生。食品用工具容器必须洗净，严格消毒。养成良好的个人卫生习惯，做到接触食品和大小便后严格洗手，接触熟食时更应注意。饮食食品从业人员每年必须进行一次健康检查。

2. 非细菌性食物中毒

● 河豚鱼中毒：河豚鱼是有毒鱼类，几乎全身都含有河豚毒素，肝和卵巢含毒最甚。河豚毒素是一种强烈的神经毒，能引起神经传导障碍而使机体麻痹，严重的还会导致呼吸循环衰竭而死亡。预防方法是不得食用河豚鱼。

● 鱼肝中毒：鱼肝内含有丰富的维生素A、D，还含有一些毒素，如鱼油毒、痉挛素和麻痹毒等，食后易引起中毒。预防方法是做到马鲛鱼、鲨鱼、鲸鱼等鱼类的肝脏应在市售前即被剔除，不得食用。

● 鱼类引起的组胺中毒：某些鱼类在不新鲜或腐败变质的情况下能产生一定量组胺和胺类物质。容易形成组胺的鱼主要是海产鱼类中的青皮红肉鱼，如鲐鱼、金枪鱼、沙丁鱼、秋刀鱼等。预防方法是不吃腐败变质的鱼类食品，尤其是青皮红肉类；对容易产生组胺的鱼类去毒方法是烹调前水浸4～6小时，用30％食用盐水浸泡1小时。体弱、过敏体质及患慢性气管炎、哮喘、心脏病、低血压的人食用高组胺鱼类时尤应注意。

● 毒蘑菇中毒：野蘑菇种类很多，不少品种含有剧毒，进食少量即能致死。中毒类型有胃肠道型、神经精神型、溶血型等。预防方法主要是不随便采摘食用野蘑菇。

● 发苦的夜开花中毒：夜开花为常见的蔬菜类，但有一部分夜开花在生长过程中受高温、土壤、阳光等的影响，可产生一种耐热的糖苷毒素，味极苦，有毒性。带有这类毒素的夜开花，即便烧熟煮透，仍有苦味，食后会中毒。预防方法是不食用发苦的夜开花。

● 发芽的土豆中毒：当土豆发青出芽时，在芽、芽孔，以及变青、变紫绿色的部位都含有大量的龙葵素，对黏膜有强烈的刺激作用，吃了半生不熟的发芽或连皮土豆就会引起中毒。预防方法是将土豆存放在干燥阴凉处；发芽过多、皮肉大部分变紫的土豆不食用；生芽较少的可将芽和周围发紫的部分挖掉后放在冷水中浸泡，然后烧熟煮透。

● 四季豆中毒：四季豆含有皂素、植物血凝素等有害物质，当没有熟透时可引起中毒。预防方法是烧熟煮透后食用。

有毒化学物质中毒及其预防

● 含锌的盛器盛放酸性饮料引起的中毒：盛器被腐蚀，锌离子溶于饮料中，食后容易引起中毒。预防方法是不用含锌容器配制、冷却、贮藏和运输清凉饮料。

● 有机磷农药中毒：有机磷农药是目前使用量最大的农药，但有一定毒性，如果食用喷洒农药不久、未经过安全间隔期的蔬菜、瓜果，可造成中毒。预防方法是喷洒农药及收获瓜、果、蔬菜时必须遵守安全间隔期；清洗蔬菜时，先用水冲洗掉表面污染物后浸泡10分钟左右，并再次用水洗净；瓜果洗净去皮后食用。

● 霉变甘蔗中毒：已发生霉变的甘蔗质地软，瓤部颜色比正常甘蔗深，呈浅棕色，具有霉变味，食用后可引起中毒。预防方法是贮藏过程中注意防霉；已霉变的甘蔗不得食用。

细菌性食物中毒与非细菌食物中毒，其表现通常有恶心、呕吐、头晕腹部不适腹泻等急性胃肠炎等症状，有的还有过敏或神经毒的症状。一旦发生食物中毒后要注意：①及时到医院就诊，不要自行乱服药，医治越早越好，切莫延误时间；②妥善处理可疑食物，对可疑有害的食物，一定不要再食用，将其保存，以备检验；③化学性、有毒动植物性食物中毒可采用催吐的方法，自己采取某种方法，刺激喉咙，引起呕吐，把吃进去的食物都吐出来；④用塑料袋留好呕吐物或粪便，送医院检查，以便于诊断；

⑤向所在地的卫生行政部门报告,餐饮单位注意保护好中毒现场,就地收集和就地封存一切可疑食品及其原料,禁止转移、销毁。

食源性寄生虫病及其预防

● 姜片虫病:生吃菱角、荸荠、茭白等水生植物易感染姜片虫。感染后可出现消瘦、贫血、水肿、腹痛等症状,严重的可出现腹水。姜片虫感染猪后,成虫也寄生于猪的小肠壁,因此经兽医检验有损害的肠子不应食用。预防姜片虫感染重要的是勿食用未经清洗及沸水烫过的水生植物,勿饮生水,勿用被姜片虫尾蚴污染的青饲料喂猪。

● 囊尾蚴虫病:感染囊尾蚴的猪肉俗称"米猪肉",人食用了未经煮熟的"米猪肉"可感染囊尾蚴病。囊尾蚴寄生在人体肌肉中可致肌肉酸痛、僵硬;寄生于脑内可出现神经症状,如抽搐、癫痫、瘫痪,甚至死亡;压迫眼球可出现视力下降,甚至失明。预防囊尾蚴虫病重要的是加强肉品的卫生管理,畜肉必须经兽医检验加盖卫生检验合格印戳才能销售,并应加强市场管理;食用肉类前需充分加热,烹调时防止生熟交叉污染。

人畜共患传染病及其预防

● 禽流感:禽流感是由 A 型流感病毒引起的禽类感染性疾病,极易在禽鸟间传播,除感染人外,还可感染猪、马、海洋哺乳动物。感染人的禽流感病毒亚型主要为 H_5N_1、H_9N_2、H_7N_7,其中感染 H_5N_1 的患者病情重,病死率高。禽流感病毒对低温抵抗力较强,但对热比较敏感,65 ℃、30 分钟或 100 ℃、2 分钟以上可灭活。预防禽流感的措施主要为:避免与禽类直接接触,接触后应洗手、消毒;砧板和刀具应生熟分开,肉与蛋要烧熟煮透。

● 疯牛病:疯牛病是牛海绵状脑病的俗称,是一种发生在牛身上的进行性中枢神经海绵状病变,是由一种非一般的病毒——朊病毒引起的。科学家认为食用被疯牛病病毒污染了的牛肉、牛脑髓的人,有可能感染该病毒而患人类海绵状脑病(称为克-雅病),该病是一种早老性痴呆病。控制疯牛病最关键的是禁止使用动物性饲料(如肉骨粉、血粉)喂饲家畜;严禁从有疯牛病的国家进口牛、牛肉及其制品;切断各种可能的传播途径。

医学常识篇

第9章

人体解剖生理

人体构造概述

人体的化学物质基础

人体由千万种化学物质组成,包括蛋白质、糖类、脂类、核酸、水和无机盐等。这些化学物质构成人体的各种细胞和细胞间质,糖类和脂类是细胞活动的主要供能物质。

蛋白质　蛋白质是构成人体的主要成分,约占人体固体成分的45%。蛋白质广泛分布于人体的每个细胞和各种组织。蛋白质是生命活动的物质基础,参与机体的所有生命活动,如细胞增殖、肌肉收缩、腺体分泌等。蛋白质一般不提供能量,仅在机体能量极度消耗时才分解供能。一个蛋白质分子通常由几百甚至上千个氨基酸分子组成,但组成人体蛋白质的氨基酸仅有20种。

糖　糖是人体内提供能量的主要物质,人体所需能量的50%~70%来自糖。食物中的糖主要是淀粉,淀粉被消化吸收后变为葡萄糖,是人体糖代谢的主要物质。葡萄糖在体内进行生物氧化,产生二氧化碳和水,并释出能量供组织细胞利用;也可聚合成糖原,储存于肝脏和肌肉组织中。糖类还是构成人体组织结构(如细胞膜、软骨和骨基质等)的重要成分。

脂类　人体内的脂类包括脂肪、磷脂、糖脂和胆固醇等。人体内的脂类除来源于食物外,也能自身合成,但某些不饱和脂肪酸(如花生四烯酸)不能合成,必须从食物中补充。脂肪(三酰甘油)的功能是储存能量和氧化供能。磷脂、糖脂和胆固醇是构成细胞膜的重要成分。胆固醇也是胆汁酸、某些激素(肾上腺皮质激素和性激素)和维生素 D_3 的合成原料。

核酸　核酸只存在于细胞内,有核糖核酸(RNA)和脱氧核糖核酸(DNA)两类,都主要由4种不同的核苷酸按不同排列顺序而组成。RNA主要分布于细胞质内,在蛋白质的生物合成中起重要作用。DNA主要存在于细胞核的染色体中,其分子中核苷酸按一定顺序排列所组成的片段,称为基因。基因是储存、复制和传递遗传信息的主要物质基础。DNA通过自身复制可将遗传信息传递给子代;也可将信息传递给RNA,通过RNA再将这种遗传信息传递给所合成的蛋白质。

水　水是人体中含量最多的物质,约占体重的60%。年龄越小的个体,所含水的百分比越大。体内的水可分为细胞内液和细胞外液两部分。细胞内液约占体重的40%,细胞外液约占体重的20%。细胞外液中约3/4(约占体重的15%)分布于细胞间隙内,称为组织间液或组织液,其余1/4(约占体重的5%)存在于血浆中。

无机盐　体内的无机盐离子主要有钠、钾、氯、钙、碳酸氢盐和磷酸盐等。体内约含钠1克/千克体重,约50%分布于细胞外液,10%分布于细胞内液,40%结合于骨基质。体内约含钾2克/千克体重,约90%分布于细胞内液,细胞外液中仅约1.4%。

氯在细胞内外均有分布。因此,细胞外液中的主要无机盐是氯化钠。

人体的细胞、组织、器官和系统

人体细胞的数量十分巨大,刚出生的婴儿约有 10^{12} 个,成人约有 10^{14} 个。许多相互关联的细胞和细胞间质组合成有一定形态、结构和功能的组织。几种不同的组织有机地结合起来构成器官。若干器官又组合起来形成系统,以完成某一生理功能活动。

细胞　细胞是人体结构和功能的基本单位,一般由细胞膜、细胞质和细胞核组成。各类细胞的大小、形态和功能各异。细胞通常很小,要在显微镜下才能看清楚。人体内最大的细胞是卵细胞,直径约 100 微米;最小的细胞直径仅 2～4 微米,如血小板。游离在血浆中的血细胞多呈圆形。相互紧密连接的上皮细胞多为扁平形或立方形。具有收缩功能的肌细胞多为圆柱形或长梭形。具有兴奋传导功能的神经细胞多有细长并分支的突起。

组织　人体组织一般分为上皮组织、结缔组织、肌肉组织和神经组织 4 大类。上皮组织由上皮细胞和少量细胞间质相互连接而成,覆盖于体表及体内各种管道(消化道、呼吸道、血管等)和囊腔(胸膜腔、腹膜腔等)内面;此外,构成各种内分泌腺和外分泌腺的腺细胞也属于上皮组织。结缔组织由细胞和大量细胞间质构成,分布广泛,形态多样,如疏松结缔组织、致密结缔组织、脂肪组织等。肌肉组织主要由肌细胞组成,分为骨骼肌、心肌和平滑肌 3 种类型,分别参与躯体运动、心脏搏动和胃肠蠕动等。神经组织由神经细胞(神经元)和神经胶质细胞组成,存在于中枢(脑和脊髓)和周围神经系统(脑和脊髓以外的部分)中。

器官和系统　组成人体躯干和四肢的主要器官是骨骼和骨骼肌;人体的体腔内也有许多器官,如胸腔内有心脏、肺、气管和食管,腹腔内有肝、胆、脾、胃、小肠、盲肠和结肠,盆腔内有直肠、膀胱和子宫等。各器官各有其特殊的形态和功能,许多器官又因共同完成某一生理功能活动而相互联结成系统,如消化系统由口腔、咽、食管、胃、小肠、大肠、唾液腺、胰和肝脏等器官组成,共同完成对食物的消化和吸收。人体内的系统有运动、消化、呼吸、泌尿、循环、血液、免疫、神经、内分泌和生殖系统等。人体各系统的活动都在神经和内分泌系统的调节与控制下进行,从而使人体成为一个完整统一的整体。

各系统、器官的解剖生理

运动系统

骨和关节　骨是构成人体支架的器官,由坚硬而有一定韧性的骨组织、骨膜和骨髓组成。骨组织由大量钙化的骨质和骨细胞构成。骨膜是覆盖于骨内表面和外表面的一层结缔组织,对骨的营养和新生起重要作用。骨髓充填于骨髓腔和骨松质间隙内,红骨髓是造血器官。两骨或多块骨连接的部位形成关节,具有一定的活动功能。关节由关节囊、关节腔和关节面 3 部分组成。关节囊是一个坚厚、密封的包囊,对关节起稳定作用;关节腔内有滑液起润滑作用;关节面覆以弹性软骨,可缓冲运动时的撞击力。

骨骼　成人有骨 206 块,分为颅骨、躯干和四肢骨 3 部分(图 9-1)。根据骨的形态,一般分为扁骨、短骨、长骨和不规则骨 4 种。

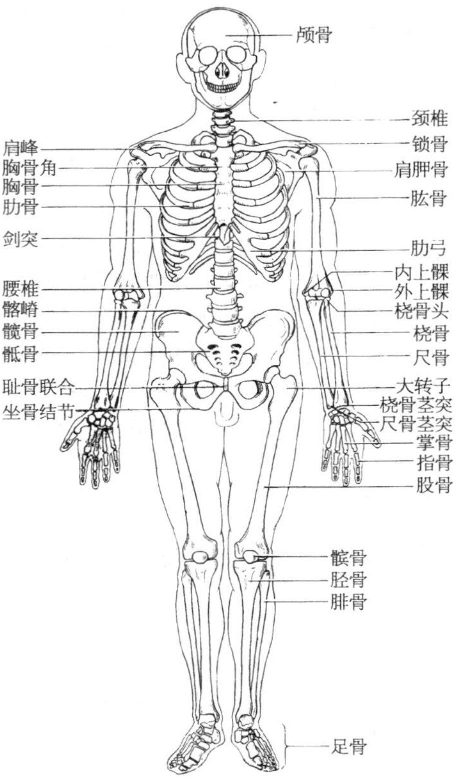
颅骨
颈椎
锁骨
肩峰
胸骨角
肩胛骨
胸骨
肋骨
肱骨
剑突
肋弓
内上髁
腰椎
外上髁
髂嵴
桡骨头
髋骨
桡骨
骶骨
尺骨
耻骨联合
大转子
坐骨结节
桡骨茎突
尺骨茎突
掌骨
指骨
股骨
髌骨
胫骨
腓骨
足骨
图 9-1　骨骼

1. *颅骨*　颅骨由 23 块(未计入 3 对听小骨)不同的骨组成,起着保护脑、眼和内耳的作用。婴儿颅骨缝未闭合时,颅顶上有较大的空隙,称为前囟。前囟于 1～2 岁时闭合。

2. *躯干骨*　躯干骨包括脊柱、肋骨和胸骨,共 51 块。脊柱位于背部正中,由 7 个颈椎、12 个胸椎、5 个腰椎、1 个骶骨和 1 个尾骨组成。脊柱中央形成一个管道,称为椎管,管内容纳脊髓。椎管向上经枕骨大孔与颅腔相通。相邻两椎骨体之间借椎间盘牢固相连。椎间盘可因劳损过度、重力撞击等而突出,或在中老年发生退行性变,压迫脊髓或脊神经根,产生椎间盘突出症。肋骨共 12 对,呈细长弓形,后端与胸椎连接,上 10 对经肋软骨与胸骨连接,下 2 对前端连同肋软骨游离于腹壁肌层中。胸骨位于胸部中央,其上部有一向前隆凸的胸骨角,下端为剑突,均可在体表触及。

3. *上肢骨*　上肢骨共 64 块。锁骨略呈“S”形,横架于胸廓前上方,其内端与胸骨形成关节,外端与肩胛骨肩峰形成关节。肩胛骨呈三角形,位于胸廓的后外上部,其外侧角与肱骨上端构成肩关节。肱骨上部稍细处称外科颈,此处易发生骨折。肱骨下端与桡骨、尺骨构成肘关节。当上肢下垂于躯干两侧、手掌向前位置时,前臂的桡骨在外侧,尺骨在内侧。桡骨下端与腕骨组成腕关节。手骨包括 8 块腕骨、5 块掌骨和 14 块指骨。

4. *下肢骨*　下肢骨共 62 块。髋骨由髂骨、坐骨和耻骨组成。两侧髋骨与骶骨、尾骨连结成骨盆。股骨上端股骨头与髋骨外侧的髋臼组成髋关节。股骨颈较细长,且与股骨体成一定角度,故易发生骨折。股骨下端与胫骨、髌骨相接组成膝关节。胫骨较粗大,位于小腿内侧;腓骨较细长,位于小腿外侧。胫、腓两骨下端与跗骨形成踝关节。足骨包括 7 块跗骨、5 块跖骨和 14 块趾骨。

骨骼肌　人体骨骼肌共 400 余块(图 9-2)。每块骨骼肌包括肌腹和肌腱两部分。肌腹主要由肌细胞组成,具有收缩能力;肌腱主要由胶原纤维构成,无收缩能力。肌腹通过肌腱附着于骨。

1. *头肌和颈肌*　头肌由表情肌群和咀嚼肌群组成。表情肌中的口周围肌群因人类语言的发展而高度发达。咀嚼肌群对食物的口腔内消化起重要作用。颈肌有颈浅肌、舌骨上肌与下肌、颈深肌 3

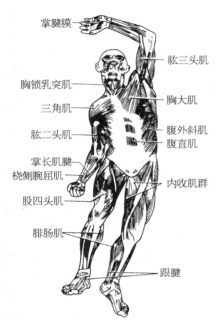

图9-2　**骨骼肌**

（图中标注）掌腱膜、胸锁乳突肌、三角肌、肱二头肌、掌长肌腱、桡侧腕屈肌、股四头肌、腓肠肌、肱三头肌、胸大肌、腹外斜肌、腹直肌、内收肌群、跟腱

群,主要与颈部运动以及表情、呼吸和消化活动有关。

2.　**躯干肌**　在背部脊柱两旁有两条长大的骶棘肌,收缩时使脊柱后伸。胸前部浅层有胸大肌,相邻两肋骨之间有肋间肌。腹前壁正中线两侧有一对腹直肌,收缩时使脊柱和躯干前屈。腹前壁外侧有腹外斜肌、腹内斜肌和腹横肌。胸腹腔之间有膈肌,形如伞状,收缩时膈顶下降使胸腔容量增大,引起吸气。

3.　**上肢肌**　上肢三角肌覆盖于肩关节的外上方。肱二头肌位于上臂前面,收缩时使肘关节屈曲;肱三头肌位于上臂后面,收缩时使肘关节伸直。前臂的肌肉分为前后两大群,前群收缩时使腕或手指屈曲,后群收缩时使腕或手指伸直。

4.　**下肢肌**　臀部有一块很发达的臀大肌,对维持身体直立起重要作用,其外上方常作为肌内注射部位。股四头肌位于大腿的前方,具有伸膝关节和屈髋关节的作用。腓肠肌位于小腿后面,向下移行为粗大的跟腱,止于跟骨,在行走中起重要作用。

皮肤

皮肤柔韧而富有弹性,是覆盖于人体表面直接接触体外环境的器官。皮肤由浅层的表皮和深层的真皮组成(图9-3)。表皮厚度不一,眼睑处最薄,约40微米;手掌和足底处最厚,可达1.6毫米。表皮为上皮组织,由角化的复层扁平上皮组成,表皮中没有血管。由于新陈代谢,新生的细胞不断从深部向浅表部生长,衰老的细胞则不断从表面脱落。表皮最底下的一层由基底细胞和黑色素细胞组成。真皮在各处的厚度也不相同,平均约2毫米,主要由结缔组织构成,有大量胶原纤维和弹性纤维,还有感受器、神经束、血管、汗腺、皮脂腺和毛囊等结构。皮肤的颜色主要由所含黑色素多少和血流快慢来决定,晒太阳后黑色素增多而变黑,血管扩张充血时则红润。

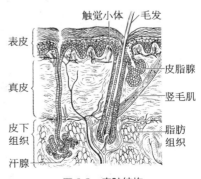

（图中标注）触觉小体、毛发、表皮、真皮、皮下组织、汗腺、皮脂腺、竖毛肌、脂肪组织

图9-3　**皮肤结构**

皮肤是机体防护的第一道防线。表皮角质层能耐受摩擦,手掌和足底的角质层最厚,能抵抗较重的撞击。角质层和黑色素能阻挡紫外线的伤害。角质层和皮脂对一般化学品有抵抗作用,但不能抵御高强度酸碱的腐蚀。微生物也不易侵入完好无损的皮肤。

皮肤有散热和保温功能。体内产热增多时,皮肤内血管扩张而温度升高,加强辐射、传导和对流散热,以及促进汗液分泌,加强蒸发散热;而体温下降时则皮肤血管收缩,汗液分泌停止,散热减少,以保持体温。温热性汗腺开口于表皮;另有一些分布于腋窝、阴部和乳晕等处的汗腺开口于毛囊,至青春期才发育成熟,其分泌物有一定气味。

皮肤内有多种感受器及其传入神经纤维,能感受触觉、压觉、温度觉和痛觉。皮肤的皮脂腺分泌皮脂,有润泽毛发和皮肤的作用,但分泌过多而阻塞毛囊孔时,可发生粉刺。

正常皮肤不能吸收水和水溶性物质,但当皮肤破损时水和水溶性物质可以侵入。所以皮肤破损时要注意外用药物的浓度和搽药面积,以防止吸收过多而中毒。某些有毒物质(如某些农药)可经皮肤吸收而致中毒。

循环系统

循环系统包括血液循环和淋巴循环两个系统。血液循环系统又称心血管系统,由心脏和血管组成。血液在由心脏和血管构成的管道内按一定的方向流动,周而复始,称为血液循环。血液循环分为肺循环和体循环两部分(图 9-4)。肺循环又称小循环,是指血液从右半心脏流出,经肺动脉

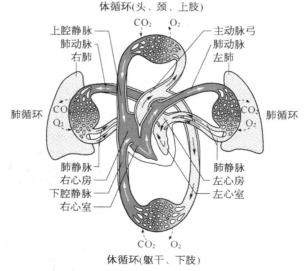

体循环(头、颈、上肢)

上腔静脉　　　　CO₂　　O₂　　　　主动脉弓
肺动脉　　　　　　　　　　　　　　肺动脉
右肺　　　　　　　　　　　　　　　左肺

肺循环　CO₂　　　　　　　　　　　CO₂　肺循环
　　　　O₂　　　　　　　　　　　　O₂

肺静脉　　　　　　　　　　　　　肺静脉
右心房　　　　　　　　　　　　　左心房
下腔静脉　　　　　　　　　　　　左心室
右心室

CO₂　　O₂

体循环(躯干、下肢)

图 9-4　体循环与肺循环

实线箭头示血流方向,虚线箭头示氧(O_2)和二氧化碳(CO_2)交换

运行至肺毛细血管,再经肺静脉回到左半心脏的循环途径。血液经肺循环后获得氧并释出二氧化碳。体循环又称大循环,是指血液从左半心脏流出,经主动脉、动脉、毛细血管、静脉、腔静脉回到右半心脏的循环途径。体循环将来自肺循环含氧较高的血液输送到全身,供给组织细胞氧和营养物质(来自消化系统),又将组织细胞代谢产生的二氧化碳和代谢产物输送到相应的排泄器官(肺和肾)排出体外。

心脏　心脏位于胸腔正中偏左,两肺之间,膈之上,前面是胸骨和肋骨,后面是食管和脊柱。心脏大小与本人拳头相仿,外形近似于前后略扁的倒置的圆锥体。心尖向左前下方,游离。心脏收缩时,心尖向前撞击胸壁,在左侧第5肋间可见到心尖搏动。心底朝上偏右后,有动、静脉出入,活动度较小(图9-5)。

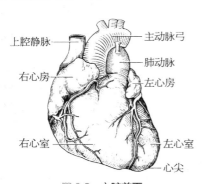

图9-5　心脏前面

心脏是个中空的肌性器官,分左心房、右心房、左心室和右心室4个心腔。围成各心腔的心壁主要由心肌组织构成。心壁内衬心内膜,外裹心包膜。心包有内外两层,内层紧贴心肌,外层上方与大血管外膜相连,下方与膈的中心腱愈着,两层心包相互衔接。两层心包间的腔隙称为心包腔,内有少量浆液起润滑作用。左右两半心脏被房间隔和室间隔分开,互不相通。某些先天性心脏病可因房间隔或室间隔缺损,造成左右两半心腔间相通。每半侧心脏又被结缔组织分为上下两个心腔,上面较小的心房,下面较大的心室(图9-6)。房室之间有心内膜构成的活瓣,称为房室瓣,能开放和关闭。左侧房室瓣为2个活瓣,又称二尖瓣;右侧房室瓣为3个活瓣,又称三尖瓣。房室瓣只能向心室开,使血液流入心室而不能返回心房。在心室和动脉之间有3片半圆形活瓣,称为半月瓣。肺动脉口的半月瓣又称肺动脉瓣,主动脉口的半月瓣则称为主动脉瓣。半月瓣的作用是防止血液从动脉返回心室。

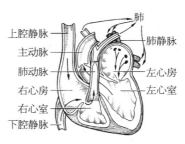

图9-6　心脏内部构造

图中箭头示血流方向

心脏具有自动发生兴奋和搏动的能力,这是因为某些特殊的心肌组织能自动地、节律性地发生兴奋和传导兴奋。在右心房和上腔静脉连接处的窦房结能自动地发生兴奋,并将兴奋传给左、右心房和房室结,再经房室束传到左、右心室,使心脏各部分相继兴奋,引起心肌收缩。如果由窦房结以外的部位起始兴奋,或兴奋传播过程发生障碍,将引起心律失常。心脏各部分先后发生兴奋时伴有生物电变化,通过体液的导电作用,这些电变化可在体表用心电图仪记录下来,称为心电图。患心脏疾病时,心电图波形可发生改变。

心脏是血液循环的动力器官。心脏的收缩和舒张使血液不断从心脏射入动脉,又不断从静脉回到心脏。心室收缩时,室内压增高,房室瓣关闭,半月瓣开放,将部分血液射入肺动脉和主动脉;心室收缩后舒张,半月瓣关闭,房室瓣开放,血液从上、下腔静脉和右心房流入右心室,同时血液也从肺静脉和左心房流入左心室。然后心房收缩,把心房内血液进一步排入心室,接着心室再次收缩射血,如此重复进行。在心脏活动过程中,瓣膜关闭和血液撞击心室壁和大动脉壁引起的振动将产生心音。用听诊器可在心前区听到第一心音和第二心音。第一心音音调较低,持续时间较长,标志着心室收缩开始;第二心音音调较高,持续时间较短,标志着心室舒张开始。如果瓣膜狭窄或关闭不全,可产生涡流而引起杂音。

心率是指心脏每分钟搏动的次数。正常成人安静时的心率为 60～100 次/分。不同年龄、不同性别、在不同生理情况下,心率可不相同。新生儿心率很快,可达 140 次/分左右;心率随年龄的增长而逐渐减慢,至青春期已接近成人的心率。成年女性心率较男性稍快。经常进行体力劳动和体育锻炼的人,平时心率较慢。同一个体,在安静和睡眠时心率较慢,运动和情绪激动时心率较快。

心脏自身的氧和营养物质由冠状动脉供应。冠状动脉有病变(如发生粥样硬化)时心肌血液供应将减少,可发生冠心病。

血管　　血管分为动脉、毛细血管和静脉。

1. **动脉**　　动脉是将血液从心脏输送到毛细血管的管道,其管径随分支逐渐由大变小,因此分为大、中、小动脉 3 种。人体的动脉系统见图 9-7。

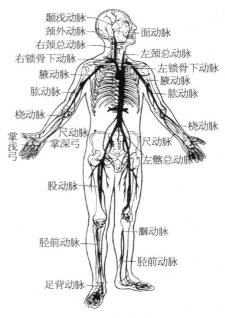

图 9-7　动脉系统

心室的收缩射血一方面推动血液在动脉内流动,另一方面通过血液对动脉管壁产生侧压力,使管壁扩张并形成动脉血压。心室舒张不射血时,被扩张的动脉管壁以其弹性回缩,继续推动血液向前流动,并使动脉内保持一定的血压。心室收缩时血压升高所达到的最高值称为收缩压,舒张时血压下降所达到的最低值称为舒张压,收缩压与舒张压之差称脉压。动脉血压可在上臂部测量。正常成人动脉收缩压为 90～140 毫米汞柱,舒张压为 60～90 毫米汞柱,脉压为 30～50 毫米汞柱。血压常以收缩压/舒张压(毫米汞柱)的形式表示。

收缩压的高低主要反映心室射血量的多少,如运动时心室射血量增加,收缩压升高。舒张压的高低主要反映血流阻力的大小,而影响血流阻力最重要的因素是小动脉口径的大小。当小动脉收缩时,口径缩小,血流阻力加大,因而舒张压升高。高血压病主要由小动脉收缩较强而血流阻力过高所致,因此主要表现为舒张压升高。脉压的大小主要与大动脉的可扩张性高低有关。老年人大动脉硬化而可扩张性较低,对血压波动的缓冲作用减弱,使收缩压与舒张压的差值加大,脉压增大。

动脉血压随心室收缩和舒张的周期活动而发生波动,引起动脉管壁的搏动,称为动脉脉搏。这种搏动可沿动脉管壁向外周小动脉传播,因此在机体浅表的动脉,如桡动脉、足背动脉和颞浅动脉等处可用手指触摸到脉搏。中医切脉就是通过按动脉脉搏来了解病情的一种诊断方法。

2. **毛细血管**　微动脉和微静脉之间的血液循环,称为微循环,需要在显微镜下才能加以观察。微循环的主要功能是与组织间液(组织液)进行液体和物质交换,毛细血管是实现这一功能的主要结构基础。毛细血管分支成网,表面积大,管壁薄,通透性高。血浆中的水、电解质和营养物质可透过毛细血管壁进入组织间隙,生成组织液;而组织液中的水、电解质和代谢产物也可透过毛细血管壁回收入血浆。当毛细血管内血压升高(如炎症充血)、血浆胶体渗透压降低(如蛋白尿流失大量白蛋白)或毛细血管壁通透性增高时(如过敏反应部位),组织液生成增多或回收减少,导致局部或全身性水肿。发生水肿时,组织间隙潴留水,同时也潴留电解质(主要是氯化钠),因此限制进食氯化钠以减少氯化钠的潴留,也可限制水肿的发生。平时组织液的生成量略大于其回收量,多余的组织液将进入淋巴管形成淋巴液,因而不会发生水肿。

3. **静脉**　静脉是血液从毛细血管返回心脏的管道。浅静脉走行于皮下,位置表浅,上下肢的浅静脉常被用来抽血、静脉注射和补液。头颈部和上肢静脉血最后汇集到上腔静脉;躯干和下肢静脉血则汇集到下腔静脉。腹腔器官如胃、肠、胰和脾等静脉汇合成门静脉,经过肝脏,再由肝静脉汇集到下腔静脉。由胃肠道吸收的营养物质通过门静脉到肝脏,经肝脏加工后或储存于肝脏,或由肝静脉进入下腔静脉,然后通过心脏和动脉系统被输送到全身组织。

淋巴循环系统　淋巴循环系统由大小不等的淋巴管组成。一端为盲端的毛细淋巴管分布于组织间隙,彼此吻合成网,并逐渐汇合成较大的淋巴管。毛细淋巴管内压力较低,管壁通透性较高,部分组织液能透入毛细淋巴管内形成淋巴液(淋巴)。淋巴液的组成成分及细胞数量经常变动,因淋巴回流部位而异。例如,肢体部的淋巴液清亮透明;小肠的淋巴液因含大量脂滴而呈乳白色(称为乳糜);肝脏的淋巴液内含大量血浆蛋白。淋巴液流经的淋巴结越多,所含的淋巴细胞也越多,有时还含单核细胞和粒细胞。淋巴液经各级淋巴管汇集到较大的淋巴管,最后由右淋巴导管和胸导管进入静脉血液。因此,淋巴循环系统是血液循环的辅助系统。

血液系统

血液是在心血管内不断循环流动的液体,呈红色,其总量约占体重的8%。血液由血细胞和血浆组成,血细胞约占全血总容积的45%,血浆约占55%。血液具有运输物质、平衡酸碱、调节体温和参与防卫等生理功能。

血细胞　血细胞包括红细胞、白细胞和血小板,其中绝大多数是红细胞。红细胞呈双凹圆盘状,直径7～8微米。细胞内无细胞核和细胞器,但有大量血红蛋白,是红细胞和血液呈红色的主要原因。红细胞的主要功能是运输氧和二氧化碳,红细胞的这一功能主要由血红蛋白来承担。含氧较多的动脉血呈鲜红色,含氧较少的静脉血呈暗红色。正常成人男性的红细胞数为$(4.0 \sim 5.5) \times 10^{12}$/升血液,血红蛋白含量为$120 \sim 160$克/升血液;女性的红细胞数为$(3.5 \sim 5.0) \times 10^{12}$/升血液,血红蛋白含量为$110 \sim 150$克/升血液。红细胞数量或血红蛋白含量低于正常,称为贫血。白细胞直径稍大于红细胞,为无色球形的有核细胞。白细胞分为中性粒细胞(占白细胞总数的$50\% \sim 70\%$)、淋巴细胞(占$20\% \sim 30\%$)、嗜碱性粒细胞(占$0 \sim 1\%$)、嗜酸性粒细胞(占$0.5\% \sim 5\%$)和单核细胞(占$3\% \sim 8\%$)5种类型。白细胞的主要功能是参与机体的防卫,中性粒细胞和单核细胞能吞噬细菌和异物。嗜酸性粒细胞具有抗蠕虫作用,嗜碱性粒细胞主要在过敏反应中起作用,淋巴细胞是重要的免疫细胞。正常人的白细胞数为$(4 \sim 10) \times 10^9$/升血液。白细胞数量增多,一般为急性感染,严重增多可能是白血病;白细胞减少则提示机体抵抗力低下。血小板是直径为$2 \sim 4$微米的无核小体。血小板在止血和凝血过程中起重要作用。血管破裂时,血小板可聚集在创口处堵塞创口,并与各种凝血因子形成凝血块而起止血作用。正常人的血小板数为$(100 \sim 300) \times 10^9$/升血液。血小板数量减少时,机体可有出血倾向。

成人的各种血细胞均由骨髓生成。但在$2 \sim 5$个月的胚胎期,血细胞主要在肝和脾内生成,此后造血部位才逐渐转移至骨髓。成人若骨髓造血功能减退,或造血原料(铁)或辅助因子(叶酸、维生素B_{12}等)不足,血细胞生成将发生障碍,红细胞数量或所含血红蛋白量将减少而发生贫血。高原上由于空气稀薄而氧较少,缺氧可刺激骨髓生成较多的红细胞来代偿氧摄入的不足,因此生活在高原上的人,其红细胞数较多。

血浆 血浆中含水$91\% \sim 92\%$,蛋白质和其他物质占$7\% \sim 9\%$。蛋白质主要包括白蛋白、球蛋白和纤维蛋白原。血浆蛋白的主要功能有:①形成血浆胶体渗透压,以保持血管内一定量的水分;②结合并运输激素、脂质、离子、维生素、代谢产物和一些异物(包括药物);③参与血液凝固、抗凝和纤维蛋白溶解等生理过程;④抵御病原微生物(如病毒、细菌和真菌等)的入侵。除血浆蛋白外,血浆中还有糖、脂肪、胆固醇、含氮代谢产物(如尿素、尿酸和肌酐)和无机离子(如钠、钾和钙)等。血液凝固后析出的透明淡黄色液体,称为血清。

血型 血型是指红细胞膜上特异抗原(凝集原)的类型。红细胞膜上有多种不同类型的抗原,因此有多种不同的血型系统,如ABO、Rh等血型系统。根据红细胞膜上是否存在A和B抗原,可将血液分为4种ABO血型:红细胞膜上只含A抗原的为A型血,只含B抗原的为B型血,含A和B两种抗原的为AB型血,A和B抗原都不含的为O型血。不同血型血的血清中不含对抗自身红细胞抗原的抗体(凝集素),但含对抗其他血型血的不同抗原的抗体。因此,当输入不同血型的血液时,会发生抗原-抗体反应,使红细胞凝集成簇,从而危及生命;只有输入同型血或少量O型血的红细胞时才能避免发生凝集反应。

免疫系统

免疫系统是人体内最重要的防御机构,能识别和清除外来的细菌、病毒、异蛋白等抗原,也能清除体内衰老和受损的细胞,监视并摧毁体内出现的突变细胞(肿瘤细胞)。免疫系统由免疫器官、免疫细胞和免疫分子组成。免疫系统各组成成分遍布全身,免疫细胞和免疫分子在体内不断产生、循环和更新。免疫系统具有高度的识别能力,能精确地识别自身抗原和非自身抗原,因而能充分发挥其抗感染和抗肿瘤作用。免疫功能异常(过强或过弱)将造成人体损害,如过敏反应和免疫缺陷等。

免疫器官　免疫器官是指淋巴器官,包括骨髓、胸腺、脾、淋巴结、扁桃体、小肠集合淋巴结和阑尾等(图9-8),其中骨髓和胸腺为中枢淋巴器官,其余则为周围淋巴器官。

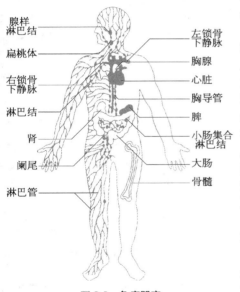

图9-8　**免疫器官**

1. **骨髓**　红骨髓是造血器官,在成人主要分布于脊椎骨、髂骨、肋骨、胸骨、颅骨和长骨两端的骨骺处;黄骨髓已失去造血能力,但在严重贫血时仍可转化为红骨髓而恢复造血功能。成人各类血细胞均起源于骨髓的造血干细胞。造血干细胞具有很强的增殖潜能,在骨髓造血微环境中多种造血调节因子的诱导下,可朝各类终末血细胞的方向分化成熟(T淋巴细胞在胸腺

中成熟),然后有规律地释放入血。临床上将正常人骨髓造血干细胞移植给造血或免疫功能低下的病人,可使病人重建造血和免疫功能。

2. **胸腺**　胸腺位于胸骨后和主动脉前,分左右两叶。胸腺体积在出生时已较大,儿童期仍继续增大,至青春期达最大,以后逐渐萎缩。胸腺既是免疫器官,又是内分泌器官。它是T淋巴细胞分化成熟的场所,骨髓中的T淋巴系前体细胞经血循环进入胸腺后,在胸腺激素的作用下,最终分化为成熟T淋巴细胞,随后释放入血。

3. **脾**　脾位于腹腔内左季肋区,正常时肋下不能触及。脾呈扁椭圆形,色暗红,质软较脆,受暴力打击后易破裂而造成严重内出血。脾有滤血、免疫、造血和储血等功能。成人每日约有1/2血液流经脾,血液中的病原体和衰老的红细胞可在脾内被吞噬清除。脾是各类免疫细胞的居住场所,侵入血液的病原体可引起脾内发生免疫反应,使脾体积增大,内部结构也发生改变。脾在早期胎儿具有造血功能,成人在严重贫血等情况下脾可恢复造血功能。脾内血窦具有一定的储血作用,在机体需要时,可将所储存的血液排入循环血液中。

4. **淋巴结**　淋巴结为大小不等的圆形或椭圆形小体,镶嵌于淋巴管间,是淋巴管向心行程中的必经之路。它们有过滤淋巴液和进行免疫应答等功能。流经淋巴结的病原体可被吞噬清除;淋巴结内含多种免疫细胞,抗原递呈作用可发生于此,从而激活淋巴细胞的免疫反应。淋巴结常群集于四肢关节屈侧的凹窝内(如腋窝、腹股沟)、内脏器官的门(如肺门)和血管周围(如颈内静脉处)。各群淋巴结承接机体一定区域的淋巴回流。某些淋巴结肿大时,常提示其所属区域有一定病变(如炎症或肿瘤)。例如,颌下淋巴结肿大提示口腔、

鼻腔或面部有病变;腋淋巴结肿大提示上肢或乳房有病变;腹股沟淋巴结肿大提示下肢或外阴部有病变;锁骨上淋巴结肿大则提示内脏肿瘤已转移。

免疫细胞 免疫细胞主要包括各类白细胞,其中起核心作用的是淋巴细胞。组织中有一类细胞,能捕捉和加工处理抗原,并将抗原递呈给淋巴细胞,这类细胞称为抗原递呈细胞,也属于免疫细胞。

1. 淋巴细胞 淋巴细胞主要分为 T 淋巴细胞(T 细胞)、B 淋巴细胞(B 细胞)和自然杀伤细胞(NK 细胞)3 类。成熟 T 细胞分布于周围淋巴器官和循环血液中,主要起细胞免疫作用,即在初次接触细菌、病毒和肿瘤细胞等非自身抗原后能被激活、扩增和致敏,当再次遇到这种抗原后能直接杀死携带这种抗原的细菌、病毒和肿瘤细胞,或通过释放多种淋巴因子加强巨噬细胞对这些病原体和肿瘤细胞的杀伤力。B 细胞起源于骨髓,并在骨髓内分化成熟,成熟后也分布于周围淋巴器官和循环血液中,主要发挥体液免疫功能。B 细胞表面表达有免疫球蛋白,在相应抗原的刺激下能分化并增殖为浆细胞,浆细胞能合成和分泌抗体,通过抗体与抗原的结合,促进白细胞的吞噬作用,将抗原清除或使微生物失去致病性。NK 细胞具有天然的细胞毒性作用,能杀伤肿瘤细胞、病毒感染细胞等。

2. 抗原递呈细胞 抗原递呈细胞主要有树突状细胞和巨噬细胞等。树突状细胞起源于骨髓造血干细胞,散在分布于多种组织和器官内,有很强的免疫刺激能力,能启动 T 细胞的初级免疫应答。巨噬细胞由血液中的单核细胞穿越血管壁进入组织中继续分化而成,在炎症或其他因素的刺激下激活,体积增大,变形运动和吞噬能力增强,并可在 T 细胞分泌的淋巴因子作用

下进一步活化,能处理抗原并向 T 细胞递呈抗原,促进免疫应答,也能直接杀伤肿瘤细胞。

免疫分子 免疫分子包括补体、免疫球蛋白和细胞因子(如干扰素、白细胞介素和肿瘤坏死因子)等(详见第十章"疾病的基础知识")。

呼吸系统

呼吸系统由呼吸道和肺组成(图9-9)。呼吸系统的主要功能是实现机体与外界环境之间的气体交换,即呼吸。呼吸的全过程包括肺通气、肺换气、气体的血液运输和组织换气等环节。

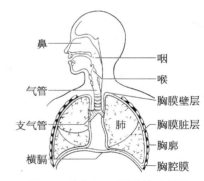

图 9-9   人体呼吸系统结构示意图

呼吸道 呼吸道由鼻、咽、喉、气管和各级支气管组成(图 9-9)。

1. 鼻 鼻以骨和软骨为支架,鼻腔由鼻中隔分为左右两侧。鼻中隔黏膜内血管丰富,特别是前下部,血管汇合成网,对吸入空气有加温和湿润作用,但受伤或干燥空气刺激时易发生鼻出血。鼻腔黏膜和鼻毛可清除颗粒较大的尘埃。鼻腔顶部有嗅感受器。鼻腔四周有含空气的骨质空腔,与鼻腔相通,称为鼻窦。鼻腔发炎时可能波及鼻窦,引起鼻窦炎。鼻腔和鼻窦是发

声共振器,对发声起辅助作用。

2. **咽**　咽分为鼻咽、口咽和喉咽3部分。鼻咽前方为鼻腔,两侧有咽鼓管开口,由此可通向中耳。口咽前方为口腔,两侧有扁桃体,悬雍垂(小舌头)位于两侧扁桃体之间。喉咽的前下方通喉部,后下方连食管。咽是空气和食物通过的共同通路。

3. **喉**　喉由软骨、骨骼肌和结缔组织等构成,上通喉咽,下接气管,内有声带。声带是发声器官。两侧声带之间的裂隙称为声门,声门是空气进出的通道。吞咽食物时声门关闭,以防食物进入气管。

4. **气管**　气管上端接喉,下端在胸骨角水平分为左右两支气管。两支气管间的夹角约70°,右支气管较粗短,且较陡直;左支气管较细长,陡度较小。所以,落入气管的异物多进入右支气管。支气管进入左右两肺后反复分支,越分越细,如同一棵倒置的树及其树枝。

肺　肺呈半圆锥形,位于胸腔内,左右各一,居心脏两侧,横膈的上方。两肺的内侧面中部为肺门,是支气管、血管、淋巴管和神经进出肺的部位。右肺分上、中、下3叶;左肺分上、下2叶。每叶肺各有一个肺叶支气管,并反复分支,最后形成肺泡。正常成人两肺约有3亿个肺泡,其表面积总量可达70平方米,用于气体扩散的表面积约40平方米。肺泡外面有毛细血管网包绕。由肺泡壁、肺毛细血管壁和它们之间的间隙所构成的呼吸膜极薄,厚度不足1微米,其通透性也很高。肺泡内的气体与毛细血管血液中的气体能很快地通过呼吸膜进行交换,这种气体交换称为肺换气。在通过肺通气(见下文)吸入肺泡的新鲜空气中,氧含量高,二氧化碳含量低,而在从全身组织回流到右半心脏再流入肺毛细血管的血液中,氧含量低,二氧化碳含量高,于是氧从肺泡进入血液,二氧化碳则从血液进入肺泡。经肺换气后的肺泡气通过呼气排出体外,而肺换气后的血液则经肺静脉返回左半心脏再经动脉运送到全身各处,与组织细胞进行气体交换,这种气体交换称为组织换气。由于组织细胞不断进行新陈代谢,氧不断被消耗而二氧化碳则不断产生,因此,组织细胞处的氧含量低而二氧化碳含量高。当动脉血流经组织毛细血管时,血液中的氧扩散到组织中供组织细胞利用,而二氧化碳则由组织细胞向血液中扩散而被带走。

氧从肺被运送到组织细胞,二氧化碳从组织细胞被运送到肺,都依靠血液运输。氧进入血液后,仅极小部分以溶解于血浆的形式运输,绝大部分以与红细胞内血红蛋白结合为氧合血红蛋白的形式运输。一氧化碳(煤气)中毒时,一氧化碳能与血红蛋白牢固结合,严重阻碍氧和血红蛋白的结合和运输,可造成组织严重缺氧而危及生命。二氧化碳在血液中的运输主要有3种形式:大部分先在红细胞内转变为重碳酸盐,再扩散到血浆中运输;小部分以与红细胞内血红蛋白结合为氨基甲酰血红蛋白的形式运输;还有小部分以溶解于血浆的形式运输。

胸膜和胸膜腔　胸膜是一层光滑的浆膜,覆盖于肺表面(脏层胸膜)和衬贴于胸壁内面(壁层胸膜)。脏层与壁层胸膜互相衔接而围成一个密闭的腔隙,称为胸膜腔。胸膜腔左右各一,互不相通。正常情况下,胸膜腔内没有空气,仅有少量浆液起润滑作用,并使脏层与壁层胸膜紧紧相贴。由于肺有回缩的能力,因而胸膜腔内压低于大气压,称为胸膜腔负压。这一负压有利于肺的扩张,并能促进血液和淋巴液回流入心。当胸壁外伤或肺组织病变导致胸膜破损时,空气可进入胸膜腔而形成气胸。严重气胸时,肺将回缩而引起呼吸困难,血液回流入心也将发生障碍,造成呼吸、循环功能紊乱而危及生命。

呼吸肌　肺本身不能运动,而是依靠呼吸肌的收缩和舒张才得以扩张与缩小,从而实现肺通气。平静吸气时,肋间吸气肌收缩,使肋骨和胸骨向上、向外移动,胸腔前后径和左右径增大;膈肌收缩,其位置下移,胸腔上下径也增大,于是整个胸腔容积扩大。由于胸膜腔负压的作用,肺随胸腔扩大而扩张,使肺泡内压下降,当肺泡内压低于大气压时,外界空气流入肺泡内,即引起吸气。平静呼气时,吸气肌舒张,胸廓依其自身的弹性而恢复原位,膈位置上移,于是胸腔容积缩小,肺也随之缩小,使肺泡内压升高,当肺泡内压高于大气压时,则肺泡内气体被排出体外,即引起呼气。当呼吸运动增强时,参与活动的吸气肌增多,收缩力量也增大,一些呼气肌也在呼气时参与活动。以肋间肌活动为主的呼吸运动称胸式呼吸,以膈肌活动为主的呼吸运动称腹式呼吸。呼吸肌的活动受呼吸中枢控制,呼吸中枢主要位于延髓,延髓受损时呼吸运动将停止。窒息时,血中二氧化碳增多而氧缺少,能刺激有关感受器,使呼吸中枢兴奋增强,呼吸运动加强以排出过多的二氧化碳和吸入较多的氧。

在一次最大的吸气后再尽力呼气,所能呼出的最大气量称为肺活量。肺活量随年龄、性别和健康情况而异,青壮年比老年人大,男性比女性大,运动员比一般人大。肺部疾病[如重度肺结核、肺气肿和硅沉着病(矽肺等)]可使肺活量减小。

消化系统

消化系统包括消化道和消化腺。消化道由口腔、咽、食管、胃、小肠和大肠等组成(图9-10)。消化腺包括唾液腺、胃腺、胰腺、肝和肠腺等。人体摄取的主要营养物,如蛋白质、糖类和脂肪,都是结构复杂的有机物,不能直接被人体利用,必须在消化道内分解成结构简单的小分子物质,才能透过消化道黏膜进入血液循环供组织细胞利用。食物在消化道内的分解过程称为消化;消化后的小分子物质透过消化道黏膜进入循环血液的过程称为吸收。

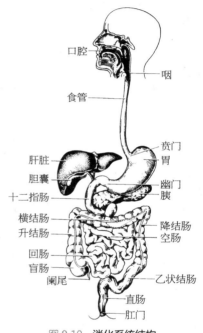

图9-10　**消化系统结构**

口腔　口腔具有吮吸、咀嚼和吞咽食物,产生味觉以及辅助发声等功能。牙齿是咀嚼食物的利器,也是发声的辅助器官。出生后6个月左右开始长出乳牙,2岁左右出齐,共20颗;6～7岁时乳牙开始脱落,并逐渐更换为恒牙;成人恒牙共32颗。舌为肌性器官,具有搅拌食物,协助咀嚼、吞咽和发声的作用。舌表面覆盖黏膜,黏膜内含有味蕾,能感受味觉。舌尖部对甜味较敏感,舌两侧对酸味较敏感,舌两侧前部对咸味较敏感,而舌根部则对苦味较敏感。正常时舌表面有一薄层白色舌苔,患病时可发生改变。中医通过观察舌苔与舌质(舌的颜色)的变化可辅助诊断某些疾病。唾液腺有腮腺(在耳前下方)、颌下腺(在下颌骨的内面)和舌下腺(在口底)3对。唾液腺分泌的唾液能湿润口腔,溶解食物,以便吞咽,唾液中的淀粉酶能使食物中的淀粉水解为麦芽糖。

食管　食管位于气管的后面,沿脊柱下降,穿过膈与胃相连接。当食物被吞咽进入食管时,食管平滑肌发生一系列从上而下的收缩和舒张运动(蠕动)而将食团推送入胃。吞咽时,咽部进入气管的通道将关闭,食团不会进入气管。

胃　胃位于上腹部,上连食管,下接十二指肠,是消化道中最膨大的部分。胃分为胃底、胃体和胃窦3部分。胃的入口处为贲门,出口处称幽门。胃有前后两面,还有大弯和小弯。胃小弯和幽门部是溃疡好发部位。

胃黏膜内存在丰富的胃腺,胃腺分泌的胃液中主要含盐酸、胃蛋白酶原、黏液和内因子等。盐酸是胃液呈酸性的原因,它能使胃蛋白酶原转变为有活性的胃蛋白酶;能杀死入胃的细菌;能与食物中的钙和铁结合为可溶性盐,以利于这些离子在小肠的吸收。胃蛋白酶原在盐酸的作用下转变为胃蛋白酶,胃蛋白酶的作用是初步分解食物蛋白质。黏液呈碱性,对胃黏膜具有保护作用。内因子能与食物中的维生素 B_{12} 结合,并促进其吸收。胃黏膜萎缩患者的胃液中缺乏内因子,可因维生素 B_{12} 吸收障碍而导致贫血。

食物入胃后,通过胃运动将食物磨碎,并与胃液混合。经胃消化后的食物呈粥状,称为食糜。食糜在胃运动的推动下逐步排入小肠,称为胃排空。糖类食物排空最快,脂肪排空最慢,因此高脂肪饮食不易产生饥饿感。平时餐饮多为混合食物,经胃排空需4～6小时。

呕吐是将胃内容物(有时还有肠内容物)从口腔强力驱出的动作,是一种具有保护意义的反射动作。一些刺激作用于舌根、咽、胃、肠、胆管、泌尿生殖器官、视觉和内耳位置感觉(晕船时)器官等均可引起呕吐。呕吐时,胃和食管下端舒张,而十二指肠和空肠上段运动加强,膈肌和腹肌猛烈收缩,挤压胃内容物经食管、口腔吐出。颅内压升高(如脑外伤、炎症和脑瘤等)可直接刺激有关神经中枢而产生强烈呕吐。

小肠　小肠位于腹腔内,成人小肠长5～6米,分为十二指肠、空肠和回肠3部分。十二指肠起始部在X线下呈球形,故称为十二指肠球部,是溃疡的好发部位。十二指肠中段有胆总管和胰管的共同开口,胆汁和胰液均由此处排入十二指肠。十二指肠以下的前1/3为空肠,后2/3是回肠。小肠是食物消化和吸收最重要的部位,如果小肠被切除全长的70%以上,将危及生命。

小肠内的消化液有胰液、胆汁和小肠液。胰液由胰腺分泌,含淀粉酶、脂肪酶和蛋白酶等,分别能分解淀粉、脂肪和蛋白质等。胰的外形细长,横位于腹后壁,分头部、体部和尾部3部分。胰管贯通头尾,开口于十二指肠。胰内还有胰岛,属于内分泌腺。胆汁由肝脏分泌,经肝内小胆管逐渐汇集到大胆管,再由胆总管排入十二指肠。胆总管由胆囊管和肝总管汇合而成,胆汁可经胆囊管流入胆囊储存和浓缩。胆汁能促进脂肪的消化和吸收,也能促进脂溶性维生素 A、D、E、K 的吸收。胆色素与粪便呈黄色有关,当胆道阻塞,胆汁不能流入肠道时,可出现陶土色粪便。当胆汁中胆固醇含量过高时易引起胆结石。小肠液由肠腺所分泌,也有一定的消化作用。

小肠的运动可进一步搓揉食糜,并与消化液充分混合,促进食物的分解;同时逐渐向前推进食糜。

食物经小肠消化后,已分解成可被吸收的小分子物质。小肠是营养物质吸收的主要部位。糖类吸收的主要形式是单糖(如葡萄糖);蛋白质吸收的形式是氨基酸;脂肪的主要消化产物是甘油、脂肪酸和甘油一酯,它们在胆盐的辅助下被吸收。

大肠　大肠自回盲瓣始,分为盲肠、阑尾、升结肠、横结肠、降结肠、乙状结肠和直肠等部分。阑尾是回肠与盲肠交界处的一条蚯蚓样突起,一般位于右髂窝内,但其位置变化较大。阑尾末端为盲端,近端开口于盲肠,盲肠内容物可进入阑尾,当阑尾腔发生梗阻时易引起阑尾炎。

大肠的主要功能是吸收食物残渣中的水和无机盐,暂时储存粪便和排便。食物中的纤维素在大肠中能限制水的吸收,并刺激大肠运动,因而多进食富含纤维素的食物能促进排便,防止便秘的发生。大肠运动少而慢,但每日有数次大蠕动,往往在餐后发生,这种大蠕动可将粪便推向结肠下段和直肠,引起排便感觉。大肠内有较多细菌,它们能利用肠内较简单的物质合成多种维生素 B 和维生素 K,这些维生素可被大肠吸收供机体利用。

肝脏　肝脏位于腹腔右上方,分左、右两叶,右叶较大,左叶较小。肝脏主要有以下功能。①参与糖、脂肪和蛋白质的代谢。由消化道吸收的营养物质经门静脉到达肝脏,在肝脏中加工成各种代谢所需要的物质;肝脏能合成血浆蛋白(尤其是白蛋白)与凝血因子等,肝功能受损时,可出现代谢紊乱、血浆白蛋白和凝血因子减少等,易发生出血现象。②解毒与防御功能。体内代谢所产生的有毒物质以及外来的毒物和药物主要在肝脏解毒,进入肝脏的细菌或异物可被肝内某些细胞吞噬。③分泌胆汁。胆汁由肝细胞分泌后经胆道系统储存于胆囊或排入十二指肠。④在胚胎期和新生儿期,肝脏有造血功能。

从消化道吸收的营养物质,如糖、脂肪和蛋白质等,须在体内经代谢转换后方能被组织细胞利用。人体一生中不断进行新陈代谢,一方面利用这些新摄入的物质来构筑和更新自身组织,另一方面又不断分解自身组织和能量物质,将代谢终产物排出体外。物质分解时释出的能量,一部分用以维持体温,其余部分则以化学能的形式储存于腺苷三磷酸(ATP)分子中,供机体完成各种生命活动,如肌肉的收缩、细胞膜的物质转运、神经冲动的传导、组织成分及生物活性物质的合成、腺体的分泌等。但这部分能量在被利用后,最终仍将转变为热量(除骨骼肌收缩对外界物体所做的机械功外)。在正常成人,机体摄入的能量与消耗的能量是平衡的,表现为一段时间内体重基本不变。若摄入量少于消耗量,机体将动员体内储存的能量物质,因而体重减轻;若摄入量多于消耗量,多余的能量将转变为脂肪储存起来,导致肥胖,因而体重增加。用体重(千克)除以身高(米)平方所得的商,称为体重指数。在我国,体重指数为 24～28 为超重,28 以上为肥胖。机体的能量代谢水平也能被测量。在清醒而又极端安静状态下所测得的单位时间内的代谢产热量,称为基础代谢率。测定基础代谢率应在清晨未进餐前进行,前一日晚餐要清淡且不宜过饱,测定前不做费力活动,测定时应平卧、精神不紧张、肌肉放松、穿单薄衣服,室温控制在 20～25 ℃。甲状腺功能低下时,基础代谢率降低;甲状腺功能亢进时,则基础代谢率升高。

泌尿系统

泌尿系统包括肾脏、输尿管、膀胱和尿道(图 9-11)。

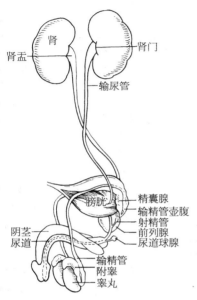

图 9-11 男性泌尿系统结构

肾脏 肾脏位于腰部腹后壁脊柱两旁,左右各一。肾脏外侧缘凸出,内侧缘中部凹陷处称肾门。肾门是肾动脉、肾静脉、输尿管和肾神经出入的部位。肾脏的主要功能是生成尿液,排出代谢产物,因而在维持机体的水、电解质和酸碱平衡中起重要作用。

肾脏内部结构分为肾实质和肾盂两部分。肾实质内有许多与尿生成有关的功能单位,每个单位由肾小体和肾小管组成。肾小体内有一团盘曲的毛细血管,称为肾小球。当血液流过肾小球时约有 20% 的血浆可从毛细血管滤出,而血细胞和血浆蛋白质则不被滤过。滤液随即进入肾小管,其中的葡萄糖、氨基酸在肾小管内被全部重吸收回血液,大部分水和钠、氯等离子也被重吸收回血液,一些物质(如氢离子和氨等)则被肾小管分泌入滤液。经过肾小管处理后的滤液即为尿液。尿液经乳头管、肾小盏、肾大盏而汇集到肾盂,再流入输尿管。

成人每日生成尿量约 1.5 升。垂体后部分泌的抗利尿激素能促进肾小管对水的重吸收,使尿量减少。大量饮清水后,抗利尿激素分泌减少,尿量可明显增加,称为水利尿。一些利尿药通过抑制肾小管对水和钠离子的重吸收而使尿量增加,从而达到利尿目的。

输尿管 输尿管上连肾盂,下通膀胱。管壁可产生节律性蠕动(3～5 次/分钟),将尿液从肾盂送入膀胱。当输尿管有结石并阻塞尿路时,蠕动次数增加,力量加强,甚至发生痉挛,出现腰部绞痛。

膀胱 膀胱是储存尿液的囊状器官,空虚时呈锥体形,顶端细小,朝向前上方;底部膨大,朝向后下方。膀胱底的内面有一个三角区,其尖端向下延续为尿道内口,其两侧角有输尿管开口。三角区是肿瘤好发部位。排尿是受意识控制的反射活动。当膀胱内尿量增至一定量时膀胱内压升高,刺激膀胱壁感受器,感觉冲动沿神经传入中枢产生尿意。若无排尿机会,排尿活动被抑制;若有排尿条件,则膀胱收缩,尿道括约肌松弛,尿液被排出。

尿道 男性尿道自膀胱的尿道内口始,至阴茎头部的尿道外口止。尿道上段为前列腺所包围,前列腺分泌管和两侧射精管均开口于这段尿道。因此,男性尿道具有排尿和排精的双重功能。前列腺肥大时尿道受压,排尿将发生困难。与男性尿道相比,女性尿道的特点是短、宽、直,外部细菌易经尿道逆行抵达膀胱,甚至到达肾盂和肾,引起膀胱炎和肾盂肾炎。女性尿道仅有排尿功能。

感觉器官

人体的体表和内部存在许多感受器,能感受机体内外环境中的各种刺激。有的感受器在进化过程中高度发展为结构复杂的感觉器官,如眼、耳等。

眼 眼由眼球、眼睑、眼眶、眼外肌、结膜和泪器等组成。眼球是其核心部分,具有成像和感光换能作用;其余则为附属结构,起支持、保护和运动等功能。眼球壁分3层(图 9-12)。外层为巩膜和角膜,巩膜呈乳白色,不透明,起保护作用;角膜在眼球前方,完全透明。中层为血管膜,包括虹膜、睫状体、脉络膜3部分。虹膜在前面,中央有一圆孔为瞳孔。虹膜内平滑肌的舒缩能改变瞳孔大小,瞳孔在强光照射时可反射性地缩小,称为瞳孔对光反射。睫状体的主要作用是产生房水和调节晶状体凸度,使远近物体能在视网膜上清晰成像。脉络膜在后部,其主要作用是为眼内组织输送营养,所含色素起遮光作用,使光线只能从角膜进入眼内。内层为视网膜,能感受光刺激并将视觉信息传入大脑。

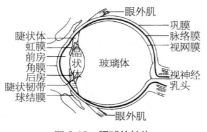

图 9-12　**眼球的结构**

眼球内有一个透明且有弹性的晶状体,能将光线聚焦在视网膜上,形成倒置的物像。视 6 米内近物或物体由远移近时,通过反射调节睫状体的收缩状态,可改变晶状体的凸度,始终保持视网膜上的物像清晰,从而形成清楚的视觉。老年人晶状体弹性下降,变凸困难,因而视近物不清,称为老视。近视主要由于眼球前后径过长,使远物发出的光线入眼后成像于视网膜之前而产生,因此视远物不清。远视主要由于眼球前后径过短,使近物发出的光线入眼后成像于视网膜之后而产生,因此视近物不清。散光则主要由于角膜表面不同经线上的曲度不等,使物体发出的光线入眼后不能会聚于同一焦平面而产生,因此物像变形而视觉不清。

晶状体与角膜之间充满房水,维持一定的眼内压。房水由睫状体产生,进入晶状体与虹膜之间的后房,经瞳孔流入虹膜与角膜之间的前房,再由前房的周边部吸收入血。如果房水回流受阻,眼内压将升高而产生青光眼。

入眼光线能刺激视网膜中的感光细胞(视锥细胞和视杆细胞),产生视觉冲动。视锥细胞集中分布于视网膜中央部分,能感受强光,并具有色觉功能;视杆细胞则分布在视网膜周边部分,能感受弱光,产生灰暗视觉而无色觉。因此,在光线明亮的环境中,发挥视觉功能的是视锥细胞;而在光线暗淡的环境中,发挥视觉功能的是视杆细胞。视杆细胞正常功能的发挥与维生素A有密切关系,缺乏维生素A时暗视觉功能减退,可引起夜盲症。

耳 耳分为外耳、中耳和内耳3部分(图 9-13)。外耳由耳郭和外耳道组成,外耳道是声波传入中耳的通道。中耳包括鼓膜、鼓室和3块听小骨,其功能是将外耳声波振动高效地传递给内耳。因此,外耳道、鼓膜和听小骨承担声波传导的功能,这些结构受损可引起传音性耳聋。内耳由耳蜗

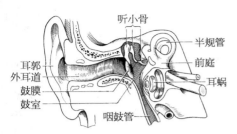

听小骨
半规管
前庭
耳蜗
耳郭
外耳道
鼓膜
鼓室
咽鼓管

图 9-13　**人耳（外耳、中耳和内耳）的结构**

和前庭器官组成。耳蜗与听觉功能有关，能感受声波的振动，并将声波信息转变为听觉神经冲动，传入大脑而产生听觉。人耳能感受到20～20 000赫兹的声波。耳蜗病变、听神经或大脑听觉中枢功能减退或丧失可产生感音性耳聋。前庭器官由椭圆囊、球囊和半规管组成，能感受人体运动状态和头部所在位置的改变。椭圆囊与球囊对直线加速度运动发生反应，而半规管则对旋转加速度运动发生反应。当前庭器官受到刺激时，其兴奋冲动沿前庭神经传入中枢相应部位，反射性调节骨骼肌的活动，以保持或纠正身体的姿势，使身体保持平衡而不至于摔倒。若前庭器官受刺激过强或刺激持续时间过长，常可引起恶心、呕吐、眩晕和皮肤苍白等反应。有些前庭器官反应敏感的人，虽然刺激并不强烈，也会出现上述反应，表现为晕船、晕车或航空病。当内耳的内淋巴液增多而压力增高时可发生旋转性眩晕，伴有耳鸣和耳聋症状，称为梅尼埃病(美尼尔病，耳性眩晕症)。

神经系统

　　人体内各器官系统的活动都在神经和体液(主要是激素)的调节下进行，从而使人体各部分成为一个完整统一的整体。神经系统分为中枢神经系统和周围神经系统两部分，前者是指脊髓和脑(脑又包括脑干、小脑、间脑和大脑)，后者则为脊髓和脑以外的神经结构。

　　脊髓与脊神经

　　1. **脊髓**　脊髓位于脊柱中央的椎管内，呈前后稍扁的圆柱形，在颈部和腰部有两处膨大，是发出上、下肢神经的部位(图9-14左)。脊髓中央有中央管纵贯全长。在脊髓的横断面上，中央管周围呈蝶形的灰色结构称为灰质，是神经细胞胞体集聚的部位。位于前面的灰质称为前角，由此发出运动神经，小儿麻痹症的病变就发生于此；位于后面的灰质称为后角，是接受感觉神经传入的部位。灰质周围的白色结构称为白质，是神经纤维集中的部位(图9-14右)。

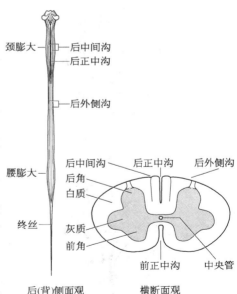

颈膨大
后中间沟
后正中沟
后外侧沟
腰膨大
后中间沟　后正中沟　后外侧沟
后角
白质
灰质
终丝
前角
前正中沟　中央管
后(背)侧面观　　横断面观

图 9-14

2. **脊神经**　脊神经分布于躯干和四肢,共 31 对,其中颈神经 8 对、胸神经 12 对、腰神经 5 对、骶神经 5 对和尾神经 1 对(图 9-15)。每对脊神经均由与脊髓相连的前后两个神经根合并而成。前根是运动(传出)神经纤维,后根则为感觉(传入)神经纤维。前根由前角运动神经元发出,支配四肢和躯干的肌肉运动。后根则由各种感觉传入纤维汇合而成,最终进入脊髓后角。后根有一椭圆形膨大称脊神经节,是感觉神经元胞体的所在部位。脊神经自脊髓发出后,除胸神经单独形成肋间神经支配胸腰部皮肤和肌肉外,其他的脊神经先交织成神经丛,再分支分布。第 1～4 对颈

神经形成颈神经丛;第 5～8 对颈神经与第 1 对胸神经形成臂神经丛;腰、骶神经形成腰神经丛和骶神经丛。各神经丛又分出许多周围神经,分别支配颈、上肢、胸、腰、下肢和会阴部的皮肤和肌肉。

在神经系统的参与下,人体对刺激做出反应的活动称为反射。反射是神经系统活动的基本方式。如膝反射,当叩击髌骨下方的股四头肌肌腱时,该肌的牵张感受器兴奋,传入冲动沿感觉神经传到脊髓,经反射中枢处理后发出传出冲动,传出冲动沿运动神经传到股四头肌引起收缩,使小腿出现一次前伸动作。在神经纤维上传导着的兴奋活动称为神经冲动,其本质是代表兴奋的生物电变化在神经纤维上的传播。反射活动通过的路径称为反射弧,包括感受器、传入神经、反射中枢、传出神经和效应器 5 个部分(图 9-16)。脊髓能完成的反射还有排尿反射、排便反射等。

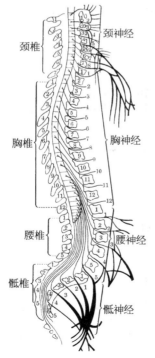

图 9-15　人体脊神经

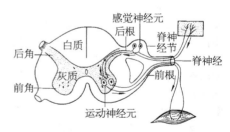

图 9-16　脊髓反射弧模式

箭头示神经冲动沿反射弧行进方向

脑干与脑神经

1. **脑干**　脑干是脑的中轴部分,自下而上分为延髓、脑桥和中脑 3 部分。延髓向下与脊髓相连,中脑向上与间脑相接,延髓与脑桥的背侧与小脑相连接。在延髓、脑桥的背面与小脑之间为第 4 脑室,该脑室上通中脑导水管,下接脊髓中央管。脑

干中有许多上传和下达的神经纤维以及发出脑神经的神经核团(神经元胞体集中处)。延髓和脑桥中有些核团在调节呼吸、心血管和消化等生理功能中有重要作用,这些中枢受损将危及生命。

2. **脑神经** 脑神经共 12 对。第 I 对(嗅神经)、第 II 对(视神经)和第 VIII 对(包含听神经和前庭神经)分别与嗅觉、视觉和听觉(包含位置感觉)功能有关。第 III 对(动眼神经)、第 IV 对(滑车神经)和第 VI 对(展神经)支配眼球运动。第 V 对(三叉神经)接受面部感觉和支配咀嚼肌运动。第 VII 对(面神经)支配面部表情肌的运动和舌前部的味觉,若病变或损伤将发生面瘫。第 IX 对(舌咽神经)与咽部感觉、运动和舌后部的味觉功能有关。第 X 对(迷走神经)与吞咽、发声、呼吸、心脏和消化等活动有密切关系。第 XI 对(副神经)与头颈转动和耸肩动作有关。第 XII 对(舌下神经)支配舌肌运动。

自主神经系统 自主神经系统又称内脏神经系统,包括交感神经和副交感神经两部分。交感和副交感神经中都含有传出和传入两类神经纤维。传出纤维支配内脏和血管平滑肌、心肌及腺体的活动,传入纤维将来自这些器官的感觉冲动传到与内脏活动有关的中枢神经系统。交感神经起自脊髓胸腰段灰质的侧角,经前根进入交感神经节,由此再发出神经纤维到达绝大多数内脏器官、血管和腺体。副交感神经发自脑干和脊髓骶段。发自脑干的副交感纤维沿第 III、第 VII、第 IX 和第 X 对脑神经进入副交感神经节,然后发出纤维分布到眼内肌、泪腺、唾液腺和胸腹腔脏器;发自脊髓骶段的副交感纤维经前根进入副交感神经节,然后发出纤维分布到盆腔脏器(图 9-17)。多数脏器具有交感和副交感神经的双重支配,但两者的作用往往相反(表 9-1)。

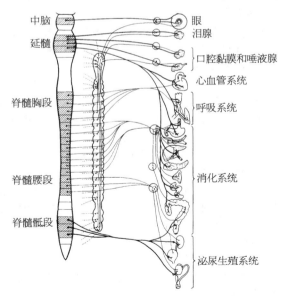

图 9-17 自主神经系统及其支配器官组织

表9-1　自主神经系统对主要脏器的作用

脏器	交感神经	副交感神经
循环系统	心率加快,心肌收缩力增强;内脏和皮肤血管收缩	心率减慢
呼吸系统	支气管舒张	支气管收缩,黏膜分泌增加
消化系统	消化道运动减弱	胃肠道运动增强,消化腺分泌增多
泌尿系统	减少肾小球滤过,促进肾小管重吸收钠和水;膀胱舒张,括约肌收缩	膀胱收缩,括约肌舒张
眼	瞳孔扩大	瞳孔缩小
皮肤	汗腺分泌,竖毛肌收缩	
内分泌	促进肾上腺素分泌	促进胰岛素分泌

小脑　小脑位于大脑后下方,以3对小脑脚连接于脑干背侧。小脑与躯体运动的反射调节有密切关系。小脑病变时,可产生站立不稳、肌张力下降、运动过程中动作不协调等症状。动作不协调表现为肌肉在完成动作时抖动而把握不住方向,行走时跨步过大而躯干落后,因而易跌倒,或走路摇晃,呈醉汉样步态等,称为小脑性共济失调。

间脑　间脑包括丘脑和下丘脑。两侧间脑之间存在一个狭窄的裂隙状空腔,称为第3脑室,该脑室向上与大脑半球深部的侧脑室相通,向下与中脑导水管相连。丘脑是感觉活动中枢。绝大多数感觉(除嗅觉外)传入冲动都先抵达丘脑,再传送到大脑皮质。下丘脑是较高级的内脏活动调节中枢。下丘脑的一定区域与食欲、渴觉和性欲的产生有关,因而可引起摄食、饮水和性行为的发生;也有一定区域与许多生理活动的日周期控制有关,使血细胞数、体温、某些内分泌激素的分泌等在一日内按时间顺序而发生周期性的变化;还有一些区域分别与体温调节、各种情绪活动(如发怒、愉快、痛苦等)和垂体内分泌的控制有关。

人体各处的温度是有差异的,体表温度常较内部温度低,且易受环境温度的影响;而内部温度则相对恒定,约37℃,故人体体温是指机体内部的温度。下丘脑的一定区域不仅能接受来自体表和机体内部的温度变化信息,而且能控制机体的产热和散热活动,使产热和散热活动保持平衡,从而保持体温相对恒定。机体的组织细胞在代谢过程中不断产生热量(产热),同时,这些热量通过血液循环被运送到体表,经辐射、传导、对流和蒸发(主要通过汗腺分泌汗液)等方式向外界发散(散热)。当体温高于37℃时,下丘脑的调节活动可使产热活动减弱,而散热活动加强;反之,当体温低于37℃时,下丘脑的调节活动可使产热活动加强,而散热活动减弱,直至体温回到37℃。在生理情况下,体温可随昼夜、年龄、性别等因素而发生变动。一昼夜中,清晨2～6时体温较低,午后1～6时体温较高,波动幅度在1℃之内。女性体温比男性稍高,且随月经周期而变动,月经期及经后体温较低,排卵后到下次月经期前由于孕激素水平升高而使体温较高。新生儿,特别是早产儿的体温调节机制尚未发育完善,体温调节能力较差,体温易受环境温度变化的影响。因此,对新生儿应特别加以注意,避免体温过分波动。临床上常测定口腔(36.7～37.7 ℃)、直肠(36.9～37.9 ℃)和腋窝(36.0～37.4 ℃)的温度来代表体温。

大脑 大脑是脑的最大部分,被大脑纵裂分为两个大脑半球。大脑纵裂底有连接两半球的巨大纤维束,称为胼胝体。大脑表面有一层灰质称大脑皮质,皮质下为白质,深埋于白质中的灰质核团称基底神经节。两侧半球内部各有一个腔隙,称为侧脑室。大脑皮质有许多皱褶,使其表面积和体积大为增加。皱褶的隆起部分称回,凹陷部分称沟。大脑是中枢神经系统的最高级部分。大脑皮质分额叶、顶叶、枕叶和颞叶等。额叶的中央前回是控制躯体随意运动的重要区域,顶叶的中央后回是接受体表感觉投射的重要区域,枕叶的后部与视觉功能有关,颞叶的上部与听觉功能有关。人类两侧大脑半球的功能是不对称的,绝大多数人的左侧半球在语言活动功能中占优势,而右侧半球则在非语词性认识功能(如空间辨认、图像视觉认识和音乐欣赏分辨等)中占优势。白质由神经纤维组成,具有联系各区皮质以及联系皮质与皮质下各中枢的功能。内囊是皮质与皮质下各中枢联系的关键通道,卒中(中风)或脑梗死时常引起内囊损伤,可出现一侧躯体感觉障碍和运动瘫痪的症状。基底神经节主要由纹状体组成,病变时可出现全身肌紧张增高、随意运动减少、肢体不自主抖动等症状(帕金森病),也可出现不自主的上肢和头部的舞蹈样动作,肌张力降低等症状(舞蹈病)。

脑膜和脑脊液 脑和脊髓表面自外向内包有硬膜、蛛网膜和软膜 3 层被膜。硬脑膜紧贴颅骨,对脑起固定和保护作用。硬脊膜与硬脑膜相延续,但与椎管内面的骨膜之间有一个狭窄的腔隙,内有结缔组织充填,起保护作用;硬膜外麻醉时,药物就注入此腔内。蛛网膜紧贴硬膜内面,软膜则紧贴脑与脊髓表面,蛛网膜与软膜之间的腔隙称蛛网膜下隙,内充满脑脊液。脑室和脊髓中央管腔内也充满脑脊液。脑膜炎就发生于蛛网膜与软膜。

内分泌系统

内分泌系统由内分泌腺和散在分布的内分泌细胞所组成。人体内主要的内分泌腺有垂体、甲状腺、甲状旁腺、肾上腺、胰岛、性腺(睾丸、卵巢)、胸腺和松果体等(图9-18)。内分泌激素经血液循环可到达有关的器官和组织,调节物质代谢和脏器功能,称为体液调节。内分泌系统是神经系统以外的又一重要调节系统,但大多数内分泌腺和散在的内分泌细胞都直接或间接受神经系统的调控。

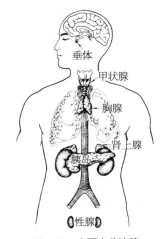

图 9-18　**主要内分泌腺**

垂体 垂体位于颅底的垂体窝内,上端借垂体柄与下丘脑相连。垂体分前部的腺垂体和后部的神经垂体两部分。腺垂体分泌的激素有生长激素、催乳素、促甲状腺激素、促肾上腺皮质激素和促性腺激素等;神经垂体则分泌抗利尿激素和缩宫素。

1. **生长激素** 生长激素主要调节人体的生长发育。儿童期若生长激素分泌不足,则患儿生长停滞,身材矮小,但智力发育不受影响,称为侏儒症;儿童期若生长激素分泌过多,则发生巨人症。若在成年后生长激素分泌过多,则表现为手足粗大、鼻大唇厚、下颌突出等体征,称为肢端肥大症。生长激素也影响物质代谢,分泌过多可引起血糖升高。

2. **催乳素** 催乳素能使发育完善且具备泌乳条件的乳腺分泌乳汁。平时催乳素分泌很少,妊娠期和哺乳期分泌增多。

3. **促甲状腺激素** 促甲状腺激素能促进甲状腺细胞生长和增生,以及刺激甲状腺激素合成和分泌。促甲状腺激素分泌过多时,可引起甲状腺功能亢进和甲状腺增生肥大;分泌过少时则导致甲状腺功能低下和甲状腺萎缩。

4. **促肾上腺皮质激素** 促肾上腺皮质激素能刺激肾上腺皮质分泌多种激素,但主要促进糖皮质激素分泌,也能促进肾上腺皮质增生。促肾上腺皮质激素对肾上腺皮质的正常结构与功能有支持作用,分泌减少时肾上腺皮质萎缩,糖皮质激素分泌减少。

5. **促性腺激素** 促性腺激素有卵泡刺激素和黄体生成素两种。卵泡刺激素在女性能刺激卵巢内卵泡发育成熟,在男性能刺激睾丸生成精子。黄体生成素在女性能刺激成熟卵泡排卵并形成黄体,在男性能刺激睾丸分泌雄激素。

6. **抗利尿激素** 抗利尿激素的主要作用是促进肾脏对水的重吸收,调节水平衡。缺乏抗利尿激素时,尿量大增,出现尿崩症。静脉注射较大剂量抗利尿激素时,可使血管明显收缩,血压升高,所以又称血管升压素。

7. **缩宫素** 缩宫素又称催产素,其主要作用是促进乳腺排乳和刺激子宫收缩。

甲状腺 甲状腺呈"H"形,由左右两个侧叶和中间的峡部组成。两侧叶位于颈前中下部,紧贴喉与气管的两侧,峡部则位于气管上部的前面。甲状腺主要合成和分泌甲状腺激素。碘是合成甲状腺激素的重要原料,甲状腺具有很强的聚碘能力。临床上常用放射性碘来测定甲状腺功能状况和治疗甲状腺功能亢进。甲状腺激素由腺泡细胞分泌,其主要生理作用是调节能量代谢、物质(蛋白质、糖、脂肪)代谢和促进生长发育。甲状腺激素能提高绝大多数组织的耗氧量,增加产热量。此外,还对全身多器官和系统产生影响。甲状腺功能亢进时,基础代谢率明显升高,患者喜凉怕热,多汗,还可引起血糖升高;而甲状腺功能低下时,基础代谢率降低,患者喜热畏寒。先天性甲状腺发育不全的患儿在出生后几周至3~4个月可表现出明显的智力迟钝和生长迟缓,称为呆小症或克汀病。除甲状腺激素外,甲状腺还能产生降钙素,由腺泡旁细胞分泌。降钙素的作用与甲状旁腺激素相反,可使血钙下降。

甲状旁腺 甲状旁腺紧贴于甲状腺后侧,一般有上下两对,如绿豆大小。甲状旁腺分泌甲状旁腺激素,其作用是调节机体的钙、磷代谢,维持血钙平衡。当甲状旁腺激素分泌过多时,血钙升高,血磷降低;而分泌不足时,则血钙降低,血磷升高。

肾上腺 肾上腺呈三角形,位于两侧肾脏上端。腺体分皮质和髓质两部分,外面是皮质,内部为髓质。肾上腺皮质能分泌许多种激素,主要分为糖皮质激素和盐皮质激素两类。糖皮质激素以氢化可的松为代表,其主要作用是调节物质代谢,表现为抑制糖的氧化利用,促进蛋白质分解并转化为糖,促进脂肪的氧化分解,结果使血糖升高。此外,还对全身多器官和系统产生影响。当这类激素作为药物使用时,由于剂量超过生理浓度,还可产生抗炎、抗毒、抗过敏和抗休克效应,因而已在临床上广泛应用。盐皮质激素以醛固酮为代表,其主要作用是促进肾脏重吸收钠离子和排出钾离子,从而调节机体的电解质和水平衡。肾上腺髓质分泌肾上腺素和去甲肾上腺素,以肾上腺素为主。肾上腺素能产生心率加快、心肌收缩力增强、支气管扩张和瞳孔扩大等作用;去甲肾上腺素则能引起血管收缩、血压升高等效应。

胰岛　胰岛是散布于胰腺中的小岛状内分泌细胞团。胰岛细胞有多种,其中 B 细胞分泌胰岛素,其主要作用是全面促进合成代谢,包括蛋白质、糖原和脂肪的合成,使葡萄糖加速利用或转变为糖原或脂肪,结果使血糖降低。当胰岛素分泌不足时或细胞对胰岛素不敏感时,可使血糖升高,出现尿糖,导致糖尿病。胰岛的 A 细胞分泌胰高血糖素,其生理作用与胰岛素正相反,它是一个全面促进分解代谢的激素,能促进肝糖原分解为葡萄糖,使血糖升高。

性腺　男性的睾丸能分泌雄激素,女性的卵巢则分泌雌激素和孕激素(详见本章“生殖系统”)。

胸腺　胸腺既是免疫器官,又是内分泌器官。作为内分泌器官,它能分泌胸腺素等多种激素,这些激素主要促进 T 淋巴细胞的分化成熟(见本章“免疫系统”)。

松果体　松果体位于间脑背侧部正中。松果体由神经细胞演变而来。松果体主要分泌褪黑素,其主要作用是抑制垂体促性腺激素的分泌,从而抑制性腺的活动,因此这种激素可能对性成熟有控制作用。给予正常人超生理剂量的褪黑素后,可出现嗜睡现象,因此认为褪黑素有促眠作用。此外,褪黑素还参与生物节律的调节,褪黑素在日间分泌很少,而在夜间则分泌增多。

生殖系统

人体的生殖系统包括男性生殖器和女性生殖器。男、女生殖器都分内生殖器和外生殖器两部分,内生殖器都包括生殖腺、输送管道和附属腺体 3 部分,男性外生殖器包括阴囊和阴茎,女性外生殖器为女阴。生殖系统的主要功能是产生子代新生个体和分泌性激素。

男性生殖系统　男性生殖腺为睾丸,输送管道包括附睾、输精管、射精管和男性尿道,附属腺体包括精囊、前列腺和尿道球腺。

1. **睾丸和附睾**　睾丸位于阴囊内,左右各一,呈扁卵圆形,色灰白。睾丸的主要功能是生成生殖细胞(精子)和分泌雄激素。睾丸内有许多生精小管,是精子的生成部位。青春期后,生精小管内的生殖细胞逐步发育成熟,形成精子。生精小管经输出小管和附睾相连。附睾形如新月,位于睾丸的背外侧,其主要功能是暂时储存由生精小管输送来的精子,并使精子在附睾内继续发育成熟。精子在附睾内能停留 1 个多月。射精时精子从附睾排出,经输精管抵达射精管,最后与精囊腺、前列腺等分泌物混合为精液从尿道排出。一次射精的精液量为 3~6 毫升,每毫升精液含 0.2~4 亿个精子,若每毫升精液中精子少于 0.2 亿个,受精机会将显著减少。存在于生精小管外间质的间质细胞能分泌多种雄激素。以睾酮为代表的雄激素能促进男性生殖器的生长发育,产生和维持男性第二性征,表现为长胡须、喉结突出、骨骼粗壮、肌肉发达和发声变低沉等。

2. 精囊腺、输精管和射精管　精囊腺位于膀胱底的后面,输精管的外侧,左右各一,其分泌管和输精管末端合并为射精管(图9-19)。输精管是附睾的延续部分,是输送精子的管道。从睾丸上端到腹股沟浅环之间的这段输精管(称精索部)位置表浅,易于体表被触及,输精管结扎术常在此施行。射精管穿前列腺实质,开口于尿道前列腺部。

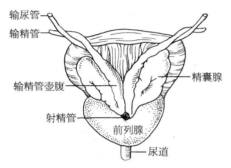

图9-19　前列腺、精囊腺和输精管在膀胱底部的毗邻关系

3. 前列腺　前列腺形似栗子,位于膀胱下方,内有尿道穿过。老年人前列腺常可增生肥大而压迫尿道,导致排尿困难。前列腺后面为直肠,用手指插入肛门检查时,通过直肠壁向前可触摸前列腺的形状、大小和硬度,用以诊断前列腺疾病。前列腺的分泌管开口于尿道。

4. 阴茎　阴茎主要由3个海绵体组成,背侧为两个圆柱状的阴茎海绵体,腹侧中央的尿道海绵体较细,内有尿道通过。尿道海绵体前端膨大,称阴茎头。阴茎头的裂孔为尿道外口。在阴茎头后方,阴茎皮肤向下延长为一折叠掩盖阴茎头,称为包皮。阴茎中的尿道具有排精和排尿双重功能。阴茎在受到性刺激时迅速膨胀、变硬和挺直,称为勃起。临床上应用某些扩血管药物局部注射可治疗勃起功能障碍。

5. 阴囊　阴囊是阴茎根部下垂的皮肤囊袋,容纳睾丸、附睾和输精管的起始部。阴囊除能保护睾丸、附睾等结构外,还能调节阴囊内的温度以适应精子的生成,因为精子的生成须在略低于体温的环境中进行。阴囊调节温度是通过囊壁平滑肌的舒缩活动而实现的。当环境温度升高时,平滑肌舒张;环境温度降低时,平滑肌收缩,以改变阴囊的散热面积,从而调节阴囊内温度。在胚胎发育期间,由于某种原因使睾丸不能降入阴囊而滞留于腹腔或腹股沟内,称为隐睾症。由于腹腔或腹股沟内的温度高于阴囊内温度,因此睾丸不能正常发育,精子不能正常生成,将产生男性不育症。

女性生殖系统　女性生殖腺为卵巢,输送管道包括输卵管、子宫和阴道,附属腺体有前庭大腺(图9-20,图9-21)。

1. 卵巢　卵巢左右各一,位于子宫两侧,呈扁卵圆形。其主要功能是产生生殖细胞(成熟卵子)和分泌女性激素(雌激素和孕激素)。成熟期女性的卵巢内约每个月有1个或偶有2个卵子发育成熟,成熟卵子从卵巢排出进入腹腔,称为排卵。排出的卵子通过输卵管腹腔口进入输卵管腔,若有机会遇到精子,精子和卵子即在输卵管内结合成为受精卵,随后被输送到子宫内发育成胚胎。若未遇到精子,卵子几日后便死亡,然后被排出或吸收。在月经规则的女性,前后2次月经约相隔28日,但相隔25～35日之内均属正常。排卵日期一般在前后2次月经的中期,即下次月

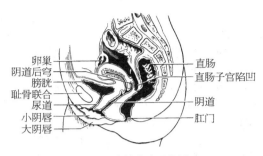

图 9-20   **女性生殖系统剖面**

卵巢
阴道后穹
膀胱
耻骨联合
尿道
小阴唇
大阴唇

直肠
直肠子宫陷凹
阴道
肛门

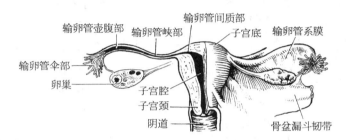

图 9-21   **女性内生殖器**

输卵管壶腹部
输卵管峡部
输卵管间质部
子宫底
输卵管系膜
输卵管伞部
卵巢
子宫腔
子宫颈
阴道
骨盆漏斗韧带

经来潮前第 14 日左右。每次月经持续时间为 3～5 日，失血量为 30～80 毫升。受卵巢激素分泌周期性变化的影响，子宫内膜也呈周期性变化。排卵前，卵巢产生的雌激素形成一个高峰，使子宫内膜增生；排卵后，卵巢产生的雌激素又形成一个高峰，孕激素分泌也形成一个高峰，使子宫内膜继续生长，腺体呈分泌状态，为胚泡植入做好准备。如果卵子未受精，卵巢内的雌激素和孕激素分泌减少，引起子宫内膜脱落、出血，经血由阴道流出，出现月经。经期过后，卵巢又产生雌激素，进入下一周期。卵巢激素分泌的周期性变化受腺垂体所分泌的促性腺激素调控。卵巢激素除上述作用外，雌激素能促进女性生殖器官的生长发育，产生和维持女性第二性征，表现为乳房发育、骨盆宽大、皮下脂肪丰富和发声变高

亢等；孕激素能使子宫内膜增生和分泌，以利于胚泡的植入，并维持妊娠。

女性一生中经历 5 个时期。①幼年期：此期女孩的卵巢尚未发育成熟，尚无明显的第二性征。②青春朝：自 12～14 岁起，卵巢开始发育增大，分泌的雌激素使生殖器官逐渐发育为成年型，乳腺也发育增大，皮下脂肪增加，女性第二性征明显表现出来。月经开始，但经期往往不准，因此时卵巢功能尚不稳定。③成熟期：卵巢已发育成熟，定期排卵，周期性产生雌激素和孕激素，月经正常。此期可维持 30 年左右，具有生育能力。④更年期：在 45～50 岁期间，卵巢逐渐萎缩，排卵不规则，月经不正常，生育功能逐渐丧失，有时可出现面部潮红、心悸、头晕和情绪易激动等更年期症状。⑤绝经期：卵巢萎缩，月经停止，生殖器官萎缩。

2. **子宫和输卵管**　子宫位于小骨盆腔中央，前面与膀胱毗邻，后面与直肠相对。未孕子宫呈前后略扁的倒置梨形。子宫分3个部分：输卵管入口以上的部分为子宫底，下端狭窄的部分为子宫颈，颈与底之间的部分为子宫体。子宫颈的下部伸入阴道内。子宫壁最里面的一层是内膜层。子宫内膜在卵巢激素的作用下发生周期性变化。子宫向两侧延伸部分为输卵管。输卵管外端（伞部）游离并开口于腹腔，其开口处接近卵巢，可接受卵巢排出的卵子，并可通过蠕动将卵子输送到子宫。

3. **阴道**　阴道上连子宫，下续外生殖器，前邻膀胱与尿道，后靠直肠。阴道是一个前后扁平的肌性管道，富有弹性，易于扩张。阴道壁多皱褶，经产妇的阴道腔变宽，皱褶变平坦。阴道的排出液通常呈乳白色，由阴道上皮细胞的渗出物、子宫颈腺体和子宫内膜分泌物混合而成，内含脱落的阴道上皮细胞和白细胞等。成年女性在雌激素作用下，阴道黏膜较厚，阴道内保持酸性，病菌不易生长。老年女性因雌激素水平低下，阴道黏膜变薄，阴道内酸度降低，易发生阴道炎。

4. **女阴**　女阴包括阴阜、大阴唇、小阴唇、阴道前庭和阴蒂等。阴阜为耻骨联合前方的隆起，皮下脂肪发达。大阴唇为一对肥厚的皮肤皱襞，前接阴阜，后连会阴。小阴唇是大阴唇内侧的一对皮肤皱襞。两侧小阴唇在前端互相连接包绕阴蒂，在后端也彼此会合。前庭为两侧小阴唇间的裂隙，前方有尿道开口，后方有阴道开口。阴道口有一层薄膜，为处女膜，膜中央有小裂孔。会阴指阴道口与肛门之间的软组织，在分娩时易被撕裂，应注意保护。

小儿与老人的解剖生理特点

小儿的解剖生理特点

循环系统　与成人相比，小儿心脏的体积和重量相对较大。新生儿心脏重量约为体重的0.8%，而成人心脏仅约体重的0.5%。2岁以下小儿的心脏多呈横位，心尖搏动位于左侧第4肋间。随年龄的增长，心脏逐渐转为斜位，心尖搏动逐渐降至第5肋间。小儿的心率较成人快，而血压却较低（表9-2）。

血液系统　小儿出生时，红细胞数与血红蛋白含量均较高。出生后不久，由于自主呼吸的建立，血氧含量增加，过多的红细胞自行破坏，在2～3个月时可出现生理性贫血，红细胞数与血红蛋白含量下降。

表9-2　**各年龄段小儿的心率、血压与呼吸频率**

年龄	心率（次/分）	年龄	血压（毫米汞柱）	年龄	呼吸频率（次/分）
新生儿	120～140	新生儿	75/35	新生儿	40～44
婴儿	110～130				
2～3岁	100～120	3岁	80/50	1～3岁	25左右
4～7岁	80～100				
8～14岁	70～90	10岁	110/70	10岁	20左右

至6个月时,红细胞数与血红蛋白含量已缓慢增加,贫血自行缓解。至12岁时,红细胞数与血红蛋白含量已达成人水平。

呼吸系统 小儿的鼻腔较小,鼻道较狭窄,而黏膜下血管丰富,发生感染时极易充血肿胀,导致鼻腔阻塞而引起呼吸困难,出现张口呼吸,因而不愿吸奶。小儿的声门也较狭小,炎症时常出现声音嘶哑,甚至呼吸困难。小儿的咽鼓管较短、宽、直,且呈水平位,因此在上呼吸道炎症时易累及中耳,引起中耳炎。小儿呼吸时胸廓活动范围较小,因此主要靠膈肌运动进行腹式呼吸。小儿的呼吸频率较成人快(表9-2)。

消化系统 小儿的口腔较小,舌较宽厚,唇肌和两颊脂肪垫发达,有利于吸吮乳汁。小儿口腔黏膜柔软,富含血管,易受损伤,因此不能随便用布擦洗,以免破损而造成感染。新生儿生后几日,口唇黏膜表面可有干痂,会自行脱落,切不可强行剥脱。新生儿出生时唾液腺发育不完善,唾液分泌较少;至3～4个月时唾液分泌增多,因来不及咽下而出现生理性流涎。小儿的胃呈水平位,胃容积较小,加上贲门部肌肉发育不完善,如果喂哺过多,易引起溢乳(回奶)。所以喂奶后应将婴儿竖起,轻拍其背下部使胃内气体排出,可减少溢乳的发生。小儿的消化能力较弱,胃液中的胃酸含量较少,胃蛋白酶和胰液消化酶的活力也较低,而且年龄越小,消化能力越弱,所以出生3～4个月以内的小儿不宜添加淀粉类食物(如米粉等)。婴儿肠黏膜的通透性较高,对食物中部分蛋白质不需要分解也能吸收,因而易产生食物蛋白过敏(如牛奶过敏、大豆蛋白过敏等)。母乳是最适合婴儿的食物,其中含有最适合婴儿的营养成分,且易为婴儿消化吸收,也不易使婴儿产生过敏;母乳中含有大量免疫物质,可增强婴儿的抗病能力。在生后的最初3日中,新生儿排出胎粪。胎粪呈墨绿色,质黏稠,无臭味,由肠道分泌物、脱落的肠上皮细胞、胆汁和咽下的羊水所组成;以后逐渐转为婴儿粪便。用母乳喂养时粪便呈金黄色,含水较多,质地柔软,呈均匀糊状,含细颗粒,有酸臭味,每日排便3～6次,满月后次数略减少;用牛乳喂养时粪便较干燥,呈淡黄色,量较多,颗粒较多且大,臭味重,每日排便1～2次,易发生便秘。

泌尿系统 新生儿出生时,肾内尿生成的功能单位数目已达成人水平,但肾小球滤过能力很低。大量饮水后,由于引起水利尿的速度慢,因而易出现水肿。婴儿尿浓缩能力较弱,若饮水量不足,则容易引起脱水。婴儿在正常情况下,肾脏调节酸碱平衡的能力已达最高限度,如果发生某些病理性改变时,则较易出现酸中毒。女婴尿道短而宽,且接近肛门,易被细菌污染,因此清洗大便时要避免粪便污染外阴部,以防尿路感染。

老人的解剖生理特点

运动系统 老人在增龄过程中,由于椎间盘逐渐变薄而使脊柱缩短,身高逐渐下降,若加上骨质疏松而使脊柱后凸,则身材更显缩短。

循环系统 老人的心脏有增大趋势,心肌内有脂褐素沉积,心肌细胞可发生纤维化,兴奋性和收缩性均降低,致使心脏射血量减少。心瓣膜退行性变和钙化可造成瓣口狭窄和关闭不全。窦房结起搏细胞减少,心内传导系统有不同程度的纤维化,可影响心脏自动发生兴奋和传播兴奋的能力,以致在激动或运动时心率加快受限。随年龄的增大,动脉内膜增厚,中层胶原纤维增加,弹性纤维断裂并有钙的沉积,大动脉容积增加而弹性和可扩张性均减退,小动脉管腔变小,可导致收缩压、舒张压和脉压均增加。

呼吸系统 老人的肺泡壁变薄,肺泡增大,弹性降低;由于长期吸入灰尘,肺呈蓝黑色。支气管软骨可钙化而变硬,黏膜上皮及黏液腺退化,支气管扩张,支气管纤毛活动减退。由于肋骨和脊柱钙化,胸廓弹性将减退而活动幅度将受到限制;加上呼吸肌萎缩,收缩力减弱,老人每次呼吸进出肺的气体量将减少。咳嗽排除痰液的能力亦减退,因而易发生呼吸道感染。

消化系统 老人由于牙龈萎缩,齿根外露,齿槽骨被吸收,所以牙齿松动易脱落。老人食管运动减慢,吞咽将发生困难。各消化腺随年龄增大而萎缩,消化酶的分泌量将减少,消化能力亦减弱。老人唾液分泌减少,仅为年轻人的 1/3;胃酸分泌也减少,从而影响钙和铁的吸收。老人结肠功能也减退,因而易发生便秘。

泌尿系统 老人肾脏的重量减轻,生成尿的功能单位数量至 85 岁时约可减少 1/3,因此肾脏生成尿的能力减退。老人膀胱由于纤维化而容量减小,膀胱平滑肌也常萎缩而致排尿力量有所减退。

神经系统 老人脑组织萎缩,脑室扩大,脑细胞数减少,脂褐素沉积增多;神经反射减弱,感觉迟钝,温度觉、触觉与痛觉均有所减退;自主神经系统功能减退,对环境温度改变的调节适应能力减弱。此外,老人大脑功能衰退还表现为对近事的记忆力减退。

第10章

疾病的基础知识

疾病的原因

人体患病都是由一定的致病因素引起的,这些致病因素常被称为病因。人类疾病大致可归为 3 大类:一类是由单一的特异性致病因素所引起者,如某些传染病,即由细菌、病毒、立克次体、螺旋体和寄生虫等所致的疾病;二是由多种复合致病因素引起者,如动脉粥样硬化、糖尿病和肿瘤等,其致病因素,既包括机体本身内在的遗传因素,也受个体生存的外界环境、饮食习惯、个人嗜好等多种复杂因素的影响;三是其致病因素至今仍不清楚,在医学上,常冠以原发性或特发性字样,如原发性醛固酮增多症、特发性心肌病等,甚至冠以人名,如库欣综合征、肠克罗恩病等。疾病原因的种类繁多,一般可概括为以下几类。

1. 生物性因素 包括微生物(如细菌、病毒、支原体、衣原体、立克次体、螺旋体和真菌等)和寄生虫[包括原虫(如疟原虫、阿米巴原虫等)、蠕虫(如血吸虫、蛔虫、绦虫等)和昆虫(如蚊、蝇、蜱和螨等)]两大类。这类因素的致病作用常具有一定的规律性,如不同种类的病原体有其独特的传播途径、入侵门户和致病部位;疾病发生常有时间长短不一的潜伏期、病程经过、特征性病理改变和临床表现;机体患病后可获得不同程度的免疫功能,乃至得到终身免疫。

2. **理化因素**　包括机械力(如木刺、刀、枪、弹片等)、物理性因素(如温度、电流、光线、声波、电离辐射和大气压变化)以及化学性因素(如强酸、强碱、砷、汞、磷、苯、重金属元素、有害气体和某些生物性毒素、药品等)。这类因素对人体的致病性主要取决于它们的作用强度和时间,而机体的内在因素(如遗传特性)在发病中的作用则并不重要。

3. **营养因素**　人体生存的必需物质包括水、糖、蛋白质、脂肪、各种维生素和矿物质等。如这些物质缺乏则可引起各种疾病,如维生素 B_1 缺乏可致脚气病;维生素 C 缺乏可引起坏血病(牙龈出血);维生素 D 和钙的缺乏可引起小儿的佝偻病(软骨病)和老人的骨质疏松症;碘缺乏可致甲状腺肿等。而营养过剩也可引起肥胖,后者常是动脉粥样硬化、糖尿病和高血压病等的重要致病因素。

4. **免疫因素**　正常的免疫功能是人体重要的防御机制之一。如果人体的正常免疫功能降低、缺乏或破坏,或因后天继发性因素(如长期服用免疫抑制药物、蛋白消耗性肠病和艾滋病等)而减弱,可引起某些条件致病菌感染。相反,当部分病人的免疫功能被某些过敏物质致敏后,一旦再次接触则可引起机体的超敏或变态反应,如风疹块、哮喘、过敏性鼻炎和肾小球肾炎等。对青霉素产生严重超敏反应者,可引起过敏性休克而死亡。

5. **遗传因素**　上代双亲生殖细胞(精子和卵子)染色体基因(DNA)结构的缺陷(如基因突变或染色体畸变),可直接造成后代的各种先天性疾病,如血友病、色盲、唐氏综合征(先天性愚型)和男女性两性畸形等,或经某些后天诱发因素的作用而容易产生蚕豆病、糖尿病、高血压病和某些肿瘤等。已知近亲结婚是造成后代发生遗传性疾病的一个重要因素。

6. **精神因素**　精神因素在疾病发生发展中所起的作用越来越被人们所重视,它不仅是引起精神分裂症、各种心理障碍等疾病的直接原因,而且在人类许多种疾病,如高血压病、胃十二指肠溃疡病等,乃至某些肿瘤的发生中,也起着不可忽视的作用。

总而言之,人体患病的因素是多方面的,而涉及疾病发展过程的因素则更加复杂。因此,当机体患病后,只有保持良好心态、注意合理饮食和用药,并避免病原体的再感染,才有可能从疾病状态中恢复过来。

微生物与疾病

微生物是指一大类个体微小、肉眼看不见、只能借助显微镜或电子显微镜才能识别的生物。微生物种类繁多,分布广泛,其中绝大多数对人类无害,相反有益。引起人类疾病的微生物只占少数,称为病原微生物。根据其生物学性状又可分为病毒、衣原体、立克次体、支原体、细菌、放线菌、真菌等八大类。其中,与人类疾病关系最密切、引起疾病的种类最多、最常见的是病毒和细菌。

1. **病毒**　体积最小,结构简单,属非细胞结构型微生物。它与其他生物的根本区别在于其遗传物质中只含一种类型的核酸:RNA 或 DNA。病毒不能在人工合成的培养基上生长繁殖,必须寄生于活体细胞内,以核酸复制的方式繁衍它们的子代。

病毒引起的疾病很复杂，病种也较细菌多，常见的传染病有病毒性肝炎、麻疹、脊髓灰质炎、流行性出血热、流行性乙型脑炎、流行性感冒、狂犬病等。目前还证明，病毒与肿瘤的发病相关，如乙、丙型肝炎病毒与原发性肝癌、EB病毒与鼻咽癌、乳头状瘤病毒与宫颈癌相关。此外，病毒还与胎儿的胎内感染、自然流产及先天性畸形等有关，其代表性的病毒有风疹病毒、人巨细胞病毒、Ⅱ型疱疹病毒等。病毒在活体细胞内增殖，除可直接杀死宿主细胞外，也可通过免疫反应或自身免疫机制造成组织损伤，如乙型肝炎病毒本身不直接损伤肝细胞，但它所表达在肝细胞表面的抗原物质可诱发免疫反应，导致在排斥病毒的同时，致使受感染的肝细胞发生凋亡和坏死。有些病毒，如人类免疫缺陷病毒，可感染和直接杀死辅助性T淋巴细胞，导致患者的细胞免疫功能缺失，引起艾滋病（AIDS）。

目前，虽然某些病毒感染，如麻疹病毒、脊髓灰质炎病毒、乙型脑炎病毒、甲型肝炎病毒、狂犬病病毒等感染，均已可用理想的死疫苗或减毒活疫苗诱导人工自动免疫来进行预防，但至今仍无既能有效杀灭病毒，又不伤害机体的特效抗病毒性感染的化疗药物。病毒引起的疾病，只能靠人体免疫力来自然恢复健康。

病毒可通过呼吸道、消化道、吸血节肢动物叮咬、带病毒的动物咬伤、伤口或性接触等不同途径传播。有些病毒还可经胎内感染及围生期感染造成母婴垂直传播，如人类免疫缺陷病毒、风疹病毒、乙型肝炎病毒、人巨细胞病毒等。近来，因输入污染血、血制品、使用不洁的注射器及医疗器械等引起的医源性血源性传播途径病毒感染，日益受到关注。可通过此途径传播的病毒有人类免疫缺陷病毒、乙型肝炎病毒、丙型肝炎病毒等。

2. **细菌** 属原核微生物，根据其形态可分为球菌、杆菌、螺形菌3大类。通过革兰染色的方法，细菌又可分为革兰阳性细菌与革兰阴性细菌两大类。这两类细菌的细胞壁结构、染色特性、致病物质都不同，且对抗生素及某些杀菌物质的敏感性也不同。在正常情况下，细菌的细胞膜外还有一层坚固的细胞壁，它具有保护细菌和维持细菌外形的作用。细胞壁是某些抗生素杀菌的靶部位，同时也是革兰阴性细菌重要的致病物质——内毒素的来源。除细胞核、细胞质、细胞膜、细胞壁等所有细菌共有的基本结构之外，有些细菌还有一些特殊结构，如荚膜——细菌分泌在细胞壁外的一层很厚的黏稠物质，具有抵抗吞噬细胞的吞噬杀灭作用；芽胞——壁厚、水分少，内含一些抗理化因素的杀灭成分，是构成某些细菌抵抗力特强的重要因素；菌毛——细胞壁外的短小纤毛，分为两类，一类为"性"菌毛，与细菌的遗传变异有关；另一类为普通菌毛，与细菌的侵袭力致病性有关；鞭毛——细菌的运动器官，霍乱弧菌的鞭毛可能与其致病性有关。根据细菌生长时对氧气的需求，一般可分为专性需氧菌、微需氧菌、兼性厌氧菌、专性厌氧菌。

细菌的致病物质，按其性质可分为侵袭力和毒素两大类。侵袭力物质包括细菌表面的黏附性物质和抗吞噬物质及细菌分泌的胞外酶。毒素可分为内、外两大类。外毒素是活菌生长繁殖时分泌到细胞外的一类毒性蛋白质，以革兰阳性细菌为多见。外毒素毒性强，毒性对靶组织有专一性。根据其毒性作用，可分为神经毒素，如肉毒毒素、破伤风痉挛毒素；细胞毒素，如白喉外毒素；溶血毒素，如链球菌O、S溶血毒素；肠毒素，如霍乱肠毒素。内毒素为革兰阴性细菌的细胞壁成分，由细菌死亡后胞壁裂解时释放，化学成分为脂多糖，由表面多糖、核心多糖与类脂 A 组成,毒性基团在类脂 A。内毒素可引起人体发热、白细胞升高、血管舒缩功能紊乱、微循环障碍、休克和弥散性血管内凝血(DIC)。此外,某些细菌有变应原,可引起机体产生变态反应性疾病,如肾小球肾炎、风湿热、结核干酪样坏死等。根据细菌致病能力,又可分致病菌与条件致病菌。后者只有当机体抵抗力下降或细菌移位至不该出现的部位时才致病,如大肠埃希菌侵入腹腔后可引起细菌性腹膜炎,入血后可引起败血症。

对细菌性疾病可选用磺胺药、抗生素治疗。但某些细菌随着磺胺药、抗生素的广泛使用,耐药性问题也日显突出。

3. **支原体**　其大小介于病毒与细菌之间,不能在人工培养基上生长,只能寄生于活体细胞内,其生长史可分为原体(细胞外周期)与始体(细胞内周期)两个阶段,按二分裂法繁殖。其原体具有感染性,而始体则无。主要通过直接接触传播,常见的如引起沙眼和人类性病的沙眼衣原体;引起上呼吸道感染与肺炎的肺炎衣原体。衣原体对抗生素治疗敏感。

4. **立克次体**　其大小与衣原体相似,是一类严格的活体细胞内寄生繁殖的原核型微生物。有细胞壁及内毒素,对多种抗生素敏感。引起的疾病为自然疫源性,常以虱、蚤、蜱、螨等节肢动物为媒介进行传播,如斑疹伤寒、恙虫病、Q 热等。

5. **螺旋体**　因其形态细长呈螺旋形而得名。按其螺旋数,可分为疏螺旋体、密螺旋体、钩端螺旋体 3 大类。它们可依赖体内轴丝带动菌体而扭动,十分活泼。有些能用人工培养基培养,如钩端螺旋体、伯氏疏螺旋体;另一些则不能进行人工培养。常见的致病性螺旋体如钩端螺旋体,主要通过接触其污染的疫水传播;梅毒和雅司病螺旋体主要通过性交或皮肤伤口传播;

回归热螺旋体、伯氏疏螺旋体经吸血节肢动物叮咬传播。螺旋体对抗生素治疗敏感。

6. **放线菌**　是介于细菌与真菌间的原核微生物,能在人工培养基上生长繁殖。对人致病的放线菌有衣氏放线菌和诺卡菌。其感染特征为病程长、久不愈合的伤口,且常在伤口或脓汁中形成黄色小颗粒,称为硫磺颗粒,后者是放线菌感染的特征之一。诺卡菌感染的伤口常易形成瘘管。治疗可选用敏感的抗生素,但治疗周期一般较长。

7. **真菌**　属真核细胞型微生物,细胞结构较完整,有细胞壁和完整的核,类似于植物,但不含叶绿素,也无根茎叶的分化。多数为多细胞,少数为单细胞。它由菌丝与孢子组成,菌丝相当于植物根茎叶,孢子相当于种子。已知真菌有 10 万余种,对人致病者仅 100 余种,可包括直接致病、条件致病、产毒及致癌的真菌。浅部感染的真菌主要引起皮肤毛发的癣症。深部感染多见于机会性感染,常见的有引起鹅口疮、真菌性阴道炎的白念珠菌,引起支气管肺炎的烟曲菌和引起真菌性脑膜炎的新型隐球菌等。

寄生虫与疾病

寄生虫是指必须永久或长期、或暂时依赖于另一类动物或人体才能生存,并对动物或人体产生损害的一类低等动物,被其依赖的动物或人体则称为宿主。如寄生虫侵入宿主,并不引起临床症状者,称其为寄生虫感染;造成明显损害并出现症状者,则为寄生虫病。寄生于人体的寄生虫种类可达百种余种,其中对人类造成严重危害者约数十种,可归纳为医学原虫、医学蠕虫和医学节肢动物。

原虫 是一类单细胞真核动物,其个体微小,形态可因种类不同而异,一般需借助光学显微镜才能窥见到。原虫常由胞膜、胞质和胞核3部分组成。不同种类的原虫还可具有伪足、鞭毛和纤毛3种主要运动细胞器。寄生在肠道的原虫在生长繁殖过程中,既有运动和摄食的阶段,也有处于静止状态而具有强抵抗力的阶段,后者多为原虫的感染阶段。寄生于人体的原虫可分成鞭毛虫、阿米巴、孢子虫和纤毛虫4大类。

1. **鞭毛虫** 是一类具有鞭毛运动细胞器的原虫,可引起多脏器的病变。例如杜氏利什曼原虫引起的黑热病;蓝氏贾第鞭毛虫引起的肠炎;阴道毛滴虫引起的滴虫性阴道炎及尿道炎,后者常为性传播疾病。

2. **阿米巴** 该类原虫具有伪足运动细胞器,以变形运动为特征。主要寄生在肠道,以溶组织内阿米巴的致病性为最常见,可寄生于人体肠道或肝、肺等脏器而引起阿米巴病,常表现为阿米巴痢疾或肝、肺脓肿等。另有一类致病性自由生活阿米巴,可引起致死性脑膜脑炎、角膜炎等病。

3. **孢子虫** 是一类不具有可辨认运动细胞器的原虫,对人体致病的有疟原虫、弓形虫、隐孢子虫等,可引起疟疾等相应疾病。这是一类危害极大的寄生虫,后两者是主要的机会性致病原虫。

4. **纤毛虫** 以具有纤毛运动细胞器为特征,主要有可寄生于人类结肠而引起溃疡的结肠小袋纤毛虫。

蠕虫 是一类借肌肉收缩而产生蠕动为特征的多细胞无脊椎动物。寄生于人体的蠕虫主要分为吸虫、绦虫和线虫。其生长、发育和繁殖过程中常需要中间宿主,往往以虫卵或幼虫为感染期而引起人类疾病。

1. **吸虫** 大多数吸虫虫体呈扁平叶状,大多数雌雄同体,具有口腹吸盘。最常见的吸虫为寄生在肠系膜静脉内的日本血吸虫、寄生在肝胆管的肝吸虫、寄生在肺组织的肺吸虫、寄生在肠道内的姜片虫,它们都能引起相应器官或组织的病变和全身反应,如肝硬化、便血、咯血痰等症状。

2. **绦虫** 其形态细长如带,分节,呈乳白色,体长可因其虫种的不同自数毫米至数米不等。一般可分为头节、颈节和链体3部分。链体由前后相连的节片组成。成虫大部分寄生于宿主的消化道内,末端的节片不断从链体脱落而从粪便排出。人感染猪肉绦虫和牛肉绦虫时,主要引起消化道症状,属于食源性寄生虫病。临床上可应用中药或吡喹酮进行治疗。感染了猪肉绦虫的幼虫(囊尾蚴)可引起囊虫病,后者以脑、眼等占位性病变的后果最为严重。感染棘球绦虫的幼虫(棘球蚴)则可导致包虫病,其中以肝包虫病为最常见。

3. **线虫** 其虫体呈圆柱状,不分节。以蛔虫、钩虫、蛲虫、鞭虫、旋毛虫等感染为常见,可分别引起相应寄生部位的疾病。儿童的线虫感染率较高,可影响其生长发育。旋毛虫病属于食源性寄生虫病。

节肢动物 对人类造成危害的节肢动物,属于昆虫纲和蛛形纲。前者主要为蚊、蝇、蚤、虱、蜚蠊等;后者主要为蜱、螨等。节肢动物对人类的危害是多方面的,基本上可分为直接性和间接性危害两大类。直接性危害有:①骚扰吸血,如蚊、蝇;②刺螫和毒素,如蚤、虱等刺螫引起的局部瘙痒、皮炎,蜱分泌神经毒素可致瘫痪;③寄生人体,如疥螨引起疥疮,蝇蛆引起蝇蛆病;④过敏反应,如尘螨虫体分泌的排泄物可引起过敏性哮喘等。间接性危害主要是动物携带病原体和传播虫媒病所致,如通过蝇、蜚蠊可携带传播伤寒、霍乱、痢疾等疾病;蚊主要传播疟疾、丝虫病、乙型脑炎等;蚤、虱传播斑疹伤寒、回归热等;蜱传播森林脑炎、出血热等。

遗传与疾病

1. 遗传的物质基础　　遗传与变异是生物体的基本特征,前者表现为子代与亲代之间的相同性或相似性;后者则表现为子代与亲代之间的差异性。遗传与变异的共同基础是基因。在化学上,基因是指脱氧核糖核酸(DNA)的分子中的某一特定节段,人的 3 万个左右的基因都是以这样的方式存在的;人体的精子和卵子中均含有 23 条 DNA 分子,因此,由精子和卵子结合后所形成的受精卵,以及由受精卵分化形成的体细胞就有了 23 对 DNA 分子,从而实现遗传物质自上一代至下一代的传递。DNA 分子与相应的蛋白质分子结合后形成染色质,后者在细胞分裂期形成在显微镜下可见的染色体。相应于 DNA 分子,人类体细胞的染色体共 23 对,其中 22 对为常染色体,它们在男性与女性之间没有区别;另一对为性染色体,男性为 XY,女性为 XX。据此,可对运动员或某些患者的性别进行生物学鉴定。

2. 遗传物质的突变　　人类细胞内的 DNA 分子(基因)以及携带 DNA 分子的染色体都能保持其相对稳定性,但并非固定不变。在一定的内外因素影响下,遗传物质就可能发生变化,这种变化及其所引起的表型改变,如果不引起明显的疾病,则为变异;如果其改变导致人体疾病的发生,则为突变。微小的突变仅仅是 DNA 分子的改变,称为基因突变;严重的突变可影响到染色体结构和数目的改变,称为染色体畸变。

环境中有很多因素可导致基因突变的发生,包括物理因素有紫外线、电离辐射(X 射线、γ 射线和快中子等);化学因素有羟胺、亚硝酸盐、烷化剂(甲醛、氯乙烯、氮芥等)、碱基类似物(5 - 溴尿嘧啶、2 - 氨基嘌呤等);生物因素包括病毒(如麻疹、风疹、流感、疱疹病毒等)及某些真菌和细菌所产生的毒素或代谢产物(如黄曲霉菌所产生的黄曲霉毒素等)。

3. 遗传病的概念　　由于基因突变或染色体畸变所引起的疾病称为遗传病。但在不同类型的疾病中,遗传因素所起作用的大小不尽相同,大致可归纳为:①完全由遗传因素决定者,如先天性成骨不全症、白化病、血友病及一些染色体病等;②基本上由遗传因素决定,但有环境中的某些诱因,如蚕豆病患者只有吃了蚕豆或使用某些药物后才诱发溶血性贫血;③遗传和环境因素对其发病都有作用,但在不同类型的疾病中,其遗传的力度各不相同,如唇裂、腭裂、脊柱裂、无脑儿、先天性幽门狭窄等畸形和精神发育障碍、精神分裂症、先天性心脏病、胃十二指肠溃疡、肿瘤、某种类型的糖尿病、高血压、冠心病等,这一类疾病也称为多因子疾病,是现代医学研究的重点之一;④发病完全取决于环境因素,基本上与遗传因素无关,如烧伤、外伤等。

临床上,遗传病具有以下特征。①一般以垂直方式传递,而不延伸至无亲缘关系的个体,多表现为家族性,如亨廷顿(Huntington)舞蹈病,常表现为亲代与子代间代代相传。但也有一些遗传病不表现为家族性,如在家系中呈现偶发的白化病。换言之,家族性疾病可以是遗传的,也可以是不遗传的,如夜盲症就是因饮食中长期缺乏维生素 A 所引起的家族性疾病。②往往还表现为先天性,如白化病的患儿刚出生时就呈现“白化”症状。但不是所有的遗传病都是先天的,如亨廷顿舞蹈病常在病人35岁以后才发病。相反,先天性疾病也有是遗传的,如白化病;而也可是获得性的,如妊娠女性被风疹病毒感染所致胎儿发生的先天性心脏病。

遗传病可分为基因病和染色体病,前者又可分为单基因病和多基因病(或多因子病);后者则分为常染色体病和性染色体病。①单基因病是由某一基因突变所致。一对基因之一突变所引起的疾病为常染色体(性染色体)显性遗传病;一对基因同时突变引起的疾病为常染色体(性染色体)隐性遗传病。除细胞核基因的突变外,细胞质基因(线粒体基因)突变也会导致疾病的发生,如勒伯尔视神经病。②多基因病包括一类具有一定家族史,但没有单基因病所见到的系谱特征的疾病,其发生不仅需要若干基因的共同参与,而且环境因素也起了不同程度的作用。③染色体病是一类因染色体结构或数目异常引起的疾病,包括常染色体病和性染色体病。本质上,这类疾病涉及一个或多个基因结构或数量的变化。因此,其对个体的危害往往大于单基因病和多基因病,最常见的染色体病为先天愚型,是因患者的细胞中比正常人多一条21号染色体,即21-三体所致。

4. 单基因病的遗传方式 单基因病按一定的方式在家族中传递,可包括以下几种遗传方式。

• 常染色体显性遗传:常染色体上一对基因之一的突变引起疾病的遗传方式为常染色体显性遗传,其临床特征为:①发病与性别无关,即男女患病的机会均等;②家族中呈连续传递,即通常连续几代都有该类患者。

• 常染色体隐性遗传:常染色体上一对基因同时突变才会引起疾病的遗传方式为常染色体隐性遗传,其临床特征为:①发病与性别无关,即男女患病的机会均等;

②系谱中患者的分布往往是散发的,通常无连续传递现象;③近亲婚配时,子女中隐性遗传病的发生率要比非近亲婚配时高得多。

• X连锁显性遗传:X染色体上的一对基因之一突变引起疾病的遗传方式为X染色体显性遗传,其临床特征为:①发病与性别有关,即人群中女性患者比男性患者约多1倍;②家族中为连续传递,即通常连续几代都存在该类患者。

• X连锁隐性遗传:X染色体上的一对基因同时突变才会引起疾病的遗传方式为X染色体隐性遗传,其临床特征为:①发病与性别有关,人群中男性患者远较女性患者多;②系谱中患者的分布往往是散发的,通常无连续传递现象;③近亲婚配时,子女中隐性遗传病的发生率要比非近亲婚配时高得多。

• Y连锁遗传:如果决定某种性状或疾病的基因位于Y染色体,那么这种性状(基因)的传递方式称为Y连锁遗传。其临床特征为父传子、子传孙,因此也称为全男性遗传。

5. 遗传病的防治 遗传病的防治对于提高我国的人口素质是非常重要的,常需要全社会每一个成员的通力合作,措施如下。①认真贯彻国家实施的婚姻法、母婴保健法、计划生育管理条例及有关独生子女病残儿医学鉴定诊断暂行标准法律、法规,避免近亲婚配。②认真执行婚前检查制度,依法劝阻患有严重遗传病和先天性畸形等病人的结婚;对不宜结婚和应延期结婚的对象,必须先采取恰当的医学措施后再准予结婚;大力提倡适龄生育。③重视女性孕前期的保健,尽力避免接触有害物质;孕早期女性应避免药物、接触有害物质和病毒感染等;实施严格的产前检查,对一些可能患有遗传病或先天性畸形胎儿的孕妇,应进行选择性人工流产,以避免畸形胎儿的出生。④重视新生儿的筛查工作,应早期发现和治疗一些可被临床治愈的遗传病,如苯丙酮尿症、半乳糖血症、甲状腺功能低下等。

免疫与疾病

免疫,其顾名思义是"免除疫患",是人体对抗环境有害物质所产生的一种保护性反应。免疫力的产生是人类在进化过程中与环境长期斗争和适应的结果,既受遗传因素的调控,也可通过后天锻炼、补充营养等加以提高。对人体而言,免疫具有 3 大功能。①免疫防御:抵御病原微生物的入侵、定居、繁殖及扩散;中和病原微生物的毒素。②免疫稳定:清除人体内衰老、损伤和死亡的组织细胞。③免疫监视:指清除体内发生基因突变的细胞,以防止肿瘤发生。当机体免疫功能异常时,就可能产生各种免疫性疾病。

1. **免疫系统** 免疫功能是由人体内一整套器官、组织、细胞和分子来执行的,其总称为免疫系统。免疫器官包括骨髓、胸腺、脾脏、淋巴结和黏膜相关淋巴组织,是免疫细胞起源、分化、发育和定居的场所。其相关细胞有多种,其中起核心作用的是 T 和 B 淋巴细胞,两者均起源于骨髓,其中一部分随血流迁移到胸腺,增生分化为 T 细胞;另一部分则在骨髓中发育成熟为 B 细胞。成熟的 T、B 细胞随血流分布至脾脏和淋巴结的特定部位,经不断的更新和再循环,增加其与病原体的接触机会,其中 B 细胞可继续分化为浆细胞后产生抗体,发挥体液免疫功能;T 细胞可分化为辅助性和杀伤性 T 细胞,发挥细胞免疫功能,共同识别和清除致病物质。

2. **免疫应答** 在机体遭遇病原体后,免疫系统迅速启动产生免疫应答,以防卫和抵御病原体。早期的免疫应答如下。①皮肤、黏膜的屏障功能:皮肤和黏膜是机体防御外来病原体的第一道防线。完整的皮肤使病原体无法进入人体,皮肤的汗腺能分泌乳酸,酸性汗液不利于大多数病原菌的生长;皮脂腺能分泌脂肪酸,杀灭细菌和真菌。因此,当皮肤受到损伤,如大面积烧伤时,由于屏障作用被破坏,易严重感染甚至造成死亡。呼吸道黏膜上的纤毛,通过摆动阻止异物进入人体,当受寒冷、烟雾刺激而发生损伤时,会使人易患感冒、气管炎、肺炎等疾病。②细胞的吞噬功能:血液中的粒细胞、单核细胞及组织中的巨噬细胞,均可直接吞噬病原微生物,并在细胞内将其酶解消化。因此,外周血中粒细胞数量显著减少的患者容易发生严重感染。③体液成分的杀菌、调节功能:人体正常体液中的许多成分可杀灭病原体、调节免疫应答。如血清中的补体,有协助抗体溶解细菌和加强吞噬的作用。唾液、泪液、乳汁中的溶菌酶,可破坏细菌的细胞壁,使其裂解。病毒感染可诱发机体组织细胞产生干扰素和白细胞介素等细胞因子,以发挥抗病毒、抗肿瘤和调节免疫反应的作用。

免疫系统的 T、B 淋巴细胞识别病原体成分后被活化,活化后并不即刻表现其防卫功能,而是经免疫应答过程(4～5日),通过生成效应细胞分子,对已识别的病原体施加杀伤清除作用。B 细胞活化后分化成浆细胞,分泌多种免疫球蛋白(Ig),即抗体,后者常存在于血清和消化道、呼吸道分泌液中,可与入侵的抗原结合,致使病毒、细菌等失去毒性作用和侵袭力,称为体液免疫应答。当 T 细胞被激活后则成为杀伤性 T 细胞,直接杀伤被病原体感染的细胞,这一反应称为细胞免疫应答。体液和细胞免疫应答常可发挥联合作用,以清除病原体、保护自身,两者缺一不可。T、B细胞的应答是继早期免疫应答后所发挥的免疫效应,这在最终清除病原体、促进疾病治愈,以及在防止再感染中起主导作用。

在T、B细胞活化增殖后,其中一部分细胞可分化为记忆细胞,它们不直接执行效应功能,而是在再次遭遇相同抗原后,迅速活化、增殖、分化为效应细胞,执行高效而持久的免疫功能。T、B细胞在遭遇抗原前并不表达功能,只是在被特定的抗原活化后,经增殖、分化、发育为效应细胞后,才具有针对特定抗原的免疫功能,产生特异性免疫应答。鉴于以上免疫学原理,以"预防为主"的计划免疫,即疫苗接种,就是根据传染病的疫情监测结果和人群免疫状况所制定的科学的、长期的、有计划的,以控制和消灭相应传染病为目的而采取的重要措施。一般可分为儿童基础免疫程序和成人特殊免疫程序两种,实践证明两者对防治疾病是最简便、易行、经济和有效的手段。

3. **变态反应** 即俗话所说的"过敏"。如有人吃了鱼虾会发生呕吐、腹泻,接触花粉、皮毛后会发生皮疹、哮喘,使用青霉素后发生休克,都属于变态反应。变态反应的原因一方面是由于受到过敏原两次或两次以上的刺激;另一方面与个体过敏体质有关,后者可有遗传倾向。临床上,将变态反应分为四类,最常见者是Ⅰ型变态反应,即过敏体质者接触到青霉素等药物后发生的药物过敏性休克、食物过敏、皮肤过敏和花粉引起的哮喘等。其他的变态反应有由于血细胞表面抗原不同即血型不符输血后引起的溶血反应,抗原抗体结合成复合物沉积在血管壁或肾小球基膜上引起的肾小球肾炎或类风湿关节炎等。变态反应的防治首先应查出过敏原(如青霉素皮试),并避免与之接触;治疗方法上则多采取脱敏

疗法及抗组胺和免疫抑制剂等治疗。

4. **免疫缺陷病** 机体免疫系统一旦发生缺陷就容易遭受病原生物的感染和发生恶性肿瘤。人体的免疫缺陷有两种,一种为先天的免疫缺陷,如B细胞发育异常引起的抗体产生缺陷、T细胞缺陷以及T、B细胞联合免疫缺陷;另一种为后天的免疫缺陷,其最为典型例子是获得性免疫缺陷病,即艾滋病,这是由于患者感染艾滋病病毒后,其免疫系统遭受侵犯、破坏所致,继而可造成患者免疫力降低而并发多重感染致死。

5. **自身免疫病** 是一类因机体免疫应答攻击自身组织细胞造成的疾病,如系统性红斑狼疮等。一般自身组织不会成为抗原而被免疫系统攻击,但在某些情况下,如自身组织受辐射或病原微生物感染后,其性质发生改变,机体免疫系统则视其为"异物"而予以排斥;有些组织如脑、睾丸、眼球内的晶状体等通常隐蔽于特殊部位,不与免疫细胞接触,而一旦因外伤或感染后被暴露,就会被淋巴细胞视为异物;另外,某些外来抗原,如A族溶血性链球菌与人体心肌间质、心瓣膜有相似成分,感染后产生的抗体可能攻击心脏和其他结缔组织而导致风湿病。

6. **移植排异反应** 移植是终末期组织器官功能衰竭的根治性治疗手段,受者对移植物产生的排异反应是移植成功的主要障碍。移植常包括以下几种类型:从身体某一部位移植到另一部位的宿主自身移植,称自体移植,如烧伤病人的自体皮肤移植,移植物可终身存活。具有相同遗传背景个体之间如同卵双生的双胞胎之间进行的移植,称同系移植,因供者不存在能被受者视为非己的抗原,因此也不发生排异,其移植物也可长期存活。在同一物种内遗传结构不同的个体之间进行的移植,称同种

移植。临床上常见的心、肝、肾、肺等移植就是此种移植，可引起不同程度的移植排异反应，是临床上最常见的移植类型。不同物种个体之间的移植为异种移植，如将猪的心脏移植给人，因其遗传学差异最大，故移植物遭到迅速排斥。移植排异反应的本质是一种免疫应答反应，是受者的免疫系统(主要是 T 细胞)针对移植抗原产生免疫应答，会损伤移植器官而导致移植失败。

细胞病变

　　人体在患病状态下，各个器官，特别是与生命活动密切相关的一些重要器官，如心、脑、肝、肾和肺等，其主要细胞均会出现各种各样的病变，其中一些病变属于人体的适应性反应，如化生、细胞内透明变性；另一些病变，如细胞变性，包括肿胀、水样变性和脂肪变性等是细胞的可复性损伤；而某些病变，如血管或结缔组织的透明变性、细胞凋亡和细胞坏死则属于不可复性病变，将永存于人体的组织内或最终被其他组织(如瘢痕)所代替。

　　1. 化生　化生是指人体某些部位的细胞，当在其生存的内、外环境发生改变时所出现的细胞类型的一种良性转化。化生好发于人体具有极强再生能力的上皮细胞和结缔组织。最常见者，如气管、支气管和子宫颈黏膜的腺上皮可化生为鳞状上皮(简称鳞化)，以其增强对外界环境的抵抗力；又如胃黏膜慢性炎症(慢性胃炎)时，其腺上皮常可化生为肠黏膜腺上皮(即肠腺化生)；膀胱黏膜的移行上皮有时也可化生为腺上皮(简称腺化)，也多见于膀胱黏膜的慢性炎症。发生在结缔组织的化生常见者有骨化生、软骨化生等，目前对其转化的意义仍然不明。

　　2. 细胞变性　细胞变性是机体内最常见、程度最轻的一种细胞损伤，最常发生于机体某些实质性器官，如心、肝、肾等，其常见原因有缺血或缺氧、中毒和感染等。遭受损伤的心、肝、肾等器官的实质细胞，不但其功能降低，在形态上也常可表现为细胞质肿胀(浊肿)、胞质空泡形成(水样变性)和中性脂肪的堆积(脂肪变性)等。人们所熟悉的脂肪肝，就是因肝细胞内过多的脂肪堆积所致的一种病变。其程度轻者一般是可复性的，但严重的脂肪肝也可发展为后果更严重的肝硬化。总之，细胞变性是一种可复性细胞损伤，当其产生原因消除，细胞即可恢复正常。

　　3. 透明变性　透明变性是机体内一种十分常见的组织或细胞的病变，一般是指在显微镜下所观察到的、呈现毛玻璃状的形态结构。细胞的透明变性，常发生于大量蛋白尿的肾病患者的肾小管上皮细胞内，多因尿中的蛋白被肾小管上皮细胞吸收所致，是一种可复性改变。然而，透明变性更常见于血管壁，是血管壁常见的一种老年性改变，特别是当病人合并动脉粥样硬化、糖尿病和高血压病时，其血管壁的透明变性则更加严重，常是一种不可恢复的病变。血管壁透明变性的严重后果往往可致其失去弹性，管腔狭窄甚至阻塞，继而可引起人体重要器官的功能停止而危及生命。

　　4. 细胞凋亡　细胞凋亡是生命体胚胎发育过程中一种重要的生理现象，是保持机体细胞数量动态平衡的一个重要机制。近年来，人们也发现细胞凋亡可出现在各种疾病状态，如细胞再生、组织修复、炎症和肿瘤等情况，现经研究认为，细胞凋亡是受机体多种基因调控、发生机制相似和形态结构独特的群体细胞的死亡(俗称"细胞集体自杀")，是一种不可复性病变。近年来广大学者对细胞凋亡进行了深入研究,其目的在于找到一种能有效调控或诱导肿瘤细胞发生凋亡的办法,从而为治疗恶性肿瘤开拓一条新的途径。

5. 细胞坏死 细胞坏死是指人体一部分组织或细胞的死亡,故是一种最严重、不可复性的病变。发生坏死的细胞,其生命活动已停止,在形态上也可出现细胞核的固缩、碎裂和溶解。无论是人体出现血循环障碍(如血栓形成、栓塞和梗死),还是发生炎症性疾病(如肠炎、病毒性肝炎、脑炎等),乃至肿瘤,其病变处都可发生程度不等的细胞坏死,因此是人体各种疾病的一种基本病变。人类的许多致死性疾病,如心肌梗死、脑梗塞和急性重症病毒性肝炎等,分别是因其心肌细胞、脑神经细胞和肝细胞的大量坏死所引起的严重后果。

循环障碍

循环障碍是指因血液循环的泵器官(心)或管道系统(动脉、静脉、毛细血管和淋巴管)的病变或功能失调而引起的血液循环紊乱。其结果是一方面不能保证供给人体各种组织正常代谢所必需的氧和营养物质,另一方面也不能有效地清除各种组织所生成的代谢废物。轻者可引起局部组织或细胞的坏死,重者可致人死亡。

1. 全身性血液循环障碍 全身性血液循环障碍多是由心脏病变或由各种致病因素引起的急性循环衰竭(如休克)所致。引起心脏病变的原因有多种,包括心肌负荷过重,常见于高血压、心瓣膜病和先天性心脏病;心肌供血不足,常见于冠心病;又如弥漫性心肌病变、病毒性心肌炎、特发性心肌病、心律失常等。心力衰竭是由心脏病变引起的血液循环障碍,主要表现为心排血量及心指数(心排血量/体表面积)降低、动脉系统供血不足,引起全身缺氧、紫绀等。全身静脉系统的循环障碍则表现为淤血,继而引起全身浮肿(心源性水肿)、呼吸困难、肝肿大和胃肠道功能紊乱等。

2. 局部血液循环障碍

● 充血:按其发生部位,可分为动脉性和静脉性(即淤血)两种。动脉性充血较常发生在生理状态时,如温水洗澡后的全身皮肤发红、发热,人害羞或激动时的面红耳赤等。人体患病时所见的动脉性充血,以炎性充血为最常见,如病人感冒时咽喉部的充血、发红。由于动脉血含氧量高、营养物质丰富,故动脉性充血常可使局部组织和细胞的代谢旺盛和抵抗力增强,对机体一般是有益的。临床上对某些外伤性疾病所采用的拔火罐、热敷和电疗等,其目的在于促进外伤局部的充血。而淤血则多为病理状态,其原因多为静脉受压、静脉壁增厚和静脉内血栓形成等。如局部的静脉阻塞,可引起局部器官或组织的淤血,如下肢静脉曲张。因心功能不全引起者,则可导致人体许多器官,如肺、肝、肾、胃肠道和下肢等淤血。淤血对机体常是有害的,其后果可导致器官或组织的缺氧、代谢废物堆积、肿胀和功能减退,严重者可致组织坏死和纤维化(如淤血性肝硬化、肺褐色硬化等)。

● 缺血:缺血又称"局部贫血",是指器官或组织内局部动脉血供应不足(如心肌缺血)。当人把手浸在冰水里,由于低温对局部神经末梢的刺激,从而反射性地引起局部血管的强烈收缩,致使血管内血流量减少和组织缺血,局部皮肤变得苍白,并有剧烈的疼痛感。临床上,引起动脉管腔狭窄或阻塞的常见病变有动脉粥样硬化、管腔内血栓形成或栓塞、肿瘤等对其周围血管的压迫等。缺血的主要严重后果是引起局部组织的坏死(即梗死)。心、脑的缺血常可致严重后果,甚至死亡,如心肌梗死。

而肢体的缺血,因肌肉对缺氧的耐受性较大(一般可长达几小时),故损害发生稍慢,但在实际工作中,如对外伤肢体使用止血带,则必须每隔 30~60 分钟放松一次,以避免肢体发生缺血性坏死。

● 出血:出血的主要原因是血管壁的破坏。凡血液流至体外的称"外出血",常见的有鼻出血(鼻衄)、呼吸道出血(咯血或咳血)、消化道出血(呕血或黑便)、阴道流血等;如血液积聚在组织或体腔内,则称"内出血",如瘀点(皮肤黏膜点状出血)、瘀斑(皮肤黏膜片状出血,即乌青块)、胸腔积血、脑出血等。出血对人体的危害性取决于出血量、速度和部位。若在短时间内发生大量出血(如上消化道大出血、动脉瘤破裂出血),又得不到及时的血液补充,就会危及机体生命;长期少量出血(如痔疮出血、月经过多)可引起贫血;重要器官,如脑、心包和主动脉瘤破裂出血,即使出血量不多,其后果也甚严重。

● 血栓形成:在活体的心血管内,血液成分发生聚集或凝固的过程称血栓形成,其凝固的血块为血栓。血栓形成主要与心血管内膜受损、血流缓慢或不规则以及血液本身凝固性升高有关。心脏功能不全、外科手术、病人卧床不起、动脉粥样斑块等均是血栓形成的诱发因素。血栓形成常因阻塞血管而引起不良后果,对机体不利,尤其是心、脑血管内的血栓形成常可威胁生命。但当小血管发生外伤性破裂时,破口局部形成的血栓则可起到止血作用。

● 栓塞和梗死:正常循环血液中不该有的物体随血流运行而阻塞血管腔,这个过程称为栓塞;阻塞血管腔的异物称"栓子"。栓子除常见的血栓外,还可为其他固体、液体和气体物质,常见的有寄生虫虫卵、肿瘤细胞、气泡、脂滴和羊水等。栓塞的后果是造成局部血管腔的阻塞,若阻塞发生在动脉系统,可引起组织的缺血性坏死(梗死);若发生在心、脑和肺等部位,常可致病人死亡;若发生在静脉系统,则可引起静脉性充血(淤血)。若栓塞发生在血管分支较丰富的部位,或发生的速度较缓慢,则缺血或充血部位的周围血管(即侧支循环)可开通,从而避免严重后果的发生。

3. 微循环障碍　微循环障碍是指发生在人体微循环(主要是微动脉、微静脉和毛细血管)水平的血管和血流的形态异常和功能紊乱,常导致组织血液灌流明显减少,继而引起一系列缺血和缺氧性病变,严重时可造成多器官功能不全或衰竭。微循环障碍常发生于创伤、炎症、水肿、休克、肿瘤、超敏反应、器官或组织移植的排异反应等过程中。微循环障碍可由多种损伤因子,如细菌、病毒、理化因子,以及缺血、缺氧、中毒等,对微血管内皮细胞造成直接或间接的损害而致。由于血管内皮细胞的受损,如细胞肿胀、分离和脱落,进而造成微血管管腔的狭窄和微血流的不畅,以致微循环的血流缓慢、血液停滞,乃至微血栓形成(又称"弥散性血管内凝血"),后者是导致器官内组织坏死、出血及功能衰竭的重要原因。

4. 淋巴循环障碍　淋巴循环指组织液回流入血的管道系统,主要由淋巴管和淋巴结组成。人体内生成的淋巴液常经遍及全身的毛细淋巴管,先后流入淋巴结、集合淋巴管和淋巴导管或胸导管,最后流入大静脉而进入血液循环。淋巴循环的主要功能是调节血浆和组织液间的液体平衡,以维持人体的血浆量及其蛋白质浓度的稳定。淋巴循环障碍多因淋巴管炎(如血丝虫病)或淋巴结肿瘤转移(如乳腺癌、肺癌等淋巴结转移)等所致,继而引起淋巴管阻塞和淋巴液回流受阻,使其局部组织液积聚过多,从而引起局部器官或组织的水肿和纤维化(如丝虫病引起的象皮腿),偶尔也可因淋巴管破裂而引起乳糜尿、乳糜腹水等。

炎　症

　　炎症,俗称"发炎",是人体对外界各种有害因素作用所发生的一种防御性反应。人体的许多疾病,如皮肤疖子(或毛囊炎)、伤风感冒、阑尾炎、胃肠炎和肝炎等都以炎症过程为主要表现。引起炎症的原因很多,大致可概括为两大类;一类是生物性因素,如病毒、细菌、真菌和寄生虫等;另一类是非生物性因素,包括物理、化学和机械性因子等。总之,凡可造成人体组织损伤的一切因子都可引起炎症,然而对人体最常见、重要的是由生物性病原体所引起的炎症,医学上称为"感染"。

　　1. 急性炎症　　急性炎症是人体对有害因子发生的即刻或早期反应,时间短(常为几小时至几日),组织损伤明显,反应剧烈。日常生活中常见的急性阑尾炎、急性肝炎、急性胆囊炎等均属急性炎症。发生急性炎症的局部常表现出明显的血管反应和血液成分的渗出。血管反应指局部血管扩张、血流加快和血量增多,称炎性充血。患咽炎或扁桃体炎时,咽部或扁桃体常有充血。血液成分的渗出称炎性渗出,是急性炎症的另一个特征。在渗出的成分中,有血浆和白细胞(中性粒细胞多见)。血浆成分的渗出不仅能稀释并中和毒素,减轻毒素对组织、细胞的损伤,而且其中所含的纤维蛋白原在局部形成网状结构的纤维蛋白,可有效地阻遏病原体的扩散,有助于白细胞对其的捕捉和吞噬。白细胞游出、集中、吞噬和消灭病原体,更是人体防御反应中一个主动出击的过程,对于人体清除有害因子,促进组织修复起着重要作用。发生急性炎症的器官或组织,常有肿胀、触痛的表现,其组织内以中性粒细胞浸润为主。

　　2. 慢性炎症　　慢性炎症可由急性炎症演变而来,如慢性肝炎、慢性胆囊炎、慢性阑尾炎和慢性肾盂肾炎等;也可因有害因子作用较为缓和、持久或因人体致敏而出现迟缓性变态反应所致。某些感染也可引发慢性炎症,如细菌引起的结核病、麻风病及由血吸虫虫卵引起的慢性血吸虫病等。慢性炎症通常起病较隐匿,病程持续时间长(几周至数月或更长),组织破坏相对较轻,局部的炎性充血和炎性渗出过程不很明显,其组织内浸润的炎症细胞多以单个核细胞,如淋巴细胞、浆细胞和巨噬细胞为主,并常有局部组织内纤维增生(即纤维化)。日常生活中所说的息肉(如鼻息肉、宫颈息肉、胆囊息肉和部分肠息肉等)、假瘤和肉芽肿性炎症(简称肉芽肿)等均为慢性炎症。

　　3. 炎症细胞　　凡出现于有害因子作用部位的白细胞均可称炎症细胞。常见的有来自血液的粒细胞(中性粒细胞、嗜酸性粒细胞、嗜碱性粒细胞)、淋巴细胞、浆细胞和单核细胞(血液中的巨噬细胞),以及某些局部组织中的巨噬细胞。人体内能吞噬和消灭病原体的白细胞主要是中性粒细胞(小吞噬细胞)和巨噬细胞(大吞噬细胞)。中性粒细胞具有行动迅速、吞噬力强的特点,故常出现在炎症早期或急性炎症;而巨噬细胞行动较中性粒细胞缓慢,但其吞噬和消化能力强,不仅可吞噬入侵的病原体,还能清除受损的各种组织碎片,从而为组织再生和修复创造条件。在由各种不同病原体所引起的炎症中,炎症细胞的种类也有差别,如在由葡萄球菌、链球菌、肺炎球菌等引起的炎症中,以中性粒细胞为主;在由寄生虫或变态反应的炎症中,可出现较多的嗜酸性粒细胞;在病毒感染中,常有大量的淋巴细胞和浆细胞浸润;而结核杆菌、麻风杆菌感染则以巨噬细胞浸润,并可形成多核巨细胞为特征,这对疾病的病理学诊断有一定的参考价值。

4. **炎症的表现**　炎症在身体局部的典型表现,包括红、肿、热、痛和功能障碍五大特征,尤以体表皮肤的急性炎症更为明显。红是病变部位发生炎性充血的结果;肿是局部炎性渗出所致;热是局部血量增加、代谢旺盛、产热增多之故;痛是因局部肿胀压迫和某些致痛物质刺激局部神经末梢所造成;功能障碍的发生则视炎症的部位而有所不同,如关节炎引起的功能障碍,主要与关节疼痛密切有关;喉炎引起的声音嘶哑,则与声带水肿、增厚有关;而肝炎引起的肝功能障碍则是炎症对肝细胞造成的损伤所致。然而,身体许多部位的炎性病变,未必都有上述典型表现,特别是某些内脏器官的炎症,常不发生红、肿、热等外部表现。此外,由某些病原体引起的剧烈炎症反应,除可引起局部症状外,还可出现全身发热、血白细胞升高等现象。

5. **炎症的结局**　机体发生的炎症,在多数情况下可通过免疫功能的调节或药物的有效干预而得到控制,继而获得痊愈和恢复健康。若入侵的有害因子过于强大,突破了人体的防线,则可引起严重的组织损伤,如创伤性休克;而一些由生物性病原体所致的炎症,其病原体可沿着人体的天然管道,如呼吸道、泌尿道等扩散,使病变范围扩大,或入侵淋巴管或血管而引起全身播散,从而造成菌血症(细菌一过性入血)、败血症(细菌在血中生长繁殖)和毒血症(细菌毒素入血)等,此时如不及时治疗,可危及病人的生命;若有害因子与机体抵抗力势均力敌,或治疗不及时,致使急性炎症迁延不愈而转变为慢性炎症,如慢性病毒性肝炎、慢性肾小球肾炎等。

组织修复

当人体某一局部组织在遭受损伤后,不管其致伤因素是什么,最终都有获得愈合或组织修复的可能,其愈合的物质基础是组织可以再生。如果创伤所致的组织缺损是由结构和功能完全相同的组织所修复,可称为完全性修复,如骨折愈合;若缺损的组织是被其结构和功能不完全相同的肉芽组织,或纤维组织(瘢痕)所代替,则称为不完全性修复,如手术切口的瘢痕。

1. **组织再生**　人体不同组织的再生能力很不一致。一般说来,凡平时易受损或在生理情况下经常发生更新的组织,其再生能力较强;反之则较弱。如人体的皮肤、黏膜、纤维组织、小血管、骨髓、骨组织和肝细胞等,其再生能力较强;肌肉、软骨、神经纤维的再生能力较弱;而中枢神经(脑、脊髓)的神经细胞则无再生能力。组织再生也可分为完全性和不完全性两种:前者是指再生组织的结构和功能与受损破坏的组织完全相同;而后者是指受损破坏的组织被再生能力极强的肉芽组织(最后变成瘢痕)所代替。虽然组织的再生能力是由各自特性所决定,但也常受其他因素,如年龄、营养、局部血供和某些药物等因素的影响,即年龄小、全身营养和局部血供状况好者,其组织再生快;反之,则较慢。因此在人体受伤或进行手术后,为促进伤口的尽快愈合,必须注意改善全身营养和局部血供状况,避免使用某些可抑制伤口生长的药物,如肾上腺皮质激素等。

2. **创伤愈合**　创伤愈合是组织修复中最常见的一种修复,尤其以皮肤的创伤愈合为典型。因皮肤创面大小、组织破坏程度、创口对合状况及有无感染等的不同,创伤愈合过程有一期愈合和二期愈合之分。一期愈合通常发生在创面整齐、组织破坏少、无感染的手术缝合伤口，这种伤口通常经过一、两天的局部炎症反应，伤口很快封闭，被覆上皮再生及少量肉芽组织增生，4～5日后，创口缺损被肉芽组织充填，一周后结痂而基本愈合。二期愈合则发生在皮肤的较大创面，因组织破坏严重，创口对合不齐，又伴有细菌感染，故在愈合发生之前必须先清除创面的坏死组织和细菌；由于大量肉芽组织增生填补组织缺损，表皮细胞再生并最终覆盖创面，进而形成瘢痕愈合。瘢痕愈合是人体不完全性修复的重要方式，可发生在人体任何部位的创伤或病变过程中。可以认为，瘢痕是人体脱离或战胜损伤，保证生命活动正常进行的重要防御机制之一。

3. 骨折愈合　骨组织损伤后，同样经肉芽组织和成骨组织增生而获愈合，但与皮肤的瘢痕愈合有其本质上的不同。骨折愈合常可达到完全性修复，即再生的骨组织可完全恢复其正常的结构和功能，前提是骨折部位须经过良好的复位和足够时间的固定。骨折愈合的过程通常经历局部血肿、纤维性骨痂和骨性骨痂形成和骨组织改建再塑等阶段，历时需几个月甚至 1 年以上。若骨折过于严重，如粉碎性骨折，因其骨膜受损过多或骨折断端对位不佳，且伴有周围软组织损伤，则会影响骨折愈合过程，不能达到骨组织的完全性修复。此时，愈合的骨组织功能也会受到一定的影响，严重者可致残疾。

4. 纤维化　组织纤维化是指器官或组织内纤维组织增生或瘢痕形成，既是某种损伤因子或致病因子破坏正常组织结构的结果，也可视为器官或组织内发生的一种不完全性修复。纤维化通常发生于下列两种情况：一是正常器官或组织的实质细胞或上皮细胞发生坏死后被增生的纤维结缔组织代替，如肝纤维化、心肌纤维化、肾纤维化和肺纤维化等；二是人体对局部病变所产生的一种修复性反应，如沉积在组织内的虫卵（如血吸虫虫卵、肺吸虫虫卵）、虫体（如包虫、囊虫）和异物（如血栓、缝线、硅尘）周围的纤维化。组织纤维化在形态上主要表现为胶原纤维增多和基质沉积。然而，器官或组织的重度纤维化，如结节性肝硬化、肝血吸虫性纤维化、弥漫性肾小球或肾间质纤维化和肺组织广泛纤维化等，都是严重威胁人类健康的难治之症。

5. 人工组织和再造组织　尽管人体某些组织有极强的再生能力，但因各种原因（如机械性损伤、手术切除、病变破坏等）造成的整个器官或大量组织丧失，使人体自身组织难以修复的，需要由其替代性质的组织或器官进行修补。根据其性质和来源的不同，已被临床广泛应用的再造组织可分两类：一类是人工组织，常由非生物材料制成，如人工心瓣膜、人工关节、人工晶状体和眼球、人工耳蜗、假肢、假牙、人工颅骨等；另一类是再造组织，来自生物体性材料或者自体、异体的器官或组织，如生物性心瓣膜、移植用的自体皮肤或脚趾、和同种异体器官（如肾、肝、心等）等。当前，科学家们正采用以组织或细胞培养、转基因或克隆技术为基础的组织工程，企图再造组织或器官，比如再造耳郭、再造角膜和再造肝等，用于替代人体已缺失的器官而造福于人类。

肿　瘤

肿瘤，俗称"肿块"，是指人体各种组织（指甲和毛发除外）的体细胞，在各种致癌因子的作用下，其细胞核的基因发生突变或调控失常而导致的异常增生，且在人体局部常可长成肿块的一类疾病。根据肿瘤的生物学行为和对人体的危害性，可将肿瘤主要分为良性瘤和恶性瘤两类。20世纪以来，随着人类对许多烈性传染病的控制，以及现代工业对人类生存环境造成的污染，恶性肿瘤的发生率有明显上升的迹象，已成为人类生命的主要杀手之一，死亡率仅次于心脑血管病。

1. **良性瘤**　　良性瘤是指对人类危害性相对较小的一类肿瘤。对其命名只要在其瘤字前面加上发生部位和组织名称即可，如面部血管瘤、背部脂肪瘤、直肠腺瘤等。良性瘤的细胞分化好，其形态、功能代谢均较接近正常组织，一般无细胞核和染色体异常分裂，但少数良性瘤可发生恶性转化（如肠腺瘤）。良性瘤的生长速度相对缓慢，但某些部位（体表、腹腔）的良性瘤可长得很大（瘤重达几十千克），也有极少数的良性瘤，可发生退化而消失。长在深部组织的良性瘤，多呈圆形、卵圆形，常有包膜形成，边界较清楚，向表面生长者呈现为乳头状或息肉状。其生物学行为多良好，一般不侵犯邻近器官或组织，也不发生远处转移。良性瘤对人体的危害性相对较小，仅对周围器官或组织产生压迫（如脑、脊髓的良性瘤），或造成腔道阻塞（如胃肠道良性瘤），内分泌器官的良性瘤常可致内分泌功能障碍，但较少危及生命。良性瘤的治疗效果良好，多经手术切除后治愈。

2. **恶性瘤**　　恶性瘤是指一类可对人类生命构成严重威胁的肿瘤。恶性瘤的命名较良性者更多样化，一般可分为两类：一类称癌，指起源于上皮组织（如皮肤及呼吸道、胃肠道、泌尿生殖道上皮等）的恶性瘤，如食管鳞状细胞癌、胃腺癌和肝细胞癌等；另一类称肉瘤，即起源于间叶组织（如纤维、脂肪组织、肌肉、软骨、骨、血管和淋巴管等）的恶性瘤，如纤维肉瘤、平滑肌肉瘤、骨肉瘤等。此外，还有一些恶性瘤，至今仍沿用传统或习惯的名称，如白血病、霍奇金淋巴瘤、黑色素瘤等。恶性瘤的细胞分化差，其形态、功能代谢均与良性瘤明显不同，常表现为形态异常，出现细胞核和染色体的异常分裂；生长速度较快，常在短期内快速长大成块物；多呈浸润性生长，边界不清，无包膜形成；可侵犯邻近器官或组织和发生远处转移，仅极少数恶性瘤在部分病例中可发生退化（如好发于儿童的神经母细胞瘤）。其治疗效果多不甚理想，手术切除后易复发，最终常可引起机体极度乏力、消瘦、贫血和衰竭（即恶病质）而危及生命。

3. **癌细胞**　　癌细胞是指恶性瘤的基本结构单位。人体的癌组织最初多来自一个癌细胞，是因其细胞核的遗传物质发生结构和功能异常改变所致。癌细胞虽来自正常组织的细胞，但其性状却发生了根本的改变，主要的表现有：其生长失去控制，增殖周期加快，与机体的需要极不相称；其形态怪异（即异型性），细胞核分裂增多，且有异常核分裂（即病理性核分裂）；其侵袭能力增强，常可浸润邻近组织、种植于胸膜或腹膜、穿透血管或（和）淋巴管壁而发生远处转移（以肺、肝、脑和淋巴结为多见）；癌细胞常因生长过快而血供不足，继而发生坏死，或伴有炎症。病理学检查就是根据癌细胞的形态学特征和生物学行为而对其做出正确诊断的一种方法。

4. **癌基因和抑癌基因**　　恶性瘤的发生原因和机制十分复杂，但至今对其仍不能做出合理的解释。不过从基因的角度来分析，每一个正常人都有得恶性瘤的可能，因为在人的正常细胞基因组内，均存在与恶性瘤发生的相关基因，这些基因统称癌基因或抑癌基因。癌症的发生就是癌基因表达增强(激活)和抑癌基因功能丧失(失活)的结果。自 1982 年第一个癌基因发现以来,约有 200 个癌基因或抑癌基因被科学家们所确认。目前,癌基因根据结构、编码产物和功能的不同,可分为许多家族,如 src 家族、ras 家族等;抑癌基因也有多种,如 RB 基因、p53 基因等。目前的研究表明,不同类型恶性瘤的发生,是由于不同种类的癌基因和抑癌基因的作用失去平衡之故,而在一个恶性瘤的发生中,往往是多个癌基因或抑癌基因共同参与的结果。

5. 致癌因素 来自体外或体内环境中一切可诱发肿瘤的因素,统称致癌因素。据估计,人类绝大多数的恶性瘤是由外界环境因素所诱发的。目前已被确定的致癌因素,包括化学性因素,如工业废气、烟草烟雾、染料、苯、重金属(铬、镉)、石棉以及烤制或熏制鱼、肉中所含的多环碳氢化合物(如 3,4 -苯并芘),变质蔬菜等食物中的亚硝胺类和霉变食品(如霉变花生、玉米和谷类)中的黄曲霉毒素等;物理性因素,如过热食品、紫外线、放射线(X 射线、γ 射线、中子射线等);生物性因素,如某些细菌(幽门螺杆菌与胃癌)、寄生虫(血吸虫与结肠癌、肝吸虫与肝胆管细胞癌)、病毒(EB 病毒与鼻咽癌、乙型或丙型病毒性肝炎病毒与肝细胞肝癌、乳头状瘤病毒与子宫颈癌)等。然而,在上述致癌因素中,一些为致癌因子,另一些则为辅致癌因子。这些致癌因子所以能起作用,还取决于机体的内在因素(如易感基因、免疫状态等),因此,肿瘤在病人个体中的发生,是环境的外

在因素与机体内在因素一拍即合、相互作用的结果。

6. 癌症的早发现 癌症的表现多种多样,这常取决于癌症发生的部位、大小、生长速度和转移情况等。发生在脑、肝、肺和消化系统的体积大而生长快的肿瘤,其后果往往较严重;而某些腹腔内器官,如胰腺、肾脏、卵巢等的癌症,其起病较为隐匿,一经查出常为癌症晚期。目前,对癌症最有效的治疗方法依然是手术切除,故对癌症的早发现和早诊断尤为重要。这就要求人们密切关注下列两种情况。一是重视癌前期病变的随访检查,包括皮肤黏膜的慢性溃疡、老年性角化斑和黏膜白斑;消化道的慢性萎缩性胃炎、胃溃疡和胃肠道多发性息肉病等;生殖系统的包茎、隐睾、宫颈糜烂、葡萄胎、乳腺囊性小叶增生和导管内乳头状瘤等疾病,一旦其转变为癌症,应尽早进行手术切除。二是密切关注提示癌症的某些信号,如耳下、锁骨上、颈部、乳房和腹部等部位摸到的肿块;原因不明的贫血、低热和消瘦等;无诱因的出血(呕血、便血或黑粪、鼻血、尿血、咳血、停经后阴道流血等);进食时胸骨后不适、吞咽困难,或食后上腹部隐痛、闷胀或食欲减退;腹部时有隐痛,伴有大便性状改变(便秘,或便变稀,或便条变细等);进行性无痛性皮肤黏膜黄染(即黄疸);黑痣变大、色泽减退、容易出血等。病人一旦呈现癌症信号,应尽早就医检查,并明确疾病的性质,便于医生进行针对性治疗,也有利病人尽早摆脱疾病的痛苦而恢复正常生活。

第11章

家庭护理常识及技术

家庭居室环境

1. 居室空间 个体在其生长发育过程中都需要一个适合其成长、发展和活动的空间。儿童需要有游戏活动的空间，而成年人需要社交场所和独处的空间。因此，在条件许可的前提下，应分隔日常起居活动和休息的场所；根据家庭的居住面积，选择合适的家具，为居室保留更多的活动空间，从而有利于舒适地生活。

2. 室内温度 适宜的温度使人感到舒适、安宁，可以减少人体消耗、降低肾脏负担，有利于保持人体的健康。一般适宜的室内温度是18～22℃，新生儿和老年人的居室可适当升高，保持在22～24℃。需要根据季节采取不同的措施来调节室内温度。夏季酷热，可采用开窗通风、电风扇、空调、放置冰块等方法降低室内温度。需要注意的是：使用电扇时，人体应避免直接受风，可在室内放置一盆冰块或冰水，电扇直接吹向冰块或冰水，使冰块融化、冰水蒸发，降低室温；使用空调时，室内外温度差不应超过8℃，注意通风保持空气清新，以免发生呼吸道疾病。冬季严寒，可采用取暖器和空调来调节室温，我国北方地区还会通过暖气、火炉和火墙等来取暖。需要注意的是要确保安全，尤其在用火炉时要装置烟囱，防止煤气中毒。此外，还可根据季节变化增减盖被和衣服，以保持人体舒适。

3. 室内湿度 湿度是空气中含水分的程度。室内湿度一般指的是相对湿度，即在一定温度条件下，单位体积的空气中所含水蒸气的量与其达到饱和时含量的百分比。人体对湿度的需要随温度而异，温度越高，对湿度的需要越小。室内相对湿度以50%～60%为宜。为保持合适的室内湿度，应配备湿度计，以准确评估室内湿度情况。当室内湿度过高时，可通过通风、使用抽湿器或空调除湿来降低湿度；当室内湿度过低时，可通过向地面洒水、使用加湿器来提高湿度。若没有加湿器，可在炉火上安放水槽、水壶等蒸发水分，来提高室内湿度。同时需要注意皮肤的护理，湿度过高时，要注意清洁，保持皮肤干爽；湿度过低时，可涂抹乳液增加湿度，促进人体的舒适。

4. 室内空气 室内往往汇集食物、人体呼出物和排泄物等气味，若空气长时间不流通，则细菌容易生长繁殖，二氧化碳含量增高，氧气不足，导致人体出现头晕、烦躁、疲乏和食欲不振等；若同时伴有空气中微生物密度增加，还可导致呼吸道感染。而改善室内空气质量最方便、最行之有效的方法，就是经常开窗通风。通风效果与通风面积（门窗大小）、室内外温度差、通风时间及室外气流速度有关。但在现代化的大城市，由于工业化的发展、汽车数量的激增等原因，户外空气污染也日趋严重，因此开窗通风需要注意：一是选择好通风时间段，以上午10时和下午3时前后两个时段较好，此时室外空气相对清洁；另外，雨天、有风的天气，空气质量较好，可以在这些时间段里进行通风。二是掌握好通风时间长短。一天开窗的时间和次数，可根据住房大小、人口多少、起居习惯、室内污染程度以及天气情况进行安排。以 100 米³ 的空间为例,在无风、室内外温度差为 20 ℃的情况下,大约 10 分钟就可使空气交换一遍。若室内外温差小,交换时间相应要延长。一般情况下,开窗通风 30 分钟即可置换室内空气。三是根据楼层来通风。在城区内,空气中的尘埃大多集中在第 9～12 层。因此,住在这几层的居民不适合长时间开窗通风,最好选择有风或是雨后空气质量好的时段多开窗通风,平时在上午 10 时和下午 3 时前后,通风 15～30 分钟即可。四是装修后的房间通风有窍门。刚装修完的房间,不能开始就把窗子都打开,这样不是最有效的方法。应先关闭窗户(最好的方法是晚上关紧门窗,人离开房间),让有害气体自然地溢出来,然后开窗通风 30 分钟,再关窗让有害气体释放,再通风,这样反复进行。时间越长,所使用的装饰材料中的有害气体释放得就越多,室内的污染就越小。通风时注意避免直接吹风,尤其是老人、小儿、体质虚弱者,以防受凉感冒。

5. 室内光线 室内采光有自然光线和人工光线两种。居室内自然光线明亮,可以使人心情舒畅、有利健康。适量的日光照射可使局部皮肤温度升高,血管扩张,血液循环增加,改善皮肤和组织的营养状况,使人食欲增加,舒适愉快。此外,日光中的紫外线具有强大的杀菌作用,并可促成体内维生素 D 的生成。人工光源主要用于夜间照明。若光线不足,容易导致意外发生,而且长期处于光线不足的环境中会出现眼睛疲劳、头痛、视力受损等问题;若光线过亮或 24 小时光源不断,则会影响休息和睡眠。因此,应经常开启门窗使阳光直接射入室内或到户外活动接受阳光照射,但应避免光线直接照射眼睛,以免引起

目眩。休息时,可拉上窗帘遮挡光线或使用眼罩。在居室内自然光线较差时,应适当增加人工光线的照明。睡眠时,可采用壁灯、地灯照明,以满足照明需要又不影响睡眠。同时值得注意的是照明方式、灯具种类、光线强弱与光的颜色等均会明显地影响人对室内空间的视觉感受。在直接照明时,灯光比较耀眼,容易给人以明亮、紧凑的感觉;在间接照明时,即灯光照射到顶、墙界面之后再反射回来,容易使空间显得更加开阔。此外,暖色的灯光可使室内空间具有温暖感;冷色的灯光可使室内空间具有凉爽感等。

6. 室内音响 音响是指声音存在的情况。凡是不悦耳、不想听,使人生理及心理产生不舒服的音响都是噪声。噪声不仅使人不愉快,而且影响健康。一般白天室内理想的噪声强度为 35～45 分贝。噪声的危害程度与音量的大小、频率的高低、持续的时间和个人的耐受性有关。当噪声强度达到 50～60 分贝时,即能产生相当大的干扰,影响休息和睡眠,导致人体感觉疲倦不安。当噪声高达 120 分贝以上时,会造成高频率的听力失聪,甚至永久性耳聋。而长时间处于 90 分贝以上环境中,能导致耳鸣、血压升高、肌肉紧张,以及焦躁、易怒、头痛、失眠等表现。但是完全没有声音也会使人产生意识模糊或完全"寂寞"的感觉。因此,控制合适的室内音响对健康的影响也不容忽视。室外环境的噪声很难控制,因此,应从室内声响着手来控制噪声。有病人的居室应尽量保持安静,为病人创造一个良好的休养环境。家中的门窗要轻关轻开,桌椅脚应放置橡皮垫,取用物品要轻拿轻放,说话和走路的声音要轻。经常给居家的病人播放轻松、舒缓的歌曲,既可以丰富病人的休养生活,又减少了寂寞感的产生。

7. **室内装饰**　优美的环境使人产生舒适愉悦的感觉。在室内空间死角放置绿色植物，不仅可以欣赏到自然的景象，而且能享受到清新的气息。同时，色彩的选择也会影响到人的心理和情绪。居室内宜使用纯度较低的各种灰色，以获得一种安静、柔和、舒适的空间气氛。明亮的暖色给人活泼感，深暗色给人忧郁感。白色和其他纯色组合时会使人感到活泼，而黑色则是忧郁的色彩。若客厅自然光不足，可使用明亮的颜色。从年龄来看，老年人适合具有稳定感的色系，沉稳的色彩也有利于老年人身心健康；青年人适合对比度较大的色系；儿童适合纯度较高的浅蓝、浅粉色系；体弱者可用橘黄、暖绿色，使其心情轻松愉快。

家庭病床设备

　　家庭病床是病人在家中治疗或休养期间进行休息、睡眠、饮食、排泄、活动与治疗的最基本的生活设备，其设置一定要符合实用、耐用、安全、舒适的原则，以便为病人在家中治疗或休养提供一个有利于康复的环境。

　　床单元　包括床、床垫、床单、盖被和枕头。

　　1. **床**　床是病人居家休息的主要用具，应舒适、清洁。制作的材质有木板、钢丝、棕棚等。对于骨折、腰椎损伤的病人来说，必须睡木板床，而且床可以稍微高些，以便于照顾和护理。床放置应选择南北方向（即使床头朝南、床尾朝北），以使人体能够适应地球磁场效应而有利于安静和睡眠。

　　2. **床垫**　长、宽规格与床相同，厚10厘米左右。由于居家病人大多数时间卧于床上，因此，床垫宜坚硬，以免承受重力较多的部位凹陷。同时，应定期翻转床垫，可以延长床垫的使用寿命。在床垫上还可以铺上用棉花作褥芯的床褥，既可保持床垫清洁，又可防止床单滑动。

　　3. **床单**　宜用棉布制作并应保持清洁、平整和干燥，以保护皮肤。

　　4. **盖被**　宜选轻而柔软的棉被或毛毯，根据季节进行调换。

　　5. **枕头**　应柔软、舒适，高度以居家病人一侧肩宽为宜，夏季可加用枕席。枕头下面及四周应保持清洁，不要堆放杂物。

　　床单、被套和枕套应经常换洗，床垫、棉胎、枕芯要定期翻晒，如染上污物，应立即洗净曝晒，以保持床单位的清洁、舒适。

　　辅助设备　包括橡皮单、塑料单、尿垫、靠垫和气圈。

　　1. **橡皮单和塑料单**　若居家病人长期卧床不起或大小便失禁或伤口经常有脓血流出，则可在床单上加铺橡皮单或塑料单，并在其上再加小被单，避免刺激皮肤并便于换洗。根据居家病人的病情，将橡皮单或塑料单铺在常有液体流出或容易被污损处。

　　2. **尿垫**　大小便失禁者也可使用尿垫，可单独垫在床单上，也可垫在橡皮单或塑料单上。可自行制作尿垫或购买一次性尿垫。自制尿垫宜选用棉布制作。尿垫应保持清洁、干燥，染有污物后应立即更换。一次性尿垫不可重复使用，自制尿垫需及时清洗，待晒干后可再次使用。

　　3. **靠垫和海绵垫**　年老体弱或瘫痪病人应在骨突处和容易受压的部位垫上棉圈、水袋或海绵垫，以架空受压部位，减少压力。水肿和肥胖者不宜使用橡胶气圈，因局部压力重，反而影响血液循环并妨碍汗液蒸发而刺激皮肤。可根据部位制作柔软、大小合适的棉圈，悬空受压部位。使用过程中，要随时注意垫圈的位置，防止移动受压、潮湿后及时更换。如有条件，也可使用大小不等的水袋和气垫床。

安全设施 对于高热、谵妄、昏迷、躁动及危重病人，要防止意识不清时发生坠床、撞伤、抓伤等意外，应采取必要的保护措施，以确保病人的安全。清理居家病人床旁不必要的物品，保留随时需用的物品并放置在最容易拿到的地方，便于病人自己取用。对小儿或神志不清者，应加用床围并加强看护，防止跌伤；对于悲观失望者，要将刀、剪等利器收好并加强疏导，防止病人自伤；对于谵妄、躁动的病人，必要时可使用宽绷带或者被单进行约束。宽绷带可约束病人的手腕和脚踝，被单可约束病人的肩部和膝部，约束部位松紧适度并要定期松解，以防损伤病人肢体。肢体瘫痪者或烧伤者，可采用支被架支起盖被，达到防止压迫和保暖的作用。

家庭卫生常识

1. **勤洗手** 手很容易接触和粘染病原微生物，进而损害健康、传播疾病。因此，应养成勤洗手的习惯。在饭前便后、外出归来、接触污物后要彻底清洗双手。建议采用流动水洗手，条件许可时，再加用肥皂，可去除手部99％的细菌。若无流动水，则应避免多人同用一盆水，以免交叉感染，传播疾病。

2. **勤剪指甲** 有科学家调查发现，一个指甲缝里可藏细菌38亿之多。用带有长指甲的手取用食物或者照顾病人，不仅容易传播病菌而且容易导致皮肤刮伤、擦伤。因此，应勤剪指甲。

3. **勤洗澡、勤换衣** 皮肤新陈代谢迅速，其代谢产物（如皮脂、汗液及表皮碎屑等）能与外界细菌及尘埃结合而形成污垢，黏附于皮肤表面。如不及时清除，不仅产生异味，更可刺激皮肤，降低皮肤的抵抗力，以致破坏其屏障作用，使细菌入侵，引发各种感染。因此，应勤洗澡、勤换衣来保持皮肤的清洁和舒适。女性宜选择淋浴的方式沐浴，以避免感染。而在内衣方面，最好选择真丝或棉质的，这样穿起来更加轻软舒适。

4. **勤洗头、勤理发** 清洁、整齐的头发不仅使人舒适，而且对维护个人形象、保持良好的心态及增强自信十分重要。一般夏季最好隔日洗头一次，因为洗头过勤会把皮脂腺分泌的油脂彻底洗掉，使头皮和头发失去天然的保护膜，反而对头发的健康不利。但要注意，应避免使用碱性过大的洗发液，最好加上护发素。而对于有晚上洗头习惯的人，要尽量改变时间，如无法更改，则应在洗后擦干头发或使用电吹风吹干，以确保清洁、轻松、健康皆不误。

5. **不随地大小便** 随地大小便，粪便里的病菌、虫卵会污染环境和水源，传播疾病，损害健康。

6. **不随地倒垃圾** 处理好垃圾是改善环境卫生、预防疾病、保障健康的有效措施。日常的生活垃圾，应装袋后倒入指定的垃圾收集处。垃圾站的垃圾箱应加盖，并日清日运，不可乱丢。

7. **不吸烟、不过度饮酒** 烟草的烟雾中含有3 000多种有害物质，吸烟可导致肺癌等多种疾病的发病率增高。对于女性而言，吸烟有特殊的危害，吸烟孕妇的胎儿易发生早产，被动吸烟的胎儿致畸率增高。因此，应自觉养成不吸烟的良好个人卫生习惯。适量饮酒可以促进血液循环，活血化瘀，祛风散寒。但是，过量饮酒却会对身体产生一系列的损害，甚至危及生命。

8. **睡眠充足，注意用眼卫生** 保证充足的睡眠时间，能消除身体疲劳、促进精力恢复、维护机体的免疫力。因此，临睡前，

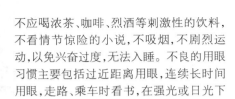

不应喝浓茶、咖啡、烈酒等刺激性的饮料，不看情节惊险的小说，不吸烟，不剧烈运动，以免兴奋过度，无法入睡。不良的用眼习惯主要包括过近距离用眼，连续长时间用眼，走路、乘车时看书，在强光或日光下看书、写字以及长时间看电视。

为保护视力，首先，学习时应保持正确的姿势，做到头正颈竖，身体正直，眼睛视线要与书本平面成直角，要保持"三个一"，即读书写字时，眼与书本的距离要保持一尺以上；身体与课桌之间保持一个拳头的距离；握笔时手和笔尖要保持一寸的距离。其次，应注意电视机应尽可能放在光线较柔和的角落，电视机的屏幕中心应和眼睛处在同一水平线上或稍低些，眼和屏幕距离应是屏幕对角线的6倍以上，看电视时应坐在屏幕的正前方，如果坐在旁侧，视角不应小于45°，不能躺着看电视；看电视时，屋子里的光线既不能太暗，也不能太亮；严格控制看电视的时间，每看30分钟后，就要休息一下眼睛，可闭一下眼睛或做一做眼保健操(明目操)，还可以做一下眼球操，最好利用播广告的时间到户外换换空气，向远处看看。另外，要注意不要过度玩电子游戏。

9. **警惕空调综合征**　若长时间处于空调环境中，由于空气不流通，会出现鼻塞、头昏、打喷嚏、耳鸣、乏力、记忆力减退等症状，甚至一些皮肤过敏的症状，如皮肤发紧发干、易过敏、皮肤变差等，这类现象在现代医学上称之为"空调综合征"或"空调病"。因此，为了防治空调病，在出汗较多、有汗时进空调房，切记先换掉湿衣，擦干汗水；经常开窗换气，以确保室内外空气的对流交换，一般开机1～3小时后应开窗通风一次；室温宜恒定在26℃左右，室内外温差不可超过8℃，否则出汗后入室，将加重体温调节中枢负担；使用空调器应定

期检查过滤膜，及时清洁和更换；房间内应保持清洁卫生，减少疾病的污染源；人体不宜直接对着冷气排风口，因为该处空气流速增加将骤降3～4℃；长时间处于冷空调房间时，应适当增添穿脱方便的衣服，膝部覆盖毛巾等予以保护，同时注意间歇适量活动，以增进末梢血液循环，晚间温水沐浴和自行按摩，如能适当运动效果会更好。

10. **合理使用化妆品**　化妆品应根据自身皮肤类型来选用，注意避免使用被微生物污染的化妆品。因此，在购买时要注意有无卫生许可证、产品生产日期、容器和包装的完整性、说明书和化妆品的形状。在使用前要注意清洁手部，不用脏手直接接触化妆品，每次使用完毕后及时盖好容器，注意化妆品使用期限，注意化妆品的保存环境。小儿由于皮肤薄，皮肤新陈代谢功能不完善等特点，应选择儿童化妆品，避免使用成人化妆品，以免出现皮肤不良反应。化妆品使用时不宜涂抹太厚，否则日久容易使皮脂腺、毛孔发生堵塞而引起痤疮等皮肤疾病。另外，不宜滥用激素类和药物类化妆品。虽然这些化妆品有短期的效果，但长期使用，对皮肤无益，可能对皮肤产生各种激素和药物的副作用。在日常生活中，应多食新鲜蔬菜和水果，保持充足的睡眠、良好的心态，减少化妆品的使用。

11. **旅游卫生**　旅游前应做好充分的准备，选择适宜的旅游地点，妥善安排日程，根据需要携带一些必备的衣物和生活用品，以适应旅途的需要。同时，晕车者旅行前不应该饱食，最好自备药物并选择较平衡的座位；夏季要避免长时间地在骄阳下活动，多喝含盐饮料以防中暑；冬季要注意防寒保暖，避免冻伤；爬山涉水要注意安全和足部保暖；注意饮食清洁，不食不洁食物，以免发生急性胃肠炎。

头发护理

梳发和洗发可以按摩头皮,促进血液循环,去除污垢头屑,预防头部皮肤继发感染,预防头虱,使人舒适、整洁、焕发精神。

床上梳发

1. **用物**　木梳、毛巾、纱布或纸巾,必要时备30%乙醇。

2. **方法**

● 将毛巾垫于病人头下,协助病人头转向一侧。

● 将头发分成左右两半,从发梢梳向发根,梳理好一半再梳理另一半。遇有头发打结或长发者,可用纱布或纸巾蘸30%乙醇于头发上,再慢慢梳理开。

● 头发过多或过长者可编成发辫或扎成束,使病人躺卧舒适。

● 全部梳理后,移去毛巾,扫去枕上及床上脱落的头发、头皮屑,置病人于舒适体位。

床上洗发　洗发的频度取决于个人的日常习惯和头发的卫生状况。长期卧床者每1～2周洗发1次。遇有头虱的病人须经过灭虱处理后再将头发洗净。

1. **用物**　马蹄形洗头垫或自制马蹄形垫、水壶(内盛40～45℃热水或按病人习惯调制)、洗发液、干湿毛巾各一、面盆或水桶(盛接污水)、电吹风、棉球(以不吸水棉球为宜)或耳塞。

2. **方法**

● 将病人移至床沿仰卧,松开衣领,颈部围上毛巾,将枕头移于病人肩下,使病人颈部枕于马蹄形垫上。马蹄的开口沿床边垂下,下接面盆或水桶(因有马蹄形垫将水引流走,有塑料布隔水,所以不会将褥弄湿)。

● 用棉球或耳塞塞耳,洗发过程中嘱病人闭眼或用手帕遮盖,以防水流入耳内或眼内。

● 用温水湿发,洗发乳洗发,揉搓时用力适中,再用清水冲洗直至清洁。洗完后用干毛巾擦干脑部和头发,去除棉球(或耳塞)及遮眼手帕。

● 将病人移于床中,毛巾及枕移至头部。用电吹风将头发吹干,梳理头发后撤去用物,置病人于舒适体位。

灭头虱及虮卵

1. **用物**　30%含酸百部酊剂(药房购百部30克放入瓶中,加入50%乙醇100毫升或65°白酒100毫升,再加入纯乙酸1毫升盖严,48小时后启用)或市售白翎灭虱香波、篦子、纱布2块、塑料帽、塑料纸。

2. **方法**

● 向病人做好必要的解释,保护病人的自尊心,操作时不宜宣扬。若病人为卧位,则用塑料纸垫于枕上。

● 将病人的头发分为若干小股,用纱布蘸药液按顺序擦遍头发,使之全部湿透,然后用塑料帽包住所有头发(长发者先剪短头发为宜,剪下的头发放入纸袋焚烧)。

● 24小时后用篦子梳去死虱和虮卵,然后按洗发方法清洗头发。如仍有活虱,须重复上述方法。若用市售白翎灭虱香波,涂遍头发后反复揉搓,保留10分钟再用清水洗净即可。3日后再按上述方法重复,直至头虱彻底消灭为止。

口腔护理

当个体患病时,由于机体抵抗力降低,饮水、进食减少,为细菌在口腔繁殖创造了条件,会引起口腔炎症、溃疡、口腔异味,影响食欲及消化功能,甚至导致其他并发症的发生,也影响病人与他人的正常交往。

有些病人长期应用激素或抗生素,易发生真菌感染。所以,保持口腔清洁十分重要,能自己漱口者尽量自己漱口,不能漱口的应给予口腔护理。

1. **用物** 生理盐水或市售漱口液或医院配置的漱口液[如朵贝尔溶液、1%～3%过氧化氢(双氧水)溶液、2%～3%硼酸溶液、1%～4%碳酸氢钠溶液、0.1%醋酸溶液等,应在医生指导下使用]、药碗(可用病人漱口杯或专用碗替代)、棉球(16～18只,用漱口液浸湿)、漱口杯、压舌板(或牙刷柄)、手电筒、干毛巾、血管钳2把,按需备石蜡油(或唇膏)、制霉菌素、西瓜霜等。

2. **方法**

• 病人取侧卧位,面向操作者(或仰卧位头侧向操作者),毛巾围于颔下。湿润口唇。

• 嘱病人张口,检查口腔情况。有活动性义齿者,协助取下,刷洗后浸入冷开水中备用。

• 协助病人漱口(昏迷病人不宜漱口),用血管钳夹紧棉球(拧干棉球,以不滴水为宜),按序擦洗口腔,依次为牙齿外侧面、内侧面、咬合面、颊部、硬腭、舌头。应注意动作轻柔,防止损伤黏膜和牙龈;棉球应包裹止血钳尖端;神志不清者可用压舌板或牙刷柄辅助;注意勿使棉球漏在口腔内。

• 漱口并再次检查口腔,按需涂药,口唇干裂者涂石蜡油或唇膏,口腔溃疡者涂西瓜霜,真菌感染者涂制霉菌素。

• 有义齿者协助装上。撤去用物。用过的棉球可焚烧,其他用具煮沸消毒后晾干备用。

饮食护理

机体患病时,通过合理地调配饮食和适宜的供给途径来适应病理环境下机体对营养的需求,以达到治疗和辅助治疗的目的,促进病人早日康复。饮食护理的主要内容如下。

• 创造清洁、整齐、空气新鲜、气氛愉快的进食环境,去除一切不良气味和视觉影响,以免影响病人进食情绪。

• 对生活不能自理的病人,饭前半小时给予便盆排尿或排便,使用后及时撤除,开窗通风。督促和协助病人饭前洗手,不便下床者,按病情协助采取舒适的进餐姿势,如坐位或半坐位。

• 对不能自行进食者应耐心喂食,食物温度要适宜,喂食的量和速度按病人的情况和要求而定。不能坐起的病人,要将其头转向一侧,以免食物呛入气管;进流质者,可用吸管吮吸;对双目失明或眼睛被遮盖的病人,应告知其饮食内容。

• 病人在进食过程中若出现呛咳,应轻叩其背部,告诉病人细嚼慢咽,不要边进食边说话;若出现恶心,可指导病人作深呼吸并暂时停止进食;若发生呕吐,应将病人头偏向一侧,及时清除呕吐物,帮助病人漱口或口腔护理。

• 进食后撤去餐具,协助病人洗手、漱口或口腔护理。

• 传染病人的餐具和剩余食物按消毒隔离法严格消毒。

鼻饲护理

对不能由口进食的病人,可将导管经鼻腔插入胃内,从管内灌注流质食物、水分和药物。

1. **用物** 50毫升注射器、流质饮食200毫升(38～40 ℃,亦可用手腕内侧测温,不宜过热、过冷)、温开水适量、石蜡油、纱布、毛巾、橡皮筋。

2. **方法**

- 对神志清醒者做好解释,将毛巾围于病人颌下。协助病人取坐位或半坐卧位。松开胃管开口处的橡皮筋与胶布,接注射器,先回抽,见有胃液抽出,再注入少量温开水。

- 灌注流质,每次鼻饲量不超过 200 毫升,间隔时间不少于 2 小时。新鲜果汁与奶液应分别注入,避免产生凝块。灌注速度不宜过快,并注意病人的情况。灌注完毕后注入 20 毫升温开水冲净胃管,以防流质饮食在管腔内变质和堵塞。

- 将胃管开口端反折,纱布包好,橡皮筋扎紧,再用别针固定于病人枕边或衣服上。清理用物。鼻饲用物应每日更换消毒,非一次性用具清洗后煮沸消毒(水沸后再煮 10～15 分钟)。

- 灌注药物时,应将药物研碎溶解后注入,方法同饮料灌注法。

- 长期鼻饲者,每日实施口腔护理 2 次,插管侧鼻腔内每日滴入少许石蜡油,防止管壁与黏膜粘连。

- 长期置管者,每周换管 1 次,应由医护人员负责进行,硅胶胃管酌情延长更换时间。

皮肤护理

皮肤是人体最大的器官,完整的皮肤具有天然屏障作用。皮肤的新陈代谢迅速,人体皮肤排泄的废物(如皮脂、汗液、脱落的表皮碎屑等)与外界细菌、尘埃结合或脏物黏附于皮肤表面,如不及时清除,时间长了可致皮肤瘙痒甚至炎症,尤其是长期卧床者。及时做好皮肤护理,不仅能去除皮肤污垢,保持皮肤清洁,而且还能促进血液循环,预防皮肤感染和压疮的发生。

沐浴

1. **用物** 毛巾、浴巾、肥皂(或沐浴露)、清洁衣裤。

2. **方法**

- 根据家庭设施可选择淋浴或盆浴。

- 能自行沐浴者,做好浴室环境准备(调节好室温及水温),防止受寒或烫伤。沐浴时间不宜过长,一般不超过 15 分钟。浴室门不宜锁上,沐浴时应有人在家,并能听到呼唤后及时赶到。

- 不能自行沐浴者应协助脱衣、沐浴及穿衣,并注意观察病情,不宜过度疲劳,注意安全。

床上擦浴

1. **用物** 毛巾、浴巾、清洁衣裤及被服、肥皂、面盆、足盆、冷热水、50% 乙醇。

2. **方法**

- 向病人作好解释以取得合作。

- 根据季节注意室温,关门窗,预防受凉。

- 擦浴顺序:① 头、颈部:先擦眼(注意眼角),然后擦洗额部、颊部、鼻翼两侧、耳后、颈部等。② 上肢、躯干部:脱下衣服(先脱近侧,后脱远侧。如有外伤,先脱健侧,后脱患侧),擦洗部位下铺浴巾。依次擦洗两上肢、胸腹部。③ 背部:协助病人侧卧后擦洗后颈部、背臀部,为病人换上清洁衣服(先穿对侧,后穿近侧;先穿患肢,后穿健肢)。协助病人平卧。④ 协助脱裤,擦洗下肢、会阴部、足部。

- 擦洗时应及时更换水、盆、毛巾,用肥皂擦洗后应用清水擦净泡沫后再用干浴巾边按摩边擦干。擦洗手法要敏捷,用力适当,避免不必要的暴露,严防受凉,并注意骨突部位的按摩(可用 50% 乙醇)。

- 擦浴后在皮肤皱褶处扑爽身粉,为病人修剪指甲,更换床单、被套等。

压疮的预防与护理

压疮是身体局部组织长期受压,血液循环障碍,局部持续缺血、缺氧、营养不良而致的软组织溃烂和坏死。发生压疮,不仅给病人带来痛苦,加重疾病,严重时还会因继发感染引起败血症而危及生命。因此,必须加强对病人的皮肤护理,预防和减少压疮的发生。

压疮预防

● 经常翻身:一般每2小时翻身1次,必要时30分钟翻身1次,以间歇性解除局部组织承受的压力。做好翻身记录,翻身时避免拖、拉、推、拽等动作。

● 保护骨隆突处和支持身体空隙处:病人处于各种卧位时,采用软枕或其他设施垫于骨突处,对易发生压疮的病人,可使用气垫褥、水褥、羊皮褥等或用软枕垫在身体空隙处,使支撑体重的面积加大,降低骨突处皮肤所受的压强。

● 正确使用石膏、绷带及夹板固定:随时观察局部情况及指(趾)甲颜色和温度,若石膏绷带凹凸不平,应立即告知医生加以调整。

● 避免摩擦力和剪切力的作用:病人平卧时抬高床头的角度小于30度;半坐卧位时,为防止身体下滑,可在足底部放一木垫,并屈髋30度,在腘窝下垫软枕;长期坐椅时,应适当给予约束,防止病人身体下滑;不可使用破损的便器,使用便器时应协助病人抬高臀部,不可硬塞。

● 保持病人皮肤和床单的清洁干燥:每日用温水清洁皮肤,擦洗过程中,动作要轻柔,避免使用肥皂或含酒精的清洁用品,对皮肤易出汗的部位如腋窝、腘窝、腹股沟等,可使用爽身粉。对有大、小便失禁者,应及时擦洗皮肤,更换被服。

● 增进全身营养:对易出现压疮的病人给予高蛋白质、高热量、高维生素的饮食,维生素C及锌(含锌丰富的食品有动物食品、海产品、奶、坚果等)在伤口的愈合中起着很重要的作用,对易患压疮的病人应给予补充。

压疮护理

● 淤血红润期:此期受压皮肤出现红、肿、热、痛或麻木,此期需要去除致病因素,加强预防措施。

● 炎性浸润期:此期受压部位皮肤呈紫红色,皮下产生硬结,常有水疱形成。此期要保护皮肤,防止感染发生。除继续加强预防措施外,对未破的小水疱应尽量减少摩擦,使其自行吸收;对大水疱则在医护人员指导下,用无菌注射器抽出疱内液体,不可剪去表皮,局部消毒后,再用无菌辅料包扎。

● 浅度溃疡期:此期浅层组织感染、脓液流出、溃疡形成。应尽量保持局部疮面清洁,可使用保湿敷料,如透明膜、水胶体、水凝胶等。

● 坏死溃疡期:坏死组织发黑,脓性分泌物增多,有异味。由医护人员用无菌生理盐水或1∶5 000呋喃西林溶液清洗疮面,再用压疮膏等贴敷疮面,1～2日更换敷料1次。对大面积深达骨骼的压疮,应配合医生清除坏死组织、植皮修补缺损组织。

排泄护理

排便护理

● 了解正常的排便知识:排便受大脑皮质控制,意识可以促进或抑制排便。个体经常有意遏制排便意识是产生便秘最常见的原因之一。一般成人每日排便1～3次,婴幼儿每日排便3～5次。正常人的粪便为成形软便，颜色呈黄褐色或棕黄色。

● 观察：观察粪便的形状、颜色、气味有无异常。如粪便形状呈扁条状、带状、糊状、水样，颜色呈陶土色、柏油样，气味呈现酸臭、腐臭味等，应尽快就诊，检查治疗。

● 选择适宜的排便姿势：一般取坐位或蹲位，在床上使用便器时，除非有特别禁忌，最好采取坐姿或抬高床头，利用重力作用增加腹内压以促进排便。

● 便秘病人护理：建立良好的排便习惯，指导病人选择适合自身的排便时间，理想的排便时间是在进食后（早餐后），便秘者即使无便意也应按时上厕所训练排便反射；鼓励适当运动，如散步、做操、打太极拳等，卧床病人可进行床上运动；多食蔬菜、水果、粗粮等高纤维食物，餐前饮用热水、柠檬汁等热饮；排便时用手沿结肠解剖位置自右向左环形按摩，促使降结肠的内容物向下移动；使用简易通便剂，如开塞露、甘油栓等；可遵医嘱口服缓泻药物，需注意的是，使用缓泻药可暂时解除便秘，但长期使用或滥用又常成为慢性便秘的主要原因。以上方法均无效时，可在医护人员的协助下实施灌肠。

● 腹泻病人护理：应在医生的指导下及时采用止泻剂、抗生素等治疗。腹泻者卧床休息，减少肠蠕动；注意腹部保暖；鼓励多饮水，酌情给予清淡的流质或半流质食物，严重腹泻时可暂禁食；每次便后用软纸轻擦肛门，温水清洗，并在肛门周围涂油膏以保护局部皮肤。

● 大便失禁病人护理：可用尿垫，一经污染，立即更换。每次便后用温水洗净肛门周围及臀部皮肤，保持皮肤清洁干燥；帮助病人重建控制排便的能力，定时使用便器。教会病人进行肛门括约肌及盆底肌肉收缩锻炼：指导病人取立、坐或卧位，试作排便动作，先慢慢收缩肌肉，然后再慢慢放松，每次 10 秒钟左右，连续 10 次，每次锻炼 20～30 分钟，每日数次，以病人感觉不疲乏为宜。

排尿护理

● 了解正常的排尿知识：正常情况下，排尿是受意识控制、无痛、无障碍、自主随意进行的。成人每日排尿 3～5 次，夜间 0～1 次，每日尿量 200～300 毫升。正常尿液淡黄色、澄清、透明，24 小时尿量 1 000～2 000 毫升。

● 观察：当病人出现尿量异常（24 小时少于 400 毫升或超过 2 500 毫升）、颜色异常（红色、酱油色、乳白色、黄褐色）、气味异常（氨臭味、烂苹果味）及尿频（排尿次数增多）、尿急（突然有强烈尿意不能控制，需立即排尿）、尿痛（排尿时膀胱区及尿道疼痛）时，应及时就诊。

● 尿潴留（指尿液大量潴留在膀胱内而不能自主排出）病人护理：安慰病人，消除其焦虑和紧张情绪；提供隐蔽的排尿环境；卧床病人略抬高上身或坐起；听流水声或用温水冲洗会阴，利用条件反射诱导排尿。若上述措施无效，则由医护人员实施针灸、注射药物或导尿术。

● 尿失禁（指排尿失去控制，尿液不自主流出）护理病人：注意保持皮肤清洁干燥，使用尿垫和一次性纸尿裤；女病人用女式尿壶紧贴外阴部接取尿液，男病人用尿壶接尿，也可用阴茎套连接集尿袋以接取尿液，但此方法不宜长时间使用。对长期尿失禁的病人，由医护人员实施留置导尿管术，同时采取帮助病人重建正常排尿功能的措施，如每日白天摄入液体 2 000～3 000 毫升、促进膀胱反射、建立规则的排尿习惯、进行骨盆底部肌肉训练等。

留置导尿管的护理

病人因各种原因所致尿潴留或尿失禁时,或会阴部有伤口时,需将导尿管留置在膀胱内引流尿液以保持会阴部清洁干燥,尿失禁病人行膀胱功能训练时也需留置导尿管。留置导尿管护理是保证有效引流、防止感染的重要措施。

1. **用物** 一次性无菌药碗内置消毒液(如苯扎溴胺酊)棉球若干,乙醇(酒精)棉球若干,一次性无菌镊子,纱布,污物盘。

2. **方法**

● 保持尿道口清洁,在医护人员的指导下,对女病人用消毒棉球擦拭外阴及尿道口,男病人用消毒液棉球擦拭尿道口、龟头及包皮,每日1～2次。

● 对非气囊导尿管,每日更换固定用的胶布。

● 定时排空集尿袋,记录尿量。在医护人员的指导下,每日1次在无菌操作下先用乙醇棉球擦拭导尿管与集尿袋引流管的接头处,然后更换集尿袋。

● 观察引流出的尿液有无浑浊、沉淀和结晶,鼓励病人多饮水,使尿量维持在每日2 000毫升以上,产生自然冲洗尿路的作用,以减少尿路感染的机会,同时也可预防尿路结石的形成。

● 定时观察尿液的色、质和量,如发现有混浊、结晶,应定期作尿液检查。每周1次留取尿标本送医院做尿常规检查。

● 防止引流管扭曲、受压、堵塞。任何时候,引流管、集尿袋均不可高于病人的耻骨联合,以防尿液反流。

● 长期留置导尿管者,按无菌操作要求每周更换集尿袋2次(操作者需经过医护人员的指导培训),长期置管者至少每2周更换导尿管1次(应由医护人员操作)。

硅胶导尿管酌情延长更换周期。

● 留置导尿期间应采取间歇引流夹管方式,使膀胱定时充盈、排空,以促进膀胱功能的恢复。

家庭灌肠法

灌肠是将一定量的液体由肛门经直肠灌入结肠,以帮助病人清洁肠道、排便、排气或由肠道供给药物和营养的方法。根据灌肠的目的可分为保留灌肠和不保留灌肠,根据灌入的液体量又可将不保留灌肠分为大量不保留灌肠和小量不保留灌肠。家庭灌肠主要为小量不保留灌肠,以达到软化粪便、解除便秘、清洁肠道、排除肠道内气体和减轻腹胀的效果。

1. **用物** 市售一次性灌肠袋(由甘油及山梨醇制成,容积150毫升,连有肛管)、夹子、污物盘、卫生纸、一次性尿垫、便盆。

2. **方法**

● 病人取左侧卧位,双腿屈膝,退裤至膝部,臀部移至床沿,臀下垫尿垫。

● 取出一次性灌肠袋,剪开肛管端封口处,挤出少量液体润滑开口处。

● 病人取左侧卧位,放松肛门外括约肌。操作者左手垫卫生纸分开臀裂,暴露肛门,右手将肛管轻轻插入直肠7～10厘米。

● 操作者左手固定肛管,右手将灌肠液缓缓挤入直肠内,注液速度不得过快过猛,以免刺激肠黏膜而引起排便反射。注液过程中要观察病人反应:病人如有便意,嘱其张口呼吸,暂缓注入灌肠液;如病人出现剧烈腹痛、面色苍白,应立即停止灌肠,联系医护人员及时处理。

● 灌肠液全部挤入直肠后,用卫生纸包住肛管轻轻拔出,放入污物盘内。擦净肛门,协助病人取舒适卧位,嘱其尽量保留溶液 5～10 分钟后再排便。对不能下床的病人,将卫生纸和便盆放在其易取处。

● 观察病人粪便的色、质、量,及时清理用物,开窗通风。

冷、热疗法

冷、热疗法是利用低于或高于人体温度的物质作用于人体表面,通过神经传导引起皮肤和内脏器官血管的收缩和扩张,从而改变机体各系统体液循环和新陈代谢,达到治疗目的的方法。

热疗

热水袋　用于保暖、解痉、镇痛、舒适。

1. **用物**　热水袋、布套。

2. **方法**

● 温度要求:成人使用热水袋时温度 60～70 ℃,昏迷、老人、婴幼儿、感觉迟钝、循环不良等病人使用热水袋时温度水温应低于 50 ℃。

● 备热水袋:放平热水袋,去塞,一手持袋口边缘,一手灌水,一般灌 1/2～2/3 满。然后将热水袋缓慢放平,排出袋内空气并拧紧塞子,检查无漏水后套上布套。应注意热水袋不能与病人皮肤直接接触;特殊病人使用热水袋时应再包一块大毛巾或放于两层毯子之间,以防烫伤。

● 放置部位:将热水袋放在所需部位,袋口朝身体外侧。

● 加强观察:发现皮肤潮红、疼痛时应停止使用,并在局部涂凡士林以保护皮肤。

热湿敷　用于解痉、消炎、消肿、止痛。

1. **用物**　水盆及热水(50～60 ℃)、敷布或小毛巾、塑料垫(用于保护床单)、凡士林(用于保护皮肤)、纱布、棉签、干毛巾、橡胶手套、热水瓶,必要时备热水袋。

2. **方法**

● 患处准备:在受敷部位涂凡士林,上盖一层纱布,受敷部位下垫塑料垫。

● 准备敷布:将敷布浸入热水中,操作者戴橡胶手套拧干敷布,以不滴水为度。

● 局部热敷:将敷布折叠敷于患处,上盖干毛巾以维持水温。每 3～5 分钟更换一次敷布,持续 15～20 分钟。若病人热敷部位可承受一定压力,可用热水袋放置在敷布上再盖以毛巾。

● 加强观察:观察皮肤颜色、全身情况。热敷毕擦去凡士林。

禁忌证　以下情况不能进行热疗:①未明确诊断的急性腹痛,以免贻误诊断和治疗;②面部危险三角区的感染,以免造成严重的颅内感染和败血症;③各种脏器出血,以免加重出血;④软组织损伤或扭伤的初期(48 小时内),以免加重皮下出血、肿胀、疼痛。

冷疗

局部冷敷　用于降温、止血、镇痛、消炎。

1. **用物**　自制冰袋(塑料袋内装小冰块)或市售化学冰袋、冷毛巾、冰毛巾(湿毛巾置于冰水或冰块中)。

2. **方法**

● 放置部位:将冰袋置于所需部位。用于高热降温时冰袋或冷/冰毛巾于前额、头顶部和体表大血管流经处(颈部两侧、腋窝、腹股沟等)。冷/冰毛巾每 3～5 分钟更换 1 次,持续 15～20 分钟。

● 加强观察:观察冷敷部位局部情况、皮肤色泽,防止冻伤。如用于退热,冰袋使用后 30 分钟后需测量体温,以观察疗效。

全身冷疗　乙醇或温水擦浴常用于 39.5 ℃以上高热病人的降温。乙醇擦浴禁用于新生儿及血液病病人。

1. **用物**　大毛巾、小毛巾、热水袋及套、冰袋及套。水盆内盛放 32～34 ℃温水 2/3 满,或盛放 30 ℃的 25％～35％乙醇 200～300 毫升。

2. **方法**

● 置冰袋、热水袋:头部置冰袋可以助降温并防止头部充血而致头痛;热水袋置足底可以促进足底血管扩张而减轻头部充血,并使病人感到舒适。

● 擦浴方法:将大毛巾垫于擦拭部位下,小毛巾浸入温水或乙醇中,拧至半干,缠于手上成手套状,以离心方向擦浴。擦浴毕,用大毛巾擦干皮肤。

● 擦浴顺序:首先擦两上肢、背腰部、两下肢,擦至腋窝、肘窝、手心、腹股沟、腘窝处稍用力并延长停留时间,以促进散热。

● 擦浴时间:每侧(四肢、背腰部)3 分钟,全过程 20 分钟以内。

● 加强观察:若出现寒颤、面色苍白、脉搏、呼吸异常,应停止擦浴,及时处理。

禁忌证　以下部位忌用冷疗:①枕后、耳郭、阴囊处,以防冻伤;②心前区,以防引起反射性心率减慢、心房颤动、心室颤动及房室传导阻滞;③腹部,以防腹泻;④足底,以防反射性末梢血管收缩而影响散热或引起一过性冠状动脉收缩。

体温测量法

体温的正常值及范围是:口温 37 ℃(36.3～37.2 ℃);肛温 37.5 ℃(36.5～37.7 ℃);腋温 36.5 ℃(36.0～37.0 ℃);耳温 36.5～37.5 ℃。

体温可随昼夜、年龄、性别、活动等出现生理性变化,但其变化的范围很小,不超过 0.5～1.0 ℃。一般午后 1～6 时体温最高;儿童、青少年的体温高于成年人,而老年人的体温则低于青壮年;成年女性的体温平均比男性高 0.3 ℃,女性的基础体温随月经周期呈现规律性的变化,排卵后体温升高;活动、运动可使体温升高。

口温测量法　一般用于成人及学龄后儿童。婴幼儿、精神异常、昏迷、口腔疾患、口鼻手术、张口呼吸者禁忌口温测量。

1. **用物**　口表、乙醇棉球或纱布、消毒液(1％消毒灵、75％乙醇)。

2. **方法**

● 检查询问:测量前先检查口表是否完好且水银柱在 35 ℃以下。若测量前 20～30 分钟有运动、进食、冷热饮等影响体温测量的因素,应休息 30 分钟后再测量。

● 测量部位:口表水银端斜放于舌下热窝(舌下,舌系带两侧)。

● 测量方法:闭紧口唇,用鼻呼吸,勿咬体温计。

● 测量时间:3 分钟。

● 测量完毕后取出口表,用乙醇棉球擦拭后读数。将口表浸泡于消毒液中消毒 30 分钟,冷开水冲净,擦干备用。

若病人不慎咬破体温计,首先应及时清除玻璃碎屑,以免损伤唇、舌、口腔、食管、胃肠道黏膜。然后口服蛋清或牛奶,以延缓汞的吸收。若病情允许,可服用粗纤维食物,以加速汞的排出。

腋温测量法　腋下有创伤、手术或炎症者,腋下出汗较多者,肩关节受伤或消瘦夹不紧体温计者,禁忌腋温测量。

1. **用物**　口表或腋表、乙醇棉球或纱布、消毒液(1％消毒灵、75％乙醇)。

2. **方法**

● 检查询问:测量前检查体温计是否完好且水银柱在 35 ℃以下。若存在影响体温测量的因素(运动、洗澡、局部冷热敷等),应休息 30 分钟后再测量。

● 测量部位:擦干腋下汗液,将体温计

水银端放腋窝深处。

- 测量方法:使体温计紧贴皮肤,屈臂过胸,夹紧。
- 测量时间:10分钟。
- 测量完毕后取出体温计,读数。按口表消毒法消毒备用。

肛温测量法 用于小儿。直肠或肛门手术、腹泻者禁忌肛温测量。

1. **用物** 肛表、润滑油、乙醇棉球或纱布、消毒液(1%消毒灵或75%乙醇)。

2. **方法**

- 检查询问:测量前检查肛表是否完好且水银柱在35℃以下。若存在影响体温测量的因素(运动、坐浴、灌肠等),应休息30分钟后再测量。
- 测量部位:取侧卧、俯卧、屈膝仰卧位等体位,暴露臀部。
- 测量方法:润滑肛表水银端,插入肛门3~4厘米。
- 测量时间:10分钟。
- 测量完毕后取出肛表、擦净肛门,读数,消毒备用。

耳温测量法 耳温测量仪利用红外线扫描耳膜所释放出的热能来测量体温。由于鼓膜(耳膜)位于头骨内接近体温控制中枢位置,且供血充分,所以当人体的中心温度有所变动时可及时由鼓膜的温度反映出来。使用时将耳郭往后上方拉,将测温头插入耳道。耳温枪较容易对准鼓膜,按测温键持续一秒钟读数即可,特点是快速、安全、测量方便、易携带。测量时应注意:①使用前按电源钮,确定"预备标志"已经显示,检查胶套有否破损,无破损则于30秒钟内测完体温;②如果受测者侧睡,压在下方的耳温会比较高,因此要两个耳朵都测量;③耳温枪头上的保护胶膜要保持清洁,否则也会影响测量值。④探头要对准着耳朵内的鼓膜;⑤清洁耳垢,以保证测量

准确。幼儿如果在罹患急性中耳炎期间应避免使用耳温测量仪测量体温;⑥对不太熟悉使用耳温测量仪的人,最好在同一耳测3次体温,再采最高温度值。

脉搏测量法

正常情况下,脉率和心率是一致的,当脉率微弱得难以测定时,应测心率。正常脉搏为60~100次/分,跳动均匀规则,间隔时间相等,每搏强弱相同。

脉率可受年龄、性别、活动、情绪等因素影响;随年龄的增长而逐渐减低,到老年时轻度增加;女性脉率比男性稍快;活动、运动、情绪变化时脉率增快。

1. **用物** 表(有秒针),必要时备听诊器。

2. **方法**

- 询问:测温前应询问有无剧烈运动、紧张、恐惧、哭闹等,若有则应休息20~30分钟后再测量。
- 体位:卧位或坐位;手腕伸展,手臂放于舒适位置。
- 部位:浅表、靠近骨骼的大动脉均可作为测量脉搏的部位。最常选择的诊脉部位是桡动脉。
- 方法:操作者以示指、中指、环指(无名指)的指端按压在桡动脉处,按压力量适中,以能清楚测得脉搏搏动为宜。
- 计数:若脉搏正常,测30秒,将所得搏动数乘以2即为每分钟搏动数。
- 注意:勿用拇指诊脉,因拇指小动脉的搏动较强,易与病人的脉搏相混淆;异常脉搏应测量1分钟。

呼吸测量法

呼吸是维持机体新陈代谢和功能活动

所必需的基本生理过程之一。正常成人安静状态下呼吸频率为 16～20 次/分,节律规则,呼吸运动均匀无声且不费力,呼吸与脉搏的比例为 1：4。男性及儿童以腹式呼吸为主,女性以胸式呼吸为主。

呼吸可受年龄、性别、活动、情绪等因素影响。年龄越小,呼吸频率越快;同年龄的女性呼吸比男性稍快;活动、运动、情绪变化时呼吸频率增快。

1. 用物 表(有秒针),必要时备棉花。

2. 方法

● 询问:测量前应询问有无剧烈运动、情绪激动等,如有则应休息 20～30 分钟后再测量。

● 方法:由于呼吸受意识控制,故应使病人处于不察觉的自然状态下,操作者将手放在病人的诊脉部位似诊脉状,而用眼观察病人胸部或腹部的起伏,一起一伏为一次呼吸。

● 计数:若呼吸正常,测 30 秒,将所得搏动数乘以 2 即为每分钟搏动数。

● 危重病人呼吸微弱,可用少许棉花置于病人鼻孔前,观察棉花被吹动的次数,应计时 1 分钟。

血压测量法

血压是血管内流动着的血液对单位面积血管壁的侧压力(压强)。在心室收缩时,动脉血压上升达到的最高值称为收缩压;在心室舒张末期,动脉血压下降达到的最低值称为舒张压;收缩压与舒张压之差称为脉压。

血压的正常范围为收缩压 90～139 mmHg(12.0～18.5 kPa),舒张压 60～89 mmHg(8.0～11.8 kPa),脉压 30～40 mmHg(4.0～5.3 kPa)。世界卫生组织与国际高血压联盟(WHO/ISH)制定的血压标准是:理想血压为收缩压＜120 mmHg、舒张压＜80 mmHg;正常血压为收缩压＜130 mmHg,舒张压＜85 mmHg;正常高值为收缩压 130～139 mmHg,舒张压 85～89 mmHg。

血压可受年龄、性别、环境、运动、情绪等因素影响。随年龄的增长,收缩压和舒张压均有逐渐增高的趋势,但收缩压的升高比舒张压的升高更为显著;女性在更年期前,血压低于男性,更年期后,血压升高,差别较小;寒冷环境中血压可略有升高,高温环境血压可略下降,运动、情绪激动可使血压升高。

使用台式血压计测量

1. 用物 水银血压计、听诊器。

2. 方法 以上肢肱动脉为例。

● 询问:测量前询问有无吸烟、运动、情绪变化等,若有应休息 15～30 分钟后再测量。

● 体位:手臂位置(肱动脉)与心脏应在同一水平,坐位时平第四肋,卧位时平腋中线。

● 病人姿势:卷袖露臂,手掌向上,肘部伸直。

● 放置袖带:将袖带平整置于上臂中部,下缘距肘窝 2～3 厘米,松紧以能插入一指为宜。

● 注气:将听诊器胸件置于肱动脉搏动最明显处,一手固定之,另一手握加压气球。关气门,注气至肱动脉搏动消失后再升高 20～30 毫米汞柱。

● 放气:缓慢放气,速度以水银柱下降 4 毫米汞柱(0.5 kPa)/秒为宜。

● 判断:听诊器出现第一声搏动音时水银柱所指的刻度,即为收缩压;当搏动音突然变弱或消失时水银柱所指的刻度即为舒张压。

● 测量完毕后排尽袖带内余气,扣紧

压力活门,整理后放入盒内。血压计盒盖右倾 45°,关闭水银槽开关,盖上盒盖,平稳放置。

3. 注意问题 ①定期检测、校对血压计。测量前,须检查血压计,包括玻璃管有无裂损,水银有无漏出,加压气球和橡胶管有无老化、漏气,听诊器是否完好等。②对需密切观察血压者,应做到四定,即定时间、定部位、定体位、定血压计,有助于测定的准确性和可比性。③发现血压听不清或异常时应重测,重测时应待水银柱降至"0"点,稍等片刻后再测量。必要时作双侧对照。

使用电子血压计测量 电子血压测量仪使用步骤基本同水银血压测量仪。在使用过程中应注意以下问题。

● 应挽高上臂衣袖,将气囊袋紧缚于上臂,其△标记应对准肱动脉处;袋的下缘应在肘窝上 2～3 厘米。

● 按"开始"按钮,气囊袋开始充气、血压计开始测量。测量过程中应保持安静。

● 测量结束后,显示屏显示最高血压值(收缩压)、最低血压值(舒张压)和脉搏数,并自动排放气。静等 2～5 分钟后,在同一臂重复测量 1 次。

● 自动测压过程,患者不能有动作,否则因肌肉运动出现的假渡,可使测压失败。

● 电子血压计应经常参照水银柱式血压计校准。如电子血压计使用干电池,当电池电力不足时应及时更换电池。如血压计不常用,必须把电池取出。

氧气吸入法

氧是生命活动所必需的物质,如组织得不到足够的氧或不能充分利用氧,组织的代谢、功能甚至形态结构都可能发生异常改变,这一过程称为缺氧。氧气疗法是指通过给氧,提高动脉血氧分压和动脉血氧饱和度,增加动脉血氧含量,纠正各种原因造成的缺氧状态的一种治疗方法。

随着便携式供氧装置的面世和家庭用氧源的发展,一些慢性呼吸系统疾病和持续低氧血症的病人可以在家中进行氧疗。家庭氧疗可由制氧器、小型氧气筒及氧气枕等提供氧源,一般采用鼻导管和鼻塞法给氧。

1. 用物 供氧装置(制氧器、氧气筒及氧气压力表装置、氧气枕)、双侧鼻导管或鼻塞、棉签、小药杯(内盛冷开水)。

2. 方法 以双侧鼻导管和氧气筒为例。

● 调试:可按说明书或在医务人员指导下进行安装调试。氧气筒是一个圆柱形无缝钢筒,顶部有总开关,可控制氧气的进出;侧面有气门与氧气表相连,是氧气自筒中输出的途径;氧气表由压力表、减压器、流量表、湿化瓶及安全阀组成。

● 清洁:用湿棉签清洁双侧鼻腔。

● 连接:将鼻导管连接湿化瓶出口。

● 调节:打开流量开关,调节氧流量。一般轻度缺氧者 1～2 升/分钟,中度缺氧者 2～4 升/分钟,重度缺氧者 4～6 升/分钟,小儿 1～2 升/分钟。

● 湿润:将鼻导管前端放入小药杯中的冷开水中湿润,同时检查鼻导管是否通畅。

● 插管:将鼻导管插入病人双侧鼻孔。

● 固定:将导管环绕病人耳部向下放置,调整松紧度。

● 停氧:先取下鼻导管,再关闭氧气开关、流量开关。

3. 注意事项 需注意以下事项。①注意用氧安全。注意防震、防火、防热、防油;氧气瓶搬运时要避免倾倒撞击;氧气筒应放于阴凉处,周围严禁放烟火及易燃品,至少距明火 5 米、距暖气 1 米,以防引起燃烧;氧气表及螺旋口勿上油。②使用氧气时,应先调节流量;停用氧气时,应先拔出导管,再关闭氧气开关;中途改变流量时,应先分离鼻导管与湿化瓶连接处,调好流量再接上,以免一旦开关出错,大量氧气进入呼吸道而损伤肺部组织。③常用湿化液有冷开水、蒸馏水。④持续用氧者,每日清洁鼻腔并调换鼻导管或鼻塞 1~2 次。

家庭消毒法

家庭消毒主要是指对病人的用具和环境进行消毒,以利于病人早日康复,避免传染给家人。

1. **手的消毒**　为病人操作后,用每升 500 毫升消毒灵的溶液(即 1 000 毫升水加 500 毫升消毒灵)洗刷 1 分钟后用流动水冲净,或用肥皂、流动水刷洗 1~2 分钟。

2. **食具消毒**　病人使用的食具一般采用煮沸法进行消毒,即放入备用锅内煮沸 20 分钟,然后冲净;剩残食物亦可煮沸 20 分钟后弃去。

3. **被服类消毒**　病人使用的被服,应在消毒处理后再拆洗。当有强烈日光时,将被服直接放在日光下曝晒 6 小时,其间应定时翻动。无强烈日光条件时可将被服煮沸 20 分钟后再按常规步骤清洗。

4. **物品消毒**　不能浸泡的用物(如书、报等)可在强烈日光下曝晒 6 小时。能浸泡的用物(如塑料制品、玻璃制品)可采用每升含 200 毫升消毒灵的溶液浸泡 60 分钟。木制品及其他用物(如笔、家具等)可用每升 200 毫升消毒灵的溶液揩拭。

5. **房间消毒**　室内定时开窗通风,地面、桌面、墙、床可用每升含 200 毫升消毒灵的溶液揩拭。室内空气可用食醋熏蒸消毒(将食醋少许放入碗内,用文火加热

蒸发)。

6. **排泄物消毒(呕吐物、痰液、尿液、大便)**　病人大小便应尽可能集于痰盂中,液体状排泄物以 3% 含氯石灰(漂白粉)(即 100 毫升加 3 克含氯石灰),粪便以 1 份加 1/5 份含氯石灰,充分搅匀后放置 2 小时后处理。

7. **便器、痰杯消毒**　用每升含 200 毫克消毒灵的溶液浸泡 60 分钟,冲净备用。

一般隔离法

传染病不但危害病人的身体健康,而且还随时威胁着周围人的身体健康,因此掌握和应用常用的隔离与消毒是防止疾病传播,维护病人和家人健康的重要措施。

家庭隔离是将病人安置在尽量避免与家中成员直接或间接接触的环境中。无条件者可建立以床周围为单位的小面积隔离区。隔离的措施可以概括为"四分开",即"分开吃、分开住、分开用、分开洗"。具体措施要根据所患病的传播途径有的放矢地选择。如患的是消化道传染病(如病毒性肝炎、痢疾、伤寒等),隔离应以分开吃、分开用、分开洗为重点。病人不要和家里其他人合餐,吃剩下的食物不要给其他人吃,不能给小孩喂饭、喂奶,更不能让病人做饭。病人的洗漱用具、被褥、碗筷、水杯、脸盆、大小便器等日常生活用品都要与其他人分开,单独使用、保管、洗刷消毒和放置。若无需要,健康人尽量不要去接触病人或病人用过的东西。为了及时消毒,可在病人床旁准备一盆 0.5% 的过氧乙酸消毒液(每日更换 1 次),接触病人之后将双手放在消毒液中浸泡 5 分钟。如无过氧乙酸,市售的 84 消毒液也可,或用肥皂流水反复彻底地冲洗双手多遍。

常见传染病的家庭隔离期限依疾病而

定,病毒性肝炎不能少于 30 日;伤寒隔离至体温正常后 15 日;痢疾应隔离至症状消失后 7～8 日;流感隔离至症状消失后 2 日;猩红热发病后隔离 7 日;麻疹的隔离期是出疹前后各 5 日;百日咳隔离至发病后 40 日;腮腺炎隔离至发病后 21 日;流脑应隔离至发病后 21 日或症状消失后 2 日;斑疹伤寒隔离至退热后 7～12 日。

手术前准备和手术后护理

1. 手术前准备　手术是外科治疗疾病的主要方法,手术同时又是一种创伤性的治疗手段,另外,保证手术顺利进行的麻醉亦可给病人带来一定的风险,因此,手术前病人在心理和生理上都应有一个适应的过程,这个过程就是我们通常所说的进行手术前准备工作的过程。大多数的病人听说要进行手术,都会感到或多或少的焦虑甚至恐惧,引起这种心理反应有多种原因,主要由于对手术治疗的意义、方法、过程以及治疗后的结果不确定,因此,术前相关知识的教育就起到了重要的作用。

手术前,除了关注病人的心理支持外,生理方面的准备同样至关重要。医生会给出医嘱,一方面对病人重要内脏的功能进行检查以估计病人对手术治疗的耐受力,另一方面根据检查的结果,慎重地诊断病人的疾病。通过治疗团队的讨论,明确诊断、权衡手术的利弊、拟定麻醉方式并制定手术方案,并对术中、术后可能发生的并发症情况作出估计,准备应对策略。考虑手术治疗后,床位医生会就以上内容告知病人或其家属或法定监护人,共同决定治疗方案,并签署手术治疗同意书。在此期间,护士会根据医嘱完成有关治疗工作,包括药物治疗、营养支持、完成血液标本采集并

进行病人手术区域皮肤的清洁工作、药物敏感试验;通知病人在术前一日晚餐后禁食,仅可饮少量水分,以免麻醉时因呕吐而造成误吸和窒息以及术后腹胀,必要时灌肠;护士也会教会病人简单的防止术后早期不适的方法;病人入院后即应禁烟,在去手术室前应排空大、小便,取下假牙、手表、饰物等交由家属保管。

2. 手术后护理　手术后的护理重点在于观察病情、增进病人的舒适感、预防及早期识别并发症并积极处理。术后早期麻醉反应过后,病人会有一定程度的疼痛感觉,疼痛的程度因人而异,这时正确的做法是告知医生护士给予止痛处理,不可大喊大叫,以免大口吞下空气而使腹胀不适加重疼痛。在使用止痛处理前,要求病人排空小便,以免发生尿潴留,若病人自感小腹胀痛、排尿困难,应请医生、护士处理。一般麻醉反应消失、血压平稳后多采用半卧位,这样的体位便于呼吸、循环、引流,方便进食并且病人也感觉较为舒适,注意定时翻身以保护皮肤。术后何时可以开始进食取决于手术的部位,消化道如食管、胃及肠道手术术后禁食的时间较长,可根据医嘱执行。一般来说,术后出现肠鸣音和肛门排气、病人自觉腹胀消失,提示肠蠕动恢复,即可进食流质或半流质饮食,进食后如无不适可逐步加量并向普食过渡。反之,暂停进食。饮食应清淡、注意补充蛋白质和维生素,避免牛奶、豆类等胀气食物。

术后特别是早期,须密切观察病情,注意伤口部位,诸如敷料有无血液渗出,是否感觉发热、疼痛等,并及时向医护人员反映情况。手术后还要注意保护引流管,以免滑脱、受压等,保证引流的通畅。只要病人没有活动禁忌,术后鼓励其早期活动,床上活动时先从远离手术部位的关节屈伸开始,慢慢过渡到近侧关节。随病情好转,可

早日下床,在床边、室内、走廊走动等。早期活动要注意安全,其意义在于可预防部分并发症并促进病人全身功能的恢复。

手术病人出院后的家庭护理

一般来说,手术病人出院后尚需在家休养和经过一段康复时间,出院前要向医生问清自己的病况以及在家需要什么特殊护理、什么时候可以恢复原来的工作和参加社交活动。不同手术所需康复期的长短也不一致。

总的原则是,手术后不要过多地卧床不动,可早期下床活动,逐步加强体质锻炼。不少病人在术后多睡、多吃而致肥胖及脂肪肝等是常见的。一般不主张忌口,增加营养以食补为主,但不宜过饱。多吃高蛋白质、高维生素和易消化的食物,如瘦肉、鱼类、鸡蛋、牛奶或豆浆,多吃蔬菜和水果,不要偏食。不要轻信甲鱼、黑鱼及某些补品等的万灵功能。

1. 颅脑手术 要心情愉快和乐观,特别是脑外伤后有一段时间的头痛和健忘等情况,要振作起来,不要精神忧郁或悲观失望,经过一段时间会自然痊愈的。脑瘤手术后出现头痛并逐步加重,或伴有呕吐者,要去原手术医院复查。颅脑手术后有的病人可遗留失语、肢体瘫痪或大小便难以自理等情况,对病人的生活护理要仔细,体贴关心,多安慰、鼓励。有失语者及早进行语言训练,先从教简单的发声开始,要有耐心。有肢体瘫痪者,家属或护理人员要帮助活动瘫痪肢体的关节,轻轻按摩瘫痪的肌肉以防止其进一步萎缩,物理治疗有一定的疗效,若情况允许可就近到医院理疗科诊治。

2. 胸心手术 首先,胸心手术病人术后应严格禁烟。经常作深呼吸锻炼,以利于肺的扩张。有痰要努力咳出,为了减轻切口处的疼痛,咳痰时可用手掌按住切口。注意呼吸和脉搏的次数,如有脉率增快、气急、嘴唇发绀、下肢浮肿或尿少时,应去医院进一步诊治。

3. 腹部手术 如系胃切除手术者,术后2～3个月内遵循少食多餐的原则,即每次进食量少一些,每日可多吃几顿;出院后可自半流质饮食开始,如肉糜、菜泥、面条和粥等,逐步过渡到软食,一般在术后3周可恢复正常饮食,但要多咀嚼、慢咽下;感餐后头晕心慌,可暂平卧片刻。如系胆囊切除术者,少食动物类脂肪饮食,如蹄髈、肥肉和重油炒菜;鸡蛋仍可吃(包括蛋黄),以蛋汤或水煮蛋为宜,每日吃1～2个。带T形管出院者,出院前要向医生学会护理导管的要点,如牢固固定和乙醇(酒精)棉球定期清洁导管周围皮肤等。施行结肠造口(俗称人工肛门)者,应学会使用和更换结肠造口袋的方法;结肠造口周围皮肤可用温水清洗,保持清洁、干燥,防止皮炎、湿疹的发生;不要产生自卑或忧郁情绪,只要护理得好,清洁无臭,仍可参加正常的社交活动。施行腹外疝修补者,术后3个月内避免重体力劳动,以防复发。

4. 泌尿道手术 有泌尿道结石史者,白天应多喝水,要求肾功能良好的成人每日尿量在2 000毫升以上,利用尿流的冲洗作用防止尿盐沉积和结石复发。长期留置导尿管者,要学会如何固定导尿管和清洁导尿管周围皮肤的护理工作,每周更换集尿袋2次,每2周去医院更换导尿管;间歇夹住导尿管,每3～4小时开放1次,以锻炼膀胱肌肉的收缩和排空功能;有尿失禁者,更要耐心护理,注意会阴部的清洁,即时更换湿衣裤、尿布垫和床单;协助翻身,定时更换睡卧姿势,防止皮炎和压疮的发生。

5. **骨折和骨病手术** 术后可进食高蛋白质饮食以促进骨折的愈合。骨折后多采用石膏等固定方法,要注意固定肢体末端(指或趾)的色泽,如出现苍白,或有疼痛、麻木者,应即去医院就诊,以防并发症的发生。凡应用外固定者,要活动固定区内的肌肉和固定区外的关节,以防肌肉萎缩和关节僵硬。以前臂骨的固定为例,术后仍需经常活动指、腕,也就活动了前臂肌肉而不致前臂骨骨折的移位,活动肘、肩关节以防其僵硬。开始时动作轻柔、活动范围小、次数少;骨折数日后,逐步增加范围和次数,以不感到骨折处疼痛为原则。如有钢针外固定装置者,每日用乙醇(酒精)棉球擦洗钢针及其周围皮肤处。发现钢针松动或移位时,应请医生处理,不要自行校正。

外科病人留置导管的护理

T形管引流护理

1. **目的** 术后 T 形管不仅可引流胆汁,减低胆道内压力,防止胆汁渗漏、感染及胆道狭窄的发生,还可在术后经 T 形管行胆道造影等检查。

2. **用物** 无菌引流袋(市售或医院购置),血管钳一把,乙醇(酒精)棉球若干,清洁垫布 1 块。

3. **方法**

● 环境保持清洁,操作者洗净双手。操作时病人周围避免人员来回走动及其他操作,防止灰尘扬起。

● 钳夹 T 形管远端。

● 用乙醇(酒精)棉球消毒 T 形管与引流管衔接处。

● 脱下引流管并抬高,使管内胆汁流入袋内。

● 更换引流袋(整个操作过程,操作者应接受过医护人员的指导,按无菌要求进行)。

● 开放引流管,观察引流是否通畅。

● 固定引流管,使之长度适宜、无扭曲,防止脱落(卧床者可固定于床旁,但不应着地;能起床行走者,可将引流管、袋固定于身体某部位,但不应高于腰部,防止胆汁反流)。

● 记录好引流量(每 24 小时 1 次,相对固定时间)。

● 保护好引流口周围皮肤,保持干燥。

● 注意观察病人,如有发热、腹痛及明显的引流液色、质、量改变,应立即就诊。

● 一般病人术后 2~3 周经临床及造影证实通畅后可行拔管,但如果造影显示胆总管下端不通畅或有泥沙样结石者,则需继续引流。

结肠造口(人工肛门)护理

1. **目的** 造口术后排便方式的改变,可能给病人的生活、工作带来了不便,正确的护理和指导,可帮助病人保持造口周围皮肤的清洁,预防各种造口并发症,并可逐渐形成定时解便习惯,适应正常的工作与学习。

2. **用物** 市售人工肛门袋,防漏膏。

3. **方法**

● 向病人做好解释工作,消除其后顾之忧。

● 尊重病人的自尊心,操作时不应在公开场合。

● 置换时,由上而下取下污染的造口袋,用温水洗净造口周围皮肤。

● 按造口大小、形状在造口袋底盘上作标记并进行修剪,必要时可涂防漏膏。注意造口袋底盘与造口黏膜之间保持适当间隙(1~2 毫米)。间隙过小,底盘边缘易与黏膜摩擦导致不适,甚至出血;间隙过大,粪便可刺激皮肤引起皮炎。

● 确保造口周围皮肤干燥后,撕去粘贴面上的纸,按照造口位置由上而下将造口袋底盘贴上,并装上清洁的造口袋。如使用防漏膏,应当按压底盘 15～20 分钟。

● 当造口袋内容物超过 1/3 时,应进行造口袋的更换。

● 术后 1～3 个月应避免重体力劳动,以防腹压增加而导致结肠外翻、造口黏膜脱出。

● 注意观察造口及周围皮肤情况,并定期用手指扩张造口,防止造口狭窄,如有造口狭窄、排便困难、腹部不适等,应立即去医院随访。

膀胱造瘘管护理

1. 目的　保持病人尿液引流通畅,解除排尿困难的痛苦。

2. 用物　集尿袋(市售),少量乙醇(酒精)棉球,血管钳 1 把,20 毫升无菌注射器(备用),无菌生理盐水。

3. 方法

● 一般经医护人员指导后,出院病人可自行护理与监测(对无自理能力者由家属进行)。

● 操作前洗净双手,用血管钳夹住造瘘管上端。

● 用乙醇(酒精)棉球擦拭造瘘管与引流管接头处,脱下引流管并抬高,让管腔内尿液流入袋中。

● 按要求连接无菌集尿袋。

● 妥善固定造瘘管,保持造瘘管引流通畅,防止扭曲、折叠或滑脱(尤其在夜间睡眠时),若造瘘管突然滑脱,应去医院重新置管。

● 注意引流管和引流袋的位置,切忌高于膀胱区,防止尿流逆行而导致感染。

● 鼓励病人多饮水,并观察、记录 24

小时尿量。若尿液出现结晶、絮状沉淀物,可适当增加饮水量,稀释尿液。症状若不缓解,尿液混浊或呈脓性,且伴体温升高,应去医院就诊。

● 当造瘘管出现堵塞时,可挤压造瘘管,若无效用无菌注射器注射适量生理盐水冲洗,若仍不能将其排出则应去医院处理。

● 一般集尿袋可每 2 日更换 1 次,每月更换造瘘管 1 次(由医院专职人员处理)。重新换管后,偶尔会出现少量血尿,一般持续 2～3 日,不需处理,多饮水或在医生指导下口服抗菌药物、止血药,若血尿持续时间长或出血严重者,立即就医。

● 注意造瘘口四周皮肤护理。夏季每日更换敷料,其他季节可视情况增减,敷料浸湿时应及时更换。更换敷料时注意清洁造瘘管周围皮肤,观察皮肤情况,外涂氧化锌软膏,避免尿液刺激皮肤。

功能锻炼

功能锻炼在康复医学中被称为运动疗法,也称医疗体育(体疗),是利用人体肌肉关节的运动,以达到最大限度地恢复或改善病人已经丧失或减弱的器官功能,预防和治疗肌肉萎缩、关节僵硬等并发症,促进心身功能恢复和发展的一种方法。它根据病人疾病诊断、病期、功能状态、康复目标等具体条件,以运动处方的形式,选择合适的运动方法,确定恰当的运动量,规定注意事项等,由病人自己在医生或家属的指导、帮助下进行锻炼,以改善或提高运动能力和内脏功能,促进康复。运动疗法对一些疾病可取得较为满意的效果,如偏瘫、截瘫病人;四肢、脊柱骨折后病人;颈椎病病人;高血压、冠心病病人;糖尿病病人;肿瘤切除术后病人等。但对于处在疾病的急性期、休克期的病人，有出血倾向的病人，运动器官损伤后未复位固定病人，剧烈疼痛病人等，则不宜进行强度比较大的功能锻炼，特别是全身性的主动运动。常用的一些运动疗法有：

1. 按摩（推拿） 按摩有推摩法、擦摩法、揉捏法、叩击法等多种方法，在按摩时应注意按摩方向，如为改善血循环，应从远至近；如为促进瘫痪肌功能恢复，宜从近至远。视病情需要选择合适的按摩手法。按摩部位宜处于放松舒适位，可裸露按摩部位，以观察局部反应。皮肤有感染或瘢痕、有出血倾向的病人不宜按摩。每次按摩后，不应引起疼痛及痉挛。按摩可以和其他治疗配合。

2. 被动活动 是指完全依靠外力作用帮助人体完成的运动。它适用于各种原因的肢体关节功能障碍，能起到放松痉挛肌肉、牵伸肌腱和韧带、恢复或维持关节活动度的作用。进行被动活动时要注意，病人应处于舒适体位；对于要活动的关节，应稳定、牢固地固定关节近端，固定的位置应尽量靠近关节的中心部位；动作应缓慢、平稳，逐步增大活动关节范围，避免使用粗暴、强力、快速的手法；操作一般应在无痛范围内进行。

3. 主动活动 是指人体在完全不依靠外力辅助的情况下独立靠自己的肌肉收缩完成的运动。这在运动疗法中是应用最广泛的一种活动。主动活动的种类常用的有发展呼吸功能的呼吸练习；有改善平衡、协调功能的平衡和协调性训练；有牵伸挛缩肌群的牵伸和放松练习；有发展肌力的抗阻练习；有增进关节活动的关节体操；有增强心肺功能的有氧耐力训练（行走、健身跑等）。在做这些活动时应注意，有心脑血管病史及呼吸系统病史的病人运动时应注意监测血压、呼吸和心率；防止运动过量，

注意控制运动的强度、时间和频率，在运动中有任何不适，应中止运动；防止疲劳，每次剧烈运动后应有充分的休息时间；在运动后切勿立即进行热水浴或桑拿浴，以免血压突降而诱发心律失常（一般在运动后20分钟出汗停止后为宜）；要定期去医院检查，以观察运动疗效。

在功能锻炼过程中可借助一些器材，家庭中可备体操凳、体操棒、单轮固定脚踏车、医疗球、哑铃、沙袋、弹簧拉力器、拐杖、手杖、颈腰椎牵引器、皮球、篮球、排球等器械，以帮助进行各种主动、被动功能锻炼。除上述运动疗法，还可辅以其他康复疗法，如传统医学常用的针灸、气功疗法；物理疗法如电疗法、超声疗法、光疗法、水疗法等；作业疗法如家务劳动训练、日常生活活动训练等；还可用音乐疗法、营养疗法、矿泉疗法、言语疗法等。这些疗法加上运动疗法，在病人整个康复过程中能取得满意的疗效。

循环系统疾病护理

1. 急性心绞痛 若病人突然出现心前区压榨样疼痛，伴胸闷，应考虑发生了急性心绞痛，需立即休息、舌下含服硝酸甘油。若胸痛剧烈、持续时间长、经舌下含服硝酸甘油无效，应考虑发生了急性心肌梗死。此时，病人需要立即卧床休息、镇静、避免各类刺激，含服硝酸甘油。若家里备有氧气，应立即吸氧，同时打"120"急救电话求助，送正规医院诊疗。运送病人时，最好用平板车将病人抬上救护车。切忌让病人步行或乘公交车去医院。如果病人感到呼吸困难，不能平卧，频繁咳嗽，咳大量粉红色泡沫痰，需考虑发生了急性肺水肿，应让病人取坐位或半卧位，双下肢下垂，吸氧，马上送医院。急性心肌梗死病人急性

期需绝对卧床休息，但恢复期不宜长期卧床，应适当活动，以不疲劳为限。体力劳动者休息3个月后可恢复工作，但不能从事重体力劳动。脑力劳动者休息6～8周后多可恢复原工作。冠心病病人的饮食应清淡、富有营养，不宜过饱，忌高脂、高胆固醇和刺激性食物，不饮浓茶、咖啡，多食水果、蔬菜，急性心肌梗死起病4～12小时内应给予流质饮食。病人应保持大便通畅，避免情绪激动、干重体力活以及受寒。肥胖者需减肥。病人应定期随访，外出时随身携带急救药品，口袋内备卡片，卡片上写明病人姓名、住址、家人联系电话、所患疾病以及备有的药物，一旦在路上发作时可让路人帮助其服药。

2. **高血压**　高血压病人应低盐、低脂饮食，每日盐摄入不超过6克。不仅要注意在食物中少放盐，而且应少食酱类和腌制食品。多食新鲜蔬菜、水果，防止便秘，因用力排便可导致收缩压上升而引起血管破裂。必须戒烟限酒，肥胖者需要减肥。注意劳逸结合，坚持合理运动，禁忌竞技类和力量型运动，一般可根据自己的身体状况选择步行、慢跑、交替跑、健身操、太极拳、游泳等有氧运动，循序渐进，持之以恒。每周运动至少3～5次，运动强度和运动时间以微微出汗、不出现不适为度。保证睡眠充足，心情愉快。遵嘱服药，不可随意减量或停药。病人或家属需学会血压的测量方法，以便在家中自我监测血压。血压控制不理想时，应及时就医。若头痛剧烈，需卧床休息，避免各类声、光等刺激，监测血压，病情严重者需立即送医院诊治。

呼吸系统疾病护理

1. **肺炎**　肺炎病人应保持室内空气新鲜，注意保暖，避免受寒。早期尽可能卧床休息，病情好转后应增加活动，注意劳逸结合。给予营养丰富、易消化的饮食。多饮水，每日1～2升，以补充发热、出汗、呼吸增快所导致的水分丢失，并有利于稀释痰液。若不能进食，应去医院静脉输液补充水分和热量。鼓励病人咳痰，痰液黏稠不易咳出时，可进行背部叩拍。具体方法：叩击者手指和拇指并拢、手掌弓成杯状，以手腕的力量，从肺底自下而上、由外向内，迅速而有节律地叩击胸壁，边叩边鼓励病人咳嗽，以促进痰液排出。如果胸痛明显，可采取患侧卧位，咳嗽时用枕头等夹紧胸部，限制胸廓扩张，减轻疼痛。高热者，可给予物理降温。

2. **慢性支气管炎和慢性阻塞性肺病**　该类病人应注意防寒保暖，预防感冒，戒烟，避免烟雾、粉尘和刺激性气体。加强锻炼，增强体质。进食高热量、高蛋白质、高维生素的饮食，多饮水，养成及时排痰习惯。长期卧床者，应给予定时翻身拍背以咳出痰液。慢性阻塞性肺病病人应坚持缩唇腹式呼吸锻炼，保护肺功能，防止并发症。缩唇腹式呼吸的具体方法：病人取立位、平卧位或半卧位，两手分别放于前胸部和上腹部，闭嘴用鼻吸气，腹肌放松、腹部鼓起，经口缩唇缓慢呼气，腹肌收缩，腹部下陷，吸呼时间比为1:2～1:3。每日锻炼3～4次，每次10～15分钟。呼吸困难伴有低氧血症者应进行家庭氧疗，每分钟氧流量1～2升，每日持续15小时以上。应遵嘱服药，定期随访肺功能。

3. **哮喘**　哮喘病人应避免接触刺激性气体，预防呼吸道感染。避免摄入引起过敏的食物如鱼、虾、海鲜类。室内布置力求简洁，不宜布置花草，避免羽绒和蚕丝织物，不使用地毯，不养宠物，经常打扫房间，清洗床上用品。避免强烈的精神刺激和剧烈运动，避免大笑、大哭、大喊等过度换气动作。发作时,取坐位或半卧位,可使用床桌,使病人伏桌休息,减轻体力消耗。缓解期加强体育锻炼、耐寒锻炼和耐力训练。病人须遵嘱用药,学会自我监测病情,认识干咳、呼吸紧迫感、连打喷嚏、流泪等发作先兆,并掌握峰流速仪的使用方法。峰流速仪的使用方法:打开盖子,摇匀药液;深呼吸至残气位,张口将吸入器喷嘴置于口中,双唇包住咬口;以慢而深的方式经口吸气,同时以手指按压喷嘴;至吸气末屏气10秒,然后缓慢呼气。休息3分钟后可再重复使用。

内分泌疾病护理

1. **糖尿病**　糖尿病病人的护理目标是控制血糖、减少并发症。具体措施包括控制饮食、合理运动、遵嘱服药、监测血糖和及时处理高、低血糖。饮食的关键在于控制总热量,限制各种甜点,限制饮酒,且应清淡少盐,忌油炸食物和高胆固醇食物。按时进食,不抽烟。病人需进行规律的有氧运动,但不宜空腹锻炼,以免发生低血糖。运动时应随身携带糖果,以便出现低血糖症状时及时食用。当身体健康状况不良或血糖>14毫摩尔/升时,应暂停运动。有条件者,最好经常自我监测血糖,并根据血糖情况适当调整饮食和运动量,必要时调整降糖药物和胰岛素的剂量。病人一旦发生低血糖,应尽快给予糖分补充,一般可给予含15克糖的糖水,含糖饮料或饼干、面包等;严重者如昏迷病人,应立即送医院,通过静脉补充葡萄糖。

长期血糖控制不良的糖尿病病人易发生足部溃疡,严重者可导致截肢,甚至危及生命,因此,应采取措施加以预防。具体措施包括:经常按摩足部和进行适度运动,以促进足部循环;冬天注意足部保暖,使用热

水袋应小心,避免烫伤皮肤;选择柔软宽大的鞋子以及弹性好、透气好的棉毛质地袜子;外出时不穿拖鞋;不赤脚走路;每日用温水清洁足部,保持趾间清洁、干燥;趾甲不能过长,修剪趾甲应注意剪平,不要过短,以免伤及甲沟;有鸡眼、脚癣或出现红、肿、热、痛等感染表现时,应及时请专业人员治疗。

2. **甲状腺功能亢进**　甲状腺功能亢进简称甲亢,甲亢病人应进食高热量、高蛋白质、高维生素饮食;避免食用含碘丰富的食物,如海带、紫菜等,以免加重病情;避免辛辣、刺激性食物以及浓茶、咖啡等兴奋性饮料。多饮水,每日2 000～3 000毫升,但有心脏病的病人应避免大量饮水,以防水肿和心衰。眼部症状明显者应保护眼睛,预防受到刺激或伤害。外出时可戴深色眼镜,减少光线、灰尘和异物的侵害;不要用手直接揉眼睛;经常以眼药水湿润眼睛,避免过度干燥;眼睑不能闭合者睡前用无菌纱布或眼罩覆盖双眼,并抬高头部,减轻球后水肿。

消化系统疾病护理

1. **急、慢性胃炎、胃十二指肠溃疡**　该类病人均应注意休息,劳逸结合,保持心情愉快,避免过度劳累。避免服用对胃黏膜有损害作用的药物如非甾体类抗炎药等。饮食应定时定量,细嚼慢咽,忌暴饮暴食,忌过冷、过热、辛辣等刺激性食物以及浓茶、咖啡等饮料,戒烟酒。急性胃炎症状明显或少量出血者应进食少渣、温凉半流质饮食,也可给牛奶、米汤等流质饮食。急性大出血或呕吐频繁者应禁食。慢性胃炎胃酸缺乏者可食用浓肉汤、鸡汤等富含蛋白质的饮食,刺激胃酸分泌,并可酌情食用山楂、食醋等酸性食物。胃酸分泌过多者

则应避免进食酸性和高脂饮食。溃疡活动期宜少量多餐,每日进食宜4~5次,避免餐间零食和睡前进食,但一旦症状控制,应尽早恢复至1日3餐。应遵嘱服药,抗酸药物如氢氧化铝凝胶等不可与奶制品和酸性食物及饮料同服。慢性萎缩性胃炎和老年胃溃疡病人应定期门诊随访。

2. **失代偿期肝硬化**　肝硬化病人应注意卧床休息,避免劳累。饮食应以高热量、高蛋白质、高维生素、低盐、低脂肪、易消化饮食为原则。多食新鲜蔬菜和水果,忌食生冷硬、刺激性食品,戒烟酒。有水肿或腹水者,应限制水和盐的摄入。每日摄水量应控制在1000毫升左右,每日盐的摄入不应超过2.0克。血氨偏高或肝功能极差者,需限蛋白质摄入,以免发生肝昏迷。肝硬化病人应避免使用对肝脏有损害的药物,并定期随访肝功能和电解质指标。如果在家中病人出现行为异常或(和)神志改变,如嗜睡、神志模糊、对答不清、行为不正常,应怀疑发生肝昏迷,需立即送医院救治。

3. **急性胰腺炎**　急性胰腺炎病人需禁食1~3日,待腹痛基本消失后方可进食,先饮水或进少量碳水化合物流质,如米汤、稀藕粉等,尔后逐步恢复正常饮食,避免高脂食物,不可酗酒和暴饮暴食。有胆道疾病如胆结石者需积极治疗,防止蛔虫感染。

肾脏疾病护理

1. **肾小球肾炎**　急性肾小球肾炎病人在急性期应绝对卧床休息,待水肿消退、肉眼血尿消失、血压恢复正常后,方可逐步增加活动量,1~2年内应避免重体力活动和劳累。急性期每日盐的摄入量应低于3克,病情好转,水肿消退、血压下降后,可由低盐饮食逐渐转为正常饮食。除了限制钠盐外,还应注意控制水和钾的摄入,尤其尿量明显减少者。急性肾小球肾炎病人需定期随访1~2年。

慢性肾炎病人应加强休息,避免疲劳以及一切可加重肾损害的因素,如感染、预防接种、妊娠和应用肾毒药物等。肾功能减退时应予以优质低蛋白质饮食(优质蛋白质是指富含必需氨基酸的动物蛋白,如牛奶、鸡蛋、鱼肉等),增加碳水化合物的摄入,控制磷和盐的摄入,同时注意补充多种维生素。

2. **肾病综合征**　肾病综合征需卧床休息至水肿消退,但应进行一定的床上或床旁活动,以防下肢血栓形成。饮食应进食高热量、低脂、低盐、高维生素食物,并增加富含可溶性纤维的食物如燕麦、豆类等,以控制高脂血症。一般给予正常量的优质蛋白质如牛奶、鱼、瘦肉等,但肾功能减退者应给予优质低蛋白质。

3. **肾盂肾炎**　在无禁忌证的情形下,肾盂肾炎病人应尽量多饮水、勤排尿,以达到不断冲洗尿路的目的。急性发作期,每日摄水量不应少于2000毫升,保持每日尿量在1500毫升以上,同时必须按医嘱按时、按量、按疗程服药,不可随意停药,并随访尿菌。平时应保持规律生活,坚持锻炼,注意休息与睡眠,避免劳累,增强机体免疫力。加强个人卫生,注意会阴部及肛周皮肤的清洁,女病人月经期间尤需注意会阴部的清洁干燥。与性生活有关的反复发作者,应注意性生活后立即排尿,必要时,按医生建议服用抗菌药物预防。

4. **慢性肾衰竭**　慢性肾衰竭病人的饮食调理非常重要。没有进行透析治疗前应限制蛋白质,并选择优质蛋白质,尽量少食植物蛋白如花生、豆类及其制品,同时应摄取足够碳水化合物,也可增加植物油,保证总热量,减少体内蛋白质的消耗。进行透析治疗时,则应增加蛋白质的供给量。此外,饮食中应控制磷的摄入,增加富含 B 族维生素、维生素 C、叶酸、铁、钙的食物。水肿、高血压和少尿者,应限制食盐和水的摄入。慢性肾衰竭病人应卧床休息,避免过度劳累,但能起床活动的病人,应鼓励其适当活动。加强个人卫生,避免感染。避免皮肤过于干燥,应以温和的肥皂和沐浴液进行皮肤清洁,洗后涂上润滑剂。皮肤瘙痒时可用止痒剂,避免用力搔抓。

血液系统疾病护理

血液系统最常见的疾病是白血病和再生障碍性贫血,出血、感染和贫血是最常见症状。

1. 预防感染 避免到人群聚集的地方或与上呼吸道感染的病人接触,出门戴口罩。秋冬季节时,要注意保暖,防止受凉。应加强口腔、皮肤、肛门及外阴的清洁卫生。养成进餐前后、睡前、晨起用生理盐水或漱口液漱口的习惯。保持皮肤清洁、干燥,勤沐浴、勤更衣。勤剪指甲,蚊虫蜇咬时应正确处理,避免抓伤皮肤。睡前、便后用 1∶5 000 高锰酸钾溶液坐浴,每次 15~20 分钟。女病人尤其要注意会阴部的清洁卫生,适当增加局部皮肤的清洗。

2. 预防出血 保证充足睡眠,避免情绪激动、剧烈咳嗽和过度用力排便,以免内脏出血,尤其是颅内出血。便秘者可用开塞露或轻泻剂。避免皮肤受摩擦和肢体受挤压,避免人为的皮肤创伤。建议用温水淋浴,避免用过热热水冲洗或过于用力擦洗皮肤。禁食过硬、过于粗糙、带刺或含骨头的食物。刷牙时使用软毛牙刷,忌用牙签剔牙,不要挖鼻孔和用力擤鼻,以防口鼻出血。血小板计数低于 $50×10^9$/升时应减

少活动,增加卧床休息时间;严重出血或血小板计数低于 $20×10^9$/升者,必须绝对卧床休息。若发生严重出血,应立即去医院。

3. 贫血的护理 应根据贫血的程度、发生发展的速度,进行合理的休息与活动。轻度贫血者,无需太多限制,但要注意休息,不可过度疲劳。中度贫血者,增加卧床休息时间,若病情允许,病人应尽量参与日常活动,但活动量应以不加重症状为度。若自测脉搏≥100 次/分或出现明显心悸、气促,应停止活动。重度贫血者多存在明显缺氧,应卧床休息,给予氧气吸入,待病情好转后再逐渐增加活动量。

骨科疾病护理

1. 骨折的急救处理 骨折往往合并其他组织及器官的损伤,如发现伤员呼吸困难、窒息、大出血等,应立即就地急救、注意保持病人呼吸道通畅,尽快给予止血。如发现伤口,可用现场最清洁的布类包扎,以免伤口进一步污染。如伤口出血应给予局部加压包扎,四肢大血管出血者在加压包扎无效的情况下给予止血带止血。专用的止血带有橡皮止血带、卡式止血带、充气止血带等,在紧急情况下,也可用绷带、三角巾、布条等代替。止血带应扎在伤口近心端,尽量靠近伤口;止血带不能直接扎在皮肤上,应先用棉垫、毛巾或衣服等平整地垫好,避免止血带勒伤皮肤;止血带要定时放松,必须每小时放松 1 次,每次 5~10 分钟;上止血带的伤员需在明显部位加以标记,注明止血带的时间,以便后续救护人员继续处理。骨折肢体必须立即予以固定,以减少伤部活动,减轻疼痛,防止再损伤,便于伤员搬运。其用具可就地取材,如树枝、木板、硬纸板等,还可直接用伤员的健肢或躯干进行临时固定。固定应松紧适

、牢固可靠,以免影响血液循环。肢体骨折固定时,一定要将指(趾)端露出,以便随时观察末梢血液循环情况,如出现指(趾)端苍白、发冷、麻木、发绀,说明血液循环不良,应立即松开检查并重新固定。未作固定者严禁搬动。在运送病人时力求平稳、舒适、不倾斜、少震动。

2. 石膏固定的护理 石膏未干前避免牵拉、压迫及任意活动,以免引起石膏折断、变形、骨折移位等。必须搬动病人时,用手掌平托石膏固定肢体。可将病人移到通风、温暖处以尽快使石膏干固。躯干上石膏者,应观察有无呼吸困难、腹胀、腹痛、恶心、呕吐等症状发生。使用髋"人"字形石膏、石膏背心病人,石膏干燥后可向健侧翻身,但用力需均匀,以免石膏折断或使病人发生疼痛。四肢上石膏者,需将患肢抬高,以促进静脉血回流,减轻肿胀。严密观察患肢末梢血液循环,如病人肢端皮肤出现苍白、厥冷、发绀、肿胀、疼痛、麻木、感觉减退,应及时通知医师。指导病人早期开展功能锻炼,避免失用性肌肉萎缩和关节僵硬。鼓励病人多做深呼吸运动,防止发生坠积性肺炎;多饮水,多吃蔬菜、水果,保持大便通畅;增加营养,促进骨折的愈合。

3. 骨折的功能锻炼

• 骨折早期:伤后1～2周,患肢局部肿胀、疼痛,骨折也容易发生再移位,软组织正处于修复阶段,此期功能锻炼的主要形式是使患肢肌肉作舒缩活动,目的是促进患肢血液循环,利于消肿,防止肌肉萎缩,避免关节僵硬。原则上在骨折部位附近的关节不应活动,其他无损伤的关节均应进行功能锻炼。

• 骨折中期:2周以后,此期可在医生的指导下逐步活动骨折部位附近的上、下关节,动作须柔和缓慢,活动范围由小到大;接近骨折愈合时,活动次数才可适当

增加。

• 骨折后期:加强患肢关节的主动活动锻炼,使关节能迅速恢复正常活动范围。

4. 骨质疏松症 骨质疏松症是老年人的常见病,是骨骼的退行性病变。补钙、运动疗法和饮食调节是防治骨质疏松的三大原则。老年人和中老年女性可适当补充钙剂,多食含钙丰富的食物,如牛奶、豆制品、虾等。饮食上要忌烟、酒,因为烟酒的过度摄取可抑制钙的吸收。另外,老年人应积极参加户外活动,一方面运动可使内分泌发生正性改变,利于促进钙质吸收,保持骨量;另一方面,多做户外运动,多晒太阳,利于皮肤维生素D合成增加,进一步促进钙质吸收。慎用药物,如利尿剂、四环素、异烟肼、泼尼松等,它们可影响骨质的代谢。注意安全,防止意外伤害,尤其是跌倒容易造成桡骨、尺骨和髋部骨折。

5. 腰肌劳损 腰肌劳损是青壮年较常见的疾病,病人多有腰部过劳或不同程度的外伤史。此病重在预防,首先,在重劳动或参加运动时,要做准备工作,包括思想准备和肌肉、韧带等的适应准备;其次,劳动时姿势要准确,动作要协调,可用阔腰带保护腰部。急性损伤发作后应注意休息,需卧硬板床,并给予理疗、热敷、按摩等。疼痛改善后,尽早做腰背肌肉的锻炼。

泌尿外科疾病护理

1. 血尿 根据尿液中血液的含量,血尿可分为两种。尿液中混有多量血液时,用肉眼即可看到,称为肉眼血尿;尿液中混有少量血液,肉眼看上去尚正常,但用显微镜检查,即可发现尿液中有红细胞,称为显微镜下血尿。密切观察血尿的颜色、出现的时间和伴随症状,有助于确定血尿的来源。血尿呈鲜红色时,多数来自膀胱和尿

道；呈棕黄或黑褐色时，多数来自肾脏。排尿一开始即见血尿的，血液多来自前尿道；在排尿将结束时出现，多数来自后尿道、膀胱颈部或膀胱三角区；若全部尿液皆有血液时，应考虑血液来自膀胱、输尿管或肾脏。血尿伴有腰部到下腹部阵发性绞痛者，应首先考虑为输尿管结石；血尿伴有排尿时疼痛、尿流会突然中断者，可能为膀胱颈结石；血尿不伴有明显症状的，即应高度怀疑有无泌尿系肿瘤。泌尿系肿瘤常需作膀胱镜检查以明确诊断，切勿因惧怕膀胱镜检查而延误诊断和治疗。膀胱镜检查后应适当休息，多饮水，并给以抗生素，以防止感染。

2. **泌尿系结石**　病人应多饮水，尤其是睡前和半夜饮水，保持成人每日尿量2 000毫升以上；饮水后多活动有利于小结石的排出。多吃低钙饮食，少吃牛奶、奶制品、豆制品、巧克力、坚果、菠菜、番茄、浓茶、芦笋、动物内脏等；少吃糖，因吃糖后尿中钙离子浓度、草酸及尿的酸度均增加，增加结石形成的机会。出现肾、输尿管绞痛时，应保持镇静，可采用局部热敷，给以止痛剂和解痉剂。如做体外震波碎石治疗的病人，治疗后需多饮水，并应用解痉剂、抗生素、排石汤等，及时观察尿液中有无结石排出；如无疼痛和血尿，应鼓励病人早期活动，定期复查 X 线检查，了解治疗效果。

3. **前列腺增生**　老年男性如有夜尿次数增多、排尿困难，应首先想到有前列腺增生的可能。平时应少喝酒，冬天注意保暖，因为喝酒、感冒易导致前列腺充血、水肿而加剧排尿困难症状。一有尿意即排尿，不要憋尿，膀胱过度膨胀可导致急性尿潴留。如遇腹痛、胃痛等不适就诊时，告诉医生自己患有前列腺增生，以避免使用阿托品、山莨菪碱等药物。不能行前列腺摘除术而需行耻骨上膀胱造瘘者，必须做好

留置尿管的护理。

血管外科疾病护理

1. **下肢静脉曲张**　出现下肢静脉曲张时，应就医检查以辨别原发的病变部位在深静脉还是浅静脉，两者的治疗方法不同。

可使用弹力袜降低曲张静脉内压力以改善症状和外观。平时注重身体锻炼，注意劳逸结合。休息时抬高患肢，促进血液回流，经常变换体位，避免长时间站立或久坐，也不要在坐时双膝交叉过久，不要穿过紧的衣物、束过紧的腰带，以免妨碍下肢血液回流而加重病情。保持下肢的皮肤清洁，并注意防止外伤。一旦发生出血，即抬高患肢，用清洁布类压迫包扎，之后去医院作进一步的处理，以防感染等不良后果发生。出现湿疹和溃疡时应定时就医换药。严重病人需进行手术治疗，现有的微创手术可使病人经受较少的痛苦，并于短时间内康复。手术后应抬高患肢，并在一段时间内继续使用弹力绷带或弹力袜。鼓励病人早期活动，手术后 24 小时即可下床，以防止术后深静脉血栓的发生。

2. **血栓闭塞性脉管炎**　给予病人心理支持，增强其治疗信心。本病要严禁吸烟；平时注意肢端防寒保暖，但不可热敷；因局部感觉迟钝要注意避免外伤，如清洗时对水温感觉不确切而造成烫伤、搔抓而引起皮肤破溃。鞋要合脚，不能赤足在地上行走，以免造成足部损伤；穿棉质袜防足部潮湿，注意治疗足癣等局部感染性疾病。建议病人经常做足部运动，以改善局部的血液循环而缓解疼痛，步行是最简单的方法。此外，还可进行以下运动：平卧，抬高患肢 45°，维持 1～2 分钟，然后两足下垂于床旁 2～5 分钟，同时两足和足趾向四周活

动10次,再将患肢放平休息2分钟,如此反复练习5次为一回,每日数回。按医嘱服药,干性坏疽应保持局部清洁干燥,湿性坏疽应及时就医换药以控制感染。

精神科疾病护理

精神疾病是指在各种因素作用下造成大脑功能失调,出现感知、思维、情感、意志行为、智能等心理过程的异常,以致不能正确反映客观存在,不能正常工作和学习,甚至可以在病态活动支配下,产生危害自身和社会安全的行为。精神疾病的家庭护理是指在家庭中对精神病病人实施的特殊护理,对精神病病人的康复和重返社会起着举足轻重的作用。精神病病人的家庭护理应重视以下几个方面。

1. 药物管理 药物治疗是治疗精神疾病的主要途径,在病人疾病缓解之后,仍需较长期服用维持量药物,因此一定要督促病人按时按量服药,坚持治疗。家属要注意妥善保管好药品,贴上标签,放置于通风、避光的地方,必要时加锁。不要让病人自行保管药物,以防发生意外。一般在饭后或临睡前服药,家属要看到病人确已咽下药物才可离开,还应防止病人吐药、藏药或随意擅自增减药量或停药,以免影响疗效。对有藏药行为的病人,要仔细检查舌下和两侧颊部;对无自知力、拒绝服药的病人,应采取多种方式确保病人治疗,必要时进行灌服。经常查看病人衣物、环境及地面有无药品,严防病人囤积大量药物用以自杀。

此外,家属要观察病人服用药物后的不良反应,并给予恰当的护理,必要时及时到医院检查。传统抗精神病药物主要不良反应和处理措施如下。①锥体外系反应:表情呆滞、流口水、肌肉僵直、动作缓慢、吞咽困难、口齿不清。口服苯海索(安坦)可减轻症状,严重时,可减少药量或暂时停药。②直立性低血压:在治疗的头几日最为常见,表现为突然脸色苍白、眩晕、冷汗、心悸、神志不清以致晕倒。可嘱病人起床时动作缓慢些,若感到头昏、眼前发黑可平卧休息。③便秘:可多喝水、多吃蔬菜、水果,多活动,建立定时排便的习惯。如3日无大便,可用轻泄剂,如开塞露,或去医院灌肠。④嗜睡:在初服药或大剂量服用后常见。应鼓励病人尽量起床参加一些活动,以保证夜间睡眠。

2. 日常生活护理 一些精神病病人受症状支配,可处于淡漠、活动减少、高度兴奋躁动或行为紊乱等状态,导致生活无规律,自理能力下降,因此应重视病人日常生活护理。

• 个人卫生护理:家属对于病人的日常生活既要避免过分照顾,也要避免放任自流。有些病人受精神症状影响或药物反应的影响,个人卫生难以自理,家属就要协助和督促其做好个人卫生,包括定期理发、洗头、沐浴、更衣、修剪指甲,按时作息,女性病人应注意经期卫生。此外还要帮助病人制定合理的作息时间,养成规律性的生活习惯。

• 饮食护理:家属应督促病人每日进食适量蔬菜、水果,保证足够营养。有些病人在精神症状支配下,会出现异常的进食情况,如拒食、不知饥饱、暴饮暴食甚至进食异物等,对此要给予相应的处理。当病人拒食时,应耐心劝导或与其共同进食,以消除其顾虑;对暴饮暴食者,注意控制其进食量;老年病人饮食应清淡、易消化、富营养、柔软、无刺、无骨等。

• 睡眠护理:对于精神病病人来说,睡眠质量的好坏常预示病情的好转、波动或恶化。睡眠护理中应注意:①要有一个良好的睡眠环境,包括环境安静整洁、床铺舒适、空气流通、光线柔和、温度适宜;②督促病人定时作息,白天除午休1～2小时外尽量多活动,以利夜间正常睡眠;③入睡困难者睡前忌服用引起兴奋的药物、饮料、咖啡或浓茶,避免参与兴奋性活动;④可使用一些有利入睡的技巧,如温水泡脚、全身放松术、数数字等;⑤不要让病人蒙头睡觉。

3. 心理支持 家庭成员对病人的疾病要有正确认识,对病人的各种病态言行和表现,应予以充分理解。在护理病人的过程中要细心和耐心,以平等的态度关怀、鼓励病人,尊重其人格,不要有愚弄、责备、讽刺、取笑、歧视病人的行为,避免刺激病人,加重其病情。

家属应为病人创造一个良好的家庭环境。家庭的和睦友爱、平等互尊、相互关心支持是促进病人康复的重要因素。家属还可鼓励病人参加一些文娱活动,如打拳、做操、散步、参加棋类比赛活动等,丰富其生活内容。

家属还要鼓励和创造条件让病人多参加社会活动,督促其与他人交往,主动面对社会。帮助病人正确认识和解决恋爱、婚姻、学习、工作和前途等方面的问题,给病人以心理支持和鼓励,帮助其树立自信心,消除自卑感。此外,家属还应经常帮助病人分析在社会交往中存在的问题,帮助其克服各种困难,增强其社会适应能力。

4. 特殊症状护理

● 兴奋躁动、行为紊乱:保持环境安静,减少外部刺激。不要对病人流露急躁和嘲讽的态度,更不要与病人正面对立,以免激怒病人,可引导病人去进行唱歌、绘画等其平时较喜欢的一些活动,以转移行为指向。若病人有冲动伤人行为,应对其行动加以限制。

● 消极自杀:家属如发现病人有以下情况,应想到病人有自杀可能:病人的情绪与行为态度与过去比有些异样;无缘无故向亲友赠送纪念品,处理财产;对病后的生活、工作深感焦虑等。家庭成员应给予病人强有力的支持,鼓励病人表达他们的需要,增强其信心,一起探讨解决问题的其他途径。此外,应加强危险物品的保管,如刀具、绳索、碎玻璃等。

● 妄想:不要与病人争辩,也不要试图说服病人其信念是错误的,否则病人会不信任你。但也不要附和,以免加强病人的病态信念。可采取不表态,持中立态度并列举一些事实提出疑问,让病人思考,或适当转移其注意力。

● 幻听:不要与病人争论说话的对象是否存在,这会引起病人的反感和敌意,且不能帮助其消除幻觉。应该安慰病人,对其感受表示理解和同情,减少周围环境中的不良刺激,适当转移病人注意力。

5. 预防复发 家属如发现处于恢复期的精神病病人有以下表现,应考虑到病人病情可能复发:①失眠、早醒、多梦等睡眠障碍;②头痛、头晕、疲乏、心悸等自主神经功能障碍;③烦躁、易怒、焦虑、忧郁等情绪障碍;④一过性幻觉、妄想、言谈举止异常;⑤否认有病,拒绝服药;⑥生活能力下降,变得被动懒散,工作效率低;⑦疏远亲友,兴趣减少等。此时应及时带病人去复诊。

痛经的护理

痛经是指行经前后或月经期出现下腹疼痛、坠胀、腰酸或合并头痛、乏力、头晕、恶心等其他不适,症状严重而影响生活质量者。痛经为妇科最常见的症状之一。绝大多数的痛经为原发性痛经,即痛经不伴有生殖器官病变。

原发性痛经的主要原因是月经时子宫内膜的前列腺素含量增高。前列腺素含量高可引起子宫平滑肌过强收缩、血管挛缩，造成子宫缺血、乏氧状态。此外，原发性痛经还受精神、神经因素影响，也受个体对痛的敏感度与耐受度影响。增多的前列腺素进入血循环，也可以引起心血管和消化道血管的收缩而发生相应的症状。痛经还与遗传有关，母亲有痛经的，其女儿也会有痛经。

痛经的主要表现为：原发性痛经在青春期多见，常在第一次来月经后的1～2年内发病；痛经一般在每次月经来潮后开始，以行经第1日疼痛最剧烈，持续2～3日后症状改善；疼痛多数位于下腹中线或放射至腰骶部、外阴与肛门，少数人的疼痛可放射至大腿内侧；痛经时可同时存在恶心、呕吐、腹泻、头晕、乏力等症状，严重时面色发白、出冷汗。妇科检查和B超检查时没有异常。

痛经的处理包括一般处理和对症处理。一般处理包括合理休息、放松心情、加强经期保护、预防感冒等。对症处理包括腹部局部热敷、进食热的饮料或热茶，疼痛严重的可服用止痛剂；在医生的指导下使用前列腺素合成酶抑制剂，如布洛芬、酮洛芬、双氯芬酸等；要求避孕的女性可以在医生指导下使用避孕药，避孕药通过抑制排卵而减少月经血前列腺素含量。

阴道炎症护理

阴道炎症是妇科最常见疾病，各年龄组均可发病。外阴阴道与尿道、肛门毗邻，局部潮湿，易受污染；生育年龄女性有性活动，加上外阴阴道是分娩、宫腔操作的必经之道，容易受到损伤及外界病原体的感染；绝经期女性及婴幼儿又因为雌激素水平低

而致生殖道局部抵抗力下降，也容易发生感染。常见的阴道炎症有滴虫阴道炎和外阴阴道假丝酵母菌病。

1. 滴虫阴道炎 滴虫阴道炎由阴道毛滴虫引起，是阴道炎症最常见的。滴虫宜生长在温度为25～40 ℃，pH 5.2～6.6的潮湿环境，月经前后阴道pH接近中性，隐藏在腺体及阴道皱襞中的滴虫得以繁殖，造成滴虫阴道炎。妊娠期、产后等也常因阴道环境改变而引起炎症的发作。滴虫还可寄生于尿道、尿道旁腺、膀胱、肾盂以及男性包皮褶、尿道、前列腺等处。

滴虫的传播途径有：直接传播如经过性交传播；间接传播如经游泳池、浴盆、厕所、衣物等传播；医疗性传播如通过污染的器械及敷料传播。

滴虫阴道炎的典型症状是阴道分泌物增多伴外阴瘙痒。分泌物呈稀薄泡沫状，若有其他细菌混合感染，则白带可呈黄绿色、血性、脓性且有臭味。外阴瘙痒部位在阴道口和外阴，局部灼热、疼痛，有性交痛。合并尿道感染时可有尿频、尿痛、血尿。阴道毛滴虫能吞噬精子，阻碍乳酸生成，影响精子在阴道内存活，可致不孕。妇科检查可见阴道黏膜充血，严重时有散在的出血点。有时可见后穹隆有液性泡沫状或脓性泡沫状分泌物。病人常因疾病的反复发作而烦恼。

滴虫阴道炎的处理原则是杀灭阴道滴虫，恢复阴道正常状态，防止复发。治疗药物主要是甲硝唑（灭滴灵）口服，服后偶有胃肠道不良反应，如食欲减退、恶心、呕吐，少数人有白细胞减少、皮疹等，一旦发现应立即停药。因药物能通过胎盘进入胎儿体内，并可由乳汁排泄，故妊娠期、哺乳期女性慎用；用药期间禁止饮酒以免影响药物作用。性伴侣要同时治疗，治疗期间禁止性交。为避免重复感染，内裤及洗涤用毛

巾应煮沸 5～10 分钟以消灭病原体。用药后于月经干净后复查滴虫,连续 3 个月阴性为治愈。

2. **外阴阴道假丝酵母菌病** 外阴阴道假丝酵母菌病也称念珠菌病,由白假丝酵母菌引起,其发病率仅次于滴虫阴道炎。此菌不耐热,当加热至 60 ℃持续 1 小时即死亡,但对干燥、日光、紫外线及化学试剂等抵抗力较强。正常情况下此菌可存在于口腔、肠道、阴道黏膜而不发病,当全身及阴道局部免疫能力下降时发病,多见孕妇、糖尿病病人、大量雌激素治疗致机体抵抗力下降者。阴道内糖原增多、酸度增加有利于细菌生长;长期应用抗生素者而致乳酸杆菌生长被抑制,也有利于假丝酵母菌繁殖。

外阴阴道假丝酵母菌的传染途径主要是自身传染,寄生于人的口腔、阴道、肠道的假丝酵母菌可互相传播;也可以通过性交直接传播或接触感染的衣物等途经而间接传播。

外阴阴道假丝酵母菌引起的阴道炎的主要症状是外阴、阴道奇痒,坐卧不宁,还可有尿痛、尿频、性交痛。阴道分泌物(白带)为干酪样或豆渣样。妇科检查可见小阴唇内侧、阴道黏膜红肿并附着白色块状物,擦除后露出红肿、糜烂或溃疡的黏膜。

治疗原则是消除病因,积极治疗糖尿病,长期应用广谱抗生素、雌激素者应停药。治疗可以局部用药,也可以全身用药。局部用药是把药物塞入阴道深部。常用的有 3 种药物:咪康唑栓剂,每晚 1 粒(200 毫克)、连用 7 日,或每晚 1 粒(400 毫克)、连用 3 日,或 1 粒(1 200 毫克)、单次使用;克霉唑栓剂,每晚 1 粒(150 毫克)、连用 7 日,或每日早晚各 1 粒(150 毫克)、连用 3 日,或 1 粒(500 毫克)单次使用;制霉菌素栓剂,每晚 1 粒(10 万单位)、连用10～14 日。

全身用药主要是针对不能耐受局部用药者、未婚女性及不愿采用局部用药者,药物是氟康唑,或伊曲康唑。

孕妇患病要积极治疗,否则阴道分娩时新生儿易被传染而患鹅口疮。

小儿住院治疗期间以家庭为中心的照顾

小儿因病住院期间应注意满足其生理、心理和发展的需要,因此提倡以家庭为中心的照顾。具体的做法如下。

1. **防止或减少与父母的分离** 对 6 岁以下的小儿应尽量减少与父母的分离,患儿可由父母陪住。

熟悉的环境能提高患儿适应分离的能力。父母应该从家中带来患儿喜爱的物品,如毯子、玩具、奶瓶、喂养器具、衣物等,这些东西能使患儿得到满足和安全感;能引起回忆的东西如照片、家人讲故事唱歌的录音带等,可以在患儿独处如晨起、睡前时播放;年长患儿更喜欢熟悉的物品,如照片、收音机、喜爱的玩具、游戏、睡衣等。

医院的一些情景和声音可能使患儿感到陌生、害怕和恐惧,应设法使其免遭陌生的信号、声音和设备的刺激。当刺激不可避免时,应向患儿解释清楚;将不熟悉的情景与熟悉的相结合,能减轻其刺激水平。患儿在患病期间通过坚持课程学习、同伴直接拜访或通过写信或电话沟通、尽可能地参加活动等方式保持与外界的联系,可以降低住院造成的副作用。

2. **提供与发育相宜的活动,缓解住院所致的失控** 住院时日常活动的改变会增加幼儿和学龄前儿童分离的压力,常表现为进食、睡觉、穿衣、洗浴、洗漱和社会交往等方面的问题。如病情不重,护士、父母和患儿可以共同制定时间表来解决日常生活被打乱的问题。时间表应包括所有对护士和患儿都很重要的活动,如治疗、学习、锻炼、看电视、娱乐活动和业余爱好等,将日常活动时间写下来,贴在患儿病房,并配备钟表。对于长期住院的患儿,应在日历上标注特殊事件的日期,如喜爱的电视节目、朋友或亲戚探视、娱乐室的活动、节日及生日,特别是治疗方面的变化等。只要情况允许,应鼓励患儿尽快地恢复学习,帮助他们制定在医院的学习计划、帮助家庭在医院教育系统与患儿学校之间进行调整。尽可能为患儿提供学习艺术、音乐和其他课程的机会。对于较小的婴幼儿,将患儿放在有围栏的床上可使患儿在小范围内活动,但应限制感官刺激。可通过轮椅、四轮车、担架、床等来移动患儿以增加其活动范围。

3. 应用游戏或表达性活动来减轻压力　对于在疾病或康复过程中的患儿,应根据其发育特点,选择较平时简单一些活动。患病和住院的患儿比健康的小儿缺少活力。尽管患儿在参加活动时表现得不是非常投入,但他们起码在享受这种经历。可在每日的日常护理过程中播放音乐,鼓励患儿参加跳舞等运动。通过患儿的绘画、故事、诗歌和其他创造性表达活动的作品来探讨患儿的想法。较小的儿童喜欢各种能在床上或房间玩的小的、颜色鲜艳的玩具,或医院活动室内的玩具小屋、沙盒、能发出韵律的玩具和积木等精细玩具。年长儿童热衷于竞争性游戏,可为独立的活动,也可为与其他患儿、父母共同参与的活动,如猜谜、阅读、听收音机、看 VCD、玩电子游戏和看电视等。

游戏为鼓励患儿表达情感提供了一种机会,包括安全释放愤怒和敌意。可用戏剧性表达的方法让患儿扮演在医院经历的令人恐惧或疑惑事情,这种方式被可以很好地让患儿放松情感。多数患儿会把木偶或洋娃娃视为同伴并愿意与其沟通,把不愿意告诉大人的感觉告诉它们。非指示性游戏让患儿自由表达情感,对治疗非常有利,参加绘画、唱歌等创造性活动对患儿的身体、社会、情感和认知等方面的发展有益。当小儿住院时,他们对这些活动的需要会增强。

老年期痴呆病人居家护理

老年期痴呆是指发生于老年期的痴呆,可表现为记忆、计算、思维、语言、定向力和情感障碍以及人格的改变,并出现社会活动能力和自身生活能力的减退。痴呆可分为阿尔茨海默痴呆(AD)、血管性痴呆(VD)、其他脑部疾病所致精神障碍、躯体疾病所致精神障碍。

1. 对记忆障碍病人的护理　记忆障碍是出现最早的症状,但通过记忆训练,可延缓其进展。老年期痴呆病人的记忆障碍多为近期记忆受损,大部分远期记忆仍然保存。为提高病人记忆力,家属可利用病人以前熟悉的及感兴趣的事物激发他们的远期记忆,促使个体的生理功能和人际关系达到最佳水平;也可在病人的床头放他们的照片,经常提醒病人辨认;每日播放怀旧音乐,帮助病人对过去生活的回忆;诱导启发病人用语言表达最感兴趣或最重要的事,刺激大脑的兴奋性。

2. 对时间、空间、地点定向障碍病人的护理　时间、空间、地点定向严重障碍的病人出门时,要有专人陪护,防止走失。为了帮助病人辨别场所和日常物品,可在卧室、餐厅、厕所贴上醒目的标志,在病人的水杯、脸盆上贴病人喜爱的图画,并经常予以提醒,让病人根据标志图画确认自己要去的地方及自己的物品。家中的摆设尽量不搬动，以减少病人辨认环境的难度；客厅或病人卧室可挂大型日历，提醒日期、天气和即将到来的节日；日常生活中反复向病人讲述日期、时间、地点、天气等，使病人逐渐养成时间概念。

3. 生活技能的训练 家属可选择日常生活内容，如进餐、穿衣、洗刷、沐浴等，进行日常生活能力训练，先叙述后模拟。如：帮助病人将身边常用物品整理放置在固定位置，并拿走周围环境的危险物品和不必要的物品。必要时将整个练习分成若干小部分，由简到繁，循序渐进，采取鼓励、奖赏、指导、帮助或模仿的原则，一个动作每日训练3～5次，持续3～5日，直至其能在协助下完成。

4. 安全护理 卫生间的光线要明亮，应安装抬高的坐便器、扶手以方便老人使用。病人独自在家时，应锁门、关闭煤气，防止病人自己外出或发生意外。病人洗澡时，应帮助调和水温，以免病人反应迟钝而发生烫伤。对容易走失的病人，可设计一个安全卡放在其身上，卡上注明姓名、家庭地址、联系电话、联系人等。有的病人在妄想的影响下，拒服药物，有藏药和吐药行为，吃药时家属要看着病人将药服下。

5. 心理支持 与病人对话时和颜悦色，避免使用"呆傻"、"愚笨"等词语。当病人语言、行为出现错误时，不要急于纠正，可转移其注意力，过后再告诉他正确的方式。其行为正确时，要及时表扬和鼓励，以刺激病人保持良好情绪。

脑卒中病人的居家护理

脑卒中可导致病人肢体瘫痪、失语、吞咽困难，丧失生活自理能力。家属应与病人一起积极面对这一巨大的生活事件，帮助病人尽早进行康复训练，给予细心照顾，并带病人定期到医院或社区康复机构接受再评价和指导，力争康复。

1. 康复训练 急性期病人患肢关节应摆放于功能位，以防止关节变形而失去正常功能。肘关节的功能位是屈肘90度，腕关节为背屈30度，略偏尺侧(小手指侧)，髋关节为伸直180度，踝关节为跖屈5～10度。当病人病情稳定24～48小时后应开始康复训练，康复训练首先着眼于丧失的功能，促进其尽快恢复。只有当损失不可改变时，才可采取替代方法，补偿病人的功能缺损。训练顺序应遵循瘫痪恢复的规律，先从躯干、肩胛带和骨盆带开始，按坐位、站位和步行，以及肢体近端至远端的顺序进行。一般把多种训练放在一日内交替进行，但有所偏重。主要训练活动包括床上翻身训练、床椅转移训练、站位平衡、坐位和立位的转换训练、步行训练、上下楼梯等基本动作训练以及下肢控制能力训练和上肢功能训练。对于失语者还应进行发音训练、短语训练、会话训练、朗读训练、复诵句子训练、文字辨识、指出物品名称、执行命令、图片-实物配对练习等。

2. 创造条件让病人自己做事 对于因上肢功能受损导致进食困难者，家属可将食物切成小块(以一口大小为宜)或提供勺头弯曲型、勺柄粗大型等特殊餐具让病人自己进食。对于行动不便者，可通过改造环境帮助病人自立，如尽量住平房或楼房底层；去除门槛、台阶，改为坡道或两侧安装扶手；厕所改为坐式并加扶手；所有用品要方便病人取放和使用等。

3. 注意病人的个人卫生 卧床不起的病人，要经常帮其翻身，一般2小时一次，特别是骶部、髋部、肩、胛部等骨性突起的部位，要注意保护。饮食宜清淡，多吃新鲜蔬菜及水产品如青菜、萝卜、海带、紫菜等,戒烟忌酒。吞咽困难者可使用鼻饲管,灌服牛奶、豆浆之类的食物。

4. **理解病人,尽可能营造轻松、愉快的家庭气氛**　和谐轻松的家庭氛围可使病人情绪稳定,保持乐观的生活态度。与失语者交流时,语言应简短易懂、语速缓慢,确认一个问题理解了以后再换下一个话题,切忌急躁、催促、语音过高。

第 12 章
医学检查

医学检查包括病史询问、体格检查、化验及其他辅助检查,但最基本的是询问病史和体格检查。

病史询问

病史询问就是医生向病人及其家属、亲友了解病人发病的经过,包括有哪些症状及最主要的症状是什么,采取过哪些治疗、效果如何等。因此,病人必须向医生详细谈明,并回答医生提出的一些问题。病史询问的内容有以下几个方面。

1. **一般情况**　病人的姓名、性别、年龄、婚姻状况、籍贯及职业等。

2. **现病史**　主要包括这次疾病发生的时间,主要有哪些症状,治疗过程等。

3. **过去史**　过去的健康情况,尤其是与本次疾病有密切关系的疾病。

4. **职业史和生活史**　病人的工作性质、生活环境及饮食习惯,曾接触过何种有毒、有害的物质,曾到过何地等,都可能与诊断有关,应当告诉医生。

5. **月经生育史**　女性病人还要讲明月经及生育情况。患儿父母要讲明孩子的出生和发育情况,以及预防接种史。

6. **家族史**　包括双亲与兄弟、姐妹及子女的健康与疾病情况,特别是是否有与病人同样的疾病,有无遗传性疾病,如血友病、白化病、糖尿病、精神病等。

体格检查

体格检查要按一定的顺序进行,先观察全身的情况,然后依次从头部开始到颈部、胸部、腹部、四肢,必要时还要检查肛门及外生殖器。基本检查方法包括视诊(望诊)、触诊、叩诊和听诊。

全身情况

1. **发育与营养**　营养状态的好坏,一般可作为鉴定健康与疾病程度的标准之一,对儿童来说尤其重要。发育指体格、性及智力三个方面。体格发育可从胖瘦、高矮、健弱来判断;性发育从胡须、阴毛、腋毛、生殖器来决定;智力发育可借助智力测验来分析。

2. **体温、脉搏、呼吸**　①体温:测体温一般常采用口测法,对婴幼儿及神志不清者,要用肛测法,也可用腋测法。体温测量的方法及正常值参见本书第 11 章。②脉搏:健康成人的脉搏规则、有力,每分钟 60～100 次。3 岁以下儿童常在每分钟 100 次以上。通常心率与脉搏次数相同,但在心律失常如心房颤动时,脉率比心率少,这种现象称为脉搏短绌。脉搏消失主要见于严重休克,血压测不出,脉搏也触不到。另外,在多发性大动脉炎时,由于大动脉闭塞,相应部位的脉搏也触不到,称为无脉症。③呼吸:正常成人在静息状态下,呼吸每分钟为 16～18 次,呼吸与脉搏之比为 1:4,新生儿呼吸每分钟为 44 次。上呼吸道部分阻塞病人,因气流不能顺利进入肺,可引起胸骨上窝、锁骨上窝及肋间隙向内凹陷,称为"三凹征",这在小孩尤为明显。呼吸浅速见于肺炎、胸腔积液和气胸,呼吸深快是酸中毒的表现。有一种特殊的呼吸,表现为在几次大而深的呼吸后,呼吸频率减慢、幅度变小,最后停止,经过短时间后,呼吸逐渐恢复,幅度由小变大而至深呼吸,如此反复,称为"潮式呼吸",见于昏迷病人、脑炎和颅内高压病人,也可见于某些老年人,深睡时亦可出现潮式呼吸。

3. **血压** 心脏收缩时,血液从心脏进入动脉,动脉内血压升高,此时的压力称为收缩压;心脏舒张时,血液继续向前流动产生的压力称为舒张压;收缩压和舒张压之间的差称为脉压。用血压计可测定肱动脉血压,测量方法及正常值参见本书第 11 章。血压高于 18.6/12.0 千帕(140/90 毫米汞柱),称为高血压;血压低于 12.0/8.0 千帕(90/60 毫米汞柱),称为低血压,常见于休克、心力衰竭、心脏压塞等,也可见于极度衰弱者。如两上肢血压相差大于 1.3 千帕(10 毫米汞柱),主要见于多发性大动脉炎。下肢血压应较上肢血压高 2.6～5.3 千帕(20～40 毫米汞柱),如等于或低于上肢血压,则提示相应部位动脉狭窄或

闭塞。当脉压大于 5.3 千帕(40 毫米汞柱),称为脉压增大,见于主动脉瓣关闭不全或严重贫血者;脉压小于 3.9 千帕(30 毫米汞柱)称为脉压减小,主要见于主动脉瓣狭窄、心力衰竭、心包积液等。

4. **面容和表情** 某些疾病会出现特征性的面容和表情,对疾病的诊断有重要的价值。急性发热性疾病如大叶性肺炎时可表现为表情痛苦、躁动、面色潮红、鼻翼煽动、口唇疱疹等;慢性消耗性疾病病人可见面容憔悴、表情忧虑、面色晦暗或苍白;贫血病人可见面色苍白、唇舌色淡、表情疲惫;二尖瓣狭窄病人可见面色晦暗、双颊紫红、唇舌发绀;表情惊愕、眼裂增大、眼球突出、目光闪烁、烦躁不安为典型的甲亢面容。

5. **意识状态** 正常人意识清晰,反应敏锐精确,思维活动正常。意识障碍多由于大脑及脑干损害所致,它可有嗜睡、意识模糊、昏睡、昏迷之分。若病人有错觉、幻觉、躁动不安、言语杂乱等,则称为"谵妄"。

6. **体位** 是指病人卧位时身体所处的状态。体位对某些疾病的诊断具有一定的意义。自主体位为身体活动自如,不受限制,见于疾病早期或病情较轻者;心力衰竭病人为了减轻气急常取坐位或半卧位。大量胸水病人喜侧卧于病侧;急性腹膜炎病人为减轻腹痛常仰卧,双腿卷曲;发绀型先天性心脏病病人在走路时常采取蹲踞体位以减轻呼吸困难和心悸症状。

7. **淋巴结** 一般来说,表浅淋巴结很小,质地柔软,表面光滑,无压痛,与周围组织无粘连,通常不易触及。一般来说,淋巴结肿大而压痛明显者属炎症;质地坚硬固定,则需考虑肿瘤转移。胸部肿瘤如肺癌时可向右侧锁骨上窝或腋部淋巴结群转移;胃癌时多向左侧锁骨上窝淋巴结群转移,称为 Virchow 淋巴结。

头部五官

1. 头部形态　婴幼儿头颅的大小异常或畸形可成为一些疾病的典型体征,巨颅见于脑积水,方颅见于小儿佝偻病。发生于中年人的变形颅,同时伴有长骨的骨质增厚与弯曲,见于变形性骨炎。

2. 眼　主要检查视力如何,有无突眼、眼皮浮肿、巩膜发黄、结膜苍白、充血或出血,眼球活动有无障碍或震颤。深昏迷时要特别注意瞳孔对光反射存在否或两侧瞳孔有无散大。

3. 耳　检查有无流脓、乳突有无压痛,以及两耳的听力情况。

4. 鼻　检查有无鼻塞、流涕、鼻腔出血。鼻翼煽动是呼吸困难的表现。

5. 口腔　检查口唇有无苍白、紫绀。口唇疱疹多为单纯疱疹病毒感染所引起,常见于大叶性肺炎、感冒、流行性脑脊髓膜炎、疟疾等。口角糜烂见于维生素 B_{12} 缺乏。口腔黏膜如出现蓝黑色色素沉着斑片多为肾上腺皮质功能减退。若在相当于第二磨牙的颊黏膜处出现针头帽大小的白色斑点,称为麻疹黏膜斑(费-柯斑),为麻疹的早期特征。鹅口疮(雪口病)时口腔黏膜、软腭及口底处可见乳白色或绒状膜,不易剥离,若强行剥除会发生渗血,为白色念珠菌感染所致。同时要注意有无龋齿、残根、缺牙等。应检查牙龈有无肿胀、溢脓,牙龈的游离缘出现蓝灰色点线,称为铅线,是铅中毒的特征。最后应检查咽后壁有无充血、水肿,扁桃体有无肿大。

颈部检查

颈部检查包括:颈部阻力是否增加,颈部阻力增加见于各种脑膜炎、蛛网膜下腔出血;甲状腺位于甲状软骨下方的大小、形状、质地,有无结节、震颤及血管杂音;气管是否居中;颈静脉是否有怒张,颈静脉怒张提示静脉压增高,见于右心衰竭、上腔静脉阻塞综合征;颈静脉搏动常见于三尖瓣关闭不全;颈动脉搏动多见于主动脉瓣关闭不全、甲状腺功能亢进、严重贫血等。

胸部检查

1. 胸壁　观察胸廓外形,一般老年人或肺气肿患者胸廓前后径增加呈桶状胸;佝偻病者呈鸡胸,先天性心脏病者常有心前区隆起;胸部一侧或局部凹陷见于肺纤维化、广泛性胸膜粘连、肺不张;胸部一侧或局部隆起见于一侧肺代偿性肺气肿、胸腔积液或心脏明显肿大。正常胸壁无明显静脉可见,当上腔静脉或下腔静脉血流受阻而建立侧支循环时,胸壁静脉充盈或曲张。同时要注意局部有无压痛(表示局部软组织炎、肋骨病变)、皮下气肿(有手按揉有捻发样感觉)。

2. 乳房　乳房的检查,尤其自己进行的检查对早期发现乳房肿瘤非常重要。自己可以经常看看乳房局部皮肤有无发红、肿、痛,若有则提示局部炎症。如局部皮肤呈深红色,不伴热、痛,且皮肤可见浅表血管或外观呈橘皮或猪皮样,应注意癌肿的可能。同时应注意乳头近期有无回缩,有无分泌物或出血。还要进行触摸检查。检查时手指和手掌应平置在乳房上,应用指腹,轻施压力,以旋转或来回滑动进行触诊,先从乳房外上方开始,然后顺时针方向由浅入深触诊外下方、内下方、内上方,着重注意有无红肿热痛和包块。注意乳头有无硬结、弹性消失和分泌物,注意辨别乳腺小叶增生、乳腺纤维瘤及乳房癌。乳房癌多见于中年以上女性,多为单发,并常与皮下组织粘连,局部皮肤呈橘皮样,乳头常回缩,晚期常伴有腋窝淋巴结转移。男性乳房增生常见于内分泌紊乱,如使用雌激素或肝硬化病人。

3. 肺　通过望诊可以观察呼吸运动,正常两侧呼吸运动对称,而一侧肺或胸膜病变可使该侧呼吸运动减弱或消失。还可通过触诊了解两侧呼吸运动幅度、语言震颤、胸膜摩擦音等。语颤增强、减弱，或者触及胸膜摩擦音都是疾病的表现。正常情况下肺部叩诊清音，叩诊变浊、变鼓音、过度回响是异常表现。听诊内容包括呼吸音、啰音、胸膜摩擦音，是诊断肺部疾病的重要依据。

4. 心脏 望诊内容包括心尖搏动的位置、范围及强度。正常坐位时心尖搏动在第五肋间锁骨中线内侧。当左心室肥大时，心尖向左下移位，搏动有力；当心包积液时，心尖搏动减弱或消失。触诊内容包括心尖搏动、震颤和心包摩擦感。叩诊用以确定心脏的相对浊音界。听诊对心脏检查很重要，包括心率的快慢、心跳节律是否整齐、心音的强弱、有无附加音、有无心脏杂音、有无心包摩擦音等。注意，杂音可为生理性的，也可为病理性的，两者性质不同。

腹部检查 腹部检查内容包括：①望诊：正常时腹部平坦，腹式呼吸存在。消瘦或脱水时腹部凹陷（称为舟状腹）；腹部膨隆表示有腹水、腹块或腹部胀气；腹壁静脉显露、怒张表示门静脉或腔静腔受阻；幽门梗阻时可见胃型、肠道梗阻时可见肠型及肠蠕动波。②触诊：是腹部检查的重点。检查肝脏和脾脏位置、大小、质地、表面有无结节、有无压痛及叩击痛；腹部有无肿块、压痛（急性阑尾炎时，右下腹有压痛）及反跳痛，肌紧张亦表示腹腔内有炎症。③叩诊：有无移动性浊音（即腹水），胃肠道穿孔时肝浊音界可消失。④听诊：正常肠鸣音每分钟4～5次。肠鸣音亢进见于腹泻；肠鸣音消失见于麻痹性肠梗阻；机械性肠梗阻常可听到气过水声。

脊柱及四肢检查 内容包括：脊柱弯曲度，有无叩痛，活动度如何；四肢有无畸形及瘫痪，有无震颤，有无静脉曲张及水肿；关节活动度；杵状指多见于肺气肿及先天性心脏病者；痛风病人常在趾跖关节周围形成结节样痛风结石。

神经系统检查 神经系统检查包括脑神经、运动功能、感觉功能、神经反射、脑膜刺激征及自主(植物)神经检查。常检查的神经反射有肱二头肌、肱三头肌、膝反射及跟腱反射、腹壁反射。锥体束征包括巴宾斯基征、戈登(腓肠肌挤压)试验、奥本海姆(擦胫骨)试验，阳性见于锥体束损害。颈项强直及克尼克征阳性为脑膜受激惹的表现，见于各种脑膜炎、蛛网膜下隙出血、脑脊液压力增高等。

实验室检查

实验室检查又称化验检查，是诊断疾病的一个重要手段。但是实验室检查结果可受多种因素的影响，因此，化验结果还须经临床医师结合多种临床资料进行综合分析，才能得到正确的评价。

血液检查

1. 血液常规检验 血常规检查通常于环(无名)指尖或静脉采血进行化验。检验内容、正常参考值及意义见表12-1，必要时还应在显微镜下观察血细胞的形态有无异常。

2. 网织红细胞计数 血液中的红细胞来自于骨髓。幼稚的有核红细胞在骨髓内发育为无细胞核的成熟红细胞，释放至血液中。网织红细胞是幼稚的有核红细胞到成熟红细胞之间的过渡阶段，是血液中最年轻的红细胞。网织红细胞计数的正常参考值是0.5%～1.5%，其计数的高低是反映骨髓红系造血功能以及判断贫血和相关疾病疗效的重要指标：再生障碍性贫血时其数值降低；而溶血和缺铁性贫血用铁

表 12-1　血液常规检验的正常参考值及意义

检验项目	正常参考数值	临床意义	
		过低	过高
红细胞计数	男 $(4.0\sim5.5)\times10^{12}/L$ 女 $(3.5\sim5.0)\times10^{12}/L$	贫血	红细胞增多症
血红蛋白定量	男 $120\sim160$ g/L 女 $110\sim150$ g/L		
白细胞计数	$(4\sim10)\times10^{9}/L$	白细胞减少症	感染、类白血病反应、白血病等
白细胞分类	中性粒细胞 $50\%\sim70\%$	病毒感染、血液病、药物毒性	化脓菌感染、组织坏死、大量失血等
	嗜酸性粒细胞 $0.5\%\sim5\%$		寄生虫感染、过敏反应
	嗜碱性粒细胞 $0\%\sim1\%$		慢性粒细胞白血病
	淋巴细胞 $20\%\sim40\%$	药物、射线	病毒感染、结核病
	单核细胞 $3\%\sim8\%$		原虫、结核菌感染、血液病

注:L=升。

剂治疗时骨髓制造红细胞增多,网织红细胞计数也随之增多。

3. **血细胞比容测定**　血细胞比容(红细胞压积),是指红细胞在血液中所占容积的比值。正常男性为 $0.40\sim0.50$,女性为 $0.37\sim0.48$。血细胞比容高低主要受红细胞量的影响,同时也受血浆容量改变的影响。血细胞比容降低主要见于各种贫血,红细胞增多症及各种原因所致的血液浓缩时其比容也增高。

4. **红细胞沉降率测定**　红细胞沉降率简称为血沉,是指血液放置在一定条件下红细胞沉降的速率。用魏氏法检测,正常男性每小时为 $0\sim15$ 毫米,女性每小时为 $0\sim20$ 毫米。血沉快慢主要决定于红细胞的聚集能力,而影响红细胞聚集的主要因素则存在于血浆中。因此,可使血浆成分发生改变的许多疾病都可见血沉加速,常见的为各种炎症,特别是活动期、组织损伤和坏死、肿瘤、贫血、各种原因引起的球蛋白增高和高血脂等。由此可见,血沉虽是临床常用的一种有价值的检验,但并无特异性。正常孕妇和经期女性的血沉也可增快。

5. **血液内寄生虫检查**　显微镜(油镜)下在疟疾病人的血涂片中可找到疟原虫,病人正在寒战发热时的血涂片更易发现。夜间采血可在丝虫病病人的血中找到微丝蚴。在回归热病人的血里可以找到回归热螺旋体。找到这些病原体对疾病的诊断具有一定的意义。

6. **出血时间**　针刺皮肤出血,至出血自然停止所需的时间为出血时间。正常参考值为 $1\sim3$ 分钟。出血时间的长短主要受血小板数量和功能、血管壁的完整性和功能两者的影响。

7. **血小板计数**　血小板是由骨髓中巨核细胞产生的,在人体的止血和凝血过程中起很重要的作用。血小板计数正常值为 $(100-300)\times10^{9}$/升。血小板计数减少,特别是低于 50×10^{9}/升时病人常易出血。血小板数大于 400×10^{9}/升称为血小板增多,常见于炎症、出血、肿瘤等疾病时,这些疾病治愈后血小板即可恢复正常,因而称为血小板反应性增多。另一类常见于骨髓增生性疾病,血小板增多的程度也较严重。

8. 血块退缩试验　血液凝固后结成的血块经过一定的时间会产生收(退)缩,正常血液凝固后 1/2～1 小时开始退缩,在 24 小时内退缩完全。血块退缩主要依赖于足够数量的、功能完善的血小板。因此,血块退缩不良多见于血小板减少和血小板功能异常,凝血因子显著减少时也可发生。

9. 血小板黏附功能测定　正常血小板能黏附于血管内壁内皮下的组织,发挥极为重要的止血作用。正常黏附率参考值男性为 29%～41%,女性为 34%～44%。黏附率降低见于血小板功能异常,增高见于心肌梗死、脑血栓、糖尿病、高血脂等。

10. 血小板聚集功能测定　活化的血小板能相互附着、聚集形成血小板血栓。在止血和凝血过程中起重要作用。血小板聚集功能测定随着实验条件和诱聚剂的不同,结果可不一致,因而每个实验室应有自己的正常参考值。一般的最大聚集率为 45%～80%。血小板聚集率降低见于血小板减少、功能障碍或服用抗血小板药物者。血小板聚集率增高见于血栓形成、糖尿病等。

11. 凝血时间　自静脉采血开始至血液置于试管内自然凝固所需的时间称为凝血时间。凝血时间正常参考值为 4～12 分钟。凝血时间延长常见于各型血友病,其他的凝血因子严重缺乏、血液内存在抗凝血的物质(包括药物在内)也可使凝血时间延长。凝血时间缩短表示病人血液凝固性偏高,见于血栓形成或易发生血栓者。

12. 活化部分凝血活酶时间　本试验的意义与凝血时间相同,只是在试验过程中加了活化剂等增加了试验的敏感性。正常参考值为 30～45 秒,比正常对照延长 10 秒以上者为异常。

13. 血浆凝血酶原时间　本试验是外源性凝血系统凝血功能的一项综合性检查。正常参考值为 11～13 秒,国际标准化比值为 1±0.1。先天性凝血因子异常使凝血酶原时间延长的比较少见,常见的凝血酶原时间延长是后天性的,包括严重肝病(因为绝大多数的凝血因子均由肝脏合成,严重肝病时肝功能减退,合成凝血酶原等凝血因子的量减少,甚至会产生一些功能异常的凝血酶原)、慢性胃肠疾病、阻塞性黄疸等导致维生素 K 缺乏(有些凝血因子的合成要依赖维生素 K);服用抗凝药物(如心脏人工瓣膜等),以及血液中存在抗凝血成分。凝血酶原时间明显缩短亦见于高凝状态、血栓形成。

尿液检查　尿液是血液经肾小球滤过、肾小管和集合管的重吸收及排泌产生的。因此,尿液检查是泌尿系统疾病诊断和疗效观察的首要项目。同时,其他系统疾病如糖尿病、急性胰腺炎患者尿液也可出现异常的变化,有些药物如庆大霉素、卡那霉素等常可引起肾损害,故在用药前及用药过程中应观察尿液的变化,以确保用药安全。

1. 尿液常规检验　可用清洁容器随时留取新鲜尿液及时检查,如可能的话以清晨第 1 次尿为宜。收集 24 小时尿时,瓶中应放入适宜的防腐剂,以保存某些化学成分。目前尿液一般检查可应用自动化尿液检测仪自动分析。尿液常规检验包括以下项目。①尿量:正常成人每昼夜尿量为 1 000～2 500 毫升,尿量的多少与气候、饮水量有关。如 24 小时经常大于 2 500 毫升,称为多尿,见于尿崩症、糖尿病、急性肾功能衰竭多尿期、慢性肾炎、高血压肾病及精神性多尿等。24 小时尿量少于 400 毫升,称为少尿;24 小时少于 100 毫升者称无尿,少尿和无尿见于休克、心力衰竭、急性肾功能衰竭少尿期、急性肾炎、各种原因尿路梗阻等。②外观:新鲜尿液呈淡黄色,澄清、透明;尿的颜色改变与尿量多少、食物和药物有关;尿温低时,可因磷酸盐沉淀而呈灰白色;或因尿酸盐沉淀而呈淡红色;尿久置后,可因盐类结晶析出而浑浊,加热加酸后常可消失。但在病理情况下尿液内含有一定量的红细胞时称为血尿,每升尿中含血量超过 1 毫升即可出现淡红色,称为肉眼血尿。如尿液外观变化不明显,而离心沉淀后进行镜检时,平均每高倍镜视野有 3 个以上的红细胞,称为显微镜下血尿;尿色呈深黄色,尿振荡时产生的泡沫亦呈黄色,提示有黄疸;酱油色提示有血红蛋白尿;乳白色常见于丝虫病病人,称为乳糜尿。如尿内含有大量脓细胞或细菌时,排出新鲜尿即可混浊,称为浓尿和菌尿,这两种尿液不论加热或加酸,其混浊均不消失。③相对密度(比重):正常尿相对密度 1.003～1.030,尿比重偏低而固定不变是肾功能不全的表现。④尿渗量:每升 600～1 000 毫摩尔(最大范围每升 40～1 400 毫摩尔),尿渗量比尿相对密度更能反映肾脏浓缩功能,意义与尿相对密度相同。

2. 尿液化学检查　①尿蛋白:正常尿蛋白定性检查为阴性,即没有蛋白质或含极微量蛋白质(20～80 毫克/24 小时),因此,尿蛋白含量大于 100 毫克/升或 150 毫克/24 小时尿时,蛋白质定性试验呈阳性反应,称为蛋白尿。按蛋白质多少定为(＋)～(＋＋＋＋)。蛋白尿多见于急、慢

性肾炎,晚期高血压,妊娠毒血症等。有时在剧烈体力活动、严重受寒后,也可出现尿蛋白(＋),且阳性程度不一定与肾脏损害程度成正比。因此,在判断蛋白尿的意义时,必须结合临床资料加以判断。此外,还可作尿蛋白圆盘电泳来判断蛋白尿有无选择性,当肾小球病变较轻时,只有中、小相对分子质量的蛋白自尿排出,称为选择性蛋白尿;当肾小球病变较为严重时,肾小球滤过膜损害重,尿蛋白圆盘电泳显示大相对分子质量蛋白质为主的图像,称为非选择性蛋白尿。留 24 小时尿置于有防腐剂的瓶内送验,可精确了解尿蛋白的含量。②尿糖:正常人尿中含有极微量的糖,但定性检查仍为阴性,尿糖增加最常见于糖尿病。各种原因引起肾糖阈低、肾小管重吸收功能减退,也可引起糖尿,如妊娠后期、哺乳期、进食过量的糖类物质等。糖尿病病人,一定要自测尿糖,以决定胰岛素的用量。尿糖定性试验(斑氏试验)的方法及结果的判断如下:取一试管,加斑氏糖定性试液约 2 毫升加热至沸,然后再加尿液 2～3 滴,混合后,在沸水内煮沸 2 分钟,如尿糖含量增加,即出现颜色变化,按其色泽的深浅,判定其结果。留 24 小时尿置于有防腐剂的瓶内送验,可精确了解尿糖的含量(表 12-2)。③尿醋酮测定:酸中毒及糖尿病酮症者阳性,对诊断有价值。

3. 显微镜检查　取尿沉淀液一滴置于玻璃片上放在显微镜下观察。正常尿液一般无红细胞和管型,可有少许白细胞(小于 5 个/高倍视野)。如离心沉淀后每高倍视野均可见到红细胞,则应考虑肾炎、肾结石、肾结核等肾脏疾病。败血症、细菌性心内膜炎及出血性疾病时尿中也可见红细胞。白细胞增多见于泌尿系统感染。管型有透明管型、颗粒管型、细胞管型及蜡样管型等,出现管型常表示肾脏疾病,特别是肾

表 12-2　尿糖定性试验结果

观察所得情况	符号	尿内糖大约含量
仍为澄清,蓝色不变	—	无
成为绿色混浊液,含细小黄色沉淀	＋	相当于葡萄糖 5.5～27.8 mmol/L
成为绿黄色混浊液,含显著黄色沉淀	＋＋	相当于葡萄糖 27.8～55.6 mmol/L
成为黄色混浊液,含黄色沉淀	＋＋＋	相当于葡萄糖 55.6～111.1 mmol/L
成为砖红色混浊液,含红色沉淀	＋＋＋＋	相当于葡萄糖＞111.1 mmol/L

炎。发热、心力衰竭时,尿内可出现少量透明管型,尿中还可有少量上皮细胞或结晶,正常人酸性尿可见无定形尿酸盐、尿酸及草酸钙等;正常人碱性尿中可见非晶体型磷酸盐、碳酸钙及尿酸铵等。尿酸盐及草酸钙结晶在新鲜尿中大量出现,且伴有红细胞尿及尿路刺激症状者可能有尿路结石。在服磺胺类药物时,应注意有无磺胺结晶,若有则可能尿道结石或尿闭,应停药。

4. **尿沉渣计数**　①12 小时尿沉渣计数(Addis 尿沉渣计数)正常人白细胞数低于 100 万,红细胞数低于 50 万,管型数低于 5 000,各类肾炎病人尿液中的细胞和管型数可由轻度至显著。肾盂肾炎、尿路感染时白细胞增高更显著。②1 小时细胞排泄率测定:准确留取下午 3 小时的全部尿液,除以 3 而得出 1 小时细胞排泄率。正常人每小时白细胞数男性低于 7 万,女性低于 4 万;管型找不到。肾盂肾炎白细胞排出增多,每小时可达 40 万;急性肾小球肾炎红细胞排出增多,每小时可达 20 万。

5. **尿液的其他检验**　①尿胆原和胆红质测定:用于鉴别黄疸类型(表 12-3)。②尿隐血检验:溶血时,如尿内有血红蛋白者则隐血阳性,但显微镜下不见红细胞。③尿含铁血黄素:慢性血管内溶血时本试

验阳性。④24 小时尿浓缩找抗酸杆菌:泌尿系统结核病的病人尿内可找到抗酸杆菌。⑤尿妊娠试验:留取清晨新鲜尿送验。⑥乳糜尿试验:尿中含有淋巴液时外观呈牛奶状,称为乳糜尿,常见于丝虫病、腹腔肿瘤或结核等病变压迫淋巴通路时。⑦3-甲氧基-4 羟基苦杏仁酸(VMA):正常范围为 1.8～10.3 毫克/24 小时尿,嗜铬细胞瘤、交感神经细胞瘤和神经节细胞瘤时增高。

表 12-3　**黄疸类型的鉴别**

类型	尿胆原	胆红质
正常人	＜1:20	—
肝细胞黄疸	增高	＋
梗阻性黄疸	＜1:20	强阳性
溶血性黄疸	明显增高	—

6. **尿液细菌培养**　对诊断肾盂肾炎、膀胱炎、尿道炎很有价值,细菌计数菌数每毫升在 10 万以上者有诊断价值。对疑有泌尿系结核的病人可作尿结核杆菌培养。

目前很多医院应用电脑自动分析仪进行尿液的常用项目检测(表 12-4),检测速度快,标本用量少,但对细胞计数目前还不能完全代替传统的显微镜检查。

表 12-4　尿液自动分析仪临床常用检测项目

项　目	数量单位	正常参考范围		异常结果			
白细胞(LEU)	个/μl	NEG(阴性)			25	100	500
*	个/Hp	0～2			0～4	5～10	＞10
亚硝酸盐(NIT)		NEG			POS(阳性)		
*		(—)			(＋)		
pH		5	6	7	8	9	
蛋白(PRO)	mg/dl	NEG	30	60	100	300	＞500
*		(—)	±	＋	＋＋	＋＋＋	＋＋＋＋
糖(GLU)	mg/dl	NORMAL(正常)		50	100	200	＞300
*		(—)		—～±	±～＋	＋＋	＋＋＋
酮体(KET)	mg/dl	NEG			10	50	＞150
*		(—)			—～±	＋	＋＋＋
尿胆原(UBG)	mg/dl	NORMAL		1	4	8	16
		(—)		＜1：20	1：20	1：40	＞1：40
				弱阳性	阳性	阳性	阳性
胆红素(BIL)	mg/dl	NEG	0.5	1	1.5	3.0	6.0＞12.0
*		(—)		—	±～＋	＋～＋＋	＋＋	＋＋＋
红细胞(ERY)	个/μl	NEG			50	150	＞250
*	个/Hp	(—)		男 0～2		5～10	＞15
				女 0～3			

注："＊"号是尿检测项目传统表示法；μl＝微升；Hp＝高倍镜；mg/dl＝毫克/分升。

粪便检查

1. **粪便常规检验**　正常的粪便是棕黄色,婴儿粪便呈黄色或金黄色,质软,圆条形,无黏液及血。急性肠炎时粪稀如水,慢性肠炎时粪里常带黏液。细菌性痢疾时粪内有大量的黏液及脓血。阿米巴痢疾时粪便呈果酱样,内有血液。结肠有溃疡、息肉或癌肿时,粪里常混有血液。直肠腔有癌肿时,粪便变细、变形。当有上消化道出血(胃及十二指肠溃疡出血)时,粪色黑呈柏油样,但服铁剂、铋剂或进食动物血后粪便亦可呈黑色。胆道完全阻塞时或服钡餐造影后,粪色白如石灰。痔疮出血时,粪表面有鲜血。消化功能失调时粪内含有未消化的食物残渣。患肠道寄生虫时,粪内可有寄生虫排出(蛔虫、绦虫、蛲虫等)。粪便在显微镜下观察有无红细胞、白细胞、原虫和寄生虫卵等。粪便内含有多量白细胞表示肠道炎症。菌痢时有多量的白细胞,甚至满视野成堆分布,还可有吞噬细胞,而阿米巴痢疾病人的粪便白细胞常比红细胞少,在新鲜粪便中往往可以找到溶组织阿米巴的包囊或滋养体。显微镜下还可发现各种肠寄生虫虫卵,送验粪便标本一定要注意新鲜,不可混有尿液,且应挑选脓血便或稀软部分送检。

2. **隐血试验** 试验前 3 日应停用铁剂,勿进食肉类、血或绿叶蔬菜食物,以免出现假阳性。隐血试验阳性常见于胃、十二指肠溃疡活动,出血,糜烂性胃炎,消化道肿瘤等。如阳性,必须到医院检查原因。

3. **大便浓缩找虫卵及血吸虫卵孵化** 送检粪便多一些,至少如鸡蛋大小,可增加虫卵检出的阳性率。在血吸虫病流行区,粪便血吸虫卵孵化可作为普查的方法。

4. **大便细菌培养** 有助于肠道致病菌的检查,如菌痢、沙门菌感染等。粪便结核菌培养有助于肠结核的确诊。

血液生物化学检查

1. **肾功能** 肾脏功能不全时或体内有大量蛋白质破坏分解时,血中的尿素、尿酸、肌酐等含量增多,且内生肌酐清除率下降,因为这些代谢产物不能或者来不及被肾脏排出体外。①内生肌酐清除率(Ccr):正常值为 80~120 毫升/分钟,它是判断肾小球损害的敏感指标,能初步估计肾功能损害程度。轻度损害内生肌酐清除率 51~70 毫升/分钟;中度损害 31~50 毫升/分钟;小于 30 毫升/分钟为重度损害。慢性肾功能衰竭病人若清除率为 11~20 毫升/分钟则为早期肾功能衰竭;6~10 毫升/分钟为晚期肾功能衰竭;小于 5 毫升/分钟为终末期肾功能衰竭。若内生肌酐清除率小于 30~40 毫升/分钟,应限制蛋白质摄入;小于 10 毫升/分钟应结合临床进行透析治疗。②血清尿素(Bu)和肌酐(Cr)的测定:正常值尿素 2.5~6.5 毫摩尔/升,肌酐为 50~120 微摩尔/升。在慢性肾炎、肾动脉硬化症等肾脏疾病晚期均增高,其增高的程度与病情严重度成正比。慢性肾功能衰竭可根据尿素及肌酐测定值来决定其程度,肾功能代偿期内生肌酐清除率下降,血肌酐不升高(120 微摩尔/升以下),血尿素正常或轻度升高(9 毫摩尔/升以下);肾功能衰竭失代偿期,又称氮质血症,内生肌酐率下降明显,为 50 毫升/分钟以下,血肌酐大于 120 微摩尔/升,血尿素大于 9 毫摩尔/升;尿毒症期内生肌酐率下降至 20 毫升/分钟以下,血肌酐大于 445 微摩尔/升,血尿素大于 20 毫摩尔/升。③血清尿酸测定:正常值为 90~420 微摩尔/升,肾病变早期,血中尿酸浓度首先增加,因而有助于早期的诊断。但由于肾外因素对血中的尿酸值影响较大,故尿酸升高程度与肾功能损害程度不平行。

2. **肝功能** 肝脏有病、发现黄疸或使用可能有损于肝脏的药物时,可以做多种肝功能检查以了解肝脏损害情况和明确诊断(表 12-5)。肝功十分复杂,涉及的试验种类繁多,除本节所列的肝功能试验外,有些将在蛋白质、脂类等节中介绍,特别是提到的肝脏酶谱。下列酶类与肝脏有关(请参阅"表 12-9 临床酶学检验"部分)。①反映肝功能损害的酶类:酶活力增高者有 ALT、AST、LDH 等;酶活力降低者有胆碱酯酶。②反映胆汁淤积的酶类有 ALP、$5'-NT$、$r-GT$。③反映肝内纤维组织增生的酶有 MAO。

3. **糖检验** 见表 12-6。

4. **蛋白质检验** 见表 12-7。

5. **脂类与脂蛋白检验** 见表 12-8。

6. **临床酶学检验** 见表 12-9。

7. **电解质检验** 见表 12-10。

血液放射性免疫分析 血液放射性免疫分析是一种体外超微量检测技术(表 12-11、表 12-12)。不需要将放射性核素注入体内,它兼有核示踪技术和免疫学的优点。它以标记抗原、未标记抗原(待测抗原)和其特异抗体间的竞争免疫结合反应为基础,故而灵敏度高,特异性强和准确度高。目前可用此法测定的物质已不下百余种,临床上应用极为广泛。

表 12-5　肝脏功能试验

项　目	正常参考值	临床意义
血清总胆红素	5.1～17.1 μmol/L	增高:任何原因引起的黄疸均增高;阻塞性黄疸极度增高;黄疸型急性肝炎中度增高;溶血性黄疸轻度增高
血清游离胆红素(又名间接胆红素)	2～14 μmol/L	增高:溶血性黄疸、新生儿核黄疸
血清结合胆红素(又名直接胆红素)	0～3.4 μmol/L	增高:肝外阻塞性黄疸,如胆总管结石、胰腺癌
总胆汁酸(TBA)	2.0～10 μmol/L(空腹)	增高:各种肝炎、肝硬化,是检查肝功能损害最敏感的一种肝功能试验
血氨	13～57 μmol/L	增高:肝昏迷、肝性脑病、重症肝炎等,血氨是肝昏迷诊断的重要指标

注:μmol/L=微摩尔/升。

表 12-6　糖 检 验

项　目	正常参考值	临床意义
葡萄糖(血糖)	3.9～6.1 mmol/L(邻甲苯胺法)	增高:胰岛素不足,如糖尿病、糖皮质激素增多 降低:胰岛素过多,如胰岛细胞瘤
葡萄糖耐量试验	口服 100 克葡萄糖后,血糖 1/2～1 小时达高峰,峰值不超过 9 mmol/L,于 2～3 小时恢复到空腹水平	耐量增高(曲线平坦):甲减、皮质功能减退 耐量降低(高峰曲线):糖尿病,血糖峰值超过 10 mmol/L,恢复至空腹水平时间延迟;肝病,血糖高峰值超过正常,但恢复时间仍接近正常

注:mmol/L=毫摩尔/升。

表 12-7　蛋白质检验

项　目	正常参考值	临床意义
血清总蛋白	60～80 g/L(双缩脲法)	增高:高渗性脱水症、多发性骨髓瘤、艾迪生病、某些感染 降低:慢性肝病、肾病综合征、慢性消耗性疾病、营养不良
白蛋白	35～55 g/L	增高:脱水症、血液浓缩 降低:合成不足,如慢性肝病、肝硬化;尿中丢失,如肾病综合征;慢性消耗性疾病,广泛烧伤

(续表)

项　目	正常参考值	临床意义
球蛋白	20～30 g/L	增高:慢性感染如黑热病、血吸虫病、结核病;风湿病,如红斑狼疮、硬皮病;肝病,如肝硬化;肿瘤,如多发性骨髓瘤、淋巴瘤
白/球蛋白比值	(1.5～2.5):1,当比值小于1,称白/球蛋白比值倒置	降低:γ球蛋白缺陷症,白/球蛋白之比取决于白蛋白与球蛋白各自的改变。比值倒置表示白蛋白降低,球蛋白增高其意义同前
血清蛋白电泳	白蛋白(A):55%～70% 球蛋白 α₁ 2%～4% α₂ 4%～9% β 7%～12% γ 12%～20%	白蛋白变化参见白蛋白项绝对值 α_1 增高:原发性肝癌(甲胎蛋白) α_1 降低:肝硬化 α_2 增高:肾病、红斑狼疮 β 增高:肝硬化、肾病综合征、多发性骨髓瘤(M蛋白单株峰在β区) γ 增高:肝硬化、红斑狼疮、巨球蛋白血症、多发性骨髓瘤(M蛋白在γ区) γ 降低:无γ球蛋白血症
前白蛋白	0.2～0.4 g/L	肝病时,前白蛋白下降比白蛋白下降更敏感
C反应蛋白(CRP)	68 μg/L～8.2 mg/L 为β球蛋白,是反应最快的急性时相蛋白,其变化早于血沉,且更敏感	增高:严重创伤、大手术后、严重感染、各种肿瘤 急性心肌梗死
铁蛋白	男 15～200 μg/L 女 12～150 μg/L	增高:肝病、血色病 降低:缺铁性贫血
甲胎蛋白	对流免疫电泳法、琼脂扩散法反向阴性 间接血凝法	阳性:见于原发性肝癌,在慢性活动性肝炎、生殖系胎性肿瘤、妊娠时亦有低浓度甲胎出现

注:g/L=克/升;μg/L=微克/升。

表 12-8　**脂类与脂蛋白检验**

项　目	正常参考值	临床意义
乙酰甘油(TG)	0.5～1.7 mmol/L	增高:原发性高脂蛋白血症
总胆固醇(TC)	0.5～1.7 mmol/L	增高:各种高脂蛋白血症,阻塞性(肝内、肝外)黄疸 降低:肝细胞受损、肝硬化、重症肝炎
胆固醇酯	2.3～4.0 mmol/L 占 TC 的 70%～75%	增高:胆道阻塞、胆汁淤滞 降低:肝脏疾病

(续表)

项　目	正常参考值	临床意义
高密度脂蛋白胆固醇（HDL - C）	1.0～1.8 mmol/L	HDL 是冠心病的保护因素 降低:冠心病、高脂血症、动脉粥样硬化
低密度脂蛋白胆固醇（LDL - C）	1.0～4.4 mmol/L	LDL 是冠心病的危险因素 增高:高脂蛋白血症（Ⅱa、Ⅱb）、肾病综合征、阻塞性黄疸

注:mmol/L＝毫摩尔/升。

表 12-9　临床酶学检验

项　目	正常参考值	临床意义
丙氨酸氨基转移酶（ALT）（旧名谷丙转氨酶,GPT）	＜25 卡门单位（赖氏法）	增高:急性肝炎,早期可明显增高;慢性肝炎、肝硬化或其他原因的肝损,中轻度增高
门冬氨酸氨基转移酶（AST）（旧名谷草转氨酶,GOT）	8～28 卡门单位（赖氏法）	增高:心肌梗死,发病后 6 小时即明显增高,48 小时达高峰,3～5 日下降至正常;肝炎、肝硬化、肝癌也可增高
碱性磷酸酶（ALP）	15～115 u/L	增高:肝内或肝外阻塞性黄疸多明显增高,肝癌或肝脓肿可中、轻度增高;肝硬化可轻度增高
乳酸脱氢酶（LDH）	109～245 u/L	增高:心肌梗死,发病 24 小时后增高,阳性率达 90% 以上,恢复到正常水平迟于 AST、肌酸磷酸激酶（CK）;肝炎、肝硬化、阻塞性黄疸均可增高
肌酸磷酸激酶（CK）	男 12～80 u/L 女 10～55 u/L	增高:急性心肌梗死发作 4～6 小时后开始增高,18～36 小时达高峰,3～6 日恢复正常
γ-谷氨酰转肽酶（γ-GT）	5～54 u/L	增高:原发性肝癌显著增高,胆结石、胰腺癌等阻塞性黄疸也常增高,肝炎、肝损也增高
单胺氧化酶（MAO）	0.2～0.9 u/L	MAO 也能促进结缔组织中胶原的成熟,使胶原与胶性硬蛋白结合。肝硬化时 MAO 明显增高
胆碱酯酶（CHE）	30～80 u/L	降低:重症肝炎,肝硬化失代偿期
淀粉酶	148～333 u/L	增高:急性胰腺炎发作后 8～12 小时开始增高,急性胆囊炎、肠梗阻、溃疡病也可增高
脂肪酶	0～160 u/L	增高:见于急性胰腺炎、胰腺癌、胆总管疾病、胃穿孔、肠梗阻

注:u/L＝单位/升。

表 12-10　电解质检验

项　目	正常参考值	临床意义
血钠(Na$^+$)	135～145 mmol/L	低血 Na$^+$:代谢性酸中毒、长期使用利尿剂、糖尿病多尿症 高血 Na$^+$:肾上腺皮质亢进、高张性脱水
钾(K$^+$)	3.5～5.3 mmol/L	高血 K$^+$:尿毒症、尿闭、艾迪生病 低血 K$^+$:慢性腹泻、呕吐、缺钾性周期性麻痹
氯(Cl$^-$)	96～106 mmol/L	低 Cl$^-$:腹泻、剧烈呕吐 高 Cl$^-$:肾炎、尿毒症
钙(Ca^{2+})	2.2～2.8 mmol/L	高 Ca^{2+}:甲状旁腺功能亢进 低 Ca^{2+}:甲状旁腺功能减退、佝偻病、出血性胰腺炎、尿毒症
无机磷	1～1.5 mmol/L	高血磷:肾功能不全 低血磷:甲状旁腺功能亢进、佝偻病

注:mmol/L=毫摩尔/升。

表 12-11　临床常用的放射性免疫分析体外试验

检测项目	正常参考值	临床意义
血清甲状腺素(T$_4$)	66～181 nmol/L	诊断甲状腺功能亢进症及甲状腺功能减低症
血清游离甲状腺素(FT$_4$)	12～22 pmol/L	升高见于甲亢病人,降低见于甲减病人,是诊断甲减最灵敏的指标
血清三碘甲状腺原氨酸(T$_3$)	1.3～3.1 nmol/L	升高见于甲亢病人,且在甲亢早期先于 T$_4$ 升高;降低见于甲状腺功能低下者,但不如 T$_4$ 敏感
血清游离三碘甲状腺原氨酸(FT$_3$)	2.8～7.1 pmol/L	升高见于甲亢病人,是诊断甲亢最灵敏的指标;降低见于甲状腺功能低下病人
血清促甲状腺激素(TSH)	0.27～4.20 nmol/L	诊断原发性甲减,鉴别原发性甲减与继发性甲减,观察甲减病人疗效。增高见于原发性甲状腺功能低下;降低见于甲状腺功能亢进
血清甲状腺球蛋白(TG)	1.4～78 ng/ml	是 T$_3$、T$_4$ 在血循环中主要的血浆结合蛋白,甲亢时血清 TG 水平明显低于正常,甲状腺功能低下时 TG 显著升高
血清抗甲状腺球蛋白抗体(A-TG)	<115 IU/ml	A-TG 升高多见于自身免疫性甲状腺炎,A-TG 还可作为 Hashimoto 甲状腺炎的疗效观察

（续表）

检测项目	正常参考值	临床意义
血清抗甲状腺过氧化物酶抗体（A-TPO)	<34 IU/ml	自身免疫性甲状腺炎、桥本甲状腺炎、Graves 病、家族性、孕妇产后甲状腺功能障碍的辅助诊断
血清促甲状腺激素受体抗体（anti-TSHR)	<1.22 IU/ml	是引起 Graves 病甲亢和甲亢复发的重要原因
血清促黄体素(LH)	男性:1.7～8.6 mIU/ml 排卵期:14～95.6 mIU/ml 黄体期:1.0～11.4 mIU/ml 卵泡期:2.4～12.6 mIU/ml	增高见于原发性性腺功能低下,卵巢功能衰竭而致闭经;减低见于垂体或下丘脑功能低下及摄入某些药物
血清卵泡刺激素(FSH)	男性:1.5～12.4 mIU/ml 排卵期:4.7～21.5 mIU/ml 黄体期:1.7～7.7 mIU/ml 卵泡期:3.5～12.5 mIU/ml 绝经期:25.8～134.8 mIU/ml	升高见于睾丸精原细胞瘤、原发性闭经、原发性性腺功能减退、Klinefelter 综合征、Turner 综合征等;降低见于雌激素治疗、孕酮治疗、继发性性腺功能减退、席汉综合征等
血清雌二醇(E_2)	男性:28～156 pmol/L 排卵期:315～1828 pmol/L 黄体期:161～774 pmol/L 卵泡期:46～607 pmol/L 绝经期:<201 pmol/L	升高见于卵巢功能亢进疾病,如卵巢肿瘤;降低见于卵巢缺如或发育不良
血清孕酮(P)	男性:0.7～4.3 nmol/L 排卵期:2.4～9.4 nmol/L 黄体期:5.3～86 nmol/L 卵泡期:0.6～4.7 nmol/L 绝经期:0.2.5 nmol/L	病理性升高见于糖尿病孕妇、葡萄胎等病;降低见于黄体生成障碍和功能不良,多囊卵巢等
甲胎蛋白(AFP)	<20 ng/ml	原发性肝癌的诊断有价值,急慢性肝病有一过性增高,往往<300 ng/ml
癌胚抗原(CEA)	<5 ng/ml	消化道肿瘤、结或直肠癌、胰腺癌、预后判断、疗效观察或残留病灶检出,监测复发
CA125	<35 U/ml	诊断非黏液性卵巢癌,以及病情诊断,术后随访
CA153	<25 U/ml	乳房癌的诊断和疗效监测
CA19-9	<37 U/ml	胰腺癌的诊断、良恶性胰腺肿块的鉴别,对转移性癌也有较高阳性率
CA242	<29 U/ml	结直肠癌、胰腺癌的辅助诊断,与良性疾病的鉴别诊断,术后疗效观察,随访肿瘤复发

(续表)

检测项目	正常参考值	临床意义
NSE	<15.2 ng/ml	用于鉴别诊断和监测小细胞肺癌放化疗后的治疗效果及神经母细胞瘤的病情变化
血清胰岛素	2.6～24.9 μU/ml	2型糖尿病升高,1型糖尿病降低
血清C肽	0.78～1.89 ng/ml	1型糖尿病降低,胰岛细胞瘤等降低
血清铁蛋白	男 30～400 ng/ml 女 13～150 ng/ml	降低见于铁容量不足
血清叶酸	3.1～17.5 ng/ml	降低见于巨幼红细胞贫血、溶血性贫血、骨髓增生性疾病
血清抗核抗体（ANA）		在大多数自身免疫病中均可以呈阳性
血清抗双链DNA抗体(ds-DNA)	<100 IU/ml	阳性见于活动期系统性红斑狼疮,用于该病的诊断和治疗监控
血清可提取抗原（ENA）		抗Sm抗体为系统性红斑狼疮特有抗体;抗U1-nRNP与混合结缔组织病相关;抗SSA、SSB多见于干燥综合征病人
抗中性粒细胞浆抗体（ANCA）		见于一些自身免疫病,如韦格纳肉芽肿
血清人类免疫缺陷病毒抗体（Anti-HIV）		HIV感染1～3个月出现该抗体
血清梅毒螺旋体抗体（Anti-TP）		梅毒感染2周后可测出,且终身在血清中可测出
血清肌钙蛋白（CTnT）	<0.03 ng/ml	诊断心肌梗死的灵敏指标
血清肌红蛋白	男 28～72 ng/ml 女 25～58 ng/ml	心肌梗死2～3小时后升高,9～12小时达到峰值,24～36小时后恢复正常
血清肌酸激酶同功酶（CK-MBmass）	男<4.94 ng/ml 女<2.88 ng/ml	心肌梗死2～4小时后升高,16～24小时达到峰值,2～4天后恢复正常
血清氨基末端脑利钠肽前体（NT-proBNP）	<65岁:<100 pg/ml ≥65岁:<300 pg/ml	充血性心力衰竭者该指标升高,有助于早期发现心力衰竭,水平与心力衰竭的严重程度有关

注:nmol/L＝纳摩尔/升;pmmol/L＝皮摩尔/升;ng/ml＝纳克/毫升;IU/ml＝国际单位/毫升;mIU/ml＝毫国际单位/毫升;U/ml＝单位/毫升;pg/ml＝皮克/毫升;μU/ml＝毫单位/毫升。

表 12-12　乙肝病毒（HBV）五项指标结果的意义

HbsAg	抗-HBs	HBeAg	抗-HBe	抗-HBc	临床意义
—	—	—	—	—	过去和现在均未感染 HBV
—	—	—	—	+	曾感染 HBV，急性感染恢复期
—	—	—	+	—	曾感染 HBV，急性感染恢复期
—	+	—	—	—	HBV 感染已康复
—	+	—	—	+	既往感染，急性 HBV 感染恢复期
—	+	—	+	+	既往感染，急性 HBV 感染恢复期
+	—	—	—	+	急性 HBV 感染，慢性 HBsAg 携带者
+	—	—	+	+	急性 HBV 感染，趋向恢复
+	—	+	—	+	急性或慢性乙肝，传染性强

痰检查　痰是呼吸系统的分泌物，痰的检查对诊断呼吸系统疾病很有帮助。由于痰中极易混入唾液或鼻腔分泌液，故一般应在留痰前用温开水漱口数次，去除口腔内杂菌，然后用力咳出气管深处真正呼吸道分泌物送检。一般检查留取清晨痰，做细菌培养应将痰留于无菌容器中，如查肿瘤细胞，则新咯出者检出阳性率高，做浓缩法查结核分枝杆菌时，最好留 12～24 小时痰量。

1. 痰的显微镜检查　可见到少许白细胞及上皮细胞。血痰中红细胞较多，脓性痰中白细胞大量增多。支气管哮喘时痰中可看到较多嗜酸性粒细胞。肺吸虫病人痰中可见肺吸虫卵，阿米巴肺脓肿时可找到滋养体。肺脓肿、肺癌时肺组织有破坏时可见弹力纤维。痰里找病理细胞有助于肺癌的诊断。痰在玻璃片上涂片经各种染色后可以检查各种细菌，如肺炎球菌、结核杆菌等，对诊断很有价值。收集 24 小时痰用浓缩法找抗结核杆菌检出率高。

2. 痰的细菌培养　用痰作细菌培养及结核杆菌培养，常见病原菌有肺炎球菌、肺炎链球菌、葡萄球菌等。结核杆菌在特殊培养基里要培养 2 个月。

脑脊液检查　脑脊液标本一般由腰椎穿刺术取得，标本采集后应立即送检，以免放置过久致细胞破坏、葡萄糖分解或形成凝块等而影响检查结果。脑脊液检查包括用肉眼观察其透明度，是否带血，是否黄色、乳白色或脓性，静置 12～24 小时后有无凝块或液面有无纤细的薄膜。显微镜检查脑脊液内的红细胞数、白细胞数和分类。涂片染色检查有无细菌。脑脊液沉淀后检查有无肿瘤细胞或白血病细胞，用化学方法检测蛋白、糖、氯化钠的含量，还可作细菌培养及华氏反应。正常脑脊液为无色水样液体，蛋白阴性，白细胞少于 10，红细胞 0，分类中单核大于多核；生化检查糖每升 2.52～4.48 毫摩尔（45～80 毫克%），蛋白每升 0.20～0.40 克（20～40 毫克%）氯化物每升 119～129.2 毫摩尔（700～760 毫克%）。病毒性脑炎、脑膜炎时外观混浊，淋巴细胞明显增多。化脓性脑膜炎时脑脊液呈脓性，中性粒细胞明显增多。结核性脑膜炎脑脊液呈毛玻璃状，早期中性粒细胞增多，晚期淋巴细胞增多。各种炎症及脑肿瘤时脑脊液蛋白质均有程度不一的增加，而糖含量减少。结核性脑膜炎时氯化物显著减少。

胃液和十二指肠液检查　胃液分析作为胃分泌功能的一种检查手段，可帮助诊断胃疾病和判断手术等治疗的效果。检查前 2 日停用影响胃分泌的药物，如阿托品、雷尼替丁、奥美啦唑（洛赛克）等。禁食 10～12 小时，次日空腹插胃管，先将晨间空腹残余胃液抽空弃去，连续抽取胃液 1 小时，得全部胃液，称为基础胃液。然后皮下注射五肽胃泌素，注后每 15 分钟收集 1 份标本，连续 4 次，分别测胃液量、胃酸浓度及 pH。正常人空腹胃液 10～70 毫升，大于 100 毫升提示胃液分泌过多或胃排空困难，见于十二指肠溃疡、胃泌素瘤或幽门梗阻。正常胃液无色，含有黏液或唾液，可呈混浊或灰白色，如有胆汁反流则呈黄色或草绿色。如为红色，表示有新鲜出血，少量新鲜血往往因胃管擦伤黏膜所致，有陈旧性出血，可黑褐色或咖啡渣样，见于胃癌、胃及十二指肠溃疡及胃炎。肠梗阻时胃液可有粪臭味；胃癌时呈恶臭味；胃内容物潴留、消化不良时有刺鼻的酸臭味。化学方法检查滴定各瓶胃液中的胃酸分泌量，基础胃酸分泌量（BAO）2～5 毫摩尔/小时，最大胃酸分泌量（MAO）15～20 毫摩尔/小时，高峰胃酸分泌量（PAO）20.6±8.3 毫摩尔/小时。胃酸增高见于十二指肠溃疡及胃泌素瘤；胃癌、萎缩性胃炎时胃酸低。

十二指肠引流液是指空腹状态下，用十二指肠引流管行引流术所获得的胆总管液、胆囊液、肝胆管液的总称，对它们进行肉眼观察和显微镜检查以及细菌培养可以帮助诊断肝胆系统有无梗阻、炎症、结石、寄生虫、肿瘤等。从胆汁里也可找到肝吸虫虫卵、溶组织阿米巴的包囊及滋养体、蛔虫卵等。

浆膜腔积液性质检验　人体的胸腔、腹腔、心包腔、关节腔等统称为浆膜腔，正常有少量液体起润滑作用。在病理情况下，可产生积液。漏出液为非炎症性积液，可因血浆蛋白减少、慢性心功能不全引起静脉压升高等；渗出液大多为局部组织炎症引起炎性积液，如结核或感染等，恶性肿瘤也可引起类似渗出液的积液。因此，区分积液的性质对某些疾病的诊断和治疗有重要意义。

血清学检查　当机体感染某种细菌后，体内逐渐产生相应的抗体，血清里抗体的测定，称为血清反应，从检出的这些抗体及测出的浓度，可以推测病人是否有这种感染。

1. 伤寒、副伤寒血清学检查　肥达试验是检测病人血清中有无伤寒、副伤寒杆菌抗体的一种方法。一般认为伤寒杆菌"O"凝集价大于 1：80，伤寒杆菌 H 凝集价大于 1：160，甲、乙、丙、副伤寒杆菌 H 凝集价各大于 1：80 时，才有诊断意义。但应注意动态变化，如第二周始持续升高或较原凝集价升高 4 倍以上有助于诊断。注意注射过伤寒防疫针的人也会产生阳性。

2. 斑疹伤寒血清学检查　常用的是外裴试验。外裴凝集素在病后第 5～12 日才出现，若凝集价大于 1：40，且逐渐升高，则诊断意义较大。

3. 抗链球菌溶血毒"O"测定（简称抗"O"）　在猩红热、咽峡炎等溶血性链球菌感染后 3～4 周，抗"O"迅速上升，大于 1：500，呈阳性反应，抗"O"测定对风湿病的诊断很有帮助。

4. **梅毒血清反应**　当人体感染梅毒螺旋体后，经过一定时间血清中就可产生一定数量的抗类脂体抗原的非特异性抗体。一般用不加热血清反应素试验来检测反应素试验或快速血浆反应素环状卡片试验来检测反应素，而将密螺旋体抗体血凝试验作为确诊试验。

5. **艾滋病的血清学检查**　艾滋病为获得性免疫缺陷综合征，是一种病原体为 HIV 即逆转录酶病毒所致的严重免疫缺陷性疾病。应用间接荧光法来检测病人血清中的 HIV 抗体，也可直接从病人血标本中分离艾滋病的病毒。

6. **嗜异性凝集反应**　传染性单核细胞增多症病人在发病后 1 周血清中经常出现一种能凝集异种动物红细胞的抗体，称为 IgM 嗜异性抗体，故检测这种抗体可以辅助诊断本病，凝集价大于 1∶8 即可协助诊断。

7. **类风湿因子（RF）**　是一种自身抗体，是一种抗变性 IgG 的抗体，可与 IgG Fc 段结合，作胶乳凝集试验，或应用双抗原夹心 ELISA 法判断有无类风湿因子存在及其滴定度。类风湿关节炎、慢性肝病、结缔组织病病人可有阳性反应或滴定度大于 1∶160。健康人中有 1%～5%假阳性，应结合临床进行综合考虑。

8. **抗核抗体的检查**　抗核抗体可与细胞核成分相结合，以小鼠肝细胞作抗原，通过间接荧光抗体试验检查且测定效价。根据图像分为膜型（周边型）、均质型（弥漫型）、斑点型、核仁型。阳性见于结缔组织病、慢性活动性肝炎，尤其多见于红斑狼疮。

血型和配血　人类的血有 O 型、A 型、B 型和 AB 型 4 种主要的类型，称为 ABO 血型系统。此外，还有一些亚型（A_1 型 A_2 型）和 Rh 因子等。红细胞上具有 A 抗原、血清中有抗 B 抗体为 A 型；红细胞上有 B 抗原，血清中有抗 A 抗体为 B 型；红细胞上有 A 和 B 抗原，血清中不含抗 A 和抗 B 抗体者为 AB 型；红细胞上均不具有 A 和 B 抗原，而血清中有抗 A 和抗 B 抗体者为 O 型。

1. **血型的测定**　一般取已知 A 型和 B 型人的血清作为测定的标准血清，然后将被测定人的红细胞分别加入这血种血清里，用肉眼或显微镜观察这些红细胞有无一堆堆地凝集，从而判定其血型（表 12-13）。

表 12-13　**血型鉴定**

被测定人的血型	标准血清	
	A	B
O	无凝集	无凝集
A	无凝集	有凝集
B	有凝集	无凝集
AB	有凝集	有凝集

2. **交叉配合试验**　输血前，受血者与献血者的血液应在体外先进行实际试验，按下列安排放在一起以观察有无凝集现象：①献血者的红细胞和受血人的血清；②受血人的红细胞与献血者的血清。无凝集现象方可输血。

X 线检查

X 线检查是应用 X 线的穿透能力、荧光作用和照相作用，在其穿透人体后使各种结构在荧光屏或胶片上显影像的医学技术。X 线检查的方法有多种多样，一般可分为常规检查（透视、摄片）、特殊检查（如体层摄影）及造影检查。

1. **透视**　透视是利用 X 线荧光作用，使见不到的 X 线变为可见到的荧光而被显示，由于所产生的荧光亮度很弱，一般透视需在暗室进行。荧光增强器的问世使荧光的强度能增加几千倍，并可转变为电视显像，可在亮屋进行。透视最常用于胸部，检查肺和心脏，对肺炎、肺结核、肺肿瘤、风湿性心脏病和先天性心脏病能作出初步诊断。在腹部主要用于检查急腹症时有无胃肠道穿孔、有无肠梗阻的存在。有些骨折可以在透视下行手法复位。透视的优点是简便易行，经济、省时，而且可观察体内器官的活动，如心脏搏动、呼吸的运动，并可在透视时嘱病人做一些动作，如吸气、呼气、咳嗽或转动病人的体位，有利于观察和分析病变的情况，并作出正确的诊断。透视的缺点是不够清晰，对细微病变观察不够满意，可能发生漏诊。而且透视影像无法保留。

2. **摄片**　X 线摄片远比透视清晰，已广泛应用于临床，适用于各部位正常及异常改变的观察，常用于肺部、纵隔、头颅、腹部、骨骼等的检查，特别是对肿瘤的诊断及鉴别诊断有重要价值。它能进行客观记录，便于仔细分析、共同会诊商讨和复查时前后对比及归档保存。

3. **钼靶 X 线摄影**　利用特制的以钼为阳极靶材料的 X 线管，可以产生大量的软 X 线，对软组织摄影特别有效。应用钼靶 X 线最多的是乳房 X 线检查。可以显示乳腺内有无肿块、肿块的轮廓、周围组织的改变，对诊断乳腺疾病，特别是鉴别良恶性肿瘤有很大价值。此外，如显示软组织内的炎症改变，确定非金属性异物的部位，钼靶 X 线摄影也比一般 X 线摄影检查显得优越。这一方法的缺点是病人所接受的X 线量较大，厚部位的软组织所需 X 线量更高，而且效果也不够满意。

造影检查

借助造影剂的引入，形成人工对比，以观察被检查脏器的正常或异常改变，称为造影检查。

常用造影剂密度高于或低于周围组织，形成对比，用于血管、体腔的显示。医用纯硫酸钡主要用于胃肠道检查；碘剂分为有机碘化物、无机碘化物及碘的油脂类，适用于支气管、肾脏、膀胱、胆囊、瘘道、血管等部位造影；气体，包括空气、氧气、二氧化碳气体等，用于关节、脑室、腹膜后造影等，现已很少使用。

造影前需进行碘过敏试验，但目前广泛使用非离子型造影剂，以离子型造影剂的试验结果来判断非离子型造影剂可能出现的反应显然是不合理的；此外，该试验的假阳性率及假阴性率均很高。为此，国外主要放射学会和大多数医院均不作这种"过敏试验"，有的则仅限于有过敏史的病人。对有过敏史的病人，可预先使用抗组织胺药如 H_1 受体阻断药非那根或 H_2 受体阻断药西咪替丁，也可以预先给糖皮质激素，尽可能使用非离子型造影剂，减少造影用量。严重肝、肾功能不全者慎用造影剂；甲亢病人只有在必要时才使用造影剂。

1. **胃肠道气钡造影**　目前多采用气钡双重造影，有利于早期发现病变。

● 适应证及禁忌证：适用于检查胃肠道本身的病变，如肿瘤、溃疡、畸形等，也可观察胃肠道邻近组织的肿块，如肿瘤、炎症肿块等。禁忌证有：胃肠道出血一周内；胃肠道穿孔或接近穿孔；严重肠梗阻已有或接近完全阻塞者。

● 注意事项：①检查前空腹 6 小时以上，前 1 日进少渣饮食。造影前 3 日停用铋剂、钙剂等药物。结肠积气、积便过多者影响造影,应服缓泻剂。如有幽门梗阻应先抽去胃内存留液。②检查时应按照医生的要求先口服发气散,再服硫酸钡,检查后,应等 X 线结果合乎要求后再离开放射科。

2. 气钡灌肠检查

● 适应证及禁忌证:适应证为结肠器质性病变如癌肿、息肉及部分末端回肠病变,特别是对有肠梗阻症状而不宜作口服法检查者。禁忌证包括:①新近结肠大出血;②结肠有坏死性病变,可能发生穿孔,或已疑有穿孔者;③急性阑尾炎。

● 注意事项:①检查前 1 日进少量软食,晚餐后服蓖麻油 30 毫升并禁食。检查前 1 小时行高位清洁灌肠,排净肠内粪便以免影响检查结果。②将涂有润滑剂的肛管缓缓插入直肠,先注气,再灌入钡剂并拍片。③可让病人排出大部分钡剂后观察肠黏膜及收缩情况。

3. 口服胆囊造影

● 适应证与禁忌证:需要显示胆囊的形态和功能,检查胆囊的病变,如胆囊、胆石症、胆囊肿瘤等可行此项检查。胆道感染急性期,黄疸指数大于 25 单位,或血胆红质大于 85.5 微摩尔/升(5 毫克%),以及肝硬化肝功能严重损伤、呕吐、腹泻、幽门梗阻者,禁作此项检查。

● 注意事项:①造影前 1 日中午应进脂肪丰富的食物,以利胆囊排空,晚餐宜进无脂肪食物,晚餐后禁食,可饮水。②晚 10 点服 6 片碘番酸,每隔 5 分钟 1 片。检查当日禁食。拍片显示胆囊满意后,按医生要求,进食油煎鸡蛋 2 个,脂餐后 30 分钟摄片,观察胆囊收缩情况。③少数患者可有恶心、呕吐、腹泻等症状。检查后多饮水,以利造影剂排出。

4. 静脉胆囊造影

● 适应证及禁忌证:适应证包括:口服胆囊造影不显影者;鉴别胆囊疾患及胆总管远端阻塞性疾病;胆囊切除后了解胆管情况。禁忌证包括:严重黄疸,血胆红质大于 85.5 微摩尔/升(5 毫克%);严重全身性疾病,体力重度衰弱患者。

● 注意事项:①检查前行碘过敏试验。②摄腹部平片。③检查前 1 日中午进脂肪丰富饮食,晚餐进无脂肪饮食。晚 8 点服蓖麻油 30 毫升,注意排便。当日禁食。④病人平卧,静脉注射 30%～50%胆影葡胺 20 毫升,于 10～15 分钟内缓慢推入,然后摄片。胆囊显影良好后,进食油煎鸡蛋 2 个,再摄片。⑤推注药物时应注意观察患者,如发现头昏、心悸等症状,应放慢速度或立即停止检查。

5. 经皮肝穿刺胆管造影(PTC)

● 适应证及禁忌证:凡有胆管梗阻,肝内胆管扩张,口服或静脉造影不成功者,宜在手术前 1 日或手术开始前作此项检查。凡有出血倾向、碘过敏者、腹水、心肝肾功能不全者、全身情况差而不能耐受手术者,禁忌检查。

● 注意事项:①检查前需检查心肝肾和凝血功能。②作碘过敏试验。③训练患者学会控制呼吸。术前 3 日肌注维生素 K_1。检查前晚行高位灌肠。当日早晨禁食。术前 30 分钟肌注地西泮(安定)。④严格无菌操作。用细长针,争取一次穿刺成功,抽吸一些胆汁,注入造影剂。如胆管内压力高时,造影剂量要小,必要时应引流 2～3 日后再行造影术。⑤患者应配合,控制呼吸,防止出血;穿刺部位不宜过高,否则易产生气胸。术后注意呼吸、脉搏、血压,注意有无出血及胆汁性腹膜炎。

6. 纤维内镜逆行胆胰管造影术(ERCP)

● 适应证及禁忌证:原因不明的梗阻性黄疸;怀疑慢性胰腺炎、胰腺癌或胆石症者,上腹部肿块疑胆胰系统肿瘤;胆囊或胆道手术后症状复发者。凡胰胆系统有急性炎症，对造影剂过敏或不宜作胃镜者，均不宜此项检查。

- 注意事项：①一般术前准备同纤维胃镜检查。②术前行碘过敏试验。术前注射山莨菪碱及地西泮，然后咽部喷雾麻醉。③当内镜达十二指肠乳头部，则插管注药摄片检查。④术后可有淀粉酶升高，但急性坏死性胰腺炎少见。术后 2 日注意血、尿淀粉酶，以及腹痛、发热等情况。

7. 支气管造影

- 适应证与禁忌证：了解支气管有无扩张、狭窄、阻塞等；鉴别肺内、肺外病变；鉴别肺癌、肺结核、肺化脓症；原因不明大咯血寻找病灶。大咯血后 10 日内、支气管或肺部急性炎症、活动性肺结核、严重心肺功能损害及严重的全身疾患的病人禁忌此项检查。

- 注意事项：①术前作碘剂及麻醉剂过敏试验。②检查前 3 小时不进饮食，术前用少量镇静剂。③咽部喷雾麻醉后，从鼻腔插入导管至气管下部，经导管注入适量麻醉剂，然后在不同体位注入 40％碘化油 20～40 毫升加适量的磨细磺胺粉的造影剂，充盈各个支气管并摄片。

8. 静脉注射尿路造影

- 适应证与禁忌证：适用于原因不明血尿，尿路结石、结核、肿瘤、先天性畸形，阻塞引起的肾盂积水等。禁忌证为严重双侧肾功能不全、急性尿路感染、严重心血管病变及重度全身衰弱者。

- 注意事项：①术前先作碘过敏试验。②检查前晚服轻泻剂。③检查前禁水 6～12 小时。④造影剂为 50％泛影酸钠或 60％的泛影葡胺 20～40 毫升，缓慢注入造影剂，且下腹部加压，10 分钟及 20 分钟后各摄上腹部片 1 张，30 分钟后放压摄全尿路片。

9. 逆行肾盂造影

- 适应证及禁忌证：适应证为肾功能差而不能作静脉注射尿路造影，或静脉注射尿路造影显影不清者。禁忌证为急性尿路感染，或婴幼儿不宜作膀胱检查者。

- 注意事项：通过膀胱镜检查插入输尿管导管，经导管注入造影剂（12.5％碘化钠或 15％泛影酸钠），术前不作碘过敏试验。

10. 子宫输卵管造影

- 适应证与禁忌证：适用于怀疑子宫畸形、子宫肌瘤、盆腔结核、肿瘤及不育患者的检查。禁忌证为严重的子宫出血、生殖道急性炎症或疑有妊娠者。

- 注意事项：造影时间应在月经干净后 4～10 日，先作详细妇科检查，局部清洁准备。造影时局部消毒后，插入金属导管至子宫腔上部，将导管上圆锥形橡皮塞顶住子宫颈口，然后注入造影剂 40％碘化油 5～10 毫升。

11. 选择性心血管造影

选择性心血管造影是借助于心导管将造影剂直接快速地注入选定的心腔或大血管，使该处能迅速达到最高浓度，从而可以较清楚地显示该部位的病变。目前已成为常用的心血管病诊断方法之一，尤其对复杂的心血管畸形、支架植入术或冠状血管搭桥等手术前诊断更是必不可少的。数字减影血管造影是综合影像增强——电视系统数据收集和计算机处理而产生图像，可显著降低造影剂浓度和剂量，收到很好的诊断效果，从而减少甚至避免高浓度、大剂量造影剂注射时的副作用。

- 适应证与禁忌证：适用于先天性心脏病、瓣膜病变或血管病变、冠脉搭桥或支架术后复查、动脉瘤或室壁瘤以及临床怀疑冠心病但症状不典型者明确诊断。禁忌证为 1 岁以下的婴儿，尤其是紫绀严重者；明显的心力衰竭；严重心肌病变；严重的肝、肾疾病者。

● 注意事项：术前应备皮，为避免造影剂引起恶心、呕吐以致误吸，术前禁食6小时，术前可给一些镇静剂，如巴比妥类或地西泮，年长儿及成人用1％普鲁卡因或1％利多卡因局麻。婴幼儿需用静脉麻醉。少数可发生意外事件，因此应配备心肺复苏的抢救设备。术中须用肝素水冲洗心导管以避免凝血。手术完毕后要在穿刺部位按压止血，至不再出血后加压包扎。术后需随访心肾功能，观察伤口有无渗血。

X线电子计算机体层摄影（CT）

CT是一项新的诊断技术，它是电子计算机技术和X线照相技术相结合的产物，它使X射线通过一个层面的被检组织，该层面的X线吸收值记录在高度灵敏的探测器上，探测器的读数输入电子计算机，经运算处理，将这些数据转变成图像，以黑白、浓淡反映出来。CT的灵敏度比普通X线摄片提高100倍，使用简单，对患者基本无痛苦、无危险，曝光量少，显像清晰，诊断迅速、定位准确。为了更进一步提高正常组织和病变组织间的密度差别，常使用造影剂强化，称为增强CT扫描，可增加对比度，使病变显示更清楚。CT最早应用于脑部疾病诊断，近年来已应用于胸、腹、盆腔、脊柱、四肢等疾病的诊断。CT诊断颅内占位病变有很高的检出率，对脑脓肿、脑囊肿亦有很高的诊断价值。在颅外伤检查中，对颅内血肿检出率高，对骨折的发现率也较平片大为提高。对鉴别出血性卒中（中风）还是缺血性卒中特别有效，因为脑出血是高密度改变，脑缺血是低密度改变，两者完全不同，很易区别。CT对诊断脑萎缩、寄生虫病、先天发育畸形及脑水肿也很有价值。

CT用于诊断胸部疾病，能鉴别肺结核、肺脓肿、肺部肿瘤，特别对纵隔病变有较高的诊断价值，如胸腺瘤、畸胎类肿瘤有其特征表现。对肺内小病灶的检出，CT也越来越显示出其优越性。

腹部实质脏器较多，都是软组织密度，普通X线照相的诊断作用有限，而CT大有用武之地。CT能发现肝内占位并鉴别其良恶性；能鉴别肾癌及肾错构瘤，也能显示肾囊肿、肾盂积水；CT对胰腺疾病的诊断更受重视，它可诊断胰腺肿瘤、急性及慢性胰腺炎。对腹腔肿块及腹膜肿块及淋巴结肿大的发现及鉴别诊断，CT也很有价值。

CT也可用于膀胱、子宫及附件肿瘤的诊断，并能检出盆腔淋巴结转移。

CT对脊柱、四肢及脊髓的病变，能将骨形态、椎旁肌群及周围软组织显示，从而得到有价值的诊断资料。为了更好地诊断椎管内脊髓病变，可将造影剂注入蛛网膜下隙，能清楚地显示蛛网膜下隙及脊髓有无受压、有无肿瘤。

CT检查也有局限性，对某些疾病的定性诊断尚不能提供更充足的依据，对某些小肿瘤可能漏诊。

磁共振成像

磁共振成像（MRI）利用受检者体内最多的原子核——氢原子核在一定条件下所发射的核磁共振信号而得到身体任意方向截面的断层图像。磁共振成像可用来检查身体的任何部位。

MRI是颅内疾病的优良影像诊断方法。从总体而言，它已过超过目前各种影像诊断方法，包括CT在内。MRI不仅有优良的分辨率，而且有很高的对比度，使脑内灰、白质显得更清楚;而且能完成多方向、多层面检查,尤其对 CT 易漏诊的颅后窝病变、脑干部病变能清楚地显示。总之,MRI 能诊断脑梗死、脑出血、脑肿瘤,以及脑先天性畸形、外伤所致颅内血肿。

MRI 能清晰地显示脊柱的脊髓、椎间盘、韧带、椎间孔、椎管蛛网膜下隙及脊髓的形态结构,不仅可以和 CT 显示一样横断面,而且还可显示矢断面、冠状断面,可用来诊断脊柱肿瘤、骨折、椎间病变、椎管内肿瘤等,尤其适用于脊柱外伤后及时发现脊髓内外血肿。

在腹部,MRI 能发现肝、肾、胰、脾等器官的肿瘤,并鉴别其良恶性,尤其对肝血管瘤、肝囊肿、肾错构瘤更有价值。

MRI 在心血管方面近年来发展十分迅速。正常心脏的 MRI 通过三维图像,即冠状、矢状和横断位图像能良好显示心脏 4 个房室结构和大血管解剖,可用于诊断主动脉夹层瘤及肥厚性心肌病及室壁瘤,显示肺癌及纵隔淋巴结肿大等。

MRI 和 CT 一样,注射增强剂后图像更清晰,提高了小病灶的检出率,对于肿瘤意义更大。

MRI 注意事项:带有心脏起搏器、金属夹子、人工关节及假牙者应尽量避免 MRI 检查,以免影响图像质量。检查前应去除手表、钥匙及硬币等。有严重肾功能衰竭者慎用造影剂。由于扫描时间比较长,呼吸、心脏搏动等易引起伪影,应注意。

超声波检查

超声检查是指应用超声波原理对人体组织的生理特征、形态结构与功能状态作出判断的一种非创伤检查方法。超声检查操作简便、可多次重复、切面灵活多样,且无放射损伤,宜作近期跟踪复查,以掌握病情的动态。另外,它价廉、安全、无痛、定位可靠、报告及时,故已广泛应用于临床,并作为产期健康检查项目之一。超声波检查的方法有 A 型(示波)法、B 型(成像法)、M 型(超声心动图)法、二维超声心动图法、多普勒超声心动图法。

1. **A 型法(示波法)** 从示波上的波幅、波数、波的先后次序等,来判断有无异常病变。可诊断脑血肿、脑瘤、囊肿及胸腹水、早孕、葡萄胎等。然而,由于此法过分粗略,目前已淘汰。

2. **B 型法(成像法)** 由于超声波在各组织的声阻抗不同,因而在交界面上就会有界面反射产生,界面反射是 B 超成像的基础,可得到人体内脏各种切面图形。B 超检查在腹部应用最广,能显示肝、胆、脾、胰、肾及肾上腺的正常解剖,判断有无病变及病变是囊性还是实性、是良性还是恶性。近年来,在 B 超的引导下行细针穿刺活检细胞学检查,在肝、肾及其他腹部肿块的诊断中有重要意义,尤其在肝癌的早期诊断上,B 超是最早的影像诊断方法。腹部检查应在空腹时检查,尤其观察胆囊时。妇产科病变,如子宫及附件肿瘤,也应首选 B 超检查,对妊娠女性进行 B 超检查,可确定胎儿的数目、胎儿的发育情况、胎盘的位置等。膀胱检查时,受检者应憋尿检查,这样对病变的显示更清楚。对乳腺病变也可用 B 超检查。但是 B 超也有其局限性,不适宜检查含气的结构(如肺),也不适宜检查骨及被骨遮蔽的结构。

另外,心脏超声可采用以下方法。

1. **M 型法** 用于观察活动界面时间变化的一种方法。根据体内心脏等结构的活动,记录其与胸壁(探头)间的回声距离变化曲线,从这种曲线图上可清晰辨认出心壁、室间隔、心腔、瓣膜等特征。常同时加入心电图显示记录。用于诊断各类心脏病,如风湿性瓣膜病、心包积液、心肌病、心房内黏液瘤,也用于心功能测定及各类先天性心脏病的手术前诊断和手术后随访。

2. 二维超声心动图法 可得到心脏各种切面的图像,并可观察到心脏收缩和舒张时的真实表现,检测心脏和血管的血流动力学状态,尤其是先天性心脏病和瓣膜病的分流及反流情况。多普勒彩色血流显像以实时彩色编码显示血流的方法,即在显示屏上以不同彩色显示不同血液方向的流速。该方法也可发现心腔中存在的小血块以及瓣膜上的裂口等改变。

3. 多普勒超声心动图法 这是测定血管腔及心腔内血流的新方法,可从体外测出血流的速度和方向。用于诊断多种四肢动、静脉疾病和部分先天性心脏病,如大血管转位、动脉导管未闭等。产科医生还用来诊断、确定胎动和胎心。

心电图

心脏在每个心动周期中,起搏点、心房、心室相继兴奋,伴随着心脏生物电的变化,这种变化通过心电描记器在体表被记录下来,表现为多种形式的电位变化图形,称为心电图(简称ECG)。心电图是心脏兴奋的发生、传播及恢复过程的客观指标。

心电图记录纸印有纵横间距为1毫米的小方格。其横向距离代表时间,一般记录纸速为每秒25毫米,故每小格为0.04秒;纵向距离代表电压,常规投照标准电压1毫伏=10毫米(图12-1)。

正常心电图组成 正常心电图由一系列波组成,典型的心电图包括下述各波(图12-1)。阅读心电图时,需要测量各波的时间、电压,并观察各波的形态、方向及各波之间的相互关系。

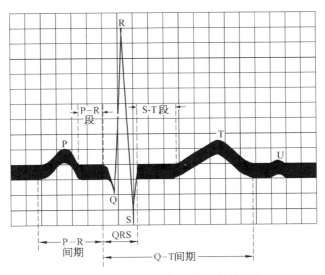

图12-1 心电图的标准用纸和各波的测量

1. P波　为心房除极波。当 P 波时间、电压超过正常范围时,提示可能有心房肥大、心房内传导障碍或心房内压力增高。

2. Ta波　为心房复极波,方向与 P 波相反,振幅较低,常重合在 P-R 段、QRS 波或 ST 段中而不易确定。

3. QRS波　为心室除极波,是一组波群。其中,第一个方向向下的波称为 Q 波,第一个方向向上的波称为 R 波。如果该波群表现为完全向下的波,则称为 QS 波。q 波异常见于心肌梗死,也见于心肌疾病;QRS 波增宽见于心室内传导阻滞,电压增高者见于心室肥大。

4. P-R间期　代表心房激动至心室激动开始前的一段时间。P-R 间期延长见于房室传导障碍。

5. ST段　为心室复极波,是在 S 波之后的一段等电线。

6. T波　为心室复极波。心肌损伤、缺血,药物及电解质紊乱等,均可引起 ST-T 波异常。

7. U波　与 T 波同极向,产生原因不明。U 波倒置是异常表现,见于心肌缺血、左室负荷过重或电解质改变等。

心电轴　心电轴是额面 QRS 向量综合而成的一个总的向量,它代表整个心室除极向量在额面上的方向及大小,正常情况下成人心电轴为 0°～+90°。

小儿心电图　小儿正常心电图与成人明显不同,年龄愈小差异愈大,表现为:①心率较成人快;②各间期及各波时间较成人短;③各波幅尤其是心前导联波幅较高;④右室占优势,心电轴右偏;⑤T 波在不同年龄期有一定改变,在 1～5 岁以后各值逐渐接近成人。

心电图的临床应用　一般认为心电图对以下情况有较大的诊断意义。

1. **心房肥大**　主要表现为 P 波异常。P 波异常常见于心房扩张、肥厚外,也见于心房传导障碍、心房肌损伤以及心房高压。主要表现为 P 波电压增高,时间延长。

2. **心室肥大**　心室肥大通常表现为 QRS 波电压增高,时间可有轻度延长。左心室肥大和右心室肥大其 QRS 波改变的幅度、特点及其出现的导联等有所不同。当左室肥厚伴左心室劳损时,除 QRS 电压增高外,常伴有 ST-T-U 波的改变。青少年、运动员或胸壁很薄的正常人,有时 R+S 波振幅可超出正常范围,但属正常现象。

3. **冠状动脉供血不足**　此时心电图有缺血损伤型的改变,心电图对心肌梗死有诊断意义。

4. **心肌疾病、心包炎**　心电图有一定诊断价值。

5. **心律失常**　心电图对诊断心律失常有重要甚至决定性的意义。

6. **药物作用及电解质紊乱**　药物作用及电解质紊乱皆可引起 ST-T 改变甚至 QRS 波改变,严重者造成各种心律失常。

7. **病因诊断**　一般心电图只能说明疾病造成的病理生理改变,但少数几种心电图改变具有病因诊断意义。如右位心(一种先天畸形,心脏位于右侧胸腔)、急性肺原性心脏病等。

心电图负荷试验　虽然常规心电图可以解决大多数临床问题,但也有一些问题是用常规心电图不能解决的,因此,随着临床的需要又发展出多种新的心电图诊断方法和技术。

在冠脉轻度甚至中重度狭窄时,病人休息时或一般运动量时的心电图可以正常,只在较强运动时由于心肌需氧量明显增加,而有固定狭窄病变的冠状动脉不能相应地扩张以增加冠脉血流,致心肌氧供需失衡,才出现心电图缺血改变和(或)心绞痛。因此,通过运动负荷或药物干预可诱发出心肌缺血的心电图以及其他特征性改变。常见的心电图负荷试验有以下几种。

1. **活动平板或自行车功量计做分级运动测验** 受试者在活动平板上行走,活动平板的转速和坡度可以增减;踏车运动测验在可以测定功量的脚踏车功量计上进行,功量逐渐增加。运动过程中监测并记录心电图及血压变化。运动量按年龄推算,分为极量及次极量两种。

终止运动的指标是:出现典型心绞痛;心电图出现阳性结果;心率达到预期最大心率的 85%～90%(预期心率等于 195～200 次/分减年龄);血压下降或剧升;下肢无力不能继续运动或头晕步态不稳。

阳性判断标准为:运动中和运动后心电图出现 ST 段水平型或下垂型下降≥0.2 mV(也有用 ST 下降 0.1 mV 做标准)或 U 波倒置;出现严重室性心律失常;出现心绞痛、低血压或二尖瓣关闭不全的杂音或异常第四心音等。

运动试验的指征为:成人胸痛(尤其症状不典型者)的诊断;对确诊为冠心病的病人,评价其病变程度及预后;评价心脏手术及药物的疗效;评价心肌梗死后病人的预后及如何进行康复训练。

运动试验的禁忌症为:急性心肌梗死或梗死前状态;不稳定心绞痛;心功能不全;严重主动脉瓣狭窄、严重高血压或严重心律失常。

运动试验的结果不能简单用来区别有无冠心病,因为对低冠心病发病率人群(即冠心病发病风险因素少的人群)来说,运动测验阳性多为假阳性,而对高发病率的人群则阳性结果意义大。能用来区分哪些病人有高风险性需及时行冠状动脉造影检查及搭桥手术、哪些适应内科保守治疗。

2. **二级梯运动试验** 受试者在二级 9 英寸高的阶梯上往返运动,马斯特标准化运动是按性别、年龄及体重规定一定速度来运动 1 分钟或 3 分钟。非标准化运动是要病人运动到接近已知能诱发心绞痛的运动量,在运动前后记录心电图。此方法目前已多被分级运动试验所代替。

3. **等长运动试验** 是一种静态运动,让病人用最大力量的一半或 80% 紧握握力计 1 分钟,使血压及心率中度升高,从而诱发心绞痛。可用于不能行走的病人,但敏感性低。

4. **其他负荷试验** 包括心电图异丙基肾上腺素测验、葡萄糖测验、饱餐测验、冰水激发、缺氧测验以及心房内起搏测验等。观察指标与分级运动测验相似,由于准确性、安全度以及设备条件等原因,临床应用受到一定限制。

动态心电图 动态心电图又称霍尔特监测,通过携带心电图记录设备而记录病人各种活动下的长时间的心电图。其主要价值在于证实病人的主诉,尤其是对有阵发性心律失常或心脏症状的病人。主要用以监测冠心病、肥厚性心肌病、二尖瓣脱垂及长 QT 综合征等病人有无严重心律失常发作,亦用于监测间歇性心律失常发作(如预激综合征)、原因不明的晕厥以及病态窦房结综合征病人,对安装起搏器的病人可用以了解起搏器的功能状态。可用于判断心律失常药物的疗效,还可用于观察体力活动对心律及心脏供血的影响。监测仪器分两部分：一部分为记录仪，为能佩戴在身上的轻便的盒式或盘式磁带录相仪，一般记录 24 小时心电图，并能标明时间，病人可在有症状时打上标号，同时记录 24 小时活动及病情日志；另一部分为分析仪，可以 30～120 倍于实时的速度回放出图像，可用人力分析，分析仪的电子计算机亦能根据要求识别异常的图形，并总结 24 小时（或 48 小时）各种异常心律的发作频率并自动打印出报告。

心电图检查前的准备

1. **心电图检查**　病人应注意以下事项：①检查前不能暴饮、饱食和抽烟，一般需要平静休息 20 分钟；②检查时要睡平，全身肌肉放松，平稳呼吸，保持安静，勿移动体位；③过去做过心电图的应把以往报告或记录交给医生，如正在服用洋地黄、钾盐、钙类及抗心律失常药物等应告诉医生；④检查时，如涂有电极膏，检查毕可用卫生纸擦掉；⑤和其他检查方法一样，心电图也不是万能的，结果仅作参考。

2. **心电图运动试验**　根据病情若需作心电图运动试验，还应注意以下几点：①进餐前后 1 小时，不宜作运动试验；②进行性或新近发作心绞痛、急性心肌梗死后 1 年内、充血性心力衰竭、严重高血压、左心室肥大、左束支传导阻滞、预激综合征、休息时也有明显心肌缺血、年老体弱、行动不便等，均禁忌作运动试验；③如在运动试验中病人发生心绞痛或冷汗不止，应立即停止，并请医生及时处理。

3. **24 小时动态心电图检查**　要注意的是应该遵循日常生活的习惯，切忌在检查过程中卧床不动或处于休息状态；可以适当加大活动量；可以采用一些能够诱发不适的方法如体位的改变、特殊的活动或其他可以诱发出症状的方法；将一整天的活动记录下来供医生分析用。

心导管检查

该技术是使用特制的、有一定韧度的、不透 X 线的心导管经周围血管送入心脏或者血管的指定部位进行检查。常通过股动脉或股静脉穿刺进行。通过心导管可以测量心房、心室等不同心腔或动静脉内的压力及血氧含量；可以做心脏电生理检查，准确详细记录心脏电生理变化；可以取出血标本或心肌标本供化验分析；也可以在导管腔内注射造影剂，对心脏某些部分或血管造影。心导管检查对心脏血管疾病的诊断有重要的意义，起决定性作用。心导管检查可诊断先天性心血管畸形，对冠状动脉和周围血管狭窄的部位与程度作出正确的估计，为选择适当治疗提供依据，也是心外科手术前的必做检查。在进行心导管检查时，患者平卧在一个前后左右各方向均可移动的检查床上，只用局部麻醉，有时医生会要求病人深呼气、憋住气或用力咳嗽，以利于检查顺利安全完成，病人应与医生配合。心导管检查是安全的操作，但个别可能发生意外，导管室内应常规配备心肺复苏的抢救设备。

肺功能测定

肺功能测定主要的目的是了解呼吸功能的状态，判断肺功能障碍的类型和程度。也可以为肺部肿瘤、支气管扩张、食管肿瘤、心脏疾病进行手术治疗前判断手术的可能性、决定手术的种类及保证手术的安全等提供重要的依据。同时也用于判断矽肺、石棉肺等疾病肺功能的损害程度，对从事高空高原人员进行呼吸生理研究。肺功能测定主要分 3 部分。①肺容量的测定：系指肺容纳气体量，包括潮气量、残气、功能残气、肺总量。肺容量的各项指标的测定主要受胸廓与肺弹性、呼吸肌和肺实质病变等影响，也受气道阻塞的影响。②肺内换气功能的测定：氧和二氧化碳在肺泡和肺毛细血管血液之间（肺泡-毛细血管膜）进行气体交换，通常称为肺的弥散功能。换气功能的测定则是判断换气是否正常、气体和血灌注是否均匀以及肺泡-毛细血管膜通透性是否正常。肺内气体交换障碍是造成肺部疾病低氧血症的常见原因，严重时可发生呼吸衰竭。③肺通气功能的测定：包括每分钟静息通气量、肺泡通气量、最大通气量、用力肺活量等。主要用以判断心肺疾病缺氧的类型、部位，以及推测缺氧的病因。

血液气体分析

　　主要测定血中氧和二氧化碳含量。可以判断缺氧和高碳酸血症的程度及呼吸衰竭的类型，判断酸碱失衡的类型、程度及预后。血气分析采集检验样本时要用肝素抗凝动脉血 2 毫升，抽血后要求严加密封，不能接触空气，立即送检。

　　1. 动脉氧分压（PaO_2）　　正常值为 12.64～13.3 千帕（95～100 毫米汞柱），用以判断有无缺氧及其程度。PaO_2 降至小于 10.64 千帕（80 毫米汞柱）即说明有缺氧存在，小于 8.0 千帕为诊断呼吸衰竭的标准，小于 5.3 千帕为重度缺氧。

　　2. 血氧饱和度（SaO_2）　　正常值为 95%～100%，指血标本中血红蛋白实际结合氧量与可结合氧量比值。SaO_2 小于 90%，说明存在低氧血症。

　　3. 动脉二氧化碳分压（$PaCO_2$）　　正常值为 4.65～5.98 千帕（35～45 毫米汞柱），是反映通气功能的指标。呼吸衰竭时 $PaCO_2$ 大于 6.65 千帕（50 毫米汞柱），提示通气功能明显障碍。大于 5.98 千帕（45 毫米汞柱）称为高碳酸血症，是呼吸性酸中毒的诊断指标。

　　4. pH　　反映血中的酸碱度，正常 pH 为 7.35～7.45，小于 7.35 称为酸中毒，大于 7.45 称为碱中毒。

　　5. 标准重碳酸盐（SB）　　是指全血标本在 38 摄氏度、$PaCO_2$ 为 5.3 千帕（40 毫米汞柱）、血红蛋白 100% 氧合的条件下所测得的 HCO_3 含量。正常值为 23～27 毫摩尔/升，是代谢性酸碱失衡的指标。如每升小于 23 毫摩尔称为代谢性酸中毒，如每升大于 27 毫摩尔称为代谢性碱中毒。

　　6. 碱剩余（BE）　　系指在标准条件下测得碱剩余或碱缺失的情况。正常值为每升±3 毫摩尔，它代表代谢性酸碱平衡的指标。如每升大于＋3 毫摩尔为代谢性碱中毒，如每升小于－3 毫摩尔称为代谢性酸中毒。

放射性核素检查

　　放射性核素检查是应用放射性核素进行诊断和治疗疾病的一种方法。将极微量的放射性核素或放射性药物（如[131]碘化钠）引入体内，用探测器追踪放射性核素的行径，即能测出该放射性药物在各部位聚集、排泄的速度和程度。因此，在临床上可以用它来诊断疾病。

　　甲状腺吸碘（[131]I）试验　　口服 2～5 微居里的碘化钠溶液，利用甲状腺能摄取碘和放射性碘能发射 γ 射线的特点，用探测器在甲状腺部位测定碘的摄取量和速度，从而判断其功能状态。甲状腺在 3 小时和 24 小时吸碘率的正常值是 5%～25% 及 20%～50%，甲状腺功能亢进或减退时，甲状腺吸碘率高于或低于正常范围。很多种药物和食物对甲状腺吸收碘都有影响，多数可使吸碘率降低，试验前必须详细询问，如含碘、溴的药物，抗甲状腺药物，激素类药物，抗结核药物，以及海带、紫菜、海蜇、苔条、梭子蟹、干贝、蛏子、带鱼、黄鱼等食品。测定前需停药或停服含碘食物 1～4 周。

脏器显像　闪烁扫描机(或称 γ 照相机)可以将放射性核素或放射性药物在人体内的分布情况用打印的方式描绘在图纸上，或用照相的方法摄于照相底片上。用此方法可以诊断甲状腺、肝脏、肾脏、脑部等疾病。

1. **甲状腺显像**　甲状腺吸收及浓集碘，口服碘(^{131}I)后，通过放射扫描了解甲状腺位置、大小和形状，以及临床发现结节的吸碘情况。根据甲状腺结节部位周围甲状腺组织吸碘率的差别，可将结节分为 3 类：吸碘能力高于附近正常甲状腺组织者称为热结节；接近于附近正常甲状腺组织者称为温结节；低于正常甲状腺组织者称为冷结节。热结节和温结节多为甲状腺瘤；冷结节可为慢性甲状腺炎、甲状腺腺瘤、甲状腺癌、甲状腺囊肿等，实质性、单发的冷结节 20％～50％为恶性肿瘤。本方法还有助于寻找异位甲状腺，发现有功能的甲状腺癌转移。

2. **肝脏显像**　静脉注射胶体锝(^{99m}Tc)、胶体铟(^{113m}In)或碘(^{131}I)-玫瑰红后 10 分钟左右，即可进行肝脏显像。放射性胶体注入后大部分迅速地被肝脏网状内皮系统的肝巨噬细胞所吞噬，沉着于肝脏，然后由胆囊、胆管排泄至肠道内。应用以上的放射性药物进行肝脏显像，可以观察到肝脏大小、位置、形态、功能和放射性的分布情况，对肝脏占位性病变如肝癌、肝囊肿、肝脓肿等定位诊断有较大的价值。肝炎、肝肿大示肝脏增大，放射性分布尚均匀。肝硬变早期代偿期肝增大，放射性稀疏；晚期失代偿时肝缩小，放射性分布不均匀，脾明显肿大。慢性肝病疑似恶性变可进行肝显像，有一定帮助。

3. **肾脏显像**　肾脏实质细胞有聚集、排泄锝- DMSA 的能力，静脉注射后 2～4 小时即可进行显像。根据肾脏大小、位置、形态、功能和放射性的分布情况能发现肾肿瘤、脓肿、囊肿、结核、梗死等占位病变。对诊断先天性肾异常如马蹄肾、重复肾、肾血管狭窄所致肾缩小、肾萎缩和肾梗死有重要意义。此外，利用锝酸钠、铟- DTPA 定位诊断脑肿瘤。用碘-胆固醇诊断肾上腺肿瘤。硒(^{75}Se)-甲硫氨酸诊断胰腺肿瘤。锝-磷酸盐可早期诊断癌肿骨骼转移灶。

肾图检查　肾脏有分泌、排泄碘马尿酸钠的功能。静脉注射后同时连续测量两侧肾脏放射性 15～30 分钟，可以分别测得肾脏的血流、肾小管功能和尿路通畅度。对于高血压肾功能估价、慢性肾病疗效观察和预后判断、尿路梗阻、肾切除指征及移植肾的监护均有所帮助。

放射性免疫分析　放射性免疫分析是一种体外超微量检测技术(表 12-14)。不需要将放射性核素注入体内，它兼有核示踪技术和免疫学的优点，它以标记抗原、未标记抗原(待测抗原)与其特异抗体间的竞争免疫结合反应为基础，故而灵敏度高、特异性强、准确度高。目前可用此法测定的物质已不下百余种，临床上应用极为广泛。

表 12-14 临床常用的免疫分析体外实验

检测项目	正常参考值	临床意义
总甲状腺素（TT_4）	52～156 nmol/L	诊断甲状腺功能亢进症及甲状腺功能减低症
游离甲状腺素（FT_4）	9.10～27.3 pmol/L	TT_4 受血中 TBG 浓度的影响,如妊娠或口服避孕药时升高,肾病综合征时降低;假性 T_4 甲亢者 TT_4 增多
总三碘甲状腺原氨酸（TT_3）	1.0～3.3 nmol/L	诊断甲亢、T_3 型甲亢的特异性指标
游离三碘甲状腺原氨酸（FT_3）	3.19～9.15 pmol/L	甲亢经治疗后的随访;TT_3 也受血中的 TBG 浓度的影响
促甲状腺激素（TSH）	<0.0714 nmol/L	诊断原发性甲减,原发性甲减与继发性甲减鉴别,甲减患者治疗后的疗效观察
甲胎蛋白（αFP）	<25 μg/L	>200 μg/L 对原发性肝癌的诊断有价值;急性肝病有一过性增高,往往<200 μg/L
癌胚抗原（CEA）	10～15 μg/L	消化道肿瘤,结肠或直肠癌、胰腺癌、胆管癌的诊断、预后判断、疗效观察及残留病灶检出,监测复发
CA50	<17 ku/L	结肠或直肠癌、胃癌阳性率高,甲胎蛋白（AFP）阴性,原发性肝癌 80%阳性
CA125	<35 ku/L	诊断非黏液性卵巢癌,以及病情诊断,术后随访诊断肺癌
CA153	13±7 ku/L	乳房癌的诊断和疗效监测;卵巢癌的诊断
CA19-9	<30 ku/L	胰腺癌的诊断、良恶性胰腺肿块的鉴别,与 CEA 联合测定提高阳性率,对转移性癌也有较高阳性率
前列腺特异抗原（PSA）	<10 μg/L	前列腺癌的诊断及监测复发
$β_2$ 微球蛋白（$β_2$-MG）	<2.8 mg/L	肾功能不良时血水平增高;恶性肿瘤病人增高
铁蛋白	男 106.2±29.3 μg/L 女 66.9±28.0 μg/L	缺铁性贫血降低;恶性肿瘤、感染、急或慢性肝病增高
胃泌素	63.33±3.80 ng/L	胃泌素瘤增高,慢性萎缩性胃炎正常或降低

注:nmol/L=纳摩尔/升;pmol/L=皮摩尔/升;μg/L=微克/升;ku/L=千单位/升;mg/L=毫克/升。

第 13 章

诊疗技术

常用诊疗技术包括注射(皮内、皮下、肌内、静脉)、穿刺(胸腔、腹腔、关节腔)及其他各种临床操作。这些是诊断和治疗疾病的重要组成部分。

注　射

1. **皮内注射**　皮内注射主要用于皮肤试验,如青霉素试验、普鲁卡因试验、破伤风抗毒素试验及结核菌素试验等。试验部位常选用前臂掌心一侧,因该处皮肤薄,易进针,并且出现的反应易辨认。

2. **皮下注射**　皮下注射主要用于某些药品的注射(如胰岛素)及预防注射。通常选用注射部位在上臂三角肌下,亦可选用大腿前内侧。

3. **肌内注射**　肌内注射适用于多种药物的注射,如青霉素、链霉素等。常选用臀大肌即臀部外上方 1/4 处,亦可选用上臂三角肌。

4. **静脉注射**　静脉注射用于需要药物快速产生药效时。常选用前臂、手背浅静脉,也可选用大隐静脉及足背浅静脉。

5. **静脉输液**　静脉输液用于补充体内需要的水、盐类、糖类及其他药物。常选用前臂浅静脉、大隐静脉或手背、足背浅静脉。注意:①输液过程中如发冷、发热等表现,立即通知医务人员减慢滴速或停止注入。②观察局部有无肿胀及静脉补液的玻璃管中液体是否在点滴,若液体不滴可能为针头阻塞。③不可随便加快补液速度,尤其年老体弱者、婴幼儿、心肺疾病病人。

过敏试验

1. **青霉素过敏试验**　凡 1 周内未用过青霉素制剂的病人,使用前均需作过敏试验,试验阳性者不宜应用青霉素。目前最常用皮内试验法,其试液浓度为每毫升内含 200 单位青霉素,采用皮内注射法,20 分钟后观察结果。注射部位有硬结、红晕且直径超过 1 厘米,有伪足(即红晕周围有放射样线条)、痒并有小水泡者,均称阳性反应。注意,若病人过去有青霉素或其他药物过敏,应告知医务人员,以免试验时产生严重的药物反应。

2. **普鲁卡因过敏试验**　普鲁卡因过敏试验用 0.25% 普鲁卡因 0.1 毫升在前臂掌侧作皮内注射,20 分钟后观察结果,若注射部位红晕直径超过 1 厘米,称阳性反应,则不能应用普鲁卡因。

3. **破伤风抗毒素过敏试验**　破伤风抗毒素是一种血清,注射前必须做过敏试验。取每毫升含 1 500 国际单位的破伤风抗毒素 0.1 毫升用生理盐水稀释至 1 毫升,以此稀释液 0.1 毫升作皮内注射。20 分钟后观察结果,若注射部位皮丘增大,周围红肿明显、直径大于 1 厘米,则为阳性反应。试验阳性者应作脱敏注射。脱敏注射按表 13-1 剂量每 15 分钟注射 1 次,每次注射后观察有无反应。无反应者可继续注射;反应轻微者等待反应消退后 30 分钟再注射上次剂量;反应严重者则应停止注射。注意:病人作脱敏注射时,如有不适应立即通知医务人员进行适当的处理;脱敏注射后应在注射室停留片刻,以观察有无反应。

表 13-1　破伤风脱敏注射表

次数	抗毒素(毫升)	注射方法
1	0.1	皮下
2	0.2	皮下
3	0.3	皮下
4	0.4	皮下

　　4. 结核菌素试验　结核菌素试验对诊断结核菌感染具有特异性,阳性反应表示受过结核菌感染,但不表明有活动性结核病。目前国内一般用纯蛋白衍生物(PPD)做试验。将 PPD 用无菌生理盐水稀释成不同浓度,取 0.1 毫升注射于前臂掌侧皮内,48～72 小时后检查反应情况,应注意局部有无硬节,不可单独以红晕为标准。72 小时后观察结果,判断标准见表 13-2。

表 13-2　PPD 皮内注射判断标准

部　　位	结果
局部无明显反应,或局部红肿 直径小于 5 毫米	(一)
局部硬结直径 5～15 毫米	(+)
局部硬结直径 10～20 毫米	(++)
局部硬结直径大于 20 毫米	(+++)
局部硬结直径大于 20 毫米并 出现水疱、溃疡或伴淋巴管炎	(++++)

　　阳性反应表明机体对结核杆菌有变态反应,过去曾感染过结核,但不表示患病,因接种过卡介苗的人也呈阳性反应。强阳性反应则表明可能有活动性感染,应进一步检查是否有结核病。阴性反应表明无结核菌感染,但应考虑以下情况:如受试者处于原发感染早期,尚未产生变态反应,或正患严重结核病,机体已丧失反应能力,或受试者正患其他传染病,在此类情况下,均可暂时出现阴性反应。结核菌素试验可为接种卡介苗及测定免疫效果提供依据。若结核菌素试验阴性者应接种卡介苗,接种后若反应转为阳性,即表示接种已产生免疫效果。结核菌素试验还可作为婴幼儿结核病诊断的参考,用于测定肿瘤病人的非特异性细胞免疫功能及在未接触过卡介苗的人群中调查结核病的流行情况。

胸腔穿刺

　　胸腔穿刺用于采集胸水,作常规检查、细菌培养及脱落细胞检查来诊断胸水的病因;用于气胸及胸水的治疗(抽气或抽水),以减轻病人呼吸困难;用于胸膜腔内注射药物。穿刺前可作超声波检查以明确液体平段,穿刺时从下一肋骨上缘进针,可避免损伤肋间血管。

腹腔穿刺

　　腹腔穿刺用于采集腹水标本作常规化验、细菌培养及脱落细胞检查以明确腹水的病因;当大量腹水时,抽放腹水后可减轻症状;可同时向腹腔内注射药物。病人取卧位或坐位,一般选用脐与左髂前上棘连线外 1/3 与中 1/3 交界点或脐与耻骨连线中点左旁 4～5 厘米处。

肝脏穿刺

　　肝脏穿刺用于肝脓疡的抽脓;取肝组织标本,送病理检查以协助肝脏病的诊断。术前应详细了解有无出血倾向,并测定出凝血时间及凝血酶原时间。如结果不正常,应暂缓进行,等待纠正后再行穿刺。肝脓疡抽脓者,以肝区压痛最明显部位为穿刺点,术前作超声波检查,明确脓肿的位置、大小、范围,以协助确定穿刺部位、方向及进针深度。

心包穿刺

对心包炎病人可通过化验心包腔中的液体来了解心包积液的性质,并根据心包积液的性质来查明心包炎的病因。此外,当心包有大量积液时,病人的血液循环受到严重干扰,静脉血不能顺利回到心脏,心脏的排血功能发生障碍,心包穿刺放出大量积液便可使病人症状减轻。心包穿刺必须在无菌技术下进行,局部应用普鲁卡因或利多卡因麻醉,穿刺部位不可过深,以免刺破心房、心室或刺破冠状动脉而造成心包腔大量积血。心包穿刺虽有一定危险性,但如严格按操作规程谨慎进行,还是比较安全的一种诊断兼治疗的方法。

骨髓穿刺

骨髓是造血细胞的场所,骨髓穿刺术是吸取骨髓液了解造血系统的一种诊断技术。常用于以下三个方面。①骨髓细胞学检查:可诊断再生障碍性贫血、巨幼红细胞性贫血、各类白血病、恶性组织细胞增多症、多发性骨髓瘤、转移性癌肿等。②细菌学检查:伤寒、败血症时骨髓的细菌培养比血培养中阳性率高得多。③寄生虫检查:骨髓片中寻找黑热病小体和疟原虫的阳性率高于周围血。因此,一旦怀疑患造血系统疾病,骨髓穿刺是必要的检查。穿刺部位一般选用髂前或髂后上棘,操作方便而安全。胸骨的骨髓细胞增生较旺盛,有时亦可选择该部位穿刺以利早期诊断,但是胸骨较薄,穿刺应小心,以免损伤内脏及血管。骨髓穿刺

在局部麻醉下进行,无明显疼痛,部分病人略有酸胀感,术后即可起床活动。骨髓穿刺除用于诊断外,有时亦用于骨髓腔内输液或注射药物。骨髓穿刺抽取骨髓液量仅 0.2 毫升,而正常成人骨髓重量平均为 2 600 克,因此对人体并无不良影响。

骨髓活检

某些骨髓病变如骨髓纤维化、恶性肿瘤等,骨髓内的病理细胞不容易通过穿刺抽取,此时采用骨髓活检术就能明确骨髓组织的病理改变。目前多采用特制的骨髓活检针,于髂骨上棘先穿刺后活检,活检骨髓组织应取 0.5~1.0 厘米长。

腰椎穿刺

腰椎穿刺(腰穿)可分为诊断性和治疗性两种。诊断性腰穿适用于以下情况:中枢神经系统炎症性疾病时明确炎症的性质(化脓性、结核性、真菌性等);中枢神经系统血管性疾病时明确是出血性的还是缺血性的;中枢神经系统其他病变(包括颅骨点位);脊髓病变;通过腰穿做脊髓动力学检查,以明确椎管有无阻塞;气脑和脊髓造影以观察脊蛛网膜下腔和脑蛛网膜下腔、脑室系统的情况。治疗性腰穿适用于:鞘内注射药物以控制颅内感染;麻醉脊髓;引流有刺激性的脑脊液,从而缓解临床症状,如蛛网膜下腔出血、良性颅内压增高者。腰穿一般无特殊不良反应,正常的脑脊液约150毫升,留取所需量对健康无影响,因此病人及家属无需紧张。

关节穿刺

关节穿刺用于抽液或注射药物,是诊断

和治疗骨关节疾病常用的方法之一。膝关节穿刺部位通常在髌骨外上角2厘米处，向下向内进针，直达髌骨下而进入关节囊。髋关节穿刺部位通常在腹股沟韧带中点以下2.5厘米再向外2.5厘米处，在股动脉搏动外侧进针，与皮肤垂直而进入髋关节腔内。

淋巴结穿刺和活检

淋巴结活组织检查主要用于鉴别具有淋巴结肿大的各种恶性肿瘤（包括淋巴瘤和转移性肿瘤）、结核病、结节病、真菌感染等。淋巴结非特异性炎症，特别是急性炎症时，肿大的淋巴结质地较软，伴有疼痛，诊断易于确立。活组织检查主要适用于质地较坚而无疼痛的肿大淋巴结。通常选取颈部尤其是锁骨上淋巴结，腋窝淋巴结亦可考虑。腹股沟淋巴结慢性炎症较常见，诊断价值受到限制。行将破溃的淋巴结不宜取检，以免疾病扩散或形成瘘管。

检查的方法有两种：①淋巴结穿刺，即以较大的注射针和20毫升注射器，直接刺向淋巴结中心，通过负压吸取部分组织及细胞，作涂片检查。方法简便，没有痛苦，阳性率亦较高。但对某些疾病，或需要进一步作详细病理分类的疾病如淋巴瘤，则不能满足诊断需要。②通过外科手术摘取完整淋巴结作印片和病理切片检查，其价值优于前者。此外，取得的材料还可作细菌学等多种检查，以提供更多的诊断资料。

食管拉网细胞学检查

食管拉网细胞学检查是协助诊断食管癌和贲门癌的一种方法。检查前必须禁食，将食管拉网管徐徐吞下，当吞入50厘米时，说明网囊已进入胃内，此时向网囊内注入空气后逐渐拉出拉网管，用注射器调节网囊内空气的容量，使网囊既能拉动，又能与食管黏膜接触、摩擦，当拉网管通过狭窄段后，将网膜内空气放尽，迅速拉出拉网管。将网囊壁粘附物制成涂片，染色，作显微镜观察。注意事项：①食管拉网的导管病人应慢慢吞入，以免曲折在口中。②有食管静脉曲张、上消化道出血、心肺疾病、急性咽喉炎、妊娠者等应告诉医务人员，此时不宜作此项检查。

胃肠减压

胃肠减压是将一根橡皮管插到病人胃内，利用负压吸引将胃肠道内的液体和气体吸出，以降低胃肠道压力，适用于胃肠道阻塞（幽门梗阻、肠梗阻）及腹腔大手术后。胃肠减压装置可有单瓶法、三瓶法及抽气负压吸引法。应每日用清水5～10毫升冲洗胃管1～2次，以防胃管阻塞，并随时注意胃管是否滑出。注意事项：①若新近有上消化道出血、食管静脉曲张，应告知医务人员让其权衡利弊，考虑是否做此操作。②不能牵引胃管，以免滑出胃。

静脉切开

静脉切开术是用手术的方法将静脉切开后，插入导管（插管），建立输液通路。因此，适用于病人急需大量快速补液、而静脉穿刺又未能成功者。另外，作心导管检查及中心静脉压测定时也需作静脉切开。常选用内踝前大隐静脉、上肢头静脉。插管留置时间不宜过长（不应超过3日），否则易发生静脉炎。

静脉压测定

静脉压有周围静脉压及中心静脉压之

分。测定周围静脉压的目的在于协助诊断右心衰竭、心包积液、缩窄性心包炎及上腔静脉阻塞症。常选用肘静脉，其正常值0.30～1.37千帕（3～14.5厘米水柱）。测定中心静脉压借以辨认急性循环衰竭是由于血容量不足引起的还是心功能差所引起的。另外，当大量补液时，中心静脉压就能正确反应血容量的动态变化，以防止补液过多。通常经中心静脉穿刺插管测定，亦可选用肘前贵要静脉、右腹股沟大隐静脉切开插管。

压脉带试验

压脉带试验又称束臂试验或毛细血管脆性试验，是检查毛细血管脆性的一种方法，用于诊断血小板减少性紫癜、过敏性紫癜及毛细血管中毒性损害（如急性传染病、风湿热、尿毒症、肝脏病、砷中毒等）。其方法是在前臂掌侧近肘窝处，画直径5.0厘米的圆圈一个，在该圆圈上方缚上血压计的橡皮袖带，先测量血压，然后使袖带内压力保持在收缩压与舒张压之间，维持10分钟（如很快呈阳性，可提前终止试验）。除去袖带，将上肢上举，休息5分钟后计算圆圈内出血点数目。正常人作本试验，上述圆圈内出血点少于10个；如超过15～20个即为阳性，表示毛细血管脆性升高。

活组织检查

活组织检查指从身体上可疑病变部分切下一小部分组织，进行病理切片检查以明确诊断。根据取活组织的方法不同可分为以下几种。①体表浅层活组织检查：在体表可以看到或扪到的肿块或病变组织上切取活组织标本。②经内镜活组织检查法：在内镜内用活组织钳咬取标本，如用膀胱镜、乙状结肠镜、纤维结肠镜、胃镜等。③经穿刺活组织检查：对软组织瘤、淋巴结等可用大号针头穿刺抽取组织标本。④体腔穿刺液如胸水、腹水，经离心沉淀后取沉渣作病理涂片检查。⑤对手术切除的组织进行病理细胞检查，有条件的地方，在手术中尚可做冰冻切片立即行病理细胞检查，根据报告结果立即决定手术方案。

肛门、直肠检查

肛门直肠手指检查（常称肛指检查）和肛门镜、直肠镜检查是肛门、直肠疾病的重要检查方法。对有便血、大便变细、大便带黏液脓液等病人，常要作此检查。临床上一般先作肛门直肠手指检查，如发现有病变（如肿块），则用肛门镜或直肠镜作进一步检查。注意，有肛裂的病人不宜作此项检查。

灌　肠

灌肠是将一定量的溶液或药液，通过肛管或导管经肛门灌入肠道，以帮助病人排出大便或取得治疗效果。灌肠的方法和应用的溶液按灌肠的目的和病人的病情而有所不同，可分为不保留灌肠法和保留灌肠法（表13-3）。病人取左侧卧位，双膝屈曲，露出肛门。操作者于肛管顶端涂以润滑油（注意不要塞住肛管孔），经肛门插入后灌液。灌液完毕后应忍受5～10分钟再排便（保留灌肠例外）。保留灌肠前先要通便，以便使药物易通过肠壁吸收，然后用细导尿管将药液慢慢滴入肠道内。常用的通便灌肠液有0.1％～0.2％肥皂水、0.9％生理盐水、清水。灌肠时应保持灌肠液温度适当（38～41摄氏度），不应超过43摄氏度，以防烫伤肠黏膜。对有胃肠道出血、腹腔急性炎症者禁忌灌肠。

表 13-3　**不保留灌肠与保留灌肠法的区别**

不保留灌肠	保留灌肠
溶液刺激肠壁，从而达到通便清洁肠道的目的	溶液通过肠壁吸收，达到治病的目的
灌肠液用量大，1次用量 500～1 000 毫升	灌肠液用量少，1次用量 100～200 毫升
溶液温度较高，38～41 摄氏度	溶液温度较低，接近体温，37～38 摄氏度
高压力快速法，灌肠筒高出病人臀部 1.5～2 米	低压力缓慢法，灌肠筒与病人臀部平
肛管插入直肠 6～10 厘米	肛管插入直肠 10～15 厘米
病人取左侧卧位	先取左侧卧位，臀部垫高，待灌完后再逐渐向右侧卧

如以通便为目的，则尚可采用以下方法。①肥皂条通便法：将肥皂削成圆锥形，直径 1～1.5 厘米、长 2～3 厘米，蘸热水后插入肛门。肥皂条由于化学性和机械性刺激而引起排便。②开塞露或甘油栓通便法：将开塞露尖端剪开（保持光滑），四周涂以润滑油后插入肛门内，用手指挤压药液至直肠内。甘油栓可直接塞入肛门内 6～7 厘米，几分钟后即可达到通便效果。③直接法：若粪便干硬，阻塞于直肠内，则可用手指（戴上橡皮手套或指套）伸入直肠内将粪块挖出。注意事项：①灌肠时肛门应松弛或作深呼吸，以利导管顺利进入。②灌肠后应坚持 5～10 分钟后去排便，否则达不到灌肠通便的效果，排出物均为灌入的液体。③保留灌肠者应先排便，之后将药液慢慢灌入，尽量不要排便，让药液充分吸收。

排　气

病人腹胀、肠内积气而不能自行排出者，可采用以下方法来排气。①针灸：取双侧足三里、气海穴，留针 10 分钟。②芒硝排气法：芒硝 10 克研碎后包好，敷置脐部，每 6 小时更换 1 次，每日 4 次。③肛管排气法：将肛管后端通过接管放入水瓶中，将肛管插入肠道内 12～14 厘米以上，用胶布将其固定在臀部，一般保留 20 分钟。④药物：无禁忌时可用新斯的明作双侧足三里或巨虚等穴位注射。

封闭疗法

临床常用的封闭疗法有以下几种。①局部封闭（局封）：在压痛点最明显部位注入普鲁卡因溶液（一般为 1% 浓度），常用于急性或慢性软组织损伤与腱鞘炎等。②神经周围封闭：将普鲁卡因溶液注射到神经四周，常用于各种神经痛。③颈封：封闭颈部迷走交感神经，常用于外伤引起的开放性气胸、呃逆、上肢创伤性神经痛和支气管哮喘等。④腰封（肾周围囊封闭）：常用于慢性胃炎、肠炎、胃十二指肠溃疡、支气管哮喘、肠胀气及无尿症。⑤四肢封闭：用于四肢远端的炎症或创伤。

蒸汽吸入

蒸汽吸入是使病人吸入含有药液的蒸汽，促进局部血液循环而减轻支气管黏膜充血、水肿，从而使痰液变稀、减轻支气管痉挛而利于痰液排出的治疗方法，通常用于呼吸道炎症（如急性喉炎、急性和慢性支气管炎等）。目前常采用以下几种方法。

①蒸汽吸入器吸入法:水壶中盛水到 2/3 容积,茶杯中加水约 30 毫升,当水壶水煮沸后加入复方安息香酸酊(50 毫升水中加 0.4 毫升)。病人口鼻附近皮肤涂以凡士林(预防皮肤烫伤),张口对准喷气口,深吸入蒸汽。每日 3～4 次,每次 15～20 分钟。②水壶吸入法:在长颈水壶中装水,加干枇杷叶 30～60 克煮沸,或壶中装水煮沸后加复方安息酸酊(浓度比例同上),在口鼻附近皮肤涂以凡士林,张口对准喇叭口吸蒸汽。每日 3～4 次,每次 15～20 分钟。③搪瓷杯或热水瓶吸入法:用 1 升容量的搪瓷杯盛枇杷叶煎剂,或装开水 2/3 杯再加复方安息香酸酊(浓度如上),用毛巾围住搪瓷杯口,留一出气孔。吸的方法、时间、次数同上。

氧气吸入

氧气吸入适用于心肺功能不全、呼吸道阻塞、休克、某些化学物品中毒等。目前最常采用鼻导管法。装置鼻导管前必须先清洁鼻腔,轻轻将鼻导管插入(否则可引起喷嚏),插入长度相当于鼻尖到耳垂的距离。用胶布将鼻导管固定在鼻孔外,并连接到已经调节好的湿化瓶上。氧气流量以每分钟 4～6 升为宜。保持鼻导管通畅,两侧鼻孔可交替放置。对婴幼儿可选用漏斗法吸氧(即将漏斗覆盖在口腔、鼻孔外,距离皮肤 1～3 厘米,每分钟氧气流量 6～8 升)。对缺氧严重者可用面罩吸氧,面罩与面部紧密相合,氧流量每分钟 3～4 升,甚至可达 7～8 升。

鼻 饲

神志不清、半昏迷或昏迷者,自己不能进食,除从静脉补充外,尚需从鼻孔中插入胃管来供给必需的营养和药品。胃管插入长度 50～55 厘米(相当于鼻尖经耳垂到剑突的长度)。插入过程中如有剧烈咳嗽,表示管子误入气管,应立即拔出后重新再插。每次灌注后用温开水冲洗胃管,以防管腔阻塞。胃管口要用纱布包裹夹住,防止胃内液体流出。注意事项:①鼻饲期间保持口腔卫生。②灌注液必须保持适当温度(38 摄氏度)左右。③灌注时速度不能过快,灌注量不应过多(每次 300 毫升左右),以免引起呕吐。

洗 胃

对于服毒病人必须及早洗胃,清除胃内未被吸收的毒物,以避免胃内残留毒物继续吸收而加重中毒。对有幽门梗阻者,洗胃后将胃内潴留的食物洗出,可减轻腹痛、腹胀等症状。神志清醒者常采用自喝法洗胃,自喝洗胃液 300～500 毫升后刺激咽部以引起呕吐,如此反复,洗胃液总量 5 000～10 000 毫升。神志不清者采用插管法洗胃,利用虹吸作用引流胃内液体,反复灌洗,直至洗出液与灌入的洗胃液颜色基本相同为止。常用的洗胃液有生理盐水、1∶5 000 高锰酸钾溶液、2%～5% 碳酸氢钠溶液。应根据不同的病情加以选择。洗胃液温度应保持在 37～40 摄氏度。服腐蚀性毒物(如强酸、强碱)、近期有上消化道出血、胃穿孔、严重心脏病、主动脉瘤及食管静脉曲张者均禁忌洗胃。注意事项:①洗胃时,有活动的假牙需先取出;②若洗胃过程中有上腹部疼痛,则不宜继续洗胃。

导 尿

导尿用于诊断时,主要是收集不受尿道分泌物污染的尿液标本作检验或培养;

测定残余尿,以观察膀胱张力及尿道括约肌痉挛情况。用作治疗时,目的是为尿潴留者解除痛苦;也用于膀胱冲洗或注入药物。另外,盆腔手术前留置尿道管,可避免术中损伤膀胱。导尿时,尿道口及其附近皮肤禁用强烈的灭菌剂(如碘酊、乙醇),以免损伤局部。导尿管插入长度,女性为6～10厘米,男性为10～15厘米。需持续导尿者,应接上倒尿袋。膀胱过分膨胀者,排尿宜缓慢,以免膀胱突然收缩引起膀胱出血。注意事项:①清醒的病人应清洁外阴部,以防止感染;②保留导尿,应注意改变体位时不要牵拉导尿管,以免滑脱。

简易热敷

热敷的作用是促进局部组织的血液循环,提高机体抵抗力和修复能力,促使炎症消散和局限化,减轻局部疼痛。热敷还能使肌肉松弛、促进局部血管扩张,从而减轻深部组织器官充血;在冬季对危重、小儿、老年和末梢循环不良病人增加外热,使病人温暖舒适,改善血液循环。热敷有以下几种方法。

1. **热水袋**　将热水灌至热水袋的2/3,排出气体,旋紧。用手腕试测水温,不可太热,60～80摄氏度时最宜。小儿、昏迷、循环不良、局部神经麻痹以及感觉迟钝的病人,用热水袋时应以厚毛巾包好使用,以免烫伤。如无热水袋,可用耐热玻璃瓶盛热水代用。也可以炒米、炒盐、炒砂或炒糠,装入布袋置患处。

2. **热湿敷**　用毛巾或纱布浸在手腕能忍受的热水中,拧干敷于患处,每3～5分钟更换1次,一般热敷持续15～30分钟。在热敷过程中应经常注意局部反应,防止烫伤。对伤口部位进行热湿敷时,应无菌操作。

3. **热水坐浴**　适用于会阴部和臀部疾病,以及肛门部充血、炎症和疼痛的病人。无伤口者可用清洁盆盛2/3热水,随时调节水温至病人能耐受的温度。将臀部侵入热水中20～30分钟后擦干保暖;有伤口者应注意消毒灭菌,可将盆用肥皂洗净后煮沸或95%乙醇(酒精)燃烧消毒,然后倒入所需溶液,水温同上。

注意事项:①急性腹痛原因尚未明确时,不应热敷,以免延误疾病的诊断;②头、面、口腔部化脓性感染时不宜使用,以免局部血流增多,促使细菌进入脑内;③各种内脏出血时不宜使用,以防血管扩张而加重出血。

简易冷敷

冷敷的作用是促使毛细血管收缩,减轻局部充血;抑制神经细胞的感觉功能,减轻疼痛;使体内的热传导散发,降低体温。冷敷有以下几种方法。

1. **冰袋**　将冰块打碎装入橡皮袋或塑料袋内,驱气旋紧,放在所需处,如额部、腹股沟、腋下等处。冰融化后,需要时可重装。在农村可用井水代替冰块。

2. **冷湿敷**　将纱布或毛巾浸湿在冷水或井水中,拧至半干,以不滴水为准,敷于所需处,经常更换,保持一定的冷度。

3. **全身冷疗**　用于高热的病人。额部放冷敷布一块,经常更换,以井水、冰块或低于病人皮肤温度的温水(32～34摄氏度)揉擦四肢及背部,在腋部、肘部及腘窝、腹股沟处多停留擦擦,可帮助病人散热,揉擦后用干毛巾擦干皮肤。

注意事项:①如发现皮肤颜色发紫,不宜继续使用;②老幼体弱病人对冷敷较敏感,不宜全身冷疗;③冷敷时间不宜过长,以免影响血液循环;④全身冷疗1小时后应测体温 1 次,如体温下降到 39 摄氏度以下时不宜继续使用。

换　药

将创面清理、敷药、覆盖辅料,并按时更换的操作称为换药,其目的是保护创面,促进愈合。干净、新鲜的创面可不必敷药,只要覆盖薄干纱布任其干燥;脓多、感染较重、水肿的创面可用湿敷法(将纱布浸渍药液后敷于创面);脓腔用引流条引流,若脓腔外口过小,引流不畅者应扩大外口;伤口内坏死组织、死骨或异物(线头等)必须予以清除,否则影响创口愈合。

病人在医院已处理好的伤口,如有液体渗出而必须在家里换药时,可按以下方法进行。①准备好 1 只碗、2 把镊子,可放在水锅内煮沸 10 分钟后取出。②碗内盛放生理盐水或 0.5%～1% 新霉素溶液棉球数个。③取 70% 乙醇(酒精)棉球在伤口周围自内向外擦拭皮肤。④用盐水棉球或新霉素棉球轻拭创面。⑤再用 70% 乙醇(酒精)棉球擦拭伤口周围皮肤。⑥创面如有脓液分泌,可用新霉素湿敷;创面如较清洁干燥可敷上油纱布或干纱布,然后包扎固定。换药间隔时间应根据伤口分泌物多少决定。一般来说,分泌物少时可间隔 2～3 日,分泌物多则可每日更换 1～2 次。无菌外科伤口,手术后观察 1 次,如无特殊不需换药,直至拆线。

注意事项:①手术后第 1 次换药,在取下敷料时,应顺伤口平行方向撕开,或在内层用生理盐水湿润后取下敷料,以免撕裂即将愈合的伤口;②换药时动作要轻快,以减少伤口暴露时间,防止感染;③切勿在创口上挤脓,以免压迫脓液进入周围组织、扩散入血液内而引起败血症;④创口要保持干燥,因潮湿易使伤口化脓。

胸膜腔闭合引流

当脓胸、气胸、血胸经胸腔穿刺抽液、抽气后仍不能缓解症状者,可采用胸膜腔闭合引流。此外,胸腔手术后常需作闭合引流。一般来说,引流液体的部位在腋中线第七或第八肋间;引流气体的部位选择在锁骨中线第二或第三肋间。引流管必须连接在水封瓶的长玻璃管上(长玻璃管浸入水面下至少 4～5 厘米)。注意事项:①不可使引流管受压扭曲,保持通畅;②水封瓶必须低于穿刺部位,切不可超过穿刺部位,以防瓶内液体倒流入胸腔内;③每日记录引流量及其性质和变化,从而决定闭合引流管放置的时间。

辅助呼吸

辅助呼吸是应用人工或机械装置产生通气,用以替代、控制或改变病人的自主呼吸,增加通气量,解决缺氧与二氧化碳潴留问题,使呼吸中枢恢复敏感性,进而恢复自主呼吸的治疗方法。

辅助呼吸主要适用于急性呼吸衰竭和慢性呼吸衰竭失代偿的治疗。代偿性慢性呼吸衰竭病人亦可应用辅助呼吸,可减轻呼吸劳累、促进排痰、增加横膈运动幅度,以维护肺功能。慢性呼吸系统疾病病人及老年人,在胸腹部手术后,常并发呼吸功能急剧减退,采用辅助呼吸配合氧气疗法可以预防呼吸衰竭。大咯血窒息、自发性气胸、肺大泡、心肌梗死或休克而血容量未经充分补充者,一般不宜使用辅助呼吸。

辅助呼吸所用的呼吸器多种。有的用弹性胶质呼吸气囊,即"捏皮囊",通过有节奏的挤压将气体通过单向阀经面罩或人工气道输入病人肺内;呼气时停止挤压,胸廓和肺的弹性回缩力使肺内气体推开呼气阀而排出。气囊有一个入氧口,可调节给氧浓度。此法器材简单、操作方便,适用于现场急救和基层医疗单位。有的用电动或气动的机械呼吸器,其具体使用较复杂,应在有经验的医务人员指导下进行。

纤维支气管镜检查

纤维支气管镜由导光玻璃纤维制成,用于观察气管、支气管病变,对诊断支气管、肺脏疾病,尤其是支气管肺癌有很大的价值。纤维支气管镜纤维柔软、可弯曲、导光强、视野广,并可伸入肺段、亚段或更小的支气管。纤维支气管镜既可用于诊断,也可用于治疗。诊断性纤维支气管镜用于以下情况:探明原因不明的咯血或痰血;痰癌细胞阳性、X线检查未发现病变者;胸片示块影或肺段、叶不张,阻塞性肺炎疑为肺癌者。治疗性纤维支气管镜用于以下情况:肺脓疡、支气管扩张时大量浓痰引流不畅,肺部外科术后病人无力咳痰而阻塞支气管引起肺不张,此时借镜检将痰吸出,从而解除气道的阻塞,同时还可向患部注入抗生素。注意,一般情况极度衰弱、心肺功能不全者、患严重心脏病及高血压的病人、主动脉瘤压迫气管或食管者,均不宜作此项检查。

纤维胃镜检查

纤维胃镜检查通过内镜观察胃部病理变化,亦可在内镜直视下采取活组织而获

得组织学诊断,是胃部疾病诊断和鉴别诊断中常见的诊疗技术。一般应用于以下几种情况:①临床表现提示胃部疾病,而钡餐检查无肯定结果者;②钡餐检查疑有胃部疾病,但又不能确诊者;③良性与恶性溃疡不能鉴别者;④良性与恶性肿瘤不能确诊者;⑤上消化道出血原因不明者,以及上述情况的随访与观察等。胃内异物、息肉的摘除和胃内止血也可通过胃镜进行。

乙状结肠镜、纤维结肠镜检查

乙状结肠镜和纤维结肠镜检查是下消化道疾病常用的安全而有效的诊断技术。凡有原因不明的腹泻、便血,以及大便习惯和粪便性状改变时;直肠、乙状结肠和结肠有炎症、溃疡性、寄生虫性疾病或息肉、肿瘤等,需进一步明确诊断或作鉴别诊断时,均可采用乙状结肠镜或纤维结肠镜检查。除肉眼观察外,还可在直视下作活组织检查。此外,肠道内息肉的摘除、肠道内出血的止血以及异物的钳取,也可在乙状结肠镜或纤维结肠镜直视下进行。

腹腔镜检查

腹腔镜检查是在腹腔镜的直接窥视下,观察腹腔或盆腔内器官表面的病理变化,亦可在直接窥视下采取活组织而获得组织学上的诊断。它能窥视的器官有肝脏、胆囊、胃大弯、胃前壁、结肠、空回肠、大网膜、壁层腹膜、子宫和输卵管等,所以对这些器官疾病的诊断有一定的帮助。

第14章

药物治疗

药物的作用机制　药物可分为中药和西药,不管何种药物,一般都通过以下机制起到治疗疾病的目的。

1. **增强或抑制器官的功能**　药物可增强衰退器官的功能,也可抑制某些功能亢进的器官,从而达到治疗的目的。如肝功能衰竭的病人使用保肝药物可以改善肝功能;甲状腺功能亢进的病人,使用抗甲状腺药物可抑制甲状腺素的合成,使甲亢的症状得以缓解。

2. **杀灭或抑制病原微生物**　由细菌、病毒等病原微生物引起的感染性疾病,可通过使用抗生素、抗病毒药等杀灭病原微生物或抑制其生长而达到治病的目的。

3. **补充人体代谢物质的不足**　如慢性胰腺炎的患者因胰腺功能减退而导致胰酶分泌不足,从而产生消化不良的症状,使用胰酶替代药物可有效缓解症状。

4. **杀灭或抑制肿瘤细胞**　主要是指化疗药物,通过抑制肿瘤细胞的增殖而起到控制肿瘤生长的目的。

药物作用的影响因素　药物在人体内通过一系列的药代动力学过程而起到治疗作用,但许多因素可影响药物的体内过程,从而影响其药代动力学参数,因此在进行药物治疗时应根据病人的不同情况,适当调整药物的剂量和方法。常见的影响药代动力学的因素如下。

1. **年龄与体重**　有些药物在人体内的动力学过程随年龄与体重而变化,因此使用这些药物时剂量应按年龄和体表面积来调整。

2. **肝功能减退**　肝功能可影响药物在体内的代谢清除率,肝功能减退时药物的代谢率可降低。

3. **肾功能减退**　大多数药物经肾脏排泄,因此肾功能减退时肾脏的排泄功能降低,如不调整药物的剂量可引起中毒。

4. **药物的相互作用**　药物间的相互作用亦可改变药代动力学参数,从而影响药物的疗效。

家庭常见备用药

家庭备用药是为解决一般性小毛病临时看病买药的麻烦而准备的常用药。但要注意:对自己不能确诊或症状较重、变化较大的疾病,不能擅自用药,尤其是小儿生病时,常常发病急、变化大,自己也难以言表,此时应去医院诊治。对成年人突发的各种病痛、老年人原有慢性病突然变化,也应及时去医院诊治。

家庭常备药箱应根据家庭成员的健康状况,有针对性地准备少量且比较安全有效的常用药物,并学会科学合理地使用。

选择家庭备用药

1. **根据家庭成员的年龄备药**　药箱应根据家庭成员的年龄配备。如老年人各种功能减退、免疫力降低,易患呼吸道及心血管疾病,应常备此类药品,如抗生素、哮喘气雾剂、速效救心丸等。而小儿易患感冒、腹泻等病,有儿童的家庭可选择几种常用的感冒药及止泻药,如泰诺、板蓝根冲剂、思密达等。

2. **视家庭成员的健康状况选择**　看家庭成员患有哪些疾病来选择相应的药

物。有患慢性病的老年人,应备齐其平时服用的药品。如高血压,要常备降压药物;心脏病者需常备治疗心脏病的有效药物,如硝酸甘油片等;糖尿病者则需常备降糖药物。但必须在医师指导下备用。

3. 根据不同季节配备药物 春天易患过敏性疾病,可备些抗过敏药物;夏季易中暑及蚊虫叮咬,应备些防中暑及防蚊虫叮咬药;夏季胃肠道疾病的发病率也较高,可备些小檗碱(黄连素)、思密达、氟哌酸等药;秋季易患感冒发热,应多备些感冒药;冬季易发生呼吸道疾病,需要备些抗生素、止咳药物及治疗哮喘的药物。

4. 选择不良反应较少的药品 处方药需要有医生开具处方才能买到,这类药物相对毒性及副作用也大些,一般要在医生的指导下使用。而非处方药不需医生的处方即可购买,按说明书服用就可,适用于家庭药箱的配备。

5. 选择疗效稳定、用法简单的药物 应选价格适中、疗效确切、安全性高、普通人容易掌握、方便服用的药品。尽量选择口服药、喷雾剂及局部外用药。

常见家庭备用药 一般来说,家庭药箱中的药物应尽量简单、适用,起效快,无明显副作用。同时,必须选择有效期较长、服用简单、贮藏条件不十分复杂的药品。此外,还必须掌握药箱中药品的有效日期,适时更换。家庭备用药应当遵循这样的原则:不宜存放过多的种类和数量;不宜存放易变质失效的药物;不宜存放药效作用强、易引起中毒的药物;不宜存放久存不用的药物。常用的家庭备用药物有以下几种。

1. 外用药物 常用的药物包括伤湿止痛膏、关节镇痛膏等,可用于关节及肌肉的损伤;百多邦是常用的外伤外用抗菌药,可用于外伤后的消炎;创可贴可用于轻度的体表外伤;安尔碘及 75% 的医用乙醇,可用于伤口的消毒;灭菌的棉签、棉花、纱布及医用胶布等,对于有小孩的家庭尤其重要。

2. 感冒药 有中药类感冒药及西药类感冒药。家庭常备的中药类感冒药可选择感冒退热冲剂、板蓝根颗粒、双黄连口服液等;而西药类感冒药最多用的有泰诺感冒片、日夜百服宁、新康泰克等。

3. 止咳化痰药 中成药类的止咳化痰药物有急支糖浆、蛇胆川贝枇杷膏、半夏糖浆、祛痰灵口服液等,对风寒咳嗽、咳痰有效;而西药类止咳化痰药物有复方甘草合剂、氨溴索(沐舒坦)、溴己新(必嗽平)等。但不管是西药还是中药,这些药品都是对症药物,若有明显感染症状仍须到医院就诊。

4. 解热镇痛药 此类药物不仅可用于退热,还可用于各种疼痛,如牙龈肿痛、头痛、关节疼痛等。扑热息痛(商品名:泰诺林)、复方对乙酰氨基酚(商品名:散利痛)、去痛片等,都属于解热镇痛药,可作为家庭备用药。

5. 抗菌消炎药 抗菌消炎药的种类非常多,有头孢菌素类、喹诺酮类、大环内酯类等。常用的头孢菌素类药物有头孢拉定、头孢克洛、头孢呋辛等;而大环内酯类药物有罗红霉素、阿奇霉素等;喹诺酮类药物有诺氟沙星、左氧氟沙星、环丙沙星等。头孢菌素、大环内酯类药物多用于呼吸道感染,而喹诺酮类药物可用于肠道及泌尿道的感染。

6. 胃肠道药品 中成药如胃苏冲剂、温胃舒、气滞胃痛颗粒等可用于风寒袭胃或饮食不当引起的胃部不适症状,而西药类如吗丁啉、多酶片等可用于胃肠道动力不足或消化不良。培菲康、米雅等可用于肠道功能紊乱。此外,一些止泻药物如思密达、小檗碱(黄连素)也是常见的家庭备用药。

7. 心血管疾病药物　短效降压药与硝酸甘油是必不可少的,有高血压或冠心病者平时所用药物多为起效平稳、副作用较少的长效制剂,家庭药箱中应准备一些短效制剂以备急用。有冠心病者应准备心脏病的"保健药盒",特别要配有硝酸甘油,在发现胸痛等不适时立即服用。有关心血管病药物的配备,最好征询医生的意见,以免与平时服用的药物发生冲突。

8. 其他药物　可根据需要配备,如有晕车习惯的人必须准备好苯海拉明;有过敏者必须准备抗过敏药物,如氯苯那敏(扑尔敏)、氯雷他定(开瑞坦)等。此外,防昆虫叮咬的外用药物也是不可缺少的,如红霉素软膏、皮炎康等膏药。

储存药物方法

1. 要科学分类　对自备药品,要按其性质、功用等分类存放,一般原则是内服药与外用药分开、大人用药和小儿用药分开、处方药和非处方药分开、药品和保健品分开、急救药与常规用药分开,并用文字标示清楚,避免误拿误服。特殊慢性病(如冠心病、高血压、糖尿病、癫痫等)病人的日常用药,可根据医嘱选档单放。

2. 要保持药品标签说明的完整　药品的名称、用途、用法、用量、禁忌证、不良反应、注意事项和有效期等文字资料,是正确用药、防病治病的指导。

3. 药品要存放在阴凉干燥处　药物常因光、热、水、空气、酸、碱、温度、微生物等外界条件影响而变质失效。因此家庭保存的药物最好分别装入棕色瓶内,将盖拧紧,放置于避光、干燥、阴凉处,以防变质失效。部分易受温度影响的药品,如胰岛素、利福平眼药水等,应放入冰箱冷藏室内保存;而乙醇、碘酊等制剂则应密闭保存。药物要远离窗户、火炉和电器,一般3~6个月应检查药品是否超过有效期。

4. 不要用其他药瓶装药　有些人贪图方便,常拿空药瓶来装放新购进的药品。这样做一会影响药性,二会使人混用误服,必须杜绝。

5. 及时清理过期及变质药品　要经常清查药箱,如发现药物过期或发霉、受潮、变色等现象,应及时清理。

6. 远离儿童和痴呆老人　家中如有痴呆老人和儿童,要将药箱置于他们不能触及的地方,以免因误服而造成危险。

家庭用药注意事项

家庭用药原则

1. 对药品的认知　要了解所配备药物的主要作用范围、作用机制、毒副作用以及用法,特别是对急救的药品,切忌仅凭药品商品名来判断药品的使用范围和作用机制。使用药物之前要认真阅读药品说明书,使自己对药物的作用、用途、不良反应、用药次数、用药时间、给药途径等有充分的了解。严格按说明书使用,最好经医生诊治后按医嘱服用。服药前要认真核对药名、剂量,对标签不清、过期失效药物切勿使用。

2. 切忌随便用药　症状往往是疾病诊断的依据之一,随便用药会掩盖症状,造成诊断困难,甚至误诊,所以在明确诊断之前,最好不要随便用药。再者,药物有双重性,既能治疗疾病,也可能导致疾病,严重者还可能危及生命,因此无严重症状时不必服药,尤其是镇痛剂、解痉剂、洋地黄类等药物。

3. 掌握用药剂量　用药一定要按剂量,超量服用可产生不良反应,甚至可引起死亡。一般药品说明书上药物剂量是指成人的用量。60岁以上老人的用量一般为成人量的 3/4,18 岁以下的用量则按其体重或年龄进行折算。

服药方法

1. **选择合适的体位**　口服药物时宜取站位,如躺着服药,由于体位的关系药物不容易进入胃肠道,易黏附于食管壁,能刺激食管甚至损伤食管壁,且会降低药效。滴眼药水时应取半躺位,除了体位外,在点眼药水后应轻闭双眼 5 分钟,使药物充分吸收。

2. **药物应温水送服**　服药时如不用水送服而干吞强咽,易使药物滞留于食管中,造成食管黏膜损伤。服药时不宜用酒类送服,因酒中的乙醇可与多种药物相互反应,增加药物的毒性。不可用饮料服药,因果汁中的酸性物质可使药物提前分解或糖衣溶化,不利于吸收,并使药效下降。不宜用茶水或牛奶服药,茶叶中含茶碱、鞣酸等,可使药品周围形成薄膜包裹而降低吸收;牛奶中的钙磷酸盐与药物反应形成难溶性物质沉淀而影响药物的吸收。一般服药都用温水送服,服药时饮水量应有 200 毫升,且服药后不宜立即卧床。有些药物不能用热水送服,如助消化类药物,像多酶片、酵母片等,此类药中的酶是活性蛋白质,遇热后即凝固变性而失去应有的催化剂作用;维生素 C 是水溶性制剂,不稳定,遇热后易还原而失去药效;而止咳药溶解在糖浆里,覆盖在咽部黏膜表面,形成保护膜,能减轻黏膜的炎症反应,阻断刺激而缓解咳嗽,若用热水冲服会稀释糖浆,降低黏膜稠度,不能生成保护性薄膜。大部分药物需用水送服,但有些药需舌下含服,如硝酸甘油,此时应将药品放在舌下,不要吞咽,不要饮水,使其自然溶解,这样可不避免肝脏的破坏而保证药效。

3. **不要将药掰开**　糖衣片、肠溶片、缓释片、控释片不能掰开服用。这样既影响疗效,又增加药物的不良反应。特别是肠溶药片要在肠道被溶解,如掰开服用,药物在胃中就被溶解破坏而不能很好地吸收。

4. **服药时间**　服药时间依药物特性和治疗目的而不同。助消化药多酶片等宜于饭前服用,以增强胃液分泌而增加食欲;止泻和保护胃黏膜药品如思密达宜饭前空腹服用;而阿司匹林、吲哚美辛(消炎痛)、红霉素等药物常常引起恶心、呕吐等胃肠道反应,所以多在进食时或餐后服用。

5. **用药疗程要合理**　用药时间不能过长或过短、不能断断续续用药,剂量不能过小或过大、更不要频繁换药或突然停药等,因为这样既达不到治疗的目的,又会使人体对药物产生耐受性、病原体对药物形成耐药性或促使旧病复发,病情恶化。

6. **要注意饮食对药物的影响**　有些食物会增强或减弱药效,甚至致药物出现毒性作用,因此服药期间应注意。服利尿药时,如呋塞米、氢氯噻嗪等,应多吃一些含钾的食物,如香蕉、橘子等,可补充体内钾的不足。有些食物可增加药物的不良反应,如碳酸氢钠与牛奶或奶制品同服可产生毒副反应;鱼类与异烟肼同服可因异烟肼在体内积蓄而中毒;呋喃唑酮等单胺氧化酶抑制剂与茶叶、葡萄酒、扁豆、鸡、肝等含酪胺食物同服可致高血压;酒精及含酒精饮料能增加阿司匹林、地西泮、氯苯那敏、吲哚美辛、布洛芬等的毒副作用。有些食物可减少药物的吸收,如服用四环素时,应忌食牛奶、豆类制品、猪骨汤、牛骨汤、海带等食品,因这类食物含钙丰富,能与四环素结合,既会降低药物的灭菌作用,又会破坏食物的营养;服用铁剂(硫酸亚铁等),应多食富含维生素 C 的蔬菜、水果,以增加铁盐的溶解度,有利于铁盐吸收,但如果铁剂与茶同服,则茶中的鞣酸可与铁离子结合沉淀,阻碍铁离子吸收。有些食物可降低药物的疗效,如食盐可降低降压药、利尿药、肾上腺皮质激素等物的疗效,所以在使用这些药物时注意低盐饮食;醋、果汁是酸性物质,可降低碳酸氢钠、碳酸钙、磺胺类碱性药物的疗效。有些食物可增强药物的毒性作用,如乙醇有中枢抑制作用,可增强中枢抑制药物如镇静催眠药的疗效,使中枢抑制作用增强,严重的会导致病人呼吸中枢麻痹而死亡。

7. 注意药物的相互作用 两种以上药物同时服用,彼此可产生相互作用,有时可使其中一种药物降低药效或引起不良反应。如青霉素类和四环素类合用,其抗菌效果不及单独使用。肠道杀菌药与培菲康同时服用,会使培菲康失效,因为培菲康是一种双歧杆菌制剂。因此要同服数种药物时,应经医生或药剂师指导。

老年人用药注意事项 老年人脏器、组织结构和功能的减退,尤其是心、肾功能的减退,直接影响了药物的吸收、分布、代谢及清除。若用药剂量以成年人为标准,可出现较高的血药浓度,使药物效应和毒副作用都增加,因此老年人用药时应特别注意安全用药。

药物进入血液后,不同程度地与血浆蛋白结合,结合后的药物暂时不发挥药效,相当于被"存储"起来,待游离药物发挥作用后,血药浓度降低时才被释放。老年人血浆蛋白减少,因此药物与血浆蛋白结合率下降,游离血药浓度增加,易出现不良反应。肝脏是药物代谢的主要场所,老年人由于肝功能的减退,肝脏对药物的代谢减弱,以致药物在血中的浓度相对升高。肾脏是药物最后的主要排泄器官,老年人由于肾功能的减退,肾小球的滤过率下降,以致药物经肾排泄的速度减缓和排出减少。而肝肾功能的减退,最终可使各种药物在体内的半衰期不同程度地延长,如自肾脏排泄的氨基糖苷类抗生素,可延长至正常的 2 倍之上。这些复合因素最终均可不同程度地引起药效的增强和维持时间的延长,最终产生毒副作用。

鉴于老年人的生理特点,其用药应遵循以下原则。

1. 尽量少用或不用药物 老年人有很多不适可以通过生活调节来消除,不必急于求助于药物。如早期糖尿病,可采用饮食疗法;轻型高血压,可通过限钠、运动、减肥等治疗;便秘时可多吃粗纤维食物;失眠病人可通过节制晚间紧张的脑力劳动和烟、酒、茶等而收到良效;老年人精神情绪抑郁,可通过劝慰、心理指导等治疗;关节炎病人可通过体疗,其效果常比用药好。老年人除急症或器质性病变外,一般应尽量少用药物。老年人用药原则是:应用最少药物和最低有效量来治疗。一般合用的药物应控制在 3~4 种,因为作用类型相同或不良反应相似的药物合用在老年人更容易产生不良反应。

2. 选择合适的剂量 用药个体化是当今药物治疗的重要原则,对老年人尤其如此。一般来说,老年人用药剂量应当适当减少,必要时还应延长给药间隔时间、减少用药次数。尤其是对那些作用强烈、反应大、安全范围小的药物,更应小心谨慎,比如氨茶碱、洋地黄类药物等,条件允许时,最好对之进行血药浓度的监测,为药物剂量的调整提供可靠的依据。

3. 尽量选用肝、肾功能损害少的药物 老年人因肝肾功能不同程度地降低,应尽量选择肝肾毒性低的药物。如需应用肝、肾功能损害的药物时,比如抗结核治疗药利福平、雷米封、链霉素,以及丁胺卡那霉素、庆大霉素等氨基糖苷类抗生素时,必须适当减量,并进行肝、肾功能动态监测,

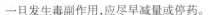

一旦发生毒副作用,应尽早减量或停药。

4. 合理选择药物　应根据老年人的生理特点,合理选择下列药物。

● 抗生素:抗生素不合理的应用,常引起细菌耐药性的发生,甚至出现二重感染,以致造成病情难以控制的局面。因此,如果出现感染,应在医生的指导下合理应用抗生素,不要自己盲目应用。由于致病微生物不受人体衰老的影响,因此抗菌药物的剂量一般不必调整,但需注意,老年人肾功能差,使用青年人相同的剂量也容易造成高血药浓度与毒性反应。对肾脏与中枢神经系统有毒性的抗菌药物,如链霉素、庆大霉素,应尽量不用,更不可联合应用。

● 肾上腺皮质激素:老年人常有关节痛,如类风湿关节炎,因而服用肾上腺皮质激素类药。而老年人常患有骨质疏松,再用此类激素,可引起骨折和股骨头坏死,故应尽量不用,更不能长期大剂量用药,如必须应用,须加服钙剂及维生素 D。

● 止痛药:老年人因骨关节退行性病变,很容易出现腰腿痛、肩背痛等关节疼痛,故常常长期服用解热镇痛药。长期服用这些药物会引起很多危害。如老年人使用解热镇痛药用量过大或用药时间间隔过短时,可以出现大量出汗而引起虚脱。长期应用去痛片则可以引起骨髓抑制,造成白细胞减少、贫血,还可以引起肾脏功能损害。长期应用吲哚美辛可引起胃肠道出血,必须引起注意。

● 利尿药:利尿药虽可以降压,但不可利尿过猛,否则会引起有效循环血量不足和电解质紊乱。噻嗪类利尿剂不宜用于糖尿病和痛风病人,因其会影响血糖和血尿酸。老年人在降压过程中容易发生直立性低血压,应注意观察血压变化,不能降得太低或过快。

5. 慎用安眠药　老年人因入睡时间延长、熟睡时间缩短,很容易早醒。其实这是老年人的正常生理现象,不必紧张。但精神紧张、气候变化、疾病等因素引起失眠时,则可以服用少量安眠药进行必要的治疗。老年人因对安眠药的分解排泄能力减慢,所以长期应用容易出现药物依赖性及毒性,因此不可滥用,如确实需要也应短期应用,而且要减少用量;必须长期应用时,应更换药物品种,以避免药物依赖性发生。

孕妇用药注意事项　近年来,人们对孕妇安全用药的意识有所提高。但由于某些错误的认识,不少孕妇对孕期用药顾虑重重,甚至拒绝服用一切药物。不少孕妇即使有病也不敢用药,以致贻误病情。孕妇用药,既要考虑药物对疾病的疗效,还应注意药物对孕妇和胎儿的不良反应,避免影响孕妇健康和胎儿正常发育。有些药物可以通过胎盘屏障,故用药不当有可能造成胎儿发育受影响,可产生流产、致畸或生长发育迟缓等损害。因此,用药要权衡利弊,谨慎用药。

其实在怀孕的不同时期用药产生的后果是不同的。在卵子受精后 1 周内用药,受精卵尚未种植在子宫内膜,一般不受药物影响;如受精 1～2 周内用药,受精卵已种植于子宫膜,但组织尚未分化,药物产生的影响除流产外,并不引起致畸,属安全期。故在孕前或怀孕初期服用药物对胎儿不会有太大的影响。受精后 3～8 周是胚胎各器官分化形成时期,极易受药物等外界因素影响而导致胎儿畸形,属"致畸高度敏感期"。在此时期应不必用药时坚决不用,包括一些保健品、滋补药;可用可不用的,或暂时可停药的,就不用;如必须用药,一定要在医生指导下谨慎安全用药。孕妇在怀孕期间用药应注意以下问题。

1. 尽量不用药　病情不重时,一般不

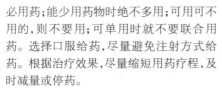

必用药;能少用药物时绝不多用;可用可不用的,则不要用;可单用时就不要联合用药。选择口服给药,尽量避免注射方式给药。根据治疗效果,尽量缩短用药疗程,及时减量或停药。

2. 选择毒副作用小的药物 用药前应了解药物的不良反应和注意事项,如使用抗菌药物时,选择毒副作用小的药物。毒副作用较大的药物确有应用指征时,须在血药浓度监测下使用,以保证用药安全有效。

3. 不宜使用的药物

● 不使用对胎儿有明显毒性或致畸作用的药物:在妊娠头 3 个月中孕妇用药不当就有可能引起胎儿畸形。药物的致畸作用多发生在胚胎期,可使婴儿出生时已经畸形,也可使婴儿出生后发育过程中产生畸形。磺胺类、羟基脲、白消安及利福平等均可致胎儿畸形。激素类、抗癫痫、抗肿瘤、抗寄生虫、解热镇痛药及镇静催眠药等均可对胎儿产生不良影响和毒性作用,也不宜使用。

● 不使用损伤肝肾功能的药物:如多黏菌素、万古霉素,服用时间过长可发生肾功能衰竭。异烟肼、氯丙嗪等可引起肝功能损害。

● 不使用毒副作用较大的抗菌药物:毒副作用较轻的抗菌药物,如青霉素类、头孢菌素类、其他 β 内酰胺类、磷霉素、林可霉素类等药物孕妇和哺乳期可以使用。而有些抗菌药物则不宜使用,如四环素可积蓄于骨和牙齿,使胎儿骨生成延迟及牙釉质发育不全;链霉素可使听神经功能减退,严重时可造成耳聋;喹诺酮类可引起软骨损害等。氨基糖苷类、氯霉素、磺胺药等,妊娠期避免应用。

● 避免使用对胃肠道有刺激作用的药物:如阿司匹林、糖皮质激素类药等。

● 避免使用泻药:如硫酸镁、酚酞、大黄、番泻叶等泻药,可造成流产。

● 不使用促子宫收缩药:如缩宫素、麦角新碱、垂体后叶素等。

儿童用药注意事项 儿童处在生长发育时期,神经系统、内分泌系统及许多脏器发育尚不完善,肝、肾的解毒和排毒功能以及血脑屏障作用也都不健全。给儿童用药时要充分考虑到儿童的生理特点和年龄上的特异性。

要做到科学用药,首先要了解儿童的生理特点。小儿的身体尚未发育成熟,身高、体重及各脏器都在快速的发育。肝脏是药物代谢的主要器官,肾脏是重要的排泄器官,但是由于儿童的这些器官未发育完善,在用药时很容易引起药物代谢及排泄障碍而出现中毒反应。另外,也会由于肝脏、肾脏负担的加重,导致其发生病理性改变,出现肝肾功能的异常。小儿的皮肤纤细、薄嫩,血管、淋巴丰富,吸收面积相对较成人大,如局部用药过多、时间过长也可以通过皮肤吸收引起全身反应而导致中毒。另外,小儿血脑屏障发育不完善,一些药物容易透过血脑屏障在脑组织中沉积而引起神经系统反应。

1. 儿童用药误区 一些父母由于不了解儿童的生理特点,在给小儿用药时常会出现一些误区。

● 使用成人的药物:有的父母为了图方便,在小儿生病时用自己服剩下的药给孩子应用。相当多的父母不懂得用药之道,不了解儿童与成人的差别,误认为只要减少一点用量就行。殊不知,小儿与成人不仅体重不一样,更有诸多生理、病理方面的差别,尤其是小儿肝、肾等脏器发育不完善,酶系统未建立。有很多药物成人使用时不良反应轻,但儿童使用时毒性反应大且后果严重,是儿童慎用药和禁用药。如

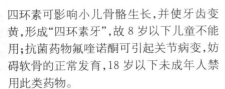

四环素可影响小儿骨骼生长,并使牙齿变黄,形成“四环素牙”,故 8 岁以下儿童不能用;抗菌药物氟喹诺酮可引起关节病变,妨碍软骨的正常发育,18 岁以下未成年人禁用此类药物。

● 滥用维生素:有些父母把维生素当成补药给儿童应用。维生素在儿童的生长发育中确实起着重要作用,但不可盲目地认为多多益善。不少药用维生素有一定的不良作用甚至毒性反应,尤其是脂溶性维生素,用量过大或久可能造成体内蓄积而中毒。其实儿童只要是饮食正常,一般不会出现维生素的缺乏。

● 错误的联合用药:孩子患一种病,父母往往使用多种药物,希望能够快速治愈疾病。殊不知有很多药物是有配伍禁忌,合用不但会出现疗效降低,而且毒性反应增加。所以能用一种药有效的不再加另一种药,合用药物一定要在医生指导下使用。

● 滥用抗生素:有些父母只要孩子一感冒、咳嗽就给他使用抗生素。其实 90% 以上的上呼吸道感染是由于病毒感染引起的,因此上呼吸道感染时常规应用抗生素是不合适的。

2. 儿童用药原则　鉴于儿童独特的生理特点,在给儿童用药时应遵循以下原则。

● 选择科学的给药途径。目前多提倡“能口服给药治疗的不肌注,能肌注治疗的不静脉给药”。

● 掌握正确的给药剂量。应根据小儿的体重或年龄来计算药物剂量,不要自作主张增加用药次数和剂量。

● 选择合适的药物。应避免使用一些毒性大、不良反应严重的药物。避免滥用抗生素、解热镇痛类、糖皮质激素类等药物。禁止或避免使用毒性大的抗菌药物,如氨基糖苷类、万古霉素、去甲万古霉素等。如确有应用指征时,必须进行血药浓度监测。在病因未得到明确前,不要滥用解热镇痛药,以免掩盖病情。

● 合理使用维生素类药品,避免过量服用。

● 尽量不要联合用药,尤其不要联用使毒性增加的药物。

● 注意观察药物的不良反应。在儿童服药过程中,父母要注意观察,如发现有与原疾病无关的表现时,应警惕并立即停药,尽快请医生诊治。

药物的副作用

药物的副作用是指药物在正常用法、用量下出现的与治疗作用无关的作用,它属于药物的固有效应。大多数药物都具有一种以上的药理作用,用于治疗目的一般只是其中的一种或者两种,其他作用就变成了副作用。大多数药物副作用会对病人产生不利影响,因而也可以说是一种不良反应。

医生使用某种药物,一般是因为病人体内某方面存在某种异常情况。针对这种情况,医生往往只希望药物针对某一器官或某一方面发挥治疗作用,而对其他正常器官没有不利影响。但一种药物对不同器官可显示出不同性质的作用,希望它发挥某一作用时,仍不可避免地要接受它的其他作用。如异丙嗪(非那根)具有抗过敏作用和镇静作用,在用于抗过敏治疗时,它的镇静作用所引起的困倦、嗜睡就是其副作用。阿托品由于具有解痉作用而可以解除胃肠绞痛,这是阿托品的治疗作用,但阿托品还有抑制腺体分泌、散大瞳孔的作用,从而引起口干、视物模糊、心率加快、眼压升高等,这就是其副作用,这些副作用一般病人均能耐受,但对于本来就有眼压高的青光眼病人就有加重病情的不利作用。但药物的副作用有时候也可能变成为另外的治疗作用,如在眼科验光需要散大瞳孔时,可用阿托品液点眼;为了减少支气管腺体的分泌液,防止手术麻醉时阻塞呼吸道,预防术后发生肺炎,可以在手术麻醉前皮下注射阿托品。

　　每种药物都会有副作用,只是由于种种内在和外在的因素的影响,它们的表现不尽相同,也不一定发生在每个人身上,因此没有必要因为药物的副作用而排斥所有的药物,甚至在疾病需要治疗的时候也因为担心副作用而拒绝用药。如果药物在治疗过程中出现了副作用,我们可以通过改变用药的途径或用药时间来减少不良反应,

或者是选择同样有治疗作用但副作用较小的另一种药物。如某些解热镇痛类药物(如吲哚美辛)可以引起应激性溃疡、胃出血、胃穿孔等,为减少这类副作用的出现,可以进食后服用或同时加服制酸药,而不要在空腹时用药;对于本来就有溃疡病的病人,如果有服用此类药物的必要性,可以改变用药途径(如将口服片剂改用肛门栓剂),或同时服用对抗其副作用的药(胃黏膜保护药、制酸药)。

　　一般来说,大多数常见药品的不良反应是轻微的,停药后就会消失,不需要特别处理。一旦出现较为严重的药品不良反应,应该立即停药,及时接受诊治。

第15章

常用法医学鉴定

　　法医学是一门应用医学、生物学及其他自然科学的理论与技术,研究并解决法律实践中涉及医学问题的应用性学科。自人类社会诞生法律以来,就有了为其服务的法医学实践。随着人类社会与法律、科学与技术的不断进步和发展,法医学也获得了极大的发展和完善,目前已形成了拥有诸多分支学科的现代法医学,其内容包括法医病理学、法医毒理学、法医临床学、法医物证学(包括法医血清学、法医人类学及法医牙科学)、法医毒物分析和法医精神病学等。法医学的研究对象包括现场、尸体、活体组织、物证和文证等。总之,凡涉

及与刑事、民事及行政诉讼案有关的人体(包括尸体、活体)和源于人体的生物学检材,均属于法医学检验的工作范畴。近年来,随着我国经济建设的快速发展、法制建设的不断完善、意外伤害事故的日益增多和人们法律观念的不断增强,多种法医学鉴定已摆上了社会、家庭或个人的议事日程。本章就以下几种最常见者作一介绍。

亲子鉴定

　　亲子鉴定是法医学亲权鉴定中最常见的一种。所谓亲权鉴定是指应用医学、生

物学和人类学等方法，通过检测人体遗传学标记，并依据遗传学理论进行分析，从而对被检者之间是否存在生物学亲缘关系做出科学判定。亲权鉴定涉及的范围较为广泛，既包括两代直系亲缘关系的判定，也包括兄弟姐妹同胞、隔代直系及旁系个体(如叔侄、姨甥等)间亲缘关系的判定。而亲子鉴定主要通过对人类遗传学标记的检测，再根据遗传规律进行分析，对父母与子女之间是否存在生物学亲缘关系进行鉴定。一般涉及父母与子女关系的亲权纠纷多见于：①私生子，女方指控某男是孩子的生父；②丈夫疑其孩子不是自己亲生；③疑医院工作人员调错婴儿；④对失散儿童或亲属的确认；⑤对违纪超生子女的血缘鉴定；⑥涉及财产继承权纠纷案；⑦涉外婚生子女移民案件的血缘鉴定；⑧拐骗儿童案；⑨嫌疑人否认强奸致孕案等。

　　目前，用于亲权鉴定的遗传标记有两类：即常染色体DNA遗传标记与非常染色体DNA遗传标记，后者主要指线粒体DNA(mtDNA)和Y染色体DNA。通过常染色体DNA遗传标记进行血缘关系鉴定的原理是存在血缘关系的个体比无血缘关系的个体共享相同等位基因的概率高。通过mtDNA和Y染色体DNA遗传标记进行血缘关系鉴定的原理基于mtDNA遗传标记的母系遗传特征和Y染色体遗传标记的父系遗传特征。具有共同母系祖先或父系祖先的个体具有相同的等位基因，反之则无，因此可通过检测mtDNA和Y染色体遗传标记来判断是否存在血缘关系。DNA短串连重复序列(STR)基因座是目前最常用的亲子鉴定的遗传标记。亲子鉴定常用的检材为血液，也可采用口腔拭子、带毛囊的毛发。在法医物证学鉴定中，多采用STR自动分型技术检测遗传标记，再计算父权指数和累计父权指数，最终对其做

出鉴定结论。其结论一般为两种：一为排除亲子关系，一为不排除(或支持)亲子关系。

损伤程度评定

　　损伤是指机体在遭受外力，包括物理性(如机械力、高低温、电流等)、化学性与生物性因素的作用后，发生人体组织、器官的破坏和(或)功能障碍。活体组织损伤程度的评定是法医临床学中最重要的鉴定内容之一。对损伤的评定，常包括损伤的类型、成伤机制、致伤物的推定，以及损伤的性质、程度和时间等。其中最常见者为对损伤程度的评定。其评定结果既为刑事案件的审理与量刑提供依据，也为民事案件的审理与赔偿额度的确定提供法律依据。在我国现行的法律法规中，根据损伤是否对伤者生命造成威胁、对其生活有无影响及其程度，将损伤分为重伤、轻伤和轻微伤3大类。

　　我国《刑法》第95条规定的重伤是指：①使人肢体残废或者毁人容貌的；②使人丧失听觉、视觉或者其他器官功能的；③其他对于人身健康有重大伤害的。轻伤是指各种外界因素作用于人体，造成人体组织、器官结构发生一定程度的损害或其部分功能障碍，但尚未危及生命或未遗留器官功能严重障碍的损伤。轻微伤是指在各种外界因素造成人体局部组织结构的轻微损伤，或者轻微短暂的功能障碍，恢复后不遗留明显后遗症，其伤害程度达不到轻伤标准。

　　目前我国对损伤程度评定采用的标准，有司法部、最高人民法院、最高人民检察院、公安部于1990年3月29日联合颁布的《人体重伤鉴定标准》、1990年4月2日联合颁布的《人体轻伤鉴定标准(试行)》，以及中华人民共和国公共安全行业

标准《人体轻微伤的鉴定》(GA/T 146 - 1996)。

在对伤者损伤程度的评定过程中，被鉴定人(伤者)在受到伤害后，除及时至医院诊治外，应及时报警，由警方委托至司法鉴定机构进行损伤程度鉴定。而鉴定人必须对"真伪"损伤的识别、"伤病"的鉴别、"新鲜与陈旧损伤"和因果关系的判定，以及进行鉴定时机的选择和鉴定标准的正确使用等，做到心中有数，以便做出合理和公正的鉴定结论。

伤残程度评定

残疾是指各种疾病、损伤、发育缺陷或精神因素造成机体某部位缺损或人体、精神不同程度的永久性功能障碍而影响人正常生活、学习和工作的一种病态。因损伤所致残疾者称为伤残。伤残程度通常是根据组织器官缺损或功能障碍程度来确定。伤残鉴定机构或鉴定人根据伤残者的临床资料和相关身体检查，并依据相关鉴定标准对其残疾(伤残)程度进行判定，并出具鉴定结论的过程，称为伤残等级评定。其评定结果主要涉及行政和民事责任、民事赔偿问题，是法医临床学鉴定的一个重要内容。

我国现行的伤残评定标准基本采用10级划分法，即从1级至10级，最重者为1级，最轻者为10级。现行常用的伤残评定标准有：《道路交通事故受伤人员伤残评定》(中华人民共和国国家标准 GB 18667 - 2002，2002年12月1日实施)；《劳动能力鉴定——职工工伤与职业病致残等级分级》(中华人民共和国国家标准 GB/T 16180 - 2006，2007年5月1日实施)；《医疗事故分级标准(试行)》(中华人民共和国卫生部令，第32号，2002年9月1日起施行)；《人身保险残疾程度与保险金给付表》(中国人民银行，银发[1998]322号)。对于非故意伤害或意外伤害案件的伤残等级评定，目前尚无相关的评定标准，一般参照上述标准进行。

伤残等级评定一般应在治疗终结后进行，并应首先排除其原有的损伤及疾病等因素。对于伤与病并存者，要进行伤病关系分析，解决两者的参与度的问题。对精神障碍方面的问题，应该由具有司法精神病鉴定执业资格的鉴定人评定。

尸体解剖

尸体解剖，即尸体检验，简称"尸检"，是指通过对尸体的体表观察、内部器官的肉眼和显微镜(光学显微镜为主)的形态学检查，以识别和确定其各种病变，并结合死者生前的临床表现、各种实验室检查结果和采取的诊治手段等，以明确死者疾病性质和死亡原因的一种检查方法。尸检主要可分为法医尸检和病理尸检两种：前者的主要解剖对象是涉及法律纠纷的尸体，其目的是为解决民事(事故、灾害、疾病等)以及刑事(伤害、谋杀、投毒等)案件中所涉及的死亡原因、方式、时间、致伤方式、致伤物推断、个体识别，以及损伤与疾病关系等诸多问题而提供依据。而病理尸检(包括涉及医疗纠纷的尸检)的主要研究对象是临床上患有各种疾病的病人，其目的在于确定死者疾病的演变过程、疾病性质及其死亡原因，以验证临床对其生前所采取的各种诊治手段的合理性或正确性，以便于临床总结经验或吸取教训，从而促进医学的日益发展和不断进步。

一般涉及刑事案件的尸检由公安机关有关部门强制执行，而非刑事案件的尸检则需经有关部门批准及经死者家属签字同意后方可进行。在进行法医尸检前,尸检人员对其必须做好充分的准备,如现场勘查、案情调查、尸体衣物和其体表的检查等。法医尸检应争取尽早、全面系统地进行,而非尸体的局部解剖。所谓全面系统的尸体解剖,是指不仅应常规地剖验颅腔、胸腔和腹腔,而且还应剖验其颈部、脊髓腔、盆腔及其他被认为需要检验的任何部位,以查明疾病或损伤的部位和范围。与此同时,应做好解剖术式和程序的适当选择,必要时还可采用一些选择性或特殊的检验方法。在进行尸检过程中,应提取必要的检材,如血液、尿液、胃内容物等,用于进行毒物分析。法医尸检常用的解剖术式有:直线切法、T字弧形切法、Y字形切开法和倒Y字形切开法。具体操作时,可对其作适当调整。一般常用的解剖操作程序有以下3种:腹腔—盆腔—颈部—胸腔—颅腔;胸腔—腹腔—盆腔—颅腔—颈部;颈部—胸腔—腹腔—盆腔—颅腔。

常见疾病防治篇

第 16 章

常见症状和体征

发　热

什么是发热　正常人体内具有完善的体温调节系统(包括温度信息传导、体温调节中枢和效应器3部分),能在气温的一般波动范围内,维持相对恒定的体温。该系统中起关键作用的是体温调节中枢,主要部分为视前丘-前下丘脑,其次为延髓、脑桥、中脑和脊髓。体温调节中枢对来自各方面的信息进行综合后,发出调节冲动以控制产热与散热器官的活动,使产热与散热维持平衡从而保持体温相对的恒定。

正常成人体温保持一定的恒定水平,个体之间可存在差异。一般舌下温度37 ℃,腋窝温度36.5 ℃,直肠温度较舌下温度高 $0.3～0.5$ ℃,一日之间体温相差不超过 1 ℃为正常值。当舌下温度高于 37.5 ℃,腋窝温度高于 37 ℃,或一日之间体温相差在 1 ℃以上,称为发热。根据腋窝温度可将发热分为低热(37.5～38 ℃)中热(38～39 ℃)高热 (39～40 ℃)和超高热型(>40 ℃)。人体最高的耐受温度为 40.6～41.4 ℃,直肠温度持续升高超过 41 ℃,可引起永久性的脑损伤,高热持续在 42 ℃以上 2～4 小时常导致休克等严重并发症。体温高达 43 ℃则很少存活。

体温升高不一定都是疾病引起,某些情况下可有生理性体温升高,如剧烈运动、月经前期及妊娠期。进入高温环境或热水浴等均可使体温较平时略高,这些通过自身调节可恢复正常。

发热是指病理性体温升高,是人体对致热原的作用使体温调节中枢的调定点上移而引起,是临床上最常见的症状。可见于多种感染性疾病和非感染性疾病。多具有典型的热型和病程、特异的临床特点,一般诊断较易;约有 10％的病人,虽经各种检查始终不能明确病因,病程可迁延数月,称为不明原因发热。不明原因发热的定义包含 3 个要点:①发热时间持续≥3 周。②体温多次>38.3 ℃。③经≥1 周完整的病史询问、体格检查和常规实验室检查后仍不能确诊。

发热的分类　根据热程热型与临床特点,可分为急性发热(热程小于 2 周)、长期发热(热程超过 2 周且多次体温在 38 ℃以上)和反复发热(周期热)。一般认为急性发热病因中感染占首位,其次为肿瘤和血管-结缔组织病。感染性疾病热程相对最短。如热程短呈渐进性消耗衰竭者,则以肿瘤为多见。热程长无中毒症状,发作与缓解交替出现者,则有利于血管-结缔组织病的诊断。感染性发热多具有以下特点:①起病急伴有或无寒战。②全身及定位症状和体征。③血象:白细胞计数高于 $1.0×10^9$/升,或低于 $0.4×10^9$/升。④四唑氮蓝试验(NBT):如中性粒细胞还原 NBT 超过 20％,提示有细菌性感染,有助于与病毒感染及非感染性发热的鉴别,但应用激素后可呈假阴性。⑤C 反应蛋白测定(CRP):阳性提示有细菌性感染及风湿热,阴性多为病毒感染。⑥中性粒细胞碱性磷酸酶积分增高:正常值为 0～37,增高愈高愈有利于细菌性感染的诊断,除外妊娠、肿瘤、恶性淋巴瘤者更有意义。应用激素后可呈假阳性。

常见伴随症状　发热伴随症状常有助于诊断和鉴别诊断,常见的伴随症状见下。

1. **寒战**　常见于大叶性肺炎、败血症、急性胆囊炎、急性肾盂肾炎、流行性脑脊髓膜炎、疟疾、钩端螺旋体病、药物热、急性溶血或输血反应等。

2. **结膜充血**　常见于麻疹、流行性出血热、斑疹伤寒、钩端螺旋体病等。

3. **单纯疱疹**　口唇单纯疱疹多出现于急性发热性疾病,常见于大叶肺炎、流行性脑脊髓膜炎、间日疟、流行性感冒等。

4. **淋巴结肿大**　常见于传染性单核细胞增多症、风疹、淋巴结结核、局灶性化脓性感染、丝虫病、白血病、淋巴瘤、转移癌等。

5. **肝脾肿大**　常见于传染性单核细胞增多症、病毒性肝炎、肝及胆道感染、布氏杆菌病、疟疾、结缔组织病、白血病、淋巴瘤及黑热病、急性血吸虫病等。

6. **出血**　发热伴皮肤黏膜出血可见于重症感染及某些急性传染病,如流行性出血热、病毒性肝炎、斑疹伤寒、败血症等。也可见于某些血液病,如急性白血病、严重型再生障碍性贫血、恶性组织细胞病等。

7. **关节肿痛**　常见于败血症、猩红热、布氏杆菌病、风湿热、结缔组织病、痛风等。

8. **皮疹**　常见于麻疹、猩红热、风疹、水痘、斑疹伤寒、结缔组织病、药物热等。

9. **昏迷**　先发热后昏迷者见于流行性乙型脑炎、斑疹伤寒、流行性脑脊髓膜炎、中毒性菌痢、中暑等;先昏迷后发热者见于脑出血、巴比妥类中毒等。

治疗　轻度的发热,如吸收热,是机体抵抗疾病和外界刺激的一种生理性防御反应。临床医生不必遇到发热病人就积极给予退热治疗,尤其是药物退热,因其可能对体温的波动和其他临床征象形成干扰,改变疾病本身原有热型,进而掩盖基础疾病,延误诊断与治疗。一般来说,解热治疗的原则是:对于中等程度以下发热者,主张物理降温为主,如物理降温不缓解,或体温持续升高,或伴有高热惊厥的儿童,或有心功能不全、器官衰竭的老年人,再考虑使用药物降温。

1. **物理降温**　对于发热病人,特别是中等程度以下(体温$<39\ ℃$)的发热者,应以物理降温为主。即使是对中、重度发热(体温$\geqslant 39\ ℃$),药物降温亦并非首选。特别是在病人出现脱水休克症状时,不主张采用解热药物降温,这是因为病人应用解热药物后会因大量出汗而加重脱水休克症状。可先应用乙醇擦浴、四肢大动脉处置冰袋、口服温开水等物理降温方法,同时,注意补液,缓解休克症状,如病人出汗较多,注意电解质紊乱的可能,及时补充电解质。

2. **药物降温**　应用物理降温后,如果发热仍不缓解,甚至体温直线上升至$>39\ ℃$时,若无禁忌,应及时采取药物降温。一般不主张滥用解热镇痛药或激素,除高热或超高热的病人需紧急处理外,对其他发热病人应以明确病因,进行病因治疗为重点。目前,临床常用退热药物首选非甾体类镇痛消炎药。这类药物可选择性作用于体温调节中枢,降低其异常兴奋性,通过神经调节使皮肤血管扩张,排汗增加,呼吸加快,增加散热。除解热镇痛作用外,还具有抗炎、抗风湿作用。但不良反应较多,可累及各个系统,其中以过敏反应和消化系统、泌尿系统、中枢神经系统、血液及造血系统的损害多见,且少数反应严重。在多数的非甾体消炎药中,以吲哚美辛(消炎痛)和阿司匹林所引起的胃肠道反应最为常见,有恶心、呕吐、腹痛、腹泻、溃疡,甚至胃出血、穿孔等。对应用上述药物仍不缓解的顽固性高热或重度感染所致发热，应合理应用激素。糖皮质激素一方面通过抑制前列腺素合成而降温，另一方面通过抑制致热原的生成等机制起作用。但感染性疾病有可能导致感染扩散，病情加重，病程延长。因此，不主张在发热病人中常规应用激素。当病人病情需要必须使用激素退热时，务必严格控制剂量，切忌长期大剂量使用激素退热；尽量避免使用作用很强的地塞米松，一般给予中等强度的泼尼松或氢化可的松等即可，体温下降后停药。如大剂量且连续应用激素大于 3 日，必须采取逐渐停药方法，切忌突然停药，以免引起激素反跳现象。

肥　胖

定义　肥胖是指人体因各种原因引起的脂肪成分过多，显著超过正常人的平均量。由于食物摄入过多或机体代谢的改变而导致体内脂肪积聚过多而造成体重过度增长，并引起人体病理、生理改变。评定肥胖的标准主要有两个：体重指数（BMI）和肥胖度。BMI（千克/平方米）＝体重（千克）/身高（以米为单位）的平方，BMI 大于 18.5 且小于 24 为正常范围，BMI 大于 24 但小于 28 称为超重，BMI 大于 28 称为肥胖。肥胖度＝（实际体重－标准体重）÷标准体重×100%。肥胖度在±10%之内，称之为正常适中；肥胖度超过 10%，称之为超重；肥胖度超过 20%～30%，称之为轻度肥胖；肥胖度超过 30%～50%，称之为中度肥胖；肥胖度超过 50%，称之为重度肥胖。肥胖度小于－10%，称之为偏瘦；肥胖度小于－20%以上，称之为消瘦。

原因　肥胖的原因很多，总结下来有以下几种：①遗传与环境因素。②物质代谢与内分泌功能的改变。③能量的摄入过多，消耗减少。④脂肪细胞数目的增多与肥大。⑤神经精神因素。⑥生活及饮食习惯。从类型上可以分为单纯性肥胖和病理性肥胖，后者可见于：①下丘脑性肥胖，肿瘤多见，临床表现复杂，常伴有内分泌功能紊乱。②垂体性肥胖。③库欣综合征，主要表现有多血质面容、满月脸、水牛背、向心性肥胖。皮肤紫纹、痤疮、多毛、高血压、糖尿病症群、骨质疏松等。④胰源性（全身肥胖）。⑤甲状腺功能减退，由于代谢率降低致热量消耗降低，部分伴有肥胖，大部分病人体重增加由液性水肿所致。表现有面容虚肿、皮肤苍白、皮肤干而粗糙、怕冷、食欲缺乏、便秘、心率减慢、反应迟钝等。⑥性腺功能减退性肥胖症。

体格检查可以初步判断肥胖的病因。单纯性肥胖症病人，男性脂肪分布以颈项部、头部、躯干部为主，女性以腹部、下腹部、胸部乳房及臀部为主，向心胜肥胖、满月脸、水牛背、多血质外貌、紫纹、痤疮，为皮质醇增多症的特征；女性肥胖、多毛、闭经不孕可能为多囊卵巢所致；体态肥胖、面容虚肿、皮肤干而粗糙、反应迟钝为甲状腺功能减退特征；四肢末端肥大、面容丑陋为肢端肥大症特征；下丘脑及垂体性肥胖尤其是该部位的肿瘤可致视力障碍、偏盲等。病理性肥胖可以进一步检查下丘脑、垂体功能，如 ACTH、FSH、LH、TSH、GH、PRL、TRH 兴奋试验、LH－RN（LRH）兴奋试验及周围腺体激素测定，如甲状腺激素、肾上腺皮质激素、胰岛功能检测、血脂测定。另外，影像学检查可以了解病变的位置和性质。

治疗　继发性肥胖以病因治疗为主，如系肿瘤引起，需及早行手术治疗；及时纠正内分泌功能紊乱。单纯性肥胖者应加强锻炼，多做运动；饮食方面强调平衡饮食，做到食物多样、谷物为主，多吃蔬菜、水果和薯类，常吃豆类及其制品，适量吃鱼、禽、蛋、瘦肉，少吃肥肉和荤油。

消 瘦

定义 消瘦是指人体因疾病或某些因素而致体重下降，低于标准体重的10%以上或体重指数BMI小于18.5即为消瘦。消瘦与肥胖一样，都是亚健康的一种。人体内的肌肉、脂肪含量过低，不仅容易疲倦、体力差，而且抵抗力低、免疫力差、耐寒抗病能力弱，易患多种疾病。

病因 食物摄入不足，消化、吸收、利用障碍，需要增加或消耗过多都可以引起消瘦。小儿营养不良、佝偻病与偏食或喂养不当，摄入减少有关；口腔溃疡、下颌关节炎、骨髓炎及食管肿瘤引起的进食或吞咽困难可引起摄入减少；慢性胃炎、肾上腺皮质功能减退可引起食欲减退，食物摄入不足。肾病、妊娠等引起的严重吐泻症状，影响食物摄入或不能充分的消化吸收；慢性胃肠病，常见的胃及十二指肠溃疡、慢性胃炎、胃肠道肿瘤、慢性结肠炎、慢性肠炎以及慢性肝、胆、胰病，如慢性肝炎、肝硬变、肝癌、慢性胆道感染、慢性胰腺炎、胆囊和胰腺肿瘤可引起食物消化、吸收不良。生长、发育、妊娠、哺乳、过劳、甲亢、长期发热、恶性肿瘤、创伤及大手术后营养需求旺盛，如不及时补充，也可导致消瘦。有些消瘦与遗传有关，一般检查不能发现任何疾病，平时能正常工作，身体也无不适。

神经性厌食可有体重极度下降，伴闭经，心动过缓、自我引起的呕吐，其特点包括：①年轻女性多见，年龄多低于25岁。②消瘦明显，体重多低于标准体重25%，但一般情况良好。③常有闭经，体重恢复到一定水平，月经可以恢复。④无其他器质或精神性疾病。

治疗 消瘦者除了寻找病因，进行病因治疗以外，应循序渐进的补充优质蛋白质和足够的热能。

眩 晕

定义 眩晕是人的空间定位障碍所致的一种主观错觉，对自身周围的环境、自身位置的判断发生错觉。一般来说，头晕、头昏相对较轻，而眩晕则较重。眩晕包括摇晃感、漂浮感、升降感。典型的眩晕也称为真性眩晕、周围性眩晕，呈阵发性的外物或本身的旋转、倾倒感、堕落感，症状重，多伴有明显的恶心、呕吐等自主神经症状，持续时间短，数十秒至数小时，很少超过数日或数周者。多见于前庭外周性病变。而多数头晕无明显的旋转感，为外物或自身的摇晃不稳感，或左右或前后晃动，注视活动物体时，或嘈杂环境下加重。症状较轻，伴发自主神经症状不明显，持续时间较长，可达数月之久，多见于脑部和眼部等疾患，被称为假性眩晕或中枢性眩晕。

病因 机体的平衡及定向功能是视觉、本体觉和前庭系统（平衡三联）三者共同完成的。各种外界刺激通过平衡三联传入皮质下中枢、前庭神经核、红核、小脑及颞叶皮质，不断反射性调节机体的平衡。视觉障碍和本体感障碍两种眩晕，物体和自身移动的感觉不十分明显，前者闭上眼睛，后者用视力代偿可以使症状减轻或消失。前庭神经核血供不畅且极易障碍，微小的血管腔改变和血压下降即可影响前庭核的功能，当前庭核或前庭器官病变时，前庭感受的刺激与本体觉和视觉感受器的关于空间定向不一致，可产生眩晕，常伴有眼震、平衡失调、向一侧倾倒、恶心、呕吐、腹泻等。

周围性眩晕,眼球震颤多有固定方向;阵发的、偶发的或严重的眩晕发作,间歇期无异常者提示周围性病因;单侧耳聋伴耳鸣是周围性病因。中枢性眩晕,眼球震颤方向不定;持续的眩晕或失平衡状态,伴有眼球震颤与步态障碍者,提示中枢神经系统疾病;复视、构音不清、共济失调、单侧轻瘫等也提示中枢性病变。前庭功能测验、电测听较有价值,头颅摄片、脑电图、脑脊液检查、脑血管造影可进一步明确病因。

美尼尔病,为最典型的内耳病引发的眩晕,其病理改变是内淋巴积水。发病以中年人多见,老年以后发作逐渐减少。特点是反复发作性眩晕、伴有耳聋、耳鸣为主要症状,还可伴有恶心、呕吐、出冷汗、面色苍白等症状。耳聋多为单侧,早期有听力波动,可恢复正常,15%~20%病人耳聋可波及对侧耳;耳鸣多在眩晕发作前加重,早期随着眩晕缓解耳鸣可消失,眩晕反复发作可致耳鸣持续。前庭功能检查一般为患侧半规管功能低下或消失。听力测试为感音神经性聋,早期典型者为低频感音神经性聋。如做耳蜗电图,典型者应记录到一个基底增宽的负相电位,发作期病人$-SP/AP \geqslant 40\%$。

治疗 眩晕应积极寻找病因,对因治疗,发作时进行对症治疗。需卧床休息,可选用茶苯海明(晕海宁)50~100毫克口服。

头 痛

定义及表现 头痛是临床上常见的症状之一,通常是指局限于头颅上半部,包括眉弓、耳轮上缘和枕外隆突连线以上部位的疼痛,不包括面部疼痛。头部疼痛的敏感结构包括覆盖在头颅表面的组织,如头皮、皮下组织、肌肉、肌膜,尤其是动脉、颅内的血管(如脑膜动脉和颅底动脉、静脉窦及其分支)、颅底部的硬脑膜、三叉神经、舌咽神经、迷走神经、面神经以及颈1~3神经根等。这些疼痛敏感组织可因颅内、外血管的扩张,头颈部肌肉的持续性紧张,以及受到牵引、压迫、炎症等刺激而发生头痛;头部器官疾患可引起牵涉痛;精神因素可致功能性头痛。

可以表现为针刺样锐痛、搏动性痛或胀痛、紧缩痛,呈发作性或持续性,剧烈的头痛可以伴有呕吐。头痛的程度与原发病的严重性并不一致,颅内占位性肿瘤引起的头痛程度不如血管性偏头痛严重就是一个例子,神经症病人主诉的头痛也是相当剧烈,但有些头痛症状却是严重疾病的信号,如高血压突然头痛,要警惕脑出血可能。

种类 引起头痛的疾病可以是颅内疾病,也可以是颅外疾病。根据病因可将头痛分为以下种类。

1. 血管性头痛 是血管舒张功能障碍所引起的头痛,多为头部胀痛、牵扯痛、搏动性跳痛、电击痛等,常为双侧或全头痛,可伴有恶心、呕吐,低头、咳嗽、用力、发热、缺氧等可使头痛加重。头痛的发作与月经、季节或环境有较密切的关系,病因消除后头痛可缓解或消失。高血压性头痛是颅内动脉持续扩张的结果,为额、枕部或弥漫性全头搏动性钝痛。低头及用力时头痛加重,休息时可缓解。颈外动脉分支扩张可致搏动性跳痛,多局限于一侧,压迫同侧颈总动脉或颈外动脉分支可使头痛减轻,麦角胺可使颈外动脉及其分支收缩,搏动减弱,从而缓解头痛。颞动脉炎头痛呈烧灼样持续性头痛,早期有发热、颞动脉增粗、触压痛明显、动脉搏动减弱或消失,少数病例可伴有眼肌麻痹。

2. **偏头痛** 也是一类血管性头痛,多见于女性,部分有遗传背景,发作前有先兆,常见单侧颞部或眼眶后搏动性头痛,常伴恶心、呕吐、畏光或畏声、疲劳等等。大多数头痛发作时间多为 2 小时至 1 日,在头痛消退后,常有疲劳、倦怠、无力和食欲差等,1~2 日即可好转。

3. **脑血管病性头痛** 颅内动脉瘤多表现一侧眼眶周围搏动性痛或胀痛,有时伴动眼神经不全麻痹。脑血管畸形有癫痫发作、出血和头痛三大特征。动脉瘤和脑血管畸形均可导致蛛网膜下隙出血,蛛网膜下隙出血所致的头痛为全头部爆裂样剧痛,伴恶心、呕吐;高血压脑出血可有剧烈头痛、呕吐及意识障碍;脑血栓形成和脑栓塞有轻度头痛,很少伴发呕吐。

4. **颅内感染性头痛** 各种病原引起的脑炎、脑膜炎均有头痛、颈项强直和急性感染中毒症状。以枕部或深在而弥漫的跳胀痛或撕裂样剧痛为主,屈颈、咳嗽、用力时头痛加剧,病情好转头痛随之减轻或消失。脑脊液呈炎症性改变。

5. **脑肿瘤性头痛** 脑肿瘤及其他占位性病变如脓肿、血肿等所致的头痛是因颅内压力增高或直接压迫刺激脑膜,牵拉血管及神经而发生头痛。脑肿瘤病人的头痛常常是首发症状,初起多为间歇性轻度头痛,以后随着肿瘤的发展而逐渐加重,并可伴有呕吐。天幕上肿瘤多在额颞部头痛;天幕下肿瘤常于颞枕部头痛;半球肿瘤为病灶侧头痛,这类头痛伴有局灶性体征如瘫痪、失语和小脑性共济失调等。

6. **头部器官疾病头痛** 机制各异。长时间阅读及屈光不正时可感到额部及眶上部头痛;眶部组织及眼内结构的炎症和虹膜睫状体炎可引起剧烈头痛;视神经炎时出现额部头痛,眼球转动时球后有牵引性疼痛,而且视力突然减退;急性青光眼时

可出现剧烈眼痛,伴头痛、恶心、呕吐等;中耳炎、乳突炎所致头痛位于耳周及枕部;鼻及鼻窦炎所致头痛部位与病变部位密切相关;鼻咽癌头痛早期为断续性,稍后为持续性,并可伴有面部发麻;牙病除局部疼痛外,可引起患侧头痛;颞颌关节病的疼痛主要在颞颌关节附近,亦可向额颞、枕部放射性头痛。

7. **肌收缩性头痛** 又称紧张性头痛,多见于青壮年女性,头痛为紧箍样,重压、牵扯样弥漫性胀痛,以顶枕部明显,不伴前驱症状,情绪紧张、焦虑、失眠时头痛加重,多伴有神经症症状,而无阳性体征。

8. **功能性头痛** 即非器质性病变引起的头痛,于各类头痛中最为多见,呈胀痛、紧箍感或重压感,性质不剧烈,部位不固定,病情起伏较大,可因情绪紧张或疲劳等加重。常伴有头昏、疲乏无力、记忆力减退、注意力不集中、失眠、多梦以及情绪不稳等。

此外,在儿童和青壮年中可见到一种以头痛为主的癫痫发作,称为头痛型癫痫。头痛多骤然发生,性质剧烈,为双颞部或前额部跳胀痛,一般持续数分钟或数十分钟。头痛发作时伴有头晕、面色苍白、出汗、呕吐等症状。脑电图检查可出现癫痫波。

诊断与治疗 头痛的病因诊断要做神经系统检查,必要时化验脑脊液、CT、MRI,可能发现一些实质性病变。询问头痛伴发的症状可以分析头痛是否颅外疾病引起。治疗以病因治疗为主,并配合对症治疗。如用 50% 葡萄糖、20% 甘露醇等静脉给药以解除颅内高压所致的头痛;麦角胺可使颈外动脉及其分支收缩、搏动减弱,可治疗血管性头痛;还可用布桂嗪(强痛定)、卡马西平(痛痉宁)等镇痛剂,或合并使用地西泮、硝西泮等安定药以加强镇痛效果。非甾体类消炎药临床上也较为常

用,但此类药物长期服用可能导致胃出血。

惊　厥

惊厥可发生于许多疾病的过程中,也是小儿常见的危急重症,由多种原因使脑神经功能紊乱所致。

表现　惊厥可有很多种表现。可有眼球转动、双眼直视或上翻、面色潮红;有的眼部、面部、手足部肌肉微微抽动,然后逐渐扩散到其他部位;刚出生的小儿发生惊厥症状很不明显,仅有不吃奶、两眼睁着、眼球固定不动、眼睑可稍有抽动,口唇周围紫绀;也有的惊厥同时有头痛、烦躁、喷射性呕吐、嗜睡,甚至昏迷;有的惊厥意识丧失,眼球固定或上翻、斜视、头转向一侧或后仰、口吐白沫、面及手部肌肉强直或时时出现不自主抽动、屏气。惊厥时间可长可短,一般数秒钟至十几分钟,惊厥时间长可发生大小便失禁现象。惊厥频繁发作或持续状态可危及生命或遗留严重的后遗症。

病因　高热为婴幼儿时期最常见的惊厥原因。其发病率为2%～8%,具有显著的遗传倾向。其发病机制至今尚未完全明了,可能主要由于婴幼儿的大脑发育尚未完善,分析鉴别及抑制能力较差,一个较弱的刺激也能在大脑引起强烈的兴奋与扩散,导致神经细胞异常放电,因而发生惊厥。典型的高热惊厥多见于6个月～3岁小儿,6岁以后罕见。病儿一般体质较好,多于病初体温骤升时出现惊厥,以上呼吸道感染时多见。惊厥一般呈全身性发作,次数少、时间短、恢复快,一般持续数秒至几分钟,很少超过15分钟,惊厥停止后神志即可恢复正常,不伴有中枢神经系统器质性疾病,也查不出神经系统异常体征,预后良好。早产、难产、产伤及产程中窒息可以引起婴幼儿手足惊厥;癫痫大发作时可

以发生全身惊厥、口吐白沫、大小便失禁、神智丧失;低血糖反应时除了冷汗以外,还可以出现惊厥;心脑血管疾病也可以发生惊厥,尤其是高血压脑病,缓慢性心律失常、某些快速心律失常和卒中后遗症;老年性痴呆脑萎缩或先天性脑发育不全可有惊厥表现;生物、药物中毒时也可以发生惊厥,如白果中毒、毒蕈中毒、铅中毒、酒精中毒等;中暑高热而不出汗时也会发生惊厥。

诊断与治疗　惊厥的诊断主要依靠症状和体征,追问病史可以获得病因诊断。

惊厥发作时的处理主要防止摔伤、窒息和吸入性肺炎,因此要将病人轻轻扶住、侧卧,防止舌头后坠堵住气道,并可以让口腔内分泌物自动流出口外,避免误吸入下呼吸道引起吸入性肺炎。口腔上下臼齿间垫块小毛巾,以防惊厥时将舌头咬破。手脚及全身抽动时要当心碰伤发生骨折。如系低钙引起的惊厥,注射葡萄糖酸钙即可缓解;低血糖反应所致则静脉注入高渗性葡萄糖可缓解;高热惊厥则应降温,小儿可经肛门灌肠冰盐水降温;如系癫痫引起可应用苯妥英钠等抗癫痫药物;高血压脑病可迅速降低血压;感染应及早采用敏感的抗生素治疗。总之,药物治疗应在医师指导下应用。

晕　厥

表现　晕厥是一种临床综合征,因大脑一时性缺血、缺氧引起的短暂的意识丧失,多突然发生,历时数秒至数分钟。发作时不能保持姿势张力,故不能站立而晕倒,但恢复较快。晕者表现为感到头重脚轻不能支撑身体,厥者则倒下,意识丧失。晕厥与昏迷不同,昏迷的意识丧失时间较长,恢复较难。

原因　晕厥的主要原因包括血压急剧

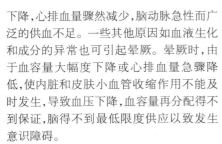

下降,心排血量骤然减少,脑动脉急性而广泛的供血不足。一些其他原因如血液生化和成分的异常也可引起晕厥。晕厥时,由于血容量大幅度下降或心排血量急骤降低,使内脏和皮肤小血管收缩作用不能及时发生,导致血压下降,血容量再分配得不到保证,脑得不到最低限度供应以致发生意识障碍。

　　根据病因,可以将晕厥分为心源性晕厥、非心源性晕厥及不明原因性晕厥。任何一种心脏疾病,当造成排血量减低就可能引起脑血流量不足产生晕厥。心源性晕厥多数由心律失常引起。平时出现几个早搏是不会引起晕厥的,而缓慢性心律失常如高度窦房或房室传导阻滞、病态窦房结综合征或快速性心律失常如室速、室扑、室颤均可引起心排血量减少,脑血供不足。一般来讲,健康人平卧时心跳 30～35 次/分钟以上或 195 次/分钟以内还能耐受,但如果因心脏原因致大脑缺血缺氧达到 6～10 秒钟以上则会发生晕厥,并可伴惊厥。老年人由于器官组织退行性病变累及传导系统易出现缓慢性心律失常。另外如存在心脏结构异常如流出道受阻(常见的有主动脉瓣狭窄、左房黏液瘤、肺动脉瓣狭窄、肺栓塞)时,也会出现一过性心排血量减少,脑血供减少,引起晕厥。非心源性晕厥中神经介导性晕厥占很大部分,其中血管迷走性晕厥多见于年轻而体质纤弱的女性,在恐惧、紧张、疼痛、疲劳的情况下,外周小血管突然扩张,回心血量减少,心排血量下降,产生脑缺血症状。直立性晕厥指正常人从卧位到立位时,静脉中的血液在重力的作用下流到了下半身,致使回心血量减少,心排血量下降,脑血供不足,多见于有高血压史的老年人。排尿性晕厥因体位突然变换或排尿时用力过大、膀胱突然排空,腹内压骤然降低、反射性引起血压下降,大脑暂时缺血,老年人多见。另外,有些药物也会引起血压迅速下降而晕倒,如胍乙啶。有的人穿了高领或硬领衣服从楼上往楼下行走时会突然晕厥,这都是由于颈动脉窦受压产生反射使心跳减慢、周围血管扩张,最终导致脑缺血晕倒。便秘的老年人在用力排便的时候也会发生晕厥,也与反射性迷走神经兴奋有关。吞咽晕厥是吞咽时胃肠道受到刺激引起迷走神经兴奋所致。一些剧烈的干咳患者,当发生支气管痉挛时,造成胸腔内压力增高,二氧化碳潴留及颅内压升高而致脑缺氧,可导致晕厥。另外,代谢紊乱和脑本身病变也可致晕厥。发生低血糖时除了心悸、冷汗外,如不能及时纠正顷刻之间就会意识丧失。

　　处理　当病人发生晕厥时,基本的处理措施应该包括以下几项:①将病人置于头低足高位,保证脑组织有尽可能多的血液供应量。②立即确定气道是否通畅,并测定呼吸和脉搏等。③放松紧领的衣服。④如果病人的意识迅速恢复,应该再休息几分钟后立,并且在起立后再观察几分钟。⑤如果病人在住院情况下出现晕厥,应该采血检查血细胞比容、电解质和血糖。⑥对晕厥后跌倒的病人,应该仔细检查有无外伤等体征。⑦检查有无威胁病人生命的原发病,如急性出血或致命性心律失常的表现。

　　病人发生晕厥后,应该尽可能及时地确定原发病,积极地给予相应的处理和治疗。

　　尽管积极地确定并消除晕厥的原因,但许多病人仍然有晕厥的反复发作,因此,应该注意预防晕厥的再发,主要措施应该包括:①消除诱因:许多病人的晕厥发作具有一定的诱因,如较长时间的站立、情绪波动、睡眠不足等,应予以避免。②积极治疗原发病:如病态窦房结综合征病人反复发生晕厥者,应该植入永久性人工心脏起搏器等。③改变高危环境:如避免高空作业,交通工具的驾驶等。

昏　迷

定义及分度　昏迷是最严重的意识障碍。意识包括记忆、思维、定向、情感等精神活动。病人意识丧失,是高级神经活动高度抑制的表现。根据程度分为:①浅昏迷或轻度昏迷:对强烈痛刺激有反应,基本生理反应(如对光反射)存在,生命体征正常。②中度昏迷。对痛刺激的反应消失,生理反应存在,生命体征正常。③深昏迷。除生命体征存在外,其他均消失。这时病人可表现为血压下降,呼吸不规则,瞳孔光反射消失。

比昏迷较轻的意识障碍称为意识模糊,这时病人对人物、时间、地点的定向力已困难;昏睡是更深的意识障碍,病理性嗜睡,较难唤醒,即使叫醒后也不能准确回答问题。

病因　昏迷的病因很多,颅内病变和全身性疾病引起的脑病是常见二大类病因。

1. 颅外疾病(全身性疾病)

● 代谢性脑病:肝性脑病、肾性脑病、肺性脑病、心脏脑病(心脏停搏、心肌梗死、严重心律失常)、胰性脑病、胃肠脑病、糖尿病酸中毒昏迷、非酮性高渗性昏迷、低血糖昏迷、内分泌脑病(垂体性昏迷、黏液性水肿、甲状腺脑病、肾上腺危象)、缺氧性脑病(窒息、休克脑病、贫血性脑病、高山昏迷、肺栓塞、溺水、自缢、电击)、电解质及酸碱失衡、体温失衡(中暑、低温昏迷)。

● 中毒性脑病:感染引起毒血症影响中枢神经系统(常见的有乙型脑炎,夏秋季高发,高热、谵妄、惊厥,而后发生昏迷;恶性疟感染者容易发生脑型疟疾,周围血涂片可见疟原虫;急性血吸虫病病人,当虫卵沉积于脑组织后会发生脑水肿,昏迷;当全身性感染发生发展时也可产生感染中毒性脑病如中毒性菌痢、中毒性肺炎、败血症脑病、百日咳脑病、流行性出血热、伤寒脑病)、药物中毒(酒精、镇静催眠药、抗精神病药、阿片类、抗痉剂、颠茄类)、农药中毒(有机磷、有机氯、杀鼠药)、有害气体中毒(一氧化碳、氰化物)、有害溶剂中毒(苯、汽油、四氯化碳、甲醇)、金属中毒(铅、汞)、植物毒中毒(霉变甘蔗、毒蕈、白果)、动物毒中毒(河豚鱼、毒蛇)。

2. 颅内疾病

● 肿块性或破坏性病变:外伤性颅内血肿、脑出血、脑梗死、脑肿瘤、颅内局灶性感染、颅内肉芽肿。

● 弥漫性病变:广泛性脑外伤、脑膜炎或脑膜脑炎、脑炎、蛛网膜下隙出血、高血压脑病、癫痫状态、寄生虫感染等。

诊断与治疗　腰穿检查(脑脊液细胞学、生化、病毒细胞系列)、头颅 CT 及磁共振检查对中枢神经系统疾病诊断具有重要价值。血检测碳氧血红蛋白有助于一氧化碳中毒的诊断。尿常规异常常见于尿毒症、糖尿病、急性尿卟啉症。疑似肝昏迷病人查血氨及肝功能。血糖及肾功能检测有助于糖尿病酸中毒、低血糖昏迷及尿毒症昏迷诊断。心电图检查可诊断心肌梗死、心律失常导致昏迷。

昏迷病人应尽快住院查明原因,对因治疗同时对症治疗。①保持呼吸道通畅。②维持有效血循环,加强对症支持治疗,纠正水、电解质紊乱。③颅压高者给予降颅压药物如 20% 甘露醇、呋塞米、甘油等,必要时进行侧脑室穿刺引流等。④预防或抗感染治疗。⑤注意口腔、呼吸道、泌尿道及皮肤护理。

休　克

定义　休克这词由英文 Shock 音译而来，系各种强烈致病因素作用于机体，使有效循环血量减少，组织器官微循环灌流严重不足，以至重要生命器官功能、代谢严重障碍的全身危重病理过程。休克是一种急性的综合征。

分期　休克的发病过程可分为休克早期、中期和晚期。休克早期，人体对血容量减少有一定的代偿能力，这时中枢神经系统的反应是兴奋性提高，病人表现为精神紧张、兴奋或烦躁不安。血容量减少的症状还不是很明显，病人开始出现皮肤苍白、四肢发冷、心跳呼吸加快、尿量减少等症状。如果在休克早期能够及时诊断、治疗，休克很快就会好转，但如果不能及时有效治疗，休克会进一步发展，进入休克期。这时病人的主要临床表现为：①血压进行性下降，心脑血管失去自身调节或血液分配，冠状动脉和脑血管灌流不足，出现心脑功能障碍，心搏无力，病人神志淡漠甚至转入昏迷。②肾血流量长时间严重不足，出现少尿甚至无尿。③皮肤发凉加重、发绀，可出现花斑。失代偿初期经积极救治仍属可逆，但若持续时间较长则进入休克难治期。主要临床表现为：①血压进行性下降，给升压药仍难以恢复；脉搏细速，中心静脉压降低，中心静脉压低，静脉塌陷，出现循环衰竭，可致病人死亡。②毛细血管无复流。③由于微循环淤血不断加重和 DIC 的发生，全身微循环灌流严重不足，细胞受损乃至死亡，心脑肺肾等脏器出现功能障碍甚至衰竭。

分类　休克按病因可以分为七类：失血性、烧伤性、创伤性、感染性、过敏性、心源性、神经源性。失血性休克诊断并不难，常见的有胃肠道出血、脾破裂、宫外孕输卵管破裂出血。感染性休克时先有全身感染的表现如：寒战、高热，继而血压下降休克，辅助检查发现血白细胞明显的升高，血及骨髓培养可获诊断。过敏性休克常与过敏性体质有关，以药物过敏多见，抗生素中以青霉素较多，此外，解热镇痛药如安乃近、复方氨基比林也很常见。心源性休克常发生在有急性心肌梗死、心衰终末期及重症心肌炎病人，表现为血压突然下降，可以没有缺血性心绞痛的表现，这些疾病引起急性心排血量减少导致休克。

治疗　休克是一个严重的、变化多端的动态过程，要取得最好的治疗效果，须注意下列 4 点：①治疗开始愈早愈好，最好在休克症状尚未充分发展前就给予治疗，力求避免休克发展到晚期难以逆转的地步。②对不同类型的休克，在不同阶段要针对当时的病理生理变化给予适当的处理，如补充血容量，增强心肌收缩力，解除或增加周围血管阻力，消除微循环淤滞及纠正酸中毒等措施。③密切观察病人、特别注意中枢神经系统、心肺和肾功能情况。必要时作中心静脉压、肺楔嵌压测定和放置保留导尿管，对病情进行反复的分析，抓住各个阶段的主要矛盾，按病情的变化随时调整用药以及其他治疗措施。④在紧急处理休克的同时，积极治疗原发病，应迅速通过病史、体征和实验室检查全力找出引起休克的原因，针对病因进行治疗。

淋巴结肿大

淋巴结是人体重要的免疫器官，按其位置可分为浅表淋巴结和深部淋巴结。临床实际工作中所检查的淋巴结主要是浅表淋巴结。直径多在 0.2～0.5 厘米，常呈组群分布，质地柔软，表面光滑，无压痛，与周围组织无粘连。除颌下、腹股沟、腋下等处偶能触及1~2个外，一般不易触及。内部细胞增生或肿瘤细胞浸润可出现体积增大。

分类 淋巴结肿大非常多见，可发生于任何年龄段人群，可见于3种情况：①良性肿大，包括各种感染、结缔组织病和变态反应等引起的肿大。临床常呈良性经过，随着病因去除，在一定时间内可以完全恢复。②恶性肿大。包括原发于淋巴结的恶性肿瘤如淋巴瘤、淋巴细胞性白血病和恶性组织细胞病等及其他恶性肿瘤的淋巴结转移如肺癌、胃癌和乳腺癌等。临床呈恶性经过，淋巴结持续性进行性肿大，若不积极治疗，常会进行性恶化死亡。③介于良性与恶性间的肿大。如血管原始免疫细胞性淋巴结病和血管滤泡性淋巴结增生症等。开始常为良性，可变成恶性而致命。伴疼痛的淋巴结肿大多为急性炎症引起，常有局部红、肿、热等炎症表现，如非特异性淋巴结炎，而无痛性淋巴结肿大常见于恶性肿瘤转移、淋巴瘤等。

病因 一个区域淋巴结肿大称局限淋巴结肿大，多见于非特异性淋巴结炎、淋巴结结核及恶性肿瘤转移。病史较长者往往提示为慢性炎症，如结核菌等感染以及其他慢性疾病，局部淋巴结进行性肿大应注意肿瘤转移及淋巴瘤，应按淋巴引流区域寻找原发病灶。颌下淋巴结肿大常为扁桃体炎、牙龈炎和鼻炎引起；甲状腺癌常转移到颈部淋巴结；腋下淋巴结肿大常提示乳腺、胸壁或上肢有炎症或肿瘤；锁骨上淋巴结肿大意义重大，左锁骨上如扪及一质地坚硬的淋巴结，要考虑是否为胃癌转移，因此处淋巴结多数收集食管与胃的淋巴液，如为右锁骨上淋巴结肿大，表示肺、胸膜、胸壁等处病变；腹股沟淋巴结主要收集下

肢及会阴部回流的淋巴液。两个区域以上淋巴结肿大要考虑为全身性淋巴结肿大，多见于急慢性淋巴结炎、传染性单核细胞增多症、传染性淋巴细胞增多症、白血病、淋巴瘤、钩端螺旋体病、恙虫病、布鲁菌病、血清病、结缔组织病等。全身性淋巴结肿大初期可只表现为一个区域的淋巴结肿大，以后其他区域淋巴结才相继肿大。

伴随表现 深部淋巴结肿大不易触及，常因压迫邻近器官出现相应症状就诊。如纵隔淋巴结肿大可压迫上腔静脉，引起上腔静脉区域血液回流受阻，表现为头面及上肢水肿、颈静脉怒张等上腔静脉压迫征群；腹膜后淋巴结肿大可压迫输尿管引起肾盂积水，压迫神经丛可引起严重的腰背疼痛，前倾坐位则疼痛减轻，平卧位则疼痛加重；脊椎旁淋巴结肿大压迫脊髓可致截瘫；纵隔淋巴结肿大压迫喉返神经可导致声音嘶哑，压迫食管可致吞咽困难等。

诊断与治疗 淋巴结肿大的诊断需要结合症状、体格检查、实验室检查（包括血液化验、骨髓象检查、局部淋巴结穿刺病理检查，必要时淋巴结活检）、器械检查（同位素检查、淋巴管造影、X线检查、CT检查、B型超声、纤维内镜等检查）

淋巴结肿大的治疗主要针对病因，如抗结核治疗、抗风湿治疗、抗感染治疗、化疗等，对纵隔淋巴瘤也有用放射治疗。

皮下出血

生活中身体表面常会发现"乌青块"，医学上都称为紫癜，这是皮下出血的表示，这种出血可以像针眼，称为瘀点；也可以呈一大片，这是血管内的血液溢出，开始颜色是鲜红的，2~3日后变成黄褐色陈旧性出血。瘀点、紫癜及瘀斑都表示是皮下有出血，只是出血的多少和出血范围的大小不

同,如果皮下出血伴有皮肤显著隆起时称为血肿。

皮下出血的主要原因是血管壁受损,使血液从血管内渗出到血管外面。出血点的直径在3～5毫米,称为紫癜,引起紫癜的疾病有过敏性紫癜,磺胺药物引起过敏者常见,虫咬伤后的过敏性紫癜也是常有的。老年人血管弹性减退,脆性增加,轻轻地碰撞一下就会皮下出血。年轻女性经常会有紫癜,不需治疗自行消退,其紫癜的原因不明。其他凡引起血管壁脆性增加的因素均会发生皮下出血,如细菌或病毒感染、营养不良、维生素C缺乏及少见的遗传性出血性毛细血管扩张症。除了上述的血管损伤因素之外,与血小板减少或血小板质差也有关。引起血小板质量改变的疾病很多,如特发性血小板性紫癜、继发性血小板性紫癜,也可以是骨髓病变所致,如再生障碍性贫血、白血病、骨髓瘤。物理化学因素破坏了造血小板的巨核细胞,如放射线、抗癌化疗等。

皮下出血的同时要注意有否牙龈出血、鼻出血、月经过多和发热、贫血等情况,应去医院作进一步诊治,检查血小板计数、出凝血时间、毛细血管脆性试验等,根据结果由医师作出相应的治疗。如系单纯性紫癜,数日后自行消失无需特别处理。

水　肿

定义　水肿是指血管外的组织间隙中有过多的体液积聚,为临床常见症状之一。与肥胖不同,水肿表现为手指按压皮下组织少的部位(如小腿前侧)时,有明显的凹陷。但在出现明显凹陷性水肿之前,组织间隙中的液体已经增多,但按压局部无凹陷,此种状态称为"隐性水肿"。有时水肿也表现在体腔内,称为积水或积液,如胸腔积液、腹腔积液、心包积液等。

分度　生理情况下,人体的组织间液在不断的更新,组织间液量相对恒定。组织间液量恒定的维持,有赖于血管内外液体交换平衡和体内外液体交换平衡。如果这两种平衡被破坏,就有可能导致组织间隙或体腔中过多体液积聚。临床上根据水肿程度可分为轻、中、重3度。轻度:水肿仅发生于眼睑、眶下软组织、胫骨前、踝部皮下组织,指压后可出现组织轻度凹陷,平复较快。有时早期水肿,仅有体重迅速增加而无水肿征象出现;中度:全身疏松组织均有可见性水肿,指压后可出现明显的或较深的组织凹陷,平复缓慢。重度:全身组织严重水肿,身体低垂部皮肤紧张发亮,甚至可有液体渗出,有时可伴有胸腔、腹腔、鞘膜腔积液。

原因与表现　全身性水肿常为对称性,一般以下垂部位最为显著,且多表现在组织松弛的部位,如眼睑、面颊、踝部及阴囊等处。不同原因所致水肿,分布部位有差别。右心功能不全所致心源性水肿,最先出现于身体低垂部位。立位、坐位时,先出现足踝部位水肿;仰卧位时,则水肿先在骶部出现。劳累后水肿可以加重,休息后可以减轻,随着病情的加重甚至出现浆膜腔积液,临床上出现胸闷、气促、不能平卧。肝硬化后期由于门静脉压力过高及白蛋白产生减少可致水肿,主要表现为腹水。少量腹水不易发现,大量腹水时会发生脐疝。肾性水肿由低蛋白血症引起,血浆胶体渗透压降低,液体潴留在组织间隙,表现为晨起时眼睑浮肿,也可波及颜面部,当病情加重时,可出现全身性水肿。此类水肿除了肾功能损害,还常伴有高血压,尿液化验异常。营养不良的病人除了毛发枯黄、贫血、乏力以外,也常见有足部水肿,并逐渐蔓延全身。还有其他原因也可形成水肿,如甲状腺功能低下可致黏液性水肿，这些水肿液中含有大量蛋白，因而不表现凹陷性水肿。

局部性水肿则可发生在身体任何的部位。因炎症引起可有充血和渗出，局部可有红、肿、热、痛症状；淋巴回流受阻引起的水肿见于丝虫病，俗称象皮腿，下肢皮肤粗糙，皮下组织增厚并起皱褶；下肢静脉曲张或血栓造成静脉回流受阻可致水肿。

治疗　水肿是一种体征，对症处理可以应用利尿剂，但须注意随访血电解质，饮食宜少盐，限水。同时须查明原因，对因治疗。

咳嗽和咳痰

咳嗽是呼吸系统疾病的常见症状。来自呼吸系统以及呼吸系统以外器官(如脑，耳，内脏)的刺激经迷走神经、舌咽神经和三叉神经与皮肤的感觉神经纤维传入，经喉下神经、膈神经和脊神经分别传到咽肌、声门、膈和其他呼吸肌，引起咳嗽动作。咳嗽有利于清除呼吸道分泌物和有害因子，但频繁剧烈的咳嗽对病人的工作、生活和社会活动造成严重的影响。

原因与表现　引起咳嗽的各种病因中以呼吸系统疾病居多，异物吸入气管、浓烟灰尘刺激、邻近肿瘤压迫气道均可以产生咳嗽。咳嗽可以无痰或痰量极少，称为干咳，有痰咳出为湿性咳嗽。发作性咳嗽见于百日咳、支气管淋巴结核或癌肿压迫气管分叉处时；体位改变时咳嗽加剧，常见于支气管扩张和肺脓肿；夜间咳嗽咳痰常见于慢性心功能不全和肺结核病人。咳嗽按时间分可为3类：急性咳嗽、亚急性咳嗽和慢性咳嗽。急性咳嗽时间<3周，亚急性咳嗽3～8周，慢性咳嗽≥8周。①急性咳嗽：普通感冒是急性咳嗽最常见的病因，其他病因包括急性支气管炎、急性鼻窦炎、过敏性鼻炎、慢性支气管炎急性发作、支气管哮喘(简称哮喘)等。②亚急性咳嗽：最常见原因是感冒后咳嗽(又称感染后咳嗽)、细菌性鼻窦炎、哮喘等。③慢性咳嗽：慢性咳嗽原因较多，通常可分为两类：一类为初查X线胸片有明确病变者，如肺炎、肺结核、肺癌等；另一类为X线胸片无明显异常，以咳嗽为主或唯一症状者，即通常所说的不明原因慢性咳嗽(简称慢性咳嗽)。慢性咳嗽的常见原因为：咳嗽变异型哮喘、鼻后滴流综合征、嗜酸性粒细胞性支气管炎和胃-食管反流性咳嗽，这些原因占了呼吸内科门诊慢性咳嗽比例的70％～95％。其他病因较少见，但涉及面广，如慢性支气管炎、支气管扩张、支气管内膜结核、变应性咳嗽、心理性咳嗽等。

痰　痰的主要来源是气管、支气管腺体和杯状细胞的分泌物。在正常情况下，呼吸道的腺体不断有小量分泌物排出，形成一层薄的黏液层，保持呼吸道的湿润，并能吸附吸入的尘埃、细菌等微生物，借助于柱状上皮纤毛的摆动，将其排向喉头，随咳嗽咳出，或被咽下，所以一般不感觉有痰。在呼吸道的反复感染、异物、过热过冷的空气、刺激性气体、香烟或过敏因素的刺激下，支气管分泌大量痰液。

按痰的性质，可分成以下几种：①白色泡沫黏液痰：多见于支气管炎和支气管哮喘。②黄色脓样痰：为化脓性感染所致。③粉红色泡沫痰：肺水肿的特征。④铁锈色痰：是肺炎双球菌引起的大叶性肺炎的典型特点。⑤果酱样痰：肺吸虫病的典型表现之一。⑥清水样痰伴有"粉皮"样囊壁：是肺包囊虫病临床诊断的重要依据。⑦大量脓性泡沫痰：是肺脓肿和支气管扩张的典型特点。⑧黑色或灰白色痰：多见煤尘肺和各种硅沉着病(矽肺)。⑨血痰：

可以是痰中带血,也可以是大口鲜血痰,见于肺结核、支气管扩张和肺癌。

痰液检查非常重要。在开始治疗之前就应该送痰液检查,包括涂片、培养、浓缩涂片找抗酸杆菌及癌细胞等。通过细支气管吸取物培养最准确,因为在吐痰时可能将口腔中的细菌带出。

治疗 咳嗽为一种防御性反射活动,有利于清除呼吸道分泌物,轻度咳嗽不需进行镇咳治疗。咳嗽可由多种原因所致,治疗的关键在于病因治疗,镇咳药只能起到短暂缓解症状的作用。但严重的咳嗽,如剧烈干咳或频繁咳嗽影响休息和睡眠时,则可适当给予镇咳治疗。痰多者禁用强力镇咳治疗。痰黏稠时要用祛痰剂,也可采用水蒸气湿化痰液。

胸　痛

原因与表现 胸痛是临床上常见的症状。胸痛的部位和严重程度,并不一定和病变的部位和严重程度相一致。外伤、炎症、肿瘤及某些理化因素所致组织损伤刺激肋间神经、膈神经、脊神经后根和迷走神经分布在食管、支气管、肺脏、胸膜、心脏及主动脉的神经末梢,均可引起胸痛。

胸壁病变所引起的胸痛是各类胸痛中最常见的一种,如胸壁的外伤,细菌感染,病毒感染,肿瘤等引起的局部皮肤、肌肉、骨骼及神经病变。常见的有急性皮炎、皮下蜂窝织炎、带状疱疹、痛性肥胖症、肌炎及皮肌炎、流行性肌痛、颈椎痛、肋软骨炎、骨肿瘤、肋间神经炎、神经根痛等。其中共同特征:①疼痛的部位固定于病变处,且局部有明显压痛。②深呼吸、咳嗽、举臂、弯腰等动作使胸廓活动疼痛加剧;肺和脏层胸膜对痛觉不敏感,肺炎、肺结核、肺脓肿、肺梗死等由于病变累及壁层胸膜而发生胸痛。肺癌侵及支气管壁及壁层胸膜都可产生胸痛。自发性气胸时由于粘连撕裂产生突然剧痛。干性胸膜炎由于炎症波及脏层和壁层胸膜发生摩擦而致胸痛。大量胸腔积液与张力性气胸可由于壁层胸膜受压发生胸痛。其共同特点为:①多伴咳嗽或咳痰。②常因咳嗽、深呼吸而胸痛加重,其他胸壁活动并不引起疼痛。③胸壁局部无压痛。常伴有原发疾病之症状,X线检查可发现病变;心血管系统疾病也可引起胸痛,常见原因有心绞痛、心肌梗死和心包炎。心绞痛、心肌梗死、主动脉瓣疾病及心肌病引胸痛是由于心肌缺血所致。心包炎是由于病变累及第5肋水平以下的心包壁层和邻近胸膜而出现疼痛,其共同特征为:①疼痛多位于胸骨后或心前区,少数在剑突下,可向左肩放射。②疼痛常因体力活动诱发加重,休息后好转;纵隔及食管病变较少见,常见原因有急性纵隔炎、纵隔肿瘤、纵隔气肿、急性食管炎、食管癌等。纵隔疾病是因为纵隔内组织受压,神经或骨质受累等因素引起胸痛。食管疾病主要由于炎症或化学刺激物作用于食管黏膜而引起。其共同特征为:胸痛位于胸骨后,呈持续进行性隐痛或钻痛,常放射至其他部位。吞咽时疼痛加剧,伴有吞咽困难;横膈本身或由腹腔脏器疾病也可引起胸痛,膈胸膜炎、膈下脓肿、膈疝、肝炎、肝脓肿、肝癌等常见。横膈病引起的胸痛是由于膈神经受到刺激引起。其特点为:一般疼痛位于胸廓及胸骨下部。膈肌中央受刺激时,疼痛可放射至肩部及颈部。

肋间神经痛呈阵发性灼痛或刺痛。肌痛则常呈酸痛。骨痛呈酸痛或锥痛。食管炎、膈疝常呈灼痛或灼热感。心绞痛常呈压榨样痛,可伴有窒息感、冷汗。原发性肺癌、纵隔肿瘤可有胸部闷痛。

诊断与治疗 胸痛的诊断要详细询问

病史和体格检查,对疼痛的部位、程度、性质、诱发的原因、缓解的方式均要分析,必要时作胸片、心电图、胸部或主动脉CT、超声、胸腔穿刺、活检、血清心肌标志物等检查。胸痛的治疗以病因治疗为主,疼痛剧烈者酌情服用镇痛剂。局部麻醉药物封闭对神经根痛有一定帮助,外敷药物对胸壁软组织损伤引起的疼痛有效。

呼吸困难

定义 成人呼吸频率为16～20次/分钟,与心脏搏动次数的比例为1:4。呼吸困难是呼吸功能不全的一个重要症状,呼吸困难时病人主观上有空气不足或呼吸费力的感觉;而客观上表现为呼吸频率、深度和节律的改变。

原因 根据发病机制,可将呼吸困难分为6种类型:①肺源性呼吸困难:临床上可表现为 A. 吸气性呼吸困难:表现为喘鸣,吸气时胸骨、锁骨上窝及肋间隙凹陷——三凹征。常见于喉、气管狭窄,如炎症、水肿、异物和肿瘤等。B. 呼气性呼吸困难:呼气相延长,伴有哮鸣音,见于支气管哮喘和阻塞性肺病。C. 混合性呼吸困难:见于肺炎、肺纤维化、大量胸腔积液、气胸等。②心源性呼吸困难:常见于左心功能不全所致心源性肺水肿,其临床特点:A. 病人有严重的心脏病史。B. 呈混合性呼吸困难,卧位及夜间明显。C. 肺底部可出现中、小湿啰音,并随体位而变化。D. X线检查:心影有异常改变;肺门及其附近充血或兼有肺水肿征。③中毒性呼吸困难:各种原因所致的酸中毒,均可使血中二氧化碳升高、pH降低,刺激外周化学感受器或直接兴奋呼吸中枢,增加呼吸通气量,表现为深而大的呼吸困难;呼吸抑制剂如吗啡、巴比妥类等中毒时,也可抑制呼吸中枢,使呼

吸浅而慢。④血源性呼吸困难:重症贫血可因红细胞减少、血氧不足而致气促,尤以活动后显剧;大出血或休克时因缺血及血压下降,刺激呼吸中枢而引起呼吸困难。⑤神经精神性与肌病性呼吸困难:重症脑部疾病如脑炎、脑血管意外、脑肿瘤等直接累及呼吸中枢,出现异常的呼吸节律,导致呼吸困难;重症肌无力危象引起呼吸肌麻痹,导致严重的呼吸困难;另外,癔症也可有呼吸困难发作,其特点是呼吸显著频速、表浅,因呼吸性碱中毒常伴有手足抽搐症。⑥胃胀气由于胃膨大:顶住膈肌使胸腔变小使呼吸困难胸闷是一种主观感觉,即呼吸费力或气不够用。轻者若无其事,重者则觉得难受,似乎被石头压住胸腔,甚至发生呼吸困难。它可能是身体器官的功能性表现,也可能是人体发生疾病的最早症状之一。不同年龄的人胸闷,其病因不一样,治疗不一样,后果也不一样。

治疗 呼吸困难的病人应积极寻找病因,病因治疗非常重要。对症处理吸氧是根本的,面罩吸氧对中枢性呼吸困难的病人较为有益;间歇性吸氧适宜肺源性呼吸困难;心源性呼吸困难低流量持续吸氧,如心源性肺水肿伴低氧血症时可考虑BiPAP辅助通气;因胸腔大量积液引起呼吸困难者应穿刺抽液;因喉头水肿引起呼吸窘迫宜作气管切开;肺炎需用抗生素治疗炎症。

心 悸

定义 心悸是一个常见的症状。心悸是一种自觉心脏跳动的不适感或心慌感。当心率加快时感到心脏跳动不适,心率缓慢时感到搏动有力。心悸时心率可快可慢,也可有心律失常,心率和心律正常者也可以有心悸。

原因 引起心悸的原因很多,大体可

见于以下几类疾病：①心血管疾病常见于各种类型的心脏病，如心肌炎、心肌病、心包炎、心律失常及高血压等。②非心血管疾病常见于贫血、低血糖、大量失血、高热、甲状腺功能亢进症等疾病以及胸腔积液、气胸、肺部炎症、肺不张、腹水、肠梗阻、肠胀气等；还可见于应用肾上腺素、异丙肾上腺素、氨茶碱、阿托品等药物后出现的心悸。③神经因素自主神经(植物神经)功能紊乱最为常见，神经衰弱、更年期综合征、惊恐或过度兴奋、剧烈运动后均可出现心悸。

心脏收缩力增强可引起心悸，可为生理性或病理性。生理性者见于健康人在强体力活动或精神过度紧张时，也可见于大量吸烟、饮酒、饮浓茶或咖啡，或应用某些药物如麻黄碱、咖啡因等的人，且常和摄入量大小及个体敏感性有关；病理性心脏搏动增强所致心悸可由于某些原因如高血压导致的心室肥大或贫血、高热、甲状腺功能亢进等引起心脏每搏排血量增加所致。除此之外，心律失常包括心动过速(窦性心动过速、快房颤、房扑等)、心动过缓(高度房室传导阻滞、房室交界性心律、自发性室性心律、病态窦房结综合征、迷走神经兴奋性过高等)、心律失常(如过早搏动)也会出现心悸。另外，自主神经功能失调也可出现心悸，常有心率加快、心前区刺痛或隐痛、呼吸不畅，并常伴有头痛、头晕、失眠、易疲劳、注意力不集中等神经症症状，青壮年女性多见，发病常与精神因素有关，每因情绪激动而发作。

诊断与治疗　心悸是许多疾病的一个共同表现，因而病史对于心悸的诊断尤为重要。与轻体力活动有关常提示器质性心脏病，反复发作的心悸多与心律失常有关。心电图检查首选，不仅可以发现有无心律失常还可以发现心律失常的性质。若静息时心电图未发现异常可嘱病人适当运动或进行24小时动态心电图监测，对于怀疑有器质性心脏病的病人，为进一步明确病因，还可进行心脏超声检查以了解心脏病变的性质及严重程度。

心悸的治疗主要针对病因治疗。如为心律失常则应就医，不能擅自服用抗心律失常药物。

咯　血

定义　咯血是指气管、支气管及肺实质出血，血液经咳嗽由口腔咯出的一种症状。可分痰中带血、少量咯血(每日咯血量少于100毫升)、中等量咯血(每日咯血量100～500毫升)和大咯血(每日咯血量达500毫升以上)。痰中带血丝或小血块，多由于黏膜或病灶毛细血管渗透性增高，血液渗出所致；大咯血，多由于呼吸道内小动脉瘤破裂或因肺静脉高压时支气管内静脉曲张破裂所致。

经口腔吐出的血液并非都是咯血，咯血应与口腔、鼻腔出血或上消化道的呕血鉴别。鼻腔出血时，血液自前鼻孔流出，不伴咳嗽鉴别诊断也不困难，但血液自后鼻孔沿咽壁下流，吸入呼吸道后而再咳出来易被误诊为咯血，须仔细检查鼻腔可发现病变和出血点。呕血前常有恶心及上腹部不适，呕出物可混有食物，呕血后常排黑便。而咯血时除非被咽下，常不伴黑便。

病因　咯血是临床常见症状，应进一步明确引起咯血的原发疾病。很多疾病均可引起咯血，包括呼吸系统疾病、心血管系统疾病及全身性疾病，如血液系统疾病、传染病、结缔组织病等。了解伴随症状有助于病因诊断。咯血伴胸痛者多见于肺梗死、大叶性肺炎、肺结核；咯血伴呛咳者多见于支气管肺癌、支原体肺炎；咯血伴发热则以肺炎、肺脓肿、肺结核多见；咯血伴皮肤黏膜出血，可能为钩端螺旋体病、流行性出血热；大量咯血者多见于空洞性肺结核，支气管扩张动脉瘤破裂等。

诊断与治疗 除此之外，咯血的病因诊断需了解病人年龄、起病缓急、痰液情况、既往病史，同时可进行 X 线摄片、CT、MRI 检查，必要时作支气管镜及活检，明确肺癌及支气管内膜结核的诊断。支气管造影可了解支气管扩张症的受累范围。出血时间，凝血时间，血小板计数，凝血酶原时间和部分凝血激酶时间等凝血指标和血常规可了解有无血液系统疾病或凝血异常。

咯血的治疗首先要心理治疗，因为鲜血往往引起精神紧张，精神紧张又可能加重出血。咳嗽是最有效的防止窒息的方法，需鼓励病人咳嗽，如果出血速度很快，体位引流可能有益。病人可以采取头低脚高的姿势，不应让病人固定不动，而应鼓励其轻柔地移动，使出血一侧（如知道）位于下方。如发生支气管被血块阻塞或有肺不张迹象或进行性过度充气（血凝块的阀门作用所致），应立即经支气管镜以清除血块。防止感染播散，如咯血与感染有关，需早期使用敏感抗生素。常用的止血药有卡巴克络（安络血）、巴特罗酶（立止血）、垂体后叶素等，须按医嘱使用，必要时输入新鲜血。对于严重而顽固的支气管扩张症，如系单侧损伤可考虑手术治疗，结核空洞、肺癌也有手术指征。心源性引起要针对病因用药。

紫　绀

定义 紫绀也称发绀，是指由于动脉血氧分压降低，氧合血红蛋白减少，还原血红蛋白增加且超过 50 克/升时，皮肤黏膜呈紫绀或紫蓝色的现象。在皮肤较薄、色素较少，毛细血管网较丰富的循环末梢，如口唇、鼻尖、颊部、耳郭和牙床等处最易看到。

分类 紫绀可分为中央性、周围性及混合性：①中央性紫绀。由于心脏疾病形成静脉血混入动脉血的右向左分流或肺部疾患引起呼吸功能不全氧合功能低下，这些均可导致动脉血氧饱和度降低，紫绀呈全身分布，如紫绀型先天性心脏病法洛四联症及各种肺部疾病（哮喘、肺气肿等）。②周围性紫绀。周围循环血流瘀滞，造成局部组织耗氧过多或周围血管收缩，末梢组织缺氧，紫绀分布于末梢或下垂部位，如右心衰竭或休克。③中央性和周围性共存时称混合性紫绀。另外，药物及化学物品中毒导致血中异常血红蛋白衍生物的出现亦可形成紫绀，如亚硝酸盐中毒，是由于食入含有较多亚硝酸盐类的食物，使血液中正常携氧的低铁血红蛋白氧化成高铁血红蛋白，失去携氧能力，临床上突出表现为皮肤黏膜发绀及其他缺氧症状。因紫绀的发生与肠道有关，故又名肠原性紫绀症。

原因 急性全身性发绀伴意识障碍，但呼吸困难不明显者应注意化学性发绀；儿童或体弱者进食泡菜后突然出现的全身青紫，应注意肠源性发绀；婴幼儿灌肠后出现的发绀应想到有无误用亚硝酸盐的可能；伴有咳嗽、咳痰等呼吸系统症状的发绀应注意肺性发绀；有心悸、乏力、呼吸困难或肝肿大、颈静脉怒张、下肢水肿的发绀可能与心功能不全有关；出生或幼年时即出现的发绀，以紫绀型先天性心脏病或先天性高铁血红蛋白症可能性大；伴有左至右分流的先天性心脏病病人，在并发肺动脉高压后，可出现右向左分流（艾森门格综合征），也可出现发绀，但出现发绀的年龄较晚，多于中年后开始出现；反复发作的肢端发绀，常由局部血液循环障碍所致。

治疗 除一些出现时间短暂,由于局部因素引起的紫绀(如暴露在寒冷环境中)外,紫绀的出现都表示身体缺氧,是病较严重的征兆。需要迅速找出产生紫绀的病因,及时地给予治疗。如先天性心脏病及早行手术治疗。吸氧可以促进血红蛋白的氧合,保持呼吸道的畅通,可使用排痰解痉药物使空气能够进入肺里和血红蛋白接触,必要时进行人工呼吸、气管插管术或气管切开术抢救;变性血红蛋白病的紫绀可用1%彩美蓝溶液静脉注射或静脉注射维生素C,但必须在医生的指导下使用;寒冷季节自我保暖后可避免由于局部血液循环不畅引起的紫绀;蔬菜要保鲜,避免肠源性紫绀;心肺功能不全的病人避免高原工作,因高原地带缺氧易诱发紫绀。

恶心呕吐

定义 恶心和呕吐是临床上最常见的症状之一。恶心是一种特殊的主观感觉,表现为胃部不适和胀满感,常为呕吐的前奏,多伴有流涎和反复的吞咽动作;呕吐是一种胃的反射性强力收缩,通过胃、食管、膈肌、腹肌、口腔等部位的协同作用,迫使胃内容物或一部分小肠内容物通过食管逆流出口腔。恶心和呕吐可以伴随或独立出现。

病因与表现 呕吐主要分为中枢性和反射性两类。凡与大脑皮质发病有联系的呕吐称为中枢性,因为颅内疾病如肿瘤、外伤、炎症、脑出血等引起颅内压力升高,常伴有头痛,呕吐呈喷射状,胃内容物急剧而有力地喷出,顽固性发作,呕吐后胃内不觉轻松。恶心频频发作,时见呕吐,呕吐物中混有胆汁,吐后不见轻松,甚至胃中已排空

仍干呕不止者,为反射性呕吐。这种呕吐常见于肝、胆、胰、腹膜急性炎症,如胆囊炎、胰腺炎和病毒性肝炎等。对突然急性发作的这种呕吐,不可掉以轻心,应及时送医院诊治。胃肠疾病引起的反射性呕吐较为常见,常与进食、饮酒、服用药物有关,常伴恶心,呕后常感觉轻松。慢性胃炎引起的恶心、呕吐、腹胀较为多见,急性胃炎起病急,以腹痛、呕吐为首要表现,呕吐量较大,如同时伴腹泻多为急性胃肠炎所致。呕吐物如为大量,内容物又酸又臭提示有幽门梗阻胃潴留或十二指肠淤滞。在下消化道空回肠或结肠段若有病变引起肠梗阻,呕吐物多带有粪臭味,可伴便秘;全身性疾病在胃肠道也可以引起恶心呕吐症状,如糖尿病酮症酸中毒、尿毒症、甲亢危象等,心衰和肝硬化后期也因胃肠道黏膜充血水肿而呕吐,酗酒难免呕吐,妊娠会呕吐;其他如青光眼、肾绞痛、盆腔炎等也会引起反射性呕吐。另外前庭功能障碍也会呕吐,同时伴耳鸣。无恶心表现而反复出现呕吐,呕吐物不酸腐,量不多,吐后不影响进食者,与精神因素有关。这种呕吐常见于胃神经症。总之,当上述器质性疾病被排除,仍有恶心呕吐症状者可能为神经性呕吐。

呕吐伴随下列症状,有提示诊断的意义:①伴眩晕、眼球震颤者常见于前庭器官疾病。②伴剧烈头痛者可见于颅内高压症、偏头痛、急性全身性感染的早期、青光眼等。③伴皮肤苍白、出汗、血压下降等自主神经失调症状者可见于前庭功能障碍、休克等。④伴腹泻者常见于急性胃肠炎、细菌性食物中毒、各种原因的急性中毒、甲状腺危象、Addison病危象、霍乱和副霍乱等。

治疗 恶心呕吐的处理应按原发病给予不同处理。首先应卧床休息,头应偏向

一侧以防呕吐物误入呼吸道而发生窒息。呕吐频繁者应暂禁食。同时病因治疗，如幽门瘢痕梗阻可手术切除瘢痕狭窄处。剧烈呕吐可以给予止吐药物，如阿托品、甲氧氯普胺（胃复安）等。恶心呕吐伴有眩晕者，多为运动病或梅尼埃病引起。一般可服用镇静药及颠茄类药物，待眩晕消除，呕吐即止。神经性呕吐重在心理调节，使病人对呕吐有正确认识，可采用深呼吸方法止吐。如有口渴、四肢无力、皮肤皱缩现象，应注意补充水、电解质，避免脱水和电解质紊乱。

吞咽困难

定义 吞咽困难是指食物从口腔至胃、贲门运送过程中受阻而产生咽部、胸骨后或食管部位的梗阻停滞感觉。确定吞咽困难首先要排除假性吞咽困难，该病并无食管梗阻的基础病变，病人仅诉咽部、胸骨后有团块样堵塞感，但往往不能明确指出具体部位，且进食流质或固体食物均无困难，这类病人常伴有神经症的其他症状，辅助检查多无阳性发现。

原因 正常吞咽动作包括口咽、食管上括约肌、食管本身和食管下括约肌等4个阶段，其中某一个阶段发生器质性疾病时，均可引起吞咽困难：①口咽阶段，为吞咽动作的起始阶段，食物通过口咽部，正常情况下仅历时一秒钟左右，涉及口咽肌的随意运动。当口咽部有炎症或创伤等病伤时，病人可因疼痛不敢吞咽。当面肌（Ⅶ对脑神经）、舌肌（Ⅶ对脑神经）腭弓和咽缩肌（Ⅸ、Ⅹ对脑神经）麻痹时均影响吞咽动作，后组脑神经（Ⅸ、Ⅹ、Ⅶ对脑神经）损害引起延髓麻痹出现吞咽困难。②食管上括约肌阶段。每次吞咽动作开始后，食管上括约肌即行松弛，然后出现食管蠕动，食团

顺利通过。当支配该部的迷走神经、吞咽神经失常时可引起食管上括约肌功能失常，出现吞咽困难的症状。③食管本身阶段。主要是食管腔内机械性梗阻或闭塞，如食管癌、食管良性狭窄等。临床上如出现进行性吞咽困难，开始吃干食困难，以后逐渐出现吃稀糊状食物也会恶心呕吐，要考虑上述疾病。反流性食管炎可造成食管黏膜的反复受损，形成狭窄；食管壁外来性压迫，如胸内甲状腺肿大、主动脉瘤等；食管蠕动减弱、消失或异常，如弥漫性食管痉挛、皮肌炎、硬皮病等，均可引起吞咽困难。④食管下括约肌阶段。食管下括约肌引起吞咽困难主要机制是由于食管下括约肌失弛缓，多见于贲门痉挛；也见于食管下端机械性梗阻，如食管下段癌、贲门癌、食管良性狭窄等。误吞异物也可以出现吞咽困难，多见于老年人和儿童。

伴随症状 伴随症状有助于病因诊断。①吞咽困难伴呃逆者，常提示食管下端病变，如贲门癌、贲门失弛缓症、膈疝等。②伴呕血者，见于食管癌、肉芽肿性病变、反流性食管炎或溃疡等。③伴吞咽疼痛者，多见于口咽部炎症或溃疡、食管炎症或溃疡、食管贲门失弛缓症等。④伴单侧性喘鸣音者，常提示有纵隔肿瘤压迫食管或压迫一侧主支气管可能。

诊断与治疗 吞咽困难的诊断首先应询问病史，了解有无慢性消化系统疾病，内镜检查有助于发现病因，X线检查可发现形态学变化，两者必须综合性分析。食管炎可应用多潘立酮、莫沙必利、伊托必利等促胃肠动力剂及胃黏膜保护剂（铋制剂、铝碳酸镁、复方三硅酸镁或硫糖铝等），也可选用法莫替丁等 H_2 受体拮抗药或奥美拉唑等质子泵抑制剂。纠正不良的生活习惯，对已经形成食管狭窄的病人，尤其是肿瘤，宜及早手术治疗。

呃　逆

定义　呃逆是一个生理上常见的现象。迷走神经或膈神经受到刺激后,反射性地使膈肌产生间歇性的收缩运动,导致空气被迅速吸入肺内,两条声带之中的裂隙骤然关闭震动发出声响。大部分打嗝现象都是短暂性的,但也有些人持续地打嗝。

原因　引起呃逆的疾病归纳起来有以下两大类:中枢性疾病如脑出血、脑梗死、脑肿瘤、中暑、败血症、感染造成的脑组织损伤,以及尿毒症和肝昏迷的病人均可引起顽固性呃逆;外周脏器病变刺激迷走神经和膈神经而发生呃逆,常见于胃肠道疾病、急性胃扩张、胃肠胀气、胸膜及腹膜炎。膈肌以下的病变如膈下脓疡,膈肌以上的病变如食管裂孔疝、食管肿瘤以及纵隔肿瘤均可刺激膈肌产生呃逆。

处理　发生打嗝时不要心焦气燥,尽量针对病因进行处理。若因过饱过急饮食造成者,数分钟内可自动缓解;因胃肠道积气引起,可插管排气;因慢性病导致者在解痉、加强胃动力治疗后也无大碍。不过不要在打嗝时服冷饮,也不要做剧烈运动。发作时尽量屏气,或让打嗝者饮少量水,尤其要在打嗝的同时咽下有时可止住打嗝;婴儿打嗝时,可将婴儿抱起,用指尖在婴儿的嘴边或耳边轻轻搔痒,一般至婴儿发出笑声,打嗝即可停止;如打嗝难以止住,倘无特殊不适,也可听其自然,一般过会儿就会停止。如果长时间连续打嗝,要请医生诊治。中老年人或生病者突然打嗝连续不断,可能提示有疾患或病情恶化,需引起注意。

腹　痛

定义　腹痛是指腹部的疼痛,产生的原因是空腔脏器的扩张和肌肉的收缩,引起了器官功能的紊乱,最终刺激内脏感觉神经末梢而表现为腹痛。可分为急性与慢性两类,部位有上下之分,程度轻重不等,这些症状均决定于病变的性质。

病因与表现　腹痛的部位常为病变的所在。胃痛位于中上腹部。肝胆疾患疼痛位于右上腹。急性阑尾炎疼痛常位于McBurney点。小肠绞痛位于脐周。结肠绞痛常位于下腹部。膀胱痛位于耻骨上部。急性下腹部痛多见于急性盆腔炎症。

疼痛的性质与程度有助于腹痛的鉴别诊断。突发的腹痛伴恶心呕吐和(或)腹泻,以急性胃肠炎的可能性大;突发腹部绞痛,大汗淋漓,伴左肩牵涉痛、发热、黄疸,体检发现季肋区有随着呼吸动作出现的压痛,胆囊炎胆石症的可能性较大;腹痛如刀割一样不能忍受,采取抱膝卷曲身体的姿势可以缓解疼痛,且疼痛发作之前有进食油腻或油炸食物或有腮腺炎史者,以急性胰腺炎可能性大,如在症状发生6小时后血清淀粉酶升高至500沙氏单位以上,可诊断为急性胰腺炎;如先有中上腹胀痛继而变成持续性疼痛,呈剧烈的刀割样、烧灼样持续性中上腹痛,既往有消化性溃疡病史者,可能并发穿孔、急性腹膜炎,这时的腹壁呈板样强直,有压痛及反跳痛,是严重的并发症,应立即手术治疗;阑尾炎有时表现为急性胃肠炎,仅有腹泻易被漏诊,有人阑尾的位置比较高,缺少典型的右下腹阑尾点的压痛被误诊为胃炎,老年人反应迟钝,疼痛阈值高,主诉不典型,甚至出现阑尾脓肿也未及时确诊,必须提高警惕;青年女性有停经史,突然腹痛应立即想到宫外孕可能;老年女性下腹部疼痛要考虑卵巢囊肿急性扭转;如两侧腰痛,并向下腹部放射,伴血尿,以尿路结石可能性大;肿瘤侵蚀胃肠道,引起肠腔狭窄后出现肠绞痛,可伴呕吐和便秘;胆绞痛、肾绞痛、肠绞痛相当剧烈,病人常呻吟不已,辗转不安。剑突下钻顶样痛是胆道蛔虫梗阻的特征;右心房颤动者,如果有突发的脐周疼痛,伴便血,要考虑缺血性结肠炎;髓痨胃肠危象表现为电击样剧烈绞痛;80岁以上的老年人突发胸痛不一定心肌梗死,应继续观察有无黑便,有上消化道出血者,可能是巨大的旁疝引起嵌顿、坏疽而发生剧痛;慢性腹痛,起病隐匿、缓慢的胀痛,常由慢性消化系统疾病引起,如慢性胃炎、溃疡病、慢性肝病、慢性阑尾炎、慢性结肠炎、慢性盆腔炎等;有高血压病史的病人如出现剧烈的腹痛,呈撕裂样,伴上肢或下肢放射痛,需考虑主动脉夹层瘤;心绞痛和心肌梗死有时也可表现为腹痛,发病常与体力活动和情绪激动有关,可伴冷汗,心电图和肌钙蛋白检测可以协助诊断。

诊断与治疗 腹痛诊断主要依靠病史及体格检查,血液、尿液和粪便化验也很重要,可以初步筛选腹痛是否为炎症、肿瘤和结石引起,腹腔或盆腔或后穹部分穿刺液分析有助于诊断,血清淀粉酶、脂肪酶和尿淀粉酶升高可提示急性胰腺炎;B超腹部检查可除外肝胆疾病,如膈下脓疡、胆结石、胆总管结石;X线平片可看到膈下有无游离气体,如有,常表示胃穿孔,腹部平片可以提示肠梗阻;CT扫描有助于肿瘤的诊断,包括肝、胆、胰、腹膜后淋巴结转移;缺血性肠炎的确诊依赖选择性血管造影;肝脓疡还是肝癌液化的鉴别需行穿刺,对穿刺液进行培养、涂片。各种内镜,包括胃镜、肠镜、腹腔镜等对诊断有帮助。

腹痛的治疗不能在家中自作主张,急腹痛必须去医院治疗。腹痛者应查明病因,针对病因进行治疗,如有胃肠梗阻者应禁食、输液、纠正电解质酸碱平衡紊乱、胃肠减压;胆绞痛可以先用抗生素控制感染,用解痉药物,择期手术;绞窄性肠梗阻、胃肠道穿孔、坏死性胰腺炎、急性阑尾炎应及时手术治疗;腹主动脉瘤可以选择性人工血管移植修补术;消化性溃疡需用制酸剂;慢性盆腔炎要用物理疗法;结核性腹膜炎要采用抗痨正规治疗。

腹　块

定义 在腹部摸到一个突出来的块物称为腹块,长在腹部表面上的称为腹壁腹块,长在腹腔中的称为腹内腹块。如何来区分这两种腹块呢?可让病人做呼吸动作,如果这个腹块不能随呼吸而移动,即是腹壁腹块;如此腹块随呼吸动作而移动,考虑为腹腔来源。腹块多数是由疾病引起的,但也有些是生理现象,如左下腹块可能是粪石,灌肠以后可消失;妊娠的子宫也常被认为是腹块;消瘦的老年人在脐旁可能摸到搏动的硬块,那是腹主动脉。

原因与表现 在腹部触摸腹块时要注意腹块的部位、大小、质地、表面、移动度及触痛。这有助于腹块的诊断及鉴别诊断,如右季肋区扪到一个光滑略呈圆形的块物,并随呼吸而移动,质地中等,吸气时有明显触痛,结合临床上有消化不良、黄疸、发热,可初步诊断这是增大的胆囊;腹部正中摸到一个质硬块状物,表面不光滑而且有结节,伴触痛,不能被推动,应考虑腹腔肿瘤,需进一步检查明确诊断。

腹块发生在腹部上中下、左右不同区域,多数与相应的脏器符合。中上腹块来自胃的有因幽门梗阻所致的胃潴留、胃癌;来自肝脏的可以是肝左叶的坏死后肝硬化,右心衰竭导致的肝淤血、肝脓疡、肝囊肿、肝癌等;同样,胆、胰、肾、卵巢、子宫、膀胱各脏器都可以出现良性占位和恶性肿瘤,表现为腹块;脐周有时可以扪及一搏动性硬块,尤其是高年龄的老人,可能是腹主动脉瘤。

诊断与治疗　腹块的诊断首先要了解病人的病史和肿块的特征,肿块发生发展的速度,短期内迅速发生的肿块可能是血肿,伴有发热疼痛时,表面有波动感者可能为脓肿;恶性肿瘤结节生长发展也很快,质地坚硬而且表面不光滑;肿块生长缓慢表示慢性炎症,如结核性淋巴结肿大;肿块忽大忽小,甚至消失者可能是空腔脏器的疾病,如肠胀气、胃潴留、肠梗阻的肠型。腹块的伴发症状往往有助于疾病的诊断和鉴别诊断。伴随发热、肿、痛表示感染;伴随巩膜、皮肤黄染,常表示梗阻性黄疸;上消化道出血或便血,表示胃肠道有溃疡或肿瘤。实验室辅助检查、X 线平片、X 线钡餐及钡灌、腹部 B 超、腹部 CT 及内镜均是重要的检查手段,必要时可考虑选用血管造影,以上方法均不能明确肿块性质时,如全身情况允许可做剖腹探查。

腹块的处理主要是病因治疗,如系炎症引起则抗菌治疗,包括结合抗痨治疗,如系肿瘤宜先行手术切除,再做放射治疗或化疗。

肝肿大

定义　肝肿大可由许多疾病引起,是临床上一个重要体征。正常肝脏大小为25 厘米×15 厘米×16 厘米。正常肝上界在右侧腋中线起于第 7 肋,至右锁骨中线平第 5 肋,再向左至前正中线后越过胸骨体与剑突交界处,至左锁骨中线稍内侧平第 5 肋间隙,肝的下界与肝前缘一致,在右侧腋中线起自第 11 肋,沿右侧肋弓下缘至第 9 肋软骨尖处,离开胸弓,斜向左上方达剑突之下。肝的位置与性别、年龄、体型有关,可随呼吸、内脏活动及体位的不同而发生一定程度的改变,站立位及吸气时下降,仰卧位和呼气时上升,在平静呼吸时升降之差约 3 厘米。正常人肝下缘常可在右肋弓边缘或稍低处触及,不超过 1~3 厘米,剑突下不超过 1.5 厘米。有时肋下触到肝脏不是由于肝肿大而是由于肝位置下移,此可见于经产女性腹壁松弛者、肺气肿、有胸腔大量积液者。有时胆囊肿大、横结肠肿瘤、胰腺囊肿、胃癌、右肾下垂、右肾积水、右肾囊肿、嗜铬细胞瘤等也可被误认为肝肿大,但呼吸移动度不如肝脏大,边缘不如肝脏清晰。故应结合病史、肝脏的位置、形态、质地、呼吸移动度、有否压痛及其他检查结果来确定是否为病理性肝肿大。

病因　引起肝肿大的疾病很多,感染(病毒、细菌、衣原体、立克次体、螺旋体、真菌、原虫),当病原体侵犯肝脏,肝血管充血,组织水肿,炎症细胞浸润,胆汁淤积而肝脏肿大;再有心力衰竭或心包积液的病人,可以因肝淤血而肝肿大;脂肪肝、药物或毒物引起的中毒性肝炎、营养不良引起均可导致肝肿大;良恶性肝肿瘤也可引起肝肿大。少见的疾病如骨髓纤维化、嗜酸性肉芽肿、结节病也会出现肝肿大。

诊断与治疗　病史往往能提供肝脏病的诊断线索,要注意了解有否传染病的接触史、接受血液制品史、旅居流行地区史(有助于传染病与寄生虫病的诊断)、药物或毒物接触史。肝硬化病人既往常有肝炎、黄疸、慢性酒精中毒等病史;伴随肝区疼痛者多见于肝内炎症、急性肝淤血;肝内占位性病变多为钝痛性,但肝癌的疼痛可相当剧烈;伴有发热常提示肝炎、肝脓肿、胆道感染、肝癌或其他急性传染病、血液病、结缔组织疾病等;病毒性或药物性肝炎常伴有纳差。实验室常用检查有肝功能、甲胎蛋白、胆道排泄酶。影像学诊断较有价值,超声检查、X线检查、CT与MRI、放射性核素扫描、肝血管造影,对肝肿大的部位、大小、性质均提供可靠的资料,腹腔镜是直视下可以看到腹腔和盆腔的肿块,同时可以对肿块进行活检。对有些难以确诊的肝病,如先天性非溶血性黄疸的肝肿大,只有通过肝活检才能明确诊断。

肝肿大的处理首先病因治疗,如系炎症则抗菌治疗,但如果是脓疡则需要同时穿刺引流才能治愈;大块型肝癌先行放射治疗,癌肿缩小后再行切除;血吸虫病肝肿大要治疗血吸虫病;良性肝囊肿一般B超随访,巨大肝囊肿可行手术切除或细针穿刺抽液后注入硬化剂使囊腔闭合;病毒性肝炎肝肿大抗病毒治疗以外宜休息,多种B族维生素、葡萄糖及增加蛋白质食物保护肝细胞。

脾肿大

分类、性质与病因　正常脾浊音界在左腋中线第9～11肋之间;宽4～7厘米,前方不超过腋前线。脾脏肿大的程度与疾病有关。深吸气时脾下缘在肋缘下2厘米以内为轻度脾肿大,可见于某些病毒感染、细菌感染、立克次体感染、早期血吸虫病、充血性心力衰竭肝硬化门脉高压症、霍奇金病,幼年类风湿关节炎、系统性红斑狼疮、热带嗜酸性粒细胞增多症、特发性血小板减少性紫癜等;下缘超出肋缘下2厘米,不超过脐水平线和腹正中线为中等度脾肿大,可见于急性粒细胞性白血病、急性淋巴细胞性白血病、慢性溶血性贫血、传染性单核细胞增多症、佝偻病脾淀粉样变性、恶性淋巴瘤、尼曼-匹克病等;下缘超出脐水平或者腹正中线以下为高度脾肿大或称巨脾,可见于慢性粒细胞白血病、慢性疟疾、晚期血吸虫病、斑替病、骨髓纤维化、真性

红细胞增多症、地中海贫血、高雪病等。不同病因引起脾肿大其质地可有不同,一般急性感染引起的脾大质软;慢性感染、白血病细胞浸润引起的脾肿大质硬,表面不平;肝硬化的脾脏质度中等硬;淤血性脾肿大质度因淤血程度和淤血时间的长短而不同,时间短、淤血轻,质地软,时间长,或淤血重,质地硬,但一般有充实感;囊性肿大有囊性感,表面不平。

伴随表现　各种不同病因引起脾肿大外尚有不同的伴随体征。血液病性脾肿大常伴贫血、出血点或瘀斑,如各种类型的白血病特发性血小板减少性紫癜等;溶血性贫血、慢性病毒性肝炎肝硬化、恶性组织细胞病、败血症常伴贫血、黄疸;恶性淋巴瘤、淋巴细胞性白血病、结缔组织病、真性单核细胞增多症、结节病及某些传染性疾病常伴肝及淋巴结肿大;慢性病毒性肝炎、肝硬化可伴肝病面容、肝掌及蜘蛛痣;传染病,或感染性疾病可见各种类型的皮疹,如伤寒、斑疹伤寒、布氏杆菌病、败血症亚急性感染性心内膜炎等;慢性右心衰竭、缩窄性心包炎,肝硬化门脉高压症下腔静脉梗阻可伴水肿和腹水。

诊断与治疗　诊断脾肿大的主要手段是B超、CT,而对病因诊断,尤其是血液病,骨髓穿刺及骨髓活检可确诊。脾穿刺很少进行,除非临床怀疑黑热病、霍奇金病、淋巴肉瘤才考虑。脾肿大的处理仍是病因治疗为主,如白血病需化疗;白血病感染在抗生素治疗后脾肿大会消失;肝硬化巨脾并出现脾功能亢进时需要脾切除。

腹　水

定义与表现　腹水为积聚于腹腔内的游离液体。正常人的腹腔内可以有少量液

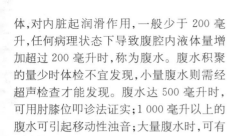

体,对内脏起润滑作用,一般少于 200 毫升,任何病理状态下导致腹腔内液体量增加超过 200 毫升时,称为腹水。腹水积聚的量少时体检不宜发现,小量腹水则需经超声检查才能发现。腹水达 500 毫升时,可用肘膝位叩诊法证实;1 000 毫升以上的腹水可引起移动性浊音;大量腹水时,可有液波震颤。

病人有少量腹水(300～500 毫升)时,可无明显不适而不易被觉察;有中等量腹水(500～3 000 毫升)时,自觉腹胀,呈膨隆的腹部外形,体检时可有移动性浊音;有大量腹水(3 000 毫升以上)时,可表现为呼吸困难及下肢浮肿。

病因　腹水的形成是腹腔内液体的产生和吸收失去动态平衡的结果,机制较复杂,主要有以下几个因素:①血浆胶体渗透压降低(血白蛋白降低),液体容易从毛细血管漏入组织间隙及腹腔,若水分漏入腹腔则形成腹水。此种情况见于重度肝功能不全、中晚期肝硬化(蛋白合成减少)、营养缺乏(蛋白质摄入不足)、肾病综合征与蛋白质丢失性胃肠病等。②内分泌失调可引起水钠潴留,多见于肝硬化或肝功能不全时,抗利尿激素与醛固酮等灭活功能降低致水钠潴留,血液中一些扩血管物质浓度增高造成有效循环血容量不足及低血压,反射性的兴奋交感神经系统释放缩血管物质,最终导致水钠潴留。③肝硬化及门静脉外来压迫或其自身血栓形成导致门静脉及其毛细血管内压力增高,会有液体渗出到腹腔内。④腹膜的炎症、癌肿浸润或脏器穿孔引起胆汁、胰液、胃液、血液的刺激均可促使腹膜的血管通透性增加引起腹水。⑤某些因素引起淋巴液生成增多、回流受阻时,如腹膜后肿瘤、纵隔肿瘤、丝虫病等所引起的胸导管阻塞,乳糜漏入腹腔形成乳糜性腹水。⑥实质性或空腔脏器破裂与穿孔可分别引起胰性腹水胆汁性腹水、血性腹水及血腹。

诊断与治疗　询问病人有关病史,可提供诊断的重要线索。作详细的体格检查,可提供诊断的依据。常规腹腔穿刺,抽取腹水作化验检查可确定其为渗出液或漏出液,肉眼检查可确定其为浆液性、血性、脓性或乳糜性,没有炎症的腹水大多是澄清的;鲜红色表示有癌细胞或严重的急性、出血坏死性胰腺炎;牛奶颜色的腹水称为乳糜腹水,是淋巴管阻塞之后压力升高,淋巴液漏出所致;毛玻璃般混浊不清的腹水为渗出液,以结核性腹膜炎多见;脓鼻涕外观的腹水常为化脓性,可由胃穿孔、肠穿孔引起。超声检查可提示少量腹水或腹内包块。X 线、核素扫描、血管造影、CT、MRI 等检查,对腹水的病因诊断有较大的价值。腹水的常规、生化、培养及病理学检查均是重要的检查手段。

遇腹水病人时,应尽快地确定其腹水的性质,继而再积极寻找病因。只有针对病因治疗,腹水才可能减少或消失。肝硬化要解除门脉高压,营养不良或慢性肾病要纠正低蛋白血症。如果在病因尚未明确,为了减轻大量腹水引起的症状(包括腹胀、呼吸困难等)可进行必要的对症治疗,如限制水、钠的摄入,应用利尿药;低蛋白血症者补充白蛋白或加速蛋白质合成;当大量腹水影响到病人的呼吸或病人腹胀症状重而难以忍受时,可采取放腹水治疗,以减轻症状或腹水浓缩回输;应用扩血管药物改善肾脏血流供应。

黄　疸

眼白发黄,尿色加深,甚至如红茶颜色时要警惕是否患了黄疸。黄疸时还可以发现身体皮肤颜色也有黄染,这种黄色可以淡淡的像橘子色，也会深深的像阴沟水暗黄暗绿色，这是由于引起黄疸的不同病因所致。

原因　正常状态下血液中胆红素只有微量存在，血清中胆红素升高可使皮肤、黏膜和巩膜发黄，常伴有腹胀、腹痛、食欲不振、恶心、呕吐、腹泻或便秘等症状。黄疸严重时，乳汁、痰液、汗液和腹水也会发黄，黄疸严重时还常伴有皮肤瘙痒、心动过缓、腹胀、脂肪泻、夜盲症、乏力、精神萎靡和头痛等。

胆红素多数来源于成熟红细胞的血红蛋白。从衰老和损伤的红细胞释放出来的血红蛋白被单核-巨噬细胞系统吞食，在组织蛋白酶的作用下分解成为血红素、铁和珠蛋白，血红素经酶的作用最终形成非结合胆红素。在肝细胞内，非结合胆红素与葡萄糖醛酸结合形成葡萄糖醛酸酯，称为结合胆红素。结合胆红素经胆道排入肠道后并不能被肠黏膜所吸收，而在回肠末端及结肠经厌氧菌还原酶作用后还原为尿胆原，尿胆原的大部分氧化为尿胆素从粪便中排出体外，也称粪胆素(或粪胆原)；小部分尿胆原被回肠和结肠黏膜吸收，经门静脉血流回到肝内，在回到肝内的尿胆原中，有大部分再经肝细胞作用后又转变为结合胆红素，又随胆汁排入肠道内，这一过程称为"胆红素的肠肝循环"。黄疸症可根据上述的血红素代谢过程分为3类：①肝前性黄疸/溶血性黄疸：当大量红细胞被分解时出现的黄疸病症。②肝源性黄疸：当肝脏无法正常处理胆红素时出现的黄疸病症。见于肝细胞病变，导致胆红素代谢失常而引起的肝细胞性黄疸。③肝后性黄疸：当肝脏无法正常排出胆红素时出现的黄疸。见于肝内或肝外胆管系统发生机械性梗阻，影响胆红素的排泄，导致梗阻性(阻塞性)黄疸。

以下是产生黄疸的一些病因。因肝细胞某些先天性缺陷，不能完成胆红素的正常代谢而发生先天性非溶血性黄疸，先天性非溶血性黄疸常见于幼儿或青少年，巩膜黄染不仔细察看不易被发现，一般没有症状，可能在某次肝功能化验时发现胆红素值超过了正常范围，这种黄疸不影响工作、生育。在日常生活中某些人可能会吃了过量蚕豆后发生黄疸，这是蚕豆破坏了大量红细胞产生溶血的缘故。此外，还有其他因素可以引起溶血性黄疸，如恶性疟疾、输血时血型配错、败血症、新生儿黄疸、某些毒素和化学药物等。肝病患者出现黄疸时以肝细胞黄疸多见，患者常伴有全身乏力、食欲不振，各种肝病中以病毒性肝炎、肝硬化、肝癌居多。钩端螺旋体病也有肝细胞黄疸出血。胆道疾病发生梗阻时，黄疸常伴有瘙痒，多为胆盐刺激所致，可见于以下3种情况：①肝外胆管阻塞如胆结石、胰头癌、胆管或胆总管癌、壶腹癌、胆管闭锁等。②肝内胆管阻塞如肝内胆管结石、华支睾吸虫病等。③肝内胆汁淤积如肝炎、药物性肝病、妊娠期复发性黄疸、Dubin-Johnson综合征等。

诊断与治疗　黄疸的诊断和鉴别诊断必须详细询问发病情况，实验室检查如肝功能、尿胆红素、尿胆原、粪胆原测定、红细胞及网织红细胞计数等对病因诊断有帮助。现代影像学检查如B超、CT、MRI、逆行胰胆管造影、经皮肝穿刺造影有助于黄疸的病因诊断。如以上检查仍不能确诊，可考虑剖腹探查。但最好在发现黄疸2～3个月内进行。

黄疸的治疗主要针对病因，如肝细胞黄疸要积极保肝治疗，梗阻性黄疸除了利胆以外，可根据病情采取手术治疗，中药利胆可以配合应用，常用的有茵陈汤、胆宁片。

腹　泻

表现　腹泻是一种常见症状,是指排便次数明显超过平日习惯的频率,粪质稀薄,水分增加,每日排便量超过200克,或含未消化食物或脓血、黏液。腹泻不是一种独立的疾病,而是很多病的一个共同表现,同时可有排便急迫感、肛门不适、失禁、腹胀、发热等症状。此外,腹泻还可引起脱水、营养不良,表现为皮肤干燥、眼球下陷、舌干燥、皮肤皱褶。腹泻可分为急性和慢性两类,急性腹泻起病急,病程在2～3周之内。慢性腹泻指病程在两个月以上或间歇期在2～4周内的复发性腹泻。

病因　腹泻的原因很多,胃大部切除术后可引起胃酸缺乏,食物未能完全消化可引起腹泻,但肠道疾病引起的腹泻最为多见:①细菌感染。人们在食用了被大肠埃希菌、沙门菌、志贺菌等细菌污染的食品,或饮用了被细菌污染的饮料后就可能发生肠炎或菌痢,会出现不同程度的腹痛、腹泻、呕吐、里急后重、发热等症状。②病毒感染。人体通过食物或其他途径感染某些病毒后易引起腹泻,如:感染轮状病毒、诺瓦克病毒、柯萨奇病毒、埃可等病毒后,出现腹痛、腹泻、恶心、呕吐、发热及全身不适等症状。③肠道炎症性病变,包括溃疡性结肠炎、克罗恩病,这种疾病好发于中青年,可伴有全身关节酸痛、皮肤改变。溃疡性结肠炎病变部位在结肠,以乙状结肠和直肠受累多见,行乙状结肠镜检查即可明确,克罗恩病病变部位多在空回肠。④肠道肿瘤,如结肠癌、淋巴瘤等,胰腺的病变也可有慢性腹泻的表现。⑤全身疾病如甲状腺功能亢进、代谢旺盛、肠功能亢进也有腹泻的表现。如以上各类腹泻的原因都被否定,仍有反复发生的腹痛、腹胀、腹泻,应

考虑结肠功能性的改变,这种肠功能的紊乱不局限于大肠,小肠也同样可出现,医学上称为肠激惹综合征,可由情绪焦虑、激怒、抑郁引起,应适当对症治疗。

诊断与治疗　腹泻的原发疾病或病因诊断主要须从病史、症状、体征、常规化验特别是粪便检验中获得依据。许多病例通过仔细分析病史和上述检查的初步结果,往往可以得出正确诊断。若诊断仍不清楚,可进一步作X线钡灌肠和钡餐检查、直肠镜或结肠镜检查。如仍无明确结论,则须根据不同情况选用超声、CT、内镜逆行胆胰管造影(ERCP)等影像诊断方法以检查胆、胰疾病,或进行小肠吸收功能试验、呼气试验、小肠黏膜活检以检查小肠吸收不良。如高度怀疑肠结核、肠阿米巴病等有特效治疗的疾病,经过努力都不能确诊时,可在一定限期内进行治疗试验。可反复多次查大便常规,病原学检查,各种细菌培养、查阿米巴原虫及病毒等。

腹泻的处理主要是病因治疗,细菌感染可使用抗生素,选择抗革兰阴性菌抗生素为宜;如是炎症性肠病,要用免疫抑制剂,应在医生指导下使用;肠肿瘤应及早手术治疗。对症治疗也很重要,如脱水明显可适当静脉补充水和电解质,纠正水和电解质紊乱;如腹泻次数多可以在医生的指导下略用收敛剂;慢性痢疾也可肛直肠局部用药,常用中草药灌肠,如蚂蚁草、红藤、马齿苋、地丁草、一见喜等。

便　秘

便秘是多种疾病的一种症状,而不是一种病。常见症状是排便次数明显减少,每2～3日或更长时间一次,无规律,粪质干硬,常伴有排便困难感。便秘在程度上有轻有重,在时间上可以是暂时的,也可以

是长久的。由于引起便秘的原因很多，也很复杂，因此，一旦发生便秘，尤其是比较严重的，持续时间较长的便秘，应及时到医院检查，查找引起便秘的原因，以免延误原发病的诊治，并能及时、正确、有效地解决便秘的痛苦，切勿滥用泻药。

分类　便秘按发病部位分类可分为：①结肠性便秘。由于结肠内、外机械性梗阻引起的便秘称之为机械性便秘。由于结肠蠕动功能减弱或丧失引起的便秘称之为无力性便秘。由于肠平滑肌痉挛引起的便秘称之为痉挛性便秘。②直肠性便秘。随着年龄的增加，盆底肌无力，肛门口的感受器敏感性和反应性下降，导致粪便堆积于直肠内。此外，老年人生理性因素也会引起粪便嵌塞，老年人血管硬化，容易产生大脑皮质抑制，胃结肠反射减弱，痴呆老人更无知觉排便。

原因　缺少膳食纤维、活动量少、药物影响及某些疾病均可引起便秘，其中以缺少膳食纤维，食物较精细为主，因为纤维素可以保留水分，形成柔软的粪便，使粪块体积增大，肠壁不断受到刺激，促进结肠的环形肌和纵形肌发动收缩，容易通便。适当的活动与排便有关，即使75～85岁的老年人也要每日散步1千米，以加强膈肌和腹直肌的耐力促进排便。某些药品可引起粪质干燥、结肠松弛而形成排便不畅和困难，包括常用的胃药，阿片类镇痛药如可待因、哌替啶等，降压药如钙离子拮抗剂和利尿剂等。结肠本身的疾病可以引起结肠梗阻而便秘，如结肠癌。肛周疾病也常容易便秘。某些肛肠手术后也可引起肠管狭窄，从而造成排便困难。

用力排便过程中可能造成严重的并发症，如晕厥、心肌梗死、脑卒中。直肠便秘患者者会并发肠梗阻、粪性溃疡、尿潴留，甚至滥用泻药造成大便失禁，偶有发生特发性巨结肠。

处理　便秘可先行非药物治疗，养成定时排便的习惯，多活动，避免使用引起便秘的药品，适当多饮水，多吃富含纤维素的食物，包括米谷、蔬菜，尤其是有根茎叶的蔬菜，黄花菜、芹菜含粗纤维较多，水果中以李子、柿子、梨、葡萄纤维素较高。积极治疗全身性和肛周疾病。

便秘的药物选择十分重要，润滑剂适合于老年人心肌梗死后和肛周疾病手术后患者，可以避免用力排便，但长期服用会影响脂溶性维生素的吸收。刺激性泻药中，许多是非处方药，在人群中应用很广泛，如番泻叶、果导、大黄、苏打、更衣丸等，此类药物刺激结肠蠕动，服后6～12小时即有排便作用，但长期服用会损害直肠及造成蛋白质流失影响健康。近年推出了容积性泻药，含有高成分的纤维素或纤维素衍生物，不但通便，还能控制血脂、血糖，预防结肠癌的发生。也有采用高渗性泻剂，如山梨醇、乳果糖，服用后在小肠不吸收，仅在结肠分解为有机酸，增加结肠蠕动及保留水分，从而易于排便。

呕血、黑便和便血

呕血、黑便

临床表现　呕血、黑便是食管、胃及十二指肠内大量出血的表现，血可以从口腔中吐出，称为呕血；也可以被咽下，从肠道排出而出现黑便。食管疾病引起的出血，部位距口腔较近，所以吐出的血液颜色是鲜红的，引起食管出血的疾病有许多，常见的大量呕血的病因是肝硬化病人到了晚期，食管静脉曲张破裂出血。其次是为溃疡或胃癌，当溃烂面广而且深，累及小动脉时，出血量大而快，血液颜色也是鲜红色的,如果溃烂面较小,组织破坏不严重,表面只是渗血,那么所出的血液往下流,经过小肠的硫化物作用,血液会变成黑颜色。十二指肠疾病的出血,尤其是十二指肠球部溃疡出血,黑粪会变得又臭又亮,像柏油样。生活中还会碰到一种先恶心呕吐,继而呈喷射状的出血,这是发生在酗酒和饱餐之后,胃内压力突然升高,使贲门和食管下段连接处的肌纤维撕裂。药物刺激了胃黏膜,会使黏膜充血、水肿和出血,以阿司匹林、保泰松尤为明显。上消化道邻近器官或组织的疾病也可以出血,血液经过十二指肠排出体外,常见的有胆道出血,引起胆囊和胆道炎症等因素均可导致出血,如结石、寄生虫和癌肿。全身性疾病也可引起消化道出血,如白血病、血友病、血小板减少性紫癜等血液病。尿毒症患者的毒素同样可以损伤胃肠道黏膜而出血。甚至脑血管意外,包括脑外伤之后也可引起应激性溃疡出血。心力衰竭的患者也会出血。在分析各种呕血病因时要与咯血区分,后者常伴有气管炎病史,为痰中带血,如果血痰被咽下而经胃肠道排出,也会表现为黑便。黑便也要与某些假象区分,如果多喝了猪肝汤,粪便隐血试验常呈阳性;如果服用某些药品后粪便颜色会发黑,如胃病常用的铋剂,服泻药碳粉,但粪便隐血试验阴性。

有呕血的人,可以有黑便,但有黑便的人不一定有呕血。食管疾病引起的呕血往往是鲜红色,胃内出血引起的呕血是咖啡色,十二指肠的出血引起柏油样便。

急性上消化道大量出血时,有效循环血量迅速减少可造成休克。临床主要表现为烦躁不安、口干、心慌、皮肤苍白、四肢厥冷、脉搏细速、血压降低、尿量减少,甚至知觉丧失等。休克控制后可出现体温升高和氮质血症,体温一般在 38 ℃左右,可持续

3~5 日,体温升高的原因是由于血容量急骤减少周围循环衰竭,导致体温调节中枢的功能障碍。大出血后血中尿素氮常增高,称为肠源性氮质血症,一般一次出血后数小时血尿素氮开始上升,24~48 小时达高峰,3~4 日后才降至正常。尿素氮升高的原因主要是由于血红蛋白分解产物被吸收所引起。其次是由于大出血后周围循环衰竭,肾血流量与肾小球滤过率下降导致肾前性氮质血症。

治疗　呕血和黑便的治疗首先是镇静,避免恐惧,做好保暖,卧床休息,严密观察出血情况。随访心率、血压,如果心率在每分钟 120 次以上,血压进行性下降,说明出血在继续,必要时紧急输血输液。在饮食方面根据病情不同,可现禁食,之后开放流质、软食,偏凉的饮料容易止血,可喝牛奶、吃奶油蛋糕,因为奶油可以保护胃黏膜。止血剂要用血管收缩剂,如冰水加去甲肾上腺素口服;中成药也可以,如三七粉、云南白药等。如果已经明确为食管静脉曲张,应迅速插入三腔管压迫止血,静脉应用垂体后叶素或生长抑素及其衍生物。高龄老人手术要慎重,因为术后伤口愈合差及易导致多器官功能衰竭。

病因诊断　出血病因的诊断很多检查均可选择,如吞线、血管造影等,内镜更具优点,可以同时明确出血部位、出血性质。血止后 2 周也需进行 X 线胃肠吞钡造影,因为有时胃镜不能发现本次出血的真正原因,如平滑肌瘤内镜是不易确诊的。如上述检查均不能明确病因,必要时可作选择性血管造影,对胃肠道血管畸形引起的出血更有价值。

便血

便血是指下消化道出血,包括一部分空肠、回肠及结肠、直肠。便血的颜色也可

深浅不一,取决于消化道出血的部位、出血量与血液在肠道停留的时间。如果大便呈柏油状或呈黑色,出血部位多在于上消化道。如果血色紫红,混有黏液,并伴有恶臭,应考虑来自右半结肠。如果便血呈鲜红色,血液多来自左半结肠。如鲜红的血液成滴状附于大便的表面,那么出血部位大多在肛门或距肛门不远的部位,应考虑痔疮、肛裂、直肠癌的出血。但这也不是一定的规律,因为出血的速度和量也决定了便血的颜色,速度快、量大的出血,即使位于右半结肠,也会呈鲜红色。引起下消化道出血的病因在50岁以上的人常为结肠憩室、结肠癌、缺血性结肠炎,当粪隐血试验阳性两次以上者,要即刻行进一步作纤维结肠镜和钡剂灌肠检查,以除外肿瘤。凡是有冠心病、高血压动脉粥样硬化病史的患者,要高度警惕缺血性结肠炎可能,应立即就诊。结肠憩室可以是慢性炎症的结果,也可以是老化退化的结果,可以表现为腹痛、腹泻、便血。

尿频、尿急、尿痛

正常成人白天排尿4～6次,夜间0～2次,每次尿量为200～400毫升,次数明显增多称尿频;尿急是指不能自控排尿,尿意一来,即需排尿,或排尿之后,又有尿意,急需排尿,不及时排尿,则会尿湿内裤,每次尿量都较正常排尿减少,甚至仅有尿意而无尿液排出;尿痛是指病人排尿时尿道或伴耻骨上区、会阴部位疼痛,性质为刺痛或灼痛。尿频、尿急、尿痛同时出现,又称为尿路刺激征。

病因 感染是引起尿频、尿急、尿痛的最主要的原因,包括膀胱、尿道直接感染及邻近器官如子宫、附件、尿道旁腺、结直肠或阑尾的感染,病原体包括细菌、结核菌、衣原体、真菌等;膀胱、尿道及其邻近器官的肿瘤可压迫膀胱,致膀胱容量减少,或直接浸润、刺激、继发感染,也会引起尿频、尿急、尿痛症状;结石刺激也是导致尿路刺激征的主要原因;尿液高度浓缩或某些药物可刺激膀胱导致尿路刺激征;神经系统疾病导致膀胱排空或储存功能紊乱而致排尿异常,某些神经系统疾病或损伤(如帕金森病)常可引起膀胱高反应性,导致尿频、尿急的症状。

男性尿路刺激征最常见原因是前列腺炎、尿路感染等。女性患者的尿频、尿急、甚至尿痛,按尿路感染服药治疗效果并不好,且反复发作久治不愈,但尿液化验正常,这类病人并不是尿路感染,医学上称之为"尿道综合征"。引起尿道综合征的原因很多,最常见的有以下几种:经常用肥皂或消毒溶液洗下身;穿化纤内裤引起过敏;饮水不足,浓缩的尿液刺激尿道口;患有阴道炎、宫颈炎、白带刺激了尿道口;绝经后期由于性腺功能减退,雌激素分泌减少,使尿道黏膜萎缩、变薄;也可能是病毒、支原体、真菌侵入尿道。

治疗 病因治疗非常重要,需要注意的是一出现尿痛就服用抗生素是不妥当的,应当及时就诊,查明原因。如果是尿路感染,也应该先作清洁中段尿培养,根据药物敏感试验结果选用有效抗生素正规抗炎治疗,以免滥用抗生素造成细菌耐药或出现服药时症状缓解、一停药症状就复发的情况。

第 17 章
传染病和寄生虫病

基本知识

　　传染病和寄生虫病是指由病原微生物(病毒、衣原体、立克次体、支原体、细菌、螺旋体、真菌)及寄生虫(蠕虫、原虫)等病原体感染人体后而产生的有传染性的疾病统称。其最大的特征是具有传染性。历史上,人类长期蒙受各种传染病的困扰,其中的烈性传染病,如鼠疫、霍乱、天花等,曾以大面积的迅速传播和极高的死亡率直接威胁到人类的生存。20 世纪以来,SARS、禽流感、甲型 H1N1 流感这些新型的传染病又不断出现,使之再一次为大家所关注。

　　特点　传染病具有共同的基本特征:①有病原体:每一种传染病都有它特异的病原体,包括微生物和寄生虫。比如水痘的病原体是水痘病毒,肝炎的病原体是肝炎病毒。病原体主要分为细菌、病毒(比细菌小、无细胞结构)、真菌(癣的病原体)、原虫(疟原虫)、蠕虫(蠕虫病的病原体)等。②有传染性:传染病的病原体能够在人与人、动物与动物和动物与人之间通过一定的途径进行传播。③有流行病学特征:表现出流行性(散发、流行、大流行、暴发)、地区性、季节性、周期性等特点。④有免疫性:大多数病人在某些传染病痊愈后,都可产生不同程度的免疫力。机体感染病原体后可以产生特异性免疫。即再次感染相同的病原体不会再得病。⑤可以预防:通过控制传染源,切断传播途径,增强人的抵抗力等措施,可以有效地预防传染病的发生和流行。

　　流行的条件　传染病引起流行必须具备 3 个基本条件,即传染源、传播途径和易感人群。传染源不仅包括患者,还包括未发病的隐性感染者、受感染的动物,他们均能将病原体排出体外。传播途径指病原体离开人体后,到达另一个易感者的途径,通常有日常生活接触传播和通过空气、飞沫传播是呼吸道疾病的主要传播途径。此外,还有些传染病可以经水和食物通过消化道传播。经蚊虫等叮咬,即虫媒传播,以及血液和体液等途径也是传染病的重要传播方式。每一种传染病都有其特定的传播途径,如流行性感冒、SARS 通过空气、飞沫、尘埃传播,乙型肝炎病毒不会通过一般的接触传播,必须通过血液、体液接触传播和母婴垂直传播。易感人群通常为一些免疫力低下的人群,包括老人、儿童等。

　　分类　我国根据传染病的传播方式、速度及其对人类危害程度的不同,分为甲、乙、丙三类。甲类传染病包括:鼠疫、霍乱。乙类传染病包括:传染性非典型肺炎、艾滋病、病毒性肝炎、脊髓灰质炎、人感染高致病性禽流感、麻疹、流行性出血热、狂犬病、流行性乙型脑炎、登革热、炭疽、细菌性痢疾、阿米巴性痢疾、肺结核、伤寒和副伤寒、流行性脑脊髓膜炎、百日咳、白喉、新生儿破伤风、猩红热、布鲁菌病、淋病、梅毒、钩端螺旋体病、血吸虫病、疟疾、甲型 H1N1流感(原称人感染猪流感)。丙类传染病包括:流行性感冒、流行性腮腺炎、风疹、急性出血性结膜炎、麻风病、流行性斑疹伤寒、地方性斑疹伤寒、黑热病、手足口病、包虫病、丝虫病,除霍乱、细菌性和阿米巴性痢疾、伤寒和副伤寒以外的感染性腹泻病。

分期 传染病的发展过程有一定的规律性,从发生、发展以至恢复,大致经历以下几个阶段。①潜伏期:从病原体侵入人体至出现临床症状之前的一段时间,此期没有临床症状。②前驱期:即发病的初期。通常由病原体生长繁殖产生的毒性物质引起的轻度全身反应,如头痛、发热、乏力等。③症状明显期(极期):出现各种传染病所特有的症状和体征。

防治 正确的早期诊断和治疗是良好预后的先决条件,又是早期隔离病人所必须。如出现下述症状如发热、发疹、毒血症状(疲乏、全身不适、厌食、头痛及肌肉、关节、骨骼疼痛等)和肝脾、淋巴结肿大等,结合当时疾病流行的特征,应想到患传染病的可能,需及时就医。传染病的治疗主要包括支持治疗、针对病原体的治疗、对症治疗和中医中药治疗。其中,针对病原体的疗法具有清除病原体的作用,达到根治和控制传染源的目的,如由于链霉素的发明,彻底消灭了鼠疫。

传染病最重要在于预防,针对传染病引起流行的 3 个基本条件,从而实施相应的措施,以达到控制传染源、切断传播途径和保护易感人群的目的,就能有效地预防传染病。具体措施有①养成良好的卫生习惯,提高自我防范能力。②加强体育锻炼,增强对传染病的抵抗力。③按规定进行预防接种,提高免疫力。④搞好环境卫生,消灭传播疾病的蚊、蝇、鼠、蟑螂等害虫。⑤传染病人要早发现、早报告、早诊断、早隔离、早治疗、防止交叉感染。⑥传染病人接触过的用品及居室均严格消毒。

感 冒

感冒,总体上分为普通感冒和流行性感冒。

病因 普通感冒,中医称"伤风",是由多种病毒引起的一种呼吸道常见病,其中以冠状病毒和鼻病毒为主要致病病毒。流行病学特征为:全年均可发生,但好发于冬春季;多为散发,通常不引起流行。病毒易变异,且人体对各种病毒感染后产生的免疫力较弱且短暂,故一个人一年内可多次发病。病毒存在于人体的呼吸道中,通过飞沫或被污染的手和用具传播。当机体抵抗力下降,如受凉、营养不良、过度疲劳、烟酒过度、全身性疾病及鼻部本身的慢性疾病影响呼吸道畅通等,容易诱发感冒。

临床表现 从感染病毒到临床出现症状,这段时间称为潜伏期。感冒患者的潜伏期一般为 1~3 日。感冒多数起病急,呼吸道症状包括:打喷嚏、鼻塞、流涕,1~2 日后,由于炎症向咽、喉部位发展,会相继出现咽痛、咽部异物感,重者可出现吞咽困难、咳嗽、声音嘶哑,如无继发细菌感染,则痰少,为白色黏痰。合并眼球结膜炎时,会出现眼痛、流泪、怕光。除上述症状外,还常伴有轻重程度不一的全身症状,如畏寒、发热(常为低热,大多在 38 ℃左右)、全身疲软无力、腰痛、肌痛、腹胀、纳差,甚至出现呕吐、腹泻。有些患者,口唇部还可出现单纯疱疹。感冒有自愈倾向,一般经 5~10 日痊愈。

防治 目前针对该疾病,尚无特效的抗病毒药物,感冒治疗着重于对症处理,减轻症状,缩短病程和防治继发细菌感染。现临床常用的西药为复方制剂,兼具解热镇痛,消除鼻部充血、镇咳和抗过敏作用,这类药物包括泰诺、百服宁、新帕尔克、白加黑等。应慎用抗生素,如出现流脓鼻涕、咳黄痰、体温进一步升高、病程迁延就应当及时就医,决定是否加用抗生素。中医治疗可根据临床症状辨证治疗,常用的中药包括感冒清热颗粒、板蓝根颗粒、正柴胡饮颗粒、银翘解毒颗粒、桑菊感冒冲剂等,夏天患感冒时可用藿香正气丸解暑湿。另外,感冒患者应多休息,保证充足睡眠,多饮水,在饮食上应进流质或半流质、清淡、高蛋白质饮食,并应戒烟戒酒。还需保持室内通风,以上措施可缩短病程,利于康复。

感冒重在预防,平时应合理饮食:大蒜、大葱、姜、食醋等,都是预防感冒的常用食品。注意锻炼身体,提高自身免疫力。

流行性感冒

病因　流行性感冒(流感)是由流行性感冒病毒(分为甲、乙、丙 3 型)引起的急性呼吸道传染病。流感病毒传染性强,易引起流行,特别是甲型流感病毒易发生变异,已多次引起世界范围大流行。病毒主要通过呼吸道经空气飞沫传播,人群普遍易感。病后有一定免疫力,但是不同亚型间无交叉免疫,故可再次患病。

临床表现　流感的临床表现区别于普通感冒,以上呼吸道症状轻,而发热与全身中毒症状重为特点。潜伏期通常为 1～3 日,起病突然,表现为高热,可达 39～40 ℃,一般持续 3～5 日。并出现明显的头痛、寒颤、肌痛等全身中毒症状,持续时间长。呼吸道卡他症状轻微,常有咽痛,少数有鼻塞、流涕等;少数有恶心、呕吐、食欲不振、腹泻、腹痛等。如病人抵抗力低下,病情持续发展,可出现高热不退、全身衰竭、血性痰液等症状,常为原发性流感病毒性肺炎继发细菌性肺炎所致。病情凶险,易引起死亡。

防治　流感的治疗在普通感冒的基础上,首先要对病人进行隔离,还需积极地抗病毒和防治并发症。现常用抗病毒药物有金刚烷胺、金刚乙胺、达菲和扎那米韦。如病人出现严重的肺部及肺外并发症,可酌情给予抗生素、吸氧、营养支持等措施。

在疫情流行期间,应尽量避免集会、外出时可戴口罩、勤洗手。也可口服一定量的维生素 C、大蒜、板蓝根冲剂等提高自身免疫力。同时,疫苗接种也是一种很好的预防方式。对于易感人群可能感染而未发病者,可按医生的吩咐酌情使用抗病毒药物进行预防。

甲型 H1N1 流感

病因　2009 年 3 月,墨西哥暴发"人感染猪流感"疫情,并迅速在全球范围内蔓延。世界卫生组织(WHO)初始将此型流感称为"人感染猪流感",后将其更名为"甲型 H1N1 流感"。此次流感为一种新型呼吸道传染病,其病原为新甲型 H1N1 流感病毒株,属于正黏病毒科,病毒基因中包含有猪流感、禽流感和人流感 3 种流感病毒的基因片段。

临床表现　甲型 H1N1 流感病人为主要传染源,无症状感染者也具有传染性。目前尚无动物传染人类的证据。该病主要通过飞沫经呼吸道传播,也可通过口腔、鼻腔、眼睛等处黏膜直接或间接接触传播。接触患者的呼吸道分泌物、体液和被病毒污染的物品亦可能引起感染。人群普遍易感。妊娠期女性、肥胖者、年龄＜5 岁的儿童、年龄≥65 岁的老年人、伴有慢性全身性疾病的患者易重症化。该病的潜伏期一般为 1～7 日,多为 1～3 日。临床表现通常为流感样症状,包括发热、咽痛、流涕、鼻塞、咳嗽、咯痰、头痛、全身酸痛、乏力。部分病例出现呕吐和(或)腹泻。少数病例仅有轻微的上呼吸道症状,无发热。体征主要包括咽部充血和扁桃体肿大。可发生肺炎等并发症。少数病例病情进展迅速,出现呼吸衰竭、多脏器功能不全或衰竭。可诱发原有基础疾病的加重,呈现相应的临床表现。病情严重者可以导致死亡。

该病病人的外周血白细胞总数一般不高或降低。病原学检测阳性是确诊该病的主要依据。病原学检测包括以下 3 种方法:以 RT - PCR(最好采用 real-time RT - PCR)法检测呼吸道标本(咽拭子、鼻拭子、鼻咽或气管抽取物、痰)中的甲型 H1N1 流感病毒核酸;从呼吸道标本中分离出甲型 H1N1 流感病毒;动态检测双份血清甲型 H1N1 流感病毒特异性抗体水平呈 4 倍或 4 倍以上升高。合并肺炎时肺内可见片状阴影。

该病的诊断需结合流行病学史、临床表现和病原学检查。当出现流感样临床表现,同时有一种或几种病毒学检测结果阳性时,即可确诊。

防治　研究显示,此种甲型 H1N1 流感病毒目前对神经氨酸酶抑制剂奥司他韦(oseltamivir)、扎那米韦(zanamivir)敏感,对金刚烷胺和金刚乙胺耐药。

对于临床症状较轻且无合并症、病情趋于自限的甲型 H1N1 流感病例,无需积极应用神经氨酸酶抑制剂。对于发病时即病情严重、发病后病情呈动态恶化的病例,感染甲型 H1N1 流感的高危人群应及时给予神经氨酸酶抑制剂进行抗病毒治疗。开始给药时间应尽可能在发病 48 小时以内(以 36 小时内为最佳)。对于较易成为重症病例的高危人群,一旦出现流感样症状,不一定等待病毒核酸检测结果,即可开始抗病毒治疗。孕妇在出现流感样症状之后,宜尽早给予神经氨酸酶抑制剂治疗。如出现低氧血症或呼吸衰竭,应及时给予相应的治疗措施,包括氧疗或机械通气等;合并休克时,给予相应抗休克治疗;出现其他脏器功能损害时,给予相应支持治疗。早发现、早诊断是防控与有效治疗的关键。目前已有疫苗用于该病的预防。

人禽流感

人感染高致病性禽流感(简称“人禽流感”)是人类在接触高致病性禽流感病毒 A(H5N1) 感染的病/死禽或暴露在被 A(H5N1) 污染的环境后发生的感染。A(H5N1)病毒目前只在偶然的情况下感染少数个体,而没有发生稳定人间传播。从 2003 年起至今,全球总计 15 国确诊 539 例人感染(H5N1)高致病性禽流感病例,其中 318 例死亡。

病因　该病的最主要的传染源仍为被 A(H5N1)感染的禽类动物,尤其是散养家禽。目前的多数证据表明存在禽-人传播、环境-人传播和母-婴间垂直传播,少数和非持续证据支持人际间的有限传播。

临床表现　该病多见于年轻人和儿童,这点与季节性流感大不相同。潜伏期一般在 1 周以内。人禽流感患者临床上常见的症状为高热、咳嗽、咳痰、呼吸困难等,其中呼吸困难呈进行性加重,可在短时间内出现急性呼吸衰竭的表现;相当比例病人表现为流感样症状(肌痛、咽痛、流涕等)和消化系统症状(呕吐、腹痛、腹泻等)等。个别患者在病程中出现精神神经症状,如烦躁、谵妄。但由于绝大部分确诊病例均来自重症“不明原因肺炎”,故单纯以“上呼吸道感染”诊断者甚少。体格检查可发现受累肺叶段区域实变体征,包括叩浊、语颤和语音传导增强、吸气末细湿啰音及支气管呼吸音等。在病程初期常见于一侧肺的局部,但随病情进一步恶化,可扩展至双肺的多个部位,肺内可闻细湿啰音。合并心力衰竭时,部分病人心尖部可闻舒张期奔马律。实验室检查可见大部分患者在病程中存在外周血白细胞、淋巴细胞和血小板不同程度减少,并可见多种酶学异常,如丙氨酸转氨酶、天冬氨酸转氨酶、磷酸肌酸激酶、乳酸脱氢酶等。我国人禽流感患者中,相当比例(近40%)病人出现蛋白尿(+～++++)。人禽流感的胸部影像学表现具有肺炎的基本特点。病人早期的局限性片状影像与一般肺炎相似。对于严重病例者肺内片状影像弥漫分布、病变进展迅速,临床上较快发生急性呼吸窘迫综合征。

在流行发生季节,根据流行病学接触史、临床表现及实验室检查结果,常可作出A(H5N1)人禽流感的诊断。但对散发病例而言,在临床上诊断较为困难,依赖于从病人呼吸道分泌物标本或相关组织标本中分离出特定病毒,或采用其他方法,禽流感病毒亚型特异抗原或核酸检查阳性,或发病初期和恢复期双份血清禽流感病毒亚型毒株抗体滴度升高4倍或以上者。

由于人禽流感患者有相当比例发展为重症肺炎,在短期内出现ARDS,如何及时甄别干预重症人禽流感患者,对控制病情至关重要。当具备以下三项之中的任何一项,即可诊断为重症人禽流感:①呼吸困难,成人休息状态下呼吸频率≥30次/分钟,且伴有下列情况之一:A. 胸片显示多叶病变或在正位胸片上病灶总面积占双肺总面积的1/3以上。B. 病情进展,24～48小时内病灶面积增大超过50%,且在正位胸片上占双肺总面积的1/4以上。②出现明显低氧血症,氧合指数低于300 mmHg(1 mmHg＝0.133 kPa)。③出现休克或多器官功能障碍综合征(MODS)。

防治　人A(H5N1)人禽流感的治疗措施包括:①对症支持,如卧床休息,密切观察病情变化,早期给予鼻导管吸氧,维持稳定的动脉氧饱和度＞93%。对发热、咳嗽等临床症状给予对症治疗,如物理降温、止咳祛痰等,有肝肾功能损伤者采用相应治疗。维持水、电解质平衡,加强营养支持。注意保护消化道黏膜,避免消化道出血。预防下肢深静脉血栓形成,必要时给予适当抗凝治疗。②抗病毒治疗。首选奥司他韦口服。该药仍然是对A(H5N1)感染主要的抗病毒治疗药物,有限的资料表明早期应用奥司他韦可降低病死率,故对临床可疑病例,在明确病原之前应尽早给予奥司他韦治疗。因未治疗的患者病毒仍在复制,故对于诊断较晚的病人仍应给予抗病毒治疗。如果在应用奥司他韦后仍有发热且临床病情恶化,在排除细菌感染的同时,提示病毒仍在复制,此时可延长抗病毒疗程到10日。还可选用其他抗病毒药物,如神经氨酸酶抑制剂扎那米韦、金刚烷胺和金刚乙胺等。③免疫调节治疗。主要是应用糖皮质激素,目的在于抑制肺组织局部的炎性损伤,减轻全身的炎症反应状态,防止肺纤维化等,目前其疗效在临床探索过程中。糖皮质激素应用指征:A. 短期内肺病变进展迅速,出现氧合指数＜300 mmHg,并有迅速下降趋势。B. 合并脓毒血症伴肾上腺皮质功能不全。④抗菌药物的应用。对于高度怀疑或已确诊为A(H5N1)感染者,一般不提倡抗菌治疗,但如果合并细菌感染,可根据当地和所在医院的情况选择抗菌药物治疗。⑤氧疗和呼吸支持对重症人禽流感病人出现呼吸衰竭时,应及时给予呼吸支持治疗,包括经鼻管或面罩吸氧、无创和有创正压通气治疗。实际上对病毒性肺炎患者出现呼吸衰竭时,维持和保证恰当有效的氧合是治疗最重要的环节。

麻疹

病因 麻疹俗称"出疹子"，是由麻疹病毒引起的一种急性呼吸道传染病。其传染性很强，在麻疹疫苗应用之前常呈流行发病。冬春季节发病率高。多见于7个月至5岁小儿。病毒大量存在于病人眼泪、鼻涕、唾液中，经空气飞沫直接传播。麻疹病毒体外抵抗力弱，因此不能通过衣物、用具等传播。自从小儿普遍采用麻疹疫苗预防接种后，其发病率明显降低。患过麻疹后，人类对此有长期抵抗力，永不再患。

临床表现 麻疹的潜伏期一般为10日，自发病前2日至出疹后5日内具有传染性。该病发病急，在疹子未出之前，和感冒症状相似。表现为发热，一般持续在39℃以上；伴有咳嗽、流鼻涕、打喷嚏、眼睛发红流眼泪、畏光等。发热2～3日后，在口腔颊黏膜见有灰白色斑点，周围有红圈，这是费-柯斑（麻疹黏膜斑），它是麻疹早期的一个特殊表现。发病3～5日后皮肤开始出疹，先自耳后、颈部，渐及面部、躯干和四肢。大约3日疹子出齐。出疹时高热、咳嗽、流泪、流鼻涕等症状更加明显。疹出齐后，体温逐渐下降至正常，其他症状也明显减轻。皮疹按出疹的顺序消退。皮肤可见脱屑和棕褐色色素沉着，色素沉着经2～3周完全消退，不留痕迹。整个病程10～14日。有经验的人把麻疹发病过程概括为"烧三天、出三天、回四天"，这是有道理的。如病情严重，并发肺炎、心肌炎、喉炎时，表现为高热不退、咳嗽明显、呼吸困难、心率加快、面色紫绀等症状。

防治 目前麻疹尚无特殊治疗方法，孩子得了麻疹如无并发症应在家中隔离。隔离时间需至出疹后5日。病儿应卧床休息至疹子消退、症状消失。居室要安静、保持空气新鲜湿润，经常开窗通风，但要避免让冷风直接吹到病儿身上，避免强烈光线刺激病儿的眼睛。食物给以清淡易消化的流质或半流质。多喝水或热汤。注意病儿的皮肤、眼睛、口腔、鼻腔的清洁，如分泌物过多时可用林可霉素滴眼液。麻疹病儿如果没有并发症，发热不超过39℃，不必采用退热措施，发热在39℃以上的，可按医生的指导吃少量阿司匹林等退热药，忌冷敷及酒精浴。麻疹病儿对维生素A需要量大，可按医生吩咐适当补充维生素A。如出现并发症时应立即就诊，防止发生严重后果。

接种麻疹疫苗是最有效的预防措施，我国计划免疫定于小儿8个月时初种，7岁时复种麻疹减毒疫苗。对于有密切接触史的体弱、患病、年幼的易感儿应在接触病人后5日内注射人血丙种球蛋白，可防止发病。

风疹

风疹又称"德国麻疹"，俗称"风痧"，是儿童时期常见的一种急性呼吸道传染病。

病因 风疹由风疹病毒引起。存在于病儿出疹前5～7日的唾液及血液中，但出疹2日后就不容易再找到。风疹病毒在体外生活力很弱，传染性较麻疹小。一般通过咳嗽、喷嚏时的飞沫传染给其他小儿。本病多见于1～5岁儿童，6个月以内婴儿因有来自母体的抗体很少发病。一次得病后，不再第二次感染。本病多见于冬春季节。

临床表现 从接触感染到发病7～21日。初起1～2日症状很轻，易被忽略。可有低热或中度发热，轻微咳嗽、乏力、胃口不好、咽痛、眼发红等轻微感冒表现。病人口腔黏膜光滑不充血,无黏膜斑,耳后、颈部、枕部淋巴结肿大,伴轻度压痛。通常于发热1~2日后即出现皮疹,皮疹初见于面颈部,在 24 小时内蔓延到全身。初为稀疏的红色斑丘疹,以后面部及四肢的皮疹可以融合,类似麻疹。皮疹一般于 3 日内迅速消退不留痕迹。出疹期体温不再上升,小儿常无疾病感觉,饮食嬉戏如常。

孕妇在妊娠早期感染风疹后,病毒可通过胎盘传给胎儿而引起先天性风疹综合征,从而影响胎儿发育,出现各种先天性畸形,如失明、先天性心脏病、耳聋、白内障、小头畸形、小样儿等。因此孕妇在妊娠早期应尽可能避免与风疹病人接触。未患过风疹的女性青年婚前应接种风疹减毒活疫苗,预防效果可靠。

防治 患风疹小儿应予隔离,直至出疹后 5 日,并卧床休息,给予维生素及富有营养易消化的食品。风疹的并发症很少,少数病人可有中耳炎、肺炎、脑膜脑炎、关节炎、血小板减少症、心肌炎等,有合并症则需去医院诊治。

脊髓灰质炎

病因 脊髓灰质炎又称为"小儿麻痹症",是由脊髓灰质炎病毒引起的急性消化道传染病。流行病学特征为:好发于夏秋季,病毒大量存在于患者、隐性感染者和病毒携带者的粪便中,经粪-口途径传播。易感者为 6 个月至 5 岁小儿。一次患病后,可产生终身免疫力。自从口服的脊髓灰质炎减毒活疫苗投入使用后,发病率明显降低。现全球大部分地区已彻底消灭该病。

临床表现 人体感染脊髓灰质炎病毒后绝大多数为隐性感染,部分病人临床表现为发热、咽痛和肢体疼痛,极少数病人出现瘫痪。故临床上将脊髓灰质炎分为四型:①隐性感染(90%以上)。②顿挫型。③无瘫痪型。④瘫痪型(0.1%)。

潜伏期5~14 日,病毒经口进入人体后,在人体的扁桃体、肠道等的淋巴组织中增殖,此时机体如产生足量的抗体将病毒清除,则无临床表现,称为隐性感染。如病毒未被完全清除,经淋巴组织进入血液循环,从而侵犯呼吸道、消化道、心、肾等非神经组织,引起发热(常为低热)、咽痛、呕吐、腹泻等。1~3 日后热退,其他症状随之消失。此时机体能产生更多的抗体,将病毒清除,可使疾病停止发展,称为顿挫型。当病毒量大,毒力强或机体免疫功能差时,病毒沿周围神经播散到中枢神经系统,在顿挫型的基础上,体温进一步升高,并出现神经系统症状。轻者表现为手足绵软无力、剧烈头部和四肢、背、颈疼痛。可有意识障碍,但无瘫痪。一般 3~5 日热退,其他症状随之消失。称为无瘫痪型。重者在体温开始下降的时候出现瘫痪,瘫痪常不对称,儿童病人以单侧下肢瘫痪常见,也可累及上肢及双侧肢体。偶可引起肠麻痹、尿潴留或尿失禁。病变累及脑神经,出现歪嘴、呛咳、声音嘶哑等症状。更甚者出现呼吸肌瘫痪、脉搏细弱、心律失常、血压下降,引起呼吸循环衰竭而死亡。脊髓灰质炎引起的肌肉瘫痪可逐渐恢复,如瘫痪严重和肌肉已萎缩,1~2 年内仍不恢复,这则为后遗症,可引起肢体或躯干畸形,如足内翻、外翻,脊柱前凸、侧凸等畸形。

防治 脊髓灰质炎目前尚无特效治疗方法,主要采用支持治疗和对症处理。急性期患儿必须住院隔离治疗,应卧床休息、避免劳累,护理好瘫痪的肢体,避免刺激受压,病情稳定时,应尽早行推拿、按摩等康复治疗以促进瘫痪肢体功能恢复。如出现脑神经和呼吸机麻痹症状时,表示病情严重,需及时抢救治疗。

脊髓灰质炎通过疫苗是可以有效预防的,目前采用的是口服减毒活疫苗糖丸。需要注意的是①冬春季服用,要用凉开水送服(防止水温过高,杀死疫苗)。②喂食后,确认小孩已经吞咽,而不是只含在口内。③服用前后半小时内,不要进食任何东西,包括水。④不能用母乳等乳制品送服。

病毒性肝炎

病毒性肝炎是由多种肝炎病毒引起的一组以肝脏损害为主的传染病,目前已经确定的肝炎病毒包括甲、乙、丙、丁和戊型,近年来,还发现了庚型和输血传播型肝炎病毒,但其致病性还未确定。我国是病毒性肝炎的高发区,肝炎患者和无症状的病毒携带者是传染源。甲型和戊型肝炎主要通过粪-口途径传播,粪便污染水源、食物、蔬菜、玩具等可引起流行。乙型、丙型、丁型肝炎主要通过含有病毒的体液或血液经破损的皮肤或黏膜进入机体而感染。肝炎病毒对外界抵抗力强,一般浓度的消毒剂对它无消灭作用,传染性强,人类对各型肝炎病毒普遍易感,其中,甲型和乙型肝炎感染后机体可以产生保护性抗体,可在一段时间内避免再次感染。

发病机制 病毒性肝炎的发病机制目前未能充分阐明。现认为,甲型肝炎病毒在肝细胞内复制的过程中直接引起肝细胞轻微损害,引起机体免疫应答后,肝脏出现明显病变,表现为肝细胞坏死和炎症。乙型肝炎病毒感染肝细胞并在其中复制,但不直接引起肝细胞损害,而是由之后引起的免疫反应所致。因此当人体免疫功能正常、肝炎病毒数量较少、毒力较弱、较少的肝细胞受损害时,表现为无黄疸型肝炎。

如病毒数量较多、毒力较强、较多的肝细胞受损,则表现为黄疸型肝炎。如人体免疫功能缺损,肝细胞内虽有病毒,但由于缺乏有效的免疫反应将它杀灭,肝细胞不出现或有轻微损害,则表现为病毒携带者。如果人体免疫功能低下,仅能清除一部分病毒,肝细胞不断地受到损伤,则表现为慢性肝炎。如果人体免疫反应过强,病毒数量又多,短期内引起大量肝细胞坏死,则表现为重型肝炎。丁型肝炎病毒(HDV)对肝细胞具有直接致病性,乙型肝炎伴有HDV感染,尤其以两者重叠感染者,肝细胞损伤明显加重。对丙型及戊型肝炎的发病机制研究提示肝细胞损伤主要也是由免疫介导的。

临床表现 各型肝炎的潜伏期长短不一。甲型肝炎为2~6周;乙型肝炎为6周~6个月;丙型肝炎为5~12周;丁型肝炎为4~20周;戊型肝炎为2~9周。但引起的临床表现相似,以疲乏、食欲减退、厌油、肝大和肝功能异常为主,部分病例出现黄疸。目前按临床表现分为急性肝炎、慢性肝炎、重型肝炎、淤胆型肝炎和肝炎肝硬化。其中,甲肝和戊肝多表现为急性感染,乙、丙、丁肝多表现为慢性感染,各型肝炎病毒均可导致重型、淤胆型和肝炎肝硬化。目前,对庚型和输血传播型肝炎还未达成共识,暂不作述。

1. **急性肝炎** 总病程分为急性黄疸型肝炎和急性无黄疸型肝炎。急性黄疸型肝炎临床常表现为3个阶段,黄疸前期:多以发热起病,伴以全身乏力,食欲不振,厌油、恶心,甚或呕吐,常有上腹部不适、便秘或腹泻;尿色逐渐加深,至本期末尿色呈红茶样。肝脏可轻度肿大,疼痛。血清丙氨酸转氨酶(ALT)明显升高。本期一般持续3~7日。黄疸期:尿色加深,巩膜及皮肤出现黄染,且逐日加深,多于数日至2周内达高峰,然后逐渐下降。在黄疸出现后发热很快消退,而胃肠道症状及全身乏力则增重,但至黄疸即将减轻前即迅速改善。在黄疸明显时可出现皮肤瘙痒,大便颜色变浅等症。本期肝脏进一步肿大,有明显疼痛及叩击痛,部分病人且有轻度脾肿大。本期持续2～6周。恢复期:黄疸消退,精神及食欲好转。肿大的肝脏逐渐回缩,疼痛消失,肝功能恢复正常。本期持续1～2个月。总病程2～4个月。急性无黄疸型肝炎:起病大多徐缓,临床症状较轻,仅有乏力、食欲不振、恶心、肝区痛和腹胀、溏便等症状,多无发热,亦不出现黄疸。肝常肿大伴疼痛;少数有脾肿大。肝功能改变主要是ALT升高。不少病例并无明显症状,仅在普查时被发现。多于3个月内逐渐恢复。部分成人乙型(10%)、丙型肝炎(50%以上)及丁型肝炎(70%)病例可发展为慢性肝炎。

2. **慢性肝炎**　急性肝炎病程超过6个月,病情不见明显好转,反复出现肝区痛、食欲减退、疲乏无力、腹胀等症状,肝脏仍肿大、有压痛,肝功能(主要为ALT)反复不正常,均称为慢性肝炎。慢性肝炎患者可以作肝穿刺检查,有助于判断病情严重程度。

3. **重型肝炎**　是病毒性肝炎中最严重的一种类型,约占全部肝炎的0.2%～0.5%。出现明显的肝功能受损,表现为全身黄疸急剧加深、明显出血、昏迷等,同时,还出现明显的消化道症状、肾衰竭等。预后极差,病死率高。

诊断　目前病毒性肝炎诊断标准:①疑似病例:A. 有肝炎接触史,或饮食不洁史(甲型肝炎)、输血或应用血制品史(乙、丙、丁型肝炎)。B. 最近出现食欲减退,恶心厌油,乏力,巩膜黄染,茶色尿,肝脏肿大,肝区痛等,不能除外其他疾病者。C. 血清ALT反复升高而不能以其他原因解释者。②确诊病例:病原学或血清学检测的阳性结果有助于确定诊断。这里提一下通常所说的“大三阳”是指乙肝表面抗原(HBsAg)、乙肝e抗原(HBeAg)和乙肝核心抗体(抗HBc)3项指标阳性。表示乙肝病毒感染,复制活跃,有传染性。“小三阳”是指HBsAg、乙肝e抗体(抗HBe)和抗HBc3项指标阳性。表示肝炎病情好转,乙肝病毒复制停止,没有传染性。

防治　病毒性肝炎目前尚无特效药物治疗。一般采用综合疗法,以适当休息和合理营养为主,根据不同病情给予适当的药物辅助治疗,同时避免饮酒、使用肝毒性药物及其他对肝脏不利的因素。急性期应隔离,症状明显及有黄疸者应卧床休息,恢复期可逐渐增加活动量,但要避免劳累。予清淡易消化食物,蛋白质摄入争取达到每日1～1.5克/千克体重,辅以药物对症及恢复肝功能,药物不宜过多,以免加重肝脏负担。除急性丙型肝炎需早期行抗病毒治疗,一般不采取抗病毒治疗。慢性肝炎在休息、合理营养等的基础上,还需行抗病毒、抗纤维化治疗以改善和恢复肝功能。对于慢性乙型肝炎,可根据病情采用核苷类药物或干扰素进行抗病毒治疗,对于丙型肝炎则以干扰素联合利巴韦林抗病毒治疗,具体用药应根据医生吩咐进行。重型肝炎是以支持和对症疗法为基础的综合性治疗,促进肝细胞再生,预防和治疗各种并发症,对于难以保守恢复的病例,有条件时可采取人工肝功能支持系统,并争取行肝移植。

目前,仅甲型和乙型肝炎可通过接种疫苗预防,甲肝疫苗接种后免疫期至少为5年,其后需复种,乙肝疫苗接种后免疫期为3年。其他各型肝炎无特殊预防措施,平时应注意个人卫生,防止病从口入感染甲肝和戊肝,应尽量避免与肝炎患者有血液及体液接触。

流行性乙型脑炎

流行性乙型脑炎(简称乙脑),又称为"日本脑炎",俗称"大脑炎",是由流行性乙型脑炎病毒感染引起的中枢神经系统急性传染病。本病主要分布在亚洲远东和东南亚地区,多见于7～9月份。好发于2～6岁儿童。

病因 乙脑病毒经蚊传播,人畜共患。蚊子可将病毒储存于体内过冬,也可在蚊体内繁殖,并可经卵传代。感染乙脑病毒机体产生较持久的免疫力,一段时间内不会再得。

临床表现 人体感染乙脑病毒后多数呈隐性感染,临床上无明显症状,乙脑病人与隐性感染者之比为1∶1 000～2 000。乙脑潜伏期10～15日,发病急,典型乙脑病程呈4期,病初1～3日体温骤升,高达39～40℃,伴头痛、恶心、呕吐,多有嗜睡或精神倦怠,可有颈部强直及抽搐,此为初期。病程第4～10日,体温进一步升高,其他症状也进一步加重,表现为高热,常达40℃以上,出现谵妄、昏迷、惊厥和抽搐加重、大小便失禁、肢体瘫痪等,严重者呼吸衰竭,此为极期。极期过后,体温逐渐下降,精神神经症状好转,一般于2周左右完全恢复,此为恢复期。患病6个月后仍留有意识障碍、失语、痴呆、肢体瘫痪、精神失常和癫痫等,称为后遗症。5%～20%重症患者留有后遗症。

乙脑初起时,发热、头痛、呕吐常不严重,症状类似感冒,在7～9月份乙脑流行季节,应特别提高警惕。小儿如热度不退,且有嗜睡,弯颈时有阻力感,就很有可能是乙脑,应及时就医。

防治 乙脑目前尚无特效治疗方法,主要是针对高热、惊厥或抽搐、呼吸衰竭等行对症治疗,以控制病情,减少后遗症。乙脑危害大,有效的预防措施能大大地降低其发病率。积极管理传染源,包括隔离病人至体温正常,搞好饲养场的环境卫生,人畜居住地分开。积极防蚊灭蚊,切断传播途径。注射乙脑疫苗,有良好的预防效果,在乙脑流行区域6个月以上的小儿,在春末夏初乙脑流行前应进行乙脑疫苗接种,每年应加强复种1次。

散发性病毒性脑炎

病因 散发性病毒性脑炎是由多种病毒(除乙脑病毒外)引起的中枢神经系统感染。能引起本病的病毒种类很多,如脊髓灰质炎病毒、柯萨奇病毒、疱疹病毒、腺病毒、流行性腮腺炎病毒、流行性感冒病毒等。一年四季均可发病,但不引起流行。小儿和成人均可得病。病毒侵入人体的方式多种多样,可从呼吸道或肠胃道侵入体内,也可通过某些昆虫叮咬入血,或从局部神经侵入,最后到达脑组织,引起脑炎。

临床表现 本病临床表现多种多样,轻重不一,有的有发烧,有的不一定发烧。有的病人可先有上呼吸道炎或肠胃炎前驱症状,有的则无。病人大多有共同的神经精神症状,如头痛、恶心、呕吐、嗜睡或烦躁、抽痉等。部分病人以精神异常为主,如兴奋多语、哭闹反常或打人骂人。也有的有癫痫样发作,亦有剧烈头痛、呕吐、肢体瘫痪等脑瘤样症状。散发性脑炎病程一般2周左右,也可长达数月不愈。轻症恢复良好。部分病人可留有肢体瘫痪、智力低下、失语失明、继发性癫痫等后遗症。

防治 怀疑本病时,必须及早去医院检查，早期对症治疗可以减少死亡和后遗症的发生。目前还没有特效预防方法，平时应注意搞好环境卫生和加强体育锻炼，能减少发病。

森林脑炎

森林脑炎是由森林脑炎病毒所致的中枢神经系统急性传染病。本病多见于森林地带，流行于春、夏季节，病人常为森林作业人员。

病因　森林脑炎病毒寄生于松鼠、野鼠等血液中，通过吸血昆虫（蜱）叮咬传播给人。人群普遍易感，但多数为隐性感染，仅约1%出现症状，病后免疫力持久。

临床表现　潜伏期一般为10～15日。常急起发病，1～2日内达高峰，先有发热、头痛、恶心、呕吐等前驱症状，而后出现神志不清，并伴有颈部强直和瘫痪，病毒进一步侵犯延髓者出现呼吸衰竭。瘫痪以颈部、肩胛肌和上肢肌肉为主，其次为偏瘫和下肢瘫痪。瘫痪常发生于第2～5病日，发生在颈部或肩胛肌时出现本病特有的头部下垂、肩下垂、两手无力摆动症状。本病病程长短不一，一般约1周左右，体温恢复正常后症状逐渐消失，但瘫痪仍可继续存在，一般经2～3周后逐渐恢复，约半数出现肌肉萎缩。

防治　森林脑炎目前尚无特效治疗方法，主要是针对高热、惊厥或抽搐、呼吸衰竭等行对症治疗，以控制病情，减少后遗症。重危病人可使用恢复期病人或已患过本病的人血清。后遗症以瘫痪为主，应采用针灸、推拿、体疗等综合治疗。

此病有严格的地区性，疫区需加强防蜱灭蜱。在林区工作时穿五紧（扎紧袖口、领口和裤脚）防护服及高筒靴，头戴防虫罩；衣帽可浸邻苯二甲酸二甲酯。初次进入疫区应行预防接种，此外，林区还应做好治疗药品应急准备。

登革热和登革出血热

登革热和登革出血热是由登革病毒感染引起的一种急性传染病，好发于夏秋季，东南亚地区和我国的广东、广西、台湾和海南是该病的高发地区。

病因　登革病毒经蚊虫（伊蚊）叮咬传播，蚊虫叮咬了血液中含有病毒的病人或隐性感染者后8～12日再叮咬正常人，可使其感染。在该病的高发地区，人群普遍易感，感染后机体可产生较持久的特异性免疫。

临床表现　本病潜伏期5～8日，登革热主要的临床表现为高热，头痛及肌肉、骨关节剧烈酸痛，皮疹，淋巴结肿大，白细胞减少等。典型的患者病程分为3期：①初热期：急起高热，常在39℃以上，发热时有剧烈头痛，伴有全身肌肉酸痛和关节痛。颜面潮红、结膜充血，常有恶心、呕吐，偶有腹痛、腹泻后便秘。此期持续3～5日，②缓解期：此时热退，症状减轻，无自觉症状，部分病人可痊愈，多数缓和1～2日体温再度上升。③出疹期：体温再次上升，出热时症状如头痛、关节酸痛等症状复现，并在掌心、脚底、前臂等处出现皮疹，逐渐波及全身，伴有瘙痒。登革出血热是登革热的一种严重类型，在登革热发热、皮疹等的基础上，在病程第2～5日（一般为第4日）出现皮肤或内脏出血、休克等症状。

防治　本病呈自限性，无特效治疗方法，以对症和支持治疗为主。登革热预后良好，病死率低，登革出血热病情凶险，病死率高，应积极抢救。目前，无有效的疫苗,在疾病高发地区,应积极防蚊灭蚊以预防本病。

黄热病

黄热病俗称"黑呕",是由黄热病病毒引起的急性传染病,流行于南美洲和非洲,我国目前尚无病例报道。

病因　埃及伊蚊是主要传播媒介,蚊子吸病人或病猴血后经 9～12 日即具有传染性。

临床表现　本病潜伏期 3～6 日,病变可累及心、肾、肝、肠等内脏。极轻病人仅有 1～2 日发热、头痛。轻型病人呈急性起病,有明显发热、头痛、恶心、鼻出血和泡沫尿等,几日后痊愈。重型病人表现为突起高热头痛、全身痛、恶心呕吐、面红等,持续数日后症状减轻然后再出现发热并开始有皮肤发黄,伴有鼻出血、牙龈出血,呕黑色血水(为消化道出血所致),无尿。约一半的病人出现心率减慢,严重者出现休克、昏迷以致死亡。

防治　本病无特殊治疗方法,以对症处理高热、出血等症状为主,禁用对肝、肾有毒性的药物和食物。在流行区域,应积极灭蚊灭蚊,还可注射黄热病减毒疫苗以预防本病。

流行性腮腺炎

流行性腮腺炎也叫"痄腮",俗称"大嘴巴",是流行性腮腺炎病毒引起的急性传染病。

病因　病毒存在于病儿的唾液中,主要通过飞沫传染给他人。病毒侵入人体,引起腮腺或颌下腺肿胀,很少通过用具间接传染。此病传染性较强,常在幼儿园、小

学内流行。成人偶可得病,2 岁以下较少得病。一般终身免疫。如果患 2 次或 2 次以上的腮腺炎,往往是其他原因引起。本病在冬、春两季较多见。

临床表现　本病潜伏期 14～21 日。病儿先觉一侧耳下腮腺肿大、疼痛,咀嚼时更痛。2～3 日后,另侧腮腺也肿痛,肿块以耳垂为中心,边缘界限不清。表面发热,手压时有弹性感和压痛。4～5 日后逐渐消退。少数病人颌下腺和舌下腺有时也有肿痛。腮腺高度肿胀时,可有发热、食欲不好、全身不适,如有头痛、呕吐剧烈,且有嗜睡、抽痉等神志改变,应检查抬颈时是否有阻力,应考虑并发脑膜脑炎可能。如有严重腹痛,可能并发胰腺炎。在少数青春期的男孩或成人,可并发睾丸炎;青春期女孩或女性中,可并发卵巢炎,严重者可影响生育力。

根据与腮腺炎病人的接触史和腮腺肿痛,本病很易诊断。但需注意和颈部淋巴结炎和化脓性腮腺炎相区别。如有急性扁桃体炎或咽炎,并有颌下部肿痛,肿块发硬,皮肤发红,或中心有波动感,乃是淋巴结炎;如先患麻疹、伤寒等病,不注意口腔清洁,以后一侧腮腺肿痛,挤压腮腺时,口内流出脓液,那是化脓性腮腺炎。

防治　病儿应卧床休息,多饮开水,吃流质或半流质饮食。避免咀嚼,不宜吃酸辣食物。常漱口,保持口腔清洁。口服或注射利巴韦林抗病毒治疗。腮腺部疼痛厉害时,可用局部冷敷,或中草药(青黛散、金黄散或紫金锭)外敷。并发睾丸炎时,更应卧床休息,可用吊带托起阴囊,以减少疼痛。并发脑膜脑炎等并发症时,应送医院治疗。本病经休息和一般护理,都能自然痊愈。预防应着重隔离患儿,直到腮腺肿胀完全消退为止。

狂犬病

狂犬病又名"恐水症",俗称疯狗病,是由狂犬病病毒感染引起的一种侵害中枢神经系统的急性传染病。

病因 病毒存在于病人或病兽的神经组织和唾液中,由感染的病兽,包括犬、猫、狐狸、蝙蝠等咬伤人体后感染人体。受感染后如果不在 24 小时内注射疫苗,30%～70%出现狂犬病症状,死亡率是 100%。

人体受感染后病毒沿周围神经到达中枢神经系统,潜伏期平均 1～3 个月,最短仅有数日,现偶有病例报道最长潜伏期可达几十年。通常,咬伤头、颈、手者潜伏期较短,因这些部位神经丰富,且离中枢神经系统较近所致。

临床表现 可分为 3 期:①前驱期:起病急,出现全身不适、发烧、疲倦不安、被咬部位疼痛、瘙痒或有蚂蚁在爬动的感觉等症状。②兴奋期:为受感染的神经处于高度兴奋状态所致,病人出现精神紧张、全身痉挛、幻觉、谵妄,当听到流水声,受到音响、吹风和亮光等刺激时,可使吞咽肌和呼吸肌发生痉挛引起吞咽和呼吸困难,所以病人出现怕光怕水怕声等狂犬病典型症状。在这一期病人常常因为咽喉部的痉挛而窒息身亡。③昏迷期:如果病人能够度过兴奋期而侥幸存活下来,就会进入昏迷期,本期病人深度昏迷,狂犬病的各种兴奋症状不再存在,出现肌肉瘫痪、感觉消退、瞳孔散大,可因迅速的呼吸循环衰竭而死亡。总病程一般不超过 6 日。

防治 本病无特效的治疗方法,病人一般在 3～6 日内死亡,因此被犬、猫等动物咬伤后,应及时去医院处理伤口,注射狂犬病疫苗,方法为肌内注射 5 针,即第 0、3、7、14、28 日各注射 2 毫升,如咬伤程度严重或伤处近中枢神经可加倍量注射疫苗,疫苗使用如不及时或剂量不足都会影响预防效果。

传染性单核细胞增多症

传染性单核细胞增多症是由 EBV 病毒感染引起的急性传染病。多见于儿童和青少年,16～30 岁青年也占了相当大的比例,一年四季均可发病。病毒大量存在于患者的唾液中,经口-口传播。人群普遍易感,病后获得持久免疫力。

临床表现 本病潜伏期儿童 9～11 日,成人通常 4～7 周,6 岁以下幼儿多呈隐性感染或仅有轻度的咽炎。15 岁以上的感染者常有典型症状。该病起病急缓不一,典型表现为发热、咽痛和淋巴结肿大。发热高低不一,热型不定。热程自数日至数周,甚至数月。可伴有寒战和多汗。头痛、恶心呕吐等中毒症状多不严重。70%的病人有全身淋巴结肿大,以颈淋巴结肿大最为常见。半数以上病人诉咽痛,10%病人出现肝肿大,肝功能异常者则可达 2/3,少数病人可出现黄疸。50%以上病人有轻度脾肿大。约 10%的病人病程 1～2 周出现皮疹。严重者出现神经系统症状。血象特征为白细胞总数显著升高,其中单核细胞可高达 60%以上。本病病程多为 1～3 周,少数可迁延数月。偶有复发,复发时病程短,病情轻。

防治 本病呈自限性,预后良好,主要为对症治疗,肌注恢复期病人血清有一定疗效。也可使用一些抗病毒药物如阿糖腺苷、阿昔洛韦等,但疗效尚待肯定。目前尚无有效预防措施。因病毒血症可长达数月,故病后至少 6 个月不能参加献血。现有 2 种疫苗尚在研制中。

流行性出血热

流行性出血热又名肾出血热综合征，是由流行性出血热病毒感染引起的急性传染病。鼠为主要传染源，目前认为该病毒可经呼吸道、消化道、血液和体液接触传播给人体，此外孕妇患病后可经胎盘感染胎儿，老鼠体表寄生的螨类叮咬人也可引起本病的传播。该病主要分布于亚洲，野鼠型发病高峰从 10 月份到次年 1 月份。家鼠型发病高峰从 3～6 月份。

临床表现 潜伏期一般为 1～2 周。典型的出血热一般有发热、低血压、少尿、多尿及恢复 5 期经过。本病起病急，初起有发热（38～40 ℃）、三痛（头痛、腰痛、眼眶痛）以及恶心、呕吐、胸闷、腹痛、腹泻、全身关节痛等症状，皮肤黏膜三红（脸、颈和上胸部发红），眼结膜充血，重者似酒醉貌。口腔黏膜、胸背、腋下出现大小不等的出血点或瘀斑，可见泡沫尿（发热期）。随着病情的发展，病人烧退，但症状反而加重，病程 4～6 日出现低血压、休克症状，表现为脸色苍白、四肢厥冷、脉搏细弱等（休克期）。病程 5～7 日尿量明显减少，每昼夜小于 400 毫升甚至无尿，恶心呕吐、出血等症状进一步加重，并出现肺水肿、脑水肿、尿毒症、心力衰竭等，严重威胁生命（少尿期）。多数病人少尿期后尿量逐渐增加，后期一昼夜尿量在 4 000～8 000 毫升，此期病人精神与食欲好转，全身症状减轻（多尿期）。病程第 3～4 周开始，尿量恢复，症状消失。少数病人可以有高血压、肾功能障碍、心肌劳损等（恢复期）。

凡是与鼠类有接触者，出现发热、皮肤黏膜充血、出血、头痛、眼眶痛、泡沫尿等症状时，应想到本病，立即就医。

防治 本病目前尚无特效疗法，早期治疗有助于降低病死率，减少后遗症。发热期病人应给予高营养、高维生素食物，高热以冰敷降温为主，早期应用利巴韦林抗病毒治疗以控制感染，中毒症状重者可给予地塞米松 5～10 毫克，可适当应用抗凝药物。休克期病人宜早期快速适量的补充血容量，在此基础上，可适量应用多巴胺等血管活性药物使血压稳定。少尿期病人应使用呋塞米促进利尿，同时应注意稳定内环境，病情严重者可透析。多尿时应补充足够液体和电解质，以口服为主。进入恢复期后仍应休息 1～2 个月，定期复查肾功能和血压等。本病的预防措施以防鼠灭鼠为主，目前国内已有疫苗，保护率达 88%～94%。

巨细胞病毒病

巨细胞病毒病是由巨细胞病毒（CMV）感染引起的急性传染病。我国成人感染率达 95% 以上，多呈隐性感染，发病者常为婴儿和免疫功能低下或缺陷者。CMV 使受染细胞体积变大，失去正常功能，病变可累及全身各系统。

临床表现 病毒广泛存在于感染者的唾液、尿液、子宫颈分泌物、乳汁、血液中。婴儿感染该病毒后临床表现轻重不一，与感染时期与方式有关。①宫内感染的婴儿 10% 生后即有症状，病情较重，病儿常早产，可伴有各种形式的先天畸形（小头畸形、先天性心脏病等），出生后短期内出现黄疸、肝脾肿大、肺炎、心肌炎、出血倾向、昏迷、抽搐等多系统器官损害，其中，智力、听力和视力损害在宫内感染中具有独特性。重型病儿可于数周内死亡。CMV 宫内感染也可造成死胎、流产。②经产道感染的病人绝大多数无症状，少数可表现为迁延性肺炎，预后良好。③生后通过生活

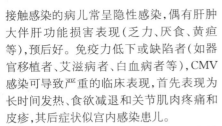

接触感染的病儿常呈隐性感染,偶有肝肿大伴肝功能损害表现(乏力、厌食、黄疸等),预后好。免疫力低下或缺陷者(如器官移植者、艾滋病者、白血病者等),CMV感染可导致严重的临床表现,首先表现为长时间发热、食欲减退和关节肌肉疼痛和皮疹,其后症状似宫内感染患儿。

凡新生儿、婴幼儿患间质性肺炎,尤其伴有先天畸形的新生儿,应考虑本病。成人接受输血、器官移植,或免疫抑制治疗后出现发热、皮疹、肝脾肿大者,亦应考虑本病。

防治 本病目前无特殊治疗方法。更昔洛韦和膦甲酸钠是两种治疗CMV感染的抗病毒药物,已用于艾滋病病人、器官移植术后合并CMV感染病人的治疗,或器官移植术后的预防性用药,疗效有待进一步提高。本病目前尚无有效疫苗。

斑疹伤寒和恙虫病

斑疹伤寒和恙虫病均为立克次体感染所致的急性传染病,从病原学上已证实我国存在10种立克次体病,常见的有流行性斑疹伤寒、地方性斑疹伤寒和恙虫病(丛林斑疹伤寒)。其共同特点是:①病原体的宿主是鼠类,经吸血节肢动物传播。②临床主要表现为发热、头痛和皮疹(三联征)以及中枢神经系统症状。③愈后或隐性感染后可获得持久免疫力。且各型立克次体间有交叉免疫。

1. 流行性斑疹伤寒 过去好发于寒冷地区的冬春季节,现主要流行于非洲、战争、灾荒时尤甚。病原体是普氏立克次体,传染源为病人,经体虱传播。感染的体虱唾液中无病原体,而是通过叮咬人体同时排出粪便,搔抓被咬处时粪便中含有的立克次体进入皮肤而感染,有时人因抓痒而

将虱压碎,则虱体的病原体也可经抓破处而接种于皮肤内。本病潜伏期10~14日,起病急,全身感染和衰竭症状较严重。

典型临床表现为1~2日内体温骤升达39℃以上,同时伴寒战、乏力、剧烈头痛等全身中毒症状,发热可持续2~3周。病程4~5日出现典型的皮疹,初见于胸背部,继而遍布全身,开始为鲜红色斑丘疹,压之退色,继而变成暗红色或瘀点,常孤立,面部通常无疹,皮疹通常于1周后可消退。病者中枢神经系统症状出现早且明显,有剧烈头痛头晕、反应迟钝、手震颤,甚至出现昏迷和大小便失禁。多数病人出现脾肿大。此病还可有脉搏增快、心律失常、低血压等心血管系统症状。现可能由于抗生素的及时使用,临床症状常较轻。

2. 地方性斑疹伤寒 全球散发,多见于热带、亚热带,夏秋季多见。病原体是莫氏立克次体,家鼠为传染源,经鼠蚤传播,传播方式同流行性斑疹伤寒,此外,进食家鼠排泄物污染的食品也可患病。干蚤粪内的病原体偶可成为气溶胶,经呼吸道或眼结膜使人感染。该病临床表现同流行性斑疹伤寒,但病情较轻、病程较短,皮疹很少呈出血性。

3. 恙虫病 该病全球分布很广,我国以沿海岛屿为多发,近年江苏、山东、安徽和某些地区也有小流行或散发。病原体是恙虫病立克次体,鼠类为传染源,经体内含有病原体的恙螨幼虫叮咬人体而传播。

该病潜伏期10~14日,起病急,临床表现似流行性斑疹伤寒,但具有一些特征性的体征:①焦痂及溃疡,见于67.1%~98%的病人。发病初期于被恙螨幼虫叮咬处出现红色丘疹,一般不痛不痒,不久形成水疱,破裂后呈新鲜红色小溃疡,为褐色或黑色焦痂,呈圆形或椭圆形,痂皮脱落后形成溃疡,多数病人只有1个焦痂或溃疡,少

数 2～3 个，个别多达 10 个以上。②淋巴结肿大，近焦痂的局部淋巴结肿大尤为显著。一般大小如蚕豆至鸽蛋大，可移动，有疼痛及压痛，消散较慢，在恢复期仍可扪及。

四环素、多西环素和氯霉素对立克次体病有特效，但副作用大，目前证明喹诺酮类（环丙沙星、氧氟沙星等）、阿奇霉素、红霉素等对本病治疗也有效，且副作用小，不宜使用特效药物的病人可选用此类药物。灭鼠灭蚤灭虱是有效的预防措施，此外，斑疹伤寒可接种疫苗预防，目前尚无有效的恙虫病疫苗。

败血症

败血症是指病菌进入血液循环并在其中繁殖、产生毒素所引起的全身性的严重感染。目前临床最常见的致病菌有金黄色葡萄球菌、表皮葡萄球菌、大肠埃希菌、肺炎杆菌、铜绿假单胞菌、产气杆菌、变形杆菌厌氧菌以及真菌等。

病因　病原菌进入血液的方式有两种，一是通过破损的皮肤、黏膜（如血管置管、气管插管、外伤的创口等）侵入血液，二是从体内潜伏的病灶中（胆道炎症、肺炎、疖子等）释放出来，经淋巴管或静脉进入血液循环。致病菌侵入血循环后是否发病与人体的防御、免疫功能和细菌的毒力、数量等有关，尤其是前者。少量的细菌进入血液循环后，如人体的免疫功能正常，则细菌可迅速被机体清除，一般临床症状轻，称为菌血症。当人体抵抗力因各种慢性病、免疫缺陷（白血病、糖尿病、恶性肿瘤、肝硬化、长期使用糖皮质激素等）而减弱，或入侵的细菌毒力强、数量多，则细菌在血中生长繁殖而产生败血症。某些细菌如金黄色葡萄球菌（金葡菌）能产生多种酶和毒素，有助于细菌生长、繁殖和扩散，导致严重的败血症。

临床表现　病菌及其毒素随血流到达身体各处，可引起毛细血管损伤，组织和器官的水肿、变性和坏死。因此败血症的临床症状通常较严重。不同病原菌所致的败血症有以下几个共同的表现：①起病急，常有寒战与高热，伴全身不适、头痛、肌关节酸痛、少数有恶心呕吐、腹痛腹泻。重者出现中毒性脑病、中毒性心肌炎、肝炎、休克和弥散性血管内出血等。②躯干、四肢等处出现瘀点和瘀斑。③肝脾轻度肿大。④出现迁徙性损害，如肺脓肿、关节炎、心内膜炎等。除此之外，各种病原菌各有其临床特点。如金葡菌败血症多见于男性，原发病灶以皮肤疖痈多见。表葡菌败血症常见于体内异物留置者（如人工关节、起搏器等）。大肠埃希菌败血症的病人常有泌尿生殖道、肠道或胆道的原发炎症，此类病人常同时伴有使机体免疫功能下降的原发病。真菌性败血症常见于使用了广谱抗菌药物或长期使用糖皮质激素治疗或肿瘤化疗的病人。

败血症起病急、病情危重，早期诊断和治疗有助于降低病死率。凡有急性发热者，白细胞及中性粒细胞明显增高，而无局限于某一系统的急性感染时，都应考虑败血症的可能。抽取病人血液进行细菌和真菌的培养（血培养）是确诊的依据，但需要时间长，临床上病人如出现发热、瘀点、肝脾肿大和迁徙性脓肿，则败血症诊断基本成立。此时，就应该开始使用抗菌药物治疗。

防治　抗菌药物的使用原则是在未从血培养中获得病原学结果之前，根据病人年龄、原发病性质、免疫缺陷情况及可能入侵的途径推测可能为何种病原菌者然后选择抗菌药物。原则上是通常选用一种广谱青霉素或头孢菌素,再加一种氨基糖苷类抗菌药物(如丁胺卡那霉素或庆大霉素)。如观察48小时临床疗效欠佳,则要对抗菌药物进行调整。获得病原学依据后选用该病原体敏感的药物治疗。

败血症的预防在于尽量避免皮肤黏膜受损;及时发现和处理感染病灶;各种诊疗操作应严格执行无菌要求;不滥用抗生素或肾上腺皮质激素。

猩红热

猩红热是由A群溶血性链球菌感染引起的急性呼吸道传染病。

病因 好发于冬春季,多见于小儿,尤以5～15岁居多。病人和隐性感染者是传染源,病毒主要经空气飞沫传播,亦可经皮肤伤口或产道感染。人群普遍易感,机体感染后可产生特异性的免疫力,但由于该菌能产生5型红疹毒素,且各型间无交叉免疫,故患猩红热后仍可再患。

临床表现 该病潜伏期2～3日,典型病例起病急骤并具有发热、咽峡炎和皮疹三大特征表现。发热可达39℃,常持续一周,伴有头痛、全身不适、食欲不振等一般中毒表现。咽峡炎表现为咽痛,吞咽痛,查体可见局部有充血和脓性渗出物。皮疹常于发热后第2日出现,始于耳后、颈及胸部,一日内遍及全身,典型皮疹为弥漫性充血的皮肤上出现分布均匀的针尖大小的丘疹,压之退色,伴有痒感,严重者皮疹可出血。皮疹常于2～3日后消退,重者可持续1周,疹退后皮肤开始脱屑。与发疹同时出现舌乳头肿胀,初期舌面覆以白苔,呈草莓状,2～3日后舌面光滑呈绛红色,似杨梅状。近年来,由于抗生素的早期使用,病人临床症状常较轻,仅有发热和轻微咽痛,皮疹仅见于躯干部且疹退后脱屑不明显。

少数病人由于机体产生特异性的免疫交叉反应而引起肾小球炎症、风湿性关节炎、风湿性心内膜炎等并发症,临床表现为尿量减少、面部下肢浮肿、关节疼痛肿胀和活动受限、心律失常等。

小儿如出现骤起发热、咽痛和病后2日内出疹应立即想到本病。从病人的咽拭子或其他病灶分泌物培养出病原菌可确诊。

防治 病儿应隔离,隔离期限自发病之日起,不少于7日。青霉素是治疗猩红热和一切链球菌感染的首选药物,根据病情选择肌注或静脉给药,疗程一般为1周。对青霉素过敏者或者病原菌对青霉素耐药可用红霉素或头孢菌素类药物。目前本病无特效的疫苗,对于有猩红热病人接触史的高危人群可用苄星青霉素120U肌注一次进行预防。

流行性脑脊髓膜炎

流行性脑脊髓膜炎(简称流脑)是脑膜炎球菌感染引起的急性呼吸道传染病。

病因 好发于冬春季,儿童发病率高,细菌存在于带菌者的鼻咽部和患者鼻咽部、血液、皮肤出血点和脑脊液。通过空气飞沫传播,但密切接触如同睡、接吻等对2岁以下婴幼儿发病有重要意义。

病菌首先侵犯鼻咽部,有些患者无临床症状(占60%～70%),也可引起类似上呼吸道感染症状,病人抵抗力差时,病菌可侵入血液,引起败血症(约占30%),有的进一步侵犯脑脊髓膜以至脑组织,引起脑脊髓膜炎甚至脑膜脑炎(约占1%)。

临床表现 本病潜伏期1～10日,起病急,有时在发病前数小时或1～2日内有全身不适、乏力、咽痛和头痛等上呼吸道感染症状。起病时常有寒战、体温很快上升至 39 ℃以上，在数小时至 1 日左右出现明显头痛，反复的喷射性呕吐、烦躁不安或嗜睡，颈部发硬、皮肤黏膜有散在瘀点。有些病人口唇出现疱疹，2 岁以下幼儿的症状与儿童或成人不同，在起病时表现为嗜睡、拒食、啼哭、呕吐且易抽搐，颈部发硬不明显，而常有囟门膨隆。

暴发型者除起病急骤、高热、精神极度萎靡外，皮肤迅速出现瘀点或大片瘀斑，很快出现四肢发冷，口唇紫绀、血压下降，如不及时治疗，病人大多于 24 小时内死亡，这种类型临床上称为败血症休克型。另一种为剧烈头痛、频繁呕吐、面色苍白、迅速转入昏迷，反复惊厥不止，呼吸很快停止，医学上称为脑膜脑炎型。

防治 在流行季节，儿童如出现高烧、头痛、呕吐、皮肤散在出血点，应考虑到本病，及时就医。流脑病势凶险、病情进展快，如不及早诊治、有生命危险。流脑首选的抗生素是青霉素，也可选用氯霉素和第三代头孢菌素。如早期使用、剂量疗程足，绝大部分病人可痊愈。同时应注意对高热、抽搐等进行对症治疗。

目前流脑已有疫苗接种，保护率可达 90％，对于密切接触者，还可口服磺胺类药物进行预防。

传染性非典型肺炎

传染性非典型肺炎是一种具有明显传染性、可累及多个器官系统的特殊肺炎，世界卫生组织（WHO）将其命名为严重急性呼吸综合征（severe acute respiratory syndrome, SARS）。该病是由 SARS 冠状病毒（SARS-CoV）引起的，通过短距离飞沫、气溶胶或接触污染的物品传播。SARS 病毒可能通过其表面蛋白与肺泡上皮等细胞上的相应受体结合，导致肺炎的发生。人群普遍易感，呈家庭和医院聚集性发病，多见于青壮年，儿童感染率较低。

临床表现 该病的潜伏期 2～10 日。起病急骤，多以发热为首发症状，体温大于 38 ℃，可有寒战、咳嗽、少痰，偶有血丝痰、心悸、呼吸困难或呼吸窘迫。可伴有肌肉关节酸痛、头痛、乏力和腹泻。病人多无上呼吸道卡他症状。肺部体征不明显，部分病人可闻及少许湿啰音，或有肺实变体征。外周血白细胞计数一般不升高，或降低，常有淋巴细胞减少，可有血小板降低。部分病人血清转氨酶、乳酸脱氢酶等升高。

有与 SARS 病人接触或传染给他人的病史，起病急、高热、有呼吸道和全身症状，血白细胞正常或降低，有胸部影像学变化，配合 SARS 病原学检测阳性，排除其他表现类似的疾病，可以作出 SARS 的诊断。但需和其他感染性和非感染性肺部病变鉴别，尤其注意与流感鉴别。

对于拟诊病例应监测病情变化。多数病人在发病后 14 日内都可能属于进展期，必须密切观察病情变化，监测症状、体温、呼吸频率、SpO₂ 或动脉血气分析，血象、胸片（早期复查间隔时间不超过 2～3 日），心、肝、肾功能等。

防治 该病的早期可试用抗病毒药物，同时给予一般性和对症治疗，如卧床休息，避免劳累、用力；避免剧烈咳嗽，咳嗽剧烈者给予镇咳，咳痰者给予祛痰药；发热超过 38.5 ℃者，可使用解热镇痛药。高热者给予物理降温。儿童忌用阿司匹林，因该药有可能引起 Reye 综合征；加强营养支持。注意水电解质平衡；出现气促或 $PaO_2 < 70$ mmHg 或 $SpO_2 < 93％$ 给予持续鼻导管或面罩吸氧等。重症者可酌情使用糖皮质激素，具体剂量及疗程应根据病情而定，甲泼尼龙一般剂量为每日 2～4 毫克/千克体

重,连用 2～3 周,并应密切注意糖皮质激素的不良反应和 SARS 的并发症。对低氧血症者,如使用无创机械通气效果不佳或出现急性呼吸窘迫综合征,应及时进行有创机械通气治疗。注意器官功能的支持治疗,一旦出现休克或多器官功能障碍综合征,应予相应治疗。该病尚无有效的预防措施。幸运的是,除了 2004 年第一次流行以外,再未发生过流行。

艾滋病

艾滋病系获得性免疫缺陷综合征(AIDS)的简称,是由人类免疫缺陷病毒(HIV)引起的严重传染病。

病因及发病机制　艾滋病的病原体系 HIV-1 和 HIV-2。HIV-1 是引起艾滋病的主要毒株。HIV-2 在西非呈地方性流行。HIV 为单链 RNA 病毒,属于逆转录病毒科,慢病毒亚科。HIV 嗜淋巴细胞和神经细胞,主要感染 $CD4^+$ T 细胞,也可感染单核-吞噬细胞、B 淋巴细胞、小神经胶质细胞和骨髓干细胞等。本病的传染源主要是病人及 HIV 携带者,尤其是后者。HIV 传播途径主要是性接触传播,也可通过注射传播、母婴垂直传播及医源性传播。

艾滋病的发病机制是,在 HIV 直接和间接作用下,$CD4^+$ T 细胞功能受损及大量破坏,$CD8^+$ T 细胞、单核-吞噬细胞、B 细胞、自然杀伤细胞等功能异常,致使细胞免疫缺陷,极易并发严重机会性感染和肿瘤。

AIDS 的病理变化呈多样性和非特异性。主要病变在淋巴结和胸腺等免疫器官。淋巴结既有反应性病变,包括滤泡增生性淋巴结肿,又可有肿瘤性病变,如卡波西肉瘤(Kaposi's sarcoma, KS)及其他淋巴瘤。中枢神经系统病变包括神经胶质细胞灶性坏死、血管周围炎性浸润及脱髓鞘改变等。胸腺可有萎缩、退行性或炎性病变。

临床表现　在临床上,AIDS 的潜伏期一般为 2～10 年。从 HIV 侵入人体后分为 3 期。

1. **急性期**　诊断标准:病人近期内有流行病学史和临床表现,结合实验室 HIV 抗体由阴性转为阳性即可诊断,或仅实验室检查 HIV 抗体由阴性转为阳性即可诊断。

2. **无症状期**　诊断标准:有流行病学史,结合 HIV 抗体阳性即可诊断,或仅实验室检查 HIV 抗体阳性即可诊断。

3. **艾滋病期**　可有以下表现:①原因不明的持续不规则发热 38 ℃以上,>1 个月。②慢性腹泻次数每日多于 3 次,>1 个月。③6 个月之内体重下降 10% 以上。④反复发作的口腔白念珠菌感染。⑤反复发作的单纯疱疹病毒感染或带状疱疹病毒感染。⑥肺孢子虫肺炎(PCP)。⑦反复发生的细菌性肺炎。⑧活动性结核或非结核分枝杆菌病。⑨深部真菌感染。⑩中枢神经系统占位性病变。⑪中青年人出现痴呆。⑫活动性巨细胞病毒感染。⑬弓形虫脑病。⑭青霉菌感染。⑮反复发生的败血症。⑯皮肤黏膜或内脏的卡波西肉瘤、淋巴瘤。诊断标准:有流行病学史、实验室检查 HIV 抗体阳性,加上述各项中的任何一项,即可诊为艾滋病。或者 HIV 抗体阳性,而 $CD4^+$ T 淋巴细胞数<$0.2×10^9$/L,也可诊断为艾滋病。

治疗　AIDS 最有效的治疗为抗逆转录病毒治疗(ART),治疗目标为最大限度地抑制病毒的复制,保存和恢复免疫功能,降低病死率和 HIV 相关性疾病的发病率,提高病人的生活质量,减少艾滋病的传播。

成人及青少年在开始抗逆转录病毒治疗时应掌握的指征和时机。对于急性感染期，无论 CD4 细胞计数为多少，均需考虑抗病毒治疗；对于无症状感染期病人，如 CD4 细胞计数＞0.35×10⁹/升，无论血浆病毒载量的值为多少，可定期复查，暂不治疗。如 CD4 细胞计数在(0.2～0.35)×10⁹/升之间，可定期复查，出现以下情况之一即进行治疗：①CD4 细胞计数 1 年内下降大于30％。②血浆病毒载量＞100 000/毫升。③病人迫切要求治疗，且保证有良好的依从性；对于艾滋病期病人，无论 CD4 细胞计数为多少，均需进行抗病毒治疗；如果无法检测 CD4 细胞数并且出现临床症状的时候，淋巴细胞总数≤1.2×10⁹/升时可以开始抗病毒治疗。在开始进行抗逆转录病毒治疗前，如果病人存在严重的机会性感染，应控制感染后，再开始治疗。

目前国际上有 4 类药物，即核苷类逆转录酶抑制剂(NRTIs)、非核苷类逆转录酶抑制剂(NNRTIs)和蛋白酶抑制剂(PIs)及融合抑制剂(FIs)。根据已有的 ARV 药物可以组成以 2NRTIs 为骨架、联合 NNRTI 或 PI 的方案，或 3NRTIs 方案等。

其他治疗还包括免疫调节治疗、并发症治疗、支持治疗等。医务人员实验室意外或被污染针头刺伤者，应在 2 小时内开始 AZT 治疗，疗程 4～6 周。根据目前国际上已有的 ARV 药物可以组成以 2NRTIs 为骨架、联合 NNRTI 或 PI 的方案，或 3NRTIs 方案等。

白 喉

白喉也叫"缠喉风"，是由白喉杆菌引起的。

病因 杆菌存在于病儿或带菌者的咽喉部。当咳嗽、打喷嚏时，经空气而传播。也可通过污染的衣服、用具间接传染。5～6 个月以内的幼儿，因有来自母体的免疫力，很少生白喉。1～4 岁的小儿，如未注射过白喉预防针，最易受感染，冬、春两季较多见。白喉杆菌在黏膜破损处侵入，多产生纤维蛋白性渗出物，形成灰白色假膜。同时产生毒素经血液循环而侵害全身组织，特别是神经系统、心血管和肾脏。

临床表现 从受传染到发病 1～7 日。因假膜形成的部位不同，而分为咽白喉、喉白喉、鼻白喉等。最常见的是咽白喉。病儿有中等度发热(多不超过 39 ℃)、轻微咽痛、头痛，软弱无力、胃口不好、恶心，偶有呕吐。扁桃体和软腭略有红肿，出现白点，很快扩大，形成灰白色假膜。病情加重时，体温反而比正常低，出现合并心肌炎的严重表现，病儿仰卧不动，面色灰白、四肢冰冷、脉搏细而快，随时可发生心力衰竭或周围循环衰竭而很快死亡。其次是喉白喉，喉部发生假膜，声音嘶哑，咳嗽时发生"空、空"声。严重时喉部阻塞，呼吸困难，吸气时胸骨上窝和肋缘下肌肉内陷。面色苍白、口唇紫绀、烦躁不安，必须紧急抢救，否则有窒息死亡的危险。鼻白喉多见于乳儿，主要的症状是鼻塞，经常流带脓血的鼻涕，而且有臭味。全身症状轻微。此外，白喉杆菌也能在眼结合膜、阴道及皮肤创伤处产生假膜状感染。

白喉的假膜不易擦去，如用力剥离易有出血。而急性扁桃体炎，白点仅限于扁桃体上，容易擦去，不引起出血，且扁桃体炎时发热较高，咽痛较剧。

防治 因白喉病情严重而且进展很快，故疑白喉时，应立即去医院检查、隔离治疗。注射青霉素和白喉抗毒血清(需先作皮肤试验，以防过敏反应)有特效。6 个月以上小儿，及时接受白喉预防注射，可以防止发病。

百日咳

百日咳是由百日咳博尔代菌引起的急性呼吸道传染病,以阵发性痉挛性咳嗽、鸡鸣样吸气吼声为特征,病程可长达 3 个月,故名百日咳,又名痉咳。该病以冬春季节为多,可延至春末夏初,好发于 1～6 岁儿童,新生儿亦可发病,成人患者极少见。

病因　病人是唯一的传染源,通过空气飞沫传播。人群普遍易感,以婴幼儿易感性最强。病后不能获得持久免疫力,但第二次感染通常症状轻。

临床表现　本病潜伏期 7～10 日,典型的病儿临床过程可分为 3 期:①初期:此期 7～10 日,表现为低热、咳嗽、喷嚏、流泪、恶心、乏力等类似感冒症状。②痉咳期:此期可长达 2～4 周或更长,表现为热退,但咳嗽加剧,出现特征性的阵发性、痉挛性咳嗽,阵咳发作时要连续咳 10 余声至 20～30 声,继而有深长的吸气,此时由于声带仍紧张,故伴有鸡鸣样的吸气声。如此反复,直至咳出大量黏稠痰或呕吐为止。由于咳嗽剧烈,病人痉咳时面红唇绀、舌外伸、有时弯腰或蹲下来咳嗽,可有眼睑浮肿、眼结膜出血、鼻出血,重者可发生颅内出血。痉咳发日少夜多,情绪波动、哭吵、进食或检查咽部时亦可诱发。多数痉咳后一般情况尚好,神态、活动及饮食均如常。年龄越小,病情越重。新生儿和 3 个月以内婴儿常无典型痉咳,也没有吸气时鸡鸣样吼声,常表现为阵发性屏气、紫绀、窒息甚至惊厥。③恢复期:一般持续 2～3 周,此期阵发性咳嗽次数减少,鸡鸣样吸气声消失,咳嗽终止不伴呕吐。如并发肺炎、肺不张时病程会进一步延长。

在高发季节和流行时期,小儿如出现体温降后咳嗽反而加剧,尤以夜间明显和鸡鸣样的吸气声时应考虑百日咳的诊断。确诊依靠痰液中找到细菌或血液中检测到特异性抗体。

防治　无并发症的百日咳病儿虽能自行痊愈,但因病程长,影响小儿健康。因此必须尽早给予适当治疗,缩短病程,预防并发症的发生。要注意保持环境安静、空气新鲜,以减少痉咳发生的诱因;对婴幼儿要注意吸痰,以防窒息;及早应用抗生素治疗,首选红霉素,亦可选用阿奇霉素、氨苄西林和复方新诺明等。重症者应短期应用皮质激素;若有并发症,应作相应处理。

预防百日咳最重要的环节是做好百日咳预防接种,小儿生后 3 个月可接受注射、每月 1 次,共 3 次。疫苗接种后有效免疫期为 4 年。故此后每年可加强注射一次至 7 岁可以有效预防。在百日咳流行期间,不要带小孩去人多拥挤的公共场所,防止和病儿接触。

伤寒和副伤寒

伤寒是由伤寒杆菌感染引起的急性肠道传染病。多见于夏秋季,各年龄均可发病。

病因　病人和带菌者是传染源,经粪-口途径传播,细菌从传染源的大小便中排出,通过手及被水、手、苍蝇等污染的食物由口进入人体。人群普遍易感,病后可获得持久免疫力。

细菌进入人体后,如未被胃酸消灭,即进入小肠的淋巴组织繁殖,引起局部肠壁坏死及溃疡。进而细菌及其毒素侵入血流而波及全身从而引起临床各种症状。

临床表现　本病潜伏期 10 日左右,起病多缓慢,总病程约 5 周。临床特征有持续发热、相对缓脉、神经系统中毒症状与消化道症状、玫瑰疹、肝脾肿大和白细胞减少等。病程可分为4期:①初期:相当于病程第一周,起病缓慢,有发热,体温呈阶梯上升,于5～7日内达39℃以上,伴有全身不适、食欲不振、咽痛和咳嗽等。②极期:相当于病程2～3周,此期高热持续不退,出现明显食欲不振、腹部不适、腹胀、反应迟钝、表情淡漠、听力减退甚至昏迷。脉搏虽增快,但不随体温成比例增快,称为相对缓脉,是伤寒的特征之一。此期常有肝脾肿大,重者可出现肝功能异常和黄疸,约1/3病人有典型皮疹,皮疹分布于胸腹部较多,呈玫瑰色,稍高于皮肤,压之退色。③缓解期:相当于病程第3～4周,体温出现波动并下降,各种症状均好转,但仍有发生肠穿孔或肠出血的危险。④恢复期:相当于病程第5周,体温正常,食欲恢复。小儿和老年人伤寒症状常不典型。小儿常呈急性起病,消化道症状和神经系统症状重,相对缓脉和玫瑰疹少见,病程仅有2～3周。老年人伤寒发热多不高,虚弱现象明显,胃肠道症状持续时间长,易并发支气管肺炎等。

在夏秋季节,一切不明原因的发热、腹胀、皮疹者都应考虑本病,除典型表现外,血中白细胞计数减低或正常,嗜酸性粒细胞减少或消失有助于诊断,血、骨髓或大便中培养出伤寒杆菌可确诊。

防治　伤寒病人必须住院治疗和隔离,饮食应给予高热量、高营养、易消化食物,防止饮食不当诱发肠出血或肠穿孔。主要治疗方案即针对病原菌的特效治疗和针对高热、腹胀、腹泻、皮疹等的对症治疗。伤寒杆菌首选喹诺酮类药物(氧氟沙星、环丙沙星等),也可选用第二、三代头孢菌素,均有良好的治疗效果。对伤寒的预防应采取综合措施,病人应早期诊断并隔离,加强水源保护和饮食卫生管理。2岁以上人群可接种伤寒Vi多糖疫苗,保护率约为70%。

副伤寒是由副伤寒杆菌感染引起的急性肠道传染病,流行季节与伤寒相同,症状类似,但副伤寒潜伏期短,起病急,发病初期可有呕吐、腹泻等胃肠道症状,体温波动大,热程短、全身中毒症状也较少。伤寒与副伤寒较难鉴别,需依靠血、骨髓或大便中培养出细菌及肥达试验方可鉴别。治疗同伤寒。

细菌性食物中毒

细菌性食物中毒是由进食被细菌或其毒素污染的食物引起的急性中毒性传染病,主要致病菌有沙门菌属、副溶血性弧菌、变形杆菌、金黄色葡萄球菌、肉毒杆菌等。该病主要流行于夏秋季。各年龄均可发病。人体因食用被污染的食物感染,由于病原菌种类多,故病后一般无持久免疫力,可再患。

临床表现　细菌性食物中毒均有以下特点:①在集体用膳单位常呈爆发起病,发病者与食入同一污染食物有明显关系。②潜伏期短,超过72小时的病例可基本排除食物中毒。突然发病,临床表现以急性胃肠炎为主,少数以神经系统症状为主。③病程较短,多数在2～3日内自愈。临床上分为胃肠型和神经型食物中毒。

1. **胃肠型食物中毒**　以急性胃肠炎表现为主,常见病原菌有:①沙门菌属食物中毒:表现为体温可达38～40℃,还有恶心、呕吐、腹痛、无力、全身酸痛、头晕等。粪便可呈水样,有时有脓血、黏液。严重病例可发生抽搐,甚至昏迷。老、幼、体弱者若不及时抢救,可发生死亡。②副溶血性弧菌食物中毒:起病急、发热不高、腹痛、腹泻、呕吐、脱水、大便为黄水样或黄糊状,1/4病例呈血水样或洗肉水样,病程1～7日多可恢复。③变形杆菌食物中毒:除胃肠炎表现外,还可有全身皮肤潮红、头痛、荨麻疹等过敏症状。④葡萄球菌食物中毒:由其产生的毒素引起,常无发热,主要症状为恶心、剧烈反复呕吐、上腹痛、腹泻等。

2. 神经型食物中毒 以神经系统症状为主,病原菌为肉毒杆菌,该病菌能产生的一种嗜神经毒素,病人常表现为头晕、头痛、视力模糊、眼睑下垂、张目困难、复视,随之出现吞咽困难、声音嘶哑等,常无吐泻,最后可因呼吸困难而死亡。病人一般体温正常、意识清楚。

诊断 夏秋季如出现吐泻应想到本病,根据集体伙食单位短期内爆发大批急性胃肠炎者,结合季节及饮食情况(厨房卫生情况、食物质量、保管及烹调方法的缺点)即可作出临床诊断。从食物或病人的吐泻物中培养出细菌可确诊。

防治 细菌性食物中毒的治疗以支持和对症治疗为主。病人应卧床休息、进流质或半流质,多饮糖盐水,吐泻腹痛剧者暂禁食,给复方颠茄片口服或注射654-2,及时纠正水与电解质紊乱及酸中毒。血压下降者予升压药。高热者用物理降温或退热药。变形杆菌食物中毒属过敏型,以抗组胺药物治疗为主,如开瑞坦等,必要时加用肾上腺皮质激素。一般病人不用抗生素,重者在没有细菌培养及药敏试验结果前应根据经验选择抗生素,一般选用喹诺酮类(氧氟沙星、诺氟沙星等)或氨基糖苷类(氯霉素),有细菌培养及药敏结果后应根据此选择有效抗生素。肉毒杆菌所致食物中毒应早期使用多价抗毒血清抗毒素治疗,有特效。

为了有效预防细菌性食物中毒,必须食品卫生管理,不吃馊、腐、变质的食物,鱼、肉、虾等应充分煮熟,罐头食品有膨出时应丢弃不吃。并且需注意防止生熟食品交叉污染。

细菌性痢疾

细菌性痢疾(菌痢)为痢疾杆菌引起的肠道传染病,我国多发于夏秋季,但长年皆有发病。主要症状有发热、腹痛、腹泻、里急后重(肛门坠痛、有排便的感觉,但又排不出)和脓血便等。可分为急性和慢性菌痢。

病因 菌痢病人和带菌者为传染源。带菌者指无任何症状,但粪便中含有痢疾杆菌者。带菌者可分为恢复期带菌者和健康带菌者,前者为菌痢病人症状消失后粪便中尚有病菌排出,后者系指痢疾杆菌侵入人体后不产生症状,而仅在粪便中含有病菌。菌痢是通过病人或带菌者的粪便污染水、食物而传播;苍蝇来去于粪便饮食之间,对散播病菌也起着重要的作用。如有营养不良、胃酸缺乏、过度疲劳或有肠道寄生虫病者易患菌痢。

临床表现与诊断 病菌侵入人体后一般在1~3日出现症状。起病大多很急,病人有怕冷、发热、头痛、全身不适、食欲不振等现象;随即腹泻,初期大便为糊状或水样,很快转为含黏液脓血的典型粪便。大便次数每日可多达几十次,量很少,可为纯脓血,伴有阵发性腹痛和里急后重。一般在1~2周内症状可自行消退。如治疗不当或延误治疗可转变为慢性,症状反复发作或持续不愈超过2个月以上时即成为慢性菌痢,遇饮食不节、过度疲劳、受凉等皆可造成这些病人的急性发作。

少数2~7岁的儿童,中毒症状严重,起病甚急,发展极快,称为中毒性菌痢(或暴发型菌痢)。病人发高热(40℃或更高),精神萎靡、嗜睡或烦躁不安,可有反复惊厥、神志昏迷。同时可出现面色灰白、口唇发干、四肢发冷、脉搏微弱、血压下降等循环衰竭(休克)症状，或呼吸不匀、双吸气或呼吸暂停等呼吸衰竭症状；而腹痛、腹泻等肠道症状在早期不明显，甚至不出现。因此，在夏秋季节对疑有中毒性菌痢的病者，应用冷盐水灌肠或作肛门拭子采取粪便，作显微镜检查白细胞的含量和细菌培养以明确诊断。

菌痢的诊断虽较容易，但有腹泻、黏液脓血便不一定就是菌痢，如急性阿米巴痢疾、急性坏死性肠炎等常与急性菌痢相混淆；血吸虫病、直肠癌、结肠癌等也是以腹泻、腹痛和脓血便为主要症状。

菌痢病人的粪便里有大量痢疾杆菌，在温湿条件下可活数周。但痢疾杆菌对各种消毒剂皆很敏感，苯扎溴铵(新洁尔灭)、过氧乙酸、氧化汞(升汞)、石灰乳等均能杀灭此菌。

防治　为了预防痢疾传播，应注意环境卫生和个人卫生，养成饭前便后洗手的习惯。加强食物、水源、粪便的管理和消灭苍蝇。及时隔离病人，并对病人住处和粪便进行消毒处理，同时各医院应报告防疫站。

急性菌痢病人必须卧床休息，多喝水，食用易消化的流质食物，如米汤、藕粉、稀粥、面条等。牛奶不宜多喝，以免胀气，切忌过早食用刺激性或多渣滓食物。病人有呕吐不能进食或有失水、高热时，要适当予以静脉滴注生理盐水和5%葡萄糖溶液，必要时加用氯化钾溶液和碱性溶液，以纠正失水或电解质紊乱。

痢疾杆菌对常用的磺胺、链霉素、氯霉素及四环素等大多耐药。治疗效果的考核以粪便培养无菌生长为准。

目前常用药为诺氟沙星、氧氟沙星(泰利必妥)，疗程1周。复方磺胺甲噁唑(SMZ-TMP)也可应用，疗程7日，但注意对磺胺过敏、白细胞减少及肝肾功能不良者忌用。中毒性菌痢必须住院抢救，不可延误。

慢性菌痢的治疗乃相当复杂，包括抗菌治疗、免疫治疗及调整肠道菌群等，由医生根据不同病情进行综合治理。

霍　乱

霍乱是由霍乱弧菌古典生物型和埃尔托生物型引起的烈性肠道传染病。两种生物型和霍乱弧菌在形态和特性上几乎一样，只有几种特殊试验可供鉴别。目前正在流行的霍乱系由埃尔托弧菌所致。

两种弧菌对干燥、日光、热、酸和一般消毒剂均甚敏感。如干燥2小时或加热55℃10分钟，弧菌即可死亡，煮沸则立即死亡。日光直射1～2小时，接触1：2 000升汞或1：500 000高锰酸钾数分钟弧菌即被杀灭，在0.1%含氯石灰(漂白粉)10分钟可杀死细菌。霍乱弧菌污染鲜肉、牛奶和新鲜蔬菜后在室温下可存活几日，在冰箱中则可存活1～4周。埃尔托弧菌在外界存活力较古典弧菌强，如在浅水中存活时间分别为20日和7日，在江水中分别为35日和8日。

病因　本病的传染源主要是病人和带菌者。病人的吐泻物和带菌者的粪便含有大量细菌，一旦污染水源、食物、用具和手等后即可散播本病。苍蝇也是携带和传播病菌的媒介。本病极易迅速传播蔓延造成流行，经水传播在流行中起着重要作用。

临床表现　人受弧菌感染后1～3日内即可发病，有时也可短到数小时。病多突起，随后发生腹泻、呕吐。开始的粪便为稀薄黄色，随即转为水样便。以后排便次数和粪便量迅速增多，并出现具有特征性的白色淘米水样便，少数病人可有血水样便。病人一般无腹痛，但当失水严重引起腹壁肌肉抽筋或同时有蛔虫症时可有腹痛。呕吐多为喷射样，先吐出胃内容物，以后也迅速转为淘米水样。由于剧烈吐泻，病人体内失去大量水分乃呈失水状态，表现为口干、极度疲乏、烦躁不安、声音嘶哑、四肢(尤其是小腿肚)抽筋。皮肤因失水而干燥、无弹性、且有皱纹、指螺纹皱瘪、眼窝下陷、两颊内凹、脉搏微弱、血压下降，甚至不能量出。呼吸深而快，尿量大减，以至出现尿闭。病人失水纠正后，大多数症状消失，而逐渐恢复正常。近几年的病人症状轻微，仅有短期轻度腹泻，大便稀薄，有粪质。应提高警惕。

防治　预防本病发生和流行的关键是重视卫生宣教，加强水源、饮食和粪便管理，消灭苍蝇，注意环境卫生和个人卫生。对来自国外疫区的交通工具和人员都必须接受卫生检疫、消毒，甚至必要时留验。一旦发现确诊或疑似病人，应立即向卫生防疫部门报告，以便及时采取预防措施。病人须严格隔离，其用具、食具、吐泻物等皆需彻底消毒处理。对密切接触者，应观察5日，直至大便培养3次无霍乱弧菌生长时才能解除隔离。发现带菌者时也要及时予以隔离和处理。霍乱菌苗接种可提高人群免疫力，接种后免疫期可维持6个月。

霍乱必须及早治疗，补充液体和电解质是取得疗效的关键。根据血压、皮肤弹性、尿量或血浆比重等作为估计失水程度和输液量的标准。一般说来，轻度失水时24小时的补液量为2 000～4 000毫升，失水严重者补液量可超过10 000毫升。通常用生理盐水、5%葡萄糖液、林格液等作静脉滴注。有酸中毒者加用乳酸钠和碳酸氢钠液，失钾多者也要相应补充。轻、中度失水病人而无休克者，呕吐亦不严重者均可采用口服补液法。氯霉素、四环素、多西环素(强力霉素)、复方磺胺甲噁唑、双嘧啶、呋喃唑酮(痢特灵)等均可抑制霍乱弧菌的生长，应用后可缩短腹泻的时间，粪便量减少，并可使弧菌较早地自粪便中消失。治疗后病人一般情况好转，吐泻停止，粪便连续3次培养阴性时才能解除隔离。

回归热

回归热由螺旋体引起，由体虱传播，病原体生长在体虱的体腔内，虱被压碎后，其体内各部的螺旋体随之逸出，于瘙痒时病原体由皮肤抓痕或伤口侵入人体。病人在发热期血液中带有病原体，此时，体虱吸血，又可传染给他人，从而造成流行。

本病潜伏期1周左右。起病急骤，突然发冷，继而高热，体温很快上升至40℃以上，伴有剧烈头痛，全身肌肉关节酸痛，肌肉明显触痛，胃口减退、恶心呕吐、鼻出血等。高热时可出现神志不清、谵妄、惊厥等神经系统症状。肝脾肿大，伴压痛。重症病人可有黄疸、出血等严重症状。病程持续1周左右，体温骤降，全身大汗淋漓、疲乏无力，有时可出现休克。该无热期经过1周左右，部分病人体温又上升，上述症状重现，几日后体温又复下降。一般病人经2次发作即告痊愈，极少有第3次复发。发热的早期，病人血液中可找到螺旋体。

病人是回归热唯一的传染源，应进行隔离治疗，并予以灭虱处理。发热期病人应卧床休息，多饮水。青霉素对本病有特效。

钩端螺旋体病

钩端螺旋体病俗称"打谷黄"、"稻热病"，是由钩端螺旋体引起的急性传染病。

多见于我国南方各省,夏季(特别是 7～10 月份)为流行季节,当农民、饲养员等在进行抗洪、割稻和饲养猪等劳动时,接触被病原体所污染的水、病原体从皮肤进入人体而感染(图 17-1)。猪、牛、羊、狗、鼠类是本病的传染源。

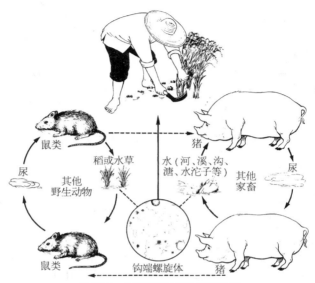

图 17-1　钩端螺旋体病的传播途径

临床表现　本病潜伏期平均为 10 日。由于病原体型别较多,人体的免疫水平不一,因此,可表现为以下类型:

1. **流感伤寒型**　在流行期间绝大多数病人属于本型。起病突然、发冷发热、头痛、眼结膜充血、全身肌肉酸痛、腓肠肌(小腿肚)剧烈疼痛和压痛,同时伴食欲减退、四肢无力、恶心呕吐;有时可有类似上呼吸道炎的症状。发热持续 6～9 日后下降,症状消失。

2. **脑膜脑炎型**　部分病人在流感伤寒型的后期头痛加剧,伴发频繁呕吐、颈项强直。并有脑膜刺激体征。脑脊液检查无色透明,蛋白质增加,白细胞计数增多。

3. **黄疸出血型**　症状一般较重,高热 3～7 日后出现黄疸、出血等症状,如皮下出血、鼻出血、便血等,肝脾肿大,肝区有压痛。一般持续 7～10 日,逐渐恢复,仅少数病人肝脏损害严重,出现肝性昏迷。

4. **肺出血型**　病人突然发热、发冷,伴咳嗽、胸闷、咯血等,肺部可听到水泡音,胸部摄片可见两肺散在的大小不等阴影,少数病人因大量咯血、窒息而死亡。

5. **肾功能衰竭型**　本型病人除上述发热、黄疸、出血外,出现少尿(每日尿量在 400 毫升以下)、尿闭、肾功能衰竭等症状。

凡在流行区 7～10 月间遇有上述症状,血白细胞计数与中性粒细胞百分比增高者,应疑有本病的可能。确诊有赖于血清检查和病原体分离。

防治　鼠类是本病主要传染源,因此在鼠类繁殖季节或谷物收割季节前 1～2

个月,因开展灭鼠保粮的群众运动,以消灭传染源。要保护水源,防止被鼠尿、家畜排泄物所污染。对家畜应加强管理,提倡圈猪积肥,防止猪粪尿直接流入或被雨水冲入附近的水源。养猪场的饲养员应进行预防接种。流行地区和流行季节下水时应加强个人防护,在稻田劳动时尽量减少皮肤损伤,下水前可涂擦皮肤防护剂,如樟子油、10%苯甲酸二丁酯松节油和1%石炭酸凡士林等。易感者在流行季节前1个月注射多价菌苗,可使发病率降至原有的1/8～1/4,有效期1年。

治疗以青霉素为主,由于杀灭螺旋体以后异性蛋白会引起人体的不良反应,所以必须在医院内治疗。重者还可联合应用青霉素加庆大霉素。对青霉素过敏者可选用红霉素。国内制成的咪唑酸酯及咪唑醇也有效,但没有普遍使用。

布鲁菌病

布鲁菌病是布鲁杆菌所引起的急性或慢性传染病,病人有长期发热、大量出汗、疲倦和全身酸痛等症状。因长期发热呈波状起伏,所以又名波状热。

每年各国向世界卫生组织报道的病例达50万。国内多见于内蒙、东北、西北等牧区。20世纪90年代以来,散发病人数以30%～50%速度增长,值得引起注意。

病因　布氏杆菌有羊型和牛型和猪型3种菌型,其中以羊型较为多见。患病的羊、牛、猪是本病的主要传染源。牲畜得病后常发生流产,存在于病变组织中的细菌,可经尿、粪、乳汁、死胎、羊水和产后阴道分泌物等排除体外,在成群集居牲畜之间传播蔓延。人吃了未经消毒的病畜乳类制品(如生乳、乳酪和酸乳)或未煮熟的病畜肉块可得病,牧民、兽医和屠宰工人常于牲畜直接接触,如防护不严也可得病。细菌主要经口或皮肤进入人体。也可经呼吸道或眼结膜入侵。

临床表现　本病潜伏期1～3周。初起病时病人感到疲乏,渐出现怕冷发热,体温一般在下午、晚上升高,常持续1～3周后热退,间歇几日或几周,热再起,如此多次反复发作,呈长期波状热型,但也有不呈波状热型的。大汗、头痛、全身肌肉关节酸痛和神经痛是本病的特征,有时皮肤上出现红疹,且有肝、脾和全身淋巴结肿大。睾丸肿痛亦不少见,多为单侧性。孕妇常可发生流产。慢性型可以没有急性期症状,不发热或只有低热,但常有长期乏力、疲倦、盗汗、肌肉关节酸痛及胃肠道功能紊乱,病程大多在1年以上,有的可迁延数年,或留下关节强直,从而造成骨关节运动障碍和肌肉萎缩。病人的血液、骨髓、尿、化脓性病变部位的渗出液中可找到致病菌。血清凝集试验或补体结合试验常常阳性。

防治　病人、病畜均应进行隔离和治疗,流行区的牧民、兽医和接触病畜的工作人员(如屠宰工人)均要进行预防接种和重视个人防护。流行区健康的牲畜也要进行预防接种。

急性期病人如有头痛、关节痛可服用安乃近或解痛等退热镇痛药,每日2克(4次分服),服药时间不少于3周,每日可同时加用链霉素1克,肌注,亦可采用氯霉素或复方磺胺甲噁唑与链霉素合用。病情严重、睾丸肿痛明显可用激素类药物。复发时重复抗菌治疗仍然有效。慢性病人除应用抗菌药物治疗外,还可注射菌苗。

鼠　疫

鼠疫是鼠疫杆菌引起的,有高度传染

性的烈性传染病。传染源是鼠类。一般先在家鼠及其他啮齿类动物间流行，由鼠蚤传播给人。

鼠疫在世界历史上有过多次大流行，死者以千万计。1992 年有鼠疫病例报道的国家如巴西、中国、马达加斯加、蒙古、缅甸、秘鲁、美国、越南及扎伊尔等，共 1 582 例，我国 29 例。因此，我国防治鼠疫的工作仍很重要。

病因　鼠疫杆菌毒力强，散布在病人的内脏、淋巴结、血液和痰液中。带菌鼠蚤叮咬人时，叮咬处形成小脓疱，后成溃疡，排出红色混浊液体。鼠疫杆菌进入皮肤后沿淋巴管而上，到达局部淋巴结，引起淋巴结炎，继而连累附近淋巴结。大量杆菌穿破淋巴结防线，侵入血液，并大量繁殖，造成败血型鼠疫。病原菌也可从呼吸道侵入，产生肺鼠疫。

临床表现　本病潜伏期一般为 2～3 日。除轻型和咽喉部带菌者外，其余各型最初均表现为全身中毒症状，多急起，有畏寒或寒战，继而高热、头痛、四肢剧痛，可有恶心、呕吐、烦躁不安、神志模糊、言语不清、步态不稳、颜面及眼结膜极度充血，如酒醉状。病人极度衰竭，呈虚脱状态。皮肤黏膜出现瘀斑，继而大片出血，并可有鼻出血、胃肠道出血、血尿等。各型有下列特殊症状：①腺鼠疫：最为多见，表现为急性淋巴结炎。淋巴结肿大，一般 2 厘米×3 厘米大小，大的可达 5 厘米×7 厘米，表面潮红，与皮下组织粘连，不能推动，质坚硬，因有剧痛，病人往往处于一种强迫体位。因下肢被鼠蚤叮咬的机会较多，腺鼠疫发生部位以腹股沟为最多，其次为腋窝部；大多为单侧。②肺鼠疫：主要症状为咳嗽、气急、大量泡沫血样痰，痰中含大量鼠疫杆菌。病人呼吸极为困难，颜面皮肤紫绀，死后皮肤常呈黑紫色，故有"黑死病"之称。

③败血型鼠疫：全身中毒和中枢神经系统症状极为明显。皮肤、黏膜和各脏器都有明显出血倾向，呼吸急促，脉搏细弱，病人极度衰竭。后两型病人如不及时治疗，可于数小时至 2～3 日内死亡。

防治　如果看到群鼠相继死亡，以后发现有上述症状的病人，应考虑为本病，立即报告卫生防疫机构，病人要绝对隔离，至症状消失为止。病人用过的杂物、排泄物、器械等应严格消毒。链霉素、庆大霉素、四环素和磺胺嘧啶对本病都有良好的疗效，可联合应用。

预防本病关键在于严格控制传染源和灭鼠、灭蚤，疫区及疫区周围居民，以及从事鼠疫防治工作人员和进入疫区的人员均应行鼠疫菌苗接种。

炭　疽

临床表现　炭疽是炭疽杆菌引起的急性传染病。主要表现为皮肤溃疡、黑色干痂，酷似木炭，故名炭疽。炭疽原是牛、羊、马、骆驼等食草动物的传染病，多见于牧区。人类因接触病畜和带有炭疽杆菌芽胞的畜产品而感染，因此多见于皮毛加工厂工人、屠宰场工人、饲养员、兽医等。皮肤与芽胞接触的机会最多，所以皮肤炭疽最多见，吸入带有芽胞的尘埃或进食病畜肉类，可得肺炭疽或肠炭疽。皮肤受伤后杆菌及其芽胞可从破损处侵入体内生长繁殖，并产生毒素。毒素为产生症状的主要原因，但细菌本身亦可沿淋巴管进入血流引起败血症或继发脑膜炎。本病潜伏期一般为 1～3 日。临床上分皮肤、肺和肠炭疽 3 种类型，都可并发脑膜炎。

1. **皮肤炭疽**　最为多见。露出部位，如面、颈、肩、手等易被累及。病菌进入先出现红色斑疹，很快变为丘疹，第 2 日顶部出现水疱,内含淡黄色液,周围组织明显肿胀,硬而不凹陷。第3~4日中心区呈现出血和坏死,其四周有成群小水疱、水肿区继续扩大。第5~7日坏死区破裂成浅溃疡,血样分泌物结成黑痂,痂下有肉芽组织。黑痂的大小不等,水肿区的直径可达5~20厘米。局部无显著疼痛或压痛,不化脓,稍有痒感。以后水肿消退、黑痂脱落,留下肉芽创面,再过1~2周愈合成瘢。除皮肤病外,还可有发热、局部淋巴结肿大、压痛、头痛和全身不适。

2. **肺炭疽** 大都由吸入芽胞所致。起病急,有呼吸困难、胸痛、咳嗽、咯血样痰等症状,很快进入虚脱状态,病情十分危急。

3. **肠炭疽** 主要是因为吃了未煮熟的病畜肉类而引起。症状轻重不一,可表现为急性胃肠炎或急腹症(腹痛、腹胀、腹膜炎征)伴呕血、血样便,全身中毒症状显著。

炭疽杆菌脑膜炎是以上各型炭疽的并发症。因发展极为迅速,故病情十分凶险,有剧烈头痛、呕吐、谵妄、昏迷、惊厥、明显脑膜刺激征等,脑脊液大多呈血性。

防治 要防止和消灭人类炭疽,首先应消灭牲畜的炭疽病。病畜死后要焚毁或畜尸深埋(2米以下)。与病畜接触过的牲畜必须进行预防接种(减毒活菌苗)。病人应隔离,其分泌物和排泄物、居室及用具都需进行消毒(煮沸、阳光曝晒,以高压蒸汽或20%含氯石灰澄清液处理等)。皮毛加工厂工人在工作时要穿工作服、戴口罩和手套。皮肤有破损时立即用3%~5%碘酊涂搽,并报告医护人员。对经常接触皮毛的工人和接触病畜的兽医、牧民等可考虑接种菌苗。

青霉素是本病的特效药,对重型病人可合用链霉素、庆大霉素或卡那霉素,局部伤口可用1∶1000高锰酸钾液洗涤。

鼠咬热

鼠咬热是由家鼠咬伤所引起的急性传染病,病原体为小(型)螺(旋)菌和念珠状链杆菌两种。小螺菌所致鼠咬热的潜伏期较长,为5~30日,起病急,在咬伤部位出现疼痛、紫色肿胀,可有水疱和坏死,以后形成溃疡和黑痂,局部淋巴结显著肿大并有压痛,同时伴有寒战、高热、头痛、乏力、肌痛和关节痛等全身中毒症状,发热期出现大小不一、呈暗红色或紫色的斑疹或结节。本病具有反复发作的特点,热退3~9日后又可出现发热、皮疹等全身症状。严重者可有神经系统症状和脾肿大。念珠状链杆菌所致鼠咬热的潜伏期较短,一般为1~10日,局部症状不明显,但有急起寒战、高热、头痛、呕吐、皮疹和非游走性多发性关节炎,鼠咬热很少复发。

新近有鼠咬伤史,出现上述症状,白细胞计数在$(10~20)×10^9$/升者,应拟诊本病,确诊有赖于病原体的检出。灭鼠和防止鼠咬伤是预防鼠咬热的根本措施。治疗可用青霉素和链霉素。清洁局部伤口,防止继发感染。

疟　疾

疟疾俗名"冷热病""打摆子",是由疟原虫引起并通过疟蚊传播的传染病。多在夏秋季节发病。

病因 寄生人体的疟原虫有间日疟原虫、三日疟原虫、恶性疟原虫和卵圆疟原虫4种。当疟蚊叮咬过疟疾病人后,疟原虫的雌雄配子体就在蚊胃内合成动合子,并发育成子孢子,再叮咬正常人时,疟原虫(子孢子)就从蚊虫唾液注入人体,侵入肝细胞内生长发育,进行裂体增殖。肝细胞膨胀破裂后,一部分疟原虫侵入红细胞,一部分侵入新的肝细胞内继续繁殖,成为将来复发时疟原虫的主要来源。侵入红细胞的疟原虫不断裂殖,红细胞破裂后,疟原虫和它的毒素释放入血液,从而引起疟疾发作。疟原虫以一定的周期进行繁殖,病人就表现为周期性发病。恶性疟原虫的裂殖体增殖在毛细血管中进行,常引起毛细血管阻塞、周围组织出血,尤以脑、胃肠、心等处为著。

临床表现 感染疟疾后要经过 14 日左右的潜伏期(三日疟为 28 日,恶性疟为 10 日)才出现症状。病人大多突然发冷、发抖、面色苍白、口唇与指甲发紫、脉搏快而有力。发冷停止后继以高热、面色潮红、头痛、全身酸痛、口渴、皮肤干热。接着就是全身大汗,体温骤然下降至正常,除感疲劳外,顿感轻松。如此症状可反复周期性发作,间日疟隔日发作 1 次,三日疟隔 2 日 1 次,恶性疟发作不规则。卵圆疟发作与间日疟类似,但病情较轻,复发率低。大量疟原虫集中于内脏可引起重型疟疾,发生在脑部就有剧烈头痛、精神错乱、抽搐、昏迷、大小便失禁等症状。如发生在肠道,就出现类似胃肠炎、阑尾炎、痢疾等症状。出现上述典型症状,诊断不困难。如血中找到疟原虫即可确诊。

防治 搞好灭蚊、防蚊工作,根治病人,再加上药物预防(凡进入疟疾流行区的人员可用伯氨喹或乙胺嘧啶,一直服用到离开该区为止),可使发病率大大降低。

治疗以氯喹为主,咯萘啶为中国首创,优于氯喹。伯氨喹用于防止复发。对上述药物耐药者可试用奎宁与乙胺嘧啶、甲氧苄啶合用。甲氟喹、青蒿素均可供使用。

附:黑尿热

黑尿热是疟疾的一种严重并发症,是人体对疟原虫释放蛋白质的过敏反应,产生急性血管内溶血,使大量红细胞破坏溶解,红细胞的血红蛋白在血浆中潴留,并大量地由肾脏排入尿内,成为代黑色的血红蛋白尿。不规则地应用奎宁类抗疟药,对治疗也起一定的作用。黑尿热多见于我国南方。起病急骤,有寒战、高热、腰痛、肝脾区疼痛及酱油色小便。病人大多有明显贫血、黄疸、肝脾肿大、脉细速、出汗。严重者有尿闭(无尿)、昏迷等症状。

黑尿热病情危重,必须紧急处理。病人绝对卧床,合理输液,补液量根据尿量而定。注意纠正尿毒症和酸中毒,必要时静脉滴入适量碳酸氢钠。肾上腺皮质激素有助病情缓解。如血中找到疟原虫应予抗疟治疗,可用氯喹、环氯胍。忌用奎宁、伯氨喹及退热剂。

黑热病

黑热病是杜氏利什曼原虫引起的寄生虫病,由白蛉叮咬传播。传染源是病人和病犬(癞皮犬曾流行于长江以北的广大农村),在积极开展灭蛉与普治相结合的防治工作后,本病在我国已少见,但在北方仍有散发。

杜氏利什曼原虫呈圆形或椭圆形的小体,2～4 微米大小,存在于病人的单核-吞噬细胞内,这种细胞有吞食原虫的能力,但不能加以杀灭。脾脏含此种细胞最多,其次为肝脏、骨髓、淋巴结等。感染此病后,脾脏会进行性增大、质地变硬,并伴有脾功能亢进,影响骨髓内白细胞、红细胞和血小板的产生、成熟与释放,因此周围血中白细胞、红细胞和血小板全都减少,病人抵抗力减弱,易得其他感染,并有贫血和出血倾向等。

临床表现 本病潜伏期多数在 3～5 个月内,起病大多缓慢。早期主要症状是发热,伴畏寒、出汗、食欲不振、乏力等。约 1/3 病人 24 小时内体温可有 2 次升高(双峰热)。起病 6 个月后,病人皮肤颜色增深(故有黑热病之称),明显消瘦,鼻和牙龈出血、贫血、肝脾进行性肿大。在病程中,病情常有间歇和复发,在间歇期症状减轻甚至消失,肝脾也可缩小,间歇期长短不一,患病愈久、间歇期愈短,最后转为无间歇,疾病持续存在。病人的红细胞、白细胞和血小板均减少。血清白蛋白减少、球蛋白增加。进行骨髓、脾脏或淋巴结穿刺做涂片检查,如找到原虫,是确诊黑热病的可靠依据。

防治 黑热病可采用五价锑剂(葡萄糖酸锑钠)或喷他脒治疗。如经多种药物治疗无效,而脾脏高度肿大且有脾功能亢进者,可考虑脾脏切除。术后再给予药物治疗,常可奏效。

阿米巴痢疾

阿米巴痢疾是溶组织阿米巴引起的肠道传染病。

病因 溶组织阿米巴是一种寄生人体组织和结肠(大肠)内的单细胞原虫,有滋养体和包囊两种不同的形态。包囊含厚壁,抵抗力强,是传播疾病的主要形态。通过不洁的手、苍蝇或吃了被包囊污染的食物后,包囊进入胃肠道,到达小肠末端、结肠上部时,包囊壁被肠液消化变薄,囊壁破裂变为滋养体。滋养体侵入结肠后可溶解肠黏膜下组织,后者坏死脱落后形成溃疡,

溃疡内容物排除后使粪便呈果酱样,带腥臭。滋养体偶可深入肠壁的各层组织,引起肠出血或肠穿孔,也可侵入血管,顺血流而上,到达肝脏,产生肝脓肿。偶尔还可侵入肺、脑等器官。

临床表现 本病潜伏期数日至数月不等,症状轻重不一。可以长期毫无症状(包囊携带者)。部分病人可有部位不固定腹部不适、气胀或大便习惯改变,大便检查可找到包囊。典型的急性阿米巴痢疾病人可有低热、大便带血、黏液和肠壁黏膜的破坏溶解物,呈酱红色,具腐败腥臭,1 日数次至 10 次左右。医生检查可发现腹部有压痛,以右侧下部为多,粪便检查可找到滋养体。若从肠壁溃疡处刮取标本,也可找到滋养体。急性期如未作充分治疗,往往反复发作,转为慢性,表现为腹泻和便秘交替,大便不规则,伴腹部不适等。

防治 急性期病人应卧床休息,进易消化的食物。便器应消毒隔离。治疗应兼用控制肠腔内外阿米巴原虫的药物,这样才能彻底治愈。治疗以甲硝唑为主,使用方便,不良反应小。吐根素类已很少使用。

阿米巴肝脓肿

阿米巴肝脓肿是指溶组织阿米巴滋养体从肠道通过门静脉到达肝脏,引起肝组织的坏死。是阿米巴痢疾最常见的并发症。

由于阿米巴痢疾的病变多见于右侧结肠,该处血液多流入肝脏右叶,故肝脓肿以右叶居多,尤以右叶上部为多,往往与横膈粘连。脓肿的内容物为坏死的肝组织溶解物和血细胞等,形成棕褐色(巧克力色)液体。脓肿迅速增大时,可使肝脏外面的包膜牵张而引起右上腹痛和压痛。如不及时治疗,肝脓肿可向上穿破入胸腔和肺,也可

传入腹腔、胃肠道、心包、腹壁等。此外，肝脓肿也易继发细菌性感染。

一般来说，病人往往先有阿米巴痢疾，大多在腹泻后1个月左右才形成肝脓肿（但也有不少病人并无明确腹泻史者）。最早出现的症状多数为发热，其次为腹痛（以右上腹或右下胸痛最为多见）。由于脓肿常位于肝右叶顶部近横膈处，X线检查可见右侧横膈抬高、膈肌运动受限制，并常有反应性胸膜炎和右侧胸腔积液，病人常有刺激性咳嗽。肝脏肿大，伴有明显压痛，局部隆起。超声波检查可见肝脓肿部位有液平面，选择该部位作肝穿刺，可抽得典型脓液，可给予试验性特效治疗，如果疗效良好，诊断亦可确立。

本病是消耗性疾病，应注意休息，进高蛋白质饮食。治疗可采用甲硝唑（灭滴灵）或氯喹。

卡氏肺孢子菌肺炎

卡氏肺孢子菌肺炎（pneumocystis carinii pneumonia，PCP）过去又称"卡氏肺孢子虫病"，卡氏肺孢子菌被当作一种原虫，曾被称为卡氏肺孢子（囊）虫，目前该病原体改划归真菌。长期以来一直误认为卡氏肺孢子菌（pneumocystis carinii，PC）是人类卡氏肺孢子菌肺炎的病原体，直至2002年发现耶氏肺孢子菌（pneumocystis jiroveci）才是真正的病原菌，PC仅引起豚鼠致病。目前虽明确耶氏肺孢子菌是引起卡氏肺孢子菌肺炎的真正病原，但由于长期习惯仍简称PCP。PCP是一种严重的肺部机会感染性疾病。该病除了是艾滋病病人最常见的机会性感染外，还可见于长期应用糖皮质激素和免疫抑制剂以及接受化疗、放疗的恶性肿瘤病人。

病因　耶氏肺孢子菌在自然界广泛分布，由飞沫经呼吸道传播，可寄生于多种动物和健康人体的肺组织内，黏附于肺泡上皮细胞。在健康宿主体内部引起发病（隐性感染），当机体抵抗力下降时即可在肺泡内分裂、繁殖形成严重病变。病变多为弥漫性，表现为间质和肺泡炎症。

临床表现　该病起病隐袭，常有体重减轻、胸痛、盗汗、持续性干咳、进行性呼吸困难及发热等表现。部分病人可在数日内病情急剧恶化，死亡原因多为呼吸衰竭。体检可见病人有不同程度的发绀，呼吸、心跳多增快，但肺部听诊多无异常。自觉症状较重而体征较少是该病的重要特征和发现该病的重要线索。胸部X射线显示病变开始于肺门，呈双侧弥漫性浸润，从早期的肺门阴影模糊或双肺弥漫性网织状阴影，进展到弥漫性的斑片状浸润阴影。肺呼吸功能检查呈限制性通气功能障碍和弥散功能障碍。动脉血气分析示有低氧血症。

从痰液中检测肺孢子菌是可疑PCP的首选检查手段。盐水雾化诱导排痰可显著提高检出率，敏感性可达75%～95%。支气管肺活检、刷检及支气管肺泡灌洗液检查可进一步提高肺孢子菌的检出率。最常用的检测病原体包囊的方法是六胺银染色、吉姆萨染色、Diff-Quickr染色、免疫荧光技术等可同时检测包囊和子孢子。PCR方法也可用于PCP的诊断，但需结合临床。在临床上对于免疫功能低下者尤其是艾滋病病人，当出现发热、干咳、胸痛等症状，胸片呈间质性肺炎改变，呼吸功能检查有肺通气及弥散功能障碍时应高度怀疑本病。由于该病可与巨细胞病毒、细菌、真菌、弓浆虫等感染并存，应注意鉴别。

防治　复方新诺明和喷他脒（又称戊烷脒）是治疗PCP的主要药物，两者同样有效，疗程一般为3周，均可达到70%～80%的有效率。其他药物还可选用伯氨喹、克林霉素、卡泊芬净、三甲曲沙和甲酰四氢叶酸等。

弓形虫病

弓形虫病是由刚地弓形虫原虫所引起的一种全身性传染病。弓形虫是一种球虫，具有双宿主的生活周期，即有性生殖期在猫肠内进行，该阶段叫等孢球虫，无性生殖期在人和其他动物组织内进行，此时称为弓形虫。

弓形虫病可通过胎盘传染给胎儿，称为先天性感染。也可通过使用未经煮熟的肉类、乳类和禽蛋等经口感染；或者通过病猫唾液而接触感染；也能通过输血和器官移植而感染，上述均属后天性感染。

临床表现 弓形虫病的临床表现极为复杂。先天性弓形虫病的胎儿从母体感染后可导致流产、早产或死产，存活的婴儿出生后可出现各种畸形，如小头畸形、脑积水、精神发育障碍等。后天性弓形虫病的临床表现可从单纯的淋巴结肿大到致命的急性暴发型肺炎和脑脊髓膜炎，或有精神、神经系统、眼部、心脏和呼吸系统等症状，部分病人有皮疹、肌肉关节痛、肝肿大等。

对疑似本病的病人可进行淋巴结活体组织检查和血液、脑脊液动物接种，寻找病原体，也可进行血清学试验来确诊。

防治 治疗可用乙胺嘧啶和磺胺嘧啶联合治疗，对弓形虫有协同作用，医生会根据病人的免疫状态、新生儿、幼儿及成人等不同情况分别制定方案。孕妇可选用阿奇霉素，以避免致畸胎。

华支睾吸虫病

华支睾吸虫病为华支睾吸虫寄生在人肝内胆小管所引起的寄生虫病。除西北地区外，我国其他 20 个省市皆有流行。华支睾吸虫在肝胆管内产卵，虫卵由胆汁进入十二指肠，然后随粪便排出体外。当粪便污染池水后，虫卵即被池中沼螺吞食，然后在螺体内发育、繁殖成为很多叫尾蚴的幼虫。尾蚴钻入鲤鱼属的淡水鱼肌肉内形成另一种幼虫（囊蚴）。人进食生鱼或未烧熟的鱼时，囊蚴即可在十二指肠中脱囊，沿胆总管进入肝内胆小管，发育成熟。除此之外，猫、犬等哺乳动物也可受到感染。

临床表现 轻度感染的病人无症状，仅在粪便中发现虫卵。一般病人常有乏力、胃口差、上腹部不适、腹泻等症状。体格检查可发现肝肿大。感染严重的病人往往有消瘦、浮肿、贫血等症状，儿童可出现发育障碍。同时常伴发胆管炎、胆囊炎、胆石症、胆汁性或门脉性肝硬化。如及时治疗，病情即可停止发展，预后较好。凡有吃生鱼或半生鱼习惯，出现早期症状时即应考虑本病的可能。确诊有赖于在粪便或十二指肠引流的胆汁中找到虫卵。为了防止本病的发生，必须做好卫生宣教，不吃生鱼或未烧熟的鱼。加强粪便管理，不使人或犬、猫等动物的粪便污染水源和鱼塘。对流行地区居民要进行普查和普治。

防治 治疗以吡喹酮为主，阿苯达唑（肠虫清）也可应用，均应住院治疗。

肺吸虫病

肺吸虫病是由寄生在肺部的吸虫所引起的疾病。在我国流行的肺吸虫有两种：一种是卫氏肺吸虫病，流行于浙江和东北各省；另一种是四川肺吸虫病，流行于我国四川、云南、江西、陕西等地。而卫氏肺吸虫病可以在人体内发育为成虫，并排卵。四川肺吸虫幼虫在人体内不能成熟产卵，所以传染源不是病人，而是猫、黄鼠狼等。

虫卵随病人的痰或病畜的粪便排到体外，在淡水中孵化为幼虫（毛蚴）。卫氏肺吸虫毛蚴遇到川卷螺，四川肺吸虫若遇拟钉螺，分别侵入各自相适应的螺体，在其内发育成另一种幼虫（尾蚴）。尾蚴由螺体出来进入水中，为石蟹或蝲蛄吞食，在其体内形成白色珍珠样的囊包，成为囊蚴。人如生吃、腌吃或醉吃石蟹或蝲蛄，或喝含有囊蚴的生水即可受到感染。以卫氏肺吸虫而言，它的囊蚴在人的胃肠内脱囊而发育为童虫，童虫可穿过肠壁进入腹腔，再穿过横膈到达肺部定居，生长发育为成虫产卵。成虫寄生部位的肺组织形成许多囊肿，内含脓血、成虫和虫卵。囊肿与支气管之间常常相通，所以虫卵可随痰排出；在痰液咽下时，虫卵随粪便排出。

临床表现 由于肺吸虫寄生的部位不同，所以临床表现多样化：①呼吸道症状：卫氏肺吸虫引起者最多，病人咳嗽较重，痰黏稠、带腥味、铁锈色。四川肺吸虫病病人咳嗽较轻，痰量少，偶带血丝。病人多诉胸痛，常伴胸腔积液。②腹部症状：腹痛、腹泻在疾病早期比较多见，有时也出现恶心呕吐。四川肺吸虫童虫常侵入肝脏，所以肝肿大、肝功能异常较为多见。③神经系统症状：多见于严重感染。成虫寄生于脑内时可出现癫痫、瘫痪、麻木、失语、头痛、呕吐、视力减退等。成虫侵入脊髓时可产生下肢感觉减退、瘫痪、腰痛、坐骨神经痛等。④皮下结节或包块：卫氏肺吸虫病中20%可有皮下结节，多在下腹部至大腿之间的皮下深部肌肉内，外观看不到，但能用手触及。游走性皮下包块为四川肺吸虫病的特殊表现，可见于50%～80%的病人多发于腹部，也可见于胸部、腰背部等处。其边缘不清，有隐痛或微痒，常此起彼伏，反复出现；最后包块逐渐缩小、变硬。包块内可找到童虫虫体，但无虫卵。⑤其他：如睾丸炎、淋巴结肿大、心包积液等皆可发生，但均少见。四川肺吸虫病可有眼球突出等眼部症状。

凡在本病流行地区吃过生的或未烧熟的石蟹、蝲蛄等甲壳动物或饮过生的溪水，当出现咳嗽、咯铁锈色痰、癫痫、瘫痪或游走性皮下结节和包块，血象中嗜酸性粒细胞增高时，即应考虑肺吸虫病的可能。在痰、粪便及其他液体中找到虫卵或皮下结节和包块，病理检查发现虫卵、童虫、成虫，或有关组织病理变化，皆为确立诊断的依据。皮内试验等免疫学检查和X线检查可作为辅助诊断。

防治 本病的治疗以吡喹酮为主。

姜片虫病

姜片虫病是姜片虫寄生在人体小肠所致的一种肠道寄生虫病。受姜片虫感染的人和猪均为本病的传染源。如将含有虫卵的粪便施到池塘和水田内时，经1个月左右虫卵即可孵出毛蚴。毛蚴钻入扁卷螺体内发育繁殖成为很多尾蚴。尾蚴自螺体逸出，吸附在菱、荸荠、茭白、藕等水生植物上形成囊蚴。当人生吃这些食品时，囊蚴即被吞入。囊蚴在十二指肠脱囊成为幼虫；幼虫在小肠内经过1～3个月的时间即为成虫并产卵。

临床表现 绝大多数病人可无自觉症状。一般病人的常见症状为腹泻、上腹部隐痛、食欲怪癖、消化不良等。反复严重感染的儿童可发生营养不良、浮肿、贫血等，甚至可有发育障碍。偶因虫体成团而导致肠梗阻。

流行地区有吃生菱、荸荠等习惯者，如出现慢性腹泻、食欲怪癖等症状时，就要考虑本病的可能。大便检查发现姜片虫卵即可确诊。

防治　为了防止本病的传播,首先要加强卫生宣传教育,要吃煮熟的水菱、荸荠等,或生吃前多用水冲洗并用刀削去其皮壳。同时要做好粪便管理,未经无害化处理的粪便,不得用作种植水生植物和水田的肥料。对猪的饲料也要适当处理,防止猪受感染;禁止在种有水生植物的池边、田边放猪。

对严重感染病人宜先改善营养,纠正贫血后再驱虫。治疗可采取吡喹酮10毫克/千克体重,1次服用或1日内分2次服,疗效极佳。

血吸虫病

寄生于人体的血吸虫主要有日本、埃及和曼氏血吸虫3种,分别流行于东亚、非洲和南美洲广大地区。在我国流行的是日本血吸虫病,为一古老疾病,在湖南长沙马王堆发掘的西汉女尸(公元前206年)内脏中就发现有血吸虫卵。国内血吸虫病流行于长江两岸及其以南的13省市自治区,台湾省的虫株则只能在动物体内发育成熟。该病是危害农民健康最严重的寄生虫病。经过解放后多年来的反复防治,疫区范围已大大缩小,但威胁始终存在。

日本血吸虫

日本血吸虫寄生在腹腔内门静脉血管内,雌雄成虫常合抱在一起,交配后产卵,虫卵进入肠腔随粪便排出,在水中孵出毛蚴;毛蚴侵入钉螺(中间宿主),在螺体内发育繁殖产生大量尾蚴;尾蚴从螺体逸出,接触人或其他哺乳类动物(以耕牛为多)皮肤时,几秒钟内即脱去尾巴、钻入皮内、变为童虫;童虫随血流移行,经过肺和心脏到达肝内门静脉内发育为成虫;雌雄成虫合抱逆血流到达肠系膜静脉末梢,在肠壁黏膜下层产卵,虫卵大多沉积在结肠壁,约1/4随血流进入肝脏,少数(16%)随粪便排出,重复其生活史。人可因下河洗澡、游泳、捕鱼摸蟹、防汛、打湖草、洗衣、洗菜、淘米等不同方式而感染。早晨河岸青草露水滴中也含有尾蚴,赤足在河边行走也可感染。无论男女老幼都可感染,但以青壮年,农、渔民占多数,夏秋两季最易感染。在尾蚴侵入处可发生皮炎(尾蚴皮炎),出现像蚤咬的红色丘疹,奇痒,潜伏期1个月左右。根据血吸虫病的症状可分为急性、慢性和晚期血吸虫病。此外,尚有异位损害等。

临床表现

1. **急性血吸虫病**　多见于对虫体无免疫力而新近接触大量尾蚴的病人,夏季多见。起病较急,先有畏寒,继而发热,一般在39℃上下,伴有盗汗。发热可持续15日至1～2个月。体温的高低与持续的时间和感染的程度成正比。此外,尚有腹痛、腹泻、大便带血和黏液、咳嗽、肝肿大、压痛等。血白细胞和嗜酸性粒细胞大多明显增加。

2. **慢性血吸虫病**　常见于流行区有反复多次感染的农民,他们自幼和河水接触虫体有一定的免疫力,因此一般不产生急性期症状,多数无明显感觉,仅在普查时发现。慢性病人的症状以腹痛、腹泻为常见,大便每日2～3次,稀、偶尔带血,时发时愈。主要体征为肝脾肿大。

3. **晚期血吸虫病**　多见于流行区反复重度感染的病人,表现为肝硬化、门静脉高压症,主要表现有巨脾(大多伴有脾功能亢进、血细胞减少)、腹水、食管下端和胃底部及腹壁静脉曲张等,前两部位曲张静脉破裂可发生上消化道大量出血。在儿童期得病的如不及时治疗,可因发育障碍而形成侏儒症,即成年人矮小如儿童,生殖器官不发育,俗称"童子痨",现已少见。

血吸虫的异位损害指虫卵侵入门静脉系统之外的肺、脑等器官而引起的损害，主要症状分别为咳嗽(重者伴气急)和局限性癫痫。

根据病人的籍贯、职业及疫水接触史，结合症状体征和大便检查一般不难诊断。大便中找到虫卵或孵出毛蚴，或直肠镜钳取的黏膜组织中发现虫卵即可确定诊断。血清学检查(环卵沉淀试验、酶联免疫吸附试验等)检出特异性抗体有助于诊断。

防治 要消灭血吸虫病必须因地制宜地采取综合性防治措施。具体方法有：①普查普治病人和病牛，以控制传染源。②灭螺。③粪便管理，防止人畜粪便污染水源，保护水源，改善用水卫生[提倡用井水，或将河水贮存3日后再用，或每担水加含氯石灰(漂白粉)1克，15分钟后再使用等]。④尽量避免接触疫水，必须接触时应采取个人防护措施。防蚴笔(以脂肪酸为基质，加碱皂化后加2%氯硝柳胺和10%松节油制成)具有强大杀灭尾蚴的作用，涂擦皮肤可耐久不脱。此外用1%氯硝柳胺碱性溶液浸渍衣裤，对尾蚴亦有杀灭的作用。

目前治疗血吸虫病最理想的药物是吡喹酮，该药具有疗效高、毒性低、反应轻、疗程短、服用方便等优点。慢性血吸虫病的总剂量为60毫克/千克体重，急性血吸虫病总剂量为120毫克/千克体重，晚期血吸虫病的总剂量减少至40毫克/千克体重。应在医生指导下服用。

埃及血吸虫病

又称尿路血吸虫病，流行于整个非洲大陆，并向东延伸至阿拉伯半岛和印度等地。近年来我国援外人员中也有感染本病者。主要症状为排尿结束时出现几滴血尿，但重者呈均匀血尿，常伴有尿痛(耻骨上部和会阴部痛)、尿频等膀胱刺激症状和腰酸腰痛等。取最后几滴血尿直接镜检，常易发现虫卵。

曼氏血吸虫病

主要流行于南美、非洲北部和中部。我国去非洲援外人员中也偶有感染本病者。症状与日本血吸虫病基本相同。治疗可采用吡喹酮。

丝虫病

病因 丝虫病是一种常见的寄生虫病，在我国分布甚广。国内流行的丝虫病为班氏丝虫病和马来丝虫病，是由丝虫寄生于淋巴组织所致的疾病。丝虫和钩、蛔、蛲虫等一样都属于线虫，但丝虫归于组织线虫。班氏丝虫病流行于全世界大部分热带和温带某些地区，马来丝虫病则局限于亚洲。在我国北起山东、河南，南至广东、广西，东起台湾、福建、江苏、浙江，西起贵州、四川等15个省市皆有丝虫病流行。除山东和台湾省仅有班氏丝虫病外，其余地区多同时有两种丝虫病。

丝虫成虫寄生于大淋巴管或淋巴结，班氏成虫常在腹腔、精索和下肢的深部淋巴系统；马来成虫多寄居于上下肢的浅部淋巴系统内。成虫成熟后雌雄交配，产生微丝蚴(丝虫的幼虫)。微丝蚴自淋巴系统进入血循环，白天躲在肺部微血管内，夜间出现在周围血液中。因此，检查病人血液中的微丝蚴要在夜间进行。当蚊虫叮咬丝虫病人时血中微丝蚴被吸入蚊胃中，部分死亡，部分穿过胃壁进入胸肌发育成为感染性幼虫，并移行到蚊胸。当蚊虫在吮吸人血时，感染性幼虫即入人体，在大淋巴管或淋巴结内发育为成虫。自感染性幼虫侵入人体到血液中出现微丝蚴需6～12

个月。

临床表现 大多数病人受到感染后并不发生任何症状，这种情况成为"丝虫感染"或"带丝虫者"，只有在普查或因血中嗜酸性粒细胞增高而进行检查时才发现。对"带丝虫者"要和病人一样治疗，因为他们也可散播丝虫病。

丝虫病的早期症状为淋巴管炎和淋巴结炎，常呈周期性发作，疲劳是发作的一个诱因。淋巴结炎以腹股沟部较为多见。淋巴管炎表现为肢体上一条自上而向下伸展的红线，有压痛；皮肤的小淋巴管发炎时，可表现为一片红肿，像丹毒一样，俗称"流火"。除局部症状外，病人尚伴有畏寒、发热、头痛、乏力等，发作时限短，症状多于 3～5 日内自行消退。丝虫热是呈周期性发作的高热，2～3 日后自退，局部无淋巴管炎或淋巴结炎，有时伴腹痛。班氏丝虫病可表现为精索炎、附睾炎和睾丸炎，发作时阴囊内精索、睾丸和附睾等有肿痛。病人有时可有畏寒、发热、咳嗽、哮喘等，肺部 X 线检查有游走性浸润，血中嗜酸性粒细胞增多。

丝虫病晚期以淋巴阻塞性病变为主，乳糜尿为班氏丝虫病的常见症状，呈间歇性发作，尿呈乳白色，有时可混有血液而呈粉红色。如乳糜尿在膀胱内凝结成块，则可发生排尿困难。象皮腿是最常见的晚期症状，俗称"大脚风"，多发生在下肢，乃由马来丝虫引起。阴囊象皮肿则由班氏丝虫所致。均为皮肤淋巴管炎反复发作，伴细菌感染而形成的淋巴管阻塞的结果，表现为皮肤粗糙、变厚、变硬、压之无凹陷，以后甚至出现皱褶和疣状结节；继发细菌感染时可形成慢性溃疡。晚期班氏丝虫病病人的精索变粗，附睾可打到结节，阴囊肿大，皮肤除象皮肿外，尚可出现含有淋巴液的小疱疹。阴囊肿大也可由含乳糜液或淋巴液的鞘膜积液形成。

凡在流行区居住过的人，有以上症状时就应想到丝虫病的可能。血液、乳糜尿或鞘膜积液中找到微丝蚴虫即可确诊。对疑似病人给以乙胺嗪（海群生）治疗后，在生殖器官、肢体淋巴结等部位出现结节（是丝虫成虫死亡后引起的组织反应）时，也可诊断为丝虫病。

防治 在流行地区进行普查、普治、控制传染源是预防丝虫病的重要措施。我国某些流行地区采用乙胺嗪掺拌食盐全民食用的方法，也可消除或降低血中的微丝蚴，有效地控制了丝虫病的传播。此外，尚要灭蚊防蚊，以切断传播途径。

乙胺嗪是目前治疗丝虫病的主要药物，对成虫及微丝蚴均有灭杀作用，口服后迅速吸收。乙胺嗪毒性甚低，有时可引起恶心、呕吐胃口差、头晕、失眠等；也可由于成虫和大量微丝蚴的死亡而引起较为严重的过敏反应，如寒战、高热、头痛、全身肌肉关节酸痛、皮疹、皮肤结节等。治疗前如先服抗组胺药、阿司匹林、泼尼松（强的松）等可预防或减轻这些反应。左旋咪唑也可治疗，但疗效较乙胺嗪为差。急性淋巴管炎、淋巴结炎等单纯由丝虫引起者，口服解热镇痛剂即可，有继发细菌感染者加用抗菌药物。乳糜尿发作时应卧床休息，少食脂肪；病情严重长久不愈者可考虑外科手术。象皮腿的治疗效果不满意可使用热烘绑扎疗法、音频绑扎疗法。

旋毛虫病

旋毛虫病是由旋毛虫引起、为人畜共患的动物源性传染病。欧美各国的发病率很高，我国云南、西藏、吉林、黑龙江、河南等省都发生过小流行。

病因 旋毛虫的生活特点是成虫和幼

虫都寄生在同一宿主体内,雌虫在动物小肠黏膜产卵后发育的幼虫随血流到达身体各部分,但只有到横纹肌中的才能发育成具有传染性的幼虫,并于感染1个月内形成囊包。当被另一宿主吞食到小肠中后幼虫即脱皮发育为成虫,动物通过互相扑食、吞食尸体,羊、马食入污染的牧草,犬猫经食兽尸肉后均可得病。人则进食猪肉、腌猪肉或未烤熟的猪肉,生的或半生(如火锅)的狗肉、野猪肉、羊肉、马肉、熊肉等而感染。

临床表现　一般于摄入活幼虫后24小时即可出现腹痛、腹泻、恶心、呕吐等症状。幼虫在血循环内移行,并侵入肌肉时,出现典型的症状,如乏力、畏寒、发热,发热一般为38～40℃,可持续2～4周;除眼睑浮肿外,也可出现结膜炎、颜面浮肿等,较重者出现下肢浮肿,全身肌肉疼痛,尤以腓肠肌(小腿肚)为甚;皮肤出现瘙痒,部分病人有皮疹,躯干和四肢多见(下肢多于上肢,内侧多于外侧),皮疹呈多形性,散在、很少融合。自发病第4周开始,除肌肉隐痛及四肢无力外,一般无其他症状,浮肿消退后下肢可摸到结节。血白细胞总数和嗜酸性粒细胞增多。从病人肌肉组织中查到囊包可确诊,血清学检查亦有助于诊断。

防治　治疗本病的特效药物是甲苯达唑,与泼尼松(强的松)合用常可获得良好效果。

猪肉绦虫病及囊虫病

绦虫病有牛肉绦虫病、猪肉绦虫病、短膜壳绦虫病等。除猪肉绦虫病可以成虫及幼虫方式寄生于人体之外,其他两种则仅以成虫方式寄生于人的肠道。牛肉绦虫病的感染方式与猪肉绦虫病相似,只是吃了感染的牛肉所致。

病因　猪肉绦虫病是绦虫寄生在人体小肠内所引起的疾病。囊虫病则是猪肉绦虫的幼虫(囊虫)寄生人体所引起的疾病。绦虫寄生于人体小肠上段,形似带状,长达2～4米,由许多节片组成。节片脱落或破裂后散出虫卵随粪便排出,节片或虫卵如被猪吞食,则虫卵在其肠内孵化为幼虫、幼虫钻过肠壁进入小血管而达猪的肌肉内,形成囊虫,人们吃了半生不熟含囊虫的猪肉,囊虫在人的小肠内逐渐生长成熟,2～3个月后发育为成虫。猪肉绦虫的虫卵被人吞食后,则形成囊虫病。人食入自己身体内的成虫排出虫卵后,虫卵在十二指肠内孵出六钩蚴,该幼虫随血液及淋巴液输送至全身,形成囊虫。囊虫在人体内可寄生在皮下组织、肌肉、脑、眼等处。如吞食猪肉中的囊虫,该囊虫则在肠道中发育为成虫,则为绦虫。

临床表现　绦虫病症状一般很轻,粪便中可见白色带状节片,有时绦虫节片集中于肛门,并单独或成串地落在被褥上,此时病人会有轻度肛门口痒。部分有腹痛、消化不良等症状。

囊虫病有皮肤肌肉型、脑型及眼型3种,皮肤肌肉型可见皮下结节,皮下可摸到圆形或椭圆形结节。多者可达千余个,而癫痫发作是脑囊虫的最常见症状;少数病人囊虫寄生在眼部,从而引起视力减退。

防治　预防在于做好粪便管理,尽早彻底治疗病人,提倡不吃生的或半生不熟的猪或牛肉,猪、牛肉在屠宰后经兽医检验合格后方可出售。

治疗猪肉绦虫病的药物为阿苯达唑及吡喹酮。

脑型猪肉绦虫病的治疗乃首选阿苯达,脑囊虫病的疗程中会颅压增高,短期内癫痫会增多,所以必须住院治疗,同时辅以肾上腺皮质激素、脱水剂等,以减少不良反应。吡喹酮效果也很好,与阿苯达唑治疗一样,注意减少不良反应,必须住院。治疗前必须明确有无眼囊虫病,该病不可用药物治疗,否则会致盲。

包虫病

病因　包虫病由人受犬绦虫的幼虫(包虫)感染所引起,犬绦虫是寄生于犬大肠内的小型绦虫。犬是它的终宿主,肠内寄生虫数量往往很多。除粪便中含有大量虫卵外,其皮毛、畜舍等处也常被虫卵污染。羊为犬绦虫的中间宿主,意即该虫在羊内脏中以包虫囊形式存在,而非犬吞食受染羊内脏中的包虫囊而感染。包虫囊含棘球蚴,该幼虫进入小肠肠壁发育为成虫。人的感染,主要是由于和犬密切接触引起,儿童喜欢玩弄动物,往往因手指沾染虫卵,食下后即可发生感染,包虫寄生部位以肝脏、尤以肝右叶最为常见,肺部次之,包虫囊能产生许多子囊和头节,每一头节在人体内可转变为包虫囊,包虫病多见于畜牧地区。

临床表现　包虫病发展非常缓慢,病人大多在儿童期感染,5～20年后才产生症状。肝包虫病最常见的症状是右上腹无痛性包块,实际上就是肿大的肝脏,表面有囊性感觉。有时细菌从胆道侵入,形成肝脓肿时就有发热和肝痛。肝包虫囊绝对不可进行穿刺,因囊内压力很高,囊液漏出后会产生过敏性休克,而且头节随囊液漏到腹腔内,几年以后逐渐长大,形成多数性腹腔囊肿。肺包虫病也不少见,胸部透视可见肺内有圆形囊肿。利用包虫囊液做皮内试验对诊断包虫病很有价值。

防治　患包虫病死亡的羊、牛等尸体应深埋或焚毁,以防止犬吞食。对患有绦虫的犬,应予治疗或杀灭。应注意饮食卫生,以防犬粪污染食物。本病主要采用外科手术治疗,将包虫内囊全部剥离,这样可以痊愈。

阿苯达唑治疗,疗程较长,目前只作为手术的辅助治疗。

钩虫病

钩虫病是钩虫引起的寄生虫病,俗称"脱力黄胖病",我国除少数寒冷干燥地区外,其他各地都有钩虫病的存在与流行,严重地危害劳动人民的健康。

病因　钩虫是一种微小的半透明、肉灰色小线虫。寄生在人体小肠内产卵,虫卵随粪便排出,若粪便未经处理而施入田中,虫卵即进入泥土并孵出幼虫,长成丝状幼虫。当人们赤脚下地劳动,接触含有丝状幼虫的泥土,幼虫能钻进皮肤,进入微血管,经过肺部上行至咽部,经食管、胃到小肠定居并发育成熟产卵,这些过程须1～2个月(图17-2)。农民因常接触湿土易感染得病,矿区井下温度高,湿度大,如受粪便污染,也易造成流行。

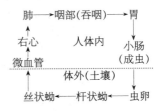

图17-2　钩虫生活史示意图

临床表现　病人早期可出现红色高出皮肤的小丘疹,奇痒,抓破后易发炎,常常发生在足趾、手指之间及足踝、手腕与泥土接触部位,俗称"粪触脚""打粪毒",可持续3～5日。随后可出现咳嗽、气喘。成虫在小肠内定居后，不断地从肠壁吸血，引起肠壁溃疡出血，可有贫血症状，如面色及甲床苍白，劳动后易气急，心跳，没力气。少数病人出现食欲怪癖，喜吃生米、泥土等。儿童严重感染后可影响生长发育。如果粪便检查发现钩虫卵即可确定诊断。

防治　普查普治病人，管理好粪便，注意个人防护（如用石菖蒲头与乙醇 1∶2 浸泡，每次用 10 毫升涂擦手足）是预防本病的重要环节。

本病治疗包括驱虫和治疗贫血两个方面。驱虫可选用阿苯达唑（肠虫清）。此外，也可用甲苯达唑，有效率 77%～95%。

蛲虫病

蛲虫病是蛲虫寄生在人体所引起的疾病，5～9 岁的儿童得此病者最多，它是仅次于蛔虫病的小儿肠道寄生虫病。本病是由于小儿吞食了蛲虫卵以后而发生的，蛲虫比蛔虫小得多，短而粗，大约 1 厘米多长，如"棉纱线"样粗细，白色，寄生在人体小肠下段和结肠内。雌虫常在夜间游至肛门口或肛门外产卵，因而引起奇痒，这时小儿如用手抓痒，手指和指甲就占有虫卵，若小儿吸吮手指或不洗手就拿东西吃，虫卵又可以进入小肠内孵育为成虫，这样可以使病儿反复感染。此外，虫卵可随大便散布或粘在衣裤、被单、用具上传染给其他人。

临床表现　蛲虫病一般没有症状，但得病后无论是小儿或成人都有不同程度的肛门或会阴部发痒，夜间尤甚，可影响睡眠，小儿可因奇痒而夜间转动不安或夜惊。也可因奇痒而抓破肛门周围及会阴部皮肤而发炎。蛲虫刺激尿道口可引起遗尿。若蛲虫爬入女孩的阴道，可引起阴道炎。另外，有的病儿有脾气急躁、易哭、食欲不好、咬手指、大便稀薄和腹痛等现象。因蛲虫夜间爬到肛门口，故在小儿入睡后 1～2 小时仔细检查肛门，可发现有白"棉纱线"样的小虫在肛门口游动。

防治　蛲虫在人体内的寿命为 30 日左右，如能进行严格的清洁卫生措施，有时即使不经治疗，1～2 个月后也能自愈。应注意小儿卫生习惯，勤剪指甲、勤洗手，尤其是饭前一定要洗手，不要吮吸手指，病儿应勤换衣裤、被褥，特别是内裤，煮过后再洗。晚上应穿满裆裤睡觉，这样可以防止手指被污染，而且亦可防止被单、床等被污染。家中如几个孩子同时患此病，必须同时进行治疗，在儿童集体机构如幼儿园应特别注意，一发现病儿就应全部彻底地进行治疗。

恩波吡维铵（扑蛲灵）治愈率达 90% 以上。甲苯达唑的剂量大小与年龄无关，效果更好。

蛔虫病

蛔虫病是蛔虫寄生于人体所引起的疾病，不分年龄和性别都可感染，但以儿童为多。在农村中成年人感染也很普遍。

病因　蛔虫外形像蚯蚓，新鲜时淡红色，寄生在人体小肠内，并产卵，雌虫每日产卵量非常可观，多达 20 万个。卵随人的粪便排出，在适宜的条件下可发育为成熟虫卵，这种虫卵抵抗低温及干燥的能力很强，在土壤中可生存 1～5 年，污染的蔬菜若以一般调味品（如酱油、醋、辣椒）生拌和以盐水做泡菜都不能杀灭虫卵。吃了带有成熟虫卵的食物（主要是蔬菜）就可得病。儿童常喜欢玩土，手上也可能粘有蛔虫卵，如果饭前不洗手，蛔虫卵可以因手的污染而被吞入，所以儿童最容易得蛔虫病。成熟虫卵被吞入后，孵化发育的幼虫并不直接在小肠发育为成虫,必须在体内经过一番"旅行",幼虫钻出肠壁经过血管到达肺内,以后从肺经气管到喉部,再被咽入胃肠道,最后在小肠内定居,成虫的寿命一般是一年左右。

临床表现 蛔虫病病人多数没有症状,也不引起注意,但是在儿童及体弱者则由各种各样的症状,有的常在脐周有阵发性腹痛,不痛是仍能游玩如常;有的食欲差;部分病人的食欲很好,但却不见长胖却反而消瘦;有的还可有腹泻,大便中带不消化食物并排出蛔虫;有的可有低热、风疹块、常发脾气、不活泼、烦躁不安、晚上睡眠易惊醒、磨牙。病久了,小儿营养情况大受影响,身体弱而多病。中医认为小儿面部白斑、粟粒疹、舌乳头突出(红花舌)、花指甲或指甲云斑、耳翼糜烂等可能是小儿蛔虫病时的皮肤黏膜表现。最好不要单凭这些表现立即给予驱虫治疗,应该做大便化验检查来确诊。

蛔虫常会引起严重的并发症,这对人体危害很大,例如虫太多时,在肠中扭结成团,阻塞肠道,就发生呕吐、剧烈的腹痛、腹胀。腹部可摸到团块或看到肠型,称为肠梗阻。蛔虫喜欢钻孔,特别在儿童有感冒、发热或其他不适时,肠内的蛔虫也会因不安而扰动,东钻西钻引起各种并发症,如果钻入阑尾就引起急性阑尾炎;钻入胆管可引起胆道蛔虫症和急性胆道炎;蛔虫钻破肠子进入腹腔,则引起急性腹膜炎;钻入肝脏则引起肝脓肿。如果在短时间里吞食了大量蛔虫卵,经过1周左右会出现发热、咳嗽、咳痰或痰中带血丝,少数会引起哮喘样发作,称为爆发性蛔虫性哮喘病,这是由于幼虫在肺部"旅行"时所出现的症状。

防治 预防蛔虫病在于养成清洁卫生的习惯。饭前便后要洗手、常剪指甲、不咬指甲、不吮指头、不喝生水、不吃生蔬菜和没有洗净的瓜果。不随地大便,做好粪便管理。

治疗多采用阿苯达唑(肠虫清),有效率可达100%。其次用赛嘧啶,甲苯达唑。

第18章

呼吸系统疾病

急性上呼吸道感染

急性上呼吸道感染简称"上感",为上呼吸道急性炎症总称,是人类最常见的传染病之一。主要病原体是病毒,少数为细菌,主要通过喷嚏和含有病毒的飞沫空气传播,或经污染的手和用具接触传播。其病原体大多为自然界中广泛存在的多种病毒,健康人群亦可携带,人体对其感染后产生的免疫力较弱、短暂,病毒间也无交叉免疫,故可反复发病。

临床表现 ①普通感冒为病毒感染引起,俗称"伤风",起病较急,主要为鼻部症状,如喷嚏、鼻塞、清水样鼻涕,或咳嗽、咽干、咽痒、烧灼感甚至鼻后滴漏感。一般5～7日痊愈,伴发并发症者可致病程迁延。②急性病毒性咽炎和喉炎:表现为咽痒和灼热感,咽痛不明显,可有声嘶、讲话困难、发热、咽痛或咳嗽。③急性疱疹性咽峡炎:表现为明显咽痛、发热,病程约一周。多发夏季,多见儿童,偶见成人。④急性咽结膜炎:表现为发热、咽痛、畏光、流泪、咽及结膜明显充血。病程4～6日,多发夏季,游泳传播,儿童多见。⑤急性咽扁桃体炎:起病急,咽痛明显、伴发热、畏寒,体温可达39℃以上。

治疗 目前尚无特效抗病毒药物,对症处理为主,同时戒烟、休息、多饮水、保持室内空气流通和防治继发细菌感染。通常病情较轻、病程短、可自愈,预后良好。但由于发病率高,也可影响工作和生活,甚至伴严重并发症和有一定的传染性,应积极防治。

预防 远离传染源、加强锻炼、增强体质、饮食生活规律和改善营养。避免受凉和劳累,有助于降低易感性。年老体弱易感者应注意防护,上呼吸道感染流行时应戴口罩,避免出入人多的公共场合。

急性支气管炎

急性支气管炎常为上呼吸道感染的一部分,由鼻病毒、副流感病毒、流感病毒A或B、呼吸道合胞病毒、冠状病毒或其他病毒感染引起,少见肺炎支原体、百日咳杆菌、肺炎衣原体。易感者为吸烟者、慢阻肺者以及支气管扩张者。

临床表现 咳嗽为无痰或少痰,痰可为无色、脓性,偶为血性。痰的特征与病因无关(如病毒还是细菌),可伴随或继发于上呼吸道感染。除有基础肺疾病的病人外,呼吸困难可因呼吸时胸痛引起,而非低氧血症。可无体征,或散在干啰音和哮鸣音。

治疗 几乎所有病人仅需对症治疗,如给予镇咳药只用于促进睡眠。有喘息者可短期吸入支气管舒张剂。口服抗生素对较严重咳嗽、呼吸困难、脓性痰增多者有益。大多数病人2周内咳嗽消失。一些因气道刺激引起持续咳嗽者,吸入糖皮质激素2～4周可有效。持续咳嗽者应进行胸部X线检查,并评估有无百日咳杆菌感染和非感染性病因如鼻后滴漏、过敏性鼻炎及咳嗽变异性哮喘。

预防 增强体质,避免劳累,防止感冒。改善生活卫生环境,防止空气污染。清除鼻、咽、喉等部位的病灶。

慢性支气管炎

慢性支气管炎是支气管及其周围组织的慢性非特异性炎症。每年咳嗽咳痰或喘息的时间超过3个月,持续2年以上,且多发于冬季,并除外其他心肺疾病,即可考虑为慢性支气管炎(简称慢支)。病因主要为慢性刺激和病原微生物感染,吸烟、粉尘、大气污染和刺激性烟雾常为主要病因。

临床表现 中老年人易患,且男多于女,病程常进展缓慢。早期主要为冬季咳嗽,咳白色泡沫痰或黄痰,夏季缓解。如果刺激因素持续存在,症状会逐渐加重发展成为长年不断的咳嗽,咳痰,痰量增多,以白色泡沫痰为主,继发病原微生物感染后可变为黄色或绿色脓痰。存在过敏体质的病人还可伴有气急,喘息。疾病发展到晚期后,病人可在上述症状的基础上,出现进行性或不断加重的气急,活动后尤甚,可发展成为慢性阻塞性肺气肿,甚至慢性肺源性心脏病。

治疗　本病的治疗应强调防治并重,内因和外因治疗相结合的原则。预防包括戒烟,避免接触刺激性烟雾、粉尘和减少大气污染。内因治疗包括加强体育锻炼、主动和被动增强机体免疫力。外因治疗主要为在急性发作期时,咳嗽较剧烈,痰量增多或伴有发热时,给予适当休息和抗生素治疗。对喘息型慢性支气管炎患者,还应给予平喘药物。慢性支气管炎缓解期的治疗包括避免各种病原微生物和刺激因素,提高机体免疫力,或中药辨证施治。

预防　避免有害气体和有害颗粒的接触,加强体质的锻炼,提高自身抗病能力。此外,可试用免疫调节剂或中医中药,对部分病人有效。

慢性阻塞性肺病

慢性阻塞性肺疾病(慢阻肺)包括慢性支气管炎和肺气肿,许多病人为两者兼有。吸烟为主要危险因素,室内烹调、取暖生物燃料燃烧产生的烟雾为发展中国家的一个重要致病因素。低体重、儿童期的呼吸道疾病史、被动吸烟、空气污染、职业性粉尘(如矿尘、棉尘)或化学物质(如镉)暴露也能增加患慢阻肺的危险,遗传因素中最明确的是 α_1 抗胰蛋白酶缺乏症。

临床表现　最初主要为咳嗽咯痰,后可出现进行性、持续性、活动性呼吸困难,呼吸道感染时加重。继续吸烟者或烟草暴露史较长者,症状可快速进展。晚期病例可出现晨起头痛,提示夜间高碳酸血症或低氧血症。可间歇出现症状加重为前驱表现的急性加重。虽然大多不能确定急性加重的特定原因,但常将其归因于病毒性上呼吸道感染或急性细菌性支气管炎。随着病程进展,急性加重会更频繁,每年平均约3次。诊断主要靠病史、体检和肺功能检查,胸片有助于鉴别诊断。

治疗　慢阻肺的治疗包括慢性稳定期和急性加重期的治疗。慢性稳定期的治疗目标是通过药物和氧疗、戒烟、锻炼、加强营养和肺康复治疗防止急性加重、使肺和机体功能长期改善。选择有指征的病人进行外科治疗。

药物治疗主要为支气管舒张剂,如吸入性 β 受体激动剂和抗胆碱药。低剂量茶碱(300～400 毫克/日)有抗炎作用,可能增强吸入糖皮质激素的作用。氧疗:氧分压(PaO_2)长期＜55 毫米汞柱的病人,长期氧疗可延长其生命。持续 24 小时使用较夜间 12 小时使用更有效。氧疗也能增加许多病人的运动耐力。戒烟:戒烟相当困难但又极为重要;能减缓但非完全中止气道炎症的进展。同时应用多种策略最有效:设立戒烟日、行为纠正疗法、集体戒烟、尼古丁替代(口香糖、透皮贴剂、吸入剂、锭剂、鼻喷雾剂)、安非他酮以及医生鼓励等。即使采用安非他酮联合尼古丁替代这种最有效的干预措施,一年戒烟率也只有 30% 左右。体育锻炼、营养以及康复治疗也均为有效的治疗方法,应个体化。精心设计综合康复计划并给出切合实际的期望改善值,能使重度慢阻肺病人适应自身生理限制。特殊治疗方案对急性呼吸衰竭后持续使用呼吸机的病人有效。有些病人可完全脱机,其他病人白天可脱机。如家庭能充分支持,培训家属后可让病人携带呼吸机回家。

慢阻肺急性加重期的治疗即刻目标是确保足够氧合,逆转气道阻塞,治疗潜在诱因。

预防　主要是避免高危因素、急性加重的诱发因素和增强机体免疫力。戒烟是预防慢阻肺的重要措施，有益于防止慢阻肺的发生和发展。控制职业和环境污染，减少有害气体或有害颗粒的吸入，可减轻气道和肺的异常炎症反应。积极防治婴幼儿和儿童期的呼吸系统感染，可能有助于减少慢阻肺发生。流感疫苗、肺炎链球菌疫苗等对预防慢阻肺反复感染可能有益。加强体育锻炼，增强体质，提高机体免疫力，可帮助改善机体一般状况。此外，对于有慢阻肺高危因素的人群，应定期进行肺功能监测，以尽可能早期发现慢阻肺并及时予以干预。慢阻肺的早期发现和早期干预重于治疗。

支气管扩张

支气管扩张是由慢性感染和炎症引起的大气道的扩张和破坏。常见病因是囊性纤维化、免疫缺陷和感染，有些病例表现为特发性的。

临床表现　支气管扩张的主要症状是慢性咳嗽，并可有大量稠厚的脓痰。呼吸困难和喘息也为常见症状，偶有咯血。急性加重时可出现低热、咳嗽、咯脓痰。临床上慢性支气管炎与支气管扩张类似，但支气管扩张每日大量脓痰和典型的 CT 影像可与慢性支气管炎区别。口臭和异常呼吸音，包括爆裂音，干啰音和喘鸣，是该病的典型体征，也可有杵状指，且隐匿出现、反复发作、数年内逐步恶化。晚期可发生低氧血症、肺动脉高压、右心衰竭。诊断根据病史、体格检查和胸部 CT。

治疗　包括预防急性加重、治疗基础疾病和积极治疗急性加重并控制并发症。

如与所有慢性肺部疾病一样，推荐每年接种流感疫苗和肺炎球菌疫苗。有些治疗有利于清除分泌物，包括体位引流和胸部拍击、正压呼气装置、肺部敲击通气、压力背心、自主引流（一种呼吸方法，使分泌物从外周向中央气道移动）。急性加重期病人的治疗宜采用能覆盖流感杆菌、铜绿假单胞菌、卡他莫拉菌、金黄色葡萄球菌的抗生素。抗生素治疗的同时，应该努力促使气道痰液的清除。大量咯血常在抗生素治疗疾病急性加重的同时采用支气管动脉栓塞术。

预防　对活动性肺结核伴支气管扩张应积极抗结核治疗，低免疫球蛋白血症可用免疫球蛋白替代治疗。

哮　喘

哮喘是慢性气道炎症性疾病，哮喘的发病主要由遗传和环境因素共同作用。环境中的过敏原包括居室内的螨虫、真菌、蟑螂、动物皮毛，以及室外的花粉等是哮喘发病的主要触发因素，其他如呼吸道感染、食物、药物、情绪、气候变化等也是哮喘发病的重要触发因素。

临床表现　主要症状是反复发生的胸闷、气喘、咳嗽，发作时可听到呼气相哮鸣音，常在夜间或接触各种触发因素后发生，这些症状和体征可以经过治疗或自行缓解。哮喘在不发作时可以没有任何症状和体征，但是其气道的慢性炎症仍是持续存在。如果不进行积极抗炎治疗，晚期可出现不可逆气道重塑。哮喘严重急性发作时可出现低氧血症、神志改变、三凹征、哮鸣音消失，甚至危及生命。诊断主要根据发作时典型的症状体征，对于症状不典型者要依靠支气管舒张试验、支气管激发试验或 24 小时峰流速监测来确定。胸片或 CT

有助于鉴别诊断。

治疗　根据控制水平把哮喘分为完全控制、部分控制和未控制。哮喘的治疗目标是达到并维持哮喘完全控制。目前治疗哮喘需要长期用药物控制，预防急性发作，而不是发作了再治疗。治疗药物分为控制药物和缓解药物，控制药物是每日使用的，控制哮喘症状，预防急性发作，主要有吸入糖皮质激素、吸入长效 β_2 受体激动剂、白三烯调节剂、缓释茶碱；缓解药物是按需使用的，用以缓解哮喘症状，主要有吸入速效 β_2 受体激动剂、吸入抗胆碱能药物、全身用糖皮质激素、短效茶碱等。哮喘长期治疗策略包括评估哮喘控制、治疗并达到哮喘控制、监测并维持哮喘控制。治疗级别分为 5 级，每一级别都需要按需使用速效吸入 β_2 受体激动剂，从第 2～5 级，控制药物在吸入糖皮质激素的基础上强度不断加强，如哮喘没有得到控制，采取升级治疗，如得到控制，则可以降级治疗。

预防　尽量避免接触各种变应原及危险因素，早期积极抗炎治疗以预防哮喘急性发作。对哮喘病人进行教育和管理，增加病人与医师的沟通和合作，使病人正确掌握吸入药物的使用方法，了解哮喘急性发作的处理，学会自我监测病情，可以减少哮喘急性发作，减少哮喘急诊率、住院率。对于尘螨过敏的过敏性鼻炎病人早期采取脱敏治疗可以预防发展为哮喘。

过敏性鼻炎和哮喘

过敏性鼻炎(医学上称变应性鼻炎)是变应原暴露后由于鼻内黏膜发生 IgE 介导的炎症反应，导致鼻漏、鼻塞、鼻痒和喷嚏，在自发条件下或通过治疗，它们是可逆的。由于过敏原呈季节性的增减或持续存在，本病的发病呈季节性或常年性。在疾病发

作时，尚可伴有眼结膜、上腭及外耳道等处的发痒。变应性鼻炎病人中确诊哮喘的比例，随着疾病活动持续性和鼻炎严重程度而上升。近年来，越来越多的研究结果证实：变应性鼻炎和哮喘是同一气道内的同一种持续性炎性疾病。变应性鼻炎会妨碍睡眠、日常活动和工作，并可能加重哮喘并发症，被看作是哮喘的风险因素。

临床表现　根据发病有无季节性特点，临床上分为季节性鼻炎和常年性鼻炎：季节性鼻炎主要由花粉引起，发病有显著季节性。病人每到花粉播散季节便开始发病。鼻塞，伴有大量水样鼻涕，眼痒，结膜充血，严重者水肿。待花期一过，多数病人不治而愈。其另一特点是地区性。某些病人当迁移至气候、地理条件不同的另一地区时，由于植物种类的差异可不发病，但过若干年后也可能由于当地某种花粉反复致敏而再度发病；常年性变态反应性鼻炎主要由常年接触的某些变应原引起，如室内尘土、屋尘螨、真菌、动物皮屑、羽毛等，常年发病，症状与季节性鼻炎相同，但总的程度不如季节性鼻炎重。病人眼部症状较轻或无，主要是发作性喷嚏、鼻塞和流涕。诊断主要靠病史、体格检查。持续性变应性鼻炎病人应该通过病史和胸腔检查来评价其是否伴有哮喘。应该采取联合策略治疗上、下呼吸道疾病，从而使疗效和安全性达到最优化。

治疗　治疗哮喘的同时应该考虑到针对变应性鼻炎的治疗，治疗变应性鼻炎也应当与治疗哮喘一样，进行积极、有效的干预和治疗，并防止变应性鼻炎诱发或加重哮喘。对于已明确的变应原，应尽可能脱离接触。季节性变应性鼻炎可给预防性用药。色甘酸钠、酮替芬、肾上腺皮质激素。还应视具体病情加用抗组胺药、色甘酸钠眼药水、鼻减充血剂。常年性变应性鼻炎

的药物治疗抗组胺药、色甘酸钠、肾上腺皮质激素以及抗胆碱类药物皆可应用。根据变应原检查结果加用特异性免疫疗法。部分可行外科疗法。

预防 过敏性鼻炎的最根本保健措施是了解引起过敏性的物质，并尽量避免它。当症状主要发生在户外，应尽可能限制户外活动，尤其是接触花草或者腐烂的树叶，外出时可以戴口罩。当症状主要发生在室内，可以注意生活细节，控制室内真菌和霉变的发生，彻底杀灭蟑螂等害虫，远离宠物。

肺 炎

20世纪90年代世界卫生组织统计资料表明感染性疾病死亡在世界人口死因中占1/3，其中急性呼吸道感染（主要为肺炎）在感染性疾病死亡顺位中居首位。肺炎是指终末气道、肺泡和肺间质的炎症，可由病原微生物、理化因素、免疫损伤、过敏及药物所致。细菌性肺炎是最常见的肺炎，也是最常见的感染性疾病之一。

临床表现 细菌性肺炎多数起病急骤，主要表现为寒战、高热、咳脓痰、胸痛、气急，少数可有痰血，甚或伴有意识改变、烦躁不安、四肢厥冷等表现。老年人和婴幼儿以及继发于其他疾病者，症状常不典型。肺部检查可闻及湿性啰音。血液检查示白细胞和中性粒细胞百分比升高。胸部X线可见肺部的炎症改变。

治疗 肺炎的治疗需根据病人的不同情况选择敏感的抗生素，并辅以化痰止咳治疗。如果是青壮年和无基础疾病的肺炎病人，常用青霉素、第一代头孢菌素类，由于我国肺炎链球菌对大环内酯类抗菌药耐药性高，故对该菌所致的肺炎不单独使用

大环内酯类，耐药肺炎链球菌可使用呼吸系感染有特效的氟喹诺酮类。如果是老年人，有基础疾病或需住院的肺炎，常用氟喹诺酮类及第二、三代头孢菌素类等，可联合大环内酯类。如果是医院内获得性肺炎，则可以用第二、三代头孢菌素、氟喹诺酮类抗生素等。

预防 ①病人发热时应卧床休息，病情好转后进行适当的室内活动，恢复期则可逐步增加室外运动。②多开窗，保持室内空气流通、清洁。③寒冷季节要注意保暖，防止受凉、感冒；夏天起居环境要保持凉爽，防止虚脱中暑。④加强体育锻炼，增强体质。减少危险因素如吸烟、酗酒。高危人群可注射流感疫苗和肺炎链球菌疫苗预防肺炎。

真菌肺炎

真菌肺炎是指真菌感染引起的以炎症为主的肺（或支气管）疾病，是肺真菌病的一种。真菌广泛存在于自然界中，由于近年来抗生素、糖皮质激素、细胞毒药物及免疫抑制剂的广泛使用，肺真菌感染逐渐增多。我国真菌肺炎多为条件致病性真菌感染，以念珠菌和曲霉菌常见，其次为隐球菌和毛霉菌。主要有3种感染途径：①内源性感染，正常人口腔和上呼吸道寄生的真菌进入下呼吸道。②外源性感染，吸入带有真菌孢子的粉尘。③继发性感染，体内其他部位的真菌感染播散至肺。真菌感染的诊断依赖于实验室检查。

临床表现 真菌肺炎的临床表现无特异性，可有寒战、发热。咳嗽，有时呈刺激性咳嗽。咳白色黏稠痰，有时咳拉丝痰，合并细菌感染时呈脓性痰。部分病人咳血丝痰或咯鲜血。病变波及到胸膜时可有胸痛。白念珠菌感染时可在口、咽部见到白

色被膜,或合并消化道、泌尿道感染;隐球菌感染常伴胸膜炎和脑膜炎;曲霉菌感染可引起哮喘症状;毛霉菌感染可在早期出现远处播散病灶;曲霉菌和毛霉菌容易侵犯血管,造成肺梗塞,出现肺坏死、肺空洞和咯血。

治疗　真菌肺炎的病死率很高,提倡预防与治疗的有机结合,以减少发病,改善预后。真菌肺炎的治疗应根据真菌培养结果选择敏感抗真菌药物,疗程需较长,以减少复发机会,严重感染宜采用具有协同作用的抗真菌药物联合应用。应加强针对基础疾病和危险因素的治疗,提高机体抵抗力。除药物治疗外,尚需根据病情有指征时进行手术治疗。

预防　预防真菌肺炎要积极进行原发病治疗,尽可能保护解剖生理屏障,减少不必要的侵入性操作,合理应用抗生素、糖皮质激素,防止医院内感染。对于具有明显免疫功能损害者如 HIV 感染者、严重的粒细胞缺乏者、接受免疫抑制剂治疗的高危肿瘤病人及具有高危因素的器官和细胞移植者等,需适当进行抗真菌药物预防治疗。

肺脓肿

肺脓肿是由多种病原菌感染引起的肺组织化脓性病变。早期为化脓性炎症,继而组织坏死、液化形成脓肿。临床主要表现为高热、畏寒、咳嗽,脓肿破溃入支气管后可咳出大量脓性臭痰。该病多由细菌感染、支气管堵塞、全身抵抗力降低引起,多发生于青壮年,男多于女。自抗生素广泛应用以来,该病的发生率已大为减少。

临床表现　急性肺脓肿常有吸入史,起病急骤,病人出现畏寒、高热、咳嗽、咳痰。早期为黏液痰或黏液脓痰,常伴有胸痛、气促、乏力、食欲不振等。7~10 日后,咳嗽加剧,脓肿破溃入支气管,咳出大量脓臭痰,体温下降。有时痰中带血或中等量咯血。及时应用有效抗生素治疗可使病变在数周内好转,痰量减少。若治疗不及时、不彻底,身体抵抗力低,病变可转为慢性。此时症状时轻时重,咳嗽、咳脓痰,间断发热和胸痛等,部分有咯血。长期慢性中毒及消耗使部分病人出现消瘦、贫血。个别病人有脑、肝、肾等转移脓肿。

血源性肺脓肿常有肺外感染史,有畏寒、发热,数日至两周后出现肺部症状,如咳嗽、咳痰等。痰量通常不多,极少咯血。

继发性肺脓肿起病缓慢,咳痰量少,很少带臭味,发病前常有原发疾病的临床症状。

治疗　病人应注意休息,高热量、易消化饮食,增加营养,维持水、电解质平衡。予以降温、解痉止咳等对症治疗。急性肺脓肿主要以抗生素治疗为主。青霉素为首选药物,青霉素过敏者可选用克林霉素,治疗疗程要足,一般 6~8 周。应加强脓液引流,可给予祛痰药或雾化吸入生理盐水、支气管舒张药以利脓液引流,亦可采取体位引流排脓,使脓肿处于最高位。必要时可经纤维支气管镜冲洗及吸引。对于脓肿久治不愈、脓腔不缩小、感染不能控制,或合并威胁生命的大咯血或不能与肺癌等鉴别时,可行手术治疗。

预防　预防的关键在于积极去除和治疗口腔、鼻、咽腔的慢性感染源,如龋病、扁桃体炎、鼻旁窦炎、齿槽溢脓等。避免过量使用镇静、催眠、麻醉药及酗酒。加强上呼吸道手术及昏迷、全身麻醉病人的护理,预防肺部感染。积极治疗皮肤痈疖或肺外化脓性病灶,不挤压痈疖,防止血源性肺脓肿的发病。

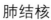

肺结核

　　肺结核是由结核杆菌感染引起的一种慢性呼吸道传染病。通过空气传播，结核杆菌可在人体内长期潜存，当抵抗力降低时发病。病理特征为结核结节、干酪样坏死、空洞形成。胸部 X 线检查可提示本病，确诊有赖于痰中检出结核菌。肺结核虽然是一种常见的慢性传染病，目前是防有措施，治有良药。如能早期确诊、早期、适量、联合、规律、全程用药治疗，可完全治愈。

　　临床表现　病人可有午后潮热、乏力、盗汗、食欲不振、月经失调，体重减轻等全身症状，重者有寒战、高热。病变轻者无症状，病人可有干咳、胸痛、咯血，病变广者有呼吸困难。病变肺处叩诊浊音，闻支气管呼吸音及湿性啰音。病变广泛者或有纤维化、胸膜增厚者，可有胸廓凹陷，肋间隙变窄，气管移位。诊断依据：①常有结核病接触史。②有全身结核中毒症状，如低热、消瘦等。③有咳嗽、咯血等呼吸道症状。④胸部 X 线检查有结核病灶。⑤痰中找到结核杆菌。

　　治疗　初治病例选用异烟肼、利福平、链霉素、吡嗪酰胺、乙胺丁醇等第一线药物中的 3～4 种联合应用，强化治疗2～3 个月后改为巩固治疗4～5 个月。复治病例用 4 联治疗，或选用二线药物治疗。

　　预防　进入 20 世纪 90 年代后，本来已经得到控制的肺结核病，又在世界范围内出现广泛流行趋势。人们对结核病的斗争进入了新时期。有一定抗药性的结核杆菌，治疗更为困难，故而对肺结核的预防十分重要。当有原因不明的低热、消瘦、乏力、咳嗽、盗汗，又没有查到其他病因，应迅速到医院检查、确诊。在专科医生指导下规律、全程用药，疗程不得短于半年，病人要有足够的耐心。休息、充分营养、适当户外活动、增强全身抵抗力，仍是战胜疾病的重要条件。病人在排菌期间应适当隔离，保护家庭成员和集体人群的健康十分重要，特别是保护儿童。

胸膜炎

　　胸膜炎是各种致病因素引起的胸膜壁层和脏层的炎性病变。由多种病因引起，如感染（病毒、细菌、寄生虫）、恶性肿瘤、结缔组织病、肺栓塞等。若不立即治疗，可致胸膜渗出，引起胸腔积液。严格地讲，胸膜炎和胸膜渗出不是一种疾病，而是肺部感染或其他疾病的并发症。炎症消退后，胸膜可恢复至正常，或发生两层胸膜相互粘连及胸膜增厚等。

　　临床表现　胸膜炎起病一般较为急剧，也可缓慢起病。以胸痛为主要症状，程度可有差异，可仅为隐隐不适，或仅在病人深呼吸或咳嗽时出现。典型的胸痛为刺痛，咳嗽、深呼吸时胸痛加重。常伴有不同程度的发热、咳嗽，部分病人偶表现为全身不适和盗汗。如果出现大量胸液积聚，则胸痛可消失。但病人往往有胸闷气急、紫绀、端坐呼吸等。根据胸痛的特征，常可作出胸膜炎的诊断。典型者肺部听诊可闻及胸膜摩擦音。根据病因不同，本病可分为结核性胸膜炎、肿瘤性胸膜炎、化脓性胸膜炎、结缔组织胸膜炎等，另外本病应注意与肝、肾、心脏疾病所致的胸腔积液相鉴别。尽管胸部 X 线检查不能显示胸膜炎，但可发现肋骨骨折、肺部病灶或胸腔积液征象。超声波探测有助于对胸腔积液的定位、定量。而鉴别诊断多依赖于胸腔穿刺液细胞学检查、化学分析和微生物学检查，必要时尚需行胸膜活检等检查，以明确诊断。

治疗　急性期应卧床休息,加强营养。中量以上积液应积极抽液,以减轻中毒症状,解除对肺及心血管的压迫使肺复张,纵隔复位,抽出胸水防止和减轻胸膜粘连,保护肺功能。同时,针对病因进行积极治疗,如根据病原菌及药敏试验选用有效足量的抗菌素治疗,结核性胸膜炎者给予抗结核药物等。在恢复期使用药物治疗的同时,辅以体育疗法,这样能增强病人的心肺功能,促进病人的体力恢复,减轻胸水造成的肺不张现象。若并有慢性化脓性炎症,保守治疗无效,可考虑外科手术治疗。

预防　胸膜炎预防重在保护和增强人体的抵抗力,对肺内外疾病宜积极治疗。生活起居要有规律,适当安排工作与休息,避免受凉和劳累;保持乐观情绪;饮食有节,富营养,忌辛辣,有烟酒嗜好者应坚决戒除;经常参加体育运动,锻炼身体,增强体质以降低疾病易感性。

气　胸

气胸是指各种原因引起胸膜破裂,空气进入胸膜腔导致胸腔积气,胸膜腔内压力升高,甚至由负压变成正压,使肺脏压缩,静脉回心血流受阻,产生不同程度的肺、心功能障碍。由胸外伤、针刺治疗等所引起的气胸,称为外伤性气胸。最常见的气胸是因肺部疾病如肺结核、慢性阻塞性肺疾患、肺癌、肺脓肿、尘肺等使肺组织和脏层胸膜破裂,或者靠近肺表面的肺大疱、细小气肿泡自行破裂,肺和支气管内空气逸入胸膜腔,称为自发性气胸。其中,肺无明显病变,因胸膜下气肿泡破裂形成者称特发性气胸。根据脏层胸膜破口的情况及其发生后对胸腔内压力的影响,将自发性气胸分为以下3种类型:闭合性(单纯性)、开放性(交通性)和张力性(高压性)3类。脏层胸膜破裂或胸膜粘连带撕裂,其中血管破裂,可以形成自发性血气胸。

临床表现　常有抬举重物、屏气、咳嗽、喷嚏或高喊大笑等诱发因素,但也可无明显诱因。主要症状为呼吸困难,病人突感一侧胸痛、胸闷气急、可有干咳,呼吸困难程度与积气量的多寡以及原来肺内病变范围有关。当有胸膜粘连和肺功能减退时,即使小量局限性气胸也可有明显胸痛和气急。张力性气胸由于胸腔内压骤然升高,肺被压缩,纵隔移位,出现严重呼吸循环障碍,病人表情紧张、烦躁不安,可出现紫绀、冷汗,甚至休克。血气胸如果失血过多、血压下降,甚至发生失血性休克。胸片检查是诊断气胸的重要方法,可显示肺受压程度,肺内病变情况以及有无胸膜粘连、胸腔积液及纵隔移位等。对于小量气胸、局限性气胸以及肺大疱与气胸的鉴别,CT检查比胸片更敏感和准确。自发性气胸有时酷似其他心、肺疾患,应与支气管哮喘、急性心肌梗死、肺栓塞、肺大疱等相鉴别。在原有严重哮喘或肺气肿基础上并发气胸时,气急、胸闷等症状有时不易觉察,要与原先症状仔细比较。本病最常见并发症是液气胸、血气胸、脓胸。不及时治疗可因肺脏萎缩和纵隔受压移位导致急性进行性呼吸、循环功能衰竭而死亡。

治疗　治疗原则在于根据气胸的不同类型适当进行排气,以解除胸腔内压增高对呼吸、循环产生的障碍,使肺尽早复张,恢复功能,同时也要治疗并发症和原发病。①对症治疗:应卧床休息,给予吸氧,止咳化痰、镇痛,有感染时给予抗生素治疗。②胸腔减压:对闭合性气胸,肺压缩<20%者,单纯卧床休息气胸即可自行吸收;肺压缩>20%且症状明显者,应予胸腔穿刺抽气。对开放性气胸,应用胸腔闭式引流排气,肺仍不能复张者,可加用负压持续吸引。而张力性气胸,因病情较危急须尽快排气减压,同时准备立即行胸腔闭式引流或负压持续吸引。③手术治疗:对内科积极治疗无效,慢性气胸或反复发作气胸者可考虑胸膜粘连术治疗。④积极治疗原发病和并发症。

预防 气胸预防应积极治疗肺部原发慢性疾病,去除病因。对反复发作气胸病人,可考虑手术治疗。肺大疱切除术可最大限度地去除肺漏气的可能,而胸膜粘连术在再次肺漏气时保证大部分肺组织不至于萎缩,是预防自发性气胸复发的主要手段。

结节病

结节病是一种慢性非干酪性肉芽肿,可影响到身体多个组织,肺和淋巴结是最常罹患的器官。临床表现多种多样,可无明显的临床症状,也有少数病例的病情呈进行性进展,晚期呈现多器官受累和功能衰竭。部分结节病可自愈或呈慢性进展,缓解和复发相交替。结节病的进程及预后与起病方式及病变范围密切相关,急性发病伴结节性红斑者有自发消散倾向,慢性发病者常导致严重肺纤维化。本病病因未明。其发生可能与遗传因素、环境因素、免疫学因素有关。多见于20～39岁,女性略多于男性。

临床表现 结节病的临床表现据其累及的器官而异。起病多数缓慢,偶可急性发病。早期可无症状,约90%以上的病例有肺部病变,多在常规X线检查中发现。其典型影像学表现为双侧肺门及纵隔对称性淋巴结肿大,可伴有肺内网状、结节状或片状阴影。胸外结节病的症状以受侵犯器官的局部症状为主。胸内结节病早期常无

明显症状或体征,有时有咳嗽,咳少量黏痰,胸痛,偶见少量咯血;有时有乏力、发热、盗汗、食欲减退、体重减轻等;病变广泛时可出现胸闷、活动后气急,甚至紫绀。可因合并感染、肺气肿、支气管扩张、肺原性心脏病等加重病情。肺功能检查可了解肺受损的程度并为评价疾病改善或恶化提供帮助。早期肺功能可完全正常。待到肺肉芽肿及纤维组织广泛增生后,可引起限制性通气障碍。血清血管紧张素转换酶、血钙、尿钙检测以及旧结核菌素皮肤试验、Kveim试验、[67]镓扫描、支气管肺泡灌洗液检查有助于结节病诊断。对所有结节病病人应尽量取得病理学证据。支气管黏膜活检和肺活检可通过支气管镜检查进行,是常用方法之一。当支气管镜活检和经支气管镜肺活检不能明确诊断时,可考虑纵隔镜、胸腔镜组织学活检及开胸肺活检。根据临床及影像学表现,一个或多个器官组织学证实有非干酪样肉芽肿,并排除其他可引起类似影像学及组织学表现的疾病可明确结节病诊断。结节病应与肺门淋巴结结核、淋巴瘤、外源性变应性肺泡炎、肺门转移癌、铍肺等疾病鉴别。

治疗 本病尚无特异性疗法。尽管目前对激素的疗效存在争议,糖皮质激素仍为治疗结节病的首选药物。一般认为,在出现严重的眼、神经、心脏病变以及高钙血症者;有症状或进展的胸内结节病(表现为进行性肺功能下降)时应考虑给予治疗。激素通常可减轻呼吸道症状,改善胸部影像学表现及肺功能。治疗方案根据病情轻重、有无相对禁忌证及治疗效果而定。推荐治疗方案如下:对肺结节病而言,应用泼尼松20～40毫克/日,合并心脏或神经病变者需应用更高的剂量。对激素有效者,逐渐减量至5～10毫克/日,维持量一年以上。注意预防和观察治疗的不良反应。部

分病人停止治疗后常见病情反复。对激素耐药、不能耐受激素副作用的慢性结节病病人，可应用细胞毒药物。一般首选甲氨蝶呤或硫唑嘌呤，对难治性病例可应用环磷酰胺。其他环磷酰胺、羟氯喹及苯丁酸氮芥均有应用于结节病治疗的报道，但由于其副作用严重，限制了这些药物的临床应用。由于肿瘤坏死因子α（TNFα）在结节病肉芽肿形成中具有重要作用，TNFα抑制剂可能对治疗结节病有潜在作用。对少数晚期和出现心肺功能衰竭的结节病病人，可进行心肺移植。

预防 结节病预后与结节病的病情有关。2/3的病人可自行缓解，而10%～30%的病人呈慢性进行性发展。结节病的病死率为1%～5%。肺、心和中枢神经系统受累是主要原因。因此应争取早期诊断治疗，预防并发症。

肺栓塞

肺栓塞，是指肺动脉被血栓等病理性物质完全或者部分堵塞而引起的一系列病理生理改变和临床症状。血栓是最常见的原因，绝大多数来源于深静脉系统的静脉血栓脱落，进入肺动脉，而被拦截，堵塞肺循环，因此肺栓塞又名为肺血栓栓塞症。在临床上，由于起病隐匿，症状无特异性，极易漏诊和误诊。但是其为并不少见的一类疾病。

临床表现 肺栓塞没有特异的临床表现。通常所说的肺栓塞三联征"气促、胸痛、咯血"，只在15%的病人同时出现。不明原因的呼吸困难、胸闷、气喘、晕厥和呼吸有关的胸痛、咯血等都可以出现，约一半的病人可以伴有下肢肿痛。如果有骨科手术、肿瘤手术、卧床制动超过3日、口服避孕药、化疗等等病史者，出现上述症状时应该高度怀疑肺栓塞的存在。确诊可以通过CT肺动脉造影、同位素（肺通气灌注扫描）、磁共振肺动脉成像、肺动脉造影等无创和有创的方法进行。

治疗 肺栓塞的基本治疗为抗凝治疗，如果出现大面积或者次大面积肺栓塞（休克或者右心功能不全），可以进行静脉溶栓治疗。抗凝治疗的初始阶段，使用普通肝素或者低分子肝素加用华法林治疗。华法林治疗过程中，应该定期检测凝血功能，多种药物和食物对于华法林的效果产生干扰。目前也有代替华法林的新药上市，多数为Xa因子拮抗剂（一种凝血因子），其特点是受药物和食物的干扰少，无需定期检测凝血功能，但是价格昂贵。一般抗凝疗程至少3～6个月，如果危险因素持续存在，应该长期抗凝。抗凝过程中，应特别注意各种出血的并发症的发生。深静脉滤网只需用在少数病人。

预防 骨科大关节和肿瘤手术应该根据病情进行预防性治疗，可选用低分子肝素或者Xa因子拮抗剂，术后应该尽早下床活动。存在危险因素的病人，有条件可以通过医用弹力袜、充气泵等等进行预防，同时避免下肢长时间低垂。乘坐长时间飞机、使用电脑、麻将等久坐的情况时，应该间断站立活动，抬高下肢。

肺动脉高压

肺动脉高压和肺高压是一个容易混淆的概念，按照新的分类方法是分属于不同的名词，但是按照一般的不严格的解释，肺动脉高压是指静息时肺动脉平均压大于25毫米汞柱，运动时平均肺动脉压大于30毫米汞柱。引起肺动脉高压的原因很多：不明原因、家族性、风湿性疾病、门脉高压、药物性、引起缺氧的肺部疾病、肺栓塞等等。

临床表现 肺动脉高压的临床表现同样没有特异性。最为多见的为呼吸困难，其次为疲惫。其他为：胸痛、晕倒、晕厥、下肢水肿、心悸等等。同时还容易合并低氧血症。严重的肺动脉高压在胸片或者CT上可以有明确提示，心脏超声也可以量化测量，右心导管可以准确测量压力并确诊。

治疗 肺动脉高压的治疗首先强调尽可能明确病因并治疗，降低肺动脉压力，药物有靶向治疗和非靶向治疗。肺动脉高压达到一定程度影响心功能后，可以考虑治疗，靶向治疗的药物有：万他维（伊洛前列素），有静脉制剂和吸入剂型；波生坦，为口服剂型。这两种药物均价格昂贵，国内病人可以通过中华慈善总会的援助项目获得优惠。另外西地那非（一种治疗男性勃起功能障碍的药物，俗名"伟哥"），也被用于降低肺动脉压力。其他可能降低肺动脉压力的药物还包括钙离子通道拮抗剂，中药川芎嗪等也可能有一定作用。另外他汀类降脂药可能会通过抑制炎症反应降低肺动脉高压，目前的临床研究尚在进行之中。

预防 防治可能引起肺动脉高压的疾病对于预防非常重要，例如及时正规治疗肺栓塞，通过控烟减少慢性阻塞性肺疾病，减少口服避孕药和减肥药的使用等。

肺心病

肺心病是由于肺和胸廓或肺血管病变引起的肺循环阻力增加，导致肺动脉高压，右心室肥大、扩大或右心衰竭的心脏病。按病程的急缓可分为急性和慢性两类，急性肺源性心脏病如肺栓塞所致者较为少见，我们习惯上所说的"肺心病"是指慢性肺源性心脏病。

临床表现 肺心病的症状体征非特异，心肺功能代偿早期主要表现为慢性咳嗽、咳痰、喘息、咯血、胸痛或呼吸困难等原发肺部疾病的症状。原发病变在肺组织者以慢性阻塞性肺病最常见。至心肺功能失代偿期可能出现呼吸衰竭及右心衰竭的表现。病人有慢支、肺气肿或其他胸、肺或肺血管疾病，如出现胸闷、心悸、呼吸困难、上腹胀痛、食欲不振、少尿等症状，同时伴有紫绀、颈静脉怒张、心率增快、肝肿大压痛、肝颈返流征阳性、下肢水肿等体征，X线胸片见肺动脉干扩张、肺动脉结突出或右心室扩大，心电图见右心室肥大表现或右束支传导阻滞及低电压图形，超声心动图见右心室肥大、右心室流出道增宽及右肺动脉内径增宽等表现，再参考肺功能动脉血气分析等其他指标，肺心病一般不难诊断。

治疗

1. 降低肺动脉压力 肺动脉高压的形成是肺心病发生发展的关键，因此及早治疗肺动脉高压对防治肺心病有重要作用。控制肺动脉高压的常用方法有：①长期持续低流量吸氧：动脉血低氧是慢阻肺病人发生肺动脉高压和肺心病的主要原因。实践证明，动脉血氧分压低于55毫米汞柱的病人，鼻导管吸氧浓度在1～2升/分钟，每日吸氧16～18小时以上（包括晚上睡眠时间在内），可降低肺血管阻力、改善生命质量、延长生存期。②降肺动脉压药物，详见本页肺动脉高压治疗部分。

2. 治疗心力衰竭，心律失常，肺性脑病等并发症 肺心病心力衰竭的治疗与其他心脏病心力衰竭的治疗有所不同，因为肺心病病人一般在积极控制感染、改善呼吸功能、动脉血气好转后，心力衰竭大都能得到改善，但对上述治疗无效的较重病人可适当选用利尿，强心或扩血管治疗。①利尿剂：利尿剂可减轻下肢水肿，减轻心脏负荷,控制心力衰竭。利尿剂应用原则:以缓慢或中速利尿为主,短期、间歇使用,应酌情合并使用排钾和保钾利尿剂。长期利尿可能引起脱水、电解质紊乱或使痰液黏稠和血液浓缩等副作用,应注意预防。②强心剂:肺心病病人心力衰竭一般为右心衰竭,经上述治疗无效,或合并室上性心动过速或伴有严重的左心功能不全时,可考虑使用强心剂。由于肺心病多为高龄,心肌多有退行性变,加上慢性缺氧及感染,β肾上腺素激动剂及利尿剂的使用,对强心药耐受性低,疗效较差,且易中毒,故强心剂的剂量要小,一般为常规剂量的1/2或2/3量,并应选用作用快、排泄快的强心剂,如毛花苷 C(西地兰)静脉推注。心衰好转后可改为地高辛口服维持。应用洋地黄制剂时,应警惕洋地黄中毒表现,如出现黄视、绿视,心电图出现房室传导阻滞等心律失常。有条件者,可监测血地高辛浓度。一旦发现洋地黄中毒,要立即停用洋地黄,并及时治疗洋地黄中毒引起的心律失常。③血管扩张剂:对部分顽固性心力衰竭有一定效果。但长期应用对生存率的影响不清楚。因此肺心病病人有明显肺动脉高压或右心衰竭,但没有低血压时可试用血管扩张药。若一旦发现低血压应停用。④抗凝治疗可用于继发于血栓栓塞的慢性肺心病及伴有原发性肺动脉高压者。

预防　①积极治疗原发病,预防和控制慢支急性发作。②纠正缺氧和二氧化碳潴留。

肺间质病

肺间质疾病指一组原因不明的弥漫性肺部疾病,主要累及肺间质。肺间质是指肺泡上皮和毛细血管内皮之间的区域以及小叶间隔和支气管血管组织。肺间质疾病也常常累及肺泡上皮细胞,肺毛细血管内皮和肺小动静脉。其基本病理过程是不同程度的炎症改变和纤维化。近年来肺间质病的发病率有增多的趋势,其病因众多,可达 180 种以上,临床症状和体征缺少特异性,虽然影像学上有一些特点,但常不能作为确诊的绝对依据。因此该类疾病临床诊断困难,多数疾病缺乏特效治疗,有些病种预后极差。

目前肺间质病分为病因明确和病因不明两大类,病因明确者占 35%,病因不明者占 65%。其中再细分为 4 小类:①已知原因的肺间质病,如药物及与结缔组织病相关和与环境相关的间质性肺病等。②肉芽肿性肺间质病,如结节病和外源性过敏性肺泡炎等。③罕见但具有临床病理学特征的肺间质病,如淋巴管平滑肌瘤病,朗格汉细胞增生症和肺泡蛋白沉着症等。④特发性间质性肺炎。

临床表现　肺间质病最常见的临床表现为进行性呼吸困难,活动后气短常常早期出现。严重时,静息时也感胸闷气促。干咳是另一常见表现,也可伴少量咯血。胸痛见于部分病人,尤其是结缔组织疾病如 SLE、皮肌炎、类风湿关节炎继发胸膜病变时可有胸膜性胸痛。肺外表现包括不同程度的乏力,食欲减退,发热,关节肿痛,皮肤光敏和雷诺现象等。病变早期可无明显阳性体征,随着病情进展肺部可闻及Velcro 啰音,40%~80%病人见杵状指,晚期出现紫绀和肺动脉高压的表现。

诊断　肺间质病的诊断一般在临床表现、影像学、肺功能和病理生理方面符合下述的共同特征:①运动性呼吸困难。②影像上双肺弥漫性间质浸润。③限制性通气功能减退,弥散功能降低,休息或运动时PaO_2 异常。④病理提示肺间质炎症和纤维化。

治疗 对于已知病因的间质性肺病，首先应当去除病因。对于不明病因的间质性肺病，应当抗炎症治疗，防止病变进一步发展以及形成纤维化。首选泼尼松治疗，定期随访 X 线胸片和肺功能，待肺功能和 X 线胸片稳定后逐渐撤离激素。不能耐受激素治疗或使用激素后病情仍然进展者可使用细胞毒性免疫抑制剂，如环磷酰胺和硫唑嘌呤等。

对于并发症的防治也很重要。肺部感染是常见的并发症，并能诱发呼吸衰竭，甚至导致死亡，应当积极治疗。低氧血症是常见的，在无明显诱因时也可能存在。如 $PaO_2 < 7.33$ 千帕(55 毫米汞柱)，应进行家庭氧疗。晚期合并肺心病右心衰竭时，按心功能不全治疗。反复发生气胸，可作胸膜粘连术。对于药物治疗无效的弥漫性肺间质性肺病晚期病人，可考虑肺移植。一般作单侧肺移植。

急性呼吸衰竭

急性呼吸衰竭分为非肺损伤性和肺损伤性(包括急性肺损伤与急性呼吸窘迫综合征)。非肺损伤性急性呼吸衰竭的病因包括严重呼吸系统感染、急性呼吸道阻塞、重度或危重哮喘、急性肺水肿、肺血管疾病、胸廓外伤或手术损伤、自发性气胸和急剧增加的胸腔积液，均可导致肺通气或(和)换气障碍；急性颅内感染、颅脑外伤、脑血管病变(脑出血、脑梗死)等可直接或间接抑制呼吸中枢；脊髓灰质炎、重症肌无力、有机磷中毒及颈椎外伤等可损伤神经-肌肉传导系统，引起通气不足。肺损伤性急性呼吸衰竭：ALI 和 ARDS 是多种原因(包括 SARS)诱发的发病率和死亡率极高的综合征。以往研究发现，两者的病因，发病机制均相同，氧合受损程度和临床表现

的轻重不过是同一综合征的病情差别的表现，所以称为急性肺损伤与急性呼吸窘迫综合征(以下简称 ALI/ARDS)更为合适。

诊断 急性呼吸衰竭诊断主要依靠血气分析。$PaCO_2 > 50$ 毫米汞柱、$PaO_2 < 60$ 毫米汞柱即可确定诊断为呼吸衰竭。中华医学会呼吸病分会提出的 ALI/ARDS 诊断标准(草案)中，全面采用了欧美 ARDS 诊断标准，并增加了其中没有提及的高危因素和呼吸窘迫的临床表现：①有发病的高危因素。②急性起病，呼吸频数和(或)呼吸窘迫。③低氧血症：ALI 时动脉血氧分压(PaO_2)/吸氧浓度(FiO_2)$\leqslant 300$ 毫米汞柱(1 毫米汞柱＝0.133 千帕)；ARDS 时 $PaO_2/FiO_2 \leqslant 200$ 毫米汞柱。④胸部 X 线检查两肺浸润阴影。⑤肺毛细血管楔压(PCWP)$\leqslant 18$ 毫米汞柱或临床上能除外心源性肺水肿。

治疗 非肺损伤性急性呼吸衰竭的治疗原则与慢性呼吸衰竭相似。主要为保持呼吸道通畅和呼吸支持、纠正呼吸衰竭病因和诱发因素、加强支持治疗以及对其他重要脏器功能的监测和支持。

目前尚无有效的方法中止 ALI/ARDS 的炎症性肺损伤，也无修复肺损伤的药物应用于临床，可应用的治疗原则主要为去除病因、抗感染、改善氧合和组织氧供，纠正水、电解质紊乱和酸碱失衡以及支持治疗，为肺损伤自然修复争取时间。

预防 发现急性呼吸衰竭症状时应及时送到医院进行诊治。抢救急性呼吸衰竭时应注意保持呼吸道通畅，给氧和稳定心脏功能，尤其是对于过敏、窒息、药物中毒等引起的呼吸衰竭。

慢性呼吸衰竭

慢性呼吸衰竭为一些慢性疾病诱发的

呼吸功能障碍,其中以慢阻肺最常见,其次为严重肺结核、肺间质纤维化、尘肺等。随着这些疾病引起呼吸功能损害的逐渐加重,经过较长时间发展为呼吸衰竭。早期生理功能障碍和代谢紊乱较轻,机体可通过代偿适应保持一定的生活和活动能力。但是在此基础上,病人可因为呼吸系统感染、气道痉挛或并发气胸等情况使病情急性加重,在短时间内出现血氧显著下降和二氧化碳显著升高,称为慢性呼吸衰竭急性加重,其病理生理学改变和临床表现可兼有急性呼吸衰竭的特点。

临床表现　主要为呼吸困难、神经精神异常,以及对于各器官功能的影响。慢阻肺所致呼吸衰竭,病情较轻时常表现为呼吸费力伴呼气延长,严重时可发展为浅快呼吸。出现 CO_2 潴留,致使 $PaCO_2$ 升高过快或发生 CO_2 麻醉时,病人可由呼吸过速转为浅慢呼吸或潮式呼吸,甚至呼吸停止。其次为精神神经症状,慢性呼吸衰竭时,由于 CO_2 潴留可随 $PaCO_2$ 升高表现为先兴奋后抑制现象。兴奋症状包括失眠、烦躁、躁动、夜间失眠而白天嗜睡的昼夜颠倒现象。但此时切忌用镇静或催眠药,以免加重 CO_2 潴留,发生肺性脑病。后者表现为神志淡漠、肌肉震颤或扑翼样震颤、间歇抽搐、昏睡,甚至昏迷等。亦可出现腱反射减弱或消失,锥体束征阳性等。此时应与合并脑部病变作鉴别。还可有循环系统表现,CO_2 潴留可致外周体表静脉充盈、皮肤充血、温暖多汗、血压升高、心排血量增多,甚至脉搏洪大。多数病人有心率加快,并可因脑血管扩张而产生搏动性头痛。诊断依据血气分析时发现 PaO_2 低于60毫米汞柱和(或)$PaCO_2$ 高于50毫米汞柱。

治疗　①纠正缺氧:可通过鼻导管或面罩氧疗纠正慢性呼吸衰竭病人的低氧血症。如果基础疾病为慢阻肺或哮喘,经鼻导管低流量给氧即可改善缺氧。②呼吸支持:当机体出现严重的通气和(或)换气功能障碍时,以人工辅助通气装置(呼吸机)来改善通气和(或)换气功能,即为呼吸支持,其中包括无创和有创机械通气。③减轻通气负荷,解除支气管痉挛、减轻黏膜水肿和消除气道分泌物会有助于减轻呼吸困难和消除呼吸肌疲劳。④抗感染治疗:抗感染治疗在呼吸衰竭治疗中占有重要位置,治疗时应参考既往抗生素使用史、病情轻重和感染类型(社区或院内感染)选药。⑤纠正水电解质失衡和酸碱紊乱:纠正慢性呼吸衰竭引起的多种电解质紊乱,如低氯、低钾、高钾、低钠、高钠、低镁和纠正酸碱紊乱。⑥营养支持:慢性呼吸衰竭病人因能量代谢增高,蛋白质分解加速,摄入不足,机体处于负代谢。长时间营养不良会降低机体的免疫功能,感染不易控制,呼吸肌疲劳,以致发生呼吸泵功能衰竭,不利于病人的救治和康复。故在慢性呼吸衰竭救治中应注意对病人的营养支持。

预防　①积极采取各种措施(包括宣传、有效的戒烟药),提倡戒烟。②积极防治原发病的诱发因素,如呼吸道感染、各种过敏原、有害气体吸入、粉尘作业等防护工作和个人卫生宣教。③开展多种形式的群众性体育活动和卫生宣教,提高人群的卫生知识,增强抗病能力。

鼾症和睡眠呼吸
暂停综合征

睡眠呼吸暂停综合征是指各种原因引起夜间睡眠时反复出现呼吸暂停和(或)低通气,从而使机体产生慢性间歇低氧、高碳酸血症、睡眠片段化以及胸腔内负压增加等一系列病理生理改变的临床综合征。根据发病机制可分为中枢型、阻塞型和混合型,其中阻塞型最常见。临床上将打鼾者符合阻塞型睡眠呼吸暂停低通气综合征诊断标准者,诊断为阻塞型睡眠呼吸暂停低通气综合征;不符合阻塞型睡眠呼吸暂停低通气综合征诊断标准者,则诊断为鼾症。

临床表现　病人有习惯性打鼾且鼾声响亮,家属可目击病人睡眠期间出现呼吸暂停以及出现在呼吸暂停末端的窒息。在睡眠呼吸暂停之间病人可出现唤醒和微觉醒。病人睡眠期间有肢体的胡乱运动。病人可有夜间多尿。病人在早晨醒来时并不觉得精力恢复,少数可伴晨起头痛,提示有高碳酸血症。白天嗜睡常见,轻者只感觉疲倦和昏昏欲睡而白天并不睡觉,只要坐下来看报纸或电视即可很快入睡;重者在很多场合都能很快入睡(如面对面谈话、打电话或吃饭时)。因此,病人在驾车以及从事需要高度集中注意力的工作时非常容易引发事故。病人可有记忆力减退、易激惹、性格改变,性功能障碍也常见(即使勃起功能正常,也可出现性欲减退),此外长期的夜间打鼾及呼吸暂停可导致病人出现全身各器官功能的损害,可以诱发或加重冠心病、严重的心律失常、卒中、高血压病、驾驶或操作机械时发生意外,严重者可引发其他并发症或出现生命危险;青少年发生夜间打鼾、憋气将影响生长发育和学习成绩,成年人发生夜间打鼾、憋气将影响到身体的各项功能。

治疗　①原发病的治疗:减肥、戒烟、避免饮酒、服用镇静剂和安眠药、睡前忌饱食、侧卧位睡眠等;处理及纠正某些内分泌疾病(如甲状腺功能减退等)和慢性呼吸衰竭。②药物治疗:目前尚未发现理想药物,只能作为辅助治疗,包括鼻血管收缩剂麻黄碱;神经呼吸刺激剂安宫黄体酮;抗抑郁药普罗替林和氯丙米嗪。③体位疗法:多采用特制的床和枕头以及背部固定一个球形支撑物来防止病人仰睡。④持续气道正压通气:是目前中重度病人首选的有效治疗方法,它通过增加口咽部气道的压力维持咽部气道的跨壁压力梯度,避免口咽部气道关闭。自动调节的持续气道正压通气可感知因呼吸暂停、低通气和打鼾所引起的气流振动以及上气道阻力和气体流量的改变,从而自动调整并输送出病人实际需要的治疗压力,提高了病人的依从性,操作简便。对于持续气道正压通气不能适当改善通气且加重睡眠期间高碳酸血症的病人,双水平气道正压通气可避免二氧化碳潴留。⑤其他气道开放装置:包括舌保留装置、鼻咽气道和口腔矫治器。⑥手术治疗:当病人有明显上气道解剖异常时常需要手术治疗,包括鼻腔通路矫正手术、腭垂咽软腭成形术、激光辅助腭垂软腭成形术、射频消融术、下颌骨前移术、气管造口术等。

预防　采取侧卧位睡眠,积极锻炼身体,晚餐不宜过饱,减肥并控制体重;避免服用镇静、安眠药物;积极防治上呼吸道疾病,治疗过敏性鼻炎及鼻甲肥大、鼻腔息肉,保证上呼吸道通畅;保持良好的生活习惯,戒烟、戒酒,积极治疗口咽部炎症。

高原或飞机旅行相关疾病

　　高原或飞机旅行相关疾病是指与进入高海拔地区或者乘飞机过程中出现的一类疾病。医学上所说的高原就是指海拔在3 000米以上,产生明显机体反应的地区。在我国,海拔在3 000米以上的高原主要在青海、西藏、新疆、四川、云贵部分地区。现代飞机飞行时机舱内压力相当于1 800~2 400米海拔高度的大气压。

临床表现　急性高原反应症状有头晕

头痛、心慌气短、食欲减退、疲倦乏力、恶心呕吐、腹胀、腹泻、胸闷痛、眩晕眼花、手足麻木、抽搐等，2 日左右症状可好转或消失。体征为心率加快、呼吸加深、血压轻度异常、颜面或四肢水肿、口唇紫绀等。一般将急性高原病的发生时间定为初入高原 2 周内。也就是说，如果进入高原 2 周内发生的就称为急性高原病。在急性高原反应中最常见的症状依次是头痛、心慌、气急。对于存在慢性心肺疾病的人在高原或者飞机上还可能出现原来存在疾病的加重。

治疗　发生高原反应时，首先要保持镇定。其次是适当休息，避免活动过多，可以减少机体耗氧。此外，还要注意饮食，宜食易消化、营养丰富、高糖及含有多种维生素的食物，少吃脂肪，进食不宜过饱，戒烟和少饮酒。同时还应采取以下措施：①吸氧：可间断吸氧，氧流量每分钟 1～2 升。②对症治疗：头痛可服用去痛片；失眠、精神紧张、烦躁可选用安定等镇静药；精神较差者可服用适量人参、红景天或地塞米松等。③利尿：尿少可服用适量利尿剂（如乙酰唑胺噻等）、呋塞米等。④呼吸困难治疗：氨茶碱。⑤病情严重应尽快送往附近医院进行抢救，或尽快下送到低海拔地区。

预防　进入高原或者乘机旅行的人最好应该事先进行身体检查和评估，存在呼吸道急性疾病者应在病情完全缓解后再启程。有慢性心肺疾病者，应该控制好病情后再评估。红景天提前 1～2 周服用可能减缓高原反应。

吸烟的危害及对策

烟草危害是当今严重的公共卫生问题之一，每年有 490 万人死于烟草相关疾病，已占全球死因构成的第一位。我国是世界上最大的烟草生产国和消费国，吸烟者达 3.5 亿，每年死于烟草相关疾病的人数为 100 万，超过因其他原因死亡人数的总和。

临床表现

1. 吸烟的危害　①与吸烟相关的疾病涉及全身各个脏器，其中肺癌、冠心病和慢性阻塞性肺病是吸烟及其相关疾病前 3 位。其他还包括吸烟增加脑出血、脑梗死、蛛网膜下隙出血等危险。另外吸烟可损伤脑细胞、损害记忆力及引起精神紊乱等。②烟草中的大量有毒物质可使夫妇双方的生育率下降，造成胎儿生长发育迟缓，低体重儿发生率高，死亡率高。吸烟孕妇更易发生流产、早产和死胎，直接导致胎儿发生无脑儿、腭裂、唇裂、痴呆和体格发育障碍等畸形，且在临产时出现合并症比正常产妇高 1～2 倍。此外增加女性宫外孕、不孕症、痛经的发生率，促使其绝经提前、骨质疏松、尿失禁、促进衰老以及增加妇科肿瘤的发生率。

2. 烟草依赖　又名尼古丁依赖，是一种慢性成瘾性疾病。具有以下特征：①无法克制的尼古丁觅求冲动，强迫性地、连续使用尼古丁，以体验其带来的欣快感和愉悦感，并避免可能产生的戒断症状。②包括躯体依赖和精神依赖。躯体依赖表现为戒烟后出现烦躁不安、易怒、易激惹、焦虑、情绪低落、注意力不集中、失眠、心率降低、食欲增加、抑郁等；精神依赖即心理依赖，俗称"心瘾"，表现为对药物的强烈渴求。

治疗　戒烟是最大的可预防的致病和早亡因素，戒烟的益处是令人鼓舞的。烟草依赖是一种慢性成瘾性疾病，故戒烟不仅仅光靠毅力，还需要就诊，药物、心理治疗双管齐下，彻底摆脱对烟草中尼古丁的依赖，成功率大大提高。目前 WHO 推荐的一线戒烟药有:尼古丁相关药物(伐尼克兰);尼古丁替代药物(贴片、咀嚼胶、舌下含片及喷鼻剂)及抗抑郁药(安非他酮),至于哪种药物治疗更适合,需在医生的指导下合理的应用。

预防　充分认识烟草的"致病于无形,致病于长远"的特性,拒吸第一支烟,养成健康良好的生活理念。戒烟要坚持,预防复吸,识别常见的易导致复吸的问题,并及时采取应对措施,及时就诊,彻底摆脱烟瘾。

第19章

循环系统疾病

风湿性心脏病

风湿性心脏病也称为风湿性心瓣膜病(风心病),是急性风湿病累及心脏瓣膜后,慢性炎症长期反复发作导致心脏瓣膜粘连、增厚、缩短,以至瓣膜不能完全关闭及(或)瓣口狭窄。急性风湿病(风湿热)大多发生在6～17岁的小儿,经过若干年发展为风心病,风心病最常见的是单纯二尖瓣病变,其次是主动脉瓣病变,往往合并二尖瓣病变。风心病可以2个或2个以上瓣膜同时受累,称为联合瓣膜病,亦可以同时合并瓣膜狭窄和关闭不全。

临床表现

1. **二尖瓣狭窄**　当左心室舒张时,肺内新鲜的血液从肺静脉流入左心房,通过二尖瓣口进入左心室,如果二尖瓣口狭窄(正常二尖瓣口的面积为4～6厘米²,轻度狭窄的瓣口面积为1.5～2.0厘米²,中度狭窄为1.0～1.5厘米²,而小于1.0厘米²为重度狭窄),流入左心室的血流受阻,使左心房的血排不出,左心房的压力不断上升,内径增大,肺静脉的血流入左心房受阻造成肺部淤血引起的一系列症状(咳嗽、咯血、气急、呼吸困难等),狭窄的严重程度与症状的严重程度呈正比。轻度狭窄可没有症状或很轻微。1/3～1/2没有风湿热的病史,仅在体检时偶被发现,不影响平时的生活和工作。风心病发展到后期症状加重,出现劳力后呼吸困难,不能平卧睡觉,甚至出现端坐呼吸。这些症状可因呼吸道感染、妊娠或分娩、快速心律失常等诱发或加剧,出现大口咯血、咳粉红色泡沫痰等。约80%的风心病人发生心房颤动(房颤),20%的病人出现血栓栓塞(常见的有脑栓塞、肾栓塞、四肢动脉栓塞)。巨大的左心房可以压迫食管导致吞咽困难,压迫喉返神经引起声音嘶哑等。

2. **二尖瓣关闭不全**　当左心室收缩时,二尖瓣口是关闭的,左心室里的血液入主动脉,如果二尖瓣关闭不全,血流由左心室流入主动脉和左心房,左心房除接受肺静脉回流的血液外,还接受左心室反流的血液，因此左心房的负担增加，导致左心房压力增高，内径扩大，肺静脉血流淤血扩张，同时左心室的负担亦增加，导致左心室扩大。慢性者早期可无临床症状，病情加重可出现左心功能不全的表现(咳嗽、气急、呼吸困难)，晚期可出现肺动脉高压和全心衰竭(肝淤血肿大、触痛、踝部水肿、胸腔积液或腹水)，咯血和栓塞少见。急性二尖瓣关闭不全时，左心房内突然增加大量反流的血液，可使左心房和肺静脉压力急剧上升，引起急性肺水肿。

3. **主动脉瓣病变** 很少单独存在，大多合并二尖瓣病变。主动脉瓣病变多数为关闭不全。可以很长时间没有症状(10～15年无症状期)，一旦出现症状病程发展很快，后期可出现劳力后呼吸困难，发展为阵发性夜间呼吸困难、端坐呼吸。病人感到心悸、心跳有力，可伴胸痛，很少发生晕厥。风湿性主动脉瓣狭窄很少见，早期没有症状，后期出现劳力后呼吸困难，经常伴胸痛、昏厥，并有猝死(即突然死亡)风险。

风心病除上述表现以外，配合特殊的检查如心脏听诊、超声心动图、心电图、胸部X线检查等不难确诊。

防治

1. **医院内的治疗** 单纯二尖瓣狭窄可行经皮二尖瓣球囊扩张术，也可以单纯做二尖瓣分离术，人工瓣膜替换术应用于心功能Ⅲ～Ⅳ级的病人。一个病人可以同时进行两个以上的瓣膜替换术，该类手术在我国已普遍开展。换人工机械瓣需要终身抗凝治疗，如用生物瓣则不必抗凝治疗。

2. **出院后的防治** 慢性风心病、病程长者，除住院治疗外，绝大部分在院外(家中)治疗，所以要取得家属的配合。对无症状的病人可以照常的生活和工作，但不要劳累，避免过重体力劳动和较剧烈的运动，保持乐观的情绪。经常注意个人卫生(皮肤、口腔、咽部的卫生)，如有感染应及时治疗。预防上呼吸道感染，注意气候的变化，尤其冬季注意保暖，保持室内空气流通，进行力所能及的体育活动，如散步、打太极拳、做保健操等。冬季和夏季注意进出"空调房间"时的冷暖变化。节制性生活，女性病人不宜妊娠，一旦怀孕轻症者密切随访，经医生认定不能怀孕者应终止妊娠，对于长期卧床的重症病人应做好护理工作，经常翻身拍背，让痰咳出，咯血时要尽量咳出，避免吸入引起窒息，痰难咳出者可以化痰消炎，对换人工机械瓣者坚持服用抗凝剂，密切随访凝血功能，维持国际标准化比值(INR)在2～3之间。慢性风心病是一种消耗性疾病，加上病人食欲不佳，所以到后期病人消瘦、乏力、抵抗力差，所以调整饮食、增加营养也很重要。给鸡、鸭、鱼、蛋、瘦肉等高蛋白质食物，宜清淡少油少盐，多吃新鲜水果、蔬菜，少饮刺激性、兴奋性饮料等。

高血压病

高血压是以体循环动脉压升高、周围小动脉阻力升高同时伴有不同程度心排血量和血容量增加为主要表现的临床综合征。是脑卒中和冠心病发病的重要危险因素，高血压病人中除5%～10%源于特定疾病，即症状性高血压(也称继发性高血压)外，多数病人都是原发性高血压即高血压病。

诊断

测量血压是高血压诊断和分类的主要方法。临床上通常采用间接方法在上臂肱动脉部位测量。血压水平的定义见表19-1。

表 19-1　我国 2005 年颁布的高血压防治指南中血压水平的定义

类　别	收缩压 (mmHg)	舒张压 (mmHg)
正常血压	＜120	＜80
正常高值	120～139	80～89
高血压：	≥140	≥90
1 级高血压(轻度)	140～159	90～99
2 级高血压(中度)	160～179	100～109
3 级高血压(重度)	≥180	≥110
单纯收缩期高血压	≥140	＜90

发现血压增高的病人，建议首先到医院进行相关检查，了解是否存在继发因素，及是否存在危险因素、靶器官损伤及并存的临床情况。

预防　高血压病的一级预防是跟踪高血压危险人群，尤其是有家族史的人，纠正吸烟不良嗜好，加强体育锻炼，限制钠盐摄入量，纠正鼾症等。二级预防为纠正协同的致病因素，如减肥、控制糖尿病、纠正脂质代谢紊乱等。三级预防指对受损器官（心、脑、肾）进行针对性治疗，对继发性高血压应尽早诊断、早期治疗。

治疗

1. 非药物治疗

● 劳逸结合，避免过度的脑力和体力劳动、避免竞技性运动，有规律地从事适量的体育锻炼（如练气功和打太极拳），有助于血压下降。

● 限盐，每日摄入的盐小于 6 克，通过严格限制食盐摄入量，可使病人血压下降 2～8 mmHg。限制饮酒，经过有效的限制饮酒，有望使血压下降 2～4 mmHg。饮食中应摄入足够的钾、钙和镁。富含钾的食物包括豆类、冬菇、黑枣、杏仁、核桃、花生、土豆、竹笋、瘦肉、鱼，根茎类蔬菜如苋菜、油菜及大葱，水果如香蕉、枣、桃、橘子等。富含钙的食品，如黄豆、葵花子、核桃、牛奶、花生、鱼虾、红枣、紫菜等，多吃豌豆、木耳等富含铁的食物。适当增加海带、海产鱼类等海产品摄入。

● 控制体重，肥胖的轻度高血压病人通过减轻体重往往可使血压降至正常。

● 控制动脉硬化的其他危险因素，如吸烟、血脂增高等。

2. 药物治疗　降压药物治疗的原则是在非药物治疗的基础上建立个体化治疗，以小剂量、单药起始，逐渐增加剂量和药物种类。要求 24 小时平稳降压，并在降压的同时保护靶器官。临床试验证据表明可有效降压并减少心血管并发症的常用药物如下。

● 利尿剂：常用的有氢氯噻嗪（双氢克尿塞）、氨苯蝶啶、螺内酯（安体舒通）、呋塞米（速尿）、布美他尼（丁尿胺）及吲达帕胺等，这类药对单纯收缩期高血压（尤其老年人）效果较好，但要注意低血钾、脂质代谢紊乱、性功能障碍等不良反应。

● β 受体阻滞剂：常用的药物有美托洛尔、卡维地洛、比索洛尔、普萘洛尔等，这类药对交感神经兴奋性强的病人较好，如伴有心绞痛或心肌梗死的病人，但如有心脏传导阻滞、心功能不全、脂质代谢异常、支气管哮喘、痛风以及外周血管病变者不用或慎用，在用该类药物时要逐渐停药，突然停药会引起反跳。

● 钙通道拮抗剂：最早常用的是硝苯地平，降压较为迅速，但血压波动较大，不符合平稳降压的原则。现在开发出各种缓释、控释制剂，如硝苯地平控释片、氨氯地平、非洛地平、乐卡地平、拉西地平，除此之外还有维拉帕米、硫氮䓬酮，此类药物的不良反应主要有下肢浮肿、乳房发育、头胀痛、面红和心悸等。

• 血管紧张素转换酶抑制剂：最早开发的是卡托普利，此后开发出的同类药物有福辛普利、苯那普利、培哚普利、赖诺普利等，此类药有保护肾脏的作用，对2型糖尿病者有益处，能逆转心肌肥厚、改善心功能，咳嗽是常见的不良反应。

• 血管紧张素Ⅱ受体拮抗剂：常用药物有氯沙坦、缬沙坦、厄贝沙坦、替米沙坦、坎地沙坦等，对于服用血管紧张素转换酶抑制剂后出现不能耐受的干咳的患者可考虑应用血管紧张素Ⅱ受体拮抗剂。

• α受体阻滞剂：常用的有哌唑嗪、酚妥拉明等，有首剂直立性低血压的不良反应，尤其对老年病人要慎用，但这类药对血糖、血脂代谢无不良影响，也不会引起心动过速，还可以减轻前列腺增生引起的梗阻感，可以和β受体阻滞剂及利尿剂联合应用。

• 中枢神经和交感神经抑制剂：常用的有可乐定、甲基多巴，多用于中重度高血压及肾功能不全的高血压病人，孕妇不宜用可乐定，有肝病者不用甲基多巴，周围交感神经抑制剂如利舍平、胍乙啶等因不良反应较多，故临床上很少使用。

上述绝大部分药都是经肝代谢肾排泄，但并不表示对肝肾都有损害。各种药物都有不同的不良反应，由于每个病人的反应性不同，因此不良反应表现也各异。现在普遍应用的各种降压药都经过大量临床验证，不良反应的发生率较低，只要根据病人的情况综合分析，合理用药，不良反应可以降低到最低程度。

治疗初期高血压通常选用一种药物，如果一种药物疗效不明显，可以根据病情的严重程度和合并全身其他器官病变的性质选择联合用药。

高血压的治疗不仅要将血压降至靶目标水平，而且要干预多种危险因素，预防和逆转靶器官不良重塑，降低心血管疾病死亡率。普通高血压病人降压的靶目标为140/90毫米汞柱以下；糖尿病或肾病患者的靶目标为130/80毫米汞柱以下。60岁以上的老年人收缩压至少要控制在150毫米汞柱以下。

动脉硬化

动脉硬化是一种全身性非炎症性的血管病变，受累动脉壁增厚、变硬、管腔缩小、狭窄并失去弹性。主要有细小动脉血管弥漫性增生，中型动脉中层硬化和钙化，危害性最大的是动脉内壁沉积着黄色粥样的胆固醇等脂质物，称为动脉粥样硬化。动脉粥样硬化是动脉硬化中最常见的一种病变。主要受累的动脉有大型及中型的肌弹力型动脉，以冠状动脉、脑动脉、主动脉以及周围动脉等为主，病变进展缓慢，通常在儿童时期就可始发，继而持续进展，并在中年或者中老年出现症状。

发病机制　动脉粥样硬化的发病机制非常复杂，目前认为它是一种与遗传有关的多因素长期反复作用下的疾病。医学上一般把动脉粥样硬化的致病因素叫做危险因素或易患因素。最主要的危险因素有年龄增长、性别、高脂血症、高血压、糖尿病、肥胖、吸烟等，其他一些危险因素有高同型半胱氨酸血症、凝血因子变化，A型性格、感染、铁储存过量、食物中抗氧化剂如维生素A、维生素E缺乏或某些微量元素摄入不足或过量等。

临床表现　动脉粥样硬化早期粥样斑块虽已形成，但动脉管腔尚无明显狭窄，因此病人并无临床症状。但随着病情发展，动脉管腔狭窄严重，导致其供血的组织或器官发生损害，便会出现一系列临床症状。

由于血管狭窄程度的不同以及受累的器官不同，产生的临床症状也不尽相同。

冠状动脉是分布在心脏上面为心肌输送氧和营养物质的血管。如果动脉粥样硬化累及冠状动脉，引起血管腔狭窄甚至闭塞，可导致心肌缺血甚至坏死，由此引发的心脏病称为冠状动脉粥样硬化性心脏病，即冠心病。最常见的症状是因心肌缺血引起的心绞痛，病人在劳累、情绪激动、饱餐、受凉等之后突发心前区或胸骨后压榨样或紧缩样疼痛，必须停止活动数分钟才能缓解，有些严重的病人甚至可在安静平卧状态下发生心绞痛。如冠状动脉血流突然中断，时间持续30分钟以上，病人就会发生心肌梗死，不及时就医的话多数病人会因循环衰竭、严重心律失常或心脏破裂死亡，即使幸存也极有可能再次发生心肌梗死。还有一些病人由于心肌长期慢性缺血导致纤维化，出现心脏扩大、心力衰竭、心律失常等并发症。另外，少部分冠心病病人还会发生猝死。脑动脉粥样硬化引起缺血时，可出现记忆力减退、头痛、头晕甚至短暂意识障碍等。脑动脉血栓形成或破裂出血会引起卒中，病人有头痛、眩晕、呕吐、意识丧失、瘫痪、偏盲或失语等表现。长期脑动脉供血不足会发生脑萎缩，引起智力减退甚至痴呆，行为异常、性格改变等。颈动脉粥样硬化同样会造成脑供血不足，斑块脱落则有可能引起脑梗死。下肢动脉粥样硬化由于腿部动脉的供血障碍而引起下肢发凉、麻木，间歇性跛行也较为常见，即行走时发生小腿麻木、疼痛甚至痉挛，休息后消失，再走又会出现上述症状。严重者有下肢持续性疼痛、足背动脉搏动消失等。肾动脉粥样硬化可引起顽固性高血压、蛋白尿、肾功能受损，如肾动脉发生血栓，可引起肾区疼痛，无尿、发热等症状。肠系膜动脉粥样硬化可引起消化不良、便秘等，如有血栓形成则会发生腹痛、腹胀甚至肠坏死。主动脉粥样硬化还可形成主动脉瘤。

诊断 诊断是否患有动脉粥样硬化应求助于专业的医生，动脉超声或者血管内超声检查、X线、核磁共振或CT检查、血管造影检查、放射性核素检查等手段均可提示动脉粥样斑块。

治疗 针对动脉粥样硬化虽然目前已有药物、介入等许多治疗方法，但事实上动脉粥样硬化通常并非发生在单一的血管里，一旦发展到出现临床症状的阶段，也常常预示着全身动脉的广泛病变，且病人常常伴有多种危险因素，是非常危险的。因此，对于这一疾病关键在于预防。动脉粥样病人应注意以下问题。

● 低脂、低盐、低糖饮食，控制每日摄入总热量，严禁暴饮暴食，每日盐摄入量低于6克，植物油每日用量25～30克为宜。食物要多样应以谷类为主，尤其是粗粮，多吃新鲜水果、蔬菜、豆类、菌藻类、薯类、鱼、禽肉、瘦肉、奶类要适量，少吃肥肉、动物性脂肪、内脏、蛋黄、奶油、油炸食品、糖果和含糖饮料等。

● 积极治疗糖尿病、高血脂、高血压等疾病，定期就诊，并按时遵医嘱服药。动脉粥样硬化越高危的病人，对血糖、血脂、血压的控制目标就越严格，具体的控制目标应咨询专业医生。对冠心病或其他高危状态病人，除非有禁忌证，都应常规服用抗血小板药物。

● 彻底戒烟，避免被动吸烟，减少饮酒。

● 做适量的体育活动，推荐每日进行30分钟的中等强度体育锻炼，如快步行走、爬楼梯、慢跑、跳舞、骑车、划船、游泳或球类运动等，老年或病情严重病人的具体运动方案应与医生商量后根据自身病情和体力制定，如散步、慢跑、太极拳等，活动前要做热身,活动后要恢复整理。

● 饮食控制和体力劳动、体育锻炼相结合以控制体重。体重指数 BMI＝体重(kg)/身高^2(m^2),BMI＝24 为正常,超过标准体重 10％为超重,超过 20％为肥胖。

● 生活要有规律,减轻环境压力,保持乐观愉快的情绪,避免紧张和情绪波动,注意劳逸结合,保持大便通畅、睡眠充足,尽量避免久坐不动的状态。

● 对冠心病等已经有靶器官受累的动脉粥样硬化病人,身边应常备急救药物,如有不适,应立即到就近的医院就诊。

动脉硬化的预后取决于病变累及的脏器和它的严重程度,如果对脑、心、肾重要脏器已造成损害,其后果是严重的,关键在于早期诊断、早期治疗。

冠状动脉粥样硬化性心脏病

冠状动脉粥样硬化性心脏病指由于冠脉动脉粥样硬化使管腔狭窄、痉挛或阻塞导致心肌缺血、缺氧或坏死而引起的心脏病,统称为冠脉动脉性心脏病或冠状动脉病,简称冠心病,它是动脉粥样硬化导致器官病变的最常见类型。冠心病的真正病因还不清楚,但与高血压、糖尿病、高血脂、吸烟等因素有关,在医学上把这些因素称为危险因素,有危险因素者容易患冠心病。还有喜食高胆固醇、高热量、多盐食品、不喜欢运动、静坐工作、超重者以及情绪易激动者发生冠心病的机会增加。下面介绍几种常见的冠心病类型。

心绞痛

临床表现 心绞痛的常见诱因是体力劳动、运动、脑力劳动和情绪激动,如走急路、上楼梯或上坡时出现的胸痛是最典型的劳力型心绞痛,这种疼痛发生在劳力当时而不是劳力之后,并且常在停止劳力后很快消失。心绞痛的典型部位在胸骨后,疼痛范围常不是很局限的,约有拳头和手掌大小,胸痛症状还可以发生在胸部以外,以上腹部疼痛或不适相对多见,其次是左肩臂、咽部、颈部、颌骨、牙齿和头部等。心绞痛发作时约一半病人在出现胸痛时还可感到疼痛向其他部位放射,其中以左肩、左臂和左手指内侧放射最常见。对同一病人来说,每次发作的疼痛程度可轻重不一,但疼痛的性质基本上是一致的。典型症状表现为紧缩和压迫样疼痛,常伴有焦虑或濒死的恐惧感,占心绞痛病人的 50％～60％。心绞痛呈阵发性发作,每次一般不超过 3～5 分钟,很少超过 15 分钟。劳力型心绞痛的发作一般经休息,症状均能很快缓解,若同时含硝酸甘油,心绞痛缓解更迅速。一般来说,短暂几秒钟的刺疼或持续几个小时甚至几日的隐痛、闷痛,局限于一点的胸痛,劳力后出现的胸痛,胸痛与呼吸或其他影响胸廓的运动有关,胸痛症状可被其他因素所转移,含硝酸甘油在 10 分钟以后才见缓解的胸痛都是非心绞痛的特点。

治疗 心绞痛发作时首先应立即休息停止活动,亦可立即含服硝酸甘油,每片0.3毫克,舌下含1～2分钟即发挥作用,也可用 0.6 毫克,对绝大多数病人有效。或含服单硝酸异山梨酯,每片 5 毫克,舌下含服2～5分钟有效。有些病人使用后有头昏、胀痛、心慌、面红,有的发生低血压,尤其老年病人应当心,首剂可以平卧位给药。可以长期服用硝酸异山梨酯,每片 5 毫克,每日 3 次,每次 1～2 片;长效硝酸甘油制剂(长效异乐定,每片 50 毫克,每日 1 片)。此外,还需长期服用抗血小板药物(如阿司匹林)、调脂药物(他汀类)、血管紧张素转化酶抑制剂、β受体阻滞剂,上述药物应在医生指导下使用。

心肌梗死

临床表现 心肌梗死(心梗)的典型表现为胸痛更加剧烈、范围更广、持续时间更长(可达数小时、数日)、休息或含硝酸甘油无效,伴出冷汗、恐惧感、濒死感,有时表现为上腹痛(误认胃痛)伴恶心、呕吐(尤其下壁心肌梗死时)。在整个过程中可以出现各种心律失常(各种性质的过早搏动、室性心动过速、心房颤动、心动过缓、心脏传导阻滞,以及严重的心室颤动等)。有少数病人不表现胸痛,甚至不痛,表现为乏力、虚弱、低血压、心源性休克或猝死,尤其老年病人应特别小心。急性心梗病人在一周内有中度体温上升(38 ℃左右),一般在胸痛以后的1～2日出现,白细胞数升高、血沉加快等,还有反应心肌坏死的几种酶升高。

院前急救 一旦发现上述情况,应将病人送医院急救。在院外,首先认识急性心肌梗死疾病,在救护车上要有受训的救护人员,采取一些简单的抢救措施,给病人吸氧、止痛、镇静等,加强护送过程中的护理和监护,急送医院急诊,然后转入冠心病监护病房。及早发现,及早住院,并加强住院前的就地处理是关键。

治疗 急性期治疗主要是降低心肌氧耗量,尽快使急性堵塞的冠状动脉再通,恢复缺血心肌的再灌注,尽量减少再灌注损伤和防止冠状动脉再堵塞。急诊经皮腔内冠状动脉成形术和支架安置术或溶栓治疗尽快恢复心肌再灌注是目前有条件医院治疗急性心肌梗死的首选方法。

1. 监护和一般治疗

● 休息和护理:发病后需要严格休息,一般以卧床休息为宜,并应尽量对病人进行必要的解释和鼓励,使其能积极配合治疗而又能解除焦虑和紧张,以便得到充分休息和减轻心脏负担。病人家属在治疗过程中应积极和医生配合,在医院规定的探视时间探视病人,尽量避免探视的人过多时间多长,以保证病人充足的休息时间,同时探视时不要大声喧哗,避免病人情绪剧烈波动。病人卧床时间不宜过长(一般3～5日),症状控制并且稳定者应鼓励早期活动,下肢作被动运动可防止静脉血栓形成。保持大便通畅,便时避免用力,如便秘可给予缓泻剂。活动量的增加应循序渐进。

● 吸氧与监护。

● 饮食:在最初2～3日应以流质为主(米汤、果汁、酸奶等),以后随着症状的减轻逐渐增加半流质和软食,宜少量多餐,采用易消化的低胆固醇和低饱和脂肪酸的膳食。钠盐的摄入量应根据汗量、尿量、呕吐量及有无心力衰竭而作适当调节。

● 药物治疗:如无禁忌证,无论是否接受再灌注治疗,所有心肌梗死病人都应在起病24小时内服用阿司匹林、氯吡格雷各300毫克,之后每日75毫克口服;大多数心肌梗死病人特别是持续性疼痛、高血压、急性左心衰均有指征应用硝酸酯类药物。但有下壁心肌梗死,可疑右心室梗死或明显低血压的病人(收缩压<90 mmHg),尤其合并明显心动过缓或心动过速时,硝酸酯类药物能降低心室充盈压,引起血压降低和反射性心动过速,应慎用或不用;如硝酸酯类不能使疼痛迅速缓解,应即用吗啡;调脂药、血管紧张素转化酶抑制剂、β受体阻滞剂等长期口服与心绞痛病人相仿,应定期门诊随访,遵医嘱;此外要控制危险因素(如控制血压、血脂、血糖)。

● 非药物治疗:提倡合理的饮食,避免高胆固醇、高脂肪(动物内脏、动物脂肪)饮食,限制钠盐摄入量、少吃甜食,多吃含纤维素的食物(如新鲜的瓜果、蔬菜等)、多吃低胆固醇、高蛋白质的食物(如瘦肉、鸡)。

2. 再灌注治疗　急性心肌梗死的治疗关键是尽早进行血运重建,目前主要有3种途径。

● 溶栓治疗:发病 6 个小时以内的 70 岁以下的病人,除有溶栓禁忌,如医院无条件行经皮冠状动脉介入治疗,可考虑尽早行静脉溶栓治疗,溶栓治疗最常见的并发症是出血(包括皮肤黏膜出血、牙龈出血、消化道出血,严重者脑出血),其次还包括溶栓的失败,需要进一步行经皮冠脉动脉介入治疗进行血运重建。

● 经皮冠状动脉介入治疗:目前经皮冠状动脉介入治疗包括经皮腔内冠状动脉成形术或兼作支架置入术,已被公认为首选的最安全有效的恢复心肌再灌注,降低近期病死率,预防远期的心力衰竭发生,其效果较溶栓治疗更好。尤其适用于溶栓治疗禁忌证的病人。但该技术需要有经验的介入心脏病医生和完善的心血管造影设备。

● 外科冠状动脉旁路移植手术:下列病人可考虑进行急症冠状动脉旁路移植术,实行了溶栓治疗或介入治疗术后仍有持续的或反复的胸痛;冠状动脉造影显示高危冠状动脉病变(左冠状动脉主干病变);有心肌梗死并发症如室间隔穿孔或乳头肌功能不全所引起的严重二尖瓣反流。

如果没有并发症发生(如明显心律失常、心功能不全、低血压、休克等),一周就可以下床活动,两周就可以出院。出院后注意康复治疗,不主张长期卧床休息,因为长期卧床有不少并发症发生(四肢乏力、头晕、腹胀、便秘、食欲下降、肺部感染、低血压等)。

先天性心脏病

病因　先天性心血管病是先天性畸形中最常见的一种,由于胎儿的心脏在母体内发育有缺陷或部分停顿所造成。引发胎儿心脏发育畸形的原因是多方面的,目前认为是在遗传缺陷(染色体异常、单基因突变等)的基础上,受到环境因素影响而形成。孕妇在妊娠的最初 3 个月内患了病毒感染,如风疹、腮腺炎、流行性感冒等,孕期有多种的营养或维生素缺乏,接受放射线照射,服用某些药物,患内分泌疾病,长期居住在高原地区的缺氧环境,胎儿发生先天性心脏病的可能性增大。

心脏共有 4 个腔室:左心房、左心室、右心房和右心室。人体共有 4 根肺静脉回流至左心房,血流通过二尖瓣口进入左心室,左心室收缩将血液射入主动脉,流至全身各处,再通过静脉汇集到上腔静脉和下腔静脉,回流至右心房,血流通过三尖瓣口进入右心室,然后射血入肺动脉,进行二氧化碳和氧的交换,含氧的血再通过肺静脉回到心脏。左右两侧心房心室之间没有沟通。如果有缺损或心脏和(或)血管间的连接异常,就造成了先天性心脏病,譬如左右心房之间有缺损就是房缺,左右心室之间有缺损就造成了室缺。

分类　根据病儿是否有发绀(即口唇和指尖发紫),可将先天性心脏病分为无紫绀和紫绀两大类。通过血流动力学检查,用病理解剖和病理生理相结合的方法,可将其分为:①无分流的先天性心脏病,如先天性二叶式主动脉瓣畸形伴主动脉瓣狭窄。②左向右分流的先天性心脏病(左、右两侧血液循环途径之间有异常的沟通,动脉血从左侧心腔的不同部位流入静脉血中,但如果发生显著肺动脉高压,则分流亦可转变为右向左),如最常见的房缺、室缺。③右向左分流的先天性心脏病(左、右两侧血液循环途径之间有异常的沟通,使静脉血从右侧心腔的不同部位分流入动脉血中),如大室缺、大动脉转位等。但一个病人同时有两类或两类以上的复合畸形者并不罕见。我国最常见的先天性心血管病依次为:房间隔缺损、动脉导管未闭、室间隔缺损等。

1. **心房间隔缺损** 正常人左心房和右心房之间被一层肌肉组织隔开,互不往来,这块肌肉组织称为心房间隔。在胚胎发育过程中有缺陷,造成心房间隔缺损,左、右心房直接相通,左心房的血有一部分直接进入右心房流入右心室,然后右心室的血流入肺动脉和肺静脉回到左心房,然后再回到右心房,形成短路,长期如此使右心室负荷加重,右心室扩大。

轻型者早期没有症状,很多病儿是在体检时偶尔被发现,出现症状一般已不是早期,如劳累或活动后心悸、气短、乏力、咳嗽,有的咯血,再严重可出现紫绀、心功能不全。心房间隔缺损在成人中最为常见,女性比男性多。

2. **心室间隔缺损** 正常人左、右心室间被一层肌肉组织分开,互不往来,这块组织称为心室间隔。在胚胎发育过程中出现畸形(缺损),使左、右心室之间直接相通,左心室的血直接流入右心室,左心室的另一部分血通过主动脉输送到全身各器官和组织,造成左心室负荷过重,左心房和左心室逐渐扩大,最后导致左心功能不全。如果缺损小,左到右的分流量少,早期可以没有症状,后期可出现劳累后心悸、气喘、咳嗽、乏力,可以有肺部感染,心力衰竭、紫绀等。

3. **动脉导管未闭** 在胎儿时期主动脉与肺动脉通过动脉导管直接相通,出生

后几日或几周关闭,也有报道80%病儿在出生后3个月才关闭,95%在出生后1年关闭,否则就形成动脉导管未闭。由于动脉导管未闭,主动脉的血直接流入肺动脉,造成肺动脉血流增加、肺动脉扩张,回到左心房和左心室的血流增加,长期如此,左心室负荷加重扩张,从而临床上出现左心衰竭症状。

病儿早期没有症状,一旦出现症状已是后期,病儿在劳动或活动后气促、心悸、胸痛、咳嗽,严重时出现心力衰竭。动脉导管未闭多发生于女性。

4. **肺动脉瓣狭窄** 正常的肺动脉瓣为3叶,如果发育畸形(2叶或3叶粘连融合在一起成为一个圆锥形的结构,中央只留一个小孔,直径为2~4毫米^2),造成狭窄,使右心室的血进入肺动脉受阻,肺动脉进入肺部的血流减少,而右心室的血排出受阻造成右心室扩张、压力升高,最后导致右心衰竭。

轻度狭窄没有症状,重度时出现呼吸困难、心悸、乏力、胸痛、咳嗽、偶尔晕厥,容易引起肺部感染,后期出现右心衰竭。

5. **法洛四联症** 法洛四联症是由4种心血管发育畸形构成的,肺动脉狭窄、主动脉骑跨在缺损的心室间隔上、心室间隔缺损和右心室肥大等,是最常见的紫绀型先天性心脏病。由于肺动脉狭窄使右心室的血流入肺动脉受阻,直接从缺损的室间隔流入主动脉。右心室的静脉血含氧量很低,与主动脉新鲜血相混合,使全身大循环的血氧含量降低,这样既影响全身氧的供应,又使全身发育受到影响,同时全身出现青紫。此外,肺动脉狭窄又使右心室流入肺动脉的血减少,肺部的血流减少导致右心室压力升高而扩大。病儿的主要特征是全身青紫、口唇青紫、四肢肢端青紫,也称为杵状指(趾)。病儿吵闹、易疲劳、累后呼

吸困难、不喜欢活动、活动时经常要下蹲位休息，严重缺氧时有时发生昏厥、癫痫惊厥等。容易感染，尤其肺部感染和引起感染性心内膜炎等。

治疗 一般而言，先天性的心脏缺损如房缺、室缺等，传统的治疗方法为开胸手术，将缺损缝闭或用不同材质的补片补上，但要结合病儿不同的病变情况，还要结合缺损大小、心脏腔室大小、分流量的多少以及合并畸形等决定。①对于很小的、对血流影响不大的畸形，如很小的房缺、轻度肺动脉瓣狭窄等，可以建议随访，如果心脏腔室确实不大，而且病变程度不随时间明显加重，可以不采取任何治疗措施。②有少数缺损可在儿童期自行闭合，譬如一岁以内的小的动脉导管未闭，学龄前的很小的室间隔膜部缺损。③随着现代医学的发展，目前有相当一部分房缺、室缺以及动脉导管未闭等可以不用开胸而行介入手术。即从病人的腹股沟处插管入股动脉，将一种特殊装置送入心脏，这种装置类似塞子，可以将缺损堵住，创伤小，疗效好，但是缺损过大以及缺损边缘结构异常的则多不适合。

轻型的无分流和有左向右分流的先天性心血管病，长可存活到成年甚至老年，重型者预后较差。有右向左分流和复合畸形者，常难以存活到成年，有些在婴、幼儿期即夭折。但是随着医学水平不断提高，已有多种先天性心脏病通过治疗取得了良好的效果，所以得了先天性心脏病，也不要过分悲伤，应到心脏专科医院进行治疗。治疗主要是施行外科手术纠正畸形，宜在学龄前施行，严重的需在婴幼儿期手术，有些病儿可选用创伤性较小的介入性治疗来纠治。术前如有心力衰竭、感染性心内膜炎、肺部感染等并发症则需药物治疗。

预防先天性心脏病，要从病因入手，特别要预防早孕期间的病毒感染，孕期要注意营养物质和维生素的补充，孕早期不要乱服药，如果孕早期患病需要服药，一定要在医生指导下进行。对儿童要定期进行健康检查，及早发现先天性心脏病而予以及时的处理。

肺动脉高压

定义及发病原因 高血压对人体的危害人尽皆知，但是人体还有一种高血压：肺动脉高压。正常情况下，血液中的红细胞通过肺循环时，血红蛋白几乎完全被氧合，同时排出二氧化碳，从而在维持酸碱平衡方面发挥主导作用。正常肺血管床对血流几乎没有阻力，发生肺动脉高压时，肺动脉和小动脉中层肥厚伴内膜增生和其他复杂的损害，肺血流严重受阻，从而产生一系列呼吸困难、胸痛、头晕或晕厥、咯血等症状，严重的威胁生命健康。

原发性肺动脉高压的确切病因不明，目前认为其发病与遗传因素、自身免疫及肺血管收缩有关。继发性肺动脉高压远比原发性肺动脉高压常见，其基础疾病常为心脏和呼吸道疾病。

肺动脉高压的高危人群包括：结缔组织病人；先心病病人；特发性肺动脉高压者及家族性肺动脉高压者的直系亲属；肝硬化者；溶血性贫血者；服用减肥药人群；HIV感染者；遗传性出血性毛细血管扩张症者及亲属；既往有静脉血栓栓塞史的病人。

临床表现 肺动脉高压的主要特征是肺血管阻力进行性升高，最终发展为肺源性心脏病、右心衰竭。肺源性心脏病是指由支气管-肺组织、胸廓或肺血管病变致肺血管阻力增加，发生肺动脉高压。右心室结构或（和）功能改变的疾病。肺循环阻力增加时，右心发挥其代偿功能，以克服肺动脉压升高的阻力而发生右心室肥厚。肺动脉高压早期，右心室尚能代偿，舒张末期压仍正常。随着病情的进展，特别是急性加重期，肺动脉压持续升高，超过右心室的代偿能力，右心失代偿而衰竭。右心衰竭是所有类型肺动脉高压病人致残、致死的共同唯一途径，而肺动脉高压也是右心衰竭的最主要原因，其病因复杂，诊断治疗棘手。

诊断　有人统计，肺动脉高压病人入院前误诊率高达94%，原因是人们对该病认识不足。因此，对呼吸困难、胸痛、头晕或晕厥以及咯血的病人需要详细了解这些症状发生的具体情况，辅以心电图、血气分析检查，以期早期发现病人及时进行治疗。特别对于那些已经有结缔组织疾病如红斑狼疮、硬皮病的病人，要高度重视心脏病的检查。超声心动图可以检测心脏结构和功能，并可测量肺动脉压力，对肺动脉高压病人是非常好的一项检查手段。症状明显者可以选择右心导管术进行确诊。

肺动脉高压其实是临床常见病症，可由许多心、肺和肺血管疾病引起。肺动脉高压的诊断标准目前多主张以海平面静息状态下肺动脉平均压≥20毫米汞柱为显性肺动脉高压，运动时＞30毫米汞柱为隐性肺动脉高压。根据静息时肺动脉平均压可将肺动脉高压进行分级，轻度为26～35毫米汞柱，中度为36～45毫米汞柱，重度＞45毫米汞柱。根据发病原因是否明确，分为原发性和继发性肺动脉高压。临床上以继发性肺动脉高压为多，常见于青壮年，育龄女性比较多一点，女性和男性比大概是2∶1。

治疗　肺动脉高压是一种慢性进展性疾病，预后不佳。罹患肺动脉高压后首先一定要跟医生配合，先查清病因，治疗原发疾病；如果查不出原因，则需要按部就班进行正规有序的治疗。

肺动脉高压的药物治疗包括采用血管舒张药、抗凝治疗等，但如果肺动脉高压程度已经很危重，肺小动脉里面平滑肌细胞增生，血管增厚，在肺内广泛分布，肺动脉压力显著增高者，可作肺或心肺联合移植。还有一种肺动脉高压是慢性血栓形成的，如果是近段大血管的话，可以做肺血栓的剥脱术，小血管里都是血栓的话不可能剥掉，这时候也只能做肺移植解决问题。

原发性心肌病

心肌病是指合并有心脏功能障碍的心肌疾病，其类型包括扩张型心肌病、肥厚型心肌病、限制型心肌病、致心律失常性右室心肌病、未分类的心肌病、特异性心肌病。除特异性心肌病以外的原因不明的心肌病均称为原发性心肌病。

扩张型心肌病

扩张型心肌病（扩心病）是原因不明心肌病中最常见的一种类型，其主要特征是左心室或双心室扩张及收缩功能受损，最后导致心力衰竭。本病常伴有心律失常，病死率较高，近十余年来，扩张型心肌病的发病呈增长趋势，男性对于女性，平均发病年龄约40岁。

病因　病因可以是特发性、家族遗传性、病毒和（或）免疫性、酒精中毒性，或者是已知心血管疾病的心肌功能损害程度不能以心脏负荷状态或缺血损害程度来解释，即特异性心肌病。近十余年来的研究证实，大多数扩心病的发生与持续性病毒感染和自身免疫反应有关。

临床表现　病变起病缓慢，可在任何年龄发病，但以30～50岁为多见，家族遗传性扩张型心肌病发病年龄更早。因此，如果家里有人被诊断为扩心病，其亲属因尽早去医院就诊，以争取早发现、早治疗。扩心病早期可无症状，超声心动图可发现左室舒张末期内径5～6.5厘米，射血分数在40%～50%之间；后期症状主要有极度疲劳、乏力、气促、心悸等，舒张早期奔马律，超声心动图提示左心室舒张末期内径为6.5～7.5厘米，射血分数明显下降为20%～40%。终末期可表现为肝肿大、水肿、腹水等心力衰竭的表现。多数病人合并有各种心律失常，部分病人发生血栓栓塞或猝死。

治疗　扩心病的治疗主要是控制心力衰竭和心律失常，缓解免疫介导的心肌损害，提高扩心病病人的生活质量和生存率。

1. **一般治疗**　限制体力劳动，避免剧烈的运动、过度的体力和脑力劳动，避免情绪紧张，充足的休息和营养补充。

2. **药物治疗**　常用药物有针对心力衰竭的药物：正性肌力药物（米力农、氨力农），血管扩张剂（硝酸甘油、硝酸异山梨酯），利尿剂（呋塞米、托拉塞米等），血管紧张素转换酶抑制剂（福辛普利、卡托普利、赖诺普利等），β受体阻滞剂（美托洛尔、卡维地洛等），醛固酮受体拮抗剂（螺内酯）；抗心律失常药物；抗凝药；免疫及抗病毒药物。

3. **内科介入治疗**　常用的有双腔起搏器植入术及心脏再同步化治疗等，主要用于药物疗效不佳的病人。

4. **外科治疗**　主要有左心室减容成形术、背阔肌动力性心肌成形术、左心机械辅助循环、原位心脏移植。

肥厚型心肌病

肥厚型心肌病是以心肌非对称性肥厚、心室腔变小为特征，以左心室血液充盈受阻、舒张期顺应性下降为基本病态的心肌病。本病常为青年猝死的原因。肥厚型心肌病目前病因不清楚，有一半的病人考虑是遗传性因素。

临床表现　半数以上病人无明显症状，主要症状为心悸、胸痛、运动性呼吸困难、猝死，室性心律失常常见，有些病人可有无症状的室性心律失常。1/3的病人可出现频发的一过性晕厥，可以是病人的唯一症状。严重心律失常是肥厚型心肌病病人猝死的主要原因。长期左心室过度压力负荷，引起心力衰竭。部分病人由于室壁肥厚引起左心室梗阻，可有特征性的心脏杂音。诊断还依赖于超声心动图、心电图等辅助检查的特征表现。

防治　一般治疗和扩心病相仿，常用药物包括β受体阻滞剂、钙拮抗剂（维拉帕米、地尔硫䓬）、胺碘酮，左心室流出道梗阻明显的病人，经药物治疗无效，可进行室间隔部分心肌切除术和室间隔心肌剥离扩大术。梗阻性肥厚型心肌病可行双腔心脏起搏治疗和室间隔化学消融治疗等，远期疗效有待观察。

限制型心肌病和致心律失常性右心室心肌病

限制型心肌病以一侧或双侧心室充盈受限和舒张期容量降低为特征，收缩功能和室壁厚度正常或接近正常，可见间质纤维化。其病因为特发性、心肌淀粉样变性、心内膜病变伴或不伴嗜酸性粒细胞增多症。无论西方国家或我国，限制型心肌病都是少见病。致心律失常性右心室心肌病也称右心室心肌病，本病是一种右心室心肌被纤维脂肪组织进行性替代的心肌病，临床主要表现为室性心动过速、右心室进行性扩大，难治性右心衰，猝死多见于年轻病人。

心肌致密化不全

心肌致密化不全是一种罕见病，有家族发病倾向，最先报道是在儿童，但最近关于成人发病的报道日渐增多。尽管此病是先天的发育异常，但症状的首发年龄差别很大，多数病人早期无症状，于中年发病，以渐进性的心功能障碍、系统循环血栓栓塞、心律失常为临床表现。可伴有或不伴有先天性心脏畸形。超声心动图检查有助于协助诊断。

感染性心内膜炎

致病的微生物(如细菌、病毒、真菌等)直接侵入血液，可导致心室壁内膜、心脏瓣膜和大动脉内膜的炎症病变。致病菌首先通过破损的皮肤黏膜侵入血液，造成皮肤黏膜破损的原因主要通过手术操作(在牙龈和牙周组织出血时拔牙、扁桃体切除术、肠胃道和呼吸道手术或内镜检查、膀胱和泌尿系统手术或检查、妇产科手术操作等)，以及随着各种新技术的应用(介入治疗等)都可能增加致病菌侵入血液而致病。正常人的口腔、咽喉部经常聚集一些细菌(如草绿色链球菌、流感杆菌等)，有时也可以进入血液，但因机体有能力抵抗它的侵入，不会引起疾病。如果心脏瓣膜有病变或心脏有先天性缺损，病菌容易在这些地方生长繁殖，最常见的是人工瓣膜置换、紫绀型的先天性心脏病、动脉导管未闭、二尖瓣病变，以及心室间隔缺损的病人等；其次为二尖瓣脱垂综合征、单纯二尖瓣狭窄、三尖瓣病变、二叶式主动脉瓣病变等；最后为心房间隔缺损、肥厚型心肌病、退行性瓣膜病变，以及冠心病等。

近年来发现感染性心内膜炎病人原来无心脏病的越来越多见，尤其是静脉注射麻醉药成瘾者(吸毒者)多见。按起病的

缓、急和严重程度把感染性心内膜炎分为急性感染性心内膜炎和亚急性感染性心内膜炎两种，有时两者很难截然分开。

1. **急性感染性心内膜炎**　常发生在原来没有心脏病的病人，细菌毒力很强，50％以上为金黄色葡萄球菌，起病急、凶险、病程进展快，如果延误治疗可以在2个月内死亡。除金黄色葡萄球菌外，肠球菌、表皮葡萄球菌、革兰阴性杆菌等的感染也明显增加。

主要表现为高热、寒战，也可以不规则发热、全身中毒症状明显。由于短期内心内膜发炎、腱索破坏撕裂，使原来没有心脏杂音者突然产生高调的杂音，或使原来已有的心脏杂音性质改变(更响、更高调)，贫血进行性加重。由于细菌停留在损害的瓣膜或缺损处生长繁殖，形成赘生物、菌栓脱落后随血液流到全身各器官，可产生心肌脓肿、脑脓肿、肺脓肿或这些器官的栓塞，有少数病人引起脾栓塞，皮肤和黏膜的瘀斑、瘀点是该病常见的表现之一。

2. **亚急性感染性心内膜炎**　通常发生在原来有心脏病的病人，绝大部分发生在原有风湿性心脏病病人，细菌毒力相对较弱。由于大量使用广谱抗生素，发病率有所下降，病程较长、起病较慢。主要表现为发热，多为不规则发热，伴出冷汗、畏寒，也可以低热。对老年、体弱、严重心力衰竭和尿毒症等病人体温可以正常，甚至体温不升。特别要小心老年人症状不典型，如果把发热认为是呼吸道感染，把心脏杂音当作老年性退行性瓣膜病变，这样有可能延误诊断。70％～90％的病人有慢性进行性贫血，严重贫血是感染性心内膜炎的突出表现。皮肤黏膜瘀点也是常见的体征。由于在皮内或皮下较大血管发生菌栓，在手指足趾掌侧面可出现5～15毫米直径大小隆起，多呈紫红色，有明显压痛的结节，持续数日后消

失，杵状指在病程晚期也较常见。

心脏杂音的变化（原来没心脏杂音变成有杂音或比原来变得更响更高调）有助于此病的诊断。由于大量广谱抗生素的临床应用，大部分病人缺乏典型的临床表现，尤其老年病人。如果一个心脏病病人有不明原因的发热长达一周以上，原来的心脏杂音有变化或产生新的心脏杂音，经抗风湿治疗效果不佳，又不能用其他原因来解释，应考虑是否患感染性心内膜炎，应送医院作进一步检查确诊，以防延误诊治而造成的不良后果。

对有心脏病者（瓣膜病或先天性缺损）或人工瓣膜置换术者，平时注意个人卫生，消除自身的感染病灶（牙龈缝是细菌最容易停留处，应经常保持口腔清洁），锻炼身体增强机体抵抗力。拔牙、扁桃体切除术，以及各种手术或操作前后应使用抗生素（青霉素等），如青霉素过敏可以考虑克林霉素或红霉素等。应在医生指导下进行。早诊早治是彻底治疗该病的关键，大多数病人预后良好，如果延误治疗其病死率高达 95% 以上。首选大剂量青霉素控制感染，疗程一般在 6 周左右，有些可以适当延长。如疗效不佳可根据细菌培养对药物的敏感性选用抗生素，可以联合用药。如果抗菌治疗无效，可行手术治疗，通过人工瓣膜置清除感染病灶，加强控制感染，如果是人工瓣膜感染可以再次换瓣治疗。预后取决于细菌毒力的大小、诊治迟早、原有心脏病的性质和病情的严重程度，有否并发症和并发症的严重程度，重者预后差；细菌毒力低、治疗及时预后好，真菌感染预后最差。先心病预后较风心病好。

病毒性心肌炎

心肌炎是一种较为常见的心脏疾病，好发于青壮年，通常由病毒感染引发。引起心肌炎的病毒有多种，其中以肠道病毒感染最为常见。所谓病毒性心肌炎就是由病毒感染引起的，当机体抵抗力下降时，病毒直接侵犯心肌，或者通过异常免疫反应造成心肌受损引发病变。

临床表现　病毒性心肌炎的临床表现也不尽一致，主要取决于病变的广泛程度与部位、机体反应及既往心脏的功能状态和感染病毒的类型等，临床表现轻重相差悬殊，变异很大。轻者几乎没有症状，或仅表现为轻微胸闷、心慌、心跳加快等，可以完全自愈，重者可发生严重心律失常、心力衰竭、心源性休克，甚至有生命危险。对心肌炎不可轻视，但也不必过分精神紧张。

病毒性心肌炎病人发病之初大多有"感冒"的症状，如发烧、咳嗽、头痛、乏力，或腹泻、呕吐等。一般过了两周左右，才出现一系列心脏不适，如胸闷、心悸、胸痛、气急等。但不是一有感冒就会引发病毒性心肌炎，只有当机体抵抗力下降时（如处于工作或学习压力大、身体疲劳且休息不够的状态），病毒才会有机会乘虚而入，直接损伤心肌。反之，如果入侵病毒少而人体抵抗力强，又没有其他不利因素，就不会发生病毒性心肌炎。

从严格意义上来讲，目前对病毒性心肌炎的诊断还是比较困难，不能仅靠哪一项检查或哪一个指标来诊断，而是一个综合的过程，主要靠病史、临床症状、体征、心电图、心超、病毒抗原抗体检测与心肌损伤指标检查等进行综合分析。除了心电图、心超及病毒学检查外，心肌肌钙蛋白能在一定程度上反映心肌受损的情况，这对诊断而言非常重要。通常所指的心肌酶谱（如 CK、LDH 等）高不一定就是心肌炎，这并不是诊断病毒性心肌炎的唯一依据。因为影响这些酶谱的因素较多，除了心肌炎外,其他的炎症或者免疫系统的问题都会使其增高。但是有心肌特异性的肌钙蛋白升高一定要注意,即便这些病人暂时没有心电活动的异常,还是要密切随访,观察病情会不会有所演变,明确其增高是持续性还是一过性的。

有些人比较紧张,认为感冒后有点胸闷、心悸就是心肌炎,实际上心肌炎发病与自身的身体状况有一定的关系,有时只是一过性的病毒感染引起心肌反应,但实际上并未对心肌细胞造成影响,也就是说并未到心肌炎的地步,临床意义上的心肌炎不能成立。

治疗　如果确诊为心肌炎就要积极治疗。目前治疗心肌炎也没有特别有效的药物,休息仍是非常重要的治疗方法。休息可使心脏负担减轻,有助于心脏功能的恢复。如有心律失常等临床表现,还是要药物干预。通过不同的药物手段,从提高免疫力、抗病毒等各方面来达到治本的目的。一般心肌炎病人可以不住院,但要注意经常随访。重症心肌炎预后差,病死率高,病人一定要住院治疗。

对一般病毒性心肌炎病人而言,最重要的治疗是注意休息静养,不可劳累,直到心功能恢复正常;早搏、心悸、胸闷等症状消失,病情稳定。有心脏不适症状却还尚未确诊为心肌炎的,如果只是一过性的病毒感染不用过于担心,可能由于近期比较疲劳,相对抵抗力较差而引起,一般注意休息以后也会好转。心肌炎病人的治疗时间为3～6个月,以后复查各项指标都正常了,那就意味着身体康复了。

另外,普通的休息不是指卧床不动。在休息的过程中,要注意以下几个方面:①日常生活应有规律,注意劳逸结合,不要熬夜,避免过度劳累,保证充足有效的睡眠。②饮食宜清淡,又合理营养,容易消化。要荤素搭配,多吃瘦肉、鸡蛋、牛奶、鱼等富含蛋白质的食物,也要多吃蔬菜水果,保证足够的维生素 C,有助于心肌炎的康复。不吃刺激性的辛辣食物,或者浓茶、咖啡等,最好能够戒烟酒。③应有一个良好的心理状态,避免情绪激动、精神紧张、心情烦躁等可加重心脏负担的因素。④积极预防呼吸道感染疾病,及时增减衣服,注意保暖。必要时,也可用些提高人体免疫力的药物。⑤确诊为急性心肌炎者 3 个月内不要进行剧烈锻炼,尤其是打球、快速奔跑等。3 个月后复查身体情况好转,可根据自身体质等情况选择适量的体育锻炼,如散步、慢跑、打太极拳等。锻炼原则是循序渐进,逐渐增加活动量。

心包炎

心脏最外层组织称为心包,它本身有两层组织构成,内层紧贴心肌,称为脏层,而外层称为壁层,内外两层之间形成一个空腔,称为心包腔,腔内储有 30～50 毫升液体在心脏跳动时起润滑作用,如果各种致病因子侵入心包腔引起的炎症就称心包炎。

心包炎绝大部分是全身疾病在心包的表现,而且心包炎往往合并存在心肌炎。引起心包炎的病因可以由感染引起,也可以由非感染因素引起。我国由感染引起的心包炎首先是结核病;其次是金黄色葡萄球菌、肺炎双球菌感染,还有非特异性及病毒感染(柯萨奇病毒、埃可病毒和流感病毒)。非感染病因有风湿热、尿毒症、肿瘤(多以转移性的癌肿即乳腺癌、肺癌)、急性心肌梗死、系统性红斑狼疮及放射治疗后等。心包炎可分为急性心包炎和慢性心包炎两种。

1. 急性心包炎　有两方面表现:由感

染引起的全身急性感染症状，如结核菌感染表现为发热（或低热）、午后潮热、盗汗。化脓性感染如金黄色葡萄球菌等的感染表现高热、寒战、大汗、乏力等症状。另一方面表现为心包炎的症状，如心前区胸骨后疼痛（随咳嗽深吸气及吞咽和卧位疼痛加剧，如果采取坐位前倾位疼痛减轻），疼痛向左肩部、背部和颈部放射，尤其化脓性炎症最为严重，而结核性和尿毒症性心包炎疼痛很轻，甚至不痛。如果心包腔内积液急性增加（大于300毫升），可以压迫邻近组织产生呼吸困难、吞咽困难、声音嘶哑等症状。当急性心包炎的早期或后期积液吸收时医生可以在病人心前区听到心包摩擦音。由于在短期内突然较大量的心包腔积液，使心包腔压力突然升高心脏收缩受限，心脏心排血量下降可以产生休克，舒张受到限制引起全身静脉回流受阻，静脉压升高、颈静脉怒张、肝肿大、腹水，以及下肢浮肿等。

2. 慢性心包炎　慢性心包炎是急性期遗留下的后遗症。结核性或化脓性心包炎吸收以后，大量的纤维素渗出产生粘连纤维化、钙化增厚使心包变成坚硬的外壳，造成心包缩窄（称为缩窄性心包炎）。非感染性病因（如风湿热、尿毒症、肿瘤等）引起的心包炎很少发生缩窄。由于心包缩窄心脏活动受限特别是舒张受限，心脏搏动减弱、静脉压升高、颈部静脉怒张、肝肿大、腹水及下肢浮肿。

急性期的治疗应先卧床休息，增加营养物质，或者住院治疗。首先应针对病因治疗，同时解除积液对心脏的压迫和其他对症治疗。缩窄性心包炎一定要等到急性期过后变成缩窄，通常急性心包炎经过2～8个月有明显的心包缩窄征象，在一年内的缩窄称为急性缩窄，一年以上称慢性缩窄。缩窄的心包进行早期剥离术是治疗的关键，一般争取在6个月内手术。术前病人的全身情况应得到改善，注意休息、低盐饮食。有浮肿者应适当利尿治疗，腹水病人应抽取腹水，有心力衰竭、心房颤动可用些洋地黄治疗。如肝肾功能极差的病人不宜手术治疗。手术以后心脏负担不易立即增加，活动量应逐渐增加，有一个适应的过程，静脉补液不宜过多，速度不宜过快，以免引起急性肺水肿。

预后取决于原发病的性质，少数耽误治疗者预后较差。

无脉病

由于主动脉以及分支的动脉产生不明原因的慢性进行性闭塞性炎症，使手臂等动脉发生狭窄或闭塞，在手上触不到动脉搏动，称为无脉病（即脉搏触不到）。

无脉病的确切病因不清楚，目前认为与自身免疫、遗传因素及内分泌失调（雌激素水平过高）等因素有关，任何营养不良均可诱发。

无脉病最易受累的动脉有颈总动脉、锁骨下动脉、上臂动脉，以及还有胸、腹主动脉和肾动脉。由于受累的动脉不同，所以在临床上表现也不相同。该病多发于青年女性，20～30岁发病率占70%。

临床表现　该病的临床表现主要有：①全身症状表现发热、全身不适、出虚汗、面色苍白，也可以出现关节炎和结节性红斑等。②局部症状则取决于病变血管的部位，如上肢动脉阻塞引起缺血，表现为无脉，工作时上肢易疲劳、发生疼痛、麻木或凉的感觉，上肢（一侧或双侧）血压减低或测不到（左侧比右侧多见）。如果脑动脉（颈总动脉）受侵犯缺血出现头痛、头昏、晕厥、一过性眼前发黑，如脑动脉血栓形成产生肢体偏瘫、双目失明等，少数病人出现咀嚼时颊部肌肉疼痛肌无力，约50％病人在颈部听到血管杂音。如果胸、腹主动脉及其分支肾动脉狭窄，产生顽固性高血压，产生下肢无脉症、下肢麻木疼痛、冰冷感觉、间歇性跛行，上肢血压显著升高而下肢血压降低，甚至测不到，腹部、背部听到血管杂音(肾区血管杂音)。病人一般以一个部位血管受累为主，随着病变发展可以几个部位同时受累。

由于现代医学科学的发展要诊断该病并不困难，可以通过超声多普勒、心脏血管造影等检查得到确诊。

防治　如果患感冒、呼吸道感染可以加重病情发展。无脉病目前尚无根治的方法，但在急性期可以用激素治疗，一直到症状改善、体温正常后逐渐停药。如果有高血压的病人不主张用激素治疗，也可以静脉内用右旋糖酐、血管扩张剂治疗，有肾性高血压者可用卡托普利，阿司匹林可用于抗血小板聚集，也可以用丹参等中药活血化瘀治疗。

对局限性病变可以介入治疗(气囊扩张术或在狭窄处放置支架)，顽固性高血压可以作一侧肾切除或作肾移植术，对其他部位血管狭窄可以作血管旁路术或血管移植术等。

无脉病进展缓慢，病程可达5～14年，其预后取决于病变的部位和病变的严重程度。

心律失常

在右心房的右上部有一块特殊的组织，称为窦房结，在正常情况下它以规则的频率和节律不间断地发出冲动，并通过埋在心房和心室内的传导系统把冲动传导到心室，产生一次心脏的跳动。如果发出的冲动或传导冲动过程发生障碍，称为心律失常。

正常人的心跳每分钟60～100次，儿童心跳每分钟110～120次。心跳的快慢受很多因素影响，如心跳随年龄的增加而减慢，睡眠、安静时心跳缓慢(每分钟可达40～50次)，从事长期重体力劳动或剧烈运动心跳减慢。相反在运动或劳动时心跳加快，情绪激动、受冷的刺激、受惊时心跳可以加快等，这些都是发生在健康人身上。当然还有饮用兴奋饮料、吸烟等也会加快心跳。

所有心脏病病人都可以引起心律失常，但有心律失常者不一定都有器质性心脏病。发生心律失常时最常见的心脏病有心力衰竭、急性心肌梗死、冠心病(心绞痛)、心肌炎、心肌病及心脏瓣膜病等。非心脏病引起的心律失常疾病有甲状腺功能亢进、发热、大量失血、休克、急性颅脑病变，还有药物不良反应，水电解质紊乱(血钾过低或过高、酸碱平衡失调)，外科手术和麻醉等均可以发生心律失常的可能。以下介绍几种常见的心律失常。

窦性心律失常

心脏跳动的频率和节律在窦房结控制之下，但在频率和节律方面出现过快或过慢，甚至不整齐，在临床上称为窦性心动过速、窦性心动过缓和窦性心律不齐。

1. **窦性心动过速**　窦性心律，每分钟超过100次称为窦性心动过速，不一定有心脏病。正常人在劳动或体育运动时情绪激动，以及饮用各种兴奋饮料、抽烟等心跳都可以加快。此外，还有心脏以外的疾病如发热、贫血严重、休克、甲状腺功能亢进、自主神经功能紊乱等都可以引起窦性心动过速。对于心动过速各人感觉不一样，有的人没什么感觉，一般不需要治疗，有些人感到心悸、胸闷等可以服用些镇静剂或β

受体阻滞剂。然而对有心脏病者应积极治疗心脏病。

2. **窦性心动过缓**　窦性心律，每分钟心跳低于 60 次称为窦性心动过缓，随着年龄的增长，心跳可以相对变慢，长期从事剧烈运动和重体力劳动的人心跳减慢。有些心脏以外的疾病颅高压、重度黄疸也可以表现为心跳慢。常见的心脏病，如冠心病使窦房结缺血造成窦房结功能低下或病态窦房结综合征，心肌炎影响窦房结或传导系统都可以使心跳减慢。心动过缓没有症状一般不需要治疗，如有心脏病首先治疗原发病。如果心跳过慢引起头晕等症状，可以选用阿托品、沙丁胺醇、麻黄碱等对症治疗，但有高血压者此类药物应慎用。

3. **窦性心律不齐**　心律随呼吸而改变(吸气时心跳加快，而呼气时心跳减慢，屏气时心律不齐消失)，大多发生在正常的儿童和青少年，一般不必治疗。如果心律不齐与呼吸无关，应该仔细检查是否与心脏病有关(如服用洋地黄制剂是否过量)。

过早搏动

过早搏动简称为早搏，亦称期外收缩或期前收缩。正常心脏的跳动是规则的，各次心跳间隔时间基本相等，如果在均匀的心脏跳动中，忽然有心脏搏动提前发生了，便称为早搏。它是临床上常见的一种心律失常。随着年龄增长，出现早搏的频率增多，不仅中老年人，青少年人群中也不少。有些人往往把青少年发生的早搏认为就是病毒性心肌炎；对中老年人发生的早搏则认为就是冠心病，其实并非全是这样，下面对早搏做一简单介绍。

按起源部位通常将早搏分为房性、房室交界性和室性 3 种，其中以室性最多见，其次为房性。正常的心脏跳动是由心脏的窦房结控制的，室性早搏就是这次心跳起

搏信号由心室部位发出的，房性早搏就是这次心跳起搏信号由心房部位发出的，早搏可偶发或频发。

常见原因　①过早搏动可见于非疾病状况。有报道，在正常人中，如果作 24 小时心电图连续观察，可记录到早搏的人会达到 50%。情绪激动、神经紧张、焦虑、疲劳、大量吸烟、过度饮酒、喝浓茶、或使用某些药物，甚至便秘皆可引起早搏发作。②非心脏疾病的病人也会发生早搏。如甲状腺功能亢进、贫血、低血钾、发热等。③心脏本身的器质性疾病引起的早搏，如风湿性心脏病、冠心病、肺心病、心肌炎及心肌病等。④还有少数早搏病人，即使追踪随访数年或更久，也未能找到确切原因或诱因，这类病人良性可能性大，可能与工作节奏快、压力大、忽视体育锻炼有一定的关系。仍需要继续随访。

临床表现　早搏时病人有心悸、心前区不适、胸闷、疲乏等不适，有的人则感到心脏抽动一下、心脏停跳、心脏悬空、心脏跳得很重、心跳到喉咙口等之类感觉。但也有病人无任何不适。在较为严重的心脏病基础上发生频发的早搏，甚至有可能引起心绞痛发作或心力衰竭。

诊断

1. **查体**：心脏听诊和触诊脉搏时可发现在规则的心律中出现提早的心跳。

2. **辅助检查**：①常规心电图：对早搏有诊断意义，可以通过心电图区分早搏类型。②24 小时动态心电图：可详细记录早搏发生的多少、发生的类型和规律及有否其他心律失常，还可发现部分心肌缺血病人。③化验检查：怀疑心肌炎者可行病毒抗体及血心肌酶学检查；怀疑甲状腺功能亢进者可行血甲状腺功能检查；长期服用利尿剂和怀疑洋地黄中毒者应测定血电解质和洋地黄浓度等。④心脏超声检查：可

发现心肌病和部分冠心病病人。有些病人则需要作进一步检查明确有否冠心病。

治疗　应参考有无器质性心脏病，是否影响心排血量以及发展成为严重心律失常的可能性而决定治疗原则。

对血液循环影响不大，尤其是无器质性心脏病基础的过早搏动，应当首先治疗诱发早搏的疾病，只要去除原因，早搏便可消除，大多不需特殊治疗。有症状者宜解除顾虑，应用抗心律失常药应权衡利弊，有些病人早搏比较顽固，即使用抗心律失常药，也不一定能使早搏全部消失，对此不要过分焦虑或一味加大药量，应在医生指导下选用合适药物。

在心脏病基础上的频发性早搏，可能演变为严重心律失常，或可能导致心绞痛与心力衰竭，应积极治疗诱因和病因及对症治疗。有潜在致命危险的室性早搏常需紧急静脉给药。

可以缓解早搏的药物很多，如β受体阻滞剂（美托洛尔、比索洛尔）、维拉帕米（异搏定）、硫氮唑酮、美西律、普罗帕酮（心律平）、莫雷西嗪、索它洛尔（施太可）、胺碘酮（可达龙）等，这些药都有其副作用，应在医生的指导下服用。除药物治疗外，对部分早搏病人，可考虑用"射频消融"方法治疗。早搏是否需要治疗以及治疗方式的选择，应该经医生从各个方面评价后决定。

综上所述，早搏可发生在各种心脏病的基础上，但也可出现在正常人。一出现早搏就诊断为心脏病是不正确的，但不到医院就医也是错误的。正确地做法是，如果发现有早搏，应该及时到医院进行检查，查明病因，确诊早搏的性质、类型以及有没有心肌缺血等器质性心脏病的表现，在医生指导下决定是否须用药以及用什么药治疗。

阵发性心动过速

阵发性心动过速指窦房结以下的冲动起搏点突然发出快速基本规则的异位心律，相当于连续发出的一阵过早的搏动（从心房部位发出的连续 3 个以上房性早搏动称为房性心动过速，从心室部位发出的连续 3 个以上室性过早搏动称为室性心动过速，从交界处发出的连续 3 个以上的过早搏动称为交界性心动过速，房性和交界性心动过速也可称为室上性心动过速）。

阵发性室上性心动过速多见于无器质性心脏病的人，也可以发生在有心脏病的人，如心脏瓣膜病、高血压性心脏病、冠心病、肺心病、心肌病和甲状腺功能亢进等。

阵发性室性心动过速多见于有心脏病的人，多提示心肌病变范围广、程度严重，如急性心肌梗死引起的室壁瘤或心功能不全、扩张型心肌病、重症心肌炎及抗心律失常和抗精神抑郁症的药物中毒等，也有少数原因不明的。

临床表现　心动过速的临床表现特点为突发突停（多见于室上性心动过速），每次发作心跳快到每分钟160～200 次，心律规则，有时出现血压下降、面色苍白，有的血压测不出，每次发作可以持续几分钟至数小时，甚至数日之久。如果原来有心功能不全、心肌缺血可以诱发心力衰竭、心绞痛等。对老年人患有此病更应重视。如果室性心动过速表现更加严重，每分钟心率在 150～220 次、心律稍有不齐、血压下降、头晕、黑矇、昏厥、惊厥等或猝死的可能，一旦发现应立即送往医院急救。

治疗　室上性心动过速发作频率低、持续时间短暂者不必特殊治疗，有些人几分钟后可以自行恢复，有些经深吸气后屏气或诱发呕吐、将脸浸入冷水中亦可终止发作。经常发作时可用药物预防发作，如维拉帕米、普罗帕酮、美托洛尔等。目前治疗室上性心动过速最常用的是电生理检查及射频消融手术,该手术不仅可以确定心动过速的起源,同时手术根治率可达95%以上,且创伤小、见效快,但需丰富的经验和良好的设备,目前省级医院均已将此项技术列入日常医疗工作。室性心动过速大多数有器质性心脏病存在,应急送医院治疗,不能延误。

心房颤动

心房颤动,简称房颤,是指规则有序的心房电活动丧失(正常的窦性心律丧失),代之以快速无序的颤动波,是最常见的心律失常之一。房颤时心房的泵血功能下降或丧失,容易形成心房附壁血栓,再加上房室结对快速心房激动的递减传导,使心室律极不规则,进而影响到心室泵血功能。房颤是一种常见病,根据近年来国内外的报道,房颤在总体人群中的患病率为0.4%~1%,男性多于女性。随着年龄的增长,房颤的患病率逐渐增高,在七、八十岁的老年人中,患病率可达5%~8%。换言之,这部分老年人中每15~20位就有1位患房颤。

病因　房颤的发生有许多的病因和诱因。常见的病因为高血压、冠心病、心脏瓣膜病、心力衰竭、各种类型的心肌病、先天性心脏病、心包炎等心血管疾病。其他疾病也可引起房颤,如慢性支气管炎及慢性阻塞性肺病、睡眠呼吸暂停综合征、神经系统疾病、肥胖、甲状腺功能亢进等。还有一些病人缺乏明确的基础疾病,称孤立性房颤。房颤的发生还受家族性因素以及自主神经(交感神经和迷走神经)的影响。房颤也可被一些一过性的因素或急性疾病诱发,如:饮酒、外科手术、急性心肌梗死、急性心肌炎、触电、电解质紊乱。

临床表现　房颤的主要临床表现是由于心室律不规则以及心率过快造成的相关症状,如心慌、胸闷、运动耐量下降。症状可因心室率、心功能、伴随的疾病、房颤持续时间以及病人对症状的敏感性等而各异。对于有基础心脏疾病的病人,症状往往较重,甚至可出现心绞痛、急性心力衰竭。少数病人则症状不明显,仅在常规体检时发现。房颤发作终止时可以导致病人出现一过性的心室停搏,造成头昏、黑矇、晕厥等表现,部分老人可因而发生外伤或骨折。房颤时容易并发左心房附壁血栓,血栓脱落则会引起动脉栓塞,最常见的是脑栓塞,每年发生率5%,大大高于无房颤者。少数病人因疏于体检,有时以脑栓塞为首发表现就医时才发现房颤,应引以为戒。

房颤病人体检时会发现心率和脉搏快慢不一(总体偏快)、节律绝对不规则,搏动强弱不等。部分病人有家庭用电子血压计,具有显示脉搏的功能,自我监测时会发现代表脉搏频率的数字不断变化,比如在130~140次/分钟之间不断波动,反映了房颤发作时心率和脉搏快慢不一、节律不整的特点,可作为提示房颤的线索之一。

房颤有典型的心电图表现。建议病人有突然发作的心慌症状或自测脉搏较快或不规则时,应尽快到医院记录心电图以便诊断。对于短阵发作的房颤,动态心电图(Holter)有助于"捕捉"到有价值的诊断信息。

诊断　根据临床表现、体检和心电图,可以明确房颤的诊断。目前,房颤常分为以下几类:首次诊断的房颤、阵发性房颤、持续性房颤、长程持续性房颤、永久性房颤。已确诊的病人,应通过进一步检查来确定房颤的病因和诱因、房颤的类型、血栓栓塞风险的大小、是否合并基础的心脏疾病以及心功能状态。其他常用的检查方法有甲状腺功能检测、超声心动图(心超)等。

治疗　主要包括转复窦性心律(复律)、控制心室率、预防血栓栓塞事件3个方面。

1. **复律**　对于有希望维持窦性心律的病人,可考虑给予复律治疗,常用的方法有抗心律失常药物、直流电复律以及近年来兴起且已趋成熟的导管射频消融术,可根据病人的具体临床情况选用。如果病人的房颤持续时间超过2日,左心房已经有形成血栓的可能,那么在复律的前、后还要进行抗凝治疗等处理。

2. **控制心室率**　对于复律困难或复律后难以维持窦性心律者,可以采用控制心室率的措施以减轻症状、改善心功能。控制心室率最常用的方法是药物治疗,如洋地黄类药物、β受体阻滞剂、钙离子通道阻滞剂。

3. **预防血栓栓塞**　抗血栓治疗可以防止和减少血栓事件,但同时也增加了出血(消化道出血、脑出血等)风险,因此是一把"双刃剑",要寻求一个较好的平衡点。常用的口服抗栓药物有抗血小板药(阿司匹林、氯吡格雷)和抗凝药(华法林)。华法林的疗效更为确切,但出血的风险也相对大,因此要定期监测国际标准化比值(INR)来评价。无禁忌证的情况下,房颤病人是否需要抗血栓治疗以及采用哪种药物治疗,取决于具体病情,建议与专业的临床医生沟通和咨询。在抗血栓治疗过程中,也要定期到医院随访。尤其是华法林治疗需定期监测INR,目标范围是2～3。开始时每周要监测1～2次,由于其作用可能受到多种食物和药物的影响,即便达标后,也宜每月监测1次,切忌"一曝十寒"。病人因病情需要加用其他药物时,也宜向处方医生说明自己正在使用华法林,尽可

能避免药物的相互作用。为便于病人监测INR,现在也有可在家庭使用的INR监测仪,类似常见的采用试纸测定血糖的血糖仪。不过,对于自我监测结果的解读和后续处理,还是与专业的临床医生咨询为宜。

4. **其他**　还有房室结消融术后植入永久性心脏起搏器、左心耳闭合或封堵术、外科微创手术、外科迷宫手术等有关的治疗措施,可根据病人的具体病情选用。

房室传导阻滞

窦房结是心脏节律的"司令部",它发出冲动的"指令"后,沿传导系统一级一级下传,使心脏有顺序地激动。如果冲动在心房向心室传导的过程中发生阻滞,即为房室传导阻滞,又称房室阻滞(英文简称"AVB")。按照阻滞的严重程度,可以分为3度(即Ⅰ度房室传导阻滞、Ⅱ度房室传导阻滞、Ⅲ度房室传导阻滞)。

病因　引起AVB的原因多种多样。正常人(尤其是年轻人)或运动员可以发生Ⅱ度AVB,与迷走神经兴奋性增高有关。其他导致AVB的病因有:冠心病(急性心肌梗死、冠状动脉痉挛等)、心肌炎、心肌病、急性风湿热、先天性心脏病、心脏手术或导管介入术、电解质紊乱、药物中毒或过量等。

临床表现　Ⅰ度AVB的病人常无症状,但如果P－R间期过长时,可出现症状。Ⅱ度房室传导阻滞时心房的冲动不是每一次都传到心室,有时漏掉不传向心室,使心跳停跳1次或数次(即漏搏),病人有时感到胸闷、心悸,触脉时漏掉1次或数次,有的病人感到头晕、乏力、疲劳,甚至晕厥等。Ⅲ度房室传导阻滞(也称为完全性房室传导阻滞),心房的冲动完全传不到心室,造成心房和心室各自在跳动(即房室分离)互

不相关,因为心室自身发出的冲动心跳很慢(称为心室自身心率),每分钟只有35～40次,由于心跳慢病人感到心悸、胸闷、眩晕,还有脑部供血不足引起昏厥、惊厥等,如果病人原先有心功能不全,这时可诱发心力衰竭,这种病人应安装心脏起搏器。

诊断　心电图是诊断房室传导阻滞的重要检查方法。如果传导障碍呈间歇性,可能还需要动态心电图(Holter)等长程心电监测技术。为帮助进一步了解病情确定病因,还需进行实验室检查(如甲状腺功能)、超声心动图(心超)等。

治疗　房室传导阻滞如何治疗,取决于病人的具体病情。目前,永久起搏器是成年人的房室传导阻滞治疗中的重要措施。病人是否需要植入永久起搏器,取决于是否存在和AVB导致的心动过缓直接相关的症状。在决定植入永久起搏器之前,必须要关注的是,AVB是否由可逆性的原因引起。如果是急性心肌梗死、急性心肌炎、电解质紊乱、某些药物过量等原因所致,那么原发病因得以处理或纠正后,AVB有可能恢复正常。此种情况下可根据具体病情,采用药物(阿托品、异丙肾上腺素等)或临时起搏做暂时地过渡性处理,再根据后续病情的变化决定下一步治疗方案。总体而言,近年来起搏器相关技术得到了长足发展且已经很成熟,起搏器的种类、功能也各异,建议病人根据具体的病情与专业医生咨询。

病态窦房结综合征

病态窦房结综合征又简称为"病窦综合征"或"病窦"。窦房结位于心脏右心房的上部。通俗地讲,人心脏的主要功能是像水泵一样,以一定的频率不断地进行收缩和舒张,从而将血液泵向全身的重要血管和器官。心脏的这个工作频率就是心率(即每分钟心跳的次数),正常安静的情况下,心率一般在每分钟60～100次之间。窦房结就像是掌控心率的"司令部",它发出"指令"以后,还要一级一级地下传,经过心房、房室结,再到达心室。换言之,窦房结掌管着心脏的节律,即正常的"窦性心律"。如果窦房结及其邻近组织出现了病变导致功能减退,那么它就不能正常地产生"指令",或者发出的"指令"在传递过程中出现障碍,结果就引起一系列的问题,导致相应的症状。

病因　病窦的病因颇为复杂,既可以是窦房结本身的病变引起,也可以是窦房结以外因素的影响所致。临床上常见的病因如下:①冠心病:冠状动脉粥样硬化引起窦房结的供血不足。②退行性病变:随着年龄的增长,窦房结可以发生退行性病变,引起功能减退,因此病窦的病人以老年人多见。③炎症:各种原因导致的心肌炎等,有的炎症治愈后窦房结功能可以恢复,但有部分病例的功能障碍会持续存在。④其他原因:例如严重的迷走神经兴奋性增强、应用某些抗心律失常药物可以抑制窦房结功能。

临床表现　病窦病人的临床表现,主要是出现与心动过缓有关的心、脑等脏器供血不足的症状,轻者可有头昏、乏力、反应迟钝、记忆力减退,严重者可出现黑矇、晕厥,甚至猝死。如果伴有早搏或心动过速发作,可以出现心悸、胸痛等症状。

病窦的诊断主要是依据临床表现、心电图以及窦房结功能评定等。病窦的病程较长,有时候进展比较缓慢,症状轻重不一,心电图的表现也常多种多样,因此在诊断时要进行全面的综合分析。除常规心电图以外,往往还需要单次或多次的动态心电图(Holter)跟踪。必要时,还需阿托品试验、经食管心房调搏或电生理检查等来帮助评价窦房结功能。

诊断 从心电图和动态心电图上,病窦常有下列心律失常的表现:①持续而显著的窦性心动过缓:心率常＜50 次/分钟,且并非是由药物引起,病人在运动时心率也难以相应地加快(变时性功能不全),常常＜90 次/分钟。②窦房传导阻滞或窦性停搏。③窦房传导阻滞合并房室传导阻滞。④缓慢性心律失常与快速性心律失常交替出现:后者主要是指心房颤动(房颤)、心房扑动(房扑)和房性心动过速(房速)。

治疗 病窦的治疗原则包括:①病因治疗。②药物治疗:对于病情较轻者可应用一些提高心率的药物来改善临床症状,或短期应用药物作为起搏器治疗前的过渡,例如抗胆碱能药物(阿托品等)以及拟肾上腺素能药物。③起搏器治疗:紧急情况下可以进行临时起搏,有指征的病人则择期植入永久起搏器。

永久起搏器是治疗缓慢性心律失常的重要措施。病窦病人是否需要植入永久起搏器,关键要看是否有心动过缓的症状,而且该症状是否与窦房结功能障碍(包括变时性功能不全)有关。如果确实存在上述情况,就应该考虑起搏器治疗。至于植入何种类型的起搏器,可根据病人的具体病情,向专业的临床医生咨询。部分病窦病人合并反复发生的房扑、房颤、房速等快速性心律失常,这给临床上究竟是否应用抗快速性心律失常药物带来了极大困扰(因为此类药物可以影响窦房结)。这种情形下,植入永久起搏器以后,才能较为安全地应用抗心律失常药物。

临床上,有几种情况应引起关注。一是,有少数本应该接受永久起搏器治疗的病人,因为存有"主观感觉还可以"或"年事已高,装起搏器不值得"或"年龄偏轻,装起搏器心有不甘"等心理的影响,而拖延起搏器的植入,这种做法是不可取的。二是,有少数病人(年龄往往＜70 岁)是在快速性心律失常(房速、阵发性房扑或房颤等)发作终止时,出现短暂的窦房结功能明显受抑,导致一过性的窦性停搏等缓慢性心律失常。对于此类病人,有条件的可以先进行导管射频消融治疗快速性心律失常(成功率可能在 80％～90％以上),消融术后再根据随访的情况,决定是否植入永久起搏器。但具体的处理方案,还是要根据病情与专业医生咨询。三是,临床上有不少病人在常规体检时心电图发现窦性心动过缓,大多在 55～59 次/分钟,病人无症状。此时,可根据病人的具体情况,酌情做进一步的检查,例如动态心电图等。这些病人绝大多数不属于病窦的范畴,通常也不需特殊的处理。

心脏功能不全

心功能不全又称心力衰竭(心衰)。心脏受到各种病因的侵蚀使心脏的收缩功能和(或)舒张功能障碍,心脏泵出的血液不能满足全身组织器官新陈代谢的需求,另一方面全身静脉系统的血回流到心脏受阻产生淤血而引起一系列临床症状和体征称为心力衰竭。

分类与分级 心力衰竭从不同角度可有不同的分类,在临床上有不同的名称,按起病的缓急分为急性心力衰竭和慢性心力衰竭;按心脏解剖部位可分为左心衰竭、右心衰竭、全心衰竭;按心脏功能分为收缩期心功能不全和舒张期心功能不全,心功能代偿期和心功能失代偿期等。

心力衰竭时根据心功能分成 4 个等级:Ⅰ级时体力活动不受限制,一般的体力活动不引起乏力、心悸、气急和心绞痛(无症状期);Ⅱ级时体力活动受轻度限制,静息时没有症状,但从事原来的一般体力活动时感到乏力、心悸、气急或心绞痛;Ⅲ级时体力活动受到明显限制、稍活动时感到气急、心悸、乏力和心绞痛;Ⅳ级时不活动在静息时感到气急、心悸和心绞痛等。

病因　引起心力衰竭的原因是多方面的。急性心力衰竭通常是由心脏的急性病变,如急性冠脉综合征、突发的高血压危象、重症急性心肌炎所引起,也可能是先前存在的慢性心力衰竭加重造成,还可能是感染、药物、贫血等非心脏因素诱发。慢性心力衰竭通常发生在冠心病、长期高血压、心肌病或心脏瓣膜病的人群中,常由感染、劳力过度等因素诱发。

临床表现　心力衰竭可以表现为左心心力衰竭、右心心力衰竭和全心心力衰竭。左心衰竭主要表现为从轻到重的劳力性呼吸困难,气短不能平卧、端坐呼吸、夜间阵发性呼吸困难、咳嗽、咳出粉红色泡沫痰、出现急性肺水肿、紫绀、满身大汗等。这些表现都属后期表现,关键要早期发现,一旦发现有轻微劳力后呼吸困难,就应送医院就诊。右心衰竭的主要表现为颈部静脉怒张、腹胀肝大、胸腹水、下肢浮肿,也有表现为心包积液、食欲减退、营养不良、消瘦等。后期表现为左右心衰竭(即全心衰竭)。由于心力衰竭长期卧床不起、血流缓慢容易引起血栓形成,从而造成(肾、脑、心和肺)栓塞。

治疗　心力衰竭首先治疗原发的心脏病,去除诱发因素(有高血压应首先控制血压、急性心肌梗死先抢救心肌梗死、瓣膜心脏病先治心瓣膜病变、有感染先控制感染等),然后按不同程度和心衰类型进行治疗。治疗可以用非药物治疗和药物治疗。

非药物治疗包括运动(对轻型者可以适当运动,以不引起气促、心悸为度,对重者应绝对卧床休息、待症状减轻后也可适度下床在室内活动,开始也可以在床上下肢被动活动以防血栓形成)、调整饮食(如肥胖者应减肥、减少食物中脂肪量、食用易消化多纤维素、多维生素食物),保持大便通畅;限制钠盐摄取量,每日以 2～5 克为宜;限制水的摄入量,每日在 1.5 升为好;禁烟和酒。减轻体力和精神上的负担,适当休息等。

药物治疗通常应在医生指导下进行,使用利尿剂(常用的有氢氯噻嗪、呋塞米、布美他尼等,也可以用氨苯蝶啶、螺内酯等保钾利尿剂),减轻肺部淤血和心脏负担,改善呼吸困难。使用洋地黄制剂对有心力衰竭伴心率快的心律失常(如心房颤动)者疗效更好,在急性心力衰竭时应静脉内注射毛花苷 C(西地兰)等,慢性心力衰竭用地高辛维持长期治疗。在用洋地黄制剂时要小心,如果病人有肺心病、心肌病、冠心病等容易有毒性反应,反而加重心力衰竭和引发心律失常,在这种情况下病人一般应住院治疗,切勿自己增加药量。

现代治疗心力衰竭的药物有不少新的发展,扩张血管的药物有硝酸异山梨酯(消心痛)、哌唑嗪、肼屈嗪(肼苯哒嗪)、酚妥拉明及硝普钠等,这些药有的扩张静脉、有的扩张外周小动脉,有的既扩张静脉,又扩张动脉,其结果是减轻心脏过重的负担。有些钙离子拮抗剂对改善心衰也有帮助,如氨氯地平、非洛地平等,但有些钙离子拮抗剂,如维拉帕米、地尔硫䓬等在心衰时禁止应用。肾素血管紧张素转换酶抑制剂,对心力衰竭有相似的改善作用。对轻、中度心衰病人在门诊都可以使用,如果病人为老年、体弱或有外周血管病变、肾动脉狭窄等病变可先在医院使用,特别伴有轻中度高血压又有心衰的病人更合适。如果严重心衰、低血压者不用。对于β受体阻滞剂在急性心衰失代偿时禁用，慢性心衰病人症状控制好，血流动力学稳定的基础上，从小剂量开始缓慢增加达最大耐受量，应在医生严密观察指导下应用，能够改善远期预后。

心脏肿瘤

从医学的角度分析，心血管的"瘤"分为两种。一种是实体瘤，就是在心脏房室内或心肌组织或心包腔内长了异常的团块样实体结构；另一种是指对异常结构的形态的描述，譬如，正常人左心房和右心房之间有一层隔膜，即房间隔，正常的房间隔是平展的，但有些人的房间隔比较松软，向一侧膨隆，形成穿隆状的形态，但是整个隔膜是完整的。从医学影像学角度来形容，就把这时候变形的房间隔称为"房间隔瘤"，但是实际上没有肿瘤，只是对其结构的描述。类似的还有室间隔膜部瘤、主动脉窦瘤等。这些结构异常通过正规医学评估后，有些是不需要处理的，有些可以通过手术进行修复，但是都不存在肿瘤切除的问题。此外，有些病人的大血管、譬如主动脉管壁病变，造成动脉管腔局部明显扩张，也称为主动脉瘤，这也是一种对形态的描述。

发病情况　心血管系统的实体肿瘤发病率跟人体其他系统比较，相对较低。心脏肿瘤分为两种情况，一种是从心脏原发的肿瘤，另一种是转移性肿瘤。随着化疗及放疗技术的进步，肿瘤病人寿命延长，心脏转移的发生率也在增长。心脏转移性肿瘤的发病率约为原发性肿瘤的 $100\sim1\,000$ 倍，身体其他部位的恶性肿瘤主要通过 4 种途径侵犯心脏：直接扩展、通过血液循环转移、通过淋巴系统转移、从下腔静脉向右心房内扩展，继而扩散到整个心脏。这种情况对病人是非常不利的，基本上预后都较差。

心脏原发性肿瘤较为罕见，在尸体解剖中约占 0.02%，即 5 000 个人中才会发现一例。真正原发于心脏的肿瘤约 75%是良性的，25%为恶性肿瘤。良性肿瘤中最常见的是黏液瘤，其次为脂肪瘤、乳头状纤维弹力瘤；原发性心脏恶性肿瘤中，约 95%为肉瘤，可起源于心脏的任何部位，包括心包。无性别差异，包括血管肉瘤、未分化肉瘤、恶性纤维组织细胞瘤、平滑肌肉瘤等。

种类

1. **黏液瘤**　心脏黏液瘤是临床上最常见的心脏原发性肿瘤，约占 50%。多属良性。黏液瘤可发生于所有心脏的心内膜面，95%发生于心房，约 75%位于左心房，20%位于右心房，左、右心室各占 2.5%。虽然黏液瘤的性质是良性的，但是其行为是恶性的，所谓"好人办坏事"。即黏液瘤虽然本身不像其他恶性肿瘤那样侵润器官、远处转移，但是心脏是一个空腔器官，心腔内的黏液瘤会阻塞血流，临床上常因瘤体堵塞二尖瓣口，导致二尖瓣口狭窄或关闭不全，引起血流不畅、血流循环的异常。黏液瘤大小不一，多有蒂与心房或心室壁相连，外形多样，外观富有光泽，呈半透明胶冻状。瘤体随着心脏跳动也不停甩动，有可能把肿瘤表面的一些小突起甩下，随主动脉血流进入动脉循环，造成脑梗死或者肢体梗死。黏液瘤可发生于任何年龄，但最常见于中年，以女性多见。手术切除后容易复发。

2. **横纹肌瘤**　心脏横纹肌瘤多见于15 岁以下儿童，约 50%伴有结节性硬化。临床上，肿瘤小者可没有症状，大者可向心腔突起，引起阻塞。多发性肿瘤常引起严重的充血性心力衰竭。肿瘤多位于左和右心室的心肌内，常为多发性，直径数毫米至数厘米。目前认为这是在胎儿发育过程中形成的。

3. 纤维瘤　　心脏纤维瘤多见于婴儿和儿童。可引起左、右心室阻塞症状及充血性心力衰竭。肿瘤多位于左心室或室间隔内。多为单发，大小不一，直径甚至有时可达10厘米。

诊断　　心脏肿瘤的诊断技术主要包括超声心动图、CT及磁共振。超声心动图是诊断心脏肿瘤的最基本的影像学检查方法，可以动态评价心脏肿瘤，精确显示肿瘤的位置、大小、形态、附着、活动性与正常心脏组织的关系，确定心瓣膜累及情况，心室功能，心包不规则增厚情况，心腔内肿物对血流的影响。磁共振和CT是对超声心动图的补充。对超声心动图不能充分显示肿瘤的全貌，或者肿瘤与周围组织关系不清的病人，超声心动图检查和CT或磁共振结合分析，会做出最佳临床诊断。

治疗　　对良性肿瘤如黏液瘤，在明确诊断后，结合病人自身具体情况，一般均需要手术切除治疗。对于原发性恶性肿瘤以及转移到心脏、心包的肿瘤，可采取放疗或化疗，缓解肿瘤的生长，改善病人的症状。

因此，病人拿到心脏长"瘤"的诊断，首先要稳定情绪，详细向医生了解病变的情况。流水不腐，户枢不蠹，跳动的心脏上长肿瘤的情况是比较少见的，即便长了实体瘤，大部分情况下都是良性的黏液瘤，可以通过手术切除。

心脏神经症

心血管神经症，实际上是全身神经症的一部分，是由神经功能失调而引起的心血管系统功能紊乱的一组精神神经症状，多伴有身体其他部位神经症的表现。就诊病人大多主观症状以心血管系统功能失常为主，通常合并焦虑等心理方面的障碍，是神经症的一种特殊类型。女性多于男性，尤其是更年期的女性比较常见。临床上检查，没有明显器质性心脏病的证据，预后也比较良好，但症状严重的病人可明显影响正常生活和工作。

病因　　心血管神经症的原因，往往与不良的环境和躯体因素有关。由于内外因素的影响，使调节、支配心血管系统的自主神经的正常活动受到了干扰，心脏也就出现了一时性的功能紊乱。其临床特征和其他神经症的临床特征大同小异，即病人具有神经系统和其他系统的一些症状，如失眠、多梦、头痛头晕、易激动、全身乏力、注意力涣散、记忆力下降等。不同的是，心血管神经症病人的神经精神症状，多表现为心血管系统方面。病人常感到心跳厉害、胸闷气急、心前区不适及疼痛，当精神上受到刺激，或工作紧张、压力增大，难以适应时发生，这是心脏神经症很具有特征性的表现。器质性心脏病病人也可以同时伴有心血管神经症。发病过程中常带有神经系统和内分泌系统功能失调，交感神经功能亢进。有时可伴有高动力循环的表现，如动脉搏动增强、左心室射血速度增快等；也可出现对运动、心理学测试或疼痛刺激的异常反应。

临床表现　　临床表现多变，一般都是主观感觉，缺乏客观证据，症状之间缺乏内在联系。通常以下述的心血管病症状为主，可同时伴有其他神经症的症状，例如失眠、多梦、急躁易怒、心烦、食欲不振、头晕、耳鸣等。①心悸：自觉心脏搏动增强，感到心慌，常在紧张或疲劳时加重。②呼吸困难：胸闷，呼吸不畅，常感觉空气不够要打开窗户，甚至要求吸氧。不少病人经常作深呼吸或叹息样呼吸动作来缓解症状。

③心前区疼痛:疼痛部位不固定;疼痛发作与劳力活动无关,多数发生在静息状态;疼痛性质常描述为针刺样或牵扯样;持续时间长短不等,一般较长;含服硝酸甘油不能缓解,但常常或数十分钟后自行缓解。④自主神经功能紊乱症状:多汗、手足发冷、双手震颤、尿频、大便次数增多或便秘等。

与较多的症状相反,体格检查和实验室检查缺乏有重要病理意义的发现。可出现心率增快,心音增强,可有短促收缩期杂音或早搏,血压轻度升高,腱反射较活跃。心脏X线检查无异常。心电图可显示窦性心动过速、窦性心律不齐、房性或室性早搏和伴非特异性ST-T波改变。

心血管神经症病人症状多种多样,时好时坏,常自己感觉心悸、心前区疼痛、胸闷、气短、呼吸困难、头晕、失眠、多梦等,大多发生在青年和壮年。诊断此病必须注意排除器质性心脏病,也需注意器质性心脏病同时伴有心血管神经症,心血管神经症可以混淆对器质性心脏病严重程度的评估。

治疗　由于社会生活因素的影响,近年来的心血管神经症发生率有上升的趋势,且疗效差。确诊为心血管神经症后,要让病人正确认识该病;不要因为"心脏病"而卧床休息,如不伴有其他疾病,还是不休息为好;合理安排生活、工作和学习,使之有规律;适当使用抗焦虑药有一定的帮助。总而言之,以心理治疗为主,药物治疗为辅。必要时医生可建议酌情进行药物治疗,可考虑应用的有:①三环类抗抑郁剂:以丙咪嗪、去甲咪嗪和氯米帕明(氯丙咪嗪)治疗焦虑的效果较好,不论对广泛性焦虑或惊恐发作都有效。②单胺氧化酶抑制剂:苯乙肼对治疗焦虑症也有一定效果,可在三环类药物治疗效果不佳时选用。③苯二氮䓬类:以阿普唑仑的抗惊恐发作的效果最好;其次,氯硝西泮、劳拉西泮、艾司唑仑、地西泮、氯氮草、安他乐等也有很好的抗焦虑作用。④α肾上腺素能受体阻滞剂:普萘洛尔用于减轻焦虑病人自主神经功能亢进的症状,如心动过速、震颤、多汗等有一定效果。⑤症状严重的绝经期女性可以短期使用雌激素替代治疗。

第20章

消化系统疾病

胃食管反流病

胃食管反流病是指由于胃内容物反流到食管引起的不适症状和(或)并发症的一种疾病。本病很常见,在世界各地发病率不同,但近年来呈上升趋势。

病因　本病的发生主要是由于食管下端括约肌功能失常,导致抗反流防御机制降低,酸性胃液或碱性肠液反流入食管,引起食管黏膜炎症和食管的功能障碍,包括食管清除能力下降、食管黏膜防御屏障功能降低、胃排空延迟等。一些生活方式(如吸烟、饮酒、高脂饮食)、胃肠手术及某些药物(如抗胆碱能药、肾上腺素能受体激动剂、茶碱等)可以通过削弱防御机制,加重胃食管反流而参与本病的发生。其他引起腹内压增加的因素如肥胖、妊娠、腹腔积液等因素也是导致本病发生的危险因素。

临床表现 反酸和烧心是本病典型的临床表现,其他还包括吞咽困难、胸痛、上腹部不适、嗳气、打嗝等消化不良症状,咳嗽、咽部不适、异物感、哮喘、气促等食管外症状,以及睡眠障碍等全身症状。在疾病进展阶段,食管黏膜损害可以出现食管溃疡、狭窄以及"Barrett食管"。所谓Barrett食管是指胃食管连接部位以上,化生的柱状上皮部分代替了食管鳞状上皮,但对化生柱状上皮的认识目前尚存在很大差异。流行病学及病理对照研究均提示食管腺癌的危险性可随烧心的频率(每周发作>3次)和时限(病程>10~20年)增加而增加。长段Barrett食管伴肠型化生被证实为食管腺癌的重要危险因素。

本病诊断可依据症状、检查确定。反酸、烧心以及伴有其他消化不良症状或者食管外症状需要考虑本病。通过24小时pH检测、pH阻抗检测等可以确定是否存在异常反流,包括酸反流、弱酸反流或者非酸反流。通过胃镜等检查可以判定是否存在反流引起的食管黏膜破损、损伤的程度与性质,如食管炎程度、有无溃疡或者食管狭窄、有无Barrett食管、是否癌变等。

治疗 本病的基本治疗为改变生活方式,包括减少体重,戒烟,避免餐后平卧,抬高床头,避免穿紧身衣及进食过多、过油腻,避免可能加重症状的食物和饮料,如辛辣、甜食、薄荷、巧克力、洋葱、柠檬汁和碳酸饮料等。药物可选择抑制胃酸分泌的药物包括质子泵抑制剂和H_2受体拮抗剂,质子泵抑制剂是最有效的治疗。在反流性食管炎病人的食管黏膜愈合和缓解胃食管反流病相关症状上明显优于H_2受体拮抗剂。其次,单用促动力药如多潘立酮(吗丁啉)、莫沙比利或联合质子泵抑制剂治疗,尤其在伴有胃排空障碍的病人中效果明显。对于并发食管狭窄者可以采用内镜下水囊扩张治疗,Barrett食管可以采用氩气刀、射频等治疗,Barrett食管伴高度不典型增生可以考虑内镜下黏膜切除术、内镜下黏膜剥离术、手术等治疗;经上述治疗无效者可考虑外科手术治疗,常用的手术方法是胃底折叠术或腹腔镜胃底折叠术。

食管贲门失迟缓症

食管贲门失迟缓症是由食管神经肌肉功能障碍所致的疾病,其病理生理特征是食管蠕动减弱和消失,吞咽动作时食管下端括约肌松弛反应减弱而发生痉挛。因为食物通过贲门发生困难,以致贲门以上的食管显著扩张,故本病又称贲门痉挛、食管失蠕动和巨食管。本病可发生于任何年龄,最常见于20~40岁,儿童很少发病。男女发病率相仿。

临床表现 无痛性咽下困难是本病最常见最早出现的症状,占80%~95%以上。咽下困难多呈间歇性发作,常因情绪波动、发怒、忧虑、惊骇或进食过冷和辛辣等刺激性食物而诱发。病初咽下困难时有时无,时轻时重,自觉食物黏附于胸骨后或剑突下区,可突然获得缓解,有时则需饮水,以协助食物进入胃内。晚期食管异常扩大,咽下困难转为持续性。少数病人咽下液体较固体食物更困难。40%~90%出现疼痛。约 90％的病人有食物反流。随着食管的逐渐扩张，食物在食管内潴留时间延长，反流需待食物潴留到一定程度时才出现。反流物多为发酵的食物、黏液和唾液。后期，当食管炎形成瘢痕狭窄时，也可出现持久性咽下困难；极度扩张和潴留的食管还可压迫胸腔内脏器而产生干咳、气急、呃逆、紫绀和声音嘶哑等症状。

食管内潴留物如反流吸入呼吸道，尤其在熟睡中更易发生，可引起吸入性肺炎、肺不张、肺脓肿，甚至窒息等并发症。有食管炎、食管溃疡和食管憩室炎并发症形成时反流物可带有血液。晚期病人亦可出现营养不良、维生素缺乏、消瘦等表现。本病病人食管癌的发生率显著高于一般人群，应予重视。

本病应与食管癌、胃贲门癌相鉴别。胸部 X 线摄片及食管吞钡检查，有助于本病的诊断和鉴别诊断。如与食管癌和胃贲门癌鉴别困难时，可作食管镜检查。

治疗　应少食多餐和应用温热饮食。食物应富于营养和维生素，并以流质或半流质饮食为宜。注意避免冰冷饮料和刺激性食物。镇静剂及抗胆碱能神经药物可以应用，但治疗效果通常不满意。症状发作时，硝酸盐及钙通道阻滞剂可有短期效果，但由于副作用而限制其使用。内镜下球囊或探条扩张治疗对约 85％的病人有效，但维持时间短，需反复扩张治疗；内镜下以肉毒杆菌毒素括约肌内注射对一些病人短时间内即可起效，重复注射可能导致纤维化，使进一步手术治疗变得困难。对于轻、中型扩张的病人，多采用改良 Heller 手术：即在食管下端前壁纵行切开环形肌层至黏膜下，使黏膜膨出。94％的病人术后吞咽困难得到缓解，术后 3％的病人发生反流性食管炎；如出现重型扩张，食管呈 S 状，则需行食管胃转流或其他术式。

急性胃炎

急性胃炎系指各种原因所致的急性胃黏膜炎性病变。按其病因及病理变化的不同，可分为急性单纯性胃炎、急性腐蚀性胃炎、急性感染性胃炎、急性化脓性胃炎和急性出血糜烂性胃炎，其中以急性单纯性胃炎最为常见。

1. 急性单纯性胃炎　又称急性非特异性胃炎和急性浅表性胃炎，是由不同原因，包括细菌及其毒素污染食物、病毒感染、物理化学刺激和变态反应等引起的非特异性胃黏膜炎症。吃了细菌及其毒素污染的食物，过度饱餐或酗酒，或服用损伤胃黏膜的药物（如水杨酸盐、吲哚美辛、肾上腺皮质类固醇、利舍平、磺胺类药物和抗癌药物等）均可致本病。

由细菌或其毒素污染食物所致者，多在进食污染食物后数小时至 24 小时后急性发病。病人症状轻重不一，主要表现为上腹饱胀、疼痛、食欲减退、嗳气、恶心、呕吐。严重者呕吐物略带血性，还可伴有高热、失水、酸中毒、电解质紊乱，甚至引起休克。因常伴有肠炎性腹泻，故又称急性胃肠炎。病人腹部检查可发现上腹胀气、上腹或脐周有轻度压痛、肠鸣音亢进。周围血象白细胞可轻度增高。

加强饮食卫生管理，消灭苍蝇，注意个人卫生，勿暴饮暴食和慎用损害胃黏膜药物，是预防本病的重要措施。病人应卧床休息，停止一切对胃黏膜有损害和有刺激的食物与药物。酌情短期禁食或给予流质饮食，多饮水。必要时应静脉补液以纠正失水。根据不同的致病原因作病因治疗。

2. 急性腐蚀性胃炎　本病系由吞服或误服强酸、强碱或其他腐蚀剂引起急性胃黏膜腐蚀性炎症所致。病情的严重程度主要取决于腐蚀剂的种类、剂量、浓度、胃内情况及胃内停留时间的长短。强酸对胃的损害较明显，强碱则对食管的损害较严重。在进食后吞服者胃受损害较少，而空腹吞服者往往可使1/2～2/3的胃受损害，尤以胃小弯和幽门窦部最为严重。吞服腐蚀剂后，最早可出现口腔、咽喉、胸骨后及中上腹部剧痛，并常伴有吞咽疼痛、咽下困难、恶心和呕吐。严重者可呕血，呕出血样黏膜腐片，并出现虚脱、休克，甚至并发食管或胃穿孔而引起纵隔炎或腹膜炎。体检可见唇、舌、口腔及咽喉部黏膜在接触各种腐蚀剂后，有不同颜色的烧伤痂。如硫酸致黑色痂；盐酸致灰棕色痂；硝酸致深黄色痂；醋酸或草酸致白色痂；强碱则致黏膜柔软透明性水肿等。这些常有助于鉴别各类腐蚀剂。腹部检查在上腹有明显压痛，并有腹肌紧张。服腐蚀剂后10日至数周可发生食管、贲门狭窄，数周至数月后可发生幽门狭窄和萎缩性胃炎。

发现吞服腐蚀剂后，应立即服用解毒剂。吞服强酸者可口服镁乳、氢氧化铝凝胶等弱碱溶液，但不宜服用碳酸氢钠，以免在胃肠道发生气胀，引起穿孔；吞服强碱者可给醋酸、枸橼酸、果汁等弱酸溶液。此外，亦可给予蛋清、牛奶及其他食用植物油。禁食并禁用催吐药。不宜洗胃。积极采取静脉输液以维持水电解质平衡，也可输注血浆或鲜血。选用抗生素预防和控制感染。有食管和贲门狭窄者可予外科手术治疗。

3. 急性感染性胃炎　本病系指在急性全身性感染时，由细菌或其毒素、病毒等引起的急性胃黏膜炎症。儿童与成人均可发生，以前者为多见。致病因子可直接侵犯胃黏膜，也可从血流侵入胃组织，见于伤寒、肺炎、流感、病毒性肝炎等病程中。胃黏膜病变为广泛充血、水肿，甚至糜烂、出血。表现为上腹饱胀和疼痛、食欲减退、恶心、呕吐及腹泻等。通常根据病史和临床表现即可作出诊断。

治疗可予卧床休息，进易消化的食物，解痉止吐药对症治疗。积极治疗原发疾病。轻者可自愈，重者则需针对病因给予抗菌药物，以及输液与补充电解质等治疗。

4. 急性化脓性胃炎　本病少见，常在人体抵抗力明显减低的情况下，由化脓性细菌直接侵入胃壁所致，症状大多极严重，可有高热、寒颤、上腹部剧痛等，并可有上腹部肌肉紧张和明显压痛等急性腹膜炎的表现。也可并发胃穿孔和急性腹膜炎。

本病应及时治疗，包括大量抗生素以控制化脓性感染和纠正水、电解质紊乱等。

5. 急性糜烂性胃炎　本病亦称急性出血性糜烂性胃炎、出血性胃炎、急性胃溃疡、应激性溃疡等，通称为急性胃黏膜病变。自急诊内镜检查应用于急性上消化道出血的诊断以来，发现本病日益增多。据国内外资料表明，在上消化道出血的原因中，本病占1/3。常见的致病因素有损伤胃黏膜药物的应用(如水杨酸制剂、保泰松、吲哚美辛、肾上腺皮质激素类药物、利舍平、抗癌药等)，急、慢性酒精中毒，中枢神经系统损害(如脑外伤、脑溢血等)，严重创伤，烧伤，败血症，大手术等应激状态也可诱发本病。

本病主要病理变化为胃黏膜的多发性糜烂和浅表溃疡，故上消化道出血为其主要临床表现。病人大多有呕血和黑粪，且呕血较黑粪更为多见。由于病变有分批反复发生的特点，出血也呈间歇性。亦由于胃黏膜糜烂愈合后可不留痕迹，故只要病因去除，痊愈后可不复发。

本病的确诊主要依靠急性胃镜检查。由于胃黏膜出血和糜烂性病变愈合较快，胃镜检查应在出血后24～48小时内进行。

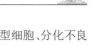

治疗原则是立即去除诱因,积极止血和纠正出血性休克。组胺 H_2 受体拮抗剂或质子泵抑制剂口服或静脉滴注,常可获得良好止血作用。出血量大而致血压下降者,应立即补液输血。反复大量出血而内科治疗无效者可行外科手术治疗,但疗效不理想,死亡率也较高。

慢性胃炎

慢性胃炎系指由不同原因所致的胃黏膜慢性炎性病变。本病比较常见,病程长,症状持续或呈反复发作。在做胃镜检查的有消化道症状的患者中,发现本病者占80%～90%。男性多于女性,随年龄增长其发病率逐渐增高。

分类　本病的病情轻重不一,按内镜和病理学检查结果可将慢性胃炎分为3种。①浅表性胃炎:胃黏膜表层有充血和水肿,而糜烂和出血较少见。胃腺体常保持正常。②萎缩性胃炎:胃黏膜层变薄,胃腺体部分或完全消失。③肥厚性胃炎:黏膜层粗大增厚,呈粗糙索状或结节状,上皮细胞和胃腺体增生。

慢性胃炎还可根据胃黏膜病变以下4个方面的特征,作更详细的分类:①根据胃炎的部位,分为胃体炎、胃窦炎、贲门炎等。②根据胃炎的性质,分为浅表性及萎缩性胃炎,后者又可分为轻、中、重度三级。③根据胃炎活动的程度、胃黏膜上皮的中性粒细胞浸润及退行性变,可定出活动期或静止期,根据活动范围又可分为弥漫性或局限性胃炎。④根据有无化生及其类型分类,化生分为肠腺化生(肠化)及假幽门腺化生,前者常见于萎缩性胃炎,偶可见于浅表性胃炎甚或正常黏膜,而后者仅见于萎缩性胃炎。在增生的胃小凹和肠化上皮的基础上可发生异型增生。异型增生是一种不正常黏膜,具有不典型细胞、分化不良和黏膜结构紊乱的特点,认为极可能是癌前病变。

萎缩性胃炎按其病变部位也可分为胃体胃炎和胃窦胃炎。胃体胃炎的黏膜病变多呈萎缩性和弥漫性,并局限于胃体,通常不累及胃窦部,胃酸分泌功能可有严重障碍,血清胃泌素水平增高,胃酸水平低下,血清抗壁细胞抗体常呈阴性反应,可有维生素 B_{12} 吸收障碍,并可致恶性贫血。胃窦胃炎俗称胃窦炎,则以胃窦部黏膜受累为主,多呈局限于胃窦部的萎缩性病变或兼有浅表性炎性病变。同时胃体黏膜也可伴有局灶性、较轻的萎缩性病变,胃酸分泌功能障碍较轻。血清胃泌素水平低下,血清抗壁细胞抗体常呈阴性反应。一般不引起恶性贫血。

目前认为,胃体胃炎可能与免疫因素关系比较密切,而胃窦胃炎则与吸烟、饮酒等外来刺激或胆汁反流等关系较大。在我国,胃窦胃炎的发病率显著超过胃体胃炎。

在慢性胃炎中,尚有一种特殊类型称为慢性糜烂性胃炎。此型慢性胃炎常有消化性溃疡、浅表性或萎缩性胃炎等伴发,亦可单独发生。近年来认为本类胃炎的发生与胃酸过多、幽门螺杆菌感染关系密切。内镜检查可见其胃黏膜呈灶性糜烂,或呈多个小丘状隆起,其表面呈脐孔样凹陷的糜烂病灶,主要分布在幽门窦部,或在窦体交界区。

临床表现　慢性胃炎的临床表现主要为食欲减退、上腹部不适或隐痛、嗳气、反酸、恶心、呕吐等,并呈持续或反复发作。胃体胃炎和胃窦胃炎可有不同的临床特点。前者的上述消化道症状较少,而易发生明显或隐性恶性贫血,较多发生缺铁性贫血。后者则较多出现消化道症状,部分病人的症状可酷似消化道溃疡,呈周期性、节律性上腹部疼痛,并可反复表现为黑粪或呕吐咖啡样液,但多可自动止血。约 5% 的慢性萎缩性胃炎可发展为胃癌,而胃窦胃炎发生胃癌者远较胃体胃炎者多见,故对这类病人应做定期内镜随访观察。内镜检查结合直视下活组织病理学检查是诊断慢性胃炎的主要方法。

治疗　慢性胃炎目前尚无特效疗法,无症状者毋须治疗。

1. **消除病因**　祛除各种可能致病的因素,如避免进食对胃黏膜有强刺激的饮食及药品,戒烟忌酒。注意饮食卫生,防止暴饮暴食。积极治疗口、鼻、咽部的慢性疾患。加强锻炼提高身体素质。

2. **药物治疗**　①缺乏胃酸或低胃酸者可服用 1% 稀盐酸和胃蛋白酶合剂。②高胃酸者可服用氢氧化铝凝胶、西咪替丁、雷尼替丁、法莫替丁等组胺 H_2 受体拮抗剂或质子泵抑制剂。③腹痛发作时可服用阿托品、普鲁本辛等解痉药。④幽门螺杆菌感染者可用枸橼酸铋钾、阿莫西林和甲硝唑联合治疗;青霉素皮试阳性者,可用克拉霉素、左氧氟沙星等替代阿莫西林治疗。⑤有消化不良症状者可予胃黏膜保护剂如硫糖铝;腹胀、恶心、呕吐者可予胃肠动力药如甲氧氯普胺、多潘立酮、西沙必利等;中成药香砂养胃丸、陈香露和喉菇菌片等对改善症状也有一定疗效。⑥缺铁性贫血者可补充铁剂;有恶性贫血者可注射维生素 B_{12} 治疗。⑦慢性萎缩性胃炎的胃酸分泌水平大多不增高,故原则上不应予以制酸剂治疗,而可予养胃冲剂、维酶素等治疗。

3. **外科手术治疗**　仅适用于萎缩性胃炎伴重度不典型增生或重度肠腺化生,尤其是大肠型肠化者。病变局限可选用内镜下黏膜切除。

消化性溃疡

消化性溃疡是一常见疾病,系由胃酸及胃蛋白酶引起的消化道深达肌黏膜的坏死性缺损,可以发生于消化道的任何部位,除少数见于食管下段、胃大部切除术后吻合口或空肠及具有异位胃黏膜的 Meckel 憩室外,胃溃疡和十二指肠溃疡最常见,故一般所谓的消化性溃疡常指的是胃溃疡和十二指肠溃疡。胃酸过多、幽门螺杆菌感染和胃黏膜保护减弱是产生消化性溃疡病的最主要因素。

临床表现　本病多见于青壮年,但儿童并非罕见。胃溃疡病人的平均年龄较十二指肠溃疡病人约大 10 年。胃溃疡多见于胃小弯和幽门前区,多伴有胃窦炎;十二指肠溃疡则多见于球部,偶见于球后部,亦可伴有十二指肠炎或(和)胃窦炎。胃和十二指肠均有溃疡者称为复合性溃疡。溃疡可累及肌层以至浆膜,并可穿透浆膜而穿孔。前壁穿孔可引起急性腹膜炎;后壁穿孔多和邻近脏器如肝、胰、横结肠等粘连,称为穿透性溃疡。溃疡基部的血管,特别是动脉受到侵蚀时,可导致大量出血。如溃疡位于幽门区或十二指肠,溃疡愈合形成的瘢痕收缩或浆膜层与周围组织粘连,可引起畸形和狭窄而导致幽门梗阻。

本病以腹痛为主要症状。腹痛常限于上腹部,有慢性、周期性和节律性 3 个特点。起病多缓慢,一般少则几年,多则十几年,甚至几十年。本病有反复发作的趋势,多数在晚秋或早春易复发,也可因气候突变、过度疲劳或饮食失调而引起发作。发作期可达数周至数月不等。如病情逐渐发展,则发作次数增多,发作时间延长,缓解时间缩短。本病的疼痛多呈隐痛、灼痛或钝痛。有时可仅感上腹不适或心嘈而与饥饿不易区别。有时在进食、呕吐或服用制酸药后,疼痛可暂时减轻或消失。疼痛与饮食密切有关,胃溃疡疼痛多发生在饭后1/2～1小时;十二指肠溃疡则在饭后3～4小时,有时还出现在半夜。因此,胃溃疡病人常害怕进食,怕食后疼痛发作;而十二指肠溃疡病人则常依赖进食暂时缓解疼痛。其他尚可有唾液分泌增多、烧心、反胃、嗳酸、嗳气、恶心、呕吐等胃肠道症状。体检时可有上腹部压痛。

诊断 详细了解病史和症状是诊断本病的最主要方法,X线胃肠钡餐检查如发现溃疡阴影——壁龛则可确诊。但如溃疡浅表、面积较小,或溃疡被血块或食物填满时,往往不易发现壁龛;内镜检查则可克服上述不足,且在窥视上消化道出血原因和胃溃疡与胃癌的鉴别诊断方面,更优于前者。

胃溃疡应注意与胃癌进行鉴别。凡中年以上病人,出现上腹疼痛、胀闷等症状,并伴明显食欲减退,尤其是病程较短,而伴明显消瘦者;或原来上腹部疼痛节律消失,粪便持续隐血试验阳性,经积极正规内科治疗2～4周仍不见效者,要警惕胃癌,应做X线胃肠钡餐、内镜和病理学检查。

治疗 目的是缓解症状,促进溃疡愈合,防止复发和避免并发症。应采取综合性治疗措施,身心并重。

1. 一般治疗 建立良好的生活习惯和规律,饮食规律,避免发病与复发的诱因。强调定时进餐,少食多餐,进食易消化食物,避免辛辣、过咸、过冷过热的食物及香料、浓茶、咖啡等。牛乳和豆浆能稀释胃酸于一时,但其所含钙和蛋白质能刺激胃酸分泌,故不宜多饮。工作应劳逸结合,要避免过度疲劳和精神紧张,如有焦虑不安,必要时可予地西泮或多虑平等药物,以稳定情绪,解除焦虑情绪。戒烟戒酒。避免服用或尽量少用对胃、十二指肠黏膜有损伤的药物,如阿司匹林、吲哚美辛、保泰松、肾上腺糖皮质激素等。

2. 药物治疗 根除HP治疗是消化性溃疡治疗的关键。可促进HP相关溃疡的愈合,防止和显著降低溃疡的复发率和并发症。目前多使用联合治疗方法进行HP根除治疗。三联疗法为一种铋剂或PPI加上两种抗生素。如初次治疗失败可使用铋剂＋PPI＋2种抗生素的四联疗法。对于巨大溃疡(>2厘米)、基底为致密纤维组织、病史长的溃疡病人需要于HP根除后继续抗胃酸分泌治疗,对于多种HP检测均阴性且无非甾体类消炎药使用的病人抑酸是主要治疗方法。组胺H_2受体拮抗剂可提供有效的初期治疗,质子泵抑制剂则更有效,包括奥美拉唑、埃索美拉唑、兰索拉唑、潘妥拉唑及雷贝拉唑等,均能有效地愈合溃疡。奥美拉唑每日20～40毫克,2周愈合率63％～93％,4周则为80％～100％。碱性抗酸药物(氢氧化铝、氢氧化镁),由于需大剂量多次服用,故很少单独使用,一般作为缓解疼痛的治疗。抗胆碱能药物及胃泌素受体拮抗剂,因副作用较多且疗效不理想,故目前基本不使用。胃黏膜保护剂如硫糖铝、枸橼酸铋钾、麦滋林－S、思密达等药物均具有黏膜保护作用,适用于胃溃疡。

3. 手术治疗 由于手术本身可出现术后并发症和后遗症,故决定手术治疗应取慎重态度。无并发症者绝大多数不需手术治疗。只有在并发大量出血、急性穿孔、器质性幽门梗阻和胃溃疡疑有癌变或其他检查方法均不能鉴别良性或恶性者,以及经内科积极治疗仍无效的情况下才考虑外科手术治疗。手术方式可根据病情和具体条件做胃大部切除术,或选择性迷走神经切断术。消化性溃疡的常见并发症有上消化道出血、急性穿孔和幽门梗阻等。有

10%～15%的病人可从无上腹痛,而在大量出血或急性穿孔时才发现本病。癌变亦是并发症之一,消化性溃疡的癌变率约占5%,而十二指肠溃疡一般不发生癌变。

4. 并发症治疗

• 大量出血:可有呕血、黑粪或便血,并可伴有冷汗、面色苍白、晕厥、血压下降甚至休克;小量出血可仅有黑粪而伴有头晕、乏力。小量出血时应注意休息,进食少量流质(如豆浆、米汤、牛奶等)或半流质(如粥、面等),出血量增大则禁食。大量出血引起血压降低、晕厥或休克者,应立即抢救。首先补充血容量,如有条件者既应输5%葡萄糖生理盐水、右旋糖酐、代血浆或输血,并静脉注射质子泵抑制剂。必要时须作紧急手术治疗。反复出血。虽每次出血量不太大,但经积极内科治疗仍无效者,亦应考虑手术治疗。

• 急性穿孔:发生突然,病人突感上腹剧痛,有时可放射到肩部,并可呕吐。其诱因可为饱餐、粗糙食物,服用利舍平、肾上腺皮质激素类药物,以及引起腹腔内压力骤增的动作,如剧咳等。由于穿孔,胃肠腔内的液体和气体流入腹腔,引起腹壁内严重污染和强烈的刺激,腹壁肌肉紧张得像木板一样;腹式呼吸运动受阻;X线腹部透视可见膈下有游离气体。为了减轻疼痛,病人不愿多动,而两腿常取屈曲位。脉搏细速、面色苍白、四肢出冷汗。一经确诊就应禁食,并放置胃管,抽吸胃内容物和应用抗生素,防止腹腔继发感染,并立即手术抢救。慢性穿孔的发展虽较缓和,但仍可引起严重后果。由于进展较慢,周围脏器在受到刺激后常与溃疡区粘成一块,以限制溃疡穿透到腹腔,但在部分病人亦可穿入邻近已粘连的内脏(如穿入胰腺)。此时,内科治疗常难以收效,而必须手术治疗才能解除痛苦。

• 幽门梗阻:常在夜晚感到腹部胀痛不适,呕吐大量酸败气味的宿食,呕吐后感觉轻松。有时腹部可见到膨胀的胃型,并有蠕动波。振动上腹时可有振水音。大量呕吐者可有明显消瘦、失水和电解质紊乱。病人应禁食或进流质饮食。胃肠减压,同时输液纠正失水和电解质紊乱。有幽门痉挛和溃疡周围炎症水肿所致者,经内科处理后多能缓解。由溃疡瘢痕狭窄所致者,则经过上述处理,纠正水、电解质紊乱后,施行手术治疗效果较满意。

肠结核

肠结核是由结核杆菌侵犯肠道所致的慢性特异性感染,常与肠系膜淋巴结结核和结核性腹膜炎同时存在。肠结核绝大多数继发于肠外结核,特别是开放性肺结核。发病年龄多为青壮年,女略多于男。肠结核一般都由人型结核杆菌引起,偶有因饮用带菌牛奶或乳制品罹患牛型结核者。病人原有开放性肺结核,因经常吞咽含有结核杆菌的自身痰液而继发感染;或经常与肺结核病人密切接触,又忽视消毒隔离措施可引起原发性肠结核。盆腔内结核病灶,如女性生殖器结核的直接蔓延也可引起本病。结核杆菌经血行播散感染肠黏膜者比较少见。

分型　本病可分为溃疡型和增生型两种,后者较为少见。肠结核可发生在肠道的任何部位,但以回盲部最多见。本病的病理变化取决于结核杆菌的毒力强弱和人体对结核杆菌的免疫反应。如人体反应较强烈,病变以渗出为主;当感染菌量多,毒力大,可有干酪样坏死,形成溃疡,称为溃疡型肠结核;如人体免疫状态良好,感染较轻,则表现为肉芽组织增生,进而纤维化而称为增生型肠结核。增生型或溃疡增生型者均可致肠管狭窄,甚至肠梗阻。

临床表现 本病的早期症状可不明显,故容易忽视。主要症状有腹痛、腹泻,或腹泻与便秘交替出现,同时伴有腹胀、消化不良、食欲不振、恶心、呕吐等。在急性活动期常有显著的全身性症状,如不规则发热、盗汗、体重减轻、乏力和营养不良等。腹痛多见于右下腹或脐周,有时可遍及全腹。腹痛常常轻微,但后期肠粘连和肠梗阻引起后,可呈绞痛。腹痛常发生于进食以后,乃是胃结肠和胃回肠反射引起的肠痉挛所致。肠粘连、肠梗阻、深陷性溃疡刺激腹膜、溃疡的急性穿孔或肠系膜淋巴结急性肿胀等均可引起剧烈腹痛。大便次数常增多,粪便呈水样或糊状。少数病人的粪便中可混有血、脓和黏液。总之,当肺结核病人,肺部病灶未见恶化而出现体温增高,病情加重或伴有腹痛、腹泻、便秘等症状,应考虑到肠结核的可能。

诊断 肠结核的诊断除依靠临床症状和体征外,如无肺结核的病人,在其粪便中找到结核杆菌,则具有诊断价值。胃肠X线钡餐检查对诊断很有帮助。在本病的早期,因症状多不明显,诊断常有困难,有时X线检查也呈阴性,因此在疑为肠结核的病人,应定期随诊或作诊断性抗结核治疗。

防治 肠结核的治疗与肺结核一样,均应强调早期、联合、适量及全程用药。链霉素、异烟肼、对氨基水杨酸钠和利福平等抗结核药物均是治疗本病的有效药物,可在医生指导下应用。开放性肺结核病人切忌吞咽痰液。积极治疗肺结核,杜绝传染源。提倡分食制,注意餐具消毒和加强牛奶的灭菌处理是预防肠结核的必要措施。

结核性腹膜炎

结核性腹膜炎是由结核杆菌引起的慢性、弥漫性腹膜炎。多数由肠结核、肠系膜淋巴结或女性生殖器官等结核病直接蔓延引起;也可从肺、胸膜等处的结核病灶经血液或淋巴播散而致。有时腹腔内干酪样坏死病灶溃破感染腹膜,可引起急性弥漫性腹膜炎。本病多见于青年和儿童,女性略较男性为多见。

类型 本病主要有3种临床类型。①增殖型:最多见,腹腔内只有少量渗出液,但有大量纤维素沉着,产生广泛粘连,把部分肠管包缠在内。大网膜显著增厚,甚至收缩成块物。②渗出型:腹腔内积聚大量液体,腹膜上布满无数大小如粟米的结节,腹水吸收后有纤维组织增生,并可产生粘连。③干酪型:以干酪样坏死为主要病变,多由渗出型或增殖型演变而来,是本病的重型,可形成结核性腹腔脓肿或瘘管。

临床表现 结核性腹膜炎的临床表现随原发病灶、感染途径、病理类型及机体反应性的不同而异,起病大多缓慢,早期症状不明显。少数病人甚至可因其他疾病做腹部手术时而被发现。病情发展时,全身健康状况逐渐下降,出现乏力、食欲不振、体重减轻、盗汗、贫血、午后低热或弛张型高热等症状。腹部症状包括腹胀、腹部不适或腹痛。如有持续的腹泻或腹泻与便秘相交替出现者,应考虑并发肠结核的可能。体检时可有全腹压痛,按摩腹部时可有揉面感。有时还可摸到粘连的腹块或胀气的肠管;腹水多时还可叩出移动性浊音。如并发肠梗阻,可出现恶心、呕吐、气胀、便秘和剧烈腹痛等症状。

诊断 本病的诊断应结合病人的结核病史、症状、体征,以及必要的化验和X线等检查结果。血红细胞沉降率可增快。腹水为淡黄色,稍带混浊或血色的炎性渗出液,放置后常可凝结成块;腹水培养可有结核杆菌生长。X线胃肠钡餐检查常可发现腹腔内粘连、肠梗阻或并存的肠结核等；腹部X线平片尚可发现钙化的肠系膜淋巴结。腹腔镜检查对诊断颇有价值。

治疗　病人在发热期间应卧床休息，补充营养，增强身体抵抗力，促进康复。病人需长期应用抗结核药物治疗。因本病常继发于体内其他结核病，多数病人过去已接受过抗结核药物，应选择以往未用或少用的药物，制定联合用药方案。在并发肠梗阻时，宜采用内科疗法，可将胃-十二指肠管插至梗阻的近端胃肠道，吸出肠腔内积液和积气，进行减压。肠梗阻、肠穿孔引起急性腹膜炎或局限性化脓性腹膜炎经内科治疗无效者；肠瘘经内科治疗不能愈合者均可考虑做手术治疗。

克罗恩病

克罗恩病，又称局限性回肠炎、局限性肠炎、节段性肠炎和肉芽肿性肠炎，是一种原因不明的胃肠道肉芽肿性炎症性病变，与溃疡性结肠炎统称为炎症性肠病。本病可累及自口腔至肛门整个消化道的任何部位，但约80%病人的病变累及回肠末端，其次好发于结肠、回肠近端，病变呈节段性或跳跃性分布，并可侵及肠道以外的器官。本病分布于世界各地，中国较欧美少见。近10余年来临床上确诊率上升趋势。男女间无显著差别。任何年龄均可发病，但青、壮年占半数以上。病因尚未完全清楚，可能与免疫功能异常、病毒感染和遗传因素等有关。

临床表现　本病起病隐袭，病史可长达数月至数年。少数病人起病急骤，可表现为急腹症。病情轻重不一，其临床表现为阵发或持续性腹痛，大多位于脐周或右下腹，常伴有右下腹压痛。可伴间歇性或持续性腹泻，粪质稀软或糊状，一般无脓血和黏液。有间歇性低热或中等度发热。可有腹块及肛门和直肠周围病变。全身症状可表现为消瘦、食欲减退、乏力等。部分病人尚可有关节炎、皮肤结节红斑和溃疡，以及肝肿大等肠道外表现。并发症包括部分性或完全性肠梗阻、瘘管形成、腹腔脓肿、肠穿孔和吸收不良综合征等。儿童和青年病人可致生长发育障碍。胃肠X线钡餐检查和胃肠道纤维内镜检查是诊断本病的主要方法。

治疗　积极主动的营养补充是克隆病的重要辅助治疗手段，无论何处病变，都应尽可能采取肠内营养，应用要素饮食。无法经小肠途径喂养的病人应进行全胃肠道外营养。应进少渣、无刺激性、富于营养的食物，一些病人限制乳糖可能是有益的。重症或暴发型者可予肾上腺皮质激素类药物治疗；慢性期和轻、中度活动期病人可予水杨酸硫氮磺胺吡啶和5-氨基水杨酸治疗。对上述药物治疗无效者，可改用或加用其他免疫抑制剂，如硫唑嘌呤、巯嘌呤、环孢素等。继发感染可予环丙沙星、庆大霉素、甲硝唑等治疗。有肠梗阻和瘘管形成时，或积极内科治疗无效时，可考虑外科手术治疗。

溃疡性结肠炎

溃疡性结肠炎是一种原因不明的慢性结肠炎，属于非特异性的炎症性肠病。病变主要限于结肠黏膜与黏膜下层，表现为炎症或溃疡，多累及直肠和远端结肠，但可向近端扩展，乃至遍及整个结肠。本病按病程经过可分为4型，即慢性复发型、慢性持续型、急性暴发型和初发型；按病情程度又可分为轻度、中度和重度3种。本病可发生于任何年龄，但以青壮年最为多见，男性略多于女性。

临床表现 溃疡性结肠炎的症状与炎症的范围和程度有关,最常见的症状为腹泻伴脓血便、腹痛、里急后重、腹胀、乏力。初期病人粪便表面有黏液,以后便次增多,重者每日排便 10～30 次,粪中常混有脓血和黏液,可呈糊状软便。便血是较常见的症状,一般为小量便血,重者可呈大量便血或血水样便。腹痛多局限左下腹或下腹部,轻症者亦可无腹痛,随病情发展腹痛加剧,排便后可缓解。里急后重系由于炎症刺激直肠所致,并常有骶部不适。消化不良时常表现厌食、饱胀、嗳气、上腹不适、恶心、呕吐等。全身表现多见于急性暴发型重症病人,出现发热,水电解质失衡,维生素、蛋白质丢失,贫血,体重下降等。当出现全腹胀、肠鸣音减弱或消失伴有心悸和呕吐,应警惕中毒性巨结肠的发生。其他并发症包括肠穿孔、肠出血、结肠癌变等。也可有坏疽性脓皮病、结节性红斑、结膜炎、关节病变等肠外并发症。胃肠 X 线钡餐检查和胃肠道纤维内镜检查是诊断本病的主要方法。

治疗 本病是一慢性病,症状缓解并非判断疗效可靠证据,应重视早期治疗,疗程宜至结肠镜、X 线检查所见病变完全消失为止。应注意饮食调节,无脂无渣的要素饮食已成为本病重要的辅助治疗方法,应给以易消化、少纤维、富营养的食物,避免牛奶及乳制品。发作期以流质饮食,严重者应禁食,通过静脉给予营养治疗,使肠道获得休息。药物治疗中,氨基水杨酸类药物如柳氮磺吡啶、美沙拉嗪主要用于轻、中度溃疡性结肠炎的活动期和缓解期的治疗,前者副作用较大。对远端溃疡性结肠炎病人主张采用局部药物治疗,如药物灌肠或者栓剂治疗,可取得较好的疗效而副作用明显降低。对于氨基水杨酸类药

物治疗无效、急性发作期或暴发型病例,应予肾上腺皮质激素类药物治疗,但并发腹膜炎或有腹腔内脓肿形成者不宜应用。对少数糖皮质激素治疗不敏感或对糖皮质激素产生依赖的病人,可考虑使用免疫抑制药如巯嘌呤、硫唑嘌呤、环孢素等。当并发肠穿孔、大量或反复严重出血、肠梗阻、结肠癌变是应考虑外科手术治疗。

消化道憩室

消化道憩室是指胃肠道局部囊袋状病理性膨出。消化道壁全层膨出者称真性憩室,为后天形成;而仅有黏膜层、黏膜下层及浆膜层膨出而无肌层膨出者称假性憩室,多为先天性肌层缺如而形成。在正常情况下,消化道本身的运动及其内容物,对消化道壁产生一定的压力,除部分为肠腔外压力抵消外,消化道本身的组织结构,特别是肌层的张力和弹力,能缓冲并承受这些压力,当胃肠壁有局部弱点(多见于血管穿越管壁处)或先天性薄弱处,则在肠内压力增高,甚至是正常肠腔压力时,该处组织会逐渐被挤膨出而形成憩室;消化道外邻近组织的炎症粘连、瘢痕收缩,也会牵拉局部消化道壁形成憩室。本病多见于 40 岁以上的男性。

本病可发生于消化道的任何部位,但以乙状结肠、十二指肠和食管最多见,胃和直肠较少见。憩室的大小、数目不等。憩室的颈部大多狭长,胃肠道内容物易潴留于憩室内而引起憩室炎症、出血或穿孔等并发症。

本病之症状常由其并发症所致。因憩室的部位和产生的并发症不同,其症状也各异。消化道憩室根据其不同部位,可分为以下几种。

1. 食管憩室 常见有 3 种类型:咽-食

管憩室、食管中段憩室及膈上食管憩室。咽-食管憩室是由于咽后壁环咽肌处黏膜通过咽后壁较薄弱部位向后疝出而形成，为后天形成的假性憩室，好发于老年病人，早期出现咽部不适或异物感、呕吐黏液、口臭和刺激性呕吐，其后可出现吞咽困难及反食，偶可见颈部肿块和疼痛，须采取手术治疗；食管中段憩室为牵拉性真性憩室，一般憩室较小，故症状很少，无症状可不做治疗；食管下段或膈上憩室属假性憩室，常伴发食管疾患如贲门失弛缓症等，多无症状，无需治疗。

2. **胃憩室**　较少见，多数先天性，症状多较轻，憩室炎症时有中上腹不适、烧灼痛、恶心呕吐或引起消化道出血。诊断依赖内镜和胃肠 X 线钡餐检查，应与恶性病变、溃疡穿孔相鉴别。

3. **小肠憩室**　以十二指肠憩室最常见，发病数仅次于结肠憩室，多位于十二指肠降部的内侧，胆总管壶腹的周围，大多数无症状，并发憩室炎时常出现消化不良、消化性溃疡般症状、恶心、呕吐、腹泻和黄疸等症状。回肠末端憩室可无症状，伴炎症及溃疡时可有血便，或酷似阑尾炎；有时亦可有肠梗阻征象。

4. **结肠憩室**　多见于乙状结肠。多无症状，间或有左下腹痛、腹胀、便秘或腹泻。伴炎症时症状加剧，并可有发热。部分病人尚可触及炎性肿块。严重者还可有脓肿、瘘管形成和穿孔。结肠 X 线气钡双重造影及结肠镜检查可确诊。

消化道憩室病预后一般良好，对病人的生活和工作影响不大。无临床症状者通常不需治疗。伴急性炎症时应适当休息，少吃多餐，饮食以清淡少渣为宜，并可应用解痉药物和抗菌药物。并发穿孔、脓肿、瘘管或不能排除癌变时，需考虑外科手术治疗。

功能性胃肠病

功能性胃肠病是指具有腹胀、腹痛、腹泻及便秘等消化系统症状，但缺乏器质性疾病（如胃炎、肠炎等）或其他证据的一组疾病，在普通人群的发生率达到 $23.5\% \sim 74\%$。约半数功能性胃肠病者存在心理障碍，常表现为焦虑、抑郁和躯体形式障碍等，严重影响病人的生活质量。

临床表现　不同的功能性胃肠病的临床表现也不同，病人往往表现有一种或几种消化道症状：如功能性消化不良的病人主要有上腹痛和不适、上腹胀满、早饱、恶心等；肠易激综合征的病人常以伴有大便次数与性状异常的腹部不适或腹痛为主要症状；而功能性便秘的表现主要为排便次数减少、排便困难或排便未尽感等症状。

功能性胃肠病发病年龄多在 $20 \sim 50$ 岁之间，病程缓慢，常常受情绪、饮食等因素影响。症状持续存在或反复发作，一般累计须在 12 周以上。值得注意的是，诊断功能性胃肠病必须仔细检查排除消化性溃疡、胃肠道肿瘤等器质性疾病。

本病治疗时需详细询问病史，发现促发因素并设法予以去除。培养良好的生活习惯，避免个人生活经历中会诱发症状的食物。这是最基础也是至关重要的一步。

治疗　药物治疗主要是根据发病机制及其病人的症状经验性治疗，临床上主要是以下几类药。①促动力药：主要适用于以腹胀、早饱、嗳气为主要症状的病人。常用药物为甲氧氯普胺、多潘立酮（吗丁啉）、西沙必利、莫沙比利等。②抑制胃酸分泌药物：适用于以上腹痛为主要症状的病人，但目前对制酸剂的疗效尚不肯定。可选择组胺 H_2 受体拮抗剂或质子泵抑制剂。③内脏感觉过敏的药物：包括解痉剂如抗胆碱能药物、特异性肠道平滑肌钙离子拮抗剂，可缓解肠易激综合征病人的腹痛；容积性或渗透性缓泻剂用于以便秘为主要症状者；可选用益生菌等调节胃肠道功能。对于腹痛症状严重而其他治疗措施和药物无效，尤其是伴有较明显的精神症状者，可应用抗抑郁药。对于有心理问题的病人，可以考虑给予心理治疗，包括认知行为疗法、放松训练、催眠术、心理疗法、生物反馈疗法等。

非病毒性慢性肝炎

1. **自身免疫性肝病** 自身免疫性肝病包括自身免疫性肝炎、原发性胆汁性肝硬化、原发性硬化性胆管炎及其相互重叠的疾病即所谓的重叠综合征。

2. **自身免疫性肝炎** 自身免疫性肝炎是一种原因不明的、进行性进展的慢性肝炎。本病呈世界范围内发病，占慢性肝炎的15％～20％。可发生于任何年龄的儿童和成人，多见于女性。近年来，随着对本病认识的深入，国内报道发病率呈上升的趋势。

本病可无任何临床症状，仅在常规体检或无意中发现肝功能异常。对于有症状的病人，其临床表现也是非特异性的，最常见的症状是疲乏和肌肉酸痛。除此之外，还可以表现为食欲减退、恶心、呕吐、腹痛、皮肤瘙痒、皮疹、发热以及不同程度黄疸等。30％病人就诊时已经进展至肝硬化，8％病人表现为呕血和（或）黑便。少数病人在妊娠期或产后早期出现明显症状而首次得以确诊。还有病人因其他免疫病就诊时发现自身免疫性肝炎的线索得以确诊，常见的有：甲状腺炎、溃疡性结肠炎、1型糖尿病、类风湿关节炎、腹腔疾病。血液检查主要为血清转氨酶和γ球蛋白水平升高，常常伴有免疫球蛋白IgG的升高；血清可出现相关的自身抗体，如抗核抗体（ANA）或抗平滑肌抗体（SMA）阳性。

AIH的临床表现与实验室检查异常是诊断的线索与基础；同时必须排除其他肝病，包括病毒性肝炎、遗传代谢性肝病、原发性胆汁性肝硬化、酒精性及药物性肝病；肝穿刺组织学检查对确诊是至关重要的。

本病治疗目标包括①改善症状。②缓解生化指标异常。③减轻肝脏炎症。④阻止肝纤维化进展。免疫抑制剂是治疗本病首选药物，最常用的为糖皮质激素，可单独应用也可与硫唑嘌呤联合应用。联合用药可最大限度地减少糖皮质激素的副作用，更适用于存在激素治疗潜在危险者。但长期应用硫唑嘌呤应警惕骨髓抑制和增加并发肿瘤的危险。对于进展至肝硬化失代偿期的病人、以急性肝衰竭起病者或长期治疗无应答者，可考虑进行肝移植。

3. **原发性胆汁性肝硬化** 原发性胆汁性肝硬化是一种原因未明的慢性进行性胆汁淤积性肝病，可最终发展为肝纤维化、肝硬化及肝功能衰竭。本病的发生与免疫及遗传因素有关，但具体机制尚不清楚。90％发生于中年女性，10％可发生于男性，大多数病人在40岁以后诊断。早期无症状，或有瘙痒和血清碱性磷酸酶增高，血清免疫球蛋白M及线粒体抗体阳性为本病具有特征的免疫标志。

本病起病隐匿，呈进行性发展，50％～60％病人在最初确诊时无临床症状。常见症状为疲乏、皮肤瘙痒、黄疸与色素沉着及右上腹部不适等。并发症包括骨质疏松、压缩性骨折、高胆固醇血症、脂肪泻等。疾病晚期可出现静脉曲张出血、腹水、肝性脑病及肝细胞癌的表现。大约80％的病人可以合并各种自身免疫病及结缔组织病，包括类风湿关节炎、干燥综合征、硬皮病等,还有自身免疫性甲状腺疾病、糖尿病、肾小管疾病和肾小球肾病等。

对于无基础肝病的病人,肝功能检查时发现血清碱性磷酸酶及 γ 谷氨酰转肽酶增高,如线粒体抗体(M2 抗体)阳性即应考虑有本病可能,同时要检查是否有自身免疫性风湿病或甲状腺病等,在除外其他胆道梗阻疾病的基础上即可诊断。

熊去氧胆酸是目前广泛公认的治疗本病的有效药物,需长期治疗,其安全性高、不良反应少。对于足量熊去氧胆酸治疗不完全应答的病人,可谨慎选择联合应用免疫抑制剂如糖皮质激素、秋水仙碱、甲氨蝶呤、环孢素、硫唑嘌呤等。肝移植是本病终末期时唯一有效治疗方法,证实能延长生存时间。

4. 原发性硬化性胆管炎 原发性硬化性胆管炎是一种少见的慢性进行性胆汁淤积性肝病,以肝内外胆管周围非化脓性炎症和闭塞性纤维化、胆管狭窄丢失和胆汁性肝硬化为特征。目前仍原因不明,免疫、遗传、缺血、中毒、胆道反复感染等因素可能参与了疾病的发生机制。男性多发,发病年龄范围较广,可在1~90岁,平均诊断年龄 40 岁。多数伴有炎症性肠病,多为溃疡性结肠炎。部分病人与自身免疫性肝炎相重叠。

临床表现差异很大。可以无相关症状,或表现出与胆汁淤积、门脉高压、肝功能衰竭有关的症状如消瘦、乏力、右上腹疼痛、瘙痒及间歇性黄疸等。也可以食管静脉曲张出血为首发表现。病情进展,死亡原因多为肝功能衰竭和胆管癌。

本病诊断在典型的胆管造影和血清学检查的基础上确立,并排除继发性硬化性胆管炎,如慢性细菌性胆管炎、艾滋病相关的感染性胆管疾病、既往的胆道手术、先天性胆道分支异常、胆管肿瘤生成等。

本病特异性的治疗措施必须在疾病的早期阶段才能发挥有效的作用。熊去氧胆酸可延长生存期。对于有显著胆道狭窄的病人,可通过内镜行球囊导管扩张术和支架置入术,或进行手术治疗。肝移植是治疗终末期胆汁淤积性疾病病人的唯一有效措施,可显著提高生存率和生活质量。

5. 酒精性肝病 酒精性肝病是由于长期大量饮酒所致的肝脏疾病。初期通常表现为脂肪肝,进而可发展成酒精性肝炎、酒精性肝纤维化和酒精性肝硬化;严重酗酒时可诱发广泛肝细胞坏死甚或肝功能衰竭;该病是我国常见的肝脏疾病之一,发病率呈迅速增长且有低龄化和女性化趋势,严重危害人民健康。

当长期饮酒超过 5 年,折合乙醇量男性≥40 克/日,女性≥20 克/日;或 2 周内有大量饮酒史,折合乙醇量>80 克/日时应注意酒精性肝病的可能。乙醇量(克)换算公式=饮酒量(毫升)×乙醇含量(%)×0.8。

本病临床症状为非特异性,可无症状,或有右上腹胀痛、食欲不振、乏力、体重减轻、黄疸等;随着病情加重,可有神经精神症状、蜘蛛痣、肝掌等症状和体征。

本病的治疗原则为:戒酒和营养支持,减轻酒精性肝病的严重程度;阻止或逆转肝纤维化向肝硬化进展,阻止严重并发症的发生;改善已存在的继发性营养不良和对症治疗酒精性肝硬化及其并发症;肝移植治疗终末期肝病。肝移植候选者的评估应谨慎,应由有经验的成瘾行为管理专家参与。其必要条件是①戒酒至少 6 个月。②情绪稳定。③稳定的社会经济状况。④没有酒精诱导的其他器官的损伤。⑤心理疗法的支持。

6. 非酒精性脂肪性肝病 非酒精性脂肪性肝病是一种以肝实质细胞脂肪变性

和脂肪贮积为病理特征但无过量饮酒史的临床综合征。可表现为单纯性脂肪肝、脂肪性肝炎、脂肪性肝纤维化和肝硬化。目前本病已成为全球范围内常见的肝脏疾病,并且有患病年龄低龄化的趋势,影响包括儿童在内的所有年龄层次的个体,最常见于40～50岁,并且无明显性别差异。与代谢综合征的关系密切。随着全世界范围肥胖和2型糖尿病的患病率持续升高,本病的患病率可能持续升高并在未来的数十年里成为慢性肝病的首要原因。

除可能有的基础疾病(如糖尿病)以及诱因的相关表现外,本病大多无任何症状。在常规体检中偶然发现有肝肿大,或丙氨酸转氨酶、天冬氨酸转氨酶、碱性磷酸酶、γ谷氨酰转肽酶的轻度或中度增高。大多数病人因其他疾病行B超或CT检查时,提示可能存在脂肪肝。乏力可能是最常见的症状。部分病人自觉有右上腹轻度不适、隐痛或上腹胀痛等非特异症状,在儿童病者更见。严重脂肪肝可出现瘙痒、食欲减退、恶心、呕吐等症状。进展至失代偿期的肝硬化者可出现腹水、食管胃底静脉破裂出血、水肿以及肝性脑病。黄疸常发生于本病晚期,并提示病变进展。

对于怀疑患有本病的病人,首先可通过B超、CT等影像学检查明确是否存在脂肪肝;其次需根据病史、实验室检查等排除过量饮酒、病毒性、自身免疫性和遗传代谢性疾病在内的可引起肝细胞脂肪变的其他特定的肝病。诊断困难可通过肝活检协助诊断。

目前尚无明确有效治疗脂肪肝的药物。治疗原则包括:①发现和治疗相关的代谢异常如2型糖尿病和高脂血症。②通过减轻体重、锻炼、改变饮食或药物改善胰岛素抵抗。③使用保肝药物如水飞蓟素、多烯磷脂酰胆碱等保护肝脏免受二次损伤。其中,饮食控制已成为治疗本病的首要治疗措施。要求能量的摄入控制在每日25～30千卡/千克体重,包括40%～50%碳水化合物、15%～20%蛋白质、25%～40%脂肪(主要为不饱和脂肪)。同时进行体育锻炼能减轻体重,减小腰围;即使不引起体重的减轻,也能改善胰岛素的敏感性;此外,经常有规律地参加合适的体育锻炼,还能降低血压、血脂,改善心肺的功能。

发展至终末期肝病或原发性肝癌的病人可考虑进行肝移植术。

7. 药物性肝病 药物性肝病是指由于药物本身或其代谢产物而引起的肝脏损害,既可以发生在无肝病史的健康者,也可以发生在原有严重肝病,在使用某种药物后发生不同程度的肝损害。

目前至少有600多种药物可引起药物性肝病,其表现与人类各种肝病的表现相同,可以表现为肝细胞坏死、胆汁瘀积、细胞内微脂滴沉积或慢性肝炎、肝硬化等。本病发病率逐渐增高,占所有黄疸住院病人的2%,占暴发性肝功能衰竭中的10%～20%。慢性肝炎中的1/4到2/3属药物性肝病,其中以老年人为多见。

本病的诊断主要包括可疑药物应用史,并排除其他能够解释肝损伤的病因如有无病毒性肝炎史、肝胆疾病史、酒精滥用史等,还应排除自身免疫性肝炎或胆管炎,年轻病人应排除先天性肝病。

本病治疗最重要的是停用和防止重新给予引起肝损伤的药物、属于同一生化家族的药物,避免同时使用多种药物。治疗药物有抗氧化剂、保护性物质的前体(如谷胱甘肽)等。重症者导致肝功能衰竭、重度胆汁淤积和慢性肝损伤进展到肝硬化时,可考虑人工肝支持和作肝移植。

8. 先天性肝病 先天性肝病也称为遗传代谢性肝病,包括肝豆状核变性、遗传性血色病、糖原累积症、先天性肝纤维化、α_1抗胰蛋白酶缺乏症及遗传性脂类代谢性肝病等几种常染色体隐性遗传性代谢性肝病。这类疾病主要表现为肝脏形态结构和（或）功能上病变，常伴有其他脏器的损害。多在婴幼儿或青少年时发现，临床上并不多见。

● 肝豆状核变性：又称 Wilson 病，是一种先天性铜代谢障碍所引起的全身性疾病，临床上主要有肝脏损害，锥体外系症状与角膜色素环等表现。主要为血清中非铜蓝蛋白结合的铜水平增高，铜沉积于肝组织、脑、角膜、肾和骨关节等脏器和组织，从而引起相应的症状。

肝脏病变常常先于中枢神经系统损害，早期仅表现疲乏、食欲不振及其他胃肠道症状。当病情进一步加重，肝功能时好时坏，类似肝炎，并迁延不愈终致肝硬化，引起腹水、上消化道出血或肝性脑病等症状。极少数病人呈急性或亚急性肝坏死病程，常于病后数周或数月死亡。

本病目前治疗常采取驱铜疗法，常见药物有 D 青霉胺、锌盐、二盐酸三乙基羟化四甲胺；限制铜摄入；支持疗法、对症处理及肝移植等。

● 遗传性血色病：是先天性铁代谢障碍致体内铁过度蓄积，形成肝硬化、糖尿病、心肌病、性功能减退、关节病与皮肤色素沉着等多系统表现的遗传性疾病。血清铁蛋白、血清铁与转铁蛋白饱和度、肝活体组织检查等可帮助明确诊断。

目前主要治疗措施有放血疗法，为去除脏器铁沉积的最好方法。此外，尚有应用铁络合剂、控制铁摄入等方法，并维护受损脏器功能和对症处理。

● 糖原累积症：是一组由于先天性酶缺陷所导致的糖代谢障碍性疾病。这些酶缺陷导致的临床疾病有 12 型，以 Ⅰ 型为最多见，是由于肝脏内缺乏葡萄糖-6-磷酸酶所致。临床少见，多于婴幼儿期起病，易误诊。本病受累脏器主要为肝脏和肾脏。

临床表现矮小，幼稚面容，肝肾肿大。并有空腹低血糖、高乳酸血症、高脂血症和高尿酸血症。

本病治疗目的为避免低血糖和尽可能减少继发性代谢紊乱。

● α_1 抗胰蛋白酶缺乏症：由于遗传代谢性缺陷，导致血清中正常 α_1 抗胰蛋白酶缺乏，而病理性 α_1 抗胰蛋白酶大量积聚在肝内，使肝细胞发生营养障碍、炎症破坏，终致肝硬化的发生。α_1 抗胰蛋白酶尚可大量积聚于肺组织中引起肺气肿。

临床上表现为胆汁淤积、肝肿大、脐疝或股疝、反复肺部感染、肺气肿，少数可并发肝癌。

此病目前无满意疗法，基因治疗可能为唯一的有效方法。

● 先天性肝纤维化：为常染色体隐性遗传性肝纤维化疾病，临床少见。

临床症状主要由门脉高压所致，基本病理改变为肝实质部分或全部围以纤维间隔。当年幼病人出现不明原因的肝脾肿大、呕血等，而且家族中又有类似病人时应想到本病的可能。终末期可考虑肝移植。

肝硬化

肝硬化是由一种或多种致病因素长期或反复损害肝脏所致。按其病因则可分为病毒性肝炎肝硬化、酒精性肝硬化、代谢性肝硬化、胆汁性肝硬化、瘀血性肝硬化、自身免疫性肝硬化和隐原性肝硬化等。

临床表现　本病多见于男性，起病亦多隐匿，而病程缓慢。因肝脏有较强的代偿能力，故早期可无临床症状，部分病人可仅于健康检查时或剖腹手术时偶然发现；

或仅有胃口不佳、恶心、呕吐、肝区胀痛不适等症状。早期体征仅为肝肿大。晚期的症状和体征常较明显，主要有肝脏缩小变硬、脾肿大、脾功能亢进(表现为血液白细胞、红细胞和血小板的减低)和腹水等。本病的主要并发症有上消化道大量出血、感染和肝性昏迷，且常可致命。以下实验室检查项目有助于本病的诊断、鉴别诊断和对病情的了解。

诊断

1. **肝功能检查**　在失代偿期，病人血清胆红素升高；血浆总蛋白可正常、降低或增高，白蛋白降低，球蛋白增高，白蛋白和球蛋白比例降低或倒置；血清蛋白电泳中，γ球蛋白显著增高；血清Ⅲ型前胶原增高和单胺氧化酶的活力可升高；血清胆固醇，尤其是胆固醇酯常低于正常；有肝细胞炎症和破坏者，血清转氨酶(ALT、AST)均可增高；凝血酶原时间测定在本病早期可正常，后期可明显延长，且在注射维生素K后不能被纠正。

2. **免疫学检查**　由慢性活动性肝炎演变而成肝硬化者，血免疫球蛋白A、G和M均可增高，尤以免疫球蛋白G增高最为显著。乙肝表面抗原(HBsAg)亦可呈阳性反应。

3. **X线检查**　X线钡餐检查可显示食管-胃底静脉曲张。

4. **B型超声、放射性核素和CT检查**　对诊断和鉴别诊断有一定的价值。

5. **腹腔镜检查和肝穿刺活组织检查**　如能掌握适当指征，对诊断和鉴别肝硬化、慢性肝炎及原发性肝癌较有帮助。

治疗

1. **针对病因治疗**　如酒精性肝硬化病人必须戒酒，乙型肝炎肝硬化伴病毒复制活跃者可行抗病毒治疗。

2. **一般治疗**　①休息：肝功能失代偿期或有并发症病人，须绝对卧床休息；肝功能代偿期病人可参加一般轻工作，但应注意劳逸结合。②饮食：以高热量、高蛋白质、维生素丰富而易消化的食物为宜，严禁饮酒，脂肪尤其是动物脂肪不宜摄入过多。如肝功能显著减退或有肝性脑病先兆时，应严格限制蛋白质食物。有腹水者，应予少钠盐或无钠盐饮食。有食管-胃底静脉曲张者，应避免进食坚硬、粗糙的食物。

3. **药物治疗**　迄今尚无特效药物。可予保护肝细胞和促进肝细胞再生药物；维生素 B_{12} 和叶酸可用于酒精性肝硬化和伴有慢性营养不良者；有凝血功能障碍者可注射维生素 K_1；氨基酸代谢失平衡的病者，可予以复方14-氨基酸溶液治疗。

肝性脑病

肝性脑病是肝脏功能严重障碍和(或)门体分流所致的中枢神经系统功能失调的一种综合征。

分类　目前将此临床综合征分为3种类型：A型肝性脑病，为与急性肝功能衰竭相关的肝性脑病；B型肝性脑病，即门体旁路肝性脑病，病人肝活检显示为正常的肝脏组织学特征，从而排除了肝脏本身的疾病；C型肝性脑病，即在慢性肝病病人中发生的肝性脑病，这些病人通常已进展至肝硬化期，并已建立了较为丰富的门体侧支循环，肝功能不全是脑病发生的主要因素，C型肝性脑病又可分为数个亚型：发作性肝性脑病、持续性肝性脑病和轻微肝性脑病。上消化道出血、高蛋白质饮食或不恰当应用利尿药和镇静药、放腹水，以及感染、手术和麻醉等均可诱发肝性脑病。无诱因可找者，预后多较严重。

临床表现　肝性脑病的主要表现为性格改变、言语不清、举止失常、定向障碍、欣快或抑郁、躁狂和昏迷等。体格检查时常有扑翼样震颤、踝痉挛、膝反射亢进或减弱、消失等。血氨测定和脑电图检查有助于本病的诊断。

治疗　肝性脑病的治疗包括以下方面。

1. **去除诱因**　及时治疗上消化道出血、积极控制感染、慎用利尿药和镇静药，避免快速、大量放腹水，及时纠正水、电解质和酸碱平衡失调。减少肠道有毒物质的产生和吸收。

2. **饮食**　肝性脑病开始数日内应禁食蛋白质。每日供给热量 6 690 千焦（1 600 千卡）左右和足够维生素，以碳水化合物为主要食物，昏迷不能进食者可经鼻饲胃管供食。神志清醒后，每日可逐步增加蛋白质 40～60 克，但以进食植物蛋白质为宜。

3. **灌肠或导泻**　可用生理盐水或弱酸性溶液（如白醋或稀醋酸液）灌肠，或口服或鼻饲 25% 硫酸镁 30～60 毫升导泻。由门体分流手术而致肝性昏迷者选用乳果糖灌肠疗效较佳。合生原的成分是益生菌和可发酵纤维，口服治疗可逆转 50% 的轻微肝性脑病。

4. **促进有毒物质的代谢和清除**　在医师的指导下，根据病人的实际情况选用谷氨酸钾、谷氨酸钠、精氨酸等。

5. **纠正氨基酸代谢的紊乱**　口服或静脉输注以支链氨基酸为主的氨基酸混合液，对纠正氨基酸代谢的失衡，恢复病人的正氮平衡是有效和安全的。

6. **其他治疗**　包括积极纠正水、电解质和酸碱代谢失衡，尤其重要的是纠正低钾和碱中毒。用冰帽降低颅内温度，以减少能量消耗，保护脑细胞功能。有脑水肿者，可静注高渗葡萄糖、甘露醇等脱水剂。有出血倾向者可静脉注射维生素 K_1 或输

新鲜血。中药安宫牛黄丸、至宝丹、醒脑静等均可选用。

7. **分子吸附再循环系统人工肝与肝移植**　人工肝支持系统模仿了肝脏的解毒功能，可用于肝性脑病时的辅助治疗。而肝移植是难治性肝性脑病的唯一治疗选择。

急性胰腺炎

急性胰腺炎多见于青壮年，是常见的急腹症之一，其发病仅次于急性阑尾炎、肠梗阻和急性胆石性胆囊炎。主要因为胰管阻塞、胰管内压力骤然增高和胰腺血液淋巴循环障碍等引起胰腺自身消化的一种急性非细菌性炎症。

病因　约 70% 的正常人胆和胰管共同开口于 Vater 壶腹，由于多种原因，包括壶腹部结石、蛔虫或肿瘤压迫阻塞，或胆道近段结石下移，造成肝胰壶腹括约肌（Oddi 括约肌）炎性狭窄、痉挛水肿、十二指肠乳头炎、开口处纤维化，或乳头旁十二指肠憩室等，均使胆汁不能通畅进入十二指肠内，反流至胰管内，激活胰蛋白酶进行"自我消化"，发生胰腺炎。

急性胰腺炎常见病因有：①胆道疾病，如胆总管结石、胆道蛔虫症和胆道炎症等因素，可使胆总管阻塞，胆汁反流入胰管，激活胰酶的酶原而消化胰腺组织。②因胰石、蛔虫、乙醇（酒精）所致的十二指肠炎症及水肿等均可引起胰管阻塞，使胰液不能畅流；饱餐、酗酒可使胰液大量分泌，胰管内压力增高，导致腺泡破裂，胰酶原进入间质而被组织间液激活产生胰腺炎。③腹部手术、外伤或胃、十二指肠溃疡穿孔损伤胰腺。④感染，如伤寒、猩红热、败血症和某些病毒感染（腮腺炎、病毒性肝炎等）。此外，某些药物，如促肾上腺皮质激素、氢氯

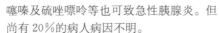

噻嗪及硫唑嘌呤等也可致急性胰腺炎。但尚有 20% 的病人病因不明。

病理变化　轻重不一。轻者胰腺仅呈现水肿、充血，间或有少量渗出液，重者胰腺及其邻近组织呈广泛出血和坏死，常并发急性弥漫性腹膜炎或腹内脓肿。大部分单纯水肿型胰腺炎在痊愈后多无后遗症存在；也有小部分病人可有反复发作而导致胰腺纤维组织增生和演变为慢性胰腺炎。重症急性胰腺炎病人，胰腺组织经胰酶消化破坏后，炎症影响胰岛时，也可引起糖尿病。

临床表现　本病起病常突然，有持续的中上腹、左上腹或右上腹疼痛，阵发性加剧，并可牵引至左腰、左背或左肩部。腹痛多很剧烈，多数病人可伴恶心和呕吐。上腹部多有压痛。腹痛常在 3～5 日内消失，有时亦可有反复或拖延较长。如病情恶化，胰腺周围广泛坏死，则可产生腹胀，肠蠕动和肠鸣音减弱或消失，全腹广泛压痛，腹肌紧张等急性腹膜炎征象，甚至出现腹水。大多数病人有中等度发热，超过 38 ℃ 者较少见，并在 3～5 日内热退。高热不退，应怀疑有继发感染（如出现胰腺脓肿、腹膜炎等）。少数病人可出现黄疸，多因胆道炎症或胰腺炎症、水肿压迫胆总管所致。重症胰腺炎尚可能发生腹腔或腹膜后脓肿、胰腺假性囊肿、消化道出血、败血症、多器官衰竭和休克等并发症。

诊断　本病诊断主要依据临床症状和血清淀粉酶测定。血清淀粉酶超过 500 苏氏单位，并有典型的临床表现，即可确诊。尿淀粉酶的升高较迟，故对急性病人的诊断帮助不大。此外，急性胰腺炎病人的血白细胞总数和中性粒细胞增高；就诊较晚的病人测定血清脂肪酶有助于诊断。血清 C 反应蛋白升高、血钙的降低、血氧分压

（PaO_2）的降低、血清正铁血红蛋白阳性，以及胰腺炎相关蛋白与胰蛋白酶原活性肽阳性对发现重症胰腺炎有一定价值。推荐 CT 扫描作为诊断急性胰腺炎的标准影像学方法。避免暴食、酗酒和高脂肪饮食；对胆石症和肠蛔虫症及时治疗，是预防本病发生和复发的有效措施。

治疗　急性胰腺炎的治疗，应根据病情轻重、并发症存在与否和有无原发胆道疾病选择治疗方法。

1. **发病初期的处理和监护**　目的是纠正水、电解质紊乱，支持治疗，防止局部及全身并发症。应常规禁食，对有严重腹胀、麻痹性肠梗阻者应进行胃肠减压。在病人腹痛减轻/消失、腹胀减轻/消失、肠道动力恢复/或部分恢复时可以考虑开放饮食，开始以碳水化合物为主，逐步过渡至低脂饮食，不以血清淀粉酶活性高低作为开放饮食的必要条件。

2. **补液**　补液量包括基础需要量和流入组织间隙的液体量。应注意输注胶体物质和补充微量元素、维生素。

3. **镇痛**　疼痛剧烈时考虑镇痛治疗。在严密观察病情下，可注射盐酸哌替啶（杜冷丁）。不推荐应用吗啡或胆碱能受体拮抗剂，如阿托品、654-2 等。

4. **抑制胰腺分泌**　生长抑素及其类似物（奥曲肽）可以通过直接抑制胰腺外分泌而发挥作用，主张在重症急性胰腺炎治疗中应用。组胺 H_2 受体拮抗剂和质子泵抑制剂可通过抑制胃酸分泌而间接抑制胰腺分泌，除此之外，还可以预防应激性溃疡的发生，因此，主张在重症急性胰腺炎时使用。主张蛋白酶抑制剂早期、足量应用，可选用加贝酯等制剂。

5. **血管活性物质的应用**　由于微循环障碍在急性胰腺炎，尤其重症急性胰腺炎发病中起重要作用，推荐应用改善胰腺

和其他器官微循环的药物,如前列地尔(前列腺素 E_1)制剂、血小板活化因子拮抗剂制剂、丹参制剂等。

6. **抗生素应用**　对于轻症非胆源性急性胰腺炎不推荐常规使用抗生素。对于胆源性轻症急性胰腺炎,或重症急性胰腺炎应常规使用抗生素。

7. **营养支持**　轻症急性胰腺炎病人,只需短期禁食,故不需肠内或肠外营养。重症急性胰腺炎病人常先施行肠外营养,一般 7～10 日,对于待病情趋向缓解,则考虑实施肠内营养。将鼻饲管放置空肠 Treitz 韧带以下开始肠内营养,应注意病人的腹痛、肠麻痹、腹部压痛等胰腺炎症状体征是否加重。

8. **预防和治疗肠道衰竭**　及早给予促肠道动力药物,包括生大黄、硫酸镁、乳果糖等;给予微生态制剂调节肠道细菌菌群;应用谷氨酰胺制剂保护肠道黏膜屏障。同时可应用中药,如皮硝外敷。病情允许下,尽可能尽早恢复饮食或肠内营养对预防肠道衰竭具有重要意义。

9. **中医中药**　单味中药,如生大黄,和复方制剂,如清胰汤、大承气汤加减被临床实践证明有效。

10. **急性胰腺炎(胆源型)的内镜治疗**　如果符合重症指标,和(或)有胆管炎、黄疸、胆总管扩张,可在内镜下行胆道鼻胆管引流或乳头括约肌切开术。

11. **手术治疗**　坏死胰腺组织继发感染者在严密观察下考虑外科手术介入。对于重症病例,主张在重症监护和强化保守治疗的基础上,病人的病情仍未稳定或进一步恶化,是进行手术治疗或腹腔冲洗的指征。

慢性胰腺炎

慢性胰腺炎是指胰腺实质的反复性或持续性炎症病变,胰腺呈广泛纤维化、局灶性坏死及胰岛管内结石形成或弥漫性钙化,可引起腺泡和胰岛细胞萎缩或消失,常可有假性囊肿形成。慢性胰腺炎可有不同原因引起,但部分病人与急性胰腺炎有关。长期酒精中毒、严重蛋白质不足是本病,尤其是慢性复发性胰腺炎最常见的病因;其次是胰胆管系统阻塞性疾病。由其他病因,如代谢失常(甲状旁腺功能亢进和高钙血症)、感染、穿透性十二指肠溃疡、高脂血症、系统性红斑狼疮和结节性多动脉炎等疾病所致者均属少见。病因不明者并不少见。

临床表现　慢性胰腺炎的症状通常分两类:一类是程度不同的中腹部持续性疼痛;另一类是胰腺炎的间断发作,其症状类似于轻到中度的急性胰腺炎,有时疼痛较严重并持续数小时或几日。不管哪一类情况,随着分泌消化酶的胰腺细胞逐渐被破坏,最终不再发生疼痛。由于消化酶减少和食物吸收不充分,病人排出量多、味酸的粪便。粪便色浅、油腻,甚至含有脂肪小滴。吸收不良也导致体重减轻,最后,由于分泌胰岛素的胰岛细胞逐渐破坏而发生糖尿病。

慢性胰腺炎可发生于任何年龄,多见于 40 岁以上的成人,且以男性为多见,既往史中常有胆道疾患、长期饮酒、胰腺炎和消化性溃疡等病史。一般认为慢性胰腺炎症状繁多而无特异性,典型病人则可出现上腹疼痛、胰腺钙化、胰腺假性囊肿、糖尿病及脂肪泻等五联征。但同时具备上述五联征者并不多,常以某一或某些症状为主要特征。有胆道疾病和长期饮酒史,出现持续性上腹痛、体重减轻等应疑及本病。结合胰腺外分泌功能试验、胰腺内分泌测定、吸收功能试验,以及影像学检查(包括腹部平片、胆系造影、逆行胰胆管造影、超声波检查和腹部 CT 检查等)后才能肯定诊断。

治疗　慢性胰腺炎的治疗应采取综合措施,包括病因治疗、控制症状和治疗并发症。

1. **病因治疗**　有胆囊炎、胆石症者应予相应治疗;酒精性胰腺炎者应立即戒酒;在发病期间,禁食和静脉输液使胰腺和肠道休息,可缓解疼痛。

2. **对症治疗**　主要是止痛,包括止痛剂应用;胰酶制剂的应用;组胺 H_2 受体阻滞剂的应用;腹腔神经丛阻滞;经内镜做肝胰壶腹括约肌切开等手术治疗。

3. **并发症治疗**　胰腺外分泌功能不全时,应采取高蛋白质、高碳水化合物、低脂肪饮食,并给予胰酶制剂和脂溶性维生素 A、D、E、K 及维生素 B_{12} 等补充。发生糖尿病者应采用胰岛素治疗。

4. **外科治疗**　如果慢性胰腺炎病人经内科治疗 3～6 个月疗效不显著,宜考虑早期外科手术治疗。

第 21 章

血液系统疾病

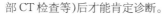

贫　血

贫血是指外周血中单位容积内血红蛋白浓度、红细胞计数以及血细胞比容低于相同年龄、性别和地区正常标准。以常用的血红蛋白浓度为例,在平原地区成年男性血红蛋白低于 120 克/升,女性低于 110 克/升,就可诊断为贫血。一般情况下,在血红蛋白量减少的同时,红细胞计数和血细胞比容也会有不同程度的降低。血红蛋白正常值除男女有别之外,还与居住海拔高低、年龄、生理状态等相关,如新生儿正常值可达 180～220 克/升。2 岁以内小儿则显著低于成年人,孕妇血红蛋白低于 100 克/升才被认为有贫血。

临床表现　贫血病人主要表现为皮肤、黏膜苍白。平日常感疲劳、乏力、头昏,活动后更易心悸、气短。对这类病人只要做血常规检查,就可以确定是否有贫血,并且明确贫血的程度如何。贫血程度的划分标准为:血红蛋白＜30 克/升为极重度,30～60 克/升为重度,60～90 克/升为中度,＞90 克/升为轻度。但必须强调指出,贫血不是一个独立的疾病,而是由各种不同原因和疾病引起的一组综合征。医生必须对贫血病人进一步询问病史和详细检查,明确造成贫血的原因,这样才能使病人得到正确合理的治疗。人体血液中的红细胞寿命大约为 120 日,衰亡的红细胞不断被清除(主要在脾脏),而骨髓内制造的红细胞则源源不断地释放至血液中进行补充。两者数量大致相当,维持了血液中红细胞数量和血红蛋白量的相对稳定。当红细胞生成减少或红细胞被破坏损失过多则会发生贫血。贫血按其病因及发病机制分类列表如下(表 21-1)。

表 21-1　根据病因和发病机制的贫血分类

一、红细胞生成减少	
(一)骨髓造血功能障碍	
造血组织容量减少	再生障碍性贫血、纯红细胞再生障碍性贫血
骨髓浸润	白血病、骨髓瘤、骨髓纤维化、骨髓增生异常综合征
原因未明	慢性系统性疾病(慢性感染、炎症、恶性肿瘤、尿毒症、肝病、风湿性疾病、内分泌病等)伴发的贫血
(二)造血物质缺乏或失利用	
铁缺乏	缺铁性贫血
铁失利用	铁粒幼细胞贫血
DNA 合成障碍	叶酸及(或)维生素 B_{12} 缺乏所致的各种巨幼细胞贫血
二、红细胞破坏过多	
(一)红细胞内在缺陷(遗传性缺陷)	遗传性球形红细胞增多症、红细胞酶缺乏所致的溶血性贫血、珠蛋白生成障碍性贫血、异常血红蛋白病、阵发性睡眠性血红蛋白尿症
(二)红细胞外来因素(获得性因素)	免疫性溶血性贫血机械性溶血性贫血物理、化学、生物因素引起的溶血性贫血等
三、失血	
急性失血	急性失血性贫血
慢性失血	慢性失血性贫血

　　防治　由于贫血的原因十分复杂,预后差异甚大。一旦发现贫血,不可掉以轻心,应及时就诊查明病因并进行治疗。由于红细胞的主要功能是为全身各组织器官运送氧气,发生贫血时全身多个脏器功能的正常运行都会受到不同程度的影响,机体抵御病原体的免疫力也有所降低。因此,贫血病人平时应适当减少氧的消耗,如降低劳动强度,避免剧烈运动,生活要有规律。特别是年老人、心肺功能差的、重度贫血者,则应以休息为宜。适当增加营养,多食富含蛋白质,特别是动物蛋白质和维生素的食物。

缺铁性贫血

　　红细胞的主要成分为血红蛋白,血红蛋白主要由铁、卟啉及珠蛋白组成,三者缺一不可。正常成人含铁总量男性为 50 毫克/千克体重,女性为 35 毫克/千克体重,其中 60%～70% 存在于血红蛋白中,3.5%组成肌红蛋白,15%～30%以铁蛋白和含铁血黄素的形式储存于肝、脾、骨髓的单核-巨噬细胞系统内,需要时可迅速动用。当生理和病理因素导致人体内储存铁消耗殆尽,进而使体内红细胞生成量不足,即为缺铁性贫血。缺铁性贫血是各种贫血中最多见的一种。上海地区人群调查资料显示,6 个月～2 岁的婴幼儿缺铁性贫血的患病率为 33.8%～45.7%;育龄女性为 11.4%;妊娠 3 个月以上女性为 19.3%;10～17 岁青少年为 9.8%。正常人每日合成血红蛋白约需要铁 20～25 毫克,主要来自每日生理条件下衰老破坏的红细胞。换言之，体内造血所需要的铁可以反复利用。饮食中的铁主要在十二指肠及空肠上段被吸收。正常情况下，成年人每日从饮食中摄入 10～20 毫克铁，吸收率为 5‰～10‰，1～2 毫克，孕妇及哺乳女性则需要 2～4 毫克。正常人每日排出体外的铁量很少，一般不超过 1 毫克，主要通过胃肠道、胆汁排出，少数从皮肤、汗液、泌尿道排出。女性由于月经、妊娠、哺乳等原因，每日平均排泄量为 1～2 毫克。

病因 正常情况下，人体铁的吸收和排泄保持良好的动态平衡，加之体内的铁储备量丰富（达 1 克左右），一般饮食条件下的正常成人是不会轻易发生缺铁的。缺铁主要见于以下几种情况：铁需要量增加而供给相对不足者，如处于生长发育中的小儿、妊娠及哺乳期的女性；铁的吸收障碍，如胃酸缺乏、胃切除术后铁的吸收减少；铁的丧失过多，这是因为人体 2/3 的铁存在于血红蛋白中，因此失血也必然失铁。临床上最多见的为慢性反复出血，如女性因各种原因引起的月经量过多，男性病人则常见于溃疡病、胃肠道肿瘤、痔疮和钩虫感染等引起的消化道反复少量出血。此外，还可见于长期有血红蛋白尿或血尿的病人。献血员每次献血 400 毫升相当于失铁约 200 毫克，因此，短期多次献血也会发生缺铁性贫血。

临床表现 缺铁性贫血的常见临床表现为乏力、疲倦、面色苍白，活动后心悸、气短。实验室检查的重要特征之一是小细胞低色素性贫血，即每个红细胞内的血红蛋白含量不足，致使红细胞的体积变小和颜色淡染。所以病人在进行血常规检查时往往发现红细胞的平均体积（MCV）低于正常范围，血红蛋白比红细胞数量的下降更为明显。但应注意小细胞低色素性贫血也

可出现于其他类型的贫血，因此，确诊缺铁性贫血除了血常规检查外，还需要检查血清铁、总铁结合力、铁饱和度以及血清铁蛋白等，病人表现为血清铁、铁饱和度以及血清铁蛋白下降，而总铁结合力升高。如作骨髓穿刺行细胞内外铁染色检查，可发现细胞外铁消失、细胞内铁减少。

必须强调指出，诊断缺铁性贫血的病人必须查清造成缺铁的原因。由于成年男性一般不会轻易发生缺铁，因此一旦诊断明确为缺铁性贫血，如追问不到明显失血病史，应该想到是否存在不易觉察的消化道早期肿瘤，及时作大便隐血和全消化道的检查。女性如近期出现月经量明显增多，也应进一步作妇科检查，以排除是否存在子宫肌瘤等疾病。

防治 治疗缺铁性贫血的最重要的措施是针对缺铁的病因开展治疗，如妇科病、消化道疾病等。缺铁本身的治疗就是补充铁剂，铁剂分为口服和注射用两种。一般采用口服铁剂治疗，如口服吸收不良或胃肠道反应严重，或有紧急情况需要短时间内提高血红蛋白，亦可采用注射用铁剂。缺铁病因得以控制则缺铁治疗见效很快，治疗 3～4 日后即可见网织红细胞开始上升，继而血红蛋白增高。当贫血纠正后，仍需继续补充铁剂 3～6 个月，其目的是补充体内已几乎消耗殆尽的贮存铁。许多缺铁的情况是可以预防的，婴幼儿应提倡母乳喂养，及时添加含铁量高而易吸收的辅助食品。重视置节育环月经过多问题，对妊娠女性、胃切除者预防性口服铁剂或推行铁强化食品等。

巨幼细胞性贫血

叶酸和维生素 B_{12} 是细胞 DNA 合成

不可缺少的原料。巨幼细胞性贫血是因为体内缺乏叶酸或（和）维生素 B_{12} 导致红细胞的细胞核脱氧核糖核酸（DNA）合成障碍的贫血，本病的一个重要特征是外周血的正常红细胞和骨髓内的幼稚红细胞体积都比正常增大，所以称为巨幼细胞性贫血。

临床表现　巨幼细胞性贫血病人就诊时主诉除乏力、头昏、心悸、气短等贫血病人所共有的临床表现外，体检时常可见到舌质红，舌乳头萎缩引起的舌表面光滑（描述为牛肉舌）。维生素 B_{12} 缺乏的病人还可出现手足对称性麻木、深感觉障碍、共济失调、部分腱反射消失等神经系统症状。

巨幼细胞性贫血虽然属于营养缺乏性贫血，但正常饮食中动物性食品、乳制品和蔬菜中有丰富的维生素 B_{12} 和叶酸，目前随着人们生活水平的提高，因食入不足而发生巨幼细胞性贫血的情况已较为少见。除完全素食者外，维生素 B_{12} 和叶酸缺乏主要是因为多种原因引起的吸收不良或利用障碍。因胃内因子缺乏导致维生素 B_{12} 吸收障碍的恶性贫血我国罕见，而在西方国家相对多见。此外，还有一些病人可能系烹调时间过度、偏食及服用叶酸拮抗剂如甲氨蝶呤、乙胺嘧啶、苯妥英钠等所致。由于红细胞体积增大，病人血常规检查可发现红细胞平均体积（MCV）大于正常范围，红细胞计数值下降较血红蛋白量的下降更为明显。属于大细胞性贫血，这一点正好与缺铁性贫血的小细胞低色素特点相反。临床上确诊巨幼细胞贫血除作血常规检测外，主要依靠血清叶酸和维生素 B_{12} 测定及骨髓穿刺检查。如病人血清维生素 B_{12} 或（和）叶酸测定含量减低，骨髓中见到幼稚红细胞量多，出现体积大而细胞核发育不良的各阶段巨幼红细胞，同时粒细胞、巨核细胞也可有类似的巨幼变，诊断即可成立。

防治　补充叶酸或（和）维生素 B_{12} 制剂是治疗本病最有效的方法。原则上是缺什么补什么。目前叶酸和维生素 B_{12} 均有口服和注射用两种制剂，无胃肠道吸收障碍的病人可采用口服治疗，一般在用药 2～3 日内骨髓中的巨幼细胞即可消失，贫血渐渐改善。但对于一些胃肠道疾病及药物等引起的巨幼细胞贫血，则可考虑注射给药，但必须同时治疗其原发病。若原发病变不能去除，有的需长期或间歇地给予叶酸或（和）维生素 B_{12} 治疗。对一些摄入不足，需要量增加易发生营养不良的婴幼儿、孕妇、胃切除及多种慢性消耗性疾病者，应增加动物蛋白质和蔬菜摄入。对于偏食、长期素食和酗酒者，也可以给予预防性治疗，即定期补充叶酸和维生素 B_{12}。

营养性巨幼细胞性贫血病人治疗后在血红蛋白迅速上升过程中，可能会出现血清钾降低，应及时给予补充钾盐。如病人同时合并缺铁，可合用铁剂治疗。

再生障碍性贫血

再生障碍性贫血（再障）是一组由于化学、物理、生物因素及不明原因引起的骨髓造血功能衰竭导致全血细胞减少的一组血液疾病。人体内所有的血细胞都是在骨髓内生成的，它们都来源于共同的造血干细胞。骨髓就像一个造血工厂，当各种原因引起骨髓造血功能低下或丧失，很类似于工厂里的机器运行发生故障，即使各种造血原料如铁、叶酸、维生素 B_{12} 都很充足，作为产品的各种血细胞数量必然下降。

类型　再障可分为先天性和获得性两大类。先天性再障罕见，其主要类型为

Fanconi 贫血。绝大多数病人为后天获得性。在后天获得性病人中约有一半不能查明病因，称为原发性；而另一半则与某些因素有较为明确的关系，称为继发性。继发性再障最常见的致病因素是药物，如抗菌药物（氯霉素、磺胺类等）、解热镇痛药（安乃近、保泰松等）、抗甲状腺和抗糖尿病药、抗癫痫药、镇静安眠药及抗肿瘤药等。除药物外，与再障发病有关的因素还有各类射线、化学物如苯及衍生物，病毒感染如病毒性肝炎相关性再障等。再障也可继发于系统性红斑狼疮、类风湿关节炎、阵发性睡眠性血红蛋白尿症等疾病。继发性再障的发病机制存在 3 种主要学说，即造血干细胞量和质的异常（"种子"学说）、造血微环境异常（"土壤"学说）以及免疫异常（"虫子"学说）。近年"虫子"学说日益受到基础和临床工作者的重视。

　　再障病人血常规检查最主要的发现为全血细胞减少，也就是除贫血外还有白细胞（特别是中性粒细胞）和血小板的减少，同时代表红细胞生成能力的指标网织红细胞计数绝对数也降低。

　　临床表现　临床表现除有头昏、乏力、心慌及脸色苍白等贫血的表现外，还因白细胞减少容易感染，因血小板减少而容易出血。出血症状以皮肤出血点和牙龈出血为多见，女性常有月经量过多。体格检查一般无肝、脾及淋巴结肿大。确诊再障必须根据骨髓穿刺涂片和骨髓活组织检查，当与其他全血细胞减少性疾病难以鉴别时，还要做骨髓细胞的染色体和免疫表型检查。

　　国内将再障分为急性和慢性两种类型，国外将再障分为重型和非重型两种类型。其中重型亦可划分出严重型和极重型。

　　防治　急性再障起病急，病情严重，必须全力抢救，包括对病人的保护性隔离、输血、强有力的抗感染治疗、造血生长因子、免疫抑制药物（如抗胸腺细胞球蛋白、抗淋巴细胞球蛋白和环孢素、霉酚酸酯等）以及 HLA 相合供体的造血干细胞移植。慢性再障症状较轻，病程长，各种治疗见效较慢，可用药物有雄激素、免疫抑制剂和中草药等。

　　由于再障是一种治疗较为困难的血液系统疾病，病人的生活质量显著下降，因而强调重在预防。预防措施包括：在应用可引起血细胞减少的药物时，应经常定期化验血常规，有些可服可不服的药物则少用为好。有的工种必须注意劳动保护，定期体检和查血常规，发现问题宜及时处理。

溶血性贫血

　　红细胞的平均寿命为 120 日，当各种原因引起红细胞寿命缩短（即尚未衰老的红细胞提前破坏）称之为溶血。但此时并不一定发生贫血，因为骨髓造血功能可以代偿性增强 6～8 倍，只有当在单位时间内红细胞的破坏数量超过骨髓造血代偿能力时才会出现贫血，此时即为溶血性贫血。从理论上计算，发生溶血性贫血的病人体内红细胞寿命已低于 15～20 日。溶血时大量红细胞破坏释放出血红蛋白，血红蛋白可分解产生胆红素。大量的胆红素如不能被肝脏及时清除时可出现黄疸，称之为溶血性黄疸。

　　发生溶血（即红细胞寿命缩短）的原因有两个方面：①红细胞本身异常。②红细胞外的诸多因素使正常的红细胞易遭破坏。现将溶血的病因列表如下（表21-2）。

表21-2　**溶血性贫血按发病机制分类法**

红细胞内异常	红细胞外异常
一、红细胞膜结构与功能缺陷 　　遗传性球形红细胞增多症 　　遗传性椭圆形红细胞增多症 二、红细胞内酶缺陷 　　红细胞无氧糖酵解途径中酶缺陷 　　——丙酮酸激酶缺乏症 　　红细胞磷酸代谢糖旁路中酶和谷胱甘肽代谢的缺陷——葡萄糖-6-磷酸脱氢酶缺乏症 三、珠蛋白的异常(血红蛋白分子病) 　　珠蛋白肽量的异常——珠蛋白生成障碍性贫血 　　珠蛋白肽质的异常——镰状细胞贫血,血红蛋白C、D、E等	一、代谢因素 　　无β脂蛋白血症 二、免疫因素(存在有破坏红细胞抗体) 　　新生儿溶血性贫血 　　血型不合的输血反应 　　自身免疫性溶血性贫血(温抗体型或冷抗体型) 　　药物性免疫性溶血性贫血(奎尼丁、青霉素、甲基多巴等) 三、感染因素 　　见于疟疾(原虫)、传染性单核细胞增多症(病毒)、支原体肺炎(支原体) 四、化学因素 　　苯肼、砷化氢、蛇毒等 五、物理和机械因素 　　大面积烧伤、心脏瓣膜异常、人工瓣膜、微血管病性溶血性贫血 六、阵发性睡眠性血红蛋白尿症

临床工作中将溶血性贫血分为急性和慢性两型。急性溶血起病急,如见于输入血型不合的血,短期内红细胞大量破坏,症状严重,如不及时抢救可致血压下降、肾功能损害,危及生命。慢性溶血的主要表现是贫血、黄疸和脾肿大。

诊断　诊断溶血性贫血应该分两步进行。第一步先确定是否存在溶血性贫血。病人如有血红蛋白和红细胞数量降低,网织细胞计数增高,骨髓内幼稚红细胞增多(表示红细胞代偿性增生),血清总胆红素增高、尿胆原阳性,则可确定存在溶血性贫血。如能用放射性核素直接测定红细胞寿命,证实其寿命缩短就更加可靠,但一般医院较少开展这一检查项目。溶血性贫血的诊断确定后,第二步工作是寻找发生溶血的病因,溶血性贫血的病因归类见表21-2。这阶段工作有时较为复杂困难,因为有些类型的溶血性贫血不但罕见,而且发病机制涉及基因或分子水平,一般基层医院很难明确诊断。

防治　由于溶血性贫血的病因多样,治疗方法也不相同。对免疫因素引起的常用肾上腺皮质激素或免疫抑制剂治疗。异常红细胞被破坏的主要场所脾脏,因而脾切除能减轻某些溶血病人的溶血程度。如遗传性球形红细胞增多症,为防止日后急性发作和并发症应考虑切除脾脏,但一般在6岁后进行手术比较安全。有些溶血目前尚无根治方法,可适当补充铁剂、叶酸等造血原料。输血对改善贫血有效,但对于有些溶血病人宜特别慎重,以免加重溶血。如与药物有关的溶血应避免接触,去除诱因。异基因造血干细胞移植可试用于某些遗传性红细胞缺陷者。

遗传性球形红细胞增多症

遗传性球形红细胞增多症是一种红细胞膜骨架蛋白先天性缺陷导致的溶血性贫血。可见于任何年龄，男女均可发病。病人的主要临床表现为贫血、黄疸和脾脏肿大。其病理生理基础是由于细胞膜骨架蛋白有缺陷的球形红细胞的变形能力较正常盘状红细胞明显下降，因此通过脾脏小血管最狭窄处往往发生破碎。部分病人还可有胆囊结石、痛风、下肢反复发作的溃疡等并发症。

本病的诊断依据主要为外周血和骨髓中球形红细胞比例增高，红细胞渗透脆性试验阳性，红细胞膜蛋白检测可发现异常。

本病目前尚无可用于治疗的有效药物。由于脾脏是球形红细胞破坏的主要场所，因此切脾是首选的治疗方法。切脾后血红蛋白一般可迅速上升，但球形红细胞的数量并不因切脾而减少。要强调的是小儿病者切脾后可能发生严重感染，应严格掌握指征，一般主张在 6 岁后手术为宜。

葡萄糖-6-磷酸脱氢酶缺乏症

葡萄糖-6-磷酸脱氢酶(G-6-PD)缺乏症为性连锁的不完全显性遗传，在遗传性红细胞酶缺乏症中最为常见。

大多数病人平时无临床症状，当接触药物、食用蚕豆或发生感染时可诱发急性溶血，临床表现为发热、腰背酸痛、恶心呕吐、贫血、黄疸、血红蛋白尿等。诊断本病主要依靠实验室检查，常用的红细胞G-6-PD缺乏的筛选试验有高铁血红蛋白还原试验；荧光斑点试验；硝基四氮唑蓝纸片法等。但确诊的最好方法是红细胞G-6-PD活性定量测定。只是该检查开展的单位不多。

本病目前尚无根治方法，无溶血发作时无须治疗。平时应注意避免接触各种可能诱发溶血的药物和蚕豆。对急性溶血病人，应迅速去除诱因，积极控制感染，及时补充水分和电解质，纠正酸碱平衡失调。对于有明显血红蛋白尿病人应碱化尿液，防治急性肾衰竭。

丙酮酸激酶缺乏症

丙酮酸激酶缺乏症也是一种遗传性红细胞酶缺乏症，大多属于常染色体隐性遗传。葡萄糖在人体内代谢后产生能量的主要途径有两条，即有氧氧化和无氧酵解。丙酮酸激酶(PK)是葡萄糖无氧酵解通路中的一个酶，在能量物质 ATP 的产生中起关键性作用。成熟红细胞由于缺乏有氧氧化的物质基础，维持正常功能所需的能量主要依靠无氧酵解途径提供。PK 缺乏的结果是红细胞内 ATP 产生减少，从而引起红细胞内 K^+ 和水的丢失，红细胞皱缩变形，通过脾脏时被扣留破坏，导致溶血性贫血的发生。

临床表现 病人自幼发病，但有些病人也可因为贫血轻微，长期未被发现。主要临床特征为终身存在的慢性溶血性贫血的表现，如血红蛋白水平低于正常、黄疸、脾脏肿大。少数病人在急性感染和妊娠时会突然出现血红蛋白浓度急剧下降，称为"溶血危象"。确诊本病的最可靠方法是红细胞 PK 活性测定。病人的 PK 活性水平常为正常的 $5\% \sim 40\%$。

治疗 丙酮酸激酶缺乏症目前尚无特异性治疗方法。研究表明，大剂量水杨酸制剂对严重 PK 缺乏症病人有诱发溶血的潜在危险，应尽量避免使用。贫血严重且脾大者可考虑作切脾手术,但幼儿脾切除后易发生严重败血症,手术一般应在 5～10 岁以后进行。

地中海贫血

地中海贫血又称海洋性贫血或珠蛋白生成障碍性贫血,是一组常染色体不完全显性遗传性疾病。本组疾病是因为基因缺陷导致血红蛋白的主要成分珠蛋白链的合成减少。由此红细胞的结构和功能发生异常,使其不能维持正常寿命。本病以地中海沿岸和东南亚各国较多见,我国以长江以南地区发病率为高,北方少见。

临床表现 地中海贫血病人的临床症状可以相差甚大,轻者只有不易引起重视的轻度贫血,重者可以出现严重贫血伴肝脾肿大、黄疸、骨骼畸形。血象检查红细胞呈小细胞低色素特征,并可见到靶形红细胞。确诊地中海贫血的方法主要依靠血红蛋白电泳和基因检测。

治疗 症状不明显的病人无须治疗。贫血明显病人输血是主要治疗措施,但长期反复输血者可引起体内过多的铁在器官中沉积,必须同时应用排铁药物。严重贫血伴脾肿大、输血频繁者可考虑行脾切除术。平时可服用维生素 E、维生素 C 等抗氧化药物,以减轻溶血症状。异基因造血干细胞移植是目前根治本病的唯一方法。

阵发性睡眠性血红蛋白尿症

阵发性睡眠性血红蛋白尿症是在红细胞膜有缺陷的基础上,自身体内的补体在血管内直接将其破坏的一种慢性溶血性贫血。至于引起红细胞膜缺陷的病因目前还太不清楚。

顾名思义,本病的典型临床特点是与睡眠有关的间歇性发作的血红蛋白尿,但病人血红蛋白尿发作的轻重不一,症状明显者睡眠后排出的尿液呈酱油色或红葡萄酒色,轻者尿液颜色变化不明显,仅在尿液化验时潜血试验阳性。发作的持续时间也相差甚大,可数日或数周不等。劳累、感染、剧烈运动、服用某些药物等常为诱发因素。血常规检查除不同程度的小细胞低色素贫血外,常伴有白细胞和血小板减少。体检少数病人可有轻度肝、脾肿大。诊断本病过去常用的方法有酸溶血试验、蛇毒因子溶血试验、糖水溶血试验等,但特异性和敏感性都不如目前开展的红细胞表面 CD55 和 CD59 检测为好。本病有时与再生障碍性贫血及骨髓增生异常综合征相互重叠或转化,诊断易发生混淆。

自身免疫性溶血性贫血

自身免疫性溶血性贫血是由于病人的免疫系统功能发生紊乱,红细胞表面吸附了自身抗体和补体,引起红细胞寿命缩短的一组疾病。根据抗体或补体破坏红细胞所需的温度不同,自身免疫性溶血性贫血可分为温抗体型和冷抗体型两种。临床以温抗体型为常见。

温抗体型溶血发生的适宜温度在 37 ℃左右,约半数病人发病原因无法查明,其余病人可以继发于病毒感染、系统性红斑狼疮、类风湿关节炎、溃疡性结肠炎、慢性淋巴细胞白血病、淋巴瘤等疾病,也可因用药后引起,常见引起温抗体型自身免疫性溶血性贫血的药物有青霉素、头孢菌素、氟达拉滨等。

临床表现 多数病人缓慢起病,表现为脸色苍白、头昏乏力、黄疸、脾脏轻中度肿大。化验检查除发现贫血外,网织红细胞计数增高,血清胆红素升高以未结合胆红素为主、库姆斯试验阳性这3条是诊断本病的重要依据。临床上也见到部分病人起病急骤,表现为寒战、高热、腰背酸痛、呕吐,严重者甚至发生昏迷。对于急性型病人必须紧急抢救治疗。温抗体型自身免疫性溶血性贫血如同时合并免疫性血小板减少称之为 Evans 综合征。

防治　温抗体型自身免疫性溶血性贫血的治疗首选糖皮质激素,如糖皮质激素应用有禁忌可选免疫抑制剂,也可酌情使用大剂量丙种球蛋白或抗 CD20 阳性 B 淋巴细胞单克隆抗体美罗华。一般情况下不宜输血,如贫血严重危及生命,需要输血抢救时应谨慎输注洗涤过的红细胞。

冷抗体型自身免疫性溶血性贫血包括冷凝集素综合征和阵发性冷性血红蛋白尿症两类,它们的共同特点是溶血发作的适宜温度在30℃以下。中、老年多见,通常急性发作,与寒冷的环境有密切关系,数分钟或数小时内出现寒战、高热、恶心、呕吐、腰背酸痛等。尿液检查提示为血红蛋白尿。冷凝集素综合征者血清中可测到高滴度的冷凝集素,阵发性冷性血红蛋白尿症者冷热溶血试验阳性。

治疗以对症处理为主,尽可能避免输血。病人平时应注意保暖,如能查明原发病,应给予积极治疗。

白细胞减少症

血液中白细胞计数正常值是$(4\sim10)\times10^9/$升$(4\,000\sim10\,000/$毫米$^3)$,其中中性粒细胞占60%～75%。如白细胞计数持续低于$4\times10^9/$升称为白细胞减少症。中性粒细胞有强大的吞噬功能,能消灭外来的病原体,是人体抵御感染的一道防线。当中性粒细胞严重减少,低于$0.5\times10^9/$升

时称为粒细胞缺乏症,此时几乎不可避免地要伴发难以控制的严重感染。而临床多见的慢性白细胞减少者症状多不明显,或易感头昏、乏力等。

病因　白细胞减少的原因大致可分为以下3类。

1. **骨髓内粒细胞生成障碍**　如再障、药物、化学物及病毒等引起。骨髓穿刺及活组织检查即可查明白细胞生成的情况。

2. **白细胞分布异常**　血管内的白细胞在正常情况下有一半黏附于小血管壁上;另一半在血管内流动。能计数的只是在随血液流动的这部分。当附着于血管和血管壁上的白细胞比例增多,即白细胞分布比例失常时可以做肾上腺素试验,发现白细胞总数并不少,故称为假性白细胞减少。

3. **粒细胞破坏过多**　多种感染使白细胞消耗增加。免疫功能异常及自身免疫病可产生粒细胞抗体,使粒细胞破坏增多。药物过敏也可致粒细胞破坏。还有一些原因不明的慢性特发性粒细胞减少,病程长,症状不多,预后良好。

防治　防治本病最有效的方法是去除导致白细胞减少的病因,如停用一些可能引起白细胞减少的药物(参见再生障碍性贫血),调离可能引起白细胞减少的工作环境。但多数病人很难找到确切病因,对于这些病人可给予升高白细胞数的药物如利血生、碳酸锂、鲨肝醇、维生素 B_4、维生素 B_6 等口服,但疗效不肯定。如病人白细胞计数偏低导致头昏、乏力等症状明显,且平时易发生感染,可给予粒细胞集落刺激因子或粒细胞-巨噬细胞集落刺激因子皮下注射。

粒细胞缺乏症属内科急重症,病情凶险,如不积极治疗,死亡率高。主要医疗措施包括消毒隔离、强有力的抗感染治疗以

及注射粒细胞集落刺激因子或粒细胞-巨噬细胞集落刺激因子。

骨髓增生异常综合征

骨髓增生异常综合征(MDS)是一组起源于造血干/祖细胞异常的克隆性疾病。好发于老年人,临床表现为外周血一系或多系血细胞减少,骨髓检查大多可见到造血细胞发育异常(又称病态造血)的形态学特征。由于部分骨髓增生异常综合征病人可发展为急性白血病,所以以往也被称为"白血病前期"。

临床表现 本病的临床表现根据病人血细胞减少的系列和程度而异,但不外乎轻重不等的贫血、出血、感染这三方面的症状。部分病人也可有肝、脾及淋巴结肿大,但并不常见。本病有时易与再生障碍性贫血慢性型混淆,诊断和鉴别诊断主要依赖于骨髓穿刺和活组织检查,骨髓增生异常综合征病人骨髓穿刺的主要发现是造血细胞增多,但其形态有多种发育异常的特点。有条件的医疗单位还应进行骨髓细胞染色体和基因检查。根据骨髓和血象的改变,骨髓增生异常综合征可分为六型:难治性贫血、难治性贫血伴环状铁粒幼细胞、难治性血细胞减少伴多系发育异常、难治性贫血伴原始细胞增多、骨髓增生异常综合征不能分类、5q-综合征。

防治 迄今为止,骨髓增生异常综合征尚缺乏有效的根治方法。对不同类型的骨髓增生异常综合征可选用不同的方法,有的宜以对症支持治疗为主,定期输注红细胞和血小板;有的可选用雄激素、造血生长因子刺激骨髓造血功能;促进细胞分化成熟的维A酸、骨化三醇等药物也可试用;免疫抑制剂、抗血管新生药物沙利度胺也已广泛用于临床,去甲基化新药达珂、5-杂氮-2-脱氧胞苷是近年治疗 MDS 的又一新方法。小剂量化疗或强烈的联合用药也可用于恶性克隆细胞增多的病人。如有合适的造血干细胞供者,异基因造血干细胞移植对改善年轻病人的预后是有益的。骨髓增生异常综合征病人除适当休息、增加营养外,应特别注意个人卫生,避免感染。定期作血常规或骨髓检查,以便了解病情变化及时调整治疗方案。

类白血病反应

类白血病反应是指机体造血组织在某些致病因素刺激下出现的类似白血病的血液学改变,如血常规检查白细胞数增多,并出现幼稚白细胞,但并不是真正的白血病。可以引起类白血病反应的常见病因有严重感染、中毒、溶血、恶性肿瘤和大出血等。类白血病病人的白细胞碱性磷酸酶活性增高,骨髓检查虽有核左移现象,但原始细胞(白血病细胞)并不多见。细胞遗传学检查染色体核型正常,融合基因检测阴性,因此与白血病鉴别并不困难。

本病的治疗主要针对原发病,只要原发病治疗有效,类白血病反应即可消失。

高球蛋白血症与浆细胞病

血浆里的蛋白质主要有白蛋白和球蛋白两种。正常人每升血浆中含球蛋白 20~30 克(20~30 克/升),如球蛋白明显高于正常则称为高球蛋白血症。球蛋白包括多种,用蛋白电泳的方法可将其分为 α_1、α_2、β 和 γ 球蛋白。具有免疫功能的免疫球蛋白(Ig)主要含在 γ 球蛋白内,它是由浆细胞制造的。Ig 又可分为 IgG、IgA、IgM 和 IgE,其结构和免疫功能各不相同。

高球蛋白血症可分为两大类：多株(克隆)球蛋白增多和单株(克隆)球蛋白增多。多株(克隆)球蛋白增多是由慢性感染、肝病、风湿病、肿瘤等疾病引起，多为反应性增多，球蛋白量的高低可随病情变化而改变。单株(克隆)球蛋白增多是指分子大小、结构、性状完全一致的一种球蛋白含量异常地增高，这种球蛋白被称为M蛋白。M蛋白在蛋白电泳图中可形成高而窄的峰，很容易识别。可出现M蛋白的情况很多，大多为浆细胞恶性病变，但也可是良性的。主要见于以下3种情况。

1. 浆细胞恶性病变　正常浆细胞能合成免疫球蛋白，当某一株浆细胞发生恶性变时，它可以制造出大量的单株(克隆)免疫球蛋白，致使血浆球蛋白明显增高。恶变浆细胞产生的单株(克隆)免疫球蛋白并不具备正常的免疫功能，因而被称为异常免疫球蛋白或副蛋白。在浆细胞恶性病变中最常见的是多发性骨髓瘤。多发性骨髓瘤主要特征是恶性变的浆细胞(或称骨髓瘤细胞)在骨髓内异常的增生，造成骨质破坏、正常造血细胞抑制。因此病人诉骨痛，常易发生骨折。有贫血、粒细胞减少和血小板减少，而易发生感染和出血。同时骨髓瘤细胞又合成了大量的M蛋白，引起肾脏损害、止血和凝血功能障碍等。病人尿常规检查可发现蛋白、细胞和管型，肾功能减退。多发性骨髓瘤多发生于50岁以上的中老年者，起病缓慢，可长期无症状。一旦有上述可疑征象，应立即作进一步检查。骨髓穿刺涂片检查发现一定数量的骨髓瘤细胞和血液和尿液的固定免疫电泳检查发现异常单株(克隆)免疫球蛋白，即可确诊。血常规、血清免疫球蛋白测定、肝肾功能检查及骨髓摄片等有助于疾病的正确分期和分型。

多发性骨髓瘤目前尚无根治方法。主要的治疗方法是化学治疗，根据病人的年龄、疾病的分型和分期选用不同的化疗方案。马法兰加泼尼松(强的松)是传统的联合治疗方案。近年来已有更多的新药用于临床，如脂质体阿霉素、α干扰素、沙利度胺(反应停)、雷那度胺等。蛋白酶体抑制剂硼替佐米(万珂)对初发和复发病人都有较好的疗效。双膦酸盐对于抑制骨骼破坏、缓解骨痛有效。年龄较轻的病人也可考虑造血干细胞移植，以争取达到长期无病生存的目的。治疗期间病人应注意休息、个人卫生、增加营养。要尽量多饮水，以保护肾功能。病人抵抗力较差，易发生感染，一旦有发热即应就诊用药。除多发性骨髓瘤外，浆细胞恶性病变还包括原发性巨球蛋白血症和重链病，发病率均很低。

2. 意义未明的单克隆丙种球蛋白病　本病是指血液中出现M蛋白，但缺乏上述浆细胞恶性病变和其他相关疾病的证据。本病多见于老年，随年龄的增高发病率也增多，70岁以上的老人发生率可达3%。病人自己多数并无病痛的感觉。

一旦发现了本病毋需特殊治疗，但必须定期去医院随访。多数病人长期观察病情稳定。但约有1/4病人在若干年后可发展为浆细胞恶性病变，其中以多发性骨髓瘤为常见。当发生恶性变时即应治疗。目前尚无一种可靠的检测方法来预测是否会向恶性浆细胞病发展，因此应密切随访观察。

3. 反应性浆细胞增多症　M蛋白偶可见于反应性浆细胞增多症，这些病人大多有感染、结缔组织疾病等原发病存在，骨髓穿刺检查浆细胞比例一般低于10%，形态正常。治疗主要针对原发病。

血小板减少性紫癜

血小板由骨髓内巨核细胞产生，在血

液中仅存活7～10日。血液中血小板正常者有$(100～300)×10^9$/升。血小板有保护毛细血管壁的作用，它能黏附和聚集以帮助止血和凝血。除较大的血管破裂必须缝扎止血外，一般的小血管破损，血小板立即黏附聚集在破口处，并与各种凝血因子相互作用形成血块(血栓)而止血。当血小板计数减少，特别是低于$30×10^9$/升时即易有出血表现。主要为皮肤出血(紫癜)、鼻与口腔黏膜出血，女性月经过多等，最严重的颅内出血可致死。本病的诊断只需做血小板计数即可确定，只是血小板计数易有误差，有时需复查几次。常见的血小板减少有两大类，即继发性和原发性。

1. **继发性血小板减少性紫癜**　多种疾病(包括再生障碍性贫血、白血病、癌肿骨髓转移、尿毒症等)、放射性物质、抗肿瘤药物和化学物等均可抑制骨髓内的巨核细胞，从而使血小板的生成减少。药物引起的免疫反应、感染和脾功能亢进等都可使血小板的破坏过多。血小板的生成减少或破坏过多均可造成血小板减少，此类病人除出血表现外，还有各种原发病的表现，治疗主要是针对原发病。

2. **特发性血小板减少性紫癜**　特发性血小板减少性紫癜(ITP)属于自身免疫病，因此又称免疫性血小板减少性紫癜。病人体内产生了针对自身血小板的抗体，与抗体结合的血小板可在脾脏等部位被滞留破坏，从而导致血小板减少。病人的主要症状为不同程度的皮肤、黏膜及内脏器官出血。外伤后出血不易止住。ITP可分为急性型和慢性型两型。急性型多见于小儿病毒感染后，出血较严重，但常有自限性，一般4～6周后可痊愈而少复发。慢性型多见于年轻女性，病因常不明确故称为特发性。血小板减少计数多为$(3～8)×10^9$/升，有的病人出血并不严重，但常见迁

延不愈或反复发作。本病的诊断常需做骨髓象检查和血小板相关抗体检测。骨髓内多数病人可见巨核细胞较正常增多，但形成血小板功能不佳。血小板相关抗体检测可证实血小板自身抗体的存在，并可进行抗体的分型。诊断ITP时要注意是否合并有可产生血小板自身抗体的其他疾病，如系统性红斑狼疮、淋巴瘤等。

ITP的治疗首选肾上腺皮质激素(泼尼松、地塞米松等)。若疗效差可考虑作脾脏切除术和应用免疫抑制剂，大剂量丙种球蛋白也已广泛用于本病的治疗。对于难治和反复发作的病人近年来试用利妥昔单抗治疗，部分病例取得一定的疗效。此外，长春新碱静脉滴注和达那唑口服亦可能奏效。

过敏性紫癜

过敏性紫癜是一种血管变态反应性疾病。因机体对某些致敏物质发生变态反应，导致人体内最小的血管(毛细血管)脆性及通透性增加，血液外渗，产生皮肤紫癜及黏膜及关节、胃肠道、肾脏等器官出血。可引起本病的过敏因素很多，包括食物、药物、病原体、花粉等，常难以确定。

过敏引起病人发生广泛的小血管炎症，形成紫癜和荨麻疹等。此类紫癜多出现于四肢和臀部，对称分布，略高于表皮，可伴瘙痒。过敏性紫癜有不同的类型，同时有关节肿痛者为关节型紫癜，以腹痛为主可伴恶心、呕吐，甚至便血为胃肠型紫癜。而紫癜性肾炎病人肾脏受累可有血尿、蛋白尿、管型等，少数可发展为慢性肾炎。

过敏性紫癜的实验室检查特点为除毛细血管脆性试验可阳性外，血小板计数和功能、凝血酶原时间(PT)和部分激活的凝血活酶时间(APTT)均正常。这一点非常有助于与其他出血性疾病相鉴别。

治疗过敏性紫癜应积极避免再次接触可能引起过敏的因素。用抗过敏、维生素C类药物。对症状较重,特别是肾脏受累者应考虑用肾上腺糖皮质激素治疗,有的还需用免疫抑制剂。过敏性紫癜病人大多数可治愈,预后良好。

血友病

血友病是一组遗传性凝血因子缺乏症,由女性传递而男性患病。正常人体内有 10 余种凝血因子,各凝血因子相继激活才能形成血块止血。血友病分为 A、B 两型,血友病 A 缺乏凝血因子Ⅷ的促凝成分,血友病 B 缺乏凝血因子Ⅸ,因此血液不易凝固而易出血。

临床表现 病者自幼儿期即有出血且持续终身。常有自发性出血或在损伤后流血不止,可持续数小时甚至数周。出血部位多在深部肌肉和关节腔,最后形成血肿。关节腔反复出血容易造成关节畸形。也可有内脏出血,颅内出血少见。血友病的确诊主要依靠实验室检查,包括凝血时间、活化部分凝血活酶生成时间及纠正试验、凝血因子Ⅷ和Ⅸ的抗原定量和活性测定等。总之,上述检查还可提示凝血因子缺乏的程度,从而指导治疗。

防治 血友病出血的治疗主要是补充凝血因子,可用新鲜血液和血浆、凝血因子Ⅷ浓缩物、冷沉淀物和凝血酶原复合物及相应的基因工程重组产物,使凝血因子提高到止血水平。局部加压、冷敷等帮助止血。平日应适当活动,但必须随时注意保护自己免受损伤。要避免肌内注射,宁可用静脉给药。畸形关节有时需外科手术矫形。必须手术时应做好充分准备,将凝血因子提高到一定水平。对有血友病家族史的女性妊娠应做相关检查,避免患病婴儿的出生。避免近亲结婚也是预防遗传性疾病发生的有效方法。

弥散性血管内凝血

弥散性血管内凝血并不是一个独立的疾病,而是在某些严重疾病基础上发生的一种以凝血机制紊乱为主的复杂病理过程。弥散性血管内凝血属于内科危重症,死亡率高,需要及时抢救治疗。

可引起弥散性血管内凝血的基础疾病很多,常见的有感染、恶性肿瘤、严重创伤等。产科疾病如胎盘早剥、前置胎盘、羊水栓塞、感染性流产、宫内死胎等也是较为常见的病因。

发病机制 弥散性血管内凝血的发病机制是在上述疾病的过程中,致病因子促发凝血途径的病理性激活,全身形成广泛的微小血栓和微血管病性溶血,随后因血栓的形成消耗掉大量的凝血因子和血小板并激活纤维蛋白溶解系统,导致出血。血栓栓塞、溶血和出血的最终结果是发生多个重要脏器功能衰竭。

防治 弥散性血管内凝血的治疗是否能获得成功关键在于能否迅速控制原发病,去除诱发因素。采用肝素抗凝治疗是阻断弥散性血管内凝血病理过程的最重要措施之一。在抗凝的基础上根据病情及时补充凝血因子和血小板,有助于减轻出血症状。当弥散性血管内凝血进展至以纤维蛋白溶解亢进阶段,可使用抗纤维蛋白溶解的药物治疗。总之,弥散性血管内凝血来势凶险,预后差,正确诊断、及时抢救及严密观察至关重要。

高凝状态和血栓形成

血液凝固性降低易出血,而血液凝固

性增高即易发生凝结,形成血栓(血块)被称之为高凝状态。血液凝固性增高与多种因素有关,包括血管内皮损伤、血小板激活、凝血功能增强、抗凝血和纤维蛋白溶解功能减弱等。血栓形成除与高凝状态有关外,还与血液流动状态有关。血液黏度增高、血管有狭窄等均可使血液易淤滞而有利于形成血栓。血栓可发生在动脉,如心肌梗死、缺血性卒中——脑梗死,静脉和微血管内,造成血流受阻,产生相应的许多症状。血栓性疾病已是我国致死的主要疾病之一。

高凝状态有少数是先天性的,而大量是获得性的。许多疾病可合并高凝状态,恶性肿瘤、糖尿病、高脂血症、心脑血管病变、肝肾疾病、血液病、自身免疫病等。有的在生理状态下亦可出现高凝状态,如高

龄、妊娠及产后、吸烟、寒冷、情绪激动和口服避孕药等。检测高凝状态的实验室方法很多,但尚无一项能真正准确地反映体内的情况。

高凝状态与血栓形成密切相关,对人们的健康是极大的威胁。有效地改善高凝状态,避免血栓形成已越来越受到预防医学和临床医学工作者的重视。积极医治可造成高凝状态的疾病是防治的重要措施。增加体力活动,控制过高的体重、戒烟等均很重要。如无溃疡病等禁忌者,长期服用小剂量阿司匹林抑制血小板活化,对防止血栓是有效的。其他如双嘧达莫(潘生丁)、噻氯匹定(抵克力得)等药物也可选用。某些特殊情况,如心脏人工瓣膜置换者需长期服用抗凝药物来预防血栓。

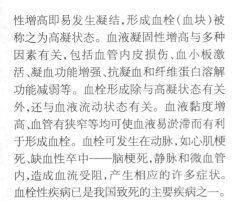

第22章

内分泌及代谢疾病

内分泌系统对于人体的形成、出生后生长、发育及衰老过程都起着十分重要的作用。它调节着人体的代谢过程,协调人体各系统之间的功能,维持体内环境的稳定,使人体能够适应体内、体外环境的变化,才能保证健康状态。

内分泌系统由内分泌器官组成。这些器官通常是指内分泌腺体,如垂体、肾上腺、甲状腺、卵巢、睾丸等器官。但是有些内分泌器官并非这些经典的腺体,还广泛存在于其他器官之中,如肾脏、胃肠道都存

在特殊的具有内分泌功能的细胞。从广义上讲,这些细胞和组织都属于内分泌器官。不同的腺体或细胞分泌不同的激素。有的激素分泌到血液中,通过血流淋巴将这些激素带到特殊的部位发挥生理作用。有些激素则直接分泌到邻近的细胞,以激素应答的方式进行细胞间的信息传导与交流,从而发挥内分泌系统广泛的生理功能。内分泌系统的基本活动受到神经系统的支配,构成复杂的神经-内分泌网络,犹如人体内的信息高速公路,高度密集,高度协

调。任何一个环节或通路故障都会引起神经-内分泌功能紊乱，而造成各种代谢-内分泌疾病。

新陈代谢是生命的基本现象。人体营养物质的吸收(如葡萄糖，蛋白质，维生素，微量元素等)，在体内的转化，能量的产生与排泄都依赖神经-内分泌系统的正常作用与调节。如果人体摄取的葡萄糖过多或者机体对葡萄糖代谢的减弱，或者是维持正常糖代谢的激素不足(如胰岛素缺乏)，就会引起糖代谢障碍，其后果是使血糖升高，最终导致糖尿病的发生。在脂肪代谢中，如果脂肪摄入过多，机体利用减少，过多的脂肪在体内沉积引起肥胖症，肥胖又可以进一步引起代谢紊乱，最终亦可以引起2型糖尿病，同时增加了发生高血压、缺血性心脏病、卒中的危险性。除此之外，肥胖还可以造成大脑神经递质分泌异常，导致其他内分泌腺体功能紊乱。如肥胖的女性常伴月经失调，无论男性女性均有不同程度的性功能低下。这些现象都说明了神经、内分泌、代谢、营养之间的密切关系，相互调节，相互制约，也使我们对自己的身体的复杂性、严密性有了初步的了解。

生长激素缺乏性侏儒症

生长激素是从垂体前叶分泌的一种激素，是维持正常生长发育的必需激素。当该激素分泌不足或缺乏时，就引起生长发育障碍。这一疾病可以是垂体本身的疾病所引起(垂体性)，也可以是由于下丘脑功能障碍导致垂体生长激素分泌不足所引起(下丘脑性)。如果是下丘脑性的，除了表现为生长激素缺乏外，常伴有其他激素缺乏的表现。少数病人因头部外伤损伤了下丘脑或垂体，或存在脑肿瘤(位于下丘脑或下丘脑附近)引起本病。

临床表现　生长激素缺乏性侏儒症主要表现为全身体格发育障碍，大多数病人在出生时身长、体重往往正常，出生后渐渐出现生长迟缓，一般早期不易察觉。2～3岁以后，与同龄儿童的差别越来越明显，生长速度十分缓慢，每年平均生长不超过4～5厘米。到达成年后，最终身高仍然不足130厘米，如果拍摄骨骼X线片，可以发现骨骼发育的X线表现比实际年龄幼稚，也就是骨龄延迟。病人常常伴有青春发育延迟和性腺发育迟缓。这些病人智力发育一般正常。成年后常因身材矮小而有自卑感。如果是下丘脑疾病引起的侏儒症，除了上述表现外，还有原有的基本疾病的表现。

本病的早期发现很重要。小儿出生后，如果定期进行儿童保健检查就能及时发现生长速度减慢。一旦发现，应尽早到医院就诊，以便获得及时的治疗机会。在成年以后，骨骼发育终止，通过X线检查发现骨骺愈合，此时再给予治疗也不会再增加身高了。

一旦诊断为生长激素不足引起的侏儒症，还应明确是垂体性的还是下丘脑性的，是否存在脑部肿瘤。明确病因的目的是选择恰当的治疗方案。

防治　对生长激素缺乏引起的侏儒症，可以应用基因重组的人类生长激素获得良好的治疗效果。具体的治疗方法和用药剂量都应由专科医生根据具体病情制定治疗方案，病人或家属切不可盲目用药。如果病人是由于脑部肿瘤引起的，应该治疗肿瘤(手术或放射治疗)，然后根据具体情况再考虑补充生长激素。

产后垂体前叶
功能减退症

一些女性在分娩时发生大出血，产后

没有乳汁,月经少或闭经,乳房、外生殖器逐渐萎缩,腋毛、阴毛脱落,医学上称为产后垂体前叶功能减退症,又称希恩综合征。

病因　产后垂体前叶功能减退症的基本病因是由于分娩时大出血引起垂体组织缺血坏死。

临床表现　本病的严重程度取决于垂体前叶受损伤的程度。垂体是内分泌系统的"司令部",它的内部充满重要的管理着全身多个内分泌器官的细胞,这些细胞分泌的激素具有促进靶腺激素分泌的性质,管理调节着其他内分泌腺体的活动。这些细胞一旦受损,就会造成全身多个内分泌器官功能低下。因而促性腺激素和泌乳素分泌不足,引起产后少乳或无乳、月经量减少或闭经,乳房、外阴萎缩,腋毛、阴毛稀疏脱落,或者常常不能再次怀孕。由于促甲状腺激素分泌减少,常有甲状腺功能低下的表现,如怕冷、乏力、便秘、毛发稀疏、面色苍白,严重者表现黏液性水肿、表情淡漠、记忆力减退、行动缓慢、精神抑郁,严重者可以进入昏迷状态,如不及时抢救可导致死亡。由于促肾上腺皮质激素不足,可引起肾上腺皮质功能低下,病人常感虚弱乏力、精神萎靡、食欲减退、贫血、消瘦,严重者表现为恶心呕吐。当遇有感染,或伴发重大疾病时(如心肌梗死,卒中),或经历手术、创伤、寒冷时病情恶化,血压下降,低血糖,甚至休克昏迷,这种状态称为垂体危象。

诊断　如果病人具有类似表现,应立即到内分泌科就诊。通过病史、症状、体征即可以初步做出诊断。然而,最后确诊还需要做必要的实验室检查。实验室检查主要包括垂体前叶激素的测定,如促肾上腺皮质激素、促甲状腺激素、促性腺激素等,同时还测定周围内分泌腺体激素或激素代谢产物,如肾上腺皮质激素、甲状腺激素(T_3、T_4),性腺激素(雌激素、孕激素)等。对一些症状不典型的病人,还需做进一步的特殊功能检查,及相关内分泌激素激发试验,最后才能做出正确诊断。

防治　诊断明确后,应该进行正规治疗。治疗原则是补充激素疗法,又称激素替代治疗。医生应根据病情和检查结果制定治疗方案。值得注意的是,本病是一个终身性疾病,因此需要终身治疗,切不可随便停药或随意减量,否则有一定的危险性。

肢端肥大症

肢端肥大症是发生在成年人的垂体前叶生长激素分泌过多所引起的疾病。主要原因是垂体前叶分泌生长激素的细胞发生腺瘤或细胞增生,分泌生长激素过多,引起全身骨端、软组织及内脏增生肥大。

临床表现　本病早期表现为手足增大,病人常感到以前的鞋子变小,面容改变,形象变得丑陋,头皮和面部皮肤变得粗厚,前额皱褶增多,口唇增厚,耳、鼻增大,舌大而肥厚,下颌部宽大伸长,牙齿稀疏,下门齿位于上门齿之前(俗称倒咬齿),言语模糊,音调低沉。病人常感到腰背酸痛。其中不少病人伴有糖尿病和高血压。晚期肿瘤增大,压迫视神经,可出现视力障碍或偏盲。有时瘤体增大可伴有肿瘤坏死出血,病人可表现为突然头痛、恶心呕吐或(和)突然视力减退。

根据本病具有特殊临床表现,基本可以做出初步诊断。通过测定生长激素水平、垂体CT或磁共振成像检查可以确诊,并且可以了解肿瘤的大小、与周围组织的关系,对选择治疗方案有重要意义。

治疗　根据病情,可选择具体治疗方案。方案包括手术治疗、放射治疗（γ 刀治疗）及药物治疗。手术或放疗后，如果出现垂体前叶功能低下，应给予激素替代治疗。伴有糖尿病者应进行相应治疗（见糖尿病节）。

尿崩症

尿崩症是由于抗利尿激素（血管加压素）不足或肾小管对抗利尿激素不敏感引起的疾病。主要表现为烦渴多饮、多尿和低比重尿。全日尿量一般在 4 升以上，严重者在 10 升以上。

尿崩症根据病变部位分为中枢性尿崩症和肾性尿崩症。中枢性尿崩症又分为原因不明（原发性）性和继发性（继发于颅内肿瘤、炎症、创伤、手术）尿崩症。

临床表现 病人的症状基本相同。继发性病人常有基本疾病的表现，如头疼、头晕、视力减退、视野缺损、肥胖、性功能低下等。根据多饮多尿、低比重尿的特点可以做出初步诊断。还应作进一步实验室检查和特殊检查，以明确病因诊断。病人尿相对密度（比重）常在 1.006 以下，血浆渗透压增高，尿渗透压明显降低。通过测定血浆抗利尿激素水平（血管加压素）和禁水-加压素试验可以区分中枢性尿崩症、肾性尿崩症，并且与精神性烦渴相鉴别。另外，对于中枢性尿崩症的病人，均应行下丘脑-垂体磁共振成像检查，寻找颅内肿瘤及其他病变，寻找可能病因诊断，即使起病时没有发现异常，今后还应每年复查一次磁共振成像检查。

治疗 治疗原则主要是 3 个方面：补充抗利尿激素疗效肯定，常用药物有：长效尿崩停、1-脱氨-8 右旋-精氨酸血管加压素（DDAVP）、加压素鼻喷剂。轻症者可选用氢氯噻嗪（双氢克尿塞）、氯磺丙脲、酰胺咪

嗪。肾性尿崩症对加压素治疗没有反应，只能选择其他药物治疗。如果由于颅内疾病，应首先治疗原发病。如果发现肿瘤，应及时考虑手术或放射治疗。应用长效尿崩停、1-脱氨右旋-精氨酸血管加压素（DDAVP）治疗时应根据尿量调整剂量，切不可使用过量，以免引起水中毒。

慢性肾上腺皮质功能减退症

本病分为原发性和继发性两类，原发性者又称艾迪生病，系肾上腺本身的疾病；继发性者指下丘脑垂体病变引起促肾上腺皮质激素（ACTH）不足所致。在本节主要讲述原发性肾上腺皮质功能减退，继发性肾上腺皮质功能减退见垂体前叶功能减退症。

病因 引起本病的主要原因有肾上腺结核和自身免疫性肾上腺炎使两侧肾上腺皮质被毁损；其他病因还有各种原因造成的肾上腺组织被破坏，如恶性肿瘤转移、淋巴瘤、白血病浸润、淀粉样变、真菌病感染、双侧肾上腺切除、放射治疗破坏；肾上腺激素合成受影响，如先天性肾上腺增生、长期应用肾上腺酶系抑制药如美替拉酮、氨鲁米特、酮康唑或双氯苯三氯乙烷等。

临床表现 本病可表现为皮肤、黏膜色素沉着，多见于暴露阳光的部位，如脸、手背，多受摩擦之处如关节的伸面、腰部、手脚的皱襞，生理性色素较多之处如乳头、乳晕、外生殖器，色素大多呈棕黑色或黑色，有时呈全身性色素增生。食欲减退、嗜咸食，有时伴腹部不适，体重常明显减轻，皮肤呈慢性失水征，血压常低于正常，头昏眼花，可出现直立性昏厥。精神不振、表情淡漠、抑郁。病人对葡萄糖的产生有障碍，常可血糖偏低，或发生空腹低血糖。女性

阴毛、腋毛减少或脱落稀疏，月经失调或闭经，男性常有性功能减退。如有结核病灶活动，则有低热、盗汗等症状，消瘦更严重。

病人对感染、外伤等各种应激的抵抗力减弱，一旦发生感染、创伤、手术、分娩，或因吐泻、多汗失钠失水，或过度疲劳、中断治疗常可诱发肾上腺危象，表现为恶心、呕吐、腹泻、高热、严重脱水、血压降低、低血糖、虚脱和休克，甚至昏迷。

诊断　凡具上述典型症状，查基础血浆皮质醇、24 小时尿游离皮质醇、24 小时尿 17-羟皮质类固醇明显低于正常，诊断并不十分困难。部分病人需作 ACTH 兴奋试验明确诊断。

治疗　本病的治疗，主要包括纠正代谢紊乱、激素替代、病因治疗和避免危象四个方面。在饮食方面应多吃富含碳水化合物、蛋白质和维生素的食物，食多钠少钾盐，如食物中摄入氯化钠不足，可进食氯化钠溶液或食盐胶囊，纠正代谢紊乱。应终身使用肾上腺皮质激素替代补充，一般宜模仿激素分泌周期在上午 8 时前服用可的松 25 毫克或氢化可的松 20 毫克，下午 2 时服可的松 12.5 毫克或氢化可的松 10 毫克。如血压过低不易纠正者，则需加服盐皮质激素，可每日口服 9α 氟氢可的松，或肌内注射醋酸去氧皮质酮。甘草流浸膏含甘草次酸，有类似去氧皮质酮的作用。有活动性结核者，应积极给予抗结核治疗。此外，平时要避免各种应激，注意防止产生危象的诱因，一旦发生危象，应立即给予氢化可的松治疗，迅速补充生理盐水，并补充葡萄糖液以控制低血糖，血压偏低应肌内注射去氧皮质酮，必要时加用升压药。

嗜铬细胞瘤

嗜铬细胞瘤是起源于肾上腺髓质、神经节以及颈动脉体和主动脉体等嗜铬组织的肿瘤，约 90% 在肾上腺髓质。

临床表现　大多表现为发作性高血压或持续性高血压阵发加剧，约占高血压病因的 0.5%～1%。发作时可伴有心悸、气短、胸部压抑、头痛、面色苍白、大量出汗、视力模糊等，血压明显增高，严重者可出现脑溢血或肺水肿等。发作频率及持续时间个体差异较大，发作可由体位突然改变，情绪激动、剧烈运动、咳嗽及大小便等活动引发，并不与肿瘤的大小呈正相关，部分病人还可有巨大的嗜铬细胞瘤而无明显的高血压的临床表现。少数病人因肿瘤坏死，瘤内出血，使儿茶酚胺释放骤停等可出现发作性低血压、休克等。病人还可因儿茶酚胺的分泌增多同时合并糖代谢异常、体重下降。

诊断　有可疑症状的病人可查血、尿中的儿茶酚胺(肾上腺素、去甲肾上腺素和多巴胺)及其代谢产物变肾上腺素类、3-甲氧基 4-羟扁桃酸(VMA)明确诊断。部分病人还需要作胰升血糖素激发试验和酚妥拉明抑制试验。

在嗜铬细胞瘤的定性诊断确立后，还需要作定位诊断，确定肿瘤的位置，以便进一步治疗。B 型超声和 CT 扫描对嗜铬细胞瘤的诊断准确率高，而且无创伤，应作为首选检查方法。^{131}I-间位碘苄胍(^{131}I-MIBG)造影，对嗜铬细胞瘤的诊断及定位有较高的特异性。腔静脉分段取血定位检查，对嗜铬细胞瘤定位，尤其对体积小的肿瘤、异位肿瘤或其他检查未能定位的肿瘤，有较高的价值，可给 CT 扫描提供一定的参考。

治疗　嗜铬细胞瘤发作时可给予酚妥拉明静脉滴注治疗，如心率较快或心律失常可以在应用 α 肾上腺能受体阻滞剂的基础上加用β肾上腺能受体阻滞剂治疗。手术切除嗜铬细胞瘤是最有效的治疗方法，但手术有一定的危险性。术前应给予足够疗程的α肾上腺能受体阻滞剂准备，达到舒张血管，降低血压，扩充血容量的目的，降低手术风险。一般需2～6周的术前准备治疗。α甲基酪胺酸有阻断儿茶酚胺合成的作用，在不能手术的病人可配合α肾上腺能受体阻滞剂应用，但长期使用易出现耐药。恶性嗜铬细胞瘤病人还可以以^{131}I-间位碘苄胍治疗。

库欣综合征

库欣综合征，又称皮质醇增多综合征，是肾上腺皮质分泌过量的糖皮质激素（主要是皮质醇）所致。因人体代谢紊乱而出现一系列相应的临床表现。

病因　可分为3种：①垂体分泌促肾上腺皮质激素（ACTH）过多，由于丘脑功能紊乱或垂体发生垂体瘤，释放ACTH过多，导致双侧肾上腺皮质增生，分泌大量的皮质醇所致。因垂体分泌ACTH过多所致者称为库欣病，约占本病的70％。②原发性肾上腺皮质肿瘤或增生，可为腺瘤（约占20％）或腺癌（约占5％），能自主地分泌大量皮质醇。③异位ACTH综合征，由于垂体以外的癌瘤产生ACTH，刺激肾上腺皮质增生，分泌过量的皮质醇，最常见的是肺癌约占50％，其次为胸腺癌和胰腺瘤，各约占10％。此外，医源性皮质醇增多症是应用糖皮质激素过多所致，肾上腺皮质本身合成和分泌激素并不过量，因而与上述原因不同。

临床表现　本病的典型表现是向心性肥胖，面如满月，胸、腹、颈、背部脂肪明显增厚，而四肢相对瘦小；皮肤菲薄、紫纹、瘀斑，创口不易愈合；骨质疏松而腰背酸痛，

严重者肋骨病理性骨折、脊柱压缩性骨折而身材变矮，病儿生长发育受抑制；皮质醇可拮抗胰岛素而使病人葡萄糖耐量减低，部分病人出现类固醇性糖尿病；因水钠潴留可引起浮肿；易伴高血压，女性病人大多出现月经减少、不规则或停经，轻度多毛，痤疮常见。如出现乳房萎缩、生须、喉结增大、阴蒂肥大等为女性男性化表现，要警惕为肾上腺癌。可有精神异常和皮肤色素沉着。

化验检查尿17-羟皮质类固醇在55纳摩尔/24小时以上。24小时尿游离皮质醇明显高于正常。血浆皮质醇早晨高于正常，晚上不明显低于清晨，正常的昼夜分泌节律消失。小剂量地塞米松试验不能抑制。X线检查可见脊柱、肋骨骨质疏松，或有病理性骨折，增生型者若有垂体大腺瘤可见蝶鞍扩大。CT或磁共振成像（MRI）检查有助于垂体瘤的诊断；肾上腺扫描可见肾上腺增生或有占位性病变。

治疗　治疗应根据不同的病因作相应的治疗。垂体性库欣病，近年来首选经蝶窦切除垂体微腺瘤，如经蝶窦手术未能发现并摘除垂体微腺瘤，或某种原因不能作垂体手术，宜作一侧肾上腺全切术，另一侧肾上腺大部分或全切除术，术后作垂体放疗，最好用直线加速器治疗。对病情较轻者可作垂体放疗，放疗奏效之前用药物治疗。对于垂体大腺瘤需作开颅手术治疗。肾上腺腺瘤，手术切除可获根治。肾上腺腺癌，应尽早做手术根治。对异位ACTH综合征，应尽早根治原发性癌肿。阻滞肾上腺皮质激素合成的药物有双氯苯三氯乙烷、美替拉酮、氨鲁米特及酮康唑，均需在医生的指导下使用。

甲状腺结节

甲状腺结节是常见的一种内分泌疾

病。随着近年来人们自我保健意识的增强,通过体检发现甲状腺结节的人数不断增加。由于很多人对甲状腺结节的有关知识了解较少,当发现患有甲状腺结节时,则产生了不必要的恐慌,误以为"开刀"是唯一的治疗方法。事实上,甲状腺结节分为不同类型,如普通的良性甲状腺腺瘤、高功能腺瘤、结节性甲状腺肿、囊肿、炎症和新生物等,其中只有甲状腺结节出现恶性病变时才需要手术治疗。

甲状腺结节在各个年龄段的男女人群中均可发生,但在中年女性中较多见,对于年龄在 20 岁以下、60 岁以上、有头颈部放射治疗史、男性病人的单发结节、有声带麻痹等情况者的甲状腺结节,要警惕恶性变的可能。

甲状腺结节可以简单地分为良性和恶性两大类:良性者占绝大多数,恶性者不足1%;依据病因甲状腺结节又可分为:结节性甲状腺肿、炎性结节(亚急性和慢性炎症)、毒性结节性甲状腺肿、甲状腺囊肿、甲状腺肿瘤(良性肿瘤、甲状腺癌、多发性内分泌腺瘤病的一部分、转移癌);依据结节多少又可分为:单发、多发。多发的结节比单发的结节发病率高。

可见,甲状腺结节是一组比较复杂的疾病。一旦发现患有甲状腺结节,大可不必惊慌失措,而是应该首先到内分泌科就诊。医生根据甲状腺结节诊疗规范,通过询问病史、体格检查和必要的检查方法,明确甲状腺结节的数量(单个还是多个结节)、功能(亢进还是低下)、性质(良性还是恶性)等特点,在正确诊断的基础上,制定具体的治疗方案,对癌变的结节及时进行手术治疗。

可见对甲状腺结节的诊疗重点在于早期认识它的性质,明确其功能、区分其良性还是恶性,才能采取及时、正确、合理的治疗措施。

简而言之,发现"甲状腺结节",应按照正确的就诊程序:发现甲状腺结节→了解结节为单个还是多个→区分甲状腺功能(升高? 降低? 正常?)→鉴别性质(良性? 恶性?)→制定治疗方案(药物、手术、单纯临床随访等),以及治疗后的随访。

甲状腺炎

甲状腺是人体最大的内分泌器官。甲状腺炎是以炎症为主要表现的甲状腺疾病,包括感染性和非感染性。按病程可分为急性、亚急性及慢性甲状腺炎,各自具有不同的病因、临床特点、病理过程及固有的结局。最常见的是慢性淋巴细胞性甲状腺炎和亚急性甲状腺炎,无痛性甲状腺炎、感染性甲状腺炎及其他原因引起的甲状腺炎少见。

由于甲状腺炎时滤泡细胞的变性坏死,滤泡结构破坏,滤泡腔内贮存的甲状腺激素释放入血,可引起短暂的甲状腺功能亢进,但由于滤泡结构破坏,随着时间的推移,生成的甲状腺激素越来越少,会出现甲状腺功能减退的表现。起病急、甲状腺破坏严重的,临床表现明显;而发病缓慢、甲状腺破坏轻而代偿增生明显的,往往表现为渐进的甲状腺功能减退。不同原因引起的甲状腺炎,病情的发生、发展不同,治疗方案也不同。

1. 亚急性甲状腺炎　颈部疼痛经常是亚急性甲状腺炎发病的首发症状,疼痛的程度很不相同。检查时甲状腺局部有硬块,质地硬,有明显的触痛,病人常因触痛而回避或拒绝检查,但也有的病人仅有轻度压痛或压之不舒服。实验室检查白细胞总数一般正常或轻度升高,血沉增快,甲状腺吸碘率下降,血清甲状腺激素水平轻度升高或正常，由于甲状腺吸碘率低而甲状腺激素水平升高，临床上将此称为分离现象，是亚急性甲状腺炎特有的实验室检查表现。

亚急性甲状腺炎是自限性疾病，可以自己缓解。但也有相当部分病人因症状明显需要治疗。一般行对症治疗，服非甾体解热镇痛药，如吲哚美辛或保泰松等。如服药后3日效果不好，可换用糖皮质激素泼尼松，当症状缓解后，维持原剂量7～14日，以后分次将泼尼松逐渐减量，总疗程为2～4个月。在减药过程中，如发生药物依赖性时，可采用隔日减药法，即一日减药，一日不减药，隔日轮番直至将药物全部撤掉，并采取全日剂量早晨一次服用的方法。

在治疗亚急性甲状腺炎的过程中，最令人头痛的是对侧甲状腺疼痛的发生。有相对部分病人在原发性灶疼痛缓解的同时或不久，对侧甲状腺又出现新的病灶，甚至比原发病灶更为疼痛，常常延长了疗程。这种现象也支持亚急性甲状腺炎是一种感染性疾病。因此在治疗过程中要预防上呼吸道再感染，保持口腔卫生，防止治疗过程病情反复、加重或新病灶的出现。

2. 慢性淋巴细胞性甲状腺炎　简称慢甲炎，日本学者 Hashimoto(桥本)首先报道了一组病人，此病也被称为桥本病或桥本甲状腺炎。慢甲炎是一个器官特异性自身免疫病，起病缓慢，常无自觉症状，或因偶尔发现颈部肿大或甲状腺质地硬而来就诊。

由于炎症引起滤泡结构破坏，生成的甲状腺激素越来越少，会出现甲状腺功能减退的表现，是甲减最常见的原因，表现为全身乏力、浮肿、怕冷、反应差、记忆力减退、纳差、腹泻、便秘、皮肤粗糙、声音嘶哑、体重增加、月经不规则。病情严重者表现为贫血、嗜睡、淡漠、低氧血症、低钠血症

等。实验室检查可发现甲状腺球蛋白抗体和甲状腺微粒体抗体呈阳性，合并甲减的病人甲状腺功能低减，T_4、T_3 减低而血清促甲状腺激素(TSH)上升。

慢甲炎本身不需治疗，也没有特殊的治疗方法。目前临床上应用的免疫抑制剂没有器官特异性作用，而慢甲炎是器官特异性的自身免疫病，用免疫抑制治疗常常无效。早期病人如甲状腺肿大不显著或症状不明显者，不一定予以治疗，可随访观察。但若已有甲状腺功能减退，即使仅有血清 TSH 增高(提示甲状腺功能已有一定不足)而症状不明显者，均应予以甲状腺制剂治疗。宜从小剂量开始，部分病人用药后甲状腺可明显缩小。疗程视病情而定，有时需终身服用。如有明显压迫症状，经甲状腺制剂等药物治疗后甲状腺不缩小，或疑有甲状腺癌者，可考虑手术治疗，术后仍应继续补充甲状腺制剂。

甲状腺功能亢进症

甲状腺功能亢进症(甲亢)，是由于血液循环中有过多的甲状腺素而引起的一种临床综合征。病因有多种，最常见的是由于体内发生自身免疫反应，产生一组抗自身甲状腺的抗体，刺激甲状腺，使其功能发生改变，分泌过多的甲状腺激素。其次甲状腺本身或其他部位的肿瘤也可引起甲亢。另外，如服用过多的甲状腺素，亚急性甲状腺炎或慢性淋巴细胞性甲状腺炎早期也可发生甲亢。这里主要介绍病因中最常见的甲亢，其临床特点和治疗。

本病在各个年龄段都可发生，但以中青年女性为多见。起病缓慢，因此，大多数病人说不清具体的发病日期。过度劳累、精神紧张或创伤常为诱发因素。现代生活中，人们的生活节奏加快、竞争日益激烈，心理

压力日趋沉重,甲亢的发病也逐年增多。

临床表现 可分为以下几个方面。①高代谢症群:由于过多的甲状腺素使机体能量消耗过度,病人进食量明显增加,体重反而下降。并有怕热、多汗、乏力、大便次数增多等症状。②交感神经兴奋的表现:如心悸、烦躁、失眠、手抖。③性功能异常:女性可有月经量减少,甚至闭经;男性可有阳痿。④低钾性周期性麻痹:多见于男性,有时是病人的首发症状,主要表现为突然发生的四肢无力、行动困难。发作时测血清钾往往是偏低的,补钾后症状可很快消失,但可反复发作。⑤甲状腺肿大:部分病人可有甲状腺增大,而部分增大不明显。⑥突眼:部分病人可有程度不一的眼球突出,其中少数病人可有明显不适,如胀痛、畏光、有异物感、复视等。

治疗 甲亢的治疗方法有抗甲状腺药物治疗、放射性核素碘治疗、甲状腺大部切除术3种。目前国内最常用的方法是抗甲状腺药物治疗。即使是后两种治疗方法,为安全起见,也尽量用药物将甲状腺素水平降到接近正常后再治疗。常用的抗甲状腺药物为咪唑类,如甲巯咪唑(他巴唑)或硫脲类,如丙硫氧嘧啶。开始时用药剂量较大,待病情控制后逐渐减至维持剂量。药物通过抑制甲状腺素合成治疗本病,对血液中原有过多的甲状腺素并无影响。因此,起效较慢,一般要2~4周才明显见效。

甲亢治疗中应注意以下几点:①一旦确诊本病必须及时治疗,否则随着病程的延长会出现严重的甲亢性心脏病、心功能衰竭,或类似恶性肿瘤晚期的恶病质状态而危及生命。②注意休息,如果得不到充分休息,甲亢治疗常无效或反而加重。即使已得到完全控制,也应避免过度疲劳和精神紧张,否则甲亢容易复发。③保证充足的营养,适当补充维生素;食用无碘盐,

忌食含碘食品,如海带、紫菜、苔条等。需终身忌碘,以避免复发。④应按医生要求,定期复查甲状腺功能,以便及时调整药物剂量。一定要在医生指导下用药,否则可能会导致甲状腺功能减退。⑤服用抗甲状腺药物治疗的病人必须按医嘱定期检查白细胞计数、肝功能,观察有无过敏性皮疹,以免发生严重的药物不良反应。⑥有突眼的病人要注意局部的保护,如外出时戴太阳镜以避免强光的刺激。⑦服药治疗的病人应在医生指导下进行,整个疗程一般是1.5~2年,减少甲亢复发的机会。

甲状腺功能减退症

甲状腺功能减退症(甲减),是由于甲状腺功能减退,不能合成和分泌足量的甲状腺素引起的一种疾病。

病因 本病的病因复杂,有甲状腺本身病变如先天性功能缺陷,或甲状腺自身免疫病等,也可以继发于下丘脑-垂体病变。按发病年龄可分为 ①呆小病(又称克汀病),胎儿期或新生儿期起病。②幼年型甲减,起病于发育前儿童期。③成人型甲减,起病于成年期。严重时又称黏液性水肿。由本病引起的昏迷称为"黏液水肿性昏迷"。④其他:甲亢治疗过程中未及时就诊复查,及时调整药物剂量,导致抑制甲状腺功能的药物使用剂量过大,时间过长,也会引起甲减。

临床表现 本病因体内甲状腺素水平过低引起机体代谢过低和各系统功能不足。呆小病病人的主要表现有基础代谢低下,如怕冷、食欲减退、便秘、体温偏低、不爱活动;发育明显慢于同龄儿;智力较低,声音嘶哑;全身营养状况较差,如皮肤蜡黄、粗糙、多屑、毛发稀疏等;心率明显减慢,常有脐疝,性器官发育延迟。成人型甲

减的表现更为复杂。可见代谢减慢及各系统功能低下,如怕冷、嗜睡、体温偏低、行动迟缓、食欲明显减退,女性有月经紊乱、不孕;病人常有特殊面容,如表情淡漠、面色蜡黄、浮肿、毛发干枯、眉毛脱落。全身皮肤干而粗糙,常有全身浮肿,体重多因浮肿而明显增加。病情严重时可影响心脏,发生心肌病变或心包积液,甚或至引起心功能衰竭。

治疗　本病的确诊需通过测定血液中的甲状腺素水平。甲减病人测定结果偏低。如确诊后,应立即开始补充甲状腺素治疗。目前国内有用猪甲状腺制作的甲状腺干片和通过基因工程生产的纯左旋甲状腺素,都可服用。当血液中的甲状腺素水平逐渐恢复正常,病人的症状可明显好转或完全消失。

治疗中应注意:①一旦确诊应及时治疗,否则会影响心脏;容易受感染且因反应低下,临床表现不典型导致诊断延误;服用一般剂量的镇静剂也可导致病人昏迷,因为病人的大脑功能已明显减退。②服用甲状腺素必须从小剂量开始,然后逐渐加量。由于病人长期处于低代谢状态,开始服用剂量过大或加量过快则很危险,尤其是年龄较大的病人,可能会诱发心力衰竭、心绞痛、心律失常。因此,应严格按照医生的指导服药及调整剂量。③绝大多数病人需终身服药,切忌症状好转后即自行停药,否则症状会重新出现。④定期测定血液中的甲状腺素水平,以便医生及时调整和确定最适合该病人的用药剂量。

甲状旁腺功能亢进症

本病是由于甲状旁腺激素分泌过多而引起。因甲状旁腺本身病变如甲状旁腺瘤或增生引起的甲状旁腺激素分泌过多,属原发性。因各种原因如肾功能不全、骨软化症、维生素 D 缺乏等所致的低钙血症,刺激甲状旁腺,使之增生肥大,从而分泌过多甲状旁腺激素,属继发性。在继发性甲状旁腺功能亢进的基础上,腺体在不断刺激下出现自主分泌,属三发性。

临床表现　原发性甲状旁腺功能亢进由于甲状旁腺激素分泌过多,钙自骨动员至血液循环,引起血钙过高;同时肾脏对尿液中无机磷再吸收减少,尿磷排出增多,导致血磷过低。骨骼由于脱钙而造成骨质疏松。病人可感受到骨骼酸痛,因骨质疏松而发生病理性骨折,脊椎因压缩性骨折而使病人身材缩短。高血钙有多量钙经肾脏排泄,可引起肾结石,可多发性、反复发作,出现肾绞痛、血尿、并发尿路感染。血钙过高可引起胃纳减退、便秘、腹胀、恶心、呕吐、四肢肌肉松弛、乏力、软弱等症状,部分病人伴有消化道溃疡和急性复发性胰腺炎。

实验室检查可见血钙过高,血磷过低,血甲状旁腺激素明显升高,血清碱性磷酸酶及抗酒石酸酸性磷酸酶升高,尿钙、磷排泄均升高。X 线检查可见骨盆、颅骨、脊柱或长短骨等处脱钙、骨质疏松、骨折和畸形、骨囊肿样变化和纤维囊性骨炎等改变。B 超检查可见尿路结石。

治疗　治疗上避免高钙饮食,忌用噻嗪类药物。对于有高血钙的症状和体征,或虽无症状但年龄 50 岁以下或血钙大于 3 毫摩尔/升的病人应首选手术切除腺瘤或增生的甲状旁腺。双膦酸盐类药物可抑制破骨细胞,降低血钙。西咪替丁可阻滞甲状旁腺激素的合成和分泌,血钙可降至正常,但停药后出现反跳升高。

甲状旁腺功能减退症

本病是由于甲状旁腺分泌甲状旁腺激

素(PTH)过少所致。引起本病原因多种，较为常见者为手术后甲状旁腺功能减退，主要是由于甲状腺手术或颈部其他手术误将甲状旁腺手术切除或损伤所致，也可因甲状旁腺手术、颈部化疗、甲状腺炎症损伤和波及甲状旁腺所致，称为继发性甲状旁腺功能减退症。另一种称为特发性甲状旁腺功能减退，可能与自身免疫或遗传性有关。此外，有些病人PTH并不缺少，而是周围靶细胞对PTH反应缺陷所致，称为假性甲状旁腺功能减退症，与遗传缺陷有关。

临床表现　由于PTH缺乏，病人出现低钙血症，临床表现为四肢和口唇麻木刺痛，手足与面部肌肉痉挛，随即出现手足搐搦，手如鹰爪状，反复发作，少数病人可有全身抽搐，此因血钙浓度降低后肌肉神经对刺激的兴奋性增加所致。病人可出现精神异常、皮肤干燥脱屑、指甲脆软、牙齿钙化不全、牙釉质发育障碍、毛发脱落、白内障等表现。

实验室检查可见血钙过低，血磷过高，血甲状旁腺激素多数降低，但也可在正常范围，尿钙、磷排泄均减少。骨骼检查提示骨密度正常或增加，可存在骨质增生。脑电图检查部分病人可出现癫痫样波。头颅、其他软组织、肌腱、脊柱旁韧带X线检查可见转移性钙化。

治疗　治疗主要使用维生素D与补充钙剂，使血清钙纠正至正常低限或接近正常。手足抽搐发作时，应用10%葡萄糖酸钙静脉滴注。间歇期应努力预防发作，加用钙剂(葡萄糖酸钙、乳酸钙、碳酸钙、柠檬酸钙、氨基酸螯合钙)，以及维生素D及其衍生物，宜进高钙、低磷饮食，如豆制品、奶类等食品。

糖尿病

糖尿病是一组由于遗传和环境相互作用引起的代谢性疾病。由于胰岛素分泌不足和(或)靶器官对胰岛素敏感性的下降，引起碳水化合物、蛋白质、脂肪、水和电解质等一系列代谢紊乱。临床上以高血糖为主要特征。病情严重或应激时可发生糖尿病酮症酸中毒或非酮症性高渗性昏迷等急性并发症；长期高血糖可导致包括眼、肾、神经及心脑血管等多个脏器的功能障碍和衰竭，成为糖尿病致死、致残的主要原因。

糖尿病是严重威胁人类健康的疾病，近年来由于患病率和发病率的急剧上升，糖尿病已成为公共卫生问题。世界卫生组织报告，截至2000年全球糖尿病人数达到1.71亿，预计到2030年将达到3.66亿。2008年中华医学会糖尿病学分会公布的全国糖尿病调查协作组在14个省市进行的调查结果显示，我国20～70岁成年人群中，糖尿病的标化患病率为9.6%，分别是2001年和1994年的2倍和4倍。

病因　根据世界卫生组织的建议，糖尿病分为1型、2型、特殊类型糖尿病和妊娠糖尿病4种类型。遗传、环境和自身免疫与1型糖尿病的发生有关。人组织相容性抗原(HLA)复合物被认为是决定1型糖尿病遗传易感性的最重要因素。各种病毒和化学毒性物质对胰岛细胞的毒性作用是与1型糖尿病发生有关的环境因素。自身免疫所导致的胰岛β细胞破坏是1型糖尿病主要的发病机制，在新发生的1型糖尿病病人血循环中可检测到多种胰岛细胞自身抗体，包括谷氨酸脱羧酶抗体(GADA)、胰岛细胞胞浆抗体(ICA)、胰岛抗原2抗体(IA-2A)、胰岛素自身抗体(IAA)等。2型糖尿病是遗传和环境因素共同参与的多基因、多因素复杂病。双亲中有一人患2型糖尿病，其子女的患病风险增高。胰岛β细胞功能缺陷和胰岛素抵抗是2型糖尿病发生的中心环节，2型糖尿病存在导致这两方面改变的基因突变或表达异常。人口老龄化、肥胖(尤其是中心性肥胖)、高热量饮食和缺乏体力活动是 2 型糖尿病发生最主要的环境因素和促发因素。在存在胰岛素抵抗时，胰岛 β 细胞通过代偿性胰岛素分泌增加以维持血糖正常，当 β 细胞无法代偿胰岛素抵抗时就会出现血糖升高，发生糖尿病。高血糖又可使葡萄糖介导的胰岛素分泌受抑而增强胰岛素抵抗，使糖尿病进一步发展恶化。由已知的胰岛 β 细胞功能基因异常、胰岛素作用基因异常、胰腺疾病(胰腺癌、胰腺炎)或胰腺切除、内分泌疾病(库欣综合征、嗜铬细胞瘤、肢端肥大症等)、药物或化学物质等原因所导致的糖尿病称为特殊类型糖尿病。女性在妊娠期间发现的糖尿病或葡萄糖耐量异常称为妊娠糖尿病。

临床表现　糖尿病病人由于高血糖的渗透性利尿作用引起尿量增多，体内水分丢失，口渴思饮，饮水量明显增多。胰岛素分泌不足和(或)作用缺陷，糖原储存减少，细胞摄取和利用葡萄糖不足，大部分葡萄糖随尿排出，体内缺乏能量，病人常感饥饿而多食。由于葡萄糖不能被利用，蛋白质和脂肪消耗增多，引起乏力和体重下降。形成典型的"三多一少"(多饮、多食、多尿、消瘦)症状。1 型糖尿病常发生于青少年，起病多急剧，"三多一少"症状典型，容易发生酮症酸中毒等急性并发症。2 型糖尿病常发生于中老年人群，起病隐匿，早期及轻症者可无症状，部分病人仅表现为体态肥胖，往往在体格检查或患其他疾病时发现血糖升高，或出现糖尿病的某些并发症时才发现。

并发症

1. 急性并发症

● 糖尿病酮症酸中毒：是最常见的急性并发症。1 型糖尿病有发生酮症酸中毒的倾向，或以酮症酸中毒为首发表现。2 型糖尿病者在感染、饮食不当、创伤、手术、妊娠、分娩、胰岛素不适当减量或突然停用等诱因下也可发生。主要表现为烦渴多饮、多尿、疲乏无力，如未得到及时诊治，病情继续恶化，可出现恶心、呕吐、呼吸深快、烦躁、嗜睡甚至因严重失水而出现休克、血压下降、急性肾功能不全、电解质紊乱甚至昏迷。少数病人可表现为明显腹痛，易误诊为急腹症。

● 糖尿病非酮症高渗性昏迷：大多发生在老年 2 型糖尿病病人，可以是糖尿病的最初表现。主要原因是在体内胰岛素相对不足的情况下，由于感染、创伤、急性胃肠炎、胰腺炎、心脑血管意外、严重肾脏疾患、血液或腹膜透析、水摄入不足、大量摄入含糖饮料等诱因，出现血糖急剧升高并伴有严重失水而无明显酮症酸中毒。早期表现为口渴、多尿、反应迟钝、表情淡漠等症状，病情加重可出现严重脱水，进行性意识障碍、神经精神等症状甚至昏迷。

2. 慢性并发症

● 大血管病变：动脉粥样硬化主要侵犯主动脉、冠状动脉、大脑动脉、肾动脉和肢体外周动脉等，表现为冠心病(心绞痛、心肌梗死，严重者可猝死)、缺血性或出血性脑血管病(脑梗死或脑溢血)、以下肢动脉病变为主的外周动脉粥样硬化(下肢疼痛、间隙性跛行，严重者可致肢体坏疽)。与非糖尿病人群相比，糖尿病人群动脉粥样硬化性疾病的患病率高、发病年龄较轻、病情进展较快、多脏器同时受累较多。

● 微血管病变：微循环障碍、微血管瘤形成和微血管基底膜增厚是糖尿病微血管病变的特征性改变，可累及全身各组织器官。出现糖尿病视网膜病变(表现为视物模糊、眼底出血，严重者可出现视网膜脱离、失明)、糖尿病肾病(早期表现为微量蛋白尿,晚期可导致肾衰竭、尿毒症)和糖尿病周围神经病变(表现为肢体远端手套、袜子样感觉异常、痛觉过敏,严重者可出现针刺样、烧灼样疼痛。自主神经病变可表现为排汗异常、胃肠道功能紊乱、直立性低血压等)。

3. **感染** 糖尿病病人易发生各种感染且不易控制。肺炎、结核、泌尿系感染、胆道感染、外耳炎、口腔感染是糖尿病常见的感染。疖、痈等化脓性感染和足癣、甲癣、体癣等真菌感染是糖尿病常见的皮肤感染。

实验室检查

1. **血糖** 血糖是糖尿病的主要诊断依据,也是评价疗效的主要指标。正常人静脉血浆空腹血糖正常范围为 3.9～6.1 毫摩尔/升(70～110 毫克/分升)。空腹血糖是指隔夜禁食 8 小时以上的血糖值,随机血糖是指一日中任何时间的血糖值。糖尿病诊断通常以静脉血浆血糖为准。

2. **口服葡萄糖耐量试验(OGTT)** 当空腹或随机血糖高于正常上限但未达到糖尿病诊断标准者需行 OGTT。OGTT 应在不限制饮食(每日至少进食 150 克碳水化合物)和正常体力活动 2～3 日后进行,在可能情况下应停止使用影响糖代谢的药物,试验前至少隔夜禁食 8 小时后于清晨进行。空腹采血后,受试者在 5 分钟内饮用含 75 克葡萄糖粉(或 82.5 克单糖)的水溶液 250～300 毫升,此后于开始饮糖水后 30 分钟、60 分钟、120 分钟和 180 分钟各采血一次。

3. **糖化血红蛋白(HbA_{1C})** 是血红蛋白游离氨基与葡萄糖的非酶结合产物,正常值为 4%～6%。糖化血红蛋白可反映近 2～3 个月的平均血糖控制水平。

4. **尿液检测** 尿常规尿糖阳性是诊断糖尿病的重要线索,但不能作为诊断依据,尿糖阴性也不能排除糖尿病的可能。尿酮体阳性提示可能存在糖尿病急性代谢紊乱。尿蛋白阳性和镜检有助于糖尿病肾病和尿路感染的诊断。尿微量白蛋白检测有助于早期发现糖尿病肾病。

5. **其他** 糖尿病病人常伴有血脂紊乱,血脂检测应列为常规检测项目,并定期复查,可作为病情控制及饮食和调脂治疗的依据。

诊断标准 我国采用 WHO1999 年糖尿病诊断标准如下。

• 有多饮、多尿和不明原因的体重下降等糖尿病典型症状,且有以下任意一条者可诊断为糖尿病:①随机血糖≥11.1 毫摩尔/升。②空腹血糖≥7.0 毫摩尔/升。③糖负荷后 2 小时血糖≥11.1 毫摩尔/升。无糖尿病症状者,需另日重复测定血糖明确诊断。

• 空腹血糖≥6.1 毫摩尔/升,且＜7.0 毫摩尔/升,糖负荷后 2 小时血糖＜7.8 毫摩尔/升,为空腹血糖受损。空腹血糖＜6.1 毫摩尔/升,糖负荷后 2 小时血糖≥7.8 毫摩尔/升,且＜11.1 毫摩尔/升,为糖耐量减低。空腹血糖受损和糖耐量减低统称为糖调节受损。

防治

1. **预防与筛查** 首先应当认识到糖尿病是终身疾病,目前的医疗水平尚不能根治糖尿病。在非糖尿病人群中应当普及糖尿病的防治知识,提倡健康的生活方式,避免接触四氧嘧啶、链脲佐菌素等对胰岛 β 细胞有损害的化学物质,积极预防和治疗病毒感染。在重点人群中筛查 2 型糖尿病,一旦发现有糖耐量减低或空腹血糖受损,应及早干预以降低 2 型糖尿病的发病率。2 型糖尿病的重点人群包括:年龄大于 45 岁,尤其是伴有超重[体重指数(BMI)≥24]者;年龄小于 45 岁,但有肥胖

（BMI≥28）、2 型糖尿病者的一级亲属、高危种族、有巨大儿（出生体重≥4 千克）生育史或妊娠糖尿病史、有高血压（血压≥140/90 毫米水柱）、高密度脂蛋白胆固醇（HDL－C）≤0.91 毫摩尔/升（35 毫克/分升）及三酰甘油（TG）≥2.75 毫摩尔/升（250 毫克/分升）、有糖耐量减低及（或）空腹血糖受损史者。对已诊断的糖尿病病人应定期进行慢性并发症以及相关疾病的筛查，尽早和尽可能地控制好血糖，纠正高血压、血脂紊乱、肥胖和吸烟等导致并发症的危险因素，以求全面治疗达标，延缓和防治糖尿病并发症的发生。对于已发生糖尿病慢性并发症的病人应通过积极的治疗避免并发症的加重，降低致残率和致死率，改善糖尿病病人的生活质量。

2. 糖尿病教育 糖尿病者及家属应当学习糖尿病治疗的相关知识，做好糖尿病的自我管理。掌握饮食治疗和运动锻炼的原则和具体方法，学会正确使用便携式血糖仪以利血糖的自我监测，了解糖尿病治疗药物的使用原则和注意事项，使用胰岛素治疗的病人还要掌握胰岛素的注射技术，学会识别低血糖反应和紧急处理方法。

3. 饮食治疗 是一项重要的基础治疗措施，尤其对肥胖和超重者，有利于减轻体重，改善高血糖、高血脂、高血压。凡病情较轻、症状不显著、年龄较大、肥胖而无并发症的，可不需要药物而单用饮食治疗。可根据理想体重和工作性质，估计每日所需要总热量。理想体重公式为：理想体重（kg）＝身高（cm）－105。按理想体重计算总热量为：成人休息状态下每日每千克理想体重给 104.6～125.52 千焦耳（25～30 千卡）；轻体力劳动者 125.52～146.44 千焦耳（30～35 千卡），中度体力劳动者 146.44～167.36 千焦耳（35～40 千卡），重体力劳动者 167.36 千焦耳（40 千卡）以上。

儿童、青少年、孕妇、乳母、营养不良和消瘦者应酌情增加，肥胖者酌减。使病人体重逐渐控制在理想体重的±5%范围内。饮食中蛋白质每千克理想体重给 0.8～1.2 克，脂肪每千克理想体重给 0.6～1.0 克，其余为碳水化合物。提倡使用低糖和粗纤维食物，宜使用绿叶蔬菜、豆类、块根类、粗谷物、含糖成分低的水果，有利于各种维生素和微量元素的摄取。尽量不吃油炸食品及花生、瓜子、核桃等脂肪含量高的食物。新鲜水果含有丰富的维生素和矿物质，如血糖得到基本控制可适量进食，但不宜多吃。

4. 运动锻炼 糖尿病者进行有规律的合适的活动锻炼，有利于减肥和控制血糖，运动频率和时间为每周至少 150 分钟，每周至少 5 次，每次约 30 分钟中等强度（最大心率＝170－年龄）。可根据年龄、性别、体力、病情及有无并发症等不同情况，循序渐进和长期坚持。要注意如合并严重的心、肾、脑、眼、神经等并发症，以及各种急性感染、代谢紊乱阶段，不宜进行运动锻炼。通常采用的运动形式有快走、健身跑、有氧健身操、打太极拳、跳舞、骑自行车等。运动前应根据自身实际状况来确定适宜的运动方式和运动量，要使运动安全而有效。运动中要注意遵循循序渐进原则，从轻强度预备性锻炼开始，运动前要有准备活动，运动后要做整理活动。要充分了解当日身体、天气情况，身体不佳可暂停，天气炎热要带饮水，天寒要保温，应带饼干或糖果以备发生低血糖时使用。运动着装宜宽松，注意鞋袜不要磨破脚，以免导致足部感染和坏疽。要告诉亲人外出活动时间和地点，随身配带名签，标明姓名、住址、电话号码、疾病等。应在医生指导下密切观察身体对运动的反应。运动后要注意自我感觉，观察疗效与不良反应，根据情况对运动做相应的调整。运动量适宜时,运动后有微汗,轻松愉快,食欲与睡眠良好,稍感疲乏,休息后即消失,次日体力充沛,有运动愿望。运动量过大,则表现为运动后大汗、头晕眼花、胸闷、气短、非常疲倦,次日周身乏力,无运动愿望。运动量不足则运动后身体无发热感觉,无汗,脉搏无变化或在2分钟内回复。短时间内剧烈运动会刺激交感肾上腺反应而使血糖升高。胰岛素不要注射在活动的肢体上,以免加快吸收而产生低血糖;注射胰岛素后应摄入食物以防止运动时发生低血糖,理想的运动时间应选择在餐后30分钟至1小时内进行。

5. 药物治疗 糖尿病的治疗药物主要包括口服药物和胰岛素,一些新的药物如胰升血糖素样肽-1(GLP-1)和二肽基肽酶Ⅳ(DPP-Ⅳ)抑制剂正在或即将上市。常用的口服药物有以下5类。

- 双胍类:通过减少肝糖的输出,促进无氧糖酵解,增加肌肉等外周组织对葡萄糖的摄取和利用,抑制和延缓葡萄糖的吸收而降低血糖,是糖尿病的一线用药,尤其是超重或肥胖的2型糖尿病者。磺脲类药物治疗不佳者可加用双胍类药物,胰岛素治疗者加用双胍类药物有助于血糖的稳定,减少胰岛素的用量。双胍类药物还可以防止或延缓糖耐量减低向糖尿病的进展。目前临床上使用的双胍类药物为二甲双胍。单独使用双胍类药物不导致低血糖,并有使体重下降的趋势,但常常引起胃肠道不适等副作用。二甲双胍与胰岛素或胰岛素促泌剂联合使用时增加低血糖发生的风险。双胍类药物罕见的严重副作用是诱发乳酸酸中毒。因此,双胍类药物禁用于肾功能不全(血肌酐水平男性>132微摩尔/升,女性>123微摩尔/升或肾小球滤过率每分钟<60毫升/1.73米²)、肝功能不全、严重感染、严重缺氧或接受大手术的病人。

- 磺脲类:为胰岛素促泌剂,主要用于2型糖尿病的血糖控制。1型糖尿病、合并有严重感染、糖尿病酮症酸中毒、糖尿病非酮症高渗性昏迷、大手术或合并妊娠的2型糖尿病病人不用磺脲类药物治疗。磺脲类药物包括甲苯磺丁脲、格列本脲、格列吡嗪、格列齐特、格列喹酮、格列美脲等。此类药物的主要不良反应是低血糖,特别是老年病人和肝、肾功能不全者。

- 格列奈类:非磺脲类胰岛素促泌剂。通过刺激胰岛素的早期分泌有效降低餐后血糖,具有吸收快、起效快和作用时间短的特点,需在餐前即刻服用,可单独使用或与其他降糖药物联合应用(磺脲类除外)。格列奈类药物可引发低血糖,但发生频率和程度轻于磺脲类药物。常用药物有瑞格列奈和那格列奈。

- α糖苷酶抑制剂:抑制碳水化合物在小肠上端的吸收,降低餐后血糖,并通过减轻餐后糖负荷而改善空腹血糖。适用于以碳水化合物为主要食物成分和餐后血糖升高者。可与磺脲类、双胍类、噻唑烷二酮或胰岛素合用。国内上市的药物有阿卡波糖和伏格列波糖。α糖苷酶抑制剂的常见不良反应是胃肠道反应,表现为腹胀、排气增加。宜从小剂量开始,逐渐增加剂量可有效减少不良反应。

- 噻唑烷二酮类:为胰岛素增敏剂,可促进靶细胞对胰岛素的反应而改善胰岛素敏感性。可与胰岛素促泌剂、胰岛素合用,单独使用时不发生低血糖,但与胰岛素或胰岛素促泌剂合用时可增加发生低血糖的风险。主要包括罗格列酮和吡格列酮。体重增加和水肿是本类药物常见的副作用,在与胰岛素联合使用时表现更加明显。由于存在体液潴留的不良反应,有潜在心衰风险的病人使用本类药物可能导致心衰加重。

胰岛素治疗是控制高血糖的重要手段。1 型糖尿病者需要依赖胰岛素治疗以维持生命或控制高血糖。经最大剂量口服药物治疗后 HbA_{1c} 仍大于 7.0%或有口服药物使用禁忌证的 2 型糖尿病者,应使用胰岛素治疗。在某些病程较长的 2 型糖尿病病人中,胰岛素治疗可能是最佳的甚至是必需的控制血糖措施。对于新诊断的 2 型糖尿病且伴有血糖显著升高者可以通过强化胰岛素治疗迅速缓解高血糖毒性,减轻胰岛素抵抗和逆转 β 细胞功能。

胰岛素经历了由动物胰岛素、单组分胰岛素、基因重组人胰岛素到胰岛素类似物的发展历史。动物胰岛素由于提纯不好、易产生免疫反应和耐药而逐渐被基因重组人胰岛素替代。目前临床上常用的胰岛素包括速效胰岛素(门冬胰岛素和赖脯胰岛素),短效胰岛素,中效胰岛素,长效胰岛素(甘精胰岛素和地特胰岛素)和预混胰岛素。由于胰岛素的种类、剂型和规格繁多,治疗剂量高度个体化,影响因素复杂,因此必须在专业医生的指导下使用。低血糖反应是胰岛素治疗最常见的不良反应。

低血糖症

低血糖症是指血浆葡萄糖(血糖)浓度低于正常的一种临床综合征。成年人血糖小于 2.8 毫摩尔/升可诊断为低血糖,如同时出现相应的症状和体征则称为低血糖症。

临床表现 低血糖典型的表现有心慌、出汗、饥饿感、肌肉颤抖等交感神经兴奋症状,严重者可出现思维迟钝,嗜睡,神志不清,认知障碍甚至抽搐、昏迷等脑功能障碍的表现。反复发作低血糖会导致无知觉性低血糖综合征,病人可无前驱症状而迅速进入昏迷状态。低血糖症状的严重程度取决于血糖下降的程度和速度。由于血糖快速下降出现低血糖症状而血糖仍高于 2.8 毫摩尔/升时,称为低血糖反应。

诊断低血糖后应积极寻找病因。引起低血糖的原因包括应用胰岛素及其他降糖药物过量,酗酒,胃肠手术(胃大部切除、胃空肠吻合等)后,胰岛素瘤或胰腺外肿瘤,严重肝病,营养不良,自身免疫性低血糖,垂体和肾上腺皮质功能减退及神经调节障碍等。有些人在剧烈运动后也可出现低血糖反应,有些情绪不稳定的人会出现特发性功能性低血糖症。

治疗 低血糖症的治疗包括对症治疗和病因治疗。①对症治疗:轻症者可给予口服果汁、甜点、糖果或糖水等糖类饮食治疗。重症或无法口服者可给予静脉推注50%葡萄糖液 40~50 毫升,必要时可重复使用。在大剂量应用胰岛素或口服降糖药的病人,存在再发低血糖危险,需要持续维持静脉滴注葡萄糖液直至血糖稳定。②病因治疗:应用胰岛素或降糖药物过量的病人应调节胰岛素和降糖药物的剂量。胰岛素瘤者外科手术是最有效的治疗方法。肾上腺皮质功能减退者应使用激素替代治疗。胃肠手术后低血糖者宜少食多餐,进食以消化较慢的碳水化合物及吸收较慢的脂肪、蛋白质食物为宜。功能性低血糖者应避免各种诱发因素,防止精神刺激,积极寻找发病规律,必要时辅以少量镇静药物。

痛 风

痛风是一种常见的代谢疾病,其形成的原因是由于体内的嘌呤代谢异常,引起血尿酸增高造成的一系列临床表现,包括高尿酸血症,特征性急性关节炎反复发作,痛风石形成等特征性症状,严重时可导致关节活动障碍和畸形,肾尿酸结石和(或)痛风性肾实质病变。

高尿酸血症是引起这些症状的根本原因。体内尿酸主要是由细胞的核酸及食物中的嘌呤分解产生,小部分是由于其他含嘌呤物质产生。正常男性及更年期后女性血尿酸浓度为 0.15～0.38 毫摩尔/升,更年期前的女性为 0.1～0.3 毫摩尔/升。如尿酸浓度超过 0.42 毫摩尔/升,即可在体内超饱和而结晶沉淀于组织中引起症状。

病因　根据高尿酸血症形成的原因可分为原发性和继发性。前者是由于先天性嘌呤代谢紊乱引起的尿酸排出减少和生成增多而发病,又以尿酸排出减少多见。继发性则是由其他疾病引发,如糖原累积病 I 型,Lesch-Nyhan 综合征时的代谢紊乱;白血病、多发性骨髓瘤、淋巴瘤、慢性溶血性贫血、癌、肿瘤化疗及放疗后所致的尿酸生成增多;慢性肾脏病变和药物(如噻嗪类利尿剂、阿司匹林、烟酸、乙醇等)引起的排泄减少;进食过多的富含嘌呤食物等。

痛风多于 40 岁以上发病,男性多见。可经数年至数十年的无症状期,随年龄的增长而发病率增高。

临床表现　急性痛风性关节炎为突出的临床表现,发病突然,绝大部分初次发病发生于单一关节,以拇指关节和第一跖趾关节最为多见,其次为足弓、踝、跟骨、膝、腕、指和肘等关节,偶有多关节受累,后期可发生多关节炎。疼痛常较剧烈,关节红、肿、热、痛,活动限制,部分病人可发热,血中白细胞增多,血沉加快。常于数日至数周内自行缓解,出现脱屑和瘙痒,进入间歇期。若发生时症状轻微,常误诊为"大拇指或踝关节扭伤"。反复发作或治疗不彻底可进入慢性期,常发作频繁,间歇期短。甚至发作后疼痛不能完全缓解。部分病人在耳部,跖趾,指间形成痛风石。尿路结石也较常见,严重者可引起急性肾功能衰竭。尿酸还可结晶沉积于肾脏间质,引起蛋白

尿、高血压,晚期发展为肾功能不全。

治疗　痛风的治疗以纠正高尿酸血症,迅速终止急性发作,防止复发及尿路结石形成,保护肾功能。应注意不进食高嘌呤食物,如动物内脏、沙丁鱼、酵母等(表22-1),避免诱发因素。无症状期,间歇期

表 22-1　**常用食品中嘌呤含量比较**
（每 100 克中含量）

含量很少 （<20 毫克）	含量较少 （<75 毫克）	含量较多 （75～150 毫克）	含量很高 （>150 毫克）
精白米	黑面包	牛肉	沙丁鱼
白面	粗粮制品	羊肉	脑
藕粉	玉米	猪肉	心
细挂面	花菜	火腿	肝
鸡蛋	蘑菇	香肠	肾
牛奶	豆角	鸡鸭鹅肉	胰
白面包	芹菜	兔鸽狗肉	猪肚、牛肚
饼干	四季豆	驴肉、马肉	大肠
奶粉	大蒜	鹌鹑	鳗鱼
苏打饮料	洋葱	豌豆	肉汤
山药	龙须菜	菠菜	肉精
海带	植物油	扁豆	凤尾鱼
白萝卜	水果	大豆	
大白菜	坚果类	粗粮	
包菜	糖果	贝类	
紫菜	肉松	河蚌	
番茄	鳝鱼	罐头肉	
黄瓜	白鱼	腊肉	
茄子	河虾	海参	
土豆	龙虾	海虾	
胡萝卜	鲫鱼	蟹类	
卷心菜		带鱼	
		黄鱼	

和慢性期可应用排尿酸药(如苯溴马隆)或抑制尿酸合成药(如别嘌醇)。急性发作期可应用秋水仙碱、非甾体抗炎药、糖皮质激素治疗,应注意秋水仙碱有骨髓抑制、胃肠道反应大、肝功能损害、脱发、中枢抑制等不良反应,应在医生的指导下使用;糖皮质激素常有停药"反跳"的现象。尿路结石引起急性肾衰竭时应碱化尿液,必要时先行输尿管造瘘术,缓解肾外梗阻,再进一步处理结石。

肥胖症

肥胖症是指体内脂肪堆积过多,体重增加,当体重超过标准体重20%或体重指数(BMI)大于28可定为肥胖症。标准体重计算公式为:标注体重(千克)=身高(厘米)-105,正常人体重波动范围在10%左右,体重超过标准体重的10%又不到20%者称为超重,超过标准体重的20%又不到30%称为轻度肥胖,超过标准体中30%又不到50%者称为中度肥胖,超过标准体重50%者称为重度肥胖。也有学者提出体重指数即体重(千克)/身高(米)^{2}大于24为超重,大于28为肥胖。需要注意的是诊断肥胖症时,必须排除由于肌肉发达或体内水分潴留而水肿的因素。

病因 肥胖症可分为单纯性和继发性两大类。无明显内分泌、代谢病因可寻者称单纯性肥胖,又可分为两型:①幼年起病型,其特点为自幼肥胖,出生后半年即因营养过度肥胖并持续至成年,有肥胖家族史,肥胖呈全身分布,脂肪细胞不但数量增多,而且细胞肥大。限制饮食及加强运动疗效差,对胰岛素较不敏感。②成年起病型肥胖症,其特点为多见于20~25岁起病,由于营养过度及遗传因素而肥胖,以四肢肥胖为主,脂肪细胞单纯肥大而无增生,

饮食控制和运动的疗效较好,胰岛素的敏感性经治疗可恢复正常。具有明确病因者称为继发性肥胖症,病因众多,常见于下丘脑、垂体、胰岛、甲状腺、肾上腺皮质、性腺等器官和组织发生神经-内分泌-代谢紊乱所致。

导致肥胖的原因主要是因为进食的热量超过消耗热量,多余的热量转化为脂肪储存在身体组织内及皮下形成肥胖。其发病与以下因素有关:①遗传:单纯性肥胖有明显的家族史。②内分泌与代谢异常:胰岛素分泌过多、雌激素水平降低均导致肥胖。③精神因素:精神紧张或受刺激,迷走神经兴奋,食欲亢进而致肥。④饮食习惯:食量大且喜甜食,嗜零食。⑤运动量小,消耗热量减少,则易致肥胖。

临床表现 肥胖症的临床表现随不同病因而异,继发性肥胖除了肥胖以外,还有原发病的症状群。单纯性肥胖男性脂肪分布以颈部、头部、躯干为主;而女性则以腹部、下腹部、四肢(以下肢为主)、臀部、胸部乳房为主。病人皮肤上可有淡紫纹或白纹,分布于臀外侧、大腿内侧、下腹部等处,可出现体癣或皮肤化脓性感染,平时怕热多汗,抵抗力较低而易感染。严重肥胖者因胸壁增厚,横膈抬高,呼吸时换气困难;颈部脂肪堆积,可以缩小上呼吸道口径,气道容易塌陷、阻塞,故体内有二氧化碳潴留,缺氧而气促,白天引起肺泡低通气综合征,夜间则引起睡眠呼吸暂停综合征。明显肥胖者高血压发生率比正常体重者高10倍,可有高血压性心脏病、左心室肥大、劳损。肥胖者因内分泌、代谢紊乱而出现糖尿病、高脂血症,是动脉粥样硬化、冠心病、胆石症的基础。女性病人可伴有月经失调、闭经不孕。男性可有阳痿不育。

防治 首先应普及医学知识,宣讲肥胖症的危害性,预防应从幼年开始,治疗上

强调以生活方式治疗、饮食治疗以及运动治疗为主的综合治疗，使病人自觉地长期坚持，不应依赖药物减肥，以避免发生不良反应。

1. 生活方式治疗　在医护人员的指导和家庭的配合下，制定饮食方式，改变进食行为，注意进食方式和环境，如增加咀嚼次数，减慢进食速度，避免进食时边看电视、边听广播，应克服在疲劳、厌烦、抑郁期间因冲动而过量进食。

2. 饮食治疗　目的是使热量负平衡，必须得到病人的充分理解和配合，需长期坚持才能奏效，此为治疗肥胖的基本和主要的措施。轻度肥胖者通过限制脂肪和含糖食品，加强体力劳动和锻炼，每月体重下降 0.5～1 千克，使体重逐渐接近理想体重。中度肥胖者应有较严格的饮食控制，每日总热量摄入应在 5 020 千焦(1 200 千卡)以下，使每月体重下降 1～2 千克，蛋白质含量不低于每日每千克标准体重 1 克，可适当增加蔬菜量以满足饱腹感，饮食中应含有足够维生素和其他营养素，如微量元素，应避免或少吃甜食、油煎食物、巧克力等食物。数周后应根据体重下降情况调整计划。重度肥胖者饮食更为严格，每日总热量限制在 3 347 千焦(800 千卡)，但应注意热量过低可引起衰弱、脱发、抑郁，甚至心律失常等不良后果，而且不能超过 12 周，否则会给病人带来危险。因而饮食治疗应该因人而异。

3. 运动治疗　应与饮食治疗相配合，否则体重不易下降。应根据病人的身体情况制定计划，确定运动方式和运动时间、运动量、循序渐进，以利减肥。

4. 药物治疗　仅作为辅助治疗，可给予芬氟拉明，但该药不良反应大，连续服药不宜超过 6 个月。小剂量甲状腺片及左旋甲状腺素片也有一定的减肥作用，但应在医生指导下使用。继发性肥胖应针对病因进行治疗。

代谢综合征

自 20 世纪 60 年代以来，人们开始注意到糖尿病、高血压、脂代谢紊乱以及肥胖这样一组异常状况常常同时出现于同一个病人，而且这种病人非常容易发生心血管疾病，将这组异常视为传统的心血管疾病的危险因素。但当时不能解释这一现象的原因。直到 1987 年，Reaven 医生将这一组异常的组合命名为 X 综合征。在此以后进行了大量的循证医学的研究，发现这组心血管危险因素具有共同的血胰岛素水平升高(高胰岛素血症)的特点，引起高胰岛素血症的重要原因是机体对胰岛素不敏感，即胰岛素抵抗，后来将 X 综合征又称作胰岛素抵抗综合征。1999 年世界卫生组织正式将这一组与心血管疾病密切关联的危险因素正式命名为代谢综合征。随着经济发展和生活方式改变，营养过剩和体力活动减少十分普遍，导致肥胖患病率上升和与肥胖相关的代谢综合征的患病率急剧上升，最终结果造成的心血管疾病的患病率和死亡率迅速上升。代谢综合征在发达国家成为严重的公共卫生问题，在发展中国家的发展趋势不容乐观。

代谢综合征是一组疾病或异常，而不是单一的疾病。在这组疾病中，经典的组成成分包括 2 型糖尿病、高血压、脂代谢紊乱和肥胖。除了这些疾病之外，还不断发现和定义了其他组成成分，例如吸烟、白蛋白尿、凝血与抗凝功能异常、多囊卵巢综合征、脂肪肝等。所有这些异常可以在一个人身上表现出 3 项或 3 项以上时，可以认为这个人可能患有代谢综合征。对代谢综合征来说，不应仅仅关注其中某一个疾病，而应关注到所有这些因素的综合作用对机体产生的影响，尤其是对心血管系统的不良作用。

虽然2型糖尿病是代谢综合征的重要组分之一，但是代谢综合征也可以发生在没有糖尿病的人群中。代谢综合征的主要共同特点是胰岛素抵抗（机体对胰岛素的敏感性降低），而胰岛素抵抗又是2型糖尿病重要的发病机制之一。因此，在尚未发生糖尿病的代谢综合征的病人实际上就是糖尿病的易患人群，又称作2型糖尿病高危人群，非常容易发展成糖尿病。糖尿病高危人群包括：糖尿病前期（糖耐量异常）、肥胖、同时伴有高血压、血脂异常（高胆固醇、高三酰甘油）、冠心病，曾经发生过心绞痛或心肌梗死、卒中、吸烟、年龄大于50岁。

心血管疾病一般是指动脉粥样硬化性疾病，主要包括冠心病、卒中、下肢动脉病变。正如前面所述，代谢综合征的每一项组成成分都是心血管疾病的独立危险因素。正常情况下，人体的血管是光滑的，在收缩和舒张功能，凝血和抗凝等功能正常情况下，才能使得血流通畅、血压正常。血管的正常功能是依靠血管内皮细胞来保护的。但是在高血糖、血脂紊乱、高血压、肥胖等因素的刺激下，通过启动过强的氧化应激反应，产生过量的自由基和炎症因子，使血管内皮功能受到损伤。血管内皮细胞是氧化应激和高血糖最重要损伤靶点，是动脉粥样硬化的始动因素，内皮细胞一旦损伤，大量的炎症因子和细胞、脂质成分在细胞壁沉积，渐渐形成粥样斑块，造成了动脉粥样硬化。因此可以理解为一个人存在的代谢综合征的组分越多，血管内皮细胞损伤的程度越大，就越容易发生心血管疾病。譬如，仅仅一项血脂异常就容易发生冠心病，如果同时患有糖尿病，那么发生心肌梗死的危险将大大增加。

根据代谢综合征的特点，可以初步自我判断是否患有代谢综合征的可能性。如果有形体肥胖，尤其以腹部肥胖为主的人，应该及时测量血压、血脂、空腹和餐后血糖。当发现血压升高、血脂紊乱（高三酰甘油、高胆固醇等）、血糖升高，基本可以判断患有代谢综合征。如果首先发现患有高血压，应该及时测定血脂、血糖，评价肥胖程度。部分人群在一般健康检查时可以同时发现多种异常。有相当比例的人群可以伴有脂肪肝，又称为非酒精性脂肪性肝病。非酒精性脂肪性肝病具有明显的代谢综合征的特征，与肥胖、糖尿病、高血压和高三酰甘油血症密切伴随。不同人群的研究显示，脂肪肝病人的胰岛素抵抗指数增高，胰岛素水平升高，因此多数学者认为非酒精性脂肪性肝病是代谢综合征的组分之一。另外还应该注意到代谢综合征的其他成分的特点，例如多囊卵巢综合征。多囊卵巢综合征是育龄女性中最常见的内分泌疾病。患病率为5%～10%。主要特征表现为月经紊乱、闭经、不孕、痤疮、多毛，不同程度肥胖，脂代谢紊乱、高血糖、高血压。多囊卵巢综合征的病人血胰岛素水平升高和胰岛素抵抗，与代谢综合征有共同的发病基础。

代谢综合征包括多种异常和疾病，发病原因和形成机制十分复杂，但总的来讲主要是遗传和环境因素的作用。前面对这组疾病的复杂的遗传背景还没有阐明，但是环境因素的影响是肯定的，而且也是可以改变的。代谢综合征形成的环境因素包括营养过剩、饮食结构不合理、高热量饮食摄入过多、运动减少、生活节奏加快、工作压力增大等因素，引起体重增加、血脂紊乱、高血压、糖尿病等。目前通过改变遗传背景的预防措施是不现实的，只有克服环境因素的影响才能使预防变为可能。坚持科学的生活方式,合理饮食、增强运动、控制体重、戒烟、低盐饮食等方法是行之有效的预防措施。

一旦患有代谢综合征,就应该积极治疗。美国糖尿病预防研究和芬兰糖尿病预防研究中应用生活方式干预,可以有效地降低糖尿病前期向糖尿病进展。所应用的干预方法包括:每周运动累计150分钟,减少食物中脂肪摄入量(小于总热量的30%),增加食物中纤维素含量(每千卡热量的食物中>15克),控制体重是保证生活方式治疗的重要标准,整个试验中使体重降低原来的5%～7%。肥胖是代谢综合征最重要的成分,控制体重的疗效是十分肯定的,除了有效地延缓糖尿病的发生,也可以获得血压的下降、血脂谱的改善等其他方面的益处,在这两项研究中所采用的方法值得我们大力推广。

有些研究也证明了改善胰岛素抵抗降低葡萄糖吸收的药物可以不同程度地改善代谢综合征,例如二甲双胍、噻唑烷二酮类的胰岛素增敏剂、α糖苷酶抑制剂对延缓糖尿病发生、降低血压,改善脂代谢,治疗脂肪肝、恢复排卵均有一定的疗效。但是与生活方式治疗相比,考虑到药物所花的费用对产生的疗效以及药物本身可能的副作用(费用/效果/风险比值),因此更提倡生活方式干预治疗更为合理、安全而且有效。当生活方式干预预期疗效时,在专业医师指导下,才能合理地选用药物治疗方案。使用药物治疗,必须保证同时实施生活方式干预才能更好地发挥药物的疗效。

营养不良和消瘦

广义的营养不良包括营养不足和营养过剩。营养不足可以由能量和各种营养素不足引起,在临床上成为营养缺乏症,或者简称的狭义的营养不良。营养过剩指脂肪累积过多引起的肥胖症和一些营养素过多引起的中毒,我们在这里描述的营养不良主要是指营养缺乏症。

病因 营养缺乏症或者狭义的营养不良是指机体的一种营养缺乏状况,包括碳水化合物、脂肪、蛋白质、维生素等各种营养素缺乏后出现的症状。消瘦主要以热量不足为主。营养不良不等于消瘦,如单纯的蛋白质缺乏而能量能满足机体需要时,称为蛋白质营养不良综合征。但在一般情况下,蛋白质的缺乏常会伴有总热量的供给不足,因此常伴有消瘦。引起营养不良的主要原因有:①进食障碍或不足:口腔或食管疾病可引起进食或吞咽困难,神经性厌食或精神障碍可致进食不足。②消化吸收障碍:见于各种胃肠疾病,如各种慢性腹泻、胃肠吸收不良综合征、胃肠手术后、慢性胰腺炎等。③消耗过多:发热、感染、创伤、恶性肿瘤、艾滋病、重度甲状腺功能亢进、糖尿病等。

某些生理情况,如生长发育、妊娠和哺乳期,对营养物的需求量增加,易患此病。老年人虽然热量需求量减少,但因自我进食能力低,且易受各种疾病的影响,也易出现营养不良和消瘦,且病情较重。

临床表现 营养不良的早期,可以没有自觉症状,以后可以出现消瘦、精神不振、怕冷、嗜睡、记忆力减退、皮下脂肪变薄等。严重的蛋白质缺乏会出现浮肿,甚至胸水和腹水。

治疗 出现营养不良和消瘦以后,应积极地寻找造成营养不良和消瘦的原因,积极地去除病因。轻症病人如无胃肠疾病,可多进食富含蛋白质和热量的食物。较重者,可缓慢增加各种营养素。开始总热量宜给予每日每千克体重 125.5 千焦 (30 千卡)，蛋白质摄入量每日每千克实际体重 0.8 千克。稳定后总热量逐步增至每日每千克体重 167.4~209.2 千焦 (40~50 千卡)，蛋白质可增至每日每千克实际体重 1.5~2.0 克，其中动物蛋白不应少于 1/3。对有腹胀、腹泻等并发症的病人，尤其是老年人，应从半流质等易消化食物开始。对有胃肠功能障碍的病人，可以给予肠道外静脉营养，从静脉通路补充葡萄糖、氨基酸、脂肪乳剂及维生素等营养素。加强卫生营养的教育，尤其是注意孕妇、哺乳期女性、婴幼儿、老人的营养状况，是预防出现营养不良的有效办法。

维生素 B_1 缺乏症

维生素 B_1 即硫胺素，是糖代谢过程中的重要成分，对神经传导也有直接作用。成人的每日需要量 1~2 毫克。由于维生素 B_1 在人体内不能合成，需依赖外源供给，所以当维生素 B_1 摄入不足或需要量增加或消耗过多时，会引起维生素 B_1 缺乏。

除精制糖、油脂等少数食品外，多种食物均含有维生素 B_1，其中肉类、动物内脏、玉米、小米含量较高。稻米含量较少，且主要存在于外衣和胚芽中，当糙米精制成白米的过程中，会损失大量维生素 B_1，而使摄入量减少。

妊娠、哺乳期、生长发育期维生素 B_1 的需要量增加 50% 以上，慢性消耗性疾病、肿瘤、甲状腺功能亢进症、糖尿病等对维生素 B_1 的需要量均增高，若摄入量无相应的提高，可造成维生素 B_1 缺乏。

临床表现　维生素 B_1 缺乏症 (又称脚气病) 的临床表现因维生素 B_1 缺乏程度、发展速度和病人年龄有一定关系。早期缺乏特异性，仅表现为胃纳欠佳，烦躁，易疲劳，睡眠不佳等。典型的症状有以下几种：①以周围神经炎为主 (干型)：下肢较上肢重，双侧对称，有感觉过敏、针刺样感觉，肌力下降、肌肉酸痛甚至肌萎缩。②以循环系统为主要表现 (湿型)：可以出现下肢及全身水肿，胸腹水及心包积液，尿量亦可有所减少。③以中枢神经系统为主 (脑型)：表现为呕吐、共济失调、眼球震颤，可发展为精神错乱、昏迷。④混合型：同时有两型以上的表现。

治疗　根据病人的营养情况，饮食习惯及临床表现，可确定诊断。对一般病人，除改善饮食营养外，口服维生素 B_1 片。对急重症者可给予维生素 B_1 肌内注射，一般注射 1~2 日后症状会明显改善，可以改为口服治疗。但晚期的神经精神症状如肌肉萎缩等，难以完全恢复。

随着生活水平的提高，本病完全有可能预防。加强合理的营养摄入，稻米不宜碾磨过细，多吃新鲜食物，食物来源多样化。在妊娠、哺乳或患消耗性疾病时，增加维生素 B_1 的摄入，将有效地预防本病的发生。

维生素 B_2 缺乏症

维生素 B_2 (核黄素) 广泛地存在于动植物的各种组织中，通常由于供应充沛，较少发生缺乏。但是，由于长期进食含维生素 B_2 少的食物，如精碾、淘洗过度的大米，缺乏新鲜蔬菜等，可使体内核黄素储存减少；机体在长期强体力劳动、妊娠、哺乳、生长发育期等情况下对核黄素的需要量增加。维生素 B_2 主要在小肠上端吸收，腹泻、节段性回肠炎、慢性溃疡性结肠炎、肝硬化的病人容易出现维生素 B_2 的吸收利

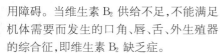

用障碍。当维生素 B_2 供给不足,不能满足机体需要而发生的口角、唇、舌、外生殖器的综合征,即维生素 B_2 缺乏症。

临床表现　该症的主要症状为口角炎,表现为口唇干燥、易裂开、口角糜烂;舌炎和唇炎,表现为舌痛而红,可有口腔溃疡出现;阴囊炎,可在阴囊上出现湿疹、丘疹、红斑、有的会发痒、脱屑,还可以出现脂溢性皮炎。

防治　调整饮食,口服维生素 B_2,阴囊炎、舌炎等在 10 日左右可以愈合。有维生素 B_2 缺乏症的病人常伴有其他 B 族维生素的缺乏,可同时服用含其他 B 族维生素的制剂。平时应注意调整饮食,多食新鲜蔬菜和肉类,多进食富含核黄素的食物。

烟酸缺乏病

烟酸缺乏病,又称糙皮病。人体所需的烟酸在动物肝、肉中含量丰富,豆类和新鲜蔬菜次之。在以玉米为主食的地区,该病发生率较高,因为玉米中的烟酸未经特殊处理不能被人体吸收。烟酸缺乏病被认为是维生素和氨基酸缺乏不平衡所致的疾病。多种慢性和亚急性疾病(如肝硬化、慢性腹泻、结核病、慢性酒精中毒等)因需要量增加及胃肠吸收不良等因素,可发生本病。大量酗酒以及某些药物如异烟肼的长期使用会引起烟酸的缺乏。

临床表现　该病主要表现为:①皮炎:常对称出现在四肢暴露部位,初时发红,可出现疱疹和创面,与周围正常皮肤有明显界面。②消化系统症状:舌苔光剥,口腔炎,可出现食管炎肠炎,常有腹泻。③精神和神经综合征:表现为记忆力减退、焦虑、抑郁,甚至神志不清、昏睡、死亡。此外,常伴有其他维生素和营养素缺乏的症状。

防治　进食含烟酸丰富的食物,清除诱发本病的病因,可有效地预防和治疗。膳食应以高热量、高蛋白质、高维生素的食物为宜,蛋白质的质量要好。目前,由于口服烟酸会引起皮肤潮红、瘙痒、心悸等症状,常用烟酸胺治疗。此外,应加强营养,并补充多种 B 族维生素。重症者尤其是严重腹泻和痴呆者应在医院积极抢救,迅速纠正水电解质紊乱。

维生素 C 缺乏症

维生素 C 缺乏症(坏血病)因维生素 C 缺乏而引起。新鲜蔬菜和水果中含有大量的维生素 C,其中尤以柑橘类水果含量更为丰富。维生素 C 易溶于水,遇光和热可被破坏。长期未摄入新鲜果菜或烹煮不当;单纯用米粉或煮沸牛奶喂养婴幼儿,则可能发生此病。长期感染时对维生素 C 的需求量会增大,不及时补充也会发生本病。

临床表现　长期缺乏维生素 C 以后,病人精神不振、体力减退、食欲不振;有出血倾向,皮肤易青紫,牙龈红肿糜烂出血,并可因牙龈及齿槽坏死而致牙齿松动、脱落;骨关节痛。病人还可以出现骨关节肌肉疼痛,皮肤瘀点、瘀斑,毛囊过度角化。

防治　多吃蔬菜和水果可防止发生本病。人工喂养儿应添加含维生素 C 的食物或维生素 C。如病人不能口服或胃肠道吸收不良时,可予肌内或静脉注射。

维生素 K 缺乏症

人体维生素 K 的来源有两个方面:食物,以苜蓿类植物及菠菜等绿色植物中含量最丰富;肠道细菌合成,为人体维生素 K

的主要来源。所以，除非在疾病情况下，一般很少发生此症。

病因 引起维生素 K 缺乏的原因有：①肠道吸收不良：肠内缺乏胆汁会影响维生素 K 的吸收。肠道梗阻、慢性腹泻、癌肿等。②食物中维生素 K 含量不足：由于食物中维生素 K 含量丰富，加之肠道细菌合成，单纯因摄入不足引起的很少见。偶见于酗酒者。少数婴儿喂食不当也可发生此症。③广谱抗生素的应用，可能抑制肠道菌群，使维生素 K 合成减少。④抗凝药物的拮抗：许多口服抗凝药物能与维生素 K

竞争，并与肝脏的酶相结合，从而产生维生素 K 缺乏的表现。

临床表现 轻度维生素 K 缺乏在临床上可无出血现象，严重缺乏时主要表现为出血，皮下、黏膜、口腔、胃肠道都可有出血。手术时，则创口渗血不止。

防治 主要是改善营养，去除引起维生素 K 缺乏症的各种因素，并补充维生素 K。可注射维生素 K，直至出血症状消失。较轻病例可给予维生素 K 口服，应与胆盐同时给予，以助吸收。大量出血者，应对症处理，必要时给予输血。

第 23 章

肾脏疾病

肾小球肾炎

肾脏的基本结构和功能单位是肾单位。肾单位由肾小球、肾小管和集合管组成。病变主要发生在肾小球的肾脏疾病称为肾小球疾病。笼统地讲肾小球肾炎包括急性肾小球肾炎、快速进展性肾炎和慢性肾小球肾炎。

病因 急性肾小球肾炎主要是指急性感染后肾小球肾炎。最典型的是链球菌感染，其他病原体如病毒、寄生虫、真菌、支原体、衣原体也可引起不典型的急性感染后肾小球肾炎。感染后病人体内产生对链球菌或其他病原微生物的相应抗体，与致病

菌的抗原作用生成复合物，沉积于肾脏，激活补体，最终导致免疫损伤。

临床表现 急性感染后肾炎多发生于小儿及青少年，婴儿及 60 岁以上老人较少出现。病人发病前 1～3 周往往有呼吸道或皮肤感染表现。该病起病急，50% 左右的病人尿色可呈洗肉水样或像隔夜的浓茶水颜色，即我们通常所说的肉眼血尿。肉眼血尿持续 1 日或几日后消失，尿色转成正常的黄色，但此时在显微镜下仍可见每高倍镜视野中有大于 3 个以上的红细胞，就是所谓的镜下血尿。同时大多数病人可出现水肿，主要以晨起眼睑及颜面部水肿多见，病情较重的也可出现全身的水肿，甚至出现胸水、腹水。病人的尿量一般没有

明显的减少，但严重水肿时可以出现尿量减少甚至出现少尿(尿量＜400毫升/24小时)。急性肾炎时，肾脏滤过水分的功能受损，重吸收钠的功能正常，因此水钠在体内潴留，容量增加，约80％的病人可出现轻至中度的高血压，部分病人在起病早期还可出现一过性肾功能损伤。随着疾病的恢复及利尿治疗后，体内积存的水、盐及代谢产物不断排出，病人的血压及肾功能逐渐恢复正常。急性链球菌感染后肾小球肾炎的实验室检查具有一定的特异性。在起病的3～5周，病人血中抗链球菌O抗体明显增高，血清总补体、补体C3在起病2周时降低，至起病4～8周后补体水平逐渐恢复正常。

治疗　绝大多数的急性感染后肾小球肾炎可以自行恢复，因此治疗时主要是根据病人发病不同时期的不同特点给予对症支持治疗，减轻病人的症状，防止出现其他病变，一般不需应用免疫抑制剂。例如在疾病的急性期应该休息，清淡饮食，如果有明显水肿则应限制盐及水分的摄入；有明确的皮肤感染、扁桃体炎症等感染者，可以应用青霉素或头孢类抗生素抗感染治疗。在整个疾病过程中都应该积极控制高血压。降压药物可以选择血管扩张药或钙离子拮抗剂，水肿明显时可应用利尿剂，但要注意不要出现低血钠、低血钾的情况。疾病开始恢复时，水肿逐渐消退，尿蛋白减少至消失，血压、肾功能恢复正常，但镜下血尿可以较长时间存在。该病虽然自愈率高，但仍然有少数病人会迁延不愈发展至慢性肾小球肾炎，极少数病人会复发。若疾病不恢复甚至出现持续的肉眼血尿、高血压、肾功能快速恶化或出现肾脏以外脏器的病变，都应立即至肾脏病专科诊治，必要时行肾活检术明确病变性质。

慢性肾小球肾炎并不是一个单独的疾病，它包括了一大类疾病。区分急性肾炎或慢性肾炎并不单纯通过发病时间的长短来衡量的，除少数病人的慢性肾小球肾炎是由于急性肾炎未彻底治愈转化而来外，大多数病人起病时即为慢性的。虽然慢性肾小球肾炎包括许多疾病，但它们的共同特点是临床上可出现肉眼或镜下血尿、颜面或下肢水肿，较多蛋白尿、相当一部分病人伴有肾性高血压，疾病后期可以出现肾功能减退，最后发展至尿毒症。我国最常见的慢性肾小球肾炎为IgA肾病，其他常见的慢性肾小球肾炎类型有系膜增生性肾小球肾炎、局灶性节段性肾小球硬化、膜增生性肾小球肾炎、膜性肾病等。各种不同类型的慢性肾小球肾炎无论是在疾病的诱因、发病机制、临床表现、实验室检查、肾脏病理改变、疾病进展的速度及对治疗的反应方面都是极不相同的。因此在治疗中必须分清病人是哪一类型的慢性肾小球肾炎，从而根据不同的疾病进行不同的治疗。但是虽然各种疾病差异很大，但彼此之间的临床表现又互相交叉，难以单纯凭临床表现、实验室检查完全准确诊断疾病。因此对于该类病人在治疗前强调行肾活检以了解病人具体为哪一类型的肾脏疾病，由此根据各种疾病的性质及病变的程度采取相应的治疗方法，从而延缓疾病的进展。

肾病综合征

肾病综合征不是一个单一的疾病，它是一组疾病的总称，只要满足下列指标就可称为肾病综合征：①24小时尿蛋白定量≥3.5克/日。②血浆白蛋白低于30克/升。③外周水肿。④血脂升高。其中诊断必须满足①、②两项。

常见的导致肾病综合征的原发性肾小球疾病是微小病变型肾病、系膜增生性肾小球肾炎、系膜毛细血管性肾小球肾炎、膜性肾病及局灶性节段性肾小球硬化。

1. **微小病变型肾病** 微小病变在儿童中最为常见。80%～90%儿童原发性肾病综合征为微小病变，而成人仅为 10%～20%，这其中又以 60 岁以上的老年人多见。儿童微小病变大多用糖皮质激素治疗有效，一般数周之内水肿即可完全消退，尿蛋白完全消失，血中白蛋白升高。成人的治疗效果较儿童要差。微小病变比较容易复发，往往在糖皮质激素减量或停用后复发。许多病人由于害怕激素副作用随意停用或减少药物剂量是导致复发的重要原因，此外感染也容易诱发疾病复发。因此微小病变治疗好转时不可以自行减药或停药，需严格遵照有经验的肾脏科医生的治疗方案进行，同时要尽量避免感染等诱发因素。

2. **膜性肾病** 中老年病人最常见的原发性肾病综合征类型为膜性肾病。膜性肾病一般好发于男性。该病起病比较隐匿，往往没有感染等诱发因素，仅仅表现为逐渐加重的双下肢水肿，严重时可出现腹水。大多数病人表现为单纯的蛋白尿，不出现显微镜下血尿，一般更不会出现尿色变红等肉眼血尿情况。老年病人起病时可以合并有高血压，少数病人可以出现肾功能不全。三分之一的原发性膜性肾病者病情可以自动好转，若 6 个月以上病情无好转甚至加重，需要在肾脏病专科医生指导下应用免疫抑制剂积极治疗。许多膜性肾病是由于病人患有其他疾病继而引起肾脏病变所致。如儿童膜性肾病往往是由于 B型肝炎和系统性红斑狼疮所致，60 岁以上的膜性肾病者中 20%～30%与恶性肿瘤相关。此外一些自身免疫病如自身免疫性甲状腺炎、自身免疫性糖尿病等；寄生虫感染如疟疾、血吸虫病等；病毒感染如乙型肝炎、丙型肝炎等；药物和毒物如青霉胺、金制剂等都可影响肾脏产生膜性肾病；因此病人一旦确诊为膜性肾病后需全面检查，寻找可能引起膜性肾病的其他疾病，只有找到导致膜性肾病的源头才能更好地治疗肾脏病变。

IgA 肾病

IgA 肾病即免疫球蛋白 A 肾病，是由于异常的免疫球蛋白 A 沉积在肾小球引起的肾脏疾病。它是我国最为常见的一种慢性肾小球肾炎，占慢性肾炎的近 50%。以前人们对 IgA 肾病了解不深入，认为它是比较良性的肾小球疾病，进行缓慢，不会进入尿毒症，现在随着对大量 IgA 肾病病人的长期观察发现，如果不及时诊治，20 年内 30%～50%的病人会发展为尿毒症。因此早期诊断、早期积极治疗对 IgA 肾病者来说至关重要。

IgA 肾病多发于中青年，多种原因均可诱发该病，最常见的原因是上呼吸道感染，如与扁桃体炎症相关。

临床表现 IgA 肾病表现多样，可以表现为感染后很快出现尿色变红或水肿、腰痛等，也有相当一部分病人平时没有任何不适的感觉，只是在体检时发现有尿检异常，如出现蛋白尿、镜下血尿甚至高血压，肾功能不全。由于 IgA 肾病临床表现多样、隐匿，因此提倡定期进行尿液检查，及早发现疾病。一旦出现尿色变红、水肿、腰痛或不明原因的高血压都需及时就诊。

由于 IgA 肾病表现多样，往往与其他肾脏疾病难以区分，仅凭尿液及血液的检查，即使是经验丰富的医生仍可能导致约 1/3 的病人误诊，因此肾穿刺活检是明确该病诊断的金指标，没有其他替代方法。只有经过肾穿刺，了解病人肾组织的病理改变,并与病人的自身表现相结合从而判定其病情轻重,并根据每一个病人不同的病情选择针对性的治疗药物、治疗剂量和治疗时间,从而提高治疗的疗效,减少治疗的副作用。另外也只有通过肾穿刺病理检查,才可以判断疾病将来的发展趋势。

治疗 IgA肾病需要早期诊断,早期治疗。治疗上首先需要尽量预防感染,特别是上呼吸道感染,以免诱发疾病复发。其次应该很好地控制血压,可以选择血管紧张素酶抑制剂或血管紧张素酶受体拮抗剂。更为重要的是大多数IgA肾病通过一般对症治疗或中药调养往往不能控制,需要接受免疫抑制等正规的药物治疗。纠正脂代谢异常、抗凝和抗血小板的治疗,也均有明确疗效。如果出现下述一项或数项,提示病情较重、预示发展较快,尤其需要及时、积极、正规治疗。①年轻男性。②蛋白尿较多(>1克/日)或持续存在。③肾功能减低。④高血压。⑤穿刺病理中提示明显炎症反应或硬化表现等。值得一提的是IgA肾病是一种慢性疾病,治疗需要持之以恒,定期复诊检查,不可以随意停止治疗。

间质性肾炎

间质性肾炎是一种常见的肾脏病,可分为急性、慢性两类。急性者多由感染、药物过敏、急性缺血或中毒等引起。慢性者大部分则因伴尿路梗阻的复杂性慢性肾盂肾炎、药物、毒物、代谢性或免疫性疾病等引起。

1. **急性间质性肾炎**

● 临床表现:以药物引起的急性间质性肾炎为例,临床表现轻重不一。一般有发热、皮疹、关节酸痛和腰背痛等症状,潜伏期2~44日,平均15日。80%病人有外周血嗜酸性粒细胞增高。95%病人有血尿,其中约1/3为肉眼血尿;部分病人可有无菌性脓尿,少数病人可见嗜酸性粒细胞尿。肾小管损害为主,尿蛋白定量<2.0克/24小时,为小分子蛋白质,晨尿渗透压<667毫摩尔/升,尿β_2微球蛋白、视黄醇结合蛋白、溶菌酶升高,尿钠排泄分数>2,并可出现糖尿,氨基酸尿及高氯质代谢性酸中毒。20%~50%病人可出现少尿或无尿,可伴程度不等的氮质潴留,约1/3病人出现严重尿毒症症状。肾组织活检显示肾小管—间质以充血、水肿、白细胞浸润及肾小管坏死、再生为主,肾小球病变轻微。

● 治疗原则:

—停用致敏药物:多数轻症急性间质性肾炎即可逐渐自行缓解。

—免疫抑制治疗:重症病例宜服用糖皮质激素如泼尼松,病情好转后逐渐减量,共服用2~4个月,能够加快疾病缓解。

—透析治疗:若病人急性肾衰竭需要及时进行透析治疗。急性间质性肾炎的预后较好,大多数可逆转,少数病人可遗留肾损害,并发展为终末期肾衰。

2. **慢性间质性肾炎**

● 临床表现:慢性间质性肾炎多起病隐匿,进展缓慢,病人常首先表现为肾小管功能障碍。近端肾小管重吸收功能障碍导致肾性糖尿。远端肾小管浓缩功能障碍导致夜尿多,尿相对密度及渗透压减低,肾小管蛋白尿(低分子蛋白尿,其定量<0.5~1.5克/24小时)。肾小管酸化功能障碍导致肾小管酸中毒。随后也将出现肾小球功能损害,血肌酐逐渐增高。在慢性间质性肾炎病情加重的过程中,与肾损害同时出现的,常伴有高血压及肾性贫血。

● 治疗原则:

—病因治疗:停用过敏药物,清除感染因素。

－对症、支持治疗：对肾性贫血、高血压给予相应处理，抗感染治疗，纠正电解质紊乱和酸碱平衡失调。

－透析与肾移植：如若发生终末期肾衰，需要进行透析治疗，或者在恰当的时机进行肾移植。

－中药治疗：冬虫夏草有促进原代肾小管上皮细胞的生长、促进受损细胞恢复、提高细胞膜的稳定性、增强肾小管上皮细胞耐受缺氧的能力。

尿路感染

尿路感染（简称尿感）是仅次于肺部感染的最常见感染，全球每年有 1.5 亿人罹患尿路感染，耗费约 60 亿美元。因此，积极预防尿感，有效控制其反复发作意义重大。

尿路感染是由病原体直接引起的尿路感染性炎症，细菌是最主要的致病菌，其次是真菌（或称霉菌）、支原体、衣原体，极少数为病毒或原虫（如滴虫）。

临床表现　尿感可分为上尿路感染和下尿路感染，前者为肾盂肾炎，后者包括膀胱炎和尿道炎。尿频、尿急、尿痛，甚至血尿主要见于膀胱炎和尿道炎，其他症状有尿液混浊、腐臭，排尿时下腹不适等。而急性肾盂肾炎常有腹痛、发热、寒战甚至恶心、呕吐。不典型尿感的症状则多样化，有时可为急性腹痛，类似阑尾炎、胆囊炎急性发作。

正常人膀胱及以上尿路是无菌的，后尿道也基本无菌，但前尿道有细菌寄生。寄生菌来自粪便及女性阴道的分泌物等。由于女性的尿道远较男性宽而短，且尿道口接近肛门，故更易发生尿感。育龄期性生活可能损伤有细菌抵抗力的尿道黏膜，或将细菌挤进后尿道和膀胱。妊娠时输尿管受增大的子宫压迫同时蠕动减慢。绝经后阴道黏膜萎缩，酸性分泌物减少，再加上老年退行性改变如尿道平滑肌松弛、尿道上皮变薄及黏膜萎缩等。这些因素均有利于细菌的繁殖生长，大大增加了尿感的机会。因此，女性在各年龄段的尿感发病率均高于男性，约为男性 10 倍。近半数女性一生中至少经历一次有症状的尿感。而男性 50 岁以后，随着前列腺增生和膀胱残余尿的增加，发病率也有明显上升。

此外，有尿路结石、梗阻或功能缺陷者，留置导尿管或膀胱造瘘者，患糖尿病或其他慢性病如重症肝病、晚期肿瘤、贫血、慢性肾病者，长期服用免疫抑制剂者都是尿路感染的易患人群。

临床上将合并有尿路异常或全身性疾患容易引起尿感者，尤其是尿路梗阻者所发生的尿路感染称为复杂性尿感，其治愈率低，容易复发，可导致永久性肾脏损害，甚至引发败血症危及生命。非复杂性尿感主要见于健康女性，经合适的抗菌治疗后，90％可治愈，但有 5％～10％可转为持续性菌尿或反复再发。

治疗　对于复杂性尿感，应引起临床医生的高度重视，一方面寻找并尽可能去除易患因素，另一方面予以长期关注和随访，实行长程联合抗菌治疗或低剂量长期抑菌治疗。对于非复杂性尿感，虽然治愈率较高，但停药后的随访复查甚为重要。停药观察期间，前 2～3 周每周复查尿常规和尿细菌培养 1 次，第 6 周再复查 1 次。培养均阴性时方可认为临床痊愈，切勿过早停药或停药后不随访，导致治疗不彻底而使炎症迁延成慢性。尿路感染反复发作可导致肾内纤维增生、瘢痕形成，最终引起肾功能不全乃至尿毒症。因此，无论哪种类型的尿感，及时治疗和随访都是十分重要的。

保持阴部清洁，适当多饮水，每 2～3

小时规律排尿,是最简便及有效的预防方法。与性生活有关的反复发作,可在性生活后及时排尿并口服一剂抗生素。绝经后反复发作的女性,应重视萎缩性阴道炎的治疗,口服或局部应用雌激素是增加预防尿路感染反复发作的重要措施。

肾小管性酸中毒

肾小管性酸中毒指远端肾单位分泌氢离子或近端肾单位碳酸氢盐(HCO_3^-)离子重吸收的损害而导致慢性代谢性酸中毒,伴或不伴低钾,肾钙质沉积以及佝偻病或骨软化。

分型

1. Ⅰ型(远端)肾小管性酸中毒　可能是原发也可能是继发性,如继发于伴有高丙球蛋白血症的自身免疫病,尤其是干燥综合征、肾移植、肾钙质沉着、肾髓质海绵肾或慢性肾梗阻。家族性病例可能是常染色体显性遗传病,常伴有高钙尿。

2. Ⅱ型(近端)肾小管性酸中毒　多伴发于数种严重的遗传性疾病如Fanconi综合征、遗传性果糖耐受不良症、Wilson病和Lowe综合征、多发性骨髓瘤、维生素D缺乏症、慢性低钙血症合并继发性甲状旁腺功能亢进。

3. Ⅲ型肾小管性酸中毒　是Ⅰ型与Ⅱ型肾小管性酸中毒合并存在的类型,很少见。

4. Ⅳ型肾小管性酸中毒　是一种散发于成年人中的伴轻度肾功能不全疾病,与糖尿病、HIV肾病或间质性肾损伤有关,亦可由干扰醛素-醛固酮-肾小管轴的药物(如非类固醇抗炎药、ACEI类药物、潴钾利尿药、甲氧苄啶)引起。

临床表现及诊断　Ⅰ型、Ⅱ型肾小管性酸中毒都伴有慢性代谢性酸中毒,轻度容量缩减和低钾血症。Ⅰ型肾小管性酸中毒尿中枸橼酸盐排出减少,骨钙动员增加和高钙尿,可引发骨质疏松、骨痛和尿中钙石形成或肾钙质沉着。肾实质损害和慢性肾衰均可发生。Ⅳ型肾小管性酸中毒常仅有轻度酸中毒而无临床症状,但如果高钾血症很严重可致心律失常或心肌麻痹。有关四型肾小管性酸中毒分型诊断见表23-1。

表 23-1　**肾小管性酸中毒分型诊断**

项目	Ⅰ型	Ⅱ型	Ⅲ型	Ⅳ型
发病年龄	遗传性:婴幼儿及儿童 继发性:成人、儿童高	遗传性:婴幼儿及儿童 继发性:成人、儿童低	成人,多为继发性	成人,年龄较大者多为继发性 遗传性:少见
患病率	高	低	低	低
尿pH	>5.5	>5.5,严重酸中毒时<5.5	<5.5	<5.5
尿可滴定酸	降低	正常	降低	降低
尿糖、尿氨基酸	无	有	无	无
尿重碳酸盐	<5%	>15%	—	2%～3%

（续表）

项目	Ⅰ型	Ⅱ型	Ⅲ型	Ⅳ型
尿铵	降低	正常	降低	降低
血pH(或CO_2结合力)	降低	降低	降低	降低
血钾	降低	降低	正常	升高
肾小球功能	正常	正常	减低	减低
继发性甲旁亢	有	无	无	无
肾素、醛固酮水平	正常	正常	正常	降低
氯化铵负荷试验	尿pH不降到<5.5	可<5.5	<5.5	<5.5

治疗　如果原发性疾病可得到治愈，肾小管性酸中毒也可随之治愈。对原发性疾病不能根治者，则只能和遗传性肾小管性酸中毒一样采取下列对症治疗。①Ⅰ型肾小管性酸中毒：补充碱剂纠正酸中毒。碱剂以复方枸橼酸合剂为宜，由枸橼酸140克，枸橼酸钠100克，加水至1 000毫升（又称Shohl混合液），剂量为20～30毫升/次，3次/日。此种混合液除能纠正酸中毒外，还有抗尿路结石形成的作用。补充枸橼酸钾纠正低钾血症。②Ⅱ型肾小管性酸中毒：补充碳酸氢钠，根据病情轻重选用不同剂量。同时口服10％枸橼酸钾以纠正低钾血症。有尿钙和磷酸盐排出增多者，应补充磷酸盐。同时服用维生素D制剂，以增加肠钙吸收。③Ⅳ型肾小管性酸中毒：主要是补充盐皮质激素，不仅可纠正高氯性代谢性酸中毒，而且可以纠正高钾血症。呋塞米可增尿Na^+、Cl^-、K^+和H^+排泄，故也可用以治疗Ⅳ型肾小管性酸中毒病人，与氟氢可的松联合应用可增强疗效。④中医中药：可按肾阴虚或肾阳虚辨证施治应用六味地黄丸、金匮肾气丸、地黄丸等。

肾动脉狭窄

肾动脉狭窄是指肾动脉及其主要分支由于血管壁病变、管腔内不完全堵塞或血管外受压，使动脉管腔面积缩小，流经血量减少且血流阻力增加的一种病变。

引起肾动脉狭窄的病因多样，在西方国家约三分之二由动脉粥样硬化所致；在我国，以往引起肾动脉狭窄的主要疾病是大动脉炎，近年来，随着糖尿病、高血压等慢性疾病发病率激增，肾动脉粥样硬化性斑块形成是目前导致肾动脉狭窄最常见的原因。如未早期诊断和治疗，肾动脉部分狭窄发展至完全堵塞的可能性非常大。

临床表现　肾动脉狭窄的临床表现复杂，若肾动脉狭窄因动脉粥样硬化所致，其临床特征可归纳为表23-2所列。

动脉粥样硬化是造成肾动脉狭窄的主要原因。在我国，由于人们生活方式和饮食结构的变化，近年来动脉粥样硬化、高血压和糖尿病的发病率逐渐与西方国家接近，故肾动脉狭窄的发病率也会相应升高。肾动脉狭窄的重要性在于：①它是造成肾

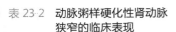

表 23-2   动脉粥样硬化性肾动脉
          狭窄的临床表现

高血压
    无高血压家族史,55 岁以后突然发生
高血压
    血压在短期内进行性升高,3 种以上的
降压药物联合应用仍不能控制
    体检听诊时发现腰腹部血管杂音(少见)
    伴低钾血症(少见)

伴或不伴肾脏异常改变
    高血压老年发病时,伴进行性肾功能衰
退,或不能解释的肾功能异常
    使用 ACE I 后血肌酐迅速上升
    蛋白尿<1 克/24 小时,或尿沉渣改变
不典型
    双侧肾脏大小有显著性差异

相关症状
    动脉粥样硬化和(或)腹主动脉瘤的相
应症状
    左心室肥厚
    突发肺水肿

表 23-3   肾动脉狭窄的筛查指征

不需进行筛查试验
    无任何临床线索的临界、轻中度高血压
建议进行非侵入性筛查试验
    严重的高血压(舒张压>120 毫米汞柱)
    对正规的降压治疗反应不佳
    年龄<20 岁或>50 岁,突然出现的中
度以上的高血压
    有腹部杂音的高血压病人,该杂音持续
时间长、音调高、局限在肾动脉体表投影处
    中度高血压者,如有吸烟史,或有阻塞
性血管病变症状,或不能解释的肾功能减退
    经 ACE I 治疗后血压降至正常的中度
高血压者
    确诊为糖尿病、动脉粥样硬化性疾病的
病人

需行血管造影术检查
    严重的高血压伴有进行性肾功能下降
或对积极的降压治疗无反应
    急进性或恶性高血压(眼底病变Ⅲ～Ⅳ
级)
    高血压伴有新出现的血肌酐水平上升,
临床上无法解释或用 ACE I 可控制血压
    中重度的高血压且双肾大小不一

性高血压的直接原因,而后者是最常见的、可治愈的继发性高血压,占难治性高血压的 20%～40%。②它是引起慢性肾衰竭的越来越重要的原因(占病因的 12%～18%)。③如能早期发现肾动脉狭窄的蛛丝马迹并及时诊治,可避免受累肾脏遭受缺血性损伤,同时健侧肾脏又避免了高血压、高灌注损伤。④肾动脉狭窄引起的高血压加重其他脏器尤其是心、脑及其血管的损伤,严重影响动脉粥样硬化的预后。因此早期正确诊断肾动脉病变并在高危人群中进行筛检十分重要。诊断的方法主要分为两类:一类是简单易行的,但不能确定哪一侧肾脏受累,如血浆肾素活性测量与卡托普利试验;另一类是提供分肾肾脏解剖与功能信息的检测,包括彩色多普勒超声、电子光束体层显像、核磁共振血管成像以及肾动脉造影等(表 23-3)。

治疗   由于肾动脉狭窄不仅可导致高血压,而且可损伤肾功能,所以治疗原则是解除肾动脉狭窄,改善肾脏的血供和氧供,去除可诱发急性肾损伤的一切危险因素。外科手术是较经典的方法,但近年来,经皮经腔肾动脉成形术被广大病人接受并视为首选。

高血压肾病

高血压肾病,亦称高血压肾小动脉硬化。肾动脉硬化症是指由于肾动脉及分支和(或)小动脉的硬化而影响肾血管功能的一类疾病。根据病情进展的快慢又分为良性小动脉肾硬化和恶性小动脉肾硬化。良性小动脉肾硬化主要病因是高血压和老年。恶性小动脉肾硬化的基础疾病大约40%为高血压，15%为慢性肾炎，其余为多发性结节性动脉炎、放射性肾炎、先天性肾脏病、肾盂积水和库欣综合征。本节以高血压肾小动脉硬化为主要内容。

1. 良性高血压肾小动脉硬化　良性高血压肾小动脉硬化已经成为导致终末期肾病的主要原因之一。良性高血压肾小动脉硬化年龄一般为40～60岁，即发现高血压10～15年后。夜尿增多是最早出现的症状，主要是由于肾小管缺血、浓缩功能减退所致；其次为轻至中度蛋白尿，24小时尿蛋白定量小于1.0克，最多不超过2克，蛋白尿量与血压增高成正比，降压治疗后蛋白尿会减少，早期为微量白蛋白尿，可伴有尿 NAG 酶及 β_2 微球蛋白升高，尿沉渣有形成分（如红细胞、白细胞、管形等）很少见。内生肌酐清除率早期可升高，随病情发展而逐渐降低，晚期少数病人可进展为氮质血症或尿毒症。

良性高血压肾小动脉硬化在肾脏病理上表现为肾小动脉硬化程度与肾小球、肾小管和肾间质缺血性病变程度一致，镜下有两种特征性的小动脉病变：①肌内膜肥厚，表现为内弹力膜双轨征和中层肥厚，常出现在弓形动脉及小叶间动脉。②玻璃样变，以入球小动脉最明显，管壁增厚，平滑肌细胞萎缩，管腔可狭窄。入球小动脉玻璃样变是高血压肾血管损害的最早表现。当管腔狭窄发展到一定的严重程度，导致肾小球和肾小管的缺血性病变，前者表现为毛细血管皱缩性萎缩，系膜基质增加，肾小球囊壁增厚，以后肾小球萎缩变小，甚至全球硬化。

良性高血压肾小动脉硬化除肾脏表现外，还可有肾外表现，而且可比肾脏症状出现得早而重，并成为影响其预后的主要因素。具体可表现为左心室肥厚、冠心病、心力衰竭；脑出血或脑梗死；视网膜小动脉硬化等。

良性高血压肾小动脉硬化临床诊断的必需条件包括：为原发性高血压；出现蛋白尿前一般已有10年以上的持续性高血压；有持续性蛋白尿（一般为轻至中度），镜检有形成分少；有视网膜小动脉硬化；除外各种原发性及继发性肾脏疾病。辅助条件包括：年龄40～50岁以上；有高血压性左心室肥厚、冠心病、心力衰竭；有脑动脉硬化或脑血管意外史；肾小管功能损害先于肾小球功能损害；病程进展缓慢。

临床上主要与慢性肾小球肾炎引起的继发性高血压相鉴别。另外还应与肾动脉粥样硬化、慢性肾盂肾炎、痛风性肾病、药物性肾病、小管间质疾病等相鉴别。

治疗包括积极控制血压、生活方式的调整、减轻体重、减少钠的摄入、增加钾的摄入、减少酒精摄入、规律体育运动、戒烟等。其中血压的控制最为重要，大量的实验证实，无论使用何种降压药物，只要能够有效地控制血压均有减少蛋白尿、保护肾脏的作用。常用的一线降压药物有利尿剂、β 受体阻滞剂、钙通道阻断剂、血管紧张素转换酶抑制剂和血管紧张素 II 受体拮抗剂。血管紧张素转换酶抑制剂和血管紧张素 II 受体拮抗剂具有不依赖于其降压作用的肾脏保护作用，可通过扩张出球小动脉降低肾小球内压，降低肾小球基底膜的通透性，减少蛋白尿；抑制系膜细胞增殖，延缓肾小球硬化。

2. 恶性高血压肾小动脉硬化　恶性高血压肾小动脉硬化发病率在高血压病人中<1%，黑种人常见。男性发病率高峰为40～50岁。女性为30～40岁。原发性高血压是最常见的病因，也可以是急慢性肾炎、肾动脉狭窄、血管炎和内分泌疾病（嗜铬细胞瘤、原发性醛固酮增多症、库欣综合

征)等所致的继发性高血压的结果。

在病理上,入球小动脉纤维素蛋白坏死且蔓延至肾小球是恶性肾小动脉硬化的特点,小叶间动脉和较小的小动脉特征性地出现增生性动脉内膜炎和因胶原的细同心分层而致的内膜增厚,实际上常使血管腔消失,这种分层引起典型的洋葱皮样外观。

临床表现为严重高血压,往往持续性舒张压>120毫米汞柱,短期内血肌酐的快速上升,并伴有神经视网膜病变和其他心脏受累的临床表现。尿液检查包括蛋白尿和镜下血尿。眼底检查可见视网膜出血,渗出和乳头水肿。少数病人还可有血象异常(微血管病性溶血性贫血,弥散性血管内凝血),高肾素和醛固酮血症很典型。

积极降低血压和处理肾功能损伤可显著降低死亡率和发病率,进行性肾功能减退的病人可以进入维持性透析。

糖尿病肾病

糖尿病肾病是糖尿病常见的并发症,是糖尿病全身性微血管病变表现之一,也是终末期肾病的主要原因。1型糖尿病发生糖尿病肾病比例较高,为35%~50%,2型糖尿病发生率约20%左右。研究资料显示糖尿病肾病的发病机制是多因素的,包括肾血流动力学异常、高血糖和遗传因素等。

糖尿病肾病的基本病理特征为肾小球基底膜均匀肥厚伴有肾小球系膜细胞基质增加、肾小球囊和肾小球系膜细胞呈结节性肥厚及渗透性增加。

分期　糖尿病肾病多见于病程10年以上的糖尿病者,蛋白尿是糖尿病肾病最早表现。根据1型糖尿病者肾功能和结构病变的演进及临床表现将1型糖尿病肾病分为5期,这在一定程度上也适用于2型糖尿病肾病。

1. **Ⅰ期**　以肾小球滤过率增高和肾体积增大为特征。这种初期病变与高血糖水平一致,但是可逆的,经过胰岛素治疗可以恢复,但不一定能完全恢复正常。

2. **Ⅱ期**　该期尿白蛋白排泄率正常但肾小球已出现结构改变。这期尿白蛋白排泄率正常(<20微克/分钟或<30毫克/24小时),运动后尿白蛋白排泄率增高但休息后可恢复。肾小球毛细血管基底膜增厚,系膜基质增加,肾小球滤过率多高于正常并与血糖水平一致。Ⅰ、Ⅱ期病人的血压多正常。

3. **Ⅲ期**　又称早期糖尿病肾病。尿白蛋白排泄率为20~200微克/分钟,病人血压轻度升高。诊断要求6个月内连续尿检查有2次尿白蛋白排泄率>20微克/分钟,但<200微克/分钟(即在30~300毫克/24小时之间),同时排除其他可能引起白蛋白排泄率升高的原因,如泌尿系感染、运动、原发性高血压、心衰等。

4. **Ⅳ期**　临床糖尿病肾病或显性糖尿病肾病。这一期的特点是大量白蛋白尿,水肿和高血压。糖尿病肾病水肿比较严重,对利尿药反应差。临床期糖尿病肾病的诊断依据有:①有糖尿病病史。②除外其他原因的间歇性或持续性临床蛋白尿(尿蛋白阳性),此为临床糖尿病肾病诊断的关键。③可伴有肾功能不全。④伴发视网膜病变,此为一有力佐证,糖尿病肾病严重时几乎所有病人均合并视网膜病变,但有严重视网膜病变者不一定有明显的肾脏病变。当糖尿病肾病进展时,视网膜病变常加速恶化。⑤当诊断确有疑问时可进行肾活检。

5. **Ⅴ期**　即终末期肾衰竭。此期肾小球毛细血管腔进行性狭窄,肾小球荒废,肾脏滤过功能进行性下降,导致肾衰竭。

治疗

1. 饮食治疗 目前主张在糖尿病肾病的早期即应限制蛋白质的摄入(每日0.8克/千克体重)。对已有水肿和肾功能不全的病人,在饮食上除限制钠的摄入外,对蛋白质摄入宜采取少量优质的原则(每日0.6克/千克体重)。在胰岛素保证下可适当增加碳水化合物的摄入以保证足够的热量。脂肪宜选用植物油。

2. 积极控制血糖 对于单纯饮食和口服降糖药控制不好并已有肾功能不全的病人应尽早使用胰岛素。

3. 积极控制血压 高血压可加速糖尿病肾病的进展和恶化,要求控制糖尿病病人的血压水平比非糖尿病高血压病人低。还应限制钠的摄入,戒烟,限制饮酒,减轻体重和适当运动。降压药多主张首先选用血管紧张素转换酶抑制剂和血管紧张素Ⅱ受体拮抗剂。有研究显示血管紧张素Ⅱ型受体拮抗剂,可将2型糖尿病肾病终末期肾病或透析的危险性降低28%。

4. 透析治疗 终末期糖尿病肾病病人只能接受透析治疗,主要有两种方式:血液透析和不卧床持续性腹膜透析。近来绝大多数终末期糖尿病肾病病人采取腹膜透析,因为它不增加心脏负荷及应激,能较好控制细胞外液容量和高血压。还可腹腔注射胰岛素,操作方便费用节省,但某些病人因长期腹透吸收大量葡萄糖而致肥胖和高血脂。关于透析时机的选择宜稍早于非糖尿病病人。

5. 肾或肾胰联合移植 只有极少的病人能得到这种治疗。因此对糖尿病肾病最根本的措施还是尽可能地控制糖尿病以防止糖尿病肾病的发生和发展。

狼疮性肾炎

系统性红斑狼疮是我国的常见病多发病,几乎所有的狼疮病人都有不同程度的肾脏损害,称作狼疮性肾炎。狼疮性肾炎是我国最常见的继发性肾小球疾病,是系统性红斑狼疮最严重的并发症,也是导致狼疮病人死亡的主要原因。

发病机制

1. 免疫功能紊乱 系统性红斑狼疮是一种复杂的自身免疫病,由血液中大量的多种自身抗体导致发病。大量的自身抗原-抗体复合物在肾小球、肾小管-间质和小血管的沉积,形成免疫复合物型肾小球肾炎,导致狼疮性肾炎的发生和发展。

2. 遗传背景 与系统性红斑狼疮有关的遗传基因已经发现多个,这一疾病的遗传易感性是由多基因掌控的。

3. 环境因素 紫外线照射、过敏、药物、感染、社会心理压力等均可成为狼疮的诱因。

4. 内分泌激素 主要指雌激素、泌乳素等,所以育龄女性是狼疮性肾炎的高发人群。

病理 肾小球病变是狼疮性肾炎最为常见而重要的病变,包括:①"新月体"的形成。②"满堂亮"和"白金耳环"现象。③"苏木素小体"。④以单核巨噬细胞和T淋巴细胞为主的炎症细胞浸润。

根据光镜、免疫荧光显微镜以及电镜下所见综合分析进行分型,狼疮性肾炎可以分为6种病理类型。Ⅰ型:轻微系膜性。Ⅱ型:系膜增生性。Ⅲ型:局灶性。Ⅳ型:弥漫性。Ⅴ型:膜性。Ⅵ型:严重硬化型。

各型间常自发性或在治疗后发生转型,或可两种类型叠加。

临床表现 Ⅰ型狼疮性肾炎常无明显

肾损害表现。Ⅱ型多表现为镜下血尿和轻、中度蛋白尿。Ⅲ型以血尿为主要表现，少部分病人可有肾病综合征和(或)肾功能减退。Ⅳ型的临床表现最突出，半数以上有肾病综合征和肾功能减退，血尿明显，高血压多见，并可伴有肾小管功能损害的表现。Ⅴ型主要表现为肾病综合征，肾功能减退少见。Ⅵ型表现为慢性肾衰竭。

狼疮性肾炎病程迁延、反复，可并发急性肾衰，此时积极治疗仍有可能好转。

诊断与鉴别判断　须首先确定系统性红斑狼疮的诊断，再加上肾小球疾病的证据就可以诊断为狼疮性肾炎。确诊狼疮性肾炎或怀疑狼疮性肾炎时，均应作肾穿刺病理检查，不仅有助于明确诊断，对指导治疗和判断预后意义重大。

治疗

1. **Ⅰ型和Ⅱ型狼疮性肾炎**　无须针对狼疮性肾炎的特殊治疗措施，仅按照系统性红斑狼疮的治疗原则接受糖皮质激素和(或)免疫抑制剂。对病情活动、肾功能减退的Ⅱ型狼疮性肾炎者，可加用硫唑嘌呤，或增加泼尼松剂量。

2. **Ⅲ和Ⅳ型狼疮性肾炎**　可分为诱导治疗期和维持治疗期，前者主要处理狼疮活动引起的严重情况，疗程一般为6～9个月；后者为一种长期治疗，主要是控制慢性病情活动、保护肾功能，至少5年，甚至终身。

• 诱导期治疗：①轻中度病例：给予泼尼松，共8周。如无效则加用环磷酰胺(CTX)静脉滴注，每月一次，共6个月；如肾功能明显减退(GFR<30毫升/分钟)、年龄>60岁者，则应减量。②重度病例：指Ⅲ型(重度)和Ⅳ型狼疮性肾炎。选用糖皮质激素泼尼松，联合环磷酰胺或霉酚酸酯(MMF)等免疫抑制剂。

活动性狼疮性肾炎，肾功能进行性恶化或复发的病人可酌情给予甲泼尼龙冲击治疗，连续3日为1个疗程，继以口服泼尼松维持治疗。

血浆置换和血浆吸附目前主要用于重度狼疮性肾炎、不能耐受大剂量药物治疗时，疗效有待进一步明确。

• 维持期治疗：如诱导期治疗效果好，单用泼尼松并逐渐减量，隔日服用。如诱导期没有缓解者，可将环磷酰胺改为每3个月一次，维持1年。病情完全缓解5年以上，可停用小剂量泼尼松治疗，密切随访。

狼疮性肾炎的缓解标准：尿红细胞和管型等阴性、尿蛋白<1克/日、血补体和抗ds-DNA抗体正常、无肾外表现或程度很轻。

3. **Ⅴ型狼疮性肾炎**　以肾病综合征为表现者应积极治疗。除小剂量泼尼松外，应加用免疫抑制剂如FK506。

预防　预防紫外线照射(如：日晒)，避免食用某些药物(如青霉胺、磺胺等)或者光敏食物(如：芹菜、柠檬、马兰头、黄泥螺等)，避免情绪激动或压抑。已诊断为狼疮性肾炎的女性病人，避免在病情没完全控制的情况下怀孕、分娩等。

血管炎相关性肾炎

血管炎可分为原发性和继发性，伴有肾脏损害又称为血管炎相关性肾炎。多数原发性小血管炎抗中性粒细胞胞质抗体(ANCA)呈阳性，故又称为ANCA相关性小血管炎。

临床表现　血管炎好发于中老年，50～60岁为高发年龄，但可见于任何年龄，男性稍多见，最常见累积器官是肺和肾。血管炎肾脏受累表现：几乎均有血尿(肾小球源性血尿)，可伴有红细胞管型、肉眼血尿占1/3，不同程度蛋白尿。半数出现急进性肾炎综合征，早期出现少尿、无尿、肾功能进行性恶化，部分出现非少尿型急性肾衰竭。肾功能恶化程度与肾脏新月体形成的广泛程度和大小相关。

诊断　中老年者出现肾炎综合征、肾功能进行性减退，伴全身症状（如发热、肌肉痛、关节痛、皮疹及消化道症状等）和（或）肺出血时应高度怀疑本病的可能。若出现血清ANCA阳性，肾活检光学显微镜下显示肾小球纤维素样坏死或伴新月体形成，免疫荧光阴性或及微量免疫球蛋白沉积，则血管炎肾损害的诊断成立。对于急进性肾炎或肺肾综合征病人，不能等待肾活检结果出来后才给予初始治疗，因为积极的初始治疗往往决定病人的预后。

治疗

1. **糖皮质激素**　糖皮质激素与细胞毒药物联合应用是本病的基础治疗。一般建议足量泼尼松应用7～14日，重症或较严重肾脏受损可适当延长至4～6周；当病情控制后，较迅速减量隔日服用，维持1～2个月；病情如无变化其后每周减量维持3～6个月。治疗时间总计约1.5～2.0年。对肾功能急剧恶化和有明显肾外损害的重症者，应给予甲泼尼龙（MP）冲击治疗。

2. **细胞毒药物**　常首选环磷酰胺（CTX），1个月1次，连续6次冲击后，改为3个月冲击1次。

3. **麦考酚吗乙酯（骁悉）**　骁悉是一种新型免疫抑制剂，目前已广泛应用于血管炎的诱导及维持治疗。

4. **血浆置换**　对于已出现大咯血、急性肾衰竭或脑血管炎的危重病例尚可行血浆置换。在进行血浆置换疗法同时，必须同时给予CTX及泼尼松免疫抑制治疗，以防止机体在丢失大量免疫球蛋白后大量合成而造成反跳。

5. **免疫吸附**　应用特异性ANCA靶抗原结合到树脂上，用于吸附病人血清中相应ANCA，已有少数病例的试验治疗报道，但价格较昂贵。

6. **免疫球蛋白**　静脉滴注免疫球蛋白疗法单独治疗难治性小血管炎，对部分病人有一定疗效。

7. **抗感染治疗**　近年来有研究认为鼻部携带金黄色葡萄球菌是韦格纳肉芽肿复发的重要原因，应用复方新诺明明显减少复发。

急性肾损伤（急性肾衰竭）

急性肾损伤（既往称为急性肾衰竭）是临床常见危重病症，任何原因所致肾功能在短时间内（数小时至数周）快速减退，都可称为急性肾损伤。临床主要表现为氮质血症及水、电解质、酸碱失衡。

病因及分类　急性肾损伤的病因众多，可分为肾前性、肾性和肾后性3大类。

各种病因导致肾脏血流灌注不足，均可引起肾前性急性肾损伤。常见于有效循环血容量的绝对减少（如大量出血等）或相对减少（如心衰、肝硬化腹水等），或部分药物（如某些降压药物、非甾体类解热镇痛药等）引起的肾小球毛细血管灌注压降低。早期及时纠正肾前性因素，常可逆转病情。

肾性急性肾损伤最常见于肾缺血和肾毒性药物或毒素导致的肾小管上皮细胞损伤（急性肾小管坏死）或间质损伤（急性间质性肾炎）。常见的肾毒性药物或毒素包括抗生素（如庆大霉素、卡那霉素等）、抗肿瘤药物（如顺铂、卡铂等）、造影剂等外源性毒素，以及血红蛋白、肌红蛋白等内源性毒素。急性间质性肾炎的常见病因包括药物过敏（常由青霉素类、头孢菌素类、磺胺类及非甾体类解热镇痛药等药物引起）、感染

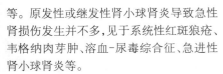

等。原发性或继发性肾小球肾炎导致急性肾损伤发生并不多，见于系统性红斑狼疮、韦格纳肉芽肿、溶血-尿毒综合征、急进性肾小球肾炎等。

肾后性急性肾损伤的特征是急性尿路梗阻，常见梗阻原因包括前列腺肥大、前列腺或膀胱颈部肿瘤、某些腹膜后疾病等。

临床表现 急性肾损伤的临床表现不一。在病程早期，病人常遭受某些急性肾小管坏死的病因，但尚未发生明显肾实质损伤，故常无显著临床表现；在病程中期，随着肾功能减退，水分及代谢废物在体内潴留，病人出现一系列尿毒症症状，如乏力、纳差、恶心、呕吐等，同时伴有血肌酐和尿素氮的升高。还可引起水、电解质和酸碱平衡紊乱，表现为尿量减少、水肿、代谢性酸中毒、高钾血症、低钠血症、低钙和高磷血症等；在病程后期，肾功能渐恢复正常，但部分病人最终遗留不同程度的肾脏结构和功能损害。

诊断 根据原发病因，肾功能急性、进行性减退，结合相应临床表现、实验室与辅助检查，一般不难诊断急性肾损伤，但进一步明确病因极为重要。排除了肾前性及肾后性原因后，致病原因仍不明者可行肾脏穿刺，以明确诊断。

治疗 尽早识别并纠正可逆病因，避免肾脏进一步损伤，保持水、电解质、酸碱平衡是急性肾损伤治疗的基石。必须尽快纠正肾前性因素，保持出入液量平衡，积极治疗高钾血症、代谢性酸中毒、感染等并发症。对于内科保守治疗无效或预计无效的严重代谢性酸中毒、高钾血症、严重水肿以及其他尿毒症症状，可行血液透析、腹膜透析等肾脏替代治疗。

由于重症急性肾损伤的治疗效果尚不甚满意，故预防极为重要。

慢性肾脏病

临床上，如病人尿液、肾脏相关的血液指标出现异常，或肾脏病理学、影像学发现异常，或肾脏的肾小球有效滤过率低于60毫升/(分钟·1.73米²)，且迁延难愈，时间超过3个月，都可统称为慢性肾脏病。慢性肾脏病如未能及时有效救治，病情可恶化进展，发展成为慢性肾功能不全、慢性肾衰竭，最终形成尿毒症，即终末期肾病。国内外资料均显示，慢性肾脏病的患病率在普通人群达11%左右，已成为危害人们健康的重要疾病。

分期及病因 根据肾功能情况，慢性肾脏病可分为5期。慢性肾脏病1期是指肾小球滤过率(GFR)≥90毫升/(分钟·1.73米²)；2期是指GFR为60～89毫升/(分钟·1.73米²)，即肾功能轻度下降；3期是指GFR为30～59毫升/(分钟·1.73米²)，即肾功能中度下降；4期指GFR 15～29毫升/(分钟·1.73米²)，即肾功能重度下降；5期即终末期肾病，其GFR<15毫升/(分钟·1.73米²)。

慢性肾脏病病因复杂，包括常见的各种慢性肾小球肾炎、间质性肾炎、慢性肾盂肾炎、糖尿病肾病、高血压肾病、继发性肾小球肾炎(如狼疮性肾炎、紫癜性肾炎、肝炎病毒相关性肾炎等)、药物性肾病(如造影剂肾病、马兜铃酸肾病等)、多囊肾等。另外一些特殊情况如孤立肾、单侧肾萎缩、肾脏囊肿等肾结构异常也可归入慢性肾脏病。在我国，慢性肾脏病最多见的病因为慢性肾小球肾炎，其次是糖尿病肾病和高血压肾病，其中糖尿病肾病的患病率近年显著增高。在欧美等发达国家，最多见的病因则是糖尿病肾病。

临床表现 慢性肾脏病的早期多数无

临床不适,部分病人可出现血尿、水肿、血压升高、尿泡沫增多、蛋白尿、夜尿增多、尿量减少等。慢性肾脏病发展到晚期,则可影响全身各系统并出现症状。①消化系统:可出现食欲减退、恶心、呕吐等。②心血管系统:可出现心肌病和心包炎,表现心悸、胸闷、胸痛等不适。③血液系统:主要表现为贫血及出血倾向,同时由于白细胞功能障碍而表现易发感染。④皮肤:常出现肤色改变、皮肤瘙痒等。⑤骨骼:可出现肾性骨病,可表现为关节痛、骨痛、骨软化、骨折等。⑥内分泌:可出现继发性甲旁亢、性能力和生育能力降低等。⑦神经系统:可出现皮肤感觉异常、关节活动障碍(主要是腕关节)、痴呆及震颤等。

诊断 慢性肾脏病由于病因不一,且肾脏本身功能强大,因此疾病较隐匿。为早期发现和诊断慢性肾脏病,对出现以下情况者应至医院进行相应检查:①乏力、容易疲劳、腰酸、腰痛。②尿中出现泡沫增多且不易消退,尿蛋白排泄增多。③血尿。④夜尿增多。⑤反复眼睑或下肢浮肿。⑥血压增高。⑦不明原因的贫血、皮肤瘙痒、抽筋、牙龈出血等。⑧不明原因的食欲减退、恶心、呕吐等。⑨尿量减少。另外,建议对一些高危人群如有肾脏病家族史、患有糖尿病、高血压、痛风、高脂血症等,应定期做尿液、血液及肾脏B超等影像学检查。

常规对病人进行尿液、血肌酐、血尿素检测及肾脏影像学检查,并结合病史,即可作出慢性肾脏病的诊断。

治疗 慢性肾脏病的总体治疗原则是干预原发病、延缓肾脏病进展、预防并发症的发生,从而改善病人预后,提高生活质量。总体治疗措施如下。

1. **饮食及生活习惯的调整** 包括调整饮食中的盐分摄入、蛋白质摄入量等,同时根据肾功能情况,限制饮食中磷、钾的摄入量。要求病人戒烟忌酒。

2. **原发病的治疗** 如对于糖尿病和高血压病人应努力控制血糖、血压,肾小球肾炎病人应采取措施控制蛋白尿等,狼疮性肾炎病人需控制狼疮活动等。

3. **对症处理** 视情况采用调脂药物、降尿酸药物、抗血小板聚集药物、血管紧张素转换酶抑制剂或受体阻滞剂、碱剂(如碳酸氢钠)等。

4. **肾脏替代疗法** 对于已达终末期肾病病人,应早做肾脏替代疗法的准备,择期进行肾脏替代疗法,以减少并发症的发生,改善病人的生活质量和预后。

应重点指出的是,对于慢性肾脏病病人,应定期至肾脏专科医生处规律随访,在专科医生指导下实施治疗。

血液透析

血液透析于20世纪60年代应用于临床治疗慢性肾衰竭,是目前最常应用的血液净化疗法。其方法是将血液引出体外,经带有透析器的体外循环装置,血液与透析液借半透膜(透析膜)进行水和溶质的交换,从而达到清除水分和尿毒症毒素,维持水、电解质和酸碱平衡的目的。

设备要求 进行血液透析所必需的硬件设备包括透析器、透析机和透析液。透析器是透析治疗的核心部分,由透析膜和所支撑结构组成。按透析膜种类可分为纤维膜、改良纤维膜和合成膜透析器,以后者最为常用。部分透析器遵循严格规范的程序进行处理后可重复使用;透析机的作用是建立并驱动体外循环、提供透析液和控制超滤量,从而保证透析过程的持续进行;透析液由透析机将成品浓缩透析液(粉)与透析用水按照一定比例混合而成,其成分包括电解质、碱基和葡萄糖。根据治疗要求不同,透析液中某些成分浓度可进行调整。

血管通路 血管通路是进行血液透析必要条件,其中以动静脉内瘘最为常用。一般多选择上肢远端或近端血管建立内瘘。动静脉内瘘建立后需1~3个月方可使用,故有条件病人应尽可能提前建立,时机可选择在内生肌酐清除率低于25毫升/分钟,预计1年内将进入血液透析。对血管条件所限而无法建立动静脉内瘘,又需行长期透析的病人,可选择颈内静脉置入带涤纶套的半永久导管,这类导管体外段埋置于皮下隧道,感染发生率明显降低,可留置数月到数年。紧急透析者可应用临时深静脉留置导管进行血液透析,一般可保留数日至数周,常见并发症为感染、血栓形成和导管功能受限。

抗凝方法 血液透析时需进行抗凝以防止血液在体外循环时发生凝固。普通肝素抗凝是目前最常用的方法。对存在出血倾向的病人,可选择边缘肝素抗凝法、局部枸橼酸盐抗凝法以及低分子肝素抗凝法。

适应证和禁忌证

1. **适应证** ①慢性肾衰竭。②急性肾损伤。③药物或毒物中毒。④严重水、电解质和酸碱平衡紊乱。⑤其他,如严重高热和低体温等。各种原因导致慢性和急性肾衰竭是病人透析的最主要原因。以慢性肾衰为例,当内生肌酐清除率下降至10毫升/分钟时,则考虑开始透析治疗。糖尿病肾病者因心血管并发症和感染等较多见,可适当提前开始治疗。在急性肾损伤病人中,如出现急性肺水肿、高钾血症、高分解代谢状态、容量负荷过多等情况需进行治疗。

2. **禁忌证** 血液透析无绝对禁忌证。在下列情况下存在相对禁忌证,应谨慎应用:①不能控制的活动性出血,尤其是颅内出血。②器质性心脏疾病所致顽固性心力衰竭,无法耐受血液透析。③严重的休克或低血压。④精神疾病者无法配合。⑤恶性肿瘤晚期。⑥拒绝进行血液透析治疗。

血液透析的方式和透析处方 血液透析的治疗方式有常规间隔透析、每日透析、间隔长时透析等多种形式。常规间隔透析是一般指每周透析2~3次,每次4~6小时;每日透析指每日均进行透析,每次2~4小时;间隔长时透析每周进行2~3次治疗,每次6~8小时,可安排在日间或夜间进行。常规间隔透析是目前最常见的治疗方式。

透析处方是指为了达到设定的溶质和水分清除目标所制定的各项透析方案,包括透析器的选择、血流量和透析液流量、干体重的设定、脱水量和脱水速度、抗凝、透析频率和每次透析时间等。一般而言应由专科医生根据病人的基本情况和病情变化有针对性的调整处方。为制定个体化的合理处方,及时的医患沟通、定期随访、规律检查等都十分重要。

血液透析的并发症及其处理 血液透析治疗存在一定的并发症风险,可分为即刻并发症和长期并发症。

即刻并发症指每次血透过程中或血透结束后数小时内发生的与透析本身有关的并发症。包括:①失衡综合征:表现为透析中及透析后头痛、乏力、倦怠、恶心呕吐、血压升高、睡眠障碍,重症者可有精神异常、癫痫样发作、昏迷甚至死亡。处理上应及时调整透析处方,部分病人可应用降低颅内压等对症治疗。②心脑血管并发症:主要有血压波动、心律失常、心绞痛、急性心梗、心力衰竭、心脏压塞等,严重时可发生猝死。其中以低血压和脑出血最为常见。可通过控制透析间期体重增加,控制血压等进行预防。③首次使用综合征：系病人对消毒剂（环氧乙烷）、透析膜材料以及透析管路等产生过敏反应所致。重症病人须立即中止透析，并给予抗组胺或激素治疗。如继续治疗须更换可能引起过敏的透析器或管路。轻症病人在吸氧、减慢血流量后可自行好转。④其他，如溶血、空气栓塞等，较为罕见。在治疗过程中须加强观察，及时处理。

随透析时间延长，透析病人还会存在一些远期并发症，包括心脑血管并发症、贫血、感染、微炎症状态、营养不良、代谢性骨营养不良等。相当部分病人还存在心理疾患。对这些远期并发症应强调以透析和药物为基础，辅以心理辅导和家庭社会关怀的综合治疗。

血液透析的疗效评价和随访　合理的透析处方使病人能够依靠透析获得较好的健康状况，较高的生活质量和较长的生存期，即所谓充分透析。透析充分性的评估须包括病人的临床情况和实验室检查。目前常用尿素清除指数和尿素下降率两项指标对透析充分性进行量化评估。根据肾脏病者生存质量指导中关于透析充分性的建议，每周透析 3 次者，单次血液透析尿素清除指数应达到 1.2，尿素下降率应达到 65%。

与非透析的慢性肾衰竭者相比，血液透析者更应强调定期评估和随访，并根据随访及时调整透析处方和药物治疗。同时，非药物治疗如良好的生活习惯和饮食控制，尤其是控制透析间期水分、钠盐（主要是食盐）、钾盐和磷的摄入，也将对长期预后的改善起到积极的作用。

腹膜透析

腹膜透析是利用腹膜作为半渗透膜，利用重力作用将配制好的透析液经导管灌入病人的腹膜腔，这样，在腹膜两侧存在溶质的浓度梯度差，高浓度一侧的溶质向低浓度一侧移动（弥散作用）；水分则从低渗一侧向高渗一侧移动（渗透作用）。通过腹腔透析液不断地更换，以达到清除体内代谢产物、毒性物质及纠正水、电解质平衡紊乱的目的。腹膜透析是治疗急、慢性肾衰竭的常用方法。

优点与缺点

1. 腹膜透析的优点　①操作简单，不需要特殊的设备。病人可以在家中自己进行。不需要全身应用抗凝血药，适用于有出血倾向的透析病人。②无体外循环，无血流动力学改变，透析平稳，避免了血容量急剧减低引起的低血压，故对于老年人，尤其是心血管疾病伴循环不稳定者，安全性较大。③保护残余肾功能，有较多的研究表明腹膜透析者残余肾功能下降速度明显低于血液透析者。而残余肾功能对改善透析病人的生活质量，提高透析病人的生存期均是非常重要的。④对中分子物质的清除较血液透析好，对贫血及神经病变的改善优于血液透析。

2. 腹膜透析的缺点　①感染的可能：由于腹膜透析专用的导管在换液时须和透析袋连接，故有腹腔感染的可能。以目前的技术，腹膜炎的发生率已大幅降低。②体重和血中三酰甘油（甘油三酯）增加：由于透析液是利用葡萄糖来排除多余水分，所以可能在透析时吸收了部分的葡萄糖，可能使病人的体重增加、血三酰甘油及其他脂质升高。③蛋白质流失：在透析的过程中会流失少许蛋白质及维生素。

适应证及禁忌证

1. 适应证　在下列情况下应首选腹膜透析：①年龄大于 65 岁的老年病人。②原有心血管系统疾病者，如心绞痛、陈旧性心肌梗死、心肌病、心律失常、顽固性心力衰竭、低血压或难以控制的高血压等。③曾有脑血管意外者，如脑出血或脑梗死等。④糖尿病者，尤其合并眼底病变或周围神经病变者。⑤儿童。⑥反复血管造瘘失败者。⑦有明显出血倾向者。

2.**禁忌证**　如果病人有以下情况中的一种，应慎选腹透：①腹壁有感染，腹腔、盆腔感染或肠造瘘术后有腹部引流。②慢性梗阻性肺病、呼吸功能不全。③中、晚期妊娠或腹腔内巨大肿瘤、肠梗阻、肠粘连、肠麻痹等；腹腔手术后3日内。④各种腹部疝未经修补者。⑤严重营养不良，不能补充足量蛋白质与热量者。⑥晚期恶性肿瘤。⑦精神病者，或家属及本人不同意。

腹膜透析方式的选择　腹膜透析方式的选择有以下几种：①紧急腹膜透析。短期内作整日持续性透析。多作为急性肾衰竭及急性药物中毒的抢救措施。②间歇腹膜透析（IPD）。③持续性不卧床腹膜透析（CAPD）。最常用，每周透析5～7日，每日透析4～5次，每次用透析液1 500～2 000毫升，输入腹腔，每3～4小时更换1次，夜间1次可留置腹腔内10～12小时。病人在透析时不需卧床，可自由活动。④持续循环腹膜透析（CCPD），系采用计算机程序控制的自动循环腹膜透析机。⑤夜间间断性腹膜透析（NIPD）。⑥白天自动化腹膜透析（DAPD）。⑦潮式腹膜透析（TPD）。

血液净化新技术

许多疾病的发生都与体内尤其是血液中出现异常致病物质有关。如各种致病性自身抗体可以引起系统性红斑狼疮、抗肾小球基底膜抗体可以引起急进性肾小球肾炎、某些药物或毒物中毒等。如果能直接或快速清除这些致病物质，常能在短时间内迅速控制病情。

血液净化治疗时把病人血液引出体外并通过一种净化装置，除去其中某些致病物质，净化血液，以达到治疗疾病的目的。传统的血液净化疗法包括血液透析、血液滤过和血液透析滤过，多用于治疗尿毒症。随着血液净化技术的发展，逐渐出现血液灌流、血浆置换、免疫吸附等新技术，能够清除血液中更多的致病物质，血液净化治疗的适应证不断扩大。

血液灌流　血液灌流的基本原理是将病人血液引出体外与吸附剂接触，以吸附的方法清除体内某些代谢产物、外源性药物或毒物，净化的血液再重新返回病人体内，从而达到治疗目的。常用的吸附剂包括药用炭和合成树脂。

血液灌流最常用于药物或毒物中毒，也用于肝性脑病、尿毒症、免疫性疾病及感染性疾病等的治疗。根据溶解性的不同，药物或毒物可分为水溶性和脂溶性两大类。水溶性药物或毒物中毒，如甲醇、水杨酸等，血液透析治疗效果好。脂溶性药物或毒物与蛋白质的结合率高，相对分子质量大，血液透析不易清除，但血液灌流的清除效果好。血液灌流能够清除的药物或毒物包括安眠药（巴比妥类、格鲁米特、安眠酮、地西泮、氯丙嗪、利眠宁等）、解热镇痛药（阿司匹林、对乙酰氨基酚等）、抗抑郁药（阿米替林、丙咪嗪、三环类抗抑郁药等）、心血管类药物（地高辛、地尔硫草、双异丙吡胺、美托洛尔、普鲁卡因胺、奎尼丁等）、抗肿瘤药（多柔比星、甲氨蝶呤等）、茶碱类（茶碱、氨茶碱）、醇类、毒蕈、百草枯、重铬酸钾、有机磷、有机氯等。目前认为，血液灌流对神经安定药如巴比妥类或安定类中毒的抢救效果最好，远远超过血液透析，故对于此类中毒者应首选血液灌流。

血浆置换 血浆置换的基本原理是将病人血液引出体外,利用膜式滤过或其他方法,将血细胞和血浆分离,弃去含有致病物质的血浆,而把血细胞回输体内,同时补充正常的人体血浆或血浆代用品,从而非特异性清除血浆中的某些致病物质。最新的血浆置换技术,还可进一步将血浆分成许多的亚成分,再加以选择性地清除。

所谓膜式滤过是指使病人血液通过特殊的血浆分离膜,控制分离膜上孔径的大小,使其只允许体积相对较小的血浆成分,如各种蛋白质及相对分子质量低于蛋白质的溶质透过,而所有体积相对较大的血细胞成分被截留。但人体血浆中含有大量的有用成分,如各种凝血因子、转运蛋白等,血浆置换为了清除致病物质,需要将含有上述有用成分的血浆全部弃去,同时补充大量的外源性血浆,不仅浪费血浆,还存在一定的隐患,如感染血源性传染病及发生过敏等。

免疫吸附 免疫吸附的基本原理是将具有免疫吸附活性的物质固定在高分子化合物上制成免疫吸附剂,免疫吸附治疗时将病人血液或分离出的血浆引流至吸附柱,柱内吸附剂可以特异性结合血中的致病物质,从而达到清除效果,其余血液成分则回输病人体内。免疫吸附剂的特异性吸附原理包括特定抗原-抗体的结合反应、补体-循环免疫复合物的结合反应以及蛋白A免疫吸附。目前最常用的是蛋白A免疫吸附。蛋白A是从某些金葡菌壁上分离的一种蛋白质成分,每个蛋白A分子上有4个免疫球蛋白的结合区,可与不同种类的免疫球蛋白分子结合,尤以与免疫球蛋白G的结合能力最强,而且蛋白A与免疫球蛋白G的结合是可逆的,可用特殊的洗脱液将其分离。一般而言,体内致病抗体就是免疫球蛋白G。与普通血浆置换相比,利用蛋白A制成的免疫吸附柱可以高效安全地清除血液中的致病抗体,广泛应用于自身免疫病的治疗,但价格比较昂贵。

能够采用血浆置换或免疫吸附治疗的疾病涉及神经系统疾病、自身免疫病、肾脏疾病、血液病、肿瘤性疾病、肝脏病、代谢性疾病、结缔组织疾病和脏器移植等许多领域。在肾脏病方面,如抗肾小球基底膜肾病时,病人血循环中存在大量抗肾小球基底膜抗体,均可快速大量地破坏肾小球、甚至侵犯肺脏等全身其他重要脏器,病人的肾脏可在数周内就被完全损毁,病情凶险,预后极差。但如果在疾病早期就予以强化血浆置换或免疫吸附,同时配合药物治疗,则可挽救生命,许多病人的肾功能可基本恢复正常。

需要强调的是,无论是血浆置换还是免疫吸附治疗,都是利用人工的方法强行清除血液中大量的致病物质,达到快速缓解病情的作用,但致病物质被清除后,机体还会源源不断地产生,因而血浆置换和免疫吸附都只是一个"治表"的措施,一定要同时配合药物治疗,从源头上抑制体内异常致病物质的产生,才能巩固疗效,"治表"又"治本"。此外,还需重视血浆置换或免疫吸附治疗的安全性,必须严格掌握治疗指征。

水、电解质和酸碱平衡失调

水和钠的代谢紊乱 水和钠的关系非常密切,缺水和失钠常同时存在。水和钠既可按比例丧失,也可缺水多于缺钠,或缺水少于缺钠。

1. 等渗性缺水 水和钠成比例地丧失,血清钠仍在正常范围,细胞外液的渗透压也保持正常。病因常见有:①消化液的急性丧失,如大量呕吐,肠瘘等。②体液丧失在感染区或软组织内,如腹腔内或腹膜后感染、肠梗阻、烧伤等。治疗:尽可能处理引起等渗性缺水的原因,用平衡盐溶液或等渗盐水尽快补充血容量。

2. **低渗性缺水** 水和钠同时缺失,但缺水少于失钠,故血清钠低于正常范围,细胞外液呈低渗状态。病因主要有:①胃肠道消化液持续性丧失,如反复呕吐、胃肠道长期吸引或慢性肠梗阻。②大创面慢性渗液。③肾排出水和钠过多,如应用排钠利尿剂时,未注意补给适量的钠盐。治疗:积极处理致病原因。采用含盐溶液或高渗盐水静脉输注,以纠正体液的低渗状态和补充血容量。

3. **高渗性缺水** 水和钠虽同时缺失,但缺水多于缺钠,故血清钠高于正常范围,细胞外液呈高渗状态。病因主要为:①摄入水分不够,如食管癌的吞咽困难,重危病人的给水不足,鼻饲高浓度的要素饮食或静脉注射大量高渗盐水溶液。②水分丧失过多,如高热大量出汗、烧伤暴露疗法、糖尿病昏迷等。治疗:应尽早去除病因,不能口服的病人,给予静脉滴注5%葡萄糖溶液或0.45%氯化钠溶液,以补充已丧失的液体。

4. **水过多** 又称水中毒或稀释性低钠血症,系指机体入水总量超过排水量,以致水在体内潴留,引起血液渗透压下降和循环血量增多。对水中毒病人,预防重于治疗,对容易发生抗利尿激素分泌过多的情况者,如疼痛、失血、休克、创伤和大手术等,急性肾功能不全的病人和慢性心功能不全的病人,应严格限制入水量。应立即停止水分摄入,在机体排出多余的水分后,程度较轻者,水中毒即可解除。程度较重者,除禁水外,用利尿剂促进水分排出。

钾的异常

1. **低钾血症** 血清钾的正常值为3.5~5.5毫摩尔/升,低于3.5毫摩尔/升表示有低钾血症。缺钾或低钾血症的常见原因有:①长期进食不足。②应用呋塞米、依他尼酸等利尿剂,肾小管性酸中毒,以及盐皮质激素过多,使钾从肾排出过多。③补液病人长期接受不含钾盐的液体。④静脉营养液中钾盐补充不足。⑤呕吐、持续胃肠减压、禁食、肠瘘。临床表现:肌无力为最早表现,一般先出现四肢肌软弱无力,以后延及躯干和呼吸肌。可有软瘫、腱反射减退或消失。病人有口苦、恶心、呕吐和肠麻痹等胃肠功能改变的症状。心脏受累主要表现为传导和节律异常。典型的心电图改变为早期出现T波降低、变宽、双相或倒置,随后现ST段降低、QT间期延长和U波。

治疗:应尽早治疗造成低钾血症的病因。血清钾<3毫摩尔/升,给 K^+ 200~400毫摩尔;血清钾为3.0~4.5毫摩尔/升,补 K^+ 100~200毫摩尔。补钾的速度一般不宜超过20毫摩尔/小时,每日补钾量则不宜超过100~200毫摩尔。

2. **高钾血症** 血清钾超过5.5毫摩尔/升时,即称高钾血症。常见原因有:①进入体内(或血液内)的钾增多,如口服或静脉输入氯化钾,服用含钾药物,组织损伤,以及大量输入库血等。②肾排泄功能减退,如急性肾衰竭,应用保钾利尿剂(如螺内酯、氨苯蝶啶),以及盐皮质激素不足等。③细胞分布异常,如酸中毒、应用琥珀酰胆碱、输注精氨酸等。临床表现:严重高钾血症有微循环障碍表现,如皮肤苍白、发冷、紫绀、低血压等。常出现心跳缓慢或心律失常,甚至发生心搏骤停。典型的心电图改变为早期T波高而尖QT间期延长,随后出现QRS增宽,PR间期延长。

治疗:①停用一切带有钾的药物或溶液。②降低血清钾浓度:静脉注射 5％ 碳酸氢钠溶液,用 25％ 葡萄糖溶液 100～200 毫升,每 3～4 克糖加 1 单位胰岛素静脉滴注,10％ 葡萄糖酸钙溶液 100 毫升、11.2％ 乳酸钠溶液 50 毫升静脉持续滴注,应用阳离子交换树脂,可从消化道携带走较多的钾离子。同时口服山梨醇或甘露醇导泻,也可加 10％ 葡萄糖溶液 200 毫升后作保留灌肠。③透析疗法:有腹膜透析和血液透析,一般用于上述疗法仍不能降低血清钾浓度时。

酸碱平衡的失调 原发性酸碱平衡失调有代谢性酸中毒、代谢性碱中毒、呼吸性酸中毒和呼吸性碱中毒 4 种。此外,还有两种或两种以上的原发性酸碱平衡失调同时存在的情况,称为混合型酸碱平衡失调。

1. **代谢性酸中毒** 代谢性酸中毒是最常见的酸碱平衡失调,由体内 $[HCO_3^-]$ 减少所引起。轻症常被原发病的症状所掩盖,重症病人有疲乏、眩晕、嗜睡,可有感觉迟钝或烦躁。最突出的表现是呼吸深而快,呼吸辅助肌有力地收缩,呼吸频率有时可达每分钟 50 次。呼气中有时带有酮味。病人面部潮红、心率加快、血压常偏低,可出现神志不清或昏迷。病人有对称性肌张力减退,腱反射减弱或消失。易发生心律失常、急性肾功能不全和休克。

治疗:只要病因被消除和辅以补液纠正缺水,较轻的酸中毒常可自行纠正。对血浆 $[HCO_3^-]$ 低于 10 毫摩尔/升的病人,应立刻用液体和碱剂进行治疗,常用碱性溶液为碳酸氢钠溶液。

2. **代谢性碱中毒** 由体内 $[HCO_3^-]$ 增多所引起。一般无明显症状,有时可有呼吸变浅变慢,或神经精神方面的异常,如谵妄、精神错乱或嗜睡等。严重时,可因脑和其他器官的代谢障碍而发生昏迷。

治疗:着重于原发疾病的积极治疗。对丧失胃液所致的代谢性碱中毒,可输注等渗盐水或葡萄糖盐水,纠正低氯性碱中毒,使 pH 值恢复正常。治疗严重碱中毒时,可应用盐酸的稀释溶液或精氨酸。

3. **呼吸性酸中毒** 系指肺泡通气功能减弱,不能充分排出体内生成的 CO_2,以致血液的 pCO_2 增高,引起高碳酸血症。常见原因有全身麻醉过深、镇静剂过量、心搏骤停、气胸、急性肺水肿、支气管痉挛、喉痉挛和呼吸机使用不当等。另一类原因是一些能引起 pCO_2 持久性增高的疾病,如肺组织广泛纤维化、重度肺气肿等慢性阻塞性肺病。病人可有呼吸困难,换气不足和全身乏力;有时有气促、紫绀、头痛、胸闷。随着酸中毒的加重,病人可有血压下降、谵妄、昏迷等。

治疗:尽快治疗原发病因和改善病人的通气功能,必要时作气管插管或气管切开术,使用呼吸机,以改善换气。引起慢性呼吸性酸中毒的疾病大多难以治愈,一般可采取控制感染、扩张小支气管、促进咯痰等措施,以改善换气功能和减轻酸中毒的程度。

4. **呼吸性碱中毒** 系指肺泡通气过度,体内生成的 CO_2 排出过多,以致血 pCO_2 降低,引起低碳酸血症。引起通气过度的原因有:癔症、精神过度紧张、发热、创伤、感染、中枢神经系统疾病、轻度肺水肿、肺栓子、低氧血症、肝功能衰竭和使用呼吸机不当等。病人一般无症状,有时可有眩晕,手、足、口周麻木和针刺感,肌震颤,手足抽搐,以及 Trousseau 征阳性,病人常有心跳加速。

治疗:应积极处理原发疾病,用纸袋罩住口鼻,增加呼吸道死腔,减少 CO_2 的呼出和丧失,以提高血液 pCO_2,也可给病人吸入含 5% CO_2 的氧气。如系呼吸机使用不当所造成的通气过度,应调整呼吸机。静脉注射葡萄糖酸钙可消除手足抽搐。

风湿系统疾病

类风湿关节炎

类风湿关节炎(RA)是一个累及周围关节为主的多系统性炎症性的自身免疫病。本病的病因尚不清楚,病理为慢性滑膜炎,侵及下层的软骨和骨,造成关节破坏,是导致我国人群丧失劳动力和致残的主要病因之一。

临床表现　RA 特征性的症状为对称性、多个周围性关节的慢性炎症病变。临床常以缓慢而隐匿的方式起病,在出现明显关节症状前有数周的低热、乏力、全身不适、体重下降等症状,以后逐渐出现典型的关节症状。少数则有较急剧的起病,在数日内出现多个关节症状。临床表现可分为关节表现和关节外表现。关节表现包括晨僵(指病变的关节在夜间或日间静止不动后出现较长时间的僵硬,至少 1 小时),关节的疼痛与肿胀(最常出现的部位是腕、掌指和近端指间关节,其次是足趾、膝、踝、肘、肩等关节,多呈对称性、持续性),中晚期病人可出现关节畸形及功能障碍。关节外表现包括类风湿结节(多位于关节隆突部及受压部位的皮下,大小不一、质硬、无压痛、对称性分布),类风湿血管炎及内脏的受累(包括肺间质病变、肺部结节样改变、胸膜炎、心包炎等)。

类风湿因子是一种自身抗体,见于约 70% 病人血清,其数量与本病的活动性及严重性有关。但类风湿因子也可出现于慢性肺结核、寄生虫病、恶性肿瘤、系统性红斑狼疮等其他疾病,甚至在 5% 的正常人也可出现低滴度的类风湿因子,因此类风湿因子阳性者必须结合临床表现,方能诊断 RA。抗环瓜氨酸肽抗体有助于 RA 的早期诊断,尤其是类风湿因子阴性、症状不典型的病人。血沉、C 反应蛋白并无特异性,是观察疾病活动的指标。影像学检查时 RA 的诊断依据之一。目前临床应用最多的是手指和腕关节的 X 线片,对本病的诊断、关节病变的分期、监测病变的演变均很重要。但 X 线片由于存在组织重叠影,不利于发现早期 RA 的病变,故近年来临床上逐步开展磁共振成像检查,因价格昂贵,目前尚未广泛开展。

治疗　由于病因不明,临床上尚缺乏根治及预防本病的有效措施。治疗本病的目的是①减轻关节肿痛和关节外症状。②控制关节炎的发展,防止和减少关节破坏,保持受累关节的功能。③促进已破坏的关节骨的修复。为达到上述目的,早期诊断和早期治疗极为重要。治疗措施包括一般性治疗、药物治疗和外科手术治疗，其中以药物治疗最为重要。一般性治疗包括休息、关节制动（急性期）、关节功能锻炼（恢复期）、物理疗法等。药物治疗强调早期诊断、早期治疗、积极治疗、联合治疗、定期随访，达到临床缓解。治疗药物包括非甾体抗炎药、传统改变病情和生物制剂改变病情抗风湿药、糖皮质激素等。非甾体抗炎药包括双氯芬酸钠、美洛昔康、塞来昔布等，具有镇痛消肿作用，是改善关节症状的常用药，但不能控制病情，必须与改变病情抗风湿药同服。改变病情药物能改善RA病人的关节症状，也能阻止关节结构的破坏，传统改变病情药物包括若干不同的药物，如甲氨蝶呤、来氟米特、硫唑嘌呤等，生物制剂改变病情药物包括拮抗肿瘤坏死因子单抗或受体融合蛋白、抗白介素-1受体单抗、抗白介素-6单抗等，前者起效慢，在应用过程中需要定期检测不良反应，后者起效快，疗效肯定，但须注意感染时不能应用。糖皮质激素适用于有关节外症状者或关节炎明显且急性发作者。外科手术治疗包括关节置换和滑膜切除手术，前者适用于较晚期有畸形并失去功能的关节，滑膜切除术可使病情得到一定缓解，但不能替代药物治疗。

系统性红斑狼疮

系统性红斑狼疮（SLE）是一种临床表现有多系统损害症状的慢性系统性自身免疫病，病程以病情缓解和急性发作交替为特点，有肾、中枢神经系统、心脏等内脏损害者预后较差。本病以女性多见，尤其是20～40岁的育龄期女性。

临床表现　临床症状复杂多样，症状差异较大，早期症状往往不典型。活动期病人多有全身症状，如发热、乏力、体重下降等。约80％的病人出现皮疹，包括颊部蝶形红斑、盘状红斑、甲周红斑、指端缺血等，40％的病人在日晒后出现光过敏，部分病人可有口腔溃疡、脱发、雷诺现象、关节疼痛等，但关节红肿少见。SLE可累及内脏，出现相应的临床症状。肾脏受累可表现为蛋白尿、血尿、肾性高血压、肾功能不全等；心血管受累可表现为心包炎、心肌损害甚至心力衰竭等；肺部累及可表现为胸腔积液、肺间质病变、肺动脉高压等；神经系统受累可表现为头痛、呕吐、癫痫、意识障碍及幻觉、妄想、猜疑等各种精神障碍症状；血液系统受累可表现为贫血、血小板减少、白细胞减少等；消化系统受累可表现为腹腔积液、腹痛、腹泻、呕吐等；此外，还可累及外分泌腺（如唾液腺、泪腺等）、眼等器官。

SLE病人血清中可以查到多种自身抗体。抗核抗体（ANA）是筛选结缔组织病的主要试验，见于几乎所有的SLE者，由于特异性低，阳性不能作为SLE与其他结缔组织病的鉴别，常需做其他自身抗体检测。抗双链DNA（dsDNA）抗体是诊断SLE的标记抗体之一，多见于SLE活动期，抗dsDNA抗体的量与活动性密切相关。抗Sm抗体是诊断SLE的标记抗体之一，有助于早期或不典型病人或回顾性诊断所用，它不代表疾病活动性。抗RNP抗体阳性率40％，对SLE诊断特异度不高，往往与SLE的雷诺现象和肌炎有关。抗磷脂抗体包括抗心脂抗体、狼疮抗凝物、梅毒血清试验假阳性等对自身不同磷脂成分的自身抗体，结合其特异的临床表现可诊断是否合并有继发性抗磷脂抗体综合征。少数病人血清中出现类风湿因子和抗中性粒细胞胞质抗体p-ANCA。

此外，补体低下，尤其是C3下降是表

示 SLE 活动的指标之一。血、尿常规异常代表血液系统和肾脏受累。血沉、C 反应蛋白升高表示疾病控制尚不满意。肾活检病理对狼疮肾炎的诊断、治疗和预后估计均有价值，尤其对指导狼疮肾炎的治疗有重要意义。影像学检查有助于早期发现器官损害，如高分辨 CT 有助于早期肺间质病变的发现；超声心动图对心包积液、心肌、心瓣膜病变、肺动脉高压等有较高敏感性而有利于早期诊断。

治疗　SLE 虽不能根治，但合理治疗后可以缓解，尤其是早期者，故宜早期诊断、早期治疗，定期随访，在医生的指导下调整用药。治疗原则是活动且病情重者，予积极的药物控制，病情缓解后，则接受维持性治疗。糖皮质激素是治疗的首选药物，可以抑制自身抗体的产生，抑制异常的免疫反应和抗炎，有利于控制病情，保护脏器受损。但是长期使用激素会出现以下不良反应，如向心性肥胖、血糖升高、高血压、诱发感染、股骨头无菌性坏死、骨质疏松等，应予以密切监测。活动程度较严重的 SLE，应给予大剂量激素和免疫抑制剂，后者常用的有环磷酰胺、硫唑嘌呤、环孢素、麦考酚吗乙酯、羟氯喹、雷公藤等，加用免疫抑制剂有利于更好地控制病情活动，减少 SLE 暴发，减少激素用量。静脉注射大剂量丙种球蛋白适用于某些病情严重而体质极度衰弱者或并发全身严重感染者。

非药物性的一般治疗极为重要，必需①进行心理治疗，使病人对疾病树立乐观情绪。②急性活动期宜卧床休息，病情稳定的慢性病人可适当工作，但需劳逸结合。③及早发现和治疗感染。④避免使用可能诱发 SLE 的药物，如避孕药等。⑤避免强阳光暴晒和紫外线照射。⑥缓解期才可做防疫注射。

没有中枢神经系统、肾或心脏严重损害，而病情处于缓解期达半年以上者，可安全妊娠并产出正常婴儿。非缓解期 SLE 病人容易出现流产、早产或死胎（发生率约 30%），故应避孕。妊娠期间和产后 1 个月可按病情给予激素治疗，产后避免哺乳。

干燥综合征

干燥综合征是一种主要累及外分泌腺体的慢性炎症性自身免疫病。临床有多系统受累，属弥漫性结缔组织病。本病分为原发性和继发性两大类，后者是指发生于另一诊断明确的结缔组织病如系统性红斑狼疮、类风湿关节炎等的干燥综合征，这里主要叙述原发性干燥综合征，女性明显多于男性。

临床表现　本病起病多隐匿，临床表现多样。口干燥症包括①口干，严重者进食固体食物时必需伴水或流质送下。②猖獗性龋齿，即出现多个难以控制发展的龋齿，见于约 50% 的病人，是本病的特征之一。③成人腮腺炎，表现为间歇性腮腺肿痛，累及单侧或双侧，对有一部分腮腺持续性肿大者应警惕恶性淋巴瘤可能。④舌痛，舌面干裂，舌乳头萎缩而光滑，口腔可出现溃疡或继发感染。眼干燥症如干燥性角结膜炎，出现眼干涩、异物感、少泪等症状，严重者哭时无泪。其他浅表部位如鼻、硬腭、气管及其分支、消化道黏膜、阴道黏膜的外分泌腺体均可受累，使其分泌减少而出现相应症状。

除局部症状外，还可出现系统损害的表现。肾受累主要累及远端肾小管，表现为 I 型肾小管性酸中毒，临床上可引起血钾降低，严重者引起周期性低血钾性肌肉麻痹；肾小管排出钙离子增多，钙沉积于肾组织出现肾钙化，钙盐沉积于尿路成为肾结石；大量钙离子排出导致软骨病。此外，还可有肺间质病变、肝功能损害、周围神经损害、皮疹、关节痛等。

本病有多种自身抗体出现，包括抗核抗体、抗SSA抗体、抗SSB抗体、类风湿因子等，其中抗SSA抗体、抗SSB抗体对本病诊断有很大帮助。由于淋巴细胞高度增殖，约90％以上的病人有高丙球蛋白血症，呈多克隆性且强度高，引起紫癜、血沉快等表现。少数病人出现巨球蛋白血症或单克隆性高丙球蛋白血症或冷球蛋白血症，出现这些情况应警惕并发恶性淋巴瘤或多发性骨髓瘤可能。

治疗 本病目前尚无根治方法，主要是替代和对症治疗，治疗目的是预防因长期口、眼干燥造成局部损伤，密切随诊观察病情变化，防止本病的系统损害。减轻口干较为困难，应停止吸烟、饮酒及避免服用引起口干的药物如阿托品等，保持口腔清洁，勤漱口，减少龋齿和口腔继发感染。干燥性角结膜炎可给以人工泪液滴眼以减轻角膜损伤。非甾体炎药对肌肉、关节疼痛有一定疗效。纠正低钾血症急性发作以静脉补钾为主，平稳后改口服钾盐，部分病人需终身服用。如合并有神经系统损害、肝功能损害、肺间质病变等脏器受累，则要给予糖皮质激素，病情进展迅速者可合用免疫抑制剂。出现恶性淋巴瘤者按淋巴瘤治疗方案。

脊柱关节病

又称血清阴性脊柱关节病（SpA），是指以中轴、外周关节以及关节周围组织慢性进展性炎症为主要表现的一组疾病。本组疾病以强直性脊柱炎（AS）为原型，还包括Reiter综合征、反应性关节炎、银屑病关节炎、炎症性肠病关节炎、幼年型脊柱关节病以及未分化脊柱关节病等。其临床特点为：①血清类风湿因子阴性。②伴或不伴脊柱炎的骶髂关节炎。③非对称性外周关节炎。④附着点病变。⑤不同程度的家族聚集倾向。⑥与人类白细胞抗原－B27（HLA－B27）呈不同程度相关。⑦临床表现常相互重叠。

鉴于强直性脊柱炎是脊柱关节病的最主要组成部分，故以其为重点介绍内容。

强直性脊柱炎多见于青少年，以中轴关节慢性炎症为主，也可累及内脏及其他组织的慢性进展性风湿性疾病。典型病例X线片表现骶髂关节明显破坏，后期脊柱呈"竹节样"改变。

起病大多缓慢而隐匿，男性多见，且一般较女性严重。发病年龄多在10～40岁，以20～30岁为高峰。16岁以前发病者称幼年型强直性脊柱炎，45～50岁以后发病者称晚起病强直性脊柱炎。

临床表现 临床表现常不典型。早期症状常为腰骶痛或不适、晨僵等，也可表现为臀部、腹股沟酸痛或不适，少数病人以颈、胸痛为首发表现。典型表现为腰背痛、晨僵、腰椎各方向活动受限和胸廓活动度减少。症状在静止、休息时反而加重，活动后缓解，夜间腰痛可影响睡眠。约半数病人尚可累及膝、踝等下肢关节，常为非对称性、反复发作与缓解，较少表现为持续性和破坏性，这是区别于类风湿关节炎的特点。随着病情进展，整个脊柱自下而上发生强直，先是腰椎前凸消失，进而呈驼背畸形、颈椎活动受限。胸肋连接融合，胸廓硬变，呼吸靠膈肌运动。关节外症状包括眼葡萄膜炎、结膜炎、肺纤维化、升主动脉根和主动脉瓣病变及心传导系统失常等。晚期病例常伴严重骨质疏松，易发生骨折。

实验室检查无特异性或标记性指标。类风湿因子阴性，90％左右病人HLA－

B27阳性,活动期血沉、C反应蛋白、免疫球蛋白升高。放射学骶髂关节炎是诊断的关键。普通X线片经济简便,应用最广,包括骨盆正位片与腰椎正侧位片;骶髂关节CT检查分辨力高,能发现骶髂关节的轻微病变,有利于早期诊断;骶髂关节MRI检查能比CT更早期发现骶髂关节炎症,但价格昂贵,尚难普及。

治疗 目前尚无根治方法,主要为缓解症状、保持良好姿势和缓解病情进展。对病人教育是治疗成功的关键,应使病人对本病有所了解,坚定长期治疗的决心;鼓励病人适当锻炼,注意立、坐、卧正确姿势,坚持脊柱、胸廓、髋关节活动。宜睡硬板床、低枕,避免过度负重和剧烈运动。本病以药物治疗为主。非甾体炎药主要用于减轻疼痛和晨僵,但已证明阿司匹林对本病疗效不佳。改变病情抗风湿药如柳氮磺吡啶、甲氨蝶呤、雷公藤已应用多年,有一定疗效。小剂量激素用于严重的急性发作、虹膜睫状体炎或葡萄膜炎病人及常规药物均不能控制症状者。近年来发现强直性脊柱炎病人骶髂关节组织中存在肿瘤坏死因子α(TNFα),并认为TNFα和炎症有关,临床上将TNF抑制剂用于本病的治疗取得初步疗效,最终结论有待进一步临床验证。外科治疗主要用于髋关节僵直和脊柱严重畸形的晚期病人。

多发性肌炎和皮肌炎

多发性肌炎和皮肌炎是病因未明的骨骼肌非化脓性炎症,是特发性炎症性肌病的一种,临床表现以四肢近端肌无力为主,皮肌炎同时伴有典型皮疹。

临床表现 本病起病较隐匿,病情于数周、数月甚至数年发展至高峰。骨盆带及肩胛带肌群最易受累,病人感到近端肢体肌无力,尤其髋周及大腿无力,难以蹲下或起立。当肩胛带肌群受累时双臂难以上举,有些病人伴有自发性肌痛或肌肉压痛,半数发生颈部肌肉无力,1/4可出现吞咽困难,眼肌及面部肌肉几乎不受影响。多发性肌炎是一种全身疾病,常见关节痛、发热、体重下降等全身症状。病程中任何时期均可发生肺及心脏改变,如间质性肺炎、肺纤维化、心律失常甚至继发于心肌炎的心力衰竭。

在多发性肌炎临床表现基础上,出现典型皮疹即可诊断皮肌炎。皮疹与肌肉受累程度常不平行,皮疹可出现在肌炎之前、同时或之后。典型皮疹是以上眼睑为中心的眶周水肿性紫红色斑,四肢肘、膝关节伸侧面和内踝附近、掌指关节、指间关节伸侧面紫红色丘疹,逐渐融合成斑片,有毛细血管扩张、色素减退和上覆细小鳞屑,称Gottron征。此外,还可见颈前及上胸部"V"字形红色皮疹,肩颈后皮疹(披肩征),表皮萎缩及"技工手",甲根皱襞可见不规则增厚,毛细血管扩张性红斑等均具有一定特征性,有助于诊断。本病皮疹通常无瘙痒、疼痛,缓解期皮疹可完全消失或遗留皮肤萎缩、色素沉着或脱失、毛细血管扩张或皮下钙化,皮疹多为暂时性的,但可反复发作。

约8%的多发性肌炎/皮肌炎病人伴发恶性肿瘤,多发性肌炎/皮肌炎可先于恶性肿瘤1~2年发生,也可同时或晚于肿瘤发生。

肌酸激酶(CK)升高最具特异性,但CK也广泛存在于肝、心脏等脏器中,故临床上以CK的同工酶CK-MM意义更大。约3/4病例抗核抗体阳性,部分病人类风湿因子阳性。近年来研究发现一类肌炎特异性抗体,其中检出率较高的是抗J_o-1抗体,此类抗体阳性者突出表现为肺间质病变,关节炎和雷诺现象发生率高,称之为"抗合成酶综合征"。肌电图对肌源性和神经源性损害的鉴别和早期发现肌源性病变有参考价值。肌肉活检有助于进一步明确诊断。

治疗　本病的治疗应遵循个体化原则,治疗开始前应对病人的临床表现进行全面评估。重症者应卧床休息,但应早期进行被动运动和功能训练,随着肌炎好转,应逐渐增加运动量以促进肌力恢复。治疗用药首选糖皮质激素,治疗时间较长;对糖皮质激素反应不佳者可加用免疫抑制剂如甲氨蝶呤、硫唑嘌呤、羟氯喹等;对危重症状可用大剂量丙种球蛋白静脉冲击治疗。

混合性结缔组织病

混合性结缔组织病是一种有系统性红斑狼疮、系统性硬化症、多发性肌炎/皮肌炎及类风湿关节炎等疾病特征的临床综合征,血中可出现极高效价的斑点型抗核抗体和抗核糖核蛋白抗体。本病病因尚不明确。常有皮肤、关节肌肉、肺等病变,对肾上腺皮质激素效果好,预后较佳。本病发病年龄从4～80岁,以30～40岁女性为多(约占80%)。

临床表现　临床症状多种多样,可表现出上述4种结缔组织病的任何临床症状,不同病人表现亦不尽相同。最常见和最早的表现是雷诺现象伴手指肿胀、变粗,局部皮肤紧绷、肥厚、失去弹性,不易捏起,呈腊肠样,指端可糜烂或溃疡。几乎所有病人都有关节疼痛和发僵(占87%～100%),但关节畸形少见。60%病人有近端肌肉疼痛,伴压痛和无力,血清中肌浆酶(肌酸磷酸激酶、醛缩酶、乳酸脱氢酶和天冬氨酸转氨酶)可升高。肺部受累(占85%)早期可无症状,不易发现,后出现咳嗽、胸痛和呼吸困难。贫血和进食后梗阻感亦较常见。心、肾、神经系统等可有病变,但均少见。

治疗　本病除累及心肾肺脑等重要内脏外,一般预后较好。本病以肾上腺皮质激素治疗效果最佳,口服泼尼松(强的松)可使症状显著好转。秋水仙碱或静脉滴注丹参和右旋糖酐40(低分子右旋糖酐)可使皮肤软化,非甾体抗炎药可使关节症状缓解,抗血小板聚集药物如阿司匹林和扩血管药物对雷诺现象的改善有一定的帮助,平时注意保暖,防止受寒,千万不要过度劳累,戒烟。

硬皮病

硬皮病是一种原因不明的以皮肤及各系统胶原纤维硬化为特征的结缔组织病。发病年龄以20～60岁多见,女性多于男性(约为8∶1)。硬皮病皮损具有特征性,分为肿胀、硬化和萎缩期。肿胀期皮肤紧张发亮、皱纹消失、呈非凹陷性水肿;硬化期皮肤变硬,有蜡样光泽,触之有皮革样硬度,不能捏起,伴有色素沉着或杂有色素减退斑,毛发稀少;萎缩期皮肤变薄如羊皮纸样,甚至皮下组织及肌肉亦发生萎缩及硬化,紧贴骨骼,形成木板样硬片。

临床表现　临床上,根据有无内脏受累,硬皮病分为局限性和系统性。①局限性:具有典型皮肤病变,但一般不影响内脏,根据皮损形态又分为滴状、片状、带状和泛发性硬皮病,好发于胸腹和四肢远端,亦可累及头面部。②系统性:除皮损外,累及内脏器官。根据受累皮肤部位不同,可产生手指伸屈受限、面部表情固定、张口及闭眼困难、胸部紧束感等症状。雷诺现象较早出现,肌无力、肌痛、关节强直不少见,严重时可发生肌萎缩、关节畸形。内脏受累可出现相应的症状，如食管受累可有吞咽困难；心脏受累可致胸闷、气急、心绞痛、心力衰竭；肺部受累可引起进行性呼吸困难；肾脏受累可有蛋白尿、血尿，严重时肾功能不全。

治疗　本病目前虽无特效疗法，但部分病人经治疗后可停止发展或缓解，两型在治疗上无明显差别。血管活性剂有助于改善微循环，丹参注射液肌内注射，或加入右旋糖酐40（或5％葡萄糖）内静脉滴注。青霉胺、秋水仙碱、积雪苷能抑制胶原纤维化，软化硬皮。糖皮质激素和免疫抑制剂对早期炎症、水肿及关节、内脏受累有一定疗效。其他如封闭疗法、维生素E、复合磷酸酯酶片，以及光疗音频电疗等均可视具体病情选用。

成人斯蒂尔病

成人斯蒂尔病是一种以发热、皮疹、关节炎或关节痛、咽痛为主要临床表现，并伴有周围血白细胞总数及中性粒细胞增多、肝功能受损等系统受累的临床综合征。本病病因尚不清楚。男女患病率相近，好发年龄为16～35岁。由于本病目前无特异的检查和诊断方法，需排除感染、肿瘤以及其他结缔组织病后才考虑本病。

本病最常见、最早出现的症状是发热，80％以上的病人呈弛张热，多于傍晚体温骤然升高达39℃，但即使不作退热处理，在数小时内体温可自行降至正常。皮疹是本病另一常见表现（达75％～92％），皮疹呈一过性多形性，常与发热伴行，多在高热时出现，为红斑或斑丘疹，热退皮疹亦可消失。几乎100％病人有关节疼痛或关节炎，但关节畸形少见。其他常见症状包括咽痛、淋巴结肿大等。80％以上病人查外周血象白细胞计数明显升高≥15×10^9/

升，部分有肝酶轻度增高、贫血，血清铁蛋白增高可提示病情活动，血细菌培养、类风湿因子、抗核抗体等检查均呈阴性。

本病预后大多良好，但易反复发作。非甾体抗炎药、糖皮质激素和免疫抑制剂有助于控制本病病情。若没有侵及内脏而仅有皮肤、肌肉、关节症状，可先用非甾体抗炎药来控制，若疗效不佳、或有内脏损害、病情较重者，应尽早用糖皮质激素和甲氨蝶呤等免疫抑制剂治疗。长期服用激素者应注意感染、骨质疏松等并发症，及时补充维生素D和钙片。

血管炎

血管炎是一类以血管壁炎症和坏死为特征的疾病，随受累血管的类型、大小、部位、病理等特点不同，可产生相应的组织器官供血不足的各种临床表现。本病大多原因不明，少数可继发于感染、肿瘤和其他结缔组织疾病。原发性血管炎根据其受累血管大小分为大血管性、中等血管性和小血管性血管炎。

分类

1. **大血管性血管炎**　大动脉炎好发于青年女性，主要临床表现有头痛、头晕、黑矇、视力减退，严重时晕厥、卒中，下肢间歇性跛行，四肢动脉搏动减弱或消失，两上肢收缩压差大于10毫米汞柱，颈部、锁骨上下区、上腹部、肾区出现血管杂音。CT和MRI大血管造影检查有助于本病的诊断。颞动脉炎多见于老年女性，最常见的症状是难以忍受的头痛，以及双侧或单侧眼痛，视物模糊，视野缺损，伴或不伴肩带肌疼痛，太阳穴处可触及增粗变硬并有压痛的颞动脉。

2. **中等血管性血管炎**　结节性多动脉炎分为皮肤型和系统型，多见于男性。

皮肤型沿病变动脉可见结节样皮损,呈玫红或近正常肤色,触之有压痛。系统型除皮疹外,有发热、乏力、关节痛、肌痛、体重减轻等全身症状,并常累及肾脏、心脏、消化及神经系统,表现为蛋白尿、血尿、高血压、心绞痛、心力衰竭、腹痛、周围神经分布区麻木和疼痛以及感觉运动障碍。

3. 小血管性血管炎　包括韦格纳肉芽肿、变应性肉芽肿、显微镜下多血管炎、过敏性紫癜、原发性冷球蛋白血症、皮肤白细胞破碎性血管炎等。该类疾病共同特点包括全身症状(发热、乏力),皮疹可呈紫癜、荨麻疹、结节红斑等多种形态,大多数病人有关节痛,但关节炎少见,部分病人有慢性咳嗽、进行性呼吸困难、蛋白尿、血尿、腹痛等内脏受累的表现。某些疾病与抗中性粒细胞胞质抗体相关,化验该指标呈阳性。

临床表现　血管炎临床表现复杂多样,异质性强,预后差别大,一般以皮疹关节痛为主要表现、内脏受累程度较轻者预后良好。

治疗　本病治疗首先需去除诱发因素如过敏原、感染等,多数病人对糖皮质激素和免疫抑制剂治疗反应较佳。可予以泼尼松口服,症状较重者可静脉用大剂量甲泼尼龙冲击治疗。免疫抑制剂首选环磷酰胺,其他可选硫唑嘌呤、环孢素、羟氯喹、雷公藤、吗替麦考酚酯等。平时注意避免受凉、过度劳累、戒烟戒酒、均衡膳食、忌光敏(如柠檬、芹菜、香菜等)、辛辣、海鲜等食物。

痛风和高尿酸血症

痛风是嘌呤代谢紊乱及(或)尿酸排泄减少所引起的一种晶体性关节炎。

临床特点为高尿酸血症、反复发作的急性单一关节炎、痛风石形成、痛风石性慢性关节炎,并可发生尿酸盐肾病、尿酸性尿路结石,严重者可出现关节致残,肾功能不全。痛风分为原发性和继发性,原发性除1%由先天性酶缺陷引起外,绝大多数发病原因不明。继发性痛风多由其他疾病引发,如糖原累积病Ⅰ型、Lesch-Nyhan综合征的代谢紊乱;血液病、肿瘤放化疗等所致的尿酸生成增多;肾脏病和药物(如噻嗪类利尿剂、阿司匹林、烟酸、乙醇等)引起排泄减少;进食过多的富含嘌呤食物等。

高尿酸血症是痛风最重要的生化基础,但并不等同于痛风。只有5%~18.8%的高尿酸血症者最终发展为痛风。体内尿酸主要是由细胞的核酸及食物中的嘌呤分解产生,小部分是由其他含嘌呤物质产生。正常男性及更年期后女性血尿酸浓度为0.15~0.38毫摩尔/升,更年期前的女性为0.1~0.3毫摩尔/升。若血尿酸浓度超过0.42毫摩尔/升,即可在体内超饱和而晶体析出沉积在组织中。此外,高尿酸血症目前还被认为是心脑血管病、高血压、糖尿病等发病的危险因素。

95%痛风病人为40岁以上男性,女性者多出现在绝经后。痛风的临床表现及治疗方法见第二十二章第十六节。

第25章

普外科疾病

手术前准备和
手术后护理

有些病人一听到医生提出手术治疗就感到恐惧，其实这是不必要的。在选择治疗方案时一般都尽量选用非手术方法，只有符合手术指征时才考虑手术治疗。尤其当医生提出需要急症手术时，其目的是挽救病人的生命，阻止病情的恶化，以及避免（或减少）并发症的发生，急症手术确有一定的风险，但限于时间紧迫，这时需要听取医生的建议，并积极给予配合。手术是外科治疗中一个重要措施，外科医生会将手术与药物、营养支持和康复措施等一起综合考虑。

手术前准备 手术前准备是指手术前治疗组医生在一起讨论，疑难的还要经过全科讨论，复核各种检查报告，作出诊断，衡量手术的利弊，注意手术的适应证和禁忌证，制定手术方案。最后写出术前小结，其中包括诊断依据、手术目的、适应证、术式、拟用麻醉方式、术中和术后可能发生的并发症及其防治措施。床位负责医生就根据这个小结进行很多具体准备工作，并与家属互通情况，说明手术的危险性，可能发生的并发症和意外事件，倾听病人家属的想法和提问，并给予解释。病人家属在充分理解谈话内容后完成同意手术的签署手续。

手术前，病人要心情愉快，有什么疑问就向医生请教，增强对手术的信心。通常手术前宜空腹，择期性手术前1日晚餐后开始禁食，仅可饮少量水分，以免麻醉时呕吐和术后胃滞留。手术前1日晚上灌肠1次或服通便药，可以减少术后胀气。特殊手术还有特殊的准备。术前按照要求剃去相应范围的毛发，清洁皮肤，验好血型，必要时备血，做好普鲁卡因和青霉素皮肤过敏试验。去手术室前应排空小便，取下假牙、贵重物品、手表和饰物等，交家属保管。吸烟者入院时起就应禁烟。

手术后护理 手术后护理重点在于观察病情、处理术后症状和预防并发症，伤口的处理和引流管的护理也很重要。一旦出现不适症状，病人不要恐慌紧张，要及时反映病情，以便医生给予适当的处理。回病室后，病人一般取平卧位，硬脊膜外麻醉或腰麻者暂时去枕头4～6小时。除血压低下、直肠癌根治和盆腔内脏切除术外，术后第2日可抬高床架，采取半卧位，这样有利于呼吸和进食。除非有特殊医嘱，术后可开始进食。腹部手术后一般在24～48小时内胃肠动力受抑制，待有肠鸣音出现或肛门排气，提示肠蠕动已恢复，即可进食流质或半流质食物，以清淡食物为主。如有恶心或呕吐，暂停进食。术后体力的恢复主要靠食补，选择易消化的高蛋白质食品，暂不服用豆类和牛奶（酸奶例外）等导致气胀的食品，不忌嘴。不必要的输血或白蛋白注射并无益处。

术后6～8小时要排尿，如有困难或感小腹胀，要请医生处理。如感伤口疼痛，不要大声喊叫，以免大口吞下空气反而致腹胀不适，可酌用止痛药。

术后早期开展床上活动，先从四肢小

关节开始,如腕、指、踝和趾等部活动,然后扩大到肩、肘、髋和膝关节,慢慢翻身侧睡,作深呼吸活动,这样有利于呼吸和循环的通畅,促进伤口的愈合。如置有各种引流管者,床上活动时要防止其滑脱。随着病情的好转,可早日下床大小便和在室内行走,年迈和施行大手术者必须有护理人员在旁扶持。此外,还有一整套术后护理和观察病情的常规,应该由医护人员严格执行,只要病人密切配合,一般可顺利康复。

麻　醉

麻醉是保证手术顺利进行和消除疼痛的重要措施,但是不少病人害怕麻醉后会带来一些后遗症,要求医生用麻醉药量小一些或少用一些;有的病人怕痛,要求医生用麻醉药量大一些或多用一些,这都是对麻醉的理解不全面。麻醉的方法很多,一般可分为3大类。

1. **全身麻醉**　即将麻醉药经呼吸道吸入或静脉注入,使病人暂时失去知觉,如入眠一样。采取的安定镇痛剂和肌肉松弛剂多种药物一起应用的复合麻醉更可达到意识暂时丧失、无痛、肌肉松弛、安全和无不良反应等效果。麻醉和手术过程中应用呼吸和循环监测等仪器,以调控人体的各项生理指标处于正常状态,病人不必担心或害怕全身麻醉后会变笨或记忆力不好。麻醉药作用消失后,中枢神经系统的功能(包括脑细胞)即恢复正常,不留有后遗症或智力上改变。

2. **椎管内麻醉**　是将普鲁卡因或地卡因等局部麻醉药通过背部脊椎穿刺术注射到椎管内,凡注射到蛛网膜下隙的脑脊液中,麻醉的范围局限于下半身和两下肢,故也称腰麻(半身麻醉)。凡将麻醉药注射到硬脊膜外间隙(蛛网膜下隙的外层),阻滞胸、腹几个节段的脊神经,称为硬脊膜外麻醉,这是目前常用的一种方式,病人的意识不丧失,进行手术范围的颈、胸或腹部区域知觉丧失,因此不发生痛觉,下肢的感觉不消失,仍可活动。

3. **局部麻醉**　将局麻药喷洒或涂抹到皮肤或黏膜的表面麻醉,将局麻药注射到手术区组织的局部浸润麻醉,将局麻药注射到神经干周围的神经阻滞麻醉等,这些麻醉方法对呼吸和循环的干扰少,术后恢复快。第二、三类麻醉都是使用局麻药,它们的用量都有限度,如普鲁卡因的1次限量是1克,超过剂量就会发生中毒现象。由于不同病人存在对局麻药的个体差异,如喝酒一样,有的人不易醉,有的人喝一点即醉,麻醉医生会在安全范围调整局麻药用量。但是手术中病人意识清醒,感到疼痛时就立即向医生反映,可以随时作出补救措施。

为了提高麻醉的疗效和安全,病人去手术室前尚需给麻醉前用药,如安定药、镇静药、镇痛药或减少呼吸道和口腔唾液分泌的阿托品等药物,其目的在于消除病人的恐惧心理,增加麻醉过程中麻醉药的疗效,并减少不良反应。如病人仍有恐惧心理而致手术日前晚不能入眠者,可以口服催眠药,使病人能安然入眠和醒来精神充沛。

损　伤

损伤的分类　损伤是人体受到外力而发生的组织撕裂或损害。引起损伤的原因很多,根据有无伤口,又可将损伤分为闭合性和开放性两大类。

1. **闭合性损伤**　由钝力造成,无皮肤、体表黏膜破裂。常见的有挫伤和扭伤。挫伤表现为伤处疼痛、肿胀、皮肤青紫,有时皮下出现瘀斑和明显压痛。扭伤由于过度伸展或屈曲，使韧带、肌肉、筋膜的部分纤维断裂所造成。一般都发生在关节部位，表现为受伤部位的疼痛、功能障碍、局部肿胀和明显压痛，有时有血肿。转动受伤部位时，疼痛加剧。

2. **开放性损伤**　多数由锐器和火器所造成，少数可由钝力造成。因有伤口，故常有细菌污染或异物存留。常见的有：①擦伤：皮肤为粗糙物擦破，形成表浅破损，伤面有擦痕、小出血点和组织液渗出。②割伤：由锋利的器物所割破，伤口边缘整齐，周围组织很少遭到破坏，伴有不同程度的出血。可能有割断深部血管、神经、肌腱等情况存在。③刺伤：为尖锐物体刺入身体所成。伤口一般较小，但较深，有伤及深部器官，如心、肺、血管或胃肠道等的可能。在受伤时，常因碎布、泥土等被带入伤口，容易发生伤口感染化脓。④裂伤：常因钝器打击所造成，伤口边缘一般都不整齐，周围组织破坏多，有时还有肌腱或肌肉等的缺损，有不同程度的出血。在裂伤中也常有异物存留，加上组织遭受破坏，故伤口容易发生感染。⑤穿通伤（穿入伤）：多由枪弹、弹片或刺刀所造成，一般有2个伤口，一个是入口，另一个是出口，周围组织损伤较大。由枪弹所造成的穿通伤，出口较入口大。此伤的危险性和容易发生感染的情况和刺伤大致相似。⑥咬伤：由于动物口腔中细菌种类很多，咬伤发生感染的机会极大。如被狂犬咬伤，伤者即会发生狂犬病；如被毒蛇咬伤，毒素进入人体，可能危及生命。

损伤的处理　人体受到致伤因子的作用后，改变的程度和损伤的轻重有关。较严重的损伤常出现脉率和呼吸加快、发热、口渴、食欲减退、乏力、尿少、消瘦等全身反应。因此，在遇到损伤时，要处理好局部损伤，并注意观察和治疗全身反应。

闭合性损伤的处理包括固定和抬高伤处，伤处加压包扎或外敷止痛、活血化瘀的药物。这些措施可减少肿胀、组织内出血和疼痛。在肿胀开始减轻时，可在局部进行热敷或理疗，以加速肿胀的消退和促进组织内血肿的吸收。

开放性损伤的伤口在受伤时即有细菌进入，受伤后又可因处理不当而为更多的细菌所侵入，故发生感染的机会较多。一旦发生感染，就会增加伤者的痛苦和治疗上的困难。因此，对开放性损伤的初步处理，须用无菌或清洁的包扎物，以减少伤口进一步感染的机会，为以后的治疗创造有利的条件。随意将药粉撒入伤口内或用强烈消毒剂消毒伤口（药粉会凝结粗粒，形成异物；强烈的消毒剂会损伤组织），反而影响伤口的愈合。伤口在发生感染前有1个潜伏期，一般为4～6小时，这个时期称为污染期。在这期内，如进行手术，将坏死组织和异物去除，洗净伤口，并进行缝合，一般都能愈合。这种手术处理方法叫做清创缝合术，故对开放性损伤应争取在6小时内作好处理。一般认为超过6小时，细菌已深入伤口内的组织，并且繁殖，不能将其全部除去。在这种情况下，清创后便不宜进行缝合。伤口已发生感染时，则不宜再作清创术，以免促使感染扩散。一般可作伤口换药，使引流通畅，伤口即可逐渐由肉芽组织填满而愈合。有时可使用抗生素和磺胺类药物，以减少发生感染的机会。在深而污染较重的伤口清创后，有时尚应注射破伤风抗毒血清，以预防破伤风的发生。

伤口愈合是一个复杂的生理过程，可受到很多因素的影响。改善伤者的营养情况，纠正失水或水肿，去除伤口内的坏死组织或异物，增进受伤区的血液循环，以及防止感染和伤口内血肿的发生等都有利于伤口的愈合。一个边缘对合很好的清洁伤口可以很快愈合，而且瘢痕小，这称为一期愈合。如果组织缺损或感染而伤口边缘分离时，伤口内便须先有肉芽组织生长，待肉芽组织填满伤口后，表皮才能自四周向肉芽面生长，最后伤口愈合，这称为二期愈合，一般需要愈合时间颇长，瘢痕较大。

烧　伤

烧伤是一种常见的损伤。多由于热液、火焰、蒸汽等高温引起，其他尚有强酸、强碱等化学品灼伤和电流、核能等灼伤。有关其急救事项可参阅《急救篇》有关内容。伤情与烧伤面积和深度有关，面积愈大、深度愈深，局部和全身的病理改变愈严重。

评估

1. **烧伤面积评估**　按占全身面积的百分比简单地以九等分来计算。

头颈部＝1×9%

双侧上肢＝2×9%

躯干＝3×9%（包括会阴）

双侧下肢＝5×9%＋1%

总计11×9%＋1%＝100%

儿童的头部皮肤面积的百分比较高，而下肢较低，需按下列公式调整：

头部：9%＋（12－年龄）%

双下肢：5×9%＋1%－（12－年龄）%

2. **烧伤深度评估**　一般分为3度：①一度为表皮烧伤，由于局部毛细血管充血，表现为伤处红、肿、痛、热，3～5日痊愈，不留瘢痕，仅需保持清洁，或用纱布保护，不要涂酱油或土方膏药。②二度烧伤达真皮层，又分浅深两种，浅二度烧伤有水疱形成，水疱表面剥脱后可见创面发红、潮湿。如无感染，可在2周内愈合，局部色素

沉着，不留瘢痕。深二度烧伤累及真皮深层，局部除充血渗出外，尚有组织坏死，可有或无水疱。皮肤的神经大多被破坏，所以疼痛反较浅二度为轻。如无感染，3～4周后可见痂皮下愈合，愈合后有轻度瘢痕。③三度烧伤损坏皮肤全层，有的累及皮下组织、肌肉，甚至骨骼。局部皮肤成焦痂、蜡白或焦黑，焦痂脱落后创面形成肉芽。愈合需1个月以上，并遗留严重瘢痕和畸形。

治疗原则　在大面积烧伤，尤其是深二度和三度，创面大量血浆渗出和丢失，可引起低血容量休克和继发感染，故二度、三度烧伤均需到医院诊治，其中二度烧伤面积超过10%者，还需住院治疗；烧伤总面积30%以上者，更需紧急抢救。三度烧伤面积较大，需分期切除焦痂和多次植皮。

冷　伤

冷伤（冻伤）好发于寒冷地区的室外劳动者和运动员（如登山运动员），和某些低温作业者（冷库工作人员）。严寒是造成冷伤的主要原因，但气候环境与身体抗寒能力也起重要作用。大风时气流加速热的对流，潮湿的环境和衣袜使体表散热加快，均促使冷伤发生。营养不良、过度疲劳、肢体受压（鞋袜过紧）或血管疾病使局部血液循环不良，这些因素使机体抗寒能力下降。受冷部位因血管强烈痉挛，组织缺血，温度过低时，细胞间隙中结成冰晶，细胞脱水变形；温度恢复后血管扩张，血液郁积，血浆渗出，这些均可导致组织坏死。冷伤可分局部和全身两种。

分类与表现

1. **局部冷伤**　好发于指、趾、鼻尖、耳郭和脸颊等暴露部位。根据不同程度分为

3 度:①Ⅰ度冻伤(红斑性):皮肤从苍白变为斑块状蓝紫色,以后转为红、肿、痒、痛、感觉麻木等,7～10 日后症状消失,不留瘢痕。②Ⅱ度冷伤(水疱性):冷伤部皮肤除红肿外,尚出现大小不等的水疱,局部剧痛,对冷、热、针刺感觉不敏感,2～3 周后水疱干枯形成干痂,痂皮脱落时有新皮覆盖创面。③Ⅲ度冷伤(坏死性):皮肤从苍白变紫黑,伤部皮肤周围肿胀并可有水疱,坏死组织脱落后创面愈合需 2 个月以上,且形成瘢痕。严重的坏死区可延及深部的肌肉等,患部的知觉和功能丧失,愈合更费时,且易继发感染。

2. **全身性冷伤**　多数发生在寒冷地区野外工作者,当饥饿或酗酒而冻僵倒地,体温继续下降,病人感觉疲乏、反应迟钝、嗜睡,待体温降至 32 ℃以下时就出现意识障碍,直至昏迷。皮肤灰白或紫绀、冰冷,血压、脉率下降,呼吸减慢。如不及时抢救,往往导致死亡。

救治与预防　抢救冻僵病人时,应迅速置病人于 10～25 ℃室温的房间,加盖棉被或毛毯。运送到医院途中继续做好保暖措施,注意呼吸、循环的变化。局部冷伤的部位也要保暖,切忌用火烤或用雪搓擦,这样会加重损伤。主张快速复温,复温时间不宜超过 20 分钟,以减轻冰结晶融化后的再度损害。即将冷伤肢体浸泡在 38～42 ℃的温水中,争取在 5～7 分钟内复温,使冻僵的组织软化,待指(趾)甲和皮肤潮红为止。

预防是关键,野外工作者注意保暖,衣着、鞋袜松紧要合适,并保持干燥,暴露部位涂油膏以防散热。采用饮酒以祛寒的方法是不科学的。要适当活动,促进血液循环,要有足够的睡眠时间,注意营养以增强抗寒能力。冷库内应有报警系统,以防意外。

脓毒病

脓毒病指一系列全身性化脓性感染。脓毒病的发病必须有较多量的细菌或其毒素从体内一个感染病灶(痈、丹毒、腹膜炎、胆管炎、产后感染等),或从体外经皮肤或黏膜上的创口(外伤,侵入性诊断或治疗技术如静脉内留置导管等)侵入血液循环。但同时还需机体免疫力减退(如营养不良、疲劳、肿瘤、大手术或严重损伤、化疗或放疗、艾滋病等),入侵致病菌就可迅速繁殖,引起各系统感染而发生脓毒病。

脓毒病有不同的类型。①菌血症:仅少量致病菌进入血流,病人免疫力良好时可迅速将之消灭,未在血液中繁殖,称为菌血症。可无或极轻微全身症状,所以通常不易觉察。由于血液中细菌数量少且存在时间短暂,血培养常难以找到细菌。②毒血症:严重感染时,大量细菌毒素和组织分解产物从原发灶进入血循环,引起全身中毒症状,如寒颤、高热、脉速、口渴、头痛、食欲不振等,称为毒血症。由于无细菌在血液中繁殖,所以血培养也呈阴性。③败血症:如致病菌从原发病灶持续释放入血中,并大量繁殖而产生毒素,引起严重的全身症状,这时就称为败血症。表现为烦躁不安或淡漠,甚至昏迷和中毒性休克,皮肤、黏膜可出现出血点。血培养常有病菌生长。病情危重,要积极救治。④脓毒血症:如原发病灶带有化脓性细菌的栓子随血流沉着在四肢、腰、臀部皮下或肌肉深部,以及肺、肝、脑、肾等内脏,产生多发的转移性脓肿,这种情况就称脓毒血症,大多由金黄色葡萄球菌所引起。

预防是关键,及早正确处理创伤或感染,勿使细菌从局部扩散至全身。另一方面要经常注意锻炼身体和饮食卫生,保持良好的生理免疫力。一旦发生脓毒病，就应住院治疗。

疖和痈

疖和痈都是常见的皮肤和皮下组织的化脓性感染，多由金黄色葡萄球菌引起，好发于富有毛囊和皮脂腺的头、面、颈和背部等处，不发生在手掌和足底，因该处无毛囊结构。

疖侵犯一个毛囊，初起时出现一个疼痛的小结节，质硬，四周皮肤发红，如继续发展则形成脓肿，只有一个脓头。痈侵犯相邻多个毛囊，故红肿范围大，症状较严重，有发热等反应。痈好发于组织较致密的部位，如后颈项（俗称对口疽）或背部（俗称搭手），化脓后不易融合成为一个脓肿，故有多个脓头。

重在预防，要注意个人卫生，勤洗澡、勤换衣。感染初起时用碘酊涂小结节处（面部用乙醇或有效碘 0.2％～0.3％浓度的聚维酮碘制剂），皮肤红肿处用温湿毛巾敷 5～10 分钟，每日 3～4 次，以助其消散。形成脓肿时要手术切开排脓，切忌用手挤脓，尤在鼻翼和上唇区的疖，因该处的静脉与颅内静脉相通，挤压后感染扩散，还可引起颅内感染，从而危及生命。痈的手术不但要切开排脓，而且还要切除坏死组织。伴有发热等全身症状时要用抗生素。多处反复出现疖的老年病人，要注意是否有糖尿病或免疫低下的疾病。

急性蜂窝织炎

蜂窝织炎是由化脓性细菌所引起的皮下组织急性炎症。致病菌多数是溶血性链球菌、葡萄球菌及厌氧性细菌，常因皮肤或软组织创伤而引起，也可由其他局部化脓性感染直接扩散而来，或由淋巴管或血源性感染所致。

开始时局部仅有轻微的红肿，逐渐发展就出现全身乏力、食欲减退、畏寒和高热。局部红肿的范围逐渐扩大，疼痛加剧，手摸上去感到发烫、坚硬而紧张，手指压迫时可使皮肤凹陷，有明显触痛。红肿的边界不清楚，也不凸出。向外周蔓延时中央的红色亦不退，这是与丹毒的不同点。少数病人由于细菌毒性较弱，而身体的抵抗力较强，炎症可以逐渐消退。但多数在发炎的部位形成脓肿。严重的蜂窝织炎，皮肤上有大小水疱生成，内含混浊溶液，可发生广泛的皮下组织坏死而溃烂。感染能沿淋巴管而到达附近淋巴结，从而产生急性淋巴结炎。

及时治疗各种创伤，可以减少蜂窝织炎的发生。发生蜂窝织炎后，应将患部抬高，并作热敷或应用外敷药，选用清热解毒的中药内服或选用抗生素治疗。如有脓肿形成时，需要切开排脓。

丹毒

丹毒是皮肤网状淋巴管炎症，好发于头面部或下肢，俗称"流火"。多由 β 溶血性链球菌通过皮肤或黏膜的破损（如刺伤、虫蜇伤），或从足癣处侵入皮肤的网状淋巴管而发病。起病急，病人首先有寒战、头痛、疲乏、关节酸痛，继以发热 39～40 ℃。患处皮肤很快出现小片玫瑰色红疹，边界清楚，表面稍肿胀。局部温度升高，并有压痛。按压时红色消退，松手后立即恢复。红疹迅速向四周蔓延，同时中央区退色、脱屑，转成棕黄色。面部丹毒在鼻两侧呈蝴蝶状。下肢丹毒好发于小腿，患肢腹股沟淋巴结常肿大，有触痛。丹毒很少化脓，一般经抗生素治疗后炎症很快消退，7～10

日可痊愈,但红疹消退较慢。丹毒常反复发作,使皮肤及皮下组织增厚,形成慢性淋巴水肿。如下肢丹毒反复发作,应考虑血丝虫病可能,因虫体寄生于淋巴管内引起增生及肉芽肿反应,最终引起淋巴管阻塞,很易继发感染而形成象皮肿。

丹毒病人应注意休息,抬高患肢,局部用50%硫酸镁温热湿敷,大剂量青霉素肌注或静脉滴注。如有血丝虫或足癣,应予积极治疗。如皮肤有破损,要防止再次感染。

急性淋巴管炎

急性淋巴管炎是化脓性细菌从皮肤或黏膜的伤口侵入后,沿淋巴管扩散而引起的急性炎症。急性淋巴管炎发生之前,常在手指或脚趾先有一个感染的伤口,以后就在前臂或小腿皮肤上出现一条或多条不规则的纵形红线,从伤口向肢体近心端蔓延,至附近淋巴结处。上肢可至肘部,下肢可至腘窝,有时可直达腋窝或腹股沟淋巴结。局部皮肤发红,并有发热、头痛、乏力等全身症状。

及时治疗各种创伤和感染病灶,局部不要挤压和按摩,以免感染扩散,可减少急性淋巴管炎的发生。治疗主要是积极处理原发感染病灶,抬高患肢,局部热敷,应用清热解毒中药,或抗生素治疗。

急性淋巴结炎

急性淋巴结炎继发于其他炎症病灶,由化脓性细菌沿淋巴管侵入到局部淋巴结所致。所以常可找到原发感染病灶,如口腔和咽喉部、头面和颈部有感染时,可发生颌下或颈淋巴结肿大。如上肢、胸壁和乳房感染时,可引起腋窝淋巴结肿大。如下肢、会阴和臀部感染时,可发生腹股沟淋巴

结肿大。

症状常因身体抵抗力的强弱、细菌毒素和炎症的轻重而有所不同。轻者仅淋巴结肿大,略有疼痛。重者疼痛明显,皮肤红肿发热,肿大的淋巴结坚硬,有明显触痛,并有全身不适和体温升高等症状。如能及时治疗,肿痛也能消退。若炎症进一步发展,淋巴结可化脓形成脓肿。

应积极治疗原发病灶,防止感染扩散。治疗可给以热敷或敷以适当的药膏。并应用清热解毒的中药或抗生素,以促进炎症消退或局限化。穿刺有脓时,应作切开排脓。

脓性指头炎

又名瘭疽,俗称"蛇头疔",是手指末节掌面(指肚)的急性炎症,常因指尖部被针刺、木刺或鱼刺等轻微损伤后细菌入侵所致。由于每一手指末节与中节之间有一间隔,两者互不相通,末节手指就成为一密封的空隙。当指端发生感染和肿胀,该腔隙内压力增高,就会发生剧烈的搏动性疼痛,手指下垂时更甚,常使病人彻夜不能入睡。患指指端红肿和发热,不能触摸。

炎症早期时速将患指浸泡在5%温热盐水或50%硫酸镁温热溶液中,每日3~4次,每次15~20分钟,有利于肿胀的消退,疼痛因之减轻。外敷鱼石脂软膏或消炎药膏,感染严重时加用抗生素治疗。如指端肿胀和疼痛加剧,应请外科医生诊治,决定是否需及时手术切开减压,以免腔隙内压力过高而压迫指骨的营养血管,从而导致指骨坏死和手指残废。

甲沟炎

俗称"蛇眼疔",是指(趾)甲周围软组

织的化脓性感染。在手指,多因撕剥肉刺或修剪指甲时损伤所引起;在脚趾,多因嵌甲或鞋子过紧所致。感染初起时,指(趾)甲的一侧有轻度疼痛和红肿,如不予治疗,炎症可向另一侧或甲下蔓延。在足趾嵌甲一侧的甲沟炎常呈慢性感染表现,甲沟处长期流脓,并有肉芽组织形成,伤口不易愈合。

感染早期用局部热敷治疗,或将患指(趾)浸泡在 0.1％高锰酸钾温热溶液中,每日 3 次,每次 15～20 分钟。有脓肿形成时要切开排脓;一旦有甲下脓肿要切除部分或拔除全部指(趾)甲,否则脓液排出不畅。只要甲床尚未受损,在 2～3 个月后指(趾)甲仍会再生。因嵌甲引起的,必须切除患侧的部分趾甲和甲沟旁隆起的肉芽组织。

甲下血肿

指(趾)端受重物击伤后,组织内的出血积聚于甲下时就形成甲下血肿,外观呈青紫色或紫红色,积血量多时更可将指(趾)甲抬起,常合并末端指(趾)骨骨折。患指(趾)末端肿胀,疼痛剧烈。症状严重的要及时清除甲下血肿,既可缓解疼痛,又可防止日后的继发感染。

清除血肿的方法很简单,消毒后用一根烧红的细钢针或拉直的回形针在积血部位的指(趾)甲上烫一个小洞,血液即可由此排出。注意钢针勿触及甲床,否则会引起疼痛,外覆盖无菌纱布和包扎即可。如指(趾)甲已全面浮起的,可考虑拔甲。

手指急性化脓性腱鞘炎

每一根手指肌腱外面都有腱鞘包裹,具有润滑和减少摩擦作用,对手指的活动很有用。当腱鞘被刺伤(如缝衣时的缝针刺伤)或割伤时,细菌入侵,就会引起腱鞘炎,常发生在手指的掌面,患指出现红、肿、痛、热征象,呈屈曲状,因为手指伸直就会引起疼痛。如不及时处理,化脓性感染后,肌腱坏死就会使手指丧失活动功能,脓液还可流入邻近的手指腱鞘和手掌间隙,造成全手残废。

遇有手指肿胀和不能伸直时,速去医院诊治。在有效抗生素治疗的配合下,及早手术引流脓液是治疗重症化脓性腱鞘炎的唯一方法。

破伤风

破伤风是由破伤风杆菌外毒素引起的一种急性传染病,这种细菌是厌氧菌,必须在缺氧的条件下才能繁殖,它生存在家畜和人的粪便中,排入泥土后随风尘飞扬。破伤风杆菌可侵入污染伤口,其外毒素流入血液循环,刺激中枢神经而产生严重症状。破伤风也可发生在初生儿或产妇,前者因处理初生儿脐带不当,后者可因旧法接生或不洁人工流产所致。多数经过 1～2 周出现症状,短的 1～2 日,长的达几个月,在新生儿多为 5～7 日,故俗称"五日风"或"七日风"。早期症状仅为轻微无力,逐渐出现肌肉痉挛和抽搐,首先累及的是咀嚼肌和面部肌,表现为张口困难、牙关紧闭和"苦笑面容",这时应引起警惕,及早抢救。继之出现吞咽困难、腹肌强直,以及头后仰和躯干过度后屈的所谓"角弓反张"状态。到了晚期,呼吸肌痉挛可引起呼吸困难或窒息。肌肉痉挛也可呈阵发性发作,任何刺激,如强光、走步声、说话声和关门声等都可诱发,发作时手足抽搐、头颈后仰和满身大汗,表情非常痛苦,神志始终清醒,是其特点。

破伤风的病死率很高，一般为20%～30%，重症可达70%以上，多因并发症死亡。因此，预防尤为重要，提倡新法接生，防止意外损伤。有伤口的不用土方或偏方，去医院行彻底清创，伤口深而污秽的更要注射破伤风抗毒血清1500国际单位，可预防破伤风的发作，其有效期为7日，故以后发生伤口仍需再度注射。预防接种破伤风类毒素的预防时间可长达十数年，故部队指战员、民兵、运动员、儿童和易致外伤的工种人员可按计划接种。

一旦得了破伤风，应急送医院进行抢救，置于安静病室隔离，防治并发症，但最主要的是注射大量破伤风抗毒血清，为1500国际单位的几十倍，一旦外毒素进入中枢神经就不起作用。

气性坏疽

气性坏疽是一类组织内有气体和发生坏死的烈性感染。它是由一类能产生气体的厌氧菌（如产气荚膜梭菌等）所引起的软组织感染，发展迅速，很快引起组织坏死。这类厌氧菌多生存在泥土和飞扬的尘粒中，进入开放性骨折、大块肌肉撕裂或深的污秽伤口，就能在缺血、缺氧的环境中迅速繁殖，在肌肉内蔓延，产生大量气体和毒素，破坏肌肉和其他组织乃至坏死。气体中含有硫化氢，故伤口有尸臭样的特殊气味。伤口部位明显肿胀，有胀裂样疼痛。如感染发生在小腿，1～2日内就向大腿蔓延。按压伤口有血性混浊液体流出，伴有气泡。由于伤口周围有气体，触之有捻发样感觉。病人很快出现高热、呼吸急促和脉搏加快等中毒症状。

此病发展迅速，应急送医院抢救。一旦大片肌肉坏死，只能截肢。救治的方法只有多处切开感染组织，敞开伤口，用过氧化氢溶液（双氧水）冲洗，造成伤口处的有氧环境而不利于厌氧菌的繁殖。早期大剂量青霉素治疗有效。及时处理可降低截肢率。值得注意的是，所用敷料要焚毁，以防传染。

皮脂瘤

也称皮脂囊肿或粉瘤，是皮脂腺的腺管堵塞后皮脂积聚而形成的一种囊肿。常发生在皮脂腺丰富的部位，如头面、背、臀部等。囊肿呈圆形囊性，一般不超过核桃大小，位于皮肤内，与深部组织不相连。在肿块表面可见一微黑色小点，这就是堵塞的皮脂腺腺管的开口处，囊肿有完整的包膜，囊肿内充满豆渣样皮脂，平时不痛不痒，发炎后肿块表面皮肤可发红疼痛。如不及时治疗可化脓，炎症可反复发作。

治疗可在局部麻醉下进行，作一梭形切口，将肿块连同它的包膜和皮肤一起切除。如包膜切除不完全可复发。当皮脂囊肿发炎化脓时，可先切开排脓，等伤口愈合后再切除囊肿和包膜，否则仍会反复发炎。

脂肪瘤

是常见的良性肿瘤，由脂肪组织组成，多见于手臂、腿部和腹部皮下。一般黄豆至蚕豆大小、质软、边界清楚。常为单发，也可为多发性。多发性脂肪瘤易与多发性神经纤维瘤混淆，但多发性神经纤维瘤病人背部皮肤有色素沉着。

小的脂肪瘤可暂时观察，如长大而影响功能时可手术切除。多发性脂肪瘤一般较小，不影响健康，所以不需手术切除，如诊断有怀疑，可切除一个作活组织检查。

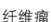

纤维瘤

起源于纤维组织的肿瘤,称为纤维瘤,多属良性,大小不一、质硬、光滑、可推动、生长慢,当引起疼痛或迅速增大时应手术切除,从而防止恶变。纤维肉瘤是恶性纤维瘤,好发于下肢,初起时体积甚小,为无痛性硬块,后生长迅速,并伴疼痛,应早期手术切除。

神经鞘瘤和神经纤维瘤

分别由神经鞘细胞和纤维细胞组成,均是良性肿瘤,以中青年较多见。肿瘤可呈梭状,来源于感觉神经的可出现放射样疼痛或触电样麻木感,需手术切除。

一种布满全身的多发性神经纤维瘤称为神经纤维瘤病,有遗传倾向,青春期加重,还有皮肤大片棕色斑,仅需切除其中迅速增大的肿瘤。

表皮乳头状瘤

表皮乳头状瘤由表皮的鳞状上皮细胞增生而成,同时向表皮下延伸,是良性肿瘤。肿瘤呈典型的乳头状,基底部有蒂与皮肤相连。此瘤可演变成鳞状上皮细胞癌,应手术切除。不要自用丝线结扎蒂部而使其脱落,因仍遗留基底部肿瘤组织。

血管瘤

血管瘤常见的有两种类型:①毛细血管瘤:又称杨梅痣,是最常见的毛细血管瘤,出生时即被发现,多见于面部、口腔黏膜、颈部和躯干的皮肤。肿瘤位于真皮内,呈鲜红或紫红色,大小不一,平坦或稍隆起,边界清楚,生长缓慢,有时可在数年后自行消失。如隆起于皮肤或黏膜上,外观似樱桃,极易出血,可用手术切除或用冷冻疗法,预后良好。②海绵状血管瘤:由管腔扩大的毛细血管组成,可含少量静脉和动脉,常见于四肢、躯干、面颊部皮下和肌肉,也可在肝、肾、胃肠等内脏中,肝内尤为多见。大小不一、质地似海绵、压之缩小、放松时膨大。小者对人体无害,且可无症状,有的可随年龄增大而停止生长或消退,故可暂时观察,不必急于治疗。

范围广泛而产生临床症状的,可采用手术切除,或注射硬化剂使血管瘤中的血液凝结。

淋巴管瘤

淋巴管瘤是一种先天性的良性肿瘤样畸形,并非真性肿瘤。它是胚胎在发育过程中,某些部位的原始淋巴囊与淋巴系统隔绝后所发生的,在出生时已存在或在小儿成长过程中出现,位于颈部、腋窝、股部、口腔和腹腔等处。通常分为囊状、海绵状和单纯性淋巴管瘤3种。①囊状淋巴管瘤:多见于新生儿和婴儿,颈部或腋窝有大小不一、囊性柔软的肿块,有时体积很大,可压迫气管引起呼吸困难,应争取及早手术。亦可采用局部硬化剂注射疗法,有较好的疗效。②海绵状淋巴管瘤:发生在皮肤、肌肉和肌间结缔组织间,在面颊部、肢体等处,为一柔软的肿块,一般生长缓慢,常并发感染。可以广泛地侵入组织,形成巨舌症、巨唇症和巨肢畸形等。手术效果常不满意。③单纯性淋巴管瘤:较少见,在皮肤或黏膜上呈孤立的或成群的厚壁小泡,范围较小,可以不必治疗。

颈部肿块

颈部肿块产生的原因很多,归纳起来大致可分为 3 类:①先天性畸形:如甲状舌管囊肿、鳃裂囊肿、囊状淋巴管瘤。②炎症性疾病:如颈淋巴结结核。③肿瘤:如甲状腺腺瘤、甲状腺癌和转移性癌。位于左锁骨上的质硬肿块,应怀疑胸、腹腔脏器癌的转移。

甲状舌管囊肿

这是一种先天性畸形,表现为颈部正中的圆形囊性肿块,随吞咽而上下活动。囊肿发炎后常向皮外破裂,不断流液,时发时愈,形成经久不愈的伤口(即瘘管)。

治疗的方法是将囊肿或瘘管完全切除。由于瘘管常穿过舌骨而与舌根相连,因此必须将舌骨的中央部分一并切除,直到舌根,否则容易复发。

鳃裂囊肿

是一种先天性病变,多位于颈外侧部、胸锁乳突肌的前缘,囊肿破裂后形成经久不愈的瘘管,流出少量黏性液体。这种瘘管可与咽部相通,手术时必须将囊肿和瘘管完全切除,这样才能避免复发。但必须与淋巴结核相鉴别。

囊状淋巴管瘤

也称囊状水瘤,是淋巴管发育中的先天性畸形,多见于婴儿和小儿,位于颈侧部胸锁乳突肌的外侧,紧接锁骨上区域,常可经锁骨后向腋下扩张,或沿颈部向上生长。肿瘤质地柔软而富于弹性,无明显边界。用针穿刺可得澄清微黄液体。

治疗方法是早期手术切除或注射博来霉素可使缩小。

甲状腺腺瘤

是甲状腺良性肿瘤,多见于青、中年女性。有单个和多发两种。单个腺瘤常位于甲状腺一侧腺体内。圆形而活动,质地坚韧,随吞咽而上下活动。多发腺瘤往往占据整个甲状腺,大多两侧不对称,呈结节性肿大。一般小的腺瘤可无任何自觉症状,生长也较缓慢。大的腺瘤则可压迫邻近结构产生症状,如压迫气管可使呼吸困难,压迫食管引起吞咽困难。腺瘤如有出血或癌变时,肿块可迅速增大。单个腺瘤癌变的机会较多发腺瘤为高。腺瘤也可产生甲状腺功能亢进而出现性情急躁、出汗、脉速和消瘦等症状,诊断方法是作 B 超和放射性核素,治疗是手术切除。

颈淋巴结结核

颈部淋巴结因结核杆菌侵入而发炎肿大时即称颈淋巴结结核或结核性淋巴结炎。中医叫瘰疬。侵入颈淋巴结的结核杆菌可来自体外,也有肺结核的病人可来自自己的痰液。结核杆菌从扁桃体、口腔黏膜破损处进入,从而到达颈淋巴结。肺结核及其他脏器结核的病人,结核杆菌可来自结核病灶,通过血液到颈部淋巴结。肺部或纵隔淋巴结有结核病变时,结核杆菌也可经淋巴管引流至颈部淋巴结。颈部淋巴结被结核杆菌侵入后就发炎肿大成为硬结。有时许多发炎的淋巴结相互粘连,融合成一个大肿块。如果病人抵抗力差而结核杆菌毒性强,病变可以发展,产生干酪样坏死组织,以后液化成为脓肿。这种脓肿没有发热等急性炎症表现,所以叫冷脓肿。冷脓肿内的压力如果逐渐增高,可穿破表面皮肤,形成慢性窦管,经常流出水样的脓液,经久不愈。如果病人的抵抗力强,而结核菌的毒性弱,淋巴结的炎症可以吸收,病灶纤维化,肿大的淋巴结逐渐缩小。即使已经干酪化或含有少量脓液,脓液可被吸收,干酪样组织可脱水干燥、钙化。这种干酪样组织或钙化病灶中的结核杆菌只是暂时被抑制。它们潜伏在淋巴结中,只要病人的抵抗力稍差或有别的细菌侵入时,炎症即可复发。

临床表现　颈淋巴结核的病人一般只是颈部出现硬结,没有其他症状。有的病人有疲乏、低热,但肺部 X 线检查不一定发现结核病变。颈部出现硬结不一定是颈淋巴结核。急性颈淋巴结炎也可出现硬结,但病人有发热,硬结有压痛。急性期过去后,有的肿大的淋巴结并不完全消退,成为慢性淋巴结炎。这种肿大的淋巴结也没有压痛,病人也不发热。颈淋巴结有癌转移或患淋巴瘤时也会肿大。如果不能肯定诊断,应作病理切片检查,以免延误病情。

防治　预防的方法是注意营养、适当休息,以增强身体的抵抗力。患颈淋巴结结核后应作详细的全身检查,看肺和其他脏器有无结核病灶。要用抗结核菌药物治疗。已形成脓肿的可穿刺抽脓,在脓腔内注射抗结核菌药液,每周 2 次,直至脓液不再形成。应在健康的皮肤穿刺,以免穿刺孔经久不愈而形成窦管。如果脓肿逐渐增大,行将穿破,应切开排脓,并刮除脓腔内干酪样组织,放入抗结核菌药物后缝合。脓肿继发感染时,必须切开引流。如果药物治疗无效,脓肿自行穿破形成慢性窦管,经久不愈,可手术将肿大的淋巴结连同窦管一起切除。

急性乳腺炎

多发生在初产妇。因初产妇无喂乳经验,乳头易被婴儿吸破,以致病菌侵入乳管而引起炎症。乳汁淤积也是发病的重要原因之一,因乳汁是细菌的良好培养基,细菌容易繁殖滋长。

临床表现　开始时病人有畏寒、发烧,患侧乳房红、肿、热、痛,同侧腋窝淋巴结肿痛,如不及时治疗,易发展成乳房脓肿。表浅的脓肿可触到波动感,但乳房深部的脓肿或在较肥大的乳房,常不易触到这种波动感,必要时可穿刺抽脓,以明确有无脓肿形成。

预防　急性乳腺炎的预防方法:①产前和哺乳期要保持乳头清洁,常用热毛巾、肥皂水擦洗乳头,使皮肤变得坚韧,乳头内陷者更应注意。②乳房内乳汁不宜过胀,养成良好的哺乳习惯,定时哺乳,每次应使乳汁吸尽,不能吸尽时可用手按摩挤出,或用吸乳器吸出。③乳头有破损时应停止哺乳,用吸乳器吸出乳汁。局部可用 1% 甲紫(紫药水)或选用抗生素软膏防止发炎。鱼肝油铋剂能促进破损愈合。

治疗　急性乳腺炎的治疗,早期可局部用湿热敷,或用中药如意金黄散以油调敷,每日数次,同时口服抗生素。已有脓肿形成时,及时切开引流,暂停哺乳或用药回奶。

乳腺纤维增生症

俗称乳腺小叶增生病,是年青女性多发病之一,常见于 25～40 岁之间。此病的发生与内分泌功能紊乱,特别是卵巢功能失调密切有关。

乳房内发现肿块是病人就诊的主要原因，肿块常为多发性，可局限于一侧乳房或弥散于两侧乳房。肿块为颗粒状结节，小的如芝麻绿豆，大的集合成块，但缺乏明显的边界，与皮肤和深部组织并无粘连，乳房的组织常因纤维增生而增厚。病人常有不同程度的胀痛，胀痛与月经周期有关而呈周期性，月经来前胀痛变重，月经过后胀痛减轻，此病的发生与雌激素的分泌明显有关。任何影响雌激素分泌的因素均会加重病情，如性情忧郁、紧张、情绪变化等。乳腺小叶增生病属于良性病变，但病人常担心是否会变成乳腺癌。一般说来，这种可能性不大，只有在发生不典型增生时极少数病人才会恶变。因此，病人不必过分顾虑，应与其他育龄期女性一样定期作乳腺扪诊检查，医生发现可疑时可作进一步检查。

乳房胀痛明显者可试用逍遥丸等疏肝理气类中药。

乳头溢液

乳头溢液有乳汁样和非乳汁样两类。乳汁样溢液是指非哺乳期的乳汁分泌，多因大量分泌催乳素引起，如见于垂体肿瘤或下丘脑病变、甲状腺功能低下或服用某些药物（如利舍平、氯丙嗪、左旋多巴和口服避孕药）等情况，可用溴隐亭药物治疗。非乳汁样乳头溢液多由乳腺良、恶性肿瘤所引起，淡黄色、水样或浆液性溢液见于乳腺导管扩张症、乳腺纤维增生症和浆细胞性乳腺炎等；血性溢乳见于乳腺导管内乳头状瘤和乳头状癌，后两者应予进一步检查，作乳腺管造影，一般均需手术切除。

乳腺纤维腺瘤

是女性中常见的良性乳腺肿瘤，与雌激素作用活跃有密切关系，故好发年龄为18～25岁。病人常无明显自觉症状，仅在乳腺内有一肿块，75％为单发，扪之质坚韧、边界清楚、表面光滑、极易推动，一般生长缓慢，1～2厘米大小，妊娠期增长较快，月经周期对肿块的大小无影响。肿瘤虽属良性，少数有恶变的可能，一旦发现，应予切除。

男性乳房肥大症

在男女体内均有雄激素和雌激素，在男性以雄激素占优势，在女性则以雌激素占优势。如男性睾丸发育异常或有病变，雄激素分泌减少；或肝功能异常而不能灭活雌激素时，体内雌激素就相对增高。上述情况均可引起乳腺组织过度发育，乳晕四周组织均匀隆起，如同少女，常发生在一侧，偶有轻胀痛，不能扪及肿块，圆形隆起的组织为肥大的乳腺。本病的发生还与长期服用某些药物有关，如异烟肼、螺内酯（安体舒通）、洋地黄，以及用于治疗前列腺癌或前列腺增生的雌激素制剂。有的则病因不明。

病人多因顾虑癌变而求治，一般不需治疗。如影响美容的可予手术切除，但要保留乳头。

腹部损伤

腹部损伤可分为闭合性和开放性两种。①闭合性损伤：由钝性暴力如撞击、挤压所致。轻微的可仅累及腹壁，表现为伤处疼痛、肿胀、压痛、肌层血肿等。较严重的可引起内脏破裂。实质性脏器如肝、脾、胰等破裂后，有腹痛和内出血症状，如头晕、面色苍白、脉搏快、血压降低等。腹部逐渐膨胀，有压痛和腹肌紧张。还可有移动性浊音,穿刺可抽出血液。大量出血时迅速出现休克。因肝脏分泌胆汁,胰腺分泌胰液,这些脏器破裂时,除出血外,尚伴有胆汁或胰液的刺激,故体征更为明显。空腔脏器如胃肠等穿破,则主要表现为腹膜炎。②开放性损伤:由火器或锐利器械造成。穿透腹膜但未损及内脏者,因带入细菌,可引起腹膜炎;如果伤口较大,大网膜和小肠可脱至腹外。伤及内脏者,症状和闭合性损伤所引起的内脏破裂相同,有时还可见到血液或肠内容物从伤口流出。穿透伤穿破腹后壁的大血管,可引起大出血。

腹部损伤的危险性在于腹部内脏的损伤。内脏损伤可引起腹膜炎、大出血和休克等严重后果。凡遇到腹部损伤,应尽快判定有无腹部内脏损伤。如闭合性损伤仅累及腹壁,可对症处理,给以镇痛药物,减少痛苦。有内脏破裂则需紧急手术。若不能立即确诊,应密切观察病情,随时准备手术。对脱出至腹外的大网膜和小肠,可暂用消毒纱布或清洁的搪瓷碗盖住包扎,急送医院治疗,不可将其推回腹腔,以免增加腹腔感染。开放性损伤的病人都须紧急手术。

急性腹膜炎

急性腹膜炎是腹膜受到细菌感染或化学性物质刺激所引起的炎症。有两大类型:①继发性:大多因胃肠道穿破,致病菌进入腹腔所造成,如急性阑尾炎穿孔、胃十二指肠溃疡穿孔等所致的急性腹膜炎。有时也可因女性生殖器官感染扩散到腹腔所引起。②原发性:腹腔内无原发病灶,但致病菌由身体其他部位的感染灶,经血运或淋巴到达腹腔而引起腹膜炎。可发生在儿童和老年人。

临床表现 多数病人先有腹腔脏器原发病变的病史,如胃、十二指肠溃疡穿孔引起的腹膜炎,常有中上腹部节律性疼痛的病史;而由急性阑尾炎穿孔引起的腹膜炎,则常先有上腹部或脐周疼痛,以后转移到右下腹的病史。脏器发生穿孔后,常有突然引起的持续性剧烈腹痛。疼痛的范围随腹膜炎扩散的程度而定。局限性腹膜炎的疼痛和压痛多局限在腹部的一部分,而弥漫性腹膜炎的疼痛常遍及全腹部,但常在原发病灶处最痛。深呼吸或咳嗽可使腹痛加剧。病人有恶心、呕吐、脉搏加快、体温升高、口渴、失水,甚至发生休克。腹部呼吸运动减弱。腹部有明显压痛和反跳痛,尤其是原发病灶处更为显著。腹肌紧张,肠鸣音减少或消失。

腹膜炎有两种发展趋向:一种是病人抵抗力较强,脏器穿孔小,感染较轻,大网膜和肠子将病变包围粘连,形成局限性腹膜炎,以后逐渐被吸收消散或形成局限性脓肿;另一种是病人的抵抗力弱,脏器穿孔大,感染严重,炎症迅速扩散到整个腹腔,形成弥漫性腹膜炎。腹腔内大量毒素被腹膜吸收到血液中,可引起严重的毒血症。麻痹性肠梗阻也常发生。

防治 原发性腹膜炎的治疗以抗生素为主,而继发性腹膜炎一般应尽早采用手术治疗,包括切除原发病灶或修补穿孔,吸尽或引流腹腔脓液。对起病已超过48小时的急性腹膜炎,如腹痛有所减轻,压痛范围有缩小,可以暂缓手术。不论立即手术或暂缓手术,病人均应暂时禁食和作胃肠减压,并接受抗生素和补液等治疗。

脐膨出

脐膨出是腹壁的先天性发育畸形,由于胚胎期间发育停顿所致。新生儿出生时在腹部中央可见膨出的囊性肿物，有大有小，表面覆有一层光泽而透明的囊膜，透过囊膜可见到腹腔内脏器，脐带附着在囊顶上。

治疗 这种情况应及时处理，用消毒纱布覆盖包扎，急送外科治疗。小型膨出的可急诊手术，巨型膨出的需采用分期手术或消毒剂涂敷疗法，以后再修补腹壁。如处理不及时，囊膜暴露过久，可破裂而致内脏脱出，或因感染而坏死，从而影响治疗效果。

脐 瘘

婴儿的脐部经常潮湿，或有凸出的鲜红黏膜。一般有以下几种可能，胚胎发育期卵黄管未闭合，在脐部形成瘘管，与肠道相通，可有气体或粪便排出，称为脐肠瘘，即卵黄管未完全闭合，在脐端留下一段较短的管道形成脐窦。有时在脐部仅残留小片肠黏膜，则为脐茸。脐尿管未闭合，则脐部与膀胱相通，间歇性排出尿液，称为脐尿管瘘。以上各种情况，均应手术治疗。平时应保持脐部清洁。

腹外疝

腹外疝是指由腹内脏器通过腹壁空隙或肌肉薄弱处突出到腹壁表面而形成。因发生的部位不同，一般可分为腹股沟疝、股疝、脐疝、切口疝等。

1. **腹股沟疝** 位于腹壁与大腿根部交界处的腹股沟区域，是最常见的疝，俗称"小肠气"。多见于男性。又有斜疝、直疝之分。

• 腹股沟斜疝：最多见。在胎儿早期，睾丸原来位于腹膜后腰椎旁，发育过程中睾丸逐渐下降，并斜行通过腹股沟管而到达阴囊。腹股沟管在男性有精索和女性有圆韧带通过，该处为解剖上腹壁的薄弱点，当腹腔内压力增高时（如咳嗽、用力排便等），肠管或大网膜即可突入疝囊内，后者是与腹腔相通的囊袋。由于这类疝在腹壁穿行的途径是斜行的，故称为斜疝。腹股沟斜疝可见于各种年龄的病人，但以小儿和年老体弱者多见。

一般在站立、啼哭或劳累后腹股沟部出现肿块，有的下垂至阴囊，不痛，但有下坠感。平卧、休息后或用手按摩可使肿块消失，这时称为可复性疝。如肠管突入疝囊后在较小的疝囊口受压，使疝囊内容物不能回入腹腔，就称为嵌顿性疝。如肠管血供受损，就称为绞窄性疝。

治疗以手术为主，1岁以下婴儿暂予观察，因部分有自愈可能；如不自愈，即在学龄期前施行疝囊高位结扎，成人还需加做修补手术，以加强腹股沟缺损。嵌顿、绞窄性疝需紧急手术，以防肠坏死，切勿盲目用止痛剂或强力手法回纳，可造成肠破裂和腹膜炎等严重后果。

• 腹股沟直疝：随着年龄的增长，腹壁肌肉薄弱，当腹压因慢性咳嗽或前列腺增生排尿困难而升高时，而腹股沟区所受压力最大，因此腹内脏器就可能从腹股沟区腹壁薄弱部直接突出到腹股沟体表，而不经过斜行的腹股沟管，所以称为腹股沟直疝。

临床表现与斜疝很相似，但多数发生在老年男性。由于直疝没有狭小的疝囊口，所以很少发生嵌顿。直疝也需手术修补。

2. **股疝** 在大腿根部的腹股沟韧带后方股静脉内侧有一狭长的漏斗形间隙，称为股管，其前、后方和内侧都是坚韧的韧带。女性的骨盆较阔，股管也较宽广。同样在腹腔内压力增高的情况下，腹腔内容物通过股管而至皮下,表现为大腿内侧一个半球形肿块,约鸽蛋至核桃大小,平卧时可回纳。由于股环小,周围多坚韧的韧带,所以很容易发生嵌顿。因股疝多见于女性,女性病人出现肠梗阻症状时应常规检查股环口。

股疝均应手术修补,嵌顿时应做急诊手术。

3. **脐疝** 婴儿脐带脱落,脐孔就自行闭合。如脐孔未完全闭合,加上经常啼哭使腹压升高,就可以发生脐疝。但成年人,尤其是老年、肥胖和多产的女性,腹肌变弱,也可发生脐疝。

表现为脐孔处可扪及一孔隙,腹压增高时就出现肿块,安静或平卧后消失。由于脐孔狭小,容易发生内容物嵌顿,从而引起肠梗阻。

婴儿在2岁以内,脐孔尚有自行闭合的可能,暂不手术治疗。使婴儿平卧,回纳肿块,取较脐孔稍大的硬币或硬纸片,垫薄层棉花压住脐孔,外用胶布或绷带包扎固定。成人脐疝必须手术修补,嵌顿时应做急诊手术。

先天性肥厚性幽门狭窄

先天性肥厚性幽门狭窄是新生儿的常见病,由于胃的幽门肌层高度肥厚,形成幽门管腔狭窄而引起梗阻,食物通过不畅,因此发生严重营养不良。如能早期诊断,及时手术治疗,效果是很好的。本病常发生在第一胎婴儿,男性较多。发病原因至今尚无定论,但认为与遗传因素和胃肠激素有关。

临床表现 多数婴儿在出生2～3周后出现症状,主要表现是呕吐,开始时偶有回奶,几日后逐渐加重,发展到每次吃奶必然呕吐,把吃的奶全部喷射出来。有时偶然1～2次吃奶后没有呕吐,但积聚后就一起吐出来。吐奶后婴儿因饥饿又有要急于吃奶的表示,吐出的奶块有酸味,不含有胆汁,这可与肠梗阻呕吐物内含有胆汁相鉴别。应用镇静剂和抗痉挛药物,不能制止由幽门狭窄所引起的呕吐,但能制止幽门痉挛所致的呕吐,这可作为鉴别两者的依据。由于经常呕吐,婴儿得不到营养和水分,就逐渐消瘦,大小便次数减少,有失水现象,皮肤松弛有皱纹,皮下脂肪减少,出现营养不良状况。由于吐出大量胃酸,可出现呼吸浅而慢和手足搐搦等碱中毒症状。在喂奶后细心观察,婴儿上腹部常可见到胃的蠕动,如波浪形,从左向右移动而消失。在安睡时检查,右上腹部常可摸到橄榄形肿块,就是肥厚的幽门部。B超扫描或钡餐检查,可发现典型的改变,有助于诊断。

防治 一般需要进行手术以解除阻塞,幽门肌层切开术是最有效的方法。但手术前必须经过2～3日的准备。纠正失水和电解质不平衡,手术后进食增加,营养改善,生长发育和同年龄的正常儿一样。

肠梗阻

当肠内容物向肛门方向的正常运行受阻时即为肠梗阻。是一种常见的急腹症。重症肠梗阻病情进展快。可在短时间内产生休克并造成死亡。按病因肠梗阻可分为机械性、动力性和血运性。按程度可分为部分性和完全性。

1. **机械性肠梗阻** 最常见。可发生在小肠和大肠的任何部位。根据病变位置又可分为:①肠腔堵塞:肠腔内胆石、异物或大量蛔虫扭结成团可造成梗阻。②肠壁病变:如肠壁肿瘤、肠管炎症水肿或瘢痕收缩造成狭窄。③肠管外病变:腹腔手术或炎症后粘连造成束带压迫,肠扭曲、成角、肠扭转和嵌顿疝等均影响肠内容物通过。

当某段肠管发生梗阻时,阻塞近端的肠管就增强蠕动,以克服阻塞和恢复通畅。这种强烈的蠕动引起阵发性腹部绞痛,同时还可伴有肠鸣。腹部听诊可听到增强高亢的肠蠕动音。梗阻时间稍长,梗阻以上肠管就有气体和液体滞留,肠腔扩张,引起腹部膨隆,还可看到扩张的肠型,同时出现呕吐。梗阻愈高,呕吐愈早愈频繁;梗阻愈完全,呕吐量愈多。由于肠道通过障碍,所以在腹胀同时,还有大便秘结,肛门也不排气,尤其在梗阻完全时更显著。但在梗阻早期,在梗阻部位以下肠道内积有的粪便和气体仍能排出。腹部 X 线平片可看到扩张的肠管,立位时有多个高低不一的液平面。由于不能进食并反复呕吐,扩张肠管内又积聚大量肠液,病人往往出现脱水和电解质紊乱,严重时可因血容量降低而产生休克。当肠管极度扩张时肠壁血液供应就受阻,尤其在嵌顿性疝、肠扭转时肠系膜血管也受到压迫,肠壁血液循环更易受阻,这时就称为绞窄性肠梗阻,肠内细菌和毒素可通过通透性改变的肠壁进入腹腔,绞窄肠段可很快坏死穿破,导致弥漫性腹膜炎,病人出现持续性腹痛、发热、脉搏增快、白细胞增多等等现象。不及时治疗,可导致死亡。

机械性肠梗阻的治疗包括 3 个方面:①检查有无继发的水、电解质紊乱,低血容量等,予以相应的治疗。②防止肠管进一步扩张,予以禁食和安放胃肠减压管。③解除梗阻原因。除少数单纯性不完全性梗阻可试用非手术疗法外,大多数需手术治疗,尤其是完全性和绞窄性肠梗阻。非手术治疗无效者也应改施手术治疗。

2. **动力性肠梗阻**　肠道本身无器质

性病变,但因全身或局部影响致肠管麻痹或痉挛,使肠内容物运行受阻。在弥漫性腹膜炎或腹部手术后,由于毒素或神经、体液的变化使肠道动力受到干扰而麻痹。这在临床上并不少见。

麻痹性肠梗阻主要表现为满腹胀痛,但没有阵发性绞痛,也没有肠鸣音亢进,相反见肠鸣音减少或消失。也有腹胀、呕吐、停止排便和排气,以及脱水等改变,但扩张肠管波及全部小肠和结肠。

治疗以处理原发病因为主,如腹膜炎、低钾等。此外,需防止肠管进一步扩张,并治疗继发的生理紊乱,一般不采用手术治疗。

3. **血运性肠梗阻**　极少见,因肠系膜血管栓塞或血栓形成所致,引起肠功能紊乱,肠腔虽无阻塞,内容物却不能通过。

发病急,表现为剧烈腹痛、咖啡样呕吐物、血便和低血容量休克。肠管很快坏死而产生腹膜炎。需紧急手术,早期行血管取栓术。如已发生肠坏死,需行肠段切除;如坏死范围广,处理困难,死亡率很高。

蛔虫性肠梗阻

以不讲卫生的儿童较为多见,系多条蛔虫在小肠内扭结成团,并引起肠痉挛而阻塞肠腔所致。表现为阵发性脐周痛、恶心和呕吐蛔虫,腹部柔软,往往可扪及成团蛔虫形成的柔软肿块。梗阻常为不完全性,多采用非手术治疗。由于蛔虫厌氧,常自胃肠减压管注入氧气以驱虫。当上述治疗无效或转化为绞窄性肠梗阻时,应手术切开肠管取虫,肠坏死时作肠切除术。

肠套叠

一段肠管套入相邻的肠管腔内称为肠

套叠。分婴儿型和成人型两种。

1. **婴儿型肠套叠** 大多发生在 6 个月～1 岁的婴儿,与肠功能失调和蠕动异常有关。常是回肠套入结肠,表现有腹痛、便血和腹块三大特征:婴儿突然哭吵不安、面色苍白、出汗,伴有呕吐和果酱样血便,千万不要误为菌痢。腹部可扪及腊肠形肿块。及时送医院用空气灌肠复位,有效率达 90% 以上。如复位失败或病期已超过 48 小时而疑有肠坏死者,必须剖腹手术。

2. **成人型肠套叠** 少见,常因有肠息肉、肿瘤等被肠蠕动推动、牵曳肠壁而造成,临床表现同一般的机械性肠梗阻,均需手术治疗。

粘连性肠梗阻

粘连性肠梗阻在临床上极为常见。极少数为先天性,大多为后天获得性。因腹部创伤、手术或腹腔内炎症、异物等引起肠管间或肠管与腹壁、大网膜等粘连,使肠管扭曲、成角、成团、扭转或形成内疝等而造成梗阻。常反复发作。不完全性梗阻且无绞窄时可用非手术治疗。发展成完全性或绞窄时应手术。广泛性粘连分离后可放置肠腔内支架(如长的橡胶管),防止再粘连或肠管成角而发生梗阻。

肠扭转

肠扭转指一段肠管沿其系膜长轴旋转几圈。可发生在小肠,乙状结肠或盲肠,是一种典型的绞窄性肠梗阻。病因主要为系膜过长,系膜根部附着部窄,加上肠内容物多和外力推动乃发生扭转。发病急,腹痛剧。如受累肠管广,肠血运受阻很快产生休克。应立即手术治疗。

阑尾炎

阑尾炎是一种极为常见的急腹症,民间常误称为"盲肠炎"。其实阑尾只是盲肠旁一长条盲状肠管,腔内粪便易滞留而梗阻、发炎。阑尾炎有急性和慢性两种。

1. **急性阑尾炎** 可发生在各种年龄,以青年人为多见。

一般发病初表现为中上腹或脐周疼痛,渐加剧,几小时后疼痛转移到右下腹部。痛剧时病人常常直不起腰。可伴恶心、呕吐、食欲消失。体检时右下腹有明显而固定的压痛。如用手慢慢按压腹部,然后突然松手,发炎的阑尾与邻近的内脏相撞而引发疼痛,称为反跳痛。当炎症继续发展,炎性渗液进入腹腔,或阑尾坏死、穿孔,造成局限性腹膜炎,局部腹肌就会痉挛,扪摸时有腹肌抵抗或强直。此时病人往往有恶心、呕吐等消化道症状。发热在 38 ℃ 以上,白细胞和中性粒细胞明显增高。如不及时手术,可并发阑尾周围脓肿,或称阑尾包块,甚至弥漫性腹膜炎。典型病例诊断不难,但阑尾的解剖位置变异很多,临床表现因不同程度的阑尾炎症而不同,因此常有一些诊断困难的病例。有右下腹痛时不可盲目服止痛药,应及早去医院诊治。

急性阑尾炎应及早手术,切除阑尾,无并发症的阑尾炎,手术效果较好,即使合并穿孔、弥漫性腹膜炎时,更需急症手术切除阑尾。但当形成阑尾包块时,发炎的阑尾已与相邻脏器和组织粘成一团,分离困难,此时可采用非手术治疗,待炎症消退 2 个月后再切除阑尾。

2. **慢性阑尾炎** 常表现为右下腹隐痛。尤以饭后急步行走时明显。可间断呈反复急性发作。检查时在右下腹有固定压痛点。必要时可作钡剂胃肠检查,可见显示或不显阑尾,显示阑尾处可有压痛。治疗应手术切除阑尾。

肠 瘘

肠瘘是一种肠腔与外界或其他空腔器官相通的病变,由于肠壁本身有病或肠壁受到创伤所造成。肠腔与外界相通的肠瘘叫肠外瘘;与其他空腔器官相通的肠瘘,称为肠内瘘。

1. **肠外瘘**　本病一般发生在腹壁上。因肠壁本身有病变如结核、血吸虫病、癌肿等所致的肠瘘,往往先在肠周围形成脓肿而和腹腔其他部分隔离,以后自行穿破至体外,或在切开排脓手术后,形成肠瘘。因外界暴力创伤造成肠壁破裂,以及肠道手术后肠壁伤口不愈合时,如病人不因腹膜炎而死亡,最后也会形成肠瘘。根据肠瘘的部位,可分为低位肠瘘和高位肠瘘两种。在高位肠瘘中,流出的粪便常很稀薄,有时还可见到未消化的食物和胆汁在内;在肠瘘周围的皮肤上,常有湿疹和皮炎等。由于肠内容物和消化酶等的大量丧失,高位肠瘘对病人的营养和健康影响极大。低位肠瘘流出的粪便较干、较少,周围皮肤一般无多少改变,对病人的影响较小。

2. **肠内瘘**　本病可发生在胆管和肠道间、膀胱和肠道间,以及肠道和肠道间。症状有的不明显,有的则很显著。如胆肠瘘可表现为腹痛、发热和黄疸,酷似胆石症,很少使人怀疑有胆肠瘘的存在;而肠道膀胱瘘则排出的尿液内有气体和粪便,很易引起病人的注意。

凡因肠壁有病变而发生的肠瘘,或肠瘘下方肠腔有梗阻的均难自行愈合。肠外瘘一旦发生,都应视为一种较严重的情况,须进行积极的处理,包括维持病人的营养和水分,保护肠瘘周围的皮肤和控制感染。经过一段时期的治疗后,如果肠瘘仍无自愈的趋势时,即应考虑进行肠瘘切除术或肠瘘修补术。肠内瘘无自愈趋势,而且常引起与肠道相通的器官的反复感染,应尽早采用手术治疗。

先天性巨结肠

先天性巨结肠是一种比较多见的肠道畸形,由于先天发育的缺陷,直肠和乙状结肠下段的肠壁肌层内神经丛的神经节细胞没有正常发育,交感神经末梢缺如而副交感神经纤维比较发达,因此这段肠管没有正常蠕动,而经常是在收缩状态中,形成一种功能性肠梗阻,使得粪便通过发生困难,于是粪便积聚在上段结肠内。日久之后,上段结肠就逐渐扩张,肠壁增厚,而形成巨结肠。所以先天性巨结肠的基本病变,不在巨结肠本身,而在它的下端,即直肠和乙状结肠下段。而巨大的结肠多为乙状结肠,有时可延及降结肠。但也有少数,病变范围较短的或很广泛的。由于病变范围不同,因此临床症状也有很大的差异。

临床表现　先天性巨结肠的主要症状是便秘,新生儿出生后几日内没有胎便排出,或仅排出少量胎粪,2～3日以后就出现腹胀,并有呕吐,带有胆汁。如果用手指伸进肛门检查,当取出手指时可有较多的胎粪跟随排出,并有气体冲出。如用盐水灌肠,又可排出大量胎粪,腹胀就消失,症状得到暂时缓解。但过几日后腹胀、便秘又重复出现,必须经常灌肠才能排便。偶然也能自行排出少量粪便。

有较多的新生儿在反复腹胀和灌肠的过程中,会出现肠炎症状。便秘又转变为腹泻,每日排便次数增多,排出大量水样粪便,异臭,没有黏冻和脓血。而腹泻时腹胀仍不减轻，且有呕吐。有时并不腹泻，而表现腹部极度膨胀或出现类似腹膜炎的体征。有以上现象时，病儿全身情况就迅速恶化，拒食、发热、呼吸急促、消瘦和严重脱水。肠炎发作是严重情况，应及时送医院治疗。以上症状每个病儿在程度上有很大的差异。仅有少数病儿的病程进展比较典型，便秘经过定期灌肠，可以继续生活，如喂养得当，发育营养也良好；但多数病儿或因灌肠不能解除腹胀，或出现肠炎而危及生命。部分病例在新生儿期有便秘和腹胀的症状，以后在数周或数月内情况尚正常，可以自解大便。但逐渐便秘症状又重复出现，且日渐加重，需要间隔应用开塞露、服轻泻剂或进行灌肠。在这个过程中，如抚养疏忽，在较长时期内没有设法使小儿排便，积粪过多，则腹胀严重并呕吐，有类似急性肠梗阻的发作，有时也有肠炎的症状。巨结肠的小儿腹部都很膨胀，有时可见肠型和蠕动波，常可摸到充满粪便的肠段，可以进行肛门直肠测压和盲肠黏膜的组织化学测定作出诊断。钡剂灌肠 X 线检查，可以进一步确定结肠病变的程度和范围。

治疗 一般常先应用灌肠方法，作为一种暂时性措施，排除粪便。通常由双亲学会后在家庭中进行，结肠灌洗方法是将较粗、质软的橡胶肛管插入直肠较深部位，有气体和粪便冲出时，就表示已到达扩大的结肠内。然后用洗疮器或 30～50 毫升针筒盛温的灌肠液（1 000 毫升水内加 9 克食盐、约半匙）多次来回冲洗。每次抽出量要和注入量相等或稍多。同时按摩腹部，有时要用到 1 000～2 000 毫升生理盐水才能洗空结肠粪便，使回液清洁。常须每日灌洗 1 次。灌肠时切忌用清水，也不可用一般的灌肠方法，只将水灌进去而自己又排不出来，反而加重腹胀。新生儿期应用灌肠方法不能维持正常排便功能，甚至仍

发生暂时的肠梗阻者，应早期施行暂时性结肠造口术，这样可以解除便秘和避免肠炎的发生。如病儿全身情况良好，条件许可，应争取早日施行根治性手术，切除缺乏神经节细胞的肠段和大部分扩张的结肠，作直肠后结肠拖出术。一般在小儿 6 个月左右或更早的时期就可进行。手术后就能自解大便。

直肠脱垂

直肠、肛管向下脱出在肛门之外，称为直肠脱垂。俗称"脱肛"，多见于小儿和老年，女性较多。病初仅为直肠下端黏膜脱出，为部分性脱垂。长度一般不超过 5 厘米，黏膜皱襞呈放射状。当病程进展成完全性脱垂时，脱垂部由两层折叠的直肠壁组成，较厚，长度达 10 厘米或更多，黏膜皱襞呈环状排列。

病人早期症状轻微，如排便不净感和内裤沾有黏液或粪渍。以后排便时有块状物从肛门脱出，便后可自行缩回，逐渐发展为必须用手法回纳。最后咳嗽、打喷嚏或走路时均可脱出，还可伴大便失禁。

小儿直肠脱垂多为部分性，多可自愈，所以宜非手术治疗。治疗引起腹压升高的原因，如咳嗽、腹泻等，并让病儿卧床休息。回纳脱垂直肠后用纱布卷堵肛门口，再用胶布将两臀拉拢固定。成人以完全性脱垂为主，多需手术治疗。手术方法较多，各有其优缺点和复发率。宜根据具体情况选用。

结肠和直肠息肉

凡是黏膜上隆起的病变，都可称为息肉。因此，息肉实际上包括许多性质不同的病变，有的是肿瘤，如腺瘤和乳头状瘤；

有的是黏膜增生的结果,如增生性息肉;有的继发于结肠的炎性疾病,如炎性息肉。各种息肉的数目和形态不同,增生性息肉是多发的露滴样的小隆起;炎性息肉是多发的短指状的突起;乳头状瘤隆起的基底较广,表面呈绒毛状;在儿童中最常见的幼年型息肉和多见于成人的腺癌,可以是基底较广的隆起,也可以呈球形或卵圆形的肿块,有蒂与肠黏膜相连,数目可以从一个到多个。有一种称家族性腺瘤病,是会遗传的,一家多人都有此病,其结肠和直肠可布满腺瘤样息肉。增生性息肉、炎性息肉和幼年型息肉都不会癌变;腺瘤可能癌变,广基的比有蒂的癌变机会大,小于1厘米的癌变机会小;乳头状瘤癌变机会较大;而家族性腺瘤病则几乎迟早发生癌变。

临床表现　息肉的主要症状是慢性便血。生在近端结肠的表现为黑粪,生在远端结肠或盲肠的表现为鲜血。近肛门的带蒂息肉常可在排便时从肛门脱出,在肛门口可见一紫红色的肿块。

低位的直肠息肉作肛门指检时可以摸到,乙状结肠息肉要用乙状结肠镜才能看到,乙状结肠以上的息肉必须通过纤维结肠镜或钡剂灌肠X线造影才能发现。作X线检查时最好在钡剂排空后注入空气作双重对比造影。通过以上的检查,不但要了解息肉的数目和分布位置,而且要根据形态及活组织检查结果明确其性质。

防治　增生性息肉或炎性息肉都不必手术。腺瘤离肛门7～8厘米以内的可以通过肛门予以切除;位置较高的有蒂的腺瘤或无蒂而小的腺瘤,可以通过乙状结肠镜或纤维结肠镜电灼切除;如果在结肠镜内切除有困难或者不安全,瘤体小于1～1.5厘米的可以暂不切除,将来随访观察,大于1～1.5厘米的应该剖腹切除;幼年型息肉位置低的切除方便,位置高的如果切除困难,可不必勉强,因它有自行断落的可能;乳头状瘤一般范围较大,常需作肠段切除术;家族性腺瘤病常需作广泛的结肠切除;如直肠内腺瘤较少,可以保留直肠,直肠内的腺瘤可用电灼切除;如直肠内腺瘤较多,则不能保留直肠,需要作人工肛门。

肛门闭锁

肛门闭锁是一种先天性直肠肛门畸形,由于胚胎发育过程发生障碍的结果。在正常肛门位置没有肛门,因而出生后不能排出胎粪,渐渐出现腹胀和呕吐。仔细观察会阴部就可以发现,一般诊断比较容易。有些无肛病儿的直肠下端伴有瘘管,或通向阴道,或通向膀胱或尿道。可发现从尿道或阴道排出胎粪。

无瘘管的肛门闭锁病儿,必须紧急手术,否则会造成死亡。伴有瘘管的病儿,可以根据瘘管的部位、瘘口的大小和排便通畅程度决定手术时间。

肛　裂

肛裂是肛管皮肤受损破裂,反复发生感染后形成的慢性溃疡,一般位于肛管的后方正中部位。肛管皮肤的破裂往往因于硬粪便的损伤,创面得不到愈合的机会,又反复发生感染才形成肛裂。肛裂还可发生于肛窦炎,肛窦炎向下蔓延形成肛管皮下脓肿,溃破后形成肛裂。

肛裂一般为单个,呈梭形或椭圆形的溃疡,边缘隆起,触痛明显。肛裂上端常连接肛窦,伴有肛乳头肥大,下端皮肤因经常有炎性渗出物刺激而形成一个袋状皮块,称为"前哨痔",是肛裂的特有体征,可在肛门外看到。病人在大便时感到肛门区有刀割样剧痛,并在大便后持续数小时。还可看到粪便沾有血迹或有小量鲜血滴出。

养成良好的大便习惯,不使粪便秘结,可以防止肛裂的发生。治疗可先口服液状石蜡和用 0.02% 高锰酸钾温热溶液坐浴,以促进溃疡的愈合。如无效,可在麻醉下作肛门扩张术、肛门括约肌切断术或肛裂切除术,效果较好。

肛管直肠周围脓肿

肛管直肠周围脓肿是肛门直肠周围组织发生感染的结果。先是由肠内来的病菌侵入一个或几个肛隐窝,引起肛隐窝炎,以后感染经淋巴组织侵犯肛管直肠周围组织,形成肛管或直肠周围炎,继续发展成肛管直肠周围脓肿。一般都由化脓性细菌如葡萄球菌、链球菌和大肠埃希菌等引起,常见于 20～40 岁,以男性为多。

根据所处的解剖位置,脓肿有深浅之分。浅部的脓肿局部有疼痛、红肿,以后出现波动,有时病人还有畏寒、发热、食欲不振等。深部的脓肿局部症状有时并不明显,但全身症状明显。

治疗上,早期可采用热敷。外敷消炎药物和应用抗菌药物。如短期内无好转,应尽早作切开引流。由于解剖的特点,伤口往往不能愈合,结果形成肛瘘。

肛 瘘

肛瘘一般是肛管直肠周围脓肿所产生的后果。肛瘘内口和直肠腔相通,外口在皮肤上,有时可有几个外口,但一般只有一个内口。可认为肛瘘和肛管直肠周围脓肿是一个疾病的两个不同阶段,肛管直肠周围脓肿自行穿破或被切开后,大多数便形成经久不愈的肛瘘。致病菌和发病年龄与肛管直肠周围脓肿相同。

瘘管形成后,急性炎症的症状减轻或消失,仅有些分泌物流出,经常污染裤子。有时还会有粪便或气体从外口排出。当外口封没,又会形成脓肿或出现症状,反复发作不已。肛瘘的外口表现为肛门周围皮肤上有一个或几个瘢痕或流脓的伤口,在它们和直肠壁间可摸到绳索样的硬条。

肛瘘形成后不能自愈,应及早手术切开或切除肛瘘,高位肛瘘应作挂线疗法。

痔

痔是位于肛管直肠部的痔静脉丛发生扩张所致,病因还不完全清楚,一般认为凡是能够增加痔静脉丛内的压力,能削弱静脉壁的各种因素都有利于痔的发生。故从事久坐或久立工作的人,女性生育过多,经常便秘、腹泻的人均比较容易患痔。小儿很少患痔。痔主要有内痔和外痔两种,凡表面是黏膜的痔就叫内痔,表面是皮肤的痔就叫外痔,内痔比外痔多得多。内痔、外痔连成一个痔时,称为混合痔,也称内外痔。痔可有一个或几个,甚至在肛门部连成一圈,俗称花圈痔。

临床表现 内痔最主要的症状是大便时出血.但不痛.血色鲜红,不与粪便相混。出血量一般不多,少数病人可因出血量较多和反复出血而发生贫血。内痔逐渐变大后,病人还可感到在大便时有块状物从肛门脱出,便后块状物自行缩回或需用手将它推回。有时也会因不能缩回而发炎、肿胀和发紫,从而引起肛门部剧痛。除脱出到肛门外的内痔可以看到外,一般内痔需用肛门镜才能看到。能引起大便出血的疾病很多,凡遇大便出血,不要轻易认为是内痔而听之任之,要警惕便血来自直肠恶性肿瘤的可能。

防治 经常从事体育运动,养成良好的大便习惯,避免便秘和慢性腹泻,在一定程度上可预防痔的发生。治疗内痔的方法有注射疗法、枯痔疗法、结扎疗法和痔切除术等,可根据内痔的出血和脱出程度来选用,疗效尚好。

外痔一般不产生症状。有时可以有些发痒。外痔有血栓形成而发炎时,出现剧烈的疼痛和肿胀,颜色变紫黑,表面皮肤发亮,触痛明显。如不立即治疗,疼痛可持续3～7日,肿胀逐渐消退后,常在局部留下一个变硬而突出的皮肤块。发生上述情况的外痔,称为血栓性外痔;外痔仅在有血栓形成时才需治疗,最好的方法是在局部麻醉下将外痔切开,取出血栓。如不作手术,可用热敷,促使血栓吸收,但需时较长。

胆道闭锁

胆道闭锁的病因尚未定论。多数病人可能是在胎儿末期或出生后早期染有病毒感染,由于炎性病变的结果,使胆道发生闭塞。少数病人可能是先天性发育异常,由于胚胎时期发育紊乱或停顿所致。

由于胆道闭塞的时期不同,临床表现亦有所不同,出生前胆道闭塞者,症状出现较早,主要症状是持续性黄疸。常是足月儿,在初生1～2周时往往被视为正常婴儿,并无异常,粪便色泽正常。黄疸一般是在出生后2～3周开始逐渐显露,粪便逐渐变淡,从淡黄至米色,以后成为无胆汁的陶土样灰白色。尿液亦逐渐加深,将尿布染成黄色。黄疸出现后,通常既不消退,且日益加深,巩膜发黄、泪液变黄、皮肤变成金黄色,甚至褐色。腹部膨隆、肝脏肿大、质地坚硬,以后有肝硬化的症状出现,如出血倾向、维生素缺乏、易感染和腹水等。

在临床上胆道闭锁与新生儿肝炎的鉴别诊断是比较困难的,要依靠各种辅助检查,如实验室检查、超声检查、十二指肠液检查、CT、MRI(磁共振成像)等进行综合判断。

一旦确诊,应争取早日手术治疗,施行肝门胆肠吻合术。出生后60日以内手术者效果最好,多数病人黄疸消退。但是术后胆汁引流满意,并不意味着已经治愈。有些病人术后黄疸消退,但其肝内的纤维化病变仍未停止,发展的结果是肝硬化和门静脉高压症,影响长期生存。因此,有条件时宜选择肝移植术。

胆囊炎

胆囊炎是最常见的胆道疾病,有家族史、肥胖、中年女性是高发人群。胆囊炎分急性和慢性两种,大多由胆囊结石引起。引起胆囊炎的细菌主要来自肠道,经胆道逆行到胆囊,也可从血液或淋巴管播散到胆囊。

1. **急性胆囊炎**　急性胆囊炎发病突然,表现为右上腹部绞痛,炎症不能控制时可引起右上腹局限性腹膜炎。疼痛往往放射到右侧背部和肩部,常有伴有恶心、干呕或呕吐等消化道症状,由于细菌感染引起往往病人有发热,右上腹部有腹肌紧张,以及呼吸急促,检查时有明显压痛,并有腹肌紧张,按住右上腹时病人不敢呼吸,有时可扪到肿大胆囊。急性胆囊炎可能向以下几方面转化:①炎症控制,发展成为慢性胆囊炎。②当胆囊管和胆囊颈部被结石阻塞时,胆囊肿大、充血、发炎,胆囊内积聚稀薄之无色胆汁或黄色之黏脓液,引起胆囊积脓和毒血症。③胆囊急性炎症不消退的病人,将会发生坏疽导致胆囊穿孔,从而形成局限性脓肿或弥漫性腹膜炎,年迈者由于血管硬化,较易发生坏死。因此,急性胆囊炎及时诊治非常重要。

急性胆囊炎的治疗分为两种，即非手术治疗和手术治疗。非手术治疗包括解痉、抗炎处理。对于炎症控制不好和反复发作的胆囊炎需要手术治疗。

2. 慢性胆囊炎　慢性胆囊炎多有反复急性发作史。由于炎症的破坏，胆囊壁黏膜损坏，影响正常浓缩胆汁的功能。当囊壁严重破坏并为瘢痕代替时，舒张和收缩功能也随着丧失，食物的消化和吸收均受影响。

病人往往有消化不良的表现，如进食后上腹部饱胀、嗳气，有时与溃疡病的一些表现基本相同，需要辅助检查鉴别。油腻食物有时可引起疼痛。若同时存在结石则常有绞痛，尤其当结石移位时更为剧烈。

慢性胆囊炎超声波检查即可确诊。对伴有结石或反复发作的病人均需手术切除，结石大于 3 厘米有致恶变的可能亦需要手术。

胆管结石和胆管炎

胆管结石是一种常见病，可分为两类，即原发性结石和继发性结石：前者结石在胆管或肝内胆管内形成，与胆道蛔虫病有密切关系，大多数是胆色素结石；后者结石来自胆囊。胆管结石呈块状或泥沙状，往往阻塞肝内外胆管，引起严重的胆管炎和黄疸。胆管炎反复发作可造成胆管狭窄，使胆汁引流更为不畅。严重的胆管炎常引起管壁溃烂，若病变部腐蚀其伴行的血管就会造成胆管内出血。如胆管炎不能及时控制可发生胆管内积脓，感染沿病变的胆管上升到肝内，则可引起散在的肝脓肿。

临床表现　胆管炎病人常有上腹部持续性闷胀，食欲减退。有时有阵发性胆绞痛，可伴有恶心、呕吐。接着全身怕冷或寒战、高热、出汗。2～3 日后巩膜发黄，随后全身黄疸、伴有瘙痒。在发病 1～2 日内，小便如红茶色。病人烦躁不安，上腹部剑突右下方常有压痛，肝区有叩击痛。在部分病人中，能扪及肿大的胆囊，可伴有压痛、轻度反跳痛和肌卫。急性胆管炎需及时诊治，否则在急性阻塞的基础上，细菌大量侵袭、繁殖、化脓，发生危险的化脓性胆管炎，出现中毒性休克现象，如表情淡漠、四肢发冷、体温高达 39 ℃以上、脉搏快弱（每分钟常超过 100～120 次）、呼吸急促和血压下降，危及生命。

防治　治疗原则是设法去除结石、疏通胆管、清除感染。一般胆管结石的手术指征明确，但也可先采用非手术疗法，如经内镜置入鼻胆管引流，或用网篮取石，必要时可逆行肝胰壶腹括约肌（奥狄括约肌）切开取石。

胆囊结石

胆囊结石是常见病多发病，体检时经常可发现无症状的胆囊结石病人，结石含量以胆固醇为主，多呈椭圆形或圆形，有时其表面可有钙盐沉着。结石形成的机制十分复杂，是多种因素相互作用的结果。研究表明高脂肪、高能量和高蛋白质摄入的饮食习惯与结石形成密切相关，代谢异常使胆汁内胆固醇含量相对增高，在成核因子的作用和胆囊收缩功能低下所致胆汁滞留的影响下，胆固醇结晶析出、聚合和沉淀而形成结石。多数胆囊结石可无症状，病人进行体检作 B 超扫描时才被发现，结石可大可小，一颗或多颗。由于结石长期对胆囊黏膜的刺激，引起胆囊慢性炎症，右上腹感到隐痛、饱胀，以及类似胃病的症状，进食油腻食物后症状加重。

胆囊结石常可并发急性胆囊炎或慢性胆囊炎，故胆囊结石伴有右上腹症状，或伴急性和慢性胆囊炎者宜手术切除胆囊,不建议中药排石或药物溶石。尤其是结石细小和多颗的结石,脱落入胆总管后易引发急性胆管炎和急性胰腺炎,建议择期手术以防其发作。现在腹腔镜胆囊切除是胆囊切除的金标准,对于胆道变异的病人,大多数医生还是建议进行传统开腹手术。

胆囊息肉

统称为胆囊隆起性病变,包括炎性息肉、增生性息肉、腺瘤性息肉和胆固醇沉着症等,其中胆固醇结晶引起的假性息肉占了绝大多数,多数无症状,常由B超扫描检出。在众多的胆囊息肉中,只有腺癌性息肉才有临床意义,因其有癌变的可能。

腺瘤性息肉常是单个,不像炎性、增生性息肉和胆固醇沉着症常是多发的,鉴于癌性息肉多数超过10毫米大小,且在目前尚无进一步区别的情况下,凡腺瘤性息肉直径超过10毫米者以手术切除胆囊为好。如息肉较小,可定期每6个月复查B超扫描1次,以观察其增长的情况。胆囊是贮存胆汁的场所,而胆汁的主要功能是消化脂肪,故胆囊切除后宜控制脂肪摄入,不吃过度油腻食物,仍可进食精肉、鱼和鸡蛋等(油煎蛋例外),消化功能不受影响,术后生活质量仍很好。此外,由于生活水平的提高,居民的食谱已大有变化,偏向高脂肪高胆固醇,故近年胆囊结石和息肉发病率大见增高。因此,合理的饮食结构对于预防胆石症很有好处,提倡多食新鲜蔬菜,少食油腻食物。

胆道蛔虫症

蛔虫症是一种常见的寄生虫病。胆道蛔虫症是肠道内蛔虫钻进胆管所引起。本病突然发作,开始时病人感到上腹部剑突的右下方有剧烈疼痛、屈膝弯背、手捧腹部、坐立不安、满头大汗、喊叫不停,这种疼痛通常称为"绞痛"。绞痛是阵发性的,在2次发作期间,症状完全缓解。有的病人在剧烈绞痛发作时,自觉有物向腹部上方"钻顶",这是胆道蛔虫症的特有症状。此外,常伴有恶心、呕吐,呕吐物多为胆汁,有时可吐出蛔虫。腹部检查时平坦柔软,压痛不明显。及早到医院诊治,否则由于钻进胆道内的蛔虫往往带入细菌并引起胆管炎。病人可有发烧和轻度黄疸。在胆管内的虫卵或死蛔虫,可成为形成结石的内核。

预防患蛔虫病是最根本的预防方法。胆道蛔虫症一般不需手术治疗。针灸和中药如乌梅丸都有良好的效果,只有蛔虫死在胆管内和并发胆管炎时才需要手术治疗。

门静脉高压

门静脉高压系门静脉系统血流受阻、血液淤滞和压力增高的一种病理状态。临床上主要表现为脾肿大、脾功能亢进、食管静脉曲张、呕血和腹水等。在正常情况下,门静脉压力为1.27～2.35千帕(13～24厘米水柱),压力超过2.35千帕(24厘米水柱)时称门静脉高压。

病因 造成门静脉高压的主要原因是肝硬化。根据门静脉血流受阻的部位,门静脉高压可分为肝前型、肝内型和肝后型3型。在我国由血吸虫病性肝纤维化和肝炎后肝硬化是造成门静脉高压的最常见病因,此类门静脉高压属肝内型,占70%～80%。由门静脉主干的先天性畸形和血栓形成所致的肝外门静脉阻塞属肝前型门静脉高压,占15%～25%。肝后型者较少见,占0.1%～1%,主要由肝外静脉阻塞和缩窄性心包膜炎或慢性右心衰竭引起。

肝炎后肝硬化，肝小叶内发生的纤维组织增生和肝细胞再生结节挤压了肝小叶内的肝窦，使其变窄和闭塞；血吸虫病肝纤维化时，血吸虫卵沉积在汇管区门静脉小分支内，致使门静脉分支管腔变窄。以上病理改变均可导致门静脉压力增高。门静脉高压形成后发生的主要病理变化是脾肿大、脾功能亢进、腹水形成和门静脉与腔静脉之间的交通支扩张。常见的扩张交通支包括：①食管下端、胃底静脉曲张。②腹壁脐周静脉曲张。③直肠下端和肛管内直肠静脉丛曲张形成痔核。

临床表现 门静脉高压多见于中年男性。本症的症状因病因不同而有差异，主要为食管胃底曲张静脉破裂出血、腹水和脾肿大等症。由门静脉和腔静脉之间交通支扩张而致的门体循环性肝性脑病，则是门静脉高压症的常见并发症。

1. 食管胃底静脉破裂出血 在食管胃底静脉曲张发生后，覆盖在其上的食管黏膜变薄。变薄的黏膜易为粗糙食物或反流胃酸的腐蚀所损伤。当恶心、呕吐、咳嗽和负重等导致腹腔内压力突然升高时，门静脉压力也随之突然增高，即可引起曲张静脉破裂而致急性大量出血，临床表现为大量呕血和黑粪（或便血）。因为出血量通常较大，又因肝功能损害引起的凝血功能障碍和脾功能亢进引起的血小板降低，出血常不易自止，以致出血性休克，并诱发肝性脑病；据有关资料表明，首次大出血后病死率可达25％，大出血后在1～2年后再次出血者可达50％。

2. 脾肿大及脾功能亢进 由门静脉高压而致被动性充血性脾肿大，因脾脏破坏血细胞功能增加，可继发脾功能亢进。血小板可明显减少，可致皮肤、黏膜出血；红细胞减少可致贫血；白细胞减少则可致粒细胞减少症而易继发感染。体检时在左肋缘下可扪及肿大的脾脏，血吸虫病性肝纤维化时，脾脏常明显肿大，有的可达脐下。早期肿大的脾脏质地较软，活动后期可因脾脏内纤维组织增生而变硬。

3. 腹水形成 是门静脉高压、肝功能损害血浆白蛋白降低、内分泌代谢障碍、肝内淋巴液生成过多等综合致病因素的结果。病人常有腹胀和食欲减退等表现。

4. 肝性脑病 门静脉高压时，通过交通支的分流，正常存在于门静脉血中的非游离氨（NH_3），可不经过肝脏解毒而直接进入血循环，从而产生自发性高血氨症，引起门体循环肝性脑病。

诊断 根据病史和临床症状与体征，门静脉高压的诊断一般并不困难。下列检查有助于诊断：①检查周围血象确诊有无脾功能亢进。②食管吞钡X线检查在食管内钡剂充盈时，可见曲张的静脉呈虫蚀状充盈缺损；钡剂排空后，曲张的静脉又表现为蚯蚓状或串珠状充盈缺损。③纤维内镜检查可直接观察到有无食管曲张静脉及其范围。④超声检查有助于肝硬化的诊断，也有助于脾肿大和腹水的确定。

治疗 各种原因产生的门静脉高压，食管胃底静脉破裂大出血是最常见的致死性并发症，有50％～60％的食管胃底静脉曲张者最终并发破裂出血。出血后肝功能衰竭是常见的死亡原因之一。因此，门静脉高压最主要是防治食管胃底曲张静脉破裂出血。防治的目的在于紧急制止食管胃底静脉破裂所致的大出血；而对发生大出血，无黄疸、无腹水等具有手术条件和可能的病人，应争取即时手术或经短时间准备后即行手术。手术治疗基本上分为两大类：①分流手术：建立门体循环通路降低门静脉压力。②断流手术：阻断门奇静脉间反常血流，从而达到止血的目的；除上述分流和断流手术外，为解决脾肿大和脾功能亢进，特别对血吸虫病性肝纤维化后所致的脾肿大，施行脾切除术能起到较好的治疗效果。由肝炎后肝硬化所致者，特别是肝功能不佳，脾脏又较小者，因脾切除常可造成肝功能的进一步恶化，故应慎重考虑。

有黄疸、腹水、肝功能严重受损的病人发生大出血时，如进行手术治疗，死亡率较高。对这类病人主要采取非手术疗法，如采用气囊三腔管压迫止血；输血补充血容量，静脉注入加压素；应用纤维内镜对曲张的食管静脉注射硬化剂，以及预防肝性脑病和保护肝脏治疗等；对出血不止的病人，有时可采用经腹结扎胃底曲张静脉的手术，可收到暂时止血的效果。门静脉高压病人虽有食管胃底静脉曲张，但无出血时，一般不主张作预防性分流手术。

对肝硬化门静脉高压症伴腹水的病人，以内科治疗为主，纠正体内白蛋白水平至合理范围，氢氯噻嗪（双氢克尿塞）、螺内酯（安体舒通）、呋塞米（速尿）等药物均有较好的利尿和减轻腹水的作用，但均应在医生指导下使用。腹水较多而药物治疗无效者，可适当抽取部分腹水，减轻症状。

血栓闭塞性脉管炎

血栓闭塞性脉管炎是周围血管的慢性闭塞性炎症病变。病人绝大多数为青壮年男子。病变累及四肢的中、小型动静脉，以下肢更为多见，偶可累及脑、冠状及肠系膜等动脉。动脉管腔内血栓闭塞，管壁纤维化。本病病因不明，与寒冷、潮湿、吸烟、外伤等诱发因素有密切关系。

临床表现 病变开始常是一侧下肢，由于下肢动脉痉挛或血栓形成，使肢体血液供应减少，肢端怕冷、发麻。走一段路后小腿肚胀痛，甚至抽筋，须休息一会才能再走（称为间歇性跛行）。病情逐渐发展，间歇性跛行愈来愈明显，疼痛转为持续性，夜间更加剧烈。肤色变白、肌肉萎缩、小腿变细、患肢动脉搏动消失、足不出汗、趾甲生长缓慢、增厚变形、皮肤干燥、潮红、汗毛脱落、小腿肌肉萎缩。最后肢体由于严重血液循环障碍、趾端发黑、干瘪、坏疽，形成溃疡，患肢剧烈疼痛。病人日夜抱膝抚足坐床，甚至需要将下肢下垂床边，以减轻疼痛。有些病人下肢有浅静脉炎，皮肤出现红色条索伴疼痛。

防治 病人应绝对戒烟，消除烟碱对血管的收缩作用，患肢保暖，避免受寒、受潮，但不宜加热，以免因组织需氧量增加反加重缺氧。避免穿紧硬鞋袜和修剪趾甲等引起外伤，因为轻微损伤也不易愈合，且有引起溃疡和坏死的危险。足部运动练习可促进患肢侧支循环。方法是让病人躺平，抬高患肢到45°，维持1～2分钟，同时两足和足趾向上、下、内、外等运动10次，再将患肢放平休息2分钟。如此依次运动5回，每日数次。

本病可采用毛冬青、丹参、当归活血化瘀，扩张血管。烟酸、罂粟碱等可缓解血管痉挛和促进侧支循环。静脉滴注右旋糖酐40可改善微循环和防止血栓延伸及改善侧支循环。早期病人可做腰交感神经切除术，对解除血管痉挛和促进侧支血供有一定的效果。有些病人可剥除动脉病变内膜，疏通动脉，或在病变部位另建立一条旁路血管。动脉节段性闭塞病人可行自体大隐静脉或人工血管动脉旁路术。

下肢动脉粥样硬化性闭塞症

动脉粥样硬化性闭塞是全身动脉硬化病变的一部分，由于粥样斑块或继发血栓形成而引起动脉狭窄甚至闭塞的慢性缺血性疾病。较多发生于腹主动脉下端和下肢的大、中型动脉，动脉硬化性闭塞症的易患因素有高血压、高脂血症、糖尿病、吸烟、血浆纤维蛋白原升高。糖尿病者发生动脉硬化性闭塞症较无糖尿病者多 3～5 倍，溃疡和坏疽的发生率也高。病变的动脉内膜呈不规则粥样斑块、钙化和纤维化。随着疾病的发展，斑块上可发生溃破和出血，继之形成血栓，阻塞动脉腔，使动脉所供应的组织缺血。

临床表现 本病的发病年龄大多数在 50～70 岁之间，男性比女性多见。最早出现的症状为患肢怕冷、麻木和间歇性跛行，此时应及早到专科医生处诊治。病情进一步发展，肢体可因缺血产生营养障碍，如皮肤变薄、肌肉萎缩、趾甲变形、骨质疏松、缺血性神经炎、足趾坏疽或溃疡形成。作血糖、尿糖，血常规和血细胞比容测定，以了解有无糖尿病或红细胞增多症。超声波血管检查、磁共振血管造影及动脉造影可明确动脉阻塞的确切部位和范围。

防治 经常进行适当的体育活动。对预防肥胖、锻炼循环系统调节功能和调整血脂代谢都有帮助。患下肢动脉粥样硬化性闭塞后，每日进行有计划的、适当的肌肉锻炼或行走活动，可改善肢体侧支循环。戒烟、及时发现和治疗糖尿病也都有助于防止本病的发展和恶化。

非手术治疗包括控制血压及降血脂药物，控制高血糖，改善血液高凝状态，促进侧支循环形成。对于影响生活的间歇性跛行、静息痛及下肢溃疡和坏疽，必须考虑手术，手术有经皮腔内血管成形术、动脉旁路术、血栓内膜切除术和截肢术等。

急性动脉栓塞

急性动脉栓塞是一种急性疾病，常见于风湿性心脏病二尖瓣狭窄伴有心房纤维颤动，以及亚急性细菌性心内膜炎时，心脏内血栓脱落进入动脉；其次是冠状动脉硬化性心脏病及动脉内膜粥样硬化的斑块和动脉瘤的瘤壁内层脱落的血块，也可形成血栓引起急性动脉栓塞。

临床表现 本病常突然发生，临床表现以"5P"为主：疼痛（pain）肢体由于缺血常有持续性剧痛；苍白（pallor）肢体远端由于组织缺血，皮肤呈蜡样苍白，若血管内尚有少量血液，在苍白皮肤间可出现散在青紫斑块，浅表静脉萎瘪，皮肤厥冷；麻木（parasthesia）、运动障碍（paralysis）由于周围神经缺血引起感觉消失，运动障碍；栓塞部位的动脉有压痛，栓塞以下的动脉搏动减弱或消失（pulselessness）。病情进一步发展，肢体坏疽需截肢。根据患肢皮肤温度开始降低的位置和动脉搏动消失的部位，可估计动脉栓塞的位置。借助超声波血管仪可显示动脉搏动的强度和消失的部位，可判定栓塞的确切部位。

周围动脉栓塞治疗的早晚与肢体的存活有密切关系，必须迅速进行治疗，最好在发病 8 小时内进行。病人在送医院之前，最好将患肢下垂 15° 左右，有利于血液流入肢体。局部虽然厥冷，但不可用热敷，以免组织代谢增高，加重缺血缺氧。

防治 动脉栓塞的非手术治疗适用于：病情危重，难以忍受手术和肢体已经坏疽不适宜于术者，可采用解除血管痉挛、抗凝血和溶血栓药物治疗。栓塞时间短，肢体尚未坏疽宜手术，切开动脉取出栓子，恢复肢体血流。

动脉瘤

动脉瘤是由于动脉壁的病变或损伤，形成动脉壁局限性或弥漫性扩张或膨出。

临床上以膨胀性、搏动性肿块为主要症状。实际上是动脉异常扩张，有真性、假性和夹层动脉瘤。真性动脉瘤是由动脉壁全层呈囊状或梭形扩张而形成，多数由于动脉粥样硬化引起，好发于胸腹主动脉、股动脉和腘动脉。假性动脉瘤是枪弹伤、刺伤等直接损伤引起动脉壁破裂，血液流到软组织中，以后由纤维组织包绕形成肿块。夹层动脉瘤是动脉中层囊性坏死或退行性变，内膜受损及高压血流冲击下造成中层逐渐分离形成积血、扩张，动脉形成真、假腔的双腔结构。

临床表现　动脉瘤常有以下几种表现：①在动脉行径上，有圆形或梭形的肿块，表面光滑而有弹性，并有膨胀性搏动。接近体表的动脉瘤，表面可扪及震颤，听诊时有吹风样杂音，压迫肿块近侧的动脉时，搏动和杂音消失，肿块缩小。②较大的动脉瘤可压迫附近的神经、静脉或淋巴管，引起远侧肢体水肿，浅表静脉曲张、麻木和疼痛。剧痛意味着动脉瘤趋向破裂，压迫神经，侵蚀骨路，应引起警惕。③动脉瘤远侧肢体常有怕冷、下肢间歇性跛行和肢体肌肉萎缩等缺血和营养不良的改变。浅部动脉瘤易被发现，深部动脉瘤可通过Ⅹ线摄片、超声波检查和动脉造影作出诊断。

防治　动脉瘤是人体内的定时炸弹，易发生破裂引起休克死亡，动脉腔栓塞发生远端肢体血循环障碍，因此要尽早手术，切除动脉瘤以人工血管或自体静脉移植，替代原来的血管。

动静脉瘘

动脉和静脉之间存在异常的通道，称为动静脉瘘，可分为先天性和后天性两种。后天性动静脉瘘是平行的动脉和静脉受贯通伤所致。

动静脉瘘形成时，来自动脉的血液大部分经接口分流入近侧静脉，仅小部分流入远侧动脉。因此，引起近侧静脉内血流量和压力增加，近侧如瘘口周围静脉扩张，远侧动脉因血流量减少常缩小。发生部位以四肢为主。

临床表现　动静脉瘘常有的表现是：①患肢肿胀、增粗，如果动静脉瘘发生在青少年骨骺端闭合前，可使患肢长得比健侧长。肢体增长和增粗的程度随年龄的增长而渐趋明显，幼时往往并不引起父母注意，有时反把增长的肢体误认是正常，而把另一侧正常肢体认为是不正常，误认是脊髓灰白质炎的后遗症。②受累肢体在动静脉瘘部位的表面皮肤温度升高，与对侧肢体相同部位比较更为明显，离动静脉瘘较远的部位，肢体皮肤强度可能正常或低于正常。③在瘘口部位，可扪及明显的持续性震颤。听诊可闻粗糙而持续的隆隆声，称为"机器杂音"。④瘘口周围及近侧静脉扩张，患肢远端可因缺血造成手指或足趾坏死。⑤由于大量血液经瘘口迅速流入静脉，静脉压力增高，因而回到心脏的血量增加，引起心脏扩大，严重的可发生充血性心力衰竭。

防治　尽早请医生诊治，手术结扎或闭合瘘口可以避免引起远侧肢体的严重血液循环障碍、充血性心力衰竭，或并发感染引起心内膜炎、动脉内膜炎或败血症而危及生命等并发症。

静脉血栓形成

深静脉血栓形成并不少见，发病部位多数在下肢和骨盆内静脉，上腔或下腔静脉也可发生，但少见。上肢静脉最少见。

静脉血栓形成有3大因素：①静脉血流滞缓，如手术时病人不能动，术后长期卧床、半坐卧位、膝下垫枕均可能发生下肢深静脉血流缓慢。②静脉壁损伤。③血流高凝状态。静脉血栓与静脉壁仅有轻微粘连,易脱落进入肺部,产生肺栓塞,严重危及生命。

临床表现　不同部位静脉血栓形成有不同的表现:①肢体浅表静脉血栓形成:一般无全身症状,静脉局部疼痛、红肿和压痛。炎症反应消失后,血栓处的静脉即纤维化,出现索状硬结。多次复发,病变静脉周围皮肤有色素沉着。②小腿深静脉血栓形成:大都不发热、或仅有低热,如血栓脱落,则可能发生肺栓塞;腓肠肌疼痛,有肿胀、压痛和牵拉痛。踝关节下水肿和静脉曲张。③髂股静脉血栓形成:绝大多数是继发于小腿深静脉血栓形成,但也有原发于髂股静脉或髂静脉。产后女性、骨盆骨折、盆腔手术和晚期癌肿病人易发生。本病发病急,几小时内整个患肢出现疼痛、压痛及明显肿胀。股近侧及同侧下腹壁浅静脉曲张。股静脉部位压痛,可扪到索条物。有上述表现者应及早就诊,避免产生并发症。

防治　避免长期卧床,多作下肢活动。术后病人避免在小腿下垫枕头,以影响小腿深静脉回流。鼓励病人的足趾经常主动活动,并多作深呼吸及咳嗽动作。尽可能早期下床活动,可预防深静脉血栓形成。急性深静脉血栓病人,需卧床休息1～2周,使血栓紧粘着静脉内膜,并可减轻局部疼痛,促进炎症消退。在此期间,避免用力排便以防血栓脱落导致肺栓塞。患肢抬高于心脏水平,开始起床活动需穿弹力袜或用弹力绷带,适度地压迫浅静脉,以增加静脉回流,同时维持最低限度的静脉压,从而阻止下肢水肿的发展。药物治疗包括抗凝、溶栓和祛聚等治疗。髂股静脉血栓不超过48小时可考虑导管取栓术,股青肿则需要手术取栓,下腔静脉滤网有预防肺栓塞的作用,但需要掌握指征。

下肢静脉曲张

下肢静脉有深浅两组。深静脉在肌肉中间,浅静脉就在皮下。主要的浅静脉有两根:一根称大隐静脉;另一根称小隐静脉。大隐静脉与小隐静脉,浅静脉与深静脉之间都有许多分支相互沟通。静脉中有许多瓣膜,作用就像单向阀门,只许血液从下往上,从浅静脉往深静脉流动。下肢运动时肌肉收缩,挤压包裹在肌肉中间的深静脉,加上瓣膜的作用,下肢的血液就对抗地心引力被挤向心脏。如果长久的站立不动,没有肌肉的挤压,下肢静脉内的血液不易流回心脏,而由于地心引力的作用都淤积在下肢静脉中,使静脉内压力增加。负重时腹腔内压力增高,下肢静脉回流受阻,下肢静脉内压力也会增高。有些人的静脉壁先天性薄弱,假若长期作负重或站立劳动,下肢静脉内压力经常增高,下肢浅静脉就会逐渐扩张伸长弯曲,引起曲张。静脉扩张后瓣膜就闭合不拢,血液从深静脉到浅静脉,从上往下倒流,使浅静脉更加曲张。深静脉由于周围有肌肉保护不易曲张,下肢静脉曲张多见于浅静脉。腹腔内的肿瘤或妊娠的子宫可以压迫腹腔内的静脉,阻碍下肢静脉血液的回流;动静脉瘘病人的动脉血直接流入静脉,也可使静脉内压力增高;下肢静脉发炎栓塞,以后虽然可以重新沟通,但瓣膜损坏,闭锁不全,血液也可倒流。总之,以上这些情况都可引起继发性的下肢静脉曲张。

临床表现　下肢静脉曲张病人站立较久后自觉小腿沉重发胀,容易疲劳,有的病人并无症状。继发于深静脉炎的下肢静脉曲张病人,小腿近踝部的皮肤常有色素沉着、湿疹和慢性小腿溃疡;治疗时首先要明确静脉曲张是原发的还是继发的,如果是继发的应先治疗原发病变。妊娠期的静脉曲张在产后多能自行消失。

防治 下肢静脉曲张病人应及时就诊。避免久站不动,劳动时可以绑弹力绷带、锦纶弹力长袜或运动员用的弹力护腿,压迫浅静脉,从而不使它继续扩张。较重的病人可以作下肢浅静脉剥脱术,否则容易引起老烂脚。如果手术不能将曲张的静脉全部剥脱,留下的曲张静脉内可以注射硬化剂。常用的硬化剂是 5% 鱼肝油酸钠、3% 十四羟基硫酸钠和 5% 油酸乙醇胺溶液。注射后病人平卧不动,使药物逗留局部,不致冲淡,10 分钟后加压包扎,使静脉壁产生无菌性炎症,对壁相互粘着,不再曲张。

慢性小腿溃疡

各种外伤或缺血坏死引起的皮肤缺损如果局部血供不足,静脉血流障碍。全身情况差,创面处理不当,感染控制不好都可经久不愈,从而形成慢性溃疡。慢性小腿溃疡以静脉曲张者的小腿溃疡最为常见。这种溃疡常位于小腿下 1/3 的内侧,在内踝稍上部位,与深静脉和穿孔支瓣膜关闭不全有关;中医称为臁疮,俗称老烂脚。

临床表现 深静脉和穿孔支关闭不全后静脉血液回流差,血液在静脉中淤积,使毛细血管内压力升高,流入毛细血管的动脉血减少;局部缺血、缺氧,毛细血管的通透性改变,使原来不能通过毛细血管壁的富有蛋白质的液体渗漏到组织间隙,引起水肿,以后在此富有蛋白质的环境中成纤维细胞增殖,形成瘢痕组织。继之瘢痕组织收缩,局部变硬变细,小腿看上去上更粗、下更细,像倒立的啤酒瓶。原来不能通过毛细血管的红细胞也渗漏到组织间隙,在那里发生溶血,血红细胞中的含铁色素沉积下来,使局部皮肤出现棕褐色斑,局部瘢痕收缩可压

迫血管,使血供更加不足,损伤后愈合能力差。病人往往伴有下肢浅静脉曲张,在内踝之上出现湿疹、发痒,有鳞屑、出水、搔破或碰破后经久不愈,结果成为慢性溃疡。

防治 慢性小腿溃疡病人最好能平卧休息,抬高患肢,经常收缩小腿肚肌肉,以改善静脉血液回流;并用弹力绷带、弹力长裤或运动员的弹力护腿压迫浅静脉,避免于肌肉收缩时深静脉部分被挤向心脏的血液从上端或穿孔支倒流入大隐静脉,随后又从浅静脉通过穿孔支返回深静脉,加重深静脉内血液的淤积。及时去除坏死组织,修平高出的肉芽,保持创面清洁,一般溃疡能够得到暂时的愈合或好转。若溃疡仍经久不愈,则需将大隐静脉剥脱、穿孔支结扎,切除溃疡后植皮。

发生于下肢的上皮细胞癌可以溃烂而形成溃疡,慢性溃疡经久不愈也可发生癌变。如果经过适当的治疗溃疡非但不愈合,而且继续进展,就要想到恶性的可能,应该及时作活体组织检查加以鉴别。恶性溃疡的基底呈菜花样,一般恶性程度不大,可将溃疡连同深筋膜作广泛切除,同时植皮。术后经常注意局部有无复发和淋巴结有无转移。

整形手术

整形手术是通过手术的方式,修复身体某一部分的畸形或缺损,达到功能的恢复或改进。这些畸形或缺损包括:①先天性畸形,如唇裂(兔唇)、腭裂、并指(趾)等。②由疾病造成的,如小腿溃疡所引起的大片皮肤缺损,下颌骨肿瘤作下颌骨切除后所遗留的缺损等。③由损伤引起的,如损伤所形成的手指缺损或皮肤缺损、烧伤后的瘢痕挛缩等。

整形手术一般分为早期修复和晚期修复两种。在创伤后清创手术时进行修复的称为早期修复。凡早期未进行修复或早期处

理不当，以后进行修复的称为晚期修复。由创伤所引起的缺损，一般应争取早期修复。

整形手术大多需要使用组织移植的方法来进行。如皮肤、黏膜、骨骼、软骨、脂肪、肌肉、血管、神经丛筋膜等自体组织；有时还要利用无生命的材料，如用高分子材料和可降解材料。组织移植的方法一般有游离移植、带蒂移植和吻合移植等。游离移植是把组织取下后，与原来所在部位完全脱离关系，移到缺损的部位上去，重新建立血液循环。带蒂移植是指移植的组织并不与原来部位立即脱离关系，需要一个或一个以上的蒂部与原来的部位相连，以保证必要的血液供应，待在移植处建立新的血液循环后再把蒂部切断(称为断蒂)，如皮瓣、皮管移植等。吻合移植是在移植时将移植体与受体的血管(包括动脉和静脉)相吻合，保持移植体的血液供应，如游离皮瓣移植等。

器官移植

器官移植是将具有活力的器官移植于人体内以代替病损器官的手术，主要用于某些重要器官因病丧失大部分功能而危及病人生命时。至今，器官移植比较普及，肾、肝、心、肺移植开展较多。

器官移植的手术操作虽很复杂，但已不是主要问题。现在还未解决的问题是免疫学上的排斥，影响移植器官的长期存活和功能。器官移植一般都是同种异体移植，从供体移植到受体后，由于其组织细胞有特异性抗原，受体即产生免疫反应来迅速破坏移植到体内的器官，使移植失败。排斥反应主要包括超急性排斥反应、急性排斥反应、慢性排斥反应和移植物抗宿主反应。异种移植能引起无法控制的强烈排斥反应，尚不能用于临床。器官移植后不发生排斥反应的情况只存在于同卵孪生兄弟(或姊妹)间的移植，因为供体和受体的抗原相同。但进行这种移植的机会毕竟太少。

目前，减少移植的同种异体器官被排斥的措施是在选择供者时，进行 ABO 血型抗原系统、预存抗体和 HLA 配型的检测。手术后使用免疫抑制药物，如增殖抑制药物、钙神经素抑制剂、抗淋巴细胞制剂和皮质类固醇激素类药物等。

第 26 章

骨科疾病

骨 折

骨折不论在战时或平时都可发生。其原因分为外伤性和病理性两大类。

病因 外伤性骨折多由直接和间接暴力所致，前者如爆炸伤、挤压伤、跌伤，后者如跌倒时手撑地能产生桡骨下端和肱骨骨折;病理性骨折是指骨骼本身因感染、肿瘤等破坏,轻微的力即能产生骨折。外伤性骨折又可根据骨折处是否与外界相通,分为闭合性和开放性两大类。从暴力的程度、骨折的形状和骨折断端有无移位,又可分为完全和不完全骨折,或横、斜、粉碎、螺旋、嵌插骨折,有移位或无移位的骨折。

临床表现 一旦发生骨折,在骨折部位可产生疼痛、肿胀、瘀斑,患肢部分或全部功能丧失。骨折严重时有缩短、旋转、成角畸形,活动时有假关节或骨擦音。骨折有时可伴有血管或神经损伤。血管损伤时伤肢远端血管搏动减弱或扪不到,神经损伤使肢体远端感觉、运动功能障碍。若为开放性骨折,骨折断端通过伤口与外界相通。颅骨骨折可使颅脑损伤,肋骨骨折可合并肺、肝、脾损伤,骨盆骨折可合并膀胱、肠、尿道损伤。

骨折的诊断,除上述病史和症状外。需 X 线摄片检查以协助诊断,了解骨折移位的情况以提供治疗参考。

治疗 首先对大出血和脏器损伤病人进行抢救,否则短时间内可致命。对肢体骨折暂时固定制动,在搬运过程中不致加重。骨折治疗原则为复位、固定、功能锻炼。复位前用局麻或神经阻滞在无痛情况下进行,矫正缩短、成角、旋转畸形,使之达到解剖复位。但有时复位不容易,不影响骨折愈合后的功能,称为功能复位,各部位各年龄的功能复位标准不一。骨折复位后用石膏或小夹板固定在整复好的位置上,直到骨折愈合。然后进行功能锻炼,使关节活动恢复至正常,必要时辅以理疗和体疗。若复位不佳时,可采用手术切开复位和内固定,必要时再加用外固定。但手术缺点可能使骨愈合时间延长,并有感染、神经血管损伤等并发症。对开放性骨折首先清创,使之成为无感染的创口,遇有异物应

清除,然后根据创口及病人的全身情况进行一期或二期骨折内固定。术后肌内注射破伤风抗毒素 1 500 国际单位(皮试阴性后)。伤后应在医生的指导下积极进行功能锻炼。

骨折的愈合时间因人而异,亦因部位不同。一般说来,儿童较快,骨折无移位者快,长骨两端松质骨连接快。表 26-1 中固定的时间仅供参考,作为拆除夹板或石膏等外固定物的时间,但不能硬套,必须按 X 线片骨愈合为准(表 26-1)。

表 26-1　**骨折平均愈合时间**

骨折部位	愈合时间(周)
指骨	4
掌骨	4
腕舟骨	6～8
尺桡骨骨干	8～10
尺桡骨下端	4～6
肱骨髁上	3～4
肱骨骨干	6～10
肱骨外科颈	4～6
锁骨	4～6
脊椎	3 个月
骨盆	6～8
趾骨	4
距骨	4
跟距骨	4～6
内外踝	6～8
胫腓骨骨干	3 个月
髌骨	4～6
股骨	3～4 个月
股骨粗隆	3 个月
股骨颈	3～4 个月
肋骨	3～4

锁骨骨折

锁骨是一"～"形骨,连接上肢和躯干。骨折主要为间接暴力所致。常见为跌倒时肩部着地或以手撑地而引起,大多发生在中 1/3 或与外 1/3 交界处。

骨折的诊断依据有外伤病史。局部肿胀疼痛,活动受限,若检查时可摸到畸形。骨折断端一般是远端向前、下、内移位。但在儿童多为青枝骨折,移位不明显,局部也无畸形,当活动患肢时小儿常啼哭,X 线摄片能明确诊断。

在儿童可用"8"字形绷带包扎 3 周。骨折有移位须行手法复位,然后用"8"字形石膏固定,时间为 4～6 周。若断端顶压皮肤可能产生皮肤坏死、复位后再移位、合并神经血管损伤、锁骨远端骨折移位明显、骨不连则要切开复位植骨内固定。

肱骨上端骨折

肱骨上端骨折主要为间接暴力所致,如跌倒时手先着地,外力沿上肢纵轴向肩部冲击,即可造成肱骨外科颈骨折。骨折位于肱骨大结节下 3～4 厘米处,是松质骨和密质骨交界处。病人多为老年人。骨折后局部剧烈疼痛、肿胀、肩部不能活动,需要健侧手扶持。年轻病人可能为高能量损伤,应注意可能合并腋部神经血管损伤。

对无移位者,只需要三角巾悬吊。若有移位者,复位后将肢体包扎在躯干上,4～6 周即可愈合。如手法复位不佳者,需手术切开复位。骨折粉碎严重尤其关节面粉碎严重、骨质疏松明显、固定困难者,可行人工关节置换。骨折愈合后应进行理疗、体疗,加强功能锻炼。

肱骨干骨折

肱骨干骨折分为上 1/3、中 1/3 和下 1/3 3 种。上 1/3 和中 1/3 骨折多为直接暴力所致,如重物直接打击上臂,多产生横断和粉碎骨折。而下 1/3 骨折多为间接暴力所引起,如跌跤时手撑地或猛烈投掷时使肌肉猛烈收缩所致,多为斜形或螺旋形骨折。

骨折的移位主要根据暴力方向、骨折部位和肌力大小而定。骨折后有明显畸形、极度肿胀、疼痛剧烈、有假关节活动、肢体完全丧失功能,也可听到骨擦音。伤后出现腕下垂、掌指关节不能伸直和拇指不能外展等现象,说明有桡神经损伤。

闭合复位后用小夹板固定,用三角巾吊在脖子上或用悬吊石膏,利用石膏和肢体重量牵引骨骼。一般固定 4～6 周。若骨折端有软组织嵌插或有神经损伤者,需手术治疗。

肱骨髁上骨折

肱骨下端因跌倒时手撑着地而产生伸直型骨折,也有因肘屈曲跌伤,外力击于尺骨鹰嘴突所致的屈曲型骨折。伸直型较多见,常见于儿童;屈曲型极少,常见于成人。

肱骨下端前方有肱动脉、肱静脉、正中神经和桡神经通过。骨折移位较大时,可引起神经血管的损伤。如血管损伤,早期可发现桡动脉搏动消失,后期可产生缺血性肌挛缩;神经损伤可出现麻木,手指不能活动。

骨折后肘部肿胀、疼痛剧烈、压痛明显,肘关节不能伸屈活动。移位明显时,有骨摩擦感。X 线摄片可明确骨折类型和移位情况。

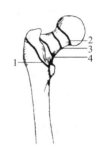

对无移位的骨折只需手臂悬吊胸前，制动即可；若有移位者应手法复位，石膏固定 4～5 周。当手臂肿胀严重时，不能马上复位，可以将患肢抬高或骨牵引复位。当骨折愈合去除固定后，要积极加强关节的功能锻炼。手法复位失败的病人，可作切开复位。坚强的内固定允许肘关节早期功能训练，可提高关节的功能。

前臂骨折

前臂由尺骨和桡骨组成，骨折可以是单根，也可以是双根骨折，还可以 1 根骨折，另 1 根脱位，所以较为复杂。骨折可由直接暴力，也可以由间接暴力所致。前者多为横断骨折，且两骨骨折在同一水平面上，而后者则不在一个平面上。

骨折后前臂肿胀、压痛、畸形，有假关节活动和骨擦音，手臂活动受限，旋转时疼痛剧烈。

前臂骨折和脱位在治疗方面要求较高，尽可能达到准确复位，即解剖复位，否则会影响前臂伸、屈和旋转功能。复位后需要小夹板或石膏固定 8～12 周，等骨折愈合后加强功能锻炼。如不能解剖复位，则需手术治疗。

桡骨下端骨折

骨折部位在腕关节上方 2～3 厘米处，多见于青少年和老年。由间接暴力所致，跌倒时手掌撑地，骨折后远端骨块可能向背侧移位，可能向掌侧移位，也可能是关节面的塌陷。有时可能合并腕关节脱位。骨折后腕部疼痛、肿胀、畸形、活动障碍。除 X 线检查，对骨折累及关节面者，CT 对诊断和治疗有重要意义。

手法复位后用小夹板或石膏固定。固定时间为 4～6 周，在固定期间要按医嘱定期复诊同时锻炼手指伸屈活动和前臂旋转活动。如手法不能复位或复位后在复诊时发现再移位，可手术治疗。如骨折累及关节面，复位后关节面不平，也应考虑手术治疗。

股骨颈骨折

股骨颈骨折多见于老年人。尤其是老年女性多患骨质疏松症，轻微的外力或跌倒即可引起骨折。股骨颈骨折后股骨头血液供应不足会造成股骨头缺血性坏死，另一方面不易复位，也不易外固定，若处理不当，即可造成残废。

股骨颈骨折可在各种不同的部位(图 26-1)，症状有所不同。外展嵌插头下型骨折属稳定骨折，病人感觉髋部酸胀，多数病人仍可坚持行走。其余类型骨折后即感髋部疼痛，不能活动，不能站立走路；叩击大转子或足跟可引起髋部疼痛；移位骨折患肢缩短，外旋畸形。

图 26-1　股骨颈骨折的不同部位

1. 头下骨折　2. 经颈骨折
3. 颈基部骨折　4. 转子间骨折

无移位骨折，保守治疗建议不负重卧床 3 个月，必要时皮肤牵引 1 个月，防止骨折移位。也有的学者建议 3 枚空心螺钉固定，早期床上功能锻炼，避免制动带来的并发症。对有移位的骨折,必须手术,年龄小于 65 岁或大于 65 岁但体质差的病人,闭合或切开复位后,用 3 枚空心螺钉固定。年龄大于 65 岁体质较优者,行人工股骨头或全髋关节置换,这对老年人比较合适,可以尽早下床活动。

股骨干骨折

股骨干骨折多由直接暴力打击所致,常见于青壮年。骨折后大腿明显肿胀,疼痛剧烈,有成角、缩短、旋转畸形,有假关节和骨擦音。下肢不能活动。

3 岁以下的小儿股骨干骨折多数用皮肤牵引,把双髋屈曲成直角,臀部离开床面,称为过头悬吊牵引。这种治疗对线良好(骨折处的两端的骨干纵轴方向一致,无成角或旋转),即使有轻度侧方移位也无妨,以后可自然塑形矫正,数年后 X 线检查,骨折痕迹可看不出。

成人股骨干骨折保守治疗可用骨牵引加用小夹板,牵引的重量相当于体重的1/6左右,牵引后应经常测量两肢体长短以作比较。应作 X 线摄片检查,观察骨折复位的情况。一般固定 8～12 周。目前成人股骨干骨折大都建议手术治疗,用髓内钉或钢板螺钉坚强固定,早期关节功能锻炼,6 周后逐步负重下地行走。

髌骨骨折

髌骨就是膝盖骨,其骨折多数因肌肉猛烈收缩所致。即当滑倒而尚未跌倒时,大腿前方肌肉猛烈收缩,使髌骨拉断。也有因直接打击髌骨上而造成粉碎性骨折。

因为髌骨构成膝关节的一部分,一旦骨折,关节腔内积血。患膝明显肿胀、压痛,关节活动受限,有时血渗至皮下,形成皮下瘀斑。在横断骨折有移位时,可摸到断端间有一凹陷的横形沟槽。

对无移位的骨折,膝伸直位用夹板或石膏托固定 4～6 周即可。若骨折分离移位,髌骨的关节面不平,最好采用手术切开复位的方法复位关节面,然后选择合适的固定。对髌骨下极粉碎骨折有移位且术中难以固定,则要切除髌骨下极,但要修复缝合残留的髌韧带。

胫腓骨骨折

小腿也像前臂一样,有胫、腓两根骨头。胫骨较粗,是主要负重的骨骼,就在皮下。腓骨较细小。骨折多为直接暴力,因此容易形成开放性骨折。胫骨下端血液供应较差,一旦骨折,连接时间也比较长。一般胫腓骨双骨折多见,单纯腓骨骨折较少见。

胫骨骨折后局部肿胀、压痛,活动障碍,更不能负重行走。骨折移位明显者,小腿有缩短、成角、旋转等畸形。若有腓总神经损伤,可出现足下垂和足背外侧感觉麻木。

无移位骨折或稳定性(横断型)骨折,经复位后可用石膏或小夹板固定 8～12 周。对螺旋形、斜形和粉碎性移位骨折,目前建议手术治疗,闭合或切开复位后,用髓内钉或钢板螺钉固定。若为开放性骨折,应首先清创,使之变成闭合性骨折,再进行处理。

踝部骨折

踝关节由胫骨、腓骨下端和距骨组成,胫骨下端为内踝、腓骨下端为外踝,骨性结构与踝关节周围的韧带结构共同维持踝关节稳定性。主要功能是正常步态的背伸、跖屈功能，同时可以做少量的内翻、外翻活动，以便完成日常生活工作并适应不同的地面。

踝关节骨折常见。闭合性损伤原因多为扭转暴力，开放性损伤原因多为严重的直接暴力。力量大小、方向不同可以造成踝关节不同的损伤类型。轻者导致踝关节周围韧带损伤，最常见的是外侧副韧带损伤；重者导致踝关节骨折，如外踝骨折、内踝骨折或者双踝骨折（即内、外踝），甚至三踝（即内、外踝加上后踝）骨折、特殊的Pilon骨折等。

踝关节损伤后局部肿胀、疼痛、淤血，不能负重行走。如果有脱位，畸形更加明显。

对于踝关节的治疗原则在于解剖复位，重新获得稳定，以满足负重、活动的要求。对于不影响踝关节稳定性的关节外骨折，可以采取保守治疗，以支具或石膏固定6～8周。而多数需要手术治疗，以解剖复位关节面、稳定踝关节。术后早期进行踝关节活动度训练，以免关节、肌肉粘连导致踝关节背伸障碍。

踝关节骨折早期处理不合适，会导致晚期踝关节骨关节炎的发生。当发生踝关节骨关节炎时，踝关节肿胀、畸形、行走后疼痛加重。病理改变主要为踝关节滑膜炎、距骨与胫骨远端关节面软骨退变。治疗手段可以选择踝关节镜下清理、软骨成形、踝关节踝上截骨以及踝关节关节置换术。

脊柱骨折

脊柱骨折可发生于任何年龄者，但青少年因身体具有较好的韧性相对较少发生；青壮年脊柱骨折多具有明显的外伤史，

如高处摔落、交通事故等；而老年人因为常伴有明显的骨质疏松，有时仅因轻微外伤即可导致椎体的压缩性骨折，如臀部跌坐或摔倒后出现腰背部的持续疼痛不适，需提高警惕，及时就诊。

脊柱骨折后除局部疼痛外，根据骨折部位的不同以及骨折的严重程度，可出现脊髓、神经根等结构的压迫症状，此时会伴有上肢或（和）下肢的疼痛、麻木或力量减弱等症状，此时一般需要尽快手术治疗。对于单纯脊柱骨折，不伴有神经损伤症状者，可根据骨折的程度和类型选择保守治疗或手术治疗。需要指出的是，搬运脊柱骨折病人时，要保持病人脊柱伸直位置，切忌弯曲扭转而加重骨折移位和（或）神经损伤。

外伤性瘫痪

脊柱骨折或脱位以后，移位的椎体或突入椎管的骨片可压迫脊髓或马尾神经，引起瘫痪。根据损伤部位的高低及损伤程度轻重的不同，分为截瘫（下半身瘫痪）、四肢瘫、不完全性瘫痪或完全性瘫痪。瘫痪主要看脊髓或马尾（椎骨内的那条"总神经"，第二腰椎以上叫脊髓，其以下叫马尾）的损伤程度，其次才是正确和及时的治疗。瘫痪大致可分为以下几种情况。

1. **脊髓震荡（又称脊髓休克）** 脊髓受强烈震荡后，可有暂时性的功能抑制，发生传导障碍，可为完全性或不完全性两种。表现为损伤平面以下瘫痪。经过治疗，常在数小时或数日后大部恢复，最后可完全恢复。

2. **脊髓受压** 如能及时解除压迫，脊髓功能可部分或全部恢复。解除压迫靠闭合复位和手术两种，视具体情况而定。

若治疗不及时,压迫时间过久,脊髓可缺血、变性,即使解除压迫,瘫痪也不能恢复。

3. 脊髓破坏 分为断裂伤(完全性和不完全性)及挫伤;完全性断裂伤至今仍无有效的治疗方法。不完全性断裂伤,经治疗可望恢复未断裂那部分脊髓的功能。挫伤能恢复部分功能。但有时术中外观虽完整,但脊髓内部可有出血、神经细胞破坏和神经纤维撕裂,瘫痪恢复常不理想。

4. 脊髓和神经根合并损伤 脊髓横断后不能再生,功能不能恢复。若神经根损伤不严重,有可能神经再生;如果脊髓也仅部分损伤,可望经过治疗有功能恢复。若支配髋、膝关节的重要肌群的功能得以恢复,病人还能行走。

5. 马尾神经损伤 大部分马尾损伤为不完全断裂,经过缝合后可以再生,能够完全或部分恢复功能。

外伤性瘫痪给病人带来巨大的痛苦。若脊髓为完全横断,则损伤以下感觉全无,肢体完全不能活动,大小便失禁。应鼓励病人用坚强的意志战胜病痛。尤其是脊髓为不完全性损伤者,通过各种康复治疗,可望有不同程度的功能恢复。如果是截瘫病人,依靠上肢和腰背肌及辅助工具,可以进一步离床锻炼,以上部身躯带动下肢,以健康肌群带动瘫肌,保持上身平衡,进行站立和行走活动。也可以做上下轮椅练习,但四肢瘫痪者只能依靠轮椅进行活动。

骨盆骨折

骨盆骨折时容易引起大出血和损伤骨盆腔内脏器。骨盆骨折多由挤压伤或撞击伤所致,一处骨折多无移位。两处骨折就会产生移位(图26-2)。

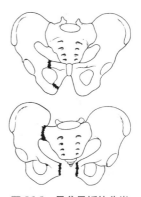

图 26-2   骨盆骨折的分类

上:骨盆环单处断裂
下:骨盆环前、后两处断裂

骨折后剧烈疼痛,不能翻身和活动。骨盆区或会阴部明显肿胀,有皮下瘀斑。检查时,挤压骨盆有明显压痛。怀疑骨盆骨折应 X 线摄片,以明确诊断。若有脏器损伤,则有特异症状。如尿道断裂时有血尿、排尿困难或尿潴留;大出血者可出现休克现象;肠曲破裂则有腹膜刺激症状,腹腔内有积血,用腹腔穿刺可明确,肛门指检也可有血迹;若子宫破裂,阴道内可见出血。总之,对骨盆骨折病人必须密切观察,详细检查,做到早期诊断和及时抢救。

骨盆骨折如移位不明显或稳定骨折,卧床休息即可,一般要 2 个月。若有休克应大量输血,必要时急诊行骨盆填塞＋外固定支架固定术,若仍不能控制病情,则行 DSA 造影动脉栓塞术或结扎髂内动脉,减少出血。有内脏损伤应立即进行手术修补。待病情稳定后,骨盆仍不稳定的病人再次手术,更换外固定为内固定。

关节内骨折

一个关节由 2 块或 2 块以上的骨头组成。关节表面有软骨覆盖,关节腔内有滑液分泌,使关节活动自如。一旦损伤,关节面不平整,活动也受到影响。正如一平坦的柏油马路在修理,挖出沟槽马路不平,这时车轮在高低不平的马路上行驶,人骑在车上就觉得颠簸不适。

常见的关节内骨折有肘关节、踝关节、膝关节和腕关节。

在治疗时尽可能使关节软骨面保持平整,维持关节的正常活动。复位时尽可能达到解剖复位,若达不到,应行手术切开复位,进行内固定,且固定最好足够坚强,以利于术后早期活动。若固定强度不够,术后再用支具或石膏进行外固定。若关节破坏很严重,必要时可行人工关节置换术。

骨折愈合后尽早进行被动的(外力帮助)和主动的关节功能锻炼,争取在术后1~2个月内恢复到正常关节活动幅度,因为固定时间长关节粘连后再功能锻炼就比较困难。

骨骺部位的损伤

骨骺部位的损伤是指长骨两端的骨骺、干骺端和骺生长板的损伤。骨的长度增长是由骺板增殖的结果,若骺板损伤会影响骨骼的生长发育。因此,对骨骺的损伤必须有正确的诊断和处理。

骨骺的损伤多是在儿童青少年时期,活动频繁而致损伤多。这种损伤占儿童长骨骨折10%左右。关节的稳定性是靠肌肉、韧带、关节囊来维持的,骺板的强度比肌腱、韧带的强度差好几倍。所以儿童关节部位的损伤,首先考虑到骨骺部位损伤的可能性。

在临床表现上除有骨折的体征外,X线摄片即可明确骨骺损伤的情况。骨骺损伤或血管损伤血供不足,会影响骨骺正常的生长发育或使骨骺早期闭合,骨骼不能

再生长。若一侧骨骺受到损伤,骨骺融合,该侧就不长;而另一侧仍继续生长,则肢体外翻或内翻,这样骨骼就发生畸形或缩短,造成两侧肢体长度不一,关节活动也受到影响,给工作学习带来不便。

关节脱位

关节脱位又叫脱臼,是指组成关节各骨的关节面失去正常的对合关系。

脱位可分为先天性、外伤性、病理性和习惯性脱位4种。如按脱位程度来分,可分为半脱位和全脱位。按脱位后的时间,又分为新鲜脱位和陈旧性脱位(指脱位超过3周以上者)。外伤性脱位主要发生于青壮年,儿童和老年人较为少见。上肢脱位较下肢为多。

关节脱位除有明显的外伤史和局部疼痛、肿胀外,最主要的特征是关节功能丧失。有时亦可合并血管、神经的损伤,以及受伤关节所具有的特有体征,如方肩畸形等。所以诊断一般并不困难。必要时可作X线检查,有助于明确脱位的方向和是否同时伴有骨折。

全身各关节至少包括两个骨端。骨端表面有非常光滑的软骨覆盖,同时关节又被包围在一个囊内。囊的内层是滑膜,能产生滑液,减少关节活动时的摩擦。囊的外围还有韧带和肌肉。因此,正常的关节有相当的稳定性,在关节运动时,骨端不会超出关节囊的范围。但在跌倒或受外力冲击时,在一定的体位下,可使关节囊破裂,于是骨端脱出而发生脱位。

对脱位的关节,应尽量争取时间及早复位,即用正确的手法使脱出的骨端回纳至原处,然后加以外固定,包括绷带、支具、小夹板、石膏等。对于大多数脱位,外固定作为治疗性固定,待拆除外固定后,关节运

动往往不灵活，需要通过积极而耐心的锻炼，以利于关节功能的恢复。但目前随着病人对于功能的要求越来越高，一些情况下脱位复位后，撕裂的韧带需要早期手术修复，然后在支具的保护下进行功能锻炼。

1. **肘关节脱位**　肘关节脱位在全身各关节脱位中占第二位。它可分为前脱位、侧方脱位和后脱位。常见的是后脱位，多见于青壮年。肘关节由肱骨远端、尺骨鹰嘴、冠突和桡骨小头组成，主要功能为弯曲和伸直动作。跌倒时上肢外展，手掌着地，冲力迫使尺骨的鹰嘴穿破关节囊韧带而向后脱位(图26-3)。冲力较大时，常伴有肱骨内上髁撕脱性骨折和冠突骨折。表现除外伤后疼痛外，可见到肘部肿胀、半屈曲状畸形，且肘部向后突起(图26-4)。正常人肘关节伸直时，尺骨鹰嘴与肱骨内上髁、外上髁三点成一直线，屈肘后此三点成一等边三角形。而脱位后此三点关系改变(图26-5)，肘关节伸屈功能完全丧失。

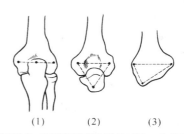

图 26-5　**正常肘关节和脱位时的三点关系**

(1) 正常肘关节伸直时三点成一直线
(2) 正常肘关节屈曲时三点成等边三角形
(3) 肘关节脱位后三点成不等边三角形

肘关节脱位后，应请医生给予复位，复位后将肘关节屈至90°，用三角巾或绷带悬吊胸前，或用长臂石膏托外固定，2～3周后去除外固定，继以积极的功能锻炼，以恢复肘关节的功能。

2. **肩关节脱位**　肩关节脱位发生率仅次于肘关节。它可分为前脱位和后脱位两种，常见的是前脱位。当病人摔倒时手掌或肘部着地，暴力沿肱骨向上冲击，肱骨头冲破前方关节囊而脱位(图26-6、图26-7)。常伴有肱骨大结节撕脱性骨折。此病除有外伤史外，主要有肩部疼痛、肿胀和功能完全丧失。其特征是病人常有用

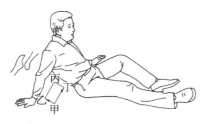

图 26-3　**肘关节后脱位发生机制**

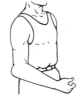

图 26-4　**肘关节后脱位的典型畸形**

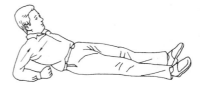

图 26-6　**肩关节前脱位发生机制**

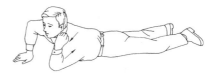

图 26-7　**肩关节后脱位发生机制**

健侧的手托住患侧前臂的姿势,出现"方肩"畸形。患侧肘部紧贴胸壁时,其手掌不能搭到健侧肩部;或患侧手搭于健侧肩部时,肘部不能贴近胸壁。这些都表示有肩关节脱位。脱位后应尽早复位。复位后用三角巾或绷带将上臂内收位固定在胸壁上3~4周。拆除固定后加强肩关节活动。若手法复位失败或撕脱性大结节骨折复位不满意,应切开复位内固定,加外固定3~4周。

3. **髋关节脱位**　髋关节由一个半球状的股骨头和一个杯状的髋臼组成,是人体关节中最稳定的关节。因此,髋关节脱位较肩、肘关节脱位少。可分为前脱位、后脱位和中央性脱位3种。常见的为后脱位。当髋、膝屈曲,如乘汽车时突然刹车,乘客膝部撞到前排椅背上等,可发生髋关节后脱位。此病除有外伤史、髋部疼痛外,还有患肢内收、内旋和缩短畸形,不能负重步行,在臀部可摸到上移的股骨头;要注意有无坐骨神经损伤。X线检查可了解脱位情况和有无合并骨折等。

治疗以手法复位为主,一般在腰麻或全麻下进行。复位后一般需牵引3~4周,即可下地活动。

4. **桡骨头半脱位**　该病常见于6岁以下小儿。当小儿因穿脱衣服、跌倒或上下楼梯时被大人握住其手用力向上牵拉前臂并有旋转动作,即可发生桡骨头半脱位,小儿立即啼哭,手臂垂挂在身旁,局部疼痛,患肢不能抬举,有时还有肿胀。根据上述病史和症状,诊断不难明确。

一旦确诊,应给予复位。复位方法很简单,病儿父母亦可试行。置病儿肘关节于90°屈曲位,一手握住其腕部;另一手握住其前臂上端,以拇指向后内方压迫桡骨头,将前臂稍加牵引及前后旋转。如感到或听到"咯嗒"声,表示已复位。用三角巾

悬吊3日。注意避免再牵拉患肢,以免复发。

5. **下颌关节脱位**　该病老年人较多见,常因大笑、打呵欠、开口过大、呕吐或用力咬嚼大的硬物时发生。除有典型上述张口过大的病史外,表现有半开口状态,既不能闭口,也不能再张大。同时流涎,说话、吞咽均有困难。颧弓下可扪及下颌关节突凸出,其后方有一凹陷。

复位方法很简单,让病人坐在较矮的凳子上,术者站在病人前面,用两拇指分别放入病人口中磨牙上,其余手指托住下颌骨的两侧。两拇指逐渐向下、向前拉,同时其余手指托住下颌骨的两侧。两拇指逐渐向下、向前拉,同时其余手指将下颌上抬、并向后推,即可复位。复位时,术者可感到有一种滑动的感觉。复位后可用绷带或三角巾将下颌作适当的包扎固定2~3日。固定的松紧度要求仍能张小口进食,说话无妨碍,但防止张口过大而再次脱位。

手外伤

手外伤的分类及治疗　手外伤后应及时而积极地进行处理,以恢复手的功能,否则将造成残废。手的解剖结构复杂,重要组织既多又小,排列又非常紧密,所以常见几种组织同时受伤。

治疗手外伤的目的,主要是恢复手的功能。手的主要功能是捏和握。要恢复手的功能,主要应修复好皮肤、肌腱、神经、骨与关节等受伤组织。

1. **手部皮肤损伤**　手外伤时最常见的是皮肤损伤。处理好皮肤损伤,不仅可以缩短疗程,减少病苦,而且可以避免感染,减少残废,为修复手部其他组织的损伤创造条件。

2. **手部肌腱损伤**　伸肌腱伤断后,手

指即不能伸直；屈肌腱伤断后，手指即不能屈曲。多根屈肌腱伤断后，手指不能握拳。

肌腱伤断后一般都需缝接。可在伤后清创时立即缝接，但有时伤口污染严重时可先将皮肤伤口缝好，待伤口愈合 1 个月后再作缝接。有些肌腱缺损或屈肌腱断伤部位在手指时，需要取他处的肌腱进行移植。

肌腱缝接后，需将手指和腕关节固定。一般屈肌腱断伤缝接后固定在屈曲位，伸肌腱断伤缝接后固定在伸直位。固定时间需 3 周，在固定时间内，可以在医生指导下，手指作适当活动，到时拆除固定，自行屈伸手指，以锻炼手指的功能，再过 1 周后，可增加被动运动，但动作要轻柔，以免拉断修复好的肌腱。同时可辅以物理疗法、体育疗法和使患手参加适当的劳动。约 6 个月后，手指活动即能达到理想的效果。但是，肌腱伤断修复后，很容易与它的周围组织发生粘着，即所谓肌腱粘连。有了这种粘连，手指屈伸即受到障碍，严重者手指仍不能屈伸，并且需要手术松解，肌腱粘连松解术后 48 小时即应积极进行主动屈伸锻炼。每日训练时间要坚持在 8 小时以上，要一个一个手指，一个一个关节进行锻炼。只有经过这样"苦练"，才能取得良好的效果。

3. **手部骨和关节损伤**　手部的骨折和脱位非常多见。受伤后如果处理不当，对手的功能将产生严重影响，甚至残废。手部的骨折或脱位常同时有数根骨头折断或伴有其他组织的损伤。因此，在处理骨折或脱位的同时，必须处理好其他组织的损伤。开放性骨折必须在彻底清创后，缝合伤口，使之成为闭合性骨折，并争取不使伤口感染。

对于骨折或脱位的处理，首先要求准确复位，力求完全（解剖）复位，避免有角度、旋转或重叠等畸形。发生这种畸形时，不仅影响患指的屈伸，而且影响邻指的功能。闭合性骨折应多采用闭合复位；开放性骨折应多采用细不锈钢针内固定，以利早期活动患指。骨折或脱位整复后，必须将手固定于功能位置，可使有关肌肉力量处于平衡状态，有利于骨折的复位和固定，万一发生运动障碍时，仍能保留手的功能。切勿将手指固定于伸直位。固定范围除患指外，健指应保留自由活动，以防关节僵硬。手部骨折愈合较快，一般说来掌骨固定 4 周，指骨固定 6 周，关节脱位固定 3 周，即可去除外固定，开始功能训练。

手指截断伤是严重的手外伤，有些截断的手指能够再接的，应当努力争取接起来；不能再接的断指，必须将残端妥善处理，否则将因残端发生疼痛或残指过短而影响手的功能。对大多数断指病人来说，伤后残端疼痛是正常现象，这是神经创伤后反应，一般经过 3～6 个月会渐渐缓解。对于 6 个月以后仍不缓解的残端痛，应寻找原因积极进行治疗。

手的功能重建　手的残缺，对劳动和生活都有很大的影响。因此，如何重建手指的功能非常重要。理想的手的功能重建，必须从实际需要出发，满足下述两个条件：①重建后的手指要能屈、能伸、有力和能与其他手指对指。②要有一般感觉和实物感觉。人的手不仅能感觉到冷、热和疼痛，而且不在眼睛的帮助下，能摸出物体的软硬、方圆和高低不平等，这种感觉即称为实物感觉。

手的功能训练　一只受伤的手固然需要手术或其他治疗，但以后的功能锻炼，还需要依靠病人的积极锻炼。手部的肌腱、神经、骨头与有些皮肤修复后，都需要一定的时间进行功能锻炼。锻炼的方法很多，除一部分需要器械的帮助和理疗外，大部分可自行锻炼。①主动地屈伸手指和腕关节,特别是患指,如握拳与放开。②利用健手协助训练患指的每个关节。③练习拇指桡侧外展、掌侧外展、对掌与对指动作。④被动地练习手指关节屈伸,动作要轻柔,以不引起关节明显疼痛或肿胀为限。⑤用捏握皮球和握力器的方法,训练手的握力。⑥按摩皮肤瘢痕、修复后的肌腱、已麻痹的肌肉和虎口,以促进瘢痕吸收,减少肌肉萎缩,防止虎口挛缩。⑦经常牵拉拇指,防止虎口挛缩,并行开大虎口的动作。总之,训练时将患手置于温水或四肢洗方液中则更好。同时应配合做理疗、体疗。

手外伤的预防　预防手外伤的具体措施是:①加强安全生产的宣传教育工作:熟悉机器性能,并制定防护措施。如对容易出事故的机器,应作出标记或加防护罩。在农村特别要教育儿童不要玩弄农业机器。②严格遵守安全操作规程。③定期维修机器,改进防护设备。④加强协作。统一行动,彼此密切配合。⑤提高机器自动化程度及安全自控装置。

膝部损伤

膝由股骨(俗称大腿骨)、胫骨和髌骨(俗称膝盖骨)组成。正常的膝关节可自由伸屈。大腿的前方一组肌肉叫伸肌,收缩时,髌骨稍被往上拉,膝关节就伸直;大腿后方的肌肉叫屈肌,收缩时,膝关节就屈曲。在关节的周围有关节囊和内、外侧副韧带附着;在股骨与胫骨组成的关节间,还有2个半月状的软骨板(半月板)和2根粗壮的交叉韧带。因此,膝关节不容易发生脱位(除非外力非常强大)。最常见的膝关节损伤是髌骨骨折、半月板损伤以及内侧副韧带的撕裂。

1. **半月板损伤**　膝关节突然猛烈的扭拨,股骨与胫骨的骨端就能把半月软骨挤住压碎。这类损伤较多见于踢足球、打篮球或膝关节猛烈扭蜇。

受伤时病人常感到"咯嗒"一声,伤膝立即有东西卡住了不能动弹,称为"交锁",而且非常痛。起来的时候,又无意中听到"略嗒"一声,膝关节立即恢复伸屈,称为"开锁",疼痛也随之减轻。伤后关节常有肿胀(因关节出血),肿胀消退后,行走并无不便,但总觉膝部无力,尤其在崎岖的路上行走时或上、下楼时,有时觉得伤膝好像不稳要跌跤。可以反复出现"交锁"与"开锁"的现象,往往使病人不敢再参加运动。有典型病史者诊断比较容易,没有典型病史者,往往误作单纯扭伤处理。所以对于膝部受伤病人,如果按扭伤处理后效果不好,应检查半月板有无损伤。半月板损伤部位不一,有前角、后角、体部,也有边缘和水平形式撕裂。以往一般需作膝关节空气、空气碘油双重造影,现在大多进行无创伤性的磁共振成像检查,观察半月板是否破裂。因为半月板在普通X线片上不显影,也可用膝关节镜插入到关节腔直接观察半月板有无损伤。

半月板的大部分区域是无血管的,所以损伤后不会自愈,只有少数边缘撕裂者才能愈合。因此,一旦半月板损伤,经常出现膝关节酸痛、关节交锁和影响劳动时,应该手术治疗。手术效果良好。

2. **韧带撕裂**　膝关节的稳定依靠各条韧带,前有髌韧带,两侧有侧副韧带,膝当中有交叉韧带。只有在膝关节受到猛烈冲撞或扭拨时韧带才会断裂,而且常伴有其他损伤,如半月软骨损伤、内侧副韧带撕裂。膝扭伤常常是侧副韧带损伤,特别是内侧副韧带发生部分撕裂。

韧带撕裂的症状要看撕裂的程度而定。如侧副韧带不完全撕裂时,在韧带撕裂处可出现轻度肿胀、局部压痛，但膝关节无不稳定现象；完全撕裂时，除局部血肿、压痛严重外，膝关节常出现轻度肿胀，并表现关节不稳定(如内侧副韧带撕裂时，膝关节有异常外翻活动)。若交叉韧带撕裂时，关节内出血，引起整个关节严重肿胀，膝关节有异常前后活动。

侧副韧带不完全撕裂时，用石膏固定4周即可。若韧带完全撕裂时，需手术修补，长好后应积极锻炼关节伸屈活动，从而防止关节僵直。

断肢(指)再植

由于工伤和交通事故，严重的肢体或手指离断并非少见。不同损伤类型的断肢(指)，再植手术的成功率各不相同。常见的损伤类型及再植如下。

1. **切割性断离** 一种是由冲床、铣床、切纸机、利刃、玻璃等锐器所造成，伤口整齐，各部分组织均在同一平面上切断，邻近断面的周围组织挫伤较轻，这类断肢(指)的再植成功率最高；另一种是多刃性损伤，如飞轮状切割、电锯、风扇、钢索、收割机等所造成的切割性损伤，截断面附近的组织损伤往往较严重，常被刀翼打得粉碎，故再植成功率较低。

2. **辗轧性断离** 这类损伤由火车轮、汽车轮或机器齿轮等钝器伤所致。有时表面看似乎肢体仍连着，但皮肤已被严重挤压，骨骼、肌肉、血管、神经等大都完全断离，并向两端回缩，中间段是空的。这种情况治疗上与断肢(指)再植的难度完全一样，再植的成功率与伤肢(指)被辗轧的程度有关，组织被轧烂越严重，成功率越低。

3. **挤压性断离** 这是由笨重的机器、石块、铁板或由搅拌机及重物挤压所致，断离的平面不规则，伤口很脏，并常合并有血管损伤。因此，这类病人的再植手术难度较高，术后静脉常发生血栓形成而影响再植肢体血液循环，伤口发炎的机会也相对较多，影响手术的成功率。

4. **撕裂性断离** 常因肢体被连续转动的机器轴心、皮带盘或滚筒，如车床、脱粒机或电动机转轴卷断而引起。这些肢体的肌肉、血管、神经有多处撕断或撕裂伤，损伤可不在同一平面。所以，再植手术失败的可能性也不小。有时即使断肢(指)被接活，但肢体或手指不能活动，这是神经严重损伤的结果。

5. **高温损伤性断离** 有时肢体离断伤时受到高温，如爆炸或高温滚筒引起的肢体离断，由于肢体残缺不齐，或被炸成若干碎块，或因高热而使蛋白质凝固，故难以进行断肢再植，即使再植，手术失败的可能性很大。

肢(指)体活了，并不等于有功能，要使断肢(指)再植成活后有功能，还需要在手术时注意缝接好骨头、神经和肌腱，手术后要积极配合医生进行功能锻炼，才能取得既存活，功能又好的理想效果。

化脓性骨髓炎

化脓性骨髓炎就是骨骼的化脓，俗称骨脓肿，以儿童较多见。它由皮肤疮、疖和扁桃体炎或中耳炎等的化脓病灶中的金黄色葡萄球菌，经血流进入骨骼，一般就在松质骨中停留下来。如果人体的免疫反应差，细菌在骨内大量繁殖生长，就可形成骨脓肿。

病因 骨脓肿形成后不断在松质骨中扩大，最后破出脓腔蔓延到骨髓内和骨膜下，使皮质骨的血供因血管栓塞而完全断绝，于是皮质骨逐渐变成了"死骨"。同时，脓液聚积到一定程度，当压力过大时，就穿破皮肤形成不易收口的"瘘管"。此外，死骨被包围起来形成"包壳"。"包壳"为脓液侵蚀破坏，形成许多的洞孔。瘘管里的脓液就从这些洞孔流出。因洞孔小，流脓不畅，容易堵塞，脓腔又不可能变小，所以当脓少的时候，瘘管里也就脓少，甚至可以暂时封闭。但残余的脓液积累到一定程度，又从洞孔流出，封闭的瘘管再次重开。如此反复，伤口竟能数十年"时发时愈"，形成一个特征性的症状。当然，有时"死骨"腐蚀破碎变小，逐步随脓液流出。如果"死骨"完全流尽，瘘管有时也能自然封闭，而永久愈合。

临床表现　化脓性骨髓炎的急性期病人往往有寒战怕冷，随后就发 40 ℃左右高热。起病后最初 24 小时，有病的部位即开始疼痛，并逐步加剧，以至达到不让人触碰的程度。有的在检查时，除局部有红、肿、热、痛等炎症症状外，尚有明显的骨骼压痛。如果在这时期进行血培养可能发现血中有细菌生长。到了慢性期，瘘管已形成，虽炎性症状消失，但只凭"伤口多年来时发时愈"的病史亦足可诊断。如在急性发病的前 10 日左右采用 X 线摄片检查，很难发现骨质脓肿或骨质破坏的阴影。

防治　预防措施主要是重视个人卫生，勤洗澡，防止皮肤疮疖的发生。至于治疗，急性期力求最早期采用抗生素治疗和早期固定患肢于功能位，使局部充分休息，防止畸形。如脓肿已形成，应及时切开排脓。慢性化脓性骨髓炎，最好拍摄 X 线片，查明死骨的部位、大小、数目后，可施行手术摘除死骨，彻底消灭骨腔。

化脓性关节炎

化脓性细菌侵入关节后引起的关节炎，称为化脓性关节炎。此病来势凶猛，发展迅速，与一般的关节炎有明显的差别。它一般都是由于金黄色葡萄球菌经血流侵入关节所致。但有时也可因外来的创伤直接将细菌带入关节腔内，侵袭关节囊。

关节囊的滑膜，因炎症充血而分泌增多，继之出现关节积液。初时，关节液呈淡黄色略带混浊状。关节液如进行细菌培养有时可出现阳性，此时立即予以控制，关节功能仍可保全。若任其发展，则滑膜上就附上一层纤维蛋白的白色薄膜。它是以后形成瘢痕的物质基础，且使关节的功能受到一定的影响。如再继续发展，关节液变为脓性，则关节软骨将被腐蚀破坏，关节活动将受极大的影响甚至完全丧失。

临床表现　此病多见于髋关节和膝关节。症状除有高热和畏寒外，尚有局部关节的疼痛和肿胀。表浅的关节，如膝关节则可见局部有炎症的典型症状，同时还可出现关节肿胀。一般还可发现病人不愿伸直关节的现象。

关节穿刺不仅可明确诊断，而且可根据穿刺液估计病变的程度，决定治疗方法。有时还可进行关节镜的观察和活组织检查，以明确诊断，确定治疗方案。

治疗　化脓性关节炎最易造成关节屈曲畸形。所以从一开始就要注意到用不同的固定方法，如皮肤牵引或夹板固定，从而减少因轻微的关节活动所产生的疼痛和防止畸形的逐步形成。早期可采用关节穿刺术明确诊断，以利于指导抗感染治疗。

骨和关节结核

骨和关节结核，俗称"骨痨"，又叫"穿骨流注"，是骨和关节慢性病中较常见的一种。结核菌常从肺结核或淋巴结核病灶经血流进入骨与关节。长骨的两端是结核菌最易集聚的地方。结核菌侵入后，如人体免疫反应差,结核菌即繁殖发展、扩大,并逐步腐蚀破坏骨质,继而延及关节软骨,最后穿入关节腔内,形成关节结核。当然结核菌也可首先集聚在关节滑膜上,形成滑膜结核。然后再腐蚀破坏关节软骨,从而延及骨质。不论哪种方式的侵蚀,其晚期总是整个关节破坏,并常形成冷性脓肿(没有红、肿、热、痛的急性炎症表现)。有时这类脓肿也可沿着肌肉延伸的方向,而出现在远离原发的部位,特别在腰椎冷性脓肿常可发现脓肿出现于大腿根部或膝关节附近。如脓肿过大,张力过高也可自行穿破,形成瘘管,经久不愈,流脓不止,这就是"穿骨流注"名称的由来。

临床表现　此病是一种慢性病,起病与进展都较缓慢,多见于儿童。除一般表现为消瘦、贫血、低热、盗汗和食欲不振外,关节活动有疼痛感,以及患肢肌肉因关节活动带来的疼痛和因而产生的不由自主地收缩现象。这种现象,特别在儿童熟睡后,肌肉放松,患肢关节一活动,疼痛立即发生,从而引起儿童突然啼哭。但随之啼哭,肌肉自行收缩又保护了关节,疼痛立即停止,儿童仍熟睡如故。如此反复,使全家终夜不得安宁,俗称夜啼症。骨和关节结核的好发部位多在脊柱、髋关节、膝关节等处。

1. **脊柱结核**　早期症状在儿童多不明显。有时椎体虽已破坏,但儿童仍嬉戏如常,只有在父母为儿童洗澡或更衣时,偶尔发现脊梁凸起,通称为"驼背"。有时是儿童产生下肢无力,甚至瘫痪才引起注意。成人一般是先有脊柱疼痛,活动时尤甚。但患脊柱结核的病人,不论成人还是儿童,常伴有弯腰不便的现象。如俯拾东西时,就只能蹲下身去拾,而不能像正常人那样弯腰俯拾。到了后期,"驼背"已明显形成,其特点是以胸椎最为明显。当冷性脓肿形

成后,脓液压向脊柱内的脊髓硬膜外或神经根,则可引起下肢走路无力或瘫痪。如冷性脓肿一旦穿破,会形成瘘管,流脓不止。

2. **髋关节结核**　早期只发现儿童略有跛行。有时自诉膝关节上部有疼痛,以至父母误认为膝关节有病。以后继续发展,患侧髋关节就产生屈曲、内旋、内收的畸形,此时跛行更为明显。最后髋关节亦可出现瘘管和流脓。

3. **膝关节结核**　早期只有活动不便,也有的开始只有肿胀和疼痛。当膝关节无缘无故地肿起来,就应引起足够的注意。否则到后来关节不能伸直或脓肿已破溃而形成瘘管。总之,对儿童早期骨和关节结核诊断的关键性症状,主要是儿童无故夜啼、跛行、关节肿胀以及蹲下俯拾东西等。这时,就应引起重视,及时进行检查,摒除关节结核或早日明确诊断。

预防　骨和关节结核的预防主要在于防止其他器官产生结核病。如其他器官已有结核,则应积极治疗,防止发展侵入骨和关节。如已侵及骨与关节,则应积极治疗,包括抗痨药物治疗,静卧休养等。同时,还应采用各种措施增强免疫力,如加强营养、呼吸新鲜空气和阳光浴,以及适当地应用太极拳等进行力所能及的身体锻炼。

治疗

1. **保守治疗**　一般应用灭菌或抑菌的药物,如异烟肼、利福平、吡嗪酰胺、对氨柳酸钠和乙胺丁醇等第一、二线抗痨药物,进行不同配伍的组合抗痨化学治疗。同时,对患部进行固定,使之得以充分休息。此法多用于早期或全身情况差的老、幼病人或伴有其他器官结核,而暂不宜手术的病人。但其疗程长,有时仍不能控制病变的发展。

2. **手术治疗**　近来趋向于对适当的

病人采用手术治疗,可收到良好效果。常用的手术方法有病灶清除术、关节固定术和冷性脓肿切开排脓,并以抗结核药物灌洗和创口分层缝合等。同时全身用抗结核药和辅助治疗等,常可使病情较快好转。

类风湿关节炎

类风湿关节炎又名风湿样关节炎,是一种较常见的慢性关节炎,主要影响四肢关节。其特点是反复发作,最后产生关节畸形。本病是一种自身免疫病,病因不明。寒冷与潮湿可能是诱发因素,因此多见于寒冷、潮湿地区。

本病临床表现及治疗见第 24 章。

骨　刺

骨刺,医学上称为骨质增生,是骨质老化后的一种退变现象,也称为退行性变。骨刺不是病,只有当它压迫神经、血管,并出现相应的症状时才属于病态。

骨刺与疼痛有一定的关系,但不是等同关系,骨刺的大小与疼痛的轻重也无绝对的联系。但是,骨刺是否会引起疼痛,则取决于骨刺与其邻近软组织的关系。骨刺虽小,如果它压迫周围的神经根、脊髓、肌肉、血管,就会引起连带病变甚至严重病变,产生疼痛等症状。例如,长在颈椎的骨刺压迫脊髓、神经根和椎动脉时,可出现不同类型的颈椎病。但有些人颈椎骨刺很明显,却无颈椎病。当骨刺压迫产生症状时,可采用理疗,压痛点封闭疗法,服用镇痛药物和推拿等方法来治疗。某些颈椎病病人可作颈椎牵引。对非手术疗法无效、压迫严重、症状明显的病人才考虑手术治疗。

据大量资料表明,老年人有计划地锻炼,可使最大氧消耗恢复到年轻人的水平,

这对于防止骨质老化和骨刺形成有一定的作用。过度的关节劳损可加速关节的退行性变和骨刺形成。因此,要避免关节的过度劳损。膝关节半月板损伤、先天性髋关节脱位、髋臼发育不良、股骨头无菌性坏死等病,如不及时治疗,都能引起骨刺形成。因此,及时治疗上述各种疾病,就能起到预防骨刺形成的作用。

骨关节炎

骨关节炎又名肥大性关节炎或退行性关节炎,特点是关节软骨发生退行性变,并在关节缘处产生新骨。

分类　一般可分成两大类型:①多关节型骨关节炎:此型的特点是同时有多个关节产生骨关节炎,病因不明,多见于中年人与老年人。②单关节型骨关节炎:关节面受力不均匀、化脓性感染、先天性畸形、骨骺分离和通关节的骨折都可产生骨关节炎,上述原因所产生的骨关节炎大多属于第二种类型,且不拘年龄。

病因　病变开始时先为关节的透明软骨发生变性,继之软骨变软,并迅速出现腐蚀,最后剥落使软骨下骨质暴露。软骨面的剥落并不一致,先为分散的斑片状,中间有正常的关节软骨。逐渐进展至软骨下骨质完全暴露。在软骨的边缘则有新骨形成,成为骨刺。此病多见于大关节,以髋关节和膝关节最为常见,也可发生于手部小关节,如远端指间关节。男女均可患此病,但一般大关节骨关节炎多见于男性,而手指骨关节炎多见于女性。

临床表现　骨关节炎起病缓慢,最早的症状为休息后感到关节僵硬,但活动后反而消失。关节活动时可有摩擦音。以后逐渐出现疼痛,并有关节肿胀。随着病变

的发展,症状愈来愈严重。反复发作使关节韧带亦有退行性变,关节就变得不稳定。少数膝关节骨关节炎病人,由于其内、外侧部分病变程度不一致,因而出现外翻或内翻畸形,使整个肢体变得有些缩短。

手指骨关节炎往往为多发性、对称性病变,可发生在近侧指关节,也可发生在远节指关节。起病时为手指僵硬,特别是在早晨起床后更为明显,活动后反而好转些,这种现象称为"晨僵"。以后便有指关节的疼痛与变粗,以远端指关节最为突出,可出现对称性结节,这是本病的特征。远端指关节反复发作的结果。使手指出现畸形。X线检查可确定骨关节炎的诊断。在X线片上有五大特征:①关节边缘生长骨刺。②关节周围出现骨化,特别是手指关节。③关节间隙变窄,这是关节软骨剥落和腐蚀的结果。④软骨下骨质出现囊性改变。⑤骨端形态的改变,使关节出现各种畸形,主要为内翻或外翻畸形。

由于本病是一种退行性病变,因此血沉不快,血清粘蛋白值亦正常。临床病程与类风湿关节炎不同,不会产生关节强直,X线摄片有助于鉴别。手指骨关节炎与类风湿关节炎相似,但手指骨关节炎往往好发于远端指关节,而类风湿关节炎却几乎不会侵犯到这种部位,临床病程亦不同,一般不难鉴别。

治疗　以非手术治疗为主,大多采用综合治疗。急性发作时,可在关节腔内注射皮质激素,以减轻症状。理疗、针灸、中药和关节腔内注射透明质酸钠都可应用。对重者或有畸形者应行手术治疗。

骨质疏松症

骨质疏松症也称骨质缺少症。骨质疏松的原意是骨骼多孔,是指骨的单位体积内骨组织总量的减少,即骨组织的有机成分和无机成分都减少。在正常情况下,骨的吸收与骨的形成在不断地进行并且保持平衡。在某些情况下,骨质吸收超过骨质形成就会造成骨质疏松,达到一定程度后就称为骨质疏松症。

病因　骨质疏松症有原发性和继发性之分,继发性骨质疏松常见于甲状旁腺功能亢进、类风湿关节炎、骨质软化症、畸形性骨炎、多发性骨髓瘤、转移癌等疾病和各种原因造成的废用等情况。原发性骨质疏松是指那些迄今原因不明的骨质疏松,虽有时亦见于青年人,但以老年人和绝经期后的女性为多见。老年人的骨质疏松习惯上称为老年性骨质疏松症,临床上最常见。

临床表现　老年性骨质疏松不一定有症状,但到了一定程度,可表现为腰酸背痛、身高缩短(俗称"老缩")、驼背、骨折以及胸廓畸形等。

1. **腰酸背痛**　是老年性骨质疏松最常见的症状。大多数局限在腰背部,也可放射到四肢,并有四肢麻木等。在日常生活中,如久坐或久立,用手向上持物、绊倒、用力开窗等情况下诱发或加剧。若出现骨折(胸椎或腰椎压缩性骨折)时疼痛加剧明显,并在骨折部位的棘突(俗称"算盘珠")有强烈叩击痛。

2. **身高缩短和驼背**　其出现较腰酸背痛要晚,而且说明骨质疏松已到了相当程度。脊柱是由7节颈椎、12节胸椎、5节腰椎和骶、尾椎所组成,每一椎体高度约为2厘米(骶、尾椎除外),每相邻两椎体间有椎间盘。老年性骨质疏松时,椎体内部骨小梁萎缩,疏松而脆弱的椎体受压,导致椎体变形,即前面扁,后面厚。如果每一椎体缩短2毫米;24节椎体则会缩短4.8厘米,从而导致身高缩短。压缩的脊柱骨(俗称脊梁骨)数目越多,人体缩短也越明显。压缩的程度越严重,不仅短缩明显,而且还会变成驼背。当然,骨质疏松只是骨质老化的一种表现。事实上,随着年龄的增加,椎间盘(两块脊梁骨之间,由软骨和属于软组织性质的髓核组成)、韧带、肌腱、软骨等组织也都可以老化,水分减少、弹力减退、容积缩小。即使没有骨质疏松,也足以使人体的高度缩短若干厘米。所以说"老缩老缩,人老了要短缩"这句话是有科学根据的。

3. **骨折**　是老年性骨质疏松症中常遇到的,给病人造成的痛苦最大,并严重限制病人的活动,甚至缩短寿命。骨质疏松症骨折发生的特点是:①在扭转身、持物、开窗等室内日常活动中,即在没有明显的较大外力作用,在一般情况下是不会发生骨折的,但骨质疏松症者却发生了骨折。②骨折发生的部位较恒定,好发部位为胸、腰椎椎体、桡骨远端及股骨上端。③各种骨折,分别与年龄和绝经(女性)有一定关系,即好发于老年人及绝经后的女性。

4. **胸廓畸形**　是伴随着骨质疏松症后胸椎椎体压缩性骨折造成的驼背所致。胸廓畸形可引起多个脏器的功能变化,其中呼吸系统表现较为突出。虽然病人出现胸闷、气短、呼吸困难及紫绀(嘴唇和指甲发紫)现象少见,但通过肺功能测定可见肺活量和最大换气量均减少。为了防止年老时发生骨质疏松的现象,应在青年时进行肌肉锻炼,经常参加体育活动。体力劳动是锻炼肌肉的好方法,使骨质量有所储备,供年老时用。老年人则应多参加户外活动,如散步、打太极拳,做各种保健体操等。

防治

1. **降低体温**　既然骨质疏松是骨骼衰老现象之一,用降低体温来延缓衰老也有利于防止老年性骨质疏松。有人证明体温变化对后半生影响甚大,适当降低体温不仅可以减慢机体的新陈代谢、推迟衰老现象,而且可以改善自身免疫。

2. **营养疗法**　目前普遍认为,营养疗法是防治骨质疏松的基础,而预防比治疗更易奏效。因此,平时要注意摄取高钙饮食,进行合理配餐以减少钙的丢失,尤其是绝经后的女性,更应注意加大钙的摄入量。老年人预防骨质疏松症的钙摄入量应为每日1 000~1 200毫克,绝经期女性为1 200~1 500毫克,而一般成年人每日为400~500毫克。在普通食品中,乳制品是含钙最丰富的食品,小麦、大豆粉也富含钙,杏仁、鱼子酱、可食骨的鱼、绿叶菜、冰淇淋、酸奶等也是钙的良好来源。蛋白质是骨形成的另一种重要原料。因此,在饮食中也要注意蛋白质的摄入。主食应以米、面、杂粮为主,做到品种多样,粗细搭配。鼓励老年人积极参加户外活动,多晒太阳,从而有利于体内维生素D的形成,而维生素D又能促进小肠对食物中钙的吸收。

3. **预防骨折**　切忌跌跤,不要肩抬或手提重物,不宜做过多的弯腰动作。对于骨质疏松症合并骨折的病人,可根据骨折部位作相应处理。

大骨节病

大骨节病是一种造成关节粗大的骨关节病。流行区分布在我国东北、西北和内蒙等地区。病人主要是儿童和青少年,可有侏儒和步态不稳,因此俗称柳拐子病。在流行区生活多年的成年人也可患此病。发病大都集中在一个地区,成为疫区。

病因　大骨节病的病因至今未明。曾怀疑为慢性中毒,但未能证实。大多数人认为可能与谷物中的致病霉菌(也称真菌)

有关。动物实验发现，凡用带有致病霉菌的谷物饲养的动物，其骨骺中所出现的病理改变与大关节病很相似。致病菌可能为镰刀菌，但也未能证实。

临床表现 得病后可数年无症状。早期表现为手、足关节酸痛，肿胀，活动不灵活，以后各关节逐渐变粗，运动受限；如在幼年得病，主要表现为骨骼的生长发育障碍和变形。病人身材矮小(侏儒)，四肢变短，关节增大，两下肢弯曲，有典型的跛行步态——鸭步。如在成年时得病，仅有关节炎的症状，如关节肿痛、活动受限等，但没有任何畸形。

防治 为防止发生本病，应从改善水质和食物方面着手，如打深井，饮用地下水或应用草木灰过滤溪水；加强粮食保管和处理，防止谷物变霉污染等，或疫区的粮食改由外区运入，勿食用霉菌感染的制品，可以明显减少发病。

对大骨节病无法根治，亦不能抑制病变发展。止痛药物，如草乌甲素片、塞来昔布、洛索洛芬、芬必得、双氯芬酸(扶他林)等可减轻疼痛症状。针灸、按摩及各种物理疗法等也可减轻疼痛和改善关节活动。口服鱼肝油，晒太阳可能也有一定的帮助。近十几年来发现草木灰对本病有防治作用，取材方便，易于推广。对于有明显关节畸形者，以及活动不便的病人，可以进行各种矫形手术。例如，因游离体引起交锁和疼痛的，可摘除游离体；因骨唇过多过大而影响关节活动者，可将骨唇切除以改善功能。有关节内翻、外翻者，可作截骨术。由于病变系双侧性、多发性，不宜作关节融合术。

小儿麻痹症后遗症

小儿麻痹症即脊髓灰质炎，是一种病毒性传染病。

临床表现 病变在脊髓前角的灰质部分(即运动神经细胞部分)，症状表现为肌肉的弛缓性瘫痪、无感觉和大小便异常。病程进展一般分为3期：①急性期：发热、头痛、咽红及肌肉疼痛与瘫痪。②恢复期：急性期结束(肌肉疼痛不再发展)至肌肉功能恢复到不再恢复为止，一般为2年。③后遗症期：恢复期结束后即进入后遗症期，一般开始于发病后2年，如不采取预防措施可出现各种畸形。因下肢瘫较多见，故以下肢畸形为常见，如马蹄足(下垂足)、内翻足或外翻足、膝关节屈曲或过伸等畸形。根据症状、体征，特别通过肌电图检查，诊断并不困难。

治疗 以手术矫形为主。在手术前，必须充分了解肌肉瘫痪的程度和范围，决定治疗方案。如麻痹肌肉少者，可重建肌肉平衡或矫正畸形。如麻痹肌肉多，只能将关节融合(关节融合术)。常用手术方法有以下几种：①肌腱延长术：将挛缩的肌腱作"z"形延长，以消除畸形。②肌腱移位术：将正常肌肉的腱止点从原位切断后移植到另一位置去代替麻痹肌肉的功能。如内翻足，将胫前肌止点自足背内侧移至外侧使内外翻肌力平衡。③肌肉移植术：将其他部位的肌肉带神经血管，游离移植到所需的部位，代替麻痹的肌肉。此术有一定局限性，不能广泛应用。④截骨矫形术：将长骨作"楔形"截骨后以矫正关节屈曲或过伸的畸形。⑤关节融合术：使关节融合以纠正和防止畸形的发展。此术不适用于幼儿，12足岁才能做，否则会影响骨骼的发育，或引起新的畸形。年龄不到时，可先做简单的肌腱手术矫形，然后应用支架防止畸形复发(图26-8)。

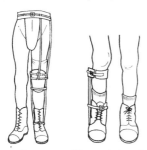

图 26-8　小儿麻痹后遗症下肢
瘫痪所用的支架

多指（趾）

出生时就有 6 个手指或更多的手指是
最常见的先天性畸形。一般是大拇指上多
生一个指头。同样的畸形也见于脚趾。治
疗很简单，应尽早将多余的指（趾）骨从根
部切除，以免影响正常拇指（踇趾）的发育。

先天性畸形足

最常见的一种是马蹄内翻足。婴儿刚
出生时，如不仔细检查，往往被忽略，过几
个月后才被母亲发现。典型的畸形是一只
或两只脚尖向下垂而脚底朝里翻（图 26-
9）。这种畸形以双侧较单侧多。

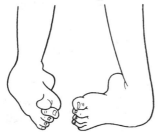

图 26-9　先天性马蹄内翻足

此病是完全可治好的，但要早治，越早
越好，最好在出生后就开始治疗，最迟不要
过 1 周岁。最常用的治疗方法是逐步用手
法把脚扳正，然后上石膏保持矫正的位置。
如此多次治疗，直到完全矫正为止。如果
畸形不严重，只要及时治疗，一般 6 个月内
可治愈。所以父母要有耐心，不能希望治
疗几次就好。小孩开始走路后，治疗困难，
疗效差，往往需要手术。如 6 岁以后再治
疗，则要做骨矫形手术，手术最好 15 岁以
后施行。

踇外翻

正常人每只脚有 5 个足趾，朝向前方。
当第 1 跖骨内翻、踇趾斜向外侧，称踇外
翻。第 2 趾常被挤向背侧，趾间关节屈曲，
形成锤状趾。在不适当的负重情况下，如
站立过久、步行过多，经常穿高跟或尖头皮
鞋等，可引起足弓（纵弓和横弓）的塌陷，久
而久之则产生平足症（俗称平脚底）。多数
踇外翻往往是平足症（足弓变浅甚至消失）
的并发症，单纯踇外翻比较少见。因前足
过度变宽，容易产生压迫性踇囊炎和前足
部疼痛等。而平足症的原因又有很多，除
前述因素外，还有足骨、韧带和肌肉先天性
发育异常、外伤、小儿麻痹症、类风湿关节
炎等。

对踇外翻的治疗主要在于预防平足
症。在医疗实践中，我们常遇到不少踇外
翻病人有穿高跟鞋、短小鞋或尖头鞋的习
惯。虽然不能将踇外翻完全归罪于这些穿
鞋习惯，但它们之间确实有一定关系。因
此，在选择皮鞋的时候，应该根据自己的脚
型，选择宽松舒适的式样，特别是小孩，脚
在不断地发育、长大，更不要穿窄小的鞋
子。另外，应该避免足部过度负重的情况。

踇外翻畸形不严重者，应先注意平足

症的治疗。一般平足症症状获得解决后，姆外翻自然停止发展。对姆外翻严重且已并发姆囊炎和关节炎者，则应采取手术治疗，包括截骨或切断收肌腱等。应该指出，姆趾的跖趾关节处也是痛风的好发部位。在姆外翻和痛风同时存在的情况下，应先治疗痛风，然后治疗姆囊炎。

平足症

足部有内侧纵弓、外侧纵弓与足横弓。足弓是由足的骨骼排列而成(图26-10)，又依靠骨间韧带的连结和肌肉的拉力来保持足弓不下陷。肌力不足时，身体的重量靠韧带来承担，然而韧带不能经久负重，于是足弓就下陷。引起肌力不足的原因较多，如青春期体重的骤增、怀孕、久病初愈后起立过早，以及过度疲劳等(站立过久或负重过多)。因韧带松弛所致的扁平足好发于青少年，具有遗传倾向。

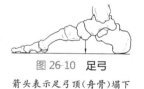

图 26-10　足弓

箭头表示足弓顶(舟骨)塌下

正常的足弓高低可有很大的差别。有些人的足弓几乎完全平坦，可以行走、跳跃却不疼痛。所谓平足症是指除足弓消失外，并有不同程度的疼痛。初期，在多走或多立后感到足内侧发热、酸胀，小腿外侧肌肉也可酸痛，但经过一夜休息后，症状可消失。如果继续发展，症状就逐渐加重，行走不多或站立不久即痛。检查时常可发现足弓变平，足内侧骨骼凸出(舟骨)；从背后看，足跟向外偏斜(图26-11)。足内侧以及踝部可有压痛点。在症状比较严重的病

人，足内翻运动(像踢毽子一样的动作)也大受限制。

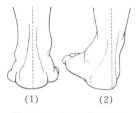

(1)　　　　　(2)

图 26-11　平足症后面观

(1)正常小腿中线(虚线)通过跟腱中央
(2)足跟外翻时小腿中线落在跟腱中央向内侧

症状轻的可用足垫托起塌下的足弓，同时进行医疗体操，增强足部与小腿的肌力。症状较严重的需休息或理疗，有时需要调换合适的工作。如足内翻使运动已有明显限制时，可在麻醉下矫形(图26-12)，用石膏固定足于内翻位。少数顽固者经各种治疗无效，影响劳动时，需考虑做足部关节融合术。

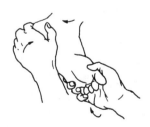

图 26-12　手法扳回外翻的足跟

先天性髋脱位

由于髋关节先天性发育不良；髋臼浅而股骨头小，在胎儿生长期中，股骨头就慢慢地从髋臼滑出，形成脱位。多发生于女孩，一侧比两侧的多。

临床表现　在小儿未能走路时，看不

出异常,但到了独自走路时,步态有些异样。如两侧都有脱位,就可看到典型的"鸭行",小孩走路时身体会向两侧一摇一摆像鸭子走路。在站立时病儿的腰部向前凸出得特别明显(图 26-13)。一侧脱位无"鸭行",但步态不正常,走路一跛一跛的。除了步态特别以外,无痛苦。小孩走路以前,因没有特别症状,早期发现比较困难。在小孩刚出生时,如能仔细检查,有些是可以发现的。检查方法是把小孩平放在硬台面上,面朝天,把两侧膝关节和髋关节都屈曲到 90°,然后把两大腿向外分开,假如两大腿的外侧面都能碰到台面,那就没病;假如一侧或两侧不能碰到台面,那就有问题,要进一步检查确定有无脱位。

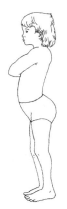

图 26-13　**先天性髋脱位双侧的腰前凸畸形**

　　治疗　本病如能及早治疗,可完全治愈,而且方法简单。可应用矫正装置逐步矫形。亦可在全身麻醉肌肉松弛下进行手法复位,然后上"蛙式石膏固定",一般需在这样的体位下维持 9～12 个月。每 3 个月更换石膏 1 次。一般超过 3 岁就必须手术治疗。年龄越大,手术复位越困难,而且效果亦不满意。

先天性斜颈

　　因肌肉病变所致者称之为肌源性斜颈;因骨骼发育畸形所致者称之为骨源性斜颈。其特点是头向一侧(有病的一侧)倾斜而颜面转向另一侧(图 26-14)。这是由于有病一侧的胸锁乳突肌发生了纤维性挛缩。因胸锁乳突肌一头连在耳后乳突上,一头连在胸骨和锁骨上,它挛缩的结果就产生上述头颈的畸形。至于肌肉挛缩的原因,有人认为胎儿在子宫内位置不正引起的压力改变所致;有人认为是遗传,还有人认为是由于分娩时(尤其是臀位产)损伤该肌的结果,但亦有人认为是肌肉缺血引起,缺血的原因目前还不太清楚。

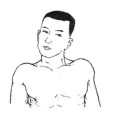

图 26-14　**先天性斜颈**

　　临床表现　斜颈很明显时,诊断容易,但在初期容易忽略。小儿出生后不久,在颈的一侧有时可发现一肿块,几周后就慢慢地消散,以后逐渐形成斜颈。可是,绝大多数的病儿是在几个月,甚至周岁时才被偶然发现。于 2～3 岁出现的斜颈,则可能有颈椎骨结核等其他疾病。

　　治疗　治疗也是愈早愈好,否则由于长期不对称牵拉作用,可造成面部发育不对称。畸形轻的根据医生的指导,由母亲和保育员在有病一侧胸锁乳突肌部位做手法按摩,可治愈。此外,经常使病儿在不知不觉中自己牵拉患侧胸锁乳突肌,如喂奶时经常抱在这样一种体位,即病儿要吃到奶,就非得把头扭向矫正畸形的方向。又如将病儿的床放在墙角处,他如果要回过头来看人、物就要牵拉患侧胸锁乳突肌。这些方法的目的都是在婴儿期矫正畸形,避免手术。如这些措施不能矫正畸形,须手术把胸锁乳突肌在胸骨和锁骨上的两个止端切断。3～4岁以下的病儿手术效果很好,无后遗症;超过7～8岁再做手术,斜颈虽可矫正,但面部不对称不能完全恢复正常。

落　枕

落枕是由于睡眠姿势不好,致局部肌肉血管痉挛而缺血,或因醒后肌肉突然收缩引起肌纤维与肌膜平衡失调,也可因颈部突然的扭转、长时间颈部过度屈曲位工作,或受风寒侵袭等引起。本质上属于急性颈部软组织损伤。

有人认为,落枕亦不能排除颈椎小关节轻度错位的可能性。经常落枕提示颈椎病早期的开始。病人患侧的颈部、肩部及上胸背部有明显压痛点。轻者4～5日自愈;重者疼痛严重,并向头部、背部及上肢放射,可延至数周后才愈。

落枕的治疗方法很多,且大多数有效。常用的方法有压痛点封闭疗法(简称局封)、理疗、针灸和推拿等。其中以推拿疗法用得较多,但推拿前应拍颈椎正侧位片,排除颈椎半脱位,以免在极少数情况下因推拿致高位截瘫。疼痛剧烈可用非甾体类消炎止痛药,如塞来昔布(西乐葆)、洛索洛芬(乐松)等。草乌甲素片亦有良好的止痛作用。还可用各种消炎止痛的膏药或药膏。

既然对反复发作落枕的病人可看作是早期颈椎病的开始,而从颈椎发病率来看,坐位脑力劳动者发病较多,因此,伏案工作者不宜连续工作很长时间。颈椎病是在颈椎间盘和骨质老化的基础上发生,经常活动可以延缓退行性变化。经常落枕者做颈椎病医疗体操,对颈椎病有预防作用。

为了预防落枕,还应调整枕头使高低合适,注意睡觉时颈部的位置和姿势。避免长时间颈部过度屈曲位工作。防止颈部突然扭转。天气寒冷时对颈部多加保暖,避免受风寒侵袭。

脊柱侧凸

站立时从背后检查脊柱,正常人应当是直的。如果向左或向右弯曲,即称脊柱侧凸。惯用用凸侧所指的方向来描写左或右;并且还要指明是哪一段脊柱,例如胸椎左侧凸(图26-15)。

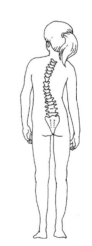

图26-15　**胸椎左侧突**

病因　脊柱侧凸的较常见的病因有以下几种:①先天性。②神经肌肉性。③青少年特发性:指病因目前尚未明确者,占侧凸病人总数的80%左右。④继发性。

⑤成人脊柱侧凸。⑥脊柱后凸畸形。

临床表现 本病诊断可根据临床表现和检查确定。先天性脊柱侧凸，一般在3～4岁即出现胸椎和上腰椎部有明显侧凸。神经肌肉性脊柱侧凸早期发生，进展快，在骨骼成熟后仍不断发展，长期弯曲可能累及骶骨、骨盆倾斜。青少年特发性侧凸，女性最多，通常在10～16岁才被发现。初时站立位可看出两肩、两肩胛骨或两臀部有高低。侧凸严重者还可看到胸廓也有变形，一侧凸起而另一侧瘪陷。

治疗 可采用：①体育疗法：加强腰背肌、腹肌、髂肌及肩肌锻炼。特别要增强凸侧的肌力，增加脊柱活动度，改进姿势，但实践证明，对侧凸预防和治疗作用不大。②支架治疗，对早期的脊柱侧凸有明确的治疗效果。如侧凸发展较快，保守治疗无效或曲线超过50°应考虑手术治疗。

颈肩部疼痛

颈肩部疼痛多见于中老年人群，但近年来随着电脑等伏案工作的增加，中青年罹患颈肩痛者亦较为常见。由于颈肩部解剖结构复杂，大量的肌肉、韧带以及丰富的神经分布其中，且颈椎作为脊柱活动度最大的区域，其生理功能较为复杂。故上述结构发生劳损、外伤、退变及炎症等变化时，除表现为颈肩部疼痛、颈部活动受限外，常伴有其他一系列不适症状，如有时伴有上肢或手指麻木，有的还可出现头痛、头晕、耳鸣等不适感觉，甚至会出现恶心、呕吐、心慌等自主神经紊乱症状。

对于中青年单纯颈肩部疼痛者，多为颈肩部肌肉、韧带等软组织损伤所致，可进行自我保健治疗，如工作中定时改变姿势、适当活动颈部及上肢，睡眠时注意枕头高度适当、肩颈部理疗、按摩等；严重者可短时间内颈围固定、口服消炎止痛药物以缓解症状；对于伴有明显的上肢疼痛、麻木等症状者，以及中老年颈肩部疼痛者，由于潜在病因较为复杂，且延误治疗可能会产生一定的不良后果，建议及时至医院就诊，明确病情后进一步处理。需要提醒的是：对于颈肩部疼痛者，在未明确疼痛病因及潜在伴随症状时，不可接受动作幅度较大的颈部推拿及牵引治疗，以避免造成严重的不良后果。

腰臀部疼痛

腰臀部疼痛可见于各个年龄组，不同年龄组之间致病因素及干预措施各不相同。

1. 青少年腰臀部疼痛 相对少见，但排除外伤后，常提示先天性发育缺陷、炎症等较为严重的病患存在可能，一旦延误治疗可能产生一定的不良后果。故青少年无明显外伤出现腰臀部疼痛时，需给予足够重视。

2. 青壮年腰臀部疼痛 病因较为复杂，包括腰肌劳损、腰椎间盘退变、腰椎小关节功能紊乱、肿瘤、炎症等，但以软组织损伤最为常见，软组织损伤引起的腰臀部疼痛常具有明确的压痛点，有时会伴有大腿后方的疼痛不适，该种情况常经短时间的卧床休息、局部理疗、口服消炎止痛药物等治疗措施后缓解，如疼痛持续存在或开始出现下肢膝关节以下的疼痛、麻木等症状，常提示存在较为严重的疾患可能，需要及时行相关检查予以明确或排除。

3. 老年腰臀部疼痛 其致病因素更加复杂多样，包括肌肉劳损、退变、肿瘤、骨折等，由于老年人神经系统功能的退化以及思想上的不够重视，有时会导致一些严重问题的掩盖。如：老年人多伴有一定程

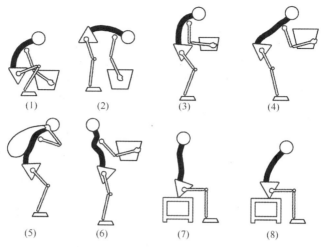

图 26-16　腰部活动时正确和错误姿势

(1)(3)正确的提物和搬运姿势；(2)(4)(6)错误的提物和搬运姿势；
(5)正确的背物姿势；(7)正确的坐位姿势；(8)不正确的坐位姿势

度的骨质疏松，其本身可导致腰臀部的疼痛不适，在此基础上轻微外伤后出现的椎体压缩性骨折常不易被发现；另外老年人为退变性疾患的高发人群，常伴有椎间盘突出、腰椎狭窄、椎体滑脱等严重的病理变化，故对于老年人长期腰臀部疼痛者需要适时进行相应的检查评估。

需要提醒的是，避免或减少腰部不良姿势对预防腰臀部疼痛具有重要意义(图26-16)。

髋膝部疼痛

髋膝部疼痛常见的有内收肌引起的髋痛和髌韧带引起的膝痛。

1. **内收肌引起的髋痛**　可发生在单侧，但多数是双侧的。病人常感到分腿有困难，而且行走只能跨小步，不能跨大步，主要由于股内收肌群紧张痉挛所致。压痛

点位于耻骨上下方及坐骨上方，部分病人压之并有向下肢放射现象，不少病人伴有泌尿生殖系症状，如尿急、尿频(小便次数增多，少则每日 10 余次，多则 20 分钟 1次)，尿失禁不能控制，易污染衣裤，以及月经不调、性功能减退、同房痛和肛门区痛等。压痛点如图 26-17 所示。

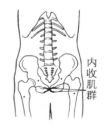

**图 26-17　髋部内收肌群
的压痛点**

2. **髌韧带引起的膝痛**　膝痛常表现为上下楼梯困难，下蹲后难以站起，并向小

腿前方及膝后方放射。行走时常感膝软、乏力，使不出劲，容易摔跤。

临床发现原发性髌韧带引起的膝痛比继发其他膝部疾患（如半月板损伤）更为多见。膝部除股四头肌紧张痉挛外，还找到髌韧带有明显压痛点，位于髌骨起点正中处，有的偏外侧，或偏内侧。具体压痛点如图26-18所示。

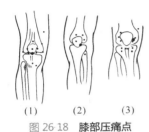

图 26-18　**膝部压痛点**

（1）髌尖正中　（2）偏外　（3）偏内

由软组织病变所引起颈、肩、腰、臀、髋、膝痛的治疗，应从疼痛和肌紧张这两个主要环节入手，消除疼痛可使肌肉放松，放松肌肉亦可解除疼痛，根据这个治疗原则，对少数疼痛严重的病人可施行不同部位的软组织松解手术，绝大多数病人可采取各种非手术疗法而治愈。如疼痛部位广泛，可作压痛点强刺激按摩手法放松肌痉挛。此外，尚可采用皮内针及超声波治疗等方法。

肩关节周围炎

肩痛是一种常见症状，很多病都可产生，如颈椎病等，但最常见的是肩关节周围的软组织无菌性炎症，通常称为肩关节周围炎，俗称漏肩风，多见于50岁左右者。有的发病可能与受寒或外伤有关，一般由肩关节周围的滑液囊、韧带、肌肉、肌腱或神经的病变所引起，亦可继发于治疗上肢骨折较长时期石膏固定或缺少上肢功能锻炼者。

临床表现　本病早期往往诉肩部逐渐酸痛，部位可能在肩前、肩外侧或肩后，但关节活动尚属正常；以后发展为关节活动逐渐受限。先是向外侧举高梳头（外展）或用手摸裤袋及向后摸背（内旋）的动作不方便；继以肩部的疼痛增加，最后肩关节活动发展为完全消失，所以有"冻结肩"之称。常可在肩前，肩外侧或肩后摸到压痛点。

治疗　及早解除肩胛部肌肉疼痛和痉挛，可使大多数病人收到较满意的效果，对较晚期者，部分可较快减轻疼痛症状，但对关节功能的恢复则比较缓慢。常用的有效治疗方法有推拿、体疗及局封或外展支架固定。最好还是平时加强肩关节外展及上举功能锻炼，从而防止此病的发生。如已发生，也应进行体育疗法，如侧立依靠在墙旁边以患侧的手指逐步在墙上向上爬行，使肩关节的外展运动逐步增加，或在高处装一个滑轮，用绳穿过，用手拉住绳的两端，用健侧拉起患侧的肢体来锻炼，这都是有效的防治方法。

腰椎间盘突出症

腰椎间盘突出症是引起腰腿痛最为常见的原因之一，多见于20～50岁的青壮年，男性相对多见。大多数病人表现为腰痛伴一侧下肢的疼痛、麻木症状，少数表现为双侧下肢症状，极少数严重者可伴有大、小便障碍。由于腰骶部活动度大，损伤机会较多，所以椎间盘突出多发生在下腰椎（第四、第五腰椎之间，或第五腰椎与第一骶椎之间），常在弯腰提取重物用力不当时诱发，其发病基础为随着年龄的增长，椎间盘逐渐老化、变性而发生。

对于具有长期腰痛，近期逐渐或突发

一侧或双侧下肢疼痛者,应警惕腰椎间盘突出症的可能,及时就诊,必要时行腰椎MRI(磁共振成像)协助明确。如明确诊断为腰椎间盘突出症,需对本病的自然病程及预后进行适当的了解。

治疗需要循序渐进,不同病人之间治疗措施可能存在较大的差别。一般来说,大多数腰椎间盘突出症病人可经绝对卧床休息、持续牵引、理疗、口服药物等保守治疗得到有效缓解。但对于经过上述保守治疗无效,症状反复发作,或伴有大、小便功能障碍者应考虑手术治疗。

预防方面,腰椎间盘突出症作为腰椎退变性疾病的一种类型,其发生是在椎间盘退变的基础上受到慢性损伤引起的。故平时需要注意保持正确的腰部姿势,长期弯腰工作者需要定时伸腰、挺胸活动;平时注意通过游泳等进行腰背肌锻炼。

梨状肌综合征

梨状肌位于臀部中央的深面。据统计,坐骨神经以单干从梨状肌下方穿出坐骨大孔进入臀部者只占60%;而有变异者,即以单干穿出梨状肌或以两根夹持梨状肌(一支经梨状肌下方,另一支穿梨状肌)等占40%。因此,坐骨神经(或其分支)由梨状肌中间穿出者,一旦梨状肌有损伤性炎症,它可直接刺激坐骨神经,从而产生了腰腿痛。

临床特点　此综合征的特点为:①病人多有肩扛重物,或者在蹲、站时下肢扭伤或慢性劳损的病史。②病人在行走着力、大小便或重咳时,由于腹腔内压力增加,使腰臀部疼痛加剧。③严重者臀部剧痛如刀割样,以致行走不便,有跛行。④病人自觉腰臀部或一侧臀部疼痛或酸胀,大腿有感应痛,一般不超过膝弯,偶尔有小腿外侧麻

木或腓总神经麻痹的表现。典型的腓总神经麻痹表现为足不能背伸、足下垂并有内翻、足趾不能伸直。因为足尖下垂,病人必须用力使髋、膝关节高度弯曲来提高下肢抬起足尖,才能行走,因而呈"跨阈步态",针刺觉减退或消失,在小腿外侧面和足背较为明显。当然,绝大多数病人不会严重到这个程度,只是有其中部分表现。⑤有些病人患侧臀部肌肉萎缩或有臀肌松弛。梨状肌所在的位置(大约在臀部中央)可摸到条索状肿块,此肿块是肌束。肿块处有压痛。⑥患侧下肢外展、外旋时可引起坐骨神经痛。⑦病人仰卧位,患侧下肢抬高不足60°时疼痛明显,超过60°后疼痛反而减轻。这与腰椎间盘突出症不同。

治疗　以非手术疗法为主。理疗或按摩可解痉镇痛,舒筋活血,促进炎症消退,缓解疼痛、酸胀等症状。疼痛明显时,可服用消炎止痛类药物。因臀部肌肉丰富,梨状肌的部位很深,所以用膏药或其他外用药效果不佳。压痛点封闭疗法是常用而有效的方法,每周1次,3~4次为1个疗程。经各种方法治疗无效,病程很长,疼痛等症状严重,影响生活和工作的病人可考虑手术。将梨状肌切断,解除其对坐骨神经的压迫,并将坐骨神经与梨状肌、周围软组织之间的粘连松解。但疗效不能肯定。

臂丛神经血管受压症

本病又称胸廓出口综合征,是由于臂丛神经或锁骨下动、静脉在颈根部与锁骨之间的区域内受到压迫所引起。常见于女性和青壮年男性。发病原因尚不清整。臂丛神经及锁骨下动脉受到周围肌肉、颈肋的压迫,或锁骨与第一肋骨间的间隙过于狭窄而使其受压,可能与病有关。

临床表现　最常见的症状是环(无名)

指和小指麻木,手掌及前臂尺侧感觉迟钝,手部小肌肉(内在肌)萎缩,患肢软弱无力,特别是手部的精细活动如结绒线、绣花、执笔写字等感到困难。锁骨下动脉受压能引起患肢发冷和桡动脉脉搏减弱(严重者消失);静脉受压能引起患肢肿胀、颈根部及肢体静脉怒张。可拍摄颈椎正侧位 X 线片,注意有无颈肋,第一肋骨和锁骨是否正常。还可进行特殊检查,如上肢外展试验及斜角肌挤压试验,必要时可进行肌电图检查。需与颈椎病、颈神经根炎、臂丛神经炎、运动神经元疾病等相鉴别,以免误诊。

治疗　对症状较轻或初发病人可先行非手术治疗,如服用神经营养药物和吲哚美辛(消炎痛)等;颈根部进行理疗或封闭疗法、颈肩部推拿及肌肉锻炼等。对症状严重或长期药物等治疗无效的病人可进行手术治疗,切除颈肋或第一肋骨;切断前、中斜角肌或小斜角肌。手术后大多在短期内可以有明显好转。

肘管综合征

在肘关节尺侧后方有肘管,尺神经即在此管中通过。当肘部骨折、脱位、小片撕脱、先天或后天性肘外翻、或肘管内发生肿瘤,尺神经都能被压而产生一系列症状。

尺神经受压后,小指、环(无名)指和手背尺侧有麻木、疼痛、感觉减退或消失。受尺神经支配的手部小肌肉萎缩,因而出现"爪形手"(小指和环指不能伸直),拇指不能对掌,拇指与示(食)指对指无力,手指不能分开与并拢等现象。因此写字、绣花、编结、弹琴等工作都受到障碍。

对初发和症状轻微者可先用神经营养药物(如维生素 B_1 等)、肘管内注射醋酸氢化可的松或曲安奈德(确炎舒松)。如症状严重,非手术治疗无效时可考虑手术治疗,

肘管切开及尺神经减压,或尺神经前置手术。疗效一般较满意。

腕管综合征

手腕部有 8 块小骨头称为腕骨,这些腕骨掌侧面呈轻度弧形,构成腕骨沟,它与坚强的腕横韧带一起,构成三面为骨性,一面为韧带的纤维骨性鞘管,称为腕管。腕管内有指屈肌腱(共 9 条)和正中神经通过。它们在腕管内排列十分紧密,几乎没有空隙。腕管内压力稍有增高,即可导致正中神经受压,从而产生相应的症状,医学上称为腕管综合征。

病因　腕管内的内容物绝对或相对增加,均可产生腕管综合征。可能的原因有:①腕部活动过度,导致局部慢性劳损,使腱鞘等软组织慢性炎症、增生、纤维化。②腕部骨折后畸形愈合,或腕骨脱位改变了腕管的形状,使管腔的容积减少。③腕管内的脂肪瘤和腱鞘囊肿等,增加了腕管的内容。④某些疾病如风湿或类风湿腕关节炎,使腕管内肌腱的滑膜发生炎症变化,包括充血、水肿、增生等。⑤内分泌变化,使腕管处关节滑膜和肌腱滑膜增厚,致使腕管内压力增高,压迫正中神经。

临床表现　本病多见于女性,尤其是绝经期后,少数见于妊娠和哺乳期的女性。表现为腕部、拇、示(食)、中指及环(无名)指的靠拇指一侧麻木、疼痛,针刺时痛觉减退。麻木和疼痛,偶可向肘、肩部放射。疼痛常发生于夜间或清晨。有时拇指无力,活动笨拙,继而出现大鱼际肌(手掌的拇指根部上方突出的肌肉)萎缩。病人自己可以做一个试验,将双肘置于台面上,双前臂与台面垂直,双腕关节自然下垂,持续 2 分钟出现示指、中指麻痛者为阳性,应高度怀疑有腕管综合征,此方法医学上称为腕屈

试验。

治疗　确定为本病的病人如症状明显，诊断为轻度的病人，可应用石膏托或夹板固定腕部于轻度背伸位，并给以止痛、营养神经药，常可以缓解症状。理疗也常能改善症状。局封亦是常用的方法，即将泼尼松龙或曲安奈德（确炎舒松）12.5毫克加1%～2%利多卡因1.5毫升注射到腕管内，每周1次，3～4次为1个疗程。上述治疗方法无效，或有大鱼际肌萎缩，或X线提示腕部有骨折脱位使腕管内容积减少，或怀疑腕管内长东西（如腱鞘囊肿、脂肪瘤等），应手术治疗。手术的目的是切除腕管内所长的东西、骨性突起，并切断腕横韧带，使正中神经的压迫解除，手术效果较好。

腱鞘囊肿

腱鞘囊肿产生的原因不明，以15～30岁的女性多见。囊肿生长于关节囊上或腱鞘内，壁为纤维性，可与关节相通。囊肿内含胶样黏液。

腱鞘囊肿的好发部位为腕背部、踝关节前方、足背部、指关节附近和膝部周围。其生长速度缓慢。多数呈圆形，触压时有紧张而坚韧或软骨样硬块，愈小愈坚硬。囊肿大小可随关节活动而有变化。无自觉不适或仅在关节活动时有微痛，在足背部的腱鞘囊肿可受鞋面压迫而有摩擦痛。腱鞘囊肿可以自行消失，但时间很长。可以用外力击破，或用手指压破，或用针刺破。不管用哪种方法弄破后，在囊肿内的胶样黏液流出，囊肿均可以消失，但易复发。囊内注射可的松类药物，疗效较好。每周1次，2～3次即愈，但也有复发。对多次复发或囊肿大而有疼痛者，可在局部麻醉后手术切除，但也不能保证不复发。总之，从

单纯手法挤破，到囊内抽吸后注入可的松类药物，再到手术，方法由简单到复杂，病人在治疗中所承受的痛苦由少到多，但囊肿在治疗后复发的可能性由大到小。至于具体每个病人用什么办法治疗，应根据具体情况决定。

滑囊炎

滑囊是位于人体摩擦频繁或压力较大处的一种缓冲结构。其外层为纤维结缔组织，内层为滑膜，平时囊内有少量滑液。滑囊主要存在于肌腱和皮肤之间或者在肌腱和骨骼之间。它的作用是润滑肌腱来回活动，减少摩擦和损伤，如在髌骨（俗称膝盖骨）前面的滑囊，称为髌前滑囊，足跟后面的滑囊，称为跟后滑囊，臀部坐骨处的滑囊，称为坐骨结节滑囊。

如果无明确原因而在关节或骨突出部位逐渐出现一圆形或椭圆形包块，应该想到有滑囊炎的可能。常由于碰伤或过度摩擦而引起，医学上称为损伤性无菌性炎症。它的表现是滑囊部位肿胀，摸上去软而有弹性，有轻度压痛。一般无体温升高，亦无局部发红、发热。偶尔可继发细菌性感染，可有局部红、肿、热、痛。

本病的治疗方法简单，经穿刺抽出囊内液体后注入醋酸氢化可的松或得宝松，然后加压包扎多可治愈。如有骨的畸形突起，应予切除。抽液等治疗无效者可做滑囊切除术，继发细菌感染者，应该使用抗生素，必要时做引流手术。此外，改变不适当的工作姿势及穿松软的鞋子等均是减轻症状、避免复发的基本方法。

网球肘

"网球肘"因好发于网球运动员而得

名。此病的本质是肱骨外上髁处伸肌总腱起点部位慢性损伤性炎症,医学上称为肱骨外上髁炎。"网球肘"是俗称。

病因 运动员打网球时,手握球拍,反复扣球,应力集中在伸肌总腱附着处。在紧张的比赛中、疲劳后或技术不熟练等情况下,可因伸屈肌收缩不协调而发生总腱及其周围结构的急性或慢性损伤。除网球运动员外,此病还多见于手工操作者(如木匠、泥水匠、石匠、钳工等),家庭女性和羽毛球运动员,老年人也可好发此病。

临床表现 病人大多无明显外伤史。病人感到肘关节外侧酸痛、无力,疼痛逐渐加重,患肢不能提重物,在拧毛巾之类的握拳旋转动作时疼痛加剧。检查时在肱骨外上髁部位有明显压痛,前臂旋转功能受限。若将肘关节屈曲,手握拳腕关节强度掌屈,作前臂旋前和伸直肘关节的活动,可引起肱骨外上髁处疼痛,医学上称为前臂伸肌牵伸试验阳性(图26-19)。患者在做端碗、转汽车方向盘等动作时觉得没有力气。

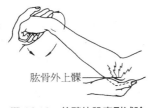

肱骨外上髁

图 26-19   前臂伸肌牵引试验

防治 网球肘应该防治结合,重在预防。伸肘(伸直上肢)和伸腕时不要用力过猛,屈肘、屈腕也要尽可能缓和些。此外,经常需要作肘关节和腕关节连续性屈伸活动时(如结绒线衣),应当定时休息,休息时自己给予伤部轻轻按摩,如捏、搓等,使前臂肌肉放松;也可以热敷,这样可以增加局部血液循环,有利于创伤性无菌性炎症的

改善。只要坚持这样做,网球肘是可以预防的。

本病大多能自愈。少数可在压痛点用得宝松或曲安奈德(去炎舒松)局部注射,注射部位准确者疗效很好。早期病人在前臂肌腹处(较粗的一段)缠绕弹力绷带也能减轻疼痛等症状。较顽固的网球肘病人还可试行石膏托固定2周的方法,拆石膏后锻炼肘关节活动,极少数病人经上述治疗无效,且症状加重而影响工作和生活者,可在局部麻醉下行松解手术,效果良好。

骨肿瘤

根据骨肿瘤的来源不同,可分为原发性和继发性骨肿瘤两大类。原发性骨肿瘤来源于骨骼系统本身;继发性骨肿瘤是由身体内其他组织或器官的恶性肿瘤细胞转移到骨组织而造成,所以属恶性,称为"转移性骨肿瘤"或"转移癌"。恶性肿瘤的肿瘤细胞分化程度越高,恶性程度越低。如未分化癌,恶性程度最高,低分化癌则次之。此外,患病后平均生存时间越长,则恶性程度越低。有些恶性肿瘤病人只能活几个月,另一些恶性肿瘤经治疗则能活几十年,不管良性骨肿瘤或恶性骨肿瘤,都应及早诊断和治疗。

骨   瘤

骨瘤是一种隆突于骨面的肿瘤,好发于颅、面骨,多见于青、少年。它质地坚硬而固定,表面皮肤正常,一般无症状,骨骺融合后即停止生长。当其突入颅腔、眼眶、鼻腔及鼻窦时,可引起压迫症状。对没有症状、不再生长的骨瘤,可以不作治疗。对有症状者,可在基底部作广泛切除,手术疗效良好。尤其是在颅骨内板上而向颅内生

长,会压迫脑组织或其他邻近器官,发生严重的症状,应及早切除。只要使切除范围包括肿瘤周围少许正常骨质,一般不会复发。极少有恶变。

软骨瘤

软骨瘤又分单发性和多发性两种,全称内生软骨瘤。它是在骨的内部有一个较正常的软骨细胞团。单发性内生软骨瘤好发于手、足部短管状骨(掌骨、指骨、跖骨和趾骨)之中心部位,亦可发生于其他骨质,如肩胛骨、骨盆、肋骨、胸骨及脊椎骨的椎体和四肢长骨等,但较少见。

病人多为20～30岁的青年人。除有时引起压迫症状外,无其他痛苦。手、足短骨受累时,可有局部肿胀,呈不规则球形或梭形,疼痛及压痛不明显,X线摄片有助于明确诊断。

对手、足各骨的单发性内生软骨瘤,采用刮除植骨术,很少有复发及恶变。位于其他部位的单发性内生软骨瘤,可能复发或恶变为软骨肉瘤,有的病人往往在反复发作后才恶变。多发性内生软骨瘤恶变机会较大,应严密观察;有症状者可行刮除植骨术;若形成肢体弯曲等畸形较严重,并影响功能者,需行截骨矫形术或截肢术。已发生恶性变者,则按恶性肿瘤处理。

骨软骨瘤

骨软骨瘤又称骨疣,有单发性和多发性之分,多发性多为遗传性。它的结构包括其外层覆盖与正常软骨一样的软骨帽,软骨帽的外面有一层包膜。本病多见于年轻者,但可持续到成年才被发现,好发于股骨下端、胫骨上端和肱骨上端。骨软骨瘤本身无症状,所以往往是无意中才被发现。但它可因压迫周围组织,如肌腱、血管、神经而产生症状,或因明显影响关节活动而就医。X线摄片上所显示的骨软骨瘤比实际要小,因为软骨帽和包膜不显影。

本病一般不需治疗,但若肿瘤过大影响关节活动,有疼痛等症状,或生长速度较快,应考虑手术切除。骨软骨瘤可恶变为软骨肉瘤。单发性骨软骨瘤恶变率为1%,多发性恶变的机会要略多些。

骨巨细胞瘤

骨巨细胞瘤又称破骨细胞瘤。病人大多数是20～40岁的青壮年,约半数与外伤有关。本病是一种潜在恶性的骨肿瘤。它的破坏性强,常有复发、恶变或转移到身体其他地方的倾向。有的开始时即为恶性,仅有1/3左右病人的病变保持良性状态。

骨巨细胞瘤的严重程度可分为3级:Ⅰ级:基质细胞正常,有大量巨细胞。Ⅱ级:基质细胞较多,巨细胞数量减少,有向恶性转化的趋势。Ⅲ级:以基质细胞为主,巨细胞数量很少,并有明显肉瘤的证据。对分级的意义,目前仍有争议,多数学者认为,分级对治疗可能起到有益的参考作用,但不能以分级来判断肿瘤的良、恶性。

临床表现 本病的起病隐蔽,发展缓慢,起初仅有局部间歇性轻度隐痛,随病程发展,渐出现肿胀、压痛及邻近关节的运动障碍。然而,许多骨和关节疾病都有疼痛症状,故常被误认为关节炎或关节周围炎,就诊时不少病人已有数年或近十年的病程,有时因治疗无效或发生病理性骨折才去就医。随着肿瘤的发展,局部肿胀变形,皮肤温度略有增高。由于骨质膨隆扩张,当用手触摸肿瘤部位时,就像用力压乒乓球一样的感觉。若肿瘤穿破骨皮质,随着软组织肿块的增大,可见皮肤表面紧张发亮,颜色变为暗红,静脉曲张(俗称"青筋暴出"),有时可穿出皮肤形成溃疡。病人感到肿瘤部位剧烈疼痛,患肢活动严重受限。脊柱部位的骨巨细胞瘤尚可有脊髓或神经根压迫症状,表现为腰、骶部和下肢疼痛、麻木及大小便功能障碍。恶性骨巨细胞的病程短、发展快、症状明显,可伴有贫血、营养不良等情况。

防治　对骨巨细胞瘤的治疗尚有争议。单纯病灶刮除术(植骨或不植骨)的复发率高达 15%～60%。现在普遍采用病灶刮除加骨水泥填充。有些医生主张在肿瘤刮除时,再用电磨钻打磨肿瘤腔壁。对膝关节周围的病灶,可以作肿瘤段切除后重建。重建方法很多,例如:大段同种异体骨移植,瘤段灭活再植以及人工假体置换等。对Ⅲ级骨巨细胞瘤也可整块切除灭活后再植,以便保留肢体,其 5 年生存率与截肢基本一致。

周围神经损伤

周围神经损伤后会出现种种表现。由于各根神经的功能不同,它们损伤后有不同的表现,医生可据此作出诊断。有困难时可以作肌电图检查。肌电图是将肌肉兴奋时发出的生物电的变化引导出来,加以放大,用图形记录下来,可帮助确定周围神经损伤的范围、程度,观察神经修复的再生及功能恢复情况。常见的各神经损伤后主要表现为以下几种情况。

1. 正中神经损伤　正中神经损伤后,手掌的桡侧半(靠大拇指一侧)皮肤感觉缺失(图 26-20),即针刺不知痛,触物无感觉。拇、示指处于伸直位,不能屈曲,中指屈曲受限(图 26-21),拇指外展功能丧失(不能做充分张大虎口的动作),大鱼际肌(掌面

拇指根部隆起的那块肌肉)萎缩。在肘关节以上损伤时,还有前臂旋前不能等。

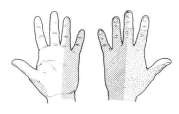

▨示尺神经缺失范围
▧示桡神经缺失范围
□示正中神经缺失范围

图 26-20　**上肢神经损伤后**
手部感觉缺失范围

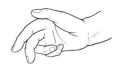

图 26-21　**正中神经损伤后,拇指、示指**
不能屈曲,中指屈曲受限

2. 尺神经损伤　尺神经受伤时,手背和手掌的尺侧半(靠小指一侧)感觉缺失(图 26-20)。运动障碍表现为屈腕能力减弱,环(无名)指和小指的末一节手指不能屈曲。环指与小指不能夹住纸头或夹纸无力,拇指不能内收(即不能向示指靠拢),其他各指也不能互相靠拢,其中最明显的是小指分开后不能并拢。小鱼际肌萎缩变平坦。手背掌骨之间的肌肉(骨间肌)萎缩,呈凹陷状。各掌指关节过伸,环指和小指的指间关节弯曲,出现"爪形手"(图 26-22)。

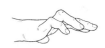

图 26-22　**尺神经损伤后的"爪形手"**

3. **桡神经损伤** 桡神经损伤的手部感觉缺失范围(图 26-20)所示,其中以第1、2掌骨间隙背面"虎口区"皮肤感觉缺失最为明显。运动障碍是前臂伸肌瘫痪,表现为抬前臂时呈"垂腕"姿态,习惯上称为腕下垂畸形(图 26-23)。另外,病人的大拇指不能翘起,第2~5指的掌指关节(手指根部的关节)不能伸直。

图 26-23   **桡神经损伤后腕下垂**

4. **臂丛神经损伤** 多因外力牵拉引起。当外力使头部和肩部向相反方向分离时,最易引起臂丛损伤,如从摩托车上摔下,肩部或头部着地,头和肩向相反方向分离,可将臂丛拉断。重物从高处坠落于肩上,突然将肩压下,亦可引起臂丛损伤。难产或异位妊娠时,新生儿头或手受牵拉也可致臂丛损伤(医学上又称产瘫)。臂丛神经位于颈根部至腋窝处,它发出上肢的各条神经,除上述的正中、尺和桡神经外,尚有腋神经、肌皮神经、臂内侧皮神经和前臂内侧皮神经。臂丛神经损伤的表现取决于哪几条神经受损伤:正中神经、尺神经、桡神经损伤的表现如前述;肌皮神经损伤后主要表现为屈曲肘关节无力和前臂外侧皮肤感觉缺失;腋神经损伤的表现为三角肌(上臂的肩外侧隆起的那块肌肉)麻痹,肩关节不能外展,三角肌部位的皮肤无知觉;臂内侧皮神经和前臂内侧皮神经损伤后表现为臂内侧和前臂内侧的皮肤无知觉;若整个臂丛神经损伤(医学上称为全臂丛神经损伤),则整个上肢不能活动,并无知觉。

5. **腓总神经损伤** 腓总神经损伤后主要表现为足不能背伸(即不能翘起),足下垂并有内翻,足趾也不能伸直或背伸。因为足尖下垂,病人必须用力使髋、膝关节高度弯曲以提高下肢抬起足尖,才能行走。小腿外侧和足背皮肤感觉消失,针刺也不感觉痛。

6. **胫神经损伤** 胫神经损伤引起的主要运动障碍是足不能屈曲(即足只能向上活动,不能向下活动),足趾也不能屈曲,不能以足尖站立。足内翻力弱,由于小腿前外侧群肌过度牵拉,致使病人足呈背伸(即翘起)及外翻位,出现"钩状足"畸形。此外,足底皮肤感觉缺失,针刺也不痛。

7. **坐骨神经损伤** 下肢的神经在臀部和大腿后面的一段称坐骨神经,在膝关节上方才分为腓总神经和胫神经。坐骨神经经常是部分受伤,其表现取决于伤及哪一部分,与腓总神经和胫神经损伤后的症状相似。若整根坐骨神经在臀部的骨盆出口处断裂,则管理膝关节屈曲的肌肉,以及小腿和足部的全部肌肉均瘫痪,除了尚能做伸膝关节的动作外,整个下肢完全不能主动活动,大腿后侧及外侧和足部全部感觉消失。

继发性恶性骨肿瘤

也称骨转移癌或转移性骨肿瘤。癌只是恶性肿瘤的代名词,几乎人人皆知。但恶性肿瘤除癌以外,还有各种肉瘤、神经母细胞瘤、恶性黑色素瘤和白血病(俗称血癌)等。各种癌转移到骨头上,即为继发性恶性骨肿瘤。乳腺癌的骨转移最多,其他如前列腺癌、肺癌、肾癌、膀胱癌等也可转移到骨。最常转移的部位是脊柱、骨盆,有时在四肢骨。由于癌症常见于中、老年人,所以骨转移性肿瘤也常见于中、老年人。

随着医学科学的发展,采用各种手段多数可以找到继发性恶性骨肿瘤的原发病灶。但有找不到原发病灶,诊断比较困难。治疗一般以化疗或放疗为主,也可用中草药。

截　肢

截肢即用手术的方法将部分或整个肢体截除。截肢的目的是为了将已失去生存能力、危害病人生命和没有生理功能的肢体截掉,以挽救病人的生命,并通过体疗(残肢训练)和安装假肢,尽可能地使该残肢发挥应有的作用。需要作截肢的情况有以下几种。

1. **肢体的恶性肿瘤**　主要是四肢的骨、关节和软组织的原发性恶性肿瘤。而且没有转移到其他地方。近年来有局部切除灭活后再植,保留肢体的趋向。

2. **严重辗挫伤**　肢体已轧烂,尤其是主要血管已严重损伤且无法采取弥补措施,如果硬是保留肢体,必然会造成坏死。

3. **血管病变**　糖尿病、动脉栓塞、闭塞性脉管炎等病可引起血管阻塞,致肢体缺血坏死及难以控制的感染。

4. **急性感染**　气性坏疽等凶险的特殊感染,骨、关节的严重化脓性感染,经手术和应用抗生素仍不能控制,为保全生命而需截肢。

5. **不能治疗的外伤性残废**　因伤后残留肢体的功能丧失或难以改善,并伴有血液供给不足和神经功能障碍者,为解除病人因严重功能障碍所造成的痛苦和思想负担,应考虑截肢。

6. **先天性畸形**　如下肢发育不全,缩短长度很多而无法改进,非但不能行走,反而成为生活的累赘者。

7. **某些周围神经病变**　未治或治疗无效的脑脊膜膨出者,可有足部和踝关节畸形,并有大而深的营养不良性溃疡,应考虑截肢。坐骨神经损伤后功能障碍严重,造成肢体畸形,且有广泛而深的营养不良性溃疡者,也应考虑截肢。

8. **某些慢性疾病**　经久不愈的慢性骨髓炎,经常出现急性或亚急性发作而危及生命者;破坏广泛且畸形严重的足、踝关节结核等,既无法根治,且威胁健康,而其严重的功能障碍亦无法挽救者。为了恢复健康和防止其他并发症,如继发癌变等(伤口和溃疡长期不愈有恶变可能),应行截肢。

截肢后可能出现各种问题。如残端痛,可由瘢痕粘连、骨断端太长、滑囊炎、残端神经瘤和慢性感染等原因引起。有些病人在截肢后感觉该伤病肢仍存在(幻肢觉),并感到某一个明确的部位(如足趾、踝关节等)疼痛,医学上称为幻肢痛。幻肢痛的真实原因尚不了解,可能是周围神经受刺激,也可能是中枢神经因素所致。如果在疼痛时让病人用手摸自己的伤病肢体确定不存在了,数日或数月后幻肢痛可能消失。理疗、睡眠疗法、职业和精神治疗均有一定疗效,亦可行普鲁卡因封闭、交感神经阻滞术或交感神经切除术。

假　肢

假肢是一种人造的模拟肢体。为肢体残缺者装配假肢,既可以弥补肢体的残缺部分,又可以代偿肢体失去的部分功能,使肢体残缺者有可能做到生活自理,从而达到生活上的自我照顾;同时,有可能使肢体残缺者走上社会,参加某些生产劳动。

要使截肢病人感到装配的假肢适用、满意,要求假肢具备简单、稳定、灵活、方便、轻巧、耐用、美观、价廉等优点。假肢根据装配的目的分类、大致可分成装饰性假肢(美容性假肢)、能动性假肢和动力性假肢 3 种,后两者又称功能性假肢。以前臂假手为例,除美容性假手外,尚有能动性假手(包括劳动工具手)和动力性假手。

1. **装饰性假手**　装配后可代替残缺的手,外形美观,但无功能,只能看,不能用(图 26-24)。

图 26-24　**装饰性假手**

2. **能动性假手**　是利用肌肉的收缩及肘、肩关节的活动作为动力来源,来驱使手的开和闭,外形较为美观。经过适当的锻炼,可以完成日常生活所需的写字、取物、吃饭等动作,也能做一些轻便的工作(图 26-25)。假手由手套、手部的机件、前臂筒(即肢槽)、肘关节的铰链、上臂筒及固定牵引带等结构组成。劳动工具手是为了适应劳动而设计的一种假手,外形不美观,但装配后可以从事某些生产劳动(图 26-26)。劳动工具手有单用途和多用途之分,多用途者称为万能劳动工具手。劳动工具手的结构可以分为固定装置和劳动工具手两部分,工具与机械手可以交替使用(图 26-26)。

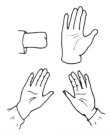

图 26-25　**能动性假手**

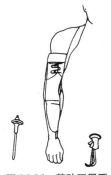

图 26-26　**劳动工具手**

3. **动力性假手**　有肌电控制假手和气动上肢假肢等。如肌电控制假手是一种生物电控制的假手,它根据人的意志,利用大脑发给有关肌群的生物电脉冲所产生的肌电信号来控制假手的动作(图 26-27)。

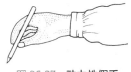

图 26-27　**动力性假手**

植　骨

植骨是指将骨组织移植到病人体内骨骼缺损处并需要加强或固定的一种手术。在以下的一些情况下,病人往往需要做植骨手术:①骨折以后不愈合,特别是骨质缺损所致的骨折不愈合或假关节,通过植骨可使骨折愈合。②填充良性骨肿瘤刮除后所遗留的空洞,或者良性骨肿瘤切除后形成的骨质缺损。③骨结核病灶清除后,填充术后遗留的空洞。④在骨科领域里,有时为了治疗疾病需做脊椎融合术(让几节脊椎骨长到一块儿的手术)和关节融合术(使关节固定于能发挥最大功能的位置的手术),这些手术有时需要同时植骨。植骨可根据移植骨的来源分为以下 5 种。

1. 自体植骨 采用病人其他部位的自体骨,因为移植骨是自体的,不存在免疫排斥反应问题。这种植骨的成功率最高。最常用的是取自髂骨,其次是肋骨、腓骨、胫骨等。在手术中取下后立即植于病人需植骨的部位。其缺点是在一次手术中病人做了两个不同部位的手术,增加病人的手术创伤和痛苦。如果病人是幼儿,不宜自体植骨。

2. 健康异体骨植骨 移植骨取自健康人,多半是从家属身上取得,但供骨不像供血那样简便。供骨者除了也需手术外,还需术前接受各种常规检查,术后必须受到应有的照顾,其体表将遗留瘢痕。

3. 骨库骨植骨 是指从人体取下的骨骼经特殊处理后,再用冷藏法或硫柳汞保藏法杀菌保存起来的骨头。其来源为髌骨切除术切下的髌骨,死亡在 6 小时以内的新鲜尸体的骨骼(事前必须完成法律手续),以及截下肢体内的健康骨。因为骨髓可以传播许多疾病,所以供骨者不能患有恶性肿瘤、败血症或脓毒血症、黑热病、结核病、急性或慢性骨髓炎、急性传染病、类风湿关节炎、麻风、病毒性肝炎和骨骼本身的疾病,如佝偻病等。骨库骨与自体骨相比,容易引起受体(病人)的排异反应,使植骨愈合延迟,甚至少数植骨术失败。

4. 异种骨植骨 这种移植骨取自各种动物的骨骼,去除骨内蛋白质,并经特殊消毒处理后制成。它有更多的机会引起病人的排异反应,骨的质地较脆,因此植骨片较易碎裂。现临床上应用较少。

5. 人工骨移植 理想的人工骨应该具备 3 个基本条件,即良好的生物相容性;能有效地充当新骨形成的支架;并能在体内逐渐发生生物降解,并逐渐被受骨者的

骨组织替代。现有的人工骨材料尚未能满意达到上述 3 个基本条件,有待逐步完善。但人工骨移植可避免自体和异体骨植骨或异种骨植骨的许多缺点,又可解决材料来源问题,因而有着广阔的前景。

人工关节

人工关节历经一百多年的发展,已经成为治疗关节疾病的重要方法之一。人工关节置换通过植入关节假体材料替换病变的关节组织,能够很好地缓解关节疼痛和改善关节功能。目前全世界每年接受髋关节置换手术的病人已经超过 50 万,膝关节置换的超过 30 万,还有不同数量的人群接受肩关节或踝关节置换等手术。目前用于人工关节置换的材料主要有:金属-超高分子聚乙烯假体、陶瓷-陶瓷假体、金属-金属假体和陶瓷-超高分子聚乙烯假体等多种类型,其中金属-超高分子聚乙烯假体配伍是最经典和广泛应用的假体选择。

人工关节的适应证包括:原发性退行性骨关节炎;类风湿性关节炎;创伤性关节炎;股骨头缺血性坏死;发育性髋关节发育不良;强直性脊柱炎关节病;老年股骨颈骨折;关节肿瘤和其他特殊关节疾病,如关节截骨术后、关节融合术后或陈旧感染性关节病等。虽然人工关节置换已经在技术上取得极大的进步,但仍然存在若干禁忌证。其中包括因全身疾病而不能耐受手术、神经性关节病、活动性感染或者某些精神疾病不能配合康复等情况。

为取得人工关节置换手术后的良好效果,还需要作充分的准备,并要求病人配合医生的围手术处理,包括:①排除或治疗手术部位附近或者身体其他部位的感染病灶,如患肢的皮肤感染、反复发作的牙龈炎、尿路感染和肺部感染等。②安排至少

6 周的时间用于手术和手术后的康复,充分和积极的围手术期康复训练有利于尽快恢复关节的功能。③了解人工关节手术可能出现的并发症,如神经血管损伤、静脉血栓栓塞(VTE)、感染、关节脱位、假体松动等,从而有助于正确的预防和减少并发症的风险。

随着人工关节假体设计的优化、手术适应证和置换技术的规范化、康复锻炼体系的系统化、人工关节登记制度的发展和随访制度的完善,人工关节将为我们提供更加持久和良好的功能。

第 27 章

泌尿外科疾病

泌尿外科常见症状

排尿困难和尿潴留

排尿困难是指在排尿过程中,不能像正常一样将尿液顺利、完全地排出体外。不同的病因或病变的程度决定了排尿困难的轻重,病情较轻时表现为排尿缓慢、尿流变细、排尿时间延长,随着病情的加重,逐渐出现排尿费力,须用力才能排出尿液;在排尿时,要等一段时间才开始排出尿液,但尿流不能向前射出,甚至呈滴沥状。若不及时处理,部分尿液在排尿结束后残留在膀胱,这在医学上称为残余尿;若大量尿液存留在膀胱则称为尿潴留。由于长期用力排尿,导致腹压增高,可引起痔疮、腹股沟疝等并发症。排尿困难可分为梗阻性和非梗阻性两类。

1. 梗阻性排尿困难 常见的病因如下。

● 前列腺增生:是引起老年男性最常见的排尿困难的原因,开始表现为尿频,夜间排尿次数增多,逐渐加重。最后出现尿潴留,甚至进一步引起肾功能损害。

● 尿道狭窄:多见于外伤或炎症引起尿道损伤,组织在愈合过程中,尿道及其周围形成瘢痕,致使尿道变细,临床上表现为排尿困难,以男性多见。

● 膀胱或尿道肿瘤:肿瘤阻塞尿道或膀胱颈部,或肿瘤出血形成凝血块都可引起排尿困难。

● 膀胱尿道结石:结石本身可引起排尿困难,伴有尿痛、尿频、尿急。

● 其他:包皮开口细小、后尿道瓣膜均可引起程度不同的排尿困难,需手术治疗。

2. 非梗阻性排尿困难

● 神经源性尿道膀胱功能障碍:主要发生于以下情况:脑部疾患,如脑血管病、脑肿瘤、老年痴呆等;脊髓病变,如脊髓损伤、颈椎病、脊髓肿瘤等;周围神经病变,如糖尿病引起的周围神经病变、脊膜膨出等。这些病变致使支配膀胱的神经系统传导中断,大脑无法控制排尿,出现排尿困难和尿潴留。

● 功能性排尿困难：常见于手术或麻醉后，特别是下腹部、会阴手术，出现暂时性排尿困难。会阴部的疾病，如会阴部脓肿、肛周脓肿、血栓性外痔等，由于疼痛或局部压迫等原因而影响排尿，一旦病因解除，就能恢复排尿。

当排尿困难发展到尿潴留时，应及时采取导尿术将尿液引流出来，常用的方法是插导尿管，若因为某些疾病插不进导尿管时，可做耻骨上膀胱造瘘术。尿潴留不及时处理，可进一步影响上尿路(指输尿管和肾脏)，最终导致肾衰竭。膀胱和尿路内残留的尿液，容易继发感染，故排尿困难及其并发症应及时就医。

尿失禁

尿失禁是指各种原因引起的间断或持续不自主的漏尿现象，给病人的社会活动和个人卫生带来不便。其分类方法有多种，常分为真性尿失禁、压力性尿失禁、急迫性尿失禁及充盈性尿失禁。首先要通过一系列检查明确尿失禁的病因。真性尿失禁是尿道括约肌失去功能，治疗效果不理想。

对尿路梗阻引起的充盈性尿失禁，要针对引起梗阻的原因进行治疗，如尿道狭窄、前列腺疾病等。前列腺术后偶有尿失禁发生，轻度尿失禁可通过药物和盆底肌肉训练治疗，无效时用外部集尿装置，如用阴茎夹收集尿液，重者可手术治疗。

压力性尿失禁多见于女性，由于尿道括约肌松弛，打喷嚏、咳嗽等腹内压突然增加的情况下，不自主地流出少量尿液。轻者通过药物和盆底肌肉训练治疗，无效时可手术治疗。急迫性尿失禁实际上是尿急症状加重的表现，常见于急性膀胱炎、间质性膀胱炎、近期前列腺摘除术后，或由于膀

胱逼尿肌不稳定，引起膀胱无抑制性收缩，精神紧张偶可引起急迫性尿失禁，故应针对不同的病因进行治疗。

血尿

血尿是指尿液中混有血液，根据尿中血液含量不同分为肉眼血尿和镜下血尿。1 000 毫升尿液中有 1 毫升血液，用我们的眼睛可看到尿液呈淡红色，称为肉眼血尿；若尿液中的血液较少，需借助显微镜才能看到尿液中的红细胞，称为镜下血尿。一般认为经过离心的尿液内，10 个高倍视野中有 10 个以上的红细胞，或尿常规(中段尿)中 10 个高倍视野 3～5 个以上红细胞，可视为镜下血尿。有些食物和药物能使尿液变红、褐色，而非尿液中混有血液，如利福平、酚酞、四环素类、嘌呤类等，应注意与血尿鉴别。肉眼血尿可分为：①初始血尿：在排尿的初期或前段出现，提示出血部位在尿道和膀胱颈。②终末血尿：血尿出现于排尿末期，提示病变在后尿道、膀胱颈、膀胱三角区。③全程血尿：排尿自始至终均为血尿，提示病变在膀胱或膀胱以上。

各种疾病引起的血尿有不同的表现，故应根据血尿的特点及其伴随的症状、诱因，以及病人的年龄、性别，综合分析血尿的原因。无痛性肉眼全程血尿一般为泌尿系肿瘤的特点，可不治自愈，或在服用消炎药后消失。切不可因此而延误诊断和治疗。

血尿伴腰部剧烈疼痛(肾绞痛)常是尿路结石的表现，多为镜下血尿。血尿伴尿频、尿急、尿痛(膀胱刺激症状)提示病变在下尿路，以急性膀胱炎多见，若有寒战、高热、腰痛，应考虑急性肾盂肾炎。膀胱肿瘤伴感染时，也可出现膀胱刺激症，应注意鉴别。还有许多疾病可引起血尿，故一旦出现血尿，应及时到医院认真检查。少数病

人虽经过全面检查,仍找不到血尿的病因,称为特发性血尿,若出血量少,对病人影响不大;出血量大时,由于病因不明,给诊断和治疗带来很大困难。

脓尿

脓尿即尿液检查发现有脓细胞。常见原因为尿路有特异性感染和非特异性感染。非特异性感染包括肾盂肾炎、肾积脓、膀胱炎、前列腺炎或脓肿、尿道炎等,常见细菌为大肠埃希菌、变形杆菌、葡萄球菌等;近年来,真菌、滴虫、支原体的检出也较为常见。特异性感染常见的为淋病和结核,根据体检和实验室检查可确定感染的部位和原因。

抗生素治疗往往取得满意疗效。对治疗无效或复发者,在病情稳定后做详细检查,明确是否有泌尿系梗阻因素而继发的感染,以便对因治疗。

肾绞痛

当小结石或血块移动至输尿管肾盂连接处或输尿管导致急性梗阻时,梗阻部位以上积水,肾盂或输尿管内压力增高,肾脏肿胀,包膜突然受到牵张,发生肾绞痛。疼痛为阵发性,剧烈难忍,辗转不安,大汗,伴恶心呕吐。疼痛由肋脊角向下沿输尿管行径放射至下腹、膀胱区及大腿内侧。男性可放射至同侧阴囊或睾丸,女性可放射至大阴唇。肾绞痛发作间歇期可无任何症状。肾绞痛发作时间持续几分钟至数小时不等。部分病人在疼痛发作时,尿内可混有泥沙样或小结石排出。

肾绞痛的治疗:①解痉药物:如肌注阿托品或山莨菪碱(654-2)。②持续性肾绞痛可用哌替啶肌内注射,氯丙嗪肌内注射或加入适量液体中静脉滴注。③剧烈绞痛用上述诸法治疗无效时,用0.25%普鲁卡因作肾囊封闭,还可采用针灸止痛。④止痛后按非手术方法治疗。⑤大量饮水可缓解和预防肾绞痛的发作。

阴囊内肿块

阴囊内肿块常见于以下几种疾病。

1. **睾丸附睾炎**　多由于细菌感染引起,常继发于泌尿生殖系感染,局部肿胀伴有疼痛,局部皮肤温度升高、触痛。慢性炎症疼痛较轻,肿块质地韧,附睾慢性炎症应注意与附睾结核鉴别。急性期用抗生素治疗,同时托起阴囊。慢性炎症要查明病因,用药时间适当延长。

2. **外伤性阴囊肿块**　外伤造成阴囊及其内容物破裂出血,组织水肿表现为阴囊肿大、疼痛、皮下淤血。这种情况要及时去看急诊,以便检查或观察,明确是否有活动性出血,指导选择治疗方法。

3. **睾丸鞘膜积液**　肿块慢慢增大,多数无明显不适,当肿块很大时有坠胀不适感觉,肿块表面光滑,囊性感,透光试验阳性。睾丸鞘膜积液较大时往往需要手术治疗。

4. **精索静脉曲张**　常见于青少年,多发生在左侧,坠胀感活动后加重,阴囊内可触及一团蚯蚓状曲张的静脉,平卧后消失。对生殖功能有一定影响,故应及时手术治疗。

5. **睾丸肿瘤**　好发于20～40岁男性,早期无不适感,肿块逐渐长大,质地硬,沉重感,透光试验阴性。睾丸肿瘤多为恶性,应及早做睾丸切除术,然后根据病理结果做进一步腹膜后淋巴结清扫术或放化疗。

6. **附睾结核**　继发于泌尿生殖系统结核,附睾尾部发病,逆行蔓延到体部和头部,典型者输精管呈串珠状改变。首先治疗泌尿系结核,行全身抗结核治疗,根据局部情况采取手术治疗。

7. **精液囊肿**　附睾头部类圆形肿块，一般无症状，光滑、囊性，可考虑手术治疗。

8. **腹股沟斜疝**　疝囊较大时，疝内容物进入阴囊，平卧时消失，即人们常说的小肠气，疝修补术可治愈。

肾下垂

肾脏在体内有一定的活动度，随着呼吸运动和体位上下活动，范围在 1～4 厘米之间，若超过此范围，称为肾下垂，好发于身体瘦长型的女性，右侧易发。肾下垂常常引起尿液排除不畅、肾积水、血尿，在此基础上易发泌尿系感染。肾下垂一般无明显不适，常见的症状有腰痛或腰部不适，平卧后消失或减轻，继发感染时出现尿频、尿急、尿痛，有的表现为消化道症状，如腹胀、嗳气、便秘等，若肾蒂突然受牵拉，可出现类似肾绞痛的表现。

肾下垂无明显不适时，不需特殊治疗。有症状的肾下垂，不论其程度如何，先采用非手术治疗，包括休息、加强营养，锻炼腹肌、使用宽腹带和肾托等，严重者手术治疗，以固定下垂的肾脏。

多囊肾

多囊肾是一种遗传性疾病，可同时有其他脏器的多囊性病变，如多囊肝。男女发病机会相当，由于双亲染色体遗传基因的缺陷而造成下一代发病，隐性遗传者父母无类似病史。肾囊肿进行性长大，对肾实质造成压迫，肾实质日渐减少，排泄尿液及毒物的能力逐渐下降，最终导致肾衰竭（双侧多囊肾）。

在幼年时，由于囊肿体积小，对肾脏的影响不明显，故没有症状，随着年龄的增大，肾囊肿渐增大，多数病人于 40 岁左右出现症状，主要为腰部、上腹部胀痛或钝痛，若囊内大量出血，可出现肾绞痛。若肾囊肿并发结石、感染可出现血尿。肾实质或囊内感染时，表现为体温升高、寒战、腰痛、尿路刺激症。肾囊肿合并结石的概率较高。晚期出现慢性肾衰竭的表现，如体重下降、体质衰弱、恶心呕吐等。

通过体格检查、静脉尿路造影、CT、B超扫描以及血清肌酐检查可明确诊断，了解肾功能受损的程度，有无并发症，为治疗提供依据。

尿道下裂

尿道下裂包括以下异常：尿道外口异位及阴茎下弯、系带缺如、尿道在腹侧裂开。属常染色体显性遗传造成的男性下尿路和生殖器先天性畸形，妊娠期用孕激素等可增加胎儿尿道下裂的发病率。根据尿道外口位置不同，可将尿道下裂分为：①阴茎头型尿道下裂：尿道外口位于冠状沟附近，若无阴茎下曲畸形，对以后的功能无影响。②阴茎型尿道下裂：尿道外口位于阴茎腹侧。③阴囊型尿道下裂：尿道外口位于阴囊。④会阴型尿道下裂：阴囊向两侧分开，好像女性的大阴唇，阴茎细小似阴蒂，由于外生殖器酷似女性，称为假两性畸形，此时应注意与真两性畸形鉴别。

一旦发现应及时去医院就诊。并根据不同类型的尿道下裂，采取一期或分期手术，以便及时纠正畸形，使阴茎正常发育，以免影响排尿功能和将来的性功能。

包茎和包皮过长

包茎和包皮过长是常见的疾病，但常常未引起病儿或父母的重视。

包茎是由于包皮口过小或狭窄,甚至包皮与龟头粘连,使包皮不能上翻至冠状沟以上,龟头无法露出,有的包皮口细如针尖,造成排尿困难,长期排尿困难,可导致尿路积水。由于包皮不能上翻,包皮内产生的污垢(称为包皮垢)无法清除,引起包皮和龟头发炎,长期的炎性刺激,造成阴茎癌的发病率明显高于无包皮过长和包茎者。因此,最好的治疗方法是手术切除过长的包皮,称为包皮环切术。

包皮过长指包皮覆盖尿道外口,但能自由上翻。尽管如此,包皮在自然状态下仍覆盖整个龟头,为细菌繁殖提供了良好的生长条件,若不及时清洗,也会积存包皮垢,同样对龟头产生不良刺激,诱发阴茎癌。因此,在学龄期之前,宜作包皮环切手术。

睾丸未降

睾丸未降又称隐睾,可单侧发病,也可双侧发病,睾丸在下降过程中,由于某些因素,睾丸停留在腹膜后、腹股沟管等部位,对日后的生育影响很大,甚至造成不育,未降的睾丸发生恶性肿瘤的机会也明显增多。另外,异常位置的睾丸,发生扭转、外伤的机会也较正常人多见。

在治疗时,手术时间是关键问题。延误治疗,很有可能造成生精功能不可逆的改变。隐睾的组织学变化如6个月以内,隐睾小儿生殖细胞总数在正常范围。出生后,若睾丸已下降。精原细胞数随年龄迅速增加,而隐睾小儿出生后,精原细胞数目低,且不像正常人一样随年龄而增长,2岁以后,睾丸生殖细胞内出现空泡。隐睾位置越高,生殖细胞萎缩越明显,随着年龄的增长,这种变化将逐渐加重。因此,出生后发现睾丸未降,就应及时就诊,酌情进行治疗,手术治疗的最佳时期在2岁以前。

膀胱炎

膀胱炎常伴有尿道炎,故常称为下尿路感染(习惯上将膀胱以下的尿路称为下尿路)。许多泌尿系疾病常引起膀胱炎,泌尿系统以外的疾病也可引起膀胱炎,如生殖系统炎症、胃肠道炎症、神经系统疾病等也可影响到膀胱,从而发生膀胱炎。

正常膀胱不易被细菌侵犯,因膀胱黏膜具有分泌黏液素等保护功能,加之尿道括约肌的活瓣作用,阻挡了细菌从尿道口逆行进入膀胱,以及尿液定期的冲洗作用,均防止了细菌感染。尿液渗透压较高也抑制细菌生长。

当膀胱内有结石、异物、肿瘤、长期留置尿管、膀胱颈部梗阻,或神经系统损害等因素,破坏了膀胱的防御机制,或全身抵抗力降低时,易发膀胱炎。

急性膀胱炎表现为尿频、尿急、尿痛,有时伴有血尿。感染重时,尿液浑浊,出现脓尿,中段尿液(弃去排尿开始的部分尿液和最终的尿液,留中间一段尿液,称为中段尿)检查可看见大量脓细胞,即可明确诊断。

女性尿道外口及处女膜畸形常是膀胱炎发生的原因,治愈后易复发,应采取手术治疗。

慢性膀胱炎要作必要的特殊检查,找出病因及诱因,以便对症治疗。膀胱炎发作期,除了药物治疗外,还要适当休息,多饮水,女性要注意外阴清洁,特别是经期卫生。男性包皮过长和神经源性膀胱功能障碍者,同样要注意卫生。

前列腺炎

前列腺炎好发于中青年男性,分为急

性与慢性两种。慢性前列腺炎可继发于急性前列腺炎或慢性后尿道炎，也可能继发于全身其他部位的感染。诱发因素可以是过度饮酒、会阴部损伤、前列腺增生、房事过度等引起的前列腺长期充血。

主要症状是尿频，下腹部、会阴部或阴囊部隐痛不适、腰酸等。尿道口有时溢出白色黏液；严重的病人可伴有阳痿、早泄、血精及遗精等。大多数病人有神经衰弱症状，如头痛、头晕、乏力、注意力不集中等症状。

直肠指检前列腺有压痛，前列腺按摩液检查每高倍镜视野白细胞超过 5 个以上。必要时可作前列腺液培养。由于前列腺自身的病理生理特点，前列腺炎的治疗较其他泌尿系感染难治，治疗时应遵循医嘱。

肾性高血压

由肾脏实质和肾血管病变引起的高血压称为肾性高血压。常见的发病原因：①肾脏实质病变引起的高血压，如肾小球肾炎、慢性肾盂肾炎、多囊肾、肾发育不全等。②肾血管病变引起的高血压，如肾动脉狭窄、肾动脉栓塞等。在高血压病例的诊断中，要注意检查肾脏及肾血管有无病变，根据实验室检查，甚至肾动脉造影以明确诊断。肾性高血压可用外科手术纠正狭窄的肾血管，或采用肾动脉整形手术，也可用经皮肾动脉扩张术进行治疗。

泌尿系结石症

泌尿系结石症又称尿石症，是泌尿外科的常见病。大多数病人在 20～50 岁之间，男女 3∶1。可分为上尿路结石（肾和输尿管）和下尿路结石（膀胱和尿道）。上

尿路结石的主要症状是与活动有关的血尿和疼痛（典型表现为肾绞痛）。膀胱结石的典型症状为排尿突然中断，并感疼痛，放射至阴茎头部和远端尿道，伴有排尿困难和尿频、尿急、尿痛等症状。尿道结石的典型症状为急性尿潴留伴会阴部剧痛，也可表现为排尿困难、点滴状排尿及尿痛。

结石的形成与许多因素有关，常见的有以下几种原因：①甲状旁腺功能亢进：甲状旁腺腺瘤和增生均可造成甲状旁腺激素分泌增加，而使血钙升高，尿钙和尿磷排出增多，尿液中晶体浓度升高，极易形成结石。②代谢性疾病：一些能引起高血钙和高尿钙症的病人均易产生尿结石，如维生素 D 中毒、骨髓转移瘤、小儿先天性维生素 D 代谢紊乱及多发性骨髓瘤等。除了钙代谢紊乱外，尿酸、胱氨酸及黄嘌呤等代谢异常都会形成相应的结石。长期卧床的病人易脱钙而产生结石。③气候与地理条件：热带、干燥地区或水质中含钙高的地区，由于尿液浓缩和含钙增加，容易形成结石。④饮食和营养：如维生素 A 不足，尿中镁离子和枸橼酸缺乏容易使钙质沉淀形成结石。⑤泌尿系梗阻：尿道狭窄、前列腺增生、肾盂输尿管狭窄等原因可使尿液产生潴留和浓缩，晶体析出沉淀形成结石。⑥尿路感染：细菌、脓液和脱落上皮增加尿液中的"核心"部分。感染还可使尿液碱化，有利于磷酸盐沉淀，并破坏尿液中晶体和胶体的相对平衡，以致形成结石。⑦异物：线头、断裂导管都能成为结石"核心"。

1. **肾结石**　肾结石可能长期存在而无明显症状，特别是较大的鹿角形结石。较小的结石活动范围大，小结石进入肾盂输尿管连接部或输尿管时，则引起输尿管剧烈蠕动，以促使结石排出，于是出现绞痛和血尿。肾结石引起的疼痛可分为钝痛和

绞痛。疼痛部位及放射范围根据结石梗阻部位而有所不同。肾盂输尿管连接处或上段输尿管梗阻时,疼痛位于腰部或上腹部,并沿输尿管行径,放射至同侧睾丸或阴唇和大腿内侧。当输尿管中段梗阻时,疼痛放射至中下腹部,右侧有时易与急性阑尾炎混淆。结石位于输尿管膀胱壁间段或输尿管口处,常伴有膀胱刺激症状及尿道和阴茎头放射痛。根据结石对黏膜损伤程度的不同,可表现为肉眼血尿或镜下血尿。

结石合并感染时可伴有尿频、尿急、尿痛等症状。继发急性肾盂肾炎或肾积脓时,可有发热、畏寒、寒颤等全身症状。双侧上尿路结石引起双侧完全性梗阻或孤立肾上尿路结石完全性梗阻时,可导致无尿。有时感染症状为尿路结石的唯一表现,特别是儿童上尿路结石,大多数表现为尿路感染。

由于结石大多为不透光结石,一般 X 射线腹部平片和静脉肾盂造影,可确定结石的存在及其数目、位置、大小,了解泌尿系统的梗阻情况及肾脏功能的损害情况,必要时可在膀胱镜下向输尿管逆行插管造影。少数结石在 X 线平片不显影,称为阴性结石,B 超或 CT 有助于诊断。

2. **输尿管结石** 表现与肾结石类似,一侧绞痛发作和显微镜下发现尿内有少量红细胞是重要线索。X 线检查时,90%以上输尿管结石均能在 X 摄片上显影。B 超检查可发现肾积水,甚至肾皮质变薄。静脉尿路造影与尿路 X 平片结合对诊断帮助最大,能了解结石部位,肾功能损坏程度及梗阻情况,并且可了解对侧肾脏的功能,是确定结石治疗方案的重要依据。逆行输尿管造影可显示 X 线不显影的结石、肿瘤或息肉,也可帮助了解结石的梗阻程度。此外,放射性核素肾图检查可测定肾功能情况,特别是对碘过敏的病人。CT 检查对 X

线平片不显影的尿酸结石可以确诊。

3. **膀胱结石** 主要发生在老年男性及幼儿,女性发病率低。膀胱结石分原发性和继发性两种。原发性膀胱结石多由于营养不良引起,继发性膀胱结石由于肾脏或输尿管结石下降到膀胱或继发于下尿路梗阻、异物、神经源性膀胱功能障碍。在下尿路梗阻时,如前列腺增生、尿道狭窄、先天性畸形等,均可使尿盐沉积而形成结石。继发于下尿路的梗阻或膀胱异物的感染,尤其是尿素分解细菌的感染,可使尿液酸碱度升高,促使磷酸钙、铵和镁盐的沉淀而形成膀胱结石。代谢性疾病、高血钙和高尿钙症、小儿先天性维生素 D 代谢紊乱,以及尿酸、胱氨酸及黄嘌呤等代谢异常都会形成膀胱结石。

4. **尿道结石** 尿道结石的典型症状为急性尿潴留伴会阴部剧痛,也可表现为排尿困难,点滴状排尿及尿痛。前尿道结石仔细检查可触及。直肠内指诊可发现后尿道结石。尿道结石可通过 B 超和 X 线检查而确诊。尿道结石少见,常见于男孩。结石大多数来自肾脏及膀胱,排出时停留在尿道前列腺部、球部等处,在患有尿道狭窄、异物、尿道憩室长期合并感染时,也可在尿道形成结石。

5. **前列腺结石** 真正的前列腺结石是指在前列腺组织或滤泡中形成的结石。前列腺中间尿道内的结石则属于尿路结石。目前发现的前列腺结石多是由正常前列腺液中所含的钙盐和磷酸镁沉积而形成,感染可促进某些结石的形成。

前列腺结石多数无症状,由于同时有前列腺增生、尿道狭窄或慢性前列腺炎等,可有尿频、尿急、排尿困难、会阴部不适症状,继发急性化脓性感染时可有寒战、热等全身症状。直肠内可扪及前列腺质地硬,有时触及结石或结石摩擦感。骨盆 X

线检查显示前列腺部位致密结石影,B超检查有助于明确前列腺内结石。

无症状的前列腺结石,不需治疗,有感染者应控制感染,有梗阻者可手术解除梗阻。

结石的治疗不仅是解除病痛、保护肾脏功能,而且应该尽可能找到病因,防止结石复发。根据每个病人的全身情况、结石大小、结石成分、有无梗阻、感染、积水、肾实质的损害程度,以及结石复发趋势等,制定最佳治疗方案,包括一般治疗、结石病因治疗、体外冲击波碎石、腔内治疗、药物溶石治疗、外科手术治疗、中医治疗等。一般治疗包括大量饮水,每日饮水量维持在 2～3 升。对继发结石需治疗原发疾病,如前列腺增生合并膀胱结石时需切除前列腺。

泌尿、男性生殖系结核

泌尿、男性生殖系统结核,是指肾脏、输尿管、膀胱、前列腺和附睾等器官的结核病变,好发于成年人,以 20～40 岁最为多见。

病因　泌尿系统的结核多数继发于体内的其他结核病灶,如肺结核,骨、关节结核和肠道结核等。结核菌经血液循环到达肾脏,故初期两肾均遭受感染,但大多数病人可自行痊愈,仅少数发展为肾结核。在肾实质内产生的结核结节,彼此扩大而融合成大小不等的豆渣样坏死病灶,脱落后成为结核空洞。脓液随输尿管流到膀胱,引起结核性膀胱炎和溃疡,再侵及后尿道、前列腺,也可由射精管经左右输精管逆行蔓延到两侧附睾,形成附睾结核。血液循环中的结核杆菌也可直接侵犯附睾引起结核病变。

临床表现　泌尿系结核发病初期症状不明显,因此早期诊断比较困难。除临床病史、体征、实验室检查外,须依靠膀胱镜检查和静脉肾盂造影来帮助诊断。病人除泌尿系症状外,同时也可能伴有结核病的全身症状,如乏力、食欲不振、消瘦、虚弱、低热、盗汗等。肾结核本身症状往往并不明显,仅有些腰部酸痛不适,到产生结核性膀胱炎后,就出现膀胱刺激症状,如尿频、尿急及尿痛等。有时还可有血尿发生,多为镜下血尿。小便内常有脓细胞,严重的能出现米汤样的脓尿。病变蔓延到附睾后,就产生附睾炎,阴囊内有肿块和疼痛的表现,输精管变粗硬,呈串珠状,若不及时治疗,可能形成阴囊的瘘管,长期不愈。

防治　肾结核的治疗包括药物治疗和手术治疗。药物疗法包括给予正规合理的抗结核药物,并注意营养与休息。肾脏病变严重或肾功能丧失者,需手术治疗。附睾结核并发有冷脓肿或阴囊壁瘘管者,可行附睾及瘘管切除术。

肾肿瘤

肾肿瘤是指发生在肾脏的占位性病变,95%以上是恶性的,故一旦发现肾肿瘤,应积极治疗。发生在幼儿的肾肿瘤,多为肾胚胎瘤,大多发生在 3 岁以前。这种肾脏肿瘤占幼儿恶性肿瘤的 20%。成人肾肿瘤常见于 40 岁以上,男性多于女性。发生于肾实质的恶性肿瘤称为肾癌,发生于肾盂的恶性肿瘤称为肾盂癌。肿瘤累及肾盂时,可发生血尿。常见的转移途径为血行或淋巴道转移,肺、肝、骨骼等是常见的受累器官。

血尿、腹部肿块和腰部疼痛是本病的 3 个主要症状。在成年人,血尿是比较早期和常见的症状。血尿多为肉眼可见的全程血尿,不伴有疼痛。血尿多是间歇性的,常可自行停止。成年人出现无痛性血尿时应密切观察,作必要的检查。腹部肿块在成人肾肿瘤中较晚出现,但却常常是幼儿肾肿瘤的首发症状,所以幼儿有腹块就需及早诊查。腰痛往往也不是早期症状。除上述症状外,泌尿系 X 线摄片、CT、B 超是确诊的主要方法。放射性核素肾扫描检查也是辅助诊断的一个重要方法。膀胱镜检查有助于鉴别其他疾病引起的血尿。

值得注意的是,上述任何一种症状,都不是肾肿瘤特有的早期症状。定期认真的体检,是目前发现早期肾肿瘤的有效方法,故 40 岁以上的人,应重视体检,出现血尿要及时就医。

肾移植

肾移植是目前最成功的人体器官移植。因各种不可逆的肾脏疾病而导致慢性肾衰竭者都可考虑作肾移植。有慢性肝炎或肝功能不正常、消化道溃疡、肾炎活动期、尿路感染及伴有下尿路梗阻者,需在上述疾病控制后再作移植。

肾移植的供肾可以是亲属的肾,也可以用无亲缘关系的尸体肾。在亲属供肾中,以同卵双生子之间移植效果最佳,因为他们之间不存在相互排斥问题。兄弟姐妹间移植,一般较父母和子女之间为佳。尸体肾的供者年龄最好不超过 50 岁。血管疾患、高血压、血液病、细菌与病毒感染(包括肝炎)、恶性肿瘤等病人的肾脏都不宜采用。一般以因外伤(特别是脑外伤)死者的供肾质量较佳。

由于人类对外来非自身器官具有排异能力,因此在移植前应作各种免疫学配型试验。目前常用的主要有:①ABO 血型交叉配型,供受者应为同一血型。②淋巴细胞毒性试验。可确定受者血循环中是否存在对抗供者抗原的抗体。③淋巴细胞组织相容性抗原的鉴定,在确定供受者之间的

抗原结构后,来判断两者组织相容性程度。④混合淋巴细胞培养,将供受者的淋巴细胞放在一起培养,从淋巴细胞转化为淋巴母细胞的百分率来判断两者组织相容性程度,对预测移植后果有较大价值。

病人在肾移植前应该先用透析疗法(人工肾等方法),改善全身情况、维持生命,等待适合的肾脏。透析时间以 6 个月以上为好。移植时并非将肾脏接在原来肾脏位置上,而是通常接在髂窝部位(也即下腹部腹膜外)。移植后为克服由于人体免疫系统对异体器官的排异反应,需用免疫抑制药物。

排异反应一般分成超急性、急性、加速与慢性 4 种。加速排斥反应一旦发生,应立即把移植肾切除,以免发生严重后果。急性排斥反应可通过药物治疗逆转,使肾脏恢复排尿功能。

膀胱肿瘤

膀胱肿瘤是泌尿系最常见的肿瘤,中老年人易发,男性多于女性。绝大多数是从黏膜的移行上皮发生,可分表浅性和浸润性癌,膀胱肿瘤具有多中心性发病特点,手术切除后容易复发。

临床表现 早期症状是无痛性全程肉眼血尿,有的为镜下血尿,有时尿中混有小血块。血尿常持续几日后自行消失,或间歇发作,给病人造成已经好转的假象。若并发膀胱炎时或肿瘤发生在三角区有尿频、尿急、尿痛。如尿中有较大或较多的血块,就会有排尿困难。当肿瘤发展到双侧输尿管而影响尿液的排出,就会发生上尿路积水。

最可靠的诊断方法是通过膀胱镜直接看到肿瘤,同时了解肿瘤的位置和大小,遇到不典型的病变,难以确定诊断时,可通过

膀胱镜取一小块病变组织作病理切片检查,以确定诊断。膀胱 B 超、CT、膀胱造影,也有助于膀胱肿瘤的诊断。

治疗 膀胱肿瘤的治疗方法主要是手术切除,表浅性膀胱癌可采用经尿道手术,包括经尿道电切、激光、汽化。手术后定期作膀胱抗癌药物灌洗和膀胱镜复查。浸润性癌应行全膀胱切除和尿流改道手术。

阴茎癌

阴茎癌几乎都发生在患有包茎的病人,因而癌的发生与包茎的存在有密切的关系。

阴茎癌生长在阴茎头上或包皮上,开始表现为一个硬结,有时从包皮口流出血性液体,但由于肿块被包皮覆盖,所以不能早期被发觉,等到肿瘤穿破包皮发生溃烂,看到像菜花样的癌肿,肿瘤发出臭味才引起病人的注意。

阴茎癌常见的转移途径是淋巴转移,两侧腹股沟淋巴结肿大是肿瘤发生转移的征象。由于肿瘤常常伴发炎症,亦可引起腹股沟淋巴结肿大,故常从腹股沟区取 1～2 个较硬的淋巴结作病理切片检查,以明确诊断。

阴茎癌的治疗主要是手术切除,如果肿瘤范围小,只需切除部分阴茎;如果肿瘤范围大,就要作全阴茎切除,如果有淋巴结转移的病人,要作腹股沟淋巴结清扫术。

睾丸肿瘤

睾丸肿瘤常发生在青年和中年时期,多为恶性。未下降的睾丸(隐睾)较易发生肿瘤,其中以精原细胞瘤最为常见;其次是胚胎癌、畸胎瘤、畸胎癌。睾丸肿瘤一般经淋巴转移到髂窝淋巴结和腹膜后淋巴结。

睾丸肿瘤表现为睾丸肿块逐渐肿大,硬而沉重,有下坠感。偶可伴有少量的睾丸鞘膜积液。有时睾丸肿大不明显时,已有肿大的转移淋巴结,隐睾可因腹部肿块而就诊。B 超是简单无创伤的诊断方法,但某些睾丸肿瘤的早期诊断很困难,需手术探查和病理切片检查才能明确诊断。

前列腺增生

前列腺增生是中老年男性最常见的疾病之一,多数发生于 50 岁以上。前列腺是附属性腺之一,正常如栗子大,包绕在膀胱出口下方的后尿道,一旦前列腺增大,会对贯穿其间的后尿道产生挤压,使后尿道变细增长、弯曲,形成一段"峡谷",轻者排尿费力,尿流变细,白天尿意频数,夜间排尿次数增多,甚至滴沥不尽,有时突然发生急性尿潴留。

临床表现 前列腺增生起病时症状可不明显,发展缓慢,逐步出现排尿次数增多,尤其在夜间更为明显。当前列腺增大到一定程度时,可出现排尿费力,尿流变细等现象。在早期尿液还能完全排空,以后阻塞情况逐步加重,尿液不能完全排空,而在膀胱内有残余尿出现。残余尿的量可随阻塞的程度而加重,最后可产生完全性的尿潴留或充盈性尿失禁。

一旦发生尿潴留,应及时去泌尿科急诊就诊。长期排尿困难可引起输尿管扩张、肾积水或其他并发症,最终出现尿毒症。

男性在 40 岁以后,前列腺开始增生。睾丸的存在和高龄是两个必要的条件。如在 20 世纪 60 年代接受体检的 26 名太监,尽管他们的平均年龄达 72 岁,但无一人出现增生,反而萎缩,说明前列腺增生依赖雄激素的存在。另外,雌激素和雄激素调控失衡也促进前列腺增生,雌激素可导致催乳素的分泌,直接刺激前列腺增生,还可增加前列腺中雄激素受体,因而加强了雄激素的作用。最近发现表皮生长因子、某些基因与前列腺细胞的生长、分化、增殖、死亡均有直接的关系。

治疗 前列腺增生应首选药物治疗,以控制病情,减轻症状,治疗无效或有合并症时,可施行手术治疗,进行前列腺摘除术或经尿道切除术,以便恢复正常的排尿功能。对于老年体弱、肾功能不全,不能耐受手术者,可考虑行留置导尿管或耻骨上膀胱造口术。

肾脏损伤

肾脏位置隐蔽,前有腹壁及腹腔脏器,后有脊柱、肋骨和腰肌等组织,肾脏周围还有一层脂肪组织包绕,故肾脏受到良好保护,受伤的机会较少,但直接的暴力撞击、剧烈的振动或枪弹、刀刺等亦可使肾脏受损伤。若肾脏本身有病变,在外力的作用下,较正常肾脏更易受伤。

类型 肾脏损伤类型分为4种:①肾挫伤:肾脏组织损伤较轻,仅有淤血和水肿,肾包膜和肾盂均完整,一般都能自行愈合,不造成严重的后果。②肾部分裂伤:除肾脏实质有破裂外,同时合并有部分肾包膜或部分肾盂的裂伤,并有不同程度的血液渗入肾盂或肾周围组织。损伤程度轻者仍可自行愈合,重者则需手术治疗。③肾全层裂伤:损伤严重,除肾脏实质有广泛裂伤外,肾包膜和肾盂肾盏均有破裂,有大量的血液及尿液流入肾周围组织,同时流入肾盂的血液亦多,需及时手术治疗。④肾蒂(肾动静脉)裂伤:肾蒂血管受伤后,有严重的出血,危及生命,必须立刻进行手术抢救。

临床表现 肾脏损伤常常合并其他脏器损伤,故很容易被其他器官损伤引起的症状所掩盖。此外,肾脏损伤的程度不同,其表现也不同。主要的症状为:①血尿:大多数病人损伤后立即出现,有时在血尿停止后短期内再次出现血尿。②休克:与损伤的程度和出血量的多少有关。有内脏器官合并损伤时,更易发生休克。③局部疼痛:由于组织创伤所引起,在腰部或腹部出现疼痛。如有尿外渗时则疼痛更为严重。血块经过输尿管排出时可发生剧烈的绞痛。④腰部肿块:血液及尿液流入肾周围组织可在腰部、腹部形成肿块,伴有压痛。

治疗 外伤后应立即到医院就诊,进行有关检查,了解肾脏损伤的范围和程度,有无其他内脏器官合并。如出血不多而无休克者,应予密切观察,卧床休息,并服用止痛、止血及抗生素等药物,以解除疼痛、控制出血和预防感染。对有严重休克的病人,应积极抢救,必要时手术。

膀胱损伤

膀胱位于骨盆腔内,因有骨盆壁的保护,受损伤机会较少。当下腹部受到外来暴力,特别是膀胱内有尿液充盈时,或骨盆骨折后移位的碎骨直接穿破膀胱,导致膀胱破裂。其他如枪刀伤、刺伤致膀胱破裂,以及难产时产伤、手术中意外损伤等。

膀胱损伤的症状与致伤原因、受伤部位、时间及程度有关,常表现为:①休克:外伤大出血、骨盆骨折合并大出血、合并内脏损伤大出血时,常发生休克。②疼痛:尿外渗和血肿引起下腹部疼痛,腹膜内型膀胱破裂,尿液流到腹腔,引起急性腹膜炎,出现腹部疼痛、腹部压痛、反跳痛等。③排尿困难:膀胱破裂后尿外渗,尿液流到膀胱周围,有尿意,但不能排出尿液或仅有少量尿液。或因膀胱出血,血块堵塞,排不出尿液。④血尿:有时可从尿道排出少量血尿或血块。⑤尿瘘:贯穿性膀胱损伤,常有尿液从创口流出。如膀胱与肠道相通则尿液可从肛门排出或在尿液中混有粪便。与阴道相通,可有阴道漏尿。⑥全身中毒症状。尿液及血液外渗常伴有细菌感染,引起膀胱周围蜂窝织炎或腹膜炎,出现高热、寒战等。

通过询问受伤经过、致伤原因、体检、观察排尿情况等作出初步诊断,导尿试验和膀胱造影可明确诊断。应注意有无其他脏器的损伤,以便及时处理合并伤。

尿道损伤

尿道损伤大多发生在男性,分为开放性和闭合性损伤。开放性损伤常见于战伤和锐器伤,如骨折碎片、枪弹、刀刺、尿道检查器械和产钳等也可直接伤及尿道。闭合性伤主要为骑跨伤,最常见是男性从高处落下,会阴部撞击硬物,使球部尿道向耻骨部挤压而损伤或断裂。骨盆骨折形成的剪切力可致后尿道损伤或断裂。女性在难产时,胎儿长时间压迫尿道,也可产生尿道损伤,继而出现尿瘘。

临床表现 根据尿道损伤程度不同分为尿道挫伤、尿道部分裂伤、尿道完全断裂等。一般可有下列症状:①尿道流血:可不断地从尿道流出,或仅在用力排尿时有少量血液自尿道流出。②疼痛:在会阴、阴茎、下腹部等处可有疼痛,并向尿道口放射。③排尿困难或尿潴留:尿道损伤后可引起尿道黏膜水肿、血肿形成或尿道断裂而产生排尿不通畅,甚至尿潴留。④血肿:在损伤处可有血肿形成。若为骑跨伤,血肿多在会阴部。⑤尿外渗:根据损伤部位和程度而定。在尿生殖膈以下的尿道损伤(前尿道及膜部尿道损伤),尿外渗的范围位于会阴、阴囊及下腹壁;而在尿生殖膈以上的尿道损伤(前列腺部尿道损伤),尿外

渗的范围位于耻骨后膀胱的周围。尿液外渗若不及时处理,可引起感染。

治疗 明确尿道损伤时,注意是否同时伴有休克和耻骨骨折。若有休克,应立即抢救,待一般情况好转后,再处理损伤。若合并耻骨骨折,应同时进行处理。尿道挫伤,可从尿道外口放入导尿管压迫止血、引流小便。如无法插入导尿管,就需要手术修补破损的尿道,导入导尿管。拔除导尿管后。病人要定期扩张尿道,以防尿道狭窄。

男子不育症

男性不育是较为复杂的综合征。婚后夫妇同居2年以上未采取避孕措施,女方没有生育,称为不育症。女方因素约占60%,属于男方因素约40%,原因属于双方约为10%。男性不育可分为性功能正常性和性功能障碍性男子不育症。前者进一步分为以下几种原因。

1. **精液成分的异常** 正常人每次排出精液数量为2~5毫升。每毫升精液应含精子6 000万个以上,其中60%以上为活动能力良好的精子。精液的成分改变将造成不育。常见的疾病如:①先天性睾丸疾病:如促性腺功能低下型性腺功能减退症、无睾综合征、高泌乳素血症、男性假两性畸形等,以及睾丸未降、睾丸萎缩、睾丸发育不完全或睾丸不发育,精索静脉曲张,尤其是双侧都有病变时。②后天性疾病:如腮腺炎以后的睾丸炎,睾丸损伤或手术切除后,甲状腺和垂体的功能减退以及放射线照射过度等。一些前列腺炎和精囊炎症,也可使精子易于死亡,造成不育。

2. **精道阻塞** 排出及输送精子的管道叫输精管,某一部分发生阻塞时,则精液内不含精子,称为无精子症。原因主要有双侧附睾炎或结核等病变致附睾和输精管

阻塞；先天性附睾、输精管缺损；附睾或输精管损伤或手术引起瘢痕性阻塞。

3. 精液不能射入阴道中　如男性外生殖器畸形、尿道上裂、尿道下裂、逆行射精。

应根据原因进行治疗。有生殖器官先天性异常，如睾丸未降、精索静脉曲张、尿道上裂或尿道下裂等，应及早进行手术。前列腺、精囊有炎症时，可进行药物治疗。

附睾和输精管有阻塞病变时，可进行输精管与附睾头吻合术。若睾丸生精功能丧失，治疗是徒劳的，应求助其他的人工生育技术，以达到受孕的目的。

男子性功能障碍

男子性活动的整个过程，包括性欲、阴茎勃起、性交、射精和性高潮 5 个环节，任何一个环节发生障碍而影响正常性生活，称为男子性功能障碍。主要表现有阳痿、早泄、遗精等。

1. 阳痿　指阴茎不能勃起或勃起不坚，不能进行性交而言。发生阳痿的原因是多方面的，多数是精神性因素，少数是器质性病变如神经性、血管性。另外，内分泌系统的疾病、肝肾疾病、睾丸发育不全和外生殖器本身的损伤或疾病，如严重尿道下裂、阴茎海绵体纤维化、阴茎硬结症等都可引起勃起障碍。

2. 早泄　指性交时间极短或阴茎未进入阴道前就射精。性交时射精的快慢在不同人有很大的差别。引起早泄的原因，主要是神经系统的过度兴奋，病人往往精神紧张易于冲动。有的病人过去有不良习惯或纵欲过度等。此外，如后尿道的炎症、慢性前列腺炎等疾病，也可引起早泄。

3. 遗精　在青壮年时期，每月偶有 1～2 次的遗精是一种生理现象。但同样的遗精发生在神经衰弱的病人，却能引起种种顾虑。如果遗精次数过多，可影响健康，出现耳鸣眼花、腰酸背痛、精神萎靡等现象。有的在做梦时遗精称为梦遗；也有的无梦自泄，称为滑精。频繁的遗精，要寻找其原因，一种由于缺乏性知识，过于思考有关性的问题，或有手淫的不良习惯；另一种是生殖器官患有某些疾病，或包茎、前列腺炎等，明确原因后，可采取针对性治疗。

第 28 章

胸腔外科疾病

胸部损伤

胸部损伤常见于日常生产劳动、交通事故中，战时更多见。胸部损伤通常分为闭合性损伤和开放性损伤两大类。闭合性损伤由挤压、撞击等暴力造成，常致胸壁软组织挫伤和肋骨骨折。软组织挫伤表现为局部疼痛、组织肿胀和皮下淤血，约经过1～2周后自行好转。如有肋骨骨折，则在深呼吸和咳嗽等加剧胸部活动时疼痛更明显。有的病人不敢深呼吸和咳嗽，以致不能正常排痰，容易并发肺部感染。严重时肋骨断端可戳破肺组织，产生漏气(气胸)和出血(血胸)。

由于肋骨的血液供应丰富，愈合能力强，同时通过肋间肌的附着和固定，即使骨折骨断端的移、错位也不多。因此，肋骨骨折本身不需要特别的处理，伤后数周即能愈合。疼痛症状明显的以局部固定或镇痛处理为主，如使用胸部包扎带等。如果胸壁受伤的面积较大，明显影响到呼吸运动，或怀疑有气胸和血胸时，应立即送医院诊治。

开放性损伤绝大多数由刀器、枪弹等造成，枪弹和弹片伤又称为火器伤，多见于战时。损伤仅限于胸壁组织，未穿透胸膜者称为非穿透伤，这一类损伤的伤情较轻。如损伤穿透胸壁组织，往往产生气胸和血胸，甚至危及生命。

创伤性气胸

胸部开放性损伤或肺、气管支气管损伤时，都可造成外界空气进入胸膜腔，形成气胸。如空气自由进出胸腔的，称为开放性气胸；此时受伤侧肺脏萎陷，病人出现呼吸困难，呼吸困难的程度与胸壁伤口的大小和气胸压迫肺的程度有关。如果空气不断漏进胸腔处有活瓣形成，使空气只进不出，导致胸腔内压力逐渐升高，这时称为高压性气胸(或张力性气胸)。肺受到极度压缩，使呼吸和循环系统的生理功能产生严重障碍，此时病人出现呼吸极度困难且有紫绀、烦躁不安甚至休克症状，需要专业人员的紧急处理。如

果一定量的空气进入胸腔后伤口自行闭合，不再继续有空气进入者称为闭合性气胸；这类病人只有不同程度的胸闷症状。

如进入胸腔的空气不多，肺压缩不到30%者不需特别处理，胸腔内的空气会逐渐被吸收。如果空气较多，肺压缩超过30%者可进行胸腔穿刺或闭式引流，排出空气后使肺尽早扩张。

血　胸

胸部受伤后，胸腔内积聚血液称为血胸。出血主要来源有3种：①心脏、大血管破裂时往往在短时间内大量出血，死亡率高。②胸壁血管，如肋间动脉或胸廓内动脉断裂时也可产生大量出血，但不如心脏、大血管损伤出血时紧急，只要及时诊断和治疗，绝大多数伤员都可抢救脱险。③一般肺组织损伤后出血往往能自行停止，如果没有肺内大血管损伤，一般不会发生大量出血。

胸腔内的积血原则上通过胸腔穿刺术予以清除，以免发生继发感染转变成脓胸。陈旧性血胸机化后可在肺表面形成一层纤维板，限制肺扩张，从而损害了肺功能，临床上需行胸膜剥脱术。

胸部外伤时不论发生气胸还是血胸都应紧急送医院处理。

胸壁结核

胸壁结核在以往是一种常见的胸壁疾病，大多数病人原有肺结核或结核性胸膜炎病史。胸壁结核初时在胸壁的前侧方或后侧方为一不痛、不痒、不发红、不发热的脓肿，称为冷脓肿。用粗针头穿刺可抽出白色脓液和干酪样物

质。以后随着脓肿增大、表面皮肤逐渐变薄，皮肤上的化脓性细菌侵入冷脓肿产生混合感染，这时就出现发红、发热和疼痛。

切开引流以后，伤口虽经数月或数年不能愈合。因此，治疗上必须将胸壁结核看作是全身性结核病的一种表现，应使用有效的抗结核药物治疗，结合全身性支持疗法和手术切除胸壁病灶，才能收到良好的效果。

脓　胸

细菌侵入胸膜腔引起胸膜炎，如果发生化脓性感染，在胸膜腔内积聚脓液时称为脓胸。根据脓胸的病程、临床表现和病理变化又可分为急性脓胸和慢性脓胸。病菌侵入胸膜腔的途径有 3 种：①患有肺炎、肺脓肿或肺结核时，病菌可由肺直接蔓延到胸膜腔。②外伤时病菌直接由伤口进入胸膜腔或血胸后继发感染而形成脓胸。③胸部手术如食管或肺手术后发生污染性并发症，可引起脓胸。

细菌侵入胸膜腔后，先引起急性胸膜炎症反应。由于毒素吸收，病人有高热、胃口不好、白细胞增高等全身性中毒症状，称为急性脓胸。这时如果及时穿刺抽脓或引流，结合抗生素治疗，病人可望迅速痊愈康复。如果在急性期中病人没有得到及时有效的治疗，经时间迁延后急性脓胸逐渐转变为慢性脓胸。这时表现为脓液变稠厚，脓液中的纤维素沉积在胸膜和肺的表面上，形成一层纤维板，毒素吸收减少，全身中毒症状相对减轻，但纤维板使肺和胸壁的活动度下降，造成肺功能损害，此时只有通过胸膜剥脱术或胸廓成形术，才能消除脓腔。

纵隔肿瘤

纵隔位于两侧肺之间，以胸骨和胸椎为其前后界。纵隔内有大血管、气管和支气管、心包（内有心脏）、食管、胸腺及一些脂肪、神经和淋巴管等组织。从临床和放射学角度，可将纵隔划分为上、下纵隔和前、中、后纵隔。纵隔内肿瘤分类较多，有原发的（包括先天发育过程中形成的），也有转移的。原发肿瘤中以良性多见，但也有相当一部分为恶性。纵隔肿瘤以胸内甲状腺肿瘤、畸胎瘤、胸腺肿瘤、淋巴瘤及神经源性肿瘤较为常见。

胸内甲状腺肿瘤可由胚胎时期遗留于纵隔内的甲状腺组织形成，或颈内甲状腺异位入胸腔内、附着于气管，大多位于上纵隔前部，胸部 X 线或 CT 检查示边缘整齐的卵圆形或棱形阴影。

畸胎瘤是遗留的胚胎组织发育形成的，多位于前纵隔，胸部 CT 可见边缘整齐的囊实性肿瘤，其中可含有毛发、牙齿、骨等胚胎成分，纯囊性的临床上称为皮样囊肿。畸胎瘤绝大多数为良性肿瘤，只有少数发生恶变。

胸腺瘤常位于上纵隔前部或下纵隔前上部，呈卵圆形或不规则形，绝大多数病人为无意检查中发现。20%～50%胸腺瘤病人伴有重症肌无力症状，作 CT 检查时发现有胸腺瘤。胸腺瘤治疗以手术切除为主。确认为恶性胸腺瘤的病人，无论手术是否完全切除，术后都应辅以放射治疗，有的甚至还需化疗。

纵隔内淋巴瘤多位于中纵隔或前纵隔，为全身淋巴系统恶性肿瘤的一种类型。病人年龄大多较轻，20～40 岁，症状主要表现为咳嗽、胸痛、呼吸困难、发热、乏力、贫血等。胸部 X 线或 CT 检查可见纵隔内阴影突向一侧或纵隔影增宽,边缘呈波浪状或分叶状。纵隔镜活检或颈部淋巴结活检可明确诊断。一经确认的淋巴瘤病人需放射治疗加化疗。

神经源性肿瘤大多起源于交感神经,少数起源于外周神经。这类肿瘤多位于后纵隔脊椎旁,以单侧多见,一般无明显症状,瘤体长大后压迫神经干或恶变侵蚀时可发生疼痛。胸部 X 线或 CT 可见致密圆形或卵圆形、边缘清晰的阴影灶,有时可见钙化,并可见肿瘤压迫后的肋骨变薄或恶变时的侵蚀。治疗以手术切除为主,恶变者应辅以放疗和化疗。

心脏病的外科治疗

心脏是输送血液的器官,正常成人每分钟收缩 70～80 次,维持全身的血液循环,保证机体生命的活动过程。如果心脏停止跳动,血液循环中断,人体的组织细胞必将缺氧而受到损害,危及生命。因此,在 20 世纪 50 年代前,外科医生只能在心脏仍然保持跳动、血液循环也不中断的情况下,对心脏表面和周围的大血管施行手术,如缝合心脏创伤、切除病变的心包膜或结扎未闭的动脉导管等。以后又进一步在不影响血液循环的情况下,施行二尖瓣交界分离术治疗二尖瓣狭窄症。随着低温麻醉,特别是体外循环的发展,外科医生已能阻断心脏的血液循环,切开心脏的心房或心室,在直视下修复间隔缺损和替换严重病变的心脏瓣膜。在进行心内手术的过程中,体内的血液循环和呼吸功能由人工心肺机维持,保证各器官组织维持生命的需要。心内手术结束后,停止体外循环,心脏重新担负起排血的功能。在体外循环的条件下,现在已能对心房间隔缺损、心室间隔缺损和法洛四联症等先天性心脏病进行根治手术。在后天性心脏病中,可施行血管旁路移植手术,治疗严重的冠状动脉心脏病;瓣膜替换术,治疗严重的心脏瓣膜病变。目前在我国风湿性心脏病仍然很多,不少病人有二尖瓣关闭不全和主动脉瓣狭窄或关闭不全,现在都可以施行瓣膜替换术,病人在换瓣手术后都能顺利恢复心脏功能。目前不但能施行单个主动脉瓣或二尖瓣的替换术,而且双瓣替换术(二尖瓣和主动脉瓣)和三瓣替换术(二尖瓣、主动脉瓣和三尖瓣)替换术都很成功。这些重症病人,原来已卧床不起,生活不能自理,但手术后心脏都恢复了较好的功能,能下地自由活动,不受限制,有的已恢复正常的工作。1968 年起国外已成功进行心脏置换手术,20 世纪 90 年代以来,国内也有多家医院成功进行心脏置换术。目前替换心脏瓣膜的人工瓣膜有机械瓣和生物瓣两种类型,由于机械瓣需终身服用抗凝药物,药物剂量较难控制,要根据凝血酶原时间来调节,很不方便。生物瓣不需终身服用抗凝药物,但易出现瓣膜功能失调,理想的人工瓣膜尚在进一步研究。

第 29 章

妇产科疾病

妇科特殊检查

盆腔检查

盆腔检查又称妇科检查,是诊断妇科疾病的主要方法与重要依据。检查方法与步骤为:①观察外阴发育,阴毛分布情况,有无皮肤和黏膜色泽变化、畸形、病变或赘生物。②用窥器观察阴道有无畸形,阴道壁有无病变,阴道内分泌物的量、色与质,子宫颈的大小、色泽和外口形状,有无糜烂、撕裂、外翻、腺囊肿或息肉,子宫颈管内有无出血或分泌物。③腹部-阴道双合诊,扪查阴道、子宫颈、子宫体、输卵管、卵巢、子宫韧带和邻近组织以及盆腔内有无异常。④腹部-阴道-直肠三合诊,进一步了解子宫后壁、直肠子宫陷凹、子宫骶骨韧带、阴道直肠膈、骶骨前方及直肠内有无病变。未婚女性一般仅行腹部-直肠扪诊,不作窥器及阴道检查。检查前,必须排尿,以免将充盈的膀胱误诊为囊性肿块;便秘者,应在就诊前晚服通便药,以免将充满肠腔的粪块误诊为盆腔肿块。应避免在行经期间就诊,子宫异常出血者则必须及早接受盆腔检查。

阴道脱落细胞检查

阴道上皮细胞受卵巢性激素的影响而有周期性变化。因此,系列观察阴道上皮脱落细胞可了解卵巢功能和体内性激素水平,从而有助于诊断与治疗闭经、功能失调性子宫出血病等月经失调,方法简易。已

婚女性以窥器扩张阴道,用清洁、干燥木刮板刮取阴道侧壁上 1/3 处的浅层细胞制作涂片,置固定液内,尔后晾干、染色,在显微镜下按各项指标进行检查。未婚女性不用窥器,改用生理盐水润湿的棉签卷取标本。为保证涂片检查结果的正确性,受检者必须注意以下事项:①采取标本前 24 小时内,禁忌性交、阴道冲洗或用药。②按指定时间就诊。③不任意服用激素类药物,包括避孕药。

宫颈黏液检查

宫颈黏液是宫颈腺体的分泌物,其物理、化学性状受卵巢性激素影响。在雌激素作用下,宫颈黏液的分泌量增多,含水量增加,质稀薄而透明,延展性增高,甚至可拉长至 10 厘米以上,涂片可见羊齿状结晶。在孕激素作用下,宫颈黏液的分泌量减少,变黏稠且浑浊,延展性降低,仅能拉至 1～2 厘米长,涂片中结晶消失而出现排列成行的椭圆体。由于根据宫颈黏液拉丝试验及结晶变化可了解卵巢功能,故常借以:①预测排卵期,指导避孕与受孕。②诊断妊娠,黏液检查出现持续 2 周以上,已妊娠。③估计早孕预后。④鉴别闭经类型。⑤诊断功能失调性子宫出血。

基础体温测定

基础体温是指人体在仅仅维持基本生命活动的情况下,亦即在清醒而又极端安静的状态下(排除肌肉活动、饮食和精神因素等对新陈代谢的影响)所测得的体温,故又称静息体温。

女性基础体温变化周期　卵巢功能正常的成年女性，其基础体温随卵巢的周期性变化而变化。月经后，卵巢内又有成批初级卵泡生长发育并分泌雌激素，称为卵泡期，期间基础体温较低。待其中有1个(偶尔2个或更多)变为高级卵泡而成熟并排出卵子，留下的那个外壳就变成"黄体"。"黄体"继续分泌雌激素，不过，主要产生孕激素。孕激素能作用于下丘脑体温调节中枢，有致热作用，从而使黄体期的基础体温升高0.3～0.5 ℃，一直维持到经前1～2日或月经第1日。将月经周期中每日测量的基础体温画成连线，即呈双相曲线。若无排卵则基础体温无上升改变而呈单相曲线。正常排卵女性，其月经周期后半期的体温升高应持续12～14日，如短于11日，表示黄体发育不健全。

测量方法　测定方法是在每晚临睡前，将体温表水银柱甩至36 ℃以下，并将它放在伸手即能取到的地方。次日清晨初醒时，不说话、不起床、不活动，即将体温表放于舌下，测口腔体温5分钟，尔后圈点记录于表格上。凡三班制工作者，在睡眠6～8小时后测定体温，并加以注明。经期停测，以"×"表示。性生活日期以"0"表示，画在体温标点外围。其他如感冒、失眠、用药等特殊情况，随时记录以供参考。

用途　由于连续测定基础体温可了解卵巢功能，有无排卵及黄体是否健全，故主要应用于：①检查不孕原因，明确是否由卵巢无排卵所致。②计划生育。基础体温上升前后2～3日是排卵期，此期最易受孕，称为易孕期。基础体温上升4日以后，至月经来潮前，一般不会受孕，称为安全期。③协助诊断妊娠。妊娠后，卵巢内的"月经黄体"不但不萎缩反而进一步发育变成"妊娠黄体"，分泌更多具有致热作用的孕激素，故基础体温持续处于高水平。若基础体温持续在37 ℃左右，超过16日("月经黄体"的最长寿命期限)，提示有妊娠可能；超过3周，则可基本肯定已受孕。④鉴别诊断月经失调。基础体温为单相型，功能失调性子宫出血属无排卵性。基础体温为双相型，则可从基础体温上升持续的时间、体温的高低，以及下降的方式推测黄体的功能状态，确定是何种有排卵性功能失调性子宫出血病。

子宫颈刮片检查

是早期发现子宫颈癌的筛查手段。方法简易，只需将特制刮片紧抵子宫颈外口旋转一圈，刮取细胞作涂片，巴氏染色后，在显微镜下作细胞学检查即可。如涂片阳性(巴氏Ⅲ级以上)，找到可疑或典型癌细胞；或临床可疑子宫颈癌而涂片阴性，必须作子宫颈活组织检查以明确诊断。检查前24小时，禁忌房事、阴道用药或冲洗。检查后，避免房事2周。

子宫颈活组织检查

凡子宫颈细胞学检查巴氏Ⅲ级及以上(找到可疑或典型癌细胞)者或巴氏Ⅱ级经抗炎治疗后仍为Ⅱ级者；宫颈细胞学涂片TBS分类法诊断鳞状细胞异常者；子宫颈糜烂伴接触出血或白带异常增多，可疑子宫颈癌者；子宫颈溃疡或有赘生物需明确诊断者；子宫颈癌前期病变，经治疗后复查者，均须钳取子宫颈病灶组织作病理学检查，以确定病变性质。若子宫颈刮片检查屡次阳性而子宫颈活组织检查未能发现病变，或怀疑子宫颈管内有癌变者；子宫颈活组织检查为癌症，因所取组织碎小，不能确定有无浸润时，均应进一步以子宫颈外口为中心，锥形切除子宫颈组织作病理学检查。术后严禁房事，等待治疗。

诊断性刮宫

目的在于取得子宫内膜作病理学检查，以明确诊断及指导治疗的刮宫术，称为诊断性刮宫。因疑有子宫颈管病变或子宫腔病变累及子宫颈管，需分别刮取子宫颈管及子宫体内膜组织，则称为分段诊断性刮宫(图 29-1)。手术时间根据病情而定。若为子宫异常出血者，在选用抗生素防止感染后即行刮宫术。不孕症者需了解有无排卵，应在经前或月经来潮 12 小时内刮取子宫内膜，以观察有无孕激素作用变化。疑有子宫内膜结核者，亦宜在经前或行经当日手术，此时子宫内膜较厚，易于检出结核病灶，术前、术后均需肌注链霉素、口服异烟肼以防刮宫引起结核病灶扩散。

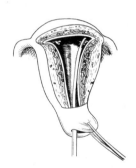

图 29-1　刮宫示意图

输卵管通液术

除可诊断输卵管是否通畅外，尚有疏通输卵管腔的治疗作用。应在月经净止后 3～7 日内进行。如有内外生殖器急性或亚急性炎症、子宫异常出血或严重心肺疾患，禁忌进行通液术。术前忌房事 3 日。若经子宫颈导管缓慢注入 20 毫升生理盐水无阻力，亦未引起不适感，表明输卵管通畅；如勉强注入数毫升即受阻，病人感下腹胀痛，停

注后液体又回流到注射器中，表明输卵管阻塞；要是再加压注射，又能逐渐推进，提示输卵管腔原有的轻度粘连已被分离。术后需用抗感染药物，并忌房事及盆浴 1 周。

子宫输卵管造影术

是妇科常用的 X 线检查方法。在将造影剂(常用 40％碘化油)经子宫颈注入子宫体腔的同时，进行 X 线透视检查，观察子宫腔内情况及其形态、大小、有无畸形等；造影剂是否能进入输卵管腔；输卵管腔内情况及造影剂是否能进入盆腔等。造影 24 小时后摄片以确定盆腔内有无造影剂。

用途　常用于以下几种情况：①不孕症：了解输卵管是否通畅，确定阻塞部位以提供能否进行手术治疗的依据。②生殖道畸形：确定类型。③子宫异常出血：寻找病因，观察子宫腔形态，有无黏膜下子宫肌瘤、子宫内膜息肉等。④习惯性流产：观察子宫颈内口是否松弛、有无深度裂伤，子宫有无畸形。⑤子宫腔粘连：人工流产术或自然流产刮宫后出现月经量明显减少、闭经及痛经，可能发生子宫腔粘连。

注意事项　如有碘过敏史、生殖器官急性或亚急性炎症、严重心肺疾病、不规则子宫出血，禁忌造影。造影时间应在月经干净后 3～7 日内。若过早，子宫内膜尚未修复完善，易致血栓，或致出血。如过晚，子宫内膜增厚，造影剂不易进入输卵管，造成输卵管阻塞的假象，亦有中断意外极早期妊娠的可能。术前需作碘过敏试验(服碘溶液)；禁忌房事 3 日；便秘者造影前晚服通便药，必要时术前 2 小时灌肠，清除肠内容物，以免摄片模糊不清。术后忌房事及盆浴 2 周。

阴道后穹穿刺

直肠子宫陷凹内的积液或肿块，可通

过阴道后穹穿刺吸取标本送检,以明确为异位妊娠或卵泡破裂等引起的内出血还是盆腔炎性积液或积脓。若疑为肿瘤,所取标本作细胞学或(和)组织学检查有助于判断性质(图 29-2)。

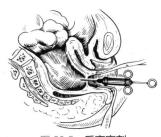

图 29-2　**后穹穿刺**

阴道镜检查

是利用阴道镜将子宫颈阴道部(以窥器扩张阴道可见的子宫颈部分)黏膜放大 10～40 倍,藉以观察肉眼看不到的宫颈表面层较微小的病变。因此,阴道镜可用于发现子宫颈阴道部与癌有关的异型上皮、异型血管及早期癌变所在,以便准确地选择需作活组织检查的部位。子宫颈刮片细胞学检查、阴道镜检查及子宫颈活组织病理学检查是早期诊查子宫颈癌的三结合步骤。

腹腔镜检查

一般在全身麻醉下进行。先行人工气腹,然后将腹腔镜自脐孔小切口插入腹腔,观察腹腔、盆腔器官有无病变,病变的部位与形态,必要时取有关组织作病理学检查。妇科常用以鉴别盆腔肿块;诊断内生殖器发育异常、异位妊娠、子宫内膜异位症、不孕症、原因不明的下腹痛等。由于腹腔镜检查前须行人工气腹,检查时又须取头低臀高体位。因此,凡有较严重的心、肺疾患

或膈疝者禁行此项检查。此外,曾患腹膜炎而有腹腔粘连,既往曾行腹部手术者脏器损伤风险增加,可权衡利弊行腹腔镜检查。

宫腔镜检查

宫腔镜和腹腔镜一样,也是一种内镜,可用以观察子宫体腔内情况。主要用于探查子宫异常出血的原因,有无子宫内膜息肉、黏膜下肌瘤、子宫内膜癌等;探查闭经的原因,是否有子宫内膜结核或其他变化、宫腔粘连等;探查不孕的子宫性病因,有无子宫体腔内畸形,如纵隔等。除诊断外,在直视下尚可作输卵管通畅试验、输卵管粘堵绝育术、宫内节育器的定位与取出、宫腔粘连分离、黏膜下肌瘤摘除、子宫纵隔切除等。凡有活动性子宫出血、急性或亚急性生殖器官炎症、近期子宫穿孔或子宫手术史、子宫颈恶性肿瘤、严重心血管或肺等内科疾病、子宫颈难以扩张者,均禁忌检查。术后需用抗生素预防感染;禁房事及盆浴 2 周。

不孕症

婚后同居 2 年以上,性生活正常,未避孕而未曾妊娠,称为原发不孕。曾经流产、生育或有宫外孕后,未避孕而连续 2 年以上不孕,称为继发不孕。

受孕是一个复杂的生理过程,必须具备下列条件:① 有正常的卵子和精子。②卵子和精子有机会在输卵管内相遇并结合成为受精卵,受精卵顺利地被输送入子宫腔。③子宫内膜已同步发育,作好充分准备而适合于受精卵着床。因此,从女方来说,不孕的原因主要是:①卵巢不排卵,由于内分泌失调、精神紧张或过度焦虑、重度营养不良、慢性疾病引起;或由于卵巢发

育不全、多囊卵巢综合征、卵泡黄素化不破裂综合征；卵巢功能早衰、卵巢子宫内膜异位症、卵巢赘生功能性肿瘤所致。②黄体功能不全，子宫内膜发育迟缓，与胚胎发育不能同步。③输卵管的运送精子、摄取卵子及把受精卵运送到子宫腔的功能受影响或受损害，如输卵管发育不全(过度细长弯曲、管壁肌收缩力减弱、纤毛运动及管壁蠕动功能丧失等)、输卵管炎症(淋菌、结核菌感染等)。④子宫不正常，不适合受精卵的植入和生长。如子宫发育不全、子宫畸形、子宫内膜炎、子宫内膜结核、子宫腔粘连、子宫黏膜下肌瘤、子宫内膜息肉等。⑤子宫颈息肉或肌瘤堵塞子宫颈管，影响精子穿过；雌激素不足或子宫颈黏膜炎改变了子宫颈黏液的量和性质，影响精子活力和进入数量。⑥阴道损伤后形成的粘连、瘢痕性狭窄，或先天性无阴道、阴道横隔等，影响性交并阻碍精子的进入。严重阴道炎时，大量白细胞消耗精液中存在的能量物质，降低精子活动能力，缩短其生存时间而影响受孕。此外，还可能与免疫因素有关。

既然造成女性不孕的原因众多，在排除男方不孕后，唯有通过逐项检查，才能得出结论，从而进行针对性治疗。

流　产

凡妊娠不足 28 周而终止者，称为流产。发生在妊娠 12 周前者，称早期流产，较多见；发生在妊娠 12 周至不足 28 周者，为晚期流产。

原因

1. 遗传基因缺陷　染色体数目或结构异常的胚胎多数不能继续发育而早期流产。

2. 外界不良因素　化学物质(如镉、铅、有机汞、DDT 及烟草等)和物理因素(如放射性物质、噪声及高温等)可直接或间接对胚胎或胎儿造成损害而导致流产。

3. 母体全身性疾病　孕期罹患急性病，高热可引起子宫收缩；细菌毒素或病毒通过胎盘进入胎儿血循环可使胎儿死亡均致流产。此外，孕妇患严重贫血或心力衰竭可致胎儿缺氧；患慢性肾炎或高血压可致胎盘梗死，亦可引起流产。

4. 母体生殖器官疾病　子宫畸形(如双角子宫、纵隔子宫等)、子宫发育不良、盆腔肿瘤(如子宫肌瘤等)均可影响胎儿的生长发育而导致流产。子宫颈内口松弛或深度裂伤，易引起胎膜破裂而造成晚期流产。

5. 母体内分泌功能失调　卵巢的妊娠黄体功能不足，分泌孕激素少，影响子宫蜕膜与胎盘的形成；甲状腺功能低下、严重的糖尿病血糖未控制，影响胚胎发育均可致流产。

6. 母体创伤　妊娠期尤其是妊娠早期时行腹部手术或妊娠中期外伤，可刺激子宫收缩而引起流产。

7. 胎盘内分泌功能不足　妊娠 8 周后，胎盘逐渐成为产生孕激素的主要场所。此外，胎盘还合成绒毛膜促性腺激素、胎盘生乳素、雌激素等。早孕时以上激素量不足，妊娠将难以继续而致流产。

8. 免疫因素　妊娠犹如同种移植，胚胎、胎儿与母体间存在复杂而特殊的免疫学关系，从而使胚胎、胎儿不被排斥。若母儿双方免疫不适应，则可引起母体对胎儿的排斥而致流产。

类型　根据发展过程，流产可分为以下几种类型。

1. 先兆流产　指妊娠 28 周前，出现少量阴道流血或(和)下腹痛，子宫颈口未开，胎膜未破，仅有流产先兆而妊娠尚有希望继续者。

此际，应卧床休息，禁忌性生活；精神

紧张者可口服少量对胎儿无害的镇静剂。黄体功能不足者可给黄体酮或人绒毛膜促性腺激素肌注。小剂量甲状腺素片适用于甲状腺功能低下者。此外，维生素 E 有类似黄体酮的作用，也可应用。经治疗 2 周，如症状不见缓解，甚至反而加重，宜终止妊娠。

2. 难免流产 指流产已不可避免。一般由先兆流产发展而来。此时，阴道流血增多，阵发性腹痛加剧。检查时，子宫颈口已扩张，有时可见组织物堵塞于子宫颈口，子宫大小与停经月份相符或略小。若为晚期难免流产，可见胎膜囊膨出子宫颈口或有羊水流出。应尽早使妊娠产物完全排出。

早期流产立即刮宫；晚期流产可用缩宫素（催产素）引产。

3. 不全流产 指妊娠产物已部分排出，尚有部分残留在子宫腔内，均由难免流产发展而来。由于子宫腔内残留部分妊娠产物，影响子宫收缩，以致流血持续不止，甚至大量流血而发生休克。检查时，不断有血自扩张的子宫颈口内流出。有时可见胎盘组织堵塞子宫颈口，子宫小于停经月份。

应立即行吸宫术或钳刮术，以清除子宫腔内残留组织。出血时间较长者，需用抗生素防治感染。失血多者，及时输液输血。

4. 完全流产 指妊娠产物已全部排出，阴道流血逐渐减少，腹痛亦随之消失。检查时，子宫颈口关闭，子宫缩小。一般不需特殊处理。

此外，流产尚有两种特殊情况。

1. 稽留流产 指胚胎或胎儿已在宫内死亡而尚未自然排出者。多数孕妇曾有流产先兆，以后子宫不再增大反而缩小，早孕反应消失，有时反复阴道流血，量时多时少，呈暗褐色。若已至妊娠中期，孕妇不觉腹部增大，原有胎动消失。检查时见子宫颈口关闭，子宫小于停经月份。确诊后应及时处理，因稽留时间过久，可能发生凝血机制障碍，造成严重出血。

2. 习惯性流产 指连续自然流产 3 次或 3 次以上者。每次流产往往发生于同一妊娠月份。早期习惯性流产的原因常为黄体功能不足、甲状腺功能低下、染色体异常等。晚期习惯性流产最常见的原因为子宫颈内口松弛、子宫畸形、子宫肌瘤等。有习惯性流产史的女性，应在再次怀孕前进行必要的检查，包括生殖器官的检查（有无子宫畸形、子宫腔粘连、子宫颈内口松弛或子宫肌瘤等）和卵巢功能的检查。此外，尚需进行夫妇双方染色体检查与血型鉴定，还有丈夫精液检查。查出原因，能纠治者，应于怀孕前处理。原因不明时，应坚持测定基础体温。一旦基础体温在月经周期的后期持续上升 3 周不下降，提示有妊娠可能，即采取保胎措施。主要是避免劳累，卧床休息，禁忌房事，并在医生指导下，酌情应用人绒毛膜促性腺激素、黄体酮、甲状腺素、维生素 E 等药物，直至妊娠周数超过以往发生流产的时期。有学者对不明原因的习惯性流产者行主动免疫治疗，将丈夫或他人的淋巴细胞在女方前臂内侧或臀部作多点皮内注射。

早 产

妊娠在 28 足周至不满 37 足周之间终止者，称为早产。此时娩出的新生儿，称为早产儿。

诱发早产的常见因素有：胎膜早破、绒毛膜羊膜炎；下生殖道及泌尿道感染；子宫过度膨胀及胎盘因素如羊水过多、多胎妊娠、胎盘早剥等；子宫畸形，如双角子宫或纵隔子宫；子宫颈内口松弛；因产科并发症或内、外科合并症必须提前终止妊娠导致的医源性早产。

早产是围生儿死亡的主要原因，由于早产儿各器官发育不成熟，因而新生儿肺透明膜病（呼吸窘迫综合征）、坏死性小肠炎、脑室内出血、视网膜病变、脑瘫等发病率增高。孕周越小，出生体重越低，围生儿预后越差。

早产重在预防。必须按时孕期检查，注意孕期卫生，积极治疗泌尿生殖道感染，妊娠晚期节制性生活，预防胎膜早破。妊娠前积极治疗基础病，把握好妊娠时机，妊娠后积极预防各种妊娠合并症的恶化及并发症的发生。可矫治的子宫畸形应在孕前手术。子宫颈内口松弛者应于妊娠14～16周作子宫颈内口环扎术。

若出现规则子宫收缩，或伴有少许阴道流血或流水时，应及时就诊，住院治疗。

输卵管妊娠

正常妊娠时，受精卵着床于子宫体腔内膜。若受精卵于子宫体腔以外着床，则为异位妊娠。输卵管妊娠是异位妊娠中最常见的一种，受精卵可着床于输卵管的任何部分。

病因 最常见的病因是慢性输卵管炎，包括输卵管黏膜炎和输卵管周围炎。输卵管黏膜炎严重者使管腔完全堵塞而致不孕；较轻者黏膜皱褶虽发生粘连，但仅使管腔变窄或纤毛缺损，影响受精卵在输卵管内正常运行，中途受阻而就地着床。输卵管周围炎造成粘连，以致输卵管扭曲而管腔狭窄、管壁肌蠕动减弱，影响受精卵的运行，最终着床于管壁。其次，输卵管发育不良（过长、肌层薄弱、黏膜纤毛缺乏）或异常（双输卵管、憩室或有副伞等）亦可成为

输卵管妊娠的原因；再者，输卵管的运输功能（包括蠕动、纤毛活动及上皮细胞的分泌）若因雌、孕激素的调节失常或受精神因素干扰而失常，必然会使受精卵移行缓慢而在途中着床。此外，输卵管绝育术后，如有输卵管瘘管形成或再通；输卵管成形或复通术后管腔狭窄，均可能导致输卵管妊娠。

输卵管管腔狭小，管壁肌层薄且缺乏黏膜下组织，妊娠后黏膜又不能形成完好的蜕膜以适应受精卵生长发育的需要，因此，当输卵管妊娠发展至一定阶段时，其结局不外乎发生流产或破裂，伴腹腔内出血（图 29-3）。

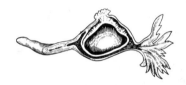

图 29-3 **输卵管妊娠破裂**

临床表现 多数病人有短期停经，一般 6 周左右。由于胚胎逐渐长大，输卵管妊娠破裂管随之膨胀而引起患侧下腹隐痛或酸胀感。当妊娠继续发展而终于发生流产或破裂时，病人突感该侧下腹撕裂样痛，因内出血刺激腹膜所致，常伴恶心呕吐。血液积聚于直肠子宫陷凹时，出现肛门坠胀和排便感。随着血液由下腹流向全腹，疼痛亦由下腹向全腹扩散，血液刺激膈肌，则引起肩胛部放射性疼痛。除停经、腹痛之外，尚有阴道流血，常色深、量少、断续不净，常有蜕膜管型或蜕膜碎片排出。由于腹腔内急性大量出血及剧烈腹痛，可出现晕厥，甚至休克。检查时下腹部有明显压痛与反跳痛，病侧尤甚，腹肌紧张。阴道后穹饱满、触痛；子宫颈举痛明显（因上抬或

左右摇动子宫颈时加重腹腔内血液对腹膜刺激);子宫稍大而软、有漂浮感;子宫一侧或后方有肿块,其大小、形态及质地不一,边界不清楚,触痛明显。

输卵管妊娠流产或破裂后,多数有典型的临床表现。根据停经、阴道流血、腹痛、休克等表现可以诊断。如临床表现不典型,则应密切监护病情变化,观察腹痛是否加剧、盆腔包块是否增大、血压及血红蛋白下降情况,B超、妊娠试验、腹腔穿刺、腹腔镜检查、子宫内膜病理检查有助诊断。

防治 治疗包括保守性药物治疗和手术行输卵管切除术或输卵管切开取胚术。

预防要点在于预防慢性输卵管炎,而关键在于注意性生活卫生;选用阴茎套避孕,以免感染性传播疾病;积极治疗流产或分娩后感染,以免波及输卵管。

妊娠剧吐

孕妇在妊娠早期(6周左右)时出现择食、食欲减退、轻度恶心呕吐、头晕、倦怠等,称为早孕反应。一般对生活与工作影响不大,不需治疗,且多在妊娠12周前后自然消失。少数早孕反应严重,恶心呕吐频繁,不能进食,甚至吐出胆汁或血,引起失水及电解质紊乱、代谢性酸中毒、肝肾功能损害等,称为妊娠剧吐。原因不明,多见于精神紧张、神经系统功能不稳定的年轻初孕妇。

一旦早孕反应加重,孕妇首先应稳定情绪,解除思想顾虑。饮食宜少量多餐,选择富于蛋白质、维生素且易消化的半流质食物。可肌注维生素 B_6、B_1 和 C。症情严重,尿液化验出现酮体,表明已引起代谢性酸中毒,必须住院治疗。禁食;静脉输注葡萄糖液及葡萄糖盐水,输液中加入氯化钾、维生素 C 及 B_6,可适当补充碳酸氢钠;肌注维生素 B_1。一般经上述治疗数日后,病情迅速好转。呕吐停止后,即可试进饮食。若病情不见好转,反而体温升高,脉搏加快或出现黄疸,则需终止妊娠。

妊娠期高血压疾病

妊娠期高血压疾病是妊娠期特有的疾病,包括妊娠期高血压、子痫前期、子痫、慢性高血压并发子痫前期以及慢性高血压。其中妊娠期高血压、子痫前期和子痫以往统称为妊娠高血压综合征,简称妊高征。该病严重影响母婴健康,是孕产妇死亡和围生儿发病及死亡的主要原因。病因不明,流行病学调查有以下高危因素:初产妇、孕妇年龄小于18岁或大于40岁、多胎妊娠、妊娠期高血压疾病史或家族史、慢性高血压、慢性肾炎、抗磷脂综合征、糖尿病、血管紧张素基因 T_{235} 阳性、营养不良及低社会经济状况均与子痫前期-子痫发病风险密切相关。

临床表现 本病以妊娠20周以后高血压、蛋白尿和水肿为特征,并伴有全身多脏器的损害。孕产妇可并发胎盘早剥、心力衰竭与肺水肿、凝血功能障碍、脑溢血、急性肾衰竭、产后出血等;胎儿则由于子宫血管痉挛所引起的胎盘供血不足、胎盘功能减退,可发生宫内窘迫、宫内发育迟缓、宫内死亡,在娩出过程中或出生后死亡。因此,必须正规按时产前检查、及早发现并及早治疗。

治疗 妊娠期高血压疾病除轻度妊娠期高血压外,一般均建议住院治疗。治疗的基本原则是镇静、解痉、降压、利尿,适时终止妊娠。应保证充分的睡眠,并取左侧卧位以减轻子宫对腹主动脉、下腔静脉的压迫,增加回心血量,改善子宫胎盘血液循环。饮食方面应注意摄入足够的蛋白质、维生素。

妊娠期肝内胆汁淤积症

妊娠期肝内胆汁淤积症（ICP）主要发生在妊娠晚期，少数发生在妊娠中期，以皮肤瘙痒和胆酸升高为特征。病因尚不清楚，可能与雌激素、遗传与环境等因素有关。

多数病人首发症状是晚孕期无皮肤损伤的瘙痒，瘙痒程度不一，常呈持续性，昼轻夜重，一般先从手掌或脚掌开始，然后逐渐向肢体近端延伸甚至可发展到面部。这种瘙痒症状于分娩后数小时或数日内迅速消失。严重瘙痒可引起失眠和疲劳、恶心、呕吐、食欲减退及脂肪痢。确诊主要依靠实验室检查，胆酸升高是 ICP 最主要的特异性证据。大多数病人还可发现肝脏转氨酶轻至中度升高，部分胆红素轻至中度升高。

ICP 主要危及胎儿，围生儿发病率和死亡率明显升高，可发生胎膜早破、胎儿窘迫、自发性早产或孕期羊水胎粪污染、妊娠晚期不能预测的胎儿突然死亡。孕妇可因脂溶性维生素 K 的吸收减少，致使凝血功能异常，导致产后出血，也可发生糖、脂肪代谢紊乱。

治疗的目的是缓解瘙痒症状，恢复肝功能，降低血胆酸水平，改善妊娠结局。重点是胎儿宫内安危监护，及时发现胎儿宫内缺氧并采取措施。但即使积极处理，仍可发生不能预测的胎儿突然死亡。

前置胎盘

正常情况下，胎盘附着于子宫体部的前壁、后壁或侧壁。孕 28 周后胎盘附着于子宫下段，其下缘达到或覆盖子宫颈内口处，位置低于胎儿先露部，称为前置胎盘。前置胎盘易导致产前、产时及产后大出血、贫血、感染，可合并胎盘植入，出血多可致胎儿窘迫，有时因大出血须提前终止妊娠，新生儿死亡率高。

病因　病因不明，可能与下列因素有关：①子宫体部内膜病变：如多次分娩、多次刮宫、产褥感染、子宫瘢痕等引起子宫内膜炎症或萎缩性病变，当受精卵植入时因血液供给不足扩展至下段。②胎盘异常：如双胎妊娠时的胎盘面积大，如副胎盘则可达子宫下段近子宫颈内口处。④受精卵发育迟缓：当受精卵继续下移至子宫下段时，方始发育到能着床的阶段，从而在该处植入形成前置胎盘。

分类　根据胎盘边缘与子宫颈内口的关系，前置胎盘可分为 3 种类型：①完全性或中央性前置胎盘：子宫颈内口全部被胎盘组织覆盖。②部分性前置胎盘：部分子宫颈内口为胎盘组织所覆盖。③边缘性前置胎盘：胎盘边缘附着于子宫下段，不超越子宫颈内口（图 29-4）。

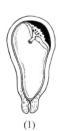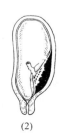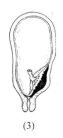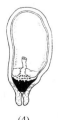

(1)　　(2)　　(3)　　(4)

图 29-4　**前置胎盘**
(1) 胎盘正常种植　(2) 边缘性前置胎盘
(3) 部分性前置胎盘　(4) 完全性前置胎盘

临床表现　前置胎盘是产前出血的主要原因之一。妊娠晚期或临产时发生无诱因的无痛性反复阴道流血是其主要症状。出血是由于妊娠晚期或临产后子宫下段逐渐伸展，子宫颈管消失或子宫颈扩张时，附着于子宫下段或子宫颈内口的胎盘不能相应伸展，导致前置部分的胎盘自其附着处剥离，使血窦破裂而出血。剥离处血液凝固后，出血可暂停。但随着子宫下段的不断伸展，出血反复发生，且出血量也越来越多。阴道流血发生时间的早晚，反复发作的次数和出血量的多少，与前置胎盘的类型有关。完全性前置胎盘往往初次出血的时间早，多发生在妊娠28周左右，出血频繁，出血量较多，有时1次大量出血即使病人陷于休克状态。边缘性前置胎盘初次出血的时间较晚，多在妊娠近足月或分娩发动后，出血量也较少。部分性前置胎盘初次出血的时间和出血量介于上述两者之间。由于胎盘在胎儿先露部之前，阻挡胎儿下降，故胎儿先露部高浮，胎位异常发生率高，呈臀位或横位。B型超声断层显像可确定胎盘位置，辅助诊断。

防治　妊娠后期如有阴道流血，应立即就诊。处理原则是抑制宫缩、止血、纠正贫血及预防感染，根据出血量、休克程度、妊娠周数、胎儿是否存活而采取相应措施。

预防要点在于采取有效的避孕措施，避免多次人工流产及刮宫损伤，预防感染。妊娠期出血时，应及时就医，及早诊断和处理。

胎盘早剥

妊娠20周后或分娩过程中，正常位置的胎盘在胎儿娩出前，部分或全部从子宫壁剥离，称为胎盘早剥。它是晚期妊娠严重的并发症之一，由于起病急、发展快，处理不当可威胁母儿生命。

胎盘早剥的发病机制尚未完全阐明，但有下列情况时胎盘早剥发病率增高：子痫前期、子痫、慢性高血压及慢性肾脏疾病等导致的孕妇血管病变；机械因素如腹部外伤或直接被撞击、性生活、外倒转术、羊水过多突然破裂或双胎妊娠第一个娩出过快、临产后胎儿下降导致脐带过短、仰卧位低血压综合征导致子宫静脉压升高；其余如高龄孕妇、经产妇、不良生活习惯如吸烟、酗酒、肌瘤等。

胎盘早剥的主要病理变化为底蜕膜出血，形成血肿，可导致孕妇出现弥散性血管内凝血、出血性休克、羊水栓塞、急性肾衰竭、胎儿宫内死亡。处理原则为纠正休克、及时终止妊娠，防治并发症。

预防要点在于对合并慢性高血压、慢性肾炎、妊娠期高血压疾病等并发症的孕妇加强孕期管理，并积极治疗；妊娠晚期避免仰卧、禁忌房事；谨防腹部外伤；处理双胎分娩或羊水过多时，避免子宫腔内压力骤然降低。

多胎妊娠

一次妊娠却有2个或2个以上胎儿时，称为多胎妊娠，以双胎妊娠最为常见。由于辅助生育技术的广泛应用，多胎妊娠发生率明显增高。

双胎妊娠孕妇易出现妊娠期高血压疾病、妊娠肝内胆汁淤积症、贫血、羊水过多、胎膜早破、宫缩乏力、产前产后出血。围生儿死亡率高，易出现早产、胎儿宫内生长受限、双胎输血综合征、脐带异常、胎头交锁及胎头碰撞、胎儿畸形。双胎输血综合征是双羊膜囊单绒毛膜单卵双胎的并发症，通过胎盘间的动静脉吻合支，使一个胎儿称为供血儿，另一个成为受血儿。供血儿可出现羊水过少、贫血、宫内生长受限,受血儿可出现羊水过多、水肿、心衰、死亡。

多胎妊娠孕期应特别补充足够营养,防治早产,及时处理妊娠期并发症,监护胎儿生长发育及胎位变化。由于子宫内压力过高,易发生胎膜早破和早产,故妊娠30周后即应多卧床休息,避免劳累。根据孕妇症状严重程度、孕妇有无严重并发症、胎儿有无畸形、胎儿和胎盘成熟状态、第一胎的胎先露等决定终止妊娠的时机及方式。

羊水过多

正常妊娠时,羊水量随孕周的增加而增多,至最后2~4周逐渐减少。在妊娠任何时期内,若羊水量超过2 000毫升,称为羊水过多。羊水量在数日内急剧增加,为急性羊水过多,少见;在较长时间内缓慢增加,称慢性羊水过多。

确切病因不明。多见于胎儿畸形、染色体异常、双胎妊娠、妊娠期糖尿病或糖尿病合并妊娠、胎儿免疫性或非免疫性水肿等。胎盘与脐带病变也可引起羊水过多。约30%为特发性,即孕妇、胎儿或胎盘皆无异常。

羊水过多可致宫缩乏力、产程延长、产后出血增加、胎膜早破、脐带脱垂、胎位异常、胎盘早剥、早产的风险增加,围生儿死亡率明显增高。

急性羊水过多,大多发生在妊娠20~24周。由于羊水急剧增多,子宫过度膨大,横膈上升,出现腹部胀痛、呼吸困难,不能平卧,甚至气急、心悸、口唇紫绀。由于胀大的子宫压迫下腔静脉,影响静脉回流,引起下肢及外阴部水肿、静脉曲张。慢性羊水过多常发生在妊娠28~32周,由于羊水缓慢增长,子宫逐渐增大,孕妇多能适应,症状较轻。检查时子宫膨隆大于妊娠月份,胎位不清,胎儿部分有浮沉感,胎心音遥远或听不到。根据症状、体征及B超,诊断并不困难。B超不仅可以估计羊水量,还可以了解有无胎儿畸形。还可以通过孕妇血糖、血型、胎儿染色体等寻找羊水过多的原因。

处理主要根据胎儿有无畸形及孕妇压迫症状的严重程度而定。

羊水过少

妊娠晚期羊水量少于300毫升,称为羊水过少。常见原因:胎儿泌尿道畸形;过期妊娠、胎儿宫内生长受限、妊娠期高血压疾病等导致的胎盘功能不良;胎膜早破,羊水外漏速度大于再产生速度,常出现继发性羊水过少;母体因素如脱水、应用某些药物等。部分羊水过少原因不明。

B超是诊断羊水过少的主要辅助诊断方法。羊水过少易发生胎儿宫内窘迫、死产及新生儿死亡。根据有无胎儿畸形、孕周、胎盘功能状态等决定终止妊娠时间和方式。

过期妊娠

凡平时月经周期规则,妊娠超过预产期2周(即42周)尚未临产,称为过期妊娠。由于分娩发动的起因尚不清楚,故而妊娠过期的原因也不明白。过期妊娠常出现于同一女性或同一家族中,提示可能与遗传有关。

妊娠过期后,胎儿预后取决于胎盘功能。若胎盘结构与足月胎盘无异、胎盘功能正常,则胎儿继续生长,常体重增加成为巨大儿,且颅骨钙化明显,不易变形,从而自然分娩困难。如胎盘老化，功能减退，则可引起胎儿缺氧、营养耗竭，围生儿死亡率增加。

若经核实预产期后，确诊为过期妊娠，应立即终止妊娠。根据胎盘功能、胎儿大小、有无胎儿窘迫和宫颈成熟度等综合分析，选择适当的分娩方式。

母儿血型不合

胎儿红细胞可携带来自父亲的抗原，表现为胎儿的血型不同于母体。虽然母儿的血液循环各成系统，不相沟通，但这一抗原在妊娠期或分娩期却可通过破损的胎盘绒毛进入母体，使孕妇致敏而产生相应抗体。当再次妊娠受到相同抗原刺激时，相应抗体迅速增加并通过胎盘进入胎儿体内，与胎儿红细胞结合产生免疫反应，使胎儿红细胞凝集破坏而发生溶血，威胁胎儿、新生儿的生命。

母儿血型不合主要以 ABO 血型和 Rh 血型最为常见。ABO 血型 95% 以上发生在孕妇血型为 O 型，胎儿血型为 A 型或 B 型时，孕妇可被胎儿的 A 或 B 抗原致敏而产生抗 A 或抗 B 抗体。自然界中广泛存在与 A、B 抗原相类似的物质（植物、寄生虫、接种疫苗），接触后也可产生抗 A、抗 B 抗体，故而胎儿溶血往往在第一胎时即可发生。由于 A、B 抗原的抗原性较弱，胎儿红细胞表面的抗原结合位点比成人少，故溶血病的病情较轻。

当孕妇为 Rh 阴性，胎儿为 Rh 阳性时，母体可被 Rh 抗原致敏而产生相应抗体。由于机体初次被 Rh 抗原致敏的时间较长，且自然界中极少存在 Rh 抗原，故 Rh 血型不合很少发生在第一胎。约 1% 的 Rh 溶血发生在第一胎，可能原因有孕妇曾输注 Rh 血型不合的血制品，孕妇在胎儿期接触过 Rh 血型不合的母亲的血液导致孕妇在胎儿或新生儿期就已致敏。Rh 溶血往往起病早、病情重、病程长，发生贫血、水肿、肝脾肿大、心衰等，新生儿贫血、溶血性黄疸、核黄疸，严重者发生死胎或新生儿死亡。

目前产前检查都为孕妇作血型检查，若发现孕妇为 O 型或 Rh 阴性，要求丈夫也进行血型检查。临床根据以往的病史、血型检测、血清血检查以及 B 超等诊断有无母儿血型不合导致的溶血，但最终确诊需要新生儿期的检查。

妊娠期治疗主要是抑制母胎间的免疫反应，防止或延缓胎儿的溶血，适时终止妊娠，新生儿期及时阻止溶血的继续发生，防治核黄疸，纠正贫血。对于 Rh 阴性女性，在羊水穿刺、早产、流产后预防性注射抗 D 免疫球蛋白，以保护母亲和下一次妊娠。

胎儿窘迫

胎儿在子宫内因急性或慢性缺氧危及其健康和生命者，称为胎儿窘迫。母体血液含氧量不足、母胎间血氧运输或交换障碍及胎儿自身因素异常均可导致胎儿窘迫。胎儿急性缺氧常见原因：胎盘因素如前置胎盘大出血、胎盘剥离面积大；脐带因素如脐带脱垂、真结、扭转等，使脐带血管受压甚至闭塞，胎儿急性缺氧很快死亡；母体严重血循环障碍使胎盘灌注急剧减少，如各种原因导致的休克；缩宫素使用不当，子宫收缩过强、过频及不协调。胎儿慢性缺氧常见病因：导致母体血液氧含量不足的各种并发症，如妊娠合并紫绀型先天性心脏病、哮喘反复发作、重度贫血等；妊娠期高血压疾病、妊娠合并慢性肾炎、过期妊娠等导致的胎盘功能低下；胎儿严重心血管畸形、各种原因导致的溶血性贫血等导致胎儿运输及利用氧能力降低。

胎儿对宫内缺氧有一定的代偿能力，但长时间、重度缺氧可引起胎儿死亡，即使存活，也可存在神经系统损伤后遗症。

胎儿宫内窘迫的主要表现为胎心率异常、羊水粪染、胎动减少或消失。孕期孕妇自数胎动，一旦发现胎动减少或消失，需及时就诊。

急性胎儿窘迫应采取果断措施，紧急剖宫产或阴道助产，做好新生儿窒息抢救准备。慢性胎儿窘迫根据妊娠合并症或并发症特点及严重程度，结合孕周、胎儿成熟度及胎儿窘迫的严重程度综合判断，拟定处理方案。

胎膜早破

胎膜破裂发生在临产前称胎膜早破。如发生在妊娠不满 37 周者，称为足月前胎膜早破。引起胎膜早破的因素很多，往往是多因素相互作用的结果。生殖道病原微生物上行性感染是引起胎膜早破的主要原因之一。双胎妊娠、羊水过多等使羊膜腔压力增高，胎位不正、头盆不称等可使胎膜受力不均，均可引起胎膜早破。部分营养素缺乏，如维生素 C、铜，可使胎膜抗张能力下降，易引起胎膜早破。既往人流、产伤或先天性宫颈局部组织结构薄弱等，使宫颈内口括约肌功能破坏，宫颈内口松弛，易造成胎膜早破。孕晚期性生活的机械因素同样易引起胎膜早破。

胎膜早破易引起母儿感染、脐带脱垂或受压、胎盘早剥、胎儿宫内窘迫、早产，如破膜时孕周小，还可导致胎肺发育不良、胎儿受压综合征。胎膜早破的妊娠结局与孕周相关，孕周越小，围生儿预后越差。

预防胎膜早破，应在孕前及妊娠期尽早治疗下生殖道感染，孕期注意营养平衡，避免腹压突然增加，特别是先露高浮、子宫过度膨胀者。

孕期孕妇一旦突然感到较多液体从阴道流出，或少量液体间歇性流出，无腹痛等其他产兆，需采取平卧位，避免脐带脱垂，并迅速赶往医院。住院后，根据孕周、有无感染迹象、有无胎儿窘迫等综合考虑，行期待治疗或终止妊娠。

巨大儿

胎儿体重达到或超过 4 000 克者称为巨大儿。流行病学调查发现巨大儿的发生与糖尿病、营养、遗传和环境因素等有关。巨大儿头盆不称的发生率明显增加，手术产率增加。若经阴道分娩，易发生肩难产。肩难产的发生率与胎儿体重成正比。一旦发生肩难产，对胎儿损伤较大，易导致锁骨骨折、臂丛神经损伤、颅内出血、新生儿窒息甚至死亡。

近年来因营养过度而致巨大儿的发生率逐渐增加趋势。孕前肥胖、孕期营养过剩、体重增加过多者，巨大儿的发生率明显增加。因此孕妇妊娠后应定期作孕期检查及营养指导，合理适量饮食，控制孕期体重增加。孕期应查有无糖尿病，若有应积极治疗控制血糖。分娩期根据体格检查、B 超，结合骨盆测量决定分娩方式。新生儿应预防低血糖，提早喂食。

妊娠合并心脏病

妊娠以后，为适应胎儿生长发育的需要，母体血液及循环系统发生一系列变化。血容量逐渐增加，至妊娠 32～34 周达高峰，增加 40％～45％。心排出量逐渐增加，至妊娠 32～34 周达高峰，每次心搏量约增加 30%，平均约 80 毫升。妊娠晚期由于子宫增大，膈肌上升，使心脏向左、向上、向前移位，大血管因而轻度扭曲。上述变化都增加心脏负担。临产后的子宫阵缩、产时的屏气用力、产后的子宫骤然缩小及胎盘循环停止所造成的血流动力学变化，还有在整个分娩过程中的能量与氧消耗也都增加心脏负担。产后 1～3 日内，由于子宫缩复，大量血液进入体循环；产妇体内组织中潴留的大量液体回入体循环，使血容量再次增加，心脏负担又加重。因此，有心脏病的女性在妊娠 32～34 周、产时及产后 3 日内易发生心力衰竭，严重威胁母婴生命。

心脏病育龄女性应行孕前咨询，明确心脏病类型、程度、心功能状态，并确定能否妊娠。允许妊娠者，一定要从早孕期开始，定期进行产前检查。妊娠合并心脏病易并发心力衰竭、感染性心内膜炎、缺氧、静脉栓塞和肺栓塞。在心力衰竭易发的三段时期（妊娠 32～34 周、分娩时、产后 3 日内）需重点监护。

妊娠合并心脏病孕妇应保证充分休息，避免劳累和情绪激动；适当控制体重，进高蛋白质、高维生素、低盐、低脂肪饮食，整个孕期体重增加控制在 10 千克内；治疗各种引起心力衰竭的诱因如感染、贫血、心律失常等。孕期经过顺利者，亦应提前住院待产，根据心功能状态、产科指征等决定分娩方式。

妊娠合并慢性肾炎

慢性肾炎是由多种原发性肾小球疾病所导致的慢性疾病，以蛋白尿、血尿、水肿、高血压为主要表现。

妊娠可使慢性肾炎加重。若再并发妊娠期高血压疾病，可加重肾病变的损伤程度发生肾衰竭或肾皮质坏死。至于慢性肾炎对胎儿的影响，则取决于病情的严重程度，可导致流产、死胎、死产、宫内生长受限。

有高血压及中、重度肾功能不全的女性，妊娠后母儿预后不良。凡不宜继续妊娠者，应人工流产终止妊娠。若血压控制良好、肾功能不继续恶化者，可继续妊娠，按高危妊娠处理，定期产科检查。妊娠后半期应住院治疗，以便密切观察肾功能、血压等改变，密切监测胎儿在宫内的安危。一旦发现肾功能恶化、胎盘功能明显减退，应及时终止妊娠。

妊娠合并急性病毒性肝炎

妊娠期的生理变化及代谢特点，使肝脏负担加重，可使病毒性肝炎病情加重。重症肝炎及肝性脑病发生率比非妊娠期高 37～65 倍。

妊娠早期合并病毒性肝炎，可使妊娠反应加重。发生于妊娠晚期，则妊娠期高血压疾病、产后出血的发生率增高。肝炎病毒可经胎盘感染胎儿，易致胎儿畸形、流产、早产、死胎、死产和新生儿死亡。

起病时，常有明显乏力，食欲减退、恶心、呕吐、腹胀、肝区疼痛，部分病人有畏寒、发热、黄疸及皮肤一过性瘙痒。妊娠早、中期可触及肝肿大、肝区有触痛或叩击痛。妊娠晚期因子宫底升高，肝触诊较困难。肝功能检查可发现血清丙氨酸转氨酶、血清胆红素增高；血清病原学检测可明辨病毒类型；尿胆红素阳性。

孕妇诊断明确后应注意休息，加强营养，进高蛋白质、低脂肪、足量碳水化合物饮食，补充维生素，接受保肝治疗。妊娠早期得病，如为轻症应积极治疗，可继续妊娠，慢性活动性肝炎妊娠后对母儿威胁较大,适当治疗后终止妊娠。妊娠中、晚期,应避免药物、手术对肝脏的影响,加强母儿监护,适时终止妊娠。重症肝炎应积极控制后迅速终止妊娠,分娩方式以剖宫产为宜。产后应用对肝脏损害较少的广谱抗生素控制感染,以防肝炎病情恶化。

新生儿分娩后应主动免疫、被动免疫或联合免疫,减少或阻断肝脏受肝炎病毒感染。肝炎病毒复制期不宜母乳喂养。

妊娠合并肺结核

非活动性肺结核或病变范围不大、肺功能无改变的肺结核,与妊娠之间无多大的相互影响。病变范围较大的活动性肺结核,可致流产、早产、胎儿宫内生长受限或死胎。结核菌通过血行传播在胎盘内形成结核病灶,破坏绒毛后可进入胎儿体内感染胎儿,但极罕见。

肺结核活动期应避免妊娠,若已妊娠,应在妊娠 8 周内人工流产,1~2 年后再考虑妊娠。妊娠期活动性肺结核的治疗和处理原则与非妊娠期女性相同。原则是早期、联合、适量用药,完善、规律及全程用药是治疗的关键。病变广泛的活动性肺结核或曾行肺叶切除的孕妇,应在预产期前 1~2 周住院待产。产褥期应延长休息时间,注意增加营养。活动性肺结核产妇禁止哺乳,应严格与新生儿隔离,以减少本身消耗及感染下一代。产后 6 周和 3 个月行肺部 X 线复查,以了解肺结核病灶的变化。此外,必须落实避孕措施。

妊娠合并贫血

妊娠合并贫血以缺铁性贫血为最常见。孕期铁的需要量大大增加,如铁补充不足或失去过多,即发生缺铁性贫血。缺铁性贫血多见于有慢性失血性疾病(如月经过多、痔出血、钩虫病等)、营养不良、胃肠道疾病的孕妇,以及多胎妊娠时。

贫血严重时,孕妇可发生心肌缺氧,导致贫血性心脏病、充血性心力衰竭;胎儿则出现胎儿生长受限、早产、胎儿窘迫、宫内死亡。此外,孕后期易并发妊娠期高血压疾病,产时及产后即使失血不多,亦易发生休克;又因机体抵抗力减弱,常并发产褥感染。

预防在于孕前积极治疗失血性疾病;孕后注意合理营养,妊娠 4 个月后补充铁剂,同时补充维生素 C,以利铁的吸收。重度贫血近预产期或短期内需剖宫产术者,需少量、多次输血。产时产后需积极预防产后出血。产后应用广谱抗生素预防感染。

巨幼细胞贫血是由叶酸或维生素 B_{12} 缺乏引起 DNA 合成障碍所致的贫血,治疗需补充叶酸、维生素 B_{12}。再生障碍性贫血是因骨髓造血干细胞数量减少和质的缺陷导致造血障碍,处理由产科医生和血液科医生共同管理,主要以支持疗法为主。

妊娠合并糖尿病

妊娠期间的糖尿病有两种情况,一种是妊娠前已有糖尿病的病人妊娠,另一种是妊娠前糖代谢正常或有潜在的糖耐量减退,妊娠期才出现或发现糖尿病,后者又称为妊娠期糖尿病。

糖尿病对母儿的影响及程度取决于糖尿病病情及血糖控制水平。病情较重或血糖控制不良者,孕妇易出现妊娠期高血压疾病、感染、羊水过多、巨大儿、糖尿病酮症酸中毒,胎儿易发生流产、早产、巨大儿、胎儿生长受限、胎儿畸形。新生儿呼吸窘迫综合征发生率增高,新生儿脱离母体高血糖环境后若不及时补充糖,易发生低血糖,严重时危及新生儿生命。

糖尿病者应孕前咨询,已有严重心血管病变、肾功能减退或增生性视网膜炎者不宜妊娠,若妊娠,应及早人工终止。器质性病变较轻或控制较好者,可继续妊娠,但应严密随访,积极治疗。

妊娠期的糖尿病孕妇应进行血糖监测,控制血糖至满意标准。饮食控制是糖尿病孕妇管理的一项重要内容。理想的饮食控制目标是既能保证和提供妊娠期间热量和营养需要,又能避免餐后高血糖或饥饿酮症出现,保证胎儿正常发育。对于饮食治疗不能控制的糖尿病,胰岛素是主要的治疗药物。

妊娠合并甲状腺功能亢进

关于甲亢对妊娠的影响,一般认为轻度或经治疗能控制的甲亢对妊娠的影响不大,但是重症或经治疗不能控制的甲亢易引起流产、早产、宫内生长受限。妊娠合并甲亢可引起胎儿甲状腺功能减退、甲状腺肿、畸形、新生儿一过性甲亢。

甲亢的临床表现轻重不一,典型病人常有神经系统症状(急躁、情绪易激动、手伸出震颤)、高代谢率症候群(怕热、多汗、皮肤湿润、面部潮红、心悸、食欲亢进、倦怠乏力、消瘦)、甲状腺肿大与突眼症,且血清总甲状腺素(TT4)、血清总三碘甲状腺原氨酸(TT3)、血清游离甲状腺素(FT4)、血清游离三碘甲状腺原氨酸(FT3)等的增高。确诊为甲亢合并妊娠后,是否继续妊娠由内科和产科医生会诊决定。一般妊娠合并甲亢通过治疗可安全妊娠和分娩,并非终止妊娠的适应证,除非伴有甲亢性心脏病及高血压等重症者。

治疗从控制甲亢发展及确保胎儿正常生长发育两个方面考虑。甲亢控制不当的孕妇,分娩或手术时的应激、疼痛的刺激、精神心理压力、劳累、饥饿、感染及不适当停药,可诱发甲亢危象的发生,一旦发生,孕产妇死亡率较高。

产力异常

分娩时将胎儿及其附属物(胎盘、胎膜)自子宫内逼出的力量,称为产力,包括子宫、腹壁肌、膈肌及肛提肌的收缩力,而以子宫收缩力为主。在分娩过程中,如果子宫收缩失去应有的节律性、对称性及极性,或强度、频率有改变,称为子宫收缩力异常。子宫收缩力异常分为子宫收缩乏力和子宫收缩过强两大类,每类又有协调性和不协调性的不同。

1. **子宫收缩乏力** 子宫收缩乏力多由综合因素引起,常见的原因有精神过度紧张致使大脑皮质功能紊乱,睡眠少,临产后进食少及过多消耗体力;子宫发育不良、子宫畸形(如双角子宫等)、子宫壁过度膨胀(如双胎、巨大胎儿、羊水过多等)、子宫肌瘤、经产妇子宫肌纤维变性等子宫因素;骨盆狭窄或胎儿巨大、胎位不正时,胎儿先露部下降受阻,不能紧贴子宫下段及子宫颈,因而不能引起反射性子宫收缩;临产后使用镇静剂与镇痛剂不当,抑制子宫收缩等。

子宫收缩乏力可造成产程延长。产后宫缩乏力,则易引起产后出血。产程延长,增加手术机会,也对胎儿不利。不协调性子宫收缩乏力时,子宫壁不能完全放松,大大影响子宫胎盘循环,易发生胎儿宫内窘迫。如胎膜早破,则易造成脐带受压或脱垂,致使胎儿窘迫甚至死亡。

一旦出现协调性子宫收缩乏力,首先

应寻找原因,检查有无头盆不称与胎位异常。排除以上原因并估计能经阴道分娩者,可采取人工破膜、静滴缩宫素(催产素)等措施加强宫缩。不协调性宫缩乏力可给予镇静剂使产妇休息,醒后多数不协调性宫缩可恢复为协调性宫缩。

为预防子宫收缩乏力,孕妇必须接受产前教育,懂得妊娠和分娩是生理过程,解除思想顾虑和恐惧心理;按时产前检查,以利尽早发现异常情况,获得适当处理;分娩前鼓励多进食,注意及时排空直肠和膀胱。

2. 子宫收缩过强

● 协调性子宫收缩过强:指子宫收缩的节律性、对称性和极性都正常,仅子宫收缩力过强、过频。若产道无阻力,宫口迅速开全,总产程不超过 3 小时者,称为急产。急产可能对母儿都带来不良后果。产妇可发生严重产道裂伤;因接产时来不及消毒与准备而并发产褥感染;产后子宫缩复不良而胎盘滞留或产后出血。由于子宫收缩过强过频影响子宫胎盘的血液循环,胎儿在子宫内缺氧,易发生胎儿窘迫、新生儿窒息或死亡。胎儿娩出过快,胎头在产道内受到的压力突然解除,可致颅内血管破裂而发生新生儿颅内出血。若来不及接产而坠地,可发生骨折、外伤。凡有急产史的孕妇,在预产期前 1～2 周不宜外出远走,以免发生意外,有条件者应提前住院待产。

● 不协调性子宫收缩过强:多数由外界因素异常造成,如不恰当的应用缩宫素,或对缩宫素敏感、胎盘早剥血液浸润子宫肌层等,可导致胎儿窘迫、子宫破裂。一旦发现,需及时处理。

产道异常

产道异常包括骨产道异常及软产道异常,临床上以骨产道异常多见。

骨盆异常容易发生胎位异常、继发性宫缩乏力,导致产程延长或停滞。胎头长时间嵌顿于产道内,压迫软组织引起局部缺血、水肿、坏死、脱落,严重者产后形成生殖道瘘。头盆不称易发生胎膜早破、脐带脱垂。胎头长时间受压、缺血、缺氧易发生颅内出血。产道狭窄,手术助产机会增多,易发生新生儿产伤及感染。严重梗阻性难产若不及时处理,可导致子宫破裂。

产前检查时,通过骨盆外测量、内测量,可对骨盆有无异常作出初步诊断。绝对性骨盆狭窄应剖宫产结束妊娠。相对性骨盆狭窄,胎头和骨盆有无不称、胎儿能否通过骨盆,尚与临产后的子宫收缩力、胎儿的大小和胎位有关。

软产道异常包括子宫下段、宫颈、阴道及外阴。软产道异常所致的难产少见,容易被忽视。应于妊娠早期了解软产道有无异常,如阴道横隔、阴道纵隔、阴道囊肿和肿瘤,有无宫颈物理治疗史导致的宫颈瘢痕形成。生长在子宫下段及宫颈部位的较大肌瘤阻塞骨盆入口时,影响胎先露入盆。会阴坚韧多见于初产妇,尤其 35 岁以上的高龄初产妇。宫颈坚韧常见于高龄初产妇。

胎位异常

胎儿先露部的指示点与母体骨盆的关系,称为胎方位(胎位)。枕先露以枕骨、面先露以颏骨、臀先露以骶骨、肩先露以肩胛骨为指示点。根据指示点与母体骨盆左、右、前、后、横的关系而有不同的胎位。分娩时,只有枕前位是正常胎位,约占 90%,其他都是异常胎位。胎位异常时,绝大多数需进行阴道助产术或剖宫产术。

1. **头位** 异常包括持续性枕横位、持续性枕后位、胎头高直位、面先露(图29-5)。①持续性枕横位或枕后位:在无头盆不称、胎儿不大时可以试产,试产时观察产程,注意胎头下降、宫口扩张程度、宫缩强弱及胎心,及时处理异常情况。②高直位:胎头呈不屈不仰姿势,以枕额径衔接于骨盆入口,矢状缝与骨盆入口前后径相一致,称为高直位。枕骨靠近耻骨联合者称为高直前位,枕骨靠近骶岬者称为高直后位。高直前位时,如骨盆正常、胎儿不大、产力强,可试产,加强宫缩促使胎头俯曲、转为枕前位可经阴道分娩或阴道助产。高直后位很难阴道分娩,一经确诊应行剖宫产术。③面先露:可分为颏左(右)前、颏左(右)横、颏左(右)后6种胎位,多数需剖宫产或阴道助产。

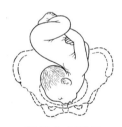

图 29-5   **面先露**

2. **臀位** 即臀先露(图29-6),占足月妊娠分娩总数的3%~4%。妊娠30周以前,臀先露较多见,但多能自然转成头先露。臀位易发生胎膜早破、脐带脱垂,威胁胎儿的生命。阴道试产若后出胎头娩出困难,可发生新生儿窒息、臂丛神经损伤及颅内出血。臀位如不能矫正,应在预产期前2周入院待产,以防胎膜早破、脐带脱垂。如发现阴道流水,应立即平卧送入医院。为降低围生儿死亡率,目前臀位大多以剖宫产结束妊娠。

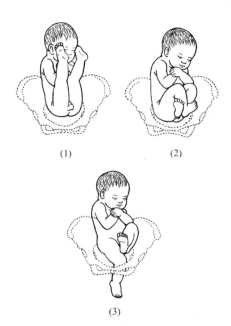

(1)   (2)

(3)

图 29-6   **臀先露**

(1)单臀先露 (2)混合臀先露 (3)足先露

3. **横位** 即肩先露,占足月妊娠分娩总数的0.1%~0.25%,是对母儿最不利的胎位,除死胎及早产儿胎体可折叠娩出外,足月胎儿不可能经阴道娩出。若不及时处理,易致子宫破裂,威胁母儿的生命。

子宫破裂

子宫体部或子宫下段在妊娠期或分娩期发生破裂,称为子宫破裂。根据破裂原因可分为自然破裂和创伤性破裂两大类。

1. **自然破裂** 多因阻塞性难产,如骨盆狭窄、胎位异常、胎体异常等,未能及时恰当处理,强烈的子宫收缩使子宫下段过度延伸终致破裂。滥用缩宫素(催产素)等宫缩剂,使子宫强烈收缩,若胎儿通过产道有阻碍,亦可使薄弱的子宫下段破裂。子宫手术后的切口瘢痕(如剖宫产、子宫肌瘤挖除等),若愈合不良,在妊娠晚期子宫胀大,尤其在分娩过程中,因承受不了宫内压的增加而发生破裂。

2. **创伤性破裂** 是指难产手术不当,如产钳牵引术、内倒转术及穿颅术等手术操作造成的子宫破裂。

子宫破裂为产科最严重的并发症之一,多伴有严重的出血而危及母儿的生命。多数子宫破裂是可以避免的,关键在于加强产前检查,密切观察产程,避免忽略性难产的发生。有剖宫产或子宫切开手术史者,应提前住院待产,以便医生决定分娩的方式。此外,医务人员必须严格掌握使用缩宫素(催产素)等子宫收缩剂的指征及方法。

产后出血

胎儿娩出后 24 小时内失血量超过 500 毫升时,称为产后出血,为分娩期严重并发症。

产后出血是产妇死亡的重要原因之一。如在短时间内大量出血,产妇将迅速出现失血性休克,危及生命。若休克较重、持续时间较长,即使获救,仍有可能发生垂体前叶功能减退的后遗症(席汉综合征);因抵抗力降低而诱发产褥感染。

子宫收缩乏力、胎盘因素、软产道损伤及凝血功能障碍是产后出血的主要原因。这些原因可共存、互为因果或相互影响。

1. **子宫收缩乏力** 是产后出血最常见的原因。常见因素有:①全身因素:产妇精神过度紧张,对分娩恐惧;体质虚弱或合并慢性全身性疾病等。②产科因素:产程延长使本力消耗过多;前置胎盘、胎盘早剥、妊娠期高血压疾病、宫腔感染等引起子宫肌水肿或渗血,影响收缩功能。③子

宫因素:多胎妊娠、羊水过多、巨大儿等导致子宫肌纤维过度伸展;剖宫产史、肌瘤剥除术后、产次过多、急产等导致子宫肌壁损伤;子宫肌瘤、子宫畸形等子宫病变影响子宫收缩。④药物因素:临产后过多使用镇静剂、麻醉剂或子宫收缩抑制剂。

2. **胎盘因素** 胎盘小叶或副胎盘残留;胎盘剥离不全;胎盘部分或完全粘连和植入。病人往往伴有多次人流史、宫腔感染史、前置胎盘等高危因素。

3. **软产道损伤** 阴道手术助产、巨大儿分娩、急产、软产道组织弹性差等可导致软产道损伤。软产道损伤后未及时检查发现可导致产后出血。

4. **凝血功能障碍** 当有胎盘早剥、死胎、重度子痫前期、羊水栓塞、原发性血小板减少症、肝炎、急性脂肪肝等发生时,可导致母体发生凝血功能障碍。

重视产前保健、正确处理产程和加强产后观察,能有效降低产后出血发病率。产后出血重在预防。有凝血功能障碍和相关疾病者应积极治疗后再孕。做好避孕工作,减少人流次数。对有产后出血危险的孕妇如多胎妊娠、前置胎盘、妊娠期高血压疾病等,要加强产前检查,提前去有抢救条件的医院住院分娩。

产褥感染

产褥感染是指分娩时或产褥期间,生殖道受病原体(细菌、支原体、衣原体等)感染,引起局部和全身的炎性变化,是产妇死亡的主要原因之一。

正常女性阴道对外界致病因子侵入有一定的防御能力。一旦因分娩降低或破坏女性生殖道防御功能和自净作用,如产妇体弱、营养不良、贫血、妊娠晚期性生活、胎膜早破、羊膜腔感染、慢性疾病、产科手术

操作、产程延长、产前产后出血过多等,均可成为产褥感染的诱因。引起产褥感染的病原体,以细菌居多,主要有厌氧性链球菌、B溶血性链球菌、大肠埃希菌、葡萄球菌等。多数病例是几种细菌混合感染。

感染途径 感染途径有两种:①外源性感染:外界病原菌进入产道所致的感染。可通过医务人员消毒不严或被污染衣物、用具、各种手术器械及产妇临产前性生活等途径侵入机体。②内源性感染:寄生于正常孕妇生殖道的病原体多数并不致病,当抵抗力降低、细菌数量、毒力增加等感染诱因出现时,由非致病菌转化为致病菌而引起感染。孕妇生殖道病原体不仅可以导致产褥感染,而且还可通过胎盘、胎膜、羊水间接感染胎儿,导致流产、早产、死胎、胎儿生长受限、胎膜早破等。

临床表现 发热、疼痛、异常恶露为产褥感染的三大主要症状。由于感染部位、程度、扩散范围不同,其临床表现也不同。依感染发生部位分为会阴、阴道、宫颈、腹部切口、子宫切口局部感染,急性子宫内膜炎,急性盆腔结缔组织炎,腹膜炎,血栓静脉炎,脓毒血症及败血症等。

防治 一旦发生产褥感染,治疗以应用抗生素为主,支持疗法为辅。会阴伤口或腹部切口感染,及时行切开引流术,疑盆腔脓肿可经腹或阴道后穹切开引流。

产褥感染应以预防为主。注意孕期卫生,妊娠期尤其是晚期避免房事及盆浴,加强营养,增强体质。积极治疗外阴阴道炎或宫颈炎等慢性疾病和并发症。避免滞产、产道损伤和产后出血。消毒产妇用物,接产严格无菌操作,正确掌握手术指征,保持外阴清洁。必要时广谱抗生素预防感染。产后注意外阴清洁,注意饮食营养,增强身体防御能力。经常采取半卧位,以利恶露排出。

葡萄胎

葡萄胎因妊娠后胎盘绒毛滋养细胞增生、间质水肿,而形成大小不一的水泡,水泡间借蒂相连成串,形如葡萄而得名,也称水泡状胎块。如果全部胎盘绒毛发生病变,整个子宫腔内充满水泡,无胎儿及其附属物(胎盘、胎膜、脐带),称为完全性葡萄胎。要是仅部分胎盘绒毛发生水泡状变性,称为部分性葡萄胎,胎儿多已死亡,有时可见较孕龄小的活胎或畸胎。

临床表现 多数病人在停经2～3个月后发生阴道流血,断续不止,开始量少,以后逐渐增多,且常反复流血,有时自然排出水泡状物,常伴下腹部阵阵隐痛。由于葡萄胎增长迅速及宫腔积血,约2/3病人的子宫大于相应月份的正常妊娠子宫,且质地极软。早孕反应出现早、持续久,且症状严重。在妊娠24周前即可发生高血压、水肿、蛋白尿等征象,子宫增大迅速者尤易发生。由于过度增生的绒毛滋养细胞产生大量绒毛膜促性腺激素,使卵巢形成黄素化囊肿,一般不引起症状,由于子宫异常增大,检查时不易扪及。清除胎块后,绒毛膜促性腺激素水平下降,卵巢黄素囊肿可自趋消退。B型超声检查为重要的辅助诊断方法,完全性葡萄胎时,可见明显增大的子宫腔内充满弥漫分布的光点和小囊样无回声区,无妊娠囊,也无胎儿结构及胎心搏动征。

防治 诊断明确后,应在输液、配血准备下,及时采用吸宫术清除宫腔内容物,刮出物送病理检验。

葡萄胎是良性疾病,有发生子宫局部侵犯和远处转移的风险。因此葡萄胎清除后,应定期随访,每周一次作绒毛膜促性腺激素定量测定,直到连续3次正常,然后每个月一次持续至少半年,此后可每半年一次,共随访 2 年。每次随访时,尚需注意有无阴道异常流血、咳嗽、咯血及其他不适,并作妇科检查、盆腔 B 型超声检查、X 线胸片检查,以及早发现转移灶。

葡萄胎随访期间应避孕 1 年。宜用阴茎套或阴道隔膜。宫内节育器可混淆子宫出血原因,含有雌激素的避孕药有促进滋养细胞生长作用,故均不宜采用。

侵蚀性葡萄胎

侵蚀性葡萄胎来自良性葡萄胎,多数在葡萄胎清除后 6 个月内发生。葡萄胎组织可侵入子宫肌层或(和)血管,有时完全穿透子宫壁,并侵入宫旁阔韧带或腹腔,随血运转移至远处。

临床表现　多数在葡萄胎清除后几个月开始出现阴道流血,量多少不定。妇科检查子宫增大而软。若葡萄胎组织已穿破子宫,出现腹痛及腹腔内出血症状,有时触及宫旁转移肿块。若转移至肺,早期胸片显示肺野有半透明小圆形阴影;晚期表现为咳嗽、血痰、咯血。阴道转移灶为紫蓝色结节,溃破后大量出血。脑转移时出现头痛、呕吐、抽搐、偏瘫及昏迷。

根据病史及临床表现,结合绒毛膜促性腺激素测定及 B 型超声检查显像,诊断不难。

治疗　治疗原则以化疗为主,手术为辅。一般均能治愈。出院后应严密随访,随访内容与良性葡萄胎相同。预后较好,但仍有复发和发展成绒毛膜癌的可能。

外阴瘙痒

病因　引起外阴瘙痒的原因很多。

①局部因素:有药物过敏或化学品刺激,如肥皂、苯扎溴铵(新洁尔灭)、避孕套、化学纤维内裤,可引起接触性或过敏性皮炎而出现瘙痒。不注意外阴部清洁,皮脂、汗液、经血、阴道分泌物,甚至尿、粪浸渍,可刺激外阴引起瘙痒;内裤过紧不透气,局部湿热郁积,皮肤经常受摩擦也诱发瘙痒。皮肤病变,如湿疹、疱疹、寻常疣、牛皮癣、外阴白色病变等。特殊感染,如滴虫、念珠菌阴道炎、阴虱、疥疮、蛲虫病。②全身因素:有糖尿病,糖尿刺激皮肤。黄疸,维生素 A、B 缺乏,贫血,白血病等出现全身瘙痒时,亦有外阴瘙痒。③精神或心理因素。

临床表现　外阴瘙痒多位于阴蒂、小阴唇,亦可波及大阴唇、会阴甚至肛门周围,常为阵发性,也可为持续性,一般日轻夜重。长期抓搔可引起皮肤肥厚和苔藓样改变,继发感染。

治疗　主要在于消除引起瘙痒的局部或全身性原因。急性炎症时可用 3% 硼酸液湿敷,尔后局部涂搽 40% 氧化锌油膏。慢性瘙痒可用皮质激素软膏或 2% 苯海拉明软膏涂搽。症状严重时,口服氯苯那敏(扑尔敏)、苯海拉明或异丙嗪,可兼收镇静和脱敏功效。此外,注意局部清洁,讲究经期卫生;内裤要宽大,选用质地柔软的棉布制品;睡时盖被勿太厚过热;局部禁忌搔抓或用热水烫洗;忌酒及辛辣或易致敏食物。

外阴白色病变

本病为慢性外阴营养不良症,是指女性外阴皮肤和黏膜组织发生变性及色素改变的一组慢性疾病。因病变区域皮肤和黏膜多呈白色,故称其为外阴白色病变。确切病因仍不明。

临床表现　有 3 种类型,症状相同,都是患处发痒而皮肤病变不同。①外阴鳞状上皮增生：可能与外阴部潮湿和对外来刺激反应过度有关，病区皮肤增厚似皮革、隆起有皱襞或有鳞屑、湿疹样变，颜色暗红或粉红，杂有界限清晰的白色斑块。②外阴硬化性苔藓：可能与遗传、自身免疫因素、体内睾酮不足等有关。所累及的皮肤或黏膜变白、变薄、干燥易皲裂，丧失弹性，萎缩或发生粘连。③混合型：则兼有两种病变。在外阴鳞状上皮增生及混合型病变中，有2％～5％的恶变率。因此，一旦得病，必须抓紧治疗。

治疗　目前大多主张采用非手术疗法。应经常保持外阴皮肤清洁干燥，禁用肥皂或其他刺激性药物擦洗，避免用手或器械搔抓发痒处，不食辛辣和过敏食物。衣着要宽大，忌穿不透气的化纤内裤，以免湿热郁积而加重病变。外阴鳞状上皮增生局部可用氟氢松、益安西龙（去炎松）、地塞米松等软膏涂搽。外阴硬化性苔藓则用2％丙酸睾酮油膏或氯倍他索软膏涂搽，止痒之外，且可改善局部病变。如果瘙痒严重影响睡眠，可内服镇静和脱敏药物。应用激光治疗外阴硬化性苔藓，可改善局部组织血循环和代谢，具有一定疗效。若药物治疗无效，特别是局部出现溃疡、结节病变者，或活组织检查有重度不典型增生者，可行局部病灶切除或单纯外阴切除术。术后仍应定期随访，复发率较高。

前庭大腺炎

前庭大腺位于大阴唇下端内，其腺管开口于小阴唇内侧靠近处女膜处。因此，在性交、分娩或其他情况污染外阴部时，病原体极易侵入腺管引起炎症。

临床表现　轻度炎症时，可无自觉症状，或仅感局部坠胀，而在检查时发现局部有肿块。急性发作时，局部红、肿、热、痛。如腺管口因肿胀或炎性渗出物凝集而阻塞，则脓液积聚形成脓肿。局部出现囊性肿块之外，常伴发热等全身症状；当脓肿迅速增大，脓腔内压力过高时，可自行溃破。如破口大，脓液流尽，炎症可很快消退而痊愈。如破口小，引流不畅，破口将自行封闭而再次复发。如脓肿未破，急性炎症消退后，脓液可逐渐转化为清液而成囊肿，称为前庭大腺囊肿。若囊肿小，无自觉症状；如囊肿大，则外阴有坠胀感或有性交不适。

防治　急性炎症时，需注意休息，选用抗菌消炎药物。局部热敷、热水坐浴或理疗。脓肿形成后，需切开引流并作造口术。前庭大腺囊肿较大或影响行动、妨碍性交时，亦可作造口术。

预防要点在于注意局部清洁和性生活卫生。

滴虫阴道炎

本病由阴道毛滴虫寄生在阴道内引起。

临床表现　阴道感染滴虫后，阴道排液增多，稀薄、泡沫状、乳白色，若有其他细菌混合感染则为黄色脓性，有时血性，可有臭味。外阴瘙痒、灼热、刺痛、性交疼痛。如尿路也受感染，可出现尿痛、尿频，甚至血尿。不过，亦有感染滴虫而阴道无炎症反应，也无其他症状的带虫者。

滴虫在体外环境中的生存力相当顽强，所以，传染力强。可通过性交阴道直接传播，或通过公共浴池、浴盆、浴巾、便器、游泳衣、游泳池、医疗用具等间接传播。因此，预防隔离工作需做好以下几个方面：病人的内裤、毛巾均应用开水烫洗，浴盆专用；治疗期间禁忌房事，性伴侣需同时治疗；做好卫生宣传，积极开展普查普治工作,消灭传染源;滴虫者或带虫者应自觉不进游泳池;提倡淋浴,公用浴巾、浴盆和游泳衣都要消毒。

防治　治疗滴虫的方法很多。常用的口服药为甲硝唑(灭滴灵),或替硝唑。服药后,可能有些胃肠道反应,如食欲减退、恶心、呕吐等。偶见头痛、皮疹、白细胞减少,一旦出现,应即停药。局部常用药也是甲硝唑,每日用1%乳酸或0.5%醋酸冲洗阴道,可提高疗效。

滴虫阴道炎易于复发,尤其在月经后,当阴道内酸性降低时。所以在阴道分泌物内已无滴虫检出、治疗结束后,仍应于每次月经后复查。如连续3次复查都为阴性,方为治愈。复发的原因可能是藏在阴道皱襞深处的滴虫未被药物杀死;性伴侣的尿道、膀胱中有滴虫,未同时治疗,通过性交,反复传染;不注意预防隔离,再次传染。

外阴阴道假丝
酵母菌病

本病由假丝酵母菌感染所致。孕妇、糖尿病者及接受大剂量雌激素治疗者,因阴道内糖原增多、酸性增加,适宜于假丝酵母菌繁殖,易于感染。长期应用广谱抗生素使阴道内微生物之间的相互抑制关系改变,有利于假丝酵母菌大量繁殖。

临床表现　主要症状为外阴瘙痒:如局部有糜烂、溃疡则伴灼痛、尿痛、尿频及性交疼痛。急性期阴道排液增多,呈白色稠厚豆渣样。小阴唇内侧及阴道黏膜上附着白色膜状物,擦除后露出红肿的黏膜面、受损的糜烂面及浅溃疡。

假丝酵母菌可存在于人的口腔、肠道与阴道黏膜而不引起症状,这3个部位的假丝酵母菌可相互传染。当局部环境条件

适合时易发病。传染途径与滴虫阴道炎相同。预防隔离也基本相同。如果婴儿患有鹅口疮,谨防接触传染。要是有糖尿病,应积极治疗。

阴道分泌物中找到假丝酵母菌后,如正在应用雌激素或广谱抗生素,应立即停止。假丝酵母菌对热的抵抗力不强,加热至60℃1小时即可死亡,但对干燥、日光、紫外线及化学制剂的抵抗力较强。所以,病人换下的内裤、用过的毛巾、浴盆均应用开水烫洗,能煮沸1小时更好。

防治　治疗关键在于改变阴道酸碱度,造成不利于假丝酵母菌生存的条件,及时应用杀菌药物。可选用克霉唑栓剂或片剂、咪康唑栓剂、制霉菌素栓剂或片剂、米可定阴道泡腾片。每1个疗程结束后,复查阴道分泌物。外阴皮肤有溃疡时,可用制霉菌素鱼肝油或3%克霉唑软膏涂敷。也可口服氟康唑或伊曲康唑,局部用药和全身用药疗效相似。

若久治不愈,应查尿糖、血糖;应查是否合并滴虫感染。患假丝酵母菌阴道炎的孕妇,为避免宫内感染,仍应进行局部治疗。孕期易反复发作,须反复治疗,一般产后即自然停止发作。

细菌性阴道病

本病是一种混合性细菌感染,由于阴道内乳酸杆菌减少而其他细菌(主要有加德纳菌、各种厌氧菌)大量繁殖及支原体引起的混合感染。

主要表现为阴道排液增多,有恶臭味,可伴有轻度外阴瘙痒或烧灼感。阴道排液呈灰白色、匀质稀薄,有时可见泡沫。阴道黏膜无明显充血的炎症表现。

首选药物为甲硝唑口服;亦可局部用药,置入阴道,7日为1个疗程。另一有效

药物为克林霉素；或 2%克林霉素膏剂阴道内用。此外，可用过氧化氢溶液（双氧水）冲洗阴道，或用 1%乳酸液、0.5%醋酸液冲洗阴道，以改善阴道内环境，可提高疗效。

老年性阴道炎

绝经后女性因卵巢功能衰退，体内雌激素水平降低，所以阴道壁萎缩、黏膜变薄、上皮细胞所含糖原量减少、阴道内酸度降低而抵抗力削弱，致病菌易于入侵繁殖，引起炎症。

病人阴道分泌物增多，色黄、脓样或水样，有时染血。外阴有灼热感或瘙痒。阴道黏膜皱褶消失、菲薄、充血、散在小出血点，有时有浅表溃疡或粘连。

治疗原则为增加阴道抵抗力及抑制细菌生长。用 0.5%醋酸液或 1%乳酸液冲洗阴道，以增加阴道酸度，冲洗后将甲硝唑或诺氟沙星（氟哌酸）放入阴道深部，7～10日为 1 个疗程。炎症较重者，辅以雌激素己烯雌酚治疗。顽固者可口服尼尔雌醇，或用 0.5%己烯雌酚软膏；或用妊马雌酮软膏局部涂抹。乳癌或子宫内膜癌者禁用雌激素。

幼女性外阴阴道炎

幼女由于外阴尚未发育、卵巢尚无分泌功能，体内雌激素缺乏，阴道壁薄、上皮细胞无糖原、酸度低而抵抗力低，易受感染。致病菌以大肠埃希菌及葡萄球菌、链球菌为主。滴虫或假丝酵母菌也可引起感染，有时间接接触感染淋菌。病原体可通过母亲、保育员或幼儿园儿童的衣物、浴盆、手等传播；也可由于卫生不洁、外阴不洁，经常污染粪便或直接接触污物引起。

此外，外阴损伤或抓伤，尤其蛲虫感染时可引起炎症，还可因误放异物于阴道内所致。

由于阴道流出大量脓性排液刺激外阴，病儿因痛痒而哭闹不安，或用手乱抓，以致局部红肿破溃。病程长时，小阴唇可粘连。

经肛查肯定阴道内无异物后，可取阴道分泌物作涂片检查或培养，查找病原体。

治疗原则为保持外阴清洁、干燥，使不受摩擦；针对病原体选择相应口服抗生素，或用滴管将抗生素溶液滴入阴道内。

平时应注意幼女外阴清洁卫生，尿后必须揩干，便后必须清洗。幼女须有专用毛巾、浴盆；勿穿开裆裤，裤布料要柔软。慎防幼儿将异物放入阴道（如豆类、笔套等）。应及早发现、及时治疗蛲虫病。

子宫颈炎

子宫颈炎是育龄女性的常见病，有急性与慢性两种。淋菌感染是急性子宫颈炎最常见的原因。淋菌沿黏膜表面扩散，累及子宫颈黏膜腺体。链球菌、葡萄球菌、肠球菌等可直接引起急性子宫颈炎或继发于子宫内膜感染，侵入子宫颈组织较深且可侵入淋巴通道引起盆腔蜂窝织炎，多见于感染性流产或产褥感染。

1. 急性子宫颈炎　子宫颈充血，又红又肿，一触即痛；有大量黄色脓样物从子宫颈口流出；小腹胀痛，有时体温轻度上升。炎症如向周围扩散到盆腔，出现腰骶部疼痛和下坠感，且有尿频、尿急。必须应用抗生素全身治疗。

2. 慢性子宫颈炎　多见于分娩、流产或手术损伤子宫颈后，病原体乘机入侵引起感染，但多无急性过程的表现。病原体主要为葡萄球菌、链球菌、大肠埃希菌及厌氧菌，也有可能为衣原体及淋菌。由于子宫颈腺体分支复杂，子宫颈管黏膜皱襞多，病原体易于潜藏而不易彻底清除，故慢性炎症久久不愈，可有糜烂、肥大、息肉或腺体囊肿形成、子宫颈黏膜炎等病变。

主要症状为阴道排液增多。由于病原体、炎症的范围及程度不同，阴道排液色白或黄或染红，呈黏液状或脓样；可有腰酸骶痛、下坠感，每于月经前后、性交后加重，且可引起痛经、不孕。

治疗子宫颈糜烂的常用方法有电熨、激光、微波、红外线凝结等，原理都在于将糜烂面的柱状上皮破坏，使其坏死脱落，由新生的鳞状上皮覆盖，一般经 3～4 周后创面愈合。病变较深者需 6～8 周。无论何种物理疗法，术后均将出现阴道排液增多，甚至大量水样排液。治疗前应常规做宫颈细胞学检查，急性生殖器炎症列为禁忌，治疗时间应选在月经干净后 3～7 日内进行。

此外，在术后 1～2 周脱痂时可有少量出血。除保持外阴清洁外，在子宫颈创面尚未完全愈合前，应避免盆浴、性交和阴道冲洗。子宫颈黏膜炎而有脓性排液者，须用抗生素全身治疗。取子宫颈管分泌物作培养及药敏试验，同时查找淋菌及衣原体，根据检验结果采用敏感的抗感染药物。

预防要点在于注意性生活卫生；落实避孕措施以避免人工流产；产后及时修补子宫颈裂伤。

3. 宫颈息肉　　在慢性炎症的长期刺激下，宫颈黏膜增生形成的局部突起病灶称为宫颈息肉。常无症状，少数有赤带或性交后出血。多在妇科检查时发现子宫颈管内或子宫颈口外有色红、表面光滑、质软而脆、易于出血的舌形或绿豆、黄豆大的圆形赘生物(图29-7)。

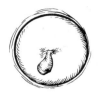

图 29-7　宫颈息肉

发现子宫颈息肉，应予手术摘除，并须彻底治疗子宫颈黏膜炎症，否则易于复发。

盆腔炎

女性内生殖器及其周围的结缔组织或盆腔腹膜发炎时，统称为盆腔炎。炎症可局限于一个部位，亦可波及几个部位。过去分为急性和慢性两种，近年观点认为所谓慢性盆腔炎实际是急性盆腔炎的后遗症。

1. 急性盆腔炎　　多由病原体侵入分娩或流产所造成的裂伤、子宫壁的胎盘剥离面、月经期子宫内膜剥脱面或生殖器手术创面，经淋巴管蔓延引起。少数由邻近器官炎症直接蔓延所致，或者由身体其他部位的感染灶经血液循环传播而致。

盆腔急性发炎时，一般均有寒战、发热、头痛、食欲不振、下腹疼痛和阴道脓性排液增多；有腹膜炎时，出现恶心、呕吐、腹胀、腹泻等消化系统症状。若有脓肿形成，可引起局部压迫刺激症状。脓肿位于前方压迫刺激膀胱，则尿痛、排尿困难、尿频；位于后方压迫刺激直肠，则便溏腹泻、里急后重感、排便困难。检查时，腹胀、下腹部有肌紧张、压痛和反跳痛，肠鸣音减弱或消失；阴道充血、有大量脓性排液积存，子宫颈充血、水肿、举痛明显，子宫增大、压痛，两侧明显增厚或有肿块且触痛。

治疗以应用抗菌药物为主。应取半卧

位以利炎症的局限化。输液、补充营养。高热时,物理降温。凡经药物治疗2～3日,体温持续不降,有脓肿形成且逐渐增大或出现中毒症状;有输卵管脓肿或输卵管卵巢脓肿形成;突然腹痛加剧,寒战、高热、恶心、呕吐、腹痛拒按或有中毒性休克表现,提示盆腔脓肿破裂,应立即剖腹手术。

2. **盆腔炎性疾病后遗症** 由于急性盆腔炎未彻底治疗,或因体质较差、病程迁延所致。但也可无急性炎症病史。当身体抵抗力较差时,再次感染可有急性表现。

病人时有低热、乏力、精神不振、周身不适等全身症状。由于炎症瘢痕粘连,以及盆腔淤血,引起下腹坠胀、疼痛、腰骶部酸痛、痛经、月经量及白带增多。常在过度劳累、性交后及月经前后症状加剧或有急性发作。如卵巢功能损害,可有月经失调。如输卵管粘连阻塞,常发生输卵管积水或输卵管卵巢囊肿(图29-8),导致不孕。检查时子宫常呈后位、不活动,在其一侧或两侧有明显片状增厚或触及粗条状的输卵管或有肿块。

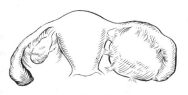

**图29-8 输卵管积水(左)
输卵管卵巢囊肿(右)**

治疗期间应注意劳逸结合及营养、锻炼身体以增强体质和提高身体抵抗力。中药内服或保留灌肠可减轻症状。超短波、离子透入、微波等物理疗法可促进盆腔局部血液循环,改善组织营养状态,提高新陈代谢以利炎症的吸收和消退。在应用抗炎药物的同时,肌内注射糜蛋白酶或透明质酸酶可促进炎症和粘连的吸收。如盆腔有

肿块或症状严重、经常反复发作,宜行手术治疗以彻底清除病灶。

预防盆腔炎的发生,关键在于注意经期、孕期和产褥期卫生;积极治疗阴道炎、子宫颈炎;锻炼身体,增强体质;妊娠以后,若出现阴道流血、下腹疼痛等流产先兆,应立即就诊,以防流血时间过长,诱发感染。

生殖器结核

由于感染结核杆菌引起的女性生殖器炎症,称为生殖器结核。多见于20～40岁的女性。生殖器结核大多继发于身体其他脏器的结核,结核杆菌经血行扩散、腹腔内直接蔓延或经淋巴传播。因丈夫患有附睾、睾丸结核,通过性交上行感染的极为少见。结核杆菌常先侵犯输卵管,然后沿黏膜扩散,波及子宫及卵巢等。因此,输卵管结核的发病率最高,占女性生殖器结核的90%～100%,且多为双侧性。输卵管结核病人中约有半数同时患有子宫内膜结核,卵巢结核、子宫颈结核较少。

临床表现 生殖器结核的症状轻重不一。不少病人无症状而在检查不孕原因时方始发现。输卵管结核是原发性不孕的常见原因。由于输卵管黏膜被破坏及皱襞粘连使管腔阻塞;或由于周围粘连使输卵管蠕动异常,丧失其输送功能从而导致不孕。子宫内膜如有结核,则因病变程度不同,可有月经过多、月经稀少或闭经等不同表现。盆腔内的炎症和粘连常引起下腹坠痛并在月经期加重。此外,可有结核病的一般症状,如发热、盗汗、无力、食欲不振或体重减轻等。轻症于妇科检查时可无明显体征。严重者于子宫两侧可触及大小不等、形状不规则的硬块。若伴有腹膜结核,腹部有柔韧感、腹水征,因粘连形成包裹性积液时,可触及囊性肿块。

防治 生殖器结核以继发性居多，因此，预防的关键在于积极防治肺结核、腹膜结核、淋巴结核、肠结核、骨结核和肾结核等。通过子宫输卵管碘油造影、子宫内膜活组织检查、经血和子宫内膜结核菌培养及动物接种等肯定诊断后，应在增加营养、增强体质的基础上，接受抗结核药物治疗。

子宫肌瘤

子宫肌瘤是最常见的女性生殖器良性肿瘤。由于好发于育龄女性、绝经后子宫肌瘤停止生长且常逐渐萎缩；妊娠后及服用雌激素加速肌瘤生长；子宫肌瘤常与卵巢卵泡囊肿、子宫内膜增生过长等与雌激素有关的疾病并存，一般认为子宫肌瘤的发生与女性激素有关。

子宫肌瘤是球形实质性肿瘤，可生长在子宫任何部位，按所在部位分为子宫体肌瘤和子宫颈肌瘤，前者占大多数。开始时，子宫体肌层里的不成熟平滑肌细胞增生形成小结节，逐渐长大后如仍留在原位，称为肌壁间肌瘤；若向子宫浆膜面发展突出于子宫表面，甚至只有一蒂与子宫相连，称为浆膜下肌瘤；若向子宫腔方向发展，与黏膜层直接接触而突入子宫腔，则为黏膜下肌瘤(图29-9)。肌瘤单个较少，常为多发性，并且大小不等，生长部位不同。

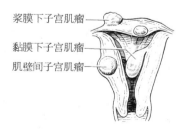

浆膜下子宫肌瘤
黏膜下子宫肌瘤
肌壁间子宫肌瘤

图 29-9 子宫肌瘤及分类

临床表现 子宫肌瘤引起的症状与肌瘤的大小、个数不成比例，却与生长部位、生长速度及肌瘤有无变性关系密切。浆膜下肌瘤可长得很大而无症状，往往由于病人偶然发现腹部肿块而就医。较大的肌壁间肌瘤使子宫内膜面积增加，又妨碍子宫收缩常伴月经周期缩短、经量过多、经期延长，或子宫不规则出血和白带增多。黏膜下肌瘤的主要症状为月经过多，经期随肌瘤的逐渐增大而延长。如果发生坏死、溃疡、感染，必然导致持续性或不规则阴道流血或脓血性排液。肌瘤增大后可压迫膀胱引起尿频、尿潴留；可压迫输尿管，以致输尿管积水、肾盂积水而出现腰痛；可压迫直肠，以致里急后重、大便不畅。浆膜下肌瘤发生蒂扭转时，引起急性腹痛。黏膜下肌瘤可刺激子宫收缩引起痉挛性疼痛。肌瘤发生红色变性时，除引起急性腹痛外，且伴恶心、呕吐、发热而有白细胞计数增多。约1/3的子宫肌瘤病人不孕。不孕的原因可能由于肌瘤使子宫腔变形，妨碍受精卵着床，或由于肌瘤压迫输卵管使之扭曲而妨碍精子进入。妇科检查时，子宫增大、变形、表面高低不平、质硬。

防治 如果肌瘤不大、生长缓慢又无症状，可观察随访。如果月经量多，药物不能控制并已引起继发性贫血，则不论肌瘤大小，均需考虑手术治疗。至于手术范围，则决定于病人年龄、是否须保留生育功能，以及肌瘤大小与部位。对于年轻、希望保留月经和生育功能的女性，一般都在术前进行一次子宫输卵管造影以作最后抉择，只要情况许可，尽量摘除肌瘤以保留子宫。

卵巢肿瘤

卵巢肿瘤是妇科的常见肿瘤，可发生于任何年龄。卵巢的组织结构复杂，所以肿瘤的种类颇多。除原发性肿瘤外,尚有从子宫、胃肠道或乳腺转移来的继发性肿瘤。根据病理性质划分,卵巢肿瘤有良性与恶性两种。

临床表现

1. **良性卵巢肿瘤**　生长缓慢,早期大多无症状,也不影响月经及全身情况,往往在妇科检查时偶然发现。随着肿瘤的逐渐长大,除感腹胀不适或自己摸到腹块之外,可有压迫症状。肿瘤压迫膀胱,引起尿频、尿不畅;压迫输尿管,引起输尿管积水、肾盂积水而腰痛;压迫肠管,引起肠胀气和便秘;压迫膈肌,引起呼吸困难、心悸与行动不便。检查时扪及囊性或实质性肿块,表面光滑,边界清楚,可推动。

2. **恶性卵巢肿瘤**　早期也可无自觉症状。不过,由于生长迅速,短期内即有腹胀感,并出现腹块及腹水。当肿瘤浸润周围组织或与盆腔内组织粘连而压迫神经时,可引起腹痛、腰痛或坐骨神经痛。若压迫盆腔静脉,则有下肢浮肿。若双侧卵巢均被癌组织破坏,可引起月经紊乱或闭经。有些卵巢肿瘤具有内分泌功能,如分泌雌激素,可使幼女性早熟;成年女性月经失调;老年女性绝经后阴道出血。如分泌雄激素,可引起男性化征象。病至晚期,有明显消瘦、乏力、贫血、浮肿,出现恶病质。妇科检查时,扪及子宫一侧或双侧有肿块,大多为实质性或囊实性、表面不平、固定,骨盆底部散在硬结节。若有腹水,多为血性。

3. **并发症**　卵巢肿瘤尚有可能发生下列变化。

● 瘤蒂扭转:中等大小、重心不稳、活动度大、瘤蒂较长的卵巢肿瘤易发生蒂扭转。至于腹壁松弛、体位突然改变,以及用力屏气使腹内压力突然增高等则是诱发因素。瘤蒂扭转必然引起急性腹痛、恶心和呕吐等症状。如不及时手术,由于血循环阻断,肿瘤将发生出血、坏死、感染甚至破裂。

● 感染:多数继发于瘤蒂扭转后,由于肿瘤组织缺血坏死,肠道细菌乘机入侵;或破裂后与肠管粘连而感染。也可来自邻近器官感染灶,如阑尾脓肿扩散。具体表现为发热、腹痛、腹部及肿块触痛、腹肌紧张及白细胞计数升高等。

● 肿瘤破裂:可能自发,由于肿瘤生长过速所致,多数为肿瘤浸润性生长穿破囊壁;也可能继发于瘤蒂扭转后;或由于暴力挤压和盲目针刺腹部造成。肿瘤破裂后引起的症状轻重取决于破裂口大小、流入腹腔的肿瘤内容物之性质和量。破口小、肿瘤内容物为浆液时,仅有轻度腹痛;破口大、肿瘤内容物为油脂样稠液时,常致剧烈腹痛、恶心、呕吐、发热、白细胞计数升高,甚至内出血、腹膜炎及休克,原有的肿块缩小或摸不到,腹部压痛、腹肌紧张、或有腹水征。

● 恶变:良性肿瘤长期存在,有可能变为恶性。一旦恶变,肿瘤加速生长或伴腹水而全身状况迅速恶化。

防治　卵巢赘生肿瘤的原因不明,因此无从预防。进高蛋白质、富含维生素 A 的饮食,避免高胆固醇食物;采用口服避孕药节育可能有益。30 岁以上女性每年应行妇科检查 1~2 次,以利及早发现无症状的卵巢肿瘤。

卵巢增大,并不一定赘生肿瘤,尚有存在生理性囊肿(像卵泡囊肿、黄体囊肿)或发生多囊变化的可能(即多囊卵巢),一般直径不超过 5 厘米。因此,发现囊性卵巢肿块后,可随访观察 2~3 个月,要是持续存在或长大,则赘生性肿瘤的可能性大。一旦诊断肯定,不论良性或恶性肿瘤均应及早手术治疗为宜。若在妊娠期间发现卵巢肿瘤,手术时间取决于肿瘤性质。如疑为恶性肿瘤,不论妊娠期限,应及早剖腹探查。若肯定是良性肿瘤,手术可延至怀孕4个月后进行,以免引起流产。妊娠晚期时发现卵巢肿瘤,如肿瘤不阻塞产道,可等待产后处理;如阻塞产道,则在剖宫产同时摘除肿瘤。

子宫脱垂

子宫从正常位置沿阴道下降,子宫颈外口达坐骨棘水平以下,甚至子宫全部脱出于阴道口外,称为子宫脱垂。

据脱垂程度的轻重,可分为三度(图29-10)。如果子宫向下移,子宫颈外口虽已低于坐骨棘水平,仍在阴道内,为Ⅰ度。假使子宫颈已脱出阴道口外,子宫体或部分子宫体仍在阴道内,属Ⅱ度。要是整个子宫都脱出阴道口外,是Ⅲ度(图29-11)。

病因 子宫脱垂常由综合因素造成。分娩时,过早向下屏气、急产、滞产,尤其是困难的阴道手术产都有可能使子宫韧带、子宫旁组织和骨盆底肌肉与筋膜过度伸展或撕裂。产后如不注意保健,过早参加体力劳动,尤其是重体力劳动,这些组织的"产伤"将恢复不良而影响子宫支托,

成为日后子宫脱垂的主要因素。产后如经常仰卧,由于支持组织松弛,子宫常向后倾(图29-12),子宫后倾的结果使子宫轴与阴道轴一致,为子宫脱垂创造了条件。慢性咳嗽、习惯性便秘,或长期从事蹲、站工作,经常超重负荷均增加腹压而直接作用于子宫,迫使子宫向下移位。子宫脱垂常发生于晚年,或在绝经后方始加剧,这是因为老年雌激素水平下降,子宫支持组织萎缩和缺乏张力的缘故。同样道理,体质虚弱或先天性盆底组织发育异常的女性,即使年轻、未婚、未孕亦可发生子宫脱垂。

临床表现 子宫下垂牵拉腹膜、韧带及盆底组织必然引起腰骶酸楚和下坠感,并在行走和劳累时加重。病情较重时,自觉似有块物从阴道脱出,久站、咳嗽、排便或劳动时块物更脱出,卧床休息后回缩变小。随着病情的进展,脱出块物逐渐增大,并且不再自动回缩,必须用手推纳,最后,甚至一站起来就脱在外面。脱出的块物即子宫颈,由于长期暴露在外,经常受到摩擦变肥大、易破损、感染或溃烂而分泌血性脓样液体。子宫脱垂时,使膀胱变位和尿道受压,常伴尿频、排尿困难、尿潴留或尿失禁。子宫脱垂很少影响月经,轻症子宫脱垂也不影响受孕、妊娠和分娩。

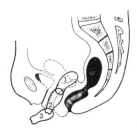

图 29-10 **子宫脱垂分度**

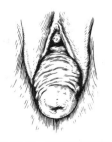

图 29-11 **Ⅲ度子宫脱垂**

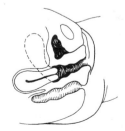

图 29-12 **子宫后倾**

防治　子宫脱垂完全可以预防。关键在于接生人员应正确处理分娩过程，及时发现和仔细修补产道与骨盆底组织的裂伤；产妇本人应注意产时和产褥期卫生。分娩时，产妇一定要做到不过早和不过度用力向下屏气。分娩后，应充分休息；经常改变卧姿；注意营养；体质虚弱的更要注意调理；积极进行体操运动以锻炼骨盆底肌肉及腹壁肌肉；避免过早和过度操持家务与体力劳动。产后检查时，如果发现子宫复位不佳，要遵医嘱纠正。至于患有慢性咳嗽及习惯性便秘的女性，必须积极治疗。

子宫脱垂程度轻，可采用子宫托。脱垂程度重，唯有手术解决，医生将根据病人的年龄、生育要求及全身健康状况，选择手术。

尿　瘘

生殖道与泌尿道之间有孔相通，尿液经瘘孔由阴道流出，称为尿瘘。常见的有膀胱阴道瘘、尿道阴道瘘、膀胱尿道阴道瘘3种。膀胱宫颈瘘及输尿管阴道瘘较少（图29-13）。

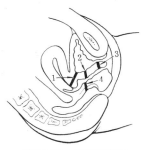

图29-13　尿瘘及粪瘘
1. 膀胱宫颈瘘　2. 膀胱阴道瘘
3. 尿道阴道瘘　4. 直肠阴道瘘

产伤是尿瘘的主要原因。绝大多数由于头盆不称，产程延长，使膀胱、尿道、阴道等软组织长时间被挤压在胎头与耻骨联合之间，因缺血、水肿，发生坏死与组织脱落而形成瘘孔。阴道助产手术、剖宫产术、经腹或经阴道子宫全切术时误伤阴道、膀胱、输尿管，如未发现或未正确修补或修补后愈合不良都能造成瘘管。子宫颈、阴道或膀胱癌肿放射治疗后，或癌肿晚期组织坏死与脱落，常并发尿瘘。子宫脱垂应用子宫托不当，膀胱有结石时局部组织长期受压，亦可坏死、脱落而成尿瘘。

阴道漏尿是尿瘘的主要症状。至于漏尿量的多少，则因瘘孔的部位、大小和体位而异。一般来说，瘘孔在膀胱下部或尿道，尿液全部漏出。瘘孔在膀胱上部，于漏尿同时仍可有自控性排尿。由于尿液的长期刺激，外阴及臀部常发生皮炎、湿疹。由于存在异常通道，常有尿路感染。

绝大多数尿瘘是可以预防的，而预防产伤性尿瘘尤为重要。关键在于做好产前检查和接产工作、正确处理难产和提高手术质量。尿瘘一旦形成，治疗以手术修补为主。

粪　瘘

粪瘘是指生殖道与肠道间存在异常通道。最常见的是直肠阴道瘘。主要由产伤、手术损伤或癌肿造成。由于粪便及气体通过瘘孔自阴道排出，刺激外阴，局部常有炎症。

防治原则与尿瘘基本相同。

女性生殖道畸形

在胚胎发育过程中，腹腔内左右两条副中肾管的头段衍化为输卵管，中段及尾段在中线两相融合后衍化为子宫及阴道上段,最尾端与尿生殖窦相接连而形成阴道下段。女性生殖器官在胚胎期发育形成过程中,若受到某些内在或外来因素干扰,可出现发育停滞或发育异常而造成各种生殖道畸形。较常见的女性生殖道畸形有以下几种。

1. **处女膜闭锁**　由于处女膜无孔,阴道与外阴前庭不通。如内生殖器发育正常,少女至青春期初潮时,经血不能外流,最初积存在阴道内,反复多次来月经后,逐渐发展至子宫积血、输卵管积血而反流入腹腔。绝大多数病人至青春期出现逐渐加重的周期性下腹痛,严重者伴便秘、肛门坠胀、尿频或尿潴留等;检查时,可见处女膜向外膨隆,透露紫蓝色,无阴道开口。肛指检查扪及直肠前面有囊性包块(阴道积血),子宫增大,甚至子宫两侧都有块物(输卵管积血)。治疗很简单,只需手术切开处女膜即可。

2. **阴道闭锁**　症状与处女膜闭锁相似但检查所见不同。处女膜无孔,然而表面色泽正常,亦不向外膨隆。肛指检查扪及向直肠凸出的阴道积血包块,其位置较处女膜闭锁者高。治疗应尽早手术,行阴道成形术。

3. **无阴道**　为双侧副中肾管发育不全的结果,故先天性无阴道几乎均合并无子宫或仅有痕迹子宫,但卵巢一般均正常。因青春期后无月经、婚后性交困难而就诊。可在婚前行人工阴道成形术。极少数先天性无阴道者仍有发育正常的子宫,故至青春时期因子宫积血出现周期性腹痛。直肠腹部检查可扪及增大而有压痛的子宫。应尽早行人工阴道成形术,以引流子宫积血。

4. **阴道横隔或纵隔**　横隔大多数位于阴道上段。完全性横隔少见。多数在横隔中央或一侧有小孔,经血可从小孔排出。位置较高的横隔不影响性交,位置较低者有碍。若能受孕,分娩时胎儿下降受阻。如横隔厚,需行剖宫产术。如横隔薄,可在分娩过程中切开。纵隔也有完全性和不完全性两种。两者都不影响经血排出、性交及受孕。完全纵隔常合并双子宫颈、双子宫,一般不需处理。

5. **双子宫**　两侧副中肾管完全未融合,各自发育形成两个子宫体和两个子宫颈,阴道也完全分开,左右侧子宫各有单一的输卵管和卵巢(图29-14)。因子宫内膜面积倍增,可有月经过多或经期延长。妊娠后,非孕侧子宫亦稍增大,可妨碍胎儿下降,造成阻塞性难产。一般不需处理。

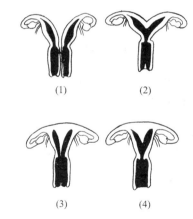

(1)　　　　　(2)

(3)　　　　　(4)

图 29-14　子宫发育异常示意图

(1) 双子宫双阴道　(2) 双角子宫,阴道不全纵隔
(3) 纵隔子宫　(4) 不完全纵隔子宫

6. **双角子宫或纵隔子宫**　子宫底部融合不全而呈双角形,称为双角子宫。外形正常而宫腔被隔成两半者,称为纵隔子宫(图29-14)。一般无症状,能够受孕,但妊娠后易发生流产、早产、胎位不正。可施行成形术矫治。

7. 两性畸形　外生殖器官发育不全，难辨男女，性腺（卵巢、睾丸）发育异常，影响性功能。体内具有卵巢及睾丸两种性腺的，称为真两性畸形。外生殖器官为混合型，体内只有一种性腺（卵巢或睾丸）的，属于假两性畸形。诊断明确后，应及早手术治疗，以减少精神创伤。

创伤性宫腔粘连

本病大多发生在吸宫或刮宫术后。由于手术损伤子宫内膜基底层，创面发生粘连造成。

宫腔粘连影响精子的运行或受精卵着床，因此，不孕是最常见的主诉，即使妊娠，也易流产。至于月经方面的改变，取决于子宫内膜损伤程度、宫腔粘连的范围和部位。子宫内膜损伤严重，宫腔粘连面积大，则长期闭经。如宫腔部分粘连，常有月经量减少或不规则出血，且伴痛经。如子宫峡部粘连引起经血潴留及倒流，则表现为闭经及周期性下腹痛。

既然病由刮宫损伤所致，不做人工流产不会得病，预防应从严格避孕、坚持避孕着手。

经子宫碘油造影确诊后，可通过子宫镜分解粘连，术后放置宫内节育器，以免再生粘连。

子宫内膜异位症

子宫内膜是子宫体壁的内层。如果具有生长功能的子宫内膜组织出现在子宫体腔面以外的身体其他部位时，称为子宫内膜异位症。子宫内膜最常异位于卵巢、子宫、骶骨韧带、直肠阴道隔、直肠子宫陷凹等盆腔内部，亦可见于脐、输尿管、肺、胸膜、乳腺、淋巴结，甚至手、臂、大腿处，但极罕见。此外，尚可出现在剖宫手术的腹部瘢痕中。

临床表现　异位的子宫内膜和正常位置的子宫内膜一样，随卵巢激素的周期性变化发生周期性出血，血液积聚、刺激周围纤维组织增生和形成粘连。以致在病变区出现紫褐色斑点或小泡，最后发展为大小不等的硬结或包块。由于病变的部位和范围不同，引起的症状也不同。

痛经是子宫内膜异位症的典型症状，且多随局部病变的加重而逐年加剧。疼痛多位于下腹部及腰骶部，可放射至阴道、会阴、肛门或大腿，常于月经来潮前 1～2 日开始，经期第 1 日最剧，以后逐渐减轻和消失。不过，疼痛的程度与病灶大小并不一定成正比。较大的卵巢子宫内膜异位囊肿可能疼痛较轻，而散在的盆腔腹膜上的小结节状病灶反可导致剧烈腹痛。15%～30%病人有经量增多或经期延长，少数出现经前点滴出血。

本病病人不孕率可高达 40%。直肠子宫陷凹有异位病灶或因病变导致子宫后倾固定者，常有深部性交疼痛。卵巢子宫内膜异位囊肿破裂时，出现急性腹痛。病变在肠，可出现腹痛、腹泻或便秘，甚至有周期性少量便血。病变在膀胱，经期尿痛和尿频，甚至有周期性少量尿血。病变在肺，出现周期性咳嗽、血痰或咯血。病变在腹壁瘢痕中，则硬块在月经期明显增大、疼痛，经后消退。

病因和发病机制　子宫内膜异位症为良性病变，但具有类似恶性肿瘤的远处转移和种植生长能力。病因和发病机制尚未完全阐明，有关学说多种，但尚无一种可以解释全部子宫内膜异位症的发生，因而有可能不同部位的子宫内膜异位症有不同的发病机制。

这些学说中的一种是子宫内膜种植学

说,认为经期脱落的子宫内膜可随经血逆流;或因人工流产、输卵管通气通液术或子宫输卵管造影术,有子宫内膜经输卵管植入盆腔;此外,剖宫手术时可有子宫内膜遗留于盆腔内或植入腹壁切口。

防治 子宫内膜种植可以预防,重点在于防止经血倒流和手术植入。如有子宫颈管狭窄或子宫后屈,应及早矫正。落实避孕措施,避免人工流产。输卵管通气、通液术和子宫输卵管造影术应在月经净后3～7日进行。剖宫手术时应注意保护手术野和腹壁切口。

至于治疗,原则上症状轻微者采用非手术疗法,应用活血化瘀中药、性激素(如孕激素、雄激素、达那唑、促性腺激素释放激素激动剂等)治疗。年轻有生育要求的女性,特别是采用药物治疗无效者,可行保留生育功能手术,尽量切净或用激光灼除病灶,但保留子宫及双侧、一侧或至少部分卵巢,症状严重或已近绝经期者,以手术根治为宜。

子宫腺肌病

当子宫内膜侵入子宫肌层时,称为子宫腺肌病,多发生于40～50岁经产妇。约有半数病人合并子宫肌瘤,15%～40%病人合并盆腔子宫内膜异位症。发病机制与盆腔子宫内膜异位症不同。多次妊娠和分娩时子宫壁的创伤可能是导致宫腔面的子宫内膜侵入子宫肌层的主要原因。此外,与子宫内膜基底膜下缺乏黏膜下层、高雌激素的刺激也有关。

凡40岁以上的经产妇,出现经量增多、经期延长,以及逐年加剧的痛经,检查时子宫呈均匀性增大或有局限性结节隆起,质硬而有压痛,经期压痛尤为显著时,子宫腺肌病的诊断可以确立。

若吲哚美辛(消炎痛)或萘普生对症治疗后症状可缓解,年近绝经期可采用保守治疗。如剧烈痛经已久,难以坚持,应行全子宫切除,卵巢是否保留则取决于病人的年龄和卵巢有无病变。

功能失调性
子宫出血病

全身及内外生殖器官无器质性病变,由于调节生殖的神经内分泌机制失常引起的异常子宫出血,称为功能失调性子宫出血病(功血)。

病因 功血因促性腺激素或卵巢激素在释出或平衡方面的暂时性变化引起。精神过度紧张、恐惧、忧伤,环境和气候的骤变,以及全身性疾病等,均可通过大脑皮质和中枢神经系统干扰下丘脑-垂体卵巢轴的相互调节和制约。营养不良、贫血及代谢紊乱也可影响激素的合成、转运和对靶器官(子宫内膜)的效应,从而导致月经失调。

卵巢不能排卵引起的月经失调,叫做无排卵性功血,多见于卵巢功能开始成熟的青春期少女和卵巢功能开始衰退的更年期女性。如果卵巢有排卵,但排卵后所形成的黄体发育不健全或萎缩过程延长,由此造成的月经异常,统称为排卵性月经失调,常见于不孕、早期流产以及即将进入更年期的女性。

临床表现 无排卵性功血最常表现为子宫不规则出血,月经周期紊乱,经期长短不一,出血量时多时少,甚至大量出血。有时先有数周或数月停经,然后发生子宫不规则出血,不易自止;有时周期尚准,但经量增多、经期延长。子宫内膜病理检查可见不同程度的增生改变,基础体温呈单相型(图29-15)。

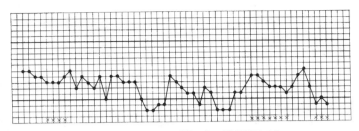

图 29-15　**基础体温单相型(无排卵性功血)**

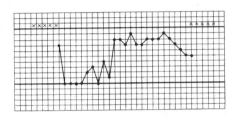

图 29-16　**基础体温双相型，**
黄体期短(排卵性功血)

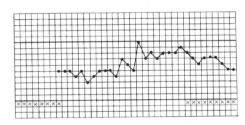

图 29-17　**基础体温双相型，**
黄体萎缩不全(排卵性功血)

由于黄体发育不健全导致的排卵性功血常表现为月经周期缩短，因此月经频发。病理检查子宫内膜分泌反应不良。基础体温双相型，黄体期短(图29-16)。黄体萎缩过程延长所致的排卵性功血则以经期延长达9～10日，且出血量多为主要表现。显微镜下，子宫内膜增生与分泌反应并存。基础体温双相型，但不典型、下降缓慢(图29-17)。

治疗　不论何种功血，均以药物治疗为主。对无排卵性功血者，应止血、调整周期和纠正贫血。青春期及生育期女性尚需促进排卵。年龄较大、贫血严重、经药物和刮宫治疗无效，或病理诊断为子宫内膜复杂性增生过长或不典型增生时，则需行全子宫切除术。黄体功能不足者，应用促排卵药物促进卵泡发育和排卵，或自排卵后应用黄体酮以补充卵巢黄体分泌孕激素的不足，或应用绒毛膜促性腺激素以促进及支持黄体功能。黄体萎缩不全者自下次月经前8～11日开始，每日应用黄体酮以调节下丘脑-垂体卵巢轴的反馈功能，使黄体

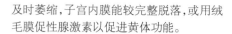

及时萎缩,子宫内膜能较完整脱落,或用绒毛膜促性腺激素以促进黄体功能。

多囊卵巢综合征

本病病因尚不清楚,可能与月经调节机制失常有关。卵巢持续无排卵和体内雄激素过多是本综合征的两大特征。

多见于年轻女性。病人先有月经稀发和过少,尔后闭经;婚后不孕;多毛且毛发分布多呈男性型;肥胖但脂肪分布及体态并无特异性;双侧卵巢呈多囊性增大,比正常卵巢大 2～5 倍,包膜厚,质坚韧。基础体温单相。经前诊断性刮宫示子宫内膜呈增生期或增生过长,无分泌期变化。B 超检查、腹腔镜及有关激素测定可明确诊断。

治疗以促进排卵,解决不孕为主。一般先用达英-35 等有抗雄激素作用的避孕药物治疗,后试用氯米芬等促排卵药物。如无效,则作腹腔镜下电灼术、多点穿刺术或双侧卵巢楔形切除,目前已较少应用。

闭　经

凡年满 16 周岁、女性第二性征出现但月经尚未初潮的,或年满 14 岁仍无女性第二性征发育者称为原发性闭经。正常月经周期已经建立后,再发生连续停经 6 个月以上,或根据自身月经周期计算停经 3 个周期以上者,称为继发性闭经。青春期前、妊娠期、哺乳期,以及绝经后的无月经都属于生理现象。至于因生殖道先天性缺陷或后天性损伤,经血不能外流的情况,不属于闭经范畴(或称假性闭经、隐经)。

月经的正常来潮,有赖于下丘脑-垂体-卵巢轴的功能协调以及靶器官子宫内膜对性激素能起周期性反应。其中任何一个环节发生故障,都可导致闭经。因此,闭经只是一种症状。引起闭经的原因很多,可归纳为以下几种:①子宫因素:如先天性无子宫;子宫内膜因严重感染(结核、产后或流产后感染)或物理性创伤(刮宫、上镭锭)损坏。②卵巢因素:如先天性无卵巢或发育不良;卵巢因炎症、肿瘤、放射等损伤;卵巢早衰。③垂体因素:垂体因产后大出血而缺血坏死;因炎症、肿瘤、放射损坏。④下丘脑因素:精神创伤、过度忧虑、抑郁、紧张与恐惧;气候骤变、生活环境突变、经期受寒等;体重急剧下降、剧烈运动;全身性疾病,如严重贫血、营养不良、血吸虫病、慢性肾炎、疟疾等;其他内分泌腺,如肾上腺、甲状腺、胰腺等功能紊乱时都可影响下丘脑的调节功能而引起闭经。

由此可见,闭经不一定存在器质性病变,有些是由于功能性紊乱引起。因此,增强体质、提高健康水平、防止过度疲劳、避免精神刺激、不盲目减肥、注意经期卫生等都是预防功能性闭经的重要措施。一旦发生闭经,应及早就诊查出原因,及时治疗,否则病程过长,子宫渐趋萎缩会影响疗效。

经前期紧张综合征

若女性每在月经前期出现生理、精神及行为方面改变,严重者影响生活和工作,待月经来潮后,一切症状自然消失,称为经前期紧张综合征。

病因不明,多见于 25～45 岁女性,常因家庭不和或工作紧张激发。症状出现于月经前 1～2 周,可归纳为两大类:①精神行为改变:表现为急躁易怒,情绪不稳,忧郁焦虑,甚至产生自杀意图。②水钠潴留:体表水肿包括手、足、颜面、腹壁水肿;内脏水肿时,感觉腹部胀满;乳房水肿时,出现乳房胀痛;胃肠道黏膜水肿时,恶心、呕吐、大便溏薄;体重增加。

症状轻者,经前注意劳逸结合,稳定情绪,忌盐淡食有益。重者,需精神治疗,适当服用镇静剂以解除忧虑;服用利尿剂以解除水钠潴留;服用维生素 B_6 以调节自主(植物)神经系统与下丘脑垂体-卵巢轴的关系。此外,在月经周期后半期服用孕激素制剂可能有效。

痛　经

痛经是指在行经前后或行经期间发生难以忍受的下腹疼痛、坠胀,伴腰酸或其他不适,影响生活或工作。有原发性痛经和继发性痛经两类。

病因　生殖器官无明显器质性病变的痛经,称为原发性痛经。常见于青少年期,多在初潮后6~12个月发病。主要与月经期子宫内膜合成和释放地诺前列素(前列腺素 F_{2a})增加有关。这种前列腺素具有刺激子宫收缩,使子宫张力升高的作用。子宫过度收缩引起子宫血流不畅,子宫肌组织缺血刺激子宫自主神经疼痛纤维而发生痛经。精神紧张、思想焦虑、感觉过敏等可使痛阈降低。子宫发育不良、子宫肌肉与纤维组织比例失常,使子宫收缩不协调;子宫内膜大片脱落,使子宫收缩增强或发生痉挛性收缩等,亦可引起痛经。

临床表现　疼痛程度不一,可为阵发性、持续性而有阵发加剧或呈痉挛性,可放射至阴道、肛门及腰骶部并引起尿频及排便感。严重时,面色苍白、手足冰凉、出冷汗、恶心、呕吐,甚至昏厥。一般都在经血畅流后,少数在有膜状物排出后,腹痛缓解。

治疗　痛经发作期间,应卧床休息、下腹置热水袋、注意经期卫生,可用艾条熏下腹并酌情服用镇痛、镇静、解痉药。前列腺素合成酶抑制剂,如双氯芬酸、布洛芬、酮洛芬、甲氯灭酸、甲灭酸、萘普生,月经来潮即开始服药,连续2~3日,疗效迅速。应用吲哚美辛(消炎痛)栓塞肛,可解除子宫痉挛。

继发性痛经指由于生殖器官有器质性病变,如子宫内膜异位症、盆腔炎、子宫颈狭窄等引起的行经疼痛。只要病根去除,痛经问题也就迎刃而解。

绝经综合征

围绝经期是从生殖年龄逐渐过渡到无生殖能力年龄的生命阶段。绝经是指月经完全停止1年以上。绝经年龄因人而异,一般在50岁左右。更年期的最早变化是卵巢功能衰退,卵巢内卵泡成熟发生障碍,不再排卵,雌激素分泌逐渐减少;部分女性在绝经前后可出现一系列雌激素减少所致的症状,称为绝经综合征。

绝经综合征的持续时间长短不定,一般2~5年,严重者可达10余年。主要表现是精神、神经方面的症状,最典型的是潮热、出汗。面部和颈胸部皮肤阵阵发红,伴有烘热,继之出汗。持续时间短者数秒,长者数分钟,每日发作数次、10余次或更多。其次为精神过敏、情绪不稳定,往往易激动、易怒、抑郁多疑,不能自控。由于泌尿生殖道萎缩,致性交疼痛、尿失禁,易出现反复发作的膀胱炎。

更年期是人生必经的一个正常生理过程,因此,即使出现一些症状也不必过分焦虑,否则反而加重病情。所以,必须稳定情绪,如夜晚睡眠不佳,可服地西泮(安定)助眠,谷维素有助于调节自主神经功能。由于体内雌激素水平下降,骨质吸收速度快于骨质生成,促使骨质疏松,绝经后女性应坚持体格锻炼,增加日晒时间,进含钙丰富的食物并补充钙剂。凡因雌激素缺乏以致反复发作老年性阴道炎、泌尿道感染，或精神神经症状较重，以及骨量丢失较多者，可接受雌激素替代治疗。可供选择的雌激素制剂颇多，原则上尽量选用天然雌激素，如雌二醇和雌三醇最为安全有效。若孕激素联合用药，可避免子宫内膜受雌激素的单一长期刺激，从而预防子宫内膜癌的发生。国内应用最多的是尼尔雌醇，为半合成的长效雌三醇，可有效地控制潮热、多汗、阴道干燥和尿路感染，而不至于使子宫内膜增生引起出血。若用其他雌激素制剂，一旦出现乳胀、白带多、头痛或水肿等情况，反映体内雌激素水平过高，应暂停药观察。如发生子宫出血，应作诊断性刮宫。

第30章

儿科疾病

新生儿类型

新生儿出生前在胎内的时间（称胎龄）有长有短，出生时体重有轻有重，胎龄和出生体重是影响新生儿存活与健康和以后生长发育的重要因素，根据这两个因素可将新生儿分成若干类型。按胎龄分类可分为早产儿（胎龄未满 37 周）、足月儿（胎龄 38～42 周）和过期产儿（胎龄大于 42 周）。胎龄系指胚胎及胎儿在宫内生活的日数或周数。根据出生体重分类可分为低出生体重儿（体重在 2 500 克以下，多见于早产儿和小于胎龄儿）和巨大儿（体重大于 4 000 克），详见表30-1。

各种不同类型新生儿都有不同的特点，具体特点分述如下。

1. **正常新生儿**　足月儿（体重大于 2 500 克，身长大于 47 厘米）。正常新生儿皮肤红润，皮下脂肪丰满，胎毛少，头发分

表30-1　新生儿分类（依据出生体重）

分　类	出生体重（克）
正常出生体重儿	2 500～3 999
低出生体重儿	<2 500
极低出生体重儿	<1 500
超低出生体重儿	<1 000
巨大儿	≥4 000

条清楚，乳头突起，乳房可摸到结节，指甲长到或超过指端，四肢呈屈曲状，整个足底已有较深的足纹，哭声响，能吃能睡，富有生命力，但暂时比较嫩弱。出生后 24 小时内应有大小便，开始 3～4 日的大便颜色黑绿发亮，称为胎粪，以后颜色渐转淡，母乳喂养者转为金黄色，质软，每日 1～4 次，人工配乳喂养者大便呈淡黄色，质较硬，每日 1～2 次。开始数日的小便颜色较深。在生后头几日，母亲乳量尚不足，新生儿进

食量少,同时由于皮肤水分的蒸发和大小便的排泄,新生儿体重有所下降,称生理性体重下降。5～6日后回升,至10日左右仍可恢复到出生时的体重。新生儿不论男婴或女婴乳房都可能肿大,在出生后3～5日如蚕豆或鸽蛋大小,挤之可出乳汁,于2～3周后自然消失,不必强行将乳汁挤出,否则反易使细菌侵入,造成炎症。少数女婴在出生后5～7日从阴道流出少量血液,称假月经,持续1～2日可自止,不需特殊处理。

2. **早产儿**　胎龄不满37周的新生儿称为早产儿,体重大多在2 500克以下,身长不到47厘米。早产儿体质弱,哭声轻,呼吸不规则,皮肤娇嫩,胎毛细而长,皮下脂肪少,头相对较大,有细软头发,指(趾)甲软,足底仅在趾根部有1～2条足纹,足根光滑,四肢张力低下。早产儿不易保持自己的体温,需要保暖,或需放置于暖箱中。抵抗疾病的能力差,容易得病。有的早产儿需特殊护理,不少还需住院。

3. **过期产儿**　胎龄在42周以上的新生儿称为过期产儿。有两种情况:①若胎盘功能正常,胎儿在宫内发育正常,只是因分娩较晚而稍过期,这种新生儿一般较大,除易发生难产外,对婴儿并无影响。②若胎盘功能减退,则从母体传给胎儿的营养和氧都少,影响胎儿的生长发育,使胎儿和新生儿出现一系列症状,如消瘦、皮下脂肪少、皮肤松弛,外表像"小老人"。如果胎儿在宫内发生缺氧,则胎动增多,胎心增快,缺氧严重者胎心减慢。还可能因缺氧,肠蠕动增加,排出胎粪,使羊水变成黄绿色。如胎儿在混浊的羊水中浸泡时间过久,则指(趾)甲、脐带和皮肤都可能染成黄绿色,出生时常出现窒息和胎粪吸入综合征,这种新生儿称为过熟儿。

4. **小于胎龄儿**　出生时体重小于相同胎龄婴儿的第10个百分位以下,称为小于胎龄儿。如40周新生儿平均体重约3 200克,第10个百分位体重约2 600克,如果体重在2 600克以下,即称为小于胎龄儿。足月小样儿是胎龄已足月,但体重在2 500克以下,是小于胎龄儿中最多见的一种,其比正常足月儿瘦小些,但神态与正常新生儿相仿,吃奶有力,如果进食的奶量充足,可在短期内赶上正常阶段婴儿。发生小于胎龄儿的原因,有的是由于胎盘功能不全,导致母亲胎儿之间营养交换障碍,特别是母亲向胎儿输送营养物质障碍。有的是因为母亲疾病因素,如心脏病、慢性肾脏疾病或各种感染性疾病。妊娠期高血压疾病可导致广泛血管病变,子宫胎盘血流灌注障碍,导致胎儿发育迟缓,特别是妊娠晚期;晚期糖尿病也可以导致广泛的血管病变,胎盘血流减少。有的则因新生儿自身疾病,如先天性畸形和代谢性疾病等。当然,不良环境的持续暴露,如环境污染、烟草、酒精、毒物和电离辐射等,也是重要的负面影响因素。如果母亲吸烟中等量(不节制),小于胎龄儿的发生率增加两倍;如果严重成瘾,小于胎龄儿的发生率增加3倍。母亲药物成瘾的妊娠,低出生体重儿的发生率为50%,其中40%为小于胎龄儿,60%为适于胎龄儿的早产儿。居住在高原的母亲,低出生体重儿的出生率也较高,但婴儿身长一般不受影响。与在海平面的吸烟妊娠比较,住在高原的孕妇吸烟,低出生体重儿的出生率增加2～3倍。除此之外,母亲的遗传因素可能对胎儿发育存在影响,如多胎妊娠、身材较小、高龄和生活习惯等。

5. **大于胎龄儿**　新生儿中有的比较巨大,是由于父母体形高大,或母亲在妊娠期食欲特别旺盛所致,这是正常现象。医学上所指的大于胎龄是指出生体重超过同胎龄婴儿的第 90 个百分位以上,体重超过此数的新生儿称为大于胎龄儿。大于胎龄儿并不都健康,不少是因为母亲患糖尿病,婴儿虽大,但发育并不成熟,需要特殊护理和治疗。超重母亲出生婴儿常发生巨大儿(体重大于 4 000 克),这些母亲常常高龄、身材较高和体重较重,妊娠期间体重增长常过快。经产妇分娩超重婴儿比率是初产妇 3 倍。由于难产常导致围生期窒息,所以巨大儿发生窒息的风险较正常儿高。巨大儿经阴道分娩时产伤的发生率也较高。比如锁骨骨折、凹陷性颅骨骨折、臂丛神经损伤和面神经损伤等。

医学上,通常将非正常新生儿统称为高危新生儿。指存在高度危险因素,在出生后一段时间内需要严密观察的新生儿。如:①早产儿、过期产儿、小于胎龄儿、巨大儿或低体重儿等。②分娩过程有异常(如难产、吸引产、剖宫产、羊膜早破、羊水污染)或母亲有严重疾病的新生儿。③分娩过程中有宫内窘迫、出生时窒息的新生儿。④出生后出现下列情况的新生儿:如呼吸急促、紫绀和呼气性呻吟、吸气性凹陷和苍白提示肺部或心脏疾病;激惹、兴奋、尖叫、抽搐提示中枢神经系统疾病;不吃、不哭、体温不升、硬肿、黄疸提示新生儿严重感染。

新生儿喂养

1. **母乳喂养**　母乳是人类最自然、最适合的婴儿食物。正常足月儿生后 1 小时就可以喂养母乳,以促进乳汁分泌,并防止低血糖。提倡母乳喂养,按需喂奶,一日可多达 10 次以上,每次喂奶 15～30 分钟。

母乳所具备的营养素,是婴儿最容易消化、吸收、代谢,且负担最少的,无需担心可能引起过敏反应。与牛乳相比,母乳含有较丰富的乳清蛋白,较易消化。而且牛乳中乳清蛋白的结构较易引起肠胃过敏。母乳中所含有的脂质,对婴儿脑部的发展极为重要,母奶含有丰富的长链多不饱和脂肪酸成分,例如 DHA(二十二碳六烯酸,俗称脑黄金)等,是刺激宝宝脑细胞正常发育的重要成分。而这些物质,是其他食物很难取代的。母乳中含有很多免疫成分,喂食母乳,可以增加婴儿的免疫力,也可降低一些过敏的症状,例如湿疹、荨麻疹、气喘、过敏性鼻炎等。除此之外,宝宝最需要母亲温暖的怀抱,母乳喂养能带给宝宝安全感。在整个哺乳的过程,母亲和婴儿会将彼此的气味、印象、感觉,不自觉地记下来,因此对母子心理上的联系具有正面的影响力。

2. **人工喂养**　如果妈妈实在没有奶汁分泌,或者妈妈得了急性传染病而必须停止喂奶,可以采用代乳品来喂养新生儿,这种喂养方法称为人工喂养。代乳品的种类很多,最常选用的是用牛乳制成的配方乳,市面上有很多品牌的婴儿奶粉可供选择。不管选用哪个牌子的奶粉,质量是妈妈首先要考虑的问题。但并不是价格越贵,质量就一定越好,可以参考医生的建议使用。由于新生儿肾脏的浓缩能力较差,应采用蛋白质含量及组成成分接近母乳,以及某些电解质成分及比例也适合于初生婴儿的配方乳。人工喂养时,应把宝宝抱在怀里,让他体验到母爱。喂奶之前要先滴几滴奶在手腕或手背上,试试温度,不可太热或太冷,要正好适宜食用。喂奶时应抬高奶瓶底,使乳汁充满奶嘴,防止吸入空气。喂奶后,要让宝宝上身直立,轻拍其背部,排出胃中的空气,以免溢奶。喂奶时要注意观察掌握宝宝的奶量,不要强求孩子吃多,剩余的奶超过半小时就不要再给宝宝吃了。

3. 混合喂养　即母乳不足时辅以代乳品。混合喂养时，每次都先喂母乳，再喂奶粉。

早产儿

新生儿胎龄未满37周(小于259天)，不论其出生体重大小，均称为早产儿(或未成熟儿)。早产儿由于各器官发育尚不成熟，生活能力较弱，生后容易发生多种并发症累及多个器官系统，影响存活和生命质量，病死率和后遗症发生率明显高于足月儿。早产儿发生率6%~10%，母亲孕期疾病、感染、外伤、生殖器畸形、过度劳累、多胎儿及畸形等均是引起早产的常见原因。由于早产儿各脏器发育未成熟，功能未完善，在生命早期易发生一系列问题。①由于呼吸中枢不成熟，呼吸不规则，常有呼吸暂停；另外，由于早产儿肺表面活性物质合成不足，容易发生肺透明膜病。②由于神经系统发育不成熟，容易发生颅内出血和脑室周白质软化。③由于血液系统不成熟，容易发生出血和贫血。因此，早产儿在出生之后都应放在高危婴儿室中进行严密监护，直至临床情况稳定和体重达到2 000克以上才能出院。早产儿的护理要注意以下几个问题。

1. 喂养问题　由于早产儿胃肠道的功能不成熟，容易发生呕吐、呛奶、吸入、喂养不耐受和坏死性小肠结肠炎。早产儿胃肠道的消化吸收功能、肠道黏膜屏障功能和胃肠道动力都不成熟，协调的吸吮、吞咽和呼吸运动要到32~34周才逐渐发育成熟，因此较小的早产儿易发生奶汁吸入。与足月儿相比，早产儿更易发生胃食管反流、腹胀、呕吐和便秘等喂养不耐受的问题。母乳对早产儿无论在免疫、营养和生理方面都更为有利，早产儿出院后在家中

应尽可能用母乳喂养。对人乳喂养的极低出生体重儿来说，当母乳喂养到一定时候时还需要另外补充母乳强化剂，主要是可提高热量、蛋白质、钙、磷和钠的摄入。如因特殊原因宝宝不能用母乳喂养，则要选择适合新生儿年龄的配方奶粉，即0~6个月的婴儿配方奶粉，而不要选用超过孩子年龄阶段的奶粉来喂养孩子；奶粉的配制方法，应按奶粉包装上的说明书进行，并注意遵照日龄进行必要的稀释。更应该特别地注意奶具的消毒。至于喂养方式，很小的早产儿(如胎龄在32周以下)最初应在医院喂养，可用胃管喂养，以防引起吸入；如经口喂养不足，还可通过静脉补充能量。早产儿的吸吮力往往是不足的，胃容量小，每次的摄入量不会太多，所以应多次给早产儿喂养(一日喂12次左右)，并随年龄增长逐渐增加奶量和减少喂奶次数。

2. 保暖问题　由于早产儿体温调节功能不成熟，体温不稳定，天热容易发热，天冷容易体温不升，甚至发生硬肿症。与足月儿相比，早产儿的体温调节能力更不完善，胎龄越小、出生体重越低的早产儿，对环境温度的要求越高。早产儿体温过低或不升，会引起硬肿症、感染等严重疾病，甚至死亡。因此早产儿要特别注意保暖。出生体重在2 000克以下的早产儿应在医院的暖箱内保暖。出院后在家中也需注意适当保暖，尤其在冬季。早产儿所用的尿布、衣服、毛巾及被包等，都应在预热后再使用；头上要带帽子，使早产儿的体温维持在36.5~37 ℃。条件差的地方，母亲可把早产儿抱在怀里，紧贴自己的皮肤，用自己的体温来维持早产儿的体温，此方法还可通过肌肤的接触增进母子感情。如经保暖后，早产儿的体温仍然不升或一直偏低，吃奶减少，反应不好，要即刻到医院就诊，以明确是否为疾病因素引起的低体温。

3. 感染问题 早产儿免疫系统发育不成熟，免疫功能特别低下，很容易发生感染，感染是引起早产儿死亡的主要原因。要特别注意预防，首先应避免亲友们探望，家人中有感冒、皮肤感染及肠道感染的，都应与小儿隔离。给小儿喂奶、换尿布前，父母应认真洗手。小儿的奶瓶、用具应每日煮沸消毒，床单、被褥应经常洗晒；居室要通风；应天天给早产儿洗澡、更换衣服，保持其皮肤清洁；喂奶应注意勿使其吸入；喂奶后要调换体位，防止发生肺炎；如发现皮肤有脓疱、低体温、吃奶少、反应差等感染表现，应到医院治疗。

随着围生期医学的发展，极低出生体重儿(体重1 000~1 500克之间)和超低出生体重(体重1 000克以下)早产儿越来越多，而新生儿医学的进步又使得这部分新生儿能够得以存活。然而，由于极不成熟的生理特点，使得这一类早产儿在新生儿期后发生疾病和再住院。此外，还面临着诸多后遗症问题，如发育障碍，包括脑瘫、视觉听觉障碍、生长发育迟缓、早期行为问题等。据报道，孕周小于26周的早产儿校正年龄30个月时严重残疾发生率为23%，其他残疾发生率25%。在出生体重小于1 500克的早产儿中脑瘫的发生率为7%~8%。此外，早产与认知评分低和发生注意缺陷/多动及其他异常行为的危险性升高有关，且与胎龄和出生体重密切相关。

新生儿疾病的特点

新生儿期是指婴儿出生后从脐带结扎开始至满28日以前的一段时期。此时期虽不长，但医学内容却很丰富，包括正常新生儿的生理和护理，早产儿、低出生体重儿、小于胎龄儿和大于胎龄儿的特殊生理和护理，还有各种各样的疾病诊治、病重新生儿的急救等，这些疾病与其他年龄小儿的疾病相比都有其特殊性。新生儿各脏器功能发育尚未成熟，机体免疫功能也比较差，因此发病率高，症状不够典型，而且新生儿睡眠时间长，患病后不易发现。但如能仔细观察，还是可以及早发现的。常见的有以下3方面的表现。

1. 全身症状 新生儿各种疾病都可以出现全身症状，最突出的是"三不"症状：①不吃，即不肯吃奶，勉强吃下后容易呕吐。②不响，正常新生儿哭声较响，病重时哭声轻弱或不哭，睡眠时间长。③体重不增或下降。但有的新生儿得病后并不表现"三不"，相反却表现为烦躁不安、多哭多闹、不肯入睡。感染性疾病在其他年龄阶段常表现为发热，可是新生儿感染时不一定都发热，体温可以正常，病情重时还可以体温不升，全身冰冷，皮肤发灰。

2. 各系统疾病的特殊表现 新生儿患病时除上述全身症状外，还有各系统疾病的特殊表现，如患呼吸系统疾病时有鼻塞和咳嗽。新生儿鼻塞影响呼吸和吮乳，因此吃奶时常哭闹不安。新生儿患肺炎时出现气促或口吐白沫。患消化系统疾病时出现呕吐或腹泻。患中枢神经系统疾病(如化脓性脑膜炎)时出现眼睛定视、面部或指趾小肌肉的抽动、肢体固定重复的蹬腿动作等。

3. 面色和皮肤颜色的改变 正常新生儿的皮肤娇嫩，呈浅红色，口唇呈深红色。患病时可能出现：①黄疸：虽然正常新生儿在出生后3~10日可以出现生理性黄疸，但黄色不深，如黄疸突然加重，或超过生后10日仍持续不退，就可能是疾病的表现，需要就医。②黏膜(如口唇)、唇周或指(趾)甲显示青灰色，多由于动脉血氧浓度低下或休克时血流缓慢引起，常见于肺部疾病、败血症和硬肿症等严重疾病,常伴有精神萎靡、食欲差等症状。单纯黏膜和皮肤紫绀不伴其他症状,多为紫绀型先天性心脏病。③某些病毒感染性疾病时皮肤上可出现麻疹样皮疹,分布在前胸、腹部、背部和面部。④患严重败血症或出血性疾病时四肢、胸颈部或其他部位皮肤可出现深红色出血点或紫红色瘀斑。⑤皮肤和黏膜苍白表示贫血,多由溶血或出血性疾病引起。此外,皮肤和皮下组织水肿或硬肿也是疾病的表现。

各种先天性畸形和遗传性疾病虽然出生时已经存在,但不是都在新生儿期发病,如先天性心脏病种类很多,但在新生儿期发病的主要是大血管错位、左心发育不良、肺静脉回流异常等复杂的畸形。消化道畸形在新生儿期发病的较多,如食管闭锁、幽门肥厚、小肠发育不良、巨结肠、脐疝和无肛等,这些疾病都有各系统的特殊症状,不难被父母发现。

总之,新生儿疾病种类多,症状不典型,但如平日父母亲多注意小儿的吃、睡、哭声、大小便、呼吸等生活情况,喂奶、换尿布和洗澡换衣服时注意有无特殊征象,不难早期发现疾病。

新生儿宫内感染

新生儿期病毒感染可分为先天性感染和围生期感染,前者指宫内传播到胎儿的感染,后者指出生时或出生后立即获得的感染。宫内病毒感染是指出生前胎儿因母亲的感染通过胎儿循环引起的胎儿感染。妊娠各个时期由于孕母患病毒血症、弓形虫或败血症,病原体经过胎盘直接传播给胎儿,或孕母宫颈存在病毒或细菌,上行感染绒毛膜,污染羊水传给胎儿都称为宫内感染。重要的病原体有风疹病毒、巨细胞病毒、弓形虫、单纯疱疹病毒和梅毒螺旋体,其他还有乙型和丙型肝炎、艾滋病毒、淋球菌及结核杆菌等感染。

目前我国较常见的宫内感染为巨细胞病毒感染和弓形虫病,已引起重视。早期宫内感染传播率低,但可导致流产、死胎和新生儿畸形,晚期宫内感染传播率高,出生后常见宫内生长迟缓、胎儿水肿、贫血、血小板减少、黄疸、肝脾肿大和脉络膜视网膜炎等症。近年来性传播疾病有所抬头,梅毒、淋病、衣原体以及单纯疱疹病毒感染等已有不少报道。孕妇如有上述病原引起的感染时,应该及时到医院检查和治疗;对其胎儿和新生儿也应定期进行随访,了解其胎儿和新生儿是否亦存在感染,以便及时采取措施进行处理。

1. **巨细胞病毒感染**　为全球性分布,在发达国家50%～70%的育龄女性有过巨细胞病毒感染,约4%的孕妇尿中排出该病毒,10%～15%的孕妇宫颈分泌物中含有该毒。新生儿巨细胞病毒感染约占产儿的1%。但绝大多数感染儿症状,仅在排泄物中含有病毒,约5%的感染儿在出生时已受到严重影响,全身症状与细菌性败血症相似,可有发热、黄疸及肝脾肿大,也可现为某一器官的疾病如肝炎、间质性肺炎、心肌炎、脉络膜视网膜炎,严重的可威胁生命。局部症状表现为小头畸形、白内障、皮疹等,部分病儿有神经系统受损的各种表现,于出生后数月出现智能落后、惊厥、失明、神经性耳聋等。目前尚无有效的防治药物,以对症治疗为主。有关疫苗目前尚在研究之中。

2. **弓形虫病**　一种人畜共患的疾病,哺乳动物尤其猫是其重要的宿主。先天性弓形虫病一般认为是由于母体感染后通过胎盘传给胎儿但多数母亲并无症状。孕母早期感染畸形的发生率比晚期高。先天性弓形虫感染的新生儿可以表现为类似巨细胞病毒感染的症状,但神经系统受损更为多见。目前治疗常用的药物有磺胺嘧啶和乙胺嘧啶,但因其有致畸作用,故孕妇慎用。螺旋霉素也适用于治疗孕妇和新生儿的弓形虫病。为预防此病的发生,孕妇应避免与猫、狗的接触,不吃生的肉、蛋和乳类食品,孕早期发现有感染,应中止妊娠。

3. 乙肝病毒的母婴传播 携带乙肝病毒的母亲对胎儿或新生儿的传染,是乙肝病毒最常见的传播途径。乙肝病毒母婴传播主要是由于分娩时接触母血所致,经胎盘传播也可发生。若母亲在妊娠期前6个月发生急性乙肝病毒感染,经胎盘传播的风险率为10%,而孕7～9个月或产后2个月内的母亲乙肝者,母胎传播率高达76%。由无症状乙肝病毒携带的母亲在围生期垂直传播给胎儿也相当普遍。母胎传播发生率与e抗原最为相关,若母亲乙型肝炎表面抗原(HbsAg)和e抗原(HbeAg)双抗阳性,胎儿感染率高达80%～90%,并易成为慢性带毒者;若母亲HbsAg(＋)而HbeAg(－),胎儿感染率<20%,且慢性带毒发生率<10%。若母亲HbsAg和HbeAg双抗阳性,出生后新生儿可给HBIg 100国际单位×2次(出生时和半个月时),然后注射乙肝疫苗30微克×3次(1、2、7个月)。尽管HbsAg已被发现在母乳中,但母乳喂养对传播率的影响并不大。但若母亲HbsAg和HbeAg双抗阳性,人工喂养可减少水平传播的机会。

新生儿窒息

新生儿刚娩出即张口喘一大口气,紧接发出"哇"的啼哭声,继而建立起有节奏的呼吸运动。若出生时无呼吸或呼吸抑制者,称为新生儿窒息。不论在宫内还是娩出过程中,当母体供给胎儿的血液不足时,小儿便会发生缺氧,娩出时可发生新生儿窒息。

病因 引起新生儿窒息的原因有:①母亲有心力衰竭、严重贫血、妊娠高血压、胎盘早剥或胎儿脐带绕颈、扭转、脱垂等使胎儿脑缺氧。②胎头负压吸引或产钳用力过猛,胎儿头大而骨盆小使胎头过度变形等均可引起颅脑损伤或出血,使新生儿出生时呼吸抑制。③母体在分娩过程中接受麻醉药、镇静剂,这类药物有可能使胎儿脑功能受到抑制而发生窒息。④胎儿娩出时呼吸道阻塞(吸入胎粪等)。因此,新生儿窒息并非都是产科医生的责任,很多情况是由于母亲或胎儿自身的问题所造成,要防止窒息的发生,孕妇应做好孕期的保健工作,学会自己数胎动,并定期进行产前检查,以便及时发现问题,及时处理。

评分 Apgar评分是1959年由Apgar医生提出的用于评估新生儿出生时情况(如呼吸、心率、皮肤颜色、肌张力、对刺激的反应等)的评分系统(表30-2),可判断新生儿娩出时是否有窒息和窒息程度。Apgar评分仅表明出生时的情况,目前认为不能单用其来诊断窒息,还需与其他指标结合起来综合判断。根据Apgar评分,7分以下诊断窒息,但是Apgar评分并非绝对准确,早产儿肌张力较低,反射也较差,Apgar评分可以较低;妈妈在分娩过程中用过麻醉镇静剂,宝宝在宫内受到抑制,出生时Apgar评分也可较低;又如宝宝本身神经发育有问题,出生时Apgar评分也可较低;但是,这些情况都不是窒息。所以,Apgar评分低并非一定都是窒息。

表30-2　新生儿窒息的 Apgar 评分法

观察项目	0分	1分	2分
心率（次/分）	无	<100	≥100
呼吸	无	微弱，不规则	规则，哭声响
肌张力	松弛	四肢略屈曲	四肢活动好
对刺激反应	无反应	有反应，如皱眉	咳嗽，哭声响
皮肤颜色	全身紫绀或苍白	四肢紫，躯体红	全身红

防治　新生儿窒息后可并发多脏器功能损害，如胎粪吸入综合征、缺氧缺血性脑病、颅内出血、缺氧性心肌损害、肠道损害和肾脏损害等，因此重度窒息儿复苏后必须严密监护，发现有异常症状应及时给予处理。新生儿窒息时应及时抢救，正确实施 ABC 复苏方案。其中，A 是指吸清黏液，使呼吸道通畅；B 是建立呼吸，保证有效通气（包括通过触觉刺激呼吸，或面罩复苏器加压呼吸，甚至气管插管正压呼吸）；C 为建立正常循环保证足够的心排血量。当实施上述 A、B 两步骤后心率仍小于每分钟 80 次者应予胸外心脏按压，心率仍慢则经气管插管注入肾上腺素。绝大多数窒息新生儿经上处理即很好复苏，仅少数重症仍不见好转者才需用药。窒息新生儿复苏好转后应给予密切观察监护。

预防本病要做到孕妇定期作产前检查，以便及时发现异常，给以适当的治疗。若胎儿的心率、心律异常提示胎儿缺氧，应及时给产妇吸氧，并选择适当的分娩方式。临分娩时产妇情绪要稳定，因过度换气后的呼吸暂停可使胎儿血氧分压降至危险水平。产妇用麻醉剂、止痛剂、镇静剂一定要掌握指征，并谨慎掌握剂量。

新生儿呼吸困难

临床表现　新生儿呼吸困难是指呼吸增快（每分钟大于 60 次），伴有呼气时呻吟，胸骨上窝、肋间隙、剑突下吸气性凹陷（三凹征）。健康足月新生儿安静时呼吸频率为 40 次/分钟，但新生儿呼吸频率变化很大，因此在确定呼吸频率是否正常时，需连续观察数分钟才可得到正确结果。由于新生儿胸廓上下运动幅度小，以腹式呼吸为主，因此观察呼吸运动时以观察腹部运动更为容易。数呼吸时，要在小儿安静时数，不要在小儿哭闹、吃奶或刚吃奶后数呼吸，这时数出来的呼吸次数不能反映真实情况。新生儿呼吸频率如持续超过 60～70 次/分钟，称呼吸增快，也称"气急"，是呼吸困难的早期表现；呼吸频率持续低于 15～20 次/分钟，称呼吸减慢，提示存在严重的呼吸衰竭。健康新生儿安静时呼吸不费力，呼吸困难时可见胸骨上凹、肋间和剑突下凹陷（三凹症），呼气时常可听到哼哼声（呼气性呻吟），这些都是呼吸困难的严重表现。早产儿还可表现为呼吸不规则及呼吸暂停。新生儿呼吸困难是严重疾病的表现，需立即到医院诊治。

病因及防治　有许多原因可引起新生

儿呼吸困难,不但呼吸系统疾患可以引起,而且心脏病、神经系统疾患及酸中毒、低血糖等代谢性疾病均可引起呼吸困难。呼吸道疾病引起新生儿呼吸困难症状的疾病有多种,常见的有以下几种。

1. **新生儿感染性肺炎**　感染可以发生在出生前、娩出时及出生后,所以发病的早、晚不一。呼吸道合胞病毒肺炎可在婴儿室内流行。病儿有的表现为反应差、吸吮无力、呛咳、食欲不佳、口吐泡沫等;有的表现为呼吸困难伴紫绀。大部分病儿肺部有细水泡音,但有部分小儿并无明显体征,需经 X 线检查后证实。

除根据病原体选用抗菌药物外,气急、紫绀者尚需供氧,而营养的维持亦很重要。大部分病儿要住院治疗。母亲临产有感染或羊膜早破者,新生儿宜用抗生素预防,新生儿有上呼吸道感染时应及时治疗。

2. **吸入性肺炎**　指羊水或胎粪吸入引起的肺炎。胎儿在宫内或娩出过程中有缺氧,因而出现呼吸运动致吸入羊水或带有胎粪的羊水,足月儿及过期儿相对较多见。一般在出生后即有气急、紫绀等症状,肺部听诊可闻及水泡音。胎粪吸入尚可并发气胸、肺动脉高压。病情轻者 1～2 日症状即减轻,重症会导致呼吸衰竭,避免宫内缺氧、窒息是预防本病的关键,若已有羊水或胎粪吸入,在刚娩出时即应尽量将吸入物吸出。

3. **湿肺**　又名新生儿暂时性呼吸困难。较多发生于足月儿或过期产儿,出生时有窒息史或剖宫产的小儿较易发病。病儿肺内液体暂时积留过多,可能与他们肺内液体淋巴转运功能不完善有关。小儿在出生后 2～5 小时内出现呼吸急促,呼吸每分钟 60 次以上,有的伴紫绀,重症者有呼气时呻吟。而小儿一般情况尚佳,不影响吮乳。

有气急、紫绀时可给氧气吸入。本病为自限性疾病,一般在 2～4 日内恢复正常。

4. **新生儿肺透明膜病**　又称特发性新生儿呼吸窘迫综合征,主要发生在胎龄不足 35 周的早产儿,糖尿病孕妇娩出的新生儿,娩出前缺氧、失血或剖宫产娩出的早产儿更易发生。这类小儿肺尚未成熟,肺泡缺乏表面活性物质(该物质的作用是使肺泡表面张力降低,防止肺泡在呼气时萎陷),呼气时肺泡表面张力大而趋于萎陷,在吸气时要使肺泡再张开需要很大的负压,使呼吸时很艰难。出生后不久呼吸较快,至 5～6 小时症状明显,呼吸快伴有呼气呻吟、吸气性凹陷、紫绀、呼吸暂停,常有明显的缺氧和酸中毒。第 2～3 日是病情最严重的阶段。

本病治疗复杂,包括呼吸管理,表面活性物质替代疗法,必须住院治疗。要做好孕期保健,预防早产,避免围生期窒息,出生时保暖均很重要。抽羊水测卵磷脂和鞘磷脂的比例能反映胎儿肺成熟度,若卵磷脂和鞘磷脂比例在 1.5∶1 以下提示胎儿肺泡表面活性物质不足,给孕妇以肾上腺皮质激素(倍他米松或地塞米松)可促进胎儿的肺成熟,从而减少本病的发生。

新生儿缺氧缺血性脑病

围生期窒息可引起新生儿缺氧缺血性脑损害。窒息初,血流重新分布,若窒息持续则血压下降,导致脑部的血液灌流下降,首先累及远心端的动脉边缘带;若脑血液灌流降低严重,受累部位弥散。

临床表现　缺氧缺血性脑病有意识、肌张力、呼吸节律、反射等改变,根据病情不同分为轻、中、重度。轻度:常在出生 24 小时出现过度兴奋,对刺激反应过强,肢体颤动,睁眼时间长等,3～5 日后这些症状减轻或消失,很少有后遗症。中度:出现意识障碍如嗜睡或淡漠，反应迟钝，大约有一半出现惊厥，肌张力差，1～2 周可逐渐恢复，如症状仍不消失可留有神经系统后遗症。重度：在生后即处于浅昏迷，深浅反射消失，肌张力低下，反复惊厥，反复呼吸不规则，死亡率高，多在生后一周内死亡。存活的病儿往往留有神经系统后遗症，如智力差，运动功能障碍或癫痫等。

轻度缺氧缺血性脑病的病儿一般不会引起后遗症，中度缺氧缺血性脑病的病儿也只有部分病儿会发生后遗症。因此，对于已经发生了窒息的病儿的父母也不要过于悲观，应积极配合医生进行治疗。虽然新生儿窒息是缺氧缺血性脑病的一个主要的原因，但并非所有窒息儿都会发生缺氧缺血性脑病。目前，由于产房复苏工作做得很好，绝大多数的窒息新生儿都能很快恢复正常而不发生缺氧缺血性脑病，只有少数的孩子因缺氧程度较重或缺氧时间太长，才会发生缺氧缺血性脑病。

防治　此病预防的关键是防止窒息缺氧。因有一部分窒息缺氧是发生在宫内，所以母亲怀孕期间应定期到医院作产前检查，发现问题及时治疗。产程中加强胎儿监护以便及时发现胎儿宫内窘迫并进行处理，必要时尽快结束分娩。生后有缺氧应及时纠正以免引起大脑及其他脏器损伤。另外，新生儿大脑尚未发育成熟，有很大的可塑性，损伤部位的功能可通过代偿得到恢复，故病儿出院后应定期到医院随访检查，在医生指导下早期进行强化训练，如对病儿进行抚触，被动运动及视听刺激等，可使损伤的脑细胞得到代偿，从而预防或减轻后遗症的发生。

新生儿颅内出血

新生儿颅内出血是由于产伤和缺氧引起，这是新生儿死亡的主要原因之一，存活者有一定比例留有脑性瘫痪、癫痫、脑积水或智能低下等后遗症。产伤主要见于急产、臀位分娩、产钳助产、滞产、头盆不称等情况。胎儿头和骨盆出口大小不相称、臀位产、高位产钳、急产均可使胎儿头部受挤压、牵拉、变形过度使颅内血管破裂。近年来由于产科技术的进步和极低出生体重儿存活率的提高，产伤所致颅内出血已经明显减少，而缺氧所致的脑室内出血已成为新生儿颅内出血最常见的类型。缺氧常见于早产儿，尤其是极低出生体重的新生儿，由于早产儿凝血功能差、血管较脆弱，在缺氧时脑血管壁的通透性增加，引起颅内出血；此外，在医疗过程中，由于高渗液体的快速输注、呼吸机使用不当等均可促使颅内出血的发生。

临床表现　颅内出血的症状与出血量的多少及出血部位有关，多数在出生后 2～3 日内出现。可表现为躁动不安、高声调尖叫、两眼凝视、眼球震颤、四肢肌张力高、惊厥等，若小儿表现为昏迷、呼吸浅而常屏气、肌肉松弛及觅食反射、拥抱反射消失、瞳孔大小不等或散大，则表明病情重，病死率高，存活者多有后遗症。

颅内出血的诊断除根据病史、症状外，CT 及颅脑 B 超检查很有诊断价值，B 超对脑室内出血敏感性高。

防治　为了避免新生儿颅内出血，关键在于做好围生期保健，防止早产；对有胎位异常的产妇应积极采取纠正措施；对有缺氧史的新生儿，要加强护理，及时发现，及时治疗。孕妇分娩前使用吗啡、乙醚等止痛麻醉剂要谨慎，以免抑制小儿呼吸。早产儿、难产或有窒息史的新生儿宜仰卧、略抬高头部（约 30°），这种体位颅内压较低。换尿布、喂奶、穿衣等护理操作时，动作要轻。颅内出血的新生儿应尽量就近治疗，长途颠簸会增加出血，从而加重病情。

新生儿黄疸

黄疸是指血清胆红素升高引起皮肤及巩膜黄染。胆红素是血红蛋白分解产物之一，衰老红细胞是胆红素的主要来源。新生儿胆红素代谢具有以下几种特点：①每日每千克体重为单位产生的胆红素增多。②肝脏细胞对胆红素摄取能力在出生后头几日能力不足。③肝内葡萄糖醛酸转移酶活力低，形成结合胆红素的能力差。④刚出生时新生儿肠道内无细菌，不能将结合胆红素还原成尿胆原，而结合胆红素被肠腔内 β 葡萄糖醛苷酶分解成未结合胆素，后者又很快地被肠道吸收入血液。所以大部分新生儿在出生后一定时期内发生生理性黄疸。

1. **新生儿生理性黄疸**　主要特点：①在出生后第 2～3 日开始出现，并逐渐加深，在第 4～5 日黄疸较深。②黄疸有一定的限度，其颜色不会呈金黄色。黄疸主要分布在面部及躯干部，而小腿、前臂及手、足心常无明显黄疸。若抽血测定胆红素，足月儿在黄疸高峰期一般不超过 204 微摩尔/升（12 毫克/分升），早产儿不超过 255 微摩尔/升（15 毫克/分升）。③足月儿的生理性黄疸在第 2 周初开始减轻至第 2 周末基本消退，早产儿黄疸一般在第 3 周消退。④小儿体温正常，食欲好，体重渐增，大便及尿色正常。

2. **病理性黄疸**　有很多原因可使新生儿发生病理性黄疸。如有下列表现之一时常提示黄疸为病理性：①黄疸出现得早：出生后 24 小时内即出现黄疸应视为异常。②黄疸程度重：黄疸呈金黄色或黄疸遍及全身，手掌心、足底亦有较明显的黄疸或血清胆红素大于 205～255 微摩尔/升（12～

15 毫克/分升）。③黄疸持久：出生 2～3 周后黄疸仍持续不退，甚至加深，或黄疸减轻后又加重。④伴有贫血或大便颜色变淡者。⑤有体温不正常、食欲不佳、呕吐等表现者。有病理性黄疸时应引起重视，因为它是疾病的表现，应寻找病因，而且未结合胆红素含量高到一定程度时会通过血脑屏障损害脑细胞（常称核黄疸），引起死亡或有脑性瘫痪、智能障碍等后遗症。所以一旦怀疑小儿有病理性黄疸，应立即就诊。

新生儿病理性黄疸的主要原因：①红细胞破坏增多：常见因母亲与胎儿血型不合引起的新生儿溶血病。红细胞的葡萄糖-6-磷酸脱氢酶缺陷亦可在新生儿期发生溶血，在我国广东、广西、四川等地较多见。头颅血肿或其他部位出血使红细胞破坏增加，从而黄疸加深。②感染：感染时细菌毒素可以抑制肝细胞葡萄糖醛酸转移酶的活力，影响胆红素代谢。有的细菌又可使红细胞破坏增加，胆红素产生增多。此外，细菌、病毒感染可直接损害肝脏而引起黄疸。③出生时窒息、缺氧或生后胎粪排出延迟者，黄疸往往较深。④先天性甲状腺功能低下（克汀病）病儿的黄疸消退常延迟。

3. **母乳性黄疸**　本病约占母乳喂养的 1%，原因不明，可能因胆红素自肠道重吸收增加所致。

表现为小儿生理性黄疸不退，在第 2 周末黄疸达高峰，历时 1～2 个月才退清。除黄疸较深外，小儿并无其他异常。如暂停母乳 2～3 日黄疸会明显减轻。母乳性黄疸一般并不会造成不良后果，诊断明确后不必停止母乳喂养。

新生儿黄疸的防治：生理性黄疸一般毋需处理，出生后即开始进食，可以促胎粪及早排出，而且肠道的正常菌群亦可较早建立，从而减少胆红素自肠道重吸收，会减轻黄疸。新生儿有黄疸时要避免使用磺胺异噁唑、维生素 K 和阿司匹林等药物,以防止这些药物加重黄疸或促使核黄疸的发生。红细胞葡萄糖 - 6 - 磷酸脱氢酶缺陷时,很多具有氧化作用的药物不能使用。病理性黄疸者应视不同进行治疗,并根据黄疸程度选择光照疗法,输注白蛋白,仅极少数需交换输血。

新生儿溶血病

病因 新生儿溶血病是指母亲与胎儿血型不合引起新生儿免疫性贫血。人类红细胞有很多血型系统,主要是 ABO 及 Rh 系统,新生儿溶血病常分 Rh 血型不合溶血病和 ABO 血型不合溶血病。在怀孕期或分娩时可有数量不等的胎儿红细胞进入母体,若母胎之间血型不合,则母亲体内缺乏胎儿红细胞所具有的抗原,母亲会产生相应的抗体,这种免疫抗体可以通过胎盘。若胎儿红细胞进入母体发生在妊娠晚期或娩出时,则本胎不发病,若下一胎儿与前一胎儿相同血型时就可能发病。输血时若配血只检查 ABO 血型而未查 Rh 血型,Rh 血型抗体也可能因输入不同 Rh 血型抗原的血而产生。

因 A、B 血型物质在自然界存在较广,感染寄生虫、注射疫苗等可使机体产生抗 A、抗 B 免疫抗体,所以 ABO 血型不合所导致的新生儿溶血病在第一胎发生并不少见。而 Rh 血型不合溶血病很少发生在第一胎。

ABO 血型系统共有"A"、"B"、"AB"和"O"型 4 种血型,ABO 血型不合溶血病主要发生在母亲是"O"型、胎儿是"A"型或"B"型的情况下。Rh 血型系统中有抗原六种(C、c;D、d;E、e),有 D 抗原者称 Rh 阳性,无 D 抗原者为 Rh 阴性。Rh 血型不合

溶血病主要见于母亲是 Rh 阴性,胎儿为 Rh 阳性者。由于我国人群中绝大多数是 Rh 阳性,所以 Rh 溶血病在我国发病率并不高,但其病情较重,仍应予重视。Rh 溶血病亦可发生于母婴均为 Rh 阳性者,见于 E、e、C、c 等血型抗原不合,其中以 E 抗原不合(母为 ee,而小儿为 E)相对多见。

临床表现 新生儿溶血病的症状与溶血过程有关,临床表现的严重度可以有很大的差别,大致可分为 3 种类型。

1. 胎儿水肿 这类病儿在胎儿期溶血严重,出生时明显贫血,呼吸困难,有水肿、腹水及胸腔积液,常在出生后不久死亡,甚至为死胎。

2. 高胆红素血症 Rh 溶血病者常在出生后 1 日内出现黄疸。ABO 溶血因症状较轻亦可在第 2 日出现黄疸,并迅速加深呈金黄色,手掌、脚底均明显黄染。贫血程度不一,有的小儿因未结合胆红素过高,或有酸中毒、血清白蛋白浓度较低等因素又未及时治疗,发展成核黄疸,造成严重后果。

3. 轻型 其黄疸程度似生理性,亦无明显贫血,易漏诊。

另外,有少数新生儿溶血病病儿直至出生后 3~6 周才表现明显的贫血,称为"后期贫血",较多见于 Rh 溶血病。

诊断 本病的诊断除根据临床表现外,尚需作血型抗体检查,测出有关的血型抗体并证明小儿红细胞被该抗体所致敏才能确诊。

治疗 胎儿水肿型的病儿在生后应尽快换血治疗。表现为高胆红素血症者在早期可以作光照疗法,若黄疸过深或小儿一般状况欠佳时为预防核黄疸需作交换输血疗法。避免小儿受冷,纠正酸中毒,进食不够时滴注葡萄糖液等措施亦很重要。孕期

测母体血中有关的血型抗体滴度，必要时检查羊水中胆红素的浓度，有助于诊断胎儿是否患溶血病及了解病情。并可根据预测到的病情考虑是否需要作宫内输血治疗或提前分娩。

新生儿败血症

新生儿败血症是严重的全身性细菌感染。细菌在血循环内不断生长繁殖、释放毒素引起各种症状，细菌也可以通过血循环进入身体的各个脏器如脑、肺、肝、肾、肌肉、中耳、骨骼等引起迁移性病灶，其中最常见的是并发脑膜炎。新生儿本身的免疫功能差，不容易把入侵的细菌局限而易致全身感染，黏膜、皮肤、胃肠道及泌尿道常常是细菌入侵的门户，尤其需注意脐部的清洁，因为此处常易被细菌污染和感染。

病因　新生儿败血症有 3 个常见的感染途径：①产前孕妇有感染，通过胎盘传给胎儿，称为宫内感染。②因胎膜早破，细菌可从阴道上升污染羊水感染胎儿，常在出生后 3 日内发病。③出生时因脐带处理不当造成脐部的炎症，或因出生后护理不当造成的皮肤化脓性炎症，如脓疱疹、脓头疖子等均可引起新生儿败血症，少数人挑"板牙"、割"螳螂嘴"损坏口腔黏膜也可使细菌入侵。此外，新生儿发生肺炎、腹泻时，细菌通过黏膜进入体内引起败血症。出生后感染引起的败血症起病较晚，常在出生3～4 日以后发病。

临床表现　新生儿败血症缺乏典型的症状。病初常是精神萎靡，哭声低下或不吃、不哭，黄疸突然加深或退而又现。病情严重时可以有面色苍白或青灰、体温过低、抽痉甚至呼吸不规则、心跳减弱。如果并发脑膜炎，还可以发生惊厥和前囟隆起。新生儿败血症的发病率在新生儿疾病中占

有相当的比例，并可危及生命，尤其是在并发脑膜炎时，如不及时积极治疗，即使存活也可能留下后遗症，所以一旦发现有败血症的可能，应及早送医院诊治。

防治　为预防新生儿的败血症，孕妇应做好产前检查，一旦发现孕妇有尿路感染或其他部位感染均应给予早期彻底的治疗。接生时应严格做好消毒及无菌操作，婴儿出生后要做好脐带的护理，尤其在脐带尚未脱落时要避免大小便的污染，注意保持脐部的干燥、清洁，如脐部有少许脓性分泌物可应用 3% 的过氧化氢溶液（双氧水）清洁后，涂以 1% 的甲紫（龙胆紫），处理无效或脐部周围皮肤有红肿应送医院治疗。护理婴儿前，成人应洗手。新生儿室内要勤通风，保持空气的新鲜，避免过多的人探视。婴儿有皮肤感染、肺炎、腹泻等要及时治疗。

先天性梅毒

先天性梅毒又称胎传梅毒，由于孕母患有梅毒，在妊娠第 3～4 个月，母血中的梅毒螺旋体开始通过胎盘进入胎儿体内，导致胎儿的感染。

临床表现　胎传梅毒的临床表现多种多样，胎儿早期感染可致死产死胎，而在胎儿晚期感染症状出现时间可晚些。孕妇患第一、二期梅毒其传染性强，胎儿大多数受感染，但出现症状者仅 50%，孕妇若为早期隐性梅毒，胎儿感染率约 40%，而孕妇为晚期隐性梅毒，胎儿感染率约 6%～14%。

先天性梅毒可分为早期和晚期二型，早期先天性梅毒若及时治疗，可以治愈，生长发育正常；而晚期先天性梅毒螺旋体感染虽可治愈，但遗留的骨骼、神经系统和眼睛的损害却可持续终身。大部分新生儿初生时无症状，2～3 周后才逐渐出现。也有

的在一出生时就有皮疹、四肢端脱皮、肝脾肿大。通常鼻炎是先天性梅毒的首发症状，表现为鼻塞、流涕和哺乳困难，伴脓性或血性分泌物；如果侵犯到喉部引起喉炎及声音嘶哑。新生儿生后出现上述症状，应去医院诊治。如生母为梅毒者，应告诉医生，不要隐瞒，以免延误诊断。

防治　对先天性梅毒应强调预防，怀孕前一定要作相关的性病血清学检查，发现梅毒应及时治疗，待彻底治愈后再考虑怀孕。对孕妇进行筛查，一旦发现，应在怀孕早期3个月内给予正规治疗，早期发现患梅毒的孕妇并予治疗，能预防或治愈胎儿梅毒。到目前为止，青霉素仍然是治疗梅毒的最好药物，早期应用疗效极高。所以孩子一旦感染此病，应尽早给予治疗，不要放弃。疗程完毕后还要遵照医生的嘱咐按时重复作血液检查，必要时重复治疗。

新生儿坏死性小肠结肠炎

新生儿坏死性小肠结肠炎多发生在体重低于2 500克的早产儿，或出生时曾发生窒息，或出生后曾患过腹泻的新生儿更易发病。本病是一种严重疾病，需及时送医院治疗。病因和发病机制尚未完全明了，过去认为窒息和肠道缺氧是主要原因。现在认为肠道细菌感染是主要原因。新生儿或早产儿的早期，肠道正常细菌尚未完全建立，肠蠕动又较慢，为条件致病菌（如革兰阴性杆菌）创造了繁殖条件。使肠道发生炎症，于是细菌及其发酵产物（氢气）穿过肠黏膜进入肠壁产生肠壁囊样积气，炎症所产生的代谢产物和细胞因子，使肠壁发生坏死。

临床表现　本病无明显季节性，多发生在出生后2～3周以内，以2～10日为高峰。主要表现有腹胀、呕吐、腹泻和便血。腹胀有时很重，呕吐物可呈咖啡色，大便可带鲜血或为黑粪，轻型者大便外观虽可正常，但隐血试验阳性，表示有潜在的出血。拍摄腹部平片对诊断有很大帮助，小肠广泛充气、肠壁有气囊肿，是本病的典型X线表现，有时在肝区出现门静脉充气影。肠穿孔时还有气腹。

防治　治疗主要是禁食，停止一切经口喂养的奶和水5～10日，禁食期间从静脉滴入营养液和液体，有时需输血或血浆，待症状消失后开始喂糖水和喂奶，均从少量开始，逐渐加量。为控制肠道细菌感染可用抗生素治疗，如阿莫西林，也可用第三代头孢类抗生素，如头孢哌酮、头孢他啶、头孢曲松。必要时还需外科手术治疗。

新生儿破伤风

新生儿破伤风是由于脐带处理不当感染了破伤风杆菌，其产生的破伤风痉挛毒素造成人体的痉挛及惊厥。新生儿破伤风俗称"脐带风"、"七日风"、"锁口风"，可严重危害新生儿的生命，本病完全可以预防。破伤风杆菌喜欢在无氧的条件下生存，它广泛存在于泥土或人及家畜的粪便中，有很强的抵抗力，需要高温高压消毒才能被杀灭。所以接生时手或处理脐带的刀剪、线绳盖在脐部的辅料消毒不严，都可使此菌进入脐部，繁殖并释放毒素而使新生儿发病。

临床表现　此病的潜伏期为3～14日，病儿通常在出生后1周左右发病。潜伏期越短病情越重。最初的症状为吸奶时口张不开，不久出现牙关紧闭，越用力让他开口，越是牙关咬紧，以至完全不能吸吮；病儿面部肌肉痉挛，嘴角向两侧牵，呈苦笑面容；全身肌肉的痉挛造成颈项强直、头后仰、双手握拳、四肢抽动或强直、全身成角弓反张状；还会出现屏气，严重时可造成缺氧紫绀，甚至呼吸心跳停止而危及生命；随着病情的发展，抽搐时间越来越长，而间歇时间越来越短，任何光、声、触动等外来刺激均可促使其抽搐的发作。早期不发热，以后抽搐频繁或继发感染时可发热，且容易并发肺炎和败血症。出生后1周左右一旦出现上述症状，接生时存在脐带结扎消毒不严，辅料不清洁，应高度怀疑为新生儿破伤风，应及时送医院治疗。

防治　一旦诊断破伤风，即应给予破伤风抗毒素或破伤风免疫球蛋白；同时要清洁处理脐部，应用青霉素以清除体内的破伤风杆菌；抗惊厥药物的应用是破伤风治疗的关键；其次还有良好的护理，尽量避免声、光等刺激，清除呼吸道分泌物，保证足够的营养及水分等；通过这些措施可以挽救病儿的生命。

预防是根本解决本病的最好方法，必须严格执行新法接生，用的刀、剪必须严格消毒。加上正确良好的脐带护理，完全可以防止此病的发生。即使紧急情况下接生，也应把断脐的刀、剪及线绳在水中煮沸30分钟以上，或将刀剪在火上烧红后应用，并应尽量把脐带的残断留得长一点，以便进一步处理，一旦脐带处理不当，应争取尽快把脐残端切去，重新结扎，切断处用3％的过氧化氢溶液（双氧水）清洁，并涂以2.5％的碘酊，同时预防性应用破伤风抗毒素及青霉素。

新生儿低血糖症

糖是人体能量的重要来源，胎儿时期糖来自母体，出生后则从食物中获得。进入人体的糖以糖原储存在肝脏、肌肉和其他器官。血液中含有一定量糖，清晨未进早餐前的血糖每升约5.55毫摩尔（每分升100毫克）。在供应能量的过程中血糖不断消耗，但也不断从肝糖原分解中获得补充。胰岛素是调节血糖的重要内分泌。如果因各种原因不能维持血糖量，当降低至一定程度后称为低血糖。新生儿和早产儿当血糖每升低于2.22毫摩尔（每分升40毫克）称为低血糖。新生儿期以后的小儿当血糖每升低于3.33毫摩尔（每分升60毫克）称为低血糖。

低血糖在新生儿期较为常见，特别是生后头几日的新生儿。因为胎儿的葡萄糖是依靠妈妈供给的，出生时脐带一结扎，来自于妈妈的葡萄糖供给就终止了。而胎儿肝脏储存的糖原又比较少，尤其是低出生体重儿、早产儿、小样儿。因此对于这些新生儿来说，生后如不提早喂奶，就很容易发生低血糖。还有，患一些严重疾病的新生儿，如窒息缺氧、呼吸窘迫、败血症、硬肿症等，由于葡萄糖的消耗较多，也会发生低血糖。再有，妈妈患糖尿病的新生儿由于血中胰岛素的水平较高，更是容易发生低血糖。

临床表现　新生儿低血糖的症状往往不像大孩子那么典型，常为无症状型。有的病儿仅仅表现为阵发性发绀，若不仔细观察，容易漏诊。典型的症状可有四肢抖动、惊厥或昏迷。低血糖时新生儿出现阵发性紫绀、呼吸暂停、反应迟钝、惊厥、震颤及眼球转动等，有时出现皮肤苍白、多汗和体温不升。症状多发生在出生后数十分钟或晚至出生后2～3日，小样儿的低血糖症状可反复发作。由于神经系统代谢所需的热量几乎全部依靠糖，因此如低血糖持续时间过长，或发作次数过多，可使大脑发生退行性改变或软化而出现后遗症。

防治　宝宝在出生后要尽早开始喂奶，如果没有母乳或母乳量不够，应该及早通知医生或护士,以便能够及时为宝宝添加奶粉。对有发生低血糖可能的新生儿在生后1小时内要测定血糖,以便及时预防和治疗。血糖偏低时即开始治疗,尽可能提早喂10%～20%葡萄糖液,出生后2～3小时提早喂奶,如血糖仍低则改为静脉滴注10%～15%葡萄糖液,每日补充的液体量80～100毫升/千克体重,以维持正常血糖量。

新生儿呕吐

呕吐是新生儿时期一种常见症状,固然与新生儿生理解剖特点有关,又可因喂养不当引起,不少疾病及先天性消化道畸形也会导致呕吐,这些呕吐有一定的特点,可以帮助诊断。

1. **是溢乳还是呕吐** 溢乳多见于初生1～2日正常的新生儿及喂养不当,但食管闭锁、贲门痉挛、胃食管反流、食管裂孔疝也均可表现为溢乳。

2. **呕吐开始出现的日龄和呕吐物性状** 第1次进食即吐,伴呛咳紫绀者为食管闭锁;出生后48小时内出现含胆汁的呕吐,考虑为先天性肠梗阻;出生后2周左右出现不含胆汁的喷射性呕吐,要考虑为幽门肥厚性狭窄。呕吐物为白色唾沫样或原奶,符合食管闭锁的表现;呕吐为不含胆汁奶凝块,则为幽门或肝胰壶腹以上的十二指肠梗阻;含胆汁示十二指肠第二部以下小肠梗阻,但内科性疾患引起剧吐时也可含胆汁;吐出粪水样物则为低位性肠梗阻;吐出物含血要考虑为应激性溃疡、食管裂孔疝、新生儿出血症等,但生后不久要除外咽入母血。

3. **生后排胎粪情况** 切勿将生后排出白色便或灰绿色黏冻样物误为胎粪。小肠带有针空样小孔的膜状闭锁儿胎粪颜色

可较正常。胎粪排出延迟者要除外巨结肠、克汀病。

4. **有无腹胀及胃、肠型** 高位性肠梗阻时腹部不胀或仅上腹部胀;低位性肠梗阻时则全腹胀;胃蠕动波见于幽门肥厚性狭窄、小肠闭锁者,而低位肠梗阻可见胃、肠型。

5. **其他** 观察小儿是否有精神萎靡、厌食或黄疸突然加重,若有这些表现则以感染、颅内病变或代谢性疾病可能性大,但外科性疾患反复呕吐引起明显水、电解质紊乱时也会出现这类表现。黄疸加重既可见于感染、颅内出血、胎粪延迟性排出、半乳糖血症等内科疾患,又见于低位肠梗阻、幽门肥厚性狭窄等外科疾患。右上腹摸到枣核样肿块为幽门肥厚性狭窄的重要体征。

新生儿出血性疾病

出血与血管壁、血小板及凝血因子有关。新生儿出血性疾病中最常见的为新生儿出血症(凝血因子缺乏)及血小板减少症。

1. **新生儿出血症** 新生儿出血症的根本原因是缺乏凝血因子。正常人体内的部分凝血因子需维生素K才能合成,人体肠道内的细菌可合成一部分维生素K,新生儿出生前肠道无细菌,出生后头几日肠道内的细菌也不多,故合成维生素K也少;而且新生儿出生后2～3日进食少,母乳中维生素K含量较少。所以新生儿体内的凝血因子在生后都有一过性的下降,在出生后2～3日下降至最低,个别新生儿下降得特别明显,便发生出血。由于母乳中维生素K含量少,部分单纯母乳喂养小儿,在出生后1个月左右也可因维生素K缺乏造成凝血因子的缺乏,从而发生颅内出血,即晚发性维生素K依赖性因子缺乏性颅内出血。

本病在新生儿早期发生,大都表现为脐部或肠道出血,也可发生在鼻部或肾脏的出血,严重的可发生颅内出血。同时有面色苍白、注射部位出血不止等现象,严重者可有出血性休克,甚至死亡。

肌内注射维生素K能使出血倾向很快得到纠正,严重者需输注新鲜血。颅内出血者部分会遗留神经系统的后遗症。新生儿出生后即刻常规给予维生素K 0.5~1毫克,肌内注射,能很好地预防新生儿出血症。

2. 血小板减少症 孕妇有血小板减少症或应用某些药物(如奎宁、奎尼丁和磺胺类等)可使新生儿血小板减少而引起出血,其他如窒息缺氧、感染等也可引起血小板减少而导致出血。由孕母疾病或用药引起的血小板减少症发生在生后数小时或1日左右,迅速出现全身广泛的出血点、瘀斑,也可发生呕血、便血、鼻出血、脐部渗血等,严重的病儿可能发生颅内出血。

本病一般在出生后1周左右逐渐好转,部分病儿需要应用肾上腺皮质激素治疗,严重的需输新鲜血或换血。

晚发性维生素K依赖因子缺乏性颅内出血

晚发性维生素K依赖因子缺乏性颅内出血为新生儿后期及婴儿时期的一种出血性疾病。

病因 多见于年幼的婴儿。其主要原因为体内维生素K缺乏,引起需维生素K参与合成的凝血因子(维生素K依赖因子)水平下降,继而导致本病的发生。人体内的凝血因子有10余种,其中Ⅱ、Ⅶ、Ⅸ、Ⅹ 4种因子的合成需维生素K参与。由于人体自身不能合成维生素K;体内的维生素K均需从外界获取。机体摄取维生素K的主要途径为:①通过食入含有维生素K的食物。②肠道内大肠埃希菌产生后由肠道吸收。婴儿出生时体内维生素K储备不多,其主要食品乳品中维生素K含量很少,因而婴儿初期食物获取的维生素K很有限。随着喂养,食物品种的增多,维生素K的来源增多。婴儿肠道菌群建立后,菌群中大肠埃希菌合成的维生素K亦成为维生素K的来源。母乳喂养的婴儿由于肠道内大肠埃希菌很少,母乳中维生K含量低于牛乳,容易发生维生素K缺乏。此外,婴儿腹泻病、肝胆疾病和广谱抗生素应用均可影响机体维生素K的摄取。

本病多见于1岁以内单纯母乳喂养、未及时添加辅食的婴儿,以1~2个月年龄组最常见。患儿起病前可有腹泻、感冒等前驱疾病史,少数有慢性肝胆疾病,如婴儿肝炎综合征,或较长时间应用广谱抗生素史。

临床表现 起病常急骤,临床表现以颅内出血最具特征性。出血部位和程度各不相同,出血多见于两大脑半球内蛛网膜下隙、脑室管膜、脑实质和硬膜下等部位。疾病初期,病儿常表现的症状为面色苍白、精神萎软或烦躁不安、拒奶、呕吐、前囟凸出、肢体肌张力增高或降低等,一般无发热或仅有低热。部分病儿伴有皮肤瘀点、瘀斑,大便带血或口鼻出血,或注射部位出血不止等出血倾向。随着病情发展,症状迅速加重。出血量较大时可见明显面色、口唇苍白等贫血征象,并出现喷射性呕吐、嗜睡、频繁抽搐、昏迷及瘫痪等症状。严重者可发生脑疝、呼吸循环衰竭而导致死亡。

由于疾病初期症状缺乏特征性,因此早期发现和识别症状对于本病的诊断和进行早期干预治疗,以及改善预后极为重要。对于一些单纯母乳喂养的婴儿,或存在维生素K缺乏基础的病儿,如在短期内出现苍白、精神不振、前囟凸出等症状时,应及时去医院就诊检查。

防治　维生素 K 依赖因子缺乏性颅内出血完全可以预防,目前出生后给予肌注维生素 K 已经成为各级妇幼保健机构的常规方案。对于存在明显维生素 K 缺乏病因基础的病儿,可每日 1 次给予注射维生素 K_1 10 毫克,连用 2～3 日。晚发性维生素 K 依赖因子缺乏性颅内出血的治疗主要为补充维生素 K 止血,纠正贫血,降低颅内压及改善脑功能等处理。出血量少和早期治疗的病婴预后较好。部分病情较重的存活病儿可遗留智能低下、瘫痪、脑积水及继发性癫痫等后遗症。

先天畸形

先天畸形指新生儿在分娩前机体就已经存在的结构上的缺陷,包括解剖上的异常,如无脑畸形、脊柱裂等;也包括组织异常、细胞异常、染色体异常和分子的异常,如 21-三体综合征和苯丙酮尿症等。先天畸形可造成胎儿/婴儿的死亡,大约五分之一至四分之一的婴儿死亡是由出生缺陷造成的,并可导致大量儿童患病和长期残疾。

病因　先天畸形的发生有遗传和环境两大因素。根据全国出生缺陷监测的结果推算,我国每年有 30 万～40 万名婴儿在出生时可发现患有严重的、肉眼可见的先天畸形,其中占第一位的是神经管畸形。先天畸形可分为微小畸形、主要畸形及单发、多发畸形等。据统计,有 3 个和 3 个以上微小畸形者合并重要先天异常的危险性明显增加,与遗传关联性大。除遗传因素外,父母高龄,母有无慢性病(糖尿病、甲状腺病、自身免疫病等)等都是高危因素。目前宫内发育迟缓与先天畸形的关系研究较多,足月宫内发育不良儿 9% 有严重畸形,早产小样儿的先天畸形比适于胎龄儿发生率高 4 倍,糖尿病母亲婴儿畸形发生率高。风疹及巨细胞病毒感染、母亲饮酒、吸烟、服用过可卡因、雄激素、碘、环磷酰胺、丙戊酸、铅、汞等,也能造成结构畸形。

诊断　在胎儿出生前,可以通过各种手段对胎儿进行先天性缺陷进行诊断。目前高频、高清晰度的超声技术对胎儿的大体结构异常可以进行诊断,比如中枢神经系统发育异常(无脑畸形、脊柱裂、脑膨出、脊髓脊膜膨出、脑积水、小头畸形、全前脑畸形等)、消化系统发育异常(食管闭锁、幽门狭窄或闭锁、肛门闭锁、腹裂畸形等)、胎儿泌尿系统发育异常(多囊肾、肾缺如等)、心血管系统发育异常(大动脉转位、左心发育不良综合征、法洛四联征等)以及其他类型(如骨骼发育异常、马蹄内翻、唇裂和腭裂等)。

基因诊断的优点是灵敏,特异性高,没有组织特异性的限制,可做症状前诊断,有利于早期治疗及提供预防措施,提高生活质量。基因诊断是对患病新生儿及其家系进行分析,确定与疾病相关的基因,采用 DNA 分子技术对怀疑致病的目的基因进行检测,明确基因的突变类型或与致病基因相连锁的多态性标记。基因分析的目的是确定诊断,尤其是症状前诊断,检出家系中突变基因携带者,进行产前诊断,避免有遗传病的小儿再出生。

预防　对于存在遗传因素导致的先天畸形儿家庭应进行遗传咨询,目的主要是帮助病人、家属了解所患遗传病的性质、种类、遗传方式、预后、复发风险、可选择的治疗及预防措施等,供病者及家属在决定婚姻、生育等问题时参考。内容包括确定诊断,估计再现风险,与家属交谈有关疾病的各种问题包括医学、心理学、社会学等,如最好、最坏的预后,治疗措施,下一胎风险,是否需要、是否能做产前诊断等。

新生儿产伤

产伤是指在分娩过程中的机械因素对胎儿或新生儿造成的损伤,可发生于身体的任何部位,种类多种。产伤的发生与胎儿的大小、胎位、骨盆的形态及接产方式等有关。近年来随着围生医学的发展和产科技术的进步,产伤的发生概率已大幅度下降,但新生儿产伤仍然是危害新生儿健康的常见因素。产伤发生率由高到低依次为头颅血肿、颅内出血、皮肤软组织损伤、骨折和神经损伤。以下根据其类型分述如下。

1. **软组织损伤** 本病以皮肤挫伤最为常见。分娩时,先露部位软组织在产道受子宫收缩与产道阻滞两者共同作用,软组织受压出现淤血、组织水肿,从而造成局部皮肤挫伤。

局限性的水肿、瘀点、瘀斑一般不需要作特殊处理,约于出生后 2～7 日可自行消退,组织坏死时要保护创面,促进坏死组织脱落与创面愈合。

2. **产瘤** 产瘤也称头皮水肿或先锋头,是产伤中最常见的病变。头位分娩时,顶枕部皮肤受压导致皮肤挫伤伴组织水肿及渗出,表现为顶枕部弥漫性头皮与皮下组织肿胀,边缘不清,指压有凹陷性,范围可超越中线与骨缝,局部可有瘀点与瘀斑。

产瘤一般无需特殊处理,水肿数日后消退,瘀斑则需数周才吸收。

3. **头颅血肿** 为产伤导致的骨膜下血管破裂导致血液积聚在骨膜下,常伴发于胎头吸引、产钳助产及臀位产。头颅血肿多在顶骨、枕骨部位出现局限性边缘清晰的肿块,不跨越颅缝,有囊样感,局部头皮颜色正常。头颅血肿数周后缓慢吸收,

无并发症的头颅血肿无需治疗。巨大头颅血肿因失血过多造成贫血与低血压或黄疸加重和持续不退。帽状腱膜下血肿是头颅血肿的特殊类型,头颅肿块常不明显,仅表现为头围较正常增大,头颅肿胀、有波动感,界限不清。因颅骨腱膜下的结缔组织很松软,出血时难以止血,可出现大出血及失血性休克导致贫血、面色苍白、心动过速及低血压,甚至死亡。

治疗轻症以对症治疗为主,如有明显失血则以积极抗休克为主,需输血,少量多次补充血容量,重症需外科止血。此外,产伤性颅内出血随着胎头吸引术代替中位产钳术应用已明显减少,但在新生儿死亡原因中仍占重要位置。

4. **周围神经产伤** 本病以臂丛神经和面神经损伤较多见,可分别引起患侧上肢运动障碍和面部肌肉麻痹,较少见的尚有膈神经损伤导致同侧膈肌运动瘫痪和喉返神经损伤引起先天性声带麻痹,以及桡神经损伤从而导致患侧手腕麻痹呈垂腕畸形等。

对由于在分娩过程中多种原因导致臂丛神经根牵拉性损伤引起的上肢运动障碍,生后一周内应将前臂固定在上腹部以减少不适。出生一周以后为了避免挛缩,对肩关节、肘关节及手腕关节进行移动度活动。2～3 个月不恢复,应进一步检查,3～6 个月不恢复,考虑手术探查,修补损伤神经。

5. **产伤性骨折** 本病大多数原因为分娩时助产过程中用力不当、用力过猛或动作粗暴,助产技术不够熟练等因素所造成。最常见于长管状骨如锁骨、肱骨或股骨,在密质骨部位呈完全性骨折,而于骨骺部损伤往往很少。产程长、难产、巨大儿,或在胎儿窘迫需要快速娩出时,容易发生产伤。往往在骨折后虽有明显移位和成角畸形,由于疼痛可以不重,畸形也可不明

显，也能自行恢复，骨折后骨痂出现较早，愈合也较快，塑型功能很强，临床往往在骨痂隆起时方被发现，故应细致的检查，以免漏诊。

6. 眼损伤　眼损伤多出现在产程延长和（或）产钳术后，以角膜混浊及眼内出血最常见。轻度眼损伤包括视网膜出血、结膜下出血及眼睑水肿，这些在产后都很常见及需要注意观察，大多能自行吸收消退。角膜损伤严重者可造成弱视、高度近视、眼球震颤、视力障碍。眼内出血涉及黄斑区可致视力障碍。

7. **内脏损伤**　是由于分娩过程中不当因素所致新生儿内脏或其附件受损。内脏损伤较常见的为腹腔内脏器的破裂及脏器包膜下出血，如肝破裂、脾破裂和肾上腺出血等。内脏损伤发生率虽然不高，但一旦发生则病死率较高。症状与出血量大小及出血速度相关，早期诊断往往不容易。

诊断一经确立，应积极扩容补充循环血量，纠正凝血障碍。如发生内脏实质器官破裂及血流动力学不稳定，则需剖腹行缝合修补止血术或部分脏器切除术，以控制出血。

新生儿硬肿症

新生儿硬肿症是皮肤和皮下脂肪发硬和水肿的一种疾病，如果单硬不肿就称为新生儿硬化病。引起硬肿症的原因有受冷、早产、饥饿、感染、窒息等多种因素，单纯由于受冷引起的，也称为新生儿寒冷损伤综合征。所以新生儿硬肿症不是一个独立的疾病，而是一种症候群。新生儿由于体表面积相对较大，容易散热，而产热能力差，故在受冷、窒息缺氧及严重感染时容易发生低体温。又因新生儿皮下脂肪与成人不同，凝固点较高，在低体温时，容易发生皮下脂肪的硬化和水肿。

临床表现　此症在冬季较多见，如果是由早产、窒息或感染引起，夏季也会发生。起病多在出生后 1 周以内，常先起于面颊、小腿和大腿外侧，严重时逐渐波及整个四肢和臀部，遍至于全身，凡是有皮下脂肪积聚的地方均可发生硬肿，按压硬肿部位可有轻凹陷，像按软化的蜡烛。皮肤颜色暗红或紫色，严重者呈蟹红色。全身冰冷，体温常在35℃以下。反应低下、不吃、不哭。容易并发肺炎，严重时发生肺出血，口、鼻腔流出咖啡色液体或喷出鲜血，常是死亡的直接原因。

防治　单纯由寒冷引起的硬肿症相对预后较好，如硬肿范围不大，给予良好的保暖往往能较快恢复。而感染、缺氧等引起的硬肿即使范围不大，由于其基础病变的严重性，预后差，治疗也需要多方面的综合措施。为预防本病，产前要做好孕母保健，尽量避免早产、难产等；出生时应做好保暖工作，准备好干、热的软毛毯，小儿一出生即给予包裹及擦干身体；出生后要避免感染；注意保暖，对于体弱儿可与母亲贴身同睡，以维持其体温的正常；及时给予母乳喂养，避免饥饿；各种疾病均应早期治疗。总之，新生儿硬化症是可以预防的疾病。

新生儿皮下坏疽

新生儿皮下坏疽是发生在新生儿时期的一种皮下组织急性炎症。常在出生后6～10 日发病，以冬季多见，发生于身体受压部位。致病菌多为溶血性金黄色葡萄球菌，引起皮下组织广泛性坏死。

临床表现　发病后，病变范围迅速扩大，因此要及早发现和治疗。因新生儿时常仰卧，背部摩擦受压，容易使皮肤破损，细菌就趁机侵入，造成感染。病变常发生在背部、臀部和后枕部等处。由于新生儿的防御能力差，一旦发生感染，就不易局限而迅速发展。所以在发现病变时，往往可见大块皮肤红肿、发硬、边缘不清。在红肿的中央部位呈暗红色，摸上去较软，有皮肤浮起与皮下组织分离的感觉。如不及时治疗，病变可继续向四周迅速扩展中央软化区域也不断扩大，皮肤变为黑紫色，皮下组织广泛坏死。病儿有发热、厌食、哭吵不安等症状。常发生败血症。

防治 做好产房和新生儿室的消毒隔离工作，加强新生儿护理，注意皮肤清洁，避免破损，防止接触感染等都是预防感染发生的重要措施。当新生儿有发热、哭吵、拒食时都应检查全身皮肤，尤其是臀部等常发部位，可以早期发现病变及时治疗，并控制其发展。一般均需住院治疗。早期局部仅轻度红肿的病儿，应用抗生素治疗，并密切观察其变化。如局部皮肤已表现暗红色时，就应早期切开引流。这与一般的脓肿不同，不能等待有波动感时再切开。切口要小而多，遍及病变区，起到减压和引流的作用。选用红霉素、头孢菌素等，并给以支持疗法，一般都能控制病情的发展。

维生素 A 缺乏症

维生素 A 缺乏症是由体内缺乏维生素 A 所引起，常影响眼及皮肤的一种营养性疾病，多见于 3 岁以下的小儿。维生素 A 包括视黄醇、视黄醛和视黄酸 3 种，通常讲的维生素 A 是指视黄醇。许多食物中都含有维生素 A，在动物性食物中以肝脏含量最多，乳类和蛋黄等含量丰富。植物性食物中胡萝卜、红薯、南瓜、番茄、绿叶蔬菜，以及水果中的香蕉、柿、桃等均含有丰富的胡萝卜素（维生素 A 的前身），吸收后在人体肝脏中能变为维生素 A。早产儿易发生维生素 A 缺乏。

病因 引起维生素 A 缺乏的原因可分为两种：①喂养不当，婴儿初生时其肝脏储存的维生素 A 很少，很快被消耗尽，但初乳中含量极高，母乳和牛奶能供给足够的维生素 A，适当饮食能供足够的维生素 A，不至引起缺乏。但婴儿时期食品单纯，如奶量不足，又不补给辅食，容易引起亚临床型维生素 A 缺乏症。乳儿断奶后，若长期单用米糕、面糊、稀饭、脱脂牛奶等食品喂养，又不加富含蛋白质和脂肪的辅食，则可造成维生素 A 缺乏症。②某些疾病的影响，如慢性腹泻，使维生素 A 和胡萝卜素的吸收不良；肝或胆道的一些疾病会影响维生素 A 的吸收和贮存，以及影响胡萝卜素转变为维生素 A。慢性消耗性疾病使维生素 A 消耗增加或排泄增多，在维生素 A 摄入不足的基础上，更容易导致本病。甲状腺功能低下和糖尿病都能使 β 胡萝卜素转变成视黄醇的过程发生障碍，以致维生素 A 缺乏。

临床表现 维生素 A 缺乏的主要病理变化为上皮细胞改变，一般以眼结膜和角膜的病变最为显著，其次为呼吸道、泪腺、唾液腺、食管黏膜、胰管、泌尿和生殖系统的上皮细胞都能引起同样变化。症状以影响眼和皮肤最显著，易发生呼吸道及泌尿道感染。眼部症状出现最早，表现为暗适应性减低，视物不清，定向困难，出现夜盲，继之出现结膜与角膜失去光泽，出现结膜干燥斑（毕脱斑），病情进展则发生角膜软化，严重者可发生角膜穿孔，虹膜脱出，甚至失明。皮肤干燥，角化增生、脱屑，抚摸时有鸡皮疙瘩或粗沙样感觉于四肢伸侧及肩部最为显著；毛发干脆易脱落。舌味蕾因上皮角化味觉功能丧失，影响食欲，故婴幼儿时期可见营养不良和体格发育迟缓。

诊断　主要根据病史中饮食缺乏维生素 A,常有消化系统疾病或其他慢性消耗性疾病史,具有上述症状。血液中维生素 A 含量减少。食物中维生素 A 缺乏或有吸收障碍、排泄增加,可在数周内出现症状。小婴儿患先天性胆道梗阻、婴儿肝炎综合征,如并发肺炎则可在短时间内出现眼干燥症,应及早注意。

防治　预防本病,胎儿期孕妇应多吃富含维生素 A 及胡萝卜素的食物;婴儿期应充分供给维生素 A 含量丰富的食物,提倡母乳喂养,若母乳量不足则添加牛乳或羊乳,及时添加富有维生素 A 及胡萝卜素的辅食。早产儿应及早给予含维生素 A 的制剂每日 3 000～5 000 国际单位。较大的儿童,已能摄食多种食品,维生素 A 一般不会缺乏;患慢性消耗性疾病时,应积极治疗,并及早补充维生素 A。

维生素 A 缺乏症应尽早进行维生素 A 的补充治疗,多数病理改变经治疗后都可能逆转而恢复。治疗主要是调整饮食,补充维生素 A,治疗原发病。维生素 A 治疗,服小儿浓鱼肝油或其他浓维生素 A 制剂,每日量为维生素 A 25 000国际单位。经治疗,夜盲大都在数小时之内好转,而眼干燥则需要治疗 2～3 日以上才开始见效,一般经数日治疗眼部症状明显好转后,即渐减用量至完全治愈。眼部症状严重或进展很快,或伴腹泻或肝脏疾病,可先用维生素 AD 注射剂 0.5～1 毫升,每日深部肌注 1次(每 0.5 毫升内含维生素 A 25 000 单位,维生素 D 2 500 单位),一般 2～3 次后症状可明显好转。维生素 A 系油剂,肌注比口服吸收慢,为避免角膜 2～3 日内就可能穿孔,肌注可和口服同时治疗,病情好转后改为单独口服浓鱼肝油或其他维生素 A 制剂。眼部局部治疗用抗生素眼药水防止继续感染,重症者滴 1％阿托品扩瞳,防止虹膜脱出及粘连。皮肤角质改变则显效慢,需经 1～2 个月的治疗才恢复正常。

维生素 A 中毒症

维生素 A 中毒症是指人体摄入过量维生素 A 引起的一系列全身中毒症状。常因过多服用浓维生素 A 制剂所致。

病因　过量摄入维生素 A 或因医务人员误用大剂量维生素 A 防止慢性疾病;或因父母误以为维生素 A 为营养品,多服有利于小儿发育与健康;或将浓维生素 A 误为较淡的制剂而长时间超剂量摄入;或因多种食品都强化了维生素 A,以致每日总摄入量超过最高安全量。除摄入过量维生素 A 制剂外,动物肝脏储存大量的维生素 A,国内外皆有报道小儿或成人过量摄入各种动物肝脏致急性或慢性维生素 A 中毒者。

临床表现　维生素 A 中毒有急性、慢性两种类型。急性中毒较少见,小儿一次摄入维生素 A 30 万国际单位即可引起急性中毒(小儿浓鱼肝油滴剂每克含维生素 A 10 000 国际单位,维生素 D 5 000 国际单位)。主要表现为突发的颅内压高的症状,如头痛、呕吐、眩晕、烦躁或嗜睡、视物模糊、复视、前囟隆起、头围增大等。慢性中毒相对多见,小儿每日摄入维生素 A 20 000 国际单位以上,数月后可能产生中毒症状。主要表现有食欲下降、呕吐、体重不增;皮肤干燥、鳞片样脱屑、瘙痒、皮疹、口唇皲裂、毛发干脆易脱;骨骼、肌肉疼痛;颅内压高症状;肝脏增大,可有牙龈出血、鼻出血等出血倾向等。

防治　维生素 A 中毒完全可以预防。正常饮食的健康小儿不需要添加维生素 A

制剂,维生素 A 不是补药,不是用量愈多愈好。若需用大剂量治疗活动期佝偻病,则宜用纯维生素 D 制剂,避免服用浓鱼肝油制剂。

诊断明确后立即停服维生素 A。急性中毒症状一般 2 日后消失,慢性中毒症状多在 1~2 周后消退。骨骼变化恢复较慢。

维生素 D 缺乏佝偻病

维生素 D 缺乏佝偻病系因体内维生素 D 不足引起的一种常见的营养性疾病,以体内钙磷代谢障碍和骨样组织钙化障碍为特征。由于维生素 D 缺乏,引起全身性钙、磷代谢失常,以致钙盐不能正常沉着在骨骼的生长部分,严重者最终导致骨骼畸形。多发生于 6 个月至 2 岁的小儿,主要表现为骨骼的改变、肌肉松弛和神经精神症状。佝偻病发病缓慢,易被忽视,一旦发生明显症状时,机体的抵抗力低下,不但生长发育受影响,而且易患肺炎、肠炎等感染性疾病。

病因 维生素 D 可以通过人体内源性合成和食物摄入途径获得。维生素 D 缺乏症的发病与下列因素有关:①日光照射不足,紫外线不够使人体内源性维生素 D_3 形成减少,是维生素 D 缺乏的主要原因。如室外活动过少,缺少直接接触日光容易患本病,因为玻璃不能透过紫外线。冬春季紫外线不足,故佝偻病以冬春季多见。②喂养不当。维生素 D 摄入不足;食物中钙磷含量过少或比例不当。提倡母乳喂养,其优点之一是人乳的钙、磷比例适宜(1:2),钙的吸收率较高,所以母乳喂养儿患佝偻病较少,患病程度较轻。③需要量增加。婴幼儿生长发育快,所需维生素 D 和钙的量相对较多,尤其早产儿体内钙、磷及维生素 D 储存又较少,故更易患佝偻病。

④疾病影响。如慢性呼吸道疾病、胃肠道或肝胆疾病均可影响维生素 D 和钙磷的吸收和利用。

临床表现及诊断 佝偻病分为活动期、恢复期、后遗症期。活动期又分初期和极期。初期多从 3 个月开始发病,病儿好哭、烦躁、易惊醒、睡眠不安、多汗,常摇头以致头后部秃发。极期除初期表现外,主要为骨骼改变和运动功能发育迟缓。婴儿的头颅生长快,佝偻病时因钙质沉着少而出现软化区,手指轻按婴儿颞枕部有乒乓球样感觉,这种现象多见于 3~6 个月婴儿。3 个月以下婴儿,特别是早产儿,在囟门边缘或骨缝处亦可软化。6 个月以上的小儿,在前臂近腕关节和下肢的踝部可见环状隆起,外形似手镯、脚镯状。8~9 个月以上的病儿因两侧额骨、顶骨骨膜下骨样组织堆积,头呈方形,称为方颅。前囟闭合延迟,前囟在出生 18 个月以后尚未闭合。出牙延迟,10 个月以上尚未出牙,有时出牙的顺序颠倒,长出的牙齿缺乏釉质,易患龋病。胸部肋骨与肋软骨交界处膨大如珠子,称为肋串珠。因胸廓骨骼软化及受附着肌肉的牵拉而产生胸廓畸形,胸骨向前突出称"鸡胸",若剑突内陷成"漏斗胸",膈肌附着处的肋骨因被牵拉而内陷形成"肋膈沟(郝氏沟)",胸廓下缘向外翻为"肋缘外翻"。学坐后,因躯干重力和牵引,加上肌肉韧带松弛,可引起脊柱后突或侧弯。学站、走路时的重力影响易引起下肢弯曲,可出现"O"形腿、"X"形腿。因四肢无力使小儿会坐、站和走的年龄均较正常小儿晚。腹肌松弛使腹部膨隆。经治疗恢复期时症状逐渐减轻或接近消失。后遗症期多见于 3 岁以后,活动症状消失,但遗留轻重不等的骨骼畸形。

明显的佝偻病诊断不难,但在早期骨骼改变不明显而仅有多汗、易惊等表现时需要结合喂养史、疾病史和相应的检查才能明确诊断。

防治　佝偻病是可以预防的。温暖季节，婴儿出生后 1～2 个月即可抱到外面晒太阳，夏季可在树荫或屋檐下，如果在室内晒太阳应该开窗。积极宣传母乳喂养，及时添加各种含维生素 D 的辅助食品，4 个月加蛋黄，6 个月加肝末。满月后就可以补充维生素 D，对早产、双胎及体弱儿更应提早到生后 2 周开始补充。婴幼儿维生素 D 预防量一般为每日 400 国际单位(小儿浓鱼肝油滴剂每克含维生素 D 5 000 国际单位，1 克 20～30 滴，每日 400 国际单位相当于 2～3 滴)，服用时开始每日 1 滴，逐渐增加。早产儿生后前 3 个月可用到每日 800 国际单位。2 岁以后小儿生长发育速度减慢，又有较多室外活动，一般不需要用维生素 D 预防。如奶量不足，或早产、体弱的小儿可补给钙剂每日 0.5～1 克。孕妇及乳母也要注意营养。

治疗佝偻病的原则与预防相仿。注意饮食及护理，增加日光照射。及时治疗呼吸道和消化道疾病。特殊治疗是给予维生素 D 制剂，应去医院经过医生检查，诊断属佝偻病哪一期，在医生指导下用药，适当补充钙剂。佝偻病遗留的畸形，轻者可随着小儿生长发育逐渐自行矫正，严重的下肢骨骼畸形者，一般在 4 岁后考虑外科手术矫形。

维生素 D 缺乏性
手足搐搦症

维生素 D 缺乏性手足搐搦症又称佝偻病性低钙惊厥或婴儿手足搐搦症。因维生素 D 缺乏，甲状旁腺代偿功能不足，导致血钙降低，神经肌肉兴奋性增高，引起局部或全身肌肉的痉挛，常见的有手足肌肉抽搐或喉痉挛等。多见于 2 岁以下小儿。

病因　血钙(游离钙)浓度降低是本病的直接原因。血钙降低时，甲状旁腺受刺激而出现继发性功能亢进，分泌较多的甲状旁腺素，使尿中排磷增加和骨骼脱钙而补充血钙的不足。在甲状旁腺代偿功能不全时，血钙不能维持正常水平，引起低钙惊厥。促进血钙降低的因素有：①季节，春季发病率最高。②年龄，多在 6 个月以下。③早产儿和人工喂养儿易发病。④长期腹泻和胆道梗阻者易发病。⑤在急性感染性疾病后易发病。

临床表现　本病可伴有不同程度的佝偻病症状，早期有多汗、睡眠不安、易惊、多汗。惊厥是婴幼儿时期最常见的症状，惊厥发生时，病儿两眼上翻、四肢抽动、面部肌肉颤动，暂时失去知觉，不发热。每次发作可数秒钟至数分钟或更长，发作次数多少不定，每日数次或数日 1 次。发作缓解后多入睡，醒后神志、吃奶正常。手足搐搦是本病特有的症状，常见于 6 个月以上婴幼儿和儿童，表现为腕部屈曲，手指伸直，大拇指贴近掌心，踝关节伸直，足趾强直下曲，足底略弯，呈弓状。少数婴幼儿表现为喉痉挛、吸气困难、吸气时间延长并发出喉鸣，严重的可因窒息而突然死亡。

防治　本病预防同佝偻病。治疗包括急救处理、补充钙剂和给予维生素 D 制剂。惊厥发作及喉痉挛均有危险，必须急救处理，惊厥可行针刺人中、合谷、印堂等穴位。喉痉挛者，立即将病儿舌尖拉出口外，行人工呼吸，并即刻送往医院处理。惊厥和喉痉挛控制后，在医生指导下补充钙剂，钙勿混在牛奶中或喂奶前服，因可产生凝块，影响钙的吸收。钙剂治疗开始后，应加服维生素 D 制剂，剂量为每日 2 000～4 000 国际单位，4 周后如情况良好，改为每日口服 4 000 国际单位。增加日照。

维生素 D 中毒

维生素 D 中毒症是医源性疾病之一。通常膳食来源的维生素 D 不会过量或中毒，只有摄入过量维生素补充剂或维生素 D 及其代谢产物制剂，或对维生素 D 敏感的婴幼儿及儿童才有维生素 D 中毒的可能性。

病因　引起维生素 D 中毒的原因：①医源性维生素 D 中毒：一般应用维生素 D 每日 4 000 国际单位以上，连用数月或反复大剂量肌注维生素 D 即可引起中毒；对佝偻病的活动期、恢复期及后遗症期不加区别，不仔细询问病史，盲目反复多次投服或注射过量维生素 D；误诊：如将出牙晚、多汗、烦躁等均诊断为佝偻病，将骨发育的生理性变异误诊为佝偻病，因缺钙而致的佝偻病误诊为维生素 D 缺乏所致。②误服。③累积中毒。有父母将维生素 D 当作营养品而长期服用，导致累积中毒。

临床表现　维生素 D 过量或中毒无特异性表现，主要表现由维生素 D 过量引起血钙升高，使全身异位钙沉着及骨骼改变。高钙血症引起厌食、恶心、呕吐、腹泻或便秘、烦躁、烦渴、尿频、头痛、发热、发育落后。对有高钙血症或广泛性软组织钙化的病儿，应想到本病的可能。结合病史，有口服或注射过量维生素 D，则可诊断，骨骼 X 线摄片的干骺端硬化可以协助进一步诊断。

防治　维生素 D 中毒症状完全可以避免，按照规定的预防量服用维生素 D，治疗佝偻病应在医生指导下用药。

治疗本病应立即停用维生素 D 及钙剂。低钙饮食（乳类、蛋类和绿色蔬菜中含钙多，豆浆中含量较少）。减少日光（紫外线）照射。血钙过高时要在医生指导下加服泼尼松。

婴幼儿营养不良

婴幼儿营养不良俗称"奶痨"，是一种慢性营养缺乏症，多见于 3 岁以下的婴幼儿。由于摄入不足，或食物不能充分利用，以致不能维持正常代谢，迫使消耗自身组织，主要表现为体重不增或减轻，脂肪逐渐消失，或有水肿，肌肉萎缩，精神萎靡，易疲乏，易患感染性疾病，严重时伴有各器官的功能衰退。

病因　引起婴幼儿营养不良的原因有两种：①喂养不当，长期的营养摄入量不足或调配不当，使饮食中的蛋白质、热量不能满足生长发育的需要。②疾病影响，某些疾病致长期摄入不足，或摄入食物不能很好消化、吸收、利用，以及代谢增加或丢失过多。如婴幼儿腹泻，使营养物质的吸收和利用减少。结核病使食欲长期减退，而消耗增加。先天性畸形如兔唇、裂腭影响喂奶。

临床表现　最初表现是体重不增或减轻，严重或病久者身高也落后于正常小儿。皮下脂肪逐渐减少甚至消失，表现消瘦。皮下脂肪消减顺序首先是腹部，其次是躯干、四肢、臀部，最后是面部。因此，营养不良早期面部不瘦，不作全身检查本病易被忽略。皮下脂肪大量消失时，皮肤干燥、苍白、弹性差、毛发干枯、肌肉松弛、多哭、烦躁、较呆滞。胃口较差，常有腹泻及呕吐。可同时伴有贫血、各种维生素缺乏症。营养不良病儿因抵抗力低下，容易有各种感染，如上呼吸道感染、鹅口疮、肺炎、结核病、中耳炎、肾盂肾炎等。有时突然发生低血糖症，出现体温不升、面色灰白、神志不清、脉搏减慢，甚至呼吸暂停，需立即送往医院进行抢救。

防治　营养不良是可防可治的。婴幼儿营养不良多源于胎儿期营养不良,做好孕期保健,特别是孕中晚期的营养指导很重要。加强对婴幼儿营养的指导,提倡母乳喂养,母乳是婴儿最好的食品,如果母乳不足或无母乳,应采取合理混合喂养或人工喂养,不应单独以淀粉类喂养,因为其中缺乏蛋白质和脂肪。随着小儿年龄的增长,根据不同年龄添加各种辅助食品,由少到多、由简至繁逐渐增加,包括各种维生素和矿物盐,以满足小儿生长发育所需要的各种营养需求。合理安排生活,充足睡眠,适当户外活动。做好婴幼儿生长发育监测是及早发现营养不良的好方法。预防接种,防止传染病。因疾病因素引起的营养不良,要积极治疗原有疾病,疾病控制后,营养不良才能逐渐恢复。此外,促进消化和改善代谢功能的方法也有助于本病的恢复,如针灸疗法、捏脊与推拿、口服消化酶以助消化等。

小儿单纯性肥胖症

小儿肥胖症是指身体及皮下脂肪堆积过多,致使体重增加超过同龄、同性别或同身高健康儿童平均体重的20%或2个标准差以上。小儿肥胖症中,95%以上属于单纯性肥胖症。小儿单纯性肥胖症是与生活方式密切相关,以过度营养、运动不足、行为偏差为特征,全身脂肪组织普遍过度增生、堆积的慢性疾病。因无明显器质性疾病,亦有人称为生理性肥胖。

病因　小儿单纯性肥胖症是由遗传和环境因素共同作用而产生,遗传因素作用小,而环境因素起着重要作用。小儿单纯性肥胖症的发生与下列因素有关:孕后期营养过量、孕妇体重过重和体重增长过速;婴幼儿时期人工喂养、生后1～2个月过早添加固体食物和断奶过早;主食量、肉食量高,水果、蔬菜量低,进食过快;缺乏体育锻炼和活动;溺爱。部分有家族性肥胖史。儿童期肥胖是否演变为成人期肥胖,关键取决于其生活方式。目前认为儿童期肥胖症与成年后高血压、冠心病、糖尿病甚至成人期癌症等疾病的发病有关。因此,儿童时期在注意营养的同时,还应避免和防止过度肥胖。

临床表现　小儿单纯性肥胖症以婴儿期、学龄前期及青春期为发病高峰。病儿一般均有很强的食欲,其食量也大大超过一般同年龄儿童,且喜食淀粉类及油腻食物,不喜蔬菜。摄入热量增加,但因懒于活动而消耗较少。皮下脂肪分布均匀,以面颊、肩部、胸乳部及腹壁脂肪积累为显著,四肢以大腿、上臂粗壮而肢端较细。外表呈肥胖高大,不仅体重超过同龄儿,而且身高、骨龄皆在同龄儿的高限,甚至还超过。性发育与同龄儿童相仿,但部分肥胖女孩可出现性早熟,男孩可因会阴部脂肪堆积,阴茎被埋入,而被误认为外生殖器发育不良。智能发育良好。单纯性肥胖儿童一般无明显不适症状,少数肥胖儿童可出现活动后易疲乏、气短,或并发高血脂、高血压,极度肥胖儿可发生猝死。

肥胖症按程度可分为3种:凡体重超过按身高计算的标准体重的20%～30%者为轻度肥胖,超过30%～50%者为中度肥胖,超过50%者为重度肥胖,或按标准差评价:超过正常2个标准差为轻度肥胖,超过3个标准差为中度肥胖,超过4个标准差为重度肥胖。在诊断单纯性肥胖症时应注意排除一些病理性肥胖因素,如库欣综合征、甲状腺功能低下、垂体性肥胖等。

防治　单纯性肥胖症的治疗以控制体重增长为基本观念,不进行以减少体重为目标的所谓的"减肥"治疗,不采用禁食和饥饿疗法,不用"减肥药物"或"减肥食品",不用手术治疗或物理疗法。小儿单纯性肥胖症方法包括控制饮食、增加运动、教育和行为矫正治疗和药物辅助治疗。

1. **控制饮食** 控制饮食方面应注意在提供小儿基本营养及生长发育所需要营养物质的基础上进行。总热量应予以限制,5岁以下肥胖儿童每日总热量摄入控制在2 508～3 344千焦(600～800千卡),5岁以上则为3 344～5 016千焦(800～1 200千卡),体重控制满意后,按维持期热量供给,即5～10岁为5 434～7 524千焦(1 300～1 800千卡)。膳食原则:应多摄入蔬菜、含高纤维素和水分多的食物以增加饱腹感;选择含糖少的水果和减少油脂食物。保证蛋白质、维生素、矿物质和微量元素的摄入,以供机体生长需要。控制饮食应持之以恒,使之逐步适应所得到的食量。

2. **增加运动** 应鼓励肥胖儿童积极并经常参加各种体育锻炼,以增加脂肪消耗。运动强度因人而异,推荐中低强度持续运动,持续时间以1小时为宜,每周3～4次。运动方式宜选择跑步、快步走、游泳、骑自行车、爬楼梯和球类运动等全身运动。

3. **教育和行为矫正** 控制体重是一个较为漫长的过程,教育和行为矫正也是个渐进的过程,要改变家庭不良饮食习惯,减慢进餐速度,要树立信心,对一些有心理问题的肥胖儿童,有必要进行心理疏导。

4. **药物辅助治疗** 某些药物治疗,如二甲双胍,有抑制食欲而减少摄入量,减少胃肠对葡萄糖的吸收,减少胰岛素抵抗的作用,已被批准用于治疗严重肥胖的儿童。

生长激素缺乏症

生长激素缺乏症是由于垂体前叶功能减低、生长激素缺乏所引起的生长发育障碍,为身材矮小最常见的原因之一。生长激素缺乏症又称为垂体性侏儒。凡身高低于同地区、同民族的同年龄、同性别的健康儿童身高的2个标准差,或者在生长百分位曲线的第3百分位以下者(即100个符合条件的孩子从矮到高排成一队,排在前3位者),称为身材矮小。生长激素缺乏症可因垂体的发育异常、肿瘤或炎症等病变损伤垂体前叶或下丘脑、遗传及基因缺陷等因素引起,导致生长激素分泌不足。生长激素可通过调节葡萄糖、脂肪、蛋白质代谢促进生长,也通过刺激肝脏产生胰岛素样生长因子-1,刺激骨和软骨的生长而促进身高的增长。当生长激素缺乏时,则引起生长缓慢甚至停滞。

临床表现 生长激素缺乏症以男孩多见,出生时身长、体重正常,部分病儿有出生时的窒息病史。生长速度减慢从1岁以后为明显,每年身高增长少4厘米,随着年龄增长,生长激素缺乏症病儿与正常同龄儿童间的身高差距越来越大,但智力发育正常。病儿外观较其实际年龄为小,但身体各部分发育比例相称,即所谓的匀称性矮小。头稍大而圆,毛发细而软,皮肤光滑细腻,皮下脂肪较多,面容较幼稚,手足偏小,出牙延迟,青春发育延迟,骨龄落后2年以上。多种垂体激素缺乏的病儿,约半数在儿童期仅表现为单纯生长激素缺乏,到青春期才出现促甲状腺激素、促性腺激素缺乏的症状。伴有促性腺激素缺乏者,性腺发育不全、第二性征缺乏、至青春期男性生殖器仍小如幼童,隐睾常见,童音声调;女性则常伴有原发闭经,乳房不发育,身材无女性特征,子宫小,外阴如幼女。伴有促甲状腺激素缺乏者,常有甲状腺功能低下的表现。伴有促肾上腺皮质激素缺乏者少见,肾上腺皮质功能偏低,临床症状不明显，可仅表现为低血糖。继发于颅内肿瘤、炎症等的继发性生长激素缺乏症，可发生于任何年龄，生病后生长发育开始减慢，同时有原发病的表现。

诊断　生长激素的分泌呈脉冲式，不能凭单次随机的血生长激素浓度来作出判断是否缺乏生长激素，必须在生理性因素（运动、睡眠等）的情况下或在药物性因素（胰岛素、精氨酸、可乐宁、左旋多巴等）的刺激下测定垂体分泌生长激素储备能力和分泌功能的试验（即生长激素激发试验）。激发试验的结果血生长激素浓度小于 10 微克/升为生长激素缺乏，小于 5 微克/升为生长激素完全缺乏。

治疗　因受孕期多因素的影响，新生儿的出生体重、生长不一定完全正常，不一定与父母的身高相关。身高的生长趋势从 2 岁开始基本确定，而到 3 周岁时起其身高的与成年最终身高的相关系数已经达到 0.8，"3 岁看到老"，因此在 4 岁前就应该开始关注儿童生长。生长激素缺乏症诊断越早，治疗越早，效果越好。

人重组生长激素的替代疗法是治疗生长激素缺乏症的最有效方法，每晚睡前半小时皮下注射一次。治疗后身高增长一般在第一年疗效最明显，身高可增长 8～12 厘米，以后疗效稍差，可用到骨骺完全融合为止。治疗过程中要随访甲状腺功能，如有甲状腺素（T_4）值降低时应加用左旋甲状腺素钠（优甲乐）治疗。促蛋白质合成激素，如苯丙酸诺龙，可增强蛋白质的合成而促进生长，但因其可促进骨骺融合而缩短生长期，最后反而影响身高的增长，用药时须严格掌握骨龄和实际年龄的差距，骨龄至少落后于实际年龄 3～5 岁时使用才比较安全。伴有促性腺激素缺乏的，男性病儿骨龄超过 12 岁以上时可用绒毛膜促性腺激素，该药对性腺和第二性征的发育有

刺激作用；女孩在 15～16 岁口服乙炔雌二醇，直至性征发育后再行人工周期治疗。伴有促甲状腺激素缺乏者，可加左旋甲状腺素钠（优甲乐）治疗。伴有促肾上腺皮质激素分泌不足并伴有低血糖者，可予生理剂量的氢化可的松或泼尼松治疗。对继发性生长激素缺乏症病儿，针对原发病治疗，如颅内肿瘤可进行手术治疗或放射治疗。

性发育异常

青春期是从第二性征出现到性成熟及体格发育完善的一段时期，在这个阶段，人体内发生着一系列的形态、功能、代谢以及心理、智力、行为方面的显著变化，其中最明显的是生殖系统的迅速发育成熟。青春期发育异常，最重要的是性发育异常。性发育异常包括性早熟与性发育迟缓（青春发育延迟）。

性早熟

性早熟是一种青春发育的异常，表现为青春期的特征如生长突增、生殖器官及性征的发育成熟等均提早出现。一般认为女孩在 8 岁以前、男孩在 9 岁以前出现第二性征，或女孩月经初潮发生在 10 岁以前即属性早熟。女孩发生性早熟较男孩多 4～5 倍。性早熟明显影响儿童的正常生长发育和社会心理健康，造成身材矮、身体比例不协调和肥胖症等。

性发育过程　正常的青春发育过程是受下丘脑-垂体-性腺轴控制的。下丘脑、垂体和性腺之间通过神经递质和内分泌激素调控和反馈，精准地调节着青春发育的启动和维持。幼儿至学龄前的儿童下丘脑-垂体-性腺轴处于抑制状态，这主要是由于此时中枢神经系统的抑制因素占优势，以及下丘脑对性激素的负反馈抑制作用高度

敏感所致。接近青春期时中枢神经系统的这种抑制性影响逐渐解除，且随着下丘脑的发育成熟，其受体对性激素负反馈抑制的敏感性显著下降，使下丘脑-垂体-性腺轴功能被激活，导致青春发动。

正常青春期开始的年龄，女孩平均为10～11岁，男孩平均为12～13岁，但个体差异很大，与遗传、营养状况、疾病及心理因素均有关。青春发动后，在性激素的影响下，生殖器官及性征迅速发育。乳房发育是女孩首先出现的第二性征，继之大小阴唇发育、色素沉着，阴道分泌物增多，阴腋毛出现。月经初潮平均发生在13岁左右。睾丸增大则是男孩青春发动的最早征象，继之阴茎增大，阴囊皮肤变松、着色，阴腋毛出现，接着出现胡须、喉结及变声。首次遗精平均发生在15岁左右。临床上通常按性征发育的程度作青春发育的分期。生长突增也是青春发育的重要标志，表现在体格和体态的发育等诸方面，其中身高的增长最具代表性，经历起始期、快速增长期及减慢增长期，青春期男性平均增长约28厘米，女性约25厘米。女性月经初期是开始性成熟的标志，并意味着身高快速增长期的结束。此外，由于性激素对蛋白质和脂肪合成代谢的不同促进作用，导致两性在身材和体型上有很大的区别，表现为男性身材较高、肩部较宽、肌肉发达，而女性身材较矮、臀部较宽、体脂丰满的不同体态。

性早熟临床表现 性早熟分为真性性早熟、假性性早熟和部分性性早熟。

1. **真性性早熟** 是由下丘脑-垂体-性腺轴提前发动、功能亢进所致，可导致生殖能力提前出现，其中非器质病变所致者称为特发性性早熟。特发性性早熟以女孩多见，占女孩性早熟的80%以上，男孩性早熟的40%，在4～8岁出现。按正常青春发育顺序进行，是提前并加速了的青春发育。在性发育的同时，病儿的身高及体重增长加快，骨骼生长加速，身材常较同龄儿高，骨骺提前融合，骨龄提前，成年终身高将比正常人矮小，约有1/3病儿终身高不足150厘米。病儿的智能及心理状态则与其实际年龄相称。不同病儿临床表现及其发展速度快慢可有较大差异。颅内肿瘤（下丘脑错构瘤、胶质瘤、颅咽管瘤、松果体瘤等）和原发性甲状腺功能减低等也可引起真性性早熟，除性早熟表现外，尚有原发病症状，在治疗原发病后性早熟症状可缓解。

2. **假性性早熟** 是由于内源性（卵巢肿瘤、先天性肾上腺皮质增生症、异位产生促性腺激素的肿瘤等）或外源性激素（摄入含性激素的药物或食物，如避孕药，含蜂皇浆、花粉、鸡胚、蚕蛹等的制剂）的作用，导致第二性征提早出现，在女孩甚至引起阴道出血，但血中存在的大量性激素对下丘脑-垂体产生显著的抑制作用，故病儿并不具备生殖能力。病儿乳房发育，乳晕及小阴唇色素沉着，阴道分泌物增多并可有不规则阴道出血，治疗原发病或停止摄入含性激素的药物或食物后，上述征象会逐渐自行消退。

3. **部分性性早熟** 是指仅有单纯性乳房早发育和单纯性阴毛早现。

诊断 真性性早熟及先天性肾上腺皮质增生症时骨龄提前，单纯性乳房早发育则骨龄不提前。盆腔B超可观察子宫的形态，测定子宫、卵巢体积。性早熟者性激素水平较正常同龄儿显著升高，促性腺激素释放激素兴奋试验对鉴别真性和假性性早熟很有价值，静脉注射黄体生成激素释放激素后15～30分钟，真性性早熟病儿卵泡雌激素（FSH）、促黄体生成激素（LH）水平成倍升高，而假性性早熟病儿无此反应。

治疗 对快速进展型青春期、有可能引起成年期矮身材、有心理障碍和行为异常的真性性早熟病儿应该进行治疗。①促性腺激素释放激素拟似剂：是目前治疗真性性早熟最有效的药物，目前国内常用的长效控释制剂有达菲林和抑那通，每月肌内(皮下)注射 1 次。使用促性腺激素释放激素拟似剂后性激素水平下降，性征消退，并能有效地延缓骨骼的成熟，防止骨骺过早融合，有利于改善成年终身高。这种抑制作用是高度可逆的，停用促性腺激素释放激素拟似剂后，性腺功能可以完全恢复，促性腺激素在停药 12 个月内恢复到青春期水平，女孩在停药 18 个月左右出现初潮。②睾内酯：可阻止雄激素向雌激素转化，使雌激素水平降低，改善性早熟症状。③中药：滋阴泻火中药，如大补阴丸、知柏地黄丸等对于假性性早熟有一定疗效。④原发性甲状腺功能减低可给予左旋甲状腺素钠(优甲乐)治疗。⑤颅内肿瘤所致的真性性早熟、性腺和肾上腺肿瘤所致的假性性早熟，经手术治疗后，性激素水平下降，性征消退。治疗过程中，定期随访骨龄、性腺 B 超和性激素水平。

性发育迟缓(青春发育延迟)

青春发育延迟是指女孩于 14 周岁以后，男孩于 15 周岁以后尚完全无第二性征出现，或女孩 18 周岁仍无月经初潮。青春期延迟大致包括体质性青春期延迟、全身性慢性疾病或严重营养不良引起的青春期延迟、原发性性腺功能低下及继发性性腺功能低下 4 类。

1. 体质性青春期延迟 是由于病儿下丘脑-垂体-性腺轴发生了暂时性的功能低下，到了应该青春发育的年龄而没有及时地启动，导致其生殖器官及性征的发育显著落后。此外，由于性激素对垂体分泌生长激素也有促进作用，病儿体内性激素水平的低下还会造成暂时性的生长激素分泌不足，而青春期的生长突增依赖于生长激素与性激素两者的协同作用，因此两者的分泌不足还会导致体格发育的显著落后。经过数年的延迟，病儿的下丘脑-垂体-性腺轴才开始发动，出现青春发育，最终大多能追赶上正常的体格和性征发育水平。病儿一般在出生时身高及体重均在正常范围，但自学龄期起生长开始缓慢，身材较同龄儿矮小，骨龄往往落后 2~4 岁。性征的发育显著迟延，到了青春发育年龄，男孩的外生殖器仍为幼稚状态，发音仍为童声；女孩乳房不发育。多数至实际年龄 16~17 岁以后，男孩最晚可到 20 周岁，女孩可到 18 周岁，才开始出现青春发育。往往有家族遗传倾向。体质性青春期延迟一般不需治疗，也可试用益肾填精的中药(熟地、龟板胶、仙灵脾、鹿角胶等)或中成药(左归丸、右归丸)治疗。

2. 全身性慢性疾病或严重营养不良引起的青春期延迟 如肝硬化、尿毒症、糖尿病、慢性感染性疾病等全身性慢性疾病均可导致下丘脑-垂体-性腺轴功能低下，启动延迟。除体格发育、生殖器官及性征的发育均显著延迟外，有原发性疾病的典型表现。如果原发性疾病经治疗，病情减轻甚至痊愈，则青春发育可开始发动，体格及性征的发育加速。但不少病儿因原发严重的全身性慢性疾病不能完全治愈，因此往往成年时其体格发育、生殖器官及性征的发育水平均较差。积极治疗原发病为主要治疗方法。

3. 原发性性腺功能低下 是由于患有原发于性腺的疾病，使体内的性激素水平低下，导致生殖器官及性征的发育显著落后。常见的原发性性腺功能低下有先天性卵巢发育不全(Turner 综合征)、先天性睾丸发育不良(Klinefelter 综合征)、睾丸炎(如腮腺炎病毒感染)以及药物性睾丸损伤(免疫抑制剂、抗肿瘤药等)。Turner 综合征病儿均为女孩,身材比同龄儿明显矮小,典型者颈短,侧颈部形成颈蹼,面部多痣,发际低。部分病例智能较差,学习困难,到了青春发育年龄时,不仅身材明显矮小,而且乳房不发育,无阴毛或阴毛较少,常无腋毛并多数无月经。雌激素替代治疗、雌孕激素建立人工月经周期及生长激素治疗可诱发第二性征的发育和改善身高。Klinefelter 综合征病儿均为男孩,由于病儿体内雄性激素水平低下,长骨的骨干与骨骺融合较晚,到青春期年龄时,身材往往比同龄儿高,尤其是下肢较长,但肌肉发育差,身材呈细长型,肩距窄、骨盆宽,类似女性体态,并有 1/3 的病儿出现乳房增大。外生殖器呈男性型,但睾丸小,触之较硬,阴囊色素减退。阴茎较短,阴毛较稀,胡须及体毛均减少,有轻度的智力障碍。雄激素替代治疗可以诱发第二性征发育。病毒感染或药物毒性引起的性腺损伤,使性腺产生生殖细胞和分泌性激素的能力低下,青春期生殖器官和性征发育明显延迟。绒毛膜促性腺激素可改善残存睾丸的生精及分泌雄激素功能,促使第二性征和生殖器官的发育。

4. 继发性性腺功能低下　常见的继发性性腺功能低下包括先天性下丘脑-垂体疾病和后天性下丘脑-垂体疾病引起的性腺功能低下。先天性下丘脑-垂体疾病病儿的促性腺激素释放激素及促性腺激素分泌功能低下,可伴有嗅觉丧失。性腺因缺乏促性腺激素的作用而使性激素分泌水平显著低下,到了青春期,男孩睾丸明显较同龄儿小,质地软,外生殖器呈幼稚状态;女孩乳房不发育,外生殖器也呈幼稚状态,阴道分泌少。垂体疾病合并有生长激素分泌功能低下者,除累及性腺外,还有显著的身材矮小;合并有促甲状腺激素和促肾上腺皮质激素分泌功能低下者,则有身材矮小、智力发育落后、面目臃肿、怕冷、纳差、低血糖等。先天性下丘脑-垂体疾病儿可采用微量泵输注促性腺激素释放激素模拟下丘脑脉冲分泌,对单纯性下丘脑-垂体促性腺功能低下者,可促使垂体分泌促性腺激素功能改善,男性可配合绒毛膜促性腺激素治疗。后天性下丘脑-垂体疾病主要为后天性疾病累及下丘脑-垂体,引起其促性腺功能低下,常见的疾病有窒息导致的缺氧缺血性脑病、脑炎脑膜炎等中枢神经系统的感染、脑外伤、脑放射性照射、颅内肿瘤等。尽可能治疗原发病,绒毛膜促性腺激素联合性腺激素替代治疗可在一定程度上改善生殖器官和性征的发育。

呆小病

先天性甲状腺功能减退引起的疾病称为呆小病,又称克汀病,主要表现为体格矮小和智能发育障碍。呆小病分散发性和地方性两种。散发性呆小病可因甲状腺先天发育不良、缺如或异位(长在其他不该有甲状腺的位置)引起,病儿体内缺乏各种合成甲状腺激素的酶(如碘过氧化酶、耦合酶、脱碘酶等),母孕期服用抗甲状腺药物等等均可致呆小病。发生于甲状腺肿流行地区,由于地方水、土中缺碘及孕妇孕期饮食中缺碘引起者称地方性呆小病。

临床表现　呆小病以女孩多见。在新生儿期常表现为生理性黄疸延迟消退、吸吮乏力、少哭多睡、体温偏低、心率较慢、腹胀、胎粪排出延迟。2～3 个月后逐渐出现典型症状,表现为特殊面容:表情呆滞、面部臃肿苍黄、眼距增宽、鼻梁塌、唇厚、舌体宽厚并常伸出口外,头发稀黄干枯、皮肤粗糙。随年龄长大症状更加明显,生长发育显著落后,身材非匀称性矮小,坐高大于下肢长度。颈短,出牙延迟,腹部膨隆常伴脐疝。脊柱侧弯或后凸畸形。智能明显低下。地方性呆小病或以神经症状为主,即严重智能低下、聋哑、肢体强直性瘫痪,运动失调;或表现为黏液性水肿为主要症状,体格和智力发育落后,而神经系统检查正常。

　　呆小病骨骼发育常延迟(1 岁以下摄膝关节及踝关节 X 线片,1 岁以上摄腕骨 X 线片)。甲状腺功能检查血清三碘甲状腺原氨酸(T_3)、甲状腺素(T_4)值降低,促甲状腺激素(TSH)则明显升高。甲状腺 B 超可了解甲状腺是否缺如或异位。放射性核素扫描不仅可以反映甲状腺形态及异位,还可以帮助了解其功能状态。

　　预防和治疗　对甲状腺肿流行区供应碘化食盐,可降低地方性呆小病发病率。对甲状腺肿女性,尤其在孕期应多吃含碘食物。小儿出生后就作甲状腺功能筛查可尽早发现呆小病,一旦确诊均需尽早开始并终身维持甲状腺素替代治疗。在出生后 3 个月以后才开始治疗者,因中枢神经系统已产生不可逆的损害,智能往往落后于正常,体格发育障碍。目前国内常用的药物为左旋甲状腺素钠(L - T_4),开始治疗时先用小剂量,每日早上服 1 次。所用剂量根据病情轻重及年龄而异,随病人年龄的增长而渐增。

　　一般用药 1～2 周症状即开始好转,2～3 个月临床症状可明显改善。至临床症状好转又无甲状腺功能亢进表现时,所用剂量即为维持量。以后应根据临床症状改善情况及甲状腺功能试验(T_3、FT_3、T_4、FT_4、TSH)结果调整药量,开始治疗时应每个月复查一次,改维持量后可每 3 个月复查一次,在治疗的前 2 年每 3 个月复查

一次,以后每 6 个月复查一次。在治疗中应同时观察病儿生长发育,定期检查骨龄、身长、体重。若出现多食、消瘦、心悸、烦躁不安、多汗等症状则为甲状腺素过量,应及时减量。同时补充维生素 A、B、D 和 C。贫血可用铁剂、维生素 B_{12} 和叶酸。

儿童糖尿病

　　糖尿病是一种糖代谢失常的疾病,由于胰岛素的绝对缺乏或相对不足引起碳水化合物、脂肪、水、电解质等一系列代谢紊乱。几年来儿童糖尿病的发病率呈逐年上升趋势。一般儿童糖尿病大多为 1 型糖尿病,病因与遗传、病毒感染及自身免疫有关。少数为 2 型糖尿病,多见于肥胖儿童。

　　临床表现　儿童糖尿病的临床表现与成人不同,起病较急,多数病儿有多饮、多尿、多食及消瘦,简称为"三多一少"的症状。年幼儿在自己能控制小便后又出现遗尿,也是糖尿病常见的早期症状。部分病儿起病时伴上呼吸道感染、支气管炎、胃肠炎、尿路感染等症状。儿童糖尿病如未及时诊治常出现酮症酸中毒症状,表现为嗜睡、恶心、呕吐、腹痛和周身痛,随之神志不清进入昏迷,出现严重的代谢性酸中毒和脱水征,病儿呼吸深长,口唇呈樱红色,呼出气有醋酮味(烂苹果味样),皮肤弹性差,眼眶凹陷,严重时脉搏快而弱,血压降低,体温不升,可危及生命。病儿有糖尿病症状,尿糖阳性,空腹血糖大于 7.0 毫摩尔/升(即大于 126 毫克/升),非空腹(随机)测血糖大于 11.1 毫摩尔/升(大于 200 毫克/升),即可明确诊断糖尿病。最近国际糖尿病权威学术机构推荐将能反映过去二三个月血糖水平的糖化血红蛋白(HbA_{1c})作为诊断依据。

　　糖尿病病儿若血糖控制不良可影响生

长发育而较矮小，晚期可出现视网膜病变、白内障，甚至失明。还可有糖尿病、肾病、心脏病、周围神经病变等并发症。

治疗　糖尿病的治疗应采取综合措施，包括控制饮食、合理应用胰岛素、血糖监测、体育锻炼和加强教育。

1. 饮食控制　每日饮食热量的需要可按公式计算：1 000＋年龄×（70～100）（千卡），每 100 千卡等于 418 千焦。根据平日饮食习惯制定个性化食谱，一般主张三大餐（早、中、晚）及三小餐（上午、下午、睡前点心）。蛋白质占总热量 15%～20%，脂肪占 25%～30%，碳水化合物 50%～60%。

2. 胰岛素　儿童 1 型糖尿病需终身用胰岛素治疗，初发病时均需住院治疗以调节胰岛素用量，一般先用正规胰岛素（RI），剂量为每日每千克体重 0.5～1.0 单位，分 3 次皮下注射，或睡前再注射 1 次。胰岛素注射部位一般选择上臂前外侧、大腿前侧、臀部、腹部，每针间隔至少 1 厘米，需轮换部位注射。随着血糖控制，可改用中效胰岛素和正规胰岛素联合应用，并分早晚 2 次皮下注射，中效和正规胰岛素的比例为（2～3）：1，早餐前用 1 日总量的 2/3，余 1/3 晚餐前注射。经治疗 1 个月左右，大多数病人可进入部分缓解期，胰岛素需要量可逐渐减少至维持量（每日每千克体重小于 0.5 单位）。缓解期（3 个月～1 年左右）后胰岛素需要量有所增加，一般 2 岁以内每日每千克体重小于 0.5 单位，3～12 岁一般每日每千克体重 0.7～1.0 单位，青春发育期需要量往往加大，达每日每千克体重 1.0～1.5 单位。

3. 血糖监测　应根据血糖监测决定每日注射胰岛素的次数，每日多次注射的强化治疗对控制血糖更有利。胰岛素量的调整方法如下：如早上空腹血糖高，在确认半夜无低血糖发生的前提下，应增加晚餐前或睡前的中效胰岛素；如早餐后 2 小时或午餐前血糖高，应增加早上的正规胰岛素；午餐后 2 小时或晚餐前血糖高，应增加早上中效胰岛素或午餐前正规胰岛素；晚餐后 2 小时或睡前血糖高，应增加晚餐前的正规胰岛素。如果在上述时间血糖低，则相应减少胰岛素的量。每次增加或减少以 0.5～1 单位为宜。在用胰岛素期间应特别注意避免低血糖，平时身边应备有少量糖果，病儿外出游玩或运动前应少量加餐。有头晕、心悸等低血糖症状时可进食，如出现昏迷、抽搐等重症则需输注葡萄糖液。

小儿发热

人体正常的温度调节是受体温调节中枢控制的，通过保持产热和散热两者的平衡来实现。产热是一个化学过程，包括食物中产能营养物质的氧化、运动和代谢所产生的能量；散热和保温主要是物理调节过程，通过皮肤血管的舒缩，增加或减少循环血流量，可使皮肤辐射和对流的散热量增加或减少，经汗腺蒸发对体温起调节作用。发热是指体温超过正常范围高限。正常小儿肛温波动于 36.5～37.5 ℃之间，口腔温度比肛门温度低 0.3～0.5 ℃，腋下温度在 36～37 ℃，个体的正常体温也略有差异。小儿时期体温易受环境温度的影响而波动，一天中也有一定的生理波动，下午比早晨稍高。饮食、哭闹、剧烈运动、衣物过厚、室温过高等均可使体温暂时升高。反之，饥饿、活动过少、衣物过薄、室温太低等可使体温暂时降低。这种暂时性体温变动不属于病理现象。

发热是小儿时期最常见的症状，但发热时体温的高低不一定与疾病严重程度成正比。如上呼吸道感染时病儿体温可高达40℃，但精神反应等一般情况良好。体质虚弱或新生儿有较严重感染时，因反应差可无发热，甚至出现体温不升。

　　病因　发热的原因比较复杂，常造成诊断上的困难。要根据年龄、起病缓急、发热高低、伴有的症状、结合季节、流行病学，以及化验、X线等可以初步寻找发热的原因。发热可分为低热(体温低于38℃)、中度发热(38～39℃)、高热(39～41℃)和超高热(体温高于41℃)。短期发热指发热时间少于两周；长期发热指发热时间超过两周；原因不明发热指发热时间超过3周(持续或间歇)，经过常规的临床检查和辅助检查不能明确诊断者；慢性低热指低热持续1个月以上。了解不同的发热类型，有助于判断发热的原因。短期发热只要结合病史，仔细检查病儿表现，一般诊断不难，多为感染所致；长期发热则病因复杂，除感染外，风湿性疾病、肿瘤、药物等因素均可引起；慢性低热要考虑结核病、龋齿、皮肤化脓性病变、内分泌疾病如甲状腺功能亢进症等。

　　引起发热的原因大致分为感染性和非感染性两大类：①感染性发热是最常见的发热原因，可由细菌、病毒、支原体、寄生虫、真菌等感染引起，如扁桃体炎、中耳炎、肺炎、泌尿道感染、败血症、结核病、脑膜炎、伤寒、菌痢等，其中感冒在儿科疾病中占首位。②非感染性发热：组织破坏或坏死，如白血病、恶性肿瘤；结缔组织病如风湿热、类风湿病、系统性红斑狼疮；变态反应如药物反应；体温中枢调节失常如暑热症、脑发育不全；甲状腺功能亢进症等。

　　高热惊厥　小儿神经系统发育尚未完善，高热时易发生惊厥。凡由小儿中枢神经系统以外的感染致体温38℃以上的发热时出现的惊厥叫小儿高热惊厥。典型的高热惊厥，初发年龄多见于6个月～6岁，尤其是3岁以下儿童；表现为在病初(发病12小时内)，体温超过38.5～39℃或体温骤升时，突然发生短暂的全身性抽搐，抽搐的严重程度并不与体温高低成正比，发作时意识丧失，但很快清醒，持续时间多在2分钟内，少数超过10分钟；一般发作1～2次；神经系统检查无异常；脑电图在热退1～2周恢复正常；可有高热惊厥家族史。婴幼儿高热应及时采取措施，使体温及早下降。高热惊厥者应注意保持气道通畅，头侧卧，纱布包裹压舌板(或筷子)放在上下磨牙之间，以防止咬伤舌头，随之马上送往医院急诊。

　　治疗　在积极检查发热原因的同时，需加强护理，注意休息，多饮水，降温方法包括物理降温和退热药物的应用。物理降温方法很多，在高热时可头枕冰袋、额部冷湿敷，30%～50%乙醇擦皮肤(尤以腹股沟、腋下、肘窝等大血管经过之处，擦至皮肤发红为止)。一般情况下体温在38.5℃以下(肛表)不必再用退热药，当持续发热38.5℃以上时，可应用退热药，根据不同的年龄、体重给药，剂量不宜过大，以免体温骤降大量出汗引起虚脱，更不宜长期使用。如布洛芬(美林)、对乙酰氨基酚(百服宁)等，应按药物说明的用法和用量给药。查明发热原因后，尽快给予病因治疗，如感染性发热，应在医生指导下使用抗生素或抗病毒药物。预防感染性发热关键在于平时，养成良好的生活习惯，注意合理饮食，加强体育锻炼，增强小儿体质，提高机体免疫力。

幼儿急疹

　　幼儿急疹(又称婴幼儿玫瑰疹)是婴幼儿期常见的一种急性出疹性疾病。是由一种名为人疱疹病毒 6 型的病毒感染引起，通过唾液飞沫传染。全年均有此病，但以冬春季较多。病儿年龄大多在 2 岁以内，以 6 个月～1 岁的婴儿为最多见，多为散发病例，偶有局部小流行。患过此病后，一般不再第二次患病。

临床表现 幼儿急疹从接触感染到发病 10 日左右。起病急，小儿突然高热 39～40 ℃以上持续不退或有波动，可伴有惊厥，但病儿精神反应良好，可无其他症状，少数可出现轻咳、流涕、眼红、咽部充血、呕吐、腹泻等类似伤风感冒的症状。发热第 2～3 日，枕部、耳后、颈部淋巴结稍大无压痛。高热持续 3～4 日后体温骤然降至正常，热退时或热退后数小时全身出现淡红色斑疹或斑丘疹，疹间皮肤正常，以躯干部、臀部及头面部为多。往往在"热退疹出"后才明确诊断。皮疹 2～3 日后渐消退，不留色素沉着。

治疗 本病预后良好，极少并发症。不需特殊治疗，主要是对症处理，加强护理。病儿宜卧床休息，多饮水，予流质或半流质等易于消化的食物。高热可用冷毛巾敷前额或服退热药，烦躁不安或有惊厥者应给适当镇静剂或止痉药。

水　痘

水痘是由水痘-带状疱疹病毒引起的主要发生在小儿的急性出疹性传染病。小儿初次感染水痘-带状疱疹病毒，可发生水痘；但部分病毒可长期隐藏于脊神经根部，至成人遇适宜机会病毒可繁殖致病，而表现为带状疱疹。

病因 水痘病毒存在于早期病人的呼吸道内。一般自出疹前 1～2 日至皮疹全部结痂、干燥前均有传染性。本病通过呼吸道或者直接接触病人疱疹液传播。人群对水痘普遍易感，90％～95％人群在儿童期感染水痘-带状疱疹病毒，继发感染率在家庭接触者中为 70％～90％，在学校教室或医院暴露的情景下为 12％～33％。6 个月以内婴儿，因获得来自母体的抗体而具有抵抗力，故较少发病。孕妇分娩前 1～2 周或分娩后 1 周内患水痘常引起新生儿水痘。一年四季都可患水痘，但以冬春季较多。集体儿童机构如托儿所、幼儿园、小学内容易引起局部流行。

临床表现 小儿从接触水痘病人到出现症状，一般需 2～3 周。开始症状很轻，常不被父母注意；亦可有微热、全身不适、食欲不振、咳嗽或轻度腹泻。发热的同时或 1～2 日后，躯干皮肤出现红色斑疹，数小时后变成丘疹，再过数小时变成内含透亮液体的小水疱，称为疱疹。疱疹一般为椭圆形，大小不一，表浅，似浮在皮肤表面，常伴瘙痒使病儿烦躁不安。一般在 1～3 日内疱疹从中心开始枯干凹陷，结成痂盖，再过数日痂盖开始自然脱落。由于痂盖表浅，脱落后不留瘢痕。少数疱疹由于病儿抓搔，继发感染形成化脓性疱疹，结痂脱落后会留下痕迹。水痘的分布虽是全身性，但并不均匀，身体远端暴露在外的部位，如面部、四肢要比胸、背、躯干少。另一特点是各种不同形态的皮疹，不是同时一起发出，而是先后分批出现。因此，病人在同一部位，同时可见斑疹、丘疹、疱疹与结痂阶段。发疹时期常有发热，一般不高，小儿并无严重中毒症状。水痘病情轻重的差异甚大，轻型仅出现一批稀少而小的皮疹。重型者皮疹密集，可侵犯口腔、软腭、眼结膜、喉及外阴等处；疱疹可表现为出血性，全身症状较重，尤其在体弱营养不良的小儿或因肾病、白血病正在接受激素治疗的小儿，可表现为重型水痘。水痘并发症较少见，主要为皮肤疱疹的继发感染。偶尔可见原发性水痘肺炎、水痘脑炎或继发性细菌性肺炎。本病预后良好，只有少数有合并症者或正在接受皮质激素治疗的病人，以及水痘继发感染者由于机体抵抗力下降，使皮疹迁延不愈，可因并发症恶化而死亡。

防治 水痘传染性很强，病儿必须早期隔离，直到全部皮疹结痂为止。1岁以上未患过水痘的小儿可接种水痘减毒活疫苗进行主动免疫预防，1剂疫苗保护效率为70%～85%。接触过病儿有可能发病的小儿，需观察3周。对于体弱和患白血病、肾病，同时用皮质激素治疗的小儿，患水痘后必须肌注丙种球蛋白，以提高机体抵抗力，同时必须尽快减少激素用量。

在水痘皮疹出现后24小时内给予阿昔洛韦治疗可减轻症状，适用于中重度水痘者和免疫抑制者。此外，要加强对病儿皮肤护理，剪短指甲，以免抓伤皮肤，勤换衣服，保持皮肤清洁，预防继发皮肤细菌感染。发病期间应卧床休息，给予易消化饮食和充足水分，如瘙痒明显，可口服异丙嗪（非那根）。疱疹破裂溃者可涂搽百多邦。水痘并发肺炎、脑炎者，必须送医院治疗。

手-足-口病

手-足-口病是由肠道病毒引起的一种高度传染性疾病，主要由肠道病毒71（EV71）和科萨奇病毒A16感染所致。肠道病毒适合在湿、热的环境下生存与传播，75%乙醇（酒精）和5%甲酚皂溶液（来苏儿）不能将其灭活，病毒对紫外线和干燥敏感，各种氧化剂（高锰酸钾、含氯石灰等）、甲醛、碘酒以56℃30分钟可以灭活病毒。

病因 手-足-口病四季均可发病，每年春季开始多发，4～7月份形成流行高峰。人群普遍对肠道病毒易感，由于引起手-足-口病的肠道病毒存在多种型别，因此可重复感染。病人和无症状感染者是传染源，感染者在疾病第1周传染性最强。该病主要通过粪口途径和空气飞沫传播，也可通过间接接触被感染者粪便、唾液、飞沫、疱疹液污染的生活用品传播。感染至发病的潜伏期平均3～5日。该病主要见于5岁以下幼托机构儿童，青少年和成人多通过隐性感染获得免疫保护，但也可发病。

临床表现 该病以口腔溃疡和手足等部位的皮疹为特征表现，口腔疱疹为2～8毫米的红色粟米样斑丘疹或薄壁水疱疹，破溃后形成周围有红晕的黄灰色溃疡。肢体皮疹分布在手足心、臀部或下肢膝盖周围，为红色斑丘疹或疱疹，或平或凸，2～3毫米大小，疱疹呈圆或椭圆形，扁平凸起，内有混浊液体，斑丘疹在5日左右由红变暗，消退前结硬皮，不留瘢痕。大部分无病儿预后良好，一般5～7日治愈。少部分病儿在发病急性期可并发脑炎、无菌性脑膜炎、脊髓灰质炎样迟缓性瘫痪，通常与EV71感染有关。0.2%～1% EV71感染的病儿发生中枢神经系统并发症，极少数因并发重型脑干脑炎和神经源性肺水肿而在短期内死亡，多见于3岁以下婴幼儿。此外亦可并发心肌炎和肝炎等。

防治 手-足-口病是可防可控疾病。病儿需居家或住院隔离治疗和观察，避免交叉感染。对病儿的衣物和尿布及时清洗、曝晒或消毒，对病儿粪便及时进行消毒处理。饭前便后、外出回家后要用肥皂或洗手液等给儿童洗手。婴幼儿使用的奶瓶、奶嘴及儿童使用的餐具使用前后应充分清洗、消毒。居室要经常通风，勤晒衣被。在手-足-口病流行季节，父母尽量少让孩子到人群拥挤的公共场所，以减少被感染的机会。接触婴幼儿的家庭成员和看护人也要注意手卫生,接触儿童前及替幼童更换尿布、处理粪便后均要洗手。

小儿中枢神经系统感染

中枢神经系统感染可有各种病原体引起,如细菌、病毒、原虫、支原体、寄生虫及真菌等,侵犯脑膜时为脑膜炎,侵犯脑实质时为脑炎,同时侵犯脑膜、脑实质时为脑膜脑炎。

病因及临床表现

1. **细菌性中枢神经系统感染** 细菌性脑膜炎由脑膜炎双球菌引起的流行性脑脊髓膜炎(流脑),其他化脓性细菌引起的(如葡萄球菌、流感杆菌、肺炎双球菌)为化脓性脑膜炎(化脑)。临床以发热、头痛、呕吐、烦躁、抽搐为特点,是小儿时期较为常见的神经系统感染。新生儿期发病率最高,其次为3～8个月的婴幼儿,90%以上发生在5岁以下。常见病原菌随年龄而异,新生儿期以大肠埃希菌、葡萄球菌为多见;婴幼儿期主要有肺炎球菌、流感杆菌;年长儿为肺炎球菌、脑膜炎双球菌及葡萄球菌。流脑多集中于冬末春初,身上往往有出血点。对于细菌性脑膜炎的诊断,脑脊液检查必不可少,不仅可获得早期诊断,而且脑脊液细菌培养是确定致病菌最可靠方法,为治疗提供有价值的资料。对于大部分病儿腰穿是安全的,家属切勿拒绝检查,以免延误诊断和治疗。

2. **病毒性中枢神经系统感染** 病毒侵犯脑膜时称为病毒性脑膜炎,病儿有发热、头痛、呕吐,同时有颈部阻力,克、布氏征阳性,脑脊液细胞数数十至数百只,以淋巴细胞为主。当病毒侵犯脑实质时称病毒性脑炎,症状除发热、头痛、呕吐外,还可有嗜睡、肢体瘫痪,严重者惊厥、昏迷。脑脊液细胞数可升高或正常,脑电图呈弥漫性慢波化。当病毒同时侵犯脑膜与脑实质时,称为病毒性脑膜脑炎,同时具有上述两种特点。大部分病儿可以完全恢复,不留任何后遗症。少数病儿病情严重,尤其是单纯疱疹病毒感染者,可有脑实质的严重受累,常常遗留不同程度的精神运动异常、癫痫以及视听障碍等。

3. **真菌性中枢神经系统感染** 真菌感染中枢神经系统时为真菌性脑膜炎,主要有隐球菌性脑膜炎,多发生在体质衰弱、长期应用激素、免疫抑制剂、抗生素的小儿,或家养鸽子的病儿。起病多缓慢,免疫功能低下者起病可急骤,发热、头痛、呕吐、视力下降、颈有阻力,脑脊液检查压力增高、细胞数数十至数百、淋巴细胞为主、蛋白质增高,脑脊液墨汁染色找到隐球菌以及乳胶凝集试验阳性者,是确诊隐球菌性脑膜炎的依据。

4. **寄生虫所致中枢神经系统感染** 若进食了含有猪尾蚴的猪肉后可引起猪囊虫病,可引起惊厥和颅内压增高(进行性头痛伴呕吐、复视、视乳头水肿),应做血清、脑脊液囊虫抗体及循环抗原检测等检查,以明确诊断。

治疗 中枢神经系统感染时的治疗,除应用脱水剂与止惊药对症处理外,还应纠正水和电解质紊乱,同时针对病原学给予病因治疗。流脑可给磺胺嘧啶(SD)、青霉素、氯霉素;化脑可给青霉素、氨苄西林(氨苄青霉素)、头孢曲松、万古霉素等;隐球菌性脑膜炎可给氟康唑、两性霉素B等;病毒性中枢感染怀疑疱疹病毒感染可给予阿昔洛韦治疗。中枢神经系统感染后留有症状者,应进行康复治疗。

小儿结核病

小儿结核病是由结核杆菌引起的小儿

较常见的感染性疾病。成人与儿童都可得病。小儿时期以原发性肺结核多见。小儿抵抗力弱，病菌容易播散，可发展为粟粒性肺结核或播散到身体其他器官，引起结核性脑膜炎、肾结核、肠结核、骨关节结核等。

病因　该病主要由结核杆菌通过飞沫、痰液和灰尘经呼吸道传染，也可通过与病人同时进食、共用食具或饮用含有结核杆菌的牛奶，经肠道而被传染，但大多数人被感染后可无症状。原发病灶经过一定时间后可完全被吸收，只有在机体抵抗力降低，或患有其他传染病的情况下才会发病。

临床表现　小儿结核病常见有以下几种。

1. **原发性肺结核**　是结核杆菌初次侵入呼吸道引起的肺部病灶。多为缓慢进展，症状较轻，尤其年龄较大的儿童，初起有低热、轻咳、食欲减退、多汗及消瘦，急性起病可有高热、气管旁压迫出现痉咳、肝脾大。有密切的结核病接触史。胸部 X 线检查可见肺门淋巴结肿大，肺部哑铃状阴影，结核菌素试验（PPD 试验）阳性。酶联免疫吸附试验（ELISA）、聚合酶联反应（PCR）、核酸探针（DNA Prob）可协助诊断。原发性肺结核一般预后良好，多数不治自愈。病儿经治疗 6～12 个月痊愈。少数因年幼、营养差，或同时患有麻疹、百日咳、HIV等传染病，结核病变可能播散至其他部位。

2. **粟粒性结核**　由于体内结核杆菌经血液播散所致。婴幼儿多见，突然高热、呛咳、面色苍白、气促、紫绀、精神萎靡、疲乏、食欲不振及全身衰弱等中毒症状，可有浅表淋巴结肿大，肝脾肿大；胸片 X 线示肺部散在性细点阴影。粟粒性肺结核易合并各器官的结核病变，如结核性脑膜炎。

3. **结核性脑膜炎**　是小儿结核病中最严重的一种类型，常在初染结核杆菌后1 年内发生，多见于 1～3 岁的小儿。有不规则发热、食欲减退、消瘦、性格改变，婴幼儿表现摇头、尖叫、喷射状呕吐、前囟隆起；年长儿可诉头痛，且头痛剧烈而持久，典型脑膜刺激症阳性。至病的极期出现意识模糊，逐渐昏睡，反复惊厥，昏迷。当临床上怀疑结核性脑膜炎时，应作腰穿，检查脑脊液，以明确结核性脑膜炎的诊断。

防治　小儿出生后即应接种卡介苗，婴幼儿结核病主要是从父母或保育人员传得，因此，成人结核病应积极治疗。避免和孩子接触，不同居一室，饮食、食具要分开，餐具要消毒。幼托机构和小学老师应定期体检。

结核病病情较严重的小儿应卧床休息，结核性脑膜炎需住院隔离治疗 3 个月。病情较轻的可作适当活动。居室要经常通风换气，常到户外接触新鲜空气，饮食要富于营养。结核病的治疗强调早期、规律、联合、适量、全程的抗结核治疗原则。轻者可用异烟肼、链霉素（婴儿慎用，注意耳鸣、耳聋等不良反应）疗程 1 年。对于结核性脑膜炎、粟粒性结核的急性期，除应用异烟肼、利福平、链霉素、吡嗪酰胺等联合治疗外，还应使用肾上腺皮质激素，以减轻中毒症状。粟粒性结核或结核性脑膜炎时整个疗程达 1.5～2 年。对于近期结核感染者，可用异烟肼预防性治疗 9 个月。近年发现有耐药和高耐药结核杆菌产生，给临床抗结核治疗带来新的挑战。

小儿急性上呼吸道感染

急性上呼吸道感染（简称上感），是一个统称，它包括了以急性鼻咽炎为主的普通感冒、扁桃体咽炎等，是小儿最常见的疾病。普通感冒中病毒引起者占 90% 以上。上感在冬春季节发生较多。

病因　婴幼儿时期由于上呼吸道的解

剖特点和免疫特点,易患呼吸道感染。营养不良、佝偻病及平素缺乏锻炼的小儿易患上感,环境因素及护理不周也可诱发本病。

临床表现　上感的临床表现、轻重程度相差很大。年长儿症状较轻,仅有鼻塞、流涕、咽痛、咳嗽,3～5日自然痊愈。年幼儿症状较重,大多有发热、咳嗽、流涕、食欲减退、烦躁,体温可高达39～40℃,持续3～5日不等。少数婴幼儿发热者热高时会抽搐,抽搐停止后精神状况良好。

上感虽为普通疾病,但有些病儿的上感会涉及其他器官,发生并发症。常见并发症有急性化脓性中耳炎、支气管炎、肺炎等。部分病儿在疾病过程中会合并肠系膜淋巴结炎,表现为腹痛。某些急性传染病早期如麻疹、风疹、猩红热、流行性脑脊髓膜炎,起病早期与上感相似,应结合流行病学史、临床表现进行综合分析,动态观察病情变化,才能确定诊断。

防治　患病时应注意休息、多饮水。治疗以对症治疗为主。发热者可用解热镇痛药如布洛芬(美林)、对乙酰氨基酚(泰诺),也可采用物理降温,如冰枕、酒精擦浴等。鼻塞、流涕症状严重者可用艾畅、泰诺感冒咳嗽糖浆等。化脓性扁桃体炎等疑有细菌感染时,可用抗生素,疗程3～5日。预防本病,小儿应常有户外活动以增强体质;注意随气候变化而适时增减衣服,不要穿太多,以免活动后出汗着凉感冒。居室经常保持通风、空气新鲜,避免与感冒者接触,避免去人多拥挤的公共场所。

小儿急性喉炎

急性喉炎是细菌或病毒侵犯喉部所引起的急性弥漫性炎症,以喉部及声门下的水肿以及中毒现象为特征。可为流行性或散发性,多见于3～5岁的幼儿,冬季与早春气候干燥时发病较多。由于小儿喉腔狭小,黏膜柔嫩,血管、淋巴管丰富,喉软骨发育不完善,咳嗽排痰能力差,较成人更容易发生喉梗阻,常常在夜间发生。

急性喉炎发病初始有上呼吸道感染的症状,随即出现刺激性咳嗽及吸气性喉鸣、声音轻微嘶哑,继之咳嗽呈犬吠样或空空样,往往夜间病情加剧,表现为夜间哭吵、烦躁不安、要求竖抱、不愿平躺等。部分病儿起病急,突然高热,吸气性凹陷、鼻扇、面色苍白,在很短时间内即发生呼吸困难,面色由发绀转为死灰样苍白、虚脱、昏迷,必须及时抢救。

怀疑喉炎应立即去医院就诊,积极应用抗生素、激素以及氧雾化治疗,防止喉梗阻的发生。

小儿急性支气管炎

小儿急性支气管炎是由细菌、病毒引起的支气管黏膜的急性炎症,好发于冬季。常因受凉、营养不良、上呼吸道感染等诱发。

临床表现　大多先有上呼吸道感染症状,如发热、咽痛、咳嗽、声音嘶哑等,接着出现干咳,以后因支气管内炎性分泌物增加而逐渐出现黏液状痰,并很快转为脓性痰,喉中往往有痰鸣。轻症无发热,重症可有发热、阵发性剧烈的咳嗽、喘息、气急。部分病儿伴有呕吐、恶心、腹泻等消化道症状,年长儿可述胸痛。病程可持续7～10日。平素体健的病儿较少有并发症,但在营养不良、免疫功能低下、先天性心脏病的病儿易发展为肺炎。部分有湿疹、过敏性鼻炎等过敏体质的小儿,患病毒性支气管炎后易反复咳嗽、喘息,临床上也称为喘息性支气管炎。

防治 一般支气管炎用对症治疗即可。发热可口服美林,咳嗽可口服小儿止咳糖浆,气喘者可适当应用气管扩张剂,如特布他林(博利康尼)等。重症者或病程长、怀疑细菌感染者,可应用抗生素治疗。出现高热不退、咳嗽加重,出现喘憋、鼻翼扇动、口唇紫绀等,很可能是合并了肺炎,应及时送医院诊治。病儿的居室应空气新鲜,应注意休息,应抱起病儿拍打其背部,以利于呼吸道分泌物的排出。病儿应吃营养丰富易消化的食物,多饮水,多吃水果和蔬菜,少吃带有刺激性的食物,以免使咳嗽加重。对于反复发作者应加强体育锻炼,增强身体抵抗力,冬季多做室外活动,提高耐寒力,但注意不要受凉。

小儿肺炎

肺炎是小儿常见疾病,是威胁我国儿童健康和生命的四大常见疾病之一,其发病率和病死率均居小儿疾病之首。肺炎一年四季均可发生,冬春寒冷季节更多见。由细菌、病毒、支原体等不同病原体感染或其他因素(吸入或过敏反应等)所致的肺部炎症。各种年龄阶段都会患肺炎,3 岁以下更多见,尤其是患有先天性心脏病、免疫功能低下、营养不良的小儿。

临床表现 小儿肺炎以发热、咳嗽、气促、呼吸困难和肺部固定湿啰音为其共同的临床表现。病情有轻有重,轻症者除呼吸系统症状外,其他系统仅有轻微受累,无全身中毒症状;重症病情重,呼吸系统受累严重,表现为鼻翼扇动、点头样呼吸、呻吟、口唇发绀、吸气性凹陷,这些均为缺氧表现,同时其他系统亦受累,病儿有精神萎靡、烦躁不安、心率增快、尿量减少、肝脏肿大等心力衰竭症状,全身中毒症状明显。

不同年龄阶段感染的病原体有所不同,肺炎链球菌是各年龄阶段最常见的病原。肺炎链球菌肺炎起病急,有高热,呈稽留热型,多伴有寒战、呼吸增快、全身肌肉酸痛、纳差、患侧胸部疼痛和严重中毒症状。革兰阴性杆菌肺炎以婴幼儿为主,中毒症状较重,常并发败血症、休克,常有脓胸;支原体肺炎多见于年长儿,咳嗽剧烈,发热时热度可达 40 ℃,发热时间长,肺部啰音不明显;病毒性肺炎多见于婴幼儿,起病较急,发热、气喘、呼吸困难等较为突出。

防治 肺炎病程一般在 2 周左右,根据临床症状、肺部湿啰音及摄胸片可确定诊断。防治肺炎非常重要,治疗以抗感染治疗为主,同时进行退热、止咳、化痰等对症治疗,婴幼儿特别要注意拍背吸痰以保持呼吸道通畅。预防方面,平时应注意锻炼身体,尤其要加强耐寒锻炼,并协助制定锻炼计划。保证营养与充足的休息,以增加机体对感染的抵抗能力。天气变化时随时增减衣服,避免受寒、预防上呼吸道感染。目前推荐的接种疫苗是特异的防御措施,对于肺炎链球菌目前有 2 种疫苗,一种是 7 价,适用于 5 岁以下的人群,尤其是 2 岁以下的儿童。一种是 23 价肺炎链球菌结合疫苗,适用于 2 岁以上的人群。其他疫苗有百日咳疫苗、流感病毒疫苗、B 型流感杆菌疫苗等,疫苗的接种对减少肺炎的患病率效果肯定。

小儿哮喘

小儿哮喘又称支气管哮喘,是儿童常见的慢性呼吸道疾病。随着工业化的发展,近年来其发病率在世界范围内呈上升趋势,2000 年我国儿童哮喘的平均患病率为 1.97%,比 1990 年上升了 64.8%。目前研究认为哮喘是由多种细胞(如嗜酸粒细胞、肥大细胞、T 淋巴细胞、中性粒细胞、平滑肌细胞、气道上皮细胞等)和细胞组分参与的气道慢性炎症性疾病。这种慢性炎症导致气道高反应性,引起反复发作性的喘息、气急、胸闷或咳嗽等症状,常在夜间和清晨发作、加剧,多数病人可自行缓解或经治疗缓解,冬春季节好发。

病因　哮喘的病因较为复杂,包括遗传因素和环境因素两个方面。目前研究认为哮喘具有一定遗传性,是一种多基因遗传病。若病儿家族中有过敏性疾病史,本身又有过敏体质,如有婴儿湿疹、过敏性鼻炎等疾病,则以后发生哮喘的比例比一般群体的患病率明显增高。而环境因素是哮喘发作的主要诱因。常见的环境诱因如病毒感染;吸入性变应原如尘螨、花粉、真菌、动物皮毛、昆虫排泄物;吸入环境中各种刺激性气体,如煤气、烟雾、汽车废气、油漆、涂料或粉尘;食物过敏,如鱼、虾、蟹、花生、芒果等部分水果等;情绪变化,如兴奋、紧张、哭吵等;剧烈运动;药物过敏等。总之,上述因素可诱发或加重哮喘发作。

临床表现　哮喘起病快,多数病儿发病前有病毒感染或过敏原接触史,典型者先有先兆症状,如鼻眼发痒、打喷嚏、干咳,常在夜间发作,发作时表现为咳嗽、喘息、气急、胸闷和呼吸困难。发作时在双肺可闻及散在或弥漫性以呼气相为主的哮鸣音,呼气相延长。严重者烦躁不安、大汗淋漓、面色苍白、说话断续,有时可发生呼吸衰竭、心力衰竭,需紧急治疗。临床表现不典型者(如无明显喘息或体征),可作支气管激发试验或运动激发试验阳性进行鉴别诊断。

防治　根据哮喘病程的不同时期,哮喘的治疗分为急性发作期和缓解期的治疗。急性期的治疗可选用激素、支气管扩张剂、茶碱等以迅速缓解症状。缓解期治疗方案可根据病儿的病情进行评估后选择

个性化的给药方案,包括吸入激素、白三烯受体拮抗剂、长效支气管扩张剂等,每3个月进行控制程度的评估,进行药物的调整。长期规范管理是提高哮喘的控制水平,改善病儿生命质量的重要方法。

预防哮喘应先明确过敏原,避免接触该类食物过敏原如海鲜、河鲜、牛奶、鸡蛋等动物蛋白及芝麻、花生等。避免接触该类吸入过敏原猫、狗、螨虫、花粉、真菌等;同时加强锻炼,增强对冷空气的抵抗力。对于无法避免的螨虫等可考虑进行特异性免疫治疗及脱敏治疗,但必须严格掌握适应证,在正规医院进行,以免诱发哮喘和其他过敏反应。

小儿口腔炎

口腔炎是指口腔黏膜的炎症,可见于任何年龄的小儿,但以婴幼儿发病较多。人体口腔内存在着许多致病菌和非致病菌。在健康情况下它们和人体保持着相对平衡,不会引起疾病,一旦人体抵抗力减弱,就可发生口腔局部炎症、溃疡。小儿口腔炎可单独发生,也可继发于小儿呼吸道感染、腹泻等,以营养不良的小儿发病率高。常见的有念珠菌性口腔炎、溃疡性口腔炎、疱疹性口腔炎。

1. **念珠菌性口腔炎**　又名鹅口疮,新生儿、营养不良、慢性腹泻、长期用抗生素或激素的小儿易发生白念珠菌的侵袭,形成鹅口疮。在初期于颊黏膜、舌、牙龈、上腭处有点状和小片状白屑,并逐渐融合成大片,不易拭去。局部无明显疼痛,一般不影响吃奶。涂片镜检可见真菌菌丝和孢子。治疗鹅口疮常用制霉菌素甘油涂口,并注意口腔卫生。

2. **溃疡性口腔炎**　各种球菌如链球菌、金黄色葡萄球菌、肺炎双球菌等常侵犯

婴幼儿,引起口腔炎,又称溃疡性口疮。多见于婴幼儿,在机体抵抗力降低时发病。口腔各部均可发生,起初口腔黏膜有明显的充血,随后伴有大小不等的糜烂、溃疡,溃疡上有灰白色的假膜覆盖着,小儿局部十分疼痛,流涎不止,烦躁不安,拒绝进食,常伴有发热及颈部淋巴结肿大。假膜涂片可见大量致病菌。治疗溃疡性口疮应及时控制感染,加强口腔护理。可用 1% 地卡因或锡类散等涂口。还可在口腔科进行激光治疗,食用微温的流质,避免过热、过咸及酸辣的食物,注意口腔卫生,要经常用温开水漱口。注意水分和维生素的补充。

3. 疱疹性口腔炎　为单纯疱疹病毒、柯萨奇 A 组病毒、EV71 病毒所致。常侵袭 5 岁以下的小儿,引起疱疹性口疮。起病急,表现为高热、咽痛、流涎、厌食、呕吐等,在牙龈、舌、唇内及咽部充血的黏膜上出现小小的透亮滤泡,不久就很快溃破,形成溃疡。颈部淋巴结也相应出现肿大,有压痛,病程 1 周左右。部分病儿手、足、肛周会出现皮疹,如高热不退、精神差等应及时就诊。治疗可用利巴韦林(病毒唑)、清热解毒类中药,局部可用利巴韦林(病毒唑)喷或锡类散等涂口。注意口腔卫生,要经常用温开水漱口。托幼机构应注意预防,可口服清热解毒类中药等预防。

小儿胃炎

胃炎目前已成为小儿消化系统常见病、多发病,多表现为慢性过程,不积极治疗可严重影响小儿生长发育。由于小儿慢性胃炎的临床表现不典型,常被误诊为肠蛔虫症、胃肠痉挛和消化不良等疾病而延误了治疗。因此,父母要对小儿慢性胃炎给予足够的重视。小儿慢性胃炎具有病因不明、病程长、反复发作、迁延难愈的特点。

临床表现　小儿慢性胃炎临床表现无特异性,且年龄越小,症状越不典型。反复发作的腹痛是多数病儿的临床主诉。约占慢性腹痛病儿的 1/3。其他消化道症状包括:厌食、上腹部饱胀、嗳气、反酸、恶心、呕吐、呕血、黑便等。仅凭临床症状不能区别于其他消化道疾病。必要时可依靠胃镜和病理组织学检查来明确诊断。胃镜虽是胃炎的确诊手段,但毕竟是一种创伤性检查,病儿须承受一定痛苦,不易接受,故非创伤性检查是临床检验发展的主流,传统的上消化道钡餐检查无创伤,易于被小儿及父母接受,但诊断的阳性率和准确率不高,有一定局限性。胃电图检查近年来被较多地应用于临床。有报道表明,小儿慢性胃炎体表胃电图变化与血浆胃动素水平高低有相关性,小儿慢性胃炎存在胃电节律改变,表现为餐后正常慢波百分比显著下降。胃电图数据结果易受很多因素干扰,对诊断不起决定性作用,但可作为一种初筛指标,可强化或解除对临床疑似病例的怀疑度,缩小胃镜检查范围,提高诊断准确性。

近年研究表明,幽门螺杆菌(HP)感染与慢性胃炎的发生呈明显相关性。并且 HP 感染有明显聚集现象,即家庭成员中有感染此菌者,易传染给其他成员,尤其是小儿。因 HP 感染目前被认为在慢性胃炎发病中有重要作用,因此对有临床症状、疑有慢性胃炎可能的病儿,应常规做 HP 检测。检查方法有以下几种:①^{13}C 尿素呼气试验。②胃窦黏膜组织切片染色见到少量典型细菌。③快速尿素酶试验阳性。④血清 HP 现症感染抗体阳性,或粪便 HP 抗原测定阳性。

治疗　小儿慢性胃炎治疗目的在于改善和消除临床症状,无症状者无须治疗。

1. **一般治疗**　小儿慢性胃炎病因较多,治疗采用综合治疗手段。饮食因素在小儿慢性胃炎的发病过程中起着举足轻重的作用,饮食不节不仅可诱发胃炎发生,亦可使胃炎反复发作。因此饮食治疗非常重要。首先应改变饮食习惯,协助患儿在一定范围内选择自己喜爱食物,避免暴饮暴食,进食过硬、过冷、过酸、粗糙及含咖啡因饮料刺激;使用正确的烹调方法,选择细软、易消化食品。少食多餐,细嚼慢咽、定时定量进餐,改掉睡前进餐习惯。其次因慢性胃炎与HP感染有关,而HP感染具有家族聚集性的特点,故为预防HP感染,家庭应采取分餐制。

2. **药物治疗**　儿童是HP感染的危险人群,在儿童中,针对HP的根除治疗非常重要。用于HP治疗的药物主要有CBS、H_2受体阻滞剂和抗生素,目前仍采用联合用药方案。因10岁以下儿童不宜使用含水杨酸盐的铋剂,目前较为流行采用奥美拉唑+克拉霉素+另1种抗生素,不仅疗程短,且不良反应少。治疗HP感染是要达到根除HP治疗目的。其他药物包括抗酸药物有H_2受体拮抗剂用于腹痛明显及有上消化道出血者,如西咪替丁和雷尼替丁等。质子泵抑制剂,如奥美拉唑。胃黏膜保护剂有胶体次枸橼酸铋和硫糖铝等。胃肠动力药用于餐后腹痛、腹胀、恶心、呕吐者,如多潘立酮。

预防　建立良好的饮食习惯;避免和预防HP感染;此外,心理因素如精神紧张导致的胃炎在学龄期及学龄前期的孩子中最常见,病儿会经常在上学前发病,休息时症状轻,在临近考试的时候症状加重,因此不要给孩子过多压力,注意孩子的休息,保证孩子有充足的睡眠。

小儿腹泻病

小儿腹泻病是以腹泻为主的一组临床综合征,由多病原、多因素引起,以大便性状改变为主要特征。发病年龄多在2岁以下,1岁以内者约占50%。在我国,小儿腹泻是仅次于呼吸道感染的第2位常见病、多发病。根据病程分为急性腹泻病(<2周)、迁延性腹泻病(≤2个月)和慢性腹泻病(>2个月)。

病因　腹泻病的病因可分为感染性和非感染性两类。感染因素以病毒或细菌最为常见;非感染因素常见于喂养不当、食物过敏或食物不耐受、乳糖不耐受、气候环境因素改变等。

临床表现　小儿急性腹泻严重可引起脱水和电解质紊乱,不仅需要紧急治疗,对感染性腹泻还需注意消毒隔离。慢性腹泻则易导致营养不良、生长发育落后。

小儿腹泻可分为轻型和重型腹泻。

1. **轻型腹泻**　多为饮食因素或肠道外感染所致。表现大便次数增加,性状变稀薄,有酸臭味,常见不消化奶块等。一般情况较好,无明显水、电解质紊乱表现。

2. **重型腹泻**　多为肠道内感染所致,往往伴有水、电解质紊乱,起病急、大便次数明显增加,可为水样便或蛋花汤样便,一般情况较差,精神萎靡,常伴呕吐、食欲减退等,临床常伴有中、重度脱水症状,表现为皮肤干燥、眼眶凹陷、哭无泪、尿量减少明显、四肢发冷等。酸中毒时可有口唇樱红、呼吸加快、面色苍灰;伴有低钾血症时可出现腹胀、四肢肌无力、膝反射减弱或消失、心音低钝甚至心律失常等。脱水的评估:根据临床表现、血液电解质及二氧化碳结合力测定,判断脱水程度、性质、电解质紊乱及酸中毒的情况。

对小儿腹泻反复发生或病程迁延,要考虑存在食物过敏、食物不耐受或乳糖不耐受的可能。食物过敏与食物不耐受所致腹泻的临床表现比较相似,但各自仍然具有不同特点。一般来说,食物过敏所致小儿腹泻,病儿不仅出现腹泻、腹痛、恶心和呕吐等胃肠道症状,还常伴有湿疹、哮喘、过敏性鼻炎、荨麻疹等其他部位的过敏性疾病;部分病儿可有家族过敏史;实验室检查可见血中中性粒细胞及嗜酸粒细胞增高;食物激发试验呈现阳性改变或食物过敏原检测有阳性结果。食物不耐受的临床特点是,病儿很少伴有或不伴有过敏性疾病;实验室检查各项指标基本正常;其腹泻及呕吐等胃肠道症状多发生在添加食物或更换食物品种时,病程比较迁延,在对该食物适应后,其症状逐渐缓解。小儿乳糖不耐受导致的腹泻大多因暂时性的乳糖酶缺乏,如轮状病毒感染后乳糖酶分泌减少或活性降低,持续饮奶会引起继发性乳糖不耐受,临床可表现为腹胀、肠鸣、排气、腹痛、腹泻等症状。

治疗

1. **饮食疗法**　轻症减少奶量,或以稀释奶、低脂或脱脂奶、米汤、糖盐水等,少食多餐;重症可禁食 8～12 小时,并静脉补液,不主张禁食时间过长,暂停辅食添加。

2. **液体疗法**　①口服法:适用于轻度脱水或呕吐不重者。补液量按每千克体重100 毫升/日计算,少量多次服用。②静脉补液法:用于中度、重度脱水,补液方案根据脱水程度、电解质及酸中毒程度和吐泻情况制定。

3. **控制感染**　针对病因,合理选用抗菌药物。

4. **对症治疗**　原则上不选用止泻药。可应用黏膜保护剂如蒙脱石散剂保护胃肠黏膜,吸附病原体和毒素。腹泻时病儿肠道菌群紊乱,可适当应用微生态调节制剂如培菲康、米雅等。

5. **对食物过敏所致腹泻的治疗**　应避免再次食用此类食物。对食物不耐受的

治疗原则主要是对症处理,减少该类食物的进食量或暂时停食该类食物。日后可通过递次、小量、逐渐增加该类食物的进食量,达到耐受程度后便可不再限制该类食物的摄入。

6. **乳糖不耐受所致腹泻的治疗**　短期内可给予不含乳糖的豆奶粉喂养,待受损的小肠黏膜修复,乳糖酶活性增强或数量增加,腹泻症状改善。

7. **加强护理**　注意腹部保暖,以免受凉,肠蠕动加快,腹泻加重。每次大便后,要用温水洗净臀部,并及时更换尿布,以免皮肤受粪便浸蚀和潮湿尿布磨擦而破溃成"红臀",也可以预防上行泌尿道感染。脏衣裤及尿布、便盆、餐具、玩具及护理者的手都要予以消毒。

预防　①注意饮食卫生,食品应新鲜、清洁,凡变质的食物均不可喂养小儿,食具也必须注意消毒。②提倡母乳喂养,母乳是 6 个月以内婴儿最适宜的食物,应大力提倡。人乳中含有 IgA,可中和大肠埃希菌肠毒素,有预防感染大肠埃希菌的作用。③按时添加辅食,从少到多,从稀到稠,从细到粗,避免在夏天断奶。④避免不良刺激,日常生活中应防止过度疲劳、惊吓或精神过度紧张。⑤避免交叉感染,感染性腹泻易引起流行,对托幼机构及医院应注意消毒隔离。发现腹泻病儿和带菌者要隔离治疗。⑥合理应用抗生素,避免长期滥用广谱抗生素,以免肠道菌群失调,招致耐药菌繁殖引起肠炎。

小儿炎症性肠病

小儿炎症性肠病中的溃疡性结肠炎(UC)和克罗恩病(CD)是儿童和青少年期主要的慢性胃肠道疾病。近年来文献报道小儿炎症性肠病发病率有明显增加趋势。

炎症性肠病的确切病因尚不清楚,目前认为其发病机制是基于遗传和环境的相互作用。

临床表现

1. CD 的临床表现

● 消化道症状:早期症状常不明显,腹痛为最常见症状,还包括腹部饱胀感、恶心、咽下困难、呕吐和脐上区痛。上消化道病变症状与胃炎和溃疡病相似,下消化道病变为肠痉挛痛。半数以上病儿有腹泻及排便规律改变。少数可表现为急腹症,突发呕血、便血、腹胀、肠穿孔、肠梗阻、失血性休克等。

● 全身和肠外表现:体质量降低,生长发育停滞,如:骨龄落后、青春期延迟等。常伴发热、食欲不振、腹部不适、肛裂和肛瘘。部分病儿有肠外表现如关节炎、皮炎、虹膜炎和胆管炎。一般认为 CD 的肠外表现多于 UC。

2. UC 的临床表现

● 消化道:腹泻、黏液脓血便及排便时脐周或下腹部痉挛性疼痛是特征性表现,少数有肛裂、直肠脱垂和肛旁脓肿。腹泻次数和粪便性状取决于病变程度和范围,病重者可并发脱水、电解质和酸碱失衡。全结肠受累而需结肠切除的危险性,儿童较成人更高。

● 全身症状:发热、乏力、厌食、贫血、低蛋白血症、体质量不增或减轻、生长发育迟缓、青春期延迟,肠外表现较少见,可有关节痛、关节炎、结节性红斑、慢性活动性肝炎等。

诊断 关于炎症性肠病的诊断目前尚无特异的实验室方法,主要根据临床表现、影像学检查、内镜检查、组织病理发现进行综合分析。

1. 除外特异性肠炎 在确定儿童 UC 和 CD 的诊断前应注意除外肠道感染,以下病原引起的感染有与炎症性肠病相同的临床表现,如沙门菌、志贺菌、空肠弯曲杆菌等。此外,还应除外肠结核。在一些病例中急性胃肠炎可能合并或激发炎症性肠病初次发作。

2. 实验室检查 UC 病儿粪便镜下大量红、白细胞,多次培养细菌阴性。CD、UC 病儿外周血均可表现白细胞升高、血红蛋白降低、血小板计数升高、急性阶段反应物(ESR、CRP 及血清黏蛋白)升高。近年研究发现,抗中性粒细胞胞质抗体对 UC 特异性较高,抗酵母麦酒抗体对 CD 的特异性较高。

3. 影像学检查 UC 病儿肠道气钡双重造影,在典型病例可有相应表现。CD 病变可涉及全消化道。重症病儿表现中毒性巨结肠时,此时禁忌钡灌肠检查。

4. 内镜检查 UC 病儿与 CD 病儿内镜显示不同。

5. 组织病理学 也有助于诊断 UC 与 CD 病儿。

治疗 对炎症性肠病的治疗目的在于控制胃肠道症状、保持最佳营养状态、缓解肠外症状及减低疾病影响。

1. 营养疗法 因儿童处于不断生长发育阶段,营养和热量的保障更具重要意义。营养疗法包括经肠成分营养、经肠半营养态物营养及中心静脉营养。它可使道休息、补充能量、避免食物抗原作用。因病人体质量常偏低。推荐蛋白质摄入量与正常儿童相同。但长期应用可产生负面影响,包括:生活质量降低、微量元素缺乏、肠道生理功能退化。

2. 药物疗法 ①皮质类固醇和硫氮磺胺吡啶。②硫唑嘌呤、6-巯嘌呤和甲氨蝶呤。

3. 手术治疗 炎症性肠病者,适时的外科手术可减少合并症。文献报道主要手术指征是病情顽固、难治性生长受阻、中毒性巨结肠、可疑肠穿孔、脓肿、肠梗阻、出血和癌症预防。

CD预后差，发病年龄越小，预后越差，70%需手术治疗，再手术率高，死亡率高。UC癌变风险大。近年来随着对炎症性肠病的肠道免疫和炎症机制基础研究深入开展，TNF抗体、IL22抗体、CD4抗体、白细胞去疗法等生物治疗的应用，已取得可喜的临床效果。在不久的将来，有望改善儿童炎症性肠病的预后。

婴儿乳糖不耐受症

婴儿乳糖不耐受症是由于乳糖酶分泌减少或活性降低，导致婴儿在食入奶或奶制品后，奶中乳糖不能完全被消化吸收而滞留在肠腔内，使肠内容物渗透压增高、体积增加，肠排空加快，从而导致腹泻的发生，严重者还可出现腹胀、肠鸣、排气、腹痛等症状。病程迁延者可导致体重不增，营养不良。

分类　乳糖不耐受可分为先天性、原发性和继发性。先天性乳糖酶缺乏：是指自出生时机体乳糖酶活性即低下或缺乏，是机体常染色体上隐性基因所致，这一类型很少见。原发性乳糖酶缺乏：又称成人型乳糖酶缺乏，是由于人类世代饮食习惯导致基因改变，发病率与年龄和种族有关，大部分人属于这种类型。继发性乳糖酶缺乏：是指由于各种原因致使小肠上皮损伤而导致的暂时性乳糖酶活性低下，常见病因如感染性腹泻，机体疾病康复后可恢复正常。对于小儿来说，秋季病毒性腹泻、细菌性腹泻会引起肠胃功能的暂时低下，乳糖酶分泌减少或活性降低，持续饮奶会引起继发性乳糖不耐受。服用某些抗生素后也会引起继发性乳糖不耐受。

临床表现

1. **症状**　腹泻为主要症状，每日排便次数从数次至十次不等，多数病儿伴有排气多，常带出少量粪便。呈黄色或黄绿色稀糊便，混有不消化奶块、泡沫多。部分小儿伴有腹胀、哭吵、睡眠不安等表现。少数病儿伴有呕吐现象。一般情况较好，病程迁延时可有体重不增或营养不良表现。有阵发性哭吵时，往往在排便或排气后哭吵停止。

2. **实验室检查**　粪便常规检查往往是阴性结果。粪便pH检测应小于5.5。检测乳糖酶缺乏的方法很多，包括乳糖耐量实验、小肠灌注法、乳糖钡餐X线检查、粪便糖检测、呼气氢法、甲烷呼气法、$^{13}CO_2$呼气法等。乳糖耐量实验是以口服乳糖后血糖变化200毫克/升为指标，但结果不具有特异性。小肠灌注法直接测定灌注入小肠的乳糖吸收率，但创伤过大。乳糖钡餐X线检查结果主观性过强，且放射暴露较高。粪便糖检测是通过对口服乳糖后粪便内糖的测定来推测乳糖吸收情况，方法简单，但特异性差。$^{13}CO_2$呼气法是以^{13}C标记乳糖，口服测定呼气中的$^{13}CO_2$浓度，累计^{13}C排出量，计算乳糖吸收的百分率，方法具有特异性高、可靠性好等特点，并可直接计算乳糖的吸收率，但是需要^{13}C标记乳糖和同位素质谱仪，费用较高。呼气氢法是以口服一定量的乳糖后测定一定时间内呼气中氢浓度，以呼气中氢浓度升高超过一定范围即可判定乳糖不耐受标准，该方法简便易行，敏感可靠，但易受膳食、运动、抗生素使用等因素的干扰。总的说来，呼气氢法在人群乳糖酶缺乏研究中应用性较强，结果也较稳定可靠。

治疗

1. **少量多次摄入乳制品**　有规律的

每日摄入一定量的乳糖可降低乳糖不耐受的症状,并可以诱导大肠菌群对乳糖的适应性,减少产氢。每次给婴儿进食乳制品时能把握合理的间隔时间和每日摄入总奶量,可避免出现乳糖不耐受症状。

2. 将牛奶与其他食物一起摄入 乳糖不耐受婴儿在与其他食物一起摄入牛奶时对乳糖的耐受可相应提高,如在饮用牛奶、乳制品时添加谷物类食物,可减轻或不出现乳糖不耐受的症状。混合膳食时,牛奶的乳糖浓度可能在特定环境中得到"稀释"。胃肠中的乳糜作用和机械运动的增加,可提高乳糖吸收率。特别是有些奶粉在加工中一般经高温和加压,又加入了蔗糖和其他添加剂如乳糖酶或乳酸菌等,乳糖得到部分分解和稀释,人体也较容易吸收和利用。而且冲调奶粉中乳糖的含量也易于控制,更加适用于这样特定人群。

3. 喝酸奶 酸奶是加入一定乳酸菌后经发酵生成的,发酵过程使得原奶中的20%～30%的乳糖分解成乳酸,蛋白质和脂肪也分解成为小分子,钙铁锌等对人体有益的矿物质也从大的分子中解离出来,使其更易消化吸收,所以对饮用牛奶后常有腹胀、腹泻的乳糖不耐受的婴幼儿可能更为适宜。一般情况下,牛奶和酸奶的维生素和矿物质成分相似。不过,发酵期间将消耗维生素 B_{12} 和维生素 C,产生叶酸。牛乳经过发酵,主要组成成分和性状发生了有益变化,营养价值有了进一步提高。通常酸奶中的乳糖比牛奶低,而乳酸、半乳糖、肽、游离氨基酸和游离脂肪酸则比牛奶高。并且酸奶中的有益菌进入肠道,可抑制一些腐败菌的生长,调整肠道菌群,防止腐败物对人体的不良作用,从而有利于人体健康。含有双歧杆菌或嗜酸性乳酸杆菌的酸奶可治疗小儿腹泻,治疗效果优于抗生素,且没有副作用。

4. 服用乳糖酶 乳糖酶的作用效果与乳糖剂量、乳糖酶的剂量和在胃肠道内活性保持时间有关,即酶在消化道的降解、胃内的 pH 值、胆汁浓度、食物对胃肠蠕动的刺激等因素都将影响服用乳糖酶的效果。因此,需要在饮奶前很短的时间内服用乳糖酶才有较好的效果,这增加了该方法依从性的难度,并且乳糖酶制剂的保存稳定性和剂量都将使其成本上升,限制了它的广泛应用。但是目前这类制品的价格相对较贵。

5. 服用不含乳糖的豆奶粉或乳制品 豆奶粉因营养成分有限而不易长期服用,适用于急性感染性腹泻所致的暂时性乳糖酶缺乏或活性低下者。无乳糖配方奶粉适用于需服用较长时期的婴儿,以保证营养摄入,不影响婴儿的生长发育,但价格相对较昂贵。

肠套叠

病因 肠套叠是婴儿时期最常见的急性腹痛之一。一般 4～10 个月的婴儿发病率最高,2 岁以后逐渐减少。有原发性和继发性两类。原发性肠套叠多发生于婴幼儿,继发性肠套叠则多见于年长儿或成人。大多数婴儿肠套叠发生的病因尚不完全清楚。多数医学专家认为,肠套叠与小儿饮食的改变、腹泻、肠炎、全身病毒感染等引起的肠蠕动功能紊乱有关。因为肠蠕动功能紊乱,产生了不规则的肠蠕动,极易使肠管的一段套入另一段,形成肠套叠。婴儿时期因回盲部系膜尚未固定完善,致使回盲部游动度过大,可能是易发生肠套叠的诱因之一。

少数小儿的肠套叠有明显的机械因素,如美克尔憩室、息肉、肿瘤、肠壁血肿(如过敏性紫癜)等作为诱因而引起肠套叠。此类肠套叠往往会反复发作或不易通过空气灌肠整复。

临床表现　胃肠道的任何部位均可发生肠套叠,其中以回盲型和回结型最常见;被套入的肠段进入鞘部后,其顶点可继续沿肠管推进,肠系膜也被牵入,肠系膜血管受压迫,造成局部循环障碍,逐渐发生肠管水肿,肠腔阻塞,套入的肠段被绞窄而坏死,鞘部则扩张呈缺血性坏死,甚至穿孔而导致腹膜炎。

临床上肠套叠多见于平素健康的婴儿,常有以下表现。

1. **阵发性哭闹**　无明显诱因而发生剧烈的有规律的阵发性腹痛。病儿表现阵发性哭闹不安、屈腿、面色苍白。每次发作约数分钟～十几分钟不等,以后安静入睡,或玩耍如常,间隔 15～20 分钟后又突然发作,其症状如前。如此反复多次,病儿精神渐差、疲乏不堪、面色苍白。这种有规律的阵发性腹痛,是由于较强的肠蠕动波把套入的肠管向前推进,牵拉肠系膜,同时套叠鞘部发生强烈收缩所引起。个别较小的病儿无剧烈哭闹,仅表现为阵阵不安和面色苍白,随后进入休克状态,需特别警惕。

2. **呕吐**　在阵发性哭闹同时或之后,病儿会出现呕吐,多因肠系膜被牵拉所致。

3. **血便**　多于病后 6～12 小时出现,是本病特征之一,常为暗红色果酱样便,亦可为新鲜血便或血水,一般无臭味,当疑为本病而尚无便血时可作直肠指检,如指检染血则有同样诊断意义。

4. **腹部肿块**　具有重要诊断意义的腹部体征,在病程早期,肿块多位于右上腹部,呈腊肠样,光滑而不太硬,略带弹性,可稍活动,有压痛。扪及右下腹有空虚感。

5. **全身情况**　发病早期病儿全身情况尚好,体温正常,仅有面色苍白,精神不好,食欲不振或拒食。随发病时间延长,一般情况逐渐严重,可表现精神萎靡、嗜睡、脱水、发热、腹胀,甚至休克或腹膜炎征象。

诊断　依据临床四个主要症状可以作出诊断。关键是对于早期不典型的病儿应争取及早诊断,可借助以下辅助检查。

1. **X 线检查肠梗阻征象**　腹部 X 射线检查有肠管充气和液平面等急性肠梗阻表现,空气灌肠造影有助于回盲部套叠的诊断,可看到空气至套入部肠管的远侧顶端即受阻,呈“杯口”状影像为其特点。结肠注气 X 线检查是一种简便安全而可靠的诊断方法,不但可以及时作出正确诊断,同时也是较好的治疗措施。

2. **B 超检查**　显示肠套叠包块。超声检查可探测腹部肿块,扫描示靶状或同心圆,有助于临床诊断。

婴幼儿肠套叠有典型症状者一般诊断不困难。临床上有阵发性腹痛或哭吵、呕吐、便血及腹部肿块四者存在即可确诊。对只有阵发性腹痛和呕吐的肠套叠早期,尚未出现血便,或晚期由于腹胀明显触不清肿块的病例,应做直肠指检,并进行腹部 B 超或空气灌肠 X 线检查,可及时作出正确诊断。

鉴别诊断　小儿肠套叠还应与其他许多胃肠道疾病相鉴别。

1. **细菌性痢疾**　可见于婴幼儿,起病急,有阵发性腹痛、血便等,易与肠套叠混淆。但菌痢排便次数多,粪便中含有大量黏液和脓血,有里急后重表现,早期即有发热,腹痛不如肠套叠剧烈而有规律,腹部也触不到肿块。粪便检查可见大量脓细胞及红细胞,细菌培养有痢疾杆菌生长。临床鉴别常无困难,但值得注意的是,在细菌性痢疾的基础上,因肠蠕动紊乱,也可并发肠套叠。

2. **急性坏死性肠炎**　可表现为腹痛、呕吐和血便,但该病多有腹泻史,早期即可表现为腹胀、高热和频吐，大便频繁，呈洗肉水样，量较多，具有特殊腥臭味，全身情况恶化快，常表现严重脱水、皮肤花纹等休克症状。

3. **过敏性紫癜**　多见于年长儿，腹痛常伴有双下肢对称的新鲜的出血性皮疹，可伴有关节痛，有时伴有血尿。血便多呈暗红色，腹部触不到肿块，这些症状有助于与肠套叠鉴别，部分病儿腹痛明显但无明显皮疹，容易漏诊，有时本病可并发肠套叠，应引起注意，必要时应作 B 超或 X 线检查。

4. **蛔虫性肠梗阻**　多见于生活环境卫生条件较差地区，年龄较大儿童，可有阵发性腹痛、呕吐，在腹部可触及蛔虫团，颇似腊肠样肿块，但其表面常呈条索状，一般无血便。发病不如肠套叠急骤，多有排蛔虫或不当驱虫史。

防治　小儿肠套叠治疗分为非手术治疗和手术治疗两种方法。

1. **非手术疗法**　凡是病程在 48 小时内的原发性肠套叠，病儿全身情况良好，无明显脱水，无明显腹胀者均可以空气灌肠疗法治疗。一般采用空气或钡剂灌肠。空气灌肠气体压力可为 8.0～12.0 千帕，(60～90 毫米汞柱)，注入空气时，可轻柔按摩腹部或者改变体位以利于复位。复位时可见套叠顶端逐渐向结肠近端退缩，直至看到空气突然进入回肠末端，即表示已复位，此时拔出肛管即见病儿排出大量臭气，腹部肿块消失，一般情况好转。为了提高灌肠复位的疗效，有时可事先给阿托品或苯巴比妥钠、水合氯醛等镇静剂，使病儿安睡。复位后应留院观察，待病儿排出服用的药用炭后，即表示复位成功。

2. **手术疗法**　若病程超过 48 小时，病情比较严重，不适合作空气灌肠复位的病例，或已经灌肠未能复位的病例，疑有小肠套叠者；以及复位达 3 次以上者均须手术治疗。术前应作好准备，包括纠正脱水及电解质紊乱、抗生素应用、退热及输血等。

小儿肠套叠的预防从以下四方面进行：①应避免腹泻，尤其是秋季腹泻，父母应高度警惕此病的发生。②平时要注意科学喂养，不要过饥过饱，随意更换食品，添加辅助食品要循序渐进，不要操之过急。③要注意气候的变化，避免各种容易诱发肠蠕动紊乱的不良因素。④如果婴幼儿突然出现不明原因的阵发性哭闹、面色苍白、出冷汗、呕吐、大便带血、精神不振时，应想到是否有可能会得肠套叠，应立即送医院治疗。

小儿腹痛

腹痛是小儿常见的临床症状之一，引起腹痛的原因多种多样，其中包括一部分需外科急诊处理的疾病。急性腹痛起病急、进展快，又因为婴幼儿不会用言语准确表达，所以给疾病的诊断带来一定困难。故应学会通过对小儿的各种异常表现来估计引起腹痛的可能原因，及时做相应处理，减少孩子的痛苦及不必要的损失。

病因　引起腹痛的原因可分为两类：①腹部脏器病变所致，如急性胃炎、肠炎、消化性溃疡、急性阑尾炎、肠套叠、嵌顿疝、肠痉挛等。②腹外脏器或全身病变所致，如呼吸道感染、大叶性肺炎、过敏性紫癜等。了解腹痛开始的时间、疼痛部位、性质，对分析腹痛病因有重要意义。引起小儿腹痛的常见疾病有以下几种。

1. **肠痉挛**　腹痛只是偶尔发生或发生次数并不频繁，一般不用服药治疗，大约经过几分钟或十几分钟，甚至数秒钟，腹痛往往会自然缓解。大多不影响孩子的学习和生活。体格检查往往无阳性发现。在采取腹部的局部保暖,应用暖水袋、按摩等方法后可逐渐缓解。对腹痛虽然可以缓解,但仍是反复发作的病儿应作进一步的详细检查,如胃电图、胃肠道钡餐造影检查及腹部B超检查等,以排除腹部其他疾病的可能性。如果各项检查都正常,可排除器质性病变可能,一般随着年龄的增长,腹痛往往可以自然痊愈。

2. **急性胃肠炎**　起病急,除腹痛外往往伴有恶心、呕吐、腹泻,部分病儿伴有发热,常有不洁或不当饮食史。若为黏液脓血便,则要考虑细菌性痢疾等可能。血常规及粪便常规检查有助诊断,必要时可行粪便培养或轮状病毒检测。治疗上注意饮食清淡,少食多餐,若无细菌感染证据,避免滥用抗生素,可用止吐、解痉、胃肠黏膜保护剂等处理。

3. **过敏性紫癜**　一种变态反应性疾病,可伴有周身的症状。典型表现为皮肤紫癜,面积大小不等,表面紫红色,压之不退色,多分布于四肢和臀部,以踝、膝关节处明显。在此基础上出现腹部阵发性剧烈绞痛,以脐周或下腹部明显,有压痛但腹软无肌卫。可伴有腹泻及轻重不等的便血,大便为黑色或红色。有的小儿还可伴有关节肿痛,甚至血尿等情况。但应注意,临床有一定比例的病儿有明显腹痛甚至便血表现,而皮肤紫癜却不典型,易误诊或漏诊。治疗应卧床休息,限制硬而不易消化的食物,腹痛严重伴出血的病儿,可予胃黏膜保护剂及适量激素治疗。本病一般预后良好。

4. **小儿胃炎**　多表现为中上腹或脐周的反复发作性疼痛,可伴有恶心呕吐、厌食、嗳气等,有急性感染、饮食不当时可急性发作。可通过胃肠钡餐或内镜检查明确诊断。有幽门螺杆菌感染者需给予抗HP治疗。注意饮食规律,避免暴饮暴食和刺激性食物。

5. **急性阑尾炎**　小儿各年龄均可发生,且比较常见,年龄越小体征越不典型。起病较急,腹痛以右下腹为重,用手按小儿右下腹时会加剧孩子的哭闹,常伴有恶心呕吐,然后出现发热,体温可升高达39℃左右。血常规检查白细胞及中性粒细胞增高明显,C反应蛋白(CRP)明显升高。因小儿阑尾炎的发展较快,时间稍长有阑尾穿孔造成化脓性腹膜炎的可能,而危及小儿生命,多采用手术治疗。

6. **肠套叠**　原发性肠套叠多发生于2岁以内的婴幼儿。阵发性哭吵、呕吐和果酱样大便为其主要特征,尤以在发病后2～12小时出现暗红色果酱样大便为特征,有时呈深红色血水样大便。继发性肠套叠多见于年长儿,可继发于细菌性肠炎、过敏性紫癜、美克尔憩室感染等。体检可扪及右上腹腊肠样块物。晚期可有腹胀和腹肌紧张。如能早期发现,进行空气灌肠复位,则可免除因套入部分的肠管受压时间过久缺血、发生坏死而必须采取的手术治疗。

7. **嵌顿疝**　小儿以脐疝和腹股沟疝为多见。脐疝发生嵌顿的机会很少,多数由于腹股沟疝发生嵌顿造成了腹痛。这样的小儿在发病前都有可复性疝气存在,即在小儿站立或用力排便时腹股沟内侧出现一肿物,或仅表现为一侧阴囊增大,平卧时消失,即使不消失还可用手慢慢还纳。一旦不能送还,肿物不消失且出现腹痛,孩子阵发性哭闹、腹胀和呕吐,时间长了肿物表面皮肤肿胀、发热,压痛明显,则无疑是发生了嵌顿疝,必须及时送医院治疗。

治疗　小儿腹痛病因较复杂,在诊断未明之前,不可乱用止痛药,以免掩盖病情,延误诊断和治疗。

小儿贫血

贫血是小儿时期常见的临床表现,由于红细胞和血红蛋白生成不足、溶血(红细胞生成后过早破坏)或者失血等因素引起。

病因　红细胞和血红蛋白生成不足引起的贫血以婴幼儿时期的营养性贫血最常见,主要是造血物质包括铁、维生素 B_{12} 或者叶酸缺乏引起;另外骨髓造血功能障碍引起的贫血在临床上也较为常见,包括反复慢性感染引起红细胞生成不足、再生障碍性贫血或者白血病等肿瘤侵犯骨髓等。溶血性贫血包括母婴血型不合引起的新生儿溶血症,遗传性球形红细胞增多症,地中海贫血(常发生于广东、广西、福建和四川等地)以及由于葡萄糖 - 6 - 磷酸脱氢酶(G - 6 - PD)缺乏引起的贫血(蚕豆病)等。失血性贫血则常见于创伤后失血、严重出血性疾病等急性失血性贫血,以及溃疡病、钩虫病等引起的慢性失血性贫血。

临床表现　贫血突出的临床表现是面色苍白、乏力,食欲减退、心慌头晕等症状。婴幼儿期纯乳类喂养未添加辅食、偏食等均提示营养性贫血,伴有黄疸和酱油色尿者常提示溶血性贫血,伴有瘀斑、呕血和便血者常提示出血性疾病,有贫血家族史者常提示遗传性球形红细胞增多症、地中海贫血等。

防治　怀疑贫血者,应该及早作血液常规检查,包括血红蛋白、红细胞计数测定以及红细胞大小形态检查等。明确贫血者,应该尽快查明病因,不应该盲目认为贫血就是营养缺乏,补充营养即可。应该根据病因进行相应治疗,避免贫血加重或者原发病误诊。

小儿营养性贫血

小儿营养性贫血是由于体内造血必需物质如铁、维生素 B_{12} 或者叶酸缺乏引起,是儿童时期最常见的一类贫血。缺铁性贫血表现为红细胞形态变小,为典型的小细胞低色素性贫血。而维生素 B_{12} 或叶酸缺乏表现为红细胞形态增大,为巨幼细胞性贫血。

动物性食物如精肉、内脏和血液中,铁含量和吸收率均高,植物性食物大豆、黑木耳和海带中含量也高,但吸收率低。乳类中含铁量低,但是母乳铁的吸收率是牛乳的 5 倍。动物性食物中含维生素 B_{12} 最为丰富,植物性食物一般不含维生素 B_{12},偏食植物性食物可出现维生素 B_{12} 不足,人乳中维生素 B_{12} 含量随乳母而异。叶酸在新鲜蔬菜、谷类和动物性食物中多,但是加热后易破坏,乳类中含量少。

本病多发生于 6 个月到 2 岁的小儿,此阶段小儿生长发育快,血量增加,造血原料需要增多。出生时,小儿自母体得到一定量的铁剂、维生素 B_{12} 和叶酸,但是仅提供短期需要,如不及时添加辅食易发生贫血。早产、双胎、经常腹泻或者感染更易发生本病。

临床表现　贫血发生缓慢,症状表现面色苍白、疲乏、头晕、消化功能减退、注意力不集中或者记忆力减退、心悸易患各种感染等。其中少数铁缺乏会表现异食癖,维生素 B_{12} 缺乏出现表情呆滞,反应迟钝,严重者可出现不规则震颤甚至抽搐等神经精神症状。

防治　对于营养性贫血病儿应该根据病因不同,补充不同的造血原料。如缺铁性贫血补充铁剂,一般 1～2 个月贫血即会纠正,但血红蛋白正常后仍需要继续补铁

2个月，使铁得以在体内储备。如营养性巨幼细胞性贫血，及时补充维生素 B_{12} 和叶酸，直至血红蛋白正常，症状消失。

对于营养性贫血，应该重在预防。首先应该加强孕期营养，多进食动物性食物，及时补充铁、维生素 B_{12} 和叶酸，注意避免早产。其次，提倡母乳喂养，及时添加辅食，注意均衡饮食。另外，早产儿、低出生体重儿等出生后应该常规给予铁剂和叶酸等进行药物预防。

郎格罕细胞组织细胞增生症

郎格罕细胞组织细胞增生症(LCH)旧称组织细胞增生症，是一组由郎格罕细胞异常增生和播散为特征的疾患，常累及皮肤、骨骼、淋巴结、骨髓、肝、脾、肺、胃肠道、耳，乃至中枢神经系统。

临床表现 临床表现多样化，可从单一组织器官、单部位的损害到威胁生命的多组织器官、多部位的损害，小儿多见。本病传统分型包括勒-雪病、韩-薛-柯病、骨嗜酸性肉芽肿、中间型(过渡型)等。

1. **勒-雪病** 起病年龄多在1岁以内，病程急有时可危及生命。表现为发热、皮疹、咳嗽、耳流脓、腹泻、肺部浸润、骨骼浸润等症状。皮疹可发生于发际、躯干、腋下等处，常为淡红色斑丘疹，中央可结痂，反复成批出现，也可融合成鳞片状或者湿疹样。肝、脾、淋巴结常肿大。

2. **韩-薛-柯病** 起病多在3岁以后，病情进展缓慢，突出表现为多饮、多尿等中枢性尿崩症症状，眼球突出和骨骼缺损，以头颅骨缺损最常见，X片上缺损显示地图样。

3. **中间型** 起病年龄介于上述两型间，具有两型之部分表现。

4. **骨嗜酸性肉芽肿** 大多数在4～7岁起病，病灶多为单个，也可以多发，累及颅骨、脊柱、肋骨、骨盆或者四肢骨。脊柱累及时有脊椎压迫症状。X线表现局部骨骼缺损。一般无全身症状。

治疗 化疗是治疗本病的主要方法。目前国际上有多中心的治疗研究，运用不同的方案包括 LCH Ⅰ/Ⅱ/Ⅲ，DAL HX83/90 等，根据累及部位的范围和多少进行分组化疗。累及器官部位最少的骨嗜酸肉芽肿疗效最佳，而多器官多脏器受累的勒-雪病虽然总体预后差，但疗效近年也逐渐提高。

小儿急性肾小球肾炎

急性肾小球肾炎(简称急性肾炎)是指各种原因引起的双侧肾脏弥漫性免疫性炎症。儿童急性肾炎绝大多数为链球菌感染后引起的一种免疫异常反应从而导致的肾脏炎症，由于主要部位发生于肾小球，则称为急性肾小球肾炎。该病发病前1～2周常有咽炎、扁桃体炎等上呼吸道感染，或发病前3～4周存在脓疱疮等皮肤感染病史。

急性肾炎为儿童常见病和多发病之一，也是最常见的儿童肾脏疾病，一年四季均可发病，每年1～2月份及9～11月份为发病高峰；好发于3～8岁的学龄前及学龄期儿童，2岁以下儿童罕见，男女之比约为2：1。

临床表现 该病发病时除乏力、食欲下降、头昏等非特异症状外，临床上主要表现为突然发生的血尿和(或)蛋白尿、少尿、水肿和高血压，严重者可出现明显肾脏功能异常。

1. **水肿** 为最常见和最早出现的症状。开始多表现为眼睑及颜面水肿(以晨起明显)，1～2日后渐波及全身出现躯干、四肢明显水肿。根据病情轻重不同水肿程度不一，轻者仅晨起时眼睑略显水肿，少数水肿难以察觉，严重者全身水肿可伴胸腔积液、腹腔及心包积液而影响功能并出现相关临床表现如呼吸困难、心慌等。水肿一般在发病后 2 周随着尿量增多逐渐消退。

2. **少尿** 早期均有少尿，且伴随水肿同时发生，一般尿量少于 500 毫升/日，若少尿不明显或者观察不仔细往往被忽视。1～2 周后尿量渐增。极少数病人（不足 5%）由少尿发展成无尿，表明肾脏实质病变严重。

3. **血尿** 所有病儿均存在程度不同的血尿，严重者表现为肉眼可见的血尿（即肉眼血尿），尿呈洗肉水样，也可呈茶色、咖啡样或酱油色；轻者表现为显微镜下血尿。肉眼血尿出现率约为 40% 并常在 1～2 周内消失，而显微镜下血尿可持续数月。运动后或并发感染时血尿可暂时加剧。

4. **高血压** 见于 80% 左右的病例，在肾炎初期出现，一般于病程 2 周随着尿量增加而渐降至正常。病程中如果血压过高或者血压上升过快，则要警惕发生高血压脑病或心力衰竭可能性。

在急性肾炎病程中要注意下列严重并发症。包括：①充血性心力衰竭：严重病儿在疾病早期水肿逐步加重、尿量显著减少或无尿、伴血压进行性升高并出现呼吸急促、烦躁不安、心跳加快，年长儿可诉胸闷心慌等心力衰竭症状。如果此时未得到及时治疗，甚至病儿仍然照常活动可使病情急剧加重，表现为呼吸困难、不能平卧、面色灰暗、频繁咳嗽、口吐粉红色泡沫痰等。发现以上症状需要病儿尽量保持安静并赶快送医院抢救治疗。②高血压脑病：由于血压突然升高而感头痛、头昏、恶心、呕吐、眼花或复视、一过性失明等，严重者出现抽

搐、昏迷等。需要立即进行降血压和对症处理。③急性肾衰竭：多发生于疾病初期，尿量明显减少或无尿、水肿急剧伴血压显著升高，病儿出现头昏、呕吐、乏力等进行肾功能不全表现，需及时积极治疗。

总之，在急性肾炎病程中尤其是病程早期，父母需要密切观察病情变化，一旦出现上述可能的严重并发症症状，应及时并积极配合治疗，从而做到早发现、及时准确治疗。

急性肾炎除上述典型表现外[血尿和（或）蛋白尿、少尿、水肿和高血压]，目前非典型病例日趋增多且起病较为隐匿。这些非典型病例常表现为轻微尿检查异常而不伴明显水肿和高血压，有些却存在明显水肿、肾功能异常而尿液检查基本正常，对于该类病人主要通过临床专科检查才能明确诊断，所以一旦怀疑则需要到专科医院就诊，以免延误病情。

治疗 急性肾炎为一自限性疾病，预后良好。尽管无特效治疗，但为了纠正病理生理紊乱、防治并发症及保护肾功能，以利于疾病的自然恢复，需要注意下列问题。

1. **合理安排休息和饮食** 急性肾炎休息和饮食是治疗的重要组成部分，合理安排休息和饮食有利于肾炎的康复。急性期（病初 2 周）无论病情轻重均必须卧床休息，但可在床上作适当轻微活动，直至肉眼血尿消失、浮肿消退、血压正常后，方可逐步增加活动量（包括室内活动和户外散步）。血沉正常后可上学，但 3 个月内仍应避免剧烈活动及体育活动。尿沉渣检查正常或尿艾迪计数正常可逐步恢复活动量以及体育活动（一般 6 个月以后）。饮食方面：在急性期病人有明显水肿、少尿及高血压时，应予富含维生素的低盐（每日 2.0～3.0 克食盐）、低蛋白质（约每日 1 克/千克体重）饮食；严重水肿或伴严重并发症时可

短时忌盐。待利尿消肿、血压正常后可适当增加蛋白质食入并逐步过渡至正常饮食。

2. 清除感染灶　　急性肾炎是由于感染后诱发的免疫反应，并否感染直接所致，所以其病情轻重、预后等与免疫损伤直接相关，而与感染本身关系并不密切；而且感染后肾炎发病时往往感染已经控制，所以清除感染的真正意义必须权衡。目前多数学者认为除非存在明显感染灶，一般不主张使用抗生素。存在明显感染者可予青霉素或其他敏感抗生素治疗，对青霉素过敏者予大环内酯类（如红霉素等）抗生素，疗程7～10日。

小儿肾病综合征

肾病综合征，简称"肾病"。是由于各种原因引起肾脏对血浆中的蛋白（主要白蛋白）基底膜通透性增加，大量蛋白从尿中丢失并由此引起的一组病症。但其确切发病机制不完全清楚。小儿肾病综合征按病因分为先天性、原发性和继发性肾病综合征3类，前两者目前认为可能与某些基因，或者在特定外界环境作用于易感基因有关。小儿肾病综合征以原发性肾病多见，是儿童常见的肾小球疾病，仅次于急性肾小球肾炎而占第二位，近来发病率有上升趋势。发病年龄以学龄前期为高峰，好发于2～8岁儿童，而且约50%发生在1～4岁，75%病例在10岁以内发病。男孩发病明显高于女孩，男女之比约为2∶1。据1982年、1992年对我国住院统计资料分析，本病分别占泌尿系统疾病住院病儿的21%和31%。

临床表现　　肾病病儿临床特点为高度水肿、大量蛋白尿、高脂血症和低蛋白血症，俗称"三高一低"。特出表现为全身水肿，常为首发症状或就诊原因，水肿性质为凹陷性，开始多见于眼睑及面部，晨起明显，以后渐遍及下肢及全身，严重者出现胸水、腹水、阴囊水肿等。水肿的同时出现明显少尿，尿色深、尿泡沫多，但真正无尿者少见。因大量蛋白质从尿液中排出，尿泡沫明显增多。化验检查可发现大量蛋白尿（尿蛋白定性为＋＋＋～＋＋＋＋），每日尿蛋白排泄量大于50毫克/千克体重；血清蛋白由于大量从尿中排出而产生低蛋白血症，高胆固醇血症等。

治疗　　本病为一种慢性疾病，治疗周期较长，且该病有反复发作倾向，所以如果病儿被怀疑或确诊为肾病综合征，父母不要过分紧张而应注意下列一些事项：①立刻至有肾脏专科的医院接受正规检查及治疗并积极配合医生进行正确治疗。不要盲目轻信一些游医的所谓"秘方"，以免延误了治疗时机。②合理安排休息和生活起居：激励病儿战胜疾病的信心和勇气，以利疾病早日康复，注意休息并安排好作息时间。同时避免或尽可能不带病儿到电影院、商场、超市等公共场所去，以避免接触各种感染。预防接种也应尽量避免，除非有医生许可方能进行。③饮食：以清淡为主进行低盐、低蛋白质、低脂肪饮食。但一般不主张忌盐，尤其长期不吃盐会造成严重水、电解质紊乱，严重时甚至危及生命。④药物治疗：迄今为止，肾上腺皮质激素（简称激素）如泼尼松等是治疗该病首选效果最好的药物，因此在没有激素禁忌证的病儿应该及时采用激素治疗，一般疗程需要6个月～1年，或者更长。对一些难治性肾病（激素无效、激素依赖以及反复复发者）应尽早至有条件的医院进行肾组织活检，以明确病理类型、判断病情及预后并据此做出正确个体化治疗，有的需要予环磷酰胺、环孢素、麦考酚吗乙酯等免疫抑制药治疗。多数病儿通过以上激素正规治疗后可取得痊愈，有些病儿尽管在激素治疗过程中反复复发仍可痊愈。约五分之一病儿对激素耐药而预后相对较差需要其他免疫抑制药物治疗，其中不乏进入慢性肾功能不全者。

小儿血尿

定义及诊断　血尿是指尿液中存在超过正常数量的红细胞，为儿科常见的临床症状。正常儿童尿中可有少量红细胞，一般 $0\sim2$ 个/高倍视野，如离心尿沉渣红细胞超过 5 个/高倍视野或 12 小时艾迪计数尿红细胞大于 10^6/升则称为血尿，表明泌尿系统有异常出血。根据血尿程度分为显微镜下血尿和肉眼血尿。少量出血只能在显微镜下发现称为显微镜下血尿，如出血量超过 1 毫升/升可呈肉眼血尿。肉眼血尿的颜色随尿酸碱度不同而不同，当尿液偏碱性或中性则呈鲜红色或洗肉水样，酸性则呈茶色或烟灰色。血尿可为一过性、间歇性或持续性。

在判断是否存在血尿时首先需要排除假性血尿。①红色尿：尿液呈红色不等于血尿，多种原因均可导致尿液呈红色，例如摄入大量食品染料或添加剂（如苯胺、刚果红、酚红、蜂蜜等）；某些药物如氨基比林、利福平、山道年、苯妥英钠、大黄等可致红色尿；血红蛋白尿或肌红蛋白尿；卟啉尿；新生儿由于尿中存在尿酸盐而使尿布呈红色；此外，还要排除肛裂、女孩月经滴入尿中而造成假性血尿。②尿隐血阳性不等同于血尿：许多父母在体检或者尿常规检查时误将隐血实验阳性等同于血尿，是不正确的。目前通常使用的尿隐血作为尿液干试纸法测定内容之一，其原理是通过氧化还原反应间接通过隐血推算尿红细胞数量，由于影响尿隐血的因素众多，显然两者相关但不一定存在绝对关系。

鉴别以上假性血尿的最简单、便捷、快速的方法为做尿沉渣离心尿常规，如果发现尿红细胞超过 5 个/高倍视野，则可明确存在血尿，即真性血尿。对于血尿需要通过实验室检查、症状、体格检查、详细了解病史等明确血尿发生的部位并寻找血尿原因，但有许多儿童血尿的原因难以明确，需要长期随访。

病因　引起血尿的原因复杂，主要由于泌尿系统疾病或全身性疾病所致。儿童血尿 90% 以上是由于泌尿系统疾病引起，包括急性肾炎、肾病综合征、紫癜性肾炎、遗传性肾炎、尿路感染、尿路结石、先天性畸形、泌尿系统肿瘤以及药物的副作用等；而全身性疾病有血液系统疾病、心血管疾病、过敏性疾病、感染性疾病等。

父母要特别注意小儿血尿的伴随症状，这往往能给医生提供诊断依据。如血尿同时还伴有浮肿、高血压，要考虑肾炎；血尿伴有尿急（一有便意即要小便）以及小便次数增加，要考虑尿路感染；除血尿外，其他部位如皮肤、黏膜也有出血，应考虑到出血性疾病；如伴有腹痛或活动后腰痛，则可能为肾结石；家庭成员中除小儿有血尿外，其他成员也有血尿，应考虑遗传性肾炎或家族性良性血尿等。

治疗　总之，一旦发现或者怀疑血尿，应及时到医院作相应检查，明确诊断。血尿的治疗主要在于明确引起血尿的病因，根据病因作相应治疗。

小儿肾小管性酸中毒

肾脏为维持人体内环境平衡的最重要脏器，其中肾脏的肾小管对维持体内酸碱平衡、水电解质平衡起着关键作用，因此一且肾小管维持酸碱平衡的功能由于各种原因被破坏，则会导致体内酸碱平衡、水和电解质紊乱。肾小管酸中毒即是由于各种原因引起的远端肾小管泌酸功能障碍和(或)近端肾小管重吸收碳酸氢根障碍，从而打破了上述平衡，尿液不能排出酸性代谢物质，导致体内过多酸性成分集聚不能及时通过尿液排出，而引起的一系列临床症候群。

病因　本病分为原发性和继发性两类。后者主要继发于系统性疾病(如狼疮性肾炎、结缔组织病、慢性肝病、维生素 D 中毒、甲状旁腺功能亢进等)，肾脏疾病(如各种继发性肾炎、海绵肾、肾移植术后等)，药物或毒物(如两性霉素 B 中毒、重金属中毒等)等；而前者为先天性肾小管异常，与遗传相关。

原发性肾小管酸中毒发病年龄较小，一般生后不久即可发病；而继发性肾小管酸中毒往往相对发病年龄较晚。

临床表现　原发性肾小管酸中毒主要临床表现为：①由于长期酸中毒和电解质紊乱引起厌食、恶心、呕吐、乏力、腹泻、精神萎靡、生长发育延缓等症状。部分病儿由于脱水而引起发热等。②可出现烦渴、多饮多尿。③由于电解质紊乱尤其低钾血症等使病儿肌肉软弱无力，严重者瘫软、腹胀，甚至出现心律失常。④骨骼发育异常：由于影响钙盐代谢导致骨骼异常，表现为佝偻病、X 型腿、病儿出牙延迟或牙齿过早脱落等。⑤肾脏钙盐沉积：可出现肾钙化、肾结石而出现血尿、排尿时疼痛、尿路感染等。

该病实验室检查主要特点为尽管明显酸中毒发生，尿液仍然相对偏碱性(即尿液不能有效酸化)同时出现电解质紊乱。因此，凡遇小儿生长发育落后、厌食、恶心、乏力、多尿烦渴及尿相对密度(比重)较低或

脱水酸中毒原因不明者，应考虑本症；临床上表现为顽固性佝偻病的病儿，或年长儿出现佝偻病、病理性骨折、肾钙化或肾结石症者，也应到专科医院就诊排除肾小管酸中毒可能。

治疗　本病治疗主要口服碳酸氢钠或复方枸橼酸溶液，剂量根据肾小管酸中毒类型、病情轻重、年龄等不同而各异，同时治疗和纠正钙盐沉积、电解质紊乱等(如补充钾盐、应用维生素 D 等)。

肾小管酸中毒需要长期治疗，甚至需终身治疗。因此，一旦诊断明确父母应客观对待、与病儿一起建立战胜疾病的信心、定期门诊随访监测并调整药物剂量。做到及时、有效、安全、积极治疗该病。其预后取决于早期诊断、合理科学和长期坚持规律性治疗。若能早期合理治疗，可预防严重肾钙化和肾功能不全，预后较好。若中断治疗，代谢性酸中毒所致临床症状可反复复发，则会引起肾功能不全，预后不良。

小儿尿路感染

病因　尿路感染简称尿感，是由于细菌直接侵入泌尿道并大量繁殖而引起的尿路炎症，为小儿最常见的感染性疾病之一。女孩明显多于男孩，但 1 岁以下尤其新生儿尿感则男性多见。由于小儿泌尿系统本身发育不健全、免疫功能尤其局部免疫防御功能较差等生理特点，再加之婴儿使用尿布尿道口常受粪便污染，女孩尿道短且距肛门近等原因使得小儿易于发生尿路感染。如果同时存在泌尿系统畸形如膀胱输尿管反流、先天尿路梗阻、肾盂输尿管连接处狭窄、肾盂积水、后尿道瓣膜、多囊肾等使尿流不畅而更易继发感染。根据尿感的发生部位大体可分为上尿路感染和下尿路感染两类。

小儿尿感最常见的病原菌为大肠埃希菌(占80%左右),其次为变形杆菌、克雷伯杆菌及副大肠杆菌等。少数为粪链球菌和金黄色葡萄球菌等。

临床表现　临床上,由于细菌大量在泌尿道繁殖并产生和释放细菌毒素而出现尿路刺激症状(如尿频、尿急、尿痛)和中毒症状(如发热、恶心、腰酸等)。年长儿可诉尿频、尿急、尿痛或排尿不畅、腰酸乏力,少数可伴发热等;而婴幼儿由于不能表达,且对炎症的局限能力差,常常以全身非特异性症状为主要表现(如呕吐、精神萎靡、发热、烦躁等)同时伴排尿时哭闹等。化验检查可见尿白细胞明显增多甚至出现脓尿,尿培养可明确细菌种类。

治疗　小儿尿感多为急性病症,预后良好。

1. **一般治疗**　急性感染时应卧床休息,多饮水,勤排尿,减少细菌在膀胱内停留时间。注意外阴部清洁(尤其女孩),积极治疗蛲虫、腹泻等。在儿童期应加强教育注意会阴部卫生,如每日洗臀部,勤换内裤,不可用洗脚后的水洗臀部,婴儿所用毛巾等应与成人分开,尽早不穿开裆裤等。饮食上需给予清淡易消化食物。

2. **药物治疗**　本病治疗关键在于积极控制感染、预防复发、去除诱因、防止肾功能损害。急性尿感病儿抗生素选择以及正确使用至关重要,选择的原则是:根据尿培养和药敏试验结果选用抗生素;宜用强效杀菌、抗菌谱广,且不易使细菌产生耐药的药物;最好选用在肾脏、尿液、血液中都有较高浓度且肾毒性小的药物;药物使用24~48小时后如症状和尿液分析无改善则必须换用抗生素。常用于治疗尿感的药物有:阿莫西林(羟氨苄青霉素)、阿莫西林/克拉维酸钾(如力百汀、安奇)、第二、三代头孢菌素[如头孢克洛、头孢克肟(如世福素)、头孢他美酯、头孢地尼(全泽复)]等;静脉用药如头孢噻肟钠、头孢哌酮钠、头孢曲松钠(菌必治、罗氏芬)等。

应注意,抗生素治疗疗程要足。对于下尿路感染,年长儿以及一般情况良好者口服抗生素疗程3~5日,一般不超过7日,24~48小时症状和尿检无改善需重新评估或改用静脉给药;小于2岁或一般情况不佳者(婴幼儿伴发热、精神萎靡、恶心呕吐等)先静脉使用抗生素2~4日,好转后改口服,总疗程10~14日。而对于上尿路感染,年长儿以及一般情况良好者先静脉给药3~5日,然后改口服抗生素8~10日,总疗程2周;小于2岁或一般情况不佳者静脉给药7日后改口服抗生素10~14日,总疗程3周。

小儿癫痫

小儿癫痫的发生率是成人的10~15倍,流行病学调查,其患病率为3‰~9‰。出生后10年内是癫痫的高发阶段,特别是生后1年内更为常见。小儿癫痫发作,可表现为部分性或全身性发作,全身性抽搐时伴意识丧失,有时口吐白沫、大小便失禁,少数表现为发呆、凝视等短暂意识丧失,有的表现情感、思维障碍、大发作等,有的表现为婴幼儿的点头、冲头、手抖及发呆等。经过合理规则的治疗后,大多数可获得控制。

病因　癫痫的病因分类包括特发性、症状性及隐源性3种,特发性癫痫:是指脑内未发现有关的结构和代谢异常,而与遗传因素有关;症状性癫痫:指有明确的脑部结构异常、损伤、感染、中毒、占位或代谢障碍;隐源性癫痫:指疑似为症状性,但未找到病因者。

诊断　癫痫病儿应根据其具体情况进

行必要的实验室检查,但脑电图检查是诊断癫痫不可缺少的,不仅可帮助诊断癫痫,同时还可帮助其分型,而且有利于指导用药。而头颅CT或MRI检查对明确癫痫的病因具有重要意义,尤其对部分性发作、神经系统检查有局灶体征的意义更大。对常规脑电图阴性患儿,必要时应做诱发试验以提高阳性率,过度换气可诱发失神发作,睡眠可诱发颞叶癫痫、夜间发作等,其阳性率可以大大地提高。3%～5%的健康人群EEG可记录到痫样放电,因此不能仅根据发作间期EEG的异常放电就诊断癫痫。区分癫痫发作和非癫痫发作困难时,可选择24小时EEG或者视频EEG(video - EEG)监测,video - EEG发作期的临床表现和EEG表现可为医生确定发作以及发作类型提供可靠的依据。如果有智力发育落后或倒退、肝功能损害或肝脾肿大、特殊气味或容貌以及皮肤、毛发异常怀疑遗传代谢病应作相关检查。

治疗 小儿癫痫的治疗是综合性的,包括一般处理(安排合理的生活、学习,避免剧烈运动、睡眠不足、感染和危险动作等)、药物治疗(关键的一环,必须规则和合理,切勿病急乱投医)和手术治疗(经抗癫痫药物治疗失败者)。

抗癫痫药物治疗应遵循下列原则:诊断明确后即应尽早给予抗癫痫药物;根据不同发作类型的癫痫(及癫痫综合征)选择适当药物,在专科医生指导下用药;尽量用一种药物治疗,仅对难治性癫痫者应联合用药;并注意个体差异;对任何一种抗癫痫药物治疗应注意其不良反应的发生;一般疗程要长,末次发作后再服药2～4年,减药过程要慢;服药过程中避免自行减量、加量、停药等,以免加重药物的不良反应或诱发癫痫持续状态;切勿乱投医,以防中毒。

智力低下

智力低下是由于各种生物学因素和社会环境因素造成小儿智力发育明显落后于同年龄的平均水平,智力发育始终不能成熟。因此,在学习、生活、行为等方面难以适应客观环境的要求。学龄期主要表现为学习成绩差。智力低下的病因是多种多样的,主要有生物学因素和社会环境因素两方面。生物学因素包括先天遗传和脑发育异常、中枢神经系统感染、遗传代谢病、脑外伤、脑血管意外、先天性酶的缺陷、神经变性病等,近亲婚配也是造成小儿智力低下的重要因素。社会环境因素如严重的精神创伤、心理挫折及家庭环境不良也是不容忽视的因素。

分类 小儿智力低下根据病情轻重可分为:轻度:占大多数,智商(IQ)多在50～70,经过适当的医疗和训练后,可自理生活,达到小学水平,并能从事简单劳动;中度:较少见,IQ在35～49,经过训练后可自理生活,但发育明显落后,运动不协调,只有最低的表达能力,且多有其他病征,故在幼儿时期就可发现;重度:极少见,IQ在35以下,智力和运动均明显落后,不能自理生活,终身需人照顾,对周围反应极差,在婴儿时期即易发现。

诊断 智力低下的诊断,年龄愈小愈困难(除非具有特征性的智力低下,如苯丙酮尿症、唐氏综合征和克汀病等),不易在生后3～6个月作出明确诊断,往往要等婴儿长大,发育达到一定程度时才发现,但如仔细观察小儿精神运动发育,常可提早发现,如到2个月时不会笑,3个月时不会抬头,4个月时看见妈妈出现时不会作出要求抱的姿势,6个月时单独留下接受医生检查而不哭,1岁末还未开始说出有意义的词来,2～3岁时只学会单个词,5～6岁才能讲2～3个词的句子,以上情况应警惕智力低下的可能。针对病儿情况,结合病史和体格检查,选择性地进行一些必要的血、尿、脑脊液检查及染色体分析,尽量能做出病因学诊断。

预防措施　应避免近亲婚配,母亲在孕期应避免各种对胎儿脑发育有害的因素,对有明显家族性智力低下的父母应加强宣传,进行计划生育的指导,及早发现克汀病和苯丙酮尿症,及早治疗,可防止脑损伤的发展。对智力低下的病儿应耐心加强训练,帮助料理生活,防止意外和应用针灸疗法和药物(谷氨酸、三乐喜、牛磺酸、磷脂及多种维生素等),有利于脑组织代谢而改善症状。

小儿惊厥

惊厥俗称抽风、惊风、抽搐,是小儿时期常见的神经系统严重症状。大多为突然发作,有时有先兆,如惊跳、抖动、恐惧等。典型发作时为两眼球上翻、凝视、斜视、口吐白沫、面部及四肢抽搐,伴意识丧失、大小便失禁等,若惊厥持续30分钟以上,或频繁发作,2次之间意识没有恢复者,称为惊厥持续状态,将危及生命,需要紧急处理。

病因　惊厥的病因复杂多样,分为感染性和非感染性,有颅内病变与颅外病变引起。常见颅外感染为上呼吸道炎、中耳炎、急性胃肠炎、泌尿道感染等引起的高热惊厥;而颅内感染性病变如细菌性脑膜炎、病毒性脑膜炎与脑炎、脑寄生虫病(囊虫病、血吸虫病、肺吸虫病)、脑型疟疾、脑支原体感染及脑脓肿等。非感染性也可为颅内病变如癫痫、肿瘤、先天性脑发育缺陷、外伤、颅内出血;颅外非感染性疾病有低

钙、低镁、低钠、高钠、低血糖及毒物中毒等,应根据发病年龄、季节及可能原因进行分析,必要时应进行必要的检查,如查血常规、血生化、腰椎穿刺、脑电图检查,为了除外脑结构异常可进行头颅CT或MRI扫描。

临床表现

1. 高热惊厥的临床特点　主要发生在6个月至6岁的小儿,体温突然升高时发生惊厥1～2次;每次持续时间多在10分钟以内,不超过15分钟;发作后不留神经系统后遗症;惊厥后一周脑电图正常,上述条件符合单纯性高热惊厥,变为慢性癫痫的可能性小。而当高热惊厥初次发生于3个月内或6岁后;或发作在低热或无热时;每次持续时间超过15分钟以上;惊厥不仅为全身性,还有一侧性或局灶性运动性发作;惊厥后一周脑电图仍异常,具有阳性家族史,此类惊厥称为复杂性高热惊厥。一般认为约1/3的高热惊厥病儿会有复发。高热惊厥转成癫痫的危险因素包括:一级亲属有原发性癫痫史;在高热惊厥前神经系统发育不正常;高热惊厥为复杂性。研究认为,有以上2～3条危险因素者,到7岁时有10%转为癫痫。

2. 中枢神经系统感染所致惊厥　一般有发热、头痛、呕吐、脑膜刺激征(颈项强直,克氏征、布氏征阳性)、脑实质受累(神志改变、嗜睡、昏睡、昏迷、惊厥等),有时有局灶性体征和脑脓肿。腰穿对诊断中枢神经系统感染是必不可少的检查,一般不会造成病儿生命危险和遗留后遗症,应配合医生进行检查,以免贻误早期诊断和早期治疗。脑实质损害是脑电图呈弥漫性慢波化。脑部肿瘤一般有颅内压增高(头痛、呕吐、视神经乳头水肿)及局灶性体征,诊断时应做脑CT或MRI扫描。

3. 代谢性或营养紊乱引起的低血糖惊厥　多于早餐前发生,可伴有出汗或软

弱。婴幼儿低钙血症引起的惊厥,多见于营养不良或佝偻病儿,若补充钙后惊厥仍不止时,应考虑低镁血症,应同时补镁。此外,维生素 B_6 依赖症、维生素 B_1 缺乏性脑性脚气病、晚发性维生素 K 依赖因子缺乏引起的颅内出血均可引起惊厥发作。

治疗　惊厥为急症,应尽快控制惊厥发作。在对症治疗的同时,尽可能查明病因。控制惊厥可选用有效的抗惊厥药,如苯巴比妥、地西泮(安定)、氯硝西泮(氯硝安定)或丙戊酸钠等。如尚未建立静脉通路,可予 10% 水合氯醛直肠灌入。在惊厥发作时,应保持病儿呼吸道通畅,防止窒息,避免不必要刺激,保持安静;控制高热;监测生命体征,密切观察神经系统体征;对于惊厥持续状态者应给予抗生素防治呼吸道感染,同时给予脱水剂减轻脑水肿;并对有过惊厥持续状态病儿给予预防性抗癫痫药物治疗。对于惊厥病儿除了控制惊厥外,应针对病因治疗。

瑞氏综合征

本综合征 1963 年由澳大利亚病理学家 Reye 和他的同事首先报道而命名为 Reye 综合征。因出现急性弥漫性脑水肿和肝脏为主的内脏脂肪变性病理特征,曾被称为脑病合并内脏脂肪变性。临床特点是在前驱的病毒感染以后出现呕吐、意识障碍和惊厥等脑症状以及肝功能异常和代谢紊乱。

多数病儿年龄在 4～12 岁,6 岁为发病高峰,农村较城市多见。病儿平时健康,大多有上呼吸道感染等病毒性疾病。国外报道 B 型流感和水痘流行期间可见本病发病增多。尤其应该注意的是,研究发现,如果孩子在患病毒感染性疾病发热时服用了水杨酸制剂如阿司匹林,得瑞氏综合征的可能性更高。

临床表现　瑞氏综合征的发病率相对较颅内感染性疾病低,往往在前驱疾病恢复过程中,突然出现频繁呕吐,其后病情迅速加重,出现反复惊厥和进行性意识障碍。并常在数小时内进入昏睡、昏迷至深度昏迷,严重者呈现“去大脑强直”。病人多有颅内压增高。若出现呼吸节律不规则或瞳孔不等大,要考虑并发脑疝。治疗不及时或严重者可在数日内甚至 24 小时内死亡,但轻症或治疗及时者可在疾病的早期停止进展而逐渐康复。因此,及早诊断、及时治疗很重要。

病儿肝脏可有轻、中度肿大,但有时可不大。虽然肝功能显著异常,但临床无明显黄疸表现。肝功异常表现转氨酶增高、高氨血症、高游离脂酸血症及凝血功能障碍,婴幼儿易有低血糖。脑脊液检查除压力增高外无其他异常。

鉴别诊断　瑞氏综合征常常会被误诊为脑炎、肝炎以及中毒等。本病虽有急性脑病各种临床表现,但根据其显著的肝功能异常,脑脊液无明显变化等,可与化脓性、结核性或病毒性脑膜炎脑炎区别;又根据本病肝功能虽异常但无黄疸,可与重症肝炎、肝性脑病相鉴别。某些遗传代谢病如尿素循环酶缺陷,有机酸尿症可酷似 Reye 综合征表现,可通过详细病史如有家族史、起病较早且相同症状的反复发生或周期出现、生长发育迟缓、常因进食大量其所不能代谢的食物突发症状找到线索,遗传代谢病确诊要靠生化代谢分析、酶测定和基因分析等方法。

防治　一旦诊断为瑞氏综合征时,应立即抢救,以免造成病人残疾和死亡。控制脑水肿、降低颅内压。对颅内压密切监测,使颅内压维持在 2.67 千帕(20 毫米汞柱)以下。适当限制每日水分进入。用渗透性利尿剂如20%甘露醇,每次1克/千克体重,每4～6小时1次。呋塞米和地塞米松可同时应用。对于危急病人,可用人工机械过度通气;纠正代谢紊乱,低血糖必须及时纠正,应在治疗开始静脉注射10%～15%葡萄糖溶液;降低血氨:口服50%乳果糖混悬液以酸化肠道,减少氨的吸收。精氨酸滴注、新霉素口服或灌肠以减少产氨。谷氨酸钠液加于葡萄糖液中静脉注射,以纠正高血氨。有条件者也可用腹腔透析,新鲜血液或血浆置换疗法以降低血氨。

在美国,患瑞氏综合征的病人中有90%～95%都在最近患病毒性疾病期间服过阿司匹林。因此,目前能做到的最好的预防方法是不要给患有水痘或有流感症状的孩子服用阿司匹林。瑞氏综合征的预后与病情轻重、进展速度以及治疗早晚有关。小婴儿预后较差。

原发性免疫缺陷

本病是由于先天性免疫发育异常而引起机体免疫功能的缺陷,大多与基因缺陷有关,具有遗传性。突出的特征之一是反复和(或)严重的感染。

分类 可分为体液免疫缺陷病、细胞免疫缺陷病、联合免疫缺陷病、补体和吞噬细胞缺陷病,以及其他免疫缺陷病。

1. 体液免疫缺陷病 此类疾病由免疫球蛋白缺陷引起。因B淋巴细胞发育障碍、减少或缺乏所致。它在原发性免疫缺陷病中发病率最高,占总发病率的1/3～1/2。多见以下3种。

• X性连锁无丙种球蛋白血症:本病由女性携带,男性发病。出生后一般无异常,6～12个月后开始出现症状。突出症状为反复严重的细菌感染,如肺炎、中耳炎、败血症、脑膜炎等,如单用抗菌药物治疗,感染较难控制。因反复感染,可影响小儿生长发育。1/3的病儿出现关节炎表现。此类病儿的淋巴结和扁桃体缺如或很小,胸腺发育正常,病儿如不积极治疗,大部分在10岁前死亡。

• 婴儿暂时性低丙种球蛋白血症:婴儿自身合成免疫球蛋白的时间推迟是本病的特征,较多见于未成熟儿,病因尚不明。正常时胎儿从第12周起即开始合成少量免疫球蛋白,随着胎儿的成熟及生后年龄的增长,合成免疫球蛋白的功能逐步完善及增加,而本病病儿自己产生免疫球蛋白的功能往往推迟到出生后9～15个月。因此,出生后易患败血症和皮肤、脑膜、肺部等感染,直至1岁左右,自己产生免疫球蛋白的功能逐渐改善后感染也随之减少,一般到2～4岁时才恢复正常。

• 常见变异型免疫缺陷病:起病于任何年龄,男女孩都可发病,表现反复化脓性感染,不少病儿的扁桃体和淋巴结不小或增大,有的病儿表现反复腹泻,成人者常伴萎缩性胃炎、贫血、类风湿关节炎及胃癌等恶性肿瘤等。病儿的免疫球蛋白明显下降而B细胞数往往正常。

2. 细胞免疫缺陷病伴其他缺陷 细胞免疫缺陷病系胸腺发育不良致使T淋巴细胞成熟障碍所致,临床上常见者为先天性胸腺发育不良症,本病除胸腺发育不良外,大多同时伴有甲状旁腺发育不良,故在出生后1～2日内即可发生低钙。病儿面容特殊、两眼距离较宽、人中较短、耳郭位低并有切迹、颌小、常伴有右位主动脉或法洛四联征、食管闭锁等先天性畸形。X线检查无胸腺影。胸腺缺如或严重发育不良者,多于数月内死亡,存活者则经常反复发生各种严重的病毒、真菌或细菌感染。此种小儿如不慎接种减毒活细菌疫苗(如牛痘、麻疹疫苗、卡介苗等),常可引起全身性感染,甚至造成死亡。因长期反复感染,病儿生长发育停滞。此类疾病,血清中免疫球蛋白含量可正常,但细胞免疫功能减退。先天性胸腺发育不良者,其血清甲状旁腺素及血钙含量可降低,伴有淋巴细胞减少症时,除上述特征外,常可发现其周围血中淋巴细胞数明显减少,常低于 4×10^9/升(1 000/立方毫米)。

3. 联合免疫缺陷病 此病系 T 和 B 淋巴细胞均减少而引起的细胞免疫和体液免疫功能缺陷的一组疾病,临床上见到的有重症联合免疫缺陷病,高 IgM 综合征,伴共济失调毛细血管扩张免疫缺陷病等。

4. 慢性肉芽肿病 属于吞噬细胞缺陷,是由于基因突变导致中性粒细胞氧化功能受损,中性粒细胞不能有效杀灭细菌和真菌。多数病儿 1 岁内发病,出现严重的肺炎、皮肤感染、淋巴结炎、败血症、卡介苗感染等表现。在我国多见于接种卡介苗后引起的局部感染不愈的病儿。

治疗 多数原发性免疫缺陷病可得到较好控制。体液免疫缺陷,一般可定期注射丙种球蛋白制剂使血中免疫球蛋白 G 维持在一定水平,避免反复细菌感染。一些细胞因子可有效的控制一些疾病的状况,如人重组伽玛干扰素用于治疗慢性肉芽肿病获得良好的治疗效果。细胞免疫缺陷病、慢性肉芽肿等可通过造血干细胞移植获得治愈。

因该病患儿极易感染,一旦发生感染,应选用适当的抗菌药物积极治疗,如系细胞免疫缺陷病或联合免疫缺陷病确需输血时,应输经 X 线照射过的库血(贮存 2～3 周),否则可能导致死亡。

细胞免疫缺陷病和联合免疫缺陷病病儿绝对禁忌接种活病毒或活细菌疫苗(如卡介苗、麻疹、脊髓灰质炎等疫苗),以防引起全身严重感染。

小儿遗传性代谢病

遗传性代谢病是指有代谢功能缺陷的一类遗传病,多为单基因病,包括氨基酸、有机酸、脂肪酸等代谢缺陷。迄今已发现有 500 多种,遗传代谢病表现复杂,每种遗传代谢病均属少见病或罕见病,但这类疾病累积患病率危害极大。根据受累物质的特点有不同的命名,其中最为经典的疾病是苯丙酮尿症,为氨基酸代谢病中最多见的疾病。

临床表现 我国每年约 2 000 万出生人口,有 40 万到 50 万名儿童患有遗传代谢病。新生儿期一般无特别的临床表现,父母容易忽视,而一旦发病,孩子的身体和智力可能已经受到严重的损害。大多的病儿在确诊和治疗之前即已死亡,或因贻误治疗时机造成智力和身体的终身残疾。因此,遗传代谢性疾病是导致儿童夭折或残疾的主要病因之一。遗传代谢病病种多,临床表现复杂,同一种疾患常有不同的表现,个体差异很大。例如,很多疾病从婴儿期起病,并进行性加重,逐渐出现发育落后、惊厥、肝功能损害等症状;也有一些病于学龄前后或者更晚的时期起病,进展较为缓慢;极少数病人可能终身不发病。遗传代谢病具有以下的症状特点。①神经系统损害:几乎所有的遗传代谢病都有不同程度的神经系统症状,其中以智力发育落后、惊厥最为常见,部分疾患伴有小脑、锥体外系、脊髓或外周神经损害。②消化系统或其他脏器受累:部分疾患可有腹泻、呕吐、喂养困难等非特异性症状,半乳糖血症、肝豆状核变性、黏多糖病等多有肝功能损害及肝脾肿大;先天性肾上腺皮质增生症病儿多有生殖系统畸形；黏多糖病、半乳糖血症、神经鞘脂症、同型半胱氨酸尿症等疾患可能出现视力及听力障碍。③特殊气味：由于代谢物的蓄积，一些病儿尿、汗可有异味，如苯丙酮尿症病儿常有鼠尿味，异戊酸血症者常有汗脚味。④容貌、皮肤及毛发异常：如黏多糖病、糖原病者可有容貌异常；白化病、苯丙酮尿症者皮肤白、毛发黄，而先天性肾上腺皮质增生症、肾上腺脑白质营养不良者肤色较黑，常有色素沉着。

诊断　遗传代谢病的诊断有赖于各项实验室检查。根据临床特点和病史，由简到繁，由初筛到精确，选择相应的实验检查。对于遗传代谢病的可疑者，应及时争取早期诊断、早期治疗。主要的方法如下。①尿液的检查：尿的色泽与气味：有些代谢产物从尿液中大量排出，可使尿液呈现特殊的颜色和气味；如尿蓝母使尿呈蓝色；而尿黑酸尿呈蓝—棕色；卟啉尿则呈红色；此外，尿液特殊气味更有提示作用。②血液生化检测：血糖、血电解质、肝肾功能、胆红素、血氨、血气分析等项检查。③质谱技术：串联质谱技术是一项先进的遗传代谢性疾病检测技术，检测效率高，通过同一份标本可同时检测上百种代谢产物，灵敏度高，极大地提高了遗传代谢病的筛查效率，孩子出生 24 小时后就可以检测，假阳性率低。

治疗　遗传代谢病的治疗：目前虽然多数仍无特殊方法，但通过相应的支持或对症治疗，许多疾患可得到有效控制。许多疾患的预后取决于治疗开始的早晚，因此，对于少数已经能够进行有效治疗的疾病，应进行筛查，争取在症状出现前确诊并治疗，以保证病儿健康成长。遗传代谢病的治疗方法主要有以下几种。①饮食治疗：补充缺乏的代谢（产）物，限制代谢底物的摄入，如苯丙酮尿症婴儿应摄入低苯丙氨酸的物质，严格控制其摄入量。②药物治疗：补充缺乏物质或辅酶，促进蓄积物的排泄。③纠正酶缺陷、基因治疗：目前已有数种基因工程药物投入临床使用。

预防　遗传代谢病的预防主要采用遗传咨询、产前诊断及筛查三结合的方法，已经取得了许多成功的经验。①一级预防：避免出生，减少出生。在结婚与生子前进行遗传咨询：通过家系分析进行指导，避免近亲结婚、发现杂合子，防止再现。对于治疗困难、预后不良的疾患应争取对胎儿进行产前诊断，确诊后及时中止妊娠。②二级预防：如对生育期女性 PKU 者应有计划地进行饮食指导，控制血苯丙氨酸浓度，保护胎儿，否则流产、死产、宫内发育不全等发生率很高，生后多有智力低下、小头畸形等合并症。③新生儿筛查：许多疾患在新生儿和婴儿早期表现正常或症状不明显，很易漏诊或误诊。通过筛查才能做到早期发现，并通过早期干预得以治疗或控制。我国目前临床上只有 3 种遗传代谢病是新生儿出生后医师要求筛查的，包括苯丙酮尿症、先天性甲状腺功能低下和半乳糖血症，而目前已经发现超过 500 种代谢缺陷。发达国家从 20 世纪 90 年代开始大面积普及串联质谱技术对新生儿遗传代谢病进行筛查。随着对遗传代谢病的筛查、诊断技术的迅速进展，越来越多的遗传代谢病可在早期得到诊断，治疗效果也越来越好，许多既往早期夭折的病人现在已可存活至成年，并可以像健康人一样生活。

口　吃

口吃是一种言语节律异常的言语障碍，2～8 岁之间任何年龄均可发病，以学龄前期与学龄期多见，常见于特别容易兴奋的小儿。

口吃主要表现为言语节律异常，说话不流畅，出现音或单词反复停顿，每句话在说出第一个字后即停顿，或重复第一个字，或拖长第一个字的发音，紧张发声困难时常出现全身用力，放松则减轻。唱歌、耳语或阅读外语时，口吃可减轻或消失。口吃常伴有易兴奋、情绪不稳定、易激惹、睡眠障碍、恐惧、厌食、遗尿、变得孤独退缩、焦虑不安、不喜与他人交往。

病儿可经数年自愈，但经常慢性口吃可变得复杂化与顽固化，应防止其成为慢性口吃，并防止出现心理并发症。当幼儿出现口吃时，不要给予过分的关注，令其放松，并让其养成良好的说话习惯，并且要避免儿童在过分焦虑、着急的情况下说话，减少口吃的发生。对口吃严重者，应指导进行言语训练，用一切方法安慰并鼓励病儿，增强其信心，以减少其对言语的精神紧张。

遗尿症

遗尿症俗称尿床，为儿童时期常见疾病之一，我国资料显示其发病率在 1%～3%。国际上将遗尿定义为 5 岁以上小儿在熟睡时仍不自主排尿，可一夜数次或数夜一次。

病因　遗尿分为原发性和继发性两类。儿童遗尿症绝大多数找不到明显泌尿系统或神经系统器质性病变称为原发性遗尿，约占 80% 左右，该类病人往往具有明显遗尿家族史。据报道父母双亲均有遗尿史者，子代发生遗尿的可能性约为 80%，而双亲之一有遗尿史者，子代遗尿发生率约为 50%。原发性遗尿病儿一般随着年龄增长症状会逐步减轻甚至缓解。继发性遗尿是由于继发于泌尿系统疾病如畸形（尿道狭窄、尿道下裂、尿道瓣膜、膀胱颈梗阻及男性包皮、包茎等）、炎症（肾盂肾炎、膀胱炎、尿路感染等）、肾功能损伤等，或继发于神经系统疾患如神经原性膀胱、中枢系统感染性和器质性病变、肿瘤等所致，病儿除夜间尿床外，日间常有尿频、尿急或排尿困难、不自主排尿等现象。

防治　对于发生遗尿的病儿，父母需要积极寻找原因并应正确对待，到专科医院及时就诊。鼓励病儿战胜疾病的信心并养成良好的生活和就寝习惯。切不可羞辱、责骂和惩罚，也不能以为该病无大碍可自愈而听之任之，不管不问从而影响病儿身心健康。养成睡前少饮水（尤其是饮料）、按时睡觉、睡前排尽膀胱尿液并定时于夜间唤醒病儿排尿等习惯。遗尿症的治疗方法有物理治疗、生物反馈治疗、药物治疗等。治疗遗尿症的药物有丙咪嗪、奥昔布宁（尿多灵）、麻黄碱、去氨加压素（弥凝）以及中药等，但需在医生指导下服用并严格随访。

夜　惊

夜惊又名睡惊症，为一种常见于儿童的睡眠障碍，是指睡眠中突然出现的惊扰症状，常见于学龄前及学龄期儿童，男孩略多于女孩。夜惊可能与遗传和精神因素有关，后者主要包括：家庭不和、家庭暴力、与父母分离、意外事故、学习压力过重、睡前听紧张兴奋故事、看恐怖电影或电视等。

夜惊通常发生在睡眠前三分之一阶段，表现为入睡不久（大约入睡后 15～30 分钟），病儿突然坐起有时起床行走、尖叫、两眼直视、表情紧张恐惧，有时自言自语、含糊不清，同时伴有自主神经兴奋征象（如心跳、呼吸加快，大汗淋漓）。

发作时对周围事物毫无反应，难以唤醒，一般持续几分钟至 10 余分钟，发作后又复入睡，晨醒后对发作不能回忆或者仅能描述含糊的害怕感觉。该病预后良好。一旦发生夜惊表现,病儿需做脑电图检查,排除癫痫发作,若睡眠脑电图描记正常并排除其他疾病可能支持夜惊的诊断。

注意合理安排生活,避免睡前过度兴奋和刺激,培养和塑造勇敢、沉着、顽强的性格。发作次数不多一般不需治疗,仅在发作时防止意外事件发生。发作频繁者,可用地西泮等以减轻紧张情绪,加深睡眠。

夜　啼

有些小儿白天一切正常,但一到晚上就烦躁不安,哭闹不止,人们习惯上将这些孩子称为夜啼,这是婴儿时期常见的睡眠障碍。

病因　导致小儿夜啼的原因很多,如:①生理性哭闹:尿布湿了未及时更换或者尿布裹得太紧,饥饿、口渴、室内温度不合适等,都会使小儿感觉不舒服而哭闹。对于这种情况,只要及时消除不良刺激,小孩很快就会安静入睡。②白天运动过少:有的小儿白天运动不足,夜间不肯入睡,哭闹不止。对于这些孩子增加白天的活动量,夜啼即会缓解,晚上能安静入睡。③对环境不适应:是由于对自然环境不适应,黑夜与白天颠倒。而如果将孩子抱起或者陪其一起玩耍,哭闹即止。④午睡时间安排不当:有的小儿午睡太迟或者时间太长,以至晚上不宜入睡而哭闹。⑤疾病:许多疾病均会影响孩子睡眠,对此,需积极寻找原因并及时就诊。如患佝偻病的婴儿夜间常常烦躁不安,睡觉时汗多。白天过于兴奋或受刺激的婴儿夜间会突然惊醒,哭闹不安,表情异常紧张。患蛲虫病的孩子,夜晚蛲虫爬到肛门口产卵,引起皮肤奇痒,孩子也会烦躁不安,啼哭不停。

防治　总之,小儿一旦出现夜啼,首先应从护理上寻找原因:如饥饿、口渴、对环境不适应、太热、太闷、尿布潮湿、衣服不舒服、白天睡觉太多等等。其次了解是否存在疾病,如发热、腹痛、尿路感染、佝偻病等。

暑热症

暑热症也称"夏季热",为婴幼儿时期特有的一种疾病,多见于我国东南及中南地区,发病年龄多在6个月~3岁婴幼儿,尤其6~8个月婴儿。发生于炎热夏季,为不能适应夏天炎热气候所致,主要原因为体温调节中枢功能失调或发育不健全,汗腺分泌减少或缺乏所致。

临床表现　临床主要特征为盛夏季节持续发热(体温在38~40℃)、伴口渴多饮、多尿、少汗或无汗,偶有精神萎靡、食欲不振、烦躁不安等,体温正常后精神恢复正常;而入秋后或气候转凉后上述症状很快自然消失,体温恢复正常。

防治　本病能自愈,随着年龄增长、体温调节中枢功能的不断发育和健全,该症逐步自行缓解。夏季出现上述持续发热的病儿,需要积极寻找原因,一旦确诊则需注意下列事项:①病儿居室保持空气流通,清洁凉爽。必要时可使用空调,一般室温控制在摄氏26~28℃,不宜过低。②饮食宜清淡,富含营养和维生素食品,适当补充一些B族维生素和维生素C。③注意小儿体温变化,可用较体温低2℃的温水洗浴,以帮助降温散热。勿滥用抗生素。④高热、烦躁时可予20%~30%乙醇(常由75%乙醇配制)于颈动脉、腋窝动脉、肘部动脉、腘动脉、股动脉等大动脉处擦拭;或者适当给予退热药和镇静剂。

第31章

神经系统疾病

神经系统疾病常见症状

神经系统疾病是指脑、脊髓、周围神经（包括支配头面部各器官的脑神经和支配四肢躯干的脊神经）及骨骼肌由于感染、血管病变、外伤、肿瘤、中毒、免疫障碍、变性、遗传、先天发育障碍、营养缺乏、代谢障碍等原因所引起的疾病。主要的症状有复视、咀嚼无力、发音含糊、吞咽呛咳、惊厥、瘫痪、感觉减退或消失、疼痛、不自主运动、动作不稳、失语、昏迷等。有些疾病可伴有精神活动异常。神经系统疾病常见症状有以下几种。

耳鸣

耳鸣是指外界并无声响而感觉到的不正常声音，病人常常表达为"嗡嗡"、"吱吱"、"隆隆"及"知了"的叫声等。耳鸣可由下列因素引起。

1. **耳源性因素** 如外耳道耵聍或异物阻塞、急性或慢性中耳炎、卡他性咽鼓管炎、耳硬化症、药物中毒（如链霉素、卡那霉素、奎宁等）、内耳迷路损伤、炎症、内耳血管病变（如动脉瘤、动脉阻塞）、梅尼埃（美尼尔）病。

2. **神经源性因素** 如耳蜗神经炎、听神经瘤、脑桥肿瘤等。

3. **精神性因素** 常见于神经症者，可有各种单纯的如蝉鸣、蚊蝇叫声、汽笛声等。夜晚明显，白天减轻，常伴有失眠、头痛、心烦等症状。精神疾病除单纯耳鸣外，还可有幻听，如讲话声、音乐声等。

4. **其他疾病** 如心脏瓣膜病变造成心脏杂音传入耳内。贫血、高血压、胃肠道疾病通过神经反射引起内耳血管扩张或痉挛等。

言语障碍

1. **缄默** 病人发音器官正常而终日不言不语，常见于病人不合作，拒绝说话。癔症、精神分裂症、严重的忧郁症、各种病因的大脑及脑干病变引起。

2. **口吃** 讲话结结巴巴，有重复字音，字音延长和语流中断。但在朗读或唱歌时不出现。口吃的原因大多在儿童时期学习说话的过程中，因精神紧张和发音肌肉痉挛或肌肉运动失调引起。部分儿童在学说话时，因模仿别人口吃而形成的不良习惯。

3. **失音和发音困难** 无法用平常语音说话，只能叫做失音。常见于严重的喉炎、双侧喉返神经麻痹、延髓麻痹、癔症等。

4. **失语症** 意识清晰、精神正常、发音和构音器官无障碍，由于脑部病损使病人说话、听话、阅读和书写能力残缺或丧失，称为失语。习惯用右手者，左侧大脑半球为主侧半球。主侧半球病变常易发生失语。

失语症一般分为感觉性失语和运动性失语两大类。感觉性失语的病人能听清别人的讲话，但不能理解其意义。因此，对别人的提问常常答非所问。由于感觉性失语者对自己所说的言语内容也不能正确感受，因此病人说话常有差错。严重者可把语、词杂乱堆砌成"语杂烩"，使别人完全无法听懂。有些病人对熟悉的文字、词汇见而不识，称为"词盲"。不能阅读和笔谈称为失读。感觉性失语见于主侧大脑半球颞、顶、枕交界区的病变，如卒中、脑瘤者。运动性失语的症状与感觉性失语相反，病人能听懂别人所讲的话，也能理解其中的意义，但却说不出他原来会说而要说的话。对别人的提问只能用表情和手势来回答。有的病人说不出物品的名称，称为"命名性失语"。如看见钢笔只会说"它是写字用的"而说不出"钢笔"一词。失读者常合并书写不能，称为"失写"。若病人对简单的计算不能完成，称为"失算"。若病变广泛，病人的听、说、读、写功能全面丧失，称为"完全性失语"。病人完全不语，或只能发出单音、单词，偶尔在情绪激动时，脱口说出或写出惯用的口头禅，对人能有会意和合乎礼节的接触。对别人的表情、手势示意能理解。

感觉障碍

感觉可分为：①特殊感觉：包括视、听、嗅、味觉。②一般感觉：包括浅感觉、深感觉和复合感觉。浅感觉指皮肤黏膜对疼痛、轻触觉、温度觉的感知；深感觉指人体深部组织如肌肉、肌腱、关节等对震动及闭眼时身体各部位在空中的位置及别人移动其肢体或躯体时的感知；复合感觉又称大脑皮质感觉，即闭眼时通过触摸分辨出物体的类别、轻重，及确定身体受刺激的确切部位和识别写在皮肤上的简单数字、图形，身体感受到的是单个刺激或同时有多个刺激的区别。

感觉系统受到刺激或兴奋性增高时可引起：①感觉过敏：即轻微的刺激引起强烈的感觉。②感觉过度：即在刺激后需经过潜伏期才能感到强烈的、部位不确切的、不

舒服的感觉。③感觉异常：没有外界刺激而自发的感觉。如麻木感、蚁走感、触电感及冷水滴在皮肤上的感觉等。④疼痛：若疼痛位于病变部位则为局部性疼痛。若病变在神经根或神经干疼痛则沿着该神经扩散到它所支配的区域，称为放射性疼痛，如腰椎间盘突出引起的坐骨神经痛。若疼痛从病变部位扩散到邻近区域，称为扩散痛。若内脏病变时，体表的某些部位也会发生疼痛，称为牵涉痛。已经截肢的残端发生疼痛，称为幻肢痛。当周围神经不完全损伤时，在此神经分布区内有烧灼样的强烈疼痛感，称为灼性神经痛。

感觉缺失、减退指在人意识清楚的情况下，对刺激不发生反应或反应减弱，称为感觉缺失或感觉减退。可分为痛、温、触和深感觉的缺失和减退。如果在同一部位只有痛温觉缺失（减退）而触觉仍保存者，称为分离性感觉障碍。

感觉障碍根据其病变部位分型，可分为末梢型（即手套袜子型）、神经干型、传导束型、脑干型、内囊型、皮质型感觉障碍。

运动障碍

能随着自己意志而执行的动作叫做随意运动或自主运动，由大脑皮质运动区发出的锥体束支配。不经意识的、不受自己意志控制而自发的动作，称为不随意运动或不自主运动，主要由小脑、锥体外系统（由大脑深部及脑干的一些核团组成）、自主（植物）神经系统来完成。

瘫痪是指肌肉活动力量减弱或消失。力量减弱为轻瘫，肌力消失为全瘫。根据病变位置及瘫痪方式可分为以下几种。

1. 脑部疾病引起的瘫痪　①单瘫：一侧上肢或下肢瘫痪。瘫痪肢体肌肉张力增高，腱反射亢进，系大脑皮质运动区病变引起。②偏瘫：一侧上下肢的瘫痪，常伴有口

舌歪斜及偏盲、偏身感觉障碍,系大脑深部内囊区病变引起。③交叉性瘫痪:病变侧脑神经麻痹而对侧肢体瘫痪,为脑干病变的特征。

2. **脊髓病变引起的瘫痪**　颈髓病变可引起四肢瘫,胸腰段脊髓病变引起下肢瘫痪(又叫截瘫)。脊髓前角细胞病变引起肢体不对称性的软瘫,伴有肌肉萎缩和肉跳。周围神经病变引起该神经支配的肌肉无力、萎缩和该神经支配区的感觉障碍。末梢神经病变则表现为四肢远端肌肉的萎缩无力,常伴手套袜子型感觉障碍和出汗、血管舒缩和皮肤指(趾)甲营养障碍。

3. **肌肉病变引起的瘫痪**　有特殊分布的肌肉萎缩和无力,有的伴假性肥大。肌炎多伴有肌肉压痛、没有感觉和大小便障碍。神经肌肉接头病变(如重症肌无力)为骨骼肌的病态疲劳,晨轻暮重,没有肌萎缩和感觉障碍。

4. **癔症性瘫痪**　多在强烈的精神刺激后发生。神经系统检查除肌无力外没有阳性发现。各种辅助检查正常。给予暗示或心理治疗有效。

不随意运动

1. **静止性震颤**　在静止时,肢体有节奏的抖动,如患震颤麻痹的病人,手指有每秒4~8次的搓丸样或捻线样抖动,严重时头、下颌、舌及四肢均有震颤。在自主运动时震颤减轻,入睡后完全停止。

2. **舞蹈样动作**　可发生在面部、肢体及躯干肌肉的迅速多变、无目的、无规律、不对称、运动幅度大小不等的不自主运动,如挤眉弄眼、伸舌、牵嘴、耸肩、转颈、上下肢舞动及伸屈手指。如风湿性舞蹈病。

3. **手足徐动**　手指或足趾间歇的、缓慢的、扭曲的、蚯蚓蠕动样的伸展动作。多见于肝豆状核变性、早产儿及出生时脑

缺氧。

4. **痉挛性斜颈**　头部不自主的转向一侧,伴有对侧颈肌的僵硬。

5. **扭转痉挛**　四肢躯干甚至全身缓慢而强烈的不自主的扭动。病因不明,有些有家族史,也可因脑炎、中毒、血管病变、肿瘤等引起。

6. **抽动症**　为固定性或游走性的单个或多个肌肉的快速收缩动作,如挤眉、眨眼、牵嘴、耸肩、转颈等。多见于抽动秽语综合征,某些药物,如吩噻嗪类、左旋多巴等的不良反应。

上述都源于脑深部辅助自主运动的结构即锥体外系统病变引起。症状的轻重与情绪有关,紧张激动时加重,睡眠时消失。

共济失调

共济失调为躯干或四肢的肌力正常而协调动作障碍。大多数因小脑病变引起,少数可因内耳、前庭器官病变或因深感觉的丧失而引起。

1. **小脑性共济失调**　小脑的功能是协调肌肉的张力和收缩力,使动作能正确完成。当小脑病变时,可出现肌张力低、运动失调,如眼球震颤,说话断续不连贯呈"吟诗样",肢体运动时有粗大震颤,接近目标时更为明显。站立不稳,行走时双腿分开,左右摇摆不定如醉汉样,并足站立不能。

2. **感觉性共济失调**　由于传导深感觉(振动觉、关节运动觉、位置觉)的结构病变,使人体在空间的位置不能正确辨别和及时调整,以至于在没有视力的干预下,如闭上眼睛或黑夜行走时常跌倒,闭目并足站立不能,闭目拿物不准。多见于亚急性脊髓联合变性和神经梅毒。此外,在前庭病变时,如梅尼埃(美尼尔)综合征、链霉素中毒等由于前庭功能受损,可有眩晕、眼球

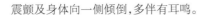

震颤及身体向一侧倾倒，多伴有耳鸣。

延髓麻痹

舌咽、迷走和舌下神经的神经核位于延髓，由此发出上述神经干。当延髓或其神经干病变时称之为延髓麻痹。由于病变部位不同可分为两种类型。

1. **真性延髓麻痹**　各种病因导致延髓的神经核团或舌咽迷走、舌下神经干病变。症状有发音含糊、有鼻音；吞咽呛咳、舌肌萎缩有肌束颤动、咽反射迟钝或消失。

2. **假性延髓麻痹**　大脑皮质支配延髓的传导束（皮质脑干束）病变，如两侧大脑半球的多次卒中、运动神经元疾病等，造成舌咽、迷走、舌下神经的核上性瘫痪。症状有发音含糊、吞咽呛咳，但舌肌无萎缩。没有肌束颤动、咽反射亢进，常伴没有情绪因素的强哭、强笑。

肌萎缩

局部肌肉的体积缩小称为肌萎缩，多伴有肌肉无力。肌萎缩可由神经肌肉病变引起，也可因全身疾病引起。各种慢性消耗性疾病，如晚期肿瘤、肝硬化腹水、肺结核等造成全身皮下脂肪丧失、肌肉体积普遍缩小，但肌肉收缩力正常，称为消瘦。由于行走困难、长期卧床休息、运动减少而导致的肌萎缩叫做废用性萎缩。由于骨、关节病变，如髋关节结核、肘关节脱位或肱骨骨折引起臀或上肢肌萎缩或因肌肉附近组织的炎症；供应肌群的血管病变导致病变局部的肌肉萎缩，称为局限性萎缩。此外，长期使用肾上腺皮质激素，也可使个别病人发生肌肉萎缩。

1. **肌源性肌萎缩**　由于各种肌肉疾病引起，如进行性肌营养不良症、肌萎缩以肩胛带、骨盆带和四肢近端为主，两侧对称，可伴有假性肥大，有翼状肩、鸭步和特殊的由卧位起立的动作过程。多发性肌炎或皮肌炎多见于女性，为颈项、咽喉、四肢肌无力。早期有肌肉肿胀压痛，常伴有皮疹。部分病人的皮肌炎可因肿瘤引起。其他疾病如慢性甲状腺素性肌病，皮质醇过多等也可引起肌肉萎缩。

2. **神经源性肌萎缩**　由下运动神经元病变引起（包括脊髓前角细胞，由前角细胞发出的神经根、神经干、神经丛及末梢神经）。脊髓前角、前根病变引起的肌萎缩为不对称性，伴有肉跳，没有感觉障碍。常见于脊髓灰质炎和运动神经元疾病。神经干病变的肌萎缩限于该神经支配区的肌肉，如坐骨神经病变时，小腿肌可有萎缩。神经丛病变往往累及一个肢体，如臂丛神经病变，整个上肢肌肉都可有萎缩。末梢神经病变表现为四肢远端，如手足、前臂、小腿对称性的肌萎缩。

周围神经疾病

特发性面神经麻痹

特发性面神经麻痹又称面神经炎（俗称面瘫），确切病因尚未明，比较普遍的观点是单纯疱疹病毒1型感染可致本病，有部分病人在着凉或头面部受冷后发病。糖尿病者和妊娠者更容易发生。

临床表现　任何年龄均可发病，随年龄增加而发病增高。绝大多数为一侧性，少部分可复发。有的在起病前1～3日有同侧乳突耳区疼痛。常在清晨起床时发现闭目不全、口角歪斜。3～72小时可达最重。在洗脸、漱口及进食时发现口角歪向对侧，笑的时候更为明显。漱口、饮水时，水从患侧口角外流。进食时食物停滞于病侧面颊与牙齿之间。面部不对称，病侧鼻唇沟、额纹变浅或消失，眉毛低垂、眼裂变大,睡觉时病侧眼睛不能闭合。说话、吹哨时病侧漏气。少数病人还可有味觉减退和听觉过敏的现象。若外耳道、鼓膜出现疱疹,则为疱疹病毒感染所引起的面神经炎。

通常在起病后10日～2个月内开始恢复,大约75％的病人可基本恢复正常,部分瘫痪、早期开始恢复、进展慢、无流泪和发病年龄轻者恢复较好。少数病人可留下后遗症,如面肌痉挛和联带运动(眨眼时同侧上唇轻微颤动;露牙齿时病侧眼睛不自主闭合,进食咀嚼时流泪)。

特发性面神经麻痹除面瘫外,不伴有其他脑神经症状,如吞咽障碍、复视等,也没有肢体的运动和感觉障碍。一旦出现上述症状或双侧面瘫时,必须进一步检查是否因脑、脑干、颅底等其他疾病引起的继发性面神经麻痹。卒中引起的面瘫仅为下面部肌肉的瘫痪,闭眼、皱眉、皱额不受影响,并伴有肢体的瘫痪。小儿出现面瘫,必须警惕是否患有化脓性中耳炎,因为中耳距面神经管很近,化脓性中耳炎常可殃及面神经引起面瘫。

防治　特发性面神经麻痹应采用综合治疗。急性期可短期服用泼尼松(强的松)及阿昔洛韦。此外,各种B族维生素、地巴唑都可服用。眼不能闭紧时宜用眼罩,睡前敷眼药膏以保护眼结膜不受感染。理疗、针灸、热敷、按摩酌情应用。如起病1年以上不恢复,直流电刺激无反应,可考虑作整容手术。

面肌痉挛

面肌痉挛又叫面肌抽搐。80％～90％是由于面神经出脑干区存在血管压迫所致,少数病人因动脉瘤的压迫,以及由于面神经炎后遗、脑桥小脑角的炎症、肿瘤或脱髓鞘所致。

本病多在中年以后发病,女性较多。病程初期多为一侧眼轮匝肌阵发性不自主的抽搐,逐渐扩散到整个眼周肌、面颊和口角肌,口角肌肉的抽搐最易为人注意,严重者甚至可累及同侧的颈阔肌,但额肌较少累及。

临床表现　抽搐的程度轻重不等,在疲劳精神紧张时加重,入睡后抽搐停止,间歇期一切如常。为阵发性、快速、不规律的抽搐。初起抽搐较轻,持续仅几秒钟,以后逐渐延长可达数分钟或更长,而间歇时间逐渐缩短,抽搐逐渐频繁且重。严重者呈强直性,致同侧眼不能睁开,口角向同侧歪斜,无法说话,常因疲倦、精神紧张、自主运动而加剧,但不能自行模仿或控制其发作。一次抽搐短则数秒钟,长至10余分钟,间歇期长短不定,病人感到心烦意乱,无法工作或学习,严重影响病人的身心健康。入眠后多数抽搐停止。大多影响一侧,极少数为两侧性。一般不会自愈、部分病人在疾病后期出现面肌瘫痪,抽搐停止。少数病人于抽搐时伴有面部轻度疼痛,个别病例可伴有同侧头痛、耳鸣。

若面肌抽搐还伴有听力减退和肢体运动障碍时,应考虑脑干病变的可能,必须去医院进一步检查。若仅限于两侧眼睑肌抽搐,颜面下部不受影响,在受精神刺激、情绪波动时加重,肌电图正常,此为功能性睑痉挛。

防治　面肌痉挛的治疗,若是因血管、肿瘤等压迫所致,首先应手术去除病因。原发性阵挛性面肌痉挛可采用肉毒素局部皮下注射,可缓解症状数月之久,复发时还可重复注射。最好不要针灸,因为此病本身就怕刺激,有时针灸反而会加重病情,有的人当时见效,日后复发起来反而会厉害。面神经封闭、口服卡马西平、苯妥英钠和地西泮(安定)类药物也可减轻症状。可继续

服些维生素 B_1 和 B_{12}，但收效甚微。

三叉神经痛

三叉神经痛是一种以三叉神经分布区域(颜面、眼球、鼻腔、口腔黏膜、牙齿和舌的感觉)内发作性剧烈疼痛为特征的综合征，发病率为(4～5)10 万，男女比例为 2：3，发病年龄在 60～70 岁常见，潜在病因与血管硬化压迫三叉神经有关，近年发现原发性三叉神经痛的病因以此少见，20～40 岁者，可能与脱髓鞘有关。少数因脑桥小脑角肿瘤、炎症、血管等疾病引起，为继发性三叉神经痛。

临床表现 发病很突然，常常是一侧上颌或下颌牙齿、舌头部位的剧烈疼痛，如电击、刀割、火烧样难以忍受，以至于涕泪俱下、大汗淋漓，持续数秒钟到 1～2 分钟，疼痛自动停止，一切回复正常，间隔一段时间又可复发。三叉神经痛不经过治疗，一般不会自动停止发作，随着病情的加重，疼痛范围会逐渐扩大，甚至从一侧发展到双侧三叉神经感觉支的分布区。

防治 本病的治疗方法：①药物治疗：卡马西平口服，渐增加剂量到止痛为止。奥卡西平、加巴喷丁、苯妥英钠、地西泮(安定)，也可以减轻疼痛程度。巴氯芬有助于减少发作的频度。②封闭疗法：射频热凝疗法，可达到止痛又保留面部触觉的功效。甘油或无水乙醇(酒精)封闭等。③手术治疗。

臂丛神经痛

臂丛神经以颈段脊髓发出后穿过相应的椎间孔组成神经干而分布于上肢。由于臂丛神经受损而引起颈、肩、上臂、前臂和手的疼痛，称为臂丛神经痛。臂丛神经痛可分为原发性与继发性两类，以后者多见，包括各种颈椎病、颈髓肿瘤、硬膜外转移癌

等。也可是颈胸出口综合征、臂丛神经炎、颈部肿瘤、外伤、结核、肺尖部肿瘤等。

各种原因导致的臂丛神经痛的共同特点是肩部及上肢不同程度的疼痛，可呈持续性疼痛或阵发性加剧的疼痛，以夜间疼痛较为明显。在臂丛神经支配区内可有感觉减退、肌力减退、肌肉萎缩、腱反射减低、自主神经功能障碍等表现。

颈椎病

颈椎病常发生于中、老年人，男性略多。由于颈椎骨质增生和椎间盘病变刺激和压迫了臂丛神经根而引起臂神经痛。常在疲劳和受凉后出现症状。表现为颈肩部疼痛，向上臂、前臂、手指及前胸部放射，在持续性钝痛的基础上有阵发性加剧，疼痛似刀割、针刺或火烧样，颈有强硬感觉。在颈部过度的向一侧弯曲或后伸，或头顶部加压时，或在打喷嚏、咳嗽时疼痛加重。卧床休息，向上牵引头部时，可使疼痛减轻，患侧上肢常有麻木和针刺样感觉。皮肤对针刺、触摸和冷热的感知能力稍有减退，上肢的肌肉可轻度萎缩。颈椎的 X 线摄片、CT、MRI 可辅助诊断。

预防本病应从年轻时开始，加强体育锻炼，增强体质，注意冷暖，防止颈椎的骨质增生。病人应卧床休息，患肢保暖，服止痛药如布洛芬(芬必得)、双氯芬酸(扶他林)等和肌肉松弛药，如氯唑沙宗；在医生指导下行颈椎牵引，之后戴用颈托，其他如针灸、推拿、按摩也可选择应用。

臂丛神经炎

臂丛神经炎常在伤风感冒或受凉后发病。成年人和男性易患此病。起病较快，首先感到颈根部及锁骨上部疼痛，很快扩展到肩关节后部，数日后传布到臂及手。疼痛似火烧样、针刺样或酸胀痛，开始为间

歇痛,不久转为持续性疼痛,并有阵发性加剧。当手臂向前或向外侧举起时,因牵拉了神经而可使疼痛加重。为减轻疼痛,病人常避免上肢的活动,并采取肘关节屈曲的姿势,或经常更换上肢的姿势,睡觉时多向健侧卧。在锁骨上、下窝,腋窝等处可有明显的压痛。起病数日内,上肢即感无力。在数周内,肌肉可有萎缩。上肢对痛、温度、触觉的感知力减退,少数病人还可出现多汗或不出汗、皮肤菲薄发亮、指甲增厚并高低不平等症状。肌电图检查可辅助诊断。

治疗首先应使患肢休息,肘关节屈曲,靠近胸前,用宽布带悬吊在颈上以减轻疼痛。急性期可用肾上腺皮质激素、止痛剂、B族维生素,并辅以中医中药、针灸、理疗等。疼痛一般在1～2周内渐减轻,6～8周内可痊愈。

颈胸出口综合征

臂丛神经从脊髓发出后,经颈椎、锁骨、前斜角肌之间形成的腔隙中穿过,经腋窝分布到上肢。当颈椎有先天性异常,如横突过长、颈肋或前斜角肌发育异常压迫臂丛神经时,可产生臂丛神经痛。

中年以上女性易患此病,症状逐渐发生,右侧较多,轻者有周期性的肩胛区疼痛,向下放射至手臂内侧。严重时疼痛似钻刺或烧灼样,位肩胛后面,向颈侧放射,并向下放射至上臂内侧、前臂及手掌,可伴有上肢尺侧(小指侧)的麻木和针刺感。在举物、背物、提物时均可使疼痛加剧。两手臂靠近胸部,或将手上举过头,可使疼痛减轻。严重者有患肢无力和肌肉萎缩。臂丛神经与供应上肢的动静脉同行,如同时有血管受压,则可出现手皮肤发冷,阵发性苍白及紫绀。患肢过伸及外展时,桡动脉搏动减弱甚至消失。某些病人的颈部可看到

隆起及可触及骨性肿块,此为颈肋。X线摄片可证实颈肋或其他骨性畸形。

治疗可用吊带协助患肢屈曲,并略提肩部。适当休息,口服止痛镇静药,配合针灸、按摩、理疗。对严重病人应采用手术治疗。

坐骨神经痛

病因　坐骨神经痛是指从腰、臀部经大腿后、小腿外侧引至足部外侧的疼痛综合征。根性坐骨神经痛最常见于腰5至骶1和腰4至腰5椎间盘脱出而压迫神经根。椎管内外和椎体肿瘤和转移癌、腰椎结核、腰椎管狭窄症、脊柱前移等也可压迫神经根。邻近的骶髂关节炎、盆腔内肿瘤、妊娠子宫压迫、髋关节炎、臀肌注射位置不当、梨状肌综合征、糖尿病及静脉血栓形成和腹主动脉和髂动脉夹层等也可引起本病。另一部分病人没有明确的病因,可能与流行性感冒、牙齿或鼻窦等病灶感染、受凉有关,称为原发性坐骨神经痛或坐骨神经炎。

临床表现

1. **根性坐骨神经痛**　多急性或亚急性起病。疼痛的特征是疼痛自腰部向一侧臀部及大腿后面、腘窝、小腿外侧和足外侧放射。性质可为轻度酸痛不适至烧灼样或刀割样激烈痛,在持续性基础上有间歇性增剧,久坐或夜间更甚。咳嗽、喷嚏、用力排便时因腹压增加而疼痛加剧。病员常取特殊的减痛姿势,如睡时卧向健侧,患侧膝部微屈;仰卧起坐时患侧膝关节屈曲;坐下时健侧臀部先着椅;站立时身体重心移在健侧,日久造成脊柱侧弯,多弯向患侧。病变水平的腰椎棘突或横突常有压痛。仰卧位,于髋关节屈曲的情况下,伸直膝关节而牵拉坐骨神经时引起剧痛,为Laseque征阳性;直腿高举也同样诱发疼痛,动作受限。小腿外侧和足部可有感觉异常,该处

可有轻微的客观感觉减退。伸踇或屈踇肌力减弱。踝反射减弱或消失。累及马尾可有大、小便障碍。

2. 干性坐骨神经痛 多为亚急性或慢性起病,少数为急性。疼痛部位主要沿坐骨神经通路,腰部不适不明显。也有上述减痛姿势。沿坐骨神经行程有几个压痛点:坐骨孔点(坐骨孔的上缘)、转子点(坐骨结节和转子之间)、腘窝中央、腓点(腓骨小头之下)、踝点(外踝之后)。可有肌肉压痛,以腓肠肌中点的压痛最显著。Laseque征通常为阳性。小腿外侧和足背的感觉障碍比根性者略为明显。坐骨神经支配区的肌肉松弛,轻微肌萎缩,踝反射也常减低或消失。

诊断 为了明确病因,必须系统全面地进行检查。病史中应注意感染、受寒或外伤史。需要除外感染病灶、脊柱、骶髂关节、髋关节或骨盆内器官等,必要时作肛门检查和妇科检查。X线检查不能够明确最常见的椎间盘脱出的病因,但是可以除外转移性肿瘤骨质破坏、椎间隙狭窄和椎体移位,MRI对查明坐骨神经痛的病因有重要意义,可以明确椎体、椎间盘和韧带的损伤,必要时可作腰穿、PET等检查,以明确病因。

治疗 首先针对病因治疗。腰椎间盘突出症病人在急性期皆应卧硬板床休息,一般需3~4周。止痛药如阿司匹林、氨基比林、保泰松、安乃近等可选择使用。阿米替林等抗焦虑药物和卡马西平、加巴喷丁和奥卡西平等抗惊厥药物有助于减轻疼痛,坐骨神经干普鲁卡因封闭疗法及硬脊膜外注射糖皮质激素亦可使疼痛缓解。维生素 B_1、B_{12} 亦可辅助应用。

理疗、局部热敷和冷敷、针灸、推拿均有效。上述治疗无效的腰椎间盘突出症可试行腰椎牵引。牵引无效而疼痛剧烈,严重肌力减退,压迫马尾引起括约肌功能障碍和经常复发者,可考虑手术治疗。

腓神经麻痹

腓总神经由腰 5 至骶 1 神经组成,腓总神经是坐骨神经的一个分支。腓总神经在腓骨上部位置表浅,易受各种卡压、撞击、冷冻等外界物理因素的损害,如长时间的蹲位劳动,因膝关节较长时间过度屈曲,腓总神经受牵拉或压迫。另外,由于小腿绷带或石膏裹得太紧,两腿过久地交叉而坐,或睡眠时体位不当及小腿外伤均可发病,也可能为遗传性(压力敏感性周围神经病)、代谢障碍(糖尿病)、结缔组织病(干燥综合征、结节性多动脉炎)和感染(带状疱疹、麻风)所致。

本病发病较突然,为一侧足部下垂不能背屈,呈足下垂,病人不能足背屈与足外翻,足趾不能背伸。步行时病人高举足,使髋、膝关节过度屈曲,当足落地时先足尖下垂,接着用整个足跖着地,似鸡行走步态,称鸡步,或似抬腿跨越门栏,称跨阈步态,病人不能够用足跟行走,但可以用足尖行走。感觉障碍分布于小腿前外侧和足背,包括第一趾间隙。

本病多数预后良好,若因体位不当或炎症引起,数周到数月内可逐渐恢复。治疗首先应针对病因,如纠正体位,治疗糖尿病、麻风等。药物治疗可用 B 族维生素、地巴唑、烟酸等。针灸、理疗、按摩配合进行。若病程较长,可穿矫形鞋。病情严重,肌电图证实神经已变性者,可外科手术治疗。

多发性神经病

多发性神经病是由于各种病因引起四肢末梢神经损害。主要表现为四肢远端对称性的手套、袜子型感觉减退、肌无力、肌萎缩和自主神经功能障碍。

病因　多发性神经病的病因有：①中毒：如药物中毒，常见的有呋喃西林、呋喃唑酮、异烟肼等。有机磷（农药）中毒、重金属（如铅、砷等）中毒。②营养缺乏或代谢障碍：如慢性酒精中毒、胃肠道疾病、胃肠手术后引起的营养吸收不良。代谢疾病如糖尿病、尿毒症等。③炎症：如急性炎症性脱髓鞘性神经病、慢性炎症性脱髓鞘性神经病。④过敏或变态反应性：如注射血清或疫苗接种后。⑤结缔组织病：如红斑狼疮、类风湿关节炎等。遗传性周围神经病也很常见，部分或因癌症引起。

临床表现　由于病因不同，起病快慢也不同。主要症状为四肢末端戴手套穿袜子部位的感觉减退，若是呋喃类药物中毒引起，病初常有疼痛及皮肤感觉过敏。四肢无力、不能执笔拿物、行走时双足抬不起来，严重时有手、足下垂。四肢肌肉萎缩，以手、足的小肌肉及前臂、小腿肌萎缩为主。手足皮肤发凉、菲薄或干燥、粗糙、多汗或不出汗、指（趾）甲变厚。

治疗　多发性神经病的治疗首先是针对病因治疗，在去除病因的同时给予大剂量B族维生素、地巴唑、烟酸、神经节苷脂、神经生长因子也可应用，配合针灸、理疗、体疗和良好的护理，大多数病人可以好转及康复。

急性炎症性脱髓鞘性多发性神经病　又称吉兰-巴雷综合征，主要病理变化是周围神经广泛的炎症性节段性脱髓鞘，其病因与病毒感染、疫苗接种和空肠弯曲菌感染有关。半数以上病人在起病前1～4周有鼻塞、流涕、咳嗽、腹泻等前驱症状，其临床表现除上述多发性神经病的症状外，还可有脑神经损害，如双侧面部表情肌瘫痪、发音嘶哑、吞咽呛咳，以及复视、咀嚼无力等。严重者可影响呼吸肌而有气

急、发绀甚至呼吸衰竭，危及生命。在发病2～3周时，脑脊液中蛋白质升高而细胞数正常。肌电图的改变为周围神经的传导速度减慢，F波或H反射延迟或消失，远端潜伏期延长，动作电位波幅正常或下降。

本病的治疗：如有呼吸肌无力，必须及时气管切开，人工呼吸器辅助呼吸。不能进食者需插鼻饲管给予鼻饲，以保证营养摄入。应给予良好的护理及B族维生素、地巴唑等口服，必要时给予血浆交换，大剂量免疫球蛋白静脉滴注。恢复期可配合体疗、理疗、针灸、推拿。

本病预后良好，90％的病人在1～2个月后开始恢复，85％的病人可完全或基本康复。

脊髓疾病

急性脊髓炎

脊髓炎系指各种生物原性感染或由感染所引起的脊髓炎性病变。按起病的快慢可分为急性（数日内症状达高峰）、亚急性（2～6周）、慢性（超过6周）。在急性脊髓炎中，若炎症侵犯几个脊髓节段的所有组织，称为急性横贯性脊髓炎。少数病人炎症病变不断向上发展波及延髓，则为上升性脊髓炎。

临床表现

1. **急性横贯性脊髓炎**　急性起病，可发病于任何年龄，以青壮年发病较多，无性别差异，发病时常在数小时至2～3日发展至完全性截瘫。约半数病人发病前数日或1～2周常有发热、全身不适等上呼吸道感染症状或疫苗接种史，可有过劳、外伤及受凉等诱因。

本病最常侵犯胸段脊髓，尤其胸3～5节段，颈髓、腰髓次之。由于受累脊

髓的肿胀和脊膜受牵拉,常可出现相应部位的根痛和背痛,如肩胛间的刺痛和烧灼样疼痛,为双下肢麻木无力、不能行走、站立。在数小时或2～3日内发展至双腿完全瘫痪,病变节段以下皮肤的所有感觉,包括痛觉、触觉等完全消失。有些病人在感觉消失上缘有一感觉过敏区,或束带样感觉异常。有大小便潴留或失禁,病变节段以下皮肤干燥、无汗,夏天可因散热障碍而出现体温增高。若长久卧床不及时翻身的病人,在其骶尾骨、足跟等处极易发生褥疮。

发病初期,瘫痪肢体张力很低,一切反射均消失,称为"脊髓休克期",休克持续数日至数周或更长。随病情好转,肢体伸肌张力渐增高,腱反射亢进,巴宾斯基征阳性。病人经适当的治疗和护理后病情将逐渐好转,各种症状程度减轻或完全康复。如无严重的并发症,大约半数以上病人在发病后3～6个月内可以站立、行走。少数病人因脊髓损害严重,常屈肌张力高,若大腿皮肤轻微刺激或内感受器受刺激如膀胱充盈均可以引起下肢屈曲痉挛,伴有出汗、竖毛、小便(偶而大便)排出等症状,称为"总体反射",提示预后极差。

2. **急性上升性脊髓炎** 起病急骤,病变在数小时或1～2日内迅速上升,瘫痪由下肢迅速波及上肢或延髓支配肌群,出现吞咽困难、发音不清、呼吸肌瘫痪,大多在短期内因呼吸循环衰竭而死。

辅助检查可见周围血白细胞正常或轻度升高。脑脊液无色透明,白细胞数正常或不同程度增高,以淋巴细胞为主。蛋白质正常或轻度增高。糖与氯化物含量正常。少数病例因脊髓水肿严重,脊髓腔部分梗阻,蛋白质含量可明显增高。

治疗 急性脊髓炎的治疗首先是护理极为重要。勤翻身,在骶部、足跟及骨隆起处加垫气圈,保持皮肤清洁干燥,皮肤红肿硬块者,应及时涂抹消毒乙醇与3.5%安息香酸酊。已发生溃疡者应勤换药,清除坏死组织。有大小便失禁者应勤换尿布,保持会阴部洁净。尿潴留者应留置导尿管定期放尿,并用庆大霉素或0.02%呋喃西林溶液定期冲洗膀胱。高颈位脊髓炎有呼吸困难者,应尽早气管切开或人工辅助呼吸。

急性横贯性脊髓炎无有效治疗。激素治疗可能会减轻水肿。可短程试用糖皮质激素,甲泼尼龙、氢化可的松或地塞米松静脉滴注,10日左右为一疗程,然后改为泼尼松口服逐渐减量后停用。B族维生素药物可能有助于神经功能的恢复。及时治疗泌尿道或呼吸道感染,以免加重病情。恢复期应积极进行康复治疗,早期宜进行被动活动、按摩等康复治疗。部分肌力恢复时,应鼓励主动活动。瘫痪肢体应尽早保持功能位置,仰卧,下肢伸直,略外展,防止肢体屈曲挛缩,纠正足下垂。

脊髓压迫症

脊髓压迫症是指由于椎管内占位性病变压迫脊髓、脊神经根或其供应血管所致进行性脊髓功能障碍的临床综合征。

临床表现 急性或亚急性脊髓压迫症少见。多数情况表现为脊髓横贯性损害,常伴脊髓休克。临床较多发的慢性脊髓压迫症可由骨质或软骨组织突出侵入颈段、胸段或腰段椎管或缓慢生长的髓外或髓内的肿瘤所造成。慢性脊髓压迫症的病程比亚急性脊髓压迫症要缓慢得多;严重的症状可能要经过数月或数年逐步显现。运动与感觉异常可同时出现,伴轻度疼痛,有时两下肢呈强直。颈段病变通常伴有臂部节段性的神经障碍。MRI具有较强的诊断价值,能显示骨质的侵蚀、骨折、严重的增生性改变、塌陷或病变水平的半脱位。如无法进行 MRI 检查，相应节段水平的 CT 或脊髓腔造影可用来证实脊髓受压，并显示病变的水平与范围。

治疗　脊髓压迫症的治疗主要取决于病因。一旦确诊，须尽可能及早解除压迫，否则会导致脊髓永久性损害。亚急性脊髓压迫症如在肢体无力症状还未严重之前及时治疗，神经功能常可恢复。如已知癌肿对放射治疗敏感，则应立即进行放射治疗；虽然放射治疗不同程度可减轻由肿瘤引起的压迫，但根治往往需要外科手术。应用皮质类固醇，如地塞米松，可减轻脊髓内及其周围的水肿，对缓解压迫有一定的作用。

脊髓亚急性联合变性

脊髓亚急性联合变性是由于缺乏维生素 B_{12} 引起的脊髓病，临床上出现下肢深感觉缺失、感觉性共济失调和痉挛性截瘫。周围神经、脑和视神经也有病变。多数脊髓亚急性联合变性病人不是由于饮食中缺乏维生素 B_{12}，是由于胃液中缺乏内因子而影响小肠对维生素 B_{12} 的吸收所致。维生素 B_{12} 缺乏造成髓鞘合成缺陷而引起神经精神异常。

临床表现　脊髓亚急性联合变性常在中年后发病。开始常出现肢体远端的感觉异常，以下肢为重。查体时可能仅发现下肢远端的振动觉减退。迟早出现的深感觉缺失常引起行走困难（感觉性共济失调）。颈前屈时可出现发散至后背的针刺样异常感觉。病情逐渐进展时发生痉挛性不全截瘫。周围神经如有脱髓鞘病变，则可发生于脊髓病之前或与其同时起病。脑和脑神经受累，则可有易激动、记忆减退、失定向、抑郁、幻觉、人格改变、痴呆以及味觉、嗅觉、视觉改变，甚至视神经萎缩。

治疗　脊髓亚急性联合变性是一种可治性疾病，应及早诊治。肌内注射钴胺素或甲基钴胺素是维生素 B_{12} 缺乏的唯一有效治疗。有些病人需终身治疗。症状好转大多发生在治疗后的 6 个月至 1 年内。晚期病人或许仅能阻止病情进一步恶化。

脊（延）髓空洞症

在脊髓实质内出现由液体充满的神经胶质空洞称为脊髓空洞症，若空洞出现在脑干则称为延髓空洞症。

临床表现　临床主要表现为受损部位分离性感觉障碍、肌萎缩及营养障碍，晚期可出现感觉传导束与锥体束受损的症状。

至少有半数脊（延）髓空洞症与脊椎或颅底的先天性畸形或神经管闭合不全综合征（如脑膨出或脊髓脊膜膨出）相关。该病常在青少年至成年早期潜起病，所出现的症状取决于空洞所在部位与大小；病情进展缓慢而不规则，常可静止多年。此外，亦可由髓内肿瘤、脊髓外伤或不明原因所引起。脊髓内的空洞通常形状不规则，位于旁中央部位，呈纵行；常自颈段开始，可向下扩展延及整个脊髓。约 30% 脊髓肿瘤最终均可伴发脊髓空洞症。延髓空洞症较罕见，常发生在下脑干，呈裂隙状空洞，可通过阻断或压迫累及后组脑神经、上行感觉通路与下行运动通路。

临床上由于病人对伤害性刺激全无知觉，常遭遇无痛性灼伤或切割伤；手指部位的感觉障碍常先开始，以后可延伸累及肩部与背部，出现披肩类型的感觉障碍区；严重时可引起双下肢无力与强直；如空洞累及相应节段的脊髓前角细胞，则可出现这些节段的肌肉萎缩与肌束震颤。延髓空洞症的表现包括眩晕、眼球震颤、单侧或双侧面部感觉障碍、舌肌萎缩无力、呐吃、吞咽困难、声音嘶哑，亦可压迫延髓内各种传导通路而产生感觉或运动障碍。

诊断时应除外有否伴发脊髓肿瘤或脊髓血管畸形。增强 MRI 有助于空洞的定位。

治疗　病人病情较轻或病情多年静止，则无需治疗；如症状持续进展，则应及时进行手术，部分病人效果较好。手术后空洞可在 1～2 年后闭合甚至消失。但因脊(延)髓空洞症病程长短不定，治疗效果较难评估。严重病例可能对手术与放射治疗均无效。

脊髓血管疾病

脊髓血管疾病远比脑血管疾病少见，包括脊髓缺血、椎管内出血及脊髓血管畸形等。但由于脊髓内结构紧密，较小的血管病变即可导致严重后果。

1. **脊髓缺血**　供应脊髓的小动脉很少发生动脉硬化或血栓形成性梗塞。脊髓梗塞的病因常不在梗塞的局部而在远处，如主动脉粥样硬化或主动脉夹层动脉瘤等病常可导致脊髓因供血不足而坏死。脊髓梗塞的部位常在脊髓前动脉供血区、中胸段或下段段。临床上出现病变水平的神经根痛，迅速进展至截瘫、传导束型痛温觉缺失与大小便障碍等等。治疗视病因而定，低血压者予纠正血压；加强护理和康复治疗也很重要。

2. **椎管内出血**　包括硬膜外出血、硬膜下出血、脊髓内出血和脊蛛网膜下隙出血。前三者表现为骤起的剧烈背痛和横贯性脊髓损害；而脊髓蛛网膜下隙出血表现为突发的颈背痛、脑膜刺激征和截瘫。CT 或 MRI 有助于诊断。硬膜外或硬膜下血肿应紧急手术以清除血肿。

3. **脊髓血管畸形**　很少见，可引起脊髓受压、脊髓出血或椎管内出血。脊髓造影、CT 或 MRI 有助于诊断，选择性脊髓血管造影可确诊。畸形血管可通过显微外科手术将其切除。

脑血管病

脑血管病发病率高，致残率也很高，进一步加大防治力度，尽快降低脑血管病的发病率和死亡率，已成为当前一项刻不容缓的重要任务。卒中是脑血管病中最重要的病种，可分为缺血性和出血性两大类。缺血性卒中常见类型有短暂性脑缺血发作和脑梗死；出血性卒中常见类型有脑出血和蛛网膜下隙出血。

短暂性脑缺血发作

短暂性脑缺血发作(TIA)是由颅内血管病变引起的一过性或短暂性、局灶性脑或视网膜功能障碍，临床症状一般持续10～15 分钟，多在 1 小时内，不超过 24 小时。不遗留神经功能缺损症状和体征，结构性影像学(CT、MRI)检查无责任病灶。

病因　TIA 是由动脉粥样硬化、动脉狭窄、心脏疾患、血液成分异常和血流动力学变化等多因素导致的临床综合征。最常见的原因是动脉粥样硬化，血管壁上附着的小凝血块或粥样硬化斑块的胆固醇结晶散落到血液中进入脑的微动脉，造成堵塞和短暂缺血。或因颅内动脉有严重狭窄的情况下，血压的波动可使原来靠侧支循环维持的脑区发生一过性缺血。此外，无名动脉或锁骨下动脉狭窄或闭塞所致的椎动脉-锁骨下动脉盗血、血黏度增高等也可发生 TIA。

临床表现　本病多发生于中年以后，男性比女性多 2 倍。根据受累血管不同，分为颈内动脉系统和椎-基底动脉系统 TIA。

1. **颈内动脉系统的 TIA**　多表现为单眼(同侧)或大脑半球症状。视觉症状表现为一过性黑矇、视野中有黑点。大脑半球症状多为对侧面部或肢体的无力或麻木，可以出现言语困难（失语）和认知及行为功能的改变。

2. 椎-基底动脉系统的 TIA 通常表现为眩晕、头晕、构音障碍、跌倒发作、共济失调、异常的眼球运动、复视、交叉性运动或感觉障碍、偏盲或双侧视力丧失。注意，临床孤立的眩晕、头晕或恶心很少是由 TIA 引起。

辅助检查

1. 头颅 CT 和 MRI 头颅 CT 有助于排除与 TIA 类似表现的颅内病变。头颅 MRI 的阳性率更高，但并不主张常规 MRI 进行筛查。

2. 超声检查 颈动脉 B 超可显示颅外动脉硬化斑块及明显狭窄。经颅彩色多普勒超声（TCD）是发现颅内大血管狭窄的有力手段，能发现严重的颅内血管狭窄、判断侧支循环情况、进行栓子监测、在血管造影前评估脑血液循环的状况。

3. 脑血管造影

• 选择性动脉导管脑血管造影（数字减影血管造影，DSA）：是评估颅内外动脉血管病变最准确的诊断手段（金标准）。但脑血管造影价格较昂贵，且有一定的风险。

• CTA（计算机成像血管造影）和 MRA（磁共振显像血管造影）：是无创性血管成像新技术，但是不如 DSA 提供的血管情况详尽。

治疗 TIA 是卒中的高危因素，需对其积极进行治疗，整个治疗应尽可能个体化。

1. 控制危险因素 脑血管病的危险因素分为可干预与不可干预两种。年龄、性别、种族和家族遗传性是不可干预的危险因素；可干预的主要危险因素包括高血压、心脏病、糖尿病、吸烟、酗酒、血脂异常、

颈动脉狭窄等。

2. 药物治疗 对 TIA 尤其是反复发生 TIA 的病人应首先考虑选用抗血小板药物。大多数 TIA 病人首选阿司匹林治疗，也可选用西洛他唑、氯吡格雷或阿司匹林加双嘧达莫（潘生丁）缓释剂的复合制剂等。对房颤、经抗血小板治疗症状仍频繁发作 TIA 或椎-基底动脉 TIA 者，可考虑选用抗凝治疗。

脑梗死

脑梗死指因脑部血液循环障碍，缺血、缺氧所致的局限性脑组织的缺血性坏死或软化。脑梗死发病率为 110/10 万，约占全部脑卒中的 60%～80%。血管壁病变、血液成分和血流动力学改变是引起脑梗死的主要原因。

病因与发病机制 按不同病因和发病机制，临床上较常见的有以下类型：血栓形成性脑梗死、栓塞性脑梗死和腔隙性脑梗死。

1. 血栓形成性脑梗死 主要是由于长期高血压使动脉内膜损伤，血中胆固醇沉积于内膜下致纤维增生，管壁增厚形成动脉粥样硬化，继发红细胞、血小板及纤维素等血液有形成分附着于受损血管内膜表面，造成血管腔狭窄或闭塞，在无足够侧支循环供血情况下，该动脉供血区脑组织发生缺血、变性和坏死，出现相应神经功能受损及影像学改变，该型脑梗死最常见。

2. 栓塞性脑梗死 根据不同的栓子来源，临床上将栓塞性脑梗死分为以下几种：①动脉到动脉栓塞，指较大动脉发生粥样硬化，继发血栓脱落；或硬化斑块破裂，有形物质随动脉血流栓塞到远端小动脉致局部供血区脑梗死。②心源性栓塞，主要指左心房或左心室内因各种原因形成的栓子脱落，随体循环栓塞到远端小动脉致局

部供血区脑梗死。常见于房颤或感染性心内膜炎的病人。③其他栓塞,如外伤性脂肪栓塞及左心房卵圆孔未闭导致的右心系统来源的栓塞等。

3. 腔隙性脑梗死　主要是由于长期高血压导致脑内穿支小动脉发生脂质玻璃样变,继而管壁增厚,管腔狭窄或闭塞,最终引起脑组织多发小梗死,梗死直径一般在3～15毫米之间。

临床表现　临床上,血栓形成性脑梗死多数在睡眠中急性起病,醒来时发现半身不遂;而活动时起病者以栓塞性脑梗死最为常见。部分病例在发病前可有TIA发作。病情多在几小时或几日内达到高峰,部分病人症状可进行性加重或波动。临床表现决定于梗死灶的大小和部位,主要为局灶性神经功能缺损的症状和体征,颈内动脉系统脑梗死主要症状有偏瘫、偏身感觉障碍、失语、偏盲。椎-基底动脉系统脑梗死主要症状有眩晕、复视、吞咽困难、共济失调、交叉性运动或感觉障碍等,严重者出现昏迷、高热、四肢瘫等症状。

辅助检查　本病可经以下检查进行诊断。①影像学检查:有条件者首选MRI,因为发病后2小时即可发现病灶,并能清晰显现脑干和小脑的病灶,为超急性期治疗提供依据。②CT检查:在发病当日,特别是6小时以内无异常发现,但可以排除出血性脑血管病,也可以不失时机地进行超急性期的治疗。24～48小时后方能发现梗死区出现低密度灶,但对于脑干梗死则显示欠佳。③脑血管造影:包括磁共振血管成像(MRA)、数字减影血管造影(DSA),可以显示血栓形成的部位、程度及侧支循环代偿情况。④经颅多普勒超声(TCD)检查、脑局部血流量测定等,均可发现异常,有助于诊断。⑤心电图检查及超声心动图:常规进行,明确心脏情况。疑有

卵圆孔未闭者,应做经食管超声检查以进一步明确。

治疗　脑梗死的治疗不能一概而论,应根据不同的病因、发病机制、临床类型、发病时间等确定针对性强的治疗方案,实施以分型、分期为核心的个体化治疗。在一般内科支持治疗的基础上,可酌情选用改善脑循环、脑保护、抗脑水肿降颅压等措施。腔隙性脑梗死不宜脱水,主要是改善循环;大、中面积梗死应积极抗脑水肿降颅压,防止脑疝形成。在<6小时的时间窗内有适应证者可行溶栓治疗。无禁忌证的不溶栓病人应在卒中后尽早(最好48小时内)开始使用抗血小板制剂。对于脑血流低灌注所致的急性脑梗死如分水岭梗死可酌情考虑扩容治疗。心源性梗死、症状性颅外夹层动脉瘤者、颅内外动脉狭窄者可考虑选择性使用抗凝剂。脑梗死早期(特别是12小时以内)可选用降纤治疗;高纤维蛋白原血症者更应积极降纤治疗。卒中后4周,积极控制高血压,在病人可耐受的情况下,最好能将血压降至<140/90毫米汞柱。脑缺血者只要神智清楚,生命体征平稳,病情不再发展,48小时后即可进行康复治疗,康复量由小到大,循序渐进。

预防复发　脑卒中的复发相当普遍,卒中复发导致病人已有的神经功能障碍加重,并使死亡率明显增加。首次卒中后6个月内是卒中复发危险性最高的阶段,所以在卒中首次发病后有必要尽早开展二级预防工作。脑卒中二级预防ABCDE防控策略即:A.抗栓治疗;B.控制血压和体重;C.降低胆固醇、戒烟、开展支架及颈动脉内膜剥脱术;D.控制糖尿病、膳食调整;E.健康教育、体育锻炼、定期查体。

脑出血

发病原因　脑出血是指非外伤性脑实

质内的出血。年发病率为 60～80/10 万，在我国占急性脑血管病的 30% 左右。脑出血主要发生在高血压和脑动脉硬化的病人中，急性期病死率为 30%～40%，是急性脑血管病中最高的。由于脑动脉较其他部位的动脉管壁薄，中层肌细胞较少，外膜结缔组织不发达，在长期高血压作用下，脑小动脉硬化，在一些经常承受高压的部位，特别是供应深部脑组织的穿通支与主干呈直角分出，承受较大的压力冲击，久之形成微动脉瘤。当病人情绪激动、活动或用力时，血压骤然升高，微动脉瘤破裂，导致脑出血。

临床表现　脑出血好发于 55 岁以上中老年人，大多有高血压史。在情绪激动、活动或用力时突然起病，出现局灶性神经功能缺损症状，病情进展迅速，症状多在数小时到 1～2 日内达到高峰。常伴有头痛、呕吐、血压增高和脑膜刺激征，严重者有呕吐咖啡色胃内容物及意识障碍。在脑出血中，大脑半球出血约占 80%，脑干和小脑出血约占 20%。

1. 壳核出血　是最常见的脑出血，占 50%～60%，出血经常波及内囊，主要症状有对侧肢体偏瘫、偏身感觉障碍及偏盲；凝视麻痹，呈双眼持续性向出血侧凝视；优势半球出血常出现失语。

2. 丘脑出血　约占 20%，症状包括：①丘脑性感觉障碍：对侧半身深浅感觉减退，感觉过敏或自发性疼痛。②运动障碍。③丘脑性失语：言语缓慢而不清、重复言语、发音困难、复述差，朗读正常。④眼球运动障碍：眼球向上注视麻痹，常向内下方凝视。

3. 脑干出血　约占 10%，绝大多数为脑桥出血，偶见中脑出血。脑桥出血主要症状为突然头痛、呕吐、眩晕、复视、眼球不同轴、交叉性瘫痪或偏瘫、四肢瘫痪。出血

量较大时，病人很快进入意识障碍、针尖样瞳孔、去大脑强直、呼吸障碍，多迅速死亡，并可伴有高热、大汗、应激性溃疡等；出血量较少时可表现为一些典型的综合征，如 Foville、Millard-Gubler 和闭锁综合征等。

4. 小脑出血　约占 10%，突发眩晕、呕吐、后头部疼痛，无偏瘫。有眼震、站立和行走不稳、肢体共济失调、肌张力降低及颈项强直。

脑 CT 扫描是诊断脑出血最有效最迅速的方法。出血量=0.5×最大面积长轴（厘米）×最大面积短轴（厘米）×层面数。

治疗　脑出血的治疗主要是对有指征者应及时清除血肿、积极降低颅内压、保护血肿周围脑组织。具体措施有：让病人保持安静、卧床休息；保持呼吸道通畅，必要时行气管切开；有意识障碍、血氧饱和度下降者，应给予吸氧；昏迷或有吞咽困难者，在发病第 2～3 日即应鼻饲；用脱水剂降低颅内压，减轻脑水肿；控制血压，使收缩压<165 毫米汞柱或舒张压<95 毫米汞柱；预防感染；对症治疗及防治并发症等。大脑半球或小脑出血也可进行手术治疗。

蛛网膜下隙出血

临床表现　蛛网膜下隙出血是指脑表面血管破裂后，血液流入蛛网膜下隙而言。年发病率为 5～20/10 万，常见病因为颅内动脉瘤，其次为脑血管畸形及高血压性动脉硬化。多在情绪激动或用力等情况下突发剧烈头痛，伴有恶心、呕吐、颈项强直。可有短暂的意识障碍及烦躁、谵妄等精神症状，少数出现癫痫发作及轻偏瘫、失语、动眼神经麻痹等。发病后的主要并发症包括再出血、脑血管痉挛、急性非交通性脑积水和正常颅压脑积水等。

诊断　头颅 CT 是诊断蛛网膜下隙出

血的首选方法；腰穿示均匀血性脑脊液是蛛网膜下隙出血的特征性表现，CT检查已确诊者，腰穿不作为临床常规检查；脑血管影像学检查有助于发现颅内的异常血管。

治疗 动脉瘤有再次破裂出血的风险，应强调安静休息，绝对卧床4～6周；镇静、镇痛，避免用力和情绪刺激，保持大便通畅；调控血压，保持血压稳定在正常或者起病前水平；维持正常血容量；早期使用尼莫地平，防治血管痉挛。动脉瘤性蛛网膜下隙出血可做手术或介入治疗。

颅内静脉系统血栓形成

颅内静脉系统血栓形成是由多种病因所导致的以脑静脉回流受阻、脑脊液吸收障碍为特征的一组特殊类型脑血管病。依病变的性质可分为感染性和非感染性，前者常继发于头面部或其他部位化脓性感染灶；后者的发生多与高凝状态、血液瘀滞及管壁损伤有关，常见于衰竭、脱水、产褥期、服用避孕药以及颅脑外伤、内科多种疾病的病人；也有不明原因者。根据血栓部位可区分为皮质静脉血栓形成、深静脉血栓形成和硬膜窦血栓形成，临床上以上矢状窦血栓形成为多见。

临床表现 颅内静脉系统血栓的临床表现主要取决于血栓的性质、大小及部位等，与脑动脉血栓形成相比较，有如下临床特点：各年龄组均可发病，年轻者居多。起病方式有多种，其中亚急性（48小时～30日）、慢性（30日以上）起病者占多数（73%）。临床表现不仅复杂多样，而且除海绵窦血栓形成外均缺乏特征性：既可表现为单纯颅内压增高，也可为伴或不伴有颅内高压的局灶性脑功能受累的表现（瘫痪、癫痫、失语、偏盲、感觉障碍等），还可表现为以意识障碍为主颇似亚急性弥漫性脑病者。

诊断 由于脑静脉系统血栓形成远较脑动脉血栓少见，临床表现又极易与良性颅内压增高、颅内占位病变、缺血或出血性卒中、脑脓肿、脑炎、代谢性脑病等多种疾病相混淆，故以往对本病存在较多的误诊、漏诊。对临床疑似脑静脉系统血栓者的确诊，有赖于影像学检查的支持。CT扫描通常为诊断本病的首选影像学方法，具有特异性征象"束带征"、"高密度三角征"、"Detal征"。MRI和MRV技术相结合，在绝大多数情况下都能作出脑静脉窦血栓形成的准确诊断，是诊断颅内静脉系统血栓敏感、准确和便捷的最佳方法。

治疗 应针对具体病人予以个体化的综合治疗，包括病因、对症及抗栓治疗。对感染性血栓形成应积极控制感染及处理原发病灶。抗生素的应用，应强调及早用药、合理选药、剂量足够及疗程宜长的原则。对非感染性血栓形成也应在针对原发疾患治疗的基础上，尽力纠正脱水、增加血容量、降低血黏度、改善脑血液循环。抗凝治疗安全、有效的，是脑静脉系统血栓形成的一线治疗方法。

中枢神经系统感染

单纯疱疹病毒性脑炎

病毒性脑炎和脑膜炎是较为常见的中枢神经系统感染性疾病。单纯疱疹病毒性脑炎是国内外非流行性病毒性脑炎中最常见的类型，主要是由单纯疱疹病毒感染脑实质引起。本病呈散发性，四季均可发病，无年龄和性别差异，病情险恶，病死率高。病毒经呼吸道或唾液接触传染，首次感染多在儿童或青春期，常无临床症状或仅表现为口炎、咽喉炎或呼吸道疾病，绝大多数成人已感染过本病毒。病毒可通过三叉神经或嗅神经侵入脑部,主要累及颞叶和额叶,可致脑组织出血性坏死和变态反应性脑损害。成人为Ⅰ型单纯疱疹病毒感染。新生儿多为分娩过程中经产道感染或胎儿期宫内感染Ⅱ型病毒。

临床表现 本病急性起病,症状表现多样,主要为发热(多高热)、头痛、口周疱疹,反应迟钝、淡漠、虚构、冲动、谵妄、幻听和幻视等精神行为异常,记忆减退、定时定向障碍、各种形式的癫痫发作,以及肢体瘫痪和共济失调等神经系统症状。严重者多出现意识障碍,甚至昏迷,极重症者可因广泛脑实质坏死和脑水肿引起颅内压增高,甚至脑疝形成而死亡。病程多在数日至数月。辅助检查脑电图可有弥漫性异常伴局灶痫样放电。脑脊液压力升高,细胞和蛋白质可升高,可检测单纯疱疹病毒抗原和特异性 IgM、IgG 抗体和 DNA。脑组织活检或尸检可发现病毒颗粒。需与其他病毒性脑炎如带状疱疹病毒脑炎、肠道病毒脑炎、巨细胞病毒性脑炎,以及化脓性脑膜炎等相鉴别。

治疗 治疗应尽早开始抗病毒治疗,如阿昔洛韦,或更昔洛韦,静脉滴注,疗程10~14 日。良好的支持治疗很重要,如保持营养和水电解质平衡,保持呼吸道通畅。同时积极处理癫痫、高热和颅压升高。其他如干扰素、转移因子和肾上腺皮质激素可能有效,但临床证据仍欠充分。

脑寄生虫病

脑寄生虫病是种类非常繁多的一类疾病,主要是由于寄生虫虫体、虫卵或幼虫侵入脑内引起过敏反应、肉芽肿形成或脑血管阻塞。由于卫生医疗水平等的提高,新中国成立前常见的一些寄生虫病已较为少见(如脑型疟疾和血吸虫),但因生活方式的改变,又出现新的一些寄生虫病。较为

常见的包括脑囊虫病、脑血吸虫病和脑包虫病和脑曼氏裂头蚴病。

1. **脑囊虫病** 本病由猪绦虫的幼虫(囊尾蚴)寄生脑部引起。经过多种途径(如摄入附有虫卵的食物或已感染绦虫者再回流至胃部等)进入胃部的绦虫卵,在十二指肠中孵化成囊尾蚴,经肠系膜静脉进入体循环和脉络膜而进入脑实质、蛛网膜下隙和脑室系统。本病主要流行于东北、华北、西北和华东北部各地区,青壮年多见。

临床表现非常多样,主要为头痛、呕吐、精神障碍、智能减退、肢体瘫痪(或偏瘫)、失语、癫痫发作(全身性强直阵挛发作、部分性运动发作和复杂部分性发作多见)、共济失调和脑神经麻痹。根据临床表现具体可分为癫痫型、颅内压增高型、脑膜脑炎型和单纯型(无神经系统症状,且无明显的皮肌囊虫结节,行头 CT 或 MRI 发现)。辅助检查可发现脑脊液压力增高,嗜酸性粒细胞数增多,囊虫补体结合试验、囊虫抗体的 ELISA 试验等阳性,头颅 CT 及 MRI 扫描可发现典型囊虫改变。确诊需脑活检和病理证实为囊性结节。

治疗用吡喹酮、阿苯达唑或甲苯达唑,小剂量开始,必要时外科手术减轻症状。预防包括不吃生菜、生肉,饭前便后要洗手,不吃米猪肉。

2. **脑血吸虫病** 本病由血吸虫卵经血液循环沉积于脑组织引起。在我国流行的是日本血吸虫,多青壮年发病。血吸虫感染后可引起急性和慢性表现,急性型为感染后数周发病,突发高热、头痛、精神异常、瘫痪、大小便障碍等急性脑炎或脑脊髓炎表现。慢性型为感染后数年发病,常见有癫痫、偏瘫、失语、头痛、意识障碍等。诊断需要结合病史,确诊可在脑脊液或脑组织活检中查到血吸虫虫卵。治疗用吡

喹酮。

3. **脑包虫病**　脑包虫病是人感染棘球绦虫的幼虫，与牧区羊犬有接触史，表现为头痛、恶心、呕吐、视神经乳头水肿、脑神经损害、癫痫、偏瘫、失语等。头 CT 或 MRI 有特异表现。手术完整切除包囊是首选，并可予阿苯达唑、甲苯达唑抗包虫治疗。曼氏裂头蚴病近年报道有增多的趋势，为曼氏裂头绦虫的幼虫——裂头蚴寄生于人眼部、皮下组织或脑、肾、肺等脏器所致的疾病。脑裂头蚴病的临床表现与脑肿瘤相似，常有头痛、视力下降、肢体瘫痪、四肢抽搐，严重时昏迷，极易误诊。可予吡喹酮、阿苯达唑等药驱虫治疗。裂头蚴主要靠手术摘除。预防包括不生食或半生食蛙、蛇、禽、猪等动物的肉类，不生吞蛇胆、不饮用生水，不用蛙肉、蛇肉、蛇皮贴敷皮肤、伤口等。

神经梅毒

神经梅毒是由苍白密螺旋体(梅毒螺旋体)感染神经系统所引起的。20 世纪 50 年代后本病在我国几乎无新发病例，70 年代末后发病率逐渐上升，艾滋病流行也使神经梅毒罹患率增加。本病主要由不洁的性交导致感染，也可经黏膜及接触带病原体的血液而感染。梅毒螺旋体进入血液后，历时 1～3 个月即可进入脑脊液累及中枢神经系统，如未经正规驱梅治疗，在 3～20 年内出现神经系统损害的表现。

神经梅毒表现复杂多样，常见有：①脑膜神经梅毒：可有脑膜炎表现，发热、头痛、脑神经损害、呕吐、意识障碍等。②血管神经梅毒：累及脑血管的梅毒性动脉内膜炎，多突发起病，出现偏瘫、失语、癫痫等症状，常伴头痛、情绪异常等。若累及脊髓脊膜血管，可出现截瘫、大小便障碍、感觉异常。若不治疗，可发展为脊髓痨和麻痹性痴呆。

③脊髓痨：起病缓慢，常见 50～60 岁。下肢闪电痛、感觉异常或感觉减退，腱反射消失，肌张力降低，尿潴留性尿失禁和阳痿、感觉性共济失调。④麻痹性痴呆：潜伏期可长达 15～20 年。主要表现为智能障碍、个性改变，夸大妄想，欣快或抑郁，可伴癫痫发作，卒中样发作。病情发展至明显痴呆，生活无法自理。⑤无症状性神经梅毒，约 10％的病人神经系统感染梅毒后可能不出现神经系统症状，脑脊液发现异常。诊断主要依据病史，血清和脑脊液的梅毒试验(VDRL 试验)。治疗主要青霉素，对其过敏，予红霉素和四环素。

克-雅病(CJD)

克-雅病是发生在人类由突变的朊毒体感染所致的以海绵样变性为病理特征的亚急性或慢性海绵样脑病。可分为①家族性 CJD：有家族史，由基因突变引起。②获得性 CJD：由于人与人或动物与人之间的横向传播所致。主要传染途径有食物链及医源性途径。进食感染疯牛病的牛组织及其制品可以致病。医源性途径主要有角膜移植、硬脑膜移植、注射人生长因子及促性腺激素以及使用被污染的深部电极。③散发性 CJD：散发性 CJD 在人群中最为常见，约占 85％，可能与朊毒体的突变有关。

本病发病年龄多为 40～80 岁，潜伏期很长，可超过 10 年，病程 3～12 个月。主要表现为进行性痴呆、行为异常，肌阵挛、小脑性共济失调、失语、视觉异常(皮质盲、视觉丧失等)。变异型克-雅病发病年龄较年轻，平均年龄 27 岁，病程较长，平均 14 个月，小脑性共济失调出现较早。本病确诊需脑组织病理证实。查脑脊液 14-3-3 蛋白可帮助诊断该病，但有假阳性和假阴性。

目前尚无有效治疗和疫苗保护易感人

群,做好预防非常重要。控制传染源,对朊毒体病畜及可疑病畜尸体妥善处理。切断传播途径,不食用朊毒体病动物肉类及制品,不以动物组织饲料喂养动物,医疗操作严格遵守消毒程序,提倡使用一次性神经外科器械。

颅内占位性病变

脑脓肿

病因 病原体侵入颅内,引起局限性化脓性炎症,继而形成脓腔与包膜者称为脑脓肿,尤其好发于儿童与青壮年。脑脓肿的细菌来自邻近感染灶、远隔部位感染灶或通过开放性颅脑外伤直接种入颅内。常见的病原菌有葡萄球菌、肺炎杆菌、链球菌、大肠埃希菌、变形杆菌,多为混合性感染,此外尚有真菌性脑脓肿和阿米巴脑脓肿。

临床表现 化脓菌进入脑部后,首先引起脑膜脑炎,如未得到及时治疗,脑部可渐化脓,产生发热、寒战、全身不适、颈部僵硬等全身和脑部感染症状及头痛、恶心、呕吐等颅内压增高症状,此时血中和脑脊液中白细胞也增高。根据病变部位还产生相应的局灶性神经症状,如小脑病变可出现上肢动作摇晃不稳、下肢步态蹒跚;大脑病变可出现偏瘫、失语、癫痫等症状。如经2~3周治疗仍未痊愈,则脑部炎症可渐局限,炎症区出现脓液,其周围形成脓肿壁,即成脑脓肿。此时全身及脑部急性感染症状减轻,甚至消失,而颅内压增高及局灶性神经症状逐渐加重,并可有淡漠、迟钝、嗜睡等精神和意识障碍,如治疗不及时,可因脑疝死亡。

诊断 确诊脑脓肿除根据病史、症状外,尚需行头颅 CT 及 MRI 检查,MRI 显示早期脑坏死和水肿比 CT 敏感,鉴别脓液与水肿能力比 CT 强,但在脓肿包膜形成后,鉴别脓肿和水肿不如 CT 敏感;腰穿检查需十分慎重,早期脑脊液的细胞数升高明显,脑脓肿形成后,因颅内压增高引起椎管压力增高,白细胞可正常或略高,因此临床疑有脑脓肿者不宜腰穿,以免诱发脑疝或脓肿破裂;颅骨钻孔穿刺具有明确诊断和治疗的双重意义。

治疗 对各种感染应早期积极治疗,防止脑脓肿发生;对于多发性小脓肿、位于脑深部或重要功能区的脓肿,或年老体弱不能耐受手术,均可先内科治疗,包括应用抗生素及降颅内压药物。应选用能透过血脑屏障的抗生素联合应用,对严重感染者可同时鞘内给药,治疗期间必须 CT 随访。脑脓肿常可自行溃破,因此一旦脓肿形成,应尽早手术治疗,以防感染播散。对于不能耐受开颅手术或者位于脑深部及功能区的脓肿,可行穿刺抽脓术,穿刺抽出脓液后,用含有抗生素的生理盐水冲洗脓腔,常需多次。对于多次穿刺抽脓失败、多房性脓肿、小脓肿或脓腔内有异物或有慢性窦道者,可行脓肿切除术,术时注意防止脓液污染伤口,术后应将脓液做普通细菌及厌氧菌培养,术后根据药敏结果选用敏感抗生素。

脑积水

病因 由于脑脊液分泌过多,循环受阻或吸收障碍而致脑脊液在脑室系统及蛛网膜下隙积聚,并引起脑室扩大和颅内压逐步增高者,称为脑积水。同时伴有颅内压增高者为高压性脑积水,而颅内压正常者为常压性脑积水。

高压性脑积水可分为阻塞性和交通性脑积水两种。导水管畸形、小脑扁桃体下疝或 Dandy-Walker 综合征等发育畸形；内源性或外源性炎症导致导水管狭窄、脑底及大脑半球表面纤维化；或者颅内肿瘤压迫脑脊液循环通路，均能导致阻塞性脑积水。而脉络膜乳头状瘤、维生素缺乏或遗传性等原因导致脑脊液产生过多及由于静脉窦血栓形成等导致脑脊液吸收障碍等，能导致交通性脑积水。常压性脑积水是一种脑室扩大而脑脊液压力正常的交通性脑积水，多见于成人，多继发于动脉瘤破裂后蛛网膜下隙出血、脑外伤、脑膜炎或颅内手术后，也有部分病因不明。

临床表现　高压性脑积水多出现头痛、恶心、呕吐、癫痫、共济失调、眼球震颤、双眼外展麻痹、视物不清、精神行为异常等。婴幼儿尚可出现头大、前囟扩大、颅缝分开、颅骨变薄、双眼"落日征"。正常压力脑积水则以步态不稳、精神障碍和尿失禁三联征为典型。其中步态不稳出现较早，尿失禁出现较晚，精神障碍表现为近事遗忘、思维行动迟缓。

诊断　如果婴儿出生后头颅较大，或以后头颅不断增大并超过正常增长数值时，应及时就医检查。CT 和 MRI 是诊断脑积水可靠方法，MRI 有助于明确病因。阻塞性脑积水在 CT、MRI 表现为病变部位以上脑室和脑池扩大，而脑室旁间质水肿明显，范围较广。交通性脑积水表现为脑室系统普遍扩大，伴脑沟正常或扩大，第四脑室扩大有助于诊断。正常压力性脑积水表现为脑室明显扩大而蛛网膜下隙容积正常，导水管通畅。高压性脑积水脑室明显扩大，但蛛网膜下隙正常或消失。腰穿检查正常压力性脑积水者脑脊液压力常低于 1.76 千帕，腰穿后病人症状及体征会暂时得到改善，对怀疑高压性脑积水者禁用。

治疗　对于阻塞性脑积水应解除梗阻原因，枕大孔先天畸形者行颅后窝及上颈椎减压，肿瘤阻塞者行肿瘤切除。对于轻型者，可以应用减少脑脊液分泌、促进水分排出的药物，如呋塞米，醋氮酰胺等。对其病因不能治疗者，可行对症治疗，将脑室内脑脊液引流至其他体腔。脑室腹腔分流术操作简便，效果良好，为首选，其方法是将带有活瓣的单向流动与控制液压装置的脑室管插入侧脑室前角，腹腔管则借助于头皮经头颈胸的皮下隧道达上腹部皮下，将导管下端置于腹腔内，引流管有非调压式及可调压式两种；脑室-心房分流术，亦为利用带活瓣的分流管，脑室端插入侧脑室额角，心房端通过皮下隧道插入右心房；此外，腰椎蛛网膜下隙-腹腔分流术、侧脑室脉络丛烧灼术可用于交通性脑积水；第三脑室造瘘术、侧脑室枕大池分流术亦可用于导水管阻塞的病例。

脱髓鞘疾病

多发性硬化

多发性硬化与神经科常见的脑血管疾病、癫痫、帕金森病以及老年性痴呆等常见疾病相比，是一种少见而独特的神经系统疾病，全球都有发病，估计全球病人超过 300 万，其中美国病人数最多估计超过 40 万。不同区域该病的发病率和患病率有很大差异，北美、北欧等地区属于高发病区，最高的患病率可以达到 300/10 万左右，而我国以及东南亚地区属于低发病区，患病率不到 10/10 万。近年来，多数地区的报道显示该病患病率有上升的趋势，我国也不例外。

发病机制与病因　通常认为多发性硬化是累及中枢神经系统(脑、脊髓和视神经)的一种炎症，而这种炎症通常与自身免疫反应有关，导致髓鞘脱失甚至神经轴索的破坏，在形态上出现多发的斑块，在功能上出现各种各样的神经功能的障碍。髓鞘脱失或脱髓鞘是最主要也是仅发生于神经系统的特殊的病理改变，其他的系统如呼吸系统、消化系统、心血管系统等则不存在这种病理变化。这是因为髓鞘是仅限于神经系统的组织构成，常常把髓鞘和神经纤维比喻成电线外皮和被它包绕的线芯，它一方面起到绝缘的作用，另一方面还能加速神经冲动的传导。当髓鞘破坏时由于神经信号的传导发生障碍，就会产生各种各样的神经系统的症状。由于炎症的持续存在以及反复的复发，髓鞘不断的破坏也不断的修复，从而产生了不同形态、新旧不等的斑块。除了多发性硬化之外，还有一些类似病理改变的疾病如视神经脊髓炎、播散性脑脊髓炎等，它们统称为中枢神经系统炎性脱髓鞘性疾病。迄今为止，多发性硬化的病因尚不清楚，通常认为与环境因素特别是感染和遗传因素有关。感染可以导致脱髓鞘，但没有直接引起多发性硬化的证据，"多发性硬化系感染所致"的说法并没有得到认可，只能说感染作为环境因素(外因)可以启动免疫反应的过程，从而造成病理性损害。

免疫反应过程由自身的遗传易感性决定(内因)，同时多发性硬化也并非传统意义上的遗传病。

临床表现　多发性硬化好发于青壮年，女性更为常见，男女比在1∶2左右，这可能与内分泌和激素的水平有关。疾病处于亚临床或首次发作时常常因为症状较轻或不典型而被忽略，因此当出现以下症状尚需警惕本病的发生。

1. 疲乏　约80%的多发性硬化者存在疲乏症状，也往往是病人首发的症状，但最容易忽视，这种疲乏感往往每日都存在，通常早晨就出现而且随着时间疲乏感加重，在湿热环境以及活动后更加明显。

2. 麻木　是多发性硬化者首发就诊的最常见症状，可以累及面部、单个肢体、偏身甚至周身麻木，除了麻木感外往往还合并有其他异常的感觉，如瘙痒感、蚁走感等。一些中年女性病人往往被误认为神经症。

3. 视物模糊　也是需要高度警惕的症状，因为早期多发性硬化视力损害往往在单眼很容易忽略，当出现视物层次感减退，眼前暗点或视野改变对应及时就诊。

4. 其他症状　包括复视、眩晕、行走不稳、失平衡、口齿不清，吟诗样言语，尿频、尿迟疑、小便失禁以及尿不尽感。

大多数多发性硬化者一旦发病将会伴随终身，病人可以出现纷繁复杂的神经系统症状，在疾病的早期阶段往往有较频繁的复发，多数病人复发后可以比较完全的缓解并不出现明显的后遗症表现，这一阶段称为缓解复发期。而随着病程的迁延，复发后不能完全缓解，从而残留神经功能的障碍，而且这些残留的神经功能障碍逐渐累积，最终过渡到神经功能障碍持续进展的阶段，病人的残疾程度逐渐加重，这一阶段称为继发进展期。当然也有少数病人5%～10%仅有一二次发作，而且发作后都能比较完全的缓解，不残留任何残疾，称为良性多发性硬化。还有大约10%左右的病人缓慢发病，持续进展，病程中没有显著的发作与缓解的情况，称为原发进展型的多发性硬化。

诊断　正是因为多发性硬化复杂的临床表现和不可预测的疾病病程，使得该病的诊断存在着相当的困难，加上对该病的认识缺乏，很多病人不能获得早期的正确诊断，误诊和漏诊的现象都相当多见。该疾病正确诊断的核心是要排除其他与之相类似的疾病,这往往需要有专科医生的指导,还需要一些重要辅助检查证据的支持。核磁共振成像是最重要的辅助诊断措施,它能够更早期、更敏感地发现脱髓鞘的病灶,甚至在临床没有明显症状的情况下就能识别出多发性硬化的病人。视觉诱发电位检查是一种电生理检查的措施,它能比较敏感的提示视觉通路上的病变特别是视神经病变。血清和脑脊液免疫球蛋白指数和寡克隆区带的检测也是一项相当重要的参考指标,特别对原发进展性的多发性硬化有更重要的价值。总而言之,诊断多发性硬化需要综合评价临床表现以及各种辅助检查的结果,找出疾病时间上多发和空间上多发的证据,并且要谨慎的排除其他相关疾病。

治疗　近年来对多发性硬化的治疗研究取得了很大的进展,但因为多发性硬化的病因尚不清楚,因此迄今还没有找到治愈的方法。多发性硬化是一种慢性复杂的疾病,对本病的治疗应该包括多个方面:免疫调节治疗、复发的治疗、症状处理,以及支持治疗等。而治疗的目标是减轻症状,缓解遏止病程(减缓病情发展,减少复发),改善病人生活质量,在不同疾病阶段应该有不同的侧重,急性期(复发期)的治疗应该迅速控制病情,缓解症状,减轻破坏,最有效的方法仍然是皮质类固醇激素的冲击治疗;而缓解期的治疗应该以免疫调节为主,目的是减少复发、延缓进程、提高治疗有效性,目前可用于该阶段治疗的药物主要是 β 干扰素-1a、β 干扰素-1b,醋酸格拉默以及那他株单抗。疾病进入到进展期可以选择的治疗很有限,主要以控制症状以及物理治疗为主。

良好的生活方式和合理的膳食和营养是保证病人生活质量以及治疗效果的重要方面。感冒是病人病情反复的一大诱因,所以遇到天气变化时,及时的加减衣物,避免接触流感人群尤为重要。过度的劳累,超负荷的运动对病人都是不可取的,增加疲劳感和症状加重。而在能力范围之内,可以作一定程度的训练,对轻疲乏感,缓解抑郁,改善肠道和膀胱功能,维持骨密度有效。生活上还应该特别注意的是避免极高温的热水浴,桑拿或过度温暖的环境,以免引发症状加重。良好的饮食习惯可一定程度上改善多发性硬化病人的一部分症状,同时降低罹患其他疾病的风险。对多发性硬化者提倡低脂肪、低糖以及高纤维素的饮食,适量补充维生素 D,避免过多咖啡因和酒精的摄入。

视神经脊髓炎

视神经脊髓炎又称 Devic 病或 Devic 综合征,是主要累及视神经和脊髓的炎症性病变。经典视神经脊髓炎的概念是指双侧视神经炎和严重横贯性脊髓炎同时或短期内相继发生的一种单相病程疾病,此后的临床研究显示,该组疾病并非仅仅是单相的疾病,很多病人也存在着反复发作。视神经脊髓炎和多发性硬化同样隶属于中枢神经系统脱髓鞘疾病,基于病理以及临床表现上的相似性,传统上认为视神经脊髓炎是多发性硬化的一个特殊亚型,然而随着研究的深入特别是发现两者免疫病理机制的不同,现在认为视神经脊髓炎是一种独立的疾病。在中国和东南亚地区国家,该病所占的比例远远高于西方国家。

临床表现　视神经脊髓炎同样好发于青壮年,女性所占比例更高,最常见的表现是视神经受累引起单眼或双眼的视力减退甚至失明,以及脊髓受累引起受累平面以下的感觉、运动以及括约肌功能的异常,严重的常常有截瘫甚至四肢瘫。疾病通常急性发生,数日至 1~2 周达到病情的高峰。

相比多发性硬化，视神经脊髓炎临床症状更为严重，预后也更差。病程5年以上的病人，超过半数有单眼盲或不能独立行走。

诊断　及早的识别本病，确立诊断是实施有效治疗的前提。初次发作的视神经脊髓炎往往很难诊断，除了需要警惕视觉症状以及脊髓炎症状之外，一些特殊的症状需要引起高度重视，譬如不明原因的呃逆、呕吐甚至腹痛、嗜睡、神情淡漠等等，特别是以往存在其他自身免疫病（干燥综合征，系统性红斑狼疮等）的病人，出现可疑症状应该进行系统的神经系统检查，以及头颅和脊髓的核磁共振检查。另外近年来开展的血清视神经脊髓炎抗体NMO-IgG的检测对诊断视神经脊髓炎有高度的敏感性和特异性，也正因为该抗体的发现，才把视神经脊髓炎独立出来，成为一组独立的疾病单元。

治疗　对于急性发作的视神经脊髓炎原则上采用大剂量甲泼尼龙冲击治疗，目的是迅速控制病情，防止疾病蔓延。另外应用血浆置换和静脉注射免疫球蛋白的办法在很多病人中也会产生出人意料的疗效。当疾病进入到缓解期或慢性期，推荐应用免疫抑制剂来控制进展和防止复发，用于多发性硬化治疗的干扰素类药物对视神经脊髓炎无效。

控制感染避免应用免疫增强的药物或制剂是预防视神经脊髓炎发生的重要环节，同多发性硬化者一样，良好的生活方式，适当的伸展锻炼以及合理的营养是药物治疗疗效的重要辅助因素。

癫　痫

癫痫是由于神经元异常放电所致的短暂性脑功能紊乱，反复发作的则称癫痫，是发作性神志不清的最常见原因，原发性癫痫的发病率为0.2%～0.4%。

病因　癫痫发作可由中枢神经系统功能异常、代谢性脑病和全身性疾病引起。常见病因如下。

1. 神经系统原发性疾病　①良性高热惊厥。②原发性癫痫。③脑外伤。④卒中。⑤占位病变，如脑肿瘤或脑脓肿，多见于胶质瘤、星形细胞瘤和脑膜瘤。⑥脑膜炎或脑炎，颅内细菌、病毒（单疱病毒）、真菌、寄生虫（囊虫病）感染都引起痫样发作，艾滋后病人的痫样发作于AIDS痴呆综合征，也可见于弓形虫病和隐球菌脑膜炎。

2. 全身性疾病　①低血糖。②低钠血症。③高渗状态。④低钙血症。⑤尿毒症。⑥肝性脑病。⑦血卟啉病。⑧药物过量。⑨药物戒断。⑩全脑缺血。⑪高血压脑病。⑫子痫。⑬高热。

临床表现　癫痫发作可分为全身性发作和部分性发作，其中全身性发作可再分为强直阵挛性发作、失神发作及其他类型（强直、阵挛、肌阵挛），部分性发作可再分为简单部分性发作、复杂部分性发作及部分继发全面性发作。

1. 全身强直阵挛性发作　均有意识丧失，常无先兆，如伴先兆则多为非特异性症状。发作过程可分为以下三期：①强直期：首先出现的症状为意识丧失和肢体的强直收缩，持续约10～30秒钟，表现为肢体的伸直，躯干呈弓形，甚至呈角。呼吸肌的强直收缩可致呼气性发音（喊叫声或呻吟声）和紫绀、咀嚼肌的强直收缩可致舌咬伤，突然倒地可全身任何部位跌伤。②阵挛期：全身肌肉由持续的强直收缩转变为一张一弛的交替运动形成阵挛，持续30～60秒钟或更长。强直期后通气就恢复，紫绀也逐渐消退。此时可有口吐白沫，随着阵挛的减弱和消失，肌肉变得松弛，肌肉的松弛和逼尿肌的收缩可致小便失禁，病人仍处于意识不清之中,可长达半小时之久。③恢复期:此期病人意识较清,但仍可有发作后精神模糊,病人常常会头痛,完全清醒常需 10~30 分钟,而在癫痫持续状态的病人意识恢复时间更长。

发作后体检,在特发性癫痫常无阳性发现,在代谢疾病起源的发作可有病理阳性(巴宾斯基征),瞳孔对光反射甚至在意识不清时也一直存在。发作后短暂性偏瘫(Todd's 瘫痪)常提示存在局灶性脑损伤,需进一步检查。癫痫持续状态指癫痫连续发作,间歇期病人的神志也不恢复,如不及时处理,可引起高热、脱水、循环衰竭、兴奋性神经元损伤,导致持续性脑损害。

2. 失神发作(小发作) 为起始于儿童的短暂性发作,常不超过 20 岁,为短暂性(5~10 秒钟)的神志丧失而无肢体张力的改变。可伴细微的运动异常,如眨眼、摇头等,很少伴有自动症。每日发作可超过上百次,导致学习和社会活动能力下降,故有的儿童在确诊为失神发作以前常可因学习成绩的下降而误诊为智能发育迟缓或退化。脑电图上有典型的阵发性对称性同步的 3 Hz 棘慢波发放,而且深呼吸很易诱发。失神发作可仅见于儿童,少数也可持续到成人,或合并其他类型的发作。

3. 其他类型的全身性发作 包括强直性发作(不伴有阵挛性发作)、阵挛性发作(无强直发作)和肌阵挛发作。强直性发作以肌肉持续收缩而致肢体固定、头脑向一侧转动为特征的发作,呼吸的失律可致紫绀。病人神志不清,此时无阵挛期。阵挛性发作以神志丧失,反复阵挛(痉挛)为特征,而没有强直现象的首发症状。肌阵挛发作以局限于某一肌肉,一个或多个肢体的突然、短暂的、休克样肌内收缩为特征的发作。肌阵挛发作可原发性,也可继发于神经变性疾病,如 Unverricht-Lundborg

病、Lafora 小体病,二乙基乙酰胺醋样脂质沉积病,唾液酸脂质沉积症,线粒脑肌病(骨骼肌活检见破碎红肌纤维)。但不是所有肌阵挛均为癫痫。

4. 简单部分性发作 依据受累皮质的不同可表现为运动、感觉和自主神经功能的障碍(自动症)。如一组面部肌肉或肢体的痉挛,有时咽喉肌亦可受累(有自限性),可反复、持续或播散性发作。神经功能障碍可表现为面色苍白、发红、出汗、竖毛、瞳孔扩张、呕吐、肠鸣,二便失禁。精神症状包括言语障碍、记忆错乱、强迫思维、认知障碍、情感障碍(如害怕、恐惧、抑郁、淡漠)、玄想、幻想、错觉。除非发作播散到其他皮质引起强直阵挛性发作(继发全身性发作),简单部分发作时病人神志保持正常。发生于神志丧失前的先兆是发作的一部分,事后病人常能回忆,有时也可为发作的基本特征。发作后持续 0.5~36 小时的局灶性神经功能缺损,如偏瘫(Todds Paralysis)是存在局灶性病变的主要特征。

5. 复杂部分性发作 也称颞叶发作或精神运动性发作。发作时病人的神志受影响但没有丧失,发作起源于颞叶或额叶内侧面(眶)可有多种表现形式,但每一病人的发作形式通常不变。腹部的感觉异常最常见,其次为情感(害怕)、认知(gejia vn 似曾相识)、嗅幻觉。发作一般不超过 30 分钟(平均 1~3 分钟)。运动障碍以非随意相同运动为特征,称自动症,75% 的病人表现为口咽的运动,其他面肌或颈肌的运动为 50%。站立、摸索、肢体运动均较少见。复杂部分性发作也可继发全身性发作。

诊断 癫痫诊断以上述的临床表现为依据,脑电图有助于诊断及区分发作类型,并能有助于和其他原因引起的昏迷鉴别。

治疗 如病因明确,应尽可能采用对因治疗,伴发与代谢性或系统性疾病的癫痫常常对抗癫痫药物的反应较差,但潜在的疾病控制后癫痫往往即可痊愈。急性的酒精戒断或停用镇静药物可引起自限性的痫性发作,一般情况下无需抗痫治疗。急性颅脑外伤及其他脑结构性损伤引起的癫痫需及时明确诊断及治疗;特发性癫痫需采用抗痫治疗。

抗癫痫药物治疗的基本原则为:抗癫痫治疗前必须先明确癫痫的诊断和分类,根据发作类型选择适当的抗癫痫药物。应根据癫痫控制的程度而非药物的血浓度来确定药物的剂量。开始尽可能使用一种药物。

单次的痫性发作,仅1/3~1/2的病人将复发(即发展为癫痫);如果出现第二次痫性发作,则近75%的病人将发展为癫痫,因此抗癫痫药物治疗即必须开始;采用适当的药物治疗,虽然不能完全治愈,但癫痫可以得到很好的控制。在开始治疗的一段时间内,必须定期随访,了解癫痫发作的频率,并及时调整药物剂量。

肌肉疾病

重症肌无力

临床表现　重症肌无力是一种神经肌肉接头传递障碍的自身免疫病,临床特点为受累骨骼肌极易疲劳,活动后即感无力,休息或使用胆碱酯酶抑制剂后好转。本病的大部分病人伴发胸腺异常,其中70%为胸腺增生,10%~15%为胸腺瘤,部分伴甲状腺功能亢进等其他自身免疫病。任何年龄均可发病,女性略多于男性。国内儿童发病很常见,14岁以下起病者约占40%,以眼睑下垂、复视多见。成人重症肌无力有两个发病高峰,20~30岁和40~50岁,前者女性多见,后者男性多见。症状常从一组肌群无力开始,逐步累及其他肌群。根据无力累及的部位,成人重症肌无力可分为以下几型。

1. **单纯眼肌型**　表现为一侧或双侧,或左右交替出现的眼睑下垂,晨起症状较轻,午后或傍晚加重。可伴复视、斜视,晚期则眼球固定。

2. **延髓肌型**　表现为咀嚼、吞咽费力,发音含糊,说话带鼻音,连续说话后声音越来越轻。此外,闭目闭唇无力,面部表情差。严重者完全不能进食,需鼻饲。此型肌无力者感染后易发生呼吸困难。

3. **全身肌无力型**　可由单纯眼肌型、延髓肌型开始逐步累及全身骨骼肌,亦可开始即为全身肌无力。此型病人表现为眼肌、延髓肌、表情肌、颈肌和四肢肌均无力。少数病人在数周至数月内迅速进展,并发生呼吸困难。

4. **脊髓肌无力型**　表现为四肢肌无力,举臂困难和步行易跌,上下楼尤为明显,可伴有颈肌无力。此型病人多数起病隐袭,易被误诊为肌营养不良或功能性疾病。青少年较多见,部分可发展为全身肌无力。

女性病人所产新生儿中约10%出现吸吮无力、哭声低微、肢体活动减少,称为新生儿重症肌无力,通常在3个月内症状逐渐消失。

疾病发展、药物应用不当、感染、分娩、手术等诸多因素可诱发呼吸肌无力、呼吸困难、紫绀、烦躁,甚至呼吸停止,称为重症肌无力危象。重症肌无力在1~2年内病情波动较大,且易发生危象,5年后进入稳定期,10年以上为慢性期,此两期病人病情稳定,极少发生危象。

诊断　重症肌无力的诊断主要靠典型临床表现,并结合新斯的明试验、疲劳试验、重复电刺激和突触后膜抗体检查等。

治疗　　重症肌无力的治疗包括胆碱酯酶抑制剂、免疫抑制剂、胸腺切除、静脉丙球和血液净化等。一般除单纯眼肌型可单用胆碱酯酶抑制剂外，其他类型均需要在医生指导和密切观察下加用糖皮质激素或其他免疫抑制剂，眼肌型在使用胆碱酯酶抑制剂后疗效不满意的亦加用糖皮质激素。胸腺增生或胸腺瘤可选择适当时机进行手术。症状严重的病人酌情选用静脉丙球或血液净化治疗。一旦出现呼吸困难要及时送医院急救，予呼吸机辅助呼吸。

奎宁、吗啡、氨基糖苷类抗生素、多黏菌素等均严重影响神经肌肉接头传递或有抑制呼吸肌的作用，应当禁用。苯二氮䓬类、苯巴比妥等镇静药物可缓解重症肌无力病人的紧张情绪、改善睡眠，但有危象倾向者必须慎用。

周期性麻痹

周期性麻痹是反复发作的四肢无力，低钾性周期性麻痹是其中最常见的。国外多与遗传有关，有家族史，国内以散发多见，可伴发于甲状腺功能亢进等疾病。20～40岁男性最为好发，通常在20岁时发作为最多，40岁后趋向减少，也有儿童或青少年发病。受冷、过度疲劳、饱餐、酗酒等均可诱发本病。

常于清晨起床时发现肢体无力，不能活动。肢体无力以下肢为重，可从下肢逐步发展至上肢和躯干肌、颈肌，很少影响头面部肌肉。早期常有口干、尿少、多汗、脸色潮红、肢体感觉异常。肌无力持续数小时至数日后逐步恢复，发作间歇期完全正常。部分病人反复发作可进展为慢性肌病。低血钾可引起心动过缓或窦性心律失常，严重的可危及生命。

低钾性周期性麻痹发作时常有血钾降低，心电图可见典型的低钾改变，P-R、Q-T延长，QRS波群增宽，T波平坦，S-T降低和U波出现等。

治疗包括间歇期的预防和急性期的补钾。间歇期忌高糖饮食，限制钠的摄入，少食多餐。避免过度疲劳、受寒和酗酒等诱发因素。平时多食榨菜、芹菜、橘子、蘑菇等含钾丰富的食物。亦可口服氯化钾片或乙酰唑胺、保钾利尿药。急性期可予10％氯化钾30～40毫升加入生理盐水或林格液1 000毫升内静脉滴注，每日1次，症状缓解后改为口服补钾。伴有呼吸肌和延髓肌无力的病人应加强监护，及时改善通气。

肌营养不良症

肌营养不良症是一组与遗传有关的肌纤维变性和坏死性疾病，主要临床特征为进行性肌肉无力和萎缩。肌细胞膜的骨架蛋白等对维护细胞膜的稳定起重要作用，一旦由于基因缺陷而造成这些蛋白缺失或功能异常，肌膜则会变得不稳定，过多钙离子内流，导致肌细胞变性坏死。肌营养不良症的发病正是由于这些蛋白功能缺陷所致。常见的肌营养不良症包括发生于儿童的假肥大型以及发生于成人的面肩肱型、强直型和肢带型肌营养不良症。

1. **假肥大型**　为性染色体连锁隐性遗传，男性患病，女性携带。通常在幼儿期起病，表现为学步困难、行走缓慢易跌、上楼费力。站立时腹部前凸、两腿分开，行走时骨盆上下摆动呈"鸭步"。平卧位不能直接坐起，而必须先翻身俯卧，双手从小腿渐往上支撑才能挺直身体。举臂费力，双臂平举向前推时，肩胛骨呈翼状耸起，称"翼状肩"。跟腱挛缩，行走时足跟不能着地。某些部位，特别是小腿可因脂肪和结缔组织增生造成假性肥大。可伴心肌损害和智能影响。病情逐渐加重，除部分良性型外，多在 12 岁前丧失行走能力，依靠轮椅或卧床不起，20 岁前多因并发肺部感染、褥疮、营养不良或心脏功能衰竭而死亡。

2. **面肩肱型**　为常染色体显性遗传，亦可散发，男女均可发病。青春期起病较多，症状左右不对称是本病的特征。主要临床表现为：眼睑闭合无力，皱额、鼓腮、吹哨和露齿困难，嘴唇肥厚而微翘。胸锁乳突肌明显萎缩或变细，双臂平举时可见颈肌悬吊而呈"蝠翼状"。胸大肌萎缩内陷，锁骨水平支撑而呈"衣架状"。肩胛骨后竖，呈"翼状肩"。上臂肌肉萎缩呈竹棒状，但三角肌受累不明显。屈髋、伸髋、踝背屈无力，少数病人晚期行走困难。面肩肱型的临床表现差异较大，轻者甚至觉察不出患病，重者无法行走需依赖轮椅，但总体发展缓慢，多不影响生存期。

3. **强直型**　为常染色体显性遗传，男女均可发病。成人型多在青春后期起病，主要特征为受累骨骼肌的无力、萎缩、强直，可累及面肌和远端肌群。强直多表现为握拳后不能马上放松或起步困难。可有特征性的斧头脸、鹅颈和早秃，尚有糖尿病、白内障、心脏传导阻滞、性腺萎缩、智能低下等多系统表现。

4. **肢带型**　常染色体隐性或显性遗传，男女均可发病。肌无力和萎缩主要累及肢带肌，部分类型可伴假性肥大，面肌通常不受累。进展较为缓慢。

肌营养不良症病人血清肌酸磷酸肌酶升高，其中假肥大型最为明显，肌电图呈肌源性损害，基因检测和肌肉活检可明确诊断。本病目前无有效治疗方法，建议进食优质蛋白质，进行适当运动，可口服辅酶 Q_{10} 等细胞能量药物，假肥大型可试用糖皮质激素。

遗传变性病及其他

痴呆

随着人口老龄化问题的日益突出，痴呆已成为 21 世纪威胁人类最严重的疾病之一。目前，全球约有 2 430 万例痴呆病人，每年痴呆的新发病数约为 460 万例。该病发病率一般随增龄而增加，每年为 $1\%\sim3\%$。正常的衰老可以出现轻度的神经功能改变，包括记忆力和其他认知功能方面的变化，在正常老龄化范围内记忆力减退称为"良性遗忘"。痴呆则超出了正常的衰老过程。指在智能已获得相当发展之后，由于各种原因引起的继发性智能减退。以获得性的、广泛的、通常是进行性的认知功能缺损为主要特征，包括定向、记忆、语言、运用、注意、视知觉和解决问题能力等的减退和不同程度的人格改变，没有意识障碍。

病因及诊断　痴呆的病因非常多，常见的包括：阿尔茨海默病、血管性痴呆、路易体痴呆、额颞叶痴呆、脑肿瘤、感染、代谢性疾病等。

1. **阿尔茨海默病**（Alzheimer 病，AD）即"老年痴呆"，是老年期痴呆最常见的原因之一。"九五"期间，北京、上海、成都和西安等地进行的大样本流行病学调查得到的患病率是，55 岁以上为 $2.67\%\sim4.60\%$，65 岁以上为 $4.30\%\sim7.30\%$，女性多于男性。

AD 的起病是隐匿的，典型首发症状是近时记忆损害，时常仅被家庭成员注意到，如忘记平时少用的姓名和名称、小时候学会而近来少用的词汇、新近与人定的约会、物品放错地方以及反复问同一个问题。远期记忆相对保持，但准确性略差。随着记忆障碍加重,病人对时间和地点定向先后缺损,由于找词困难使讲话吞吞吐吐。可出现失语(语言的理解和表达均差)、持续性言语不能、命名不能、计算不能,迫使病人离开工作岗位、放弃家庭财务管理。病程早期明显的抑郁将使病人处于心烦意乱,不能安静的状态。接着出现的失用和视觉空间定向障碍使病人容易迷路。

在晚期,病人忘记了如何使用常见物品和工具,只能完成平时习惯的自动化的动作,不能执行口头指令,病程开始阶段保持的社交风范荡然无存,可出现做事轻率鲁莽,坐立不安或懒散淡漠,不修边幅,不讲个人卫生。精神病症状,包括焦虑、恐惧、幻觉或妄想,可很突出,甚至出现妄想性精神病,常见嫉妒妄想(怀疑配偶不贞)和被窃妄想。病人变得以自我为中心。有些病人睡眠颠倒或饮食紊乱。自闭、二便失禁、卧床不起是终末期表现。死亡一般出现在症状开始后 6～12 年,但是,临床前阶段可达 7 年或以上。

辅助检查包括神经心理学检查、脑影像学检查(头颅 CT 和头颅磁共振检查等)、电生理学检查和实验室生化检查。这些检查有助于 AD 的诊断和鉴别诊断。神经心理学检查提示记忆、语言、结构等认知多领域受累。脑部影像学检查提示脑萎缩和脑室扩大。治疗以胆碱酯酶抑制剂为主,要长期服用,同时照料护理也很重要。

2. 血管性痴呆 包括缺血性、出血性脑血管病或者心脏和循环障碍引起的低血流灌注所致的各种临床痴呆。病人往往伴有高血压、糖尿病、高脂血症等脑血管病的危险因素。多急性起病(以天到周计),症状有波动性。早期即出现语言障碍,行走不稳等表现。在多次发生血管事件后,如急性脑梗死等,病情会阶梯式加重。

诊断需结合病史,同样需进行神经心理学和脑部影像学检查。认知功能检测提示执行功能受累突出,脑部影像学检查通常提示脑部多发梗塞,或与记忆相关的重要脑部结构的受累,比如丘脑病变等。治疗与脑血管病的治疗相似,需控制血压、血糖、血脂,预防再次"卒中"。

3. 混合性痴呆 指同时存在脑萎缩和脑血管病变,治疗上需同时给予胆碱酯酶抑制剂和针对脑血管病的治疗。

4. 路易体痴呆 病人的认知功能不稳定,通常伴有幻觉及帕金森神经功能障碍。通过病史和神经系统检查可鉴别。

5. 额颞叶痴呆 病人通常发病较早,行为异常和语言障碍比认知功能障碍更明显。影像学检查提示额叶和颞叶明显萎缩。

6. 脑肿瘤 病人可出现思维迟钝、情感淡漠、注意力不集中等。肿瘤的部位不同,还可伴有特征的表现。病变后期往往有头痛、痫性发作或感觉运动障碍。影像学检查有助于诊断。

7. 感染 如梅毒,艾滋病等均可导致痴呆。根据病史,进行相关的实验室检查有助于诊断。

8. 代谢性疾病 包括酒精中毒、甲状腺功能减退、维生素 B_{12} 缺乏等。后两种疾病所导致的痴呆属于可逆性痴呆的范畴。对于有相关病史,年龄相对年轻的病人需排除此类疾病。

9. 正常压力性脑积水 是一种潜在的和可逆的痴呆病因,临床上以痴呆、步态异常和尿失禁三联征为特点。慢性硬膜下血肿好发于 50～70 岁人群,多见于轻微颅脑外伤后,症状可在外伤后数月才出现。

治疗 随着医学常识的普及,老百姓的就医意识也有所增强。老人自己或家人一旦发现"记性不大好"、"反应慢"即会来就诊。经过规范的检查,发现病人的认知功能确有所下降，但程度较轻，并未影响日常生活，这种情况医学上称为"轻度认知功能障碍"。它是介于正常和痴呆之间的一种过渡状态，通常这一阶段的治疗效果较好。

在明确病因后，可给予病人个体化治疗。可以治疗痴呆的原因很少，如甲状腺功能减退、维生素 B_{12} 缺乏、神经梅毒及正常压力性脑积水。因为治疗可中止或逆转智能的下降，故及时诊断这类疾病很重要。除给予改善认知功能的药物，伴有精神症状的病人，需适当给予抗精神药物。晚期病人的照料护理尤为重要。

综上所述，痴呆为一综合征，病因有很多。由于目前药物治疗为对症治疗，早期发现，早期治疗尤为关键。

帕金森病

帕金森病（震颤麻痹）是好发于中老年人的中枢神经系统变性病。多数病人病因不明，可能与环境毒物、衰老等因素有关，称为原发性帕金森病；少数病人发病与遗传基因突变相关。不同的致病因素均导致了相似的病理改变，即病人中脑黑质所产生的递质多巴胺减少，由黑质传导至大脑纹状体（壳核和尾状核）的神经冲动降低，乙酰胆碱作用则相对增强，引发少动强直等运动障碍表现。另外，由一些明确病因（如煤气中毒、锰中毒、脑积水、脑炎、吩噻嗪类药物长期服用、脑梗死等）所引起的症状体征与帕金森病类似的临床病征，称为继发性帕金森综合征；在出现帕金森病表现的同时，合并有神经系统其他变性表现者，称为帕金森叠加综合征（如进行性核上性麻痹、多系统萎缩等）。

临床表现　本病平均起病年龄约 60 岁，男性略多于女性。缓慢起病，进行性发展。主要临床表现如下：①静止性震颤：这是大多数帕金森病病人的首发症状。常从一侧手部起病，典型者表现为一种"搓丸样"震颤。随着病情的进展，震颤逐渐波及整个肢体，甚至影响到躯干及头面部。在情绪激动、应激、焦虑时明显；睡眠或麻醉时完全消失。②僵硬（肌强直）：面部肌肉的僵硬表现为面部表情减少，瞬目动作减少，如戴假面具一样。颈部和躯干肌强直使病人上半身前倾，旋转和转动躯体缓慢而困难，行走时上肢自然摆动消失。③动作迟缓：常常是帕金森病病人最致残的症状。坐着起立和开步困难，动作缓慢，走路拖步、步距变小；书写时字越写越小；声音低沉单调、口齿不清、吞咽困难呛咳。④姿位平衡障碍：病人行走时步距缩短、碎步、前冲，难以保持身体的平衡，一般出现在中晚期。严重者常易跌跤。⑤其他症状：可能出现的症状包括嗅觉功能减退、快动眼期睡眠行为障碍、失眠、抑郁、直立性低血压、消瘦、痴呆、便秘、尿急、幻觉、疼痛、多汗等。

治疗　帕金森病的治疗需要保持积极乐观的心态、维持适量的运动。药物治疗是帕金森病治疗的主要方法，需根据病人的起病年龄、症状表现等具体情况决定用药方案，多数病人经过正规药物治疗后，在患病初期症状可获得显著改善，长期应用后药效会出现衰减，需要不断做相应的药物调整。常用的药物有：①复方多巴制剂，除了左旋多巴以外，还有多巴脱羧酶抑制剂苄丝肼（多巴丝肼）或卡比多巴（卡左双多巴控释片），宜从小剂量开始，采用剂量"滴定"方法，以期用较小的剂量获取满意的症状控制，然后再根据病情的变化来不断调整剂量。副作用包括恶心呕吐、精神症状、直立性低血压、左旋多巴诱导的异动症等。②抗胆碱能药物，最常用的药物为苯海索（又名安坦），该药对震颤的效果相对较好。可单独应用或与多巴制剂合用。主要副作用为口干、眼花、便秘和排尿困难；有青光眼和前列腺肥大者禁用；70岁以上者慎用，因有记忆减退的风险。③金刚烷胺，属抗谷氨酸能(兴奋性氨基酸)药物。该药可单独应用，或与其他抗帕金森病药物合用，副作用有下肢水肿和网状青斑、头晕、失眠等。④多巴胺能受体激动剂。目前主要是非麦角类受体激动剂，包括吡贝地尔控释片、普拉克索和罗匹尼罗，在早期帕金森病(尤其是起病年龄较轻的病人)常单独应用，可减少后期症状波动、异动症的风险；在中晚期帕金森病可以与复方多巴制剂等抗帕金森病药物合用。可能的不良反应包括恶心、呕吐、厌食、嗜睡、直立性低血压、精神症状。⑤儿茶酚氧位甲基转移酶抑制剂(恩他卡朋)：可通过减少多巴胺的降解缓解帕金森病病人的症状波动，需与多巴制剂合用，单独应用无效。副作用为异动、尿色改变、胃肠道反应等。⑥单胺氧化酶B抑制剂(司来吉兰、雷沙吉兰)：除了能阻止多巴胺的降解而加强多巴的疗效外，有研究表明此类药物还有可能延缓帕金森病的进展，具有神经保护的作用。常见副作用为失眠。此外，长期药物治疗后出现症状波动、异动的病人还可以考虑接受脑深部电刺激等脑立体定向手术治疗。

特发性震颤

特发性震颤也称为原发性震颤，是一种常见的运动障碍性疾病，临床以上肢远端的姿势性或动作性震颤为特点，可伴有头部、口面部或言语震颤，书写、进食时常加重，饮酒后可减轻。病人无动作迟缓、肌强直、平衡姿位障碍等其他运动障碍表现。本病各年龄均可发病，40岁以上多见，进展缓慢。50%～60%有家族史，呈常染色体显性遗传。

治疗上，症状轻者无须治疗，影响日常生活和工作的中重度病人可选用普萘洛尔、阿罗洛尔、扑米酮、加巴喷丁、托吡酯等药物。上述药物疗效欠佳者可以接受脑深部电刺激手术治疗。

运动神经元病

运动神经元病是一组病因不明，隐匿起病，进行性发展的神经变性疾病。病变范围包括大脑的运动神经元和它的传导纤维，脑干(主要是延髓)运动神经元和脊髓的前角细胞。发病年龄大多在40～50岁，男性多于女性。2%～5%的病人有家族遗传史。

临床表现　本病可分为4种类型。

1. **肌萎缩侧索硬化症**　隐匿起病，主要症状为肢体不对称的乏力、肌痉挛、肌无力和肌萎缩。多数从一侧上肢开始，病人感到手指活动不灵活、握力减退，继而发现手上的小肌肉萎缩，逐步发展至前臂、上臂和胸背部肩胛带肌群，伴有肉跳。相隔数月累及另一侧上肢，也可两上肢同时发病，但肌肉萎缩的部位和严重程度可不对称。随着病情的进展，两下肢也可出现无力、"僵直"、"抽筋"、行走困难。当病变侵犯延髓时有发音不清、吞咽呛咳、流口水，舌肌萎缩，可见肌纤维颤动。一般没有感觉障碍，大小便正常。少数病人可从延髓症状起病，逐步发展到上、下肢，也可从下肢无力，肌萎缩开始向上发展。自然病程3～5年，最后因呼吸衰竭及并发症，如窒息、肺炎而死亡。

2. **进行性(脊)肌萎缩症**　男性居多，首发症状多为一侧或双手肌无力萎缩、肉跳，渐扩展到下肢或延髓，晚期出现抬头无力、呼吸困难。少数病人可从下肢或延髓起病，进行性发展，无感觉和大小便障碍，肌萎缩明显,不伴肌肉痉挛。预后与肌萎缩侧索硬化相似。

3. **进行性延髓麻痹** 多在中年以后起病,声音嘶哑、吐字不清、有鼻音、吞咽困难、饮水呛咳,严重时不能说话和进食。舌肌有萎缩和纤颤。或舌体积变小、僵硬、活动不灵活。有强哭、强笑。随着病情进展可有咀嚼无力,张口困难。大多数病人逐渐出现四肢无力,肌萎缩和肌痉挛而发展成为肌萎缩侧索硬化症。

4. **原发性侧索硬化** 较少见,多从下肢起病,行走无力,有剪刀样步态,肌张力高,可有膝、踝阵挛。逐步进展可出现上肢的痉挛性无力和假性延髓麻痹,无肌萎缩。部分病人可有肌萎缩侧索硬化的早期症状。

辅助检查 肌电图呈神经源性损害,周围神经传导速度正常。血清磷酸肌酸激酶轻度增高。脑脊液正常。头颅 CT、MRI 正常。肌肉活检对诊断有一定帮助。

治疗 本病病因不明,至今仍缺乏有效根治方法,以对症治疗为主。谷氨酸拮抗剂——利鲁唑是目前唯一被证实可适当延缓疾病发展的药物。若有吞咽困难时,应予鼻饲或作经皮胃造瘘,保证营养供给。有呼吸困难者,应尽早使用无创正压通气,严重的呼吸衰竭需气管切开,人工呼吸机辅助呼吸。

遗传性共济失调

分型及临床表现 遗传性共济失调是一组由基因突变导致的以慢性进行性小脑性共济失调为特征的神经系统遗传变性病,约占神经遗传病的 $10\% \sim 15\%$。所谓共济失调是指在肌力正常的情况下出现运动的协调障碍,不能维持躯体的姿势和平衡。临床上主要表现为行走不稳、步态异常、言语含糊、吞咽困难及四肢精细动作(书写、穿衣等)困难,此外还可伴有其他系统异常,如骨骼畸形、眼部病症、心脏、内分泌及皮肤病变等。根据遗传方式的不同,遗传性共济失调主要分为常染色体显性及常染色体隐性遗传性共济失调两大类。

1. **常染色体显性遗传性共济失调** 以脊髓小脑性共济失调(英文简称 SCA)最为多见。根据致病基因的不同,SCA 又可分为 30 多种亚型,其中 SCA3 在我国最为常见,占 $50\% \sim 70\%$,此外 SCA1 和 SCA2 也较为常见。SCA 大多在中年以后发病,也有部分在儿童期起病,症状复杂多样,主要包括走路摇晃、不稳、易跌倒,言语含糊,吞咽呛咳,视力下降,双手笨拙及抖动等等。SCA 各亚型的表现多有重叠,单从临床表现不能分辨。对 SCA 各亚型的确定需进行基因分析。目前在国内已有多家单位可对 SCA 病人进行基因检测并分型,也可进行症状前诊断及产前诊断。对疾病的确知性可减轻病人及其家属的心理负担。

2. **常染色体隐性遗传性共济失调** 此类在我国相对少见,其中以 Friedreich 型共济失调(英文简称 FRDA)最多见。多在 $5 \sim 15$ 岁隐袭起病,偶见婴儿和 50 岁以后起病者,进展缓慢。临床表现主要包括肢体的进行性共济失调,可伴言语含糊、双手抖动、脊柱侧突、弓形足和心脏损害等。本病确诊同样需要进行基因分析。

治疗 尽管迄今尚无任何药物对遗传性共济失调有特效,但一些适当的药物及非药物干预可减轻一些症状,从而改善病人的生活质量。如艾地苯醌可以减少 FRDA 病人心脏肥厚的发生;盐酸舍曲林、丁螺环酮等对病人不稳的步态有一定改善作用;抗胆碱能药可减少双手抖动;而言语含糊及吞咽呛咳可在专业人员的指导帮助下得到改善;对视力下降等症状则可由眼科进行专门的干预。此外,目前的基因治疗、干细胞移植及针对发病机制各个环节进行干预的研究也是方兴未艾,虽然离实际的临床运用还有距离,但相信在众多科研及医务人员的努力下,获得重大突破的日子指日可待。

肝豆状核变性

病因　肝豆状核变性是肝脏与脑部的豆状核变性而引起的一种疾病,早在1912年被国外学者 Kinnear Wilson 所描述,因此本病又称作 Wilson 病(威尔逊病)。它是一种与铜代谢障碍有关的遗传病,致病基因叫 ATP7B。该基因发生突变时,病人从食物中仍正常吸收铜,但将铜从体内排出困难,导致金属铜在肝、脑、肾、角膜、骨关节等部位沉积,从而出现疾病症状。本病发病率约为3万分之一,即每3万人有一人患病。本病是常染色体隐性遗传病。父母双方都是致病基因携带者,但不出现疾病症状;若父母同时将致病基因遗传给某个孩子时,这个孩子就会得病;若仅有一方将致病基因遗传给某个孩子,这孩子不会生病,但他(她)是一个致病基因携带者。据国外统计,人群中带有本病基因的无病携带者频率约为90人中有1个(1/90),如果父母双方都是携带者,子女就有1/4的概率出现本病。

临床表现　本病多在儿童或青少年时期发病,但也有3岁以内及65岁以后才发病的病人。临床上,由于铜最早沉积在肝脏,病人主要表现为肝功能异常、急慢性肝炎、肝硬化、脾脏肿大、腹水等肝损害症状;当铜进入脑后,常常出现四肢不自主抖动、肢体扭转、写字困难、讲话困难、吞咽困难、流口水等神经症状以及精神亢奋或淡漠、坐立不安、失眠、躁狂、打人骂人等精神症状;部分病人出现血尿、蛋白尿等肾损害症状;关节酸痛、X 型腿或 O 型腿等骨关节病变;皮肤黝黑及不明原因的牙龈出血或皮肤出血点;双眼角膜缘可见到棕绿色环,叫角膜 K-F 环。

诊断　由于本病累及全身多个系统,临床表现复杂多样,早期诊断困难,临床上容易误诊或漏诊。鉴于本病在诊断与治疗上的困惑,国内外陆续推出了肝豆状核变性的诊断与治疗指南,为临床医师早期识别本病并进行规范治疗提供了重要参考。对于不明原因的肝、肾功能损害或神经精神症状者,应详细了解其有无家族史,到眼科检查有没有角膜 K-F 环,抽血化验看看血清铜蓝蛋白是否降低以及24小时尿铜测定,有条件者还可进行基因诊断,病人的兄弟姐妹患病的风险是25%,他们也应尽快前来检查,尽可能做到早发现、早诊断、早治疗。

治疗　本病一旦发现,必须尽早治疗。肝豆状核变性的治疗包括低铜饮食、药物治疗、外科治疗及康复心理治疗等,是一种个体化的综合治疗。应尽量避免进食含铜量高的食物,如动物内脏、贝壳类、软体动物、坚果类、豆类、蕈类、巧克力等,忌用铜制的餐具。药物治疗分为驱铜治疗和补锌治疗,常用的驱铜药物有青霉胺、二巯基丁二酸(钠)、二巯基丙磺酸钠等金属螯合剂,补锌治疗常用葡萄糖酸锌和硫酸锌等锌剂,驱铜药不宜与锌剂同时服用,两药最好间隔1~2小时服用。药物治疗无效者及暴发性肝功衰竭者可考虑进行肝移植手术。此外,肢体的康复训练以及心理辅导和家庭护理也十分重要,要帮助病人建立自信心,必要时给予抗焦虑和抗抑郁治疗。

抽动秽语综合征

本病病因不明,多在13岁以前起病,

男孩多见。抽动症状可分为运动抽动和发声抽动,具有突然、快速、重复、不自主、多变性的特点。发病初期常表现为眨眼、皱眉、张口、吸鼻、扮鬼脸等动作,症状加重可累及躯干、四肢,出现摆头、转颈、耸肩、收腹、四肢甩动,伴有喉肌迅速不规则抽动,发出单调的喉鸣、清喉、犬吠样怪声,在情绪波动、精神紧张时症状加重,注意力分散时减轻,入睡后消失。可伴随注意力不集中、焦躁、强迫行为以及秽亵破坏等行为异常。治疗上可用氟哌醇、硫必利等药物,配合心理治疗,难治者可考虑手术治疗。本病预后良好,大部分病人青春期过后症状缓解或改善,不影响病人寿命。

脑外伤

分类及临床表现　颅外伤是指由暴力作用于头部所造成的一种严重创伤,病死率为 4%～7%,重度颅脑损伤的病死率高达 50%～60%。脑外伤可分为闭合性损伤和开放性损伤两大类,前者指脑组织与外界不相交通的损伤,头部没有破损的情况下发生的脑外伤通常属于闭合性脑损伤;后者指脑组织与外界相交通的损伤,有头皮和颅骨开裂,并有脑脊液和(或)脑组织外溢,属于开放性脑损伤;当头部被高速的枪弹击中时,弹头或弹片可击穿头皮与颅骨,并造成脑损伤,这类称之为火器伤,通常属于开放性脑损伤。

1. **闭合性脑损伤**　按损伤程度与损伤部位不同,分为脑震荡、脑挫裂伤和脑干损伤。

● 脑震荡:是头部外伤后有短暂脑功能障碍,伤后短暂昏迷,多于 30 分钟内恢复清醒,伤后数日内可有轻度头痛、恶心、呕吐,无神经系统阳性体征。

● 脑挫裂伤:是暴力造成脑组织形态

上破损,昏迷时间较长,根据受损部位不同,产生不同的神经系统症状与体征,如四肢瘫、口角歪斜、失语等;伴发颅底骨折时,则出现相应部位的脑神经损伤,如嗅神经、动眼神经、面听神经损伤等;存在蛛网膜下隙出血时,则有头痛和脑膜刺激征;损伤引起脑水肿可导致急性颅内压增高时,头痛加剧、昏迷加深,甚至有生命体征改变,严重者可引发脑疝形成。

● 脑干损伤:又可分为原发性损失和继发性损伤两种,前者由外力直接引起,伤后立即出现症状,后者是由于脑疝时发生脑组织移位压迫脑干所致。脑干损伤者表现为伤后持续昏迷、呼吸与循环系统功能紊乱、去大脑强直、瞳孔大小改变、锥体束征等。

2. **开放性脑损伤**　临床表现与闭合性脑损伤类同,但有以下特点:原发意识障碍较轻;伤道出血,有脑组织和脑脊液外溢;颅内压增高症状较轻,脑局灶症状较重;颅内可有异物存留,易发生颅内感染;远期癫痫发生率高。

诊断　通过病史询问、神经系统检查和严密观察,可初步判断脑损伤的类型与程度。头颅 CT 能简单快速判断伤情,有利于治疗方案的确定和手术入路选择;对于诊断慢性硬膜下血肿,MRI 优于 CT 检查。

治疗　脑震荡的处理主要依靠解释、宽慰等心理治疗和必要的随访观察;对于脑挫裂伤和脑干损伤,应密切观察意识、肢体活动状况、血压、脉搏、血氧饱和度外,还要限制摄水量和注射脱水剂降低颅内压,应用止血药、抗癫痫药物及神经营养药物,促进神经功能恢复、预防合并症;对于昏迷者,应及时气管切开,保证呼吸通畅;对脑水肿严重,存在明显占位效应,且不能用药物改善者,可行减压手术,清除挫伤脑组织,必要时去骨瓣减压;对于开放性脑损伤的处理原则是清创止血、使开放伤为闭合伤,再按闭合伤处理,并尽早使用抗生素和破伤风抗毒素;此外,脑损伤常为复合损伤的一部分,在诊治脑损伤时,不要疏漏身体其他部位损伤的诊断和治疗。

第32章

精神心理疾病

精神分裂症

精神分裂症俗称神经病的主要类型。精神分裂症是最常见和最严重的精神疾病之一,大约100个人中就有1人患此病,主要表现为特征性的感知、思维、情感和行为的紊乱,以及病人的精神活动与所处环境不协调。通常意识清晰,智能完好。多起病于青壮年,病情严重时病人常因认识不到自己的疾病而不会主动就医,而且往往呈慢性病程,部分病人有发展为衰退的可能。

临床表现　根据临床表现的不同,精神分裂症可划分为以下几种不同类型。类型的划分还与起病情况、病程经过、治疗反应以及预后有一定关系。

1. **单纯型**　一般在青少年时期发病,起病潜隐缓慢,并持续进展。主要表现为日益加重的被动、孤僻、活动减少,不愿参加集体活动、常无故旷工或旷课,生活懒散、不注意料理个人卫生,情感逐渐淡漠,对亲人表现冷淡和疏远,意志减退,对学习、工作的兴趣逐渐丧失、能力显著减退,行为古怪、退缩、毫无目的,不关心周围事物,常闭门不出,自我专注,日益脱离现实生活,无法适应社会的需要。此型病人在早期不易识别,易被忽视或误诊,往往经过数年病情发展较严重时才被发现。本型较少见,但自发缓解者少,治疗效果和预后差。

2. **青春型**　又称瓦解型。多发病于青春期,起病较急,病情进展较快。主要症状包括思维破裂、思维零乱、内容荒谬离奇,情感反应不协调、情感肤浅,喜怒无常,变化莫测,表情做作,常伴痴笑和自我满足、自我陶醉或微笑,行为幼稚愚蠢,扮鬼脸,表现恶作剧,如把粪便信手乱涂。病人常食欲、性欲亢进,在公开场合做猥亵行为,也可吃脏东西、吃大小便等奇怪行为,以致完全不能适应社会生活。此型进展较快,如及时治疗,效果较好,但常复发,数年后易出现精神衰退。本型较易早期发现,早期得到治疗。抗精神病药物系统治疗和维持治疗,可延长缓解期,减少复发。影视作品中的精神病通常表现为该类型。

3. **紧张型**　多发病于青壮年,起病较急,病程多呈发作性。主要临床表现为紧张性兴奋和紧张性木僵,两者交替出现,或单独发生。临床上以紧张性木僵多见,轻者可为运动缓慢、少语少动,重者可为不语、不动、不食,对环境变化毫无反应;有时则相反,出现主动违拗,此时可出现刻板动作、模仿动作;有时则长时间站立或静坐,但姿势很不自然。病人虽呈精神运动性抑制,但对周围的感知仍存在,病后对所经历事件能回忆,一般持续数周至数月。紧张性兴奋是以突然发生的精神运动性兴奋为特点。此时病人无目的行为增多,伴有突然冲动行为、伤人毁物,动作古怪、刻板、作态,言语零乱散漫,内容荒谬离奇,可有模仿言语、刻板言语,可持续数日或数周。紧张性兴奋或自行缓解或转入木僵状态。此型可自动缓解,治疗效果较其他类型好。近年来越来越少见。

4. 偏执型　又称妄想型,多发病于青壮年或中年,起病呈亚急性或慢性。主要表现为猜疑和各种妄想,并伴有幻觉,尤其是幻听,有些病人还可有感知综合障碍。妄想内容以被害、关系妄想最多见,其次是出身名门、嫉妒妄想、影响妄想等。绝大多数病人有数种妄想同时存在,妄想的范围可逐渐扩大,结构往往零乱,并有泛化趋势。幻觉是以言语性幻听最常见,内容多为威胁或命令病人,亦可有批评、评议、议论等。也可有幻视、幻嗅、幻味及内脏幻觉,但很少见。病人的妄想和幻觉内容多较荒谬离奇、脱离现实。情感和行为常受幻觉或妄想的支配。在幻觉和妄想影响下,病人可突然发怒、易激惹、恐惧不安;或漫骂、自伤或伤人、报复;或闭门不出,不与周围接触,行为孤僻离群。部分病人在相当长的时间内人格变化轻微,尚能保持部分工作能力,往往不易早期发现。此型最为常见,约占一半以上,自发缓解很少见,病程进展常较缓慢。如经适当治疗效果较好。

除上述的4种类型以外,如果病人的精神症状相互交叉,很难判断以那个为主要临床相,称为未分化型。

治疗　精神分裂症急性发作期心理治疗几乎没有帮助,主要依靠抗精神病药物治疗。治疗必须规范、全程、足量,多数精神分裂症者的症状是可以完全缓解的。家属应督促病人坚持服药,定期随访,达到社会功能的长期恢复。

偏执型精神障碍

偏执性精神障碍又称妄想性精神病,这是一组逐渐发展、以妄想为中心的精神疾病,常在中年起病,病程较长,除了和妄想有关的症状外,其他精神活动正常,有一定的工作和社会适应能力,因为有时难以识别,往往会延误治疗。

临床表现　偏执性精神障碍的临床表现有时与精神分裂症偏执型十分接近,但与精神分裂症不同,后者是以系统的妄想为主要表现,妄想内容固定,不荒谬,通常与现实有联系,有一定的现实性,甚至不去求证事实难以辨别其真伪,并且病人的情感和行为与妄想内容相一致,不明就里的外人看来能够理解,无精神衰退。常见的妄想有被害妄想、嫉妒妄想以及夸大妄想。尤其是以被害妄想多见,病人认为某个人或者某个组织正在打击、迫害自己,因此不断地收集证据以证实自己的假设,进行没有尽头的上述,诉讼连绵不断,有的甚至成为诉讼狂。嫉妒妄想的病人对配偶的忠诚、孩子的血统无端的怀疑,常对配偶进行盯梢盘问,甚至搜查配偶的物品等。有夸大妄想的病人则认为自己是伟大的发明家,得不到支持时就认为是有人打击他的积极性,存心破坏其成果。

这些病人有时存在幻觉,对妄想对象可能存在暴力伤害,带有一定的危害性。

治疗　主要用抗精神病药物,但效果不显著。

抑郁症

抑郁症是指由于各种原因引起的以显著而持久的心境低落为主要临床特征的一类心境障碍。多起病于青年,女性为主。

临床表现　临床上主要表现为心境低落,且与其处境不相称,可以从闷闷不乐到悲痛欲绝,甚至存在自杀行为。多数病例有反复发作的倾向,每次发作大多数可以缓解,部分可有残留症状或转为慢性。

抑郁发作的主要特征是抑郁心境和兴趣丧失或缺乏愉快体验,症状持续时间至少2周,造成病人社交、职业或其他功能的抑制或损害。病人通常描述自己感到悲伤、沮丧、空虚、无望、郁闷或者"糟透了"。这种情感体验与正常的悲伤和苦恼不同。病人本人或其家属会描述病人明显丧失了所有的兴趣,或者对几乎所有以前感兴趣的活动如业余爱好及日常活动丧失了兴趣。最常见的口头表达是"开心不起来"、"笑不起来"。病人均有明显的精力丧失,通常表现为疲乏、倦怠,哪怕是从事很简单的工作,效率也很低。病人还可表现出活动和反应的缓慢或迟滞,与正常情况相比,他们可能会表现出言语或躯体运动的迟缓或者是讲话内容贫乏,在回答问题之前停顿较长的时间,病人会叙述"好像是一部生了锈的机器,运转非常的缓慢和迟钝"。另外,临床上也有病人表现为来回踱步、不能静坐和搓手顿足。必须注意,儿童和少年的情感抑郁症状表达不一定明显,反而会表现为易怒或任性。

多数病人会出现一些身体上的不适,如食欲改变,伴有体重减轻。多数病人会有早醒,典型的表现为在凌晨2～3点转醒,然后再也无法入睡。另外,性欲低下也很常见。

严重抑郁症的病人通常表现出明显的(往往是不切实际的)自我评价的降低、自责自罪。这种罪恶感可以是一种模糊的感觉,觉得自己现在的处境是因为自己曾经做过"亏心事";甚至会有自杀观念或者自杀。需要提醒的是15%的抑郁症者最终会自杀死亡。因此,对抑郁症者及时治疗非常必要。

防治　对于一些轻度的抑郁症者可以进行心理治疗,但必须在专业的心理医生指导下进行,适当的体育锻炼和户外活动也会有帮助。对于中度和重度的抑郁症者,应当使用药物治疗,目前有许多疗效佳并且安全性好的抗抑郁药物,使用药物时也应遵守医嘱,规范、全程、足量服用药物,并且按时复诊。切忌症状有所改善就自行停药。对于有明显自杀倾向的病人,建议家属立即送往专科医院住院治疗。

双相障碍

旧称躁狂抑郁症或躁郁症。双相障碍是情绪周期性的高涨和低落反复发作的一组心境障碍,多起病于青少年,男女相当,病程迁延,反复发作,疾病的间歇期常常表现正常。双相障碍可分为几个不同的概念:双相Ⅰ型障碍,躁狂和抑郁循环发作;双相Ⅱ型障碍,轻躁狂和抑郁循环发作;循环型障碍,轻躁狂和轻度抑郁循环发作。

临床表现　典型的躁狂发作起病突然,迅速表现出异常并持续的情绪高涨,自夸,或易激惹的情绪。情绪的高涨可以描述成欣快、振奋,并伴有盲目的热情和乐观,在别人看来是富有感染力的。虽然病人的情感可能主要表现为高涨,但也可很快变得易激惹,特别是当他们的要求得不到满足时。病人可以表现为自我感觉良好或夸大,比平时更健谈,或感到一直要讲话的紧迫感,可以滔滔不绝,天花乱坠说个不停,内容往往夸夸其谈,不切实际,自我感觉思维飞快,有人会描述自己的语言跟不上思想,容易分心,注意很易转移到无关紧要的外界刺激上去,觉得自己精力旺盛,睡眠需要减少,甚至每日只需3小时睡眠便感到休息好了,对各种活动的兴趣增加,不论社交、工作、学习、活动都是如此,总觉得有数不清的事情需要自己去做,并且乐此不疲。对于一些艺术工作者,的确可以创造出一些杰出的作品。有些病人可以有轻率或冒险行为,如无节制的狂欢、狂饮,轻率的性行为或愚蠢的商业投资。躁狂发作前后紧接着有抑郁发作,表现参见抑郁症。单纯躁狂很少见。

双相Ⅱ型以反复发作的重性抑郁和轻躁狂为特征。轻躁狂症状与躁狂症状相似,只是在症状的严重程度和社会功能损害水平上未达到躁狂症状的程度,病人的职业能力很少受累。轻躁狂虽然也有情感高涨和过分自信,但通常不严重,没有明显的思维速度加快或者鲁莽行为。因此轻躁狂的病人也不承认自己有病,并尽量将自己的症状描述得很轻和拒绝接受治疗。

防治 双相障碍的治疗特别棘手,因此一旦确诊就应及时予以药物治疗,以打破疾病的周期性发作。治疗也应遵守医嘱,规范、全程、足量服用药物,并且按时复诊。切忌症状有所改善就自行停药。需要提醒的是,对于双相障碍的病人,其在抑郁相的时候自杀危险性很高,因此应警惕病人的自杀倾向,必要时立即送往专科医院住院治疗。

恶劣心境

恶劣心境位于正常和异常的边缘,持续时间较长,通常在2年以上。恶劣心境障碍通常在儿童期、青春期或成年早期发病,并且起病隐匿,为慢性病程。

临床表现 主要表现为自我评价低或自信不足,或自感缺陷悲观,绝望或无助;普遍丧失兴趣或快感;社会性退缩;慢性疲倦或乏力;有罪感,忧思过去;主观上感到易激惹或特别愤怒;动力、效率或创造力下降;思维困难,表现为注意力减退,记忆下降,或犹豫不决。在儿童,恶劣心境障碍通常导致社交活动及学校内交往活动的受损,这些儿童和青少年通常显得易激惹、悲观、任性、抑郁和自我评价低及社交技能较差。这些病人一般无自杀观念,社会功能也尚能保持。

治疗 心理治疗对恶劣心境病人治疗有效,但由于多数恶劣心境的病人最终发展成为抑郁症,因此药物治疗也是有必要的。方法参照抑郁症的治疗。

癔 症

旧称癔病或歇斯底里。癔症是一种表现形式多样的综合征,这些症状没有可证实的器质性病变基础。病人通常文化程度低,有癔症性人格基础,起病常受心理社会因素影响,病程多反复迁延,常见于青春期和更年期,女性较多。

临床表现 癔症的共同特点是部分或完全地丧失了对过去的记忆、身份意识、即刻感觉以及身体运动控制四方面的正常整合。通常将对过去经历、当今环境和自我身份的认知不符,称为解离症状;而将生活事件或处境影响下出现的躯体症状称为转换症状,指个人内在的冲突所引起的不愉快情感以某种方式变形为症状。转换症状的确立,需排除器质性病变。

1. **解离症状**　主要表现为意识及情感障碍，包括心因性遗忘、心因性神游、多重人格、人格解体障碍及非典型解离性障碍几类。意识障碍以意识狭窄、朦胧状态为多见，意识范围缩小，有的呈梦样状态或酩酊状态，并与强烈的情感体验有关，可以有哭笑打滚、捶胸顿足、狂喊乱叫等情感暴发症状。有时呈戏剧样表现，讲话内容与内心体验有关，因此容易被人理解。

解离性障碍有以下一些特殊形式。①童样痴呆：比较多见其表情、行为、言语等精神活动都回到童年，稚气十足，且表现过分，看得出其做作色彩，装出2～3岁无知孩子的样子。②Ganser综合征：对问题能正确领悟，答案与标准近似，但不正确，给人以故意做作或开玩笑的形象。如问病人："2+2"等于几"?"，他答"3"或"5"，而在有些行为方面却不能显示痴呆。缓解后，其谓刚才似在梦中。③遗忘症：有选择性遗忘，遗忘的阶段常与所受创伤的时间相吻合，故为阶段性的，其时伴茫然的表情。④神游症：从某一地方向另一地区游荡，时间可达几日或更长些。期间的行为相当完整，过后完全遗忘。⑤多重人格：同一病人在不同时间体验两个或多个不同人格，过着两种或多种不同生活，即不同人格在一个人身上先后或交替出现。

2. **转换症状**　比较多见的是抽搐大发作，发病前常有明显的心理诱因。抽搐发作无规律性，没有强直及阵挛期，常为腕关节、掌指关节屈曲，指骨间关节伸直，拇指内收，下肢伸直或全身强硬，肢体阵发性乱抖、乱动。发作可伴哭叫，呼吸呈阵发性加快，脸色略潮红。无尿失禁，不咬舌。发作时瞳孔大小正常；角膜反射存在，甚至反而敏感。意识虽似不清，但可受暗示使抽搐暂停。发作后期肢体不是松弛，而大多为有力的抵抗被动运动。一般发作可持续数分钟或数小时之久。

有些病人还可以出现瘫痪，可表现为单瘫、偏瘫、截瘫、四肢瘫痪，但不符合解剖特点，常以关节为界。将瘫痪肢体上抬，检查者突然撒手时，瘫痪肢体徐徐落下。虽走路歪斜，但会支撑，很少跌倒。下肢瘫痪者卧位时，下肢活动自如，但不能站立行走，如扶之行走，则比真正器质性病人还要困难。但当病人确信旁边无人时，则行走很好。

有些病人还可以有各种奇特的肌张力紊乱、肌无力、舞蹈样动作，但不能证实有器质性改变。有些有失音、失语，但没有声带、舌、喉部肌肉麻痹，咳嗽时发音正常，还能轻声耳语。有些存在视、听、嗅，如有功能性障碍，也均无病理改变。皮肤感觉障碍的也不少见，但不符合神经分布特点，且有矛盾出现。如一病人可用"无感觉"的手凭借视觉钮扣子；针刺"麻木"的皮肤时均答："没有感觉"。

治疗　癔症诊断之前一定要排除器质性疾病，多数暗示治疗有效，对于兴奋躁动的病人可以小剂量使用镇静剂。

创伤后应激障碍

创伤后应激障碍是一种与遭遇到威胁性或灾难性心理创伤有关，并延迟出现和(或)长期持续的精神障碍。这类事件几乎能使每个人产生弥漫的痛苦(如天灾人祸，战争，严重事故，目睹他人惨死，身受酷刑，成为恐怖活动、强奸或其他犯罪活动的受害者)。

临床表现　病人通常会反复出现创伤情景、持续的警觉性增高；反复出现有创伤性内容的噩梦；反复发生错觉、幻觉；反复发生触景生情的精神痛苦，如目睹死者遗物、旧地重游；周年日等情况下会感到异常痛苦和产生明显的生理反应,如心悸、出汗、面色苍白等;入睡困难或睡眠不深;易激惹;集中注意困难;过分地担惊受怕等。

由于病人亲身经历灾难性事件,有一些病人会对自己产生内疚和自责;对创伤性经历的选择性遗忘;对未来失去希望和信心等。这些问题可以是困扰病人的核心问题,常常导致病人病情迁延,甚至自杀。病人可能会出现对与刺激相似或有关的情境的回避;极力不想有关创伤性经历的人与事;避免参加能引起痛苦回忆的活动,或避免到会引起痛苦回忆的地方;不愿与人交往、对亲人变得冷淡;兴趣爱好范围变窄。

治疗　治疗原则是以帮助病人提高应对技巧和能力,发现和认识其具有的应对资源,尽快摆脱应激状态。治疗方法以心理治疗-环境为主,必要时辅以小剂量抗焦虑、抗抑郁药物治疗。心理治疗应在专业的心理医生指导下进行。

适应障碍

适应障碍是一种出现于明显的生活改变或应激性事件之后,产生以烦恼、抑郁等为主的情绪障碍,适应不良的行为障碍或生理功能障碍,同时伴社会功能受损的异常状态。病人的性格缺陷、应对方式不当或存在缺陷、社会适应能力不强等是发生适应性障碍的重要原因之一,病人的人格和生活事件起着几乎同样重要的作用。

生活改变或应激性事件是本病的主要诱发因素,但应激源的强度并不剧烈,可能是长期存在或为一种困难处境,如生活环境或社会地位的改变(移民、出国、入伍、退休等);造成适应性障碍的生活改变或应激性事件多为长期存在或困难处境。

临床表现　适应性障碍临床表现各式各样,包括抑郁、焦虑、烦恼等,但以情绪障碍为主,如烦恼、不安、抑郁、不知所措,感到对目前处境不能应付、无从计划、难以继续、胆小害怕、不注意卫生、生活无规律等,同时有适应不良的行为(如不愿与人交往、退缩等)和生理功能障碍(如睡眠不好、食欲不振等)。此外,病人可能感到易于做出出人意料的举动或突发暴力行为;青少年可能出现一些暴力问题;在儿童,可重新出现尿床、稚声稚气地说话、吸吮手指等退行性现象。

防治　适应性障碍多数随着时过境迁,刺激的消除或者经过调整形成了新的适应,精神障碍随之缓解。病人有可能提高了适应性水平,今后的社会适应有可能随之改善,但也有可能仅仅为一种暂时性的缓解,今后遇到其他生活变化、生活事件或困难处境还有可能再次发生,这取决于病人的性格、应对及防御方式、社会适应能力等方面的缺陷是否得到弥补或改善。规范的心理治疗对病人有一定帮助。

恐惧症

恐惧症是在紧张焦虑的基础上出现回避行为,它有两个特征性表现:对引起焦虑环境的回避和即将进入该环境时的期待性焦虑。有些病人仅在少数环境下发作,多数时间不发生焦虑;但有些病人在多种环境下发作。恐惧症引起焦虑的环境包括:场合(如拥挤的环境)、生物体(如蜘蛛)以及自然现象(如打雷)。

临床表现　临床上一般将恐惧症分为3大类:单纯恐惧、社交恐惧和广场恐惧。

1. **单纯恐惧症**　特征是对某一种事物或情境有持续的、不合理的害怕和回避。引起恐惧的情境对象范围非常小,如高处,密闭的空间,水,尖锐物体,黑暗,血或者是有毒昆虫、蛇和食肉动物。每个人都会提防这些情境，但特定的恐惧症病人会对这些情境产生预期焦虑，他们的恐惧与情境的危险不相称。

当单纯恐惧症病人面临恐惧情境，可能会有惊恐发作或诉说、心率加快或心跳很重、震颤、虚脱或头晕、呼吸困难、出汗。根据恐惧情境的性质和位置不同，焦虑的严重情况通常不同（如动物的大小、动物是否在活动、离动物的距离）。病人总是试图尽可能回避恐惧情境，这种害怕和回避的程度妨碍了他们的生活或引起明显苦恼。当不接触或不想到恐惧情境时，则无焦虑。通常病人自己认为恐惧是不合理的或过分的。

2. **广场恐惧**　多起病于 20 岁早中期，在 30 岁中期也有个发病小高峰，是处在难以逃避的情况中出现焦虑，或害怕在这样的情境中很难得到帮助时出现惊恐发作或惊恐样症状。因此常伴发于惊恐障碍。焦虑常导致病人回避许多害怕的情境。这些情境通常为：独自离家、单独在家、喧闹拥挤的地方、乘公共汽车、火车、飞机、小轿车，在电梯里或桥上。一些病人尚能面对这种情境，但是非常不情愿而且恐惧。有时与别人一起结伴面对这些情境会让病人感觉比较舒服。

通常在病人经历过惊恐发作或惊恐样症状后，广场恐惧逐步发展。然而，一旦广场恐惧症发展后，惊恐症状可以继续发生，也可以停止。例如，如果病人回避害怕的情境，焦虑就会减少，惊恐症发生的频率就会减少甚至不发生。然而，因为存在对惊恐的预期恐惧，即使惊恐发作或惊恐样症状消失了，广场恐惧症也会经常持续发生。

3. **社交恐惧症**　主要特征是害怕被别人审视或否定地评价，害怕自己会做一些令人窘迫的事，或有些表现可能会丢脸。

这种担心可只限于特定场合，也可涉及大部分社交场合。主要表现为害怕在公共场所吃喝，害怕在公共场所讲话，害怕在其他人前书写，害怕用公厕，害怕在社交场合中讲话。

暴露于引起病人害怕的情境通常会立即导致焦虑反应，并伴有逃避反应的症状。另外还会出现脸红、发抖、恶心和急于去厕所。这些症状使病人特别窘迫。对特定社交场合的害怕常会导致回避，一个广泛性社交恐惧症病人可能会发展为几乎完全的社会隔离。

治疗　对于恐惧症病人心理治疗是有效的，特别是认知行为治疗，但治疗必须是在专业的心理医生的指导下。一些抗焦虑药物对于快速改善症状也有很好的作用，因此恐惧症的病人不应排斥服用药物。

惊恐障碍

惊恐障碍是一类急性严重焦虑发作，有两个发病高峰，一个是 20 岁左右的青年时期，另一个是 50 岁左右的中年时期。多见于女性，病程慢性，容易反复迁延。病人在发作时常有濒死体验，临床上容易与心脏病误诊，病人常在急诊或者其他科室反复就诊和检查，但没有明显的实验室异常。

临床表现　惊恐障碍的发作多为反复的、不可预料的极度紧张。发作突如其来，让人极端痛苦，主要表现为心血管系统的症状，心慌心悸，心跳加快，感觉心脏就要跳出了喉咙，有时会有心前区的不适甚至疼痛，血压有时会极度升高。发作的持续时间通常为十几分钟到半个小时，常可以自行缓解。在惊恐障碍中，发作不限于发生在特定的可预料的情境中，而可在任何情境中。惊恐发作后会持续担心再次发作。在惊恐发作中病人一般竭力想逃开某种特定的情境以期望惊恐停止,或者寻求帮助以防崩溃、心脏病发作或发疯。一般情况下,在两次发作的间期,病人除了担心再次发作外,一般情况较好。

防治　首先做常规医疗评估排除是否是躯体疾病引起的焦虑症状(如心脏病、甲亢)。如果基本排除了器质性疾病的可能,及时到心理科或者精神科就诊,予以抗焦虑药物治疗效果很好,对于某些病人辅助心理治疗和体育锻炼也有较好的效果。

广泛性焦虑障碍

本病亦称焦虑症。广泛性焦虑是一种慢性焦虑障碍,可逐渐发展和波动,病程可表现为稳定不变,也可表现加重或缓解。大多数病人自发病后在大部分时间内有症状。

临床表现　广泛性焦虑障碍病人常具有特征性的外貌,如面肌扭曲、眉头紧锁、姿势紧张并且坐立不安甚至有颤抖;皮肤苍白,手心脚心以及腋窝汗水淋淋;值得注意的是,病人虽容易哭泣,但为广泛焦虑状态的反映,并非提示抑郁。他们的主诉遍布各个系统的各个脏器,可以表现为心血管系统的心慌心悸,心跳加快,血压升高,有时会有心前区的不适或疼痛;呼吸系统的气急气促,呼吸困难,胸前有压迫感,病人会说自己胸口就像压了一块大石头;消化系统的腹胀不适、呃逆、胃肠道有游走的气体、便秘或者腹泻,很多人会说喉咙口有哽咽感,吞咽困难,就像是鱼刺在喉,但反复去耳鼻喉科检查却没有发现任何异物;泌尿系统的尿急尿频,但每次的尿量均不多;骨骼肌肉系统的全身紧张感,颤抖、肌肉绷紧,特别是腰背部和颈项部,病人会形容自己的背后面就像抽了根绳子,松也松不开;病人还会有自主神经功能的紊乱,会

有出汗、口干、潮热或寒战、视物模糊等等。有些病人会有一种不真实感,觉得突然这个世界隔得很远。由于病人的症状极其丰富,因此常辗转于各个科室消耗大量的卫生资源。事实上,多数广泛性焦虑的病人实验室检查并没有严重的异常。

防治　在治疗方面,如除了器质性疾病的可能外,应及时到心理科或者精神科就诊,予以抗焦虑药物治疗效果很好,对于某些病人辅助心理治疗和体育锻炼也不错。心理治疗应在专业的心理医生指导下进行。

强迫症

强迫症是一种反复的强迫性行为或者思维,病人明知道没有必要却仍然控制不住。以往认为强迫症颇为罕见,但现在显示强迫症可能比以前认为的要常见。男女发病几乎相等。强迫症通常在儿童或青少年早期发病。不经治疗症状会有时缓解有时加重。呈波动病程。部分病人的症状可保持稳定。而部分病人的症状可逐渐恶化。强迫症的具体表现如下。

临床表现

1. **强迫思维**　病人自己的词语、想法和信念闯入其思维,而病人想方设法地试图去克服。可以是几个音节、词语或短语,其内容可以无任何意义但多为亵渎宗教或淫秽下流。

2. **强迫表象**　表现为生动的假想情境,通常为暴力或让病人感到不安的情境,如不正常的性行为。

3. **强迫性穷思竭虑**　病人内心反复的争论或冥思苦想,但毫无结果没有意义。如考虑 1+1 为什么等于 2,地球为什么是圆的等等。

4. **强迫怀疑**　病人是对某些行为是

否充分完成反复疑虑,如是否关紧煤气开关,担心是否伤害他人,如担心在开车时已经伤及行人而自己未加注意等。强迫怀疑有时也和宗教仪式相关,如怀疑自己是否虔诚地忏悔。

5. **强迫冲动**　是要去实现某种行为的强烈愿望,通常是暴力,如突然跳到飞驰的车前或撞倒一个孩子;也可以是令人尴尬的情境,如在教室中叫喊亵渎神灵的言语。这些冲动被强烈抵制而不会实现,但内心的冲突往往令病人十分痛苦。

6. **强迫行为及仪式动作**　病人表现为一些反复进行但毫无意义的行为。可以是内心活动(如用特殊的方式反复计数或特殊的形式重复话语),也可以是具体动作(如一天洗20次以上的手)。病人采取强迫行为或仪式动作后往往会暂时地缓解焦虑,但有时可以是增加焦虑。强迫行为进行后病人常怀疑是否准确无误地完成,结果导致反复进行。病人知其行为不合理,常设法自控或藏匿。

治疗　强迫症是一种比较严重的非精神病性精神障碍,需根据行为治疗的原则进行特别的治疗。有效的治疗包括帮助病人系统地暴露他们所特别害怕的强迫思维中,鼓励病人对强迫思维不做出强迫行为或抵消性思维。首要的治疗目标不是治愈,而是让病人能够控制强迫症状。另外,一些抗抑郁药物的效果也不错。

躯体化障碍

躯体化障碍的特征是存在一种或多种躯体症状,其中许多无法用医学来解释,即国外近年来提出的医学难以解释的症状(MUS)。大多数常见症状为:头痛、腹部不适、其他部位疼痛、头晕、心悸、其他焦虑症状、便秘或腹泻(肠激惹综合征)、抑郁或焦虑等。如果问题严重和持续存在,临床检查又无法解释,则要考虑诊断躯体化障碍。

躯体化障碍的病程和预后未知。然而,对躯体症状和心理痛苦之间的联系无法认识和处理不当,会使病人反复去许多医生和专家处就诊,接受过多的药物治疗和损伤性的医疗检查和手术,对个人产生伤害对医疗保健系统造成很大浪费。

因此,如果病人有长期的躯体不适却无法解释,建议及时来心理科或者精神科就诊。抗抑郁药物治疗和心理治疗有一定疗效。

疑病症

疑病症的特征是病人相信或担心患了严重疾病,并且这种观念压倒一切,即使各项检查并没有发现相应的病变,医生也反复保证仍坚信自己得了重病。病人常常有生理性警觉增高,十分焦虑并且睡眠障碍,会过度关注躯体,密切监测躯体情况、注意与所担心疾病一致的信息,反复思考有关躯体主诉。有些病人会有回避行为,如回避与疾病的其他病人接触,有些病人会反复检查,反复就医,浪费大量的医疗资源,有些病人会用刻板的观点和行为来指导饮食或生活方式、反复自我检查、查阅资料等等。

疑病障碍的病程为慢性和波动,对疾病的观念可引起痛苦、焦虑,大多数病人其他方面的功能正常。但有些病人由于症状的存在,支配或操纵了家庭和社会关系,有时会影响社会功能。疑病症病人通常不认为自己有心理问题,不愿去心理科就诊。家属应耐心劝导,建议到心理科就诊,抗抑郁药物治疗和心理治疗有一定疗效。

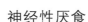

神经性厌食

神经性厌食是以病人有意地严格限制进食，以至使体重下降至低于正常体重的85%而仍害怕发胖或拒绝正常进食为主要特征的一种进食障碍。主要发生在青少年女性。

近半数病人起病前有社会心理因素，对"肥胖"的强烈恐惧和对体形体重的过度关注是病人临床症状的核心，即使已经明显消瘦甚至骨瘦如柴，仍认为自己很胖。多数病人为自己制定了明显低于正常的体重标准，有些病人虽无标准但只有体重下降才感到安慰。对进食持有特殊的态度和行为，故意节制食量为必要症状。最初可能少吃主食，逐渐发展为不吃，以青菜代饭。部分病人由于难耐饥饿而有阵发性贪食。病人由于害怕发胖，在正常进食或阵发性贪食之后常采用催吐的方法，或者采用过度运动、滥服泻药或减肥药的方式避免体重增加。由于节食，病人体重较以往或正常人低15%以上。

性功能及性发育障碍是常见症状。青春前期病人可有性心理发育迟缓和第二性征发育停滞。青春期女性病人常有闭经或月经紊乱。长期营养不良可累及全身各个系统，出现一些躯体并发症。如低体温、低血压、心动过缓、胃肠道功能紊乱、贫血、低蛋白血症、骨质疏松、浮肿、皮肤黏膜变薄干燥，严重者可出现水电解质和酸碱平衡紊乱或严重感染，甚至危及生命。厌食症病人常伴有抑郁情绪，有些病人还伴有强迫性症状。

当病人出现严重的营养不良或有自伤、自杀行为时，必须住院以免发生意外。严重营养不良的病人病死率较高，首要的治疗是支持疗法：纠正水、电解质紊乱，纠正躯体并发症，保证能量供给。心理治疗和行为治疗是治疗神经性厌食的重要方法，也可以辅助一些药物治疗。

神经性贪食

神经性贪食是以反复发作性的、不可控制的、冲动性的摄食欲望和暴食行为，继之采用自我诱吐、使用泻剂或利尿剂、禁食、过度锻炼等方法避免体重增加为主要特征的一组进食障碍。女性患病率为1%~3%，男性患病率约为女性的1/10，平均发病年龄与神经性厌食相似。

发作性的、不可抗拒的摄食欲望和暴食行为是本症的特征。暴食发作时，食欲大增，进食食物多为平时严格限制的"发胖"食物，如蛋糕、面食和肉类等。食量为通常的数倍，进食速度很快，进食行为一旦开始，很难主动停止，常以腹部胀满疼痛而结束。为防止体重增加，病人在暴食后常自己诱发呕吐，严重的病人甚至边吃边吐。暴食和自我催吐行为常为偷偷进行，而在公众场合病人通常不吃或少吃。病人还常采用过度运动、服泻药或减肥药以及间断禁食或少食的方法来控制体重。

情绪障碍比神经性厌食病人更为突出。常有焦虑、抑郁、孤独感、愤怒等情绪且波动较大，病人常通过暴食和诱吐来排解不良情绪，但很快被自我放纵的内疚感、自我失控的羞耻感、对发胖的恐惧感和腹部胀满的痛苦感而包围。发作间歇期食欲多正常，仅少数食欲下降。多数病人体重正常或略增加，不足1/4病人体重下降。

由于反复暴食和呕吐，常出现龋病和胃肠道出血，呕吐严重者还可出现水电解质酸碱平衡紊乱。神经性贪食往往明显影响病人的社会和职业功能。

神经性贪食症的病人体重减轻往往并

不明显,因此也较少会导致病人营养不良甚至死亡。药物治疗贪食症的效果要优于厌食症,心理治疗和行为治疗也是治疗的主要手段,应当在专业医生指导下进行。

人格障碍

人格障碍是指从早年开始逐渐形成的恒定、持久、顽固且不易纠正的显著偏离常态的人格,这使病人形成了一贯的反映个人生活风格和人际关系的异常行为模式。这种模式显著偏离特定的文化背景和一般认知方式,从而影响其社会功能和职业功能,造成对社会环境的适应不良,病人也为此感到痛苦,并已具有临床意义。它主要表现为情感和意志方面的障碍,其适应不良的行为模式难以矫正,多数长期持续发展至成年或终身,仅少数病人至晚年时在程度上可趋向缓和。但正常人格与异常人格间的界限是相对的,只能在一定的社会历史条件下,取其大多数的模式比较而言,因此人格正常与否,有很大的人为标准。

临床表现　人格障碍的行为问题表现程度不同,最轻者可以完全正常地生活,只有与他们接触较多的人才会觉得怪僻、无事生非、难以相处。严重者事事都违反社会习俗,难以适应正常的社会生活。常见的人格障碍包括如下。

1. 偏执性人格障碍　又叫妄想型人格,多见于男性,其行为的主要特点是广泛地猜疑和过敏。这种病人极度的敏感,在遭到拒绝或失败时,易感委屈,对侮辱和伤害不能宽容,长期耿耿于怀;思想行为固执己见、心胸狭隘,易将别人无意的或友好的行为误解为敌意或轻蔑而产生歪曲体验;自以为是,自命不凡,对自己的能力估计过高,惯于把失败和责任归咎于他人而原谅自己,在工作和学习上往往言过其实;同时又很自卑,爱嫉妒,总是过多过高地要求别人,但从来不信任别人的动机和愿望,认为别人存心不良;不能正确、客观地分析问题。易从个人感情出发,主观片面性大。因此,这种人容易产生偏执观念。由于病人的敌对和冷漠,他们常常无法建立起亲密的人际关系。

2. 分裂样人格障碍　以观念、行为和外貌服饰的奇特、情感冷漠及人际关系缺陷为特点。偏爱独处,表现为:性格明显内向,回避社交,离群独处,自得其乐;对人冷漠,缺乏情感体验,缺乏热情和温柔体贴,无幽默感,对于批评与表扬及别人对他的看法等漠不关心;常不修边幅、服饰奇特、行为怪异,其行为不合时宜;言语结构松散、离题、用词不妥、繁简失当,表达意思不清楚,但并非智能障碍或文化程度受限所致;爱幻想或有奇异信念(如相信特异功能、第六感觉等),有时思考一些在旁人看来毫无意义的事情,但有些人在从事抽象思维的领域可有成就。

3. 反社会性人格障碍　又称无情型人格障碍,是人格障碍中对社会影响最为严重的类型,发达国家的患病率在4.3%～9.4%。它以行为与整个社会规范相背离为主要特点,是具有高度的攻击性、缺乏羞耻感、不能从经历中吸取经验教训、行为受偶然动机驱使、经常违法违纪、社会适应不良等行为特征的一种人格障碍。主要表现对他人的感受漠不关心,缺乏同情心、冲动性行为、缺乏罪责感以及不吸取经验教训。幼年时常有表现为品行障碍,学习成绩差,并有说谎、偷窃、酗酒、斗殴、破坏公物、逃学、违纪等行为而多次受到处罚。成年后情感肤浅而冷酷,以自我为中心,脾气暴躁,自控能力不良,法纪观念淡薄,行为受本能欲望,或偶然动机和情感冲动所驱使,对他人或甚至亲人采取残酷的、令人痛苦的冲动行为。对挫折的耐受力差,遇到失利则推委于客观或者提出一些似是而非的理由为自己开脱。从无内疚感,对自己的行为错误很少自责。

4. 冲动性人格障碍　又称为暴发型或攻击型人格障碍,是一种以情绪的易激惹性或爆发性和行为的冲动性为主要特征的人格障碍。这种人往往在童年时就有所表现,往往因微小的事和精神刺激,就会突然爆发强烈的暴力行为,无法自控,从而造成破坏和伤害他人。其特点为情绪急躁易怒,存在无法自控的冲动和驱动力;性格上常表现出向外攻击、鲁莽和盲动性;冲动的动机形成可以是有意识的,亦可以是无意识的;行动反复无常,可以是有计划的,亦可以是无计划的。行动之前有强烈的紧张感,行动之后体验到愉快、满足或放松感,无真正的悔恨、自责感;心理发育不健全和不成熟,经常导致心理不平衡;容易产生不良行为和犯罪的倾向。以上表述为主动攻击型的表现。还有一种表现为被动攻击型,其主要特征是以被动的方式表现其强烈的攻击倾向。这类人外表表现得被动和服从、百依百顺,内心却充满敌意和攻击性。例如,故意晚到,故意不回电话或回信,故意拆台使工作无法进行;固执,不听调动,拖延时间,暗地破坏或阻挠。他们的仇视情感与攻击倾向十分强烈,但又不敢直接表露于外。

5. 癔症性(表演性)人格　是一种过分情绪化和用夸张的言行吸引他人注意为主要特点的人格障碍。其典型的特征表现为心理发育的不成熟性,特别是情感过程的不成熟性。具有这种人格的人的最大特点是做作、情绪表露过分,总希望引起他人注意。此类型人格障碍多见于女性,尤以中青年女性为常见,一般年龄都在 25 岁以下。癔症型人格障碍的表现一般有以下几个方面:表现出过分做作和夸张的行为引人注意,有较好的艺术表现才能,唱说哭笑,演技逼真,有一定的感染力。有人称她们为"伟大的模仿者"、"表演家"。这类人不仅有很强的自我暗示性,还带有较强的被他人暗示性。好幻想,把想象当成现实,当缺乏足够的现实刺激时便利用幻想激发内心的情绪体验。情感肤浅丰富易变化,"大惊小怪",缺乏固有的心情,给人没有真情实感和装腔作势甚至无病呻吟的印象,带有戏剧化色彩,容易激情失衡。玩弄多种花招达到自我目的,完全不顾他人的需要和利益,如任性、强求、说谎欺骗、献殷勤、谄媚,有时甚至使用操纵性的自杀威胁。这类人喜欢别人注意和夸奖,只有投其所好和取悦一切才合自己的心意,表现出欣喜若狂,否则会攻击他人,不遗余力。

6. 强迫型人格障碍　是一种较常见的人格障碍,国外调查在人群中的患病率为 2% 左右。它是一种以要求严格和完美为主要特点的人格障碍,容易把冲突理智化,具有强烈的自制心理和自控行为。过分注意自己的行为是否正确、举止是否适当,因此表现得特别死板、缺乏灵活性。责任感特别强,往往用十全十美的高标准要求自己,追求完美,同时又墨守成规,在思想上呆板、保守;在处事方面,过于谨小慎微,自我怀疑,常常由于过分认真而重视细节、忽视全局,怕犯错误,遇事优柔寡断,难以作出决定;他们的情感以焦虑、紧张、悔恨时多,轻松愉快满意时少。他们往往对别人要求也高,不能平易近人,难于热情待人,缺乏幽默感,因此挚友较少。过分认真,注意细节,责任心过强,为自己建立严格的标准,过分专注于工作成效而不顾消遣和人际关系,这种人易产生强迫症状和焦虑忧郁反应而影响生活与工作。

7. 焦虑性人格障碍 以一贯感到紧张、提心吊胆、不安全及自卑为特征,总是需要被人喜欢和接纳,对拒绝和批评过分敏感,因习惯性的夸大日常处境中的潜在危险而有回避某些活动的倾向。特点是懦弱胆怯,自幼表现胆小,易惊恐。有持续和广泛的紧张、忧虑感觉。敏感羞涩,对任何事情都表现惴惴不安。有自卑感,常不断追求受人欢迎和被人接受,对排斥和批评过分敏感。日常生活中惯于夸大潜在的危险,达到回避某些活动的程度。个人交往十分有限,对与他人建立关系缺乏勇气。

8. 依赖性人格障碍 以过分依赖为特征,表现为缺乏独立性,感到自己无助、无能和缺乏精力,生怕为人遗弃。将自己的需求依附于别人,过分顺从于别人意志。要求和容忍他人安排自己的生活,当亲密关系终结时则有被毁灭和无助的体验,有一种将责任推给他人来对付逆境的倾向。

防治 人格障碍是一种持久的异常行为思维模式,这种模式在很长的一段时间内都相当稳定,要改变并非易事,因此在没有干预时,疾病很可能长年都保持稳定,病人的功能受损水平也保持相对恒定,但有些人格障碍随年龄的增长也可能逐步缓和。总体而言,不论是药物治疗还是心理治疗,人格障碍治疗效果有限,预后欠佳。

易性症

易性症也称性别转换症,是性身份障碍中有一大类严重的类别。典型异性癖者的性器官解剖结构通常没有什么异常,但其对自身性别的认定与解剖生理上的性别特征呈逆反心理,持续存在厌恶和改变本身性别的强烈愿望,并采取各种措施或寻求医药帮助。坚信自己应该属于相反的性别,这种人不仅自我深信并声称自己是异性,而且希望他人也按异性对待自己,其性爱倾向为纯粹同性恋。绝大多数是男性,一般起自青春期,模仿异性的着装、体态、举止和言语腔调。如果不满足其性别转换的要求常内心十分痛苦,具有强烈的自杀或自残倾向。

异性癖的纠正是十分困难的,故应强调预防为主。对新生儿进行正确的性指定和符合其生物学性别的行为训练有较大意义。另外,由于异性癖者常伴有抑郁情绪,因此,对其进行心理方面的医疗性帮助还是有益的。国外有的就满足病人要求采取性别转换术。

恋物症

恋物症是直接从无生命的物体或异性体表接触的物品中获得性兴奋的一种性偏好,几乎仅见于男性,初发于青少年性成熟期。恋物症者通常无法以一个实际存在的完整的异性人作为性爱中心,而是对异性穿着、佩带的物品,甚至一些与性无关的物品有性兴趣。恋物症者因所恋物品引起性联想,性兴奋,借助手淫等达到高潮。恋物对象可以是任何东西,常见的是女性的乳罩、内裤、长裤袜、高跟鞋、雨衣、手绢等。

普及科学的性知识和进行性教育,建立正常的人际关系对减少这些情况的发生有一定效果。治疗上可采用心理治疗,包括领悟疗法和行为疗法。如厌恶疗法,但疗效不巩固。

精神发育迟滞

精神发育迟滞俗称低能,是指18岁以前发育阶段由于遗传、环境或社会心理因素等引起,临床表现为智力低下和社会适应能力缺陷为主要特征的一组综合征。

临床表现

1. 轻度精神发育迟滞 智商为55～69,心理年龄相当于9～12岁,语言发育迟滞,在生活用词上虽困难不大,但掌握抽象词汇极少,在理解、综合和分析方面,缺乏逻辑性联系,能进行简单的计算,对应用题就难以理解。在普通学校中学习时常不及格。社会适应能力低于正常水平,生活能自理,在训练和帮助下可从事简单劳动,学会一定谋生技能和家务劳动。

2. 中度精神发育迟滞 智商为35～49,心理年龄相当于6～9岁,这类儿童早年发育不论在行走、说话或大小便控制等均较迟缓。他们的词汇贫乏,吐词不清,表达能力差,尤其抽象概念不能建立。不能适应普通学校学习,只能计算个位数加、减法。可学会自理简单生活,常需督促、帮助,可从事简单劳动,但质量差,效率低。

3. 重度精神发育迟滞 智商为20～34,心理年龄相当于3～6岁,不能学习和劳动,缺乏数的概念,动作笨拙,生活不能自理,需人照料,无社会行为能力,言语功能严重受损,可学会简单语句,但不能进行有效的语言交流。

4. 极重度精神发育迟滞 智商在20以下,心理年龄相当于3岁以下,社会功能完全丧失,不会逃避危险,生活完全不能自理。经常重复一些单调和无意义的动作,表情愚蠢,情绪反应原始。大多伴癫痫发作,多数早年夭亡。

防治 精神发育迟滞的病因繁多,至今仍有1/2～2/3的病因不明,而且一旦发生难以逆转,因此重在预防。治疗原则是早期发现,早期诊断,早期干预,应用医学、社会、教育和职业训练等综合措施,使病人的社会适应能力得到最大的发展。查明病因者,针对病因及时早期治疗。对于病因未明或遗传性疾病,采取对症治疗。精神发育迟滞病儿中30％～60％伴有精神症状,根据需要可选用适当的药物短期治疗。

孤独症

孤独症亦称自闭症。儿童孤独症是广泛性发育障碍的最常见形式,主要特点是人际交往和沟通模式的异常。起病于婴幼儿,患病率为2～13人/万,男孩多于女孩(约为6～9∶1)。

临床表现 孤独症主要表现为社会交往、言语发育、兴趣范围等方面的障碍。

1. 社会交往障碍 在婴儿期就表现出避免与他人的眼-眼对视;父母离开时没有任何依恋,父母回来时没有愉快的表情和迎接的姿势;痛苦或烦恼时不会向父母表达以寻求帮助;对人态度冷淡,对别人的呼唤不理不睬;别人碰他或拉他,则主动躲开;要走到某一目标时不顾及路中可能遇到的障碍;自己想要某一物品时则会拉着父母的手前往放物品的地方,一旦拿到后则不再理人;害怕时也不会寻求保护。

2. 语言发育障碍 一部分孤独症病儿从来不说话,终身默默不语;多数病儿开始讲话的时间比别人晚;说话如鹦鹉学舌,对别人所讲话的内容或部分内容进行重复;不能主动与人交谈,不会以提出问题的形式维持与别人的交谈。不会使用代词或代词使用颠倒,常用错的是"你"、"我"、"他"。言语缺乏音调,缺乏抑扬顿挫,从话中听不出喜恶爱恨。有时在高兴、满足、烦恼、不满时会尖叫或喊叫。不会使用手势、点头、摇头、面部表情等体态语言来表达自己的需要、要求和喜怒哀乐。

3. 兴趣范围狭窄、行为刻板 要求环境固定不变、拒绝变化,坚持每次都以确切的同一方式去做某件事情。改变或打破他的"生活规律",则会尖叫或拒绝执行。

4. 独特的兴趣对象　病儿对一般儿童所喜欢的玩具、游戏、衣物不感兴趣，而对一般儿童不作为玩具的物品非常感兴趣，如可旋转的玩具、泥土、修理工具等。

5. 感觉和认知异常　存在感觉过敏和感觉迟钝现象。在游戏中不能与伙伴们共同遵守一种规则，不能在游戏的每一步骤中去揣度别人的想法和做法，不会扮演。80%～90%的孤独症病儿中存在智力问题。

治疗　孤独症的治疗主要靠教育训练，目的是教会病儿掌握最基本的生活技能、自理生活能力和与人交往的能力，它是目前治疗孤独症病儿最主要、最有效的方法。对症治疗或药物治疗能在某种程度上控制严重的行为和情绪障碍，为孤独症行为矫治和教育训练的实施起保证作用。

注意缺陷与多动障碍

注意缺陷与多动障碍（ADHD）是儿童期常见的行为问题，俗称儿童多动症。主要特征为：在认知参与的活动中，注意力不集中、缺乏持久性，活动量多且经常变换内容，行为冲动、不顾及后果。通常起病于6岁以前，学龄期症状明显。智力可以正常或接近正常，伴有学习困难、人际关系和自我评价低下。男女患病比约为6～9：1。

临床表现

1. 注意缺陷　主动注意保持时间达不到病儿年龄和智商相应的水平，是多动障碍的核心症状之一。注意力不集中，易受环境的干扰而分心。做功课时不能全神贯注，边做边玩，不断改变作业内容，动作拖拉。

2. 活动过多　在需要相对安静的环境中，活动量和活动内容比预期的明显增多，是多动障碍的另一核心症状。过分不安宁和（或）小动作多，不能静坐，在座位上扭来扭去，东张西望，摇桌转椅，话多、喧闹。喜欢危险的游戏，经常恶作剧。

3. 冲动性　在信息不充分的情况下引发的快速、不精确的行为反应。表现为幼稚、任性、克制力差、容易激惹冲动，易受外界刺激而兴奋，挫折感强。行为唐突、冒失，行为不顾后果，事后不会吸取教训。

4. 学习困难　多动障碍学习困难表现为学习成绩低下。可能的原因有：注意力不集中、好动贪玩、对老师讲授知识一知半解；部分病儿智力偏低，理解力和领悟力下降，言语或文字表达能力下降；部分病儿存在认知功能缺陷，如视觉-空间位置障碍，左右分辨不能，以至于写颠倒字，"部"写成"陪"，"b"看成"d"。

5. 神经系统异常　半数病儿出现快速轮替动作笨拙、不协调，精细运动不灵活；生理反射活跃或不对称，不恒定的病理反射；共济活动不协调（不能走直线、闭目难立、指鼻或对指试验阳性）；眼球震颤或斜视。这些软体征仅作诊断参考，并无定位意义，随神经系统发育成熟会逐渐好转。

治疗　对于本病的治疗以心理治疗为主，其中行为治疗和认知治疗效果较好，在进行治疗以前，要确定好行为治疗的靶症状，如活动多、学习问题、与同学关系差、冲动或破坏行为、自尊心不足等。在实施的过程中，还要结合认知治疗技术，不断改变治疗计划和教会病儿掌握控制自己的技术。中枢精神兴奋剂主要适用于注意力缺陷和明显多动儿童，一般用于6～16岁病儿，6岁以下和16岁以上要慎重使用，使用时注意药物的不良反应。

品行障碍

品行障碍是指在儿童和青少年期出现

的违反与年龄相适应的社会规范和道德准则的一类行为障碍。主要表现为说谎、逃学、打架、破坏行为、攻击他人、偷窃、欺诈等行为。

临床表现　主要有以下的表现。

1. **攻击他人或动物**　伤害、殴打、威胁、恐吓他人；虐待小动物或比他（她）小的儿童或残疾儿童；使用刀、枪、棍棒、石块等硬物或器械造成他人躯体的伤害，男孩多表现为躯体性攻击，女孩多表现为言语性攻击，如咒骂、侮辱等；抢劫钱财，年少时表现为抢劫、敲诈同学，年龄大些后或几个人一伙共同抢劫路人、武装抢劫等。

2. **故意破坏财物**　故意破坏他人物品或公共财物，以毁坏他人物品、在公共场所或名胜风景区胡涂乱画、使有价值的物品失去价值、放火等方式给他人造成经济损失。

3. **偷窃、欺诈**　多表现为先拿父母的钱或物，开始时数量较小，当所偷钱财不能满足自己消费时则会偷同学、偷路人、偷商店。有时为得到父母的钱，可以编出谎话去欺诈。

4. **违犯社会准则**　经常说谎以骗取好处（物质上或精神上）或者逃避责任（惩罚、责备）；逃学、在校外游荡、玩电子游戏、上网、夜出不归、流浪、乞讨街头；男孩很容易被坏人利用，女孩容易被引诱，甚至被拐卖。

品行障碍可以伴随多动障碍、情绪障碍、认知障碍、智力问题和社会适应能力不足。

防治　对品行障碍儿童，重点在于进行预防、早期发现、调整环境、正面教育等的综合治疗。家庭教育和心理治疗比较主要，目前尚无特殊的有效治疗药物，但对伴随的情绪、睡眠，以及多动行为等问题的药物治疗仍是行之有效的。

酒依赖

1. **依赖**　依赖是一组由反复使用精神活性物质引起的行为、认知和生理症状群，包括对精神活性物质的强烈渴求、难以控制、持续使用，尽管明知对自身有害。耐受性增加、戒断症状和强制性觅药行为是依赖的三个特点。所谓强制性觅药行为是指使用者将寻找药物作为自己一切活动的中心，高于任何其他活动如责任、义务、道德等。

一般又将依赖分为躯体依赖和心理依赖。躯体依赖是指反复使用精神活性物质使机体产生了病理性适应改变，以至需要精神活性物质在体内持续存在，否则机体不能正常工作，临床表现为耐受性增加和戒断症状；心理依赖是指使用者对精神活性物质强烈的渴求，以期获得服用后的特殊快感。

2. **酒依赖**　酒精对中枢神经系统有重要影响，精神障碍可在一次饮酒后发生，也可由长期饮酒形成依赖后逐渐出现，或突然停饮后急剧产生症状，除精神障碍外，往往合并有躯体症状和体征。反复饮酒导致躯体或心理方面对酒的强烈渴求与耐受性。这种渴求导致的行为已极大地优先于其他重要活动，称为酒依赖。其特征如下。①对饮酒的强烈心理渴求，不可控制。②饮酒的强迫性，必须在固定的时间饮酒而不顾场合，以避免或缓解戒断症状。③饮酒的重要性，饮酒成为一切活动的中心，高于一切，以至明显影响工作、家庭及社交。④饮酒的耐受性，为取得饮酒初期达到的效果，或者防止戒断症状的发生而需要不断增加饮酒量。⑤晨饮现象，经过一夜睡眠，血中酒精浓度明显下降，为避免或缓解戒断症状，许多病人一早醒来即饮酒,晨饮对酒依赖的诊断有重要意义。⑥戒断症状反复出现,当减少饮酒量或延长饮酒间隔、血中酒精浓度下降明显时,就出现坐立不安或出现肢体震颤、恶心、呕吐、出汗等戒断症状。⑦戒断后重饮,在戒断一个时期后,可在数日内又恢复原来酗酒状态。

3. 戒断综合征　如果停用或减少饮酒可导致一系列精神症状、躯体症状,或社会功能受损,称为戒断综合征,包括以下两种类型。①单纯性酒精戒断反应:长期大量饮酒者,停止或急剧减少饮酒量,数小时后出现自主神经功能亢进,如出汗、心动过速与血压升高,双手粗大震颤,失眠,焦虑,头痛,恶心呕吐,短暂的视、触、听幻觉或错觉。一般在戒酒后 8 小时内出现,第 2 或第 3 日达高峰,2 周后明显减轻,3～6 个月才能完全消失。②震颤谵妄:在慢性酒中毒、酒依赖的基础上,突然停止或减少饮酒量,引发的一种短暂的中毒性意识障碍状态。可以出现幻觉、错觉的谵妄、全身肌肉震颤和行为紊乱。可有发热、心率增快等自主神经功能亢进症状。严重时可危及生命,其病死率可达 5%～10%,一般持续 3～5 日,恢复后部分或全部遗忘。如果出现震颤谵妄应及时去医院治疗。

4. 戒酒　戒酒是治疗能否成功的关键,临床应根据病人酒依赖和中毒的严重程度灵活掌握戒酒进度,轻者可尝试一次性戒断,对严重酒依赖者可采用递减法逐渐戒酒,以避免出现严重的戒断症状以至危及生命,最好能在专业的治疗机构进行。戒酒之后能否坚持不饮酒还取决于病人的性格、家庭以及社会环境。

阿片类物质依赖

　　阿片类物质依赖即社会上一般称为吸毒或毒品滥用。阿片类物质是任何天然的或合成的,对机体产生类似吗啡效应的一类物质。可分为 3 类:①天然的阿片生物碱,如吗啡、可待因。②吗啡衍生物,如海洛因。③合成的具有吗啡样作用的化合物,如哌替啶(度冷丁)、美沙酮等。

　　反复使用阿片类物质,很易导致依赖和耐受。初期是为了追求用药后的快感,后期是为了避免戒断反应,复吸可能是消除戒断后的残留症状(如顽固性失眠、全身疼痛不适、乏力、焦虑、抑郁等)和追求刺激和快感。吸毒者将之称为"心瘾",难以克服,是导致复吸率高的主要原因。戒断反应在停止或减少或使用拮抗剂后 8～12 小时出现,36～72 小时达高峰,持续 3～10 日后明显减轻或消失。主要表现为两方面,一是吸毒者的自主性行为,如抱怨、恳求、不择手段的求药行为;二是非自主性行为,如抑郁心境、恶心呕吐、肌肉疼痛、流泪流涕、瞳孔散大、反射亢进、心跳加速、呼吸急促、血压升高、出汗、腹泻、打哈欠、发热、昏迷、失眠等。在戒断反应的任何时期,若恢复使用阿片类物质,能迅速消除症状。

　　不论是急性中毒还是戒毒都应该去专门的治疗机构。一般情况下,在专业医生的指导下,基本上能够完全戒毒,但阿片类物质在戒后的复吸率达到了 99% 以上,很大程度上是环境影响的结果。因此,戒毒不仅要依靠医生的帮助,更重要的是病人自身的意志和性格。

镇静催眠药或抗焦虑
药物依赖

　　镇静催眠药和抗焦虑药种类繁多,临床广泛使用。能引起依赖的主要有二大类:巴比妥类和苯二氮䓬类。现在巴比妥类在临床上已很少用。此类药物滥用或依赖的形成与多种因素有关,药物的药理作用是主要因素,其次是医源性因素。一般情况下,在医生指导下服用催眠镇静药物较少引起依赖,多数是病人不遵守医嘱导致。

长期大剂量使用镇静剂者突然停药数小时至数日后,出现戒断反应,其严重程度取决于滥用或依赖的时间和剂量。临床表现为出汗、心动过速等自主神经系统功能亢进现象、双手粗大震颤、失眠、恶心呕吐、短暂视、触或听幻觉或错觉,精神活动激越、焦虑、癫痫大发作等。

治疗首先换用长效的同类药物替代,如二氮䓬类药物依赖者可换用地西泮(安定)或氯硝西泮,巴比妥类可换用苯巴比妥,然后逐渐减低替代药物剂量,在 2~4 周内撤完,如果需要可使用一些辅助药,如卡马西平、丙戊酸钠。

一般在医生指导下服用催眠镇静类药物成瘾的可能性很小,病人完全没必要因噎废食,担心药物可能的成瘾性而完全拒绝服用安眠药。应该遵从医嘱,按时按量服药。

精神障碍的治疗原则

精神障碍的治疗方法多种,但其基本的治疗原则是相近的,主要包括以下几点。

1. 不应忌讳服药　有些病人及其家属认为心理问题或者精神问题同样要用心理方法来解决,往往不愿意服用药物。事实上,绝大多数的精神科疾病是需要药物治疗的,特别是一些重型精神病,如精神分裂症,抑郁症,双相障碍的发作期,一定要及时进行药物治疗,有些疾病还需要长期服药。现在,随着科学技术的发展,精神科新一代的药物安全性好,疗效确切,适合病人长期服用。

2. 服药遵从医嘱　有些病人或者家属认为是药三分毒,服药的时候就故意减少剂量或者提前减药,而有些病人希望药物早点起效,就自行将药物增加剂量,事实上这些都是万万不可取的。服药应该完全按照医生的指示,治疗不同的疾病虽然药物不同,但共同的原则都是足量、全程的治疗。因此,剂量不足,疗程不够都会影响治疗效果。另外,有些病人不肯服药,偷偷将药物藏匿,却告知家属说吃过了。因此,如果服用药物一段时间仍没有明显效果,家属要排除一下病人是否有藏药行为。

3. 注意药物的不良反应　所有的药物都有一定的不良反应,比较常见的不良反应是不太严重的胃肠道反应,如恶心、呕吐等。多数在用药的最初几日产生,并且能够适应。一些严重的不良反应有时会产生严重后果,以后在服药前病人应仔细询问医生,对严重不良反应有一定的了解,如果发生后能够及时就医。同时还应该告诉医生自己还服用其他何种药物,让医生有个全面的了解和判断。避免药物的相互作用。

4. 坚持随访　有些病人在服药后症状明显缓解,就不继续就诊。结果导致疾病的慢性化,症状反复发作迁延不愈。全程治疗十分重要,即使症状完全缓解仍应继续服用一段时间的药物,避免疾病的反复发作。并且,有些疾病特别是双相障碍,疾病表现比较丰富,有时已经发病了,病人或者家属无法及时发现,坚持按时就诊有助于早期发现疾病,早期治疗。

5. 心理治疗应在专业人员指导下进行　心理治疗对于神经症、人格障碍以及重型精神病的恢复期有一定的帮助,并且心理治疗有助于完善人格,提高生活质量。心理治疗有各种流派,但不论理论方法的不同,心理治疗都应该在专业人员的指导下进行。

精神障碍的药物治疗

1. **抗精神病药物**　是指一类能治疗各类精神病性症状的精神药物。它是精神科临床中应用最多的药物之一,主要用于精神分裂症、器质性疾病所致的精神障碍以及躁狂症等精神障碍的治疗和预防治疗。按发现年代、作用机制和不良反应的不同,现简单划分为典型抗精神病药物和非典型抗精神病药物两大类。典型抗精神病药物指传统的、长期应用的抗精神病药物如氯丙嗪、奋乃静、氟哌啶醇等,这些抗精神病药物价格非常便宜但是常导致各种严重的不良反应。不典型抗精神病药物主要指新一代抗精神病药物,如奥氮平、利培酮、喹硫平、齐哌西酮,包括原来的氯氮平。新一代抗精神病药物作用的受体比较多,能够治疗精神分裂症等精神病的阳性症状和阴性症状,改善认知功能,临床应用时不良反应比较少,但发生代谢综合征(表现为高血糖、高血脂、体重增加等)的比例较高,另外费用也比较昂贵。

恶性综合征是服抗精神病药物过程中出现的一种少见的、严重的、可以致死的不良作用。发生率为 $0.01\% \sim 2\%$,发病突然,可以发生在治疗的任何时期,发生的机制不清。临床特点是:持续性高热、肌肉强直、意识障碍、心血管症状和自主神经功能紊乱的症状。病死率高达 $11\% \sim 30\%$。治疗没有特殊方法,因此,早期发现、综合治疗是成功有效的关键。一旦发现病人有类似症状,应立即送至医院紧急处理。

2. **抗抑郁药物**　主要用于抑郁症的治疗,也用于强迫症、焦虑症、恐怖症、疑病症、神经性厌食症、应激障碍如创伤后应激障碍等疾病的治疗。目前上市抗抑郁药物有几十种,总体分为 4 大类:单胺氧化酶抑制剂、三环类抗抑郁药物、四环类抗抑郁药物和新一代抗抑郁药物。新一代抗抑郁药又分为:选择性 5 -羟色胺再摄取抑制剂、5 -羟色胺和去甲肾上腺素再摄取抑制剂、去甲肾上腺素再摄取抑制剂和去甲肾上腺素及选择性 5 -羟色胺双重作用抗抑郁剂。

抗抑郁药物在总体疗效上没有差异,起效时间也基本相同。主要是不良反应和药物相互作用的差别以及药物服用的方法和药物的价格问题。抗抑郁药物的镇静作用对驾驶员、机器操作者不合适。前列腺增生、青光眼者不宜使用抗胆碱能强的抗抑郁药物。对于心脏病者、有严重自杀倾向的病人慎用心脏毒性强的三环抗抑郁药物。所有抗抑郁药物都有诱发癫痫的可能,对于有癫痫的病人使用抗抑郁药物时,应该适当增加抗癫痫药物的剂量。病人在服用抗抑郁药物的同时,使用其他科的药物如心血管药、神经科的药物等,应该注意药物的相互作用,密切观察临床症状变化。从价格上来讲,尽可能选用价廉物美的药物,原则为有效、毒副作用小、价格便宜。

3. **抗焦虑药物**　是一类主要用于减轻焦虑、紧张、恐惧、稳定情绪,兼有镇静催眠作用的药物。主要适应症状是焦虑、紧张、恐惧、失眠。常用于各种焦虑障碍、心身疾病、睡眠障碍、应激障碍等疾病的治疗。目前,临床上使用的抗焦虑药物主要分:苯二氮䓬类和非苯二氮䓬类。苯二氮䓬类药物为目前应用最广泛的抗焦虑药,对于控制精神焦虑、紧张和伴随的不安有明显效果。由于其抗焦虑作用快而强,副作用少,安全性高,因而为临床普遍采用。但苯二氮䓬类药物有一定的成瘾性,因此应在医生的指导下服用。非苯二氮䓬类药物包括很多,常用的为抗抑郁药物,抗抑郁药物的抗焦虑作用与苯二氮䓬类相同,且副作用少,同时具有抗抑郁作用。但发挥疗效没有苯二氮䓬类迅速,常常需要1～2周。

4. **抗躁狂药物**　又称心境稳定剂,是一组治疗躁狂发作、预防躁狂抑郁症复发的药物。最典型的药物是锂盐,其次为丙戊酸盐和卡马西平。新一代不典型抗精神病药物如奥氮平、利培酮对躁狂发作也有一定疗效,但不是治疗躁狂发作的常用药物和首选药物。锂盐虽然是价廉物美的心境稳定剂,但它的治疗浓度和中毒浓度过于接近,并且服药过程中必须检测血药浓度,因此在临床上的使用受到了限制。现在丙戊酸盐和卡马西平都有缓释剂,大大降低了不良反应的发生,因此在临床上使用比较广泛。

精神障碍的心理治疗

绝大多数精神疾病是需要药物治疗的,特别是一些重型精神病,如精神分裂症,双相障碍、重度的抑郁症等等。在疾病的急性发作期应该及时就医并且规范服药,千万不要抱有侥幸心理,希望通过心理治疗能够缓解症状。但多数的精神疾病都不能够被彻底治愈,有时会反复发作,有时会有残留症状,因此在疾病的缓解期或者慢性阶段,病人必须学会适应和面对。而心理的支持和帮助,或专业的心理治疗或社会康复训练无疑会有助于许多精神障碍病人在接受常规的精神药物治疗的基础上更好地适应社会和提高其生活的质量。一般来说,临床上有2种合用的策略:在药物治疗的基础上合用心理治疗的处理,在正式心理治疗过程中予以药物治疗。

1. **药物治疗基础上合用心理治疗处理**　对许多病人而言,往往存在对精神药物的一些误解和疑虑,如不能区分维持服

用精神药物(如抗抑郁药)与尼古丁成瘾或药物依赖之间的不同,有些病人会将服药看成为软弱的标志,常在症状稍有好转便自行停药;另外,少部分病人的服药与家庭环境有密切的联系。因此,让病人了解用药的必要性、贯彻执行治疗方案等提高其服药依从性离不开心理治疗处理。可以这样说,在日常的临床工作中,临床医生应该将耐心的倾听、良好的会谈环境和合作性医患关系有机地融合在药物治疗的过程中。

2. **正式心理治疗中合用药物**　近30年来的临床实践中已广泛接受了心理治疗与药物合用,即使是以前曾竭力反对合并用药精神分析医师也常常开药了。在目前国内主要的模式是精神科医师既对病人作心理治疗,同时也根据实际情况开药。心理治疗有很多流派,如精神分析,认知行为治疗,人本主义治疗等等,具体使用何种方法因人而异。需要指出的是,不论是哪种情况,一定要在专业的心理治疗师的指导下进行。

精神障碍的其他治疗

精神疾病的治疗除了药物治疗外,还有其他方法。目前,比较成熟的运用较多的包括电休克治疗(ECT)和工娱治疗。

1. **电休克治疗**　是以一定强度的电流(通常是很小的量)通过大脑,达到治疗精神疾病的目的。同时引起意识丧失、全身肌肉抽搐。电休克治疗对于抑郁症,尤其重度抑郁、有强烈自杀念头、自杀行为的病人;精神运动性抑制状态,如木僵、违拗、蜡样屈曲、缄默、拒食;精神运动性兴奋,如急性兴奋躁动、紧张症状群;药物治疗无效的抑郁症、精神分裂症等,虽然看上去十分残酷,但治疗效果非常好。

由于普通电休克治疗会产生腰椎和胸椎压缩性骨折的可能，后来又发展改良电休克治疗（MECT）。通过静脉注射短效的麻醉药，然后给予一定强度的电流，达到治疗目的。此时，电休克治疗时病人的肌肉不再抽搐，也不会发生骨折。这样进一步扩大了其适应证。

2. 工娱治疗　包括工疗（又名职业治疗、工作治疗、劳动治疗）和娱疗（又名文艺、体育、音乐、美术治疗）。这是一种安排病人参加某些劳动和文娱体育活动，以促进病人病情早日恢复的辅助治疗，工娱治疗不但可以改善病人与环境的接触、保持乐观的情绪、树立生活的信心、防止精神衰退，而且可以增强病人的体格，提高机体的代偿和防御能力；重建病人职业和社会适应能力。许多精神疾病病人均可以进行工娱治疗，但应根据病情选择不同的活动。

工娱治疗的内容很多，如手工、美术、音乐、棋类、舞蹈等，具体项目因地制宜，选择使用。在安排内容和参加的对象时需要考虑病人的年龄、性别、爱好、习惯、文化程度等因素，不能千篇一律，强迫进行。工娱治疗对急性病人、严重躯体疾病、躯体衰弱者不宜参加。儿童、老年病人的工娱活动量应该有所限制。

第33章

皮肤、性病科疾病

皮肤的卫生保护

皮肤好像一堵"墙"，是维护身体正常生理活动的第一道防线。因此，维护皮肤的健康非常重要，主要包括以下几个方面。

1. 皮肤的清洁卫生　皮肤因表面经常被人体新陈代谢产物（如排出的皮脂、汗水和皮屑）和空气中的灰尘所污染，并且有大量细菌、真菌寄生，易发生某些皮肤病。因此，经常保护皮肤的清洁卫生是保护皮肤健康的重要环节。水和洗涤剂（肥皂、洗洁精等）是日常生活中的主要清洁剂。用水清洗皮肤，可以清除皮肤表面、汗孔、毛孔中的灰尘、细菌和一些代谢产物。温水和热水能够溶解皮脂、松弛皮肤、扩张皮肤毛细血管、开放毛囊、皮脂腺和汗管口，促进代谢产物的排出，它的去污作用要比冷水强。但对有些皮肤病如湿疹、皮炎等，过多地用热水洗烫是不利的。洗涤剂有良好的去脂、去污作用，但如用得不当，改变了皮肤的偏酸环境和一些寄生皮肤的正常菌群，引起酸碱及菌群失调，反而弊多利少。

2. 头发和指甲的卫生　对于头皮皮脂较多、头发比较油的人，可以勤洗头，甚至天天洗头，使用洗发香波或中性肥皂，这是因为，油性环境有利于头皮上的某些真菌生长，引发头皮屑、瘙痒等不适，甚至加重脱发。梳子应当经常用肥皂洗涤干净，家庭成员不提倡合用梳子，以免传播某些病原菌。发胶、烫发、染发用的化学药水，可损伤头发以及引起头皮过敏，不宜经常使用。指(趾)甲对保护人的指(趾)末节免受机械性损伤起很大作用。有的人为了美容或抓痒，喜欢留长指甲，从卫生角度来看是不可取的。因为指甲里经常窝藏许多脏东西和大量病菌，皮肤若被抓破，就可能发炎。在儿童，不少肠道寄生虫病，也是通过甲垢里携带的虫卵而感染上的。因此，指(趾)甲必须勤洗、勤剪，不可养成留长甲的习惯。

3. 化妆品的应用　化妆品选用得当，有助于保护皮肤健康。化妆品一般可分为粉剂(如粉饼)、水剂(如香水、爽肤水)、乳剂(如乳液)及软膏(如戏剧油彩)等。干性皮肤，特别是在天冷干燥季节，经常搽些乳剂，可保护皮肤柔润光滑，防止皮肤发皱、开裂。但油性皮肤，就不宜用油脂太多的化妆品。至于眉笔、唇膏及指甲油等有色化妆品，并无保护皮肤的作用。另外，少数人对某些化妆品比较敏感，搽了以后不但没有起到护肤作用，反而出现皮肤瘙痒，甚至红肿起疱，因此应改用一些成分比较单一的品种。有些演员需用油彩化妆，日久，少数人可能引起皮炎或色斑，直接影响工作。经常接触矿物性油脂、颜料或其他化学品的工人，工作后常用一些有机溶剂洗手，对皮肤也有伤害。近年来，市场上还出现不少兼治"粉刺"、"色素斑"等的所谓特种化妆品，如果盲目购用，不但不能对症下药，反而会导致皮肤过敏而使面部红肿、发炎。因此，应在医师指导下用药，切忌乱用。

皮肤病的症状

皮肤病在发生、发展过程中常产生一系列的症状，属于病人自己的感觉，不是客观检查所能发觉的，称为主观症状；在皮肤上可以见到或摸得到的改变，称为客观症状。皮肤病的主观症状以瘙痒为最常见，少数病种可有疼痛或麻木等感觉。皮肤损害则是皮肤病的主要客观症状，也是诊断皮肤病的重要根据，主要有以下几种。

1. 斑疹　为局限性皮肤颜色的变化，既不高起，也不凹陷。可以是炎症性的，也可以不是炎症性。

2. 丘疹　是高出皮肤表面的实质性隆起，可由炎症、代谢产物的聚集或表皮细胞增生引起。

3. 水疱　是高出皮肤表面的局限性、有腔隙的突起，里面含有清澈或混浊的浆液，多由表皮细胞间水肿产生。

4. 脓疱　为含有脓液的水疱，多为化脓性细菌引起，但也可是无菌性的。

5. 结节　是藏在皮肤里面，可以摸到但不一定看得到的实质性块状物。为炎症性的或非炎症性的。

6. 风团　是一种发得快、退得快的局限性水肿性隆起。一般在24小时内消退，消退后不留痕迹。大多数是由变态反应导致毛细血管通透性增加引起的。

7. 鳞屑　小的如糠秕，大的如落叶，大多是由表皮角质层脱落产生的。

8. 痂　像干了的树胶，由皮肤损害的浆液、脓液或血液和破坏了的上皮细胞组成，干涸后形成浆痂、脓痂或血痂。

9. 糜烂　水疱或脓疱破裂，或由于擦破，皮肤失去表皮，露出平滑的鲜红潮湿面。愈后不留瘢痕。

10. 溃疡　犹如干涸的池塘，为真皮或皮下组织破坏所致的缺损。愈后有瘢痕。

11. 皲裂　为条状裂口，由表皮角质层含水量减少引起。

12. 瘢痕　溃疡愈合后，新生的结缔

组织代替了失去的皮肤组织,称为瘢痕。表面光滑,没有正常皮肤纹理,也无毛发。

13. 苔藓样变 由于局部皮肤的皮沟加深,皮嵴更加隆起而形成。外观似皮革或苔藓。

皮肤损害虽有各种各样的表现,但是随着整个病情的改变,也在不断发展、变化。各种皮疹之间也是互有联系的,如水疱在一定条件下可以为脓疱;丘疹、水疱或脓疱抓破后就形成糜烂;结节溃破了就产生溃疡等。此外,还可以出现一些中间类型的皮疹,如斑丘疹、丘疱疹等。并且同一种皮肤损害的大小、形状、颜色、光泽、硬度以及分布、排列,在不同皮肤病中也往往不一样。因此,在识别皮肤病时,必须了解每一种皮肤病发生、发展的全过程,从中找出它们在皮肤损害方面所固有的特点,再结合其他症状,这样才能作出正确诊断。

真菌性皮肤病

头癣

病因 头癣俗称"癞痢头"或"秃疮",主要侵犯儿童,以6～10岁最多,成人较少见,是由于头皮和头发感染了真菌中的皮肤癣菌所致。一旦得了头癣,头皮就会产生鳞屑或脓疱,头发渐渐失去光泽、易折断,甚至秃头。如不治疗,可拖延几年或几十年。头癣主要是通过接触带有真菌的人、动物或用具(如理发用具、梳子、帽子、枕巾、毛巾及床单)等而引起。主要在儿童中传播,可在幼儿园、小学或体校中大流行。成人的头癣大多是在儿童期传染上的,但也有少数是在成年期感染的。

临床表现 头癣可分为黄癣、白癣和黑癣3种。目前,我国的黄癣病例已非常罕见,大部分地区以白癣为主,其次为黑癣。

1. 黄癣 黄癣又称"黄癞痢",农村儿童发病较多,病变发展缓慢。早期头皮往往发红、有黄痂皮覆盖,仔细观察,在痂皮的中央可发现有头发贯穿。病发的颜色淡而灰暗。如不及时治疗,可以多年不愈,直到侵犯整个头皮,满头结疤,成为"秃头"。其致病菌在我国主要为许兰毛癣菌。

2. 白癣 白癣又称"白癞痢",主要发生在城镇中的儿童,传染性极强,托儿所或小学里如果有一个孩子得病可迅速蔓延,传给其他儿童。病情发展也快,1～2个月内可以侵犯大部分头发。病变处常可见一些白屑,皮肤稍红或不红,病发的外围可有一层白色的菌鞘围绕。病发容易折断,形成参差不齐的短发。其致病菌在我国目前主要为犬小孢子菌,多由猫、犬等动物传染而来,这与近年来宠物热的兴起有关。因此,喜爱养宠物者应特别注意动物皮毛的清洁。

3. 黑癣 黑癣发展缓慢,往往只有散在的小片状损害,头皮并不明显发红。病变处的头发长出头皮后就会折断,所以在头皮上只能见到点点黑色的断发残根,呈一片黑点状,故又称"黑点癣"。如不治疗,日久可发生瘢痕,头发脱落,不再生长。其致病真菌在我国主要为紫色毛癣菌和断发毛癣菌。

在头癣的早期,有一些病发外观和正常头发一样,很难区分,这时,医生可通过显微镜或午氏灯对病发进行检查来识别。

防治 治疗头癣,重要的是早期发现、彻底治疗。灰黄霉素对本病有特效,但此药有一定的不良反应,必须在医生指导下使用。另外,口服伊曲康唑或特比萘芬亦有良效,副作用相对较小,是目前比较常用的药物。口服药物同时均应配合局部治疗,目的在于消灭毛干和头皮表面的真菌、防止蔓延。具体措施有:①每周剃发1次,连续7～8周。②每日用热水、肥皂洗头1次，连续1个月，以后可每隔3日洗头1次。③抗真菌药膏搽遍头皮，每日早、晚各1次，连续2个月左右。预防头癣的方法是积极彻底治疗。另外，不要合用剃刀、毛巾、梳篦、枕巾、头巾等物。病人的用具应定期煮沸或用3%含氯石灰(漂白粉)浸泡30分钟消毒。理发用具要严格消毒处理。

须癣

须癣是胡须区的皮肤癣菌感染，仅限于成年男性，由多种毛癣菌和小孢子菌所引起，常由理发用具、剃胡须时而被传染，亦可由牛、马、羊、犬、猫等动物传染给人，其中，由牛传染给人常见，故在牛的繁殖和饲养地区较为多见。

临床表现　病人多为胡须较多的成人，分为浅部感染和深部感染两型。浅部感染型很像光滑皮肤上的体癣，表现为环形或多环形，中央脱屑，外围活跃，可有丘疹、水疱或脓疱。原发损害位于须部毛囊口，界限相当清楚，患处胡须松动或折断、没有光泽，易拔出，并在其中心部位产生秃毛区。深部感染型表现为深部毛囊性脓疱，并形成脓肿或结节，胡须变脆而容易拔除，毛囊内可形成瘘管，挤出脓液。病灶常局限于一处。早期常有微痒，较深的感染常有触痛。真菌检查阳性可确诊。

防治　治疗首先要消灭胡须内真菌。如损害小，可用镊子将胡须拔除，然后擦以2%酮康唑乳膏或1%联苯苄唑乳膏等。如损害较多，拔毛困难可参考头癣治疗方法。预防须癣，应注重个人卫生，防止剃须用具感染，避免接触患癣的牛、马、羊、犬、猫等动物。

体癣和股癣

体癣又称"圆癣"或"金钱癣"，是指除掌跖、腹股沟、外阴、肛周外人体其他部位的光滑皮肤上的癣。股癣又称阴癣，是指生在腹股沟、外阴、肛周的癣。

体癣和股癣都是接触传染而来。传染的可能来源是自身的手、足、甲癣、病人的衣物以及患癣的猫、犬等宠物。潮湿、温暖的季节与地区，容易诱发皮肤癣，肥胖、多汗、不注意清洁卫生、长期内服或外用皮质激素以及糖尿病者也容易患癣，成人较多。

临床表现　体癣和股癣的表现基本相同，最常见的是一片片边缘稍高起的圆形或环形损害，最初往往从一个小丘疹开始，逐渐向外围扩大，形成圆形或多环形，而中间的皮损逐渐消退，颜色变淡，常有色素沉着。皮损边缘真菌活跃，颜色红，有时可见丘疹或水疱，表面可有细小鳞屑。环状损害有大有小，数目也有多有少，主观感觉很痒。

防治　体癣和股癣是很容易治好的，一般外用复方雷琐辛搽剂、酮康唑、联苯苄唑或特比萘芬乳膏等即可痊愈，疗程2～4周。对于皮损广泛或皮厚的病人，可口服伊曲康唑或特比萘芬等。同时，应注意防止再感染，伴有手、足和甲癣者应同时治疗。

手癣和足癣

手癣和足癣是指生在手掌、足底和指(趾)缝的癣。手癣俗称"鹅掌风"，足癣俗称"脚湿气"、"香港脚"，这是最常见的两种癣，特别是足癣更为普遍。长江以南天气温暖、潮湿，更易患癣。四季都有，尤以夏季严重。

引起手、足癣的真菌，主要是红色毛癣菌。足癣一般是通过接触病人或其用具，如鞋、脚布而感染。3～5足趾缝因不容易张开，最易隐藏真菌而发病，再向其他地方扩展。患了足癣后由于搔抓，真菌就易感染手、指甲而引起手癣、甲癣和体癣。因此，足癣为自体感染的主要来源。手、足癣多发生在成年人，儿童很少见。可分为3种类型。

临床类型

1.指（趾）间糜烂型　病人手指或脚趾间潮湿发白、有脱皮现象，剥去表皮露出湿润潮红的糜烂面。第3、4指（趾）间最易发生。

2.水疱型　手掌、足底或指（趾）间有成群或分散的水疱出现，可融合成较大的水疱，常很痒。干燥后形成针帽大小的环状鳞屑。如有细菌感染，就可变成脓疱。

3.鳞屑角化型　手掌或足底有成片的脱皮区，边缘清楚，呈环状或半环状表皮脱落，日久皮肤变粗厚，皮纹增宽加深，冬天常开裂，很痛，可影响劳动与行走。

以上3种类型不是一成不变的，可因不同季节和局部条件的改变而发生变化。3种类型也可同时发生在同一人身上，但常以一种类型为主。指（趾）间糜烂型和水疱型者往往瘙痒难忍。

足癣尤其是趾间糜烂型易引起细菌感染，如小腿丹毒（流火）、淋巴管炎、蜂窝织炎等。还可引发癣菌疹，这是病人对真菌的过敏反应，在癣病灶以外的皮肤上突然出现皮疹，皮疹形态多样，但无特异性，可似汗疱疹、丹毒或湿疹等，常在足癣病变活跃时发生。

防治　足癣是癣的主要来源，因此治疗足癣是消灭癣的重要环节。治好手、足癣并不困难，关键在于要坚持用药，彻底治疗。一般可予咪康唑、酮康唑、联苯苄唑或特比萘芬乳膏等抗真菌药物外用。有糜烂或渗液多时可先用3％硼酸溶液湿敷。如有细菌感染，应先控制感染，然后治癣。对于角化鳞屑型者，在抗真菌治疗同时，可予水杨酸、苯甲酸等角质剥脱剂。局部治疗效果差者可口服伊曲康唑胶囊或特比萘芬片。

花斑糠疹（花斑癣）

花斑糠疹又称花斑癣、汗斑，由真菌中的马拉色菌侵犯表皮角质层所引起。

皮疹多见于颈、胸、背、臂和腋下等皮脂腺丰富且出汗多的部位，也可见于面、腹、腹股沟等处。通过接触带菌者或他们的衣服、被褥、席子等而传染。炎热的天气和潮湿的皮肤，是传播本病的有利条件。病人多为成人，但新生儿也可见。皮疹多为黄豆至蚕豆大小的圆形斑疹，颜色可为褐色、白色或粉红色，上有细小鳞屑，是传播的根源。皮疹越发越多，可融合成大片，边缘比较清楚。病程缓慢，在夏天出现，冬天隐退，病人无明显感觉或仅有轻度痒感。如不医者，可多年不愈。本病极易复发，可能与马拉色菌深藏在毛囊皮脂腺深处有关。

由于马拉色菌生长在皮肤的最表面，外用抗真菌药物即可奏效。常用的有复方雷琐辛搽剂、酮康唑、联苯苄唑或特比萘芬乳膏等。皮损广泛及易复发者，可口服伊曲康唑胶囊。治疗时应将穿过的内衣、被单等用水煮沸灭菌。平时讲究卫生，勤洗澡、勤换衣，以防复发。

马拉色菌毛囊炎（糠秕孢子菌毛囊炎）

此病是由马拉色菌（糠秕孢子菌）引起的毛囊真菌感染。多见于年轻人，好发于皮脂腺丰富的部位，如胸、上背、肩、颈部等。免疫低下或长期使用皮质激素者，可泛发至四肢。皮疹为孤立散在的圆形毛囊性丘疹或脓疱，发亮，大小较为均等，绿豆或黄豆大小。一般无自觉症状，也可有瘙痒或刺痛感。

马拉色菌毛囊炎常常与痤疮或其他细菌性毛囊炎同时存在而难以区分。挑取皮损内的脓液在显微镜下进行直接镜检,见到大量成堆的圆形或卵圆形厚壁孢子,即有助于诊断。

酮康唑是治疗马拉色菌感染最有效的药物,可外用酮康唑乳膏或洗剂。其他如咪康唑、联苯苄唑、特比萘芬乳膏都可以外用。如果皮损广泛且严重,可口服伊曲康唑胶囊。另外,保持皮肤清洁、干燥,去除油脂,避免长期或大剂量应用皮质激素,对于预防此病非常重要。

甲真菌病

正常人的指(趾)甲都是透明发亮的,表面也比较光滑,被真菌感染后会变色、变形、变脆,失去光泽,这就是甲真菌病,俗称"灰指(趾)甲"。通常先是一个甲颜色变白、变灰或变黄,日久逐渐增厚,高低不平,失去光泽,有的中间蛀空,形成粉末,致甲缺损。也有少数人甲变薄萎缩。病期长久,往往多个甲均被累及。趾甲真菌病的患病率明显高于指甲。男女老少都可发生,但儿童较少见。

引起甲真菌病的真菌主要为皮肤癣菌(如红色毛癣菌,须癣毛癣菌等),另外,一些酵母菌(主要是念珠菌)和真菌(如曲霉等)也可见。

甲真菌病多由足癣或手癣直接传播而来,指(趾)甲受伤、手足多汗等,均有利于发病。当甲毁坏后,肢端犹如失去了一层天然屏障的保护作用,还会影响工作(如刺绣),有碍卫生(如饮食行业)和美观。

患了甲真菌病以后,如果甲的根部未受累,可仅使用外用药物。先用40%尿素脂封包病甲1周,待甲软化后用刀尽量刮除。再涂以30%冰醋酸或罗每乐甲搽剂等,这样有利于抗真菌药物更好地到达甲床,从而杀灭真菌。外用药物治疗甲真菌病贵在坚持,因甲生长缓慢,从甲根部长至游离缘,指甲至少需要3个月,而趾甲则更长,至少需要半年以上。因此,一般需用药半年左右。如果多个甲受累、甲根累及或外用药物治疗无效或效果不佳,可在医生指导下口服伊曲康唑或特比萘芬等抗真菌药物。甲真菌病治好后,要尽量避免手去搔抓其他患癣的部位,或在抓过后要立即洗手,指甲缝也要清洁干净,以防再感染。若其他部位患癣,应同时治疗。

念珠菌病

念珠菌病是由念珠菌引起的一种真菌病,可以侵犯皮肤、黏膜和内脏。其中,白念珠菌引起的感染最多见。

念珠菌广泛存在于自然界中,也可寄生在正常人体的皮肤、黏膜及肠道中而不致病。当某些因素打破了这种平衡,念珠菌就会在局部大量繁殖,引起感染。皱褶部位的皮肤细嫩、潮湿,老弱者抵抗力差,女性由于生理条件变化,较有可能出现皮肤或外阴阴道念珠菌病。另外,一些患有肿瘤或艾滋病等慢性消耗性疾病者,或长期应用抗生素、皮质激素、免疫抑制剂、抗肿瘤药物等,可出现皮肤和口腔的损害(口腔损害俗称"鹅口疮"),或侵入组织引起胃肠道、呼吸道、泌尿道、脑的感染。有些皮肤念珠菌病,如指间糜烂、甲沟炎等,则往往与长期接触水的工作有关。

临床表现 本病在皮肤上可表现为米粒至绿豆大小、圆形、界限明显的红色扁平丘疹,上有一圈鳞屑,分散排列而有成群倾向,多见于肥胖儿童或婴儿的颈、背部及其他部位;有的表现为皱褶处擦烂,好发于乳房下、会阴、腋下、脐窝、腹股沟、肛门沟及指(趾)间等处,可有浸渍发白的皮屑或潮红糜烂,边界常较清楚,多发生在肥胖多汗的人。也可引起甲沟炎,甲周围皮肤红肿略痛,少化脓,真菌不直接侵入甲板,仅使甲板生长不良,高低不平,但仍有光泽。在口角处可致口角炎,表现发白浸渍或糜烂结痂,有裂纹。口腔内感染可见一层白膜。阴道内感染可出现豆渣样分泌物,可引起龟头包皮炎。如发生消化道、呼吸道、泌尿道、脑、心等内脏感染,则可出现相应症状,和一般慢性感染表现相同而缺乏特异性。内脏念珠菌病的诊断较困难,痰、大便、尿液等标本培养有念珠菌生长并非绝对可靠,需要反复培养多次为同一菌种,并结合临床症状或真菌直接镜检发现大量假菌丝或孢子才可确诊。

防治 本病宜早期发现、早期治疗,如果慢性病者在治疗过程中突然出现鹅口疮,不应认为是一个局部感染,可能是消化系统感染的局部表现,应作全身治疗。内脏感染也应作全身治疗。常用药物有制霉菌素涂口腔,病情严重者可考虑口服或静脉应用伊曲康唑、氟康唑、两性霉素 B 等。皮肤、指甲或阴道念珠菌病,可局部外用抗真菌药,严重者也可口服抗真菌药物。

保持皮肤清洁、干燥,是预防皮肤念珠菌病的重要措施。预防内脏念珠菌病首先要去除各种诱发因素,如尽量避免长期应用抗生素、皮质激素等,积极治疗慢性病,提高身体抵抗力,必要时可预防性服用抗真菌药。因职业关系,经常接触水或潮湿环境下工作的人,应于工作完毕后尽量保持手部干燥,少用肥皂、热水,以防浸渍而利于念珠菌生长。

隐球菌病

隐球菌病是由隐球菌(主要是新生隐球菌)引起的一种全身性病变,主要侵犯肺、脑与脑膜,其次是皮肤和黏膜等。

临床表现 本病可能从呼吸道侵入,所以一部分病人先发生肺隐球菌病,由于症状不突出,常不引起注意;也可能从消化道或皮肤侵入,多数病人以脑部症状为主要表现。病菌可以长期"隐藏"于正常人体,当身体抵抗力降低时,就乘机活动。症状不典型,如在肺部,表现为咳嗽、咯痰、胸闷、胸痛、低热等而类似肺结核,也可误诊为其他原因引起的肺炎或肺肿瘤;在脑部,主要表现为慢性脑膜炎、脑炎、脑脓肿或脑瘤的症状,如头痛、恶心、呕吐、颈项强直、视力减退、复视、精神异常、昏迷、惊厥、瘫痪等,常被误诊为结核性脑膜炎或脑瘤等,脑脊液中发现隐球菌,即可确诊。艾滋病病人常可出现脑、肺、肝、皮肤等多脏器播散性隐球菌病,已成为其死亡的重要并发症之一。

防治 目前比较有效的治疗方法是两性霉素 B 静脉滴注与 5 - 氟胞嘧啶口服或静脉滴注两者联合治疗。氟康唑、伊曲康唑等也有效。局限性病灶可考虑手术切除。

鸽粪是人类隐球菌感染的主要来源,所以最好不要在家里养鸽子,以免吸入带隐球菌的灰尘。腐烂的水果(如桃子)也可能带菌,不能食用。去除降低人体抵抗力的各种因素,也有助于预防本病。

孢子丝菌病

本病由申克孢子丝菌引起的真菌病,主要侵犯皮肤、皮下组织和附近淋巴组织,偶尔也可侵犯黏膜,而播散至骨骼及其他内脏者罕见。

发病前,皮肤常先有外伤史,再接触带菌的泥土或植物,病菌就从损伤的皮肤进入人体,经过 1～3 周,就在最初侵入的部位产生像疖子样的损害,一般不痛,也不发热,可有脓血,破溃后形成溃疡;也可为丘疹、疣状损害、斑块、菜花样假性肿瘤等。

损害可长期固定于一处或沿淋巴管向上蔓延，产生一连串类似损害，数个至数十个排列成条状。一般以上肢发病的机会最多，下肢次之，近几年来面部也相当多见。极少数可侵入血液，引起内脏的广泛播散。皮损中挑出的脓血片培养，常能分离出病原菌，即可明确诊断。

10%碘化钾对本病有特效，对碘化钾无效、过敏、不能耐受或有结核病者，可口服伊曲康唑、氟康唑或特比萘芬等。局部温热疗法可起辅助作用。皮损局部一般不需处理，若有溃疡可用新霉素软膏或溶液湿敷。防止皮肤外伤对预防本病很重要。病人换下的敷料应烧毁，以免污染环境，感染他人。

着色真菌病

本病是由暗色孢科真菌引起的深部真菌病。包含两个病种：一种为皮肤着色芽生菌病，表现为皮肤和皮下组织的慢性局灶性感染，真菌在组织中的形态为棕色厚壁孢子，称"硬核体"；另一种为皮肤暗色丝孢霉病，除皮肤及皮下组织感染外，还可引起系统性主要是脑的感染，真菌在组织中为棕色分隔的菌丝。

能致病的暗色孢科真菌有多种，多存在于土壤与腐烂木材内，通过损伤的皮肤进入组织，以后直接或通过淋巴管蔓延。皮损好发于身体暴露部位，一般起病于一侧的小腿或足部，其他如手、前臂或面部也可发生，初起为一个丘疹或小结节，逐渐向周围扩大，可形成溃疡，严重的整个小腿以至大腿都可受到侵犯。皮损表现多种多样，如结节、疣状、乳头状、菜花状、瘢痕或肿瘤状等。病程极慢，多局限于皮肤，一般对健康影响不大，大都没有明显感觉。但病期长的，可致肢体残废畸形，影响劳动。在损害处挤出的脓液或切下的病变组织中，如找到圆形、棕色厚壁孢子或棕色菌丝，即可确诊。

最彻底的治疗方法是早期将损害切除。皮损广泛的用两性霉素 B 与 5 - 氟胞嘧啶联合应用或服伊曲康唑，疗程需 3 个月以上。维生素 D_2、碘化钾可配合服用，也有一定的效果。局部可注射两性霉素 B。预防本病，主要是在皮肤受伤后，特别有腐烂杂物刺入皮内时，应及时认真消毒处理。

病毒性皮肤病

单纯疱疹

本病俗称"热疮"，是由单纯疱疹病毒引起的疱疹性皮肤病，常发生在肺炎、感冒等发热性疾病的过程中。男女老幼四季都可发生，大多在皮肤、黏膜交界处，如口角、唇缘、眼、耳、鼻孔周围和外生殖器等部位。发生于外生殖器时，称为"生殖器疱疹"。开始时局部有灼热感和轻度的疼痛、瘙痒，继而皮肤发红，在此基础上发出成簇的小水疱，常为 1～2 簇。水疱破裂后露出糜烂面并很快变干、结痂，痂脱落后皮肤恢复正常，常留下色素沉着。病程约 1 周，有的可反复发生。重的可引起邻近淋巴结肿大。

治疗主要是使它干燥，防止继发感染，可用 3%硼酸溶液湿敷或外用阿昔洛韦乳膏、喷昔洛韦乳膏，口服伐昔洛韦或阿昔洛韦片等抗病毒治疗。反复发作的可口服左旋咪唑、胸腺肽、转移因子等，有一定的预防作用。主要在于加强抵抗力，避免感冒等发热性疾病的发生。

带状疱疹

本病中医学称为"蛇丹"或"缠腰火丹"，是由水痘-带状疱疹病毒引起的一种疱疹性皮肤病。病毒可长期潜伏于人体内而不发病，但在劳累、感染、外伤、肿瘤、红斑狼疮以及长期服用皮质类固醇激素的病人中，由于抵抗力降低，容易诱发本病。男女老幼都可发生。

发病前常先有局部皮肤灼热和刺痛感觉，经过数日后发出皮疹，有的刺痛和皮疹同时发生。皮疹出现在疼痛的区域，为密集成簇的小米到绿豆大的水疱，疱壁紧张发亮，周围红晕。成簇水疱沿神经分布，排列呈带状，一般为单侧分布，不超过躯体中线，偶尔呈对称性。以胸部肋间神经、腰部和面部三叉神经分布区最多见。后者可累及眼睛，如不及时治疗，可影响视力，严重者导致失明。邻近的淋巴结常肿大，严重的可有发热等全身症状，病程2～3周，愈后一般不留瘢痕，极少复发。一些病人在皮疹消退后可有后遗神经痛，尤其是老年人。

治疗主要是抗病毒、减轻疼痛、缩短病程及防止局部继发感染，如口服伐昔洛韦或阿昔洛韦片抗病毒，阿司匹林、罗通定（颅痛定）、卡马西平或布洛芬等口服或以针灸、音频及紫外线疗法止痛。年老体弱或有慢性消耗性疾病者可注射胸腺肽或转移因子等。局部可涂炉甘石洗剂或阿昔洛韦、喷昔洛韦乳膏等。累及眼部的需积极治疗，必要时请眼科医生会诊。

疣

本病系由人乳头瘤病毒所引起的，以细胞增生反应为主的一类良性皮肤赘生物。潜伏期1个月～1年多，平均4个月。直接或间接接触传染，能自体接种、扩散。外伤是感染的重要途径。本病有4种类型，即寻常疣、扁平疣、趾疣和尖锐湿疣。各种疣的特点及治疗见表33-1。

表33-1 各种疣的临床特点及治疗

项目 疾病	好发年龄	皮损部位	皮损特点	治疗
寻常疣	儿童和青少年	面部、手背、手指	针头至豌豆大乳头状突起	数目少：冷冻、激光 数目多：服中药
扁平疣	青少年	面部和手背	针头至绿豆大淡褐色或皮肤色坚实的扁平丘疹	数目少：冷冻、激光 数目多：服中药
趾疣	学龄儿童、青少年、成人	足底受压部多见	黄豆大或更大，色黄质硬像胼胝的突起，有压痛，将表面角质层除去，露出丝状疏松角质物	数目少：冷冻、激光 数目多：服中药、外用30%冰醋酸
尖锐湿疣	青壮年	外生殖器、外阴阴道	粉红或灰白色丘疹或菜花样赘生物	冷冻、电刀、激光或5%咪喹莫特软膏

疣状表皮发育不良

又称"泛发性扁平疣"，与人类乳头瘤病毒有关，能自身接种和异体接种。

可初发于任何年龄，但以幼年发病多见。其皮损可分为3型：①扁平疣型：最常见，皮损数目多而且大，为米粒至黄豆大小的扁平疣状丘疹，圆形或多角形，暗红、紫红或褐色，皮损比较广泛，可累及大部分皮肤和黏膜。②花斑糠疹型：较少见，为淡褐色的扁平丘疹,几乎不高出皮肤,轻微角化。③点状瘢痕型:最为少见,皮肤轻度凹陷,角化也很轻微。面、颈、躯干、四肢都可以发生,甚至口唇、尿道口也可见小的疣状损害。皮损可持续多年而无变化,但20%病人其部分皮损会发生癌变。此外,病人还会伴有手掌、足底皮肤角化,指甲改变,雀斑样痣及智力发育迟缓。

此病无满意的治疗办法,可试用氟尿嘧啶(5-FU)软膏。

水痘

由水痘-带状疱疹病毒引起的急性、发疹性疾病。以皮肤黏膜上分批出现水疱且伴有轻度全身症状为特征。水痘传染性很强,接触者约90%发病。以冬春两季较多。发病年龄以2~10岁最多,6个月以下婴儿及成人发病较少。

水痘与带状疱疹同一病毒引起,病人是唯一的传染源,从出疹前2日到出疹后5日具传染性。主要通过飞沫传染,接触被病毒污染的被服、用具等也可能被传染。

水痘临床表现及治疗详见第30章水痘。

水痘样疹

本病为过敏性皮肤病病人的一种突然发生的并发疾病,病人在原有遗传过敏性皮炎或湿疹等基础上感染单纯疱疹或牛痘病毒而发生的一种皮肤病。偶然发生于患脂溢性皮炎、脓疱疮、落叶性天疱疮、鱼鳞病样红皮病、毛囊角化病、蕈样肉芽肿、Sezary综合征和其他炎症性皮肤病的成人。

多半发生在婴儿和儿童,尤以5岁以内多见。由于接种牛痘或接触种痘及单纯疱疹病人后,经过5~19日(平均10日)潜伏期,突然出现密集成群发亮扁平水疱,以后很快转变为脓疱,疱中央有脐窝,周围有红晕。皮疹可局限于原有皮肤病的部位,也可超越原有皮损范围,1~2周后皮疹干燥结痂而脱落,部分残留表浅瘢痕及色素沉着。皮疹发出2~3日后可有高热、全身不适、食欲不振等症状。局部浅表淋巴结可肿大。绝大部分病人预后良好,但少数病人可并发脑炎、树枝状角膜溃疡或泛发性内脏损害。

患遗传过敏性皮炎和湿疹等皮肤病的婴儿和儿童在发病期不宜接种牛痘,也应避免与接种牛痘或患单纯疱疹者接触。如得病后,全身症状给予对症处理,局部皮损可用3%硼酸溶液或0.5%新霉素溶液湿敷,或炉甘石洗剂外涂。

手-足-口病

手-足-口病是以在手、足及口腔出现水疱为特征,病情一般较轻且短暂,但严重时也会引起死亡。主要侵犯儿童,暴发时也可见于成人。

本病临床症状及治疗见第30章手-足-口病。

传染性红斑

本病由细小病毒B19感染引起,潜伏期1~2周,多发生在冬春季。常成批出现于2~10岁儿童,有轻度传染性,通过上呼吸道传染。

皮疹初发于面部,1~2日内扩展至四肢近端和躯干,对称分布。面部表现为鲜红色稍带水肿的大片红斑,边缘清楚,有时红斑的外面围绕一狭窄的正常皮肤带,再外缘为一条红线,非常明显。四肢损害呈多环形或花纹状,表面无鳞屑,在温暖时常更明显。局部偶有微痒和烧灼感觉。一般无全身症状,仅少数病人伴有低热。病程

1 周左右,愈后不留痕迹。

注意隔离和休息,局部外用炉甘石洗剂,一般不需其他药物。必要时可短期服用板蓝根冲剂。

传染性软疣

本病为良性病毒性皮肤疾病,可发生于任何年龄,但主要见于儿童,而 1 岁以内的婴儿却少见发病。通过人与人直接接触、性接触或污染物传染,人是唯一的天然宿主。潜伏期为 14 日～6 个月。

皮疹好发于躯干、颈、上肢、下肢、阴囊和肛门等部位。色如皮肤,初起为米粒大小半球形丘疹,以后逐渐增至豌豆大小,表面具有蜡样光泽,顶端凹陷。可挤出白色乳酪样物质,称为"软疣小体"。如不治疗,皮疹会逐渐增多,甚至几十个不等。

最有效、快速的治疗方法是用镊子将皮损内的软疣小体挤出,涂上碘酊消毒并压迫止血。如果皮疹小而泛发者,难以用镊子夹除皮疹,可外涂 10% 浓碘酊或聚维酮碘软膏,每日 2～3 次。

细菌性皮肤病

毛囊炎

本病是由化脓性球菌侵入毛囊所引起的化脓性皮肤病。致病菌主要为金黄色葡萄球菌,偶尔是表皮葡萄球菌。初发时损害为粟米大小,与毛囊一致的红色丘疹,有微痒和灼痛感觉,很快变为半球形带尖顶的脓疱,中间有毛发穿过,周围有红晕。脓疱数目可多可少,常成批出现,但不互相融合,如果弄破或拔去毛发,可有少许脓液排出。5～7 后脓疱干燥、结痂,以后不留瘢痕,但可复发。有瘙痒性皮肤病或糖尿病者,或接触石油、煤焦油的工人,常易发

生本病。可反复发作变成慢性。好发部位在头皮和其他有毛发处,颈部及四肢也常见。发生在头皮的愈合后可有毛发脱落。

对本病的预防重在注意皮肤清洁卫生,避免机械性的摩擦和搔抓,少吃酒类、辛辣等刺激性食物;及时处理与本病有关的皮肤病,如湿疹、瘙痒症等,如有糖尿病,应积极控制。皮损以局部治疗为主,外搽炉甘石洗剂、0.5% 新霉素软膏、莫匹罗星软膏或夫西地酸软膏等,用以止痒和杀菌。严重时可内服抗生素或中草药。反复发作的,可试用疫苗注射或紫外线照射等。

脓疱疮

脓疱疮俗称"黄水疮",是由化脓性球菌引起的皮肤感染。多发生在夏秋季,以 7～9 月份为主。好发于婴幼儿和学龄前儿童,常在托儿所、幼儿园等机构迅速蔓延和造成流行。本病与痱子的发生有密切关系,儿童患痱子后,由于搔抓,表皮抓破后,皮肤上或指甲缝里的细菌乘机侵入皮肤而引起脓疱疮。本病的致病细菌以金黄色葡萄球菌为最多,其次为溶血性链球菌,或两者混合感染。本病通过接触传染,当皮肤有外伤和机体抵抗力下降时,接触病菌后往往容易发病。主要的传染源为儿童玩具和污秽的手指,在成人是理发用具、浴室和患病的子女。婴儿枕部的脓疱疮,常通过接触传染给母亲或保育员的前臂。

本病常发生在面、颈、两手、小腿等外露部位;在婴儿,有时好发于头的枕部。初发时的损害为红斑,很快变成水疱或脓疱,自绿豆大到黄豆大,周围有红晕。脓疱壁比较松弛、薄而易破,破后露出糜烂面,干燥后结成蜜黄色痂,痂脱落后,留下瘢痕,

每个脓疱1周左右可痊愈。如不治疗,脓液中的病菌不断向邻近部位蔓延扩展,往往这里好了,那里又发,病程连绵不断。自觉瘙痒明显而搔抓,可伴有局部淋巴结肿大。严重时可有发热,甚至并发肾炎和败血症等。

患了脓疱疮后要及早治疗,还要注意适当隔离,防止与其他儿童直接接触。如脓疱不多,只要局部外用抗菌药物即可,不需要打针吃药。皮损广泛或有发热时,最好口服或注射青霉素等药物。治愈后,病人接触过的衣服、枕套、床单、毛巾、手帕、玩具等污染物品,要放在强烈的阳光下曝晒几小时,或浸在水中煮沸消毒。

疖与疖病

疖是金黄色葡萄球菌侵入毛囊引起的急性化脓性深毛囊炎和毛囊周围炎。复发性、多发性疖称为疖病。此病在青春期和成人期较常见。好发因素主要为:皮肤擦伤、糜烂及患有湿疹、痱子等瘙痒性皮肤病后好搔抓;营养不良、恶病质、糖尿病、长期使用免疫抑制剂等免疫低下者;皮脂腺分泌过旺等。

皮疹多发生于面、颈、臀部、下肢及外生殖器部位。初起为红色圆锥形毛囊性丘疹,中心贯穿毳毛,逐渐增大成鲜红或暗红结节,质地硬,有压痛。此后,结节逐渐变软,顶端产生小脓疱,排出脓液,留下持久瘢痕。皮损单发或数个,散在分布。一般只表现为皮损处局部疼痛,严重者可有发热等不适,伴附近淋巴结肿大,免疫低下者可发生脓毒血症。

该病的治疗主要为抗菌消炎,轻者局部外用抗生素软膏及鱼石脂或三圣散,促进尽早化脓、排脓。如不能自行排脓,则可切开排脓。病情较重者,可予全身使用抗生素。

痈

痈是由金黄色葡萄球菌引起的多个相邻的急性深毛囊和毛囊周围炎,并累及周围和下面的结缔组织。免疫力低下者易患本病。

感染先从一个毛囊底部开始,向周围结缔组织扩散,累及邻近许多脂肪组织,然后向上穿过毛囊群而形成多个脓头,形似蜂窝状。皮损初起为红色坚硬斑块,有疼痛,以后逐渐扩大,直径可达10厘米或更大,5~7日后开始化脓,毛囊口出脓,形成多个火山口样结构。排脓后留下多个带有脓性基底的深溃疡。皮损好发在颈、肩、背、臀和大腿,一般单发,但可伴发一个或数个疖。局部红、肿、热、痛明显,全身症状较重,可有发热、寒战、恶心等不适,也有因败血症而死亡。愈后留下大片瘢痕。

治疗宜全身使用抗生素,如果排脓不畅,可切开引流。另外,应积极加强病人的免疫力。

化脓性汗腺炎

本病为大汗腺的慢性炎症,发病部位多在大汗腺分布区,如腋窝、肛周、外生殖器、臀部、股部、腹股沟、乳晕、脐部和外耳道等。

本病病因复杂,可能与代谢紊乱、局部潮湿、吸烟过多、细菌感染等因素有关。化脓性汗腺炎多在青春期后出现症状,常发生在身体健康、皮肤油脂过多、常有痤疮的青壮年人。

皮损早期为一个或多个皮下小结节,逐步扩大、成熟,表面红肿,伴疼痛。此后结节融合,新的结节向两端延伸形成条索状,以后化脓,形成窦道或瘘管。一般无全身不适,可并发贫血、内分泌和脂肪代谢紊乱等症状。

急性期可酌情应用抗生素,如四环素、青霉素、红霉素、万古霉素等。对顽固性皮损,同时服用泼尼松等,可控制炎症,但不宜久用。近年来应用抗雄性激素药物环丙氯地孕酮治疗化脓性汗腺炎取得了较好的效果。有脓肿形成时需切开排脓,特别顽固的皮损可手术切除。

丹毒

丹毒是皮肤及其网状淋巴管的急性炎症,病原菌多为乙型溶血性链球菌。好发于下肢和面部,足癣、抠鼻、掏耳等为常见的诱因,局部皮肤、黏膜破损,细菌乘虚而入。

临床表现为鲜红色的水肿性斑片,边界较清楚。皮损处红、肿、热、痛明显,部分病人可伴有高热、畏寒及头痛等不适。如治疗不彻底,病原菌可潜伏于淋巴管内引起复发。

青霉素是治疗本病最有效的药物,一般用药2~3日后,体温常能恢复正常,但需持续用药2周左右。对青霉素过敏者可使用四环素、红霉素等。此外,应积极治疗原发病灶,如足癣、鼻炎等。如皮损在下肢,应抬高患肢。

蜂窝织炎

蜂窝织炎是皮下组织的化脓性感染。病原菌主要为溶血性链球菌,其他细菌如金黄色葡萄球菌、厌氧菌也可致病。炎症可由皮肤或软组织损伤后感染引起,亦可由局部化脓性感染灶直接扩散或经淋巴、血流传播而发生。

皮疹为境界不清的浸润性斑块,其上可发生水疱,局部红、肿、热、痛明显。如不治疗,急性者迅速软化形成脓肿,溃破后排出脓液及坏死组织。急性病人常有高烧、寒战、头痛等不适,有的病人可伴有淋巴结炎、淋巴管炎、坏疽、转移性脓肿或败血症。本病可发生于任何部位,但以四肢及面部多见,发生于指、趾的蜂窝织炎称为瘭疽。复发性蜂窝织炎为上述病情反复发作,红斑明显或不明显,全身症状很轻或没有,几日后病灶可消退,发生在唇、面颊部的皮疹常被误诊为血管淋巴性水肿,最后可导致慢性淋巴水肿。

早期要给予足量高效抗生素,首选青霉素静脉滴注,也可选用抗菌谱较广的头孢类抗生素或红霉素,一般疗程10~14日。已化脓者,应切开引流。局部可用50%硫酸镁或生理盐水湿敷,也可予紫外线照射或超短波等物理疗法。

甲沟炎

甲沟炎是甲周组织的急性、亚急性或慢性炎症反应。各型甲沟炎的鉴别见表33-2。

表 33-2 **急性与亚急性或慢性甲沟炎的鉴别**

鉴别点	急性	亚急性或慢性
病因	细菌(金黄色葡萄球菌、链球菌、铜绿假单胞菌等)	真菌(念珠菌属,尤其是白念珠菌)
好发人群	甲周刺伤者	糖尿病、家庭妇女、吮指者
甲周红肿	明显	轻微
脓液	多	少
疼痛	剧烈	轻微或无
受累甲数	一个	往往多个
治疗	口服或外用抗生素,切开排脓	口服或外用抗真菌药

杆菌性皮肤病

麻风

麻风是由麻风分枝杆菌引起的一种慢性传染病,主要侵犯皮肤和周围神经。如能早期治疗,可完全恢复正常;若不及时治疗,而病人的免疫能力又较差,则可累及深部组织和内脏器官,甚至造成严重的残废。

不少人"谈麻色变",认为麻风传染性很强,而且是一种"不治之症"。其实,这种心情是对麻风认识不足或误解。麻风分枝杆菌生命力较弱,在一般自然条件下仅能存活2～9日,而在日光曝晒下几小时即可死亡或丧失繁殖力。可见,它离开人体就不容易生长。而且,并不是所有的麻风病人都有传染性,未经治疗的瘤型和界线类麻风带菌量较多,是主要的传染源;结核样型麻风,通常查不到麻风杆菌,一般无传染性。我国大部分地区麻风已基本消灭。

麻风的传染方式,除了直接接触以外,通过飞沫传染也逐渐被人们所承认。麻风杆菌进入人体后是否发病,主要取决于人体对麻风杆菌的免疫力。据报道,每100人中约有90人对麻风有天然免疫力,因此,即使有麻风杆菌侵入,也不一定发病。极少数人因为缺乏免疫力,如经常接触麻风病人,就有可能被传染而发病。

临床表现　麻风杆菌侵入人体后,即使免疫力差也不会马上发病,它的潜伏期比较长,一般为2～5年。而且在发病的早期,因为症状不明显,易被忽视。因此,一旦在皮肤上出现不痛、不痒、不出汗的皮疹、局部皮肤麻木(即不能辨别冷热觉、痛觉和触觉)以及浅神经粗大等症状,往往可能是麻风的早期表现,也是早期识别麻风的重要线索,这时就应该及早到医院检查治疗。除此之外,凡是有下列情况之一的,也应怀疑有麻风的可能:脸上有蚁行感,或无故眉毛脱落。口歪、眼不能闭拢(亦称"兔眼"),颈侧、肘伸面、腘窝等处有"粗筋"隆起。上肢出现手套型麻木、肌肉萎缩、足垂(甩脚)。手足无故发生水疱或长期不愈的溃疡,不痛、不痒、不辨冷热,或有指、趾骨缩短等畸形。总之,上述这些情况不一定全是麻风病的症状,有时可能是其他疾病的表现。但是如有以上情况,应该及早请医生检查清楚,便于早发现、早治疗。

防治　目前治疗麻风已有了一些较好的药物,如氨苯砜、利福平、氯苯吩嗪、丙硫异烟胺等。为了防止抗麻风病药物单疗产生耐药性,一定要采用多种药物联合治疗。一般少菌型6个月,多菌型2年甚至更长,多数可以治愈。但如治疗不规则或中断,需要重新开始,直至达到上述疗程,并使杆菌转阴,所以病人一定要有耐心,不可半途而废。在完成疗程,并达到停药标准后,可停止化学治疗,但必须进行每年1次的监测,少菌型至少5年,多菌型至少10年。

对麻风病人,特别是带菌较多的瘤型者,以往多主张严格隔离,而今则采取院外治疗和短期住院治疗相结合的办法,也能达到同样的隔离目的。因为用目前的药物治疗6个月后,90%以上的麻风分枝杆菌已变形死亡,几乎没有传染性。

氨苯砜口服或二乙酰氨苯砜肌内注射,对预防麻风是有效的。麻风菌素试验阴性的接触者,表示对麻风分枝杆菌没有抵抗力,可进行卡介苗接种,有一定预防效果。接触麻风病人以后,不必顾虑重重,只要认真洗手就可以了;对病人接触过的物品,可用水煮或太阳曝晒。

皮肤结核病

皮肤结核病是因结核杆菌感染皮肤而发生的。在新中国成立后，其发病率已较前明显降低。结核杆菌进入皮肤的途径大致有两方面：①已有轻微损伤的皮肤，接触了带有结核杆菌的物质。病灶大多局限于某一部位，并可在皮损内找到结核杆菌，称为真性皮肤结核病。②体内存在肺、淋巴结等结核活动性病灶，结核杆菌经过血管或淋巴管运送到皮肤而发病。此种是先有少量结核杆菌进入皮肤，使皮肤成为过敏状态，当再有少量结核杆菌经血液循环到达皮肤时，就可因过敏反应而发病，这种病灶内难以找到结核杆菌，皮损分布对称，发病较急，称为结核疹。人感染结核杆菌后是否发病，与菌的数量、毒力和人体抵抗力有关。菌量大、毒力强、人体抵抗力低，则容易发病；反之，就不容易发病，即使发病，也容易治好。

1. 真性皮肤结核病

● 寻常狼疮：较常见，约占皮肤结核病的 50% 以上。常患于青年或儿童的面、四肢及臀部。初发时为暗红色、质地柔软、微高出皮面的小结节，以后逐渐扩大并融合成片，中央消退后留下瘢痕，边缘又出现新的结节。用玻璃片压迫结节，中央可见黄色小点，是其特征。病程很慢，如不治疗，可多年不愈。

● 疣状皮肤结核：多发生在手指、手背和足背等暴露部位，初时为小红丘疹，以后缓慢增大，表面高低不平成疣状，里面有小脓疡，周围有红晕，中央逐渐吸收消失后留下萎缩性瘢痕。

● 瘰疬性皮肤结核：多见于儿童，常有淋巴结、骨或关节等结核病灶。因常发生颈部，所以俗称"栗子颈"。最初出现硬的皮下结节，可自由活动，不痛；增大后高出皮面，与皮肤粘连，成暗红色，中央逐渐软化坏死成脓疡，破溃成瘘管，排出稀薄脓液。可连续多年不愈，愈后留下条状瘢痕。

2. 结核疹

● 丘疹坏死性皮肤结核：大都发生于青年，常对称地分布在肘、膝关节伸面和臀部等处。开始时为暗红或紫红色丘疹或小结节，疹顶有小脓疱，后成溃疡，结黑褐色痂，愈后留下色素较深的萎缩性瘢痕。常不伴痛、痒感觉。病程缓慢，可反复发作。

● 硬红斑：常见于中青年女性，并在两小腿后下部出现皮下结节，质地较硬，渐与皮肤粘连，成暗红或紫红色。数目不多，可有轻度疼痛和压痛。有时溃破，愈后有瘢痕。

本病的预防在于讲究卫生，减少感染机会；锻炼身体，提高抗病的能力；体内如有其他结核灶，及时治疗，以防并发皮肤结核病。主要治疗药物是异烟肼、链霉素及对氨水杨酸等。一般是服异烟肼或并用一种其他药物，疗程在 1 年左右。重要的是规则服药，不能时服时停，以免使结核杆菌产生抗药性，给以后治疗带来困难。皮损局部一般不需处理。

节肢动物引起的皮肤病

虫咬皮炎

虫咬皮炎又可称"丘疹性荨麻疹"，主要与节肢动物的叮咬有关，常见的如螨、蚊、蠓、桑毛虫、刺毛虫等，以春、夏、秋季多见。

由于节肢动物种类的不同和机体反应性的差异，可引起叮咬处不同的皮肤反应。发生桑毛虫或刺毛虫皮炎，应尽早处理，用透明胶带或橡皮膏在皮疹上反复粘贴几次,将附着在皮肤表面或刺入皮肤浅层的毒毛粘去,然后再予以治疗。详见"丘疹性荨麻疹"。

节肢动物螫伤

本病为一些节肢动物,如蜂、蚁、蜱、蝎、蜘蛛、蜈蚣等螫人时,其毒腺分泌出大量毒液,并将毒液直接注入人体,引起局部以及严重的全身中毒症状。被节肢动物螫伤后,局部出现烧灼感、瘙痒感或剧烈的疼痛,皮肤发红,肿胀明显,可出现水疱或坏死,有时可引起大面积紫癜,有明显淋巴管和淋巴结炎。毒素吸收后可出现全身中毒症状,如头晕、恶心、呕吐、发热等,甚至出现谵妄、抽搐、昏迷。部分病人出现过敏症状,甚至过敏性休克,可致死。有些种类的蝎如山蝎,其毒性可与眼镜蛇相比,其毒素直接作用于呼吸中枢,迅速出现严重中毒症状而致死。

被节肢动物螫伤,应先将毒刺拔除,但如蜱附着在体表时,不可用力取下,以避免蜱的假头断于皮内或撕伤组织。轻者局部处理即可,可予碳酸氢钠或用氯化钠溶液冲洗伤口,外涂氨水或虫咬药水。出现全身中毒或过敏症状需全身治疗,对症处理、及时抢救。一些严重病人,立即以橡皮止血带紧扎被螫肢体的近心端,尽可能吸出毒液,必要时进行扩创手术。并于近心端皮下注射1%盐酸吐根碱,可迅速止痛,减轻中毒症状。

疥疮

疥疮俗称"癞疥疮",是由接触疥虫而引起的传染性皮肤病。男女老幼都可发病。疥虫很小,但传染性很大,在家庭和集体宿舍中极易传播流行。引起疥疮的寄生虫是一种螨类昆虫,它寄生在人的皮肤,通过密切接触病人而得病,如同卧一床或相

互握手等。少数也可间接传染,如使用病人用过的床铺、衣服、毛巾等。

疥疮的症状主要为皮肤瘙痒,尤其是夜间睡眠时最厉害,这是由于在温暖的被褥里有利于疥虫活动所致。疥虫在白天往往隐伏不动,较少引起瘙痒;一到晚上,则活动频繁,进行交配、掘隧道、产卵,并排泄粪便刺激皮肤,使病人瘙痒难忍,夜不安眠。疥疮的皮疹主要为丘疹、小水疱、隧道(表现为弯弯曲曲的灰白色线条,肉眼往往难以看见)和结节(常见于男性的外生殖器)。其中隧道和水疱是疥虫钻入皮肤引起的过敏反应。皮疹好发于指缝、腕部屈侧、肘窝、女性乳房、脐周、腰部、下腹部、大腿内侧和外生殖器等部位,婴幼儿头、面部及手掌、足底也可发生。病程长的可发生湿疹样改变。

患了疥疮,90%病人可1次治愈,未愈者可在1周后重复治疗1次。可外搽10%硫磺软膏(婴儿皮肤柔嫩,硫磺浓度应减为5%)。用药前应先洗澡,然后用上述药物搽遍颈项以下的所有皮肤,有疹处多搽,每日早晚各1次,连续3日,不可洗澡、更衣。第4日洗澡、换上清洁衣服,如仍有未愈处,可只在未愈部位搽药,直到痊愈为止。将换下的衣服、被褥、被单、枕套等物煮沸消毒。家庭或集体生活中的疥疮病人应同时治疗。阴囊等部位的结节损害,用一般抗疥药物无效,可外用皮质激素霜剂,顽固病人可局部注射曲安奈德(去炎舒松),常获良效。

虱病

虱子有头虱、体虱和阴虱3种,分别寄居在人的头发、内衣和阴毛等部位。它们用喙器刺入皮肤,吸取血液来维持生活;同时放出毒汁引起瘙痒。由于搔抓,皮肤上常发生化脓性感染(如疖子等)。体虱还能

传播回归热和斑疹伤寒。

虱病可由直接接触传染，或共用梳子、头巾、帽子等间接接触而传染上的。体虱是通过与病人同睡或穿病人的衣服传播的，阴虱常在性交时传染的。

头虱生在头发里，尤其在后颈窝处，长发的女性、女孩和不讲卫生的人容易得病。由于虱子的活动引起瘙痒，抓破头皮后可发生感染，严重时发生恶臭。

体虱及卵躲藏在贴身衣服和被褥缝里，也可黏附在汗毛或皮肤皱褶处。体虱叮咬皮肤可引起丘疹和风团，有剧烈瘙痒。

阴虱寄生在阴毛上，虱卵黏附在毛干上，大约 15 日就能变为成虫。病人除有瘙痒外，在外阴部常可发生毛囊炎或黄豆大黄色或淡青色斑点。因为是由性交传染的，所以常常夫妇同时得病。

治疗头虱，可用百部酊（百部 100 克浸于高粱酒 200 毫升）搽遍全头皮，封包 2 日，第 3 日用热水和肥皂洗头，并用密齿子将虱和卵篦尽。用过的帽子、头巾和梳子应消毒。体虱病人可予大量热水和肥皂洗澡，然后换上干净衣服，将换下的衣服、被褥、枕套等用水煮开或熨烫。阴虱病人先剃尽阴毛，再用热水、肥皂洗涤，并将衬衣裤等熨烫消毒。

毛囊虫皮炎

毛囊虫又称蠕形螨，是经常寄生在人的皮肤毛囊、皮脂腺里的一种寄生虫。常发生在青少年和成人的面、颈及胸部，以前额、颊及鼻部最多见。

毛囊虫在人类是否真正引起皮肤病，看法还不一致。通常可以见到的表现是毛囊性小脓疱、红斑及脱屑，有的毛囊口栓塞，很像酒渣鼻或粉刺。挤压扩大的毛囊孔，将挤出物用显微镜观察，可找到这种虫。

外搽含硫磺或萘酚的洗剂或霜剂有效，甲硝唑（灭滴灵）外用或口服亦具有良好效果。

寄生虫引起的皮肤病

匐行疹

匐行疹以钩虫的幼虫引起最常见，也可由棘腭口线虫引起。

当皮肤接触含钩虫卵粪便的土壤后，钩虫幼虫可侵入皮肤。数小时后局部皮肤发痒，出现红色丘疹，再经数周幼虫在皮肤内连续不断地蜿蜒移行，每月移行数毫米至数厘米。通常局限在小范围内，在皮肤上形成红色线状损害，也可呈曲形或环形。匐行疹大多发生在足部，也可出现在小腿或手部。当幼虫停止移动时，停留部位可出现硬结。血中的嗜酸粒细胞通常增高。

预防主要是加强粪便管理，不赤足活动，不生食鱼类和其他肉类，若皮损局限，可冷冻或手术去除幼虫，皮损广泛时口服噻苯唑或阿苯达唑治疗。

皮肤囊虫病

猪肉绦虫的幼虫（囊尾蚴）寄生于皮下组织而发生无痛性结节，称皮肤囊虫病。

人吃了生的或未煮熟的含囊尾蚴的猪肉或被猪绦虫卵污染的蔬菜，就可得病。约 1/4 肠绦虫病人可伴有囊虫病。

寄生于皮下组织的囊虫常表现为皮下结节，多先后分批出现，分布在躯干和四肢等处，数目不定，约蚕豆至核桃大小，圆形或卵圆形，可稍隆起，表面光滑，呈软骨样硬度，无发红和疼痛。囊虫结节可纤维化或钙化，可自行消失。

预防本病的关键是不吃未煮熟的猪肉，蔬菜和水果要洗干净，及早治疗肠绦虫病。皮下结节可作手术切除。

变应性皮肤病

接触性皮炎

皮肤或黏膜因接触外界某种刺激物所引起的炎症反应,称之为接触性皮炎。

发病机制 其发病机制可分变态反应和原发性刺激两种。有些过敏体质的人,当接触到某些物质如羽毛、漆、药品、染料等,经过一定的潜伏期(首次接触需4日以上,再次接触则多在24小时甚至几分钟内发病),在皮肤或黏膜上出现损害,属于变态反应。正常人的皮肤在接触强酸、强碱等高浓度物质后,首次接触即可在直接接触部位发生损害,属于原发性刺激。

临床表现 本病多数发生在暴露部位,开始损害形态往往和接触物相同,如贴橡皮膏引起的皮损形态完全和膏布的大小一致。皮损轻重程度不一,从红斑到丘疹、水疱,甚至发生大疱或坏死。自觉有痒或烧灼感,严重时可伴发热。去除接触物并正确处理后,皮损通常在数日或1~2周内痊愈。

防治 预防在于不直接接触高浓度酸、碱或致敏物质。发病后应立即用冷开水或生理盐水将黏附于身上的接触物洗去,避免搔抓和用热水、肥皂烫洗,然后再按皮炎的具体情况给予对症处理。渗液多时,用3%硼酸溶液湿敷;如有红肿、水疱,可采用炉甘石洗剂,每日多次外搽。待局部红肿不明显,有结痂或脱屑时,可改用皮质激素霜剂。如有继发感染和破溃,可用抗生素软膏外搽。酌情选用抗组胺类药物氯雷他定、西替利嗪等内服,10%葡萄糖酸钙静脉注射等,必要时系统使用糖皮质激素。

染发皮炎是在染发过程中接触染发药水而引起的一种过敏反应,常在理发店、美容院及家庭中发生。发病部位主要限于头皮及周围皮肤或手部。皮疹往往出现在接触药水后4~25日,重复接触可在1~2日内发病。皮疹常为急性,开始为红斑、水肿,继而出现丘疹、水疱,甚至大量渗液。通常境界比较清楚,瘙痒明显。如不及时治疗,易出现糜烂、继发感染等不良反应。应避免接触染发药水或类似化学物品,治疗原则同上。

尿布皮炎是指婴儿在尿布遮盖部位发生的局限性急性皮炎。一般认为是尿布未及时更换,尿中尿素被粪便中的细菌分解而产生氨,刺激皮肤引起过敏反应。此外,尿布未漂净,或长期加用橡皮布、油布及塑料制品,使婴儿臀部处于湿热状态,均可发生尿布皮炎。主要表现为边缘清楚的鲜红色红斑,有时伴丘疹、水疱、糜烂,甚至溃疡。如继发细菌感染,可产生脓疱。预防主要在于勤换尿布,清水充分洗涤,不宜用橡皮布、油布和塑料布包扎臀部。经常保持皮肤干燥、清洁。治疗原则同上。

湿疹

湿疹是一种常见的过敏性皮肤病。

临床表现 急性湿疹呈对称性、弥漫性和多形性,表现为红斑、丘疹、疱疹、糜烂、渗液和结痂等,边界不清,炎症反应明显,同时伴有灼热或痒感。慢性湿疹常局限于某一部位,皮肤浸润、增厚,色素增加,边界较清楚。

湿疹的病因未明,一般认为过敏体质是发病的主要原因,外界各种激发因素是发病或加剧的诱因。本病好发于小腿、肘窝、腘窝、阴囊、女阴、肛周、乳头周围、脐窝、头面部和外耳等处。急性皮疹如经适当治疗,可在1~2周内痊愈;如果治疗不当,反复发作,转为慢性,病程可迁延数月至数年。

防治 治疗湿疹,首先要找出和去除各种激发因素,包括食入、吸入和接触过的各种致敏物质,治疗感染病灶等。其次,要避免搔抓、摩擦、热水烫、肥皂洗,可据病情给以适当的外用和内服药物。对红肿明显或渗液较多的皮疹,用3%硼酸溶液湿敷,有继发感染时用0.5%新霉素溶液湿敷。红斑、丘疹或水疱,可搽炉甘石洗剂。糜烂面或伴有少量渗液时,可外用3%～5%糠馏油糊剂,继发感染可加用抗生素软膏。一般情况下若皮损无渗液时,常用皮质激素霜剂外搽,每日2次。皮疹肥厚者可加用5%硫磺煤焦油软膏或0.1%维甲酸软膏外搽。内服药物有氯雷他定、西替利嗪、酮替芬等。急性广泛发作时可考虑短暂系统使用皮质激素,但必须在医生指导下应用。

中药治疗湿疹有较好效果。常用药物有苦参、苍术、白藓皮、蓄蓄、龙胆草、木通、生地、地肤子、徐三卿,或选用中成药如五宝丹等口服。

遗传过敏性皮炎

本病属于一种有遗传因素参与的过敏性皮肤病,病人或家族中常伴有其他过敏病史,如荨麻疹、哮喘或过敏性鼻炎等。由于病人体质过敏,一旦遇到激发因素,如食入牛奶、鸡蛋、海鲜,或吸入花粉、羽毛,接触毛料衣物,以及在消化不良等情况下即可发病。皮肤损害常因年龄的变化而不同,一般分为3个阶段:婴儿期、儿童期和成人期。

1. 婴儿期 称为婴儿湿疹或"奶癣",常在生后1～6个月内发病,以面部为主,亦可累及头皮、四肢躯干,损害常为多形性,可伴有丘疹、水疱、渗液及结痂,有剧烈瘙痒。通常在2岁内可痊愈。在注射预防针或出牙时皮损往往加剧。

2. 儿童期 从婴儿湿疹发展而来,或在2岁以后初次发病。皮损有两种形态。

● 痒疹型:皮疹疏散分布于四肢伸侧,针头至米粒大,表面粗糙干燥,淡红色或皮肤色,伴有淋巴结肿大。

● 湿疹型:在肘、腘窝或小腿伸侧出现大小不等糜烂、渗液和结痂,病程长的皮肤增厚或苔藓样变,常有奇痒。

3. 成人期 从儿童期发展而来,呈播散性皮炎表现,皮损分布于肘窝、腘窝、四肢伸侧、颈或眼睑,甚至泛发全身。皮肤粗糙干燥,有明显苔藓样改变,主觉奇痒。有的病人可伴发哮喘或与哮喘交替出现。

防治方面,尽量避免食入、吸入和接触各种致敏物质,喂奶的母亲也要忌食海鲜等"发物"。病儿可根据年龄选用苯海拉明糖浆、氯雷他定糖浆、西替利嗪滴剂,外用药物治疗原则与湿疹同。病儿应避免接触患单纯疱疹病人,以预防Kaposi水痘样疹的发生。

自身敏感性皮炎

自身敏感性皮炎是原有皮肤病经刺激后形成的某种物质被病人吸收后发生的过敏性炎症反应。原发灶以接触性皮炎、淤积性皮炎、钱币状湿疹和遗传过敏性皮炎为多见。

发病前常先有皮肤的原发病变,以小腿和足部多见,经各种不适当刺激后,使原发灶急性恶化,出现红肿、糜烂和渗液;1～2周后其他部位皮肤出现继发皮疹,以四肢尤以上肢为主,其次为躯干、面颈部,往往对称。继发灶的皮疹形态,往往是簇集的粟粒大红色丘疹和浆液性小疱,迅速融合成指甲到分币大斑片,表面往往糜烂渗液,形成薄痂,随后形成鳞屑,愈后留有色素沉着;其次,呈散在的粟粒大红色浆液性丘疹,往往因搔抓覆有小血痂,渐而丘疹转暗红,上覆轻微鳞屑而愈合,色素沉着可有可无,少数丘疹可融合成小片,此型较前一种类型消退的快。

继发灶的病程不等,治疗关键在于治疗原发灶,随原发灶性质、治疗情况和机体敏感情况而异。一般原发灶好转后,继发灶皮损可逐渐消退。治疗原则同湿疹。

汗疱疹

汗疱疹又称出汗不良性湿疹,是发生在手掌、足跖部的水疱性疾病。目前原因未明,可能与精神紧张、过度疲劳、接触刺激性物品,以及对特定细菌、食物、药物过敏有关。

一般春末夏初开始发病,夏季加剧,入冬自愈。典型损害为针头至芝麻大小深在的小水疱,呈半球形,分散或成群发生在手掌、手指侧面及指端。一般水疱不自行破裂,2~3周内多自行吸收消退,形成领圈状脱屑。可有不同程度瘙痒及灼烧感。

治疗主要在于保持手足干爽,减少刺激物接触,避免精神紧张等。可外用炉甘石洗剂,注意预防继发感染,必要时行真菌检查除外真菌感染。

荨麻疹

荨麻疹又称风疹块,是发生于皮肤上的一种短暂性水肿性风团,发得快,退得快,常伴有瘙痒或灼热感。少数病人可有发热、胸闷、气急或腹痛等症状,甚至出现过敏性休克。

在机体敏感的情况下,诱发荨麻疹的因素很多,动物性的如鱼、虾、羽毛;植物性的如花粉、生漆。化学性如药物(常见的有青霉素、血清、痢特灵、疫苗和水杨酸等);物理性的如冷、热、日光;机械性的如摩擦、压力;感染性的如扁桃体炎、肠寄生虫等等。此外,胃肠道功能障碍、内分泌紊乱,以及精神等因素均可诱发本病。

荨麻疹多见于青年和中年,风团从米粒到手掌大,略隆起,鲜红、淡红或苍白色,表面扁平或微凹,毛囊处出现小凹点。一般为圆形,或不规则形,可互相融合成环状,或地图状。常突然发生,经过几分钟或几小时,一般最长不超过24小时即逐渐消退,不留任何痕迹。有的在一日内可发作多次。有的常在某一个时间发作。发作时常伴有奇痒、刺痛或烧灼感。急性荨麻疹在除去病因后可迅速痊愈;慢性荨麻疹常反复发作,病情迁延数月,甚至数年。

治疗荨麻疹最主要的是寻找和去除病因,其次是用药物来对抗引起荨麻疹的化学性介质。常用的有抗组胺药如西替利嗪,氯雷他定等;同时有抗5-羟色胺作用的如赛庚啶;糖皮质激素(不作为常规药物);抗乙酰胆碱药如阿托品;抗激肽药等。其他症状可对症处理,皮肤瘙痒可给止痒搽剂,腹痛、腹泻、恶心可给解痉药,有喉头水肿和过敏性休克给予肾上腺素和糖皮质激素治疗。此外,还可用葡萄糖酸钙,硫代硫酸钠等非特异性抗过敏疗法,或给组胺球蛋白进行脱敏。

荨麻疹伴有高热或腹痛时,应警惕是否有严重感染或外科急腹症,此时应及早就医,以免延误病情。

血管性水肿

血管性水肿是荨麻疹的一种特殊类型。它的形态往往比荨麻疹大,所以也可称为巨大荨麻疹。

病因基本同荨麻疹,但本病影响累及深部的血管,因此损害深而大,持续时间也较长。

损害表现为突然发生的局限性水肿性

隆起,表面呈淡红色或皮肤色,边界不清,扪之有弹性,指压无凹陷。常发生在皮肤疏松处,如眼皮、唇、外阴部,少数人可见于其他部位和黏膜。常无自觉症状或轻微瘙痒、灼热、绷紧感。常在夜间发作,往往在数小时内或持续2～3日完全消退,不遗留任何痕迹,但容易复发。发生在消化道的水肿,可有恶心、腹痛、腹泻等。累及口腔、咽喉部可引起吞咽或呼吸困难,甚至窒息而威胁生命。

治疗与荨麻疹相同,有呼吸困难的应立即就医,注射肾上腺素,必要时尚需作气管切开。

皮肤划痕症

皮肤划痕症是因摩擦或搔抓引起的一种"风疹块",又称人工荨麻疹。用指甲尖或其他尖物在皮肤上划痕后,数分钟内在压力所及部位呈现线状水肿性隆起,如划一个"中"字,即出现"中"字样隆起,但不久即消退,不留痕迹。病人常感剧烈瘙痒。

本病主要是由于机械性刺激使肥大细胞释放组胺类物质,导致血管扩张,血清渗出,产生皮损。在治疗上应尽量避免机械性刺激,不要搔抓皮肤,可口服抗组胺类药物以减轻症状。

丘疹性荨麻疹

丘疹性荨麻疹可能是由多种原因引起的一种过敏性皮肤病。最常的原因是昆虫叮咬,少数食物过敏、胃肠功能紊乱或肠道寄生虫感染等。

本病多发生于儿童和青年。春、夏、秋季最多见。皮疹为红色纺锤形风团样损害,顶端常有小疱,纺锤的长轴多与皮纹平行,花生米至蚕豆大。红斑和水肿常在短期内消退,遗留坚实丘疹。皮疹多于夜间突然成批发生,奇痒,大都在躯干、前臂和下肢,尤以伸侧最多。可继发感染出现脓疱,愈后遗留色素沉着斑,消退缓慢。

处理原则与荨麻疹同,局部可外用止痒搽剂或皮质激素霜剂,皮损广泛以及瘙痒难忍者,可口服抗过敏药。有破溃感染者按脓皮病治疗。

痒疹

痒疹是一种以风团样丘疹、结节,且奇痒难忍为特征的炎症性皮肤病。其发病可能与过敏、虫咬及神经精神因素等相关。

根据临床特点,痒疹可分为①急性单纯性痒疹,又名丘疹性荨麻疹或虫咬皮炎。②慢性单纯性痒疹,表现为绿豆大小的圆顶丘疹,圆顶上有一小水疱,剧痒。搔抓后周围起红晕,愈后留色素沉着。主要见于躯干和四肢近端,对称分布。好发于中老年人。③结节性痒疹,好发于四肢,初起为水肿性红色丘疹,迅即呈黄豆大小半球状结节,继之呈疣状损害,表面粗糙,转成暗褐色。瘙痒剧烈,可因抓破起血痂、瘢痕和色素沉着。④症状性痒疹,可能与体内代谢产物或自身变应性因素有关,如妊娠痒疹和淋巴瘤性痒疹。

防治首先要去除各种诱发因素。口服抗组胺药,可同时服用镇静抗焦虑药物。严重者酌情口服沙利度胺。局部常用皮质激素制剂和角质剥脱剂,可用封包疗法。顽固病例加用光疗。

多形红斑

多形红斑多发于春秋季节,可能由于寒冷、感染病灶、药物或食物等引起的一种过敏反应。

初发时为水肿性红斑,少数可伴水疱或大疱,直径可达数厘米,颜色呈鲜红、紫红或暗红色,圆形或卵圆形。以后中心发紫变平而边缘略隆起,外围为环形或多环

的红斑,此特征性靶样改变形似眼睛虹膜,
又称虹膜样损害。皮损好发于四肢远端、
面和颈部,常对称分布,黏膜处亦可受累。
一般3～4周内可自行消退,但有复发。严
重者可伴发热等全身症状。

防治方法包括治疗慢性病灶和去除其
他可能引起的原因,常内服抗组胺药物或
静脉注射10%葡萄糖酸钙等。严重者酌
情采用糖皮质激素。局部对症处理。中药
以祛风、利湿、清热为主,昆明山海棠或雷
公藤片常有较好效果。

环状红斑

环状红斑是一组以环状或回状红斑为
特征的皮肤病,通常包括单纯性回状红斑、
离心性环状红斑、匐行性回状红斑、家族性
环状红斑和风湿性环状红斑等。

临床表现为离心性扩大的环形或弧形
损害,中央渐消退,向周围逐渐扩大,内缘
可覆有细小鳞屑,有的在旧损害中央不断
发生新疹形成多环或水纹状。主要累及
四肢,可瘙痒,愈后不留痕迹或色素沉着。

● 单纯性回状红斑:多见于青年女性,
发病前常有呼吸道感染或在月经来潮前数
日发病。

● 离心性环状红斑:以30～50岁多
见,可能与真菌、细菌感染,昆虫叮咬或药
物过敏有关。

● 匐行性回状红斑:罕见,可能为内脏
肿瘤的皮肤表现。

● 家族性环状红斑:有家族史,生后
出现。

● 风湿性环状红斑:多见于风湿性心
脏病病儿,皮损游走、多发,好发于躯干和
上肢,数小时或2～3日内消退。

治疗可予抗组胺药、钙剂、糖皮质激
素、氨苯砜、氯喹等,局部外涂糖皮质激素
制剂或温和的止痒剂。伴发肿瘤或原发病
者到相关科室治疗。

颜面部复发性皮炎

本病是一种多见于女性额面部复发性
鳞屑红斑性皮炎。可能的病因包括化妆
品、花粉、日晒、温热、尘埃、自主神经功能
紊乱、消化功能障碍和卵巢功能障碍等。

春秋季发病最多,中青年女性多见。
发病突然,常初发在眼睑周围,逐渐向颧颞
部、耳部扩展,有时累及整个面部,甚至颈
部和上胸部V区。皮损为局限性红斑,有
的可轻度肿胀,上覆细小糠状鳞屑,轻度瘙
痒,约1周左右消退,但可再发。反复发作
病例可留有色素沉着。

应注意避免可疑病因。可选用抗组胺
药和中成药等口服。红肿时用清水湿敷,
红肿消退后干燥脱屑,可根据瘙痒及皮疹
严重程度,薄涂单纯霜剂或短期间断使用
非激素外用制剂如1%吡美莫司乳膏。尽
量不要一开始就选用含有激素的外用制
剂,以避免形成依赖或产生其他副作用。

药　疹

药物固然是用来治病的,但是有少数
人在口服或注射某药物后可引起各种各样
皮疹,称药疹或药物性皮炎。男女老幼都
可发生。

一般说来,不论哪种药物,都可引起药
疹,但以西药产生的机会较多,如青霉素、
头孢菌素、痢特灵、硫唑嘌呤、磺胺药、解热
镇痛药(如阿司匹林)和镇静催眠药(如苯
巴比妥)等。中草药(包括中成药)较少引
起药疹。

临床表现　药疹的表现多种多样,同
一种药在不同人身上可有不同症状,不同
药物在同一人身上也可引起相同表现。因
此,不能单凭皮疹形态来辨认它是由哪种

药引起的。皮疹多是突然发生的，常有以下几种形态。

1. 固定性红斑　表现为圆形或椭圆形边界清晰的红斑，一至数片不等，好发于口腔及生殖器等皮肤黏膜交界部位，重者可起疱。停药后逐渐消退，留下明显色素斑。再服同一种药或化学结构类似的药时，常在原处复发。常有瘙痒或烧灼感。

2. 麻疹或猩红热样疹　较常见。皮疹常遍布全身，为针帽大小、鲜红色，或为大片弥漫性红斑，伴有瘙痒。皮疹很像麻疹或猩红热。一般2～3周可逐渐消退。

3. 荨麻疹/血管性水肿　较常见。表现为突发瘙痒性风团样损害，泛发全身，此起彼伏，大小、形态不一，在数小时内消退，少数超过24小时。若表现为血管性水肿，则局限在眼睑、唇或咽喉部位，瘙痒可不明显。

4. 多形红斑/重症多形红斑　好发于四肢远端，严重时累及面部和躯干，对称分布。呈水肿性红斑、丘疹及水疱，典型皮疹表现为虹膜样改变。重症者常出现红斑基础上的大疱，且有眼、口腔及外生殖器的受累。

5. 大疱性表皮坏死松解型药疹　较少见，但严重。在全身暗紫红色斑上出现松弛性大疱，易破溃形成大片糜烂面。眼、口腔及外生殖器常同时累及。常伴高热及内脏损害。如无并发症，一般在4～6周可痊愈。

6. 剥脱性皮炎型药疹　又称"药物超敏综合征"。较少见，但相当严重。常在用药20日甚至更长时间后出现麻疹样或猩红热样红斑，逐渐加重。急性期全身皮肤弥漫发红、水肿、渗液，以颜面部最重，伴畏寒、发热等全身症状。好转过程中可反复出现大量脱屑，可有淋巴结肿大和内脏损害，常伴有血嗜酸粒细胞增高。整个病程可长达1～2个月以上。

防治　上述几种类型，特别是后两种药疹，常有高热和内脏病变，如不及时处理，可危及生命，应及早去医院就诊。治疗药疹，应立即停用一切可疑药物；多饮水，促进排泄；食物宜清淡，富于营养；注意保暖，防止受寒；口服抗组胺药物；皮疹局部搽炉甘石洗剂以消炎、止痒。皮疹广泛伴发热、内脏损害时，需系统使用皮质激素、对症和支持治疗，必要时使用静脉滴注大剂量丙种球蛋白治疗或应用免疫抑制剂。

物理性皮肤病

晒斑

晒斑通常发生在强烈光线直接照射的面、颈、前臂等暴露部位，局部出现水肿性红斑，边缘鲜明，严重时出现水疱或大疱。患处刺痛明显，可有发热等全身症状。症状的轻重与受晒时间、面积和病人耐受性有关。通常1～2日后开始消退，继之有脱屑及暂时性色素沉着。

加强锻炼，增加皮肤对光线的耐受性，是防止晒斑的重要一环，长期室外工作者就不会发生。局部搽炉甘石洗剂，必要时口服抗组胺药物，甚至小剂量糖皮质激素。

慢性光化性皮炎

慢性光化性皮炎是对某种已知或尚未明确的光敏物所产生的一组慢性过敏性皮炎。

目前认为与本病有关的光敏物包括卤代水杨酰苯胺、并噻醇、人造麝香等，这些成分广泛应用于肥皂、剃须膏、洗发液、护肤霜、香水、手纸等一些常用日用品和美容化妆品中；环境或职业中可能接触到某些植物、农药、化工试制及建筑装潢材料中的某些成分；某些药物如氯丙嗪、异丙嗪、磺胺类和氢氯噻嗪类等。用于避光和防晒制剂中的对氨基苯甲酸（PABA）本身也可诱发接触过敏和光敏。

本病多见于中老年男性，女性罕见。各种肤色人种和各行业的人均可发病，但以采购、供销、地质等部门常出差的人员以及有可能接触变应原较多的化工厂、药厂、建筑业，仓库保管等职业的人员居多。病人皮损好发于面、颈、前臂伸侧和手背等光暴露区域，但亦可泛发于上臂、躯干至整个上、下肢等非暴露区域。面部损害以前额和两侧的颞部为主，耳后乳突附近的颈侧、颈后皮损特别明显，男性病人头顶部稀发区累及为其特征。皮损于急性发作期呈小片状红色丘疹、丘疱疹或弥漫性红斑水肿，可伴渗出，继之浸润增厚呈苔藓样斑块。光生物学测定覆盖区皮肤，病人对中波紫外线（UVB 290～320 纳米）异常敏感，也常对长波紫外线（UVA 320～400 纳米）甚至可见光敏感。光激发试验和光斑贴试验可阳性。

本病的防治，尽可能确定和设法避免致敏原，严重者有时需调动工作和生活环境。应采取多种防光措施，选用遮光谱较广、无刺激和致敏性的非 PABA 避光制剂外用。发病时可口服抗组胺类制剂、烟酰胺或小剂量氯喹，短期外用皮质激素制剂或非皮质激素制剂。严重者可用沙利度胺（反应停）、硫唑嘌呤，但均需在有经验的专科医生指导下应用。

多形性日光疹

本病是一种常见的对光线照射发生的迟发性过敏反应。皮损多形性，表现为红斑、丘疹、水疱等。好发于面、颈等暴露部位。主观有瘙痒或刺痛。常于春季和初夏开始发病，秋冬自愈，次年又再复发。

本病的诊断需排除过敏物的存在、卟啉的阳性以及免疫学异常等其他因素。

发病季节前可适当增加日晒量以提高耐受力，在发病季节尽量避光。可口服烟酰胺、羟氯喹等药物治疗。严重顽固者可用光化学疗法。

植物-蔬菜日光皮炎

本病系病人在接触或大量进食某些植物/蔬菜后，经光线照射引起的一种过敏性皮炎。常见的引起光敏反应的植物/蔬菜有伞形科如香菜、芹菜，芸香科如柠檬、佛手，桑科如无花果，豆科如紫云英，十字花科如油菜、芥菜，藜科如灰菜，真菌类如木耳、香菇等。

多见于女性及儿童。曝光部位如面、手背、臂等处突然发生弥漫性红肿，质地坚实、发亮，发病后 2～5 日部分病人可在鼻梁、颧弓等突出部位发生瘀斑，偶有水疱、血疱，局部疼痛、发麻、绷紧、瘙痒，全身症状可有发热、头痛等。一般 1～2 周痊愈，部分可复发。

避免接触和大量食用含光敏成分的植物/蔬菜，避免日晒。可口服抗组胺药、烟酰胺或必要时糖皮质激素，局部治疗同接触性皮炎。

夏季皮炎

夏季皮炎是由于夏季炎热引起的一种季节性炎症性皮肤病。一般 6～8 月为发病高峰，持续高温、高湿时发病人数明显增多，气温下降或秋凉后疾病自然减轻、消退。

皮疹好发在躯干和四肢，尤其小腿前方皮肤多见，常对称分布。皮肤上出现大片血红色斑，红斑上密集分布针头至粟米大小皮疹。皮疹常有剧烈瘙痒，搔抓后皮肤出现抓痕、结痂,逐渐粗糙增厚。

本病以预防为主,在夏季保持室内散热、通风,衣服宜宽薄,保持皮肤清洁干燥。出现皮疹时可外用薄荷炉甘石洗剂、薄荷酒精等清凉药物,严重时加用激素软膏。

热激红斑

热激红斑是皮肤长期反复暴露于热辐射后引起的网状毛细血管扩张和色素沉着性改变。

本病可因局部长期用炉火取暖、不适当使用热水袋、理疗、红外线照射等引起,也可见于长期从事高温工作的厨师和司炉工人等。

皮损位于直接暴露部位,初为暂时性的毛细血管扩张性网状红斑,日久后红斑渐加深,产生色素沉着。偶见轻度表皮萎缩、角质增生。

防治在于避免皮肤长期反复暴露于热源的刺激。轻度损害,停止接触热源,皮损可渐消退。若反复暴露,则色素沉着较持久。

痱子

痱子又称"红色粟粒疹",主要发生在闷热的夏季。好发于颈部、肘窝、胸背部和小儿的头面部等处。初起时为针头大小红色丘疹,继之出现成群红色丘疱疹或小水疱,有瘙痒或烧灼感。常成片发生,在天气转凉后数日内就能很快消退。可继发感染。

出汗过多是发生痱子的起因,但出汗较多的人不一定都发生痱子,这主要决定于皮肤抵抗力的强弱和汗液排除是否及时。经常啼哭的小儿,或衣服穿得又厚又紧密不通风的人,或长期卧床、虚弱者都容易发生痱子。

平时勤洗澡,保持皮肤的清洁卫生,居住处宜阴凉通风,衣着宜柔软舒适,减少出汗,保持皮肤干燥,可预防痱子的发生。患了痱子后要避免用热水烫、肥皂洗及搔抓。痱子粉或炉甘石洗剂有消炎止痒作用,能使痱子迅速消退。如伴有感染则应按脓皮病治疗。

擦烂红斑

擦烂红斑是发生在皮肤皱襞部位的急性皮炎。多见于婴儿和肥胖的女性。由于皮肤皱襞面密切接触,局部热量不易散发,特别在炎热的季节,出汗增多,局部温暖潮湿,加之活动时皮肤互相摩擦,这样就容易引起擦烂红斑。

皮损常发生在颈部、腋窝、肘弯、大腿内侧和阴囊等处。初起时,为局限性边缘清楚的鲜红色红斑,有痒和烧灼感,继续发展可出现浸渍发白、糜烂和渗液。如有细菌感染,可产生脓疱,并有疼痛感。

预防方面,要经常保持皮肤皱襞处清洁、干燥。出现红斑时,局部外用扑粉;如有糜烂、渗液,可用3%硼酸溶液湿敷。继发细菌感染时,用0.5%新霉素溶液湿敷,待皮损干燥后再改用粉剂。

冻疮

冻疮仅发生在寒冷季节,往往到温暖季节才逐渐痊愈。一般好发于手背、足跟、趾伸面、鼻尖、耳垂及面颊部,表现为大小不等的紫色或青紫的肿胀块,边界不太清楚。常又痒又胀,有时发麻或有烧灼感,遇热时痒感加重。可发生水疱,疱破后形成糜烂或溃疡伴疼痛。好患冻疮的人常在冬天复发。

易生冻疮部位血管比较丰富,容易散热,受冻后动脉收缩、血流减少、组织缺氧,继之静脉淤血,毛细血管扩张,渗透性增加而导致本病。

经常参加体育锻炼或体力劳动，增强体质，能提高机体的抗寒能力。手足暴露于严寒后，不可立刻用火烤或用热水浸泡；保持皮肤干燥，采取适当的保温措施；鞋袜、手套等不要太紧，促进皮肤血流通畅；都是预防冻疮的有效措施。

可用茄子根、葱根或无花果的叶适量煎汤熏洗。亦可外涂蜂蜜猪油软膏或复方貂油防冻膏。含樟脑或硝苯地平制剂也有效。如冻疮已溃破，可按一般溃疡治疗。

鸡眼

鸡眼多患在足部易受摩擦或压迫的部位，如足趾背面、小趾外侧、足底、趾间或甲下。行走时常引起疼痛。穿不合适的鞋子或鞋底不平，是产生鸡眼的常见原因。

由于长期机械性刺激，皮肤角质层过度增生，像图钉一样向皮肤深部突出，坚硬的尖端压迫真皮乳头部的神经，引起剧烈疼痛。表面为黄豆大小圆锥形角质、略高出皮面、表面较光滑、皮肤色或淡黄色、质坚硬，加压时疼痛。有时鸡眼也可发生在趾间侧面，因局部潮湿，其表面常为灰白色，质较软，这种又被称为软鸡眼。

可用尖头手术刀挖除鸡眼的角质物，但不要损伤正常组织，以免引起疼痛或出血。也可用鸡眼膏敷贴，但最要紧的是去除发生鸡眼的原因。患足底鸡眼的人，最好垫一个软鞋垫，在鸡眼相应部位将鞋垫挖一个洞，以避免摩擦。

胼胝

胼胝俗称"老茧"，是皮肤对机械性摩擦的一种保护性反应，常见于从事某种劳动者如打铁、划船等，长跑及穿紧鞋者也可发生。它对健康和劳动生产一般无不良影响，实际上可不称为"病"。

胼胝常出现在手掌和脚底突出的部位，为淡黄或黄褐色、坚硬而干燥的斑片，扁平或稍隆起，中央厚，周边薄，界线不明显。发生缓慢，一般无不适感，所以不需治疗。局部太厚时，可用热水浸泡后用刀削去过厚的部分。如能除去发病因素，亦可自愈。

褥疮

褥疮是人体局部长期受压后影响血循环，组织发生营养缺乏而引起的组织坏死，常见于长期卧床的老年人，昏迷、瘫痪的病人以及由于骨折等原因局部不能活动的病人。

褥疮好发生于骨突部位，溃疡常见的部位为骶骨、股骨大转子、坐骨粗隆、足跟及外踝。表现为苍白或青红色斑，境界清楚，中心颜色深，随病情进展可出现水疱、溃疡，可深达肌肉或骨，局部继发感染，甚至可以引起败血症。

预防的方法是避免局部长期受压。要定时翻身，最好每2～3小时翻身一次。必要时用气垫或海绵垫把受压部位垫起，特别是骶尾部。在搬动病人时动作要轻快，避免拖拉病人。要经常更换床单，排便后要及时清除大小便，以防诱发褥疮。

褥疮早期可按摩受压部位，出现糜烂时可外用抗生素软膏或中药生肌散等。溃疡较深时应去除坏死组织，反复清创，外用促进肉芽组织增生的药物如康复新液等。褥疮病人宜高蛋白质饮食。

手足皲裂

手足部皮肤因多种原因引起干燥和皲裂表现，统称为手足皲裂，俗称"裂拆"。经常受机械性或化学性物质的刺激，加之冬季气候寒冷，皮下汗腺分泌减少，皮肤干燥，皮肤角质增厚，失去弹性，故当手足运动时极易发生皲裂。

本病多见于老年人及女性,主要表现为深浅不等的线形皮肤裂开。好发于皮肤角层厚或经常摩擦的部位,如指屈面、手掌、足跟、足跖外侧等,常和皮纹的走向一致。根据皮肤开裂的深浅,可分皲裂(只有裂纹,没有裂隙)、龟裂(裂隙较深,可达表皮基底层)、皲裂(裂隙更深,达真皮以至皮下组织)3 种类型,三者有时可同时存在。皲裂可以从几乎无任何感觉到轻度刺痛或中度触痛乃至灼痛,主要取决于皲裂的深度和范围。

对手足皲裂应防治结合,防重于治,否则一旦皲裂形成,治愈就较缓慢。尽量避免过多使用碱性强的肥皂、碱水及其他洗涤剂。冬季注意保暖,浴后用润肤霜,要加强劳动保护。手足癣和湿疹等疾病者要积极治疗原发病。常用的药物有 15% 尿素脂,5% 硫磺水杨酸软膏或甘油搽剂。中医治疗方法以濡养润燥为宜。

摩擦性苔藓样疹

摩擦性苔藓样疹是一种主要发生于学龄前期儿童的皮肤病。夏季多见,男孩多于女孩。其确切病因不明,可能系对外界刺激的非特异性皮肤反应。

发病前常有与某些物品接触或摩擦史,如玩弄室外沙土或在室内地毯爬行。皮损好发于手背、腕、前臂,亦可累及指关节伸侧、肘、膝、面颊、耳郭等易受摩擦之处,皮疹多对称分布。早期损害通常为针帽至粟粒大小圆形丘疹或丘疱疹,顶尖或圆,肤色或淡红色;皮疹逐渐增多聚集成片,表面出现少许白色糠秕样鳞屑呈苔藓样。一般无自觉症状,或局部阵发性轻度瘙痒。病程不一,一般 4~6 周可愈。

此病有自限性,因此不需要特殊治疗。父母应注意监护,避免儿童接触外界不良刺激。如因瘙痒显著影响病儿睡眠,可给予药物对症治疗。早期常局部外擦炉甘石洗剂等止痒;病程较长时可外涂皮质类固醇霜剂。

神经精神功能障碍性皮肤病

瘙痒症

瘙痒症是一种常见的皮肤病,以瘙痒为其主要特征,且无原发性皮损,有小部分人表现为烧灼或蚁行感。由于不断搔抓,可以出现条状抓痕、血痂或色素沉着,有时呈湿疹样改变或苔藓样变,还易继发皮肤感染如毛囊炎、疖肿或淋巴结炎。

全身性瘙痒症最常见的发病因素是皮肤干燥,其次如神经精神因素(比如情绪紧张、焦虑、激动等)、系统性疾病(如尿毒症、糖尿病、甲亢、黄疸等)、妊娠、药物或食物、气候改变(如温度、湿度)、工作和居住环境、生活习惯(如肥皂、清洁护肤化妆品)、贴身穿着衣物甚至内脏肿瘤等。局限性瘙痒症可由某些原发皮肤病引起,如感染(真菌、滴虫、阴虱等)、衣物、药物刺激引起的女阴瘙痒症和阴囊瘙痒症、痔瘘、肛裂、蛲虫感染等引起肛门瘙痒症。还有一些特殊类型的瘙痒症,如老年瘙痒症、冬季或夏季瘙痒症等。

本病的治疗是尽量去除病因,应避免过度搔抓、摩擦、热水洗烫等方式止痒,不用碱性强的肥皂洗浴;内衣应柔软松宽,以棉织品为好;避免食用刺激性食物。外用药物可以用止痒剂、表面麻醉剂、润肤霜,瘙痒明显者可短期外用糖皮质激素来缓解症状。内服的药物常用抗组胺药物、镇静催眠剂及中成药如乌蛇止痒丸等,症状较重可静脉注射钙剂和维生素 C。

神经性皮炎

神经性皮炎又称为慢性单纯性苔藓，是一种常见的慢性皮肤病，其特征为皮肤苔藓样变及剧烈瘙痒。病因不明，但与神经精神因素有关，局部毛织品或化学物质刺激及不断搔抓亦可能相关。

本病好发于颈后及两侧、肘窝、腘窝、尾骶等处，初起为肤色或淡褐色粟粒至绿豆大小的多角形扁平丘疹，此后逐渐增多，融合成苔藓样的斑块，边界清楚。根据皮肤受影响的范围大小，可分为局限性和泛发性神经性皮炎，后者除累及上述部位外，还可发生于眼睑、头皮、躯干、四肢等处。病人常感到阵发性剧烈瘙痒，夜间尤甚，不同程度地影响工作和睡眠。

治疗首先应避免搔抓、摩擦及热水烫洗，避免饮酒、喝浓茶及食用辛辣刺激食品。有神经衰弱症状及瘙痒剧烈者，可服用镇静剂及抗组胺类药物。局部可外用皮质类固醇软膏或霜剂。

人工皮炎

人工皮炎是病人用化学、物理、机械等手段人为地造成皮肤损害。在癔症、边缘性人格障碍及儿童和青少年发育障碍3种精神疾病时，可表现出明显的人工皮炎表现。

本病多见于青壮年，女性比男性多见。病人常有癔症性格，性格比较怪僻，容易接受暗示。皮肤损伤多为不规则的破损面、表皮剥蚀、溃疡等，无自觉痒痛等不适症状。

应予以心理治疗调整情绪，长期心理治疗无效可予以行为治疗。症状轻者可口服多虑平等药物，症状重者可抗抑郁治疗。皮损局部对症处理。

寄生虫病妄想

寄生虫病妄想病是一种症状单一，过分担心自己健康的慢性精神病性障碍。

本病好发于青年人和中老年女性，临床表现为病人坚信自己皮肤感染了寄生虫，虫蚁爬行感是其首先描述的症状。一些病人会详细描述寄生虫如何在皮肤上爬行、钻入皮肤以及繁殖的生活史。皮疹可有可无，表现为轻度表皮剥脱、抓痕、溃疡、结痂等，这些都是人为用物理、化学或机械刺激造成的。尽管属于精神障碍，但病人通常寻求皮肤科、牙科或眼科帮助，并拒绝精神科就诊。

本病一般通过病史即可诊断，但需排除真菌、寄生虫感染及其他器质性疾病。

建立信任的医患关系，耐心细致地听取病人的诉述，让病人出示各种检查结果，持同情关心的态度，既不否认也不承认病人关于寄生虫感染的观点，逐渐引导病人认识本病的本质，接受精神科会诊和治疗。匹莫齐特治疗本病有效。皮肤表现对症处理。

皮肤行为症

皮肤行为症是一种神经功能障碍性皮肤病，病人以采用损伤自身皮肤的方法获取快感，久而成习。一般多因接受错误教育或受不良环境影响而致使性格失常。体内缺乏锌、铜等微量元素而引起神经功能紊乱也可发病。此外，遗传素质亦可能与发病有关。

皮肤行为症的临床表现多样，常见的有吮吸手指造成指头浸渍、肿胀，从而产生湿疹样变；反复舔吮口唇及周围皮肤，致使唇部潮红、肿胀、肥厚，甚至产生糜烂、结痂等改变，称为舌舐皮炎；反复啃咬指/趾甲致残缺不全等。有些病人更会制造自身撕裂伤,甚至以企图自杀来显示其勇敢。

对于本病病人,不能采取强制措施,应以心理疗法为主,必要时适当应用镇静剂。对于因缺乏锌、铜等微量元素而发病者,适当补充微量元素后常可痊愈。

1. 咬甲癖　多见于学龄前和学龄期儿童,常发生在性情急躁、多疑的幼儿及神经症的儿童,成人少见。咬甲行为一开始往往发生在精神紧张之际或遇到困难时,或效仿别人。养成顽固习惯后,有时可持续终身,常伴发吮指癖等。

一般多为指甲的远端受累,可累及一个或多个指甲,更有全部指甲受累者。常表现为甲板缩短,甲的游离缘呈锯齿状。严重时整个指甲被啃咬,造成甲表面无光泽,有横沟或嵴,可伴有甲下出血、匙形甲、甲软化、甲萎缩。常伴发甲周疣和甲沟炎。

治疗上首先应消除患儿生活中促使其紧张不安的因素,采取暗示疗法等心理治疗,大都能收到较好的效果。如为儿童可采取厌恶疗法,试在其指甲及甲周皮肤上涂搽苦药(如黄连)或辣物等,从而逐渐停止咬甲。

2. 拔毛癖　是指病人反复地不能克制拔除自己毛发的冲动行为。儿童中较为多见。成年人此病少见,且以女性较多。拔毛癖可能是一个单独的症状,也可能与某些严重的精神疾病有关,如智能发育迟缓、抑郁、焦虑、精神分裂症、强迫性神经症等。

病人通常用手或用铁夹、镊子等,将自己的毛发强行拔除。拔除后的再生毛发仍反复被拔除,头皮中常可见大片脱发区,形如斑秃,但边界多不整齐,且脱发处常可见残存的毛发及断发。早期再生毛发的毛干正常,或有脆发。反复拔毛者,因毛囊萎缩,只能产生软的、扭曲的毛发。年龄较大者,通常否认自己的拔毛行为。

消除病人的精神紧张感,转移其对疾病的注意力。某些病人只需简单的心理咨询和建议便可治愈,严重者需有力的行为和认知心理治疗及药物治疗。

结缔组织疾病

红斑狼疮

红斑狼疮是自身免疫性的结缔组织病之一,系一病谱性疾病,其两端为局限性盘状红斑狼疮和系统性红斑狼疮,中间有亚急性皮肤型红斑狼疮、肿胀性红斑狼疮和深部红斑狼疮等。

本病多见于青年女性。病因虽然不清,但临床上已发现不少有关的因素如遗传、内分泌、细菌或病毒感染、紫外线照射、药物和免疫学异常等。常见的类型、皮疹特点及治疗见第24章系统性红斑狼疮。

硬皮病

硬皮病是一种自身免疫病,一般分局限性和系统性两型。后者常可影响内脏。女性多见。病因尚不十分清楚。临床表现及治疗见第24章硬皮病。

皮肌炎

皮肌炎主要侵犯皮肤和肌肉,它的主要特征是暗紫红色水肿性斑片,以眼睑最为突出,伴肌无力并有自发痛和压痛。病因不明,可能与病毒或链球菌感染、恶性肿瘤诱发有关。女性较多见,年龄多为40~60岁。可急性发作而迅速发展,或逐渐发生。皮损和肌肉症状可同时或先后出现。有些病人肌肉症状不显著而皮损明显;有些病人皮损轻微或无皮疹,而肌肉病变严重,称为"多发性肌炎"。

临床症状及治疗见第24章多发性肌

炎和皮肌炎。

嗜酸性筋膜炎

嗜酸性筋膜炎是一种较少见的累及皮肤深筋膜而有硬皮病样表现的结缔组织病,可能与免疫异常有关。

以男性多见,年龄多在 30～60 岁。发病前常有过度劳累史,剧烈运动、外伤、受寒及上呼吸道感染等亦可能诱发本病。四肢多见,面部通常不累及。起病时肢体皮肤肿胀、绷紧、发硬,后逐渐表现为皮下深部组织硬肿,边缘局限或弥漫不清。患肢上举时,病损表面凹凸不平,沿浅静脉走向部位可见坑道状凹陷。患区皮肤可捏起,纹理正常,亦可伴不同程度色素沉着。一般无明显全身症状,少数病人可伴关节或肌肉酸痛、乏力、低热等。

诊断主要依靠临床和病理活检,病理上有深筋膜炎症伴嗜酸性粒细胞或浆细胞浸润。

病程良性,大多可自行消退或经治疗后逐渐改善。右旋糖酐 40 和丹参静脉滴注或口服糖皮质激素常有显著疗效,西咪替丁对部分病例有效。

成人 Still 病

本病是一种变应性疾病,临床酷似败血症或感染引起的变态反应,曾被称为"变应性亚败血症"。

皮疹分布于躯干、四肢,形态多形和多变,可呈麻疹或猩红热样、风团样、多形或环形红斑样等,不痒,随热退而消退,退后可留色素沉着。可有发热、咽痛、关节痛、肝脾和淋巴结肿大。白细胞数升高可呈类白血病反应,类风湿因子阴性。

成人 Still 病至今仍无特定的统一诊断标准。一般认为,高热、皮疹、关节痛和白细胞增高,4 条中符合 3 条,并排除其他原因如感染、肿瘤等原因,才能诊断成人 Still 病。

治疗可选用甾体类抗炎药、糖皮质激素、免疫抑制剂及免疫球蛋白等,也可联合中医中药治疗。

干燥综合征

干燥综合征是以口腔和眼的干燥为特征的一种自身免疫性结缔组织病,主要累及唾液腺和泪腺等外分泌腺,目前病因尚不明。该病常见于 20～40 岁女性,通常分原发性和继发性两大类。

皮肤科的临床表现常见干燥、脱屑、少汗、无汗、毳毛少、头发或腋毛脱落、血管炎样表现等。

可做相应的检查和对症处理,积极处理伴发的系统性疾患,可采用中小剂量糖皮质激素或羟氯喹等治疗;中药以养阴润燥为主。

抗磷脂抗体综合征

本病是一种非炎症性自身免疫病,临床上以动脉、静脉血栓形成、习惯性流产和血小板减少等症状为主,血清中存在抗磷脂抗体,可分为原发性和继发性。多见于年轻人,女性多见,可能与遗传、感染等因素有关。

血栓反复发作,静脉血栓以下肢深静脉血栓最常见。80% 的病人有网状青斑,亦可见小腿溃疡等。年轻人发生卒中或心肌梗死应排除原发性抗磷脂抗体综合征可能。亦可见血小板减少,心脏瓣膜病变和神经精神症状等。典型的抗磷脂抗体综合征流产常发生于妊娠 10 周以后,但亦可发生得更早。

治疗原发病,抑制血栓形成和抗凝,防止流产的再发生。药物有阿司匹林,华法林,低分子肝素等。

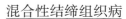

混合性结缔组织病

本病是一种同时或不同时具有红斑狼疮、皮肌炎或多发性肌炎和硬皮病等混合表现,血中有高效价的斑点型抗核抗体和抗核糖核蛋白抗体的结缔组织疾病。肾脏受累少见,对肾上腺皮质激素效果好,预后较佳。

临床表现及治疗见第 24 章混合性结缔组织病。

重叠结缔组织病

重叠结缔组织病是指两种或两种以上的结缔组织病同时或先后存在。本病发生率约占各种结缔组织病的 5%。病因不明,但普遍认为与免疫系统紊乱有关。

本病具有明确诊断两种或两种以上结缔组织病的足够证据,可以一种结缔组织病的临床表现为主。多是在一种结缔组织病进展中出现重叠疾病。其临床表现和实验室检查结果取决于所重叠的疾病病种,其中以系统性红斑狼疮、系统性硬化病及多发性肌炎之间的重叠为主。

本病的治疗方法由重叠的病种所决定,疗效有所不同,但较单一结缔组织病更难治疗,且用药疗程更长。主要的治疗药物包括糖皮质激素、免疫抑制剂和中药等。

红斑丘疹鳞屑性皮肤病

银屑病

银屑病俗称牛皮癣,其特征是大小不等的红斑和丘疹表面覆盖着银白色鳞屑,边界清楚,好发于头皮、四肢伸侧及背部。男性多于女性。多数病人冬季复发、加重,夏季缓解或自然消退,但久病者季节规律性消失。银屑病的发病率占世界人口的 0.1%～3%,2007 年我国银屑病病人已经达到 458 万人。无传染性。

病因 目前病因不明,认为与下列因素有关:①遗传因素,多认为本病受多基因控制,同时也受外界其他因素的影响。②感染因素,链球菌感染可能是本病的重要诱发因素,尤其是急性点滴状银屑病,发疹前常有急性扁桃体炎或上呼吸道感染。③代谢障碍。④免疫功能紊乱。⑤精神因素,精神创伤和情绪紧张及过度劳累可诱发本病或使病情加重。⑥内分泌,有的女性病人经期前后加重,妊娠期皮疹消退,分娩后复发。⑦药物,如氯喹、碳酸锂及 β 肾上腺能阻滞药等可使本病加重。

分型

1. **寻常型银屑病** 急性期皮损多呈点滴状,鲜红色,瘙痒显著,有新疹发出,有同形反应,即在外伤或有破损的部位出现银屑病的皮损;静止期皮损稳定,常为斑块状或地图状,没有新疹出现和同形反应;消退期皮损常呈环状或半环状,或为破碎的磁瓦状,皮疹数量逐渐减少。皮损刮除鳞屑后可以露出红色光滑的表面,称为薄膜现象,剥去薄膜可见针头大小的点状出血,称为点状出血或奥斯匹兹现象。寻常型银屑病皮损形态多种多样,点滴状、毛囊性、环状、钱币状或盘状、回状、图状或地图状、蛎壳样。部分病人的指(趾)甲和黏膜亦可被侵,指(趾)甲表面可出现点状凹陷(点状甲)或甲癣样。少数病人皮疹发生在皱褶部位,由于受到摩擦或潮湿的原因,一般缺乏鳞屑,常常表现为圆形或不规则形边界清楚的红斑,称为逆转型银屑病。

2. **红皮病型银屑病** 是较严重的类型,常常由于寻常型银屑病受到激烈的刺激,不规则使用或突然停用糖皮质激素而诱发,全身皮肤(≥90%体表面积)呈弥漫性红色或暗红色浸润性皮损,有发热畏寒、低钙、低蛋白血症等全身症状。

3. **脓疱型银屑病**　常分为泛发性和局限性。泛发性脓疱型银屑病多为急性发病,可在数日至数周内脓疱泛发全身,为密集的针尖大小脓疱,可融合成脓湖,常伴有高热、关节肿痛等全身症状,血常规化验可见白细胞增多,反复发作。局限性脓疱型银屑病以掌跖脓疱型银屑病多见,常在双手掌,和(或)足部,尤其是足弓,出现对称性红斑,其上针尖头到粟米大小深在性小脓疱,呈棕红色,1～2周后自行干涸、脱屑,其后又出现新的脓疱,反复绵延,病程顽固。

4. **关节病型银屑病**　较少见,任何年龄均可发生,可同时发生于大小关节,但常见是手腕、手指及足趾等近端小关节,脊柱关节也可发生。病变的关节有红肿、疼痛,严重时出现关节腔积液,关节附近皮肤肿胀,活动受限,久之关节僵直变形,引起功能障碍。实验室检查常血沉增快,C反应蛋白增高,但类风湿凝集因子为阴性。关节型银屑病可多伴有蛎壳状的皮损,或寻常型银屑病的皮肤损害。

治疗　目的在于控制病情,延缓向全身发展的进程,减轻症状,避免复发,尽量避免副作用,提高病人生活质量。在治疗中应注意以下几点:①了解自己的病情及基本知识,解除精神负担,尽量避免各种诱发因素。②以安全为前提,不因追求近期疗效、彻底治疗而采用可导致严重毒副作用的药物,如全身使用皮质激素、免疫抑制剂,否则使病情恶化,转化成脓疱型或红皮病型银屑病等。应在医生指导下使用目前皮肤科公认的治疗药物和方法。③对处于进行期的寻常型银屑病、急性点滴状银屑病、红皮病型银屑病及脓疱型银屑病应外用温和药物,禁用刺激性强的外用药物。④不同的病因、类型、病期应该进行相应治疗。如点滴性银屑病常因上呼吸道感染诱发,可服用抗生素,必要时进行扁桃体切除术;细胞免疫功能低下,可以使用提高细胞免疫功能的药物。⑤局限性银屑病损害,以局部外用药为主。

1. **外用药治疗**　银屑病急性期宜用温和的保护剂和润肤剂;稳定期和消退期可用作用较强的药物,但应从低浓度开始。①润肤剂:凡士林、甘油、矿物油、尿素等。②糖皮质激素软膏,应用最广泛,疗效最明显,常选用糠酸莫米松、丙酸倍他米松、丙酸氯倍他索等。长期使用可引起皮肤萎缩、毛细血管扩张、毛囊炎、色素沉着等副作用。大面积长期应用强效糖皮质激素制剂可引起全身不良反应,停药后甚至可诱发脓疱型或红皮病型银屑病。③维A酸霜剂,常用浓度为0.025%～0.1%,常与糖皮质激素制剂或紫外线(UV)疗法联合应用,高浓度时可引起急性或亚急性皮炎和瘙痒等副作用。0.05%～0.1%他扎罗汀凝胶是第二代制剂。④维生素 D_3 衍生物,如钙泊三醇,每次治疗不宜超过体表面积的40%,不宜用于面部及皮肤皱褶处。他卡西醇则可以用于面部。钙泊三醇倍他米松软膏疗效更好,起效更快,刺激反应小。⑤角质促成剂,寻常型银屑病可用焦油制剂如5%～10%黑豆馏油、糠馏油、松馏油、煤焦油软膏,5%～10%水杨酸软膏,5%～10%白降汞软膏,0.1%～0.5%蒽林软膏,也可用煤焦油洗剂洗头。副作用为可出现毛囊炎、痤疮、光毒性皮炎、接触性皮炎等。⑥钙调神经磷酸酶抑制剂,0.03%和0.1%他克莫司软膏及1%的匹美莫司药膏,尤其用于面部或逆转性银屑病。

2. **物理治疗**　①长波紫外线(UVA):UVA治疗是最常用的光化学疗法(PUVA),即结合口服或外用补骨脂素(8-MOP)与UVA的方法。主要用于治疗中、重度银屑病,包括泛发性寻常型银屑病、局限性斑块状银屑病。口服补骨脂可引起胃肠道症状,如恶心等;UVA 照射量大可致皮肤红斑、水疱和灼热感等。长期应用 PUVA 可致皮肤老化、色素沉着和皮肤癌;有增加白内障的危险性。②宽谱 UVB:为波长 290～320 纳米的中波紫外线。常用于治疗中、重度银屑病,或局部顽固性斑块。可以起红斑、晒伤、色素沉着等。长期照射有致癌的可能性。宽谱 UVB 可以和内用药和(或)外用药联合应用,以增加疗效。③窄谱 UVB:为波长 311 纳米(308,310,311,312 纳米)的中波紫外线。治疗银屑病的疗效佳,而红斑、色素沉着、DNA 损伤及致癌等副作用小。窄谱 UVB 治疗优于宽谱 UVB,比 PUVA 治疗安全。窄谱 UVB 的有效性与 PUVA 的早期阶段相同,但缓解期不持久。窄谱 UVB 可单独使用,亦可与一些外用制剂和内用药联合应用。是目前应用较多的一种光疗,可用于各种类型的寻常性银屑病。

3. 内用药治疗 ①抗感染药物:主要应用于伴有上呼吸道感染的点滴状银屑病,可选用相应的对溶血性链球菌有效的抗生素或抗菌药物,如青霉素、红霉素、头孢菌素等。②甲氨蝶呤:是有效的银屑病治疗药物,主要用于红皮病型银屑病、关节病型银屑病、急性泛发性脓疱型银屑病、严重影响功能的银屑病,如手掌和足跖及广泛性斑块性银屑病。③维 A 酸类:阿维 A 治疗斑块状、脓疱型、掌跖型、红皮病型银屑病是有效的。注意其对胎儿的致畸作用。长期使用注意肝功能和血脂的检测。④环孢素:对银屑病有确切的疗效,应用剂量为每日每千克体重<5 毫克。肾毒性是其主要的不良反应。⑤糖皮质激素:可用于难以控制的红皮病型银屑病,其他药物无效或禁忌的泛发性脓疱型银屑病及急性

多发性关节病型银屑病,可造成严重关节损害者。⑥生物制剂:选用本药治疗必须为中、重度银屑病,PASI 评分≥10 分,并明显影响病人的生活质量(DLQI>10);病情持续 6 个月,其他治疗无效,需要系统治疗的病人。因价格昂贵,限制了它的使用。⑦中医中药:雷公藤、昆明山海棠对寻常型、掌跖脓疱型和关节型银屑病具有可靠疗效。清热解毒,活血化瘀的中药适用寻常型银屑病的治疗及其他类型的辅助治疗。

4. 其他 普鲁卡因封闭疗法等也都有一定疗效。

类银屑病

类银屑病,也是红斑鳞屑性皮损,是一种以无自觉症状或伴轻微瘙痒为特征的慢性皮肤病。本病病因尚不清楚,认为可能是病毒感染引起或为一种免疫复合物疾病。

临床表现 根据类银屑病的临床表现,一般可分为 4 型。

1. 点滴型类银屑病 较常见,皮损为针头至指甲大小的圆形或椭圆形红斑或斑丘疹,表面覆有细薄鳞屑,但无银屑病的点状出血现象,常分布于躯干和四肢,不发生于头面和黏膜。病程缓慢,半年左右可逐渐消退,也有数年不愈者,不合并内脏器官疾病。

2. 斑块型类银屑病 较少见,常发生于中年男性,皮损为界限清楚的斑块,呈圆形、椭圆形或不规则形,硬币至手掌大小,可相互融合,色淡红或紫褐,其上覆有细薄鳞屑,无点状出血现象。好发于躯干及四肢,头、面、手足偶可受累,不侵犯黏膜。冬重夏轻,病程缓慢,一般不会自然消退。病程长者可出现苔藓样肥厚,或出现萎缩现象,可有皮肤异色病样表现,此型可演变为

蕈样肉芽肿,因此有人把该型归入蕈样肉芽肿。

3. 苔癣样型类银屑病　极少见,皮损为类似扁平苔癣的扁平小丘疹,其上覆有细薄鳞屑,丛集成网状斑片,可以有点状皮肤萎缩与异色症样改变。损害广泛分布于颈部两侧、躯干上部及四肢、乳房,但颜面、掌跖及黏膜极少侵犯。无自觉症状或轻微瘙痒。病程缓慢,不易自然消退。病程中突然出现有剧痒,要警惕可能是转变为蕈样肉芽肿的前兆。

4. 痘疮样性类银屑病　罕见,多见于青年,呈急性发病,表现为淡红色针头至豌豆大小圆形丘疹、丘疱疹或脓疱,中央易出血、坏死,甚至形成溃疡,结痂,凹陷,状如痘疮,愈后留有凹陷的瘢痕。皮损散在性泛发于躯干、腋窝及四肢,而不累及黏膜。无自觉症状或轻微瘙痒。有时可伴有乏力、发热、关节痛及淋巴结肿大等症状。有人认为此型应属血管炎。

治疗　平时应加强防护,积极锻炼,增加营养,严防感冒和扁桃体炎,少吃辛辣油腻的食物,少饮酒,多食蔬菜水果。现代医学对各型类银屑病均无特效疗法。可用清热解毒的中药或中成药治疗,对病情严重的痘疮样类银屑病可应用皮质类固醇激素治疗,有时见效。局部疗法可应用紫外线照射及水杨酸、煤焦油、皮质类固醇激素等制剂。

玫瑰糠疹

玫瑰糠疹是一种常见的红斑鳞屑性炎症性皮肤病,多发于青年人或中年人,以春秋季多发。病因尚未明确,多数认为与病毒感染有关。

临床表现　皮损好发于躯干和四肢近端,尤其是屈侧,沿皮纹分布。初起的损害是在躯干或四肢某处出现直径1～3厘米大小的玫瑰色淡红斑,有细薄的鳞屑,被称为前驱斑或母斑。随后出现大小不等较母斑小的、数目不定的玫瑰色淡红斑,常呈椭圆形,斑片中间有细碎的鳞屑,而四周圈状边缘上有一层游离缘向内的薄鳞屑,斑片的长轴与肋骨或皮纹平行,可伴有不同程度的瘙痒。少数病人的皮损仅限于头颈部或四肢部位发生。本病有自限性,一般持续6～8周而自愈,但也有的病人经久不愈,部分病人可遗留色素沉着。

有少数病人开始皮损为红色丘疹,可互相融合成斑片,常有剧痒,称为丘疹型玫瑰糠疹。

另有类型,发病急骤,无前驱斑,多在下腹部或大腿内侧出现大片红色斑片或斑丘疹,剧痒,皮损迅速扩至躯干与四肢,损害渐渐在中央部位出现结痂性损害,痂皮脱落,可能是自体敏感性反应或药物所引起,称之为玫瑰糠疹型自体敏感性皮炎或药疹。少数病人可出现全身症状如发热。

防治　在急性期禁忌热水洗烫和肥皂的搓洗。禁用强烈刺激外用药物。瘙痒者可适当应用抗组胺药物,例如氯本那敏(扑尔敏)、赛庚啶、西替利嗪、氯雷他定等。中医的治疗原则是清热凉血,祛风止痒。急性炎症期过去后,要是采用紫外线照射能促进损害的消退。可外用炉甘石洗剂或类固醇激素软膏或润肤剂。

扁平苔藓

扁平苔藓是一种具有特征性的紫红色扁平丘疹、斑丘疹,呈慢性经过的皮肤病。多发于青壮年男女。皮损为多角形紫色扁平丘疹,用液体石蜡涂搽后,可见小白点及细纹,称威克姆(Wickham)纹。可侵及口腔黏膜,在颊、舌、唇、腭等处的黏膜上,出现白色颗粒状或网状、树枝状、斑块状、环状丘疹或水疱,左右对称性。发生在头皮时,破坏毛囊可致秃发。搔抓后局部可出现条形同样损害。侵及指(趾)甲时,可肥厚粗糙,有纵形或横形的沟纹,甲可萎缩、消失或形成胬肉。阴茎部皮损常呈环形。

病因目前尚不清楚,服用或接触某些药物(如砷、铋、金)或化学物质可引起,如长期口服阿的平或奎尼丁可产生下肢肥厚性扁平苔藓;其他因素有肝脏疾病和移植物抗宿主反应。

本病顽固,如怀疑为药物或化学物引起应立即停用,并服用抗组胺药物。限局性瘙痒性或肥厚性损害可用皮质类固醇激素,必要时封包疗法。0.1%维甲酸,0.03%和0.1%他克莫司软膏及1%的吡美莫司药膏也可应用。皮损广泛性时可系统应用皮质类固醇激素治疗,也可进行光化学疗法(PUVA),即结合口服或外用补骨脂素(8-MOP)与UVA的方法。本病有一定的自愈性,但可复发,一般预后良好。

硬化萎缩性苔藓

硬化性萎缩性苔藓又称白色苔藓、硬斑病性扁平苔藓、Csillag病及硬化性苔藓,病因不清。可发生于男女任何年龄,女性发病率较高。

皮损特点为群集性的瓷白色或象牙白色的丘疹和斑块,圆形、卵圆形或不规则形,境界清楚,有光泽,部分损害中心轻度凹陷,硬化萎缩,呈羊皮纸样,部分表面有小的黑头粉刺样毛囊性角栓,周围可有红晕。有时可出现大疱或血疱。剧痒或无自觉症状。部分可自行消退不留痕迹。少数病人伴红色丘疹、毛细血管扩张、瘀斑、溃疡或增生肥厚。可累及躯干的任何部位,最好发于男女生殖器部位,常是唯一受累的部位。偶可见于口腔黏膜及手掌。

注意避免各种刺激因素,局部外用强效及超强效糖皮质激素软膏是目前公认的首选治疗方法;对于闭塞性干燥性龟头炎及绝经后女阴硬化性萎缩性苔藓,局部可使用2%丙酸睾酮软膏;0.3%黄体酮软膏或己烯雌酚软膏可外用治疗女阴硬化萎缩性苔藓,亦可与皮质激素交替使用;还可使用维生素A软膏、焦油制剂及0.025%~0.1%维A酸软膏、0.03%~0.1%他克莫司软膏及1%吡美莫司药膏。需要系统治疗时可用维生素(维生素E、A、C、K₁),伊曲替酯,氯喹,己烯雌酚等。液氮冷冻、二氧化碳激光治疗也有一定疗效。

线状苔藓

线状苔藓是一种以线状排列的多角形丘疹为典型皮损的慢性炎症性皮肤病。病因不明,可能与病毒感染有关。多见于儿童,尤其是女孩,成人偶见。

常突然发病,初起皮损为针尖至粟粒大小的扁平丘疹,淡红色或皮色,上覆少量鳞屑,皮损逐渐增多,形成1~3厘米宽的条带状,常沿肢体长轴呈线状排列,可呈连续性或中途断开,躯干亦可累及,偶见于面部。常单侧发生,一般无自觉症状或偶有痒感。当延伸至指(趾)末端时可累及指(趾)甲,表现为甲变薄、甲纵嵴、甲分裂、甲胬肉。

多数病人数月或数年后皮损自行消退,无需治疗。顽固者或皮损显著者可外用糖皮质激素或0.1%维A酸软膏。

光泽苔藓

光泽苔藓为一种原因不明的慢性皮肤病,以往认为与结核有关,也有人认为是扁平苔藓的一个变异,另有人认为,本病是一种由变应原或感染引起的反应。本病好发于中年男性。

临床上表现为帽状针头大小的具有光泽的小丘疹聚集成片,但不融合,好发于阴茎、腹股沟及下腹部等处，一般不见于颜面、头皮和掌跖。预后良好。

本病有自愈倾向，一般无需治疗，可酌情服用维生素 A、D 或异烟肼，局部可外用皮质类固醇、间苯二酚（雷琐辛）、5%水杨酸软膏等。

单纯糠疹

单纯糠疹，又称为白色糠疹，是一种主要发生于颜面部位的浅表性干燥鳞屑性色素减退斑为特征的慢性皮肤病。多发于儿童和青少年，也可见于成年人。发病季节以春季多见。

皮损为一个或数个圆形或椭圆形、钱币大小的斑片，颜色较周围正常皮肤浅，边界不清，表面干燥，覆有少量细碎鳞屑。皮损可相互融合。好发于颜面，尤其是双颊及额部，亦可见于颈部、躯干及四肢。自觉微痒或无自觉症状。可自然消退，但病程缓慢，数月以至 1 年，有时鳞屑消退后，色素减退斑尚持续年余。

因无明显不适，部分病人也可自愈，一般无需治疗。如有肠道寄生虫应做驱虫治疗；也可以口服维生素，外用维生素 B_6 软膏、复方乳酸乳膏治疗。

石棉状糠疹

本病好发于青少年，为一种慢性疾病。病因尚不明确，有人认为可能是头皮由于链球菌感染或外伤所引起的一种特殊反应，亦可继发于银屑病和脂溢性皮炎。好发于儿童及青壮年。

损害可局限于部分头皮或弥漫全部头皮，偶见累及颈部。表现为头皮上厚层灰白色鳞屑，状如石棉，基底一般无炎症，无浸润。头发因厚积鳞屑而呈束状，但本身不受侵犯，有时可出现暂时性脱发。本病经过缓慢，常持续多年，预后良好。

治疗时可将头发剪短，用肥皂水或二硫化硒洗头，每周 2 次，外用 5%硫磺软膏，5%氯化氨汞（白降汞）软膏，5%～10%焦油软膏等，继发感染时可用莫匹罗星软膏、新霉素软膏，必要时口服或注射抗生素。

剥脱性皮炎

本病又称红皮病，是一种累及全身或几乎全身皮肤的慢性红斑鳞屑性皮肤病。红皮病可发生于任何年龄，但中老年男性多见。

其病因复杂，常见的有：①药物、农药及化工原料过敏。②继发于银屑病、湿疹、鱼鳞病、瘙痒症等皮肤病，其中继发于银屑病占半数以上。③8%～20%继发于恶性肿瘤。④原因不明的红皮病。

临床表现为全身皮肤弥漫性潮红、浸润、肿胀、脱屑、≥90%的体表面积，可累及眼睛、口腔、阴部等黏膜受损，可有头发、指（趾）甲的脱落，掌跖处可呈手套、袜套样脱落。可伴有发热或低体温，淋巴结肿大，心、肝、肾功能损害，低蛋白血症等系统症状。自觉瘙痒，皮肤紧绷、疼痛。

对不同病因引起的红皮病要对因治疗，如药物过敏者，停用致敏药物；继发于其他皮肤病者在治疗红皮病的同时或红皮病控制后，对原有的皮肤病进行积极有效的治疗，以防止再次引起红皮病；继发肿瘤者，肿瘤及时切除或放化疗。需用皮质类固醇激素治疗，一定要足量，症状控制之后，再逐渐递减激素的用量，切不可突然自行停药。由于皮肤渗出体液较多，发热消耗体内水分和能量，大量脱屑又导致蛋白质丢失，故及时补充足量蛋白质、水及电解质十分关键。输液时速度不宜过快，以防心脏负荷过大而心力衰竭。红皮病者皮肤失去了抵御外界感染的能力，加之使用皮质激素，机体抵抗力低下，极易感染，因此一旦发现感染灶，要及时给以足量有效的抗生素。大剂量静脉注射丙种球蛋白，使得红皮病的死亡率大大下降。

自身免疫性大疱性皮肤病

天疱疮

天疱疮是一种自身免疫性皮肤黏膜大疱病，系表皮棘层细胞间抗体沉积引起棘层细胞松解，形成表皮内水疱。病因不明，好发于中年人，可分为寻常型、增殖型、落叶型和红斑型。第一种常见且较严重，后3种少见但相对较轻。

1. **寻常型** 往往口腔黏膜先发生糜烂或水疱，后在正常皮肤上出现水疱或大疱，疱壁松弛易破裂。用手指推压可使水疱扩大或移位，或外观正常的皮肤一擦即破，即尼氏征阳性，是本病的特征。由于糜烂渗出较多，表皮生长又慢，导致组织液、蛋白质等丢失增多，加之口腔损害引起进食困难，病人营养状况逐渐变坏，抵抗力也随之降低，加重病情。有瘙痒疼痛、发热、厌食等症状。

2. **增殖型** 主要在口腔、黏膜及腋窝、股部、乳房下、脐、肛门、外阴等皮肤黏膜处发生水疱，疱破的糜烂面处细胞增生，高起呈乳头样，缓慢地向周围发展。皮损间有少许脓液并结痂。

3. **落叶型** 水疱位置比寻常型更表浅、疱壁更薄、棘层细胞松解症更显著，有时可不出现水疱而直接成为糜烂面。脱落的表皮被渗出液黏着成疏松痂皮，布满全身，积于痂下的液体可有恶臭。

4. **红斑型** 此型的典型表现是在面部发生对称性红斑，胸背部红斑上附有鳞屑或结痂，在这些红斑上又可发生疱壁松弛的水疱。

根据皮肤病理中表皮内水疱形成和直接免疫荧光检查表皮细胞间荧光抗体阳性可明确诊断。

良好的护理和营养对治愈疾病有重要作用。药物治疗以泼尼松或地塞米松为主，可联合应用美满霉素或免疫抑制剂（如硫唑嘌呤、环孢素、骁悉等），必要时可使用大剂量丙种球蛋白治疗，应在医生指导下进行。

类天疱疮

本病主要发生在 60 岁以上老年人的一种免疫异常性大疱性皮肤病。典型表现是在正常或水肿性红斑基底上发生紧张性大疱，偶有血疱，疱破后露出红色糜烂面，常疏散分布于四肢屈面、腋窝及股部、下腹等处。口腔黏膜损害较少，瘙痒较轻，通常无全身症状。病程长，时轻时重。应仔细检查体内有无伴发肿瘤病灶。

组织病理显示表皮下水疱，直接免疫荧光显示表皮基底膜带阳性。

主要治疗方法是口服糖皮质激素。待病程缓解后才能缓慢地减少药量，并应长期服用最低维持量，不能突然停药。若足量药物治疗后仍不能控制发展，可在医生指导下加用免疫抑制剂、大剂量丙种球白或美罗华等治疗。

疱疹样皮炎

本病发生在有遗传素质的个体，可能由于谷胶致敏而引起的以皮肤和小肠黏膜损害为主的自身免疫病。

大都自中青年开始发病，其特点是常伴剧烈瘙痒，多形性皮肤损害对称地分布在肩背部、臂部和四肢伸面，为水肿性红斑、丘疹、风团，水疱散在分布或成群倾向，排列成环状。水疱起于正常皮肤或红斑基底上，疱壁紧张，不易破裂。损害消退后常有明显色素沉着,偶可留下小瘢痕。口腔黏膜损害少,但常有小肠黏膜病变。病程慢性,可反复发作多年。

对皮肤损害作病理切片及免疫荧光检查可明确诊断。

发病可能与某些物质过敏有关,如面粉食物中之谷胶,海带、紫菜中的碘质等均应禁食。氨苯砜治疗有效,严重时可服皮质激素类药物。瘙痒剧烈可口服抗组胺药物。

营养与代谢性皮肤病

皮肤淀粉样变性

皮肤淀粉样变性系指淀粉样蛋白沉积于正常的皮肤组织中而不累及其他器官的一种慢性皮肤病。

临床上分为苔藓样和斑疹形淀粉样变。苔藓样淀粉样变最常见,发病年龄不限。典型皮损为发生于胫前,丘疹密集成片,沿皮纹呈念珠状排列,但常不融合,自觉剧痒。皮损可逐渐扩展至前臂伸侧、腹部或胸壁。斑疹形淀粉样变是由点状色素斑点聚集成波纹状或网状,对称分布于背部肩胛区、小腿、臂部等部位。有时苔藓样和斑疹形两种皮损可同时存在,而且可互相转变,称双相型或混合型皮肤淀粉样变。

本病经过慢性,往往迁延多年,可自行消退,但仍可复发。其他类型还有结节型、皮肤异色病样皮肤淀粉样变性。目前没有满意的根除疗法。

黄瘤

黄瘤病是发生于皮肤或肌腱的黄色斑片、丘疹或结节的一种皮肤病,常伴有脂质代谢紊乱,使脂蛋白沉积于组织而形成。

临床上根据形态和分布部位不同可分为原发性黄瘤病和继发性黄瘤病,前者又可分为家族性和非家族性两类。临床上可分为结节性黄瘤、扁平黄瘤、睑黄瘤、腱黄瘤、发疹性黄瘤等。

治疗包括控制饮食、给降脂药、液氮冷冻疗法、电离子手术、激光及外科手术切除。

色素障碍性皮肤病

白癜风

白癜风是一种常见的后天性色素减退性皮肤病,表现为局限性或泛发性的色素脱失。各年龄均可发病。经过缓慢,亦可进行性发展,儿童早期发病者可自愈。目前病因不清,可能是具有遗传素质的个体在多种内、外因素的激发下,出现免疫、内分泌、代谢功能紊乱,导致生成黑色素被破坏或抑制,从而使皮肤色素脱失。

白癜风皮损为大小不等的局限性脱失斑,如瓷白色,界清,边缘色素较正常肤色较浓,新发皮损周围常有暂时性炎性晕。根据分布部位临床上分为4型:①局限型,白斑单发或群集于某一部位。②散发型,白斑散在,大小不一,多对称性分布。③泛发型,病损面积大于体表的1/2。④节段型,白斑按神经节段或皮节分布。根据病情临床上又分为两期:进展期和稳定期。白癜风可并发糖尿病、恶性贫血、自身免疫病、甲状腺病、原发性肾上腺皮质功能不全等。

白癜风病人生活要有规律,避免经常处于紧张和焦虑的精神状态之中。适当增加日晒,但切忌过度,以防晒伤。避免皮肤外伤,以免发生同形反应。不可用刺激性强的化妆品和外用药。尽量避免服用维生素C,少吃或不吃富含维生素C的蔬菜和水果。抗胆碱酯酶药、光感性药物、含硫基药物和维A酸类药物对黑色素的合成也有不同程度的影响，白癜风病人或白癜风易感者应避免长期应用这些药物。

进展期白癜风可给予中医中药，免疫调节剂（转移因子、胸腺肽等），系统用糖皮质激素，光疗如窄谱中波紫外线、准分子激光、准分子光等；稳定期白癜风可外用补骨脂素类药物、糖皮质激素、氮芥等，进行自体表皮移植，局部光疗如：窄谱中波紫外线（NBUVB）、准分子激光及准分子光和光化学疗法（9PUVA）。暴露部位必要时可依据肤色选用深浅不同的遮盖剂。

白化病

白化病是一种较常见，由于先天性缺乏酪氨酸酶，或酪氨酸酶功能减退，黑色素合成发生障碍，使皮肤及其附属器黑色素缺失所导致的遗传性白斑病。病者通常是全身皮肤、毛发缺乏黑色素，使得皮肤、眉毛、头发及其他体毛都呈白色或白里带黄；眼睛缺乏黑色素，则引起虹膜和瞳孔呈现淡粉色，畏光。白化病属于家族遗传性疾病，为常染色体隐性遗传，常发生于近亲结婚的人群中。由于缺乏黑色素的保护，易发生日光性角化、基底细胞癌或鳞状细胞癌。

老年性白斑

老年性白斑也称为特发性点状白斑、对称性进行性白斑、特发性点状色素减少症，有的学者认为其是老年皮肤退化表现之一。以老年人发病居多，但其他年龄也有。皮损大多数为圆形和椭圆形，一般米粒到黄豆大小，由淡白到瓷白色，边界清楚，不融合。数目随年龄增长而增加。躯干、四肢最多见，分布可对称或不对称。无需治疗。

无色素痣

无色素痣又称为脱色痣，是一种常见的胎痣，可能系胚胎发育早期体细胞突变所致。在婴儿出生时或出生后不久发生，发病率约为1/125。皮损可发生于身体的任何部位，但以躯干部最常见，随生长发育成比例扩大，表现为局限性、泛发性或沿神经节段分布，往往单侧分布，可呈圆形或方形色素减退斑，边缘不规则，呈锯齿状，无色素加深。有时白斑内混有淡褐色大小不等雀斑样斑点。无自觉症状。如压迫周围皮肤使之缺血，则患病部位与周围皮肤界线仍存在。皮损持续终身不退，是神经痣类型之一。

黄褐斑

黄褐斑也称为肝斑，是发生在颜面的色素沉着斑。常见于女性，病因不清，常认为与内分泌功能改变有关。精神压力，各种慢性疾病和酒精中毒，长期服用某些药物和食物，使用某些化妆品也容易引起黄褐斑。妊娠女性面部出现的"妊娠斑"，以及日晒形成的日晒斑也均属于黄褐斑。

皮损为淡褐色或黄褐色斑，边界较清，形状不规则。常常分布于面部的颧骨、额及口周围，多对称呈蝴蝶状，故又名"蝴蝶斑"，偶见于颈部V字区。

黄褐斑以预防为主，避免日晒，外出时应根据季节选择适宜的防晒品；面部发生各种皮炎时及时治疗，防止炎症性色素沉着发生；不滥用化妆品；多吃新鲜水果蔬菜，少食辛辣等刺激性食物；保持精神愉快，多运动，积极治疗慢性肝肾疾病，纠正月经不调，调节内分泌功能障碍。黄褐斑的治疗包括可口服大量维生素C，外用去色素、脱色素制剂或遮光剂。中医中药可以调整内分泌起到治疗作用。在其他治疗效果不理想时,可考虑激光治疗,只能去除现有的色素,并不能防止色斑再度出现。

雀斑

雀斑是发生在颜面的针尖至米粒大的斑点状,或芝麻状的褐色或浅褐色的小斑点,呈密集分布,互不融合,最常见于双颊部和鼻梁部,严重者也可见于手背、颈、耳前后、躯体等暴露部位,是影响美容的最常见的原因之一。与遗传素质有关,一般始发于5～10岁的儿童,女性多于男性,成年后多数稳定,停止发展。

预防雀斑发生最主要的是防晒,包括日光的暴晒或X线、紫外线的照射,可采用激光、冷冻、磨削等物理方法治疗。

黑变病

黑变病即职业黑变病,又称焦油黑变病、苔藓样中毒性黑皮炎,是以暴露部位皮肤色素沉着为主的一组皮肤色素代谢性疾病。病因尚不清楚,长期接触焦油、沥青、石油及其衍生物,其中的蒽、菲、萘等化合物具有显著的光敏作用,可导致日光暴露部位的炎症,出现皮肤色素改变;有的化妆品中含有的矿物油及烃类化合物、香料、防腐剂、表面活性剂等也具有光感作用,长期接触可导致黑变病的发生。机械磨擦,自主神经紊乱,内分泌失调等也可引起皮肤黑变病。目前世界尚无统一的分类标准,由职业性接触而发病者,称为职业性黑变病;非职业性黑变病也称瑞尔(Rieh)黑变病,此病由瑞尔1917年首次报道,主要发生在女子的面部,又称色素性化妆品皮炎。

寻找病因,脱离焦油、沥青、石油等化合物的接触,注意防护,避免在强烈日光下工作。外用化妆品引起者,立即停止使用,必要时以可疑的致敏物作光斑贴试验。脱离接触后,病变部位的颜色可逐渐变淡或治愈。目前无有效的治疗药物,病人口服或静脉推注大剂量维生素C。局部治疗可使用3%氢醌霜或5%白降汞软膏。中药可服用较长时间的六味地黄丸配合逍遥丸。

蒙古斑

蒙古斑为先天性真皮黑素细胞增多症,为胚胎时黑素细胞从神经嵴到表皮移行期间停留在真皮深部而引起,又称真皮黑变病。蒙古斑可发生于身体的任何部位,以腰骶部及臀部多见,呈特殊性的灰青色或蓝色。随婴儿生长,蒙古斑色泽逐渐转淡,或在三四岁时会消失而不留痕迹,对机体亦无任何危害,可不作特殊治疗。泛发性长期不退者,可选用短脉冲激光如开关红宝石,钕:钇铝石榴红或翠绿宝石激光治疗。

血管性皮肤病

荨麻疹性血管炎

荨麻疹性血管炎是一种免疫复合物疾病,病因不明,可能是碘过敏,反复寒冷刺激,以及病毒、细菌、寄生虫等过敏原引起的超敏性血管炎。

中年妇女多见,皮肤出现风团样皮疹,持续时间超过24小时,其上可出现出血,消退后遗留色素斑或脱屑,自觉痒感。可伴有发热及四肢关节疼痛、肿胀,淋巴结肿大,腹部不适,肾脏损害。其常是皮肌炎、变应性血管炎、红斑狼疮等的早期症状。血常规检查可发现周围血白细胞正常或增加,嗜中性粒细胞比例增加,血沉快,严重而持久的低补体血症,特别是补体C4。直接荧光检查显示血管壁及周围有Ig及补体沉着。

抗组胺药治疗无效,可首选皮质类固醇激素,亦可用氨苯砜治疗。

白塞病

白塞病是一组以口腔溃疡、生殖器溃疡和眼色素膜炎为主要临床表现的慢性、复发性疾病。女性多见,男女比为3:4,发病以中青年多见。本病的病因尚未确定,感染因素在发病中可能起到重要作用。

口腔溃疡最常见,上、下消化道黏膜及泌尿生殖道黏膜也可发生溃疡性损伤。眼睛受累,主要有角膜炎、结膜炎、葡萄膜炎等。非破坏性的多发性关节炎,可以是对称的,也可以是非对称的。发热及结节性红斑常常是关节炎的伴随症状。中枢神经系统的受累可出现假性脑肿瘤、脑膜脑炎、脑干受累、痴呆和人格行为的改变。神经系统损害是白塞病严重的并发症之一,也是病人死亡的主要原因。高丙种球蛋白血症是本病特异性改变。

本病尚无根治疗法,全身治疗有报道可采用糖皮质激素疗法或激素与其他免疫抑制剂联合疗法,沙利度胺(反应停)也有一定的疗效。

皮肤变应性结节性血管炎

皮肤变应性结节性血管炎是以皮下脂肪组织小叶间隔内细小血管受累为主,产生结节性皮肤损害为特征的过敏性血管炎。本病病因不明。部分病人有明确的结核病史或静止的结核病灶,结核菌素皮肤试验可呈强阳性,抗结核药物治疗有较好效果,提示结核过敏可能是本病的发病因素之一。少部分病人发病可能与链球菌感染过敏有关。

皮损仅累及皮肤,均无内脏损害表现。多发生在青壮年。皮肤损害可为多形性,有红斑、结节、紫癜、风团、血疱、丘疹、坏死

及溃疡等。以两小腿下部及足背部最多见,可伴有乏力,关节、肌肉酸痛及不规则的发热。皮损反复发作,可持续数月或数年。

有结核因素的病例,应用抗结核药物治疗,对无明确结核因素病例,可用糖皮质激素和中药治疗。

皮脂腺、汗腺疾病

皮脂溢出症

皮脂溢出症是指由于皮脂腺分泌功能亢进,导致油脂分泌过多,鳞屑增加。常见于初生婴儿及青年,好发于皮脂腺较多的部位,如头皮、面部、上胸和背部。

临床上可分为油性和干性两种:①油性皮脂溢出症:分泌增多,皮脂腺口扩张,头皮部位出现油腻糠秕状鳞屑,瘙痒明显。②干性皮脂溢出症,又称头部单纯糠疹,头部出现弥漫性灰白色略带油腻的糠秕状鳞屑,无明显炎症,有瘙痒感,日久患部头发稀疏脱落。病人有遗传素质,可并发痤疮、脂溢性皮炎等。

一般无根治方法,可补充B族维生素、螺内酯(安体舒通),外用二硫化硒外洗,严重时可服用异维A酸、维胺酯。

脂溢性皮炎

脂溢性皮炎,由于皮脂腺分泌功能亢进,皮脂腺分布较多的地方反复出现红斑伴鳞屑。

典型皮损为边缘清楚的暗黄红色斑、斑片或斑丘疹,表面被覆油腻性鳞屑或痂皮。皮疹好发于头皮、眉部、眼睑、鼻及两旁、耳后、颈、前胸及上背部肩胛间区、腋窝、腹股沟、脐窝等皮脂腺分布较丰富部位;自觉症状为不同程度的瘙痒。

治疗可口服B族维生素、螺内酯(安体舒通)、异维A酸、维胺酯,外用二硫化硒外洗,严重时可短期给予糖皮质激素及抗生素。

寻常痤疮

寻常痤疮是一种毛囊、皮脂腺的慢性炎症性疾病。其发病因素主要包括皮脂产生增多,毛囊口上皮角化亢进及毛囊内丙酸痤疮杆菌(PA)增殖,与遗传因素也有一定关系。

好发于颜面及胸背部,可形成黑头粉刺、丘疹、脓疱、结节、囊肿等损害。多发于青年男女。有自限性,青春期后大多痊愈或减轻。

治疗包括:①抗雄性激素药物治疗,如达因-35和螺内酯(安体舒通)。②抑制皮脂腺功能,目前有效的药物口服异维A酸、维胺酯,外用全反式维A酸、过氧化苯甲酰等。③抑制微生物的生长,可口服四环素类、大环内酯类等,外用克林霉素、夫西地酸等。

酒渣鼻

酒渣鼻又名玫瑰痤疮,是一种发生于面部中央的慢性皮肤炎症。有学者认为毛囊虫感染是发病的重要因素,嗜酒、辛辣食物、高温及寒冷刺激、消化、内分泌障碍等也可促发本病。

损害按进展情况可分3期。早期为红斑期,主要为面部毛细血管扩张,暂时性红斑,继而持久不退。丘疹脓疱期是在红斑的基础上成批出现痤疮样丘疹、脓疱,毛细血管扩张更为明显。晚期为鼻赘期,鼻部形成紫红色结节,皮肤表面凸凹不平,毛细血管扩张显著,毛囊口明显扩大,可挤压出白色黏稠皮脂分泌物。本病常并发脂溢性皮炎。治疗可参考寻常型痤疮。

多汗症

多汗症是由于交感神经过度兴奋引起汗腺过多分泌的一种疾病。交感神经支配全身的出汗,正常情况下交感神经通过控制出汗散热来调节人体的体温。

多汗症有全身性及限局性两种。全身性多汗者皮肤表面常是湿润的,而且有阵发性的出汗。局部多汗常见于手掌、足跖、腋下,其次为鼻尖、前额、阴部等。多在青少年时发病,病人常伴有末梢血液循环功能障碍。

主要是采取病因治疗,或口服抗胆碱能药物、镇静剂及手术等方法。

臭汗症

臭汗症分为全身性和局部性臭汗症两种。全身性臭汗症往往是一种和种族有关的生理现象,也可见于卫生习惯不良者或服食某些食物如葱、蒜、芥末或某些药物如麝香等。局限性臭汗症主要发生在腋下、足、会阴,表现为多汗且有臭味,以腋臭最常见。臭汗气味轻重不同,大多与多汗有关,夏季加重,以青春发育期臭味最浓,随年龄增长而减轻。

毛发疾病

脱发

脱发是指头发脱落的现象。正常脱落的头发都是处于退行期及休止期的毛发,由于进入退行期与新进入生长期的毛发不断处于动态平衡,故能维持正常数量的头发,以上就是正常的生理性脱发。

病理性脱发是指头发异常或过度的脱落,其原因很多,如高热,照X线,摄入金属、毒品,营养不良,精神压力,某些患炎症的皮肤病,慢性消耗性疾病,内分泌失调等都可导致脱发,一般为暂时性脱发。往往头发牵拉实验阳性。遗传因素导致的男性激素的缺乏或失调,某些皮肤病,如扁平苔藓、红斑狼疮或皮肤外伤留下的瘢痕,天生头发发育不良,以及化学物品或物理原因对毛囊造成的严重伤害,则引起永久性脱发。

斑秃

斑秃俗称"鬼剃头",是一种突然发生的局限性的脱发。目前病因尚不明了,免疫力失调、神经精神因素都是重要因素。发病前常有精神创伤,如长期焦急、忧虑、悲伤、精神紧张和情绪不安等现象。

病变处头皮正常,无炎症,病程经过缓慢,可自行缓解和复发。若整个头皮毛发全部脱落,称全秃。若全身所有毛发均脱落者,称普秃。全秃或普秃需进行内分泌检查排除系统性疾病。

一般可给予口服中药或外用米诺地尔治疗,严重时可口服少量糖皮质激素治疗。

雄激素源性脱发

雄激素源性脱发,是一种多基因遗传性疾病,和雄激素的代谢有一定关系,病人血清和头皮中双氢睾酮(DHT)水平比正常人高,大多有家族史,但并非家族中所有人都发病。头皮额顶部的头发在双氢睾酮的长期作用下,逐渐变细、变短、颜色变淡,最后变得和汗毛相似,不能有效的覆盖头皮,形成脱发。脱发区大多数毛囊并没有消失。

双氢睾酮是由睾酮在 5α-还原酶的作用下转化而来的,非那雄胺可抑制 5α-还原酶的作用,减少双氢睾酮的生成,使毛发脱落减少并能再生起到治疗作用。但其只适用于男性雄激素源性脱发的治疗。也可

以使用外用米诺地尔制剂。

白发或灰发

白发指头发全部或部分变白。遗传性白发通常出生时即有,或在儿童期迅速出现,包括全身性毛发变白的白化病和局限性毛发变白的斑驳病等。老年性白发常从两鬓角开始,慢性向头顶发展,胡须、鼻毛等也可灰白。青年人或中年人的早老性白发初起只有少数白色,以后逐渐增多。在一些疾病中,如白癜风,Vogt-Koyanagi 综合征、Alezzandrini 综合征可有局部白发。没有有效治疗的方法。

多毛症

多毛症是指汗毛密度增加变长变多,超过正常生理范围,一般表现为面部、阴部、腋下、腹、背及四肢体毛明显增多增长增粗而黑,有的累及胡须、胸毛。

临床上分为:①特发性多毛症,家族性或体质性多毛症,有明显的家族发病倾向。无其他内分泌异常。②内分泌疾病引起者,如肢端肥大症和所有能导致高泌乳血症的疾病,甲状腺功能亢进,高雄激素性多毛症,多囊卵巢综合征等。③药物性多毛,如睾酮、糖皮质激素等。绝经期女性替代治疗中含的激素亦可致多毛。

多毛症的治疗包括病因治疗及对症治疗。如明确多毛症原系系因各肿瘤引起,应手术切除肿瘤,多毛症即可消失。对症治疗包括激光脱毛术。如症状较轻也可无需治疗。

角化萎缩性皮肤病

毛周角化病

毛周角化病,又叫毛发苔藓,俗称"鸡

皮肤",是人群中很常见的一种疾病。部分病人有一定遗传背景,常开始于儿童,青春期达到高峰,成年期好转。

基本损害为针尖至粟米大小尖顶毛囊性角化性丘疹,正常肤色或淡红色,皮疹顶端常有角质小栓,剥去角栓,留下微小凹窝,但很快角栓又会再形成。皮疹疏散分布而不融合,有些病人角质物很少,大多数皮疹为点状红色丘疹,比较严重的病人如鹅皮样。好发于上臂及股部前外侧,亦可波及前臂、臀部,两侧对称分布。一般无自觉不适,偶有痒感。病程慢性,往往冬季加重,夏季缓解。随年龄增长,病情可减轻。若伴发鱼鳞病,皮疹常倾向于持久不变。

治疗通常外用皮肤角质软化或角质溶解剂如外用维甲酸、水杨酸药膏等可减轻症状,使皮肤表面变得比较光滑。维甲酸的应用应该从低浓度开始,如从 $0.025\%\sim0.1\%$,以避免对皮肤产生刺激,每日晚上用一次。口服维生素 A 或多吃富含维生素 A 的食物对本病有一定帮助。

小棘苔藓

小棘苔藓病因及发病机制不清楚,可能与维生素 A 缺乏或体内某种感染有关,也可能与基因缺陷有关。主要是儿童发病,男孩稍多于女孩,成人少见。

皮疹表现为针头大的毛囊性小丘疹,红色、淡红色或者肤色,每个丘疹中央有一根细的纤维丝状角质小棘突,去除棘突可留下一个漏斗状小窝。皮疹成批出现,可密集呈圆形、卵圆形或不规则形大小片,触之感刺手,往往对称分布于颈项、腹、臀、股、上臂伸侧、肘、腘窝、小腿、膝和背部,通常不发生于面部及手足部。数月后,大部分病例可自然消退,少数病例持续较长时间。可有微痒或无自觉症状,一般不影响健康。

外用角质溶解剂,如 $5\%\sim10\%$ 硫磺水杨酸软膏或 0.1% 维生素 A 酸软膏,可减轻症状。

黑棘皮病

黑棘皮病以皮肤色素沉着及绒毛状或乳头状增生为特征,好发于皮肤柔软的皱褶部位,可发生在任何年龄,男女均可发病,中年以后发病者大约有 50% 合并癌肿。本病发病机制尚不清楚,可能是由皮肤对不同刺激物的反应所致。本病可分为恶性黑棘皮病、遗传性黑棘皮病、良性黑棘皮病、假性黑棘皮病、药物诱导黑棘皮病和痣样黑棘皮病等 6 型,良性黑棘皮病发生于婴幼儿期,有家族倾向;肥胖性黑棘皮病好发于肥胖者,体重下降,皮损可消退;恶性黑棘皮病常伴发肿瘤;有些黑棘皮病与药物有关或为某些综合征的皮肤表现。

各型的基本损害是相同的,初起时,常常是皮肤色素沉着,呈灰棕色或黑色、干燥、表面粗糙,逐渐增厚,成细小的乳头瘤样丘疹,如绒毛状,触之柔软。当病情进展时,损害可呈疣状或伴大的疣状赘生物形成,皮肤纹理增深增宽。本病最常见的发病部位是颈、腋窝、乳房、腹股沟、脐、外生殖器及肛门周围、肘窝、腘窝。

治疗首先针对各型的病因治疗,如肥胖者纠正肥胖,恶性黑棘皮病查找并治疗内脏恶性肿瘤,药物性黑棘皮病者可停药。局部治疗可外用 $0.025\%\sim0.1\%$ 维 A 酸凝胶或软膏使皮损改善。

萎缩纹

本病又称膨胀纹,是由于皮肤先发生膨胀,继以条纹状萎缩。在发育期、妊娠、肥胖、腹水等情况下及在长期用皮质激素的病人均能发生,男女均可发生,前者常发生在大腿外侧及腰部,后者主要在下腹、大腿、臀部、乳房等处，久用皮质激素者，条束状萎缩纹可广泛密布于躯干和四肢。

初发损害为境界清楚、稍隆起的淡红色条纹，日久成扁平状或光滑而有光泽，颜色比正常肤色淡，甚至成乳白色，表面有细皱纹，并稍凹陷。由于表皮变薄，隐约可见其下血管，触之柔软并有陷入感。若为数条，有相互平行倾向，无自觉症状。

目前尚无有效治疗。对无明显原因的病人可考虑做内分泌方面的检查。控制体重增长，积极治疗有关疾病，避免长期应用皮质类固醇，可减少本病的发生。

进行性指掌角皮症

进行性指掌角皮症系发生在手指、掌部以干燥性皮炎伴轻度角化为特征的皮肤病。病因尚不明，可能与性激素代谢异常有关。其他如化学洗涤剂、碱性化学物的接触与摩擦对本病的病情也有一定影响。好发于女性。

皮损初发于指端末节腹侧，缓慢向心性发展，直至掌前 1/3 部位。常从右手逐渐波及左手。重者累及双手整个指掌腹面或仅有掌心区不受累。初起为皮肤干燥，呈弥漫性淡红斑，并略带光泽，伴碎玻璃样浅表裂纹及少量角化性鳞屑。重者皮肤干裂加剧，指关节伸屈活动受限，指端变细。多无明显自觉症状，部分伴痒感。如干裂严重，可伴干裂痛甚或渗血。病程慢性进行性发展，少数可自发缓解（如女性在孕期），但可复发。

本病慢性且较顽固，给治疗带来一定困难，可外用尿素、尿囊素、硅油、水杨酸、鱼肝油及维A酸等配制的脂型乳剂或软膏可改善症状，口服维生素A等也可能有一定帮助。平时尽量少接触碱性清洁洗涤用品。

剥脱性角质松解症

本病是发生在掌跖的点、片状浅表剥脱的皮肤病，常伴手足多汗症，可能为常染色体隐性遗传，多汗可能是促发因素。

皮损初起时，为针尖大小的白色斑点，逐渐向四周扩大，像干瘪的水疱疱壁，中央容易自然破裂或被撕落成薄纸样的鳞屑，鳞屑下皮肤几乎完全正常，没有炎症现象。新的脱屑点不断增多、扩大、互相融合，使整个掌跖部发生一片片的鳞屑斑。2～3周鳞屑自然脱落而痊愈但常复发，有的一年复发多次，尤以温暖季节为甚。皮损主要分布于掌跖部，也见于指（趾）侧面，无自觉症状，或偶有灼热感觉。

病程有自限性，但易复发，脱屑严重时可外用滋润的霜或软膏，以减轻干燥不适的感觉。

黏膜疾病

唇炎

唇炎是一种以口唇干燥、皲裂、脱屑或肿胀、糜烂为主要临床表现的黏膜病，有剥脱性唇炎、接触性唇炎、光化性唇炎、腺性唇炎、肉芽肿性唇炎、浆细胞性唇炎等各种类型（表33-3）。

治疗去除可疑病因及局部刺激因素，包括舌舔、咬唇、摄辛辣、过热饮食等。以局部对症治疗为主。外用常选用中、低效皮质激素制剂，如1%氢化可的松、0.025地塞米松、0.1%曲安奈德霜；如干燥、脱屑、开裂，可用尿素或尿囊素脂（霜）。内服酌情选用复合维生素B、维生素 B_2、烟酰胺等维生素类。有光敏因素者根据病情可选用氯喹或羟氯喹口服。

表33-3　各种类型唇炎的鉴别

疾病 \ 项目	临床表现	好发部位	自觉症状	年龄性别	病因或诱因	其他
剥脱性唇炎	唇红缘红斑、鳞屑剥脱、结痂、干裂	好发于下唇，少数累及上唇，仅发生于唇红部位	自觉干绷、烧灼感或疼痛	常见于年轻女性	与某些刺激、过敏、日光等因素有关	慢性病程，时轻时重
接触性唇炎	急性或慢性炎症表现，水肿性红斑、水疱、糜烂、渗出、结痂或干燥脱屑	限于接触部位，上下唇红及其邻近皮肤	不适、有紧胀感、疼痛	常见于女性	有明确接触史，如唇膏、油彩、外用药、食物等	病因去除后唇炎可速愈。如系过敏性，斑贴试验常阳性
光化性唇炎	急性或慢性炎症表现，水肿性红斑、水疱、糜烂、渗出、结痂或干燥、脱屑、粗糙、角化等	唇红部位，尤以下唇好发	灼痛或疼痛	常见于农民、渔民及室外工作者，以男性为主	与日光照射有关，多在曝晒后发病	有季节性发作与缓解的病情变化，可伴发光敏性皮炎、眼结膜炎等。光试验可呈最小红斑量降低，光斑贴试验可阳性
腺性唇炎	唇红肿胀，上覆一层胶性黏液膜，其上可见筛孔似黏液腺开口，扪之有沙粒样感，如化脓，炎性反应明显	好发于下唇，少数累及上唇，颊部	自觉绷紧，感觉过敏或触痛	多在青春期后起病	病因不明，可能与遗传、致敏、外伤、口腔卫生不良等有关	组织病理示黏膜下腺体增生、腺管扩张及慢性炎性细胞浸润或肉芽肿
肉芽肿性唇炎	唇红周期性或持续性弥漫性肿胀、增厚、肥大	多数在上唇，可累及下唇	麻木、干绷、疼痛或无症状	好发于中青年	病因不明，可能与感染、致敏、内分泌紊乱等有关	组织病理示真皮、皮下慢性肉芽肿性炎症细胞浸润
浆细胞性唇炎	患处显漆样光泽的红斑、浸润性肥厚、结节，或糜烂、结痂、萎缩	常累及下唇	无明显症状或有紧胀、疼痛感	好发于中年	病因不明，可能系对某些病理性刺激的一种免疫反应	病程慢性，常持续存在。组织病理示真皮内弥漫性成熟的浆细胞浸润

传染性口角炎

传染性口角炎是口角部发生的一种慢性、对称性、感染性的浸渍、糜烂、皲裂现象。因常无明显的炎症充血症状，所以又称作口角症。任何年龄均可发生，儿童为多，可在学龄前儿童流行，亦见于成年人。多因接触传染而发病。常由念珠菌或化脓性球菌所致。亦可在擦烂和维生素 B_2 缺乏的基础上继发感染。对称地发生于口角，亦可以扩展至附近皮肤及唇内侧黏膜。

初起为边界不清的淡红斑，继而发生浸渍及略微肥厚与结痂，并伴微小而浅的横裂，不易出血。此时如张口，可见损害基部发红，其尖端指向口角而成楔形。慢性期患处粗糙、浸润、皲裂，可见口角有向外及下的辐射状皱纹。自觉轻微烧灼及干燥感，因而常用舌尖舐触。一般数周可愈，易复发。

治疗应针对不同原因选择用药。念珠菌引起者可选用制霉菌素甘油溶液或制霉菌素软膏，或 1%～3% 克霉唑或咪康唑霜外用。化脓性球菌引起者可选用 0.5% 金霉素或新霉软膏，或 1：5 000 杆菌肽软膏、2% 磷霉素软膏。亦可内服维生素 B_1、B_2 或复合维生素 B。注意食具消毒，避免接触传染，手帕、衣服、被褥等煮沸消毒。

龟头炎和包皮龟头炎

龟头炎被用以描述阴茎龟头部位的急性或慢性炎症，由于炎症常同时累及龟头和包皮内侧的黏膜面，因此称之为包皮龟头炎更为恰当，外伤、刺激或感染等因素可引起龟头炎。有些明显的诱发因素，包括包皮垢和尿液的刺激、服装的刺激和摩擦、包皮过长、不注意卫生、性传播疾病等，最常见的原因是因该部位潮湿而局部有细菌、酵母菌、梭菌螺旋体等过度繁殖。

根据临床表现及病程的不同，常分为急性包皮龟头炎和慢性包皮龟头炎。前者通常自冠状沟起病，然后扩展到龟头及包皮内侧，出现红斑、水肿，常伴有浆液性渗出，可引起包茎。慢性包皮龟头炎主要包括糖尿病性包皮龟头炎、念珠菌性龟头炎、环状糜烂性龟头炎、云母状和角化性假上皮瘤性龟头炎、浆细胞性龟头炎、闭塞性干燥性龟头炎。

治疗应积极寻找致病原因并予去除，注意保持局部清洁，防治继发感染。较轻的病人可仅仅使用高锰酸钾或硼酸溶液冷湿敷，然后外用抗生素霜剂。对念珠菌、滴虫、阿米巴等引起的感染要采取针对性治疗。间歇性地外用弱效与强效皮质类固醇可使浆细胞性龟头炎病情改善或消退，对顽固性的龟头炎者可采用包皮环切进行治疗。

阴茎珍珠状丘疹

本病是一种生理变异，没有自觉症状，可发生在青春期后的任何年龄，但主要见于20～50 岁的男子，占正常人群的 10%～20%，很多病人是因偶尔发现而就诊的。其发生与种族因素、性活动、包皮是否环切等都无关。损害位于阴茎冠状沟，特别是在前缘，为串珠样珍珠状小丘疹，直径 1～2 mm，圆顶或呈毛发样，规则地排列成线形，不相融合，亦有环绕龟头的，呈肉色、白色或淡红色。对健康无影响，只需向病人解释交待病情，不必进行特殊治疗。

Bowen 样丘疹病

本病与 HPV（主要是 HPV16）感染密切相关，主要发生于 30 岁左右的青年男女。

原发损害为多发性丘疹，直径 2～20 毫米，丘疹顶扁平或呈半球状，常群集性排列或融合成网状。颜色可呈淡红色、肤色、紫色、淡棕色或黑褐色，表面光滑或呈疣状。部位发生于生殖器、肛周，在男性损害主要发生于阴茎、包皮、龟头和(或)系带处，少数见于阴囊。在女性损害主要见于大阴唇、小阴唇、会阴部，此外，阴道口、腹股沟、耻部有毛部皮肤和肛门周围皮肤也可发生。病人多数无明显自觉症状，但有少数病人可有瘙痒。病程慢性，部分病人皮损可自行消退，但可复发。

对皮损可采用局部切除、电灼、冷冻、外用氟尿嘧啶等方法治疗。

遗传性皮肤病

鱼鳞病

本病以皮肤干燥有鱼鳞状脱屑而得名，有时像蛇皮，所以也称"蛇皮癣"。是一种常见的遗传性皮肤病。根据遗传方式、临床表现不同，可分常染色体显性寻常性鱼鳞病、性连锁寻常性鱼鳞病、显性遗传先天性鱼鳞病样红皮病、隐性遗传先天性鱼鳞病样红皮病多种类型。其中最常见的是常染色体显性寻常性鱼鳞病，多于1～4岁发病。

好发于四肢伸面及背部。皮损表现为皮肤干燥、粗糙，覆灰白色或淡褐色半透明的菱形或多角形细薄鳞屑，周边游离，排列似网状。无自觉症状，常伴毛周角化、肘、膝、踝处角化增厚，掌跖角化等。皮损冬重夏轻，青春期后病情可逐渐减轻。其次是性连锁寻常性鱼鳞病，出生即有，仅男性罹患，女性为基因携带者，好发于面、颈、头皮及躯干腹侧；幼儿期肘、腋部，成人期腘窝常受累。皮损表现为皮肤干燥，其上散在、较大较厚的棕黑色鳞屑，有"肮脏"感。无自觉症状。常伴毛发干燥、角膜点状浑浊、

精神抑郁、隐睾、骨骼异常等，病情不随季节转换或年龄增长而变化。显性遗传先天性鱼鳞病样红皮病、隐性遗传先天性鱼鳞病样红皮病较罕见。

轻症者不影响健康，毋需治疗。皮肤干粗，可外用15%尿素脂或0.05%维A酸软膏。重症者除试服维A酸外，亦可采用中药治疗。

汗管角化症

汗管角化症是一常染色体显性遗传的角化异常性皮肤病。

临床表现多样，分为局限型、播散型及免疫抑制引起的汗管角化症。典型损害为角化性丘疹，逐渐向周围扩展，中央皮肤正常或萎缩，形成环形，其边缘为一狭窄的灰色或淡褐色角化性堤状隆起，隆起顶部有一狭窄的沟槽，触之粗糙不平，无自觉症状。好发于暴露部位，黏膜亦可发生。各型损害有共同的组织病理学特征，具有诊断意义。病程缓慢，损害可持续多年不变，或经过较长的静止间隔后缓慢扩展，常留下持久性的萎缩瘢痕，但也可消掉，不留下微小的痕迹。部分病人会在萎缩的皮肤上发生鳞状胞癌。

尚无特效治疗，可外用角质软化药膏(10%水杨酸药膏、0.1%维生素A酸)，或酌情使用液态氮冷冻疗法、电烧、激光、手术切除的方法，但有时易复发。日光性汗管角化症需避免日晒。

皮肤肿瘤

脂溢性角化

脂溢性角化又称基底细胞乳头状瘤，多发生于40岁以上成人，并随年龄增长而逐渐增多，有的病例可表现为常染色体显

性遗传。好发于面部，特别是颞部，以及颈、胸、背部、大小数目不一。

典型损害为淡褐至深褐色，边界清楚，略高出皮面呈轻度乳头状瘤样隆起，表面粗糙，覆以油腻性鳞屑，将鳞屑剥去后可以再长。无自觉症状。无需治疗，亦可激光或手术去除。

日光性角化

日光性角化又称老年性角化病，多见于中老年人，尤其是长期户外工作者，好发于曝光部位。单发或多发，损害为淡红或淡褐色略高出皮面之斑丘疹，约数毫米大，表面粗糙，覆以黏着性鳞屑，如用力去除鳞屑后，基底易出血，如损害增大，破溃，可癌变。

无自觉症状，确诊后手术切除。文献报道外用咪喹莫特也有一定疗效。

鲍温病

鲍温病，多发生于中年以上，大多为单发，亦有多发者，皮损为暗红色或褐色斑块，边界清楚，不规则，表面覆以鳞屑和结痂，不易剥离，如强行将痂剥离，则露出颗粒状或乳头状湿润面。

确诊后手术切除，5-氨基酮戊酸甲酯光动力学疗法（PDT）、冷冻疗法和氟尿嘧啶外用对原位癌有一定疗效。

鳞状细胞癌

鳞状细胞癌，常发生于中年以上男性户外工作者，可自行发生或在原有皮肤病基础上发生，如日光性角化病、盘状红斑狼疮、烧伤瘢痕、慢性溃疡、慢性射线皮炎等，发展快，常发生区域性淋巴结转移。

皮损初起为暗红色斑块或结节或溃疡，继而隆起呈乳头状或菜花状，并向四周扩展，中央可有脐形凹陷，周围出现新发结节。形成溃疡后，溃疡底部高低不平，有黏稠的脓性分泌物，并向深部侵袭，达肌肉或骨骼。

确诊后手术切除，手术后可照 X 线。二氧化碳、电烙、液氮冷冻也均有效。

汗管瘤

汗管瘤主要向小汗腺末端汗管腔细胞分化的良性肿瘤。多见于青年女性，好发于两下眼睑，也见于面部、腋窝、腹部、指伸面、阴茎或女阴部。发生于头皮者可引起秃发。损害直径 1～3 毫米大、皮肤色或淡黄色，半球形，略带蜡样光泽的小丘疹，偶或融合成斑块。发疹性汗管瘤，较少见，好发于男性前胸部，呈深褐色，成批出现，可达百个以上。常有家族史，可伴发 Down 综合征。

一般无需治疗，影响美容者可给予激光治疗。

基底细胞癌

基底细胞癌，又称基底细胞上皮瘤，占恶性皮肤肿瘤的 65％～75％，男女比例大致相等。绝大多数病人大于 40 岁，尤多见于 50～70 岁。好发于曝光部位，多见于头皮、颈部，特别是鼻部，但几乎不累及掌、跖部。

根据临床形态可分为以下几型：①结节溃疡型，损害一般单个，为蜡样小结节，中央破溃边缘卷起，似珍珠样排列，伴有毛细血管扩张，溃疡面若结痂，去除痂皮后，基底易出血，愈后结疤。②纤维上皮瘤型，好发于腰、骶部和腹股沟，也见于放射治疗后的部位，损害常为单个，偶或数个，高出皮面，直径为 1 厘米左右，呈粉红或暗红色质地坚硬似橡皮样，常带有蒂，偶或破溃。③浅表型，多位于躯干或四肢，偶或见于射线皮炎或烧伤后瘢痕处，表现为单个或多发斑块,有轻度浸润感,外围有线状蜡样稍隆起边缘,不规则状。④色素型,浅表型和结节型中由于黑素细胞和色素颗粒增加,肿块显示为棕黑色时,称为色素型基底细胞癌。⑤侵袭型,在某些特殊部位,尤其是鼻唇沟或耳周,肿瘤组织侵入深层,达到真皮网状层,易于局部复发,偶或可远处转移。⑥硬化型,极少见,常位于上臂和颈部,生长缓慢,损害似硬斑病,有浸润感,可形成浅表溃疡,易局部复发。

确诊后手术切除。

粟丘疹

粟丘疹,是起源于表皮或附属器上皮的良性肿物或潴留性囊肿。可发生于任何年龄、性别,也见于新生儿。外伤可引起的粟丘疹,也可继发于皮肤卟啉病或大疱性表皮松解症等,有些病人有遗传因素。损害呈乳白色或黄色,针头至米粒大的坚实丘疹,顶尖圆,上覆以极薄表皮。多见于面部,尤其是眼睑、颊及额部。可持续数年,自然脱落,无瘢痕形成。

多发性脂囊瘤

多发性脂囊瘤,大多呈常染色体显性遗传,为良性囊肿,可出生即有,或青春期或其后不久发生。为多发性、大小不一的囊性结节,呈皮色、青色或带黄色,表面光滑,性质柔软或坚硬,可以推动。好发于胸前、腋窝、上臂、腹部、阴囊等处,掌跖除外。偶见呈单发者。一般无自觉症状。

一般不需治疗,较大者可手术切除。

瘢痕疙瘩

瘢痕疙瘩又称蟹足肿,为结缔组织形成的肿块。多见于烧伤、损伤或未引起病人注意的轻微损伤后形成。瘢痕边缘明显高出皮肤,且超过原病变范围,如蟹足状,

呈鲜红或淡红色表面见毛细血管扩张,坚实略带弹性,高出皮面的条块,常有痒痛,尽量避免手术切除,切除后易复发。

皮肤纤维瘤

皮肤纤维瘤是成纤维细胞或组织细胞灶性增生导致的一种真皮内的良性肿瘤,故又称组织细胞瘤、结节性表皮下纤维化或硬化性血管瘤。病因不明。有些病例可能与局部损伤有关,如昆虫叮咬或钝器损伤。亦有人认为是反应性的而不是肿瘤性的。本病可发生于任何年龄,但中青年多见,女性多于男性。可自然发生或外伤后引起。

皮损为皮下丘疹或小结节,与表皮相连,隆起坚硬,基底可推动。表面的皮肤光滑或粗糙,可为正常肤色,亦可为黄褐色、黑褐色或淡红色。病损生长缓慢,长期存在。

一般不需治疗,损害数年内可消退,必要时手术切除,亦可于皮损内注射皮质类固醇激素治疗。

软纤维瘤(皮赘)

软纤维瘤是一种表皮过度角化和真皮结缔组织增生性的疾病。

病因不清,临床表现为多发性,常发生于颈和腋部等处,表现为细小,丝状软突起,或孤立性,好发于腋下、乳晕、外阴、腹股沟,表现为单个有蒂息样隆起,质软,呈深褐或黑色。

一般不需治疗。可激光治疗,较大者亦可手术切除。

皮肤血管瘤

皮肤血管瘤是起源于皮肤血管的良性肿瘤,多发生于婴儿或儿童。

多见于头、颈部皮肤,但黏膜、肝脏、脑

和肌肉等亦可发生,常在出生时或出生后不久发现,临床上分为鲜红斑痣、单纯性血管瘤、海绵状和混合型血管瘤 4 型。

婴儿特别是毛细血管瘤或海绵状血管瘤,早期可不予治疗,观察数年,如不消退,影响功能或美容时可选择适当的治疗,如皮损内注射硬化剂、手术切除、液氮冷冻、激光、放射治疗等,小儿血管瘤如生长较快者可用皮质激素治疗。

色素痣

色素痣,又称黑色素细胞痣。临床上分为普通后天性色痣和先天性色痣。普通后天性色痣几乎每人均有,一般发于儿童期,成人亦可新发。皮损为直径小于 0.6 厘米的棕色、褐色或黑色斑疹,丘疹或小结节。根据痣细胞存在的位置,又分为交界痣、皮内痣和混合痣。先天性色痣,出生时即有,发病率约 1%。小者直径数毫米,大者覆盖躯体的大部分。一般将大于 20 厘米者称为先天性巨痣。

影响美容者,可激光或手术处理。或痣在短期内迅速增大,色泽加深变黑,边缘发红不规则,表面出血、破损以及周围出现卫星状损害,表明痣有恶变征象,应予手术切除,并做病理。

晕痣

晕痣又称为离心性后天性白斑,目前多认为其是白癜风的一种,可与白癜风同时并发。好发于躯干部,特别是背部,偶尔见于头面部。

皮疹特点是以斑点状色素痣为中心的圆形、椭圆形色素减退斑,大小不一。白晕的边缘不像白癜风那样有色素加深的表现。中央的痣可以退色,最后变平甚至消失。其消失时间大约在数月到 2～3 年之间,随后白晕也渐渐消退。晕痣大部分是

以色痣为中心,偶尔是毛痣、蓝痣、纤维瘤、神经纤维瘤或恶性黑素瘤等。

Becker 痣

Becker 痣亦称色素性毛表皮痣,多见于青少年。好发于肩部、肩胛骨区及前胸。初为淡褐色及褐色斑片,手掌大小或更大,境界清楚,边界不规则。发生数年后出现多数粗毛。随年龄逐渐发展,至成年后稳定不变。一般无需治疗。

眼上腭青色斑痣(太田痣)

眼上腭部褐青色痣又名太田痣,是亚洲人常见的,以眼周区域青褐色斑痣为特点的色素性胎记。男女比例为 1∶3,约半数的病人出生时即有,但也有儿童期或青春期开始出现,表现为棕色、灰色及蓝色的斑点所组成的斑片,边界不清,发生于前额、眼周、颊部及颞区,即与三叉神经的第Ⅰ、Ⅱ区的分布区相当的区域,可单侧,也偶有双侧对称,甚至累及结膜、角膜及视网膜。太田痣无遗传倾向,与恶性变无明确的关系。可激光治疗。

获得性双侧性太田痣样斑

获得性双侧太田痣样斑好发于亚裔中青年女性,发病机制尚不十分明了,可能和遗传、内分泌及外用不适当化妆品有关。皮损主要发生在颧部、额部、鼻翼、鼻梁、颞部及下睑等部位,多为双侧对称分布。皮损多表现为聚集成片的黑褐色、青褐色或灰褐色的斑疹、斑片,多为绿豆左右大小,孤立或融合成片,黏膜一般无累及。可激光治疗。

单纯性雀斑样痣

单纯性雀斑样痣是一种遗传性色素性皮肤病,白种人发病率较高,亚洲人发病率

较低。接受日晒后开始发病。皮损好发于面部、颈部、肩部和手背,以散在的浅褐色或深褐色斑点为特征。可伴有其他系统疾病,成为某些遗传性综合征的一部分。

临床多不需要治疗,冷冻或激光治疗效果较好。

蕈样肉芽肿

蕈样肉芽肿是一种原发于皮肤的T淋巴细胞的肿瘤。多发生于青壮年,男性多于女性。临床上可分为3期,即红斑期、斑块期和肿瘤期。①红斑期皮损多呈单个或多个斑片,大小不一,表面覆有鳞屑,界限清楚,颜色自橘红至暗紫红色不等,常伴剧痒。约10%的病例红斑期皮损泛发全身,伴有毛发稀疏、甲营养不良、掌跖角化,称为红皮病型蕈样肉芽肿,若病人血中Sezary细胞超过10%,则称为Sezary综合征。②斑块期由红斑期进展而来或在正常皮肤上发生,呈不规则形、界限清楚的斑块,颜色为暗红至紫色,可自行消退,颜面受累时褶皱加深可形成"狮面"。③肿瘤期常常由斑片或斑块发展而来,一旦肿瘤发生,病人通常在数年内死亡。但也可直接进入肿瘤期,称突发性蕈样肉芽肿,发展较快,预后较差。本病是皮肤恶性淋巴瘤,但也可由系统累及,淋巴结最常受累,其他依次为脾、肺、肝、骨髓、肾、舌或会厌、心脏、胰腺和甲状腺。

红斑期及早期斑块可选择局部外用氮芥酒精溶液,或光化学疗法、电子束照射治疗。斑块期或肿瘤期时可加用甲氨蝶呤或COP方案全身化疗。13-顺维甲酸、维胺脂和银屑灵可作为各期的辅助治疗。

性　病

性病旧称花柳病,是一组主要通过性接触传染的传染病。传统的性病有梅毒、淋病、软下疳和性病性淋巴肉芽肿。1975年世界卫生组织重新定义性病为:凡是由性行为或类似性行为所传播的疾病都称为性传播疾病(性病)。它所包括的病种更多,范围更广,除了传统的4种性病外,还包括非淋球菌性尿道炎、尖锐湿疣、生殖器疱疹、腹股沟肉芽肿、艾滋病、疥疮、阴虱、滴虫病、生殖器念珠菌病等。但值得指出的是,我国现阶段仅将淋病、梅毒、非淋菌性尿道炎、尖锐湿疣、生殖器疱疹、软下疳、性病性淋巴肉芽肿和艾滋病8种疾病列为重点防治的性病。

性病主要是通过性行为传播。人体特别是生殖器部位易于性病病原体生长繁殖。当性病者与健康人进行性接触时,双方的皮肤、黏膜之间,特别是生殖器、肛门、口腔等部位密切而频繁的接触,病原体很容易传播给对方,侵入健康人体而感染。当然,有些病原体也可通过间接的途径侵入人体,如使用被病原体污染的毛巾、内衣、便器、浴盆、注射器针头等,也可通过输血、注射血液制品、接受器官或组织移植等而导致感染。此外,某些性病病原体还可以在妊娠或分娩的过程中,通过胎盘或产道传染给胎儿或新生儿。

性病对人类健康的危害性很大,尽管其中大多数病种并不属于致死性疾病,但它们的传染性很强,并能引起各种并发症和后遗症,病毒感染引起的性病尚可能诱发癌症。性病不仅危害个人,而且还给家庭、下一代及社会带来极为严重的影响。

淋病

病因与传播途径　本病系由淋病双球菌感染所引起的泌尿生殖系统传染病,绝大多数由不洁性交传染,少数是由所污染的衣裤、毛巾、便盆、浴盆等用具传染。

临床表现　男性若患了淋病，一般在感染淋病双球菌后的3～5日发病，最初表现为尿道口红肿发痒，伴轻微的刺痛，有稀薄的分泌物流出。1～2日后，症状加重，出现尿频、尿急、尿痛，并流出大量黏稠的黄色脓液，严重者出现尿道黏膜外翻，夜间常有阴茎痛性勃起，此时传染性极强。如病人抵抗力较强或不正规自行服药，症状和体征可不明显，在晨起的时候尿道口可有微量的黄色或白色黏液封口，或在内裤上能够见到少量的黄斑，肉眼上有时和非淋球菌性尿道炎难以鉴别。男性淋病若未及时治愈又不避免一些有害因素，如酗酒、熬夜、性生活过度等，病情就有可能进一步恶化，病变可由前尿道上行蔓延至后尿道，形成全尿道炎，导致急、慢性前列腺炎、精囊炎和附睾炎等并发症。急性附睾炎，如不及时治疗可引起附睾管及输精管闭塞而导致男性不育。此外，淋球菌一旦出现血行播散至全身发生菌血症，那么不仅可发生高热、寒战、皮疹，还可引起关节炎、脑膜炎、心内膜炎，甚至可危及生命。

女性淋病最常见的感染部位是宫颈，其次是尿道、尿道旁腺、子宫内膜及输卵管。由于女性尿道短，故尿道症状往往不明显，虽可有白带增多等表现，症状一般不像男性那么明显，有的甚至完全没有任何症状，但从她的阴道分泌物内仍可分离培养到淋病双球菌，这样的病人称为带菌者，由于没有任何不适，故不知道自己已得了淋病，或虽有白带增多，但也往往将此当作一般妇科疾病治疗。因此，这些病人是淋病的主要传染源，同时淋病也得不到及时的治疗，容易产生各种并发症，如子宫内膜炎、输卵管炎或输卵管卵巢脓肿、盆腔炎、肝炎，也可并发前庭大腺炎、尿道旁腺炎或脓肿。炎症反复发作，引起瘢痕收缩而致输卵管狭窄或闭塞，从而导致宫外孕或不孕症。如果孕妇患了淋病，则在分娩时易造成新生儿淋菌性结膜炎。

典型淋病的诊断比较容易，症状不典型时，应在治疗前做尿道或宫颈分泌物涂片和培养，如找到淋病双球菌即可诊断淋病。

防治　目前治疗淋病的有效药物主要有壮观霉素或头孢曲松两种，治疗期间应禁止性交，性伴如有感染应同时接受治疗。要注意外生殖器的清洁卫生，并应与女小孩严格隔离，以免传染。

梅毒

病因与传播途径　梅毒俗称杨梅疮，是由人体感染梅毒螺旋体后引起的一种常见性病。梅毒是一种慢性、全身性的传染病，它可以侵犯人体的任何组织和器官，早期梅毒主要侵犯皮肤和黏膜；晚期梅毒，则除皮肤和黏膜受累外，还易侵犯心血管与神经系统，不仅治疗困难，而且还有生命危险。因此，梅毒是一种严重危害人们身体健康的疾病。

性接触是梅毒的主要传染途径。未经治疗的病人在感染后的1～2年内传染性极强，生殖道分泌物中的梅毒螺旋体以转动前进的方式侵入对方，即使是健康完整的皮肤与黏膜，它也可侵入。胎盘传染是梅毒的又一个传染途径。晚期梅毒女性尽管通过性接触无传染性，但妊娠时仍可传给胎儿。其他形式的接触传染，如接吻、哺乳、接触含有梅毒螺旋体的血、分泌物、日常用品（如衣服、毛巾、剃刀、餐具及烟嘴）。此外，输血也可发生感染。

临床表现　临床上将性接触或其他形式的接触传染所得的梅毒称为后天梅毒。胎盘传染所致的梅毒称为先天梅毒。病期在2年以内的称为早期梅毒，病期在2年以上的称为晚期梅毒。

1. **Ⅰ期梅毒**　梅毒螺旋体侵入人体后，经2～4周的潜伏期，在侵入部位如生殖器、口腔或肛门出现一个糜烂或浅溃疡，称为初疮，由于触摸时损害如软骨样硬，故又称硬下疳，此时也称Ⅰ期梅毒。硬下疳的分泌物里含有大量的梅毒螺旋体，传染性极强。硬下疳发生后的1～2周附近的淋巴结开始肿大，质较硬，无疼痛及触痛。硬下疳未经治疗可在3～8周后自然消失，不留痕迹。

2. **Ⅱ期梅毒**　梅毒螺旋体通过淋巴管进入淋巴结，再进入血管扩展到全身，经过6～8周，几乎所有的组织和器官均受侵，此时皮肤黏膜可以突然出现各种类型的皮疹，皮疹形态多样，有时模拟玫瑰糠疹，有时模拟银屑病，但不痛不痒，自觉症状轻微，此期又叫Ⅱ期梅毒。Ⅱ期梅毒疹未经治疗也可自然消失，又进入潜伏状态。

3. **Ⅲ期梅毒**　如果Ⅱ期梅毒不及时驱梅治疗，30％～40％的病人经过几年的时间将发展成晚期活动性梅毒，亦称为Ⅲ期梅毒。此时皮肤可出现结节性梅毒疹和梅毒瘤。梅毒瘤又称树胶样肿，是Ⅲ期梅毒的典型标志，既可出现在皮肤，又可累及黏膜，甚至可发生在内脏。皮肤梅毒瘤可表现为无痛性的皮下硬结，逐渐增大后与皮肤粘连，形成浸润性的斑块，中心逐渐软化破溃，流出浓稠的黄褐色胶样物质，并形成一个呈穿凿性的溃疡。该种损害尽管传染性虽小，但破坏性大。Ⅲ期梅毒若累及心血管及神经系统，不仅治疗困难，而且还可危及生命。

4. **潜伏梅毒**　部分未经驱梅治疗或治疗剂量不足的梅毒病人由于抵抗力强，始终呈隐匿状态而无临床症状，这类病人称为潜伏梅毒。在潜伏期间，梅毒螺旋体仍可间歇性出现在血液或体液中，仍可传染给性伴侣；潜伏梅毒的孕妇仍可通过胎盘感染子宫内的胎儿，亦可因献血感染给受血者。由此可见，潜伏梅毒仍是最危险的梅毒传染源，因此一旦诊断明确，仍需按照正规的驱梅方案进行彻底治疗。

5. **先天梅毒**　先天梅毒也称胎传梅毒，即孕妇感染梅毒后，梅毒螺旋体由母体血行通过胎盘和脐带感染胎儿所致。其感染多在妊娠4个月后发生，严重者可引起流产、早产、死产，或分娩出梅毒儿。

治疗　一旦诊断为梅毒，应立即进行驱梅治疗。自从青霉素问世以来，青霉素一直是治疗梅毒最有效的药物。青霉素治疗梅毒的优点是毒性小、疗效好、疗程短、使用方便。若对青霉素过敏，则可选用四环素族或红霉素类的抗生素，但对于孕妇、8岁以下的儿童及肝肾功能不全者禁用四环素。

治疗期间应嘱咐病人避免性生活，防止传染给他人，同时建议配偶或性伴侣到医院同时接受检查与治疗。梅毒的症状有自然消退的倾向，治疗后症状消失并不一定代表疾病已愈，仍随时随地都有复发与传染的可能。因此，梅毒病人必须按照规定的驱梅方案进行治疗，治疗后仍须定期随访，只有经过2～3年的随访检查，如无复发才可终止观察，宣告痊愈。

非淋菌性尿道炎

非淋菌性尿道炎是指由性接触传染所致的一种尿道炎，它在临床上有尿道炎的表现，但在尿道分泌物中查不到淋病双球菌。本病40％～50％由沙眼衣原体引起，20％～30％由支原体引起，其中主要为解脲支原体所致。

临床表现　非淋菌性尿道炎多发生于青年性活跃期，男性常表现为尿道刺痒伴有或轻或重的尿急、尿痛和排尿困难，但程度比淋病轻。女性可表现为黏液脓性宫颈炎，即白带增多、子宫颈水肿或糜烂和尿道炎。

　　诊断非淋菌性尿道炎除有症状和体征外，还必须具备以下几个条件：①有婚外性接触史或配偶感染史。②尿道分泌物涂片在油镜（1 000 倍）视野下观察，若平均每个视野中多形核白细胞数大于 4 个为阳性，晨尿（前段尿 15 毫升）沉淀在高倍镜（400 倍）视野下每视野的多形核白细胞大小 15 个有诊断意义。如果病人没有性乱史，没有尿道炎的症状和体征，尿道分泌物或晨尿没有找到多形核白细胞，即使尿道内分离出病原体，如解脲支原体，亦不能肯定病人一定得了非淋菌性尿道炎，因为在很多正常人群的生殖道中亦携带着解脲支原体的现象。

　　防治　红霉素类和四环素类的抗生素都是治疗非淋菌性尿道炎的有效药物。

尖锐湿疣

　　尖锐湿疣又称尖圭湿疣、生殖器疣或性病疣，是由某些类型的人类乳头瘤病毒所引起的增生性疾病。性接触传染是尖锐湿疣的主要途径，病期在 3 个月左右者传染性最强，在少数情况下可能通过接触污染品感染。

　　临床表现　本病潜伏期较长，平均 3 个月。尖锐湿疣好发于外生殖器部位及肛门附近的皮肤或黏膜区域。初起时在上述部位出现柔软的淡红色的细小丘疹，帽状针头至绿豆大小，为肉质赘生物，呈乳头状，表面颗粒状增殖而粗糙不平。继续增大呈花生米大小，或互相融合呈菜花状、鸡冠状或巨大团块，部分根部尚有蒂，性生活时易出血，若继发感染或疣体内供血不足可有糜烂或溃疡。

　　防治　局部药物治疗可采用 0.5% 的足叶草毒素酊，涂于疣体表面，每日 2 次，3 日为 1 个疗程，重复用药要间隔 4 日以上。本品有致畸作用，孕妇禁用。也可用咪喹莫特软膏外用。用激光或高频电刀对疣体作烧灼或切割，同样有很好的疗效。近年来光动力治疗也取得较好的疗效，复发率较其他方法低。

生殖器疱疹

　　生殖器疱疹主要是由单纯疱疹病毒 Ⅱ 型引起的一种性传播疾病。病毒侵犯的部位多位于生殖器及其附近的皮肤黏膜。

　　潜伏期为 2～20 日。最初在患部出现红斑、丘疹，然后很快发展成成簇的水疱，病人主觉灼热不适，水疱破溃后可形成糜烂面，若继发感染可形成溃疡，疼痛明显。病程至少持续 1～2 周。近年来的研究发现单纯疱疹病毒 Ⅱ 型与子宫颈癌的发生没有直接关系。生殖器疱疹很容易复发。

　　使用抗病毒药如阿昔洛韦或万乃洛韦等，可以减少新损害的发生，缩短疼痛、愈合及排毒的时间。局部应注意清洁、干燥，可外用 5% 的阿昔洛韦软膏。

软下疳

　　软下疳是一种由杜克雷嗜血杆菌感染所致的性传播疾病。它主要发生于外阴部，它所形成的生殖器溃疡与 Ⅰ 期梅毒的初疮——硬下疳很相似，但本病以损害数目多、质地软并且主觉疼痛为特点，故又名为"软性下疳"，在我国尚少见。

　　在不洁性生活后，经过 2～5 日的潜伏期开始发病，在男性的包皮内外、系带、阴茎头，以及女性的大小阴唇、尿道口等处出现一个或数个炎性丘疹或结节，周围绕以红晕。在 24～48 小时后形成脓疱，以后脓疱迅速溃破，形成溃疡或糜烂面。溃疡为圆形或椭圆形；边缘不整齐，或锯齿状；表

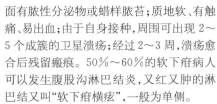

面有脓性分泌物或蜡样脓苔；质地软、有触痛、易出血；由于自身接种，周围可出现2～5个成簇的卫星溃疡；经过2～3周，溃疡愈合后残留瘢痕。50％～60％的软下疳病人可以发生腹股沟淋巴结炎，又红又肿的淋巴结又叫"软下疳横痃"，一般为单侧。

早期软下疳比较容易治疗，对磺胺类、红霉素类和多西环素（强力霉素）较敏感，局部未破溃的丘疹或结节可外涂鱼石脂软膏、红霉素软膏；一旦皮肤或淋巴结形成溃疡，可用高锰酸钾溶液或过氧化氢溶液（双氧水）冲洗，然后外涂红霉素软膏。需要指出的是软下疳或淋巴结脓肿不必切开，因为切开后由于病原体扩散造成自身接种，导致自发形成溃疡。

性病性淋巴肉芽肿

性病性淋巴肉芽肿，又称腹股沟淋巴肉芽肿或第四性病。本病主要是通过性交传染的一种急性或慢性疾病，其病原体为沙眼衣原体，主要表现为外生殖器溃疡、腹股沟淋巴结肿大、坏死和破溃，晚期可发生外生殖器象皮肿或直肠狭窄等病变。

本病我国少见。发病多为青壮年，一般发生在不洁性交之后，经过5日～3周，在外阴部位出现小水疱，可形成溃疡。皮损常为单个，数日后自愈而不留瘢痕，由于自觉症状轻微，故容易忽视。在初疮出现1～4周后2/3男性病人可出现单侧腹股沟淋巴结肿大，称为"第四性病性横痃"，肿大的淋巴结常粘连成块状，数周后软化破溃排出黄色浆液或血性脓液，时好时发，形成多个瘘管，似"喷水壶状"。若发生在女性，病变还可传到直肠，出现腹痛、腹泻、里急后重等直肠炎及直肠周围炎，即所谓的肛门直肠综合征。经过数年或十几年长期慢性腹股沟淋巴管炎，最终导致外阴部的象皮肿。此外，由于长期的直肠炎和直肠周围炎可致使直肠狭窄，部分病人可在肛门外围继发癌变。

四环素或多环西素（强力霉素）对本病有良好效果。另外，红霉素和复方新诺明也可选用。对于局部波动的淋巴结应用针筒抽去脓液。严禁切开引流，以免延迟愈合。

艾滋病

艾滋病是1981年才被人们认识的一种新的性传播疾病，"艾滋"是AIDS的译音，医学上称为获得性免疫缺陷综合征。其病原体为人类免疫缺陷病毒，发病原因是由于病毒进入人体后，在人体免疫细胞内不断繁殖，并将免疫细胞杀死，使机体的免疫系统崩溃，以致无法抵御其他微生物的进攻，从而很容易患上普通人所不易感染的多种疾病和肿瘤，最终因感染或肿瘤而导致死亡。

艾滋病者及艾滋病病毒携带者是艾滋病唯一的传染源。已证实的传播途径有：①性传播：即精液传播。②血液传播：是指输入污染了艾滋病病毒的血液或血制品。③母婴传播。下列途径不传染艾滋病：①货币、报纸。②咳嗽、喷嚏、面对面交谈。③公共设施。④亲吻。⑤握手。⑥共餐。⑦蚊虫叮咬。⑧递物。⑨公用电话。⑩拥抱。由此可见，日常的生活接触一般是不会染上艾滋病的。

艾滋病病毒感染的临床表现和治疗方法见第17章艾滋病。

皮肤美容

化妆品不良反应

化妆品不良反应是指人们日常生活中由于使用化妆品而引起的皮肤及其附属器

的变化,如红斑、丘疹、水肿、脱屑、色素沉着、皮肤干燥、瘙痒或刺痛等,其定义范围包括化妆品接触性皮炎、化妆品光感性皮炎、化妆品痤疮、化妆品色素异常、化妆品毛发损害、化妆品甲损害等几大类,其中由于化妆品过敏或直接刺激导致的接触性皮炎约占化妆品不良反应的 90% 以上。

化妆品不良反应的诊断必须由国家食品药品监督管理局认定的监测机构承担,专职医生根据病史、临床表现,结合斑贴试验结果进行综合分析并上报。斑贴试验是诊断化妆品产品或其原料过敏的主要试验依据,一旦怀疑对某种化妆品过敏,可采用斑贴试验进行确诊。光斑贴试验用于诊断化妆品引起的光感性皮炎,随着天然植物提取物和紫外线吸收剂使用的增加,使用化妆品后出现的光毒性反应和光变态反应逐年增加。用化妆品原料制备的标准抗原对化妆品过敏者进行斑贴试验,可发现引起过敏的具体化妆品成分,常见的过敏原主要有各种香料、防腐剂、染发剂等。要注意的是临床急性期不宜做斑贴试验,否则可能激发皮肤炎症;斑贴试验前如服用了抗过敏药物也不宜做斑贴试验,以免出现假阴性的结果。

一旦出现化妆品不良反应首先要立即停用可疑致敏化妆品,并就诊于国家食药局化妆品皮肤病诊断机构,进行诊断和治疗,必要时可行斑贴试验。在家里紧急处理时可使用冷开水进行湿敷,口服抗过敏药物,切忌到美容院或不正规的诊所采取不恰当的处理,反而造成"火上浇油",贻误并加重病情。

激光皮肤美容

激光在皮肤科的应用已有 30 年以上的历史,但随着 1984 年选择性光热作用原理的提出,短脉冲激光在皮肤美容治疗方面才得到广泛应用。

1. 激光无创性治疗常见皮肤病 选择性光热作用的主要原理是:当照射激光的波长与靶色基自身固有的吸收峰匹配,且照射的时间短于靶色基的热弛豫时间时,就可选择性地破坏靶色基,而不损伤周围正常组织,从而达到无创伤治疗的效果。正是这一理论在激光的应用,使大多数色素性皮肤病和血管性皮肤病的无创伤治疗得以实现。色素增生性疾病如雀斑、咖啡斑、太田痣、获得性太田痣样斑、雀斑样痣、脂溢性角化等可选用红宝石、紫翠玉宝石(蓝宝石)调 Q 模式治疗,疗效非常肯定,几乎无副作用,但通常需要几个疗程。血管增生性疾病如鲜红斑痣、毛细血管扩张、酒渣鼻、蜘蛛痣等可选用脉冲染料激光治疗,多个疗程后能达到满意效果,一般无瘢痕。脱毛可选择半导体激光或红宝石、紫翠玉宝石激光的长脉宽模式,通过连续几个疗程的治疗可以达到永久性去除的效果。

2. 非剥脱性嫩肤 通常所说的光子嫩肤使用的是强脉冲光,强脉冲光不是真正的激光,是一种非相干光,波长范围 515~1 200 纳米,可根据不同的适应证采用不同的滤光片以获取所需的波长。由于光谱宽可为血红蛋白及黑色素吸收,因此可治疗浅表色素性疾病(如雀斑、脂溢性角化、黄褐斑等)和血管增生性疾病(如红血丝、酒渣鼻、蜘蛛痣、鲜红斑痣等),此外强脉冲光还可通过热效应刺激胶原纤维的合成,达到除皱嫩肤的目的。其特点是适应范围广,术后反应轻,不影响日常生活。

3. 剥脱性磨削嫩肤 铒激光和超脉冲 CO_2 激光具有相当好的精确的皮肤磨削作用,通过磨削能去除表皮进而利用激光对真皮的光生物学效应和热效应适当程度地刺激真皮,启动皮肤修复机制,刺激真皮胶原的增生并加以重组,从而达到较好的祛皱效果。磨削表皮时可去除脂溢性角化、日光性角化等皮损,热效应还能封闭真皮浅层的扩张毛细血管,最终改善和消除毛细血管扩张。最适合激光皮肤磨削术治疗的是角化性皮损或良性增生性疾病;对痤疮或水痘遗留的凹陷性瘢痕来说,激光磨削术亦是首选;口周、颊部和眶周等处的非动力性皱纹效果也很好,但黄种人要注意色素沉着等不良反应。

4. **点阵激光嫩肤**　随着科学的发展,局灶性光热作用原理的提出为嫩肤技术的发展翻开了新的一页,由于在照射过程中激光在皮肤组织中产生很多微治疗孔,故名点阵激光。这一新技术既克服了非剥脱性嫩肤技术疗效差的弱点,又避免了剥脱性磨削术的不良反应。点阵激光适用于各种原因引起的凹陷性瘢痕,皮肤皱纹、松弛、毛孔粗大,以及各种光老化所致的色素性角化性损害。由于点阵激光的皮肤微孔很小,所以既不影响美观,也很少出血、渗液或感染,治疗时仅轻微疼痛,病人易接受,尤其是黄种人可以进行全面部治疗,非常安全。

5. **射频除皱**　射频是电磁波谱中一个非常重要的组成部分,射频可将皮肤组织中电场的电极极性迅速地反复改变,从而产生热效应,一方面使胶原纤维遇热收缩,另一方面促进胶原纤维的增生,这两方面的主要功能都是起到除皱紧肤的作用。射频治疗仪分为单频和双极射频。主要用于治疗皮肤松弛以及轻中度的皱纹,如眼角皱纹、口周皱纹、颈部松弛、腹壁松弛等。

注射肉毒素、填充剂、化学换肤

1. **注射肉毒素**　肉毒素注射已在临床中广泛使用并取得病人认可。肉毒素是一种革兰阳性厌氧杆菌产生的外毒素,其中A型是神经毒素中最强的一种,临床上多用它来进行皮肤除皱。已有多个注册的BTX-A,主要适应证是去除动力性皱纹,如眉间川字纹、鼻背部横纹、额部皱纹、眼角鱼尾纹等。通常BTX-A最多只可连续注射3次,间隔时间在6个月左右为宜,注意短期内不能反复注射,否则可造成永久性肌肉麻痹。

2. **注射填充剂**　用以消除皱纹,可根据疗效时间分为永久性、暂时性和半永久性。注射用胶原蛋白仍被看作金标准,主要适用于治疗静态性皱纹,如眉间皱纹、鼻唇沟皱纹和鱼尾纹,这类材料会被吸收,疗效一般不超过6个月,而且要注意过敏反应。透明质酸是皮肤基质成分之一,安全性好,是应用广泛的皮肤填充剂,除皱效果好。爱贝芙是目前唯一FDA正式批准的长效皮肤填充剂,它是一种直径在32～40微米的20%PMMA微球在80%胶原溶液中的悬浮液,对额部、眉间、鼻唇沟等处的深皱纹效果较好,而鱼尾纹大多较浅,故效果较差,该材料可以永久性刺激结缔组织和胶原沉积,除皱效果能保持多年。

3. **化学换肤**　皮肤不可避免地自然老化了或者患有皮肤疾病,还能不能焕然一新呢?换肤可以帮助人们实现这个愿望,换肤是指用新生的皮肤代替原来不完美的皮肤。化学换肤是将化学制剂涂在皮肤表面,导致皮肤可控地被破坏和剥脱,促进新的皮肤再生,并使黑色素分布更均匀,当换肤溶液到达真皮层时,将启动伤口愈合机制,使皮肤发生重建,变得更光滑,达到抗皮肤老化的作用。根据换肤的深度可将化学换肤分成3种:①浅层换肤:主要破坏表皮层,最深可达真皮乳头层,常用试剂为果酸(AHA、BHA)、20%羟基乙酸、30%水杨酸、低于35%三氯乙酸,适用于表皮或真皮的皮肤疾病,预防和延缓皮肤老化。②中层换肤:可达真皮网状层上部,主要采用干冰、70％羟基乙酸加35％三氯乙酸、果酸加35％三氯乙酸,中层换肤可以治疗较深的色素斑、中度皮肤老化。③深层换肤:可达真皮网状层中部,常用苯酚配合封包50％～60％的三氯乙酸,可用于泛发性白癜风者使面部仅存的正常皮岛变白,一般东方人很少使用深层换肤。虽然化学换肤对于抗衰老、消除皱纹和色斑有效,但一定要在有资质的医疗机构中进行,严格掌握适应证,选择合适的换肤方案,由专业医生操作,才能使换肤达到最佳效果,拥有并维持健康年轻的皮肤。

皮肤病治疗

脱敏疗法

使过敏机体脱离敏感状态,称为脱敏。一般有非特异性和特异性脱敏两种疗法。前者主要是应用抗组胺类、葡萄糖酸钙、溴化钙、乳酸钙、硫代硫酸钠、维生素 C 等药物;后者是采用少量致敏原反复多次口服或注射,以达到脱敏。致敏原的浓度、剂量和递增方法,应据具体情况而定。高度敏感或曾有过敏性休克的人,不宜进行特异性脱敏。在进行脱敏的过程中,必须准备好肾上腺素和皮质激素等急救药物,以防发生严重反应。

冷冻疗法

冷冻疗法是利用低温导致病理组织坏死,以达到治疗目的。目前最常用的制冷剂为液体氮,制冷度为－196 ℃。该法能治疗多种疾病,如寻常疣、血管瘤、雀斑、淋巴管瘤、脂溢性角化、化脓性肉芽肿、瘢痕疙瘩、黏膜白斑、基底细胞癌、鳞状细胞癌等。其他如神经性皮炎、结节性痒疹、肥厚性扁平苔藓、盘状红斑狼疮、鸡眼、汗管角

化、软纤维瘤、角化棘皮瘤、皮脂腺痣等也可采用液氮冷冻治疗。治疗多采用一次或多次冻融。皮损平整边缘规则者,选择相应大小、形态的冷冻头压冻;浅表的小损害可用棉签蘸取适量的液氮直接接触冻融;皮损高低不平比较厚,面积较大,边界不规则者用喷冻。治疗时间视病程、皮损厚度、性别、年龄和部位而有所不同,一般为 30～150 秒钟,次数多为 1～3 次。治疗后反应过程:起初皮肤组织冷冻发白,数分钟后,局部解冻肿胀、疼痛,1～2 日内起大疱,疱破后有大量渗液。一般于 1～2 周内可干燥结痂,约 3～4 周痂皮脱落,局部留有白斑,有时有轻度萎缩性瘢痕。冷冻后局部均出现炎症反应,有时还可能发生一些合并症需加注意,如继发感染;偶有肥厚性瘢痕、出血、慢性溃疡;局部周围神经功能障碍,如皮肤麻木、疼痛等,多在 3～6 个月内恢复。冷冻时或之后,偶见个别病人出现荨麻疹、头痛、头晕、发热和心脏传导阻滞等反应。

注意事项:①治疗后局部组织肿胀、起大疱,如疱液过多时,可用注射器抽去。②治疗后局部引起疼痛,一般在 1～2 日内自行消失,疼痛厉害时可对症处理。③创面要保持清洁,不要下水,每日涂 2％甲紫溶液或其他抗生素外用制剂多次,以防止继发感染。④创面结痂不要强行剥掉,可让其自行脱落。⑤病情需要重复治疗时,应在痂皮脱落后进行。

紫外线疗法

原理　紫外线依生物学特性分为长波紫外线(UVA 400～320 纳米)、中波紫外线(UVB 320～280 纳米)和短波紫外线(UVC 280～200 纳米)3 个波段。不同波长的紫外线有不同的生物学效应,对皮肤的穿透能力亦不一样。短波紫外线在医学

领域中的应用主要用于灭菌消毒。在皮肤光生物学中重要的是中波紫外线(UVB)和长波紫外线(UVA)。紫外线照射在皮肤上可以产生红斑反应、色素沉着、杀菌作用、免疫抑制和免疫调节、脱敏作用、调节神经功能、增强毛发生长力等作用而用来治疗多种皮肤病，如带状疱疹、玫瑰糠疹、寻常型银屑病、慢性苔藓样糠疹、扁平苔藓、白癜风、湿疹、特应性皮炎、掌跖脓疱病、蕈样肉芽肿、斑秃、冻疮、毛囊炎、疖、痈、丹毒、手部接触性皮炎、慢性溃疡、痤疮、慢性光化性皮炎、多形性日光疹等疾病。

方法 治疗前常常先测定最小红斑量，即在固定条件下(光源、距离)，引起皮肤产生刚可见的红斑所需要的时间。治疗时治疗部位的中央处与灯的中心垂直，相隔一定的距离照射，根据病人的最小红斑量、疾病、部位等因素选择合适的照射剂量和间隔时间。在疗程中，由于皮肤的光敏性逐渐降低，需要逐渐增加照射剂量才能保证一定的反应。每次均应观察皮肤反应情况来调整照射剂量。

注意事项 包括：①病人和工作人员在照射时均应戴防护眼镜。②非照射区应遮盖好，保持照射区不变，以防产生严重的红斑反应。③每次照射均应使光线垂直地投射到治疗区域，保持合适的照射距离。④光疗的短期不良反应主要有瘙痒、红斑、轻微的灼热或刺痛感，反应重者可有水疱。光疗的长期不良反应主要表现为皮肤色素加深、干燥、粗糙，皮肤光老化。长期大剂量连续的光疗有导致皮肤肿瘤的潜在危险。

禁忌证 包括：①着色性干皮病。②皮肌炎。③系统性红斑狼疮。④恶性黑色素瘤或有黑素瘤病史及有基底细胞癌或鳞癌者。⑤妊娠。⑥12岁以下或年老体弱、心肝肾功能不全者。⑦卟啉病、毛发营养不良等其他光敏性疾病。⑧甲状腺功能亢进。⑨以前曾服过砷剂或接受放射治疗者。

光化学疗法

光化学疗法是一种利用光致敏效应以加强紫外线治疗皮肤病效果的一种方法。目前常用的光敏剂为8-甲氧补骨脂素，可以口服或局部外用，如加长波紫外线(UVA)照射为PUVA治疗，加中波紫外线(UVB)则为PUVB治疗。光化学疗法除了前面提到紫外线的作用外，补骨脂素在吸收长波紫外线后可能与表皮细胞中DNA的胸腺嘧啶碱基结合，形成光化合物进而影响表皮细胞的合成。适应证有银屑病(红皮病型银屑病、脓疱型银屑病需要缓解期)、蕈样肉芽肿、湿疹、遗传过敏性皮炎、副银屑病、白癜风、皮肤泛发肥大细胞增生症、色素性荨麻疹、扁平苔藓、毛发红糠疹等。该法除了紫外线疗法的副作用外，还有内服补骨脂素的不良反应，最常见的是胃肠道反应，如恶心、呕吐、食欲不振，还可能发生白细胞减少、贫血及肝功能损害。这些不良反应如果能及时停药或减少服药剂量，一般是可以避免的。光化学疗法禁忌证除紫外线疗法的禁忌证外，还包括对补骨脂素过敏及肝功能受损者。注意事项：①口服补骨脂素期间应注意保护眼睛，免受紫外线损伤，照射时及照射后24小时内应戴防护眼镜。②外用涂药时应避免涂在正常皮肤上，涂药时最好离皮肤边缘远些，以免涂抹不当或药液扩散，引起皮损周围红肿、水疱等严重反应。③治疗期间避免饮酒。④对于有其他内科疾患者，治疗前后及期间可定期作血、尿常规和肝肾功能等常规检查，有眼部疾病者可定期作眼科检查。

白癜风自体表皮移植术

原理　自体表皮移植术就像贴邮票一样,从病人身上取下外观正常的表皮移植到白癜风的白斑部位,这样就将表皮中的黑色素细胞一起移植过来,使白癜风皮损处黑色素细胞得以补充、成活,从而在皮损处产生色素达到治疗的目的。因表皮移植性自体供皮不发生排斥,成活率高,疗效肯定,见效快,而且简便易行,易于为病人所接受。

方法　常用的负压抽吸法自体皮肤移植术是通过负压将表皮自基底层分离起疱,然后将表皮移植到已去除表皮的白癜风部位。先用负压吸引装置(又称白癜风治疗仪)在病人的供受区皮肤吸取一个0.8～1.0厘米大小水疱(常用工作负压40～60千帕)。需时1～3小时。将白斑处疱顶表皮去掉,刮除基底的角质和皮脂,然后再将供区水疱顶部表皮游离,去除其表面(内面)的纤维蛋白凝块,轻贴于已经处理的受皮区上,修整并摊平。敷上消毒纱布并以强力胶布包扎固定(也可用护创膏布固定),同样方法处理供皮区创面。7～10日后去除敷料,所植表皮可自行脱落,而留下带色素的新生表皮,移植过来的黑色素细胞在白斑处便可成活,这时能看到有淡淡的黑色附着在白斑的部位,随着时间的延续,白斑处的颜色会逐渐加深,3～6个月时黑色素将达到最大限度的扩大。

注意事项　包括:①病人病情稳定在半年以上,白斑面积不再扩大。进展活动期白癜风不宜作表皮移植,不仅效果不好、成活率低,而且病变还在发展扩大,局部移植解决不了问题,还可能发生同形反应,反而使白斑扩大。对伴有甲状腺功能亢进等自身免疫病的白癜风者,也不宜进行表皮移植术。②要掌握吸引的工作负压,一般为40～60千帕,具体情况示手术而定。③术后病人要注意,一周内创口不能碰水,不能被污染及做过多的局部活动,以免表皮片生长不良。

CO_2 激光疗法

皮肤科临床最常用的是连续式 CO_2 激光器,主要产生高温作用,聚焦后的激光束可烧灼、切割病变组织,达到炭化、汽化、凝固的破坏作用。该中红外波段的激光几乎可被含水量达75%的人体皮肤组织全部吸收,作用表浅,主要适用于良性浅表性皮肤肿瘤如色素痣、疣状痣、皮肤纤维瘤、皮赘、皮脂腺痣、化脓性肉芽肿、脂溢性角化等,以及恶性浅表性皮肤肿瘤如基底细胞癌、鳞状细胞癌、日光性角化、鲍温样丘疹病,还有寻常疣、丝状疣、指状疣也是首选的治疗手段,能达到根除的目的,且操作简便,出血少。

光动力疗法

光动力疗法是利用光能激活化学反应,有选择性地破坏靶组织。目前临床上主要采用单纯蓝光、蓝光与红光联合照射、红光＋外涂5-氨基酮戊酸溶液即ALA光动力疗法治疗痤疮、尖锐湿疣等。该疗法使用人群广、疗效可靠、组织损伤小,未发现有明显和长期的不良反应,且操作简便、经济实惠,具有广阔的前景。

外用药物

皮肤病外用药物治疗主要是对症处理。通过局部药物治疗,不仅可减轻病人的自觉症状,而且也可促使皮肤损害的好转,以至消退。但也有针对病因治疗的,如癣和细菌性皮肤病等。

外用药物的作用　在皮肤科领域里，外用药的品种较多，依药物性能可归纳为表33-4。

外用药物的剂型　剂型是指外用药调配成的形态，因形态不同，作用也不同，常用剂型见表33-5。

表33-4　外用药物的性质和作用

分类	药名	常用浓度(%)	性质和作用
温和保护剂	炉甘石	10～15	淡红色粉末，不溶于水，有止痒、收敛作用
	滑石粉	10～70	白色粉末，不溶于水和乙醇，有吸收、干燥、保护作用
	氧化锌	20～50	灰白色粉末，不溶于水和乙醇，有干燥、消炎、保护及弱收敛作用
止痒剂	樟脑	1～5	无色半透明结晶，不溶于水、能溶于乙醇及油类
	薄荷	0.5～2	无色针状结晶，难溶于水，易溶于乙醇
	石炭酸	1～2	无色针状结晶，能溶于水、乙醇、甘油，兼有防腐作用
甾体抗炎剂	氢化可的松	0.1	除抗炎作用外，尚有抗变态反应和抑制作用
	地塞米松	0.05	
	氟轻松	0.025	
	曲安奈德	0.1	
	丙酸倍氯米松	0.025	
	哈西奈德	0.1	
	卤美他松	0.05	
	丙酸氯倍他索	0.05	
消毒抗菌剂	硼酸	溶液 3～4 软膏 10	白色粉末或半透明鳞片，能溶于水、甘油和乙醇
	甲紫	1～2	深绿紫色结晶，略溶于水
	鱼石脂	10～20	棕褐色黏稠液体，能溶于乙醇
	高锰酸钾	1/5 000～1/2 000	深紫色结晶，易溶于水
	雷佛奴尔	0.1	鲜黄色结晶，易溶于水
	新霉素	0.5～1	白色或微黄色结晶粉末，无臭无味，易溶于水
	红霉素	1	
抗真菌剂	硫磺	5～10	黄色结晶粉末，不溶于水，微溶于乙醇
	水杨酸	3～6	透明针状结晶，易溶于乙醇，难溶于水
	冰醋酸	5～30	无色有机强酸，与水或乙醇均可混合
	苯甲酸	6～12	淡黄色针状结晶，难溶于水，易溶于乙醇
	克霉唑	2	
	酮康唑	2	
	咪康唑	2	
	益康唑	2	

(续表)

分类	药名	常用浓度(%)	性质和作用
抗寄生虫剂	苯甲酸苄脂	25	不溶于水及甘油,可与醇任意混合,具有灭疥螨作用
	7-六氯苯	1	无色无臭结晶粉末,不溶于水,可灭虱和灭疥螨
	硫磺	10	黄色结晶粉末,不溶于水,微溶于乙醇,可灭疥螨
	优力肤	10	灭疥螨
	百部	25	灭虱
角质促成剂	糠馏油	3～5	灰黑色黏稠液体,不溶于水,溶于乙醇和油类,兼有消炎、止痒作用,对皮肤刺激性小
	煤焦油	酊剂 10～40 油膏 2～10	黑褐色黏稠液体部分溶于乙醇及水,兼有止痒、杀菌作用
角质剥脱剂	水杨酸	6～15	见前水杨酸
	冰醋酸	10～20	见前冰醋酸
腐蚀剂	苯酚	纯	见前石炭酸
	水杨酸	20 以上	见前水杨酸
	冰醋酸	30	见前冰醋酸

表 33-5　**常用外用药物的剂型**

剂型	主要基质及其组成	作用	适应证	用法	注意点
水溶液	水＋可溶于水的药物	吸潮、散热、消炎及清洁等	急性皮炎伴大量渗液或脓性分泌物	湿敷,取4～6层纱布浸于溶液中,挤至不滴水为度,紧贴患处或以绷带固定	经常保持纱布潮湿和创面清洁
粉剂	氧化锌10%～20% 滑石粉70% 淀粉10%～20% 药物 } ＋	干燥、保护及散热等	1. 急性或亚急性皮炎而无渗出液(即仅有红斑、丘疹或水疱,但未破溃出水) 2. 多汗、容易摩擦或皱褶部位	每日多次	1. 切忌用于表皮糜烂及渗液处 2. 不宜用于毛发长的部位

(续表)

剂型	主要基质及其组成	作用	适应证	用法	注意点
水粉剂	炉甘石 氧化锌 滑石粉 } 总量小于 40%＋水＋药物	散热、消炎、干燥、保护及止痒等	急性皮炎或亚急性皮炎而无渗液	每日多次	1. 用前充分摇匀 2. 冷天少用 3. 毛发长的部位不宜用
酊剂（包括搽剂）	酒精＋溶于酒精的药物	消炎、杀菌及止痒等	慢性皮炎无破损；瘙痒症	每日2～3次	1. 损害范围广及口腔附近不宜用 2. 急性皮炎禁用
糊剂（又称泥膏）	软膏＋粉剂（主要为氧化锌，滑石粉等30%～50%）＋药物	消炎、保护、干燥等。皮肤穿透性比软膏弱	亚急性皮炎（伴少量渗液的糜烂面）	每日2次	1. 换药时先用油类将原有糊剂轻轻拭去，不可用水洗 2. 毛发长的部位不宜用
软膏	凡士林 羊毛脂 } ＋药物 （凡士林与羊毛脂比例，可酌情改变）	润滑、软化痂皮、消炎、保护及止痒等，穿透皮肤作用强、较油腻	慢性皮炎；干燥性溃疡	每日2次	急性皮炎禁用
乳剂（脂：W/O；霜：O/W）	油包水即油为连续相，水为分散相 水包油即水为连续相，油为分散相 } ＋药物	同软膏，不油腻，但穿透皮肤作用低	亚急性或慢性皮炎而无渗液者；瘙痒症	每日2～3次	适用于范围不大的皮损

用药原则和注意事项

1. **剂型选择**　根据皮损性质、发病部位和季节因素等选择剂型。现以炎症性皮肤病为例加以说明。急性炎症皮损，仅有红斑、丘疹或水疱而无糜烂、渗出时，宜选用水粉剂或粉剂；如有大量渗液，应用溶液湿敷。亚急性炎症皮损，有丘疱疹时，选用水粉剂或乳剂；如有糜烂、少量渗液，选用糊剂。慢性炎症皮损，如临床表现为皮肤浸润肥厚或苔藓样变，选用软膏、乳剂或酊剂。

2. **作用药物选择**　根据病因、病理变化和自觉症状选用各种不同的作用药物，如细菌性皮肤病，选择抗菌药；瘙痒性皮肤病选择止痒药;有角化不全的皮损选用角化促成剂。

3. 注意事项 用药时,开始用低浓度,待皮肤适应后,再根据需要逐渐提高。病人的年龄、性别和皮损部位,在用药时也应注意,要区别对待。一般女性、小儿、老年者宜选用低浓度药物。面部、腋下、四肢屈侧等皮肤柔嫩处,药物易吸收,宜选用较低浓度的药物,黏膜或破皮处不宜用刺激性的药物。冬季应少用水溶液和水粉剂。药物用久后,往往产生耐受性,可更换药物或提高浓度。在治疗过程中,如发现过敏或有刺激,应立即停用,并作相应处理。

第34章

眼科疾病

眼及视功能检查

视功能检查包括形觉、光觉和色觉 3 部分。形觉检查就是视力检查。视力分为中心视力和周边视力。中心视力表示视网膜黄斑区中心凹的功能,周边视力即视野,是指中心凹以外视网膜的功能。

中心视力检查

中心视力常用远视力表或近视力表检查。国内使用的有国际标准视力表和对数视力表,国外还使用 Snellen E 字和 Landolt 环形视力表。视力表放在离眼 5 米处,达到正常远视力 1.0 一行的视标与眼呈水平状,检查时双眼分别进行,如戴镜应先查裸眼视力,后查戴镜视力,由看清视力表上第一个最大的视标后逐渐由上而下地逐渐辨认以下的较小视标,直至能辨认到的最小一行视标为止。国际标准视力表分 12 行,能看清第一行的视力为 0.1,第十行视力为 1.0,医学上认为已达到正常视力。如果在 5 米远还看不见第一个大字符时,就嘱被检者向视力表方向逐渐走近,直到看清第一个大字符为止,算出此时和视力表间的距离,乘以 0.02,即 0.1×(实际距离/5),即为实际测得视力。如在距视力表 2 米时方能看见第一个大字符,此时视力即为 2×0.02=0.04,余类推。如在 1 米远处仍看不清第一个大字符,则记录能辨认手指数的距离,如眼前 66 厘米、33 厘米或 16.5 厘米指数。如手指数也看不见,则记录能辨认手在眼前晃动的距离。要是手动也无法辨认,则要查该眼有无光感。检查光感需在 5 米距离的暗室内进行,用手一会遮挡,一会放开位于被检眼前的光源,记录辨认光感的最远距离,然后再记录被检眼能否正确辨认出 1 米远的光源方向,即光定位。只有双眼全无光感时,才称作完全失明或全盲。

对数视力表采用 5 分记录法,以 5.0 为正常视力,相当于国际标准视力表中的

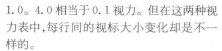

1.0。4.0相当于0.1视力。但在这两种视力表中,每个间的视标大小变化却是不一样的。

近视力表用来检查眼睛使用调节功能时的视力,视力表放在被检眼前30厘米处,若能看清1.0行的视标,为正常眼的近视力。一般近视眼的近视力好而远视力差,远视眼和老视的人则近视力差,不少眼病患者远近视力都差。

屈光检查

屈光检查是用以了解眼球屈光状态的方法,由屈光不正引起的视力减退,通过屈光检查配戴合适的眼镜,常可使视力得到满意的提高,通常称为验光。验光时应单眼分别进行,另眼予以遮盖。常用的方法有:①主觉验光法,根据病人主觉测量其达到正常视力所需镜片的屈光度数。②他觉验光(检影法),检查时不必根据病人主觉,而能迅速准确查出屈光性质与度数,适用于所有屈光不正的人员,特别适用于儿童或精神疾病者,但屈光中间质(尤其是中央部)有明显混浊的,此法不适用。③自动客观验光,是用光学、电子和机械三方面组合起来的仪器验光,又称电脑验光。由于近刺激反应引起的调节不能完全去除,存在误差。用自动验光仪检查时间短,适用于普查。

验光时采用的镜片种类有:①球面镜中的凸球镜矫正远视,凹球镜矫正近视。②圆柱镜中的凸柱镜矫正远视散光,凹柱镜矫正近视散光。凸透镜用"＋"符号表示,凹透镜用"－"符号表示。镜片的屈光数字代表其屈光度(D),每一屈光度表示为1D,即通俗称的100度。

视野检查

当眼睛看清前面的注视目标时,还能看清周围的一定范围,这就是视野。正常眼外侧视野范围最大,下方次之,受鼻梁和眉弓的影响内侧与上方视野较小。视野检查对了解视网膜功能、视觉通路的病理改变及位置十分重要,因此是眼科常用的检查方法。视野检查常用视野计进行,分静态视野、动态视野、周边视野、中心视野等,目前大多数是采用电脑控制的自动视野仪来进行检查。最简单的检查方法是检查者与被检者面对面站立,检查者伸出一单手指,从两者中间最周边处向中间移动,以检查者的正常视野来帮助判断被检者的视野状况。光定位也算一种简单的方法。

色觉检查

正常眼能辨别各种颜色,辨别颜色能力较差者称为色弱,完全不能辨别者称为色盲,多为遗传性疾病,也可是后天获得性眼病。按颜色缺陷可分为红、绿色弱或色盲,以及全色盲。色觉检查采用专业的色盲本或色觉检查仪进行。

眼睑检查

应注意双侧眼睑位置、皮肤、睑裂是否对称与正常,眼睑活动是否正常,有无上睑下垂、眼睑外翻或内翻、眼睑红肿与肿块等现象,还应检查睫毛的位置与生长方向,辨认有否倒睫。

眼球检查

应注意眼球的位置有否偏斜,各方向转动是否受限,观察眼球的大小,有无突出或内陷。偏斜常分为内斜(俗称"斗鸡眼")和外斜(俗称"斜白眼")。先天性青光眼的眼球常常较大,先天性小眼球者,其眼球就小。突眼性甲状腺功能亢进者,常有双眼球突出,个别的为单眼球突出,单眼球突出者还见于眼眶肿瘤或炎症时,并且常伴有眼位偏斜。眼球萎缩时眼球凹陷。眼球有一个或几个方向不能转动时,常是眼肌受损或支配它的神经麻痹的结果。有时眼球发生自己不能控制的不自主运动,称为眼球震颤,有眼源性、耳源性与脑源性等原因。

角膜检查

应注意角膜的大小、是否透明与有规则的曲度。角膜炎症或有异物时,常出现疼痛、怕光、流泪等刺激症状,和角膜斑翳一样,影响角膜的透明性。圆锥角膜、球形角膜、扁平角膜与角膜葡萄肿,造成角膜曲度异常。用角膜染色法,常能查出角膜表面是否完整光滑以及角膜是否有炎症、损伤。

结膜检查

翻开上眼睑(俗称"上眼皮"),可检查上睑结膜。若同时用另一手的拇指或示指向上顶压下眼睑,并连同眼球轻轻推向上方,而让病人向下看,就能较好地暴露结膜上穹。下睑结膜与结膜下穹容易检查,只要嘱病人眼向上看,用示指将下睑向下牵拉即可。对不合作的幼儿,让他平卧在家长和医生的腿上,固定其头部、肩部和大腿部。用两手的拇指将小儿的上下眼睑轻轻分开,并稍向下挤压,即能暴露出结膜。若同时检查小儿角膜,可用眼睑拉钩轻轻拉开上下眼睑。当眼球有穿孔性外伤时,务必不能挤压。检查结膜时,应注意其组织是否清晰,有无分泌物、水肿、出血、贫血、结石、乳头增生、滤泡、瘢痕、溃疡、异物、肿块、睑球粘连等异常情况。

前房检查

应注意前房的深浅,前房变浅可由急性闭角型青光眼、膨胀期白内障、虹膜前粘连等造成。变深可由角膜曲度变大、晶状体后脱位或无晶状体所致。正常房水完全透明,当眼内有炎症或外伤时,房水可能变混,或可有积血、积脓、异物。借助裂隙灯的检查,可使角膜后壁沉淀物(kp)及房水混浊(Tyndall现象阳性)显现出来。

虹膜检查

应注意虹膜的颜色、纹理,有无结节、缺损、粘连、新生血管、虹膜震颤等。

瞳孔检查

注意瞳孔大小、形态、位置,边缘是否整齐。瞳孔的大小与照明光线的强弱有关。在通常光线下,若瞳孔直径小于1.5毫米或大于5毫米,边缘不规则,对光反应迟钝等,都可能是病态。此外,如果双眼瞳孔大小不一致也反映可能是病态或两眼视功能不一致。

晶状体检查

检查晶状体最好放大瞳孔,看晶状体是否透明,以及位置是否正常。如晶状体混浊,就称为白内障。

玻璃体检查

玻璃体位于晶状体后面,是透明的胶状体。出现混浊时,病人常感眼前有黑点、细丝漂动,俗称"飞蚊症"。检查时除了看是否混浊外,还要检查有无液化、后脱离、出血、炎症细胞、纤维增殖等,前两者多数是生理性退化,后三者都是病态表现。

眼底检查

检查眼底必须使用检眼镜,又称眼底镜。眼底检查不只局限于眼部疾病的诊断、治疗,而且还为许多全身疾病如高血压、肾病、糖尿病、血液病、颅内肿瘤等诊断提供了重要线索。检眼镜分间接和直接两大类,各有其优缺点。直接检眼镜放大倍数较大,用法简单,便于携带。立体双目间接检眼镜观察范围较广,对比性强,立体感强,屈光间质透明度差时也可看清。随着医学科学的发展,眼底血管造影[荧光素血管造影(FFA)和吲哚青绿血管造影(ICGA)]、扫描激光偏振仪、光学相干断层扫描(OCT)等,为更加细致检查眼底的异常增添了新方法。

眼压检查

眼球内容对球壁所施加的压力称为眼内压,简称眼压。通过眼压计对眼压进行较准确的测量。眼压计有多种,根据测压原理,分为压陷式与压平式两类;根据是否与眼球接触,又分为接触式与非接触眼压计(NCT)两类。也可通过手指交替轻压眼球,凭感觉来估测眼球的硬度,粗略判断眼压的高低,称为指测法。正常眼压范围为10~21毫米汞柱。眼压过高、过低或两眼之间压差太大都是不正常的。通常高眼压是青光眼的主要表现之一,低眼压可能是眼球萎缩或其他眼病的反映。

眼病常见症状

眼红

眼红主要由球结膜或角膜缘的血管充血所致。结膜炎时球结膜血管普遍性充血,血管弯曲随球结膜移动,色鲜红,越近角膜充血越淡。角膜炎和虹膜睫状体炎时,充血在角膜缘附近,色稍暗红,血管(巩膜表面)直而模糊,不能随球结膜移动,多伴有畏光、流泪、疼痛等刺激症状。闭角型青光眼急性发作时,充血和虹膜睫状体炎相似,但有眼压升高、剧烈的眼痛和头痛、恶心呕吐等高眼压症状。眼红的另一常见表现是球结膜下出血,系毛细血管破裂所致,呈现片状,甚至大片状鲜红(出血量少而薄)或暗红(出血量多而厚),出血处与未出血处红白分明,易与血管充血相区别。

眼痛

不同部位、不同原因引起的病变,引起不同的眼痛。读写或用眼过度引起的眼部酸痛,常属视觉疲劳现象。角膜、虹膜和睫状体的炎症、外伤或机械压迫等病变刺激三叉神经,常引起显著眼痛,与畏光、流泪等一起构成眼部刺激症状。急性闭角型青光眼发作时的眼球胀痛,常伴有恶心呕吐等症状。

畏光

正常眼睛对强光也有畏怕,强光照射可引起眼睑痉挛。眼部疾病状态下的畏光见于:先天性无虹膜畏光明显,白化病也畏光明显,都常伴眼球震颤和视力不良。先天性青光眼常见于新生儿或婴幼儿,畏光是其主要表现之一,并伴大角膜和角膜混浊。倒睫和角膜损伤、角结膜炎症,以及虹膜炎症都常有畏光,并伴有异物感和不同程度的疼痛。斑状角膜营养不良除畏光外,疼痛并不明显。春季卡他性结膜炎轻度畏光伴有难以忍受的奇痒。

流泪与泪溢

流泪与泪溢一般有两种原因:①因眼组织炎症、异物、烟尘或化学品刺激,造成泪液分泌过多引起的,称为流泪。②因为泪道系统受阻,正常分泌的泪液不能顺利排入鼻腔,致使泪液反流溢出的,称为泪溢。它可以因泪道系统的炎症、肿瘤、外伤或先天狭窄闭锁引起,也可因下眼睑内外翻引起。

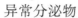

异常分泌物

异常分泌物是眼部异常的表现,病因多种。细菌性结膜炎的分泌物呈浆液性、黏液性和脓性,病毒性结膜炎的分泌物呈水样或浆液性。过敏性结膜炎或干眼症者分泌物常呈黏稠丝状。黏丝状分泌物合并眼角糜烂见于眦部睑缘炎。白色泡沫样分泌物则是由于干燥杆菌感染引起。

虹视

虹视指看到灯光周围有彩虹样光环的自觉症状。按光线的折射原理,真正的虹视,光环的最外环应是红色,依次为橙、黄、绿、青、蓝、紫色环。眼压突然上升的情况下会出现虹视,但在眼部有泪水、分泌物,角膜疾病引起的水肿,或晶状体初期混浊时也可出现类似虹视的现象。

视力减退

视力减退常见为两类情况,第一类是由眼部器质性病变所引起,因炎症、外伤、变性、退化、肿瘤或循环障碍,致使视觉通路上的功能受障或光线受阻,都可引起视力减退,如角膜病变、白内障、青光眼、眼底病变或视神经病变等都可造成视力明显减退甚至失明。第二类视力减退是由屈光不正所造成,近视、远视或散光,造成光线不能正确聚焦在黄斑上,致使视力模糊。在很多情况下,这两类视力减退可同时存在。

飞蚊症

本症是玻璃体内的不透明物体投影在视网膜上而产生,眼前见到像飞蚊状的黑点、细丝飞舞,白光陪衬下或白色背景下更为明显。飞蚊症分生理性与病理性两类。生理性者如近视眼、老年人所发生的玻璃体液化变性,不影响视力,不必顾虑和惊慌。病理性飞蚊症,常因视网膜血管破裂或脉络膜炎症引起,多严重并影响视力,需及时治疗。

视物变形

视物变形是黄斑部病变的典型症状。屈光不正,特别是散光、视网膜脉络膜炎、视网膜脱离时,造成如同"哈哈镜"样的视物变形。视网膜瘢痕收缩时,可出现大视症;在中心性浆液性视网膜病变时,由于水肿,致使视网膜上感光细胞分离散开,会出现小视症。

夜盲

在夜间或光线昏暗时视物不清,称为夜盲。夜盲的类型多而复杂,大体可分为先天性和后天性,静止性和进行性,以及完全性和不完全性等类型。夜盲也是维生素A缺乏的症状之一,多因全身消耗性疾病、营养不良、小儿喂养不当等引起。夜盲更多是许多眼科疾病的症状,视网膜色素变性为典型代表。晚期青光眼或病理性近视眼、视神经萎缩等也可有程度不同的夜盲症状。

复视

复视指两眼同时看一物体时,出现两个物象的一种症状。主要由眼外肌麻痹引起,两眼运动不能协调一致,物象不能投射于双眼视网膜的对应点上,致使视物成双。神经系统疾病、眼眶外伤、眼肌手术、炎症、肿瘤等累及眼外肌或其支配神经时都可产生复视。单眼看一物成为二物时,称为单眼复视,见于屈光不正、多瞳症、晶状体半脱位、晶状体不规则混浊等。

视疲劳

视疲劳是一组因看物(通常是看近物)

稍久后,出现眼球酸胀、疼痛不适、视物模糊变形、眼部充血等症状与体征的综合征群。如同时出现头痛、恶心、眩晕、精神萎靡、食欲不振、失眠健忘等全身症状者,视为重症,反之成为轻症。随着社会发展,视觉应用频繁,此病逐年增多应引起人们的重视。视疲劳因素多样,常见的有:远视、散光、老视或其矫正不当者,近视过度矫正,调节力不足等导致的调节性视疲劳;屈光参差较大引起的视疲劳;隐性或显性斜视、集合功能不全,以及眼外肌麻痹等造成的眼肌性视疲劳。视疲劳还是结膜炎、屈光间质混浊或眼底病变视力不佳,以及青光眼早期等眼病的症状之一。视疲劳还见于身体虚弱、贫血、高血压、内分泌紊乱、更年期综合征神经衰弱、癔症等全身疾病。此外,环境和工作因素如照明过强或弱或忽明忽暗,物体与背景对比不分明,环境嘈杂,工作物或工具过分细小,目标活动不定等也可以引起视疲劳。验光配镜不良、无节制地上网看电视引起的视频终端综合征(VDT)、屈光矫治手术引起的视觉质量差以及环境污染或滥用眼药水造成的干眼症及睑板腺功能障碍(MGD)被认为是目前引起视疲劳的主要四大原因。

检查应从心理因素和物理因素同时进行。物理因素检查时,验光配镜是否合适,包括眼位、调节幅度和平衡、辐辏功能、双眼单视功能等要一一详查。对屈光手术后病人,视觉质量是检查重点,同时要把有否干眼症和睑板腺功能异常列为常规检查。

偏盲

偏盲指视野的某一部分特征性缺损。视路上不同部位的病变可引起典型的偏盲表现,如视交叉部受到肿瘤压迫时常造成双颞侧偏盲;视束损害,显示显著的不一致性同侧偏盲。某些眼病也可引起偏盲型视野缺损,如晚期青光眼的鼻侧视野缺损、视网膜血管阻塞时的扇形或偏盲型视野缺损、视网膜部分脱离时相对方向的视野缺损等。

眼睑病

眼睑起着保护眼球的作用。两眼自然睁开向前平视时,上睑遮盖角膜上缘约2毫米,整个瞳孔区则完全暴露在外。上下睑闭合时,两睑缘紧密接合。通过上下睑的活动,泪液可被均匀地分布到眼球表面,使其经常保持湿润。睑缘部的睫毛排列整齐,向前外伸出,不与角膜接触,能阻挡灰尘、汗水等侵入眼部。任何可能造成眼睑组织缺损、位置异常和眼睑启闭功能障碍的病变如炎症、外伤、肿瘤、先天异常等都可影响眼睑的正常生理功能,危及眼球的安全。

睑内翻和倒睫

睑内翻指睑缘内卷,部分或全部睫毛倒向眼球的异常状态。因沙眼、结膜化学伤或热灼伤等原因致使睑结膜与睑板的瘢痕性收缩是常见的睑内翻原因。老年人因眼眶脂肪减少,眼球内陷与睑皮肤松弛,可造成下睑内翻。

倒睫指睫毛倒向或触及眼球,睫毛摩擦角膜时,造成刺痛、畏光、流泪等症状,角膜上皮会被擦伤,一旦发炎,严重影响视力。睑内翻时常伴有倒睫,但倒睫时不一定有睑内翻。

睑内翻可通过手术矫正,可将伴有的倒睫一并获得矫治。少量倒睫而无睑内翻时,可采用电解倒睫术,破坏睫毛毛囊使它不再生长。儿童常见的下睑内翻倒睫常与内眦赘皮有关,轻者待面部鼻根发育完善后自行消失,重者需采用手术矫治。

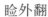

睑外翻

睑外翻指睑缘向外翻转以致离开眼球的异常现象。此时睑结膜有不同程度地暴露在外，常合并睑裂闭合不全。睑结膜长期暴露，使结膜充血、肥厚、甚至角化，角膜因得不到湿润而变混或发生溃疡。下睑外翻时，泪小点离开了正常位置而引起泪溢。引起睑外翻的常见原因是眼睑皮肤因外伤、炎症等形成的瘢痕收缩，也可因面神经麻痹，或老年眼睑皮肤松弛与肌肉张力减少使睑板减少依托造成。

治疗多需手术矫正，在未矫正前，应该用消炎眼膏涂敷结膜角膜，不让其暴露。

眼睑闭合不全

本病是上下眼睑闭合不全或是不能闭合，球结膜和（或）角膜暴露在外的一类表现，俗称"兔眼"。除少数正常人在睡眠时可发生所谓生理性睑闭合不全外，绝大部分睑闭合不全都是一种病理现象。最常见的原因是面神经麻痹，其次为瘢痕性睑外翻或眼眶组织容积增加，如突眼性甲状腺功能亢进或眼眶肿瘤。球后、球旁局部麻醉或全身麻醉时、昏迷状态下都可发生。

治疗时应首先寻找原因，如有恢复正常的可能，可用大量眼膏保护角膜与结膜，否则要手术矫正。

上睑下垂

上睑下垂指上睑提肌功能不全或消失，病理或其他原因所致的上睑部分或全部都不能提起所造成的下垂状态。轻者可不遮盖瞳孔，只影响外观；重者遮盖瞳孔，则妨碍视功能。先天性上睑下垂如影响视功能时应及早手术，以免造成弱视。后天性上睑下垂，常与眼睑本身的外伤、炎症、变性或动眼神经麻痹有关，眼睑肿瘤、严重沙眼等由于上睑重量增加也可造成下垂。重症肌无力所致上睑下垂具有晨轻夜重的特点，注射新斯的明后明显减轻。因此，对于后天性上睑下垂，应首先进行病因治疗或药物治疗，无效时再考虑手术矫正。

睑缘炎

睑缘炎是发生在眼睑边缘部分的一种炎症，俗称"烂眼圈"，分为鳞屑性、溃疡性和眦部睑缘炎3种。屈光不正、视疲劳、营养不良、慢性结膜炎或长期使用劣质化妆品等都可能是其病因。鳞屑性的特点是睫毛周围附着许多鳞屑，睫毛易脱落，主觉有痒和烧灼感，应予局部清洁，涂抗生素眼膏。溃疡性睑缘炎是睫毛毛囊及附近组织的急性化脓性炎症，睫毛根部见有散在的小脓点，去痂后露出浅小溃疡，如毛囊被毁睫毛不能再生，瘢痕收缩可导致倒睫或睑缘位置异常，治疗以局部使用抗生素为主。眦部睑缘炎多因莫-阿双杆菌感染所致，主要表现为外眦（外眼角）或内眦（内眼角）部睑缘充血、浸润或糜烂，抗生素治疗。

睑腺炎

睑腺炎又称麦粒肿，俗称"偷针眼"，是眼睑腺体的急性化脓性炎症。如为毛囊及其附属腺体的感染，称为外睑腺炎；若为睑板腺感染，称为内睑腺炎。

患部有红肿热痛的典型急性炎症表现，呈局限性硬结，同侧耳前淋巴结可肿大。如感染靠近外眦部，可引起邻近球结膜高度水肿。随着炎症发展，硬结软化，出现黄色脓头，一般在3～5日后脓腔溃破，外睑腺炎的破口在皮肤面，内睑腺炎的破口在睑结膜面，排脓后症状迅速缓解。抵抗力较差的儿童或老年人，炎症可波及同侧面部，伴有发热、寒颤，演变成睑蜂窝织炎，还可能引起败血症危及生命。

治疗原则是全身或局部采用积极的抗生素治疗,由于感染菌多为金黄色葡萄球菌,应选择有效的抗生素。局部热敷有助,每日 3 次,每次 20 分钟。当局部脓肿未成熟时,切不挤压排脓,以防炎症扩散。反复发作者,要注意有否糖尿病等全身情况。

睑板腺囊肿

睑板腺囊肿又称霰粒肿,因睑板腺管阻塞所致。表现为眼睑皮下圆形肿块,相应的睑结膜面隆起且有局限性充血,无热痛症状,多见于皮脂腺旺盛的儿童与青少年。

小的睑板腺囊肿可热敷治疗,较顽固的可在囊肿内注射皮质激素药物来消除,大的睑板腺囊肿需手术摘除。中老年者出现睑板腺囊肿时,应警惕睑板腺癌的可能。

睑蜂窝织炎

睑蜂窝织炎为眼睑软组织的急性化脓性炎症,常发生在麦粒肿或急性泪囊炎扩散之后,也可是额面部感染发展的一部分。开始时眼睑局部红肿热痛,有硬结,继之形成脓肿,炎症严重时伴有高热、寒战等全身中毒症状。

治疗必须迅速积极,全身给予大量有效抗生素,局部给予热敷,脓肿成熟时方能切开排脓。

过敏性睑皮肤炎

过敏性睑皮肤炎为眼睑发生的过敏性皮肤炎症,常见有:药物性过敏如磺胺类、碘剂、抗青光眼药等,长期滴用阿托品眼药水也可发生。昆虫叮咬、接触油漆或染料,某些食物亦可引起类似反应。患病时自觉眼睑发痒、烧灼感,表现为眼睑皮肤潮红、水肿,可伴有水疱或渗液,但有时眼睑表现为干燥,表皮脱屑。

治疗原则是立即停止接触致敏源,今后不再应用。局部用 3% 硼酸水湿敷,涂用 3% 硼酸眼膏,每日 3 次,服用抗过敏药、维生素 C 等,症状严重者可加用皮质激素类药物,有全身过敏反应者,应请内科医生会诊。

泪道病

泪道是泪液排泄的通路。眼泪从泪腺分泌出来后,经过结膜囊,依次通过上下泪小点、上下泪小管、泪总管、泪囊和鼻泪管排入鼻腔,这条通路如果阻塞,就可引起泪溢。泪道病的原因大多因炎症引起,肿瘤、外伤、异物梗阻,以及先天异常等都可发生泪道阻塞。

泪小点和泪小管病

泪小点异常,包括泪小点外翻、狭窄、闭塞或缺如;泪小管阻塞或狭窄,包括先天性闭锁、炎症、肿瘤、外伤、异物等各种因素引起的结构或功能不全都可引起泪溢。

泪小点外翻时,应用手术矫正下睑外翻,泪小点或泪小管狭窄或闭塞时,可用泪点扩张器,或泪道探针或激光探通,必要时在探通后留置人工引流管,待探通处上皮长愈后可以去除留置的引流管,也可永久留置。

急性泪囊炎

本病大多在慢性泪囊炎的基础上发生,泪囊区皮肤呈现为红、肿、热、痛的急性炎症表现。随炎症发展,向周围组织蔓延,并出现全身发热等症状。脓肿成熟后,可穿出皮肤形成瘘管。

治疗以全身与局部使用抗生素为主,局部热敷,脓肿成熟时应切开排脓,炎症消退后的治疗同慢性泪囊炎。

慢性泪囊炎

慢性泪囊炎因鼻泪管狭窄或阻塞，泪液滞留于泪囊并伴发细菌感染引起，都有泪溢。用手指挤压泪囊区，有多量黏液或脓性分泌物从泪小点流出。慢性泪囊炎内的细菌是造成结膜、角膜或眼内手术感染的病灶源。

治疗可局部使用抗生素，但大多数病人需手术治疗，常用的有激光泪道成型手术、泪囊鼻腔吻合术或泪囊摘除术。

结膜病

结膜按解剖部位分成睑结膜、球结膜和两者之间的穹隆结膜 3 部分，形成结膜囊。检查结膜时应注意其色泽、透明度、光滑性、有无分泌物、肿块和异物等情况。上睑结膜在距睑缘后唇约 2 毫米处有一与睑缘平行的浅沟为睑板沟，此处较易存留异物。正常儿童睑结膜上可以看到透明的小泡状隆起为滤泡，成人很少看到。检查穹隆结膜时应注意有无异物存留、结膜囊变浅、睑球粘连等。球结膜的病变常常表现为充血与水肿，临床上常见的"红眼"其中之一就是球结膜充血，需要与其他眼球充血作出鉴别。

干眼症

干眼症又称角结膜干燥症（KCS），是很常见的眼表疾病。

眼球的表面包括角膜和结膜两个组织结构区域，其表面还有一层泪液膜覆盖。干眼症是指各种原因引起的泪液质和量或动力学异常，导致泪膜不稳定和眼表组织病变，并伴有眼部不适、干涩、异物感、眼痒、视糊或充血等特征的疾病总称，尤其多见于空气污染、长时间应用电脑、空调等环境。泪膜自外向内由类脂质层（睑板腺分泌）、泪液层（泪腺分泌）和黏蛋白层（结膜杯状细胞分泌）构成。各种成分的异常或缺失均可形成不同类型的干眼表现。最常用泪膜破裂时间、泪河高度和泪液分泌量做检查评价。

治疗必须在找出原因基础上对因治疗，对症治疗中应用各种人工泪液，严重的可采用人工泪小点栓塞等方法。

急性结膜炎

本病俗称"红眼病"，是由细菌或病毒引起的急性传染性眼病，多见于盛夏，散发或流行于集体生活场所。

发病急，双眼同时或略有先后发病，自觉流泪、异物与烧灼感，显著的结膜充血，有黏液性或脓性分泌物，常使上下睫毛粘在一起，早晨起床时睁眼困难。细菌性结膜炎严重者眼睑红肿，睑结膜出现灰白色膜样物，能擦去但易再出现，称为假膜。病毒性结膜炎分泌物多呈水样或黏性，出现感冒样症状，球结膜下小出血点，伴同侧耳前淋巴结肿大。

治疗原则是用 3% 硼酸水或生理盐水冲洗结膜囊分泌物，按病因频滴抗生素眼药水或抗病毒眼药水，眼膏仅作临睡前使用。预防极为重要，要切断病眼-水或物-健眼的传染环节。

淋球菌性结膜炎

本病为淋病双球菌感染的一种传染性极强、破坏性很大的超急性化脓性结膜炎。成人多为自身感染，儿童主要通过患有淋病的父母的手、物或水感染，新生儿则通过有淋球菌性阴道炎的母体产道分泌物直接感染。潜伏期 10 小时至 2～3 日，高度眼睑水肿，结膜囊有大量脓性分泌物，俗称为"脓漏眼"。迅速感染角膜，可导致角膜溃

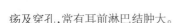

疡及穿孔,常有耳前淋巴结肿大。

治疗应局部与全身并重,局部用生理盐水或1∶10 000 高锰酸钾溶液冲洗结膜囊,以去除分泌物,频滴青霉素或磺胺类眼药水,全身肌注或静脉滴注青霉素或头孢类抗生素。病人需隔离,避免传染,防止流行。提倡新生儿出生后立即用1%硝酸银滴眼1次预防。

沙眼

本病由沙眼衣原体感染的一种慢性传染性结膜角膜炎。20 世纪 50 年代以前,它曾是我国流行最广的致盲首要眼病,70 年代以后发病率大大下降。此病多发于少儿时期,常双眼急性或亚急性发病。

潜伏期平均 7 日,急性期经过 1～2 个月之后进入慢性期,急性期可不留瘢痕。轻度沙眼者眼部发痒或异物感,分泌物增多,上睑结膜见有许多滤泡和乳头的小颗粒,形似沙粒,故名沙眼,此时可合并角膜上皮炎。随着病情的发展和加重,结膜上出现瘢痕,眼睑内翻倒睫损伤角膜,引起怕光、流泪、疼痛等刺激症状,视力下降,更严重时可使眼泪分泌减少,造成眼干燥、慢性泪囊炎、睑球粘连、上睑下垂、角膜全混浊等多种并发症而最终失明。

常用治疗药物有磺胺醋酰钠、氯霉素、利福平、金霉素以及喹诺酮类等眼药水、眼膏。有严重并发症者在治疗沙眼的同时,应对症及时处理。只要切断传染源与传染环节,沙眼完全可以预防,对儿童和青少年进行眼卫生教育,养成良好的卫生习惯。

泡性结膜角膜炎

本病是一种对微生物蛋白质的迟发过敏反应,相关的微生物有结核杆菌、葡萄球菌等。多见于儿童和青少年,易复发。

在球结膜或与角膜交界处,出现半粒米大小的小泡样隆起,球结膜上呈灰红色,角膜缘处呈灰白色,溃破后可在角膜侧遗留局限性混浊。泡性结节发生在球结膜上仅有异物感或烧灼感,如侵及角膜则出现怕光流泪等刺激症状。

治疗可采用抗生素与激素合剂滴眼,补充各种维生素,并且注意营养,增强体质。

春季卡他性结膜炎

本病是一种过敏反应性结膜炎,真正病因尚不清楚,过敏原可能是植物花粉、微生物的抗原或其他物质,春夏天暖时发病,秋冬天冷时缓解,多见于 20 岁以下的青少年男性,常侵犯双眼,每年复发。

发病时眼部奇痒、异物感、分泌物黏胶状。上睑结膜见到很多硬而扁平大小不等的淡红色乳头,排列如铺路石,称为睑结膜型。角膜周围球结膜充血,呈现黄褐或污红色增厚的胶状外观,称为球结膜型,两型兼有时称为混合型。

根治本病比较困难,应减少阳光或灰尘刺激,可局部滴用皮质激素(长期使用皮质激素类药物应注意青光眼等并发症)、硫酸锌、左卡巴斯汀(立复汀)、非尼拉敏眼药水(那素达)、依美斯汀(依米汀)、色甘酸钠、吡嘧司特苯洛草氨酸(研立爽)、氨丁醇洛度沙胺(阿乐迈)、奥洛他定(帕坦洛)等眼药水治疗。严重者,可酌情冷冻治疗或将病变组织切除,并行口唇黏膜移植术。

翼状胬肉与睑裂斑

翼状胬肉又名"攀睛",可能与紫外线照射、风沙、烟尘刺激有关。单眼或双眼均可发病,在睑裂部出现肥厚的球结膜及结膜下组织,呈三角形头部向角膜侵入,静止期的胬肉薄而不充血,进行性胬肉肥厚充血,胬肉常发生在鼻侧。病变很小不影响

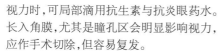

视力时,可局部滴用抗生素与抗炎眼药水。长入角膜,尤其是瞳孔区会明显影响视力,应作手术切除,但容易复发。

睑裂斑出现在睑裂部的近角膜缘处,是一种球结膜变性,呈黄白色,与翼状胬肉不同的是其基底在角膜缘处,从不侵入角膜,也不充血,仅影响美观,一般不需治疗。

球结膜下出血

本病因球结膜下血管破裂引起,出血初期呈鲜红色,出血多时球结膜呈紫红色隆起,可有轻度异物感,出血斑边界清楚,随后出血斑呈棕黄色而逐渐吸收消退。出血不会渗入角膜,故不影响视力。出血的原因常有外伤、剧烈咳嗽、结膜炎症、高血压、动脉硬化、血液病等,或者毛细血管脆性增加,疲劳、屏气等引发。严重颅脑外伤出现的球结膜下出血,呈尖向角膜的三角形。

治疗首先寻找出血原因,针对原发病治疗。一般1~2周可自行消退,可滴用抗炎眼药水,口服维生素C治疗,通常不需要止血治疗。在出血3日后局部热敷,或活血化瘀药物治疗能促进出血吸收。

角膜巩膜病

角膜为一透明的无血管组织,具有一定曲率半径的球面。角膜病变可改变角膜的屈光状态,或由于引起组织混浊(包括炎症浸润、新生血管、瘢痕等)影响物体成像或遮盖瞳孔,导致严重的视力减退。巩膜组织血管较少,胶原纤维多,各种胶原病都可累及巩膜,而化脓性炎症则极为少见。

角膜上皮剥脱

角膜上皮剥脱多与角膜外伤有关,角膜暴露于空气时间过久,或上皮生长能力减退,也可引起上皮剥脱。剥脱处用荧光素染色,可使上皮缺损处一览无遗。剥脱后上皮下的神经末梢暴露致使疼痛剧烈,流泪不止,眼睑紧闭,但视力一般影响不大。只要无继发感染,剥脱处的上皮在24~48小时内长愈。

治疗原则是滴用抗生素眼药水或眼膏防止继发感染,眼膏还可减轻疼痛。也可滴用促进角膜上皮生长的药物治疗,加速愈合。

化脓性角膜炎或溃疡

本病多因外伤后感染引起,也可因剔除角膜异物或眼药水污染引起,或感冒后引起。常见致病菌有肺炎双球菌、金黄色葡萄球菌、铜绿假单胞菌等。

起病急,常在外伤后24~48小时发病,表现为眼痛、怕光、流泪、异物感、视力下降等角膜刺激症状,以脓性分泌物为特征。球结膜混合性充血,角膜出现黄白色或灰白色的浸润灶,迅速扩大,如治疗不及时就形成溃疡。在溃疡发展的同时,可出现前房混浊、瞳孔缩小,甚至前房积脓,严重的可导致角膜溃疡穿孔,引起化脓性眼内炎。

本病重在预防,外伤后避免继发感染,治疗可能存在的慢性泪囊炎。治疗原则是迅速控制炎症和溃疡的发展,频繁滴用有效的抗生素眼药水或结膜下注射抗生素,取局部分泌物进行细菌培养与药敏试验可以作为寻找针对性抗生素治疗的依据。当出现前房反应时,应予扩瞳治疗,防止虹膜粘连。

病毒性角膜炎或溃疡

本病多因Ⅰ型单疱病毒引起,易复发,是严重的致盲性眼病。病毒可寄生于角膜或三叉神经节内,长期潜伏而不致病,一旦机体抵抗力降低(如发热、感冒、月经期、角膜外伤等),便可发病。

发病前常有感冒样发热症状,数日后出现眼痛、怕光、流泪、异物感、视力下降等角膜刺激症状,以水样黏性分泌物为特征,球结膜混合性充血。角膜表现有两种类型:①树枝状或地图状角膜炎,初起为角膜浅层小水疱,破裂成浅层点状病灶,可融合成树枝状,进而发展为地图状溃疡。用荧光素染色,其外形清楚可见。当其反复发作或久治不愈,尤其是不适当使用激素后,溃疡扩大,并向角膜深部发展。②基质型(盘状、弥漫性)角膜炎,病变在深部发展,导致基质混浊,可呈边界清楚的圆盘状混浊。也可波及整个角膜,呈弥漫性灰白色混浊。此型常无明显溃疡面,荧光素染色时隐时现,病程迁延反复。

治疗滴用抗病毒药物如利巴韦林、阿昔洛韦或更昔洛韦眼药水、眼膏,同时可滴用抗生素眼药水以防继发细菌感染。若有前房反应,应扩瞳治疗,只有在角膜上皮不被染上荧光素时才能局部使用皮质激素,以减轻角膜炎症反应。顽固的基质性病灶或后弹力膜膨出者,在病变较稳定时,可行角膜移植术。

真菌性角膜炎或溃疡

本病最常见于角膜损伤特别是农作物、植物损伤之后,长期使用抗生素和皮质激素也易引起真菌(即霉菌)感染。

本病特点是主觉刺激症状常较轻微,与严重的混合性充血、角膜病变程度和前房积脓现象很不相称。不同的致病菌种,可有不同的表现和经过。早期溃疡浅在,表面为白色垢状物所覆盖,外观干燥而粗糙,溃疡边界可有伪足或卫星病灶,溃疡最后可穿破角膜引起眼内炎。借助角膜病变的涂片检查可确诊病因。

治疗应用抗真菌性抗生素眼药水,通常愈合较慢,须扩瞳治疗,以防虹膜粘连。严重者可全身使用抗真菌药。

基质性角膜炎

本病是一种不形成角膜溃疡但炎症出现在基质的情况。先天性梅毒、病毒、结核、风湿、麻风等病均可引起。多见于年轻者,常波及双眼,易复发。

患眼出现怕光、流泪、眼痛、异物感等刺激症状重,视力减退,睫状充血明显。随着病情的发展,基质水肿引起角膜内皮皱褶,可见浸润及毛刷样排列的新生血管位于角膜基质内,由周边向中央发展。炎症消退后,基质内残留新生血管及瘢痕组织,严重影响视力。可伴有或相继发生不同程度的虹膜睫状体炎。

尽可能找出病因针对治疗,通常以局部滴用皮质激素为主,病情重者可结膜下注射或全身使用。

角膜白斑

角膜炎或溃疡消退后可遗留不透明的结缔组织(瘢痕),根据其不同厚度而分为3种:淡而界限欠清的称为云翳,浓密而界限较清楚的称为斑翳,更致密而呈瓷样不透明者称为白斑。伴有虹膜前粘连的白斑,称为前黏性角膜白斑,可能伴有继发性青光眼,乃致角膜葡萄肿形成。

早期的角膜瘢痕,常伴有浸润水肿,可滴用皮质激素类眼药水来减轻。角膜瘢痕一经形成,一般不再发展,无需治疗。若遮盖瞳孔,严重影响视力者,可选作激光切屑、角膜移植等手术以增进视力。对不能手术或无法提高视力的角膜大白斑,可配戴一种具有正常虹膜、瞳孔色彩的角膜接触镜(所谓美容镜)以改善外观。

巩膜炎

巩膜是眼球壁的外层，组织硬，细胞和血管很少，因此巩膜病理改变比较单纯，病程缓慢，组织修复能力差，对药物的治疗反应也较差。巩膜炎的原因较多，结核、梅毒、结节病、类风湿关节炎、红斑狼疮、痛风等都可能引起，但常常难以确定。

巩膜炎的临床特点是疼痛、怕光、流泪，局部呈紫红色充血，结节样。病程长，反复发作，病变静止后该处巩膜易变薄，可形成巩膜葡萄肿。有前巩膜炎、后巩膜炎与坏死性巩膜炎之分，后者常有严重的自身免疫病。

治疗必须对因，视病情严重程度，积极使用局部或全身皮质激素及抗炎药。

葡萄膜炎

虹膜、睫状体和脉络膜统称为葡萄膜，是炎症的好发部位。多种原因可引起葡萄膜的炎症，为常见的致盲性眼病。炎症限于葡萄膜前部者称为前葡萄膜炎，又称为虹膜睫状体炎。若炎症向后累及玻璃体、脉络膜与视网膜者，称为全葡萄膜炎。葡萄膜炎的眼部病症有疼痛、怕光、视力减退、睫状充血、房水混浊、角膜后沉淀物、玻璃体内浮游细胞、葡萄膜炎性结节等。不同类型葡萄膜炎的病症有共性的一面，但也有其各自的特点，有些以前部为主，有些以后部为主。多发生于青壮年，常累及双眼，反复发作，并可产生一系列严重的并发症和后遗症。病因可分为感染性和非感染性两类。前者由各种致病微生物感染所致；后者分为外源性和内源性，外源性为外伤、手术等物理性或化学性损伤，内源性者主要由免疫反应所致。葡萄膜血管与色素丰富，易引起自身免疫反应。葡萄膜炎可

以是单独发生在眼部的炎症，也可以是全身性疾病的眼部表现。

治疗原则是尽可能地寻找病因，对因治疗。全身或局部使用皮质激素或免疫抑制剂。必须扩瞳治疗，热敷也有助，因疾病的长期性和反复性，如与中医中药联合治疗效果更好，同时处理可能存在的并发症。

青光眼

正常眼球内需要一定的压力才能发挥其生理功能，如维持眼球的形状，保持屈光介质的透明性，以及保证眼球内血液循环和代谢等。这种眼球内的压力就称为眼压，用眼压计测量时的正常值在 10～21 毫米汞柱。影响眼压主要因素是眼球内的透明液体称房水，房水在眼球内不断生成和排出，形成动态平衡。当这种动态平衡被破坏时往往引起眼压升高，升高的眼压会使视网膜和视神经发生萎缩变性，造成视觉功能损害，而这种视觉功能损害是以视野（即视觉看到的空间范围）缺损或缩小为特征的，这就是青光眼。青光眼通常分原发性、继发性和发育性 3 大类。

原发性青光眼的病因尚不完全清楚，但很明确是一种典型的心身疾病。根据眼压高时房角开放或关闭的情况，分为闭角型和开角型两类。闭角型常与眼球的某些解剖变异有关，开角型可能与眼部代谢、变性、血管神经调节功能以及免疫功能紊乱等因素有关。原发性闭角型和开角型青光眼都具有一定的家族遗传倾向，发病与否还涉及到环境因素、诱发因素等诸多方面的影响。

青光眼的治疗以降低眼压、保护视功能不再继续受损为主要目标，已经丧失的视功能无法使其再恢复（也就是说青光眼性失明是不可逆转的），因此治疗要及

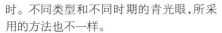

时。不同类型和不同时期的青光眼,所采用的方法也不一样。

1. 原发性闭角型青光眼　多见于40岁以上,女性偏多,常双眼先后发病。前房浅,虹膜向前膨隆,房角狭窄,常伴有远视是该病的特征。当房角被虹膜堵住,房水出路被阻断时眼压就立刻升高。

临床上常表现为发作性,其症状可轻可重。轻者称为小发作,为时短暂,患眼突然视力模糊,看东西如在薄雾中或隔着毛玻璃,看灯时周围有虹彩圈,称为虹视。同时,眼球胀痛不适,鼻根部酸胀。经休息或睡眠后,这些症状可自行缓解,但容易反复出现。发作严重时称为急性大发作,眼痛剧烈,伴头痛和恶心呕吐(易被误为偏头痛、脑血管意外或胃肠道疾病),患眼畏光、流泪、视力严重减退,眼球充血水肿明显,角膜呈雾状混浊,前房极浅,瞳孔散大固定,用手指探触眼球时像硬石(说明眼压极高)。这种急性发作对视功能损害很大,可在几个小时内失明,必须及时抢救。通常根据典型的症状和检查,如前房浅、房角窄闭、虹膜向前膨隆等可作出诊断。不典型的发作如有疑问时,可在暗室中以低头俯卧的姿势停留1小时后再测眼压(称暗室激发试验),眼压超过30毫米汞柱或较入暗室前升高8毫米汞柱或以上时则可确诊。

闭角型青光眼常见于黄昏、傍晚时发病,情绪波动(痛苦、悲伤、焦虑、抑郁、愤怒、激动等)、久居暗处(看电视、电影等)、阅读过久、疲劳、气候剧变(严寒、酷暑),以及药物影响所致瞳孔扩大(如抗胆碱药、拟肾上腺素药)等,对前房浅的人来说均有可能诱发本病,应予警惕。此外,部分闭角型青光眼的病程发生发展隐匿,通常没有上述症状和表现,而常自以为是眼睛疲劳,到发现时多已有较严重的视功能损害,称为

慢性闭角型青光眼。急性青光眼来势凶猛,如有耽误可能就会造成不可挽回的视觉功能损害,而慢性青光眼早期不易察觉,潜在危害性大,这两种情况均应引起重视。

闭角型青光眼的早期治疗,应尽可能防止虹膜堵塞房角。方法有两种:①药物治疗:滴用缩瞳剂眼药将瞳孔缩小来拉住虹膜,避免虹膜堵塞房角,通常用1‰毛果芸香碱(匹鲁卡品)。②手术治疗:在周边虹膜上剪一小孔,或用激光打一个小洞,即周边虹膜切除(切开),使前房与后房之间的压力取得平衡,阻断闭角型青光眼的发病机制。在手术或激光手术前应用缩瞳剂不能中断,且不能用其他降眼压药物代替毛果芸香碱,其目的是防止闭角型青光眼的发作。瞳孔缩小后视力模糊,看东西发暗,对工作和生活会带来一些不便,且有些病人滴用缩瞳剂后可引起眼痛、头痛等不适。周边虹膜切除(切开)手术安全易行,效果确切,值得首选推广。闭角型青光眼大发作时,除频滴毛果芸香碱外,尚需配合β受体阻滞剂、碳酸酐酶抑制剂、高渗脱水剂等降眼压药治疗,但往往只能起到暂时的缓解作用,需进一步作外引流房水手术(统称滤过性手术)降低眼压。青光眼的药物治疗不能因为自觉症状有所减轻或暂时缓解而任意中断治疗。

2. 原发性开角型青光眼　眼压升高主要是因为房水从房角排出时的阻力增加引起,房角的形态外观正常。早期症状很轻微,甚至完全没有,不少病人是在视力下降,工作、生活受到影响的疾病中晚期时才就诊被发现。只有少数病人可有虹视、眼部酸胀的症状,部分病人可觉眼部疲劳、不适、视力减退或近视度数加深。早期通常不易诊断,仅仅根据偶尔一次或几次眼压偏高就轻易诊断是不科学和不慎重的,应结合眼压、眼底视神经乳头改变和视功能

(主要是视野)改变综合考虑,必要时作定期随访检查以及视网膜视神经的定量检测,有助于本病的早期诊断。中、晚期时眼压常保持在高水平,且眼底视神经乳头呈典型病理性凹陷,视野呈特征性缺损,不难作出诊断。青光眼家族史,不明原因的进行性近视加深,不明原因的眼底静脉阻塞性出血,以及糖尿病、自身免疫病者,是开角型青光眼的易感人群,应予以重视。此外,有部分病人已有特征性青光眼视神经乳头损害和视野缺损,但眼压却始终在正常范围内,这称为正常眼压性青光眼,常伴有血流动力学异常和心血管疾病。另外,有部分人的眼压偏高,通常不超过30毫米汞柱,但各项检查没有发生青光眼性视神经乳头损害和视野改变,称为高眼压症,应当与开角型青光眼加以区别。要注意高眼压症病人中有少数经过较长时间可发展为青光眼,所以需要定期到医院检查随访。

开角型青光眼早期治疗主要用药物或激光(选择性激光小梁成形术,SLT)。常用药物有β受体阻滞剂如噻吗洛尔(噻吗心安)、卡替洛尔(美开朗)、倍他洛尔(贝特舒)和左布诺洛尔(贝他根)等眼药水,α受体激动剂如溴莫尼定(阿法根)眼药水,前列腺素衍生物如拉坦前列素(适利达)、曲伏前列素(苏为坦)、贝美前列素(卢美根)等眼药水,碳酸酐酶抑制剂如布林佐胺(派立明)眼药水和醋氮酰胺、醋甲酰胺口服药等,眼药水还有复合制剂如拉坦前列素+噻吗洛尔(适利加)。用药原则应是先眼局部、后全身,用最少的药达到最好的治疗效果,必要时也可用高渗脱水剂如口服甘油、静脉滴注甘露醇等。但上述药物可引起一些全身不良反应,如心动过缓、诱发哮喘、手脚发麻、代谢性酸中毒、肾结石等,应予以重视和注意。眼部的不良反应常见的有眼红、痒、刺激、过敏和眼睫毛粗长、眼睑皮肤色素沉着(见于前列腺素衍生物类药)等。如果药物治疗不能控制眼压,视野有损害或损害进展,或不能耐受药物治疗,则要及早采用手术治疗,以免视功能遭受不可逆转的损害。近年来针对开角型青光眼早期可采用选择性激光小梁成形术替代药物或作药物、手术的补充治疗。眼局部药物及选择性激光小梁成形术的降眼压幅度有限,如果眼压较高只能选用滤过性手术治疗,将房水通过人工通道引流到眼球外来降低眼压。

3. 继发性青光眼 凡因眼部其他疾病、手术或药物治疗,以及全身性疾病等引起的高眼压状态,称为继发性青光眼。引起继发性青光眼的常见原因有:①睫状体炎青光眼综合征。②角膜炎角膜溃疡穿孔后的前黏性角膜白斑。③虹膜睫状体炎引起的瞳孔环状后粘连或周边虹膜前粘连。④眼外伤所致的各种继发性青光眼,包括房角损伤、眼内出血、角膜穿孔、晶状体脱位等。⑤皮质激素药物诱致的青光眼。⑥白内障晶状体所致的继发性青光眼,包括晶状体位置性、晶状体溶解性、晶状体膨胀性等。⑦眼部新生血管性青光眼,常见于视网膜静脉阻塞和糖尿病等。⑧眼内肿瘤,常见视网膜母细胞瘤和脉络膜黑色素瘤等。⑨眼部手术、包括白内障人工晶状体手术、角膜移植手术、视网膜玻璃体手术、角膜屈光性手术等。⑩睫状环阻滞性青光眼,亦称恶性青光眼。这一类青光眼在眼压急剧升高时同样可以有头痛、眼痛、恶心呕吐等症状;当眼压呈缓慢升高时,则可没有明显不适症状,甚至发展到视功能丧失时才被发觉。原发疾病往往掩盖了继发性青光眼的表现是其特点。

继发性青光眼以治疗原发病变为主。只有当高眼压成为较突出问题时,才选用适当的药物或手术降低眼压,同时必须兼顾原发病的治疗。

4. **发育性青光眼**　胎儿以及出生后发育生长过程中,前房角发育异常或发育不良,使房水排出受限而引起眼压升高的一类青光眼,称为发育性青光眼。分为 3 类:①婴幼儿型,生出来就有或在新生儿婴幼儿期(3 岁以内)发病,双眼多,男孩居多。除眼压升高外,最显著的特点是眼球较正常为大,有"水眼"、"牛眼"之称。患眼角膜大而混浊,前房深,病儿常有畏光、流泪和哭闹等表现。②少年儿童型,3 岁以后发病,多为房角发育不良所致,临床表现类以原发性开角型青光眼,早期不容易被发现,往往视力严重损害或眼睛偏斜(废用性斜视)才就诊发现。③合并其他先天异常的青光眼,这类病人的青光眼同时伴有眼部其他先天发育异常或全身发育异常,常表现为各类综合征。

发育性青光眼的治疗原则上与开角型青光眼基本相同,但一般主张早期施行手术,尤其是婴幼儿型青光眼,早期手术效果好。

青光眼药物或激光治疗的病人一定要遵循医生的嘱咐,定期到医院作随访检查。青光眼手术后,应保持眼部清洁,防止术后感染,也应遵循医生的嘱咐,定期到医院作随访检查。有心血管病者要配合治疗改善循环,适当的有氧活动和锻炼有益,晚期青光眼视野缩小行动不便时,应注意安全。目前认为,青光眼的综合治疗应是在积极有效控制眼压的前提下,同时进行全身相关疾病的治疗,保护视神经,并且注重病人身心健康的调整,保持乐观、积极向上的生活态度,培养心胸宽广、宁静稳定、善于自我调整的良好心理素质。

白内障

正常透明的晶状体变为混浊时称为白内障。白内障明显时可在病眼的瞳孔区后表现为乳白色,视力的好坏常与白内障的程度有关。白内障是最常见的致盲性眼病,可以通过手术复明,常见的白内障有以下几种。

1. **年龄相关性白内障**　也称老年性白内障,是最常见的一种,随着年龄的增长发病率增高,多见于 50 岁以上人群。病因尚不完全清楚,与紫外线、全身代谢及晶状体代谢异常等有关。这类白内障为双眼病,两眼可有先后或程度不同,呈渐进性、无痛性视力减退,可自觉眼前固定黑点,视物模糊,发展多缓慢,一般要 1～2 年或更长的时间才能成熟。根据白内障开始形成的部位,分为皮质性、核性和囊下性 3 类,以皮质性为最常见。临床上按晶状体混浊的程度和对视力的影响将其分为初发期、膨胀期(未熟期)、成熟期和过熟期 4 个阶段。白内障从初发到过熟的发展过程中,特别是膨胀期在具有闭角型青光眼解剖变异的患眼容易引起青光眼的发作;过熟期白内障可引起过敏性葡萄膜炎和晶状体溶解性青光眼,以及晶状体脱位等并发症。患白内障应定期检查,以免在视力减退的情况下忽略了同时合并存在的其他眼病或全身疾病对视网膜视神经的影响,从而延误治疗而造成不可挽回的视功能损害。通常情况下,白内障虽可造成视力的高度减退,但仍保持良好的光觉和色觉。

2. **先天性白内障**　本病是胎儿发育生长过程中晶状体遭受某种因素的影响或与遗传有关,出生时就存在的晶状体混浊,大多数不再继续发展。这类白内障对视力的影响依据晶状体混浊的部位和范围而定,如在瞳孔区的前极性、后极性、核性白内障,以及完全性白内障对视力影响很大。

对视力影响明显的先天性白内障应该及时手术治疗，否则引起弱视或斜视，即便是孩子长大后再手术，也难以重建良好的视功能。伴有其他眼部先天异常的先天性白内障，通常手术后视力恢复差。

3. **外伤性白内障**　各种原因的眼外伤如眼球穿通伤、钝挫伤、辐射性损伤（红外线、X线、γ射线、中子、微波等）和电击伤等，以及眼部手术，只要损伤了晶状体都可引起外伤性白内障。

4. **并发性白内障**　本病是由眼部其他疾病引起的晶状体代谢障碍所致，常见于葡萄膜炎、视网膜色素变性、视网膜脱离、青光眼、眼压过低、高度近视等。

5. **其他种类白内障**　有代谢性白内障如糖尿病性、半乳糖性、甲状旁腺功能不足性白内障；药物及中毒性白内障如肾上腺皮质激素性、氯丙嗪性白内障等；后发性白内障如白内障囊外摘除术后、晶状体外伤溶解吸收后的膜性白内障等。

各类白内障的药物治疗效果一直得不到肯定，国内外出售的各种白内障药物尚不能够使晶状体代谢恢复正常和促使混浊吸收。目前手术摘除白内障是使病人复明的唯一有效手段。白内障手术指征是：患眼视力减退确实是由白内障所致且难以用其他方法改善，眼部没有感染性病变如结膜炎、泪囊炎，以及没有活动性炎症如葡萄膜炎，全身无手术禁忌证。白内障的手术时机随着现代手术技术的发展而改变，只要是由于因白内障而影响病人的工作和生活时，病人有愿望改善视力且医生技术有把握，就可以施行手术。对上述各类白内障可选用的手术方法有晶状体囊外摘除术、囊内摘除术、超声乳化吸出术和晶状体切除术等。目前以超声乳化吸出术最常用，其次是囊外摘除术。此外，对后发性白内障（即白内障手术后又长出一层不透明的膜）可采用激光切开术来治疗。

单纯摘除了白内障后的眼睛呈高度远视（一般在1100度左右）状态，视力矫正的方法可用眼镜、接触镜（隐形眼镜）或手术植入人工晶状体。白内障人工晶状体手术是白内障病人手术后迅速恢复视力的有效方法。白内障手术的同时植入人工晶状体是最常用和最理想的方法，特殊情况也可二期植入人工晶状体。近年来人工晶状体的不断改进和发展，使得白内障术后视力更接近生理状态。人工晶状体是采用高分子材料制成的光学镜片，具有不同的屈光度可供选择，目前常用的是后房型折叠式人工晶状体，还有多焦点、可调节等新一代人工晶状体，但应用的技术要求高且需一定的适应证。

眼底病

眼底病通常是指表现在视网膜、脉络膜和视神经的病变。眼底病主要影响为视力障碍，通常没有眼红、怕光、疼痛等症状。有相当部分眼底病还与全身疾病密切相关。

中心性浆液性脉络膜视网膜病变

本病是一种发生在眼底黄斑部的脉络膜视网膜病变，通常简称"中浆"，多见于青壮年男性。起病突然，单眼（多见）或双眼，病人感到视野中央有一暗影，或呈黄绿色暗影，看东西模糊、变小、变远、扭曲，但视力很少降低到0.5以下。眼底检查发现黄斑部有一境界较明显的水肿区，有时夹杂着黄白色细小点状渗出物，呈圆屋顶状视网膜局部盘状脱离。光学断层扫描成像（OCT）检查和眼底荧光血管造影（FFA）可明确诊断，眼底荧光血管造影结果对顽固性病例是否应用激光光凝渗漏点治疗有指导作用。本病原因仍未明了,比较一致地认为是视网膜色素上皮的屏障功能出现障碍。

药物治疗无效,皮质激素有害无益。患病后注意休息,避免疲劳,本病是一种自限性(自愈)疾病,预后良好。反复发病者,可根据眼底荧光血管造影谨慎选择激光光凝治疗。

年龄相关性黄斑变性

本病以前称老年性黄斑变性,是老年人常见致盲眼病之一,尤其是西方国家更多,近年来我国的发病率逐年增高。病因仍不清楚,一般认为与黄斑区长期慢性的光损伤有关,近年来有研究发现相关易感基因。临床上有干性(或称萎缩性)和湿性(或称渗出性)黄斑变性。前者多见于50岁以上,双眼对称,视力缓慢进行性下降,黄斑部有多数黄白色大小不一的称为玻璃膜疣的病变,深部是程度不等的萎缩灶。湿性的黄斑变性发病年龄较干性者为大,常一眼突然发生视力障碍,数年后对侧眼也可发生同样病变。眼底检查见黄斑部污秽的灰白色,有新生血管膜和出血,以及玻璃膜疣,光学断层扫描成像和眼底荧光血管造影检查有助诊断。

目前对这类黄斑变性无特殊的治疗,湿性者可针对新生血管作玻璃体腔注射新生血管生长因子(VEGF)单克隆抗体或激光光动力学治疗抑制其新生血管,减少新生血管及其出血带来的视力损伤,但病情容易反复。如果黄斑中心凹受损,任何治疗均无法恢复中心视力。本病损害视觉最敏锐的黄斑结构,导致视觉分辨率的明显下降,严重影响阅读等精细工作,所幸的是一般不会导致全盲,大多可借助视器自理日常生活。

视网膜色素变性

本病是一种以夜盲为主要症状的眼底病,以多种形式遗传,可以在青少年时发病,也可以在老年时发病,发病越早,预后越差。发病初期病人感到傍晚行动困难,但白天无妨碍。以后病情逐渐进展,视力逐步变坏,视野范围慢慢缩小,以至于不能发现周围的物体,常易遭受碰撞或绊跤,最后白天行动也有困难。本病晚期不仅视野高度缩小呈"管状",中心视力也因并发白内障或视神经萎缩而遭到严重损害。眼底以大量的星形色素沉着,视网膜血管变细和视网膜、视神经萎缩为特征,原来红润的眼底变得混浊无华。视网膜电生理检查及暗适应检查对本病早期诊断有很大的帮助。

本病尚无有效治疗方法,维生素A、维生素E等对延缓病程可能有些作用,强光可能加速病情的发展。为防止遗传给后代,有必要进行婚姻生育咨询。

视网膜脱离

视网膜的神经上皮层和其下的色素上皮层分离时,称为视网膜脱离,可分为裂孔性、渗出性和牵引性3大类。裂孔性视网膜脱离最为常见,多见于高度近视眼、老年人、眼外伤者和白内障术后无晶状体眼,因视网膜变性或玻璃体的牵拉使视网膜脱离。起病时,多先感到眼前有固定方位的闪光或黑点飞动,随后视野某一部分出现暗影并逐渐扩大或完全看不见东西。眼底检查见脱离的视网膜呈灰白色向玻璃体腔内浮起,表面有皱褶,脱离的视网膜因其下面有积液可随眼球运动而飘荡。大多数视网膜脱离都容易找到裂孔,需扩瞳检查,常使用间接检眼镜或三面棱镜检查。裂孔呈红色,与其周围灰白色不透明的脱离视网膜相比较为醒目，裂孔可呈圆形、半月形或马蹄形。如果伴有玻璃体混浊难以视清眼底，也可以用眼科 B 超检查。

这类视网膜脱离的治疗主要是手术封闭裂孔，可采用激光光凝、透热电凝或冷凝等方法，然后依据视网膜脱离的情况选择巩膜外硅胶垫压、环扎或玻璃体切除、气体或硅油玻璃体腔内填充等手术方式使视网膜复位。单纯的视网膜脱离手术成功率可高达 90％以上，但手术后视力恢复程度尚需取决于视网膜脱离是否累及黄斑区及其脱离时间长短。因此，一旦有相关症状，应该及时就诊并及时治疗。一眼发生视网膜脱离的病人应常规扩瞳检查对侧眼的视网膜，以免遗漏可能的早期病变。

渗出性和牵引性视网膜脱离多因视网膜脉络膜炎症、肿瘤、出血后玻璃体内瘢痕增生或眼外伤等病变起，主要针对原发病治疗，对牵引性视网膜脱离常需联合玻璃体切除手术治疗。

视网膜母细胞瘤

本病为婴幼儿时期最常见的眼内恶性肿瘤，单眼或双眼发病，有一定的遗传倾向。瞳孔区内出现黄白色反光是本病的特征，有"猫眼"之称。随着肿瘤的增大，黄白色反光越来越明显，白天自然光线下也容易察觉，并可以继发青光眼、眼球充血、疼痛、病儿哭闹不安等，有的病儿因视力障碍而表现为斜视。晚期肿瘤穿破眼球进入眼眶或眼球表面，眼球突出，肿瘤表面坏死出血，或继发感染。同时也可以沿着视神经或通过血液蔓延到颅内，或转移到身体其他器官。发现小孩瞳孔内黄白色反光应及时就诊，作相关检查如超声波、X 线、CT、MRI 等可以明确诊断。最好在全身麻醉下进行双眼全面眼底检查。如确诊为本病，应根据肿瘤大小等选择适当的治疗。

目前主张在全身化疗的基础上，再根据具体情况选择以下方案治疗：局限于视网膜的早期小肿瘤，可采用激光光凝或冷冻治疗；中等大小但较局限的，可选用巩膜贴敷放疗；较大肿瘤多行手术摘除眼球；已侵犯到眼眶内的，应作眶内容剜除术，并补充放疗或化疗。单眼者一定要定期随访另一眼，以便及时发现、治疗。目前对本病无有效预防方法，遗传咨询和优生优育很有必要。

视神经炎

视神经炎泛指视神经的炎症、退变，以及脱髓鞘等疾病，主要症状是视力障碍甚至完全失明，瞳孔散大，对光反应迟钝或消失。该病多见于儿童及青壮年，哺乳期妇女也易得此病。急性视神经炎视力急骤下降，有些病人可伴眼球转动时眼球深部疼痛，眼底表现按病变部位不同而异。病变越靠近眼球，视神经乳头的改变越明显：充血、水肿为主，可有小出血和渗出，通常称为视神经乳头炎；如病变远离眼球，眼底形态上可以没有什么发现，称为球后视神经炎，可通过视野检查和眼电生理检查视功能帮助诊断。视神经炎后会遗留不同程度的视神经萎缩，眼底表现为视神经乳头的淡白或苍白，视力和视野常常遗留损伤。视神经炎的病因十分复杂，全身感染（细菌、病毒等）、遗传变性、眼鼻部炎症的波及、营养障碍、颅内病变、药物中毒等都可影响视神经。

治疗首先应针对病因，并及时给予大剂量的皮质激素和维生素 B 族、神经代谢相关药物等保护神经，以及适量的血管扩张剂，常可收到较好效果。

视神经乳头水肿

视神经乳头（或视盘）水肿多与颅内压

力升高有关,脑部肿瘤是一个很主要的原因,其他如脑膜炎、颅脑外伤、脑脓肿等也可引起。水肿的视神经乳头在眼底镜下表现为明显的蕈形隆起,生理凹陷消失,边界模糊,视网膜静脉高度怒张迂曲,视神经乳头表面及邻近的视网膜可有小出血。尽管眼底有这些显著变化,早期视力障碍并不很重,甚至仍可在正常范围,但到后期视神经纤维发生变性和萎缩,视力障碍就明显了。因这个疾病多与颅内压升高有关,往往同时伴有头痛、呕吐等症状。眼底荧光血管造影和视野检查有助于鉴别真假性视神经乳头水肿。常规应该做头颅和眼眶的 CT、MRI 影像学检查,寻找可能的病因。

治疗主要是针对病因,如病因不明而水肿对视神经功能有损害威胁时,可用皮质激素和高渗脱水剂治疗,以求缓解,非常严重时可行视神经鞘膜减压手术治疗。

视神经萎缩

视神经萎缩是严重的视网膜和视神经各种病变的最终结局,以视神经乳头变为苍白和视力障碍为共有表现。根据其伴随的体征,可进一步推测不同的病因。视神经乳头苍白边界清楚的,往往为视神经炎、视神经外伤、药物中毒、中枢神经系统感染等原因引起,称为原发性视神经萎缩;视神经乳头苍白而边界模糊不清的,常为视神经乳头水肿或视神经乳头炎的后果,称为继发性视神经萎缩;视神经乳头苍白而伴有凹陷者,为长期眼压升高所致,是晚期青光眼的典型表现;视神经乳头呈蜡黄色表现,常由视网膜病变引起,如视网膜色素变性、视网膜中央动脉阻塞和重症视网膜脉络膜炎或退变等。

治疗应首先去除病因,神经营养药物和血管扩张剂等可作为常规药物治疗,但由于已经发生萎缩,疗效往往很差。

糖尿病性视网膜病变

糖尿病引起的眼部病变很多,其中以眼底的视网膜病变最为重要,是糖尿病引起失明的最主要并发症。糖尿病主要损害视网膜的微小血管,早期发生视网膜水肿及小点状出血,继之出现具有特征性的微血管瘤,视网膜上有黄白色蜡状渗出物(硬性渗出)或白色"棉绒斑"(软性渗出),常散见于眼底的后极部,可伴有黄斑水肿,这些称为单纯型糖尿病性视网膜病变。随着病情的发展,长期的进行性视网膜微血管损害,可发生大片视网膜微血管闭塞缺血和出血,并形成新生血管,可引起反复或大量眼内出血,纤维膜增生,以及牵拉视网膜造成视网膜脱离,这些称为增殖型糖尿病性视网膜病变,会严重影响视力,甚至失明。这个时期还容易发生顽固的新生血管性青光眼。通常控制不好的糖尿病出现视网膜病变的典型表现,其病程要有数年。

一旦发生眼底病变,应在控制糖尿病的前提下,定期作荧光血管造影等检查,根据视网膜病变情况可选用激光光凝或冷凝治疗,有增殖型病变,尤其是视网膜脱离时,则需玻璃体视网膜手术治疗。

动脉硬化和高血压性眼底病变

视网膜血管是人体上能够通过光学仪器直接观察到的血管(动脉和静脉等),这些血管,主要是动脉在一定程度上反映了脑、心、肾等人体主要器官的小动脉的功能状态。因此,对动脉硬化、高血压等病的眼底检查具有重要临床意义,有助于对相应全身疾病的诊断、预后判断及治疗评价,并且直观。动脉硬化在眼底主要表现为动脉血管不同程度的变细和动静脉之间的交叉压迫。高血压常伴动脉硬化,一般将高血压性视网膜病变依据严重程度分为 I、II、

Ⅲ、Ⅳ级，血管腔越来越窄，从铜丝状到银丝状外观，最终可影响视网膜血循环而表现为眼底出血、视网膜水肿和渗出物，甚至视神经乳头水肿，严重影响视力，且常提示全身病情严重。

主要全身抗高血压治疗，钙通道阻滞剂有助于缓解痉挛的动脉血管。

肾炎和妊娠期高血压疾病性眼底病变

肾炎和妊娠期高血压疾病都具有血压升高和肾功能损害的共同特点。急性阶段主要表现为视网膜动脉痉挛、视网膜水肿、出血和软性渗出，水肿严重时可引起视网膜脱离。慢性阶段（主要是肾炎）视网膜水肿和渗出变化逐渐消退，持续的血压升高使眼底呈现与高血压性眼底病变极为相似的改变。

妊娠期高血压疾病在发生严重的视网膜病变时，应从保护孕妇视力和胎儿存活两方面考虑要终止妊娠。这些全身疾病引起的眼底病变，均应以治疗全身疾病为主。

视网膜静脉阻塞

本病是一种较为常见的眼底病变。引起视网膜静脉阻塞的原因有血管外的压迫、静脉血流的淤滞，以及静脉血管的损害。动脉硬化是常见的血管外压迫原因，常见于有高血压和动脉硬化等老年病人。静脉血流的淤滞见于视网膜灌注压不足或眼压增高，以及血流黏滞度增高等病人，常发生在低血压、青光眼、糖尿病和血液病等疾病。血管损害常由于血管炎所致，多见于年轻者和糖尿病者。视网膜静脉阻塞可以是视网膜的中央静脉或分支静脉（一个分支或多个分支静脉），表现为相应区域的眼底视网膜出血，呈火焰样片状，伴视网膜水肿，将视网膜的血管呈断续状埋于水肿的视网膜组织内。病程较久者则可见黄白色渗出，或灰色纤维机化膜，或新生血管等。

主要是针对病因治疗，已经发生的血管阻塞可以应用一些消融血栓和抗凝、扩张血管的药物，但无特效。结合眼底荧光血管造影，选择激光光凝治疗，可减少并发症和保护视力。活血化瘀药物治疗可有助眼底出血的吸收。如果出血多进入玻璃体，药物治疗难以吸收，或发生了纤维增殖性视网膜病变，就需要施行玻璃体视网膜手术。

视网膜动脉阻塞

本病是一种最急性视力障碍的眼底病变。多见于有心血管疾病的老年人，常伴有高血压、动脉硬化、心脏病，尤其是动脉粥样硬化和风湿性心脏病。也可见于有动脉血管炎的病人，血管内壁损伤易于形成血栓。最多见的是动脉粥样硬化斑块脱落的血栓栓塞视网膜动脉。如果是视网膜中央动脉阻塞，表现为一眼的突然急剧视力下降到仅有数指视力，甚至无光感。少数人有睫状血管供应黄斑区的，则视网膜中央动脉阻塞后可以保留管状视野。如果是分支动脉阻塞（通常血栓较小），则相应区域视野呈暗区缺损。眼科检查眼底见到后极部视网膜灰白水肿，黄斑相对呈"樱桃红点"改变，视网膜动脉明显变细而且管径不均匀，有的可以看到血管内白色斑块样的血栓。分支动脉阻塞的表现只是局限在相应的分支象限内，但未累及的区域动脉血管常常也有硬化、管径粗细不均等表现。

因视网膜缺血超过90分钟即不可逆转，一旦发生是急症抢救，如同急性心肌梗死要立即舌下含服硝酸甘油或吸入亚硝酸异戊酯，患眼球后注射妥拉苏林，全身静脉滴注扩张血管和溶栓药物治疗。同时给予皮质激素减轻视网膜水肿和血管炎症，以及神经保护药物治疗。针对相关全身疾病的治疗控制是最好的预防措施。

眼外伤

眼外伤在致盲原因中占有重要地位，机械性、物理性和化学性等因素均可引起眼部结构和功能的损害，具有以下特点：①青少年或壮年男性多见。②眼球钝挫伤、穿孔伤、球内异物、酸碱化学伤等常见。③可同时造成眼部多种组织结构的损伤。④伤后并发症多。⑤一眼伤后对侧健眼有发生交感性眼炎的可能。根据眼外伤对眼组织和视功能损害的程度可分为：轻伤，包括眼睑擦伤及淤血、结膜下出血、结膜或角膜表面异物、角膜上皮擦伤、眼睑一度热烧伤、刺激性毒气伤、电光性眼炎等；中度伤，包括眼睑及泪小管撕裂伤、眼睑二度烧伤、球结膜撕裂、角膜层间异物等；重伤，包括眼睑广泛撕脱或缺损、眼睑三度烧伤、眼球穿孔伤、虹膜断离、眼球内异物、眼球钝挫伤伴眼内出血、晶状体脱位、眼球二度以上化学伤、辐射伤、眼眶骨折、视网膜视神经损伤等。

眼外伤的最初救治对挽救伤眼及避免严重视功能损害极为重要，但严重的眼外伤其视功能的破坏往往不可挽回。重要的是，眼外伤是可以避免的。因此，应加强宣传教育，严格遵守操作规章制度，完善防护措施，教育青少年儿童不要玩弄刀、剪、铅笔和锐利器具等，眼外伤的发生可大大减少。

眼睑外伤

眼睑受伤的机会较多。眼睑皮肤薄而松，血供丰富，受伤后易于出血和水肿。同时愈合能力也强，眼睑裂伤时要及时将损伤的组织对合整齐缝合，防止感染，不需要、也尽量不作组织切除，否则组织缺损愈合后的瘢痕可影响眼睑的功能，以及带来美容上的问题。

眼表异物伤

眼表异物伤在工作生活中常见的为角膜结膜损伤，以尘粒、沙石、铁屑等为多见。由于角膜的神经末梢特别丰富，角膜异物时症状明显，主要有异物感、疼痛、流泪等，切不可用手揉擦，以免异物刺入角膜深部而造成更多损伤。通常角膜异物较容易发现，细小的异物需在裂隙灯或放大镜下仔细检查才能发现。

异物应尽早取除，因为铁屑在角膜上数小时后即可形成铁锈斑。取异物要严格无菌操作，取出后给予抗生素眼药水和眼膏治疗，以防感染。结膜异物症状较轻，应注意常隐藏在上睑睑板下沟及结膜囊深部，可用蘸有生理盐水或抗生素眼药水的棉签揩除。

眼球穿孔伤

眼球的球壁被尖锐物品或异物穿破，称穿孔伤。造成穿孔伤的原因很多，如小刀、剪子、针、棒等刺伤，或敲击金属物件时飞溅出的碎屑穿入眼球内等。眼前部的穿孔伤，伤口处常有虹膜组织嵌顿、前房变浅或消失、瞳孔变形、晶状体混浊、眼内出血等。累及眼后部的穿孔伤常伴脉络膜和视网膜损伤，玻璃体积血和视网膜裂孔、视网膜脱离，甚至视神经损伤。眼球穿孔伤的伤势是与伤口大小、穿孔部位、有无眼内组织脱出、有无眼球内异物以及有无眼内感染等情况有关。眼球穿孔后临床变化多种多样，易受外界细菌侵袭引起眼内感染，轻的表现为虹膜睫状体炎、前房积脓；重的可以表现为眼内炎甚至全眼炎，造成视力的严重损害，甚至丧失，眼球萎缩。

眼球穿孔伤发生后，应尽快急诊处理。新鲜的穿孔伤，预后一时较难确定，即使伤势严重，有时经积极抢救，可恢复一定的视力，不应贸然摘除眼球。同时穿孔伤后积极正确的处理可以防止伤眼并发症以及健眼发生交感性眼炎。怀疑眼内有异物时，应进一步作 X 线摄片、CT 或 B 超检查，确有异物存留应尽早手术取出。手术时应清洁伤口，缝合修补伤口不容许有眼内容物嵌在伤口内或脱出眼外。修补缝合后应常规给予使用皮质激素和抗生素，以减少损伤炎症反应和预防感染。若可能存在眼内感染者，除了术后积极应用足量抗生素外，还应酌情施行眼球内（前房或玻璃体腔）注射抗生素或施行玻璃体切除等手术治疗。眼球穿孔伤愈合如存在影响视力的后遗症像角膜白斑、白内障、玻璃体积血机化、视网膜脱离等，可施行相应的手术治疗来争取恢复有用视力。

眼球钝挫伤

眼球受机械钝力撞击致伤称眼球钝挫伤，可造成眼部多种组织结构的损伤，见于工作生活中的各种物体冲撞，常见如球类、拳击、皮带或弹弓、气体冲击、各类爆炸等。根据冲击力的大小，伤势可轻可重。如眼睑血肿、结膜下出血，大多会自行消退，一般不需特别治疗。角膜上皮擦伤时注意防止感染。眼球钝挫伤较重时，可发生前房出血、瞳孔散大、虹膜根部断裂和瞳孔变形、房角后退或睫状体撕脱、晶状体脱位和白内障、玻璃体疝入前房或出血、脉络膜裂伤、视网膜震荡、出血、脱离、视神经挫伤等，甚至眼球破裂伤，视力可高度受损。眼球钝挫伤的程度不能单凭眼外部的损伤表现就下结论，因为钝力在眼球内和眼球壁传递，会引起多处间接损伤。应该详细检查，作出全面的判断，并根据损伤轻重程度给予适当处理。

角膜基质挫伤、虹膜睫状体挫伤，以及脉络膜、视网膜和视神经的挫伤，应该以皮质激素为主，结合选用扩瞳剂、血管扩张剂和神经营养保护剂等药物治疗，减少外伤反应对眼部组织的进一步损害。眼球破裂伤时则应全面仔细地修补缝合伤口，并应用抗生素防止感染的发生。

前房出血

前房出血是眼球钝挫伤的最常见表现，可从少量出血到充满全部前房，并引起青光眼和角膜血染等。通过半卧位休息，包扎双眼限制眼球活动，以及适当止血药治疗，大多能自行吸收。大量出血或继发出血，或伴有继发性青光眼、角膜血染时，应积极手术放血和冲洗前房治疗。

眼部化学伤

眼部化学伤由酸性（硫酸、盐酸、硝酸等）和碱性（石灰、氨水等）化学物溅击眼部而发生。化学伤的程度根据致伤物的性质而不同，碱性化学物有侵蚀性，可深入组织内；酸性化学物有蛋白质凝固作用，一般不会深入组织内，所以碱性伤比酸性伤更加严重。化学物烧伤还与化学物品的浓度、受伤部位、是否及时冲洗有很大的关系。严重的眼部化学伤可以使眼球壁腐蚀和穿孔，且容易发生感染。伤后愈合形成的瘢痕，可以引起眼睑畸形、睑球粘连、角膜斑翳等并发症。

眼部化学伤的急救处理非常重要。当眼部遭受酸碱等化学物损伤时，应争分夺秒地在现场用大量清水（自来水、河水、井水等）将受伤眼冲洗，越彻底越好。如果有固体化学物质，应该用镊子或棉签将其取出后再冲洗，以免固体化学物质遇水后发生化学反应而加重损害。冲洗眼部时应翻转眼睑,转动眼球,以求充分彻底。眼局部涂用抗生素眼膏和胶原酶抑制剂,以防感染和角膜穿孔。严重者特别是有球结膜苍白和坏死现象时,应手术作结膜下冲洗,并酌情行坏死组织的切除和角膜结膜移植手术治疗,注意防止睑球粘连。急性期可全身或局部使用皮质激素和大剂量维生素C,有助于减轻损伤反应和促进修复。晚期治疗针对各种并发症,如眼睑外翻畸形、睑球粘连、角膜白斑和继发青光眼等。眼部酸碱化学物烧伤通常预后较差,重在预防。

眼部烧灼伤

眼部烧灼伤可由高热的蒸汽或液体(油滴、开水,甚至铁水等)等溅击眼部而发生。烧灼伤的程度根据致伤物的性质而不同,如果是铁水还可能伴有眼球穿孔伤。眼睑皮肤的烧灼伤可以从一至三度不等,因为眼睑的血供特别丰富,通常能够较快愈合,但二、三度的烧灼伤将遗留不同程度的瘢痕,造成眼睑的畸形。眼球结膜、角膜的烧伤轻者仅上皮组织受累,通常能够较快愈合;重者往往累及角膜深层组织,可以造成穿孔。由于结膜组织菲薄,容易全层缺失,但范围不大的损伤很容易愈合;如果累及深部的巩膜组织也烧伤,则不易愈合。

单纯的热烧灼伤是眼表组织凝固或炭化,只要注意防止感染,促进愈合,处理相对简单。后期针对并发症如眼睑畸形、角膜瘢翳等手术治疗。

电光性眼炎

电光性眼炎是由强烈紫外线辐射造成的眼表上皮细胞损伤为主的一类急性眼病,多见于电焊时防护不当所致,因此民间称电光性眼炎。电焊工没有戴紫外线防护镜,或辅助工作人员未戴紫外线防护镜,或

围观人员受到一定量紫外线辐射,6~8小时后(通常是白天受辐射,晚上发病)突然出现双眼严重的疼痛、明显流泪等症状,因极度畏光而双眼紧闭不肯睁眼,眼睑肿胀明显。通常就诊时要先滴眼表麻醉药后才能睁眼配合检查。检查见双眼角膜上皮弥漫性混浊水肿,荧光素着染,伴结膜充血水肿。

治疗上主要是预防继发感染和解除症状,使用抗生素眼膏,还能起到润滑减痛的作用。疼痛难忍者可以局部滴用眼表麻醉药液,但不宜多用,因为不利于眼表上皮细胞的修复。一般经过24小时就能自行修复痊愈,也可眼局部使用促进角膜上皮生长的眼药。电光性眼炎除了电焊外,还多见于误入紫外线灯消毒场所如医院、教室、食品间等,以及在雪地、高原工作活动时间较久而没有适当的紫外线防护措施者,关键在于预防。

眼眶外伤

系眼部或头面部受严重外力打击或冲撞所致,通常是伴有颜面和(或)眼部的多组织复合性损伤。有时容易被眼部软组织损伤或眼球损伤的表现所掩盖,待到软组织淤血水肿消退后才发现。严重的眼眶损伤往往伴有眶壁的骨折和眼球的运动障碍,甚至眼球移位、塌陷,多见于与鼻窦相邻的眼眶内壁(最薄弱)、下壁骨折。轻度的眼眶外伤仅有眶骨的骨裂,多不影响眼球运动和功能。如果眼眶外上方的眶上裂受损,将出现眼球各方位运动障碍和突眼,瞳孔散大,称为眶上裂综合征。如果眼眶外伤累及到眶尖的视神经管时,往往伴有明显的视力障碍。眼眶外伤同时出现眶上裂综合征及视神经损伤时称眶尖综合征。眼眶外伤可以是伴有表面组织破损的开放性外伤,也可以闭合性的外伤,即没有表面伤口但更具有隐蔽性,需要借助X线或CT

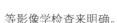

等影像学检查来明确。

如果是全身复合性外伤，应该先救治伴有危及生命的颅脑损伤；其次是救治危及视力的损伤；再者考虑眼球运动协调功能的损伤和美观的矫治。开放性眼眶外伤或累及鼻窦的外伤，在处理相应外伤的过程中应该加强预防和抗感染治疗。严重眼眶外伤的后期治疗主要是整形和恢复双眼视功能。

眼球突出

眼球在眼眶内的正常位置一般是角膜顶端不超过眼眶上下缘的平面。当眼球明显超越这一界限时，称为眼球突出或突眼。眼球突出是眼眶疾病的重要征象，可以是单眼也可以是双眼。眼球突出的程度可用突眼计准确测出，正常两眼相差一般不超过2毫米。造成突眼的原因很多，凡能使眼眶内容增加的病变，如眶内肿瘤、眶内出血、眶蜂窝织炎、甲状腺功能亢进等都可导致眼球突出。高度近视眼的眼轴较长，也会显得比正常人眼球突出。眼球突出的各种病因可以通过B超、X线摄片、CT、MRI以及血管造影等影像检查和病理组织活检等明确。眼球在眼眶内受周围眶骨及眼睑的保护，突眼严重时可使眼睑闭合不全，眼前部主要是角膜就得不到保护，易受损伤，或因干燥而形成角膜溃疡。因此，应常滴用人工泪液眼药水，睡觉时涂眼药膏加以保护，严重者可作暂时性睑裂缝合治疗。此外，突眼带来的眼病如斜视、复视和视力障碍等，只有针对病因治疗才能缓解或根本解除。

屈光不正

当眼球在调节松弛（用阿托品，托吡卡胺或环戊酮等调节麻痹剂眼药水）状态下，来自5米远的光线（视为平行光）经过眼的屈光系统屈折后，焦点恰好落在视网膜的黄斑上时，称为正视眼，否则，就称为屈光不正。屈光检查是用以了解眼球屈光状态的验光方法，由屈光不正引起的视力减退，通过验光配镜，常可使视力得到满意的提高。常用的验光镜片种类有：①球面镜，凸球镜矫正远视，凹球镜矫正近视。②圆柱镜，凸柱镜矫正远视散光，凹柱镜矫正近视散光。凸透镜用"＋"符号表示，凹透镜用"－"符号表示。镜片的屈光数字代表其屈光度（D），每一个屈光度表示为1D，即俗称100度。

近视与远视

如果焦点落在视网膜前面，称为近视；如果焦点落在视网膜之后，称为远视。近视眼者看远模糊，看近清楚，因为看近时很少用调节，所以不易引起视力疲劳，但易引起外斜。近视眼分单纯性和病理性的，前者在环境因素与遗传因素共同作用下发病，发病年龄稍迟，成年时近视稳定，很少超过－10.00D（即1 000度），矫正视力好。病理性近视为遗传性疾病，遗传模式较为复杂多样，发病年龄早，随着年龄增长近视度数不断增加，可造成许多眼底病变致使矫正视力不佳。这种近视虽然只占人群的1％，但危害性极大，已成为常见的致盲性眼病之一。远视眼者看远不清，看近更不清。轻度远视可因调节造成视力清晰现象，但"老花"出现得早。

散光

如果不同子午线方向的光线进入眼内不能成为一个焦点，而成为一个焦平面，称为散光。散光眼的眼球不是一个正圆球，而像一个橄榄球，即一个方向弯度大，另一个方向弯度小,如果这两个方向刚好呈 90°角交叉,则称为规则性散光,若不呈现 90°角交叉,则称为不规则散光。在规则散光中,弯度最小的方向称为散光的轴向。散光主要为角膜性散光,还有晶状体性散光和视网膜性散光。散光眼,病人不论看远或看近,视物都不清楚,常眯起眼来自我调整以期看清物体,因而易发生视疲劳。

老视(老花眼)

老视又称老花眼,是由于晶状体随着年龄的增长逐渐硬化,弹性下降,加上睫状体肌肉调节力的减退,共同导致的一种生理现象。主要是视近物困难,必须借助老花镜(即凸透镜)才能看清,一般 40～45 岁开始发生。远视眼因看近物本来就较模糊,因此老视发生年龄较早且程度重,而近视眼因本来看近物就清楚,故发生老视年龄较迟。认为近视眼不会发生老花眼的说法是不科学的,因为晶状体硬化和睫状体肌肉调节力退化的现象随年龄增长照样存在,只是相对发生得迟些、程度轻些。

近视眼防治

单纯性近视眼又称学校性近视眼,是多基因遗传病,由环境因素和遗传因素共同作用下才发病。因此,增强体质、注意视力保健才能有效减少近视眼的发生。

真性与假性近视眼的确定 一旦发现患有近视眼,首先应予调节麻痹验光(俗称的"扩瞳验光"),这样可以判断真性或"假性"近视眼。出现近视的青少年,如果用调节麻痹眼药水使眼球失去调节,经过验光发现近视消失,视力也恢复正常时,才称得上假性近视(即调节性近视)。此时可用理疗镜、中西医等多种方法治疗,常能取得较好疗效。遗憾的是假性近视只占青少年近视的 5% 以下,绝大多数的青少年近视都属真性近视。这里需要指出的是,应用调节麻痹眼药水后,常伴有不同程度的瞳孔散大,但随着药物的代谢会逐步恢复。

近视眼的发生原因 对近视眼的预防是建立在多年来的发病机制研究基础之上,其重点落在出生后外界不良环境的影响上。光觉的阻断造成形觉剥夺性近视,无节制地上网、看电视、看动态物体、长刘海挡住光线等,均可造成此类近视。形觉焦点的后移形成光学离焦性近视,验光配镜不良、握笔姿势不良等可造成此类近视。至于以往认为近视眼主要因调节太强的理论,现已被大多近视眼调节处于迟缓这一事实所证明,因此增加调节灵敏的措施对预防和阻止近视发展是有效的。鉴于出生后的婴儿,随着身体发育,是从远视眼向正视眼过渡的这一生理现象,可以这么认为:近视眼就是眼轴过度发育的结果。因此,建立儿童屈光发育档案是预防近视的重要措施。例如 3 岁儿童应该有 +2.00D 的远视眼,如果调节麻痹验光显示他只有 +1.00D 的远视,则说明他今后易患近视,现在就需要进行预防措施了。

治疗

1. 验光配镜 对近视眼的治疗,最为常规有效的办法是正确的验光配镜。由于个人的眼位和调节不全相同,验光应以调节麻痹验光为准,并为保持最佳的双眼单视功能,对验光处方进行适当的加减,这称为医学验光。除框架眼镜外,角膜接触镜(隐形眼镜)作为视力矫正的方法也已广泛应用,其中透氧硬性隐形眼镜(RGP)的应用越来越受到青睐,这是因为 RGP 不仅能矫正伴有高度散光的病例,还能在一定程度上阻止近视的发展。近来角膜塑形镜受到关注,对部分低度近视与散光的近视患者,经过戴用 2 周后,不少人可达到夜间睡觉时戴镜片,白天保持正常视力而不戴镜片的目的,但这种角膜塑形镜验配要求严格,对配戴有一定的要求,需谨慎。

2. 准分子激光手术 准分子激光近视眼手术有表层角膜瓣(PRK、LASEK、Epi-Lasik)和角膜基质瓣(Lasik、SBK)两大类,各有自己的适应证。飞秒激光制基质瓣可靠均匀,精确性高,得到青睐。超过−11.00D的高度近视,现多采用后房型透明晶状体人工晶体植入术(ICL)。青少年近视必须要年满18岁以上,近视度数稳定2年以上者方能手术。

病理性近视 病理性近视只占总人口的1%～2%,但占致盲性眼病的第4位,发病年龄小,随年龄增长近视度数加深,最后往往超过−10.00D,随着眼底出现黄斑出血、黄斑变性等多种并发症,而视力矫正不佳。它为遗传性疾病,遗传模式复杂多样。目前常无特效方法阻止近视的发展。后巩膜加固术采用同种异体的硬脑膜或巩膜组织,贴服眼球后极部增加巩膜厚度,是一种治表的方法,部分病人做了这种手术后能阻止一定程度的近视发展。

角膜接触镜

角膜接触镜又名隐形眼镜,是一种直接覆盖在角膜表面的薄小透明镜片,外观上看不到。由于无镜框架,光学矫正性能比框架眼镜有许多优点,不但能矫正远视、近视、散光外,而且还能矫正两眼屈光状态相差太大(高度屈光参差)的情况。某些不适宜戴用框架眼镜者,可改用隐形眼镜。此外,隐形眼镜在治疗大泡性角膜病变,以及圆锥角膜等眼病中有其独特疗效。缺点是每日需佩戴、取出,比较麻烦,存在眼表尤其是角膜损伤、感染的风险。隐形眼镜的验光配戴必须由专业人士进行,根据角膜的弯曲度选择匹配的镜片,同时要做好镜片的日常清洗、消毒保养工作,定期随访,才能使戴镜并发症降到最低水平。对于不能自己取戴的儿童、老年人或某些病人,以及眼部有其他疾病的病人,工作在如强酸、强碱和多粉尘等不良环境的人群,均不宜戴用。隐形眼镜可分为软性镜与硬性镜两种。

软镜

顾名思义这种镜片柔软,是亲水性高分子材料制成,其柔软性与镜片含水量的多少有关,含水量越高越软。软镜的特点是透氧性能好、亲水柔软,戴后易适应,且适合角膜新陈代谢的需要,但镜片易与角膜弧度一致,矫正散光差,牢度也差。因此,软镜较适合一般性近视眼或低度数的散光眼。由于戴镜后,泪液中的蛋白质易于沉淀在镜片上,是造成并发症的主要原因。也由于镜片清洗液不可能将蛋白质去除干净,因此出现抛弃型隐形镜,即戴镜者定期、主动、有规则地更换新镜片。现今一种新的不易沉积蛋白质的软性材料问世,又为长时间戴用提供了方便。利用亲水软性隐形眼镜吸附和渗透药物的性能,还可作为一种眼部给药的工具。

硬镜

硬镜的材料主要有玻璃和树脂等,特点是透光性能好、牢度强,但透氧性差,不亲水,戴后适应期较软镜要长些。普通硬性镜目前已被高透氧硬性镜替代,它在矫正高度散光、不规则散光方面有其独特作用。戴镜后还能在一定程度上阻止近视的发展作用。

角膜塑形镜

角膜塑形镜又称 OK 镜,是一种高透

氧硬性材料按角膜前表面弯度进行反转弧设计的隐形眼镜,通常晚上睡前戴上,通过眼睑和镜片的共同作用使角膜变平达到矫正近视的作用,但这种近视是可恢复的。每日戴用一次,戴在角膜上8小时左右,去镜后能使低度近视眼达到正常裸眼视力,多可维持2~3日。由于是镜片对角膜进行矫形术,还在一定程度上阻止或延缓了近视眼的发展。

斜 视

双眼的眼位表现有偏斜,如果通过双眼的融合功能使这种偏斜得到控制时,称为隐斜;如果不能控制,使双眼处于间歇性或恒定性偏斜状态时,称为显斜。根据偏斜方向的不同,可分为内斜、外斜、上斜或下斜。根据眼肌或其支配神经有否器质性病变,分为共转性斜视和麻痹性斜视。共转性斜视因眼外肌的肌力不平衡所致,眼球向各方向的运动不受限制,也无复视。

斜视可以是由屈光不正引起,共转性内斜由远视引起,外斜由近视引起,只要早期正确验光配镜,斜视可以纠正;也可以是因肌肉发育异常引起,必须早日手术矫正。共转性斜视者必须注意有无弱视存在,必须保持双眼视力平衡。患麻痹性斜视者应作神经系统检查,对因治疗,手术矫正斜视仅为美容,复视仍可存在。

眼球震颤

眼球震颤表现为两眼不随意的往返颤动,常见于中枢神经系统(如小脑)、内耳或眼球本身的疾患。正常人也会出现眼球震颤,例如在前庭功能试验,注视旋转物体或眼球向两侧极度运动等特殊情况下。常见的眼球震颤病况有:①先天性,其原因不明但可具遗传性,眼球震颤呈细而快的钟摆式运动。②视力障碍性,婴幼儿期就发生的视力高度减退,其眼球震颤为粗而快的钟摆式运动。③眼外肌性,是由于眼外肌轻瘫,眼球转向麻痹肌作用方向时出现震颤,具快慢期,有节律性。眼球震颤是一种具有复杂神经联系的临床现象,其诊断除依据眼部的表现外,尚需进行内耳前庭及小脑功能等方面的检查,以明确是否为内耳性或中枢性疾病所致。

弱 视

眼无器质性病变,单眼或双眼矫正视力,6岁以下儿童不超过0.6,6岁以上儿童不超过0.8者称为弱视,系由先天性或者在视觉发育的关键期间,黄斑失去形成清晰物像的机会引起。有斜视性弱视、屈光参差性弱视、屈光不正性弱视、形觉剥夺性弱视和先天性弱视之分。患眼除视力减退外,检查视力时,识别视力表中成排的视标比单个视标能力差,但在灯光暗淡时识别视标的能力却不比灯光亮时差。

治疗弱视必须及早发现、及时治疗,超过12岁的儿童疗效差。治疗原则是正确验光配镜,遮盖视力好眼或较好眼,对视力差眼或较差眼进行强化视力训练。

色盲与色弱

辨别颜色的能力发生障碍称为色觉障碍,重度者称为色盲,轻度者称为色弱。先天性者为遗传病,后天性者由某些视神经、视网膜疾病主要是黄斑区病变引起。按色觉障碍的颜色可分为红色盲、绿色盲、紫色盲、全色盲等。最多见的为红绿色盲,是一种性连锁隐性遗传,男性多见,约占5%,

女性少见,约占 0.8%。色觉障碍可通过色盲本、彩色试验盘与色觉镜检查出来。色觉检查是服兵役、某些行业就业与大学入学前的必须体检项目。先天性色觉障碍现无特效疗法,色盲镜仅能改善阅读色盲本的能力,但色觉障碍仍然存在。

第 35 章

耳鼻咽喉科疾病

耳鼻咽喉常见症状

鼻塞

鼻塞是鼻病的常见症状之一,可以为单侧或双侧,也可呈现左右交替性。引起鼻塞的原因很多,其中以鼻炎、鼻窦炎最为常见。由鼻炎、鼻窦炎引起的鼻塞,多为双侧性或左右交替出现,常伴涕多、嗅觉减退。肿瘤所致鼻塞常为单侧性,并逐渐加重。此外,鼻息肉、鼻中隔偏曲及腺样体(增殖体)肥大、鼻咽肿瘤等鼻咽部病变也是鼻塞的常见病因。鼻塞持续时间长,药物治疗效果不明显或伴有涕血时,应进一步检查,明确病因。

鼻涕

正常情况下鼻黏膜有黏液分泌,以湿润吸入的空气。鼻炎或鼻窦炎时,分泌增多,可感觉分泌物向鼻咽部流到口咽部,称为鼻涕倒流。当鼻涕较多时,不仅可致鼻涕倒流,还可向前经前鼻孔流出。鼻分泌物性质常呈黏脓性或脓性。萎缩性鼻炎时分泌物呈干痂状。变应性鼻炎时常有清水样鼻涕。儿童单侧性血涕,且伴臭味时应考虑鼻腔异物的可能。成人单侧性鼻塞伴鼻涕带血者,需检查有无肿瘤。

鼻出血

鼻黏膜的血管丰富,位置浅表,外伤或局部炎症时容易引起出血,鼻出血的原因一般有局部性和全身性两类(见第 764 页"鼻出血")。少量鼻出血且部位在鼻腔前部时,可于鼻内填入适量药棉或餐巾纸,用手指捏住鼻翼 5～10 分钟,进行压迫止血,常可奏效。出血量较多,且部位在鼻腔后部时,不但前鼻孔出血,还可经后鼻孔到口咽,口吐鲜血,此时宜到医院诊治,以便及时止血。出血量不多,但持续时间较长时,应进一步检查出血原因。恶性肿瘤时常有涕中带血、头痛等症状。

咽喉痛

咽喉痛是咽喉部疾病的常见症状。多由局部炎症引起,如急性咽炎或急性扁桃体炎等。在急性扁桃体炎后,咽痛局限于一侧,疼痛明显加重,张口困难时,应考虑扁桃体周围炎可能。如吞咽疼痛较显著,说话含糊不清,但扁桃体无明显红肿时,可能为急性会厌炎。咽喉部恶性肿瘤也可有咽痛症状,但早期常因咽痛程度较轻或仅有异物感而被忽视。因此,咽喉疼痛持续不退时,应仔细检查咽喉部。

声嘶

声带有病变时可产生声音嘶哑(声嘶)。声带炎症是声嘶的常见原因,若不及时治疗可形成声带息肉,使声嘶症状持续、加重。喉部新生物也是声嘶原因之一。儿童多为喉乳头状瘤,成人则以喉癌最为常见。发病时声嘶症状逐渐加重,或伴不同程度呼吸困难。对于有声嘶症状者,尤其是症状持续2~3周不愈时,应认真检查喉部,以便明确原因,及时治疗。因喉返神经受损,声带运动障碍致声嘶时,除喉部检查外,尚需对肺、纵隔、食管等部位进行检查,以寻找喉返神经受损的原因。

吞咽困难

咽喉及食管有病变时均可发生吞咽困难。咽、喉部急性炎症时多因吞咽疼痛而妨碍进食,如扁桃体周围炎(脓肿)、急性会厌炎等。起病常急,咽痛明显,并伴发热等症状。咽部或食管内梗有异物时,因疼痛和异物嵌顿可出现吞咽困难。因食管肿瘤或病变广泛的咽喉癌引起的吞咽困难,症状多有进行性加剧,颈部常有肿大的淋巴结。严重的食管化学伤遗留食管狭窄也是吞咽困难的原因之一。小儿吞咽障碍可能与鼻塞、扁桃体肥大、腭裂或先天性食管畸形有关。因咽后脓肿致吞咽障碍时,可能伴有呼吸不畅。

耳痛

外耳道和鼓膜等处富有神经,故病变时常有耳痛症状。外耳道炎和急性中耳炎是耳痛的常见病因。前者外耳道红肿,局部压痛明显,张口时耳痛加剧,急性中耳炎时耳痛呈跳痛样,鼓膜穿孔后脓液流出,耳痛明显减轻。慢性中耳炎伴并发症时,除有耳痛症状外,还常有头痛、发热、恶心、呕吐等症。有长期耳流脓史者,如耳分泌物转为血性,耳痛较显著或兼有面瘫时,应考虑耳部恶性肿瘤可能。带状疱疹引起的耳痛,常伴外耳疱疹、面瘫、眩晕或听力减退。

耳流脓

耳流脓为耳病常见症状。有耳流脓时,应注意脓量,脓液性质和有无臭味等。外耳道炎时可有浆液性分泌物,外耳道疖肿溃破后,有少量血脓性分泌物流出。有些人外耳道内的"耳垢"呈棕黄色油脂状,这是外耳道内耵聍腺的正常分泌物,应与耳流脓区别。多数耳流脓由中耳病变引起,急性中耳炎鼓膜穿孔后,常有较多的黏性或黏脓性分泌物流出。慢性中耳炎病变局限于中耳黏膜时,分泌物常为黏脓性,无臭味;病变涉及中耳乳突骨质时,分泌物呈黏脓性、脓性或伴有白色皮屑,有臭味。后一种类型的中耳炎应及早治疗,以免并发脑膜炎、脑脓肿等严重疾病。若耳内脓液带血,不能以炎症解释时,应注意有无肿瘤可能。

耳聋

正常时外界声音经外耳、中耳、内耳后,由听神经传入大脑。上述过程中任何部位有病变时,均可引起听力障碍。由外耳、中耳病变引起的听力障碍为传导性聋,如耵聍栓塞、分泌性中耳炎、急慢性化脓性中耳炎、耳硬化等。由内耳、听神经或听觉中枢病变所致的听力障碍为感音神经性聋,因脑炎、脑膜炎等急性传染病后,药物中毒、噪声、老年性聋、突发性聋引起的听力减退属此类。婴幼儿因丧失听力,又未及时进行听力和言语训练时，可致聋哑。

耳鸣

耳鸣是一种常见的耳部症状。其病因除与耳部病变有关外，还常受全身健康、精神状况等因素影响。耳鸣多系病人自觉耳有声音，但他人并不能听到。外耳道耵聍栓塞、中耳炎、耳硬化、内耳病变等所致的耳鸣多属此类。由外耳、中耳病变所致耳鸣，常为低音性。内耳或听神经病变引起的耳鸣多为高音性。检查者也可听到病人耳内耳鸣声者，称为客观性耳鸣，较为少见。其声音多来自耳邻近部位肌肉阵发性收缩或由血管病变引起的血流声。

眩晕

内耳除有听觉功能外，尚有维持人体平衡的功能。因此内耳有病时，可出现眩晕症状。眩晕是自觉自身或外界景物转动或晃动的一种错觉，常伴恶心呕吐、耳鸣、听力减退等症状。发作时可查见眼球震颤。急、慢性中耳炎者，如在耳流脓过程中出现眩晕、恶心、呕吐等现象，提示病变可能累及内耳，应及时诊治。此外，前庭神经、小脑、颈椎等处有病变时，也可产生眩晕。因此，有眩晕症状时，应根据病情查明原因。

鼻外伤

鼻外伤常由外界暴力打击所致，轻者以鼻骨骨折为常见，较严重的鼻外伤，常累及软组织和发生多处颅面骨骨折。鼻骨骨折后易出现移位下塌，如伴有严重的皮下出血或伤后稍久，软组织肿胀，骨折塌陷的现象可能被掩盖，有时甚至反比健侧隆起，等到组织反应消退，畸形又会显现。如用手指小心触压，骨折处压痛明显，两侧鼻骨不对称，可有断端相互摩擦的感觉。受伤后如有鼻塞或鼻出血，应当考虑是否有鼻中隔移位、血肿形成或鼻腔黏膜撕裂可能。较重的鼻外伤，常累及眼眶和鼻窦，引起眼眶、额窦、筛窦、上颌窦多发性骨折，严重者，可致颅底及颌面骨骨折。除了鼻出血、鼻塞和局部皮下淤血肿胀，也可发生失明和严重出血。外伤后形成的假性动脉瘤可致迟发性大出血，往往威胁生命。如鼻内持续有清水样液体流出，则有并发脑脊液鼻漏的可能。在鼻部肿胀明显，辨别有无骨折有困难时，应行 X 线摄片检查。CT检查对了解受伤范围及颅内是否受累很有帮助，必要时可行 MRI(磁共振成像)检查，以了解颅内是否损伤及严重程度。

治疗时，对皮肤未破、没有骨折者可先作冷敷，以制止出血和肿胀；24 小时以后，则改用热敷，以促进肿胀的消退。如证实有鼻骨骨折并有移位，一般应在 2 周内施行鼻骨复位术；时间相隔太久，骨折常畸形愈合，复位就困难了。刚受伤，局部肿胀不明显时，可立即行鼻骨骨折复位术；如局部肿胀明显，则可等到肿胀消退后再行复位术。对较深、较脏的开放性伤口，先应排除深部残留异物的可能，再做扩创清洗，仔细缝合，并使用破伤风抗毒素和抗菌药物。鼻部后遗的畸形，可通过手术矫正。严重外伤，应首先抢救生命，再处理颅面部骨折。如鼻骨、鼻窦、眶、颌面骨骨折复位，鼻中隔矫正，视神经管减压，脑脊液漏修补等。

鼻出血

病因　鼻出血又称鼻衄。出血原因有局部及全身两方面。局部原因如鼻外伤(包括挖鼻引起的损伤)、鼻腔异物、鼻中隔偏曲、鼻腔和鼻窦的炎症或肿瘤等；全身性的原因包括高热、高血压及动脉硬化、血液病、心脏病、肝病、尿毒症等，其中以高热和高血压引起者多见。有的妇女在月经期容易出鼻血，称为"倒经"，与内分泌有关。

由于鼻中隔前下方血管丰富、表浅，容易受到损伤，所以这里是鼻出血的好发部位，特别在儿童尤为多见。

临床表现　鼻出血多为单侧发生。出血量少的仅鼻涕中带有血丝；量多时由一侧前鼻孔涌出，或两侧鼻孔同时流出，甚至还从口中吐出。如失血过多，会出现面色苍白、出冷汗、脉搏快而弱和血压降低等休克症状。

防治　鼻出血应先查明原因，排除鼻腔鼻窦及鼻咽部肿瘤。治疗分为局部止血和全身治疗两方面。首先要保持镇静，因紧张可致血压升高，加重出血。可用冷毛巾或冰袋敷额部或颈后部。由于鼻出血的部位多数在鼻中隔前下方，所以可先把出血一侧的鼻翼部紧紧压向鼻中隔，也可用干净的棉球、餐巾纸、明胶海绵塞入鼻腔，再捏鼻压迫止血。如出血仍不止，或由口吐鲜血，则应赶紧到医院处理。用棉球蘸1％麻黄碱、0.1％肾上腺素（高血压者不宜用，可用5％鱼肝油酸钠代替）或凝血酶塞入鼻腔止血。如果查见出血点，可用铬酸等烧灼局部。如出血来源不清或出血面较广，则行鼻腔填塞纱条止血，或用麻黄碱棉片收敛鼻黏膜，看清出血点，用射频或激光烧灼止血。

如血流向鼻后部要吐出来，不要咽下去，否则容易刺激胃部引起呕吐，也难估计出血量。要密切注意全身情况，如失血量过多，出现休克症状时，应采取平卧位，迅速进行抢救，必要时补液或输血，配合应用止血药物。针刺合谷、尺泽、内庭穴，按压上星、百会、风池穴，大蒜泥贴敷或意守涌泉穴（足底心），均有止住鼻出血的效果。

出血止住之后，要请医生仔细寻找出血原因，并针对病因进行根本性治疗。

鼻腔异物

鼻腔异物多见于儿童，常由于把豆类、果核、钮扣、纸团等小东西塞入鼻腔而引起。偶尔有活的虫类进入鼻腔成为异物。个别也有内生性或医源性异物。

主要症状是单侧鼻塞，伴有发臭的脓鼻涕流出，有时稍带一点血。对长期单侧鼻塞、流脓涕或脓血涕的儿童，首先要考虑有无鼻腔异物。由于异物的刺激使鼻黏膜红肿，时间久了，异物有被肉芽遮盖的可能。有时鼻腔分泌物中的盐类物质，以异物为核心逐渐沉积上去，还会形成"鼻石"。微型电池塞入鼻腔后，由于体液造成电池短路，电池液外溢，腐蚀周围组织，常会导致鼻中隔穿孔。

平时应教育孩子在玩耍时不要把小东西塞到鼻腔里去。确定有异物，可找专科医生，在鼻黏膜收敛及表面麻醉后，用钩子或钳子将它取出，要注意防止异物经后鼻孔滑落到气管或食管里去。然后滴用1％麻黄碱，以消除鼻黏膜肿胀。如小儿不合作，或异物位置较深，表面麻醉下不易取出，可在全身麻醉下取出异物。在医疗条件不完善的地方，试用纸捻刺激鼻腔诱发喷嚏，有时能将异物随气流排出。

鼻　疖

鼻疖是鼻前庭毛囊、皮脂腺或汗腺的局限性化脓性炎症，如处理不妥，可能引起颅内感染，产生严重后果，不可大意。

鼻疖多发生在鼻前庭，常常由于拔鼻毛或挖鼻子损伤了皮肤，细菌侵入引起毛囊发炎。由于鼻疖部位的静脉无瓣膜，血流可正、逆向流动,鼻疖如被挤压,感染可入颅内的静脉窦(海绵窦),形成海绵窦血栓性静脉炎,严重者可危及生命,此外还可并发眶内、颅内感染。因此,外鼻及上唇区域被称为"危险三角区"。

鼻疖初起时,局部皮肤充血、肿胀、发热。小疖成熟时可见脓头。全身可有发热和不适现象。轻者,几日后脓液排出就能痊愈;当感染向周围发展时,面颊部出现红肿,并感到胀痛。眼球固定,球结膜水肿、充血,往往是海绵窦血栓形成的表现,此时常伴有剧烈头痛、高热、畏寒或寒颤等症状。

预防应纠正拔鼻毛、挖鼻子等不良习惯。在局部皮肤红肿但尚未化脓前,可涂用抗菌药膏或聚维酮碘;热敷、理疗能促进疖肿消散。为了避免炎症扩散,鼻疖千万不能挤压,一般不作切开排脓。全身发热需用抗菌药物。如有面部红肿、头痛、发冷发热症状,应加强用药并严密观察,控制炎症发展。屡发鼻疖者宜作检查,以判定有无糖尿病。

急性鼻炎

急性鼻炎就是一般所说的"伤风"、"感冒"。

病因 通常是受凉后身体抵抗力降低,病毒和细菌相继侵入而引起。该病具有一定的传染性。

临床表现 起病时可有畏寒、发热,同时觉得鼻内干热发痒,容易打喷嚏,1~2日后有鼻塞和大量清水样鼻涕,3~4日后渐变为黄脓鼻涕,然后鼻涕逐渐减少,1周左右恢复正常。一些传染病的早期,如流行性感冒、麻疹、猩红热等,也有类似感冒的症状,需注意鉴别。感冒本身是小病,但有时会继发中耳、鼻窦及下呼吸道的急性炎症,所以不可轻视。婴儿由于解剖上的关系,感冒容易影响呼吸、吃奶和睡眠,也容易产生并发症。

防治 感冒可以预防。体质强健的人很少感冒。对于经常容易感冒的人,应特别注意预防,关键在于增强身体的抗病能力。要注意经常接触阳光和呼吸新鲜空气,积极参加各种体育活动,坚持洗冷水脸、冷水澡等。体质虚弱、动辄易汗、经常感冒的人,可服中成药"玉屏风冲剂"。病人外出应戴口罩以减少传播。

得了感冒要及早治疗。初期多采用发汗、解表的方法。早期可服用抗病毒药物,如利巴韦林、吗啉胍等,可服热姜汤、板蓝根冲剂以及阿司匹林等解热镇痛药。服中药要注意风寒、风热不同类型辨证用药。抗生素仅起到预防继发感染的作用,并不能缩短病程。鼻塞可滴用1%麻黄碱,或针刺、按摩迎香穴。婴儿鼻塞在喂奶前用0.5%麻黄碱滴鼻。全身治疗应注意多喝开水、洗热水澡、饮食宜清淡易消化、保持大便通畅等。

病情较重的应卧床休息。要避免紧捏鼻孔用力擤鼻涕,因随着鼻腔和鼻咽腔的压力增加,容易使脓鼻涕及细菌经耳咽管或鼻窦开口,进入中耳腔和鼻窦,引起中耳炎或鼻窦炎。

慢性鼻炎

病因 慢性鼻炎大多由急性鼻炎反复发作所致。此外,心脏病、肝脏病及肾脏病者,鼻腔长期淤血,容易产生慢性鼻炎;营养不良、烟酒过度等,以及内分泌失调也可为病因;慢性扁桃体炎、腺样体肥大、鼻中隔偏曲、粉尘、蒸汽、刺激性气体,以及经常受温度、湿度的急剧变化都是促进慢性鼻炎的因素。鼻腔用药不当也会引起药物性鼻炎。

临床表现 症状主要是鼻塞、流涕,遇冷空气刺激时加重。慢性单纯性鼻炎往往在睡觉时头转向哪侧,就产生该侧鼻塞,此时鼻塞往往为间歇性;如鼻黏膜肥厚增生,鼻塞呈持续性,就成为慢性肥厚性鼻炎。有时下鼻甲高度肥大,表面呈桑葚样变化;如肥大的后端堵住耳咽管开口,可出现耳鸣、听力减退等症状。鼻塞严重时,说话带鼻音,嗅觉也相应减退,可伴有头昏,鼻涕常常为黏性或黏脓性。

防治 预防包括参加体育锻炼,增强体质,得了感冒要及时、彻底治疗,并积极治疗全身慢性疾病等。

治疗要去除病因,配合局部用药。用呋喃西林麻黄碱或羟甲唑啉药水滴鼻。但此类鼻减充血剂不宜长期连续应用,一般连续使用不超过 10 日。也可用针灸或按摩疗法,取穴迎香、合谷、风池、印堂等。

患慢性肥厚性鼻炎时,用下鼻甲电烙、激光或射频烧灼、微波凝固、冷冻或黏膜下注射硬化剂等疗法,以缩小肥厚增生的下鼻甲体积。如鼻甲过于肥大,经上述治疗无效,可手术切除部分增生的鼻甲,但要注意避免切除过度。采用下鼻甲减容手术既可减小下鼻甲容积,又能保留下鼻甲生理功能。

萎缩性鼻炎

病因 萎缩性鼻炎是鼻腔黏膜,甚至鼻甲骨质进行性萎缩的疾病,分原发性和继发性两种。原发性的病因至今还不清楚,可能与维生素缺乏、内分泌失调和遗传等因素有关;继发性可由于严重的鼻中隔偏曲,黏膜慢性炎症长期受脓液刺激,或特殊传染病损伤鼻黏膜,以及不适当的鼻腔手术等引起。

临床表现 萎缩性鼻炎病人的鼻腔黏膜干燥,有时病变可以蔓延到咽喉部。鼻腔显得宽大,嗅觉明显减退,常有头胀痛、鼻塞感,容易鼻出血。严重者,鼻内有很多黄绿色硬痂,并散发臭气,亦称"臭鼻症"。

防治 治疗不要只着眼于局部,要注意营养,改善体质,口服维生素 A、B、E 等。

滴鼻常用复方薄荷油、0.3% 庆大霉素,可用温生理盐水冲洗鼻腔,有助于清除痂皮,减少臭气,改善症状。在家庭里可用茶壶盛上生理盐水,把头侧过来,鼻孔略向上,用嘴呼吸,将水从上面一只鼻孔灌进,由另一侧鼻孔和口中流出,反复进行,洗净为止。手术疗法主要是设法缩小鼻腔,改善症状,但效果尚不理想。

变应性鼻炎

病因 变应性鼻炎(变态反应性鼻炎),系指特异体质(过敏体质)对接触某些变应原(如花粉、螨、屋尘等)出现敏感性增高,局部反应过强,主要表现为鼻痒、喷嚏、流涕和鼻塞等鼻部过敏症状。该疾病发病与生活环境及遗传因素有关,为易感个体(过敏体质)在外界环境作用下(如大量接触变应原,生活环境和饮食习惯改变,工作紧张压力增大等)发病,近年来该病发病率有逐年增高趋势。变应性鼻炎与哮喘密切相关,不少病人合并有哮喘,变应性鼻炎控制不力可导致哮喘发生,哮喘迁延不愈又可影响变应性鼻炎的治疗。此外,还有一类非变应性鼻炎,症状与变应性鼻炎相似,但无变应原参与,而由物理、化学、神经精神等因素引起,如血管运动性鼻炎和非变应性鼻炎伴嗜酸粒细胞增多综合征,两者与变应性鼻炎同属于气道高反应性疾病。

临床表现 变应性鼻炎以鼻内发痒、喷嚏频作，伴有大量清水样鼻涕、鼻塞等症状为特征。有时眼部、硬腭、咽喉等处也作痒，呈阵发性、反复发作，往往突发速止。一般分常年性或"持续性"和季节性或"间歇性"两种类型。季节性鼻炎多在花粉播粉期发作，故又称花粉症。常年性鼻炎则无明显季节性，常年发作。发作期间鼻腔黏膜高度水肿，多数呈苍白或略带紫色，也有呈充血状态。鼻腔分泌物涂片可见大量嗜酸粒细胞，血清特异性 IgE 抗体值升高。对相应的变应原皮肤试验或鼻内激发试验呈阳性反应。

防治

1. **避免接触变应原** 变应原分为吸入性、食入性和接触性 3 大类。前者包括螨虫、花粉、屋尘、动物毛屑、真菌等，由于其在空气中传播，很难做到完全避免接触。后两者包括乳制品、肉类、坚果类、蔬菜水果类等以及乳胶和化工产品类，可采取措施避免接触。

2. **卫生宣教** 通过对变应性鼻炎知识的宣传，使医患双方了解有关防治知识，相互配合，提高防治效果。

3. **药物治疗** 口服抗组胺制剂如氯雷他定、咪唑斯汀、地氯雷他定等；鼻用激素类，如二丙酸倍氯米松、布地奈德、氟替卡松、糠酸莫米松等，有改善或控制症状作用。对于少数重症者，一般药物效果不佳时，可短期（<2 周）全身应用糖皮质激素，如泼尼松口服，但应注意用药禁忌证。减充血剂如 1% 麻黄碱多局部应用治疗鼻塞。口服减充血剂对婴幼儿、青光眼、糖尿病、孕妇以及高血压和心血管疾病者应慎用。连续应用一般不超过 7 日。其他如鼻部或穴位作激光照射，补气温肾中药内服均有一定的效果。

4. **免疫疗法（脱敏疗法）** 采用皮试阳性的变应原浸液制备的标准化变应原从低浓度开始皮下注射或舌下含服，逐渐增加剂量和浓度，数月后至一定浓度改为维持量，疗程一般需 3 年。已证明该疗法对花粉和尘螨过敏者有良好疗效。

急性鼻窦炎

鼻窦炎是常见病，是指鼻窦黏膜的炎症性疾病，中医称为"鼻渊"，有急性与慢性之分。一般将病程小于 12 周的称为急性鼻窦炎，病程大于 12 周的则为慢性鼻窦炎。可以一个鼻窦单独发炎，也可以几个鼻窦同时发炎。如果一侧或两侧所有的鼻窦都发炎，也叫一侧或双侧全组鼻窦炎。

病因 绝大部分的急性鼻窦炎是由严重的伤风引起。全身抵抗力差，加上局部各种原因使鼻窦与鼻腔的通路不畅，在病毒感染的基础上，致病菌侵入鼻窦，引起鼻窦黏膜的急性炎症，甚至形成鼻窦积脓。游泳、跳水方法不当，以及人体不能适应气压的迅速改变（如飞行、潜水等时），有时也会导致急性鼻窦炎的发生。由牙根感染扩散引起的上颌窦炎，称为牙源性上颌窦炎。

临床表现 急性鼻窦炎全身症状与其他急性炎症相同，有发热、全身不适等。局部症状有鼻塞、流脓涕和嗅觉减退等。头痛比较明显，其部位大致与发炎的鼻窦有关。如额窦炎时，有前额部的头痛和眼眶内上角的压痛；上颌窦炎时，有面颊部压痛；而在筛窦炎时，压痛部位局限在内眦或鼻根部。蝶窦炎引起的头痛则定位不太明确，可以为头顶部痛或枕后部痛，严重者在压痛相应部位的皮肤上出现红肿现象。头痛还有一定的时间性，如急性额窦炎时头痛常表现为晨起较重，午后减轻，晚间消失；而急性上颌窦炎则是晨起轻，午后逐渐加重。如果急性炎症未能控制,向周围扩散,会引起眼眶或颅内继发感染。

防治　预防和及时治疗伤风能减少急性鼻窦炎的发生。急性鼻窦炎有时虽能自愈,但如加以适当治疗,可促进痊愈,防止并发症和转变为慢性。局部治疗基本上与急性鼻炎相同。为了防止转变成慢性鼻窦炎和发生并发症,全身需适当应用抗菌药物。局部热敷或理疗能促进炎症消退,改善症状。有时急性额窦炎不能控制时,为避免产生颅内并发症,需要手术引流。

慢性鼻窦炎

病因　慢性鼻窦炎为多因素发病,既有感染因素,也有变态反应及免疫学因素,此外,与鼻腔鼻窦解剖异常也有关系。急性鼻窦炎未经彻底治疗反复发作可转为慢性。除了细菌感染,真菌感染也是常见原因,后者不仅是感染性炎症,同时伴有变态反应机制。慢性鼻炎、鼻中隔偏曲、鼻息肉、鼻腔异物、慢性扁桃体炎、鼻部变态反应等影响鼻窦引流或降低全身及局部抵抗力的因素,也是促成慢性鼻窦炎的常见原因。此外,因上列磨牙的牙根与上颌窦底关系密切,故上述牙列病变容易引起齿源性上颌窦炎。

临床表现　主要症状是经常鼻塞、流脓鼻涕(齿源性上颌窦炎的脓涕多有恶臭),并出现嗅觉减退。头痛一般不如急性期严重,有经常性头胀、头昏、记忆力减退、注意力不容易集中等。头胀痛也有一定的时间性。检查鼻腔,可见中鼻道或嗅沟有脓涕,中鼻甲肿大,有时甚至变得似鼻息肉样。作上颌窦穿刺冲洗可洗出脓液。鼻窦放射摄片(X 线平片、CT 或 MRI 检查)有助于了解病变的范围和程度。

防治　预防应注意避免感冒,及时治疗急性鼻窦炎,并去除前述可造成慢性鼻窦炎的各种因素,注意口腔卫生。

治疗可先采用药物治疗。常用鼻用激素喷鼻,抑制鼻部炎症,促使鼻黏膜消肿消炎。近年来主张用大环内酯类抗生素,小剂量长期口服(3 个月以上),对抑制鼻部炎症,改善症状有较好疗效。如鼻塞较严重,可采用呋喃西林麻黄碱滴鼻,一般连续应用不超过 10 日,以免引起药物不良反应,严重时还可导致药物性鼻炎。滴药应注意方法,头部要充分后仰及侧仰,让药液从鼻顶及侧壁流过,使鼻甲和鼻窦开口部位的黏膜血管收缩,促进通气和引流。激素喷鼻前应先擤净鼻涕,喷鼻后低头向下,尽量使鼻孔朝天,使药液经鼻窦开口进入鼻窦,达到治疗效果。中草药用鸭跖草、苍耳草、辛夷、野菊花、藿香、陈皮等煎服;中成药可服用鼻窦炎口服液或藿胆片。口服吉诺通有助于分泌物稀释排出。

上颌窦炎可用穿刺冲洗法。在表面麻醉下,用穿刺针经下鼻道侧壁刺入上颌窦内,用温盐水冲洗窦腔,排出脓液后注入抗菌药物。齿源性上颌窦炎应同时治疗病牙。对筛窦炎或多发性鼻窦炎的病人,可采用交替疗法(也称鼻窦置换疗法),用吸引器吸出鼻窦内的空气,造成负压,使预置于鼻腔内的药液容易进入窦腔而发挥作用。但在鼻窦炎急性发作期间或容易鼻出血者不宜用此方法。

如药物保守治疗效果不佳或无效,则应考虑手术治疗。近年来发展的鼻内镜外科技术提倡微创手术,在去除病灶的前提下,尽可能地保留鼻腔鼻窦功能。手术主要为开放阻塞的窦腔,去除息肉、囊肿、脓液或真菌样团块,通畅引流,处理息肉样变和增生的鼻甲,改善鼻腔通气。

鼻息肉

鼻息肉不是肿瘤，往往是变态反应和鼻窦慢性炎症引起鼻黏膜高度水肿的结果。

临床表现　鼻息肉常两侧同时发生。早期没有明显的症状，直至息肉长大，阻塞鼻道，就会出现鼻塞、嗅觉减退等现象，同时说话带鼻音，鼻涕也会增多。

逐渐增大的鼻息肉，会把两侧鼻腔完全填满，甚至将鼻骨向外推出，引起鼻背变形。有时在前鼻孔可以看到灰白色或淡红色、表面光滑有似剥了壳的鲜荔枝样的肿物。

由于息肉内缺乏神经，故触它不太有感觉。息肉向后生长伸入鼻咽部，可影响咽鼓管通气而引起耳鸣、重听等症状。

鼻息肉的诊断并不困难。但对单侧发生息肉样肿物要考虑有肿瘤的可能，常见的有"内翻性乳头状瘤"，其表面不很光滑，如乳头状；如果肿块呈菜花样、质地脆、容易出血，特别在中老年者，要警惕恶性肿瘤的可能。

幼儿一般不太会长鼻息肉，如发现一侧进行性鼻塞，检查鼻顶部有"息肉"样物，要排除脑膜脑膨出。

治疗　主要是手术切除，传统手术是采用圈套器套除息肉，但其根部不易去除干净而导致复发。近年来采用鼻内镜外科技术，在鼻内镜下视野清晰，有利于开放鼻窦，彻底清除息肉，再结合药物治疗，以抑制息肉复发，疗效较传统手术有较明显提高。

鼻囊肿

鼻囊肿是发生于鼻及鼻窦的囊肿性病变，可以由胚胎发育期的上皮残留引起，也有与黏膜炎症有关，或由于鼻窦口阻塞，致窦腔内积液不能排出，逐渐充满窦腔；或由于炎症或变态反应，黏膜下层组织浆液潴留，逐渐膨胀起来形成囊肿。

1. **鼻前庭囊肿**　是位于鼻前部的囊性肿物，表现为一侧鼻翼下方渐渐隆起，压之具有弹性及波动感，无压痛；感染时可增大，有胀痛感，炎症消退后肿胀随之减轻。由于鼻前庭囊肿不会自行消失，故治疗需手术切除之。

2. **鼻窦黏液囊肿**　常见于额窦和筛窦，蝶窦较少见。由于窦口阻塞后，窦腔积液不能排出，致黏液囊肿逐渐增长，向周围扩展，产生压迫症状。囊肿侵入眼眶，可致眼球移位；压迫眶尖可致失明、眼肌麻痹等症状。也可致眶顶、内眦或面颊等处隆起。在鼻部，膨隆的囊肿可致鼻塞，上颌窦黏液囊肿可见到鼻腔外侧壁内移。

3. **浆液性囊肿**　常见于上颌窦，多无症状，往往在 X 线检查时意外发现。少数病人有头面部胀痛，偶有一侧鼻孔突然流黄色液体，为囊肿破溃时，内容浆液流出。

鼻窦囊肿一般不会自愈，治疗靠手术切除囊肿或开放潴留之窦口，引流囊液。

鼻中隔偏曲

鼻中隔偏曲大多是由于局部发育不平衡引起，如鼻中隔骨性或软骨性支架与鼻腔侧壁骨发育速度不一致，儿童腭弓过高等；鼻外伤也是常见原因之一。一侧鼻腔内的肿块压迫也可造成鼻中隔偏曲。

完全笔直的鼻中隔并不多见，如稍有弯曲，只要对鼻腔的生理功能没有妨碍，则不视为异常。如果弯曲的程度较严重，影响鼻腔正常功能或出现出血、头痛等症状，方可诊断为鼻中隔偏曲。鼻中隔偏曲的情况各异，"C"形弯曲者，一侧鼻腔通气不好或全阻塞，对侧鼻甲往往产生代偿性肥大，使两侧鼻腔都不通气，或出现交替性鼻塞。"S"形弯曲会妨碍两侧鼻腔通气。鼻中隔偏曲的突起接触鼻甲，常引起同侧偏头痛。由于凸出面的黏膜较薄，常受气流刺激，容易发生鼻出血。鼻中隔偏曲如果妨碍鼻窦窦口的引流，常继发慢性鼻窦炎。

鼻中隔偏曲有症状者，可以通过手术治疗来矫正偏曲的鼻中隔，未成年者因鼻部尚未发育完全，一般不宜过早手术。

鼻部肿瘤

鼻腔和鼻窦的肿瘤，有良性与恶性之分。良性肿瘤中以乳头状瘤、血管瘤为多。恶性肿瘤中则多数是癌，肉瘤较少见。

1. **鼻腔、鼻窦乳头状瘤**　其生成与病毒感染有关。主要症状是鼻塞，也有鼻涕带血。鼻内新生物表面呈乳头状；也有乳头向黏膜深层生长，表面较光滑，称为内翻性乳头状瘤，容易与鼻息肉相混，需要作病理切片鉴别。乳头状瘤切除后易复发，且有癌变可能，术后需密切随访。

2. **血管瘤**　则以反复鼻出血为主要表现，一般出血量较多。

3. **恶性肿瘤**　多见于40岁以上的人；但在年轻人中也有发生，且以肉瘤为多。由于鼻腔、鼻窦的解剖位置较隐蔽，又邻近眼眶和颅底，所以早期发现比较困难。早期症状主要是单侧性比较长期的鼻涕带血。随着癌肿的长大，出现逐渐加重的鼻塞；当癌肿有坏死或继发感染时，鼻涕就带一种特殊的腥臭味。患侧头痛也比较常见。同侧不明原因的上列牙齿疼痛和面颊部麻木感是上颌窦癌早期的重要症状之一，当尖牙、第一、二前磨牙发生疼痛，而在牙齿本身找不出明显病变，拔牙后疼痛又

未能解除时，须做进一步检查。由于癌肿不断地向周围组织浸润和发展，按它所生长的不同部位，可引起一系列不同症状，如眼球移位、张口困难等。晚期癌肿可以破坏骨质，穿破软组织向面部或口腔顶部穿出。癌肿发生转移时，可以在颌下、颈侧摸到肿大的淋巴结，质地较硬，一般固定而没有压痛。放射摄片对了解肿瘤侵犯的范围有帮助。局部肿块的病理切片检查对于明确肿瘤性质、决定治疗方案是必要的。

鼻腔、鼻窦的乳头状瘤治疗采用手术彻底切除肿瘤，基底部可加冷冻或电灼。血管瘤一般采用手术切除，有些血管瘤可注射硬化剂、激光烧灼或用冷冻治疗。恶性肿瘤目前一般以放射治疗加手术切除的综合疗法为主；近来也有采用伽马刀或射波刀治疗的新方法。有些病人采用化疗，用抗癌药物动脉灌注，或用激光气化、冷冻、中医中药等疗法。肿瘤治疗关键要早期发现，早期治疗，以达到较好的治疗效果。对较长期鼻涕带血应提高警惕，尤其是中老年群体，应及时到医院检查。

急性咽炎

急性咽炎是一种由病毒或细菌感染引起的咽部急性炎症。病变主要涉及咽部黏膜、黏膜下和淋巴组织。常为上呼吸道感染的一部分，可单独发生，亦可继发于鼻炎。多发生于秋冬及冬春之交。

临床表现　起病较急，初起时咽部干燥、灼热。继有咽痛，空咽时咽痛往往比进食时更加明显，疼痛可放射到耳部。全身情况一般较轻，但因年龄、免疫力以及病毒、细菌毒力之不同而程度不一，严重者表现为发热、头痛、食欲不振和四肢酸痛等。一般病程在1周左右。检查时可见口咽黏膜呈急性弥漫性充血，腭弓、腭垂（悬雍垂）

水肿,咽后壁淋巴滤泡和咽侧索红肿。细菌感染者,咽后壁淋巴滤泡中央可出现黄白色点状渗出物。颌下淋巴结肿大,且有压痛。

根据病史、症状及局部检查所见,诊断不难。为明确致病因素,可进行咽部细菌培养。应注意是否为急性传染病(如麻疹、猩红热、流感和百日咳等)的前驱症状或伴发症状,在儿童期尤为重要。此外,如在口腔、咽部、扁桃体出现假膜坏死,应行血液检查,以排除血液病。

防治 治疗急性咽炎的措施主要是多饮水、注意休息、局部应用漱口液、含片等以减轻症状,并避免烟酒、辛辣食物。感染较重时可加用抗病毒药、抗生素或清热解毒类中成药。

慢性咽炎

慢性咽炎为咽部黏膜、黏膜下及淋巴组织的慢性炎症,常为上呼吸道慢性炎症的一部分。

病因 本病多见于成年人,病程长,症状顽固,不易治愈。发病常与以下因素有关:①急性咽炎反复发作。②上呼吸道慢性炎症刺激,如慢性鼻窦炎、鼻咽部炎症等,可因其炎性分泌物经后鼻孔至咽后壁刺激黏膜,亦可因其长期张口呼吸,引起黏膜过度干燥而导致慢性咽炎。③长期烟酒过度,或受粉尘、有害气体的刺激,均可引起本病。④职业因素(教师、歌唱者等)及体质因素亦可引起本病。⑤胃食管反流可刺激咽部引起本病。⑥过敏因素可引起本病。⑦全身因素:多种慢性病,如贫血、消化不良、心血管疾病、慢性下呼吸道炎症、肝肾疾病等都可引发本病。另外,内分泌紊乱、自主神经功能失调、维生素缺乏以及免疫功能紊乱等均与本病有关。

临床表现 咽部可有各种不适感,如异物感、灼热感、干燥感、痒感、刺激感和轻微的疼痛等。由于咽后壁常有较黏稠的分泌物刺激,常在晨起时出现较频繁的刺激性咳嗽,严重时可引起作呕,咳嗽时常无分泌物咳出。上述症状因人而异,轻重不一,往往在用嗓过度、受凉或疲劳时加重。全身症状一般多不明显。检查可见咽部黏膜弥漫性充血,血管扩张,呈暗红色,咽后壁常有少许黏稠分泌物附着。腭垂(悬雍垂)可增粗,呈蚯蚓状下垂,有时与舌根接触。咽后壁有较多颗粒状隆起的淋巴滤泡,可散在分布或融合成块。两侧咽侧索也有充血肥厚。

根据病史及检查所见本病诊断不难,但应排除鼻、咽、喉、食管和颈部的隐匿性病变,这些部位的早期恶性病变仅有与慢性咽炎相似的症状,因此应作全面仔细的检查,以免误诊。

防治 治疗慢性咽炎时应注意以下几个方面:①去除病因:戒除烟酒、改善工作和生活环境(避免粉尘及有害气体)、积极治疗鼻和鼻咽部慢性炎症、有胃食管反流者服用抑酸制剂、纠正便秘和消化不良、治疗全身性疾病以增强抵抗力,对本病的防治甚为重要。②局部疗法:酌情使用含片、药液含漱、雾化吸入、口服清热滋阴类中药等。

急性扁桃体炎

急性扁桃体炎是一种主要由链球菌、葡萄球菌或腺病毒等引起的扁桃体急性炎症。扁桃体内含有一些形状不规则、深浅不一的管腔,称为隐窝,正常时其内积有一些脱落的上皮细胞和病菌,但多不引起症状。当受凉、过度疲劳、机体抵抗力下降时,细菌、病毒趁虚而入,隐窝内的细菌也生长繁殖,终至扁桃体发生急性炎症。本病多见于儿童及青年人。

临床表现 扁桃体急性炎症时起病常急,常见有怕冷,继之发热,有时体温高达39 ℃。咽痛明显,吞咽时加剧。有时伴有头痛、全身酸痛等症状。检查时可见咽部急性充血,双侧扁桃体充血肿大,表面常有黄白色炎性渗出物,多呈点状,有时可融合成片,但局限于双侧扁桃体。颌下淋巴结常肿大,并有压痛。

根据上述临床表现,诊断急性扁桃体炎并不困难,但应与下列疾病鉴别:①急性咽炎:炎症主要位于腭舌弓、腭垂(悬雍垂)、咽后壁等处,扁桃体红肿并不突出,表面无炎性渗出。②咽白喉:咽痛较轻,发热常在 38 ℃左右,但面色苍白,精神萎靡等全身症状较重。咽部检查见扁桃体上假膜呈灰白色,并常蔓延至软腭、腭弓等处,假膜不易擦去,去假膜作涂片及培养,可查得白喉杆菌。③血液病咽部表现:如发现扁桃体肿大、淤血、表面坏死或溃疡形成,病变以单侧为著,致淋巴结肿大明显时,应考虑作血液检查,以确定诊断。

少数病人急性扁桃体炎后可引起并发症。炎症向邻近组织扩散,可致扁桃体周炎(脓肿)。全身性并发症则以风湿热、心肌炎、急性肾炎、关节炎较为常见。

防治 为预防急性扁桃体炎屡发,平时应重视锻炼身体,增强体质,避免感冒。一旦发病,除注意多饮水外,应根据病情轻重,酌情应用抗生素,必要时加用抗病毒药物。如发生全身并发症,及时去内科进一步诊治,咽部局部用药与急性咽炎相仿。

慢性扁桃体炎

慢性扁桃体炎发病多与急性扁桃体炎反复发作有关,全身抵抗力较差时,发作常较频繁。

慢性扁桃体炎的诊断主要根据典型的急性扁桃体炎反复发作史。急性炎症消退期,咽部多无明显不适。咽部检查可见扁桃体及腭舌弓慢性充血,或扁桃体表面隐约可见条索状瘢痕。少数病人隐窝口有时有黄白色干酪样物。至于扁桃体大小,由病理特点而定,以淋巴组织增生为主时扁桃体较大;如炎症致较多结缔组织增生时,由于瘢痕收缩,扁桃体常趋缩小。此外,诊断时还应与慢性咽炎鉴别。后者有持续咽梗、不适等症状,多无发作性咽病史,检查时扁桃体炎性征象也不突出。咽部检查如发现单侧扁桃体明显肿大,或伴上颈部淋巴结肿大时,应考虑淋巴瘤可能,颈淋巴结穿刺活检可协助诊断,必要时摘除肿大的扁桃体后送病理检查,以明确诊断。

少数病人于扁桃体炎症后并发风湿热、心肌炎、肾炎等病症,使扁桃体成为病灶,其发病机制尚不清楚,可能是扁桃体隐窝内的致病菌或毒素,使机体引起变态反应。因此,应详细了解病史,明确肾炎等并发症的病情变化与扁桃体炎发作是否有关。

对于病情较轻的慢性扁桃体炎者,可采取内科疗法,包括增强体质,预防上呼吸道感染,注意口腔清洁,避免烟酒和辛辣食物等。急性发作时,根据病情的情应用抗菌消炎药物。如扁桃体炎反复急性发作或并发扁桃体周炎;扁桃体过度肥大,妨碍呼吸、进食;或扁桃体已成为心、肾、关节炎症的病灶时,可考虑行扁桃体摘除术。

由于扁桃体是一种具有提高人体免疫功能的淋巴组织,其作用在儿童时期尤为重要,因此,对儿童行扁桃体手术应慎重。

扁桃体周脓肿

急性扁桃体炎时,如炎症向深部组织

发展,可引起扁桃体外围间隙内的化脓性炎症。早期为扁桃体周炎,病情发展形成脓肿后,称为扁桃体周脓肿。致病菌常为金黄色葡萄球菌、溶血性链球菌等,有时合并厌氧菌感染。

多继发于急性扁桃体炎,起病3~4日后咽痛偏向一侧,并逐渐加重。因咽痛难忍,不敢吞咽,表情痛苦,语言含糊不清。检查时张口受限,病侧软腭及腭舌弓红肿隆起,腭垂(悬雍垂)水肿并被推向对侧。因炎症位置不同,有前上型、后上型之分,前者扁桃体常被推向后下方,不易窥见。后者扁桃体向前下移位,常有炎症表现。同侧颈淋巴结常有肿大、压痛。

在急性扁桃体炎发病过程中,出现上述征象时,应考虑扁桃体周围间隙感染可能。早期多为炎症浸润阶段,应及时应用抗生素,并以静脉途径给药为主,以期控制炎症,局部治疗与急性扁桃体炎时相似。起病数日后,虽经用药,但病情未见缓解时,可于肿胀突出部位作诊断性穿刺,以明确有无积脓。脓肿确已形成者,经切开排脓后,咽痛多能明显减轻。对于曾有扁桃体周脓肿史的病人,可在急性炎症消退后,择期作扁桃体摘除术,以免炎症复发。

腺样体肥大

腺样体(增殖体)是咽部淋巴组织的一部分,位于鼻咽顶部。小儿的腺样体多呈生理性肥大,尤以5~6岁时为著,10岁以后逐渐萎缩消退。因炎症使腺样体增生,致鼻塞,有鼾声,或咽鼓管引流受阻而听力下降时才诊断为腺样体肥大。

病儿常有鼻塞、流涕现象,或伴听力减退、张口呼吸睡眠时有鼾声、易惊醒。检查时鼻咽顶部淋巴组织丰富、增厚,有时可见纵行裂隙。但儿童鼻咽部检查常有困难。

鼻咽侧位X线摄片有助诊断,可显示鼻咽部软组织增厚的程度。鼻腔检查下鼻甲常肿大,并有黏涕。听力减退属传导性聋,耳部检查示鼓膜内陷。

有上述症状,疑似腺样体肥大时,应去医院作专科检查,以便明确诊断,及时治疗。以免长期张口呼吸,影响面部发育和全身健康。

腺样体肥大病情较轻时,可鼻内滴用血管收缩剂,以减轻症状。如鼻咽侧位片示腺样体肥大较著,致鼻咽部通气道狭窄,应用滴鼻剂无效,睡眠时鼾声仍响者,可考虑手术治疗,手术多需在全身麻醉下进行。

疱疹性咽峡炎

是一种由单纯疱疹病毒引起的咽部黏膜急性炎症。多见于3岁以下婴幼儿。

起病时常现有发烧,继之咽痛、流涎、哭闹、拒食。检查见咽部黏膜急性充血,舌腭弓、咽腭弓、腭垂(悬雍垂)、颊黏膜等处有细小疱疹散在。如小疱疹破裂,形成浅表溃疡,或表面覆有白色假膜,病变周围黏膜充血。颌下淋巴结常有肿大、压痛。

发病后注意口腔卫生,保持口腔清洁。鼓励进食(以流质、半流质为宜),并酌情应用抗病毒药物。

咽后脓肿

咽后间隙内有炎症,有积脓时称为咽后脓肿。有急性和慢性两型。急性型多见于3岁以下的小儿。由鼻、咽部急性炎症致咽后淋巴结炎症、化脓而成。部分病人因鱼刺等尖锐性异物损伤咽后壁,继发细菌感染,也可发生急性咽后脓肿,多见于成人。慢性型多由颈椎结核引起。

小儿患咽后脓肿时,多有发热、烦躁,

因咽痛而不愿意进食,或有奶汁等液体向鼻腔反流现象。哭声含糊,如口中含物。脓腔较大时,常有呼吸不畅。检查时可见咽后壁红肿隆起,常偏向一侧,多伴颈淋巴结肿大、压痛。咽部检查时应小心谨慎,动作轻柔,以免挣扎后脓肿破裂,脓液涌出,误吸入气管后发生窒息。

因异物损伤继发的外伤性咽后脓肿,多有明确的异物史。咽痛明显,吞咽困难,常有发热。咽后壁红肿隆起位置常以喉咽部为主,应作间接喉镜检查。

慢性咽后脓肿起病缓慢,病程较长。多有低热、乏力、消瘦、盗汗等全身症状,咽痛不明显,检查见咽后隆起无畸形充血,脓肿多居中位。

颈侧位 X 线摄片以及 CT 有助于确定咽后脓肿的位置和范围。疑为结核性或异物外伤并发的咽后脓肿时,X 线摄片和 CT 还能查出有无颈椎骨质破坏或异物等。

急性咽后脓肿除应用抗生素外,应及早经口腔行脓肿切开引流术。脓腔较大致呼吸困难时,常需行气管切开术。由异物引起者,要进一步查明食管内有无异物嵌顿。经引流脓液效果不佳时,考虑行颈侧切开引流术。结核性脓肿经口腔穿刺抽脓后,可注入抗结核药物。疗程长,抽脓治疗多需重复进行。肺科、骨科会诊,以利颈椎结核灶的治疗。

鼻咽癌

鼻咽癌是我国常见的恶性肿瘤之一。发病率在头颈部居首位。尤其多见于广东、广西、湖南、福建等地区。由于鼻咽癌位置隐蔽及发病后症状多样化,稍有疏忽,易被误诊或漏诊。

临床表现　发生鼻咽癌后,可出现鼻、耳、眼、颈部及脑神经症状:①鼻部症状:回吸鼻涕带血,是鼻咽癌的早期症状之一,量不多,常于早晨将鼻涕回缩至口中吐出时发现。若误认为痰中带血,可能就诊于肺科。②耳部症状:若肿瘤压迫咽鼓管开口,使引流受阻时可产生耳闷、听力减退或耳鸣。病情较重者中耳内可有积液,有时被误诊为分泌性中耳炎。③颈部症状:鼻咽癌易发生颈淋巴结转移,致下颌角或上颈出现无痛性肿块,质偏硬,逐渐增大。早期多局限在一侧,后期可转移至对侧。④眼部症状:肿瘤如侵犯展神经,患侧眼球外展受阻而致复视,易被误认为由眼病所致。⑤脑神经症状:肿瘤向上扩展侵犯颅底,侵及第Ⅴ、Ⅵ、Ⅸ、Ⅹ、Ⅻ等脑神经后,可出现头痛、复视、声嘶、吞咽困难、伸舌偏斜等。

症状疑似鼻咽癌者,需作详细的鼻咽部检查。经间接鼻咽镜可见鼻咽顶部,或咽隐窝处有高低不平的新生物。因咽反射敏感,常规鼻咽镜检查有困难时,应用硬性鼻咽镜或纤维鼻咽镜仔细检查鼻咽部,以免漏诊。为确诊需行鼻咽部活检术,钳取可疑组织作病理检验。活检多可于鼻咽镜下完成。

鼻咽癌者常有 EB 病毒感染,使 VCA/IgA 检查呈阳性。发现 EB 病毒抗体阳性,经详细鼻咽部检查未发现病变时可随访。鼻咽癌的确诊是根据病理检验而不是血清检查。

诊断鼻咽癌时,应注意与鼻咽部淋巴组织增生、结核、淋巴瘤等病变区别。病理检查有助于鉴别诊断,若男性青少年,有反复鼻出血病史,鼻咽部发现红色、光滑肿块时,可能为鼻咽纤维血管瘤,应避免活检,以免引起严重出血。

防治　放射治疗是鼻咽癌的首选治疗方法。目前主张对晚期鼻咽癌采用放射治疗加化疗的综合治疗。

鼻咽癌的治疗效果与病情早晚相关。

早期诊断者预后明显优于晚期者。因此，早期诊治颇为重要。为及时发现鼻咽部肿瘤，应注意以下几点：①警惕鼻咽癌的早期症状，有可疑迹象时及时作鼻咽部检查。②定期体格检查时，要重视位置隐蔽的鼻咽部。③鼻咽癌者放疗结束后，应定期复查，以便了解有无复发和转移。

阻塞性睡眠呼吸暂停低通气综合征

阻塞性睡眠呼吸暂停低通气综合征（OSAHS）主要表现为鼾声过响及不同程度的睡眠期呼吸暂停。若发作频繁，长期慢性缺氧，对心肺功能是一种潜在的威胁。其对人体健康的危害日益受到重视。

病因　OSAHS 的发生多认为与咽腔狭窄、阻塞有关。鼾声是吸气时气流通过狭窄的咽腔，使软腭等咽部皱襞振动的结果。引起咽腔狭窄的常见原因为：①咽部占位性病变，如腺样体肥大、鼻咽部肿瘤、扁桃体肥大等。②咽部生理功能异常，如腭垂（悬雍垂）过长，咽峡部狭窄和舌体肥厚等。上述器官的解剖结构虽正常，但因使咽腔口径狭小而致病。③其他体态胖、颈项短者咽腔常拥挤，随着年龄的增长，舌肌张力减弱，睡眠时舌根下坠，亦可引起鼾声。

临床表现　轻度 OSAHS 者仅因鼾声过响，干扰同室人休息；如病情发展可有睡眠时呼吸暂停现象，因经常憋醒，睡眠不宁，致白天嗜睡，注意力不集中，学习、工作效率下降。一般将呼吸暂停持续 10 秒钟以上，每小时发作多于 5 次以上列为睡眠呼吸暂停综合征。呼吸暂停时，动脉血氧分压降低，心率变慢，肺及全身血管收缩。如病情严重，症状持久可致高血压、心肺功能障碍。

OSAHS 者应作耳鼻咽喉部常规检查，以便查看鼻腔、鼻咽、口咽和喉咽有无病变，并注意与由喉部病变引起的吸气性呼吸困难鉴别。多导睡眠监测（PSG）是诊断OSAHS 的金标准。此外，纤维鼻咽镜辅以Muller's 检查法、上气道持续压力测定、头颅 CT、MRI 等都有助于本病的定位诊断和病因分析。

防治　对于症状较轻的鼾病，可首选非手术治疗。包括：①调整卧位：尽量取侧卧位，防止舌根后坠。睡眠时枕头不宜过高，以免因颈部扭曲而影响气流顺利通过咽部。②减肥可减少咽腔阻力，减轻鼾声，改善憋气。③应用正压呼吸：通过面罩，导入正压气流，以扩大咽腔，减轻鼾声。压力一般维持在 0.39～1.96 千帕（4～20 厘米水柱）间。病情较重的鼾病者，可考虑手术治疗：①去除占位性病变：儿童因腺样体和扁桃体肥大致病者，切除腺样体和扁桃体后常能取得较好效果。鼻部有鼻息肉、鼻中隔偏曲等阻塞性病变时，也应手术治疗，改善鼻呼吸。②腭咽成形术：通过手术切除扁桃体和部分舌腭弓、咽腭弓、腭垂（悬雍垂），以及扩大软腭水平的咽腔，减少上呼吸道阻力，减少鼾声。但病情严重，伴舌根肥厚、后坠者，手术效果欠佳。手术时切除组织不宜过多，以免遗留腭咽关闭不全，引起开放性鼻音及饮水向鼻腔反流。

急性会厌炎

会厌软骨位于喉腔上部，扁平如叶状，表面覆有黏膜。由细菌或合并病毒感染导致其发生急性炎症时称为急性会厌炎。如不及时治疗，肿胀增厚的会厌可使喉腔气道变窄，引起呼吸困难，是一种必须予以重视的喉部急性炎症。

起病急骤，畏寒发热。喉痛明显，吞咽

时加剧,甚至唾液也难咽下。由于会厌肿胀使语言含糊,但无声音嘶哑。严重时可致呼吸困难,若有黏稠痰液附着,不易咳出时,有可能突然发生窒息。

病人因喉痛剧烈多有痛苦表情,但咽部检查扁桃体等处并无明显红肿等急性炎症征象。间接喉镜检查见会厌弥漫性充血肿胀,有时病变累及杓会厌皱襞及杓状软骨处黏膜,但声带正常。会厌高度肿胀时可近似球形。上抬困难,使声门不能窥见。会厌脓肿常表现为会厌舌面形成黄白色脓点。

对于喉痛症状显著、咽部无明显病变可见时,应做间接喉镜进一步查看喉部,多能明确诊断。诊断时应与喉水肿鉴别,后者主要表现为会厌黏膜苍白水肿,有时软腭、腭垂(悬雍垂)等处也有类似病变。由于病情发展迅速,应严密注意呼吸,并查找药物反应、血管神经水肿等可能原因。

发生急性会厌炎后,应足量应用抗生素。为更好控制感染和纠正进食减少,多采用静脉途径给药,加用激素以增强抗炎消肿作用。发病后应注意呼吸,住院治疗有利于病情观察和抢救,喉阻塞明显时需行气管切开术,以防窒息。

急性喉炎

急性喉炎是喉黏膜的急性炎症,常以声带炎症为主,多为急性上呼吸道的一部分。由病毒或继发细菌感染致病,过度使用声带也是发病原因之一。受凉、劳累或烟酒过度常为诱因。

早期多有喉部干痛、不适,继之声音嘶哑成为主要症状。喉内分泌物增多,较黏稠,不易咳出,附着声带表面时声哑加重。同时有上呼吸道炎症时,常伴鼻塞、涕多、头痛或轻度发热。喉镜检查喉部黏膜急性充血,双侧声带红肿尤为明显。

起病后及时注意发声休息,避免高声说话或过度使用声带。根据全身症状酌情使用抗菌消炎药物。雾化吸入、含片、化痰止咳药等的应用,可减轻症状,患病期间注意休息,忌烟酒,经过及时合理治疗,症状多于数日后逐渐消退,治疗应力争彻底,以免转变为声带慢性炎症,影响嗓音质量。

小儿急性喉炎

本病多见于3岁以下婴幼儿,继发于急性上呼吸道炎或单独发病。由于小儿喉腔较小,肿胀的炎症黏膜易阻塞喉腔,妨碍呼吸,应及时诊治,以防意外。

除有成人急性喉炎症状外,小儿急性喉炎还具有以下特点:①"空、空"样咳嗽为其突出症状。②小儿喉腔小,声门下组织疏松,炎症时组织肿胀后易致喉腔阻塞。③起病急,病情发展快,有时可于数小时后出现吸气性喉鸣、吸气性呼吸困难等喉阻塞症状。

诊断时需与喉部异物鉴别。除询问异物史外,喉部X线摄片对诊断有一定的帮助。

对于急性喉炎的病儿,应及时应用足量抗生素,并加用激素,以期抗炎、消肿。此外,细心护理,避免哭闹,必要时给予吸氧;症状较重时宜留院治疗,以便给予相应的急救措施;喉阻塞症状明显,药物治疗无效时应作气管切开术。

慢性喉炎

本病是喉黏膜的非特异性慢性炎症。临床上颇为多见。发病与下列因素有关:反复发生急性喉炎或未彻底治愈;长期用声过多或发声过响;吸烟、饮酒、吸入粉尘或有害气体。主要病理变化为喉黏膜慢性充血、肿胀或组织增生，其中声带病变尤为明显。

主要表现为不同程度声音嘶哑。早期常为间断性，上午轻，下午重；病情加重时声嘶持续。此外，可能伴有喉部分泌物增多，说话后喉部隐痛，用声不能持久，或喉部干梗不适等症状。喉镜检查时常有以下表现：①喉黏膜慢性充血，声带弥漫性肥厚。②声带前中段边缘形成淡红色、光滑的息肉样组织（声带息肉），声带边缘广基息肉可随呼吸上下飘动，双侧广基息肉有时可影响呼吸。③声带前中1/3边缘有对称性小突起（声带小结）。如发现声带表面覆有灰白色斑块（声带白斑），多认为是癌前病变，应与单纯性慢性喉炎区别。发病与嗜烟、多语、声带长期炎症等因素有关。

慢性喉炎的治疗包括：①忌烟酒及辛辣食物，注意声带休息。②雾化吸入，含片及服用清热、化痰、开音、利咽类药物。③经声带休息、药物治疗仍未消退的息肉或小结，可手术摘除；应在显微喉镜下手术，以减少声带损伤；儿童声带小结采用非手术治疗。④药物治疗无效的声带白斑，应在显微喉镜下去除，组织送病理检查。定期复查，注意癌变。⑤为防止病情加重或术后旧病复发，应重视病因治疗。避免发声过多、过响；改进发声方法；妥善处理粉尘及有害气体。

喉外伤

因暴力挤压、锐器切割、吸入高温蒸汽或强酸强碱等，致喉部损伤时统称为喉外伤。大多发生在车祸、工伤、殴斗或自杀。一般可分为开放型和闭合型两类。

1. 开放型喉外伤 喉部被飞溅的玻璃、铁片等击中，或刀、剪等利器切伤，致喉部软骨、黏膜断裂。喉部损伤与颈部伤口贯通。受伤后伤口出血，严重出血可发生休克；因软骨骨折、黏膜肿胀、血块堵塞致呼吸困难、声音低弱、吞咽困难。检查见颈部组织破损，常伴皮下气肿。创口中有气体逸出和唾液外溢。急救时注意以下几点：①止血：及时压迫止血，以免失血过多引起休克，并防止血液进入气道。②保持呼吸道通畅：时刻注意清除阻塞气道的血块和唾液，防止窒息。及早行气管切开术。③清创缝合：术中应寻找结扎断裂的血管；查看喉部损伤情况，尽量保留软骨及黏膜，力争对位缝合，保持喉腔结构。损伤严重者植入喉模，以免遗留喉狭窄。④全身治疗：包括防止休克、鼻饲饮食、预防感染等。有颈部皮下气肿者应摄胸片，了解有无气胸、纵隔气肿等。

2. 闭合型喉外伤 是颈部无伤口的喉外伤。多为喉部受挤压、撞击等钝性暴力的结果。损伤轻时仅有黏膜损伤，病情重时可致软骨骨折、环杓关节脱位等。吸入化学腐蚀剂、高温蒸汽后，有黏膜充血、水肿、糜烂等。常有喉痛、声嘶、痰血症状，化学伤时吞咽疼痛较著。如黏膜肿胀明显，或伴杓状软骨运动障碍，有不同程度的呼吸困难，颈部组织肿胀、淤血、压痛等，但无伤口。喉镜检查可有黏膜肿胀淤血、杓状软骨移位、声带运动障碍、声门变狭窄等征象。外伤后酌情应用抗生素，预防感染，减轻肿胀，并适当声休；注意呼吸，药物治疗后，吸气性呼吸困难仍明显时行气管切开术；喉软骨移位致喉腔狭窄时，可考虑整复手术。

喉水肿

喉水肿是喉部黏膜下有组织液积聚。常发生于会厌舌面、杓会厌皱襞、杓状软骨等喉黏膜疏松处。病因有变应性、血管性、炎症性、反应性等。

起病常急,病情迅速发展,其中以变应性和血管性者尤为明显。开始时喉部稍感不适,可于数分钟(或数小时)内出现声嘶、喉鸣、吸气性呼吸困难。喉镜检查见喉黏膜肿胀,以会厌为著,声门变狭或不易窥见。

诊断时应注意分析起病原因,以便针对病因进行治疗。变应性者常因对药物(如青霉素、碘化钾)或食物(鱼、虾等)过敏;由急性会厌炎等引起的炎症性病变,常有喉痛,喉黏膜较红,呈急性充血状;血管性者,软腭、腭垂(悬雍垂)等处可能也有水肿,黏膜苍白,其中遗传性血管性者,反复多次发病,家属中有类似病史;放疗反应性者,常发生于放疗后期或放疗结束后,起病缓慢,病程较长。

变应性、血管性喉水肿无明显呼吸困难时,立即应用足量激素,促使水肿消退,或再辅以 0.1% 肾上腺素咽喉部喷雾。注意呼吸,密切观察病情发展;积极治疗喉部炎症,及时控制病情,避免并发喉水肿;喉水肿致喉阻塞严重时,尽快行气管切开术;喉水肿反复发作,疑为遗传性血管性水肿时,急性期后作血清检查,了解 CI 酯酶抑制物含量,明确有无补体缺陷。

小儿喉痉挛

小儿喉痉挛易发于体质较弱的婴幼儿,受惊后可能诱发。

常在夜间睡眠中突然发病。因声门痉挛而致喉鸣、吸气性呼吸困难,无声嘶。病儿憋气后惊醒,于一次深吸气后骤然缓解。发病时间仅持续数分钟。

诊断时应与喉软骨软化症鉴别。后者出生后不久即有症状,白天较重,夜间转轻。年龄增长后逐渐消退。

发病时应保持镇静,安慰病儿,松解内衣;应作耳鼻喉科检查,了解有无腺样体、扁桃体肥大等妨碍上呼吸道通畅的病症;检查血钙,如有低钙,应予补充。

喉部良性肿瘤

喉部良性肿瘤有乳头状瘤、血管瘤、神经纤维瘤等,其中以乳头状瘤最常见。

喉乳头状瘤由扁平(鳞状)上皮增生而成。目前认为由人乳头状瘤病毒(HPV)感染引起。儿童、成人均可发病,尤多见于学龄前儿童。

主要症状为声音嘶哑逐渐加重。肿瘤增大后呼吸不畅,严重时可致喉阻塞。喉镜检查见暗红色、细颗粒状新生物,常为多发性。位于声带、室带、前连合、声门下等处。肿瘤较大时,声门变小,但声带活动正常。病理检查可确定诊断。

小儿有缓慢起病的声嘶时,应考虑喉乳头状瘤可能,但因难以配合间接喉镜检查,可选用直接喉镜或显微喉镜检查,以查看喉部病变。喉侧位 X 线摄片和喉部 CT 有助于了解声门、声门下区气道的通常情况。

支撑喉镜下应用 CO_2 激光切除肿瘤是最有效的治疗手段。儿童的病变易复发,常需多次手术;成人乳头状瘤多次复发者应注意癌变的可能;肿瘤较多、喉阻塞明显时,应作气管切开术。

喉部血管瘤较少见。有毛细血管瘤和海绵状血管瘤两型,前者常位于声带或其邻近部位,病人常因声嘶就诊。病变广泛的咽部海绵状血管瘤,可向下蔓延至杓状软骨或杓会厌皱襞,有时无明显喉部症状,于检查咽部病变时发现。

喉部血管瘤经 CO_2 激光治疗疗效较

好。必要时可重复治疗,喉部血管瘤应避免损伤,以防出血。

喉部恶性肿瘤

喉部恶性肿瘤中以鳞状细胞癌最常见。男性多于女性。多有吸烟史。

临床表现 喉癌的症状根据病变部位而异。大多数喉鳞癌始于声带,引起声嘶,症状持续并逐渐加剧。随着肿瘤增大,相继出现吸气性呼吸困难、痰血、颈部转移淋巴结肿大等;部分病人肿瘤原发于声带以外,早期仅有喉部不适或异物感,未予重视,待出现吞咽疼痛、声嘶或呼吸困难时,病变已较广泛。

喉镜检查可见菜花样或结节状新生物,或伴溃疡,常位于声带、喉室、室带、会厌等处;后期,声带运动障碍,声门裂小。CT扫描有助于了解肿瘤范围、软骨破坏及淋巴结转移等。根据病理检查,可确定喉癌诊断。

鉴别诊断 喉鳞癌应与下列疾病鉴别:①淋巴瘤、恶性肉芽肿等恶性病变:口咽、喉咽可能有类似病灶,有时伴发热。虽均属恶性,但治疗方法不同,应予区分。鉴别根据病理检查。②喉结核:常有声嘶、喉痛症状。喉镜检查见黏膜颜色较淡,且有肉芽样组织增生或有溃疡形成。病变常侵及会厌、声带,有时会厌软骨坏死、缺损,或伴低热、咳嗽等全身症状。病理检查有助诊断。③喉梅毒:较少见。声音粗哑,喉痛较轻,黏膜暗红色。喉部有瘤样组织增生,伴边缘较锐的深溃疡。诊断依靠血清试验和病理检查。

治疗 喉鳞癌的治疗原则为:①病变局限、位置浅表的早期声带癌,可考虑 CO_2 激光手术、放射治疗或喉部分切除术。

②肿瘤范围较广者,多需行喉全切除术,术后利用气管食管音、食管音或电子喉重建言语。③有颈淋巴结转移时或某些较易发生颈部淋巴结转移的喉癌,应同时行颈淋巴结清扫术。④对晚期喉癌,应采用手术加放化疗的综合治疗。

早期诊断喉癌与治疗效果相关。凡40岁以上有声嘶病人,按炎症治疗症状持续数周时,应作喉镜检查。声带未能看清时,需行软性或硬性内镜检查,明确致哑原因;有咽喉不适、异物感者,也应作详细的喉部检查,防止遗漏会厌喉面、梨状窝等位置隐蔽处的病变;声带白斑、成人多次复发的喉乳头状瘤,多认为是癌前病变,发病后应积极治疗,定期复查,观察病情变化。

喉阻塞

喉阻塞是喉腔(或其邻近器官)的病变,可致局部气道狭窄、阻塞而引起的呼吸困难,病情严重时可危及生命。

喉部炎症、肿瘤、外伤、声带运动障碍等是引起喉阻塞的常见原因。喉阻塞性呼吸困难的主要特点是:①呼吸困难主要表现在吸气期。②有吸气性喉鸣。是吸气时空气通过狭窄的喉腔气道而发生的一种哮鸣声。③吸气期胸骨上窝、锁骨上窝及上腹部有凹陷,多数病人有声嘶症状。

为了便于诊断和治疗,按症状轻重喉阻塞分为4度:Ⅰ度:平静时无症状。活动或哭闹时有轻度症状。Ⅱ度:平静时有轻度症状,活动或哭闹后症状加重。但生活如常。Ⅲ度:症状明显,并有烦躁不安,不易入睡,不愿进食。Ⅳ度:呼吸极度困难。坐卧不安、手足乱动、出冷汗、口唇紫绀或苍白。可借助间接喉镜,查看喉部病变,明确喉阻塞的病因。喉侧位X线摄片、CT检查可协助诊断。病情危急时,有关检查应在气管切开后进行,以免发生意外。

根据呼吸困难的严重程度,决定喉阻塞的治疗方法。喉阻塞严重时,应及时行气管切开术。待呼吸困难解除后再行病因治疗。病情较轻者,可根据病因,积极治疗,如急性炎性病变,用抗生素和激素治疗,呼吸困难多能缓解;如为喉部异物,应立即取除。

呼吸道异物

异物误入喉、气管、支气管后统称为呼吸道异物。常发生于儿童,尤多见于 3 岁以下小儿,成人偶有发生。异物进入气道后,可引起不同程度的呼吸困难,严重时可致窒息,是一种需引起重视的急症。一旦发病,应立即就诊,及时治疗,以免发生意外。

病因 呼吸道异物的种类很多,以花生、西瓜子、葵花子、黄豆、蚕豆等最为常见。有时也有误吸鱼刺、肉骨、虾、塑料笔、零件、小玩具等者。由于小儿牙齿发育尚不完善,难能将花生、瓜子等物嚼碎,如进食过程中嬉笑哭闹或跌倒,口中食物可于深吸气时随气流吸入气道中形成异物。成人进食时笑谈,或正常工作时将针、钉等物含在口中,稍有不慎,口中含物也可落入气管、支气管。麻醉或昏迷者,如处理不当,呕吐物可吸入呼吸道。

临床表现 异物吸入呼吸道后,即刻发生剧烈呛咳,顿时面红耳赤,并有憋气、呼吸不畅等症。片刻后症状缓解,然后依异物停留部位产生不同征象:①喉部异物:外形不规则的异物易停留于喉部,产生声嘶、喉鸣。如异物较大,可致呼吸困难、口唇紫绀,甚至窒息。②气管异物:瓜子等轻而光滑的异物,常随呼吸气流在气管内上下活动,引起阵发性咳嗽和程度不同的呼吸困难。③支气管异物:异物进入支气管

后,由于活动减少,咳嗽常有减轻,但有发热、痰多等症状,这些症状在吸入花生米、瓜子、豆类等植物类异物后尤为明显,应注意与支气管炎、肺炎等疾病鉴别。

疑有异物吸入呼吸道时,应即刻去医院检查。诊断时除依靠临床表现和肺部听诊外,X 线检查是一项对诊断颇有帮助的辅助检查。

防治 明确诊断后应尽早手术,以免异物位置改变致病情突变,或因异物阻塞支气管引起肺炎等并发症。喉部异物可在直接喉镜照射下,用钳子取出。气管异物可经直接喉镜或支气管镜取除。钳取支气管异物多在支气管镜下进行。偶因异物嵌顿较紧,位置深,在支气管镜下难能钳出时,需胸科手术。在缺乏直接喉镜、支气管镜等设备和技术条件、而病情十分危急时,可先切开气管进行抢救,然后再转院治疗。呼吸道异物若处理不当可危及生命,应谨防吸入。预防应注意以下几点:①培养良好的饮食习惯,进食时避免逗笑或打骂孩子。纠正边走边食的不良习惯,以免一旦跌跤后啼哭,将口中食物吸入下呼吸道。为保障安全,切莫给 5 岁以下幼儿吃花生米、瓜子等食品。②改正口中含小玩具、笔套、钉针等物的习惯,以防因一时疏忽将其吸入气道。③认真做好医护工作。预先取出麻醉、昏迷者口中的假牙。昏迷、麻醉未清醒或吞咽功能不全者,应取头转向一侧卧位,防止呕吐物或分泌物吸入下呼吸道。咽喉部手术时应提防注射针头、松动牙齿等落入下呼吸道。④呼吸道异物是一种严重病症,应及早诊治,以免引起肺炎、心力衰竭等并发症,使病情加重并增加治疗困难。

咽、食管异物

如进食时不小心,儿童或成人均可发

生咽部或食管异物。常见的异物有鱼刺、骨肉、鸡鸭骨、枣核、钱币、假牙、纽扣和小玩具等。

病因　引起食入异物的主要原因有：①进食时太匆忙，或边进食、边谈笑，致使食物未经仔细咀嚼而咽下。牙齿脱落过多，妨碍咀嚼时也容易误吞异物。②小儿常喜欢将钱币、小玩具等含在口中，一不留意，易误吞而形成异物。成人工作时如将图钉等物含在口中，不慎咽下可成为食管异物。③假牙过松或固定钩子折断，进食时（尤其是吃糯米等黏性食物时）假牙脱落咽入食管。④因化学伤、肿瘤等原因致使管腔狭窄时，易诱发食管异物。

咽部异物形状多纤细、尖锐，以鱼刺最为常见，大多刺于扁桃体、舌根等处，引起咽部刺痛或异物梗感，吞咽时症状尤其显著。经压舌板或间接喉镜检查，多能找到异物，若异物进入食管，常停留于食管上段。

临床表现　常见症状为吞咽疼痛和吞咽困难。病情轻重多与异物大小和有无感染有关。异物小而感染不显著时，症状较轻或仅有梗阻感，仍可进粥和面条等软食；异物大或伴有感染时，吞咽困难明显，甚至滴水难咽，并伴有发热、全身不适等炎性症状。小儿发生食管异物后，常表现为不愿进食，唾液外溢等。疑有食管异物时，应去医院就诊，做X线食管钡剂检查，以便明确诊断。食管主要由肌肉构成的管腔，食管厚度仅3～4毫米，发生食管异物后，如不及时取除，可损伤食管壁致食管穿孔，使吞咽困难加剧，或有颈部肿块，发热等征象。如出现呕血症状，可能是食管穿孔后发生严重并发症，刺伤大血管的一个信号。因此，嵌顿食管异物后，应早期诊断、及时治疗。

防治　扁桃体上异物可在良好的照明条件下，以镊子钳除；停留在舌根等处的喉咽部异物，可在间接喉镜照视下，用特制的异物钳取出。偶有异物位置隐蔽，间接喉镜下窥视、钳取困难者，可行纤维喉镜检查，取除异物。异物进入食管后，需在导入食管镜后，借助与之配套的钳子，取除异物。

咽部或食管异物是可以预防的，一般可做到以下几点：①养成良好的进食习惯。进食时注意力要集中，不要过于匆忙，以免误吞异物。进食时高谈阔论或醉酒后，可因咀嚼不细而误食异物，应避免。②高龄、牙齿脱落较多或装用假牙者，尤应做到细嚼慢咽；假牙固定钩子损坏时，及时修理或重配。③睡前、全身麻醉或昏迷时，应及时取下假牙，以防误咽。④误咽异物后，应及时就诊。采用吞咽饭团、馒头、韭菜等方法，可使异物刺得更深，加重损伤，增加治疗困难，不宜采用。

食管化学伤

因吞服强碱或强酸后损伤食管者称食管化学伤。

病因　发病可能由于化学腐蚀剂保管不当、标记不清而误服；或有意吞服，企图自杀；也有跌入氨水或石灰水贮槽中而致伤者。

食管化学伤后，病情轻重与腐蚀剂的化学性质、剂量、浓度和局部停留时间等因素有关。剂量大、浓度高、局部停留时间长者，损伤多重。

临床表现　吞服腐蚀剂后，食管黏膜呈不同程度损伤。轻者病变局限于黏膜层，局部充血、水肿或伴浅表层溃疡。治愈后大多不遗留瘢痕。损伤较重时，病变累及黏膜和肌层，黏膜坏死脱落，溃疡较深，修复时有肉芽形成，愈合后可产生不同程度的食管狭窄。损伤严重时,可致食管穿孔。

吞服腐蚀剂后,口腔、咽部和食管等处有烧灼感和吞咽疼痛,吞咽多有困难。胃部受累时更有恶心、呕吐等症状。病变波及喉部,致黏膜水肿时,可出现吸气性呼吸困难。吞服较多腐蚀剂后,常有高热、脉速、虚脱等全身中毒症状。1～2周后,病情由急性期转入缓解期,上述症状逐渐消退,吞咽困难减轻,可进半流质或软食,全身健康好转。化学伤程度轻者,病变日趋痊愈;病变较重者,在症状缓解数周后,因瘢痕形成,食管腔缩小,以致再度出现吞咽困难。

防治 化学伤后应立即服用适当药液中和稀释腐蚀剂。吞服强碱者用食醋或橘子汁;吞服强酸者可用氧化镁、氢氧化铝乳剂。一时无相应药液时,可先用清水代替,以稀释腐蚀剂,减轻组织损伤。但忌用碳酸氢钠(小苏打),以免产生大量二氧化碳气体而致胃穿孔。口腔、咽部黏膜损伤严重时,应注意口腔清洁。伴有喉阻塞时,应行气管切开术。为预防继发感染应及时使用抗生素。疑有食管损伤时可酌情放胃管,以利食管病变康复。急性期后作食管钡剂X线检查或食管镜检查。发现黏膜损伤较重时,应密切随访,及时处理,以免遗留食管狭窄。对于因食管严重狭窄致吞咽困难者,常需胸科手术。

防止发生食管化学伤的要点在于完善管理制度。腐蚀剂有专人负责保管,容器具有醒目标签。储藏柜枷锁等。

外耳道疖和外耳道炎

外耳道疖常发生于外耳道软骨部,为毛囊或皮脂腺的发炎,可局限于一处或数处,有时外耳道皮肤或皮下组织有较广泛的炎症,称弥漫性外耳道炎。偶有高龄糖尿病者,其感染严重,呈进行性坏死,称为坏死性外耳道炎。此病多因挖耳损伤,药物或潮湿的刺激,葡萄球菌或铜绿假单胞菌、真菌的感染引起。

常有较重的耳痛,张口和咀嚼时疼痛加剧。指压耳屏或牵引耳郭可使疼痛加剧(急性中耳炎在牵引耳郭或压耳屏时并不痛)。

检查外耳道时可发现突起的小疖,如已破裂,则有脓液流出。有外耳道炎的,外耳道皮肤呈弥漫性红肿和压痛,外耳道变小,并有脓性分泌物,偶有软骨坏死。耳周可能有肿胀和压痛。

外耳道疖早期可作热敷或理疗。疖肿初起时可涂用聚维酮碘,亦可用1%酚甘油敷;疖肿成熟后可待其自溃或切开排脓。外耳道炎宜用3%的过氧化氢溶液(双氧水)清洁脓性分泌物,去除痂皮,选用适当的抗生素或硼酸软膏。如发热和疼痛较重,可全身应用抗生素和止痛药。

不要随便挖耳,游泳后宜清除耳内积水,以免发炎。如有耳垢宜予清除,并避免潮湿等刺激,保持耳道干燥。

外耳皮炎及湿疹

外耳皮炎及湿疹常发生于小儿,大多与过敏有关。患外耳、中耳炎时,脓液刺激外耳道和耳郭的皮肤,也可引起外耳皮炎及湿疹。

急性期,耳部很痒,皮肤发红,有浆液状水疱,产生小脓疱,亦可形成黄色痂皮。慢性外耳湿疹的主要症状是瘙痒、表皮脱落、皲裂,外耳道可因皮肤增厚而变狭窄。

治疗以去除病因为主。如中耳炎,应每日滴药清除脓液,保持耳道清洁,以防发生湿疹。如用3%过氧化氢(双氧水)溶液洗净拭干后,可用氢化可的松药膏或5%氧化锌油膏等局部涂搽。

外耳道耵聍栓塞

外耳道软骨部的皮肤内耵聍腺分泌旺盛，排出油蜡状耵聍，干燥后形成痂块，可成为耳垢栓塞。

耳垢栓塞可有耳闷、耳鸣和听力减退，有时耳部有发胀和疼痛，尤其是有水进入外耳道使耳垢栓子吸水膨胀后。一有感染则症状加重，可有剧烈疼痛。

小而坚硬的耳垢，可用耳镊或耳钩取出。大而坚硬者将外耳道完全堵塞，可用3%碳酸氢钠滴耳，每日4～5次，3日后待耳垢软化后，再用温水冲出。

外耳道异物

小儿游戏时，将豆类、珠子、纽扣等异物塞进外耳道。昆虫飞进或爬进也可成为外耳道异物。成人挖耳不慎，有将棉花、火柴棒、牙签等断于外耳道内。

昆虫飞进或爬进外耳道，可产生巨响和耳痛。异物大而阻塞外耳道时则有听力障碍。异物如存留太久，可引起外耳道炎。

若损伤鼓膜，引起中耳炎，则发生流脓和耳痛。

外耳道异物可用耳钩或耳镊取出，亦可用耳道冲洗法冲出。小儿不合作、吵闹乱动时，可在全身麻醉下取出。

活动的异物如昆虫，首先要使其停止活动，可用乙醇(酒精)或油类灌满外耳道，将昆虫杀死，然后用耳镊取出或耳道冲洗法冲出。注意光滑的异物，应小心钩取，防止向内推入，耳钩应循外耳道下壁插入，因此处距鼓膜较远，不易伤及。

中耳炎

中耳炎俗称"烂耳朵"，在农村较常见，一般认为不过是耳内流脓水的小病，这是错误的。有些中耳疾病，如慢性胆脂瘤型中耳炎，不但可以损害听觉，成为耳聋，而且由于耳的解剖部位与颅中窝、颅后窝的脑膜很接近，如果长期不治，可以引起颅内并发症，从而危及生命。因此，正确处理和预防中耳炎是非常必要的。

中耳炎的分类方法不一，一般采用以下分类方法图35-1。

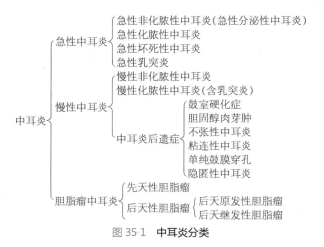

图35-1　中耳炎分类

1. 分泌性中耳炎　分泌性中耳炎为中耳腔内有非化脓性液体产生,不伴有急性耳部感染的症状和体征,积液可以是黏液性或者浆液性的。其病因可能是咽鼓管功能不良、病毒或低毒性细菌感染。越来越多的资料表明分泌性中耳炎的主要病因与低毒性细菌感染有关,大多由于鼻腔和鼻咽部的急性炎症扩展到咽鼓管黏膜,引起咽鼓管黏膜发炎,使它变狭或阻塞,有时炎症还可能扩展到中耳腔的黏膜,称为急性中耳黏膜炎。儿童的腺样体及扁桃体肥大亦是重要原因。此病又称渗出性中耳炎、咽鼓管阻塞症或卡他性中耳炎。

正常中耳腔内的气压,靠咽鼓管通畅与大气压维持平衡。当吞咽时,与咽鼓管口相联系的软腭肌肉发生收缩,咽鼓管内扩大,空气由鼻腔进入中耳腔,并使空气不断交换。当咽鼓管阻塞时,空气就不能进入中耳腔,中耳内存留的空气逐渐被黏膜吸收,使气压降低,引起鼓膜内陷,毛细血管扩张,发生血清渗出,使中耳腔内积聚渗出液,而产生分泌性中耳炎。高空飞行、深海潜水时气压突变,咽鼓管不能适应,鼓室呈显著负压,黏膜亦可渗出液,称为气压损伤性中耳炎。

病人有耳闷、耳内阻塞和头部沉重感。在呵欠、打喷嚏或擤鼻时,耳闷可有片刻好转。有时伴有耳鸣,听觉也减退(但听自己说话的声音反而觉得响亮,称为自声过强)。如头部改变位置,听力可暂时改善。

检查鼓膜,早期为鼓膜内陷,失去正常光泽。以后因中耳腔内渗出液增多,鼓膜的颜色可变为淡黄略带棕色,有时可见鼓室有液平和气泡。声导抗检查鼓室图为B型和C型曲线。听力检查常为传导性聋。CT检查可见鼓室内低密度影,乳突气房内也可见低密度影或表现为气房间隔模糊。

本病的预防在于避免感冒,去除鼻腔和鼻咽部的病原,如肥大的腺样体、鼻息肉等。但应仔细检查鼻咽部以排除肿瘤。

治疗要及时,急性炎症几日内可以恢复健康。如果没有除去病原,可渐变为慢性,长期影响听力。治疗原则是清除中耳积液,控制感染,改善中耳通气、引流,以及治疗相关疾病的综合治疗。可选用青霉素类或头孢菌素类抗生素,但时间不宜过长。短期全身或局部应用糖皮质激素,如地塞米松或泼尼松。可喷鼻用激素,也可行咽鼓管吹张法,使咽鼓管通畅。如果中耳腔内渗出液不消退,可用鼓膜穿刺抽出积液,注入胰蛋白酶、糖皮质激素。病程较长、迁延不愈者,可切开鼓膜,将积液排出,或于切开处插入通气引流管。

2. 急性化脓性中耳炎　本病是因化脓病菌侵入中耳而发生。在全身抵抗力降低时较易得病。患上呼吸道疾病(急性鼻炎、慢性鼻炎)时擤鼻涕不当,常使鼻涕由咽鼓管侵入中耳,引起发炎。本病是麻疹等急性传染病较常见的并发症。鼓膜外伤时,致病菌被带入中耳亦可引起炎症,小儿平卧吃奶,可能使带菌物流入咽鼓管引起此病。

急性化脓性中耳炎的主要病变是中耳黏膜肿胀,中耳内出现黏液脓性或脓性分泌物。其主要致病菌是溶血性链球菌、金黄色葡萄球菌等。

主要症状有耳痛。耳内先有闭塞、发胀感,后有耳痛如钻刺状,并有随脉搏跳动的感觉。鼓膜穿孔后,疼痛减轻或消失。病人发热可高达38℃以上。鼓膜穿孔、脓液流出后,体温通常下降。脓液大多为带血性渗出物,以后渐变为黏脓。听力减退,并有头痛、全身不适等症状。如小儿得急性化脓性中耳炎,症状多与成人不同,先是烦躁啼哭、夜眠不安、不要吃奶、常用手抓耳、体温可升到40℃以上,甚至抽搐惊厥,可有胃肠症状。

局部检查:在鼓膜未穿孔前,为鲜红色,并因脓液增加而凸起。鼓膜穿孔后可见一闪动的光亮点,有脓流出,以后鼓膜充血减退,渗出减少,穿孔可逐渐愈合。

急性化脓性中耳炎如能及早治疗,炎症大多可以消退,流脓停止,鼓膜穿孔愈合,听力可以恢复正常。如不加治疗,鼓膜穿孔不愈,流脓不止,可渐变为慢性化脓性中耳炎。

应及早应用足量抗生素控制感染;局部治疗在鼓膜穿孔前可应用石炭酸甘油(酚甘油)滴耳,可消炎止痛。鼓膜穿孔有脓液流出后则应停用。用3%过氧化氢溶液(双氧水)或硼酸水溶液清洗脓液后拭干,再用抗生素滴耳液,如0.3%氧氟沙星滴耳液或氯霉素滴耳液等。如耳痛和发热经久不退,鼓膜检查发现明显外凸而未穿孔,可行鼓膜穿刺或切开术,以排除中耳腔内积脓。

由于中耳通过咽鼓管与鼻咽相通,急性化脓性中耳炎的病因大多是由上呼吸道感染时病菌通过咽鼓管的途径所致,因此预防要点在于积极预防上呼吸道感染。一旦得了感冒,应避免用力擤鼻涕。在治疗急性化脓性中耳炎的同时,应处理鼻腔和鼻咽部的炎性病变,可用1%麻黄碱溶液或盐酸羟甲唑啉滴鼻液滴鼻,以利恢复咽鼓管功能。

3. 急性乳突炎 在急性中耳炎过程中,如病人感染严重,体质较弱,以及中耳腔内脓性渗出物引流不畅,感染侵入乳突,就可以发生急性乳突炎。它的主要病变是乳突小房内积脓。急性化脓性中耳炎者得病3~4周后,如果耳痛、搏动感、耳鸣、重听、发热等症状仍然存在,趋于加重,则表示可能已发生急性乳突炎。这时检查鼓膜,仍有显著充血,穿孔处有脓液搏动状流出,并有耳后乳突区压痛,乳突X线摄片早期呈乳突气房模糊,脓肿形成后则房隔不清,为深暗阴影。

乳突小房内积脓形成后,在一定时间内将自行破溃,向外扩展,形成耳后脓肿,亦可能向内扩展,发生脑膜炎等颅内并发症。

预防急性乳突炎,在于及时地治好急性化脓性中耳炎。急性乳突炎的治疗应及早应用大剂量敏感抗生素静脉用药,并注意改善局部引流,如鼓膜切开等。用药后如仍未控制,则需行乳突开放术。

4. 慢性化脓性中耳炎 急性化脓性中耳炎如果没有及时适当处理,也没有发生乳突炎或其他并发症,经数周后仍不痊愈,鼓膜长期穿孔,耳内经常流脓,就演变成慢性化脓性中耳炎。

表现为耳内长期间断或持续性流脓,鼓膜穿孔和听力下降。上呼吸道感染或外耳道进水后耳流脓症状可加重。听力下降程度不等,部分病人还伴有耳鸣,其他如耳痛、头痛、发热、眩晕等往往是慢性化脓性中耳炎产生并发症的现象,宜赶快医治。检查可见鼓膜紧张部穿孔,大小不等,可分为中央性和边缘性两种。透过穿孔可见鼓室内黏膜充血、肿胀或增厚,或有肉芽或息肉形成。鼓室内或外耳道内可有脓性分泌物。纯音听力测试示传导性或混合性耳聋,程度不一。少数可为重度感音性听力损失。CT检查可发现鼓室、骨窦和乳突内软组织影。

慢性化脓性中耳炎的药物治疗以局部用药为主。首先清洁耳道脓液。方法是病耳朝上,滴入3%过氧化氢(双氧水)溶液3~5滴,保留1~2分钟任其起泡沫后流出,用棉签子捲净。然后将病侧耳郭向后上方轻拉,将药水3~5滴对准耳道滴入,并用手指向耳屏挤压3~5次,促使药液经鼓膜穿孔处进入中耳,并留待数分钟,每日

3 次。药液温度最好与体温相近(过冷时宜稍加温,以免滴入后出现眩晕、恶心等前庭反应)。滴管不要触及外耳道壁,以免污染。常用的滴耳药有抗生素溶液和抗生素-糖皮质激素混合液,如 0.3%氧氟沙星、0.25%氯霉素地塞米松、3%林可霉素等,用于鼓室黏膜充血、水肿、分泌物较多时;乙醇(酒精)和甘油制剂,如 4%硼酸乙醇、2.5%~5%氯霉素甘油等,适合脓液少、鼓室潮湿时。脓液多、穿孔小时忌用粉剂,以免影响脓液引流,甚至导致并发症。

对于反复发作的慢性化脓性中耳炎,可以行乳突切除术加鼓室成形术,以彻底清除中耳乳突病灶,重建听骨链,修复鼓膜,恢复听力。对于已经长期干耳,鼓室和乳突无明显病变者,可行单纯鼓膜成形术。

5. **胆脂瘤中耳炎(中耳胆脂瘤)**　本病是一种位于中耳的囊性病变,非真性肿瘤。胆脂瘤可压迫骨质,加上蛋白溶解酶的作用,使骨质吸收破坏,致感染侵入颅内或其他部位,可产生各种较严重的并发症如脑膜炎等,应加以重视。

颞骨内的胆脂瘤可分为先天性和后天性两种。先天性胆脂瘤是由于胚胎期外胚层组织遗留或迷走于颅骨中发展而成。后天性又分为原发性和继发性两种,后天原发性胆脂瘤无化脓性中耳炎病史,胆脂瘤感染后可发生化脓性炎症,后天继发性胆脂瘤则继发于慢性化脓性中耳炎或分泌性中耳炎。

后天继发性胆脂瘤有耳内长期流脓,常有特殊臭味。后天原发性胆脂瘤早期无耳内流脓,继发感染时方有。听力下降的程度不等。由于胆脂瘤常导致听骨破坏,可有较严重的传导性耳聋,但由于胆脂瘤在缺损听骨间可作为传音的桥梁,听力下降也可不甚明显。部分病人可有耳鸣,音调高低不一。如果出现眩晕伴有恶心呕吐等症状,往往提示有内耳结构受侵犯;出现头痛、发热时,应警惕颅内并发症,均应及时就诊处理。

检查可见鼓膜上部(松弛部)穿孔或内陷袋,亦可涉及鼓环成为边缘穿孔。表面可有痂皮附着。CT 检查可见上鼓室、骨窦或乳突内软组织病灶,并可见边缘整齐、浓密的骨质破坏区。

治疗应行乳突根治术或鼓室成形术,彻底清除病变,预防并发症。若已发生并发症,则须及时手术,同时用大量抗生素控制感染。

中耳疾病主要起源于鼻腔和鼻咽疾病,通过咽鼓管进入中耳。因此,中耳炎的预防应做到以下几点:①预防感冒是预防中耳炎的积极措施。已得了感冒,不可用手捏紧鼻孔擤鼻涕,因为这样可增加鼻和咽部的压力,使鼻涕内细菌通过咽鼓管进入中耳。鼻涕可向后抽吸,由口吐出,或将手帕放在鼻前孔,轻轻地将鼻涕擤出;亦可轻捏一侧前鼻孔,轻轻地擤出对侧开放鼻腔内的鼻涕。②鼻腔、鼻咽部疾病要及时适当地处理。小儿肥大的腺样体,要及早医治。③患麻疹等急性传染病时,要多注意口腔、鼻腔的清洁卫生,以防止中耳炎。④游泳时擤鼻不当,或潜水、仰游时的方法不好,都可使水从鼻腔侵入中耳。初学跳水如果没有掌握好头部姿势,使耳对着水面跳下,可压破鼓膜。⑤不要用尖锐的东西(如发夹、绒线针等)挖耳,以免碰伤鼓膜。最好戒除挖耳的习惯。

对患急性化脓性中耳炎者,应及时、适当地治疗,以防转为慢性。已有慢性化脓性中耳炎者,要正确诊断、治疗,防止发生颅内并发症。

对化脓性中耳炎的危害要有一定的认识,注意严重并发症的早期症状,如耳痛伴有头痛、发热、恶心、呕吐等,怀疑有耳源性颅内并发症时,应及早医治,以免延误病情。化脓性中耳炎和乳突炎的并发症,大多是由于慢性胆脂瘤型中耳炎或急性中耳乳突炎向颅内或颅外扩展所致。因扩展部位不同,可分为:①颅内并发症:硬脑膜外脓肿、横窦血栓、耳源性脑膜炎、耳源性脑脓肿等。②颅外并发症:耳后脓肿。③颞骨内并发症:迷路炎、面神经麻痹等。

耳源性颅内并发症并不多见,虽常能危及生命,但完全可以防止。及时地诊断和治疗中耳炎,是预防以上并发症的关键。

耳郭冻伤

耳郭暴露于体表,易受冻,但常为人们所忽视。耳郭冻伤的主要病变是血管收缩,甚至血管中无血,以致局部缺血。若继续受冻,则发生凝固硬化,细胞及细胞间液冻结,细胞膜破裂,组织长期缺氧,呈干性坏疽。

初遇严寒,常发觉耳郭触之不敏感。若继续受冷,则耳垂和耳轮边缘呈死灰色,完全失去知觉。长期受冻的严重病人,耳郭的冻伤部位变为暗褐色或紫黑色,并有起疱甚至坏死,成腐肉脱落。

轻的耳郭冻伤皮肤干燥或剥脱,纤维组织增生,新生皮肤外形发亮,以后可恢复正常形态,但患耳对冷冻较为敏感,遇冷易再发。

防治的原则是保护耳郭,重建局部循环,恢复血液供应。严重冻伤者,应避免骤返热屋,突然加温,扰乱血液运行,增加渗血和坏死。正确做法是先用手轻轻按摩耳部,逐步恢复血液运行,逐渐升高温度至正常。若有坏死趋向,宜应用抗生素。若发生软骨坏死,甚至在耳郭前后形成窦道瘘管者,则需全部清除坏死软骨,开放窦道,促其及早愈合,缩小畸形。

耳部损伤

耳暴露于头颅外侧,当头颅受到挫伤、切割、撕裂、冻伤、烧伤、撞击伤和化学伤时都可引起耳部的损伤,较常见的损伤部位是耳郭和颞骨。

1. 耳郭血肿　耳郭的挫伤若无皮肤撕裂,常有软骨膜下渗血。损伤区呈圆形肿起,皮肤表面呈紫红色或有淤血斑,耳郭失去正常形态,触之有疼痛及液体感。轻度的血肿一般能逐渐吸收,自行消退;个别可引起机化,后遗轻度畸形。

血肿无异是一种细菌培养基,一旦发生感染,则有发热、剧痛、耳郭僵硬红肿,耳轮结构完全消失,炎症继续发展,尤其是铜绿假单胞菌感染,可迅速化脓,病程漫长,导致软骨逐渐坏死、萎缩,耳郭明显缩小,形成显著的畸形。

耳郭血肿的治疗原则是早期(在24小时内)先用冷敷,以冰袋置局部,减少血液渗出。若渗血较少,且无增加趋势,因可逐渐吸收,不必抽吸。渗血较多时,可在严格消毒条件下,以粗针抽取渗血,但针尖不可穿透软骨,要按照严格的无菌操作要求,防止带入感染。若48小时后仍有出血,应及时切开,在血肿最隆起处作一小切口,排除所有积血和血块,但切勿损伤软骨,同时应用抗生素,控制感染。

2. 耳郭断离和缺损　耳郭全部断离多由切割或撕脱等尖锐创伤所致,若处理不妥,耳郭再植常不易成功,造成全耳郭缺损,日后整复困难较大。

耳郭的血液供应较丰富,当被撕脱或切割伤时,只要还有一部分皮肤相连,特别是耳后动脉的总干未被切断时,经清洗扩创后,将撕脱部分缝回原处,存活可能性较

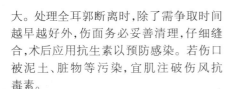

大。处理全耳郭断离时,除了需争取时间越早越好外,伤面务必妥善清理,仔细缝合,术后应用抗生素以预防感染。若伤口被泥土、脏物等污染,宜肌注破伤风抗毒素。

耳郭缺损常由创伤或感染造成。根据缺损的范围有不同的整复方法。小的缺损由于畸形不明显,一般都不行整复术。较大的耳轮缺损,可用拉线缝合法。如不能拉拢缝合,宜采用耳郭后侧面皮瓣滑行转移修复法。耳郭全缺损的修复较为复杂,大多需用耳支架(如自体肋骨、硅橡胶等)结合皮瓣进行整形,较难达到满意的效果。因此,有时建议病人戴义耳。

3. 颞骨骨折　颞骨骨折常见于头颅伤,多由坠跌、车祸、战伤或颞枕部击伤等引起。由于同时可涉及颅脑部的呼吸和循环等生命中枢,因此耳鼻喉科检查必须在全身情况许可下进行。

颞骨骨折以下4种情况可作为诊断依据。①外耳道出血:严重的大出血较少,小量出血可持续数日。②听力减退:有鼓膜撕裂、听骨移位时常呈传导性聋,损及迷路则可呈感音神经性聋。③眩晕。④面瘫。

颞骨骨折初期,若同时有呼吸和循环中枢损害时,其治疗要点是维护呼吸和循环中枢的功能、保持呼吸道通畅、改善颅内缺氧、控制出血和纠正休克,以及解除颅内压升高等。颞骨骨折在处理过程中应严格防止感染,加强耳部消毒,隔绝一切外来感染,并应用足量抗生素,防止颅内和迷路内化脓性并发症。后期在全身情况康复后,应设法恢复听觉和面神经功能,如修补鼓膜和整复听骨链,进行面神经修补术等。

聋　哑

聋哑俗称"哑巴",多指小孩自幼严重耳聋,不能听到语声,无从学习说话,因聋致哑,成为既听不见又不会讲话的聋哑人。

聋哑分先天性和后天性两类,并以后者居多,约占2/3。①先天性聋哑多由于胚胎期因遗传因素或胎儿父母为近亲婚配,妊娠期母体患高热、急性传染病,或耳毒性药物中毒等原因,影响胎儿内耳听觉器官的发育,致使小孩在出生后听不到说话声,妨碍对言语的摹仿、学习而成为聋哑。②后天性聋哑指出生后听觉器官没有疾病,后来由于高热,或者患了急性传染病,如脑膜炎、麻疹、伤寒、猩红热、腮腺炎、流感、百日咳、脑炎,以及用链霉素、新霉素、卡那霉素、庆大霉素等耳毒性药物,引起内耳药物中毒等原因而丧失听力。

聋哑的主要症状是耳聋。婴儿到了1岁左右学习说话的年龄仍不会说话时,便要考虑此病的可能性。聋哑者哭笑声正常,有的还可听到敲锣、雷鸣或爆竹声。为了确定诊断,查清聋哑的原因、性质和程度,首先应查清病史。除耳聋史外,尚需了解病人父母、祖父母等是否为近亲结婚或聋哑配偶,以及母亲怀孕史、小儿出生史和家族史有无异常。新生儿耳聋的发生率为$1‰\sim3‰$,大多数父母听力正常。新生儿耳聋中约50%与父母基因隐性异常有关,25%与母孕3个月内病毒感染、围生期缺氧、高热、黄疸有关。25%病因不明,这些病人鼓膜大多正常。应行听性脑干反应(ABR)、耳声发射和多频稳态(ASSR)检查,确定病儿听力状况。行CT检查了解内耳结构有无发育异常。

对于耳聋病儿应及早选配助听器,以利于学习语言。对于确定为双侧极重度耳聋的病儿,应考虑及早行人工耳蜗植入手术,术后仍需作规范的言语训练,这是目前能使病人从无声世界回到有声世界,获得实用听力的唯一方法。

聋的预防

聋即听力丧失或听力减退,大致可分两类:传导性聋和感音神经性聋。聋的预防,牵涉面较广,一般可做到以下几点:①消除外耳道阻塞因素,如耳道闭锁、耵聍堵塞等。②积极防治中耳疾病,根据不同病情,分别给予药物治疗、咽鼓管吹张、鼓膜修补、鼓室抽液、中耳传音机构重建、镫骨手术等,以恢复或部分恢复已经损失的听力。③积极防治各种急性传染病,如流行性脑膜炎、腮腺炎、脑炎、麻疹、伤寒等,对预防感音神经性聋有重要意义,因上述疾病,可直接或间接涉及听觉器官,损害听力。④预防医源性药物中毒,对于奎宁、新霉素、链霉素、卡那霉素、庆大霉素等可引起耳聋的药物宜谨慎使用,尤其是孕妇和婴幼儿,最好尽量避免使用,因新药不断涌现,目前头孢菌素类药物就有数十种,选择余地很大。⑤采取有效措施,消灭或降低生产场所的噪声和振动。加强个人保护也很重要。⑥其他如锻炼身体以增强体质,防止上呼吸道感染,积极治疗鼻腔与咽部疾病,以及避免近亲结婚等,在防聋上亦有一定作用。

梅尼埃病

梅尼埃病(内耳眩晕症)是一种原因不明的、以膜迷路积水为主要病理特征的内耳病。其病程多变,发作性眩晕、波动性耳聋和耳鸣为其主要症状。由于此病由法国医生梅尼埃在1861年首先报道,故名。其病因尚不完全清楚。其发病机制主要是内淋巴产生和吸收失衡。

临床表现　典型的梅尼埃病症状包括发作性眩晕,波动性、渐进性耳聋,耳鸣以及耳胀满感。眩晕是指病人感觉自身或四周景物在旋转,并伴有恶心,甚至呕吐、走路不稳和容易倾倒,有耳鸣、听力减退,常突然发作,每次发作时可持续数小时至数日,往往有屡发病史。发作间歇期不定。常可由过度疲劳、精神紧张、变态反应等诱发。发作时神志清楚,有时可见自发性眼球震颤。发作间歇期,全部症状可以消失,一切如常。诊断此病时应注意以下几个方面:①一般的头昏,视物无旋转或晃动,以及突然站起时感觉头昏、眼花等均不属此病。②如病人有化脓性中耳炎时,应首先考虑中耳炎的并发症——迷路炎,常同时有耳痛、头痛、发热等。③如眩晕不是突然发作,而是持续时间长、症状逐渐加重而不会消失,且伴有头痛或脑神经麻痹等现象时,应考虑颅内肿瘤(如听神经瘤)的可能。

防治　关于梅尼埃病的治疗,首先应解除不必要的疑虑,发病时要保持镇定,闭目静卧床上,尽量避免声响和强光的刺激,少饮水、低盐饮食。①治疗药物包括前庭抑制剂(仅在急性发作期使用)、抗胆碱能药物、血管扩张剂和钙离子拮抗剂和利尿脱水剂等。②对于眩晕发作频繁、剧烈,长期保守治疗无效者,可考虑手术治疗。手术方法包括内淋巴囊减压、迷路切除术及前庭神经切断术等,由于均有一定破坏性,需慎重选用。化学药物如庆大霉素鼓室内注射也能破坏前庭功能,能在一定程度上保存听力。

耳部肿瘤

耳部肿瘤的发病率较低,分良性和恶性两种,良性较多见,如耳郭血管瘤、外耳道乳头状瘤等;恶性肿瘤多发生于外耳道和中耳。

1. **外耳道乳头状瘤**　外耳道乳头状瘤多发生于外耳道外段,基底一般较广,表面呈褐红色颗粒突起,高低不平,青壮年男性发病率较高。一般认为是由病毒感染引起,经常不洁的挖耳,可能是促使肿瘤形成的一个因素。

主要症状为耳内发痒、阻塞感和听力减退,如有炎症,可有疼痛及少量流脓血。

治疗时可刮除全部肿瘤,以减少复发,由于此瘤有恶变的可能,应将切除的肿瘤组织送病理检查。

2. **外耳道和中耳恶性肿瘤**　发生于外耳道的恶性肿瘤,容易向内侵入中耳;发生于中耳的恶性肿瘤,亦常向外耳道扩展,因此两处肿瘤的症状往往相似。

约75%的病人有慢性化脓性中耳炎的病史,有人认为长期流脓的慢性刺激,可能是癌肿形成的重要因素之一。

主要的症状是耳流脓带血,耳痛厉害,并常在早期出现面瘫;若癌肿侵蚀骨质,使乳突或颅底等处发生破坏,可产生相应的症状。因此,多年流脓的病人,若无耳部急性感染,而脓液持续带血,有臭味,且有耳痛、头痛、面瘫、张口困难等,应仔细检查是否有癌肿。如已出现颈部淋巴结转移,往往提示肿瘤已属晚期。

外耳道与中耳恶性肿瘤预后较差,应争取早期诊断,及时治疗。确诊后一般可采用先放疗后手术的综合疗法。对病变较广泛不适合手术或放疗的病人,可考虑药物治疗。

耳鼻咽喉科常用药物

耳鼻咽喉科常用药物见表35-1。

表 35-1　**耳鼻咽喉科常用药物**

药品名称	成分与浓度	作用	用途	用法
麻黄碱滴鼻液	0.5%～1.0%	使鼻黏膜血管收缩,以利通气,并减轻炎症反应	急、慢性鼻炎和鼻窦炎,变应性鼻炎(过敏性鼻炎)	滴鼻,每日3～4次,每次每侧3～4滴;成人用1%,婴儿用0.5%
呋喃西林麻黄碱滴鼻液	呋喃西林1:5 000,盐酸麻黄碱1%	同上,兼有轻度杀菌作用	同上	滴鼻每日3～4次
薄荷樟脑油滴鼻液	薄荷1克,樟脑1克,石蜡油加至100毫升	具有芳香、润滑鼻黏膜作用,以及有刺激神经末梢,促使鼻黏膜恢复功能	萎缩性鼻炎干燥性鼻炎	滴鼻,每日3～4次,每次每侧3～4滴
过氧化氢溶液	3%	与脓液等有机物相遇,立即放出初生态氧,产生气泡,具清洁、消毒作用	急、慢性化脓性中耳炎,外耳道炎及溃疡膜性咽峡炎	洗耳,每日3次,每次2～3滴;含漱时每日3～5次

（续表）

药品名称	成分与浓度	作用	用途	用法
0.3%氧氟沙星滴耳液	0.3%氧氟沙星	抗菌作用	急、慢性化脓性中耳炎，外耳道炎	滴耳，每次3～5滴，每日2～3次
氯霉素滴耳液	0.5%	抗菌作用	急、慢性化脓性中耳炎	先用过氧化氢溶液洗耳，拭干，再滴本液，每日3次，每次3～4滴
复方氯霉素滴耳液	0.5%氯霉素 0.5%可的松	抗菌，抗过敏作用	急、慢性中耳炎，脓液带黏液者	滴耳，每日3次，每次2～3滴
糖皮质激素鼻喷剂	布地奈德，丙酸氟替卡松、糠酸莫米松或曲安奈德等	抗炎、抗过敏	变应性鼻炎（过敏性鼻炎）、慢性鼻炎、慢性鼻窦炎	喷鼻，每日1次
抗组胺药鼻喷剂	盐酸氮䓬斯汀、盐酸左卡巴斯汀等	抗过敏	变应性鼻炎（过敏性鼻炎）	喷鼻，每日2次

第36章

口腔科疾病

　　口腔科疾病包括牙齿、牙周组织、口腔黏膜、颌骨、唇、颊、舌、口底、腭、唾液腺和颞下颌关节等组织器官的疾病。疾病的种类很多，常见的有炎症、外伤、畸形和肿瘤。这些疾病发生在局部，但可以影响到全身健康；同样，有些全身疾病也可在口腔内有特殊的表现。

口腔疾病常见症状

　　在口腔科的许多疾病中，常出现一些相似或共同的症状，这些症状虽然不能单独作为一个疾病来分类，但因症状突出，病人感受深刻，在诊断和治疗上都具有很重要的地位。

疼痛

疼痛是口腔科最常见的症状,主要由牙源性疾病引起:①龋及牙齿其他硬组织疾病:病变深达牙本质时,口腔遇冷、热、甜、酸时即可有牙痛,但无自发性痛,若损害接近牙髓时,有激发痛。②急性牙髓炎:是引起牙齿剧烈疼痛的主要原因,疼痛的特征为自发痛,夜间尤甚,遇刺激疼痛加剧,而且很难定位。③急性牙尖周炎:当牙髓坏死而炎症达根尖周时可引起牙痛,常表现局限性剧烈自发痛,并有咀嚼痛。④牙周组织急性炎症:如急性多发性龈脓肿、坏死性龈炎、牙周脓肿都会产生自发性跳痛。⑤急性智齿冠周炎:由于该牙位置不正致食物嵌塞,容易发炎,牙龈红肿,呈持续性疼痛常伴张口受限。此外,疼痛可由一些非牙源性疾病引起,如三叉神经痛、上颌窦炎、颞下颌关节疾病、颌骨内肿瘤、高血压引发牙髓充血、糖尿病引发牙髓血管炎和坏死等原因都可导致疼痛。

出血

牙龈出血往往提示牙周组织有炎症发生,也是某些全身疾病的口腔表征。引起牙龈出血的常见牙源性疾病有:①牙龈病和牙周炎:口腔卫生不良、牙列不齐等因素导致牙菌斑、软垢、牙石易于沉积于牙颈部,刺激牙龈,引起炎性反应。此外,咬合创伤、不良修复体等刺激牙龈都可引起牙龈炎症,使牙龈血管扩张,通透性增大,龈袋上皮糜烂而发生出血。②急性牙龈炎症性疾病:如疱疹性龈炎和坏死性龈炎,此类牙龈出血量较多,常不易自行停止。③牙龈毛细血管瘤或牙龈癌:可出现自发性出血或刺激性出血,出血量大。

引起牙龈出血的全身性疾病有:①血液病:如白血病、血小板减少性紫癜、血友病、恶性贫血和维生素 C 缺乏病(坏血病)等,由于凝血功能的变化而出现牙龈自发性持续出血,口腔黏膜下和皮下也可有出血点或瘀斑,有全身症状,用一般止血方法常无效,常需全身系统的治疗才可能止血。②内分泌性疾病:如妇女月经期、妊娠期都可有牙龈充血、牙龈瘤样增生而致牙龈出血。

属于牙源性疾病的牙龈出血,危害不大,通过定期洁齿、去除刺激因素或系统性的牙周病治疗能够得到治愈或控制;属全身性疾病所引起的牙龈出血,要特别注意治疗相关疾病。

口臭

口臭是指一种带有臭味的呼气气息,是许多口腔疾病或全身疾病的综合症状。由口腔疾病及口腔卫生差引起的口臭占多数。常见的原因有:①口腔卫生不良:由于不注意口腔卫生,致使牙垢堆积和食物腐败分解所致。②龋病:龋洞内的腐质化学分解发出臭气。③牙周病及根尖周病:牙周袋溢脓或瘘管溢脓引起口臭。④口腔内的其他疾病:急性坏死性龈炎、口腔溃疡、颌骨骨髓炎、舌苔厚腻、不良修复体等都可使口腔内发出臭味。

全身的原因也可引起口臭:①口腔邻近器官的病变:慢性扁桃体炎、鼻窦炎、上颌窦炎。②呼吸道疾病:如支气管扩张、肺脓肿、肺结核、肺癌等。③消化道疾病:如胃肠功能紊乱、胃溃疡、胃癌等,臭气均可经过口腔引起口臭。④新陈代谢疾病:如患糖尿病时,口腔有腐烂的苹果味。⑤化学药物中毒:如磷、砷、铋等中毒时,从口腔内散发出似大蒜的气味。另外,喜食葱、蒜等食物或嗜好烟酒,可在呼气时散发难闻的气味。

口臭的治疗必须针对病因,首先应消除口腔内的引发因素,如找不到原因,应到内科或有关科作进一步检查。

舌痛

舌痛症与舌灼症、舌热症同属一类，为舌的主观感觉异常。舌痛的原因很多，有的可找到局部或全身原因，有部分人查不出原因，属于心理方面的问题。

一般有原因可查的舌痛有以下几种：①局部刺激：如尖锐的牙尖边缘、不良修复体等引起创伤性溃疡或舌炎导致舌痛；过度吸烟或饮酒、刺激性的牙膏和漱口药水直接刺激舌，发生舌炎导致舌痛。②舌的局部炎症：如舌乳头炎、正中菱形舌炎、沟纹舌炎症等。③肿瘤：如舌根部癌肿或肿瘤继发感染，常伴有剧烈疼痛。④贫血：如缺铁性贫血、恶性贫血致舌乳头消失，舌面光滑、干燥而疼痛。⑤B族维生素缺乏：舌乳头消失，发红发紫，疼痛。

一般无原因可查的(主观性)舌痛是指舌痛只凭主观感觉，又找不到原因。这一类型的舌痛多见于中年和老年者，近更年期或在更年期的妇女也常有舌痛的症状；有些病人因恐癌、情绪紧张而有舌的感觉异常。这种心理性和原因不明的舌痛，在舌的生理功能上并无任何障碍，可照常起居饮食。

有原因舌痛的治疗必须针对病因；但对无原因的舌痛者也不能忽视，应作局部及全身检查，排除病变存在后，进行耐心解释，消除恐癌心理。

张口受限

正常成人的张口范围大约为手指3横指，张口度小于此范围即为张口受限。

张口受限最常见的原因为口腔颌面部炎症和颞下颌关节功能紊乱，如双侧下颌阻生智齿冠周炎，其机制在于炎症或慢性劳损等引起咀嚼肌、翼内肌的功能异常，一般经消炎和一些对症措施后可以缓解。

有些张口受限呈进行性发展，如某些恶性肿瘤累及咀嚼肌后，可引起张口受限，并呈进行性加重。因此，对于进行性张口受限，应重视对恶性肿瘤的排查。张口受限的另一个原因为颞下颌关节强直，其病因往往是颞下颌关节的外伤、炎症，引起关节头与关节窝之间互相融合，或者关节周围的软组织有瘢痕组织形成而限制张口，严重者可完全不能张口。多需手术治疗。此外，外伤如颧弓骨折因骨折片移位压迫喙突可引起张口受限，根据外伤史和X线片不难诊断。

颞下颌关节弹响

正常的颞下颌关节在张、闭口时都是运动平滑自如，没有响声。关节的弹响多表现为下颌运动时，耳前方关节处发出的"咯嗒"样杂音；严重时，别人也可听到。颞下颌关节弹响是颞下颌关节紊乱病(TMD)常见症候之一，好发于青壮年，有时还伴有张口受限和疼痛。

颞下颌关节弹响提示关节周围的肌肉韧带的功能障碍、关节内部的结构改变，或关节发生退行性改变，较长时期的错𬌗畸形、颌面部外伤史是引起这一系列改变的常见原因，应结合病人的具体表现作进一步的检查以明确诊断。

对症治疗多以局部理疗、药物封闭和咬合垫等，但疗效欠佳；对错𬌗畸形引起的关节弹响症状因从病因入手，采用正畸干预手段积极治疗。

口腔常见疾病

龋病

龋病是一种由口腔中多种因素复合作

用所导致的牙齿硬组织进行性病损,表现为无机质的脱矿和有机质的分解,随着病程的发展而有一色泽变化到形成实质性病损的演变过程。其特点是发病率高,分布广。一般平均龋患率可在 50% 左右,是口腔主要的常见病,也是人类最普遍的疾病之一,世界卫生组织已将其与癌症肿瘤和心血管疾病并列为人类三大重点防治疾病。

龋病初,牙面的色、形、质都发生变化,色泽灰黯,质地疏松而粗糙,但无明显症状;继而形成龋洞并不断扩大,最后可使整个牙齿受到破坏。主要症状是当龋洞发展到牙本质时,遇冷、热、甜、酸的食物时发生疼痛,当龋洞近髓时常有食物嵌塞痛。

龋病的预防重在注意口腔卫生,早晚刷牙,食后漱口,少吃甜食,睡前不吃零食。坚持正确刷牙方法,如上下移动刷牙,咬合面来回刷,内侧面要刷净,彻底清除牙间隙的食物残渣。儿童 4 岁前可由父母帮助刷牙,4 岁时即可教其刷牙方法。定期检查和及时治疗,使用含氟牙膏刷牙,可起到一定的防龋效果。

牙髓炎

牙髓的炎性病变,俗称牙神经痛,多因深龋未及时治疗而使细菌感染进入牙髓而引起,是造成剧烈牙痛的主要原因。疼痛的特点是自发性、阵发性或持续性的剧烈牙痛,遇冷热刺激和夜间疼痛加剧,疼痛可沿三叉神经分布扩散到同侧头、颈部等处,因而病人大多不易明确牙痛的位置。到后期牙髓化脓时,口含冷水可暂时止痛。俗话说:"牙痛不算病,痛起来要了命!"急性牙髓炎的特点是发病急,疼痛剧烈,不能靠服镇痛剂达到止痛目的,最有效的方法是开髓引流,即打开髓腔,使炎性产物如脓液流出,减少髓腔的压力,疼痛得以迅速缓解。

牙髓炎的治疗原则:应治疗急性病症,解除剧痛;尽量全部或部分保存活髓;不能保存活髓时,应努力保存牙齿。根据病变性质、年龄和健康情况,采用不同的治疗方法。对无保留价值或已不能治愈甚至对机体有害的牙齿,可予拔除。

根尖周炎

牙齿根尖周组织的急性或慢性炎症称为根尖周炎。牙髓炎发展到晚期,牙髓组织大部或全部坏死时,或有细菌感染,牙髓组织分解的产物、毒素便会通过根尖孔,引起根尖周组织发炎。此外,牙齿受到急剧的外力撞击时,根尖周组织也受到猛烈的创伤而造成根尖周炎。根尖周炎疼痛的特点是持续性自发痛、咀嚼痛和叩痛,遇冷热刺激痛不明显,病人能明确指出患牙位置。到后期化脓时,称为急性牙槽脓肿,患牙呈持续性跳痛,根尖部牙龈红肿,脓液穿破牙槽骨至黏膜下,可出现波动,局部淋巴结肿痛,可伴有高热等全身症状。如未及时治疗,可发展为颌面部蜂窝织炎和颌骨骨髓炎。

治疗在急性期首先应予抗菌消炎和止痛,并建立引流(开髓、切开等)。待急性炎症消退后,视情况行根管治疗术或塑化治疗,无保留价值的牙齿,可予拔除。彻底及时治疗牙髓炎可预防根尖周炎。

龈炎

龈(牙龈)炎是局限于龈缘和龈乳头的慢性炎症,是最常见的一种慢性牙周病。多由牙石、牙垢、牙菌斑、食物嵌塞、不良刷牙的方法、错𬌗及不良修复体等局部刺激牙龈引起。主要症状是牙龈红肿,表面失去坚韧外观而变松软,有自发性或激惹性牙龈出血,牙垢多,口臭。可有龈下牙垢及溢脓,因牙槽骨无破坏,故牙无松动。

治疗措施是消除致病因素,如洁治术、刮治术除去龈上下牙垢,矫正错殆、不良修复体等,注意口腔卫生,用正确方法刷牙等。如为全身疾病如血液病、维生素 C 缺乏等所致牙龈炎,须针对这些疾病进行治疗;对药物引起的牙龈增生,应行专科手术切除。

牙周炎

牙周炎是侵犯牙龈和牙周组织的慢性炎症,是一种破坏性疾病,其主要特征为牙周袋的形成及袋壁的炎症,牙槽骨吸收和牙齿逐渐松动,最终导致牙脱落。本病多因为菌斑,牙石,食物嵌塞,不良修复体、咬创伤等引起,吸烟会加重牙周组织的炎症。

牙周炎应早期治疗,首先应去除龈上牙石,然后除去牙周袋内的牙石,并刮除牙周袋内含有大量细菌毒素的病变牙骨质,经过这些治疗后,牙龈红肿可以消退,牙龈出血和牙周袋溢脓可消失。牙周炎治疗成功的关键之一是周密的治疗计划和医生精湛的技术,二是病人坚持良好的自我菌斑控制。后者较前者更为重要。

牙周病不仅会造成牙齿的松动、脱落,也与全身健康有着密切的关系。如:①心脑血管疾病:牙周病变部位存在大量的致病菌,这些细菌可产生内毒素并侵入血液,引起凝血机制的改变和血小板的变性,还可直接刺激血管,导致小动脉痉挛。如果冠状动脉受累,发生收缩痉挛,再加上微小血栓的作用,就会引起急性心肌梗死的发生。牙周炎是动脉硬化和急性心肌梗死的危险因素。感染性心内膜炎与牙周病也有关系。②妊娠:许多研究证实,早产儿和低出生体重儿与母亲患牙周炎有关。因此,患有牙周炎的育龄妇女在准备怀孕前应当首先治疗牙周病,控制炎症,才能保证孕期

和胎儿的健康。③糖尿病:糖尿病与牙周病互为危险因素。血糖控制不好,牙周健康难以保证;反之,牙周炎症不控制,正常的血糖水平也难以达到。④消化道疾病和呼吸系统疾病:牙周病病人的龈下菌斑中含有大量的致病菌,有可能是幽门螺杆菌和呼吸道病菌的储库。⑤伯格病:又称血栓闭塞性脉管炎,患此病的病人手脚血管梗阻,严重时需要截肢,是极难治愈的疾病之一。最新研究发现引起伯格病的罪魁祸首是牙周炎细菌蔓延至全身而引起的。⑥风湿性关节炎:国外学者研究显示,牙周炎病人发生风湿性关节炎的概率远远高于一般人群,同时,大部分风湿性关节炎病人伴有中度或重度牙周骨吸收。

牙周病的预防:①漱口:食后用盐水或漱口水将留在口中及牙齿上的残留物及时漱掉。②刷牙:建议"三三"制,一日三次,一次三分钟,注意使用正确刷牙方法。③按摩:用示、拇指轻轻按摩牙龈 10～15 次,从上到下逐个按摩,以改善病变组织的血液循环,有利于炎症的迅速消除。④扣齿:上下磕扣牙齿 10～15 次,以运动牙根部,起到固齿作用。长期坚持,能使牙周病得到控制,健康的牙齿得到保护。⑤定期检查:定期到专业医疗机构进行口腔检查,最好每六个月一次,进行牙周清洁治疗(洗牙)。

第三磨牙冠周炎

第三磨牙(智齿)牙冠周围的软组织炎症为第三磨牙(智齿)冠周炎。常发生于18～25 岁的青年,是常见口腔疾病之一。主要症状为牙冠周围软组织肿胀疼痛。如炎症影响咀嚼肌,可引起不同程度的张口受限,如波及咽侧则出现吞咽疼痛,导致病人咀嚼、进食及吞咽困难。病情重者尚可有周身不适、头痛、体温上升、食欲减退等全身症状。

到第三磨牙萌出年龄,如发现牙位不正,应及早请专科医师检查,早期拔除。已发生冠周炎者,可用温盐水漱口,局部置碘甘油。有全身症状或并发症时,可酌情给予抗生素,以防牙槽脓肿或颌骨骨髓炎的发生,待炎症消退后,拔除患牙。拔除后不须装义齿。

残根及折裂牙的保存治疗

牙齿由于龋坏等原因而致使牙冠基本缺失,仅剩余牙根,称为残根。折裂牙是指由于形态学、物理、医源性等因素使牙齿发生折裂或不完全性折裂。多数病人觉得它们没什么用会选择拔掉,但如果残留的牙根能得到及时妥善处理,充分利用,会给您带来很大的益处。①利用残根做单纯根桩或金属核桩来恢复牙冠,这种方式叫桩冠,既舒适又美观,足以乱真。②将残根做金属盖帽后,再做活动覆盖义齿,此时不仅可以保存牙槽嵴的功能,减缓牙槽骨吸收,且有利于咬合力传导,防止义齿下沉。③全口多数牙缺失时,保留残根有利义齿的固位及增加义齿的稳定性,提高修复效果。

复发性阿弗他溃疡

复发性阿弗他溃疡(复发性口疮)是一种反复发作、孤立的圆形或椭圆形口腔黏膜溃疡,单发或多发于口腔黏膜角化差的部位,多发生于青年人,女性比男性多。病因尚不清楚,可能与内分泌紊乱、自身免疫、遗传、消化道疾病、精神因素等有关。

起病快,黏膜充血水肿,有丘疹或水疱形成,短期内破溃成溃疡,表面有灰白或淡黄色的坏死组织。有剧烈烧灼痛,病程有自限性,一般 10 日左右可愈合,但溃疡往往此愈彼起,绵延不断。临床根据溃疡数目、大小、是否并发其他器官疾病等分为:①轻型阿弗他溃疡(溃疡数目小于 5 个)。

②重型阿弗他溃疡(直径 1～2 厘米)。③疱疹样阿弗他溃疡(数目多于 5 个),白塞综合征(伴外生殖器溃疡、眼角膜炎等)。

治疗主要为对症治疗,目的是止痛、消炎以促进溃疡愈合。局部用锡类散、金霉素甘油、表面麻醉剂等。增强机体抵抗力,以延长发作时间间隔和缩短愈合时间。补充维生素,免疫功能低下者给转移因子、左旋咪唑等。

口腔黏膜扁平苔藓

本病是一种较常见的慢性、表浅性、非感染性的口腔黏膜病。常可与皮肤病损并行,本病以中年女性多见,少见于儿童和老年人。病程可长达数年以上。病因不清,但常与精神因素疲劳过度、内分泌紊乱及自身免疫有关。病变多发生在颊黏膜、前庭沟、舌、唇等处,病变表现为黏膜表面出现白色小丘疹连成的网状、树枝状或斑块状损害,病变常对称,条纹之间的黏膜发红,一般无自觉症状或稍有粗糙感觉,称为"寻常型扁平苔藓"。有时病变区出现糜烂,但在糜烂的周围仍可见白色条纹状的损害,病人可感到疼痛,特别是进食时为甚,称为"糜烂型扁平苔藓"。

治疗以及时去除局部刺激因素为主。药物治疗易复发,可用羟氯喹、维 A 酸等内服或局部应用,对糜烂型可用肾上腺皮质激素类药物局部(含漱、涂擦)或全身(注射)应用。并定期随访,尤其对糜烂型,必要时行活检,以防恶变。

烤瓷冠和全瓷冠

烤瓷冠是在金属修复体的表面烧结一层陶瓷,使两者牢固地结合,成为一种既具有金属的强度而又有陶瓷美观的修复体,用以恢复缺损或缺失牙的形态和功能。烤瓷冠适用于:①牙体缺损大、残根、充填修复固位不良者。②四环素牙、根管治疗牙、畸形牙冠的美观和功能性治疗。③也可用作固定桥的固位体，最宜于修复1～2个缺失牙。随着种植牙的普及，如果缺牙间隙两侧的邻牙完好，不建议将健康的邻牙用作固定桥的基牙，而因考虑种植牙修复。④接触点不良或咬合过低牙的矫治等。但深覆合、咬合过紧的患牙，前牙唇舌径过小的患牙，伴牙周炎、牙齿松动、牙周组织代偿功能降低，以及牙根尖区骨质破坏达牙根2/3者，不宜做烤瓷牙。

全瓷冠是近年来口腔材料学飞速发展的成果。目前，各种瓷性材料的性能已能满足绝大部分临床要求。由于全瓷冠无金属基底，牙体预备中龈缘可选择龈上设计，在安全性和美观性上明显优于烤瓷冠；对于口内金属敏感者，需要定期做CT或MRI检查者，以及对前牙的美观非常注重者尤其适用。全瓷冠的适应证和禁忌证基本与烤瓷冠相同，但在牙体预备中邻面和舌面的切削量较烤瓷冠稍大，并常与纤维桩联合应用修复已行根管治疗的前牙。

牙齿美白

广义而言，牙齿美白是牙列整齐、牙弓曲线优美、牙形态正常、大小合适、色泽亮白、协调等多种条件的统一体；但通常特指采用牙齿漂白技术或牙面遮盖技术以达到牙齿颜色视觉变白的美容效果。目前认为，牙齿漂白对改善轻度四环素牙和氟中毒牙、增龄引起的牙齿变色，或追求"更白一点"的健康牙齿疗效较佳；对中度四环素牙也有一定疗效；而对重度四环素牙、牙体变色伴有牙面点状缺损的病例则效果不佳，建议采用牙面遮盖技术，如牙贴面等。

牙齿漂白可分为表面漂白、内部漂白、诊所漂白、家庭漂白等。内部漂白要将漂白剂放入髓腔，一般只对死髓牙实施。诊所漂白通常使用高浓度的过氧化尿素（35％）或过氧化氢（35％），可加用光照，如当今流行的冷光漂白；一般3次治疗后再辅以2周的家庭漂白，效果较为稳定，大约能维持2年。家庭漂白由于采用低浓度的漂白剂，对牙齿较为安全，但治疗时间较长，需要病人的密切配合，美白效果显现较慢。

牙齿漂白使用的漂白剂，其降解产物是安全的，不会对人体产生伤害；但在漂白过程及结束后的一段时间内，常常会导致牙齿的暂时性敏感，一般在使用含氟牙膏使牙齿再矿化后，症状即可消失。对已有牙齿敏感的病人，不宜进行漂白治疗。

牙体变色严重和釉质发育不全等涉及牙面缺损的病例，最好采用贴面技术来改善牙的外形和颜色。由于瓷材料和粘结技术的迅猛发展，以瓷贴面修复的前牙美观性和稳定性俱佳，拓宽了牙齿美白的适应范围。

错𬌗畸形

错𬌗畸形是由于先天和后天的各种因素作用于牙、颌、面软硬组织所造成的牙齿排列、牙弓关系乃至颌骨关系的异常。从乳牙到恒牙全部萌出的发育阶段，都可能出现各类畸形。错𬌗畸形不仅影响美观，还可以影响咀嚼功能，易导致龋病和牙周病，甚至引起颞下颌关节疾病。

产生错𬌗的原因是多方面的，主要有：先天性牙颌发育畸形；进食过于精细，牙槽骨得不到正常咀嚼压力的刺激，就会使牙、颌、面的发育不足；儿童时期有伸舌、吐舌、吮指、咬下唇、咬指甲、口呼吸等不良习惯，影响牙颌系统的生长发育；牙萌出次序异常，如乳牙早失或滞留，恒牙早失、早萌或迟萌，牙萌出次序紊乱，异位萌出等致牙列错位；其他尚有颌骨牙源性肿瘤、牙缺失后

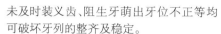

未及时装义齿、阻生牙萌出牙位不正等均可破坏牙列的整齐及稳定。

预防错𬌗畸形重在从小培养正确的饮食观念，注重口腔卫生，纠正不良习惯；已有的错𬌗畸形应请正畸专科医师诊治，一般最佳的矫治年龄大约在 12～14 周岁。对功能性错𬌗应尽早矫治，早期阻断异常的神经-肌肉反射，治疗相对简单，预后良好；对于牙性错𬌗和部分轻度骨性错𬌗，成熟的固定矫治技术通常都能达到恢复口腔正常功能、消除咬合创伤、改善外貌的目的；对于一些严重的骨性错𬌗，常常需要正颌外科的介入，采用手术加正畸的联合治疗。

种植牙

种植牙是将纯钛材料制作的人工牙根（种植体），通过外科手术植入牙槽骨中，然后在种植体上安装人工牙，以代替缺失的牙齿。种植牙美观、舒适、咀嚼效率高，适用于牙槽骨量充分的各种牙齿缺失。但禁用于有全身疾病或颌骨病变而不能手术的病人，有严重错𬌗、夜磨牙等不良习惯和精神过度紧张的病人，以及大量抽烟和口腔卫生差者谨慎采用。

牙外伤及颌骨骨折

牙外伤指牙齿遭受外力撞击后引起的损伤，主要包括牙震荡和牙脱位。

牙震荡时牙齿略长，咬合或敲击患牙有疼痛感，一般可不作特殊处理或适当调合促进早期恢复。

牙脱位则是牙齿位置显著变化，嵌入或脱出牙槽骨，需要尽早复位和固定。

颌骨骨折包括上、下颌骨的骨折，是面部常见的骨折之一。颌骨骨折往往同时伴有颅脑、颈椎、胸腹部的损伤，口内常有出血、牙齿或骨折碎片等，可能发生呼吸道阻塞，在病人运送和处理过程中应注意生命

体征的变化和保持呼吸道通畅。

颌骨骨折一般表现为面部的肿胀、淤血、口腔出血、局部疼痛、张口受限等，上、下牙齿之间咬合错乱是颌骨骨折的特征性表现。此外，上颌骨骨折还可以出现眶周淤血和鼻腔出血等。

颌骨骨折首先要检查是否有窒息和其他部位的损伤，在病情允许的情况下，对骨折的治疗应尽早进行，可以有效地恢复功能和外形。治疗方法可选择颌间固定，或手术复位、内固定。

唇腭裂

唇腭裂是常见的先天性畸形，发病机制还不明确，唇腭裂不仅影响面部外形，而且会影响语言等其他功能，如在婴儿期吸吮障碍造成喂养困难。

唇腭裂的程度和范围因人而异，轻度的唇裂仅累及唇红部分，重者可达鼻底，同时伴有鼻部畸形。轻度腭裂仅为腭垂（悬雍垂）裂开，重度裂隙可达牙槽骨，少数同时伴有唇裂。唇腭裂以单侧多见，少数可以双侧同时发生。

唇腭裂的治疗应采用手术修复为主的序列治疗，包括手术关闭裂隙、语音训练、牙槽骨缺损区植骨以诱导牙齿萌出和颌骨畸形的手术矫正等方法，尽量恢复外形和功能。如果条件允许，应尽早治疗。手术的适宜年龄：单侧唇裂为出生后 3～6 个月，双侧唇裂为出生后 6～12 个月，腭裂为 1 岁左右。

牙源性囊肿和颌骨良性肿瘤

牙源性囊肿和颌骨良性肿瘤是颌骨的常见疾病，该类疾病以下颌骨居多，主要表现为范围比较局限的骨质膨隆，一般生长缓慢，生长到一定程度可引起面部的变形、牙齿移位、松动，从而影响咀嚼功能。

诊断主要依靠 X 线检查,但有时难以区别组织学类型,最终由病例明确诊断,而且各种类型疾病的生物学行为也不尽相同,治疗的方法必须有针对性。根尖囊肿或含牙囊肿单纯刮除囊壁即可,成釉细胞瘤及角化囊肿应切除病灶及周围的部分正常骨质,以防止复发。囊肿刮除后,较大的骨腔可置人工骨(如羟基磷灰石等)或自体骨松质填充。对较大范围的病变需作颌骨切除者,切除后的缺损应作植骨修复,以恢复面部外形及咀嚼功能。

唾液腺肿瘤

多形性腺瘤又名混合瘤,是最常见的良性唾液腺肿瘤,好发于腮腺和下颌下腺。腮腺多形性腺瘤一般发生在中年,主要表现为耳朵周围腮腺区的肿块,质地中等偏硬,有明确的界限,多数表面呈结节状,一般无疼痛、面瘫等表现。肿块可因为发生囊变而突然增大。少数多形性腺瘤会发生恶变,如肿块在短期内增大明显、出现疼痛或面瘫,则提示有恶变可能。腮腺多形性腺瘤应与腮腺区的肿大淋巴结相区别。由于腮腺多形性腺瘤包膜不完整,属于临界性肿瘤,单纯的肿块切除过程中往往会切破肿瘤而引起肿瘤的种植和复发,因此,手术时应完整切除肿瘤和周围的腺体。手术时还要注意保护面神经,以防止面瘫。

腮腺癌是头颈部较常见的恶性肿瘤之一,腮腺癌的类型多,各种类型的生物学行为各不相同。低度恶性的腮腺癌仅仅表现为生长缓慢的腮腺区肿块,其病史可长达数年之久,与良性肿瘤并无明显的区别。肿瘤发展到一定程度,会出现疼痛、面神经瘫痪,后期可出现颈部淋巴结,以及肺、肝等部位的转移;高度恶性者的肿块短期内快速生长,很快出现面瘫症状。

腮腺癌的治疗以手术为主,早期恶性程度较低的腮腺癌,如与面神经相距较远,可以进行保留面神经的全腮腺切除,否则就要考虑同时切除部分甚至全部面神经;晚期的病例要根据情况联合颈部淋巴结清扫或下颌骨部分切除,手术后放疗对于晚期病人有一定的作用。

唾液腺结石及化脓性炎症

唾液腺结石好发于下颌下腺,由于结石阻塞导管,唾液排泄不畅,进食和其他原因致唾液分泌量增加时,下颌下腺肿大和酸胀,不完全阻塞的病例,餐后随着唾液排出,不适很快消失。抵抗力下降时,可继发急性感染,引起下颌下腺肿痛,下颌下腺导管开口处红肿,有脓液流出。

单纯唾液腺结石可不作特殊处理,下颌下腺炎治疗以消炎、止痛为主,同时避免进食刺激性食物以减少唾液的分泌。

急性化脓性腮腺炎多见于老年体力衰弱或大手术后的病人,因体内脱水,涎液分泌减少,口腔内的细菌经导管逆行感染所致。急性化脓性腮腺炎主要表现为整个腮腺区的红肿、疼痛,表面皮温升高,检查时可发现导管开口处充血水肿,并有脓性分泌物流出。急性化脓性腮腺炎应与流行性腮腺炎和腮腺内的淋巴结急性炎症相区别。流行性腮腺炎多见于儿童,呈季节性流行,一般表现为腮腺区肿胀,导管口无明显充血,分泌物清亮,但流行性腮腺炎也会继发化脓性炎症。腮腺内的淋巴结急性炎症一般表现为腮腺区的局限性红肿,导管及涎液均无改变。

急性化脓性腮腺炎的治疗以抗感染治疗为主,如有脓肿形成,则应作切开引流。

颞下颌关节脱位和颞下颌关节紊乱病

颞下颌关节脱位是指下颌骨的髁状突

滑出关节窝,不能回到正常的位置,因而无法闭口。分为单侧脱位和双侧脱位。单侧脱位伴下颌中线向健侧偏位,患侧耳前凹陷。双侧脱位则下颌前伸,面下1/3变长,前牙开𬌗。治疗为尽早复位并限制下颌活动。

颞下颌关节功能紊乱病是口腔科最常见的疾病之一,病因不明,可能的致病因素很多,包括:牙列不齐、牙齿缺失、外伤、单侧咀嚼、精神紧张等。颞下颌关节功能紊乱病一般可分为3种类型:咀嚼肌紊乱、关节结构紊乱和骨关节病。

咀嚼肌紊乱主要为关节周围的肌肉、韧带的功能异常,病人主要表现为颞下颌关节周围的咀嚼肌、韧带的疼痛,有时还有张口度的异常(张口过大或受限)、关节弹响等表现,有时疼痛还会向颈部放射,检查时可以在受累的肌肉和韧带处扪及压痛。诊断主要根据临床表现。

治疗首先应去除致病因素,如修复缺失的牙齿,避免进食过硬的食物等,根据病人的情况,采用理疗、局部封闭和服用解痉止痛药物等方法有助于缓解不适症状。

关节结构紊乱指关节盘的位置发生改变,主要表现为关节活动时的弹响,而且开口时下颌先偏向病变一侧,然后再回到中线;后期关节盘的移位成为不可复性,此时关节的活动就受到限制,病人往往还同时伴有周围咀嚼肌功能的异常。

治疗根据病人的严重程度进行理疗、关节腔冲洗、关节镜手术或关节开放手术。

骨关节病指颞下颌关节发生退行性改变,关节腔内发生粘连等改变,病人除了关节周围疼痛、弹响外,还出现关节杂音、张口度受限等表现,关节造影、关节镜检查或MRI有助于明确诊断,骨关节病的治疗以手术为主。

第37章

肿　瘤

概　述

恶性肿瘤是当前威胁人类健康和生命的主要疾病之一,人类认识肿瘤有3 000余年的历史,从20世纪以来对恶性肿瘤流行病学、病因、预防、诊断、治疗以及基础研究的进步,肿瘤学成为了一门独立的学科并进一步形成若干分支。

肿瘤是一种细胞的异常增生。肿瘤细胞与正常细胞相比,有结构、功能和代谢的异常,其具有超过正常的增殖能力,这种增生和机体不相协调。上皮源性的恶性肿瘤称为癌,间叶源性的恶性肿瘤称为肉瘤。

肿瘤预防　我国每年新发的癌症病人有200万,多年的国内外研究和实践表明,三分之一的癌症可以预防,三分之一能够早期发现可以治愈,三分之一即使不能治愈的通过治疗也可以有较好的生活质量，所以癌症的预防提倡三级预防。

一级预防：是试图通过消除致癌病因，或避免接触致癌物质来防止癌症的发生。

二级预防：是通过早期发现，早期诊断和早期治疗的"三早"来应对初发癌症的发展。也对癌前病变进行诊断治疗。

三级预防：是对已经得了癌症的病人，提高治疗率，提高生存率，减少症状和并发症，提高生存质量。

肿瘤诊断 肿瘤的诊断从总体上来说是一个多学科的综合诊断。肿瘤的诊断要解决3个方面的问题。一是定性，就是要确定疾病的性质是肿瘤还是非肿瘤，或者是肿瘤相关性病变；如果是肿瘤，还要确定是良性还是恶性的，或者是良恶交界性的肿瘤；对于恶性肿瘤还要确定其组织来源，恶性程度，浸润转移情况等。二是定位，就是要确定肿瘤的原发部位，或者是转移来源何处。三是定量，就是确定肿瘤的大小，浸润的程度和范围，以及区域性淋巴结转移和远处转移的情况等。肿瘤的诊断可以通过多种方法来实现。

1. **临床诊断** 就是医生根据病人的病史、体征和发病的规律，经过鉴别诊断在排除了其他疾病后得出的初步诊断。

2. **影像学诊断** 就是通过 X 线、B 超、CT、磁共振成像、PET—CT、核素扫描等影像学的方法得出的诊断结果，主要用于定位、定量。

3. **实验室检查诊断** 就是通过一些有特异性肿瘤标记物检查来判别肿瘤的方法，如甲胎蛋白对肝癌的诊断、癌胚抗原对腺癌的诊断、PSA 对前列腺癌的诊断等，以及对肿瘤基因的检测来明确预后和为靶向药物治疗提供指导。

4. **内镜诊断** 就是通过内镜对一些腔内的组织进行检查诊断，并获取细胞病理或组织病理。

5. **细胞学诊断** 就是通过对各种脱落细胞、穿刺后获得的细胞以及血液病的外周血片检查而明确诊断，属定性诊断。

6. **组织病理学诊断** 就是对于各种肿瘤经过切片后组织学检查或血液病骨髓涂片检查等获取的诊断，属定性诊断。

后两种诊断是肿瘤的最高诊断。特别是对于那些实体性肿瘤，病理检查除明确肿瘤的病理外，还要检查肿瘤在组织中的浸润深度和浸润范围，周围淋巴结的转移情况，有无血管癌栓，要做免疫酶标等检查，对确定肿瘤的分期、制定进一步治疗方案、评估疗效都有重要意义。

治疗原则 在肿瘤开始正规治疗前，首先要明确诊断。要区别是肿瘤还是其他疾病，如果是肿瘤还要明确肿瘤良恶性和病理性质等。同一个部位的癌肿常有不同的病理类型，其治疗的方式也是不同的。

1. **强调首次治疗的重要性** 癌肿治疗是否彻底，以及预后的良好与否在很大程度上取决于首次治疗。首次治疗正确而彻底，一般预后良好，甚至有治愈的可能性。首次治疗方式的不正确或治疗不彻底，常导致其后治疗的失败。

首次治疗的方式要依照不同肿瘤的具体情况而定。对于多数肿瘤而言，手术切除仍是最具根治性疗效的首选方式。放射治疗也是一部分肿瘤的首选。此外化疗药物也是某些癌肿的首选。

肿瘤病人在选择首次治疗时，有时会有一些不太正确的想法，如能手术的病人不选择手术而是选择一些替代的治疗，结果导致治疗失败；同样不能手术的病人硬要选择手术，大量事实证明也是错误的选择。

2. **肿瘤需要综合治疗** 在施行正确的首次治疗后，对大多数病人来说还只是治疗的第一步,还要有后面的进一步治疗或序贯治疗。由于肿瘤的成因极其复杂,首次治疗还不能一下子解决一些复发、转移等问题。因此,在首次治疗后还要遵循医嘱,坚持一定时间的治疗。通常,如在手术之后,继续应用化学治疗,亦或介入治疗,亦或生物治疗。有时手术后,又需进行放射治疗的。

中医中药治疗是我国治疗肿瘤的特色,中西医结合治疗也是肿瘤综合治疗的一种方式。

3. 重视晚期肿瘤治疗 晚期肿瘤,在癌肿发现的比例中占有相当的比例,所以对待晚期肿瘤,亟应重视其治疗。严格地说,晚期肿瘤还可区分为两类,一类通常指晚期的癌肿或晚期癌肿病人;另一类为终末期癌肿,两类的治疗方法有所不同。

晚期癌症或晚期癌肿病人,多数还可采用一定的有效治疗。如有肺转移、肝转移、骨转移、脑转移的晚期病人,其中多数还可采用不少方法治疗。经过治疗后其中一部分病人的癌肿得到了控制,带瘤生存多年。大部分可以改善生存质量,减轻症状,甚至无痛苦的生存相当时日,这种治疗称为肿瘤"姑息治疗"。

至于癌症终末期时,治疗主要是对症和支持治疗。经过积极的对症和支持治疗,病人仍可能改善生存质量,无痛苦地生存。此时要谨记不可过度治疗,过度治疗反而对脆弱的生命不利。同时还要加强心理和人文上的关怀,这就是通常所谓的"临终关怀"。

手术治疗 手术治疗是肿瘤治疗的重要组成部分,是外科学的一个分支,其总的原则与外科学相同,也有其特点。

手术治疗是一种局部区域性治疗,适用于癌肿仅局限在原发部位及其附近的淋巴结。超过这个范围,单纯的切除就难以达到治愈,需要有随后的其他治疗。首次治疗很重要,对是否能治愈最为关键。

肿瘤的手术治疗要和病理学密切相结合。手术时要遵循"无瘤操作",防止"医源性播散"。肿瘤的手术治疗是多学科综合治疗的重要组成部分。

手术治疗,视其不同目的,有的属"诊断性"手术,以明确诊断为主;有的属"预防性"手术,常用于某些癌前病变,以减少恶变的可能;有的属"根治性"手术,以治愈肿瘤为目的;有的属"姑息性"手术,以改善生活质量、延长生存时间为目的等。

放射治疗 放射治疗是可以起到局部根治肿瘤的一种治疗方法。目前国内常用的放射治疗设备是直线加速器、^{60}钴等,至于 γ 刀、X 刀和近年兴起的质子、重离子治疗也属于放射治疗范围。根据放射源远近,放射治疗的方式可分为外放射(远距离放射)、近距离放射和核素治疗(内放射)等。

放射治疗的适应证包括:可以作为首选根治疗法的疾病,如鼻咽癌、扁桃体癌、舌癌、喉癌、颊黏膜癌、皮肤癌、霍奇金病等;放射治疗有一定疗效的,如食管癌、肺癌、肝癌、骨肉瘤等;放射治疗作为手术前治疗的,如上颌窦癌、鼻腔癌等;放射治疗作为手术后治疗的,如精原细胞瘤、肾母细胞瘤、乳腺癌、直肠癌等;作为姑息性的,如单个转移灶,如肺、肝、骨的转移,以及脑转移和上腔静脉压迫症等。

放射治疗过程中和放疗后可有一定的副作用,尤其需注意的是放射治疗可有后期反应和后遗症,需长期随访观察。

化学治疗 化学治疗是从 20 世纪 40 年代开始发展的,近几年由于科技的进步,其发展越发迅速,一些肿瘤已经有可能成为化学药物能够治愈的疾病了。

化疗药物有可能治愈的肿瘤包括绒毛

膜上皮细胞癌、儿童急性淋巴细胞白血病、霍奇金病、睾丸癌、卵巢癌、肾母细胞瘤、胚胎横纹肌肉瘤、尤文瘤等；化疗药物作为综合治疗重要组成部分的癌肿包括乳癌、慢性粒细胞性白血病、小细胞肺癌、多发性骨髓瘤、胃癌、神经母细胞瘤、前列腺癌、子宫内膜癌、头颈部鳞癌等；化疗对部分病人有效也是常用的方法的肿瘤包括肺癌、直肠癌、结肠癌、恶性黑色素瘤、阴茎癌、宫颈癌、胰腺癌等。

根据化疗的目的不同，以消灭亚临床远处转移为目的的化疗方案有辅助化疗和手术前化疗的新辅助化疗。

化疗常有较多的毒副作用，有的是近期反应，有的是远期反应，使用时要严格掌握指征，切忌盲目使用。

肿瘤介入治疗 肿瘤的介入治疗是通过在 X 光机、CT、B 超或内镜引导下，将特制的穿刺针、导管插入到人体的病变部位进行获取组织病理学诊断和治疗的一门技术，对那些不能手术的肿瘤病人，尤其是肝脏肿瘤越来越显示出其治疗价值。

肿瘤介入治疗可分为经血管和不经血管两大类。经血管肿瘤介入治疗包括：动脉灌注化疗和动脉栓塞，也就是把导管直接插到供应肿瘤营养的动脉血管，前者注射化疗药物；后者注射栓塞剂（如碘化油、明胶海绵等）阻断肿瘤血供，一般两者同时结合使用。不经血管肿瘤介入治疗可大致分为：经皮穿刺治疗。如经皮肿瘤内注射无水乙醇或其他化学药物；经皮穿刺对肿瘤进行射频消融、微波消融、氩氦刀治疗、激光消融；经皮 HIFU 刀（超声聚能刀）治疗；经内镜对肿瘤进行切除或消融或进行注射药物治疗等；经导管或支架置入进行减压引流术或梗阻再通术。

肿瘤生物治疗和靶向治疗 肿瘤生物治疗是应用现代生物技术及其产品防治肿瘤的新方法，通过调节宿主的免疫防御机制或给予针对肿瘤细胞的物质达到抗肿瘤的效应。一般包括几个方面：细胞免疫治疗、抗体治疗、基因治疗、病毒治疗、细胞因子治疗。生物治疗是肿瘤治疗中发展活跃的治疗方法，是重要的肿瘤辅助治疗。

所谓肿瘤分子靶向治疗，是在细胞分子水平上，针对已经明确的致癌位点（该位点可以是肿瘤细胞内部的一个蛋白分子，也可以是一个基因片段）来设计相应的治疗药物，药物进入体内以后只会特异性地选择与这些致癌位点相结合并发生作用，导致肿瘤细胞特异性死亡，而不会殃及肿瘤周围的正常组织细胞，所以分子靶向治疗又被称为"生物导弹"。其既是生物治疗的一部分，也是传统化疗的补充。

肿瘤的姑息治疗 肿瘤的姑息治疗是一门临床学科，通过早期识别、积极评估、控制疼痛和治疗其他痛苦症状，包括躯体、社会心理和心灵的困扰，来预防和缓解身心痛苦，改善面临因疾病而威胁生命的病人和他们家属的生命质量。其注重的是症状控制、生命质量和对死亡的尊重。

中医中药治疗 中医中药是我国特有的治疗方法，其内容众多，包括中药的内服、外敷、针灸、气功、推拿、食疗、养生等。

中医中药在肿瘤治疗中常用于：无法进行手术、放疗、化疗的癌症病人；在采用手术、放疗、化疗的前后，应用中药减少西医治疗的副作用，增加疗效。中医中药在延长生存时间、改善生活质量、减轻症状、提高疗效方面有较独特的优势。

康复和随访 癌症病人得到有效的首次治疗和综合治疗后，可以恢复健康。康复可以是身体康复和心理康复。康复期间注意休息，养成良好的生活习惯和规律，保持充沛的体力；精神上乐观、愉快、轻松。

在一定时间后,可逐步达到恢复社会工作的职业康复。

康复期间另外一项重要的事情就是"随访"。癌症病人要定期去医院复查。一般,有的只需要通过通信或与经治大夫沟通就可;有的则要亲自去医院进行必要的检查。检查有时只需要一般的体格检查,有时根据病情需要多种检查。此外,随访也是长期巩固治疗的一部分。建议癌症治疗结束的前面几年里,病人亲自去医院定期复查为妥。

随访的目的是在于确定是否癌症治愈,或者已经康复;或者是否有复发、转移,或出现新的癌肿,或有否因治疗而出现的不良反应和后遗症。对于有新的情况出现,还可以及时采取治疗。因此,对于癌症治疗来说,其原则是诊断一旦确立,即需缜密计划,确定有效的首次治疗,采用合适的综合治疗,规划好长期治疗策略,以及治疗后的长期随访。

皮肤肿瘤

皮肤癌在白色人种中是常见的恶性肿瘤之一,特别是澳洲地区,在我国的发病率较低,但恶性黑色素瘤有逐年上升趋势。本病好发于裸露部位,如头、面、颈及手背,也见于口腔黏膜、唇、舌、外阴等部位。多见于 30～65 岁。

皮肤癌包括基底细胞癌、鳞状细胞癌、恶性黑色素瘤、恶性淋巴瘤、特发性出血性肉瘤、汗腺癌、隆突性皮肤纤维肉瘤等,前三者的发病要占皮肤癌的 95%。通常与紫外线的照射和电离辐射、化学物质的接触、不良黑痣和外伤、人种和遗传、内分泌异常、免疫功能下降等有关。

皮肤癌好发于头面部、颈部和手部,基底细胞癌是一种低度恶性肿瘤,特点是生长缓慢,很少转移,经常在日光下曝晒者易发本病;鳞状细胞癌主要由于慢性刺激或由某些癌前期疾病如黏膜白斑、干皮病发展而成,发展较快,初起时为疣状隆起,基底坚硬迅速增大,擦伤后出血不易愈合,形成溃疡。皮肤癌均表现为皮肤上质硬肿块,很易溃破,溃疡的边缘隆起,基底不平,逐渐向周围及深部发展。治疗应考虑损害的位置和组织病理学诊断。

目前手术仍是最主要的方法,根治术和淋巴结清扫术是最常用的方法,放射治疗也是重要的治疗措施,此外局部的化学药物治疗以及免疫药物治疗也是辅助手段,激光、冷冻、介入治疗是近几年也在运用的治疗手段。

基底细胞癌因为较少发生转移,一般手术后预后较好;鳞状细胞癌容易有淋巴结的转移,所以在兼顾到局部转移的治疗后预后也较好;恶性黑色素瘤因为发病的部位较隐蔽且很多地方包括皮肤、黏膜甚至内脏都可以发生,发现时往往较晚,也容易淋巴和血道的远处转移,预后不容乐观。

皮肤恶性黑色素瘤可从黑痣恶变而成,也可自行发生。黑痣恶变的征象有迅速长大、色泽加深、疼痛、出血、溃烂,四周出现彗星状小瘤或色素环。恶性黑色素瘤好发在下肢,但也可见于其他部位,迅速向四周和深部侵犯,并经淋巴和血液转移。治疗以手术切除为主,切除范围应较广泛,可辅以化疗、放疗和免疫治疗。

颅内肿瘤

颅内肿瘤是神经系统的常见病,颅内肿瘤有起源于颅内各种组织的原发性肿瘤和由身体他处转移至颅内的继发性肿瘤,包括良性肿瘤和恶性肿瘤两类。

病因　颅内肿瘤的确切病因尚未明

确。诱发肿瘤的因素有遗传因素、物理因素、化学因素和致瘤病毒等，至于外伤与颅内肿瘤发生的关系尚难确定。神经纤维瘤病、血管网状细胞瘤和视网膜母细胞瘤等有明显家族发病倾向；电离辐射能增加照射区纤维肉瘤和脑膜瘤风险；多环芳烃类化合物和亚硝胺类化合物有明显致瘤倾向；腺病毒、肉瘤病毒等具有明显致瘤风险。

发病情况 颅内肿瘤并不少见，年发病率在 7/10 万，占全身肿瘤的 2% 左右。颅内肿瘤可发生在任何年龄，但以 20～50 岁较多见，男女性别比 1.2～1.5：1。儿童发病率较高，约占全身肿瘤的 7%，占全部颅内肿瘤的 20%～25%。颅内肿瘤中，神经胶质瘤最常见，占颅内肿瘤 44.7%，其次是三大良性肿瘤：脑膜瘤占 15.9%，垂体腺瘤占 9.6%，神经纤维瘤占 9.4%。颅内转移瘤占 6.7%，多来源于肺癌、乳腺癌和胃肠道的恶性肿瘤。世界卫生组织(WHO)将颅内肿瘤分为四级：Ⅰ 级代表良性，Ⅱ 级代表低度或临界恶性，Ⅲ 级恶性，Ⅳ 级高度恶性。

临床表现 颅内肿瘤的症状因肿瘤类型、发生年龄、生长部位及速度不同而不同，可分为颅内压增高及定位症状两类。

1. **颅内压增高** ①头痛：约 80% 病人头痛是唯一的早期症状，程度不同，多为钝痛或胀痛。②呕吐：一般先有恶心，常于头痛剧烈时出现呕吐，呈典型的喷射性呕吐者并不常见，呕吐后头痛常减轻。③视乳头水肿：是颅内高压的重要客观征象。此外，病人还可出现精神与智力障碍、癫痫、复视及眼球外展运动障碍等，也与颅内高压有关。

2. **定位症状** 由于肿瘤直接刺激、压迫或损害所在部位脑组织或脑神经引起的症状，最早出现的定位症状最有诊断价值。

依肿瘤部位不同，可出现脑神经功能障碍，如视力减退、视野缺损、吞咽困难等；偏瘫、偏身感觉障碍、失语；小脑体征；内分泌障碍等。

诊断 通过病史、神经系统检查，可初步判断是否存在颅内肿瘤，但确诊有赖于头颅 CT 与 MRI，特别是头颅 MRI，有助于肿瘤的精确定位和定性；必要时脑血管造影，了解肿瘤血液供应，有利于制定治疗方案。

治疗 颅内肿瘤原则上都应手术切除，目的为切除肿瘤，降低颅内压，解除肿瘤对脑组织的压迫；明确诊断，有利于后续治疗。但手术在何时实施，拟施行何种手术方式(切除程度)，需根据肿瘤生长的部位与病理性质、病人年龄、健康状况和神经系统功能状态、病人的职业与治疗要求、所在医院的设备及技术水平等综合考虑。对于良性肿瘤力争全切除，位于非功能区的恶性肿瘤，也尽可能多切除。手术未能全切除的肿瘤，术后应辅以普通放射治疗或伽马刀治疗，各种类型的神经胶质瘤对放射治疗敏感性有所不同，分化差的肿瘤较分化好的肿瘤敏感性高。在颅内恶性肿瘤的综合治疗中，化疗是重要手段，依据病理类型不同，化疗方案及疗程不同，但要注意检测化疗药物骨髓抑制、肝功能损害等副作用。中药治疗仍属辅助性治疗措施；另外，心理治疗也十分重要，能增强病人信心，调动机体免疫功能，提高抗病能力。

眼睑肿瘤

眼睑肿瘤有良性和恶性之分。常见的良性肿瘤有血管瘤、乳头状瘤、疣、色素痣、囊肿等。恶性肿瘤多见于中老年人，有基底细胞癌、睑板腺癌、鳞状细胞癌和黑色素瘤等。基底细胞癌是眼睑最常见的恶性肿瘤,男性多见,好发于下睑近内眦部,初起时呈半透明小结节,带有色素,继之中央出现斑块、溃疡,边缘隆起潜行,形似火山口,并逐渐向周围组织侵蚀,少数病例可发生淋巴结转移。此肿瘤对放射很敏感,宜早期切除再辅以放疗。睑板腺癌多见于女性,我国较常见,好发于上睑,早期为皮下小结节,与皮肤无粘连,极像睑板腺囊肿(霰粒肿),继之肿块逐渐增大,并形成溃疡或呈菜花状,可继发感染。肿瘤可侵犯邻近组织,发生转移导致死亡,对放射不敏感,宜及早彻底切除。鳞状细胞癌男性多见,好发于睑缘皮肤黏膜移行处,初起像乳头状瘤,逐渐形成溃疡,质硬,可有坏死及继发感染。此肿瘤向周围及深部扩展,可向淋巴结转移,全身转移罕见,应以手术为主,辅以放疗。

口腔癌

口腔癌是最常见的头颈部恶性肿瘤,其病因与局部刺激因素有关,如吸烟、牙齿的残根、残冠摩擦和不合适的假牙刺激等。此外,有些口腔黏膜病,如白斑和扁平苔藓等也易发生恶变。

口腔癌以中老年者居多,男性多于女性,好发于舌、牙龈、口底、颊黏膜和下唇。病变表现为疼痛性溃疡,质地较硬,边界不清,有的肿瘤组织可像菜花状突起,或向深部生长,肿瘤生长到一定程度往往会引起张口受限和进食困难。口腔癌最常见的转移途径为颈部淋巴结转移,临床上特征为颈部肿块,呈进行性生长。

目前,对口腔癌采取以手术为主结合化疗和放疗的综合治疗方法,手术范围包括原发灶和颈部转移灶,对手术造成的缺损,可采取皮瓣或肌皮瓣移植的方法加以修复,以尽可能保留颌面部的外形和功能。

口腔癌的早期发现、早期治疗,对功能和外形的影响就越小,治疗效果就越理想。如果去除局部刺激因素后 1 个月,口腔溃疡仍不愈合,或拔牙后创口长期不愈者,应及时作活检以明确性质,避免耽搁病情。

甲状腺癌

甲状腺癌是颈部较常见的一种恶性肿瘤,分乳头状癌、滤泡状癌、髓样癌和未分化癌等几种类型。甲状腺乳头状癌最多见,多发于 40 岁以前的女性。临床表现与腺瘤相似,确诊需作病理切片检查,颈淋巴结转移多见,滤泡状癌和髓样癌则易经过血液转移至肺和骨骼。未分化癌的病人年龄较大,诊断时常属晚期。吞咽困难、呼吸困难和声音嘶哑均是晚期症状。

甲状腺癌的治疗方法主要是手术切除,辅助治疗包括放射性核素、放射治疗和甲状腺素反馈抑制等。

颈部转移性癌

颈部转移性癌的原发病灶多在口腔、鼻咽部、甲状腺、胃、胰、食管和气管等处。

颈上部淋巴结的转移癌大多来自舌癌和鼻咽癌,颈中部的转移癌可来自甲状腺、食管和气管癌。左锁骨上部的转移癌来自胃和胰腺癌较多,质地坚硬,不能推动,可迅速长大。诊断方法可用细针穿刺抽吸细胞检查或切除后作活组织检查。预后较差。

肺 癌

肺癌是支气管肺癌的简称,是目前世界各地最常见的恶性肿瘤,其病因学尚未完全阐明,但多数学者认为与吸烟、大气污染、室内污染、电离辐射等很多因素有关。已有很多研究表明吸烟是引起肺癌的一个重要因素。美国、加拿大、英国和日本的调查结果均表明吸烟男性的肺癌死亡率为不吸烟男性的 8～20 倍。纸烟的消耗量与肺癌死亡率的增加有密切关系。

可根据发生部位，将肺癌分为中央型和周围型肺癌。中央型肺癌靠近纵隔，而周围型肺癌则发生在小支气管，邻近肺边缘。根据细胞类型可将肺癌分为鳞癌、腺癌、大细胞癌、小细胞癌。中央型肺癌主要为鳞癌和小细胞癌，周围型肺癌多为腺癌。

临床表现 肺癌的症状取决于其发生部位、发展阶段和并发症。中央型肺癌发生在较大的支气管，易于出现症状。早期可为咳嗽、痰血，肿瘤长大引起支气管狭窄后还可出现局限性哮鸣音，肿瘤阻塞远端肺的炎症和肺脓肿，出现发热、咳嗽、咳脓痰。肿瘤本身糜烂、血管侵蚀后还可出现咯血。支气管被肿瘤完全阻塞后还会形成肺不张，令病人感到胸闷。肺癌转移到胸膜后会引起血性胸腔积液，病人会感觉到胸痛。胸水量多时会出现明显气急、呼吸困难。压迫喉返神经时会出现声音嘶哑，压迫膈神经时会出现膈肌麻痹和呼吸困难，压迫食管会出现吞咽困难，压迫上腔静脉后会出现静脉回流受阻，引起头面部和上肢水肿。部分病人还可出现鼓锤状手指和脚趾改变，四肢关节疼痛。少数男性病人还可出现异常乳房发育、增大。

治疗 至今为止，还没有根治肺癌的药物。因此，早期诊断、合理治疗、预防复发是肺癌治疗的关键。为达到早期诊断目的，对有下述表现的病人可进行重点随访：①长期吸烟，接触放射性物质或石棉粉尘者。②长期干咳或咳黏液痰、痰中带血、年龄超过 40 岁者。③同一部位反复发生炎症，且伴有咳嗽性质改变者。④拟诊"肺结核"行正规抗结核治疗无效，肺部阴影进行性增大或阴影空洞不规则、偏心者。⑤出现声音嘶哑、面部浮肿者，均应考虑到肺癌的可能性。应积极作痰癌细胞检查或做胸部 CT 检查。有锁骨上淋巴结肿大者，应穿刺查癌细胞或做淋巴结活检。纤维支气管镜检查对中央型肺癌诊断帮助最大，也可帮助诊断周围型肺癌。肿块紧贴胸壁者还可在超声或 CT 引导下直接穿刺做活组织检查。有胸水时应积极查胸水中有无癌细胞。

一旦诊断明确后即应定出合理的治疗方案及早治疗，并预防复发。对非小细胞肺癌者，可手术者首选手术然后配合适当的化疗，预防复发。不能手术者可根据具体病情选择化疗、靶向治疗和放射治疗。化疗药物可选用长春瑞滨、异环磷酰胺、顺铂、表柔比星、紫杉醇等；靶向治疗可选易瑞沙和特洛凯等，最好有相关基因检测。中草药和生物治疗对改善病人症状、减轻化疗和放射治疗反应、提高机体免疫力也有帮助。对小细胞肺癌局限期的病人应做化疗和放射治疗。对广泛期的病人可先行化疗，反应好者可行放射治疗。

预防 避免接触与肺癌发病有关的因素，如吸烟和大气污染，加强职业接触中的劳动保护，应有助于减少肺癌的发病危险。不吸烟和及早戒烟可能是预防肺癌最有效的措施。但仅有 5％～20％病人戒烟成功，其原因是尼古丁的成瘾性所致，化学预防可能有助于降低肺癌危险性，但是目前尚缺乏行之有效的肺癌化学预防措施。

纵隔肿瘤

纵隔位于两侧肺之间，以胸骨和胸椎为其前后界。纵隔内有大血管、气管和支气管、心包(内有心脏)、食管、胸腺及一些脂肪、神经和淋巴管等组织。从临床和放射学角度，可将纵隔划分为上、下纵隔和前、中、后纵隔。纵隔内肿瘤分类较多，有原发的（包括先天发育过程中形成的），也有转移的。原发肿瘤中以良性多见，但也有相当一部分为恶性。

纵隔肿瘤以胸内甲状腺肿瘤、畸胎瘤、胸腺肿瘤、淋巴瘤及神经源性肿瘤较为常见。

1. **胸内甲状腺肿瘤**　可由胚胎时期遗留于纵隔内的甲状腺组织形成，或颈内甲状腺异位入胸腔内、附着于气管，大多位于上纵隔前部，胸部 X 线或 CT 检查示边缘整齐的卵圆形或棱形阴影。

2. **畸胎瘤**　由遗留的胚胎组织发育形成的，多位于前纵隔，胸部 CT 可见边缘整齐的囊实性肿瘤，其中可含有毛发、牙齿、骨等胚胎成分，纯囊性的临床上称为皮样囊肿。畸胎瘤绝大多数为良性肿瘤，只有少数发生恶变。

3. **胸腺瘤**　常位于上纵隔前部或下纵隔前上部，呈卵圆形或不规则形，绝大多数病人为无意检查中发现。20%～50%胸腺瘤病人伴有重症肌无力症状，作 CT 检查时发现有胸腺瘤。胸腺瘤治疗以手术切除为主。确认为恶性胸腺瘤的病人，无论手术是否完全切除，术后都应辅以放射治疗，有的甚至还需化疗。

4. **纵隔内淋巴瘤**　多位于中纵隔或前纵隔，为全身淋巴系统恶性肿瘤的一种类型。病人年龄大多较轻，20～40 岁，症状主要表现为咳嗽、胸痛、呼吸困难、发热、乏力、贫血等。胸部 X 线或 CT 检查可见纵隔内阴影突向一侧或纵隔影增宽，边缘呈波浪状或分叶状。纵隔镜活检或颈部淋巴结活检可明确诊断。一经确认的淋巴瘤病人需化疗加放射治疗。

5. **神经源性肿瘤**　多起源于交感神经，少数起源于外周神经。这类肿瘤多位于后纵隔脊椎旁，以单侧多见，一般无明显症状，瘤体长大后压迫神经干或恶变侵蚀时可发生疼痛。胸部 X 线或 CT 可见致密圆形或卵圆形、边缘清晰的阴影灶，有时可见钙化，并可见肿瘤压迫后的肋骨变薄或恶变时的侵蚀。治疗以手术切除为主，恶变者应辅以放疗和化疗。

乳腺癌

乳腺癌是中老年妇女中最常见的恶性肿瘤之一，男性也可发生，但仅为女性的 1%，恶性程度极高。

目前病因仍不完全清楚，与内分泌因素、饮食中脂肪摄取量过多有关。未婚、未育者的发病率较已婚、已育者为高，直系家属中有绝经前乳腺癌病史者，其姐妹及女儿的发病率也高，尤要重视随访检查。为了早期发现乳腺癌，中年妇女应定期自查，有疑问时请医生复查，及时诊断，早期手术，治愈率是很高的。

临床表现　乳腺癌早期的肿块很小，也无症状，易被忽视，逐步增大，肿块边界不清，表面不光滑，质地坚硬，侵犯周围皮肤或肌肉，与之粘连，不能推动；侵犯乳腺大导管时，乳头抬高、回缩，或有血性液体溢出。皮肤呈橘皮样变，腋窝淋巴结肿大，均不是早期的表现。如不积极治疗，癌细胞可通过血液转移至肺、骨或肝脏。乳腺癌发生于妊娠期时，发展特别迅速，局部红肿、发热，犹如急性乳腺炎，称为炎性乳腺癌，须早期中止妊娠。

防治　根治手术切除整个乳腺，连同胸壁肌肉和腋窝淋巴结；近期采用缩小手术，保留肌层甚至部分乳腺组织，有一定的适应证，要听从医生的决定和判断，不要强求美容而忽略或放弃手术的彻底性。术后

2周起手术侧上肢作小范围活动,1个月后可高抬手臂作梳头和拉对侧耳朵的动作,使早日恢复上臂活动功能。手术侧上臂有时出现肿胀,休息或睡眠时用枕头垫高上臂,以助水肿消退。如术后6个月肿胀不退,请医生检查原因。术后进行化疗或放疗期间,要注意休息和增加营养,以保证化疗或放疗方案的顺利完成。他莫昔芬(三苯氧胺)是雌激素受体拮抗剂,由于乳腺癌的发生和发展与雌激素水平增高密切相关,对雌激素和孕激素受体阳性的病人,术后服用5年对控制病情有很大的帮助。术后坚持每3~6个月随访1次,尤其要注意另一侧乳腺癌的发生。

【附】:乳房自查方法:女性乳腺癌的发病率很高,早期没有症状,育龄期和停经期后妇女的每年体格检查应包括乳房的检查,这是防癌中一个重要的筛选措施。乳房自查可在家中进行,简便可行,可疑时再请医生复查,常可及时发现肿块。育龄期妇女每月自查1次,时间选在行经结束后7~10日进行。检查时坐正,左手查右侧乳房,右手查左侧乳房。检查时两个手指并拢,向上、下和左、右移动数毫米,注意有无较硬的组织或肿块,切忌用手指抓捏乳房。正确的方法是按乳房的外上、内上、内下和外下区的顺序依次按摸,不要遗漏。最后检查乳头和乳晕。

食管癌

食管癌是发生在食管上皮组织的恶性肿瘤,我国是食管癌高发区。发病年龄多在40岁以上,男性多于女性。但近年来40岁以下发病者有增长趋势。从食管黏膜上皮发生的癌肿为鳞状细胞癌,胃贲门癌向上发展侵犯食管下端,称为贲门癌,贲门癌为腺癌。这两种癌肿的起源虽不同,但在临床上都引起同样的典型症状,即进行性吞咽困难。食管癌出现症状,表明疾病已经进展。

临床表现　病初起时,病人只是在吞咽干饭或馒头时,感觉胸骨后有梗阻感觉,常有嗝噎,数周或数月后上述症状进行性加重,进流食也会出现吞咽困难。并经常自诉胸骨后隐痛,约50%有吞咽时胸骨后疼痛。因厌食和摄取食物困难导致体重明显下降。如果肿瘤侵犯食管在邻近纵隔的狭窄处时常引起气管食管瘘出现咳嗽,若喉返神经受到侵犯则出现声音嘶哑,少见的大动脉受到侵犯时会造成致命的大出血。癌细胞可循淋巴管或血行转移到锁骨上淋巴结和肺、肝等重要脏器内,这时癌肿已发展到晚期。

早期诊断是早期手术治疗的关键。近年来除了应用吞钡X线检查食管外,还可应用食管球拉网检查脱落的癌细胞,纤维食管镜检查可明确诊断,并了解肿瘤的部位和程度,以便早期确诊和早期治疗。

防治　食管癌主要是手术治疗,特别是对下段食管癌。放射治疗也是常用的治疗方法。对局部肿瘤晚期的应该进行放射、手术和化疗的综合治疗。

胃　癌

胃癌是世界上最常见的恶性肿瘤之一,我国也是高发地区。据有关资料统计表明,胃癌在我国占消化道恶性肿瘤的第一位。

病因　病因尚未完全清楚,由多种因素引起,但与以下两个因素密切相关:①生活环境和饮食习惯:我国各省之间胃癌的发病率相差很大,其中与外环境中的致癌物质和胃黏膜屏障被破坏有关。亚硝基化合物、多环芳烃类化合物和霉变食物中都含致癌物质。新鲜蔬菜中亚硝酸盐含量很低。当贮存过久，就大见增加；香肠、炙制火腿、硝肉和腌肉等经亚硝酸盐加工后，其中亚硝酸盐含量明显增高，食物中的亚硝酸盐在胃内可合成具致癌作用的亚硝基化合物。在煎、烤高温条件下，动物脂肪转变成有致癌作用的多环芳香烃。高盐食物可以破坏胃黏膜屏障，长期吸烟、饮酒对胃黏膜有刺激作用，增加致癌物质的吸收。要戒除长期吸烟和酗酒的不良习惯，食盐摄入不超量，少食腌制、熏烤和油炸食品，不吃霉变食物，多吃新鲜蔬菜（绿叶植物和大蒜等）和水果，因维生素C有保护作用。②癌前期病变：有胃息肉、萎缩性胃炎、口黏膜不典型增生和胃溃疡等要给予相应的治疗，以防癌变。

临床表现　胃癌的早期症状不典型，故凡中年以上者在短期内发生中上腹不适、饱胀、食欲不佳，以及胃溃疡病人近期的胃痛性质有所改变，均应警惕胃癌的发生。原因不明的消瘦、贫血、呕血或黑粪（包括粪便隐血试验阳性）均应作胃镜或胃肠钡餐检查。凡家属中有胃痛病史者更要提高警惕，上述检查的确诊率很高。

防治　胃癌最有效的治疗方法是手术治疗，早期手术切除的效果是非常好的，对于晚期病人，姑息性手术有时可起到减轻病人癌负荷以及解除病人症状。化疗作为手术的辅助治疗也具有一定疗效。

结肠癌

结肠癌是国内常见的消化道肿瘤，多见于中老年者，近年来结肠癌的发病率有所上升，值得引起重视。发生在乙状结肠较多见。已阐明高脂肪、低纤维饮食对结肠癌的发生有一定的关系，一些良性结肠腺瘤、息肉、血吸虫病肉芽肿和慢性溃疡性结肠炎等都可恶变成癌，所以多食蔬菜、水果保持大便通畅，积极治疗上述良性结肠病变，有一定的预防意义。

临床表现　临床上将盲肠、升结肠和右侧横结肠称为右半结肠，左侧横结肠、降结肠和乙状结肠称为左半结肠。右半结肠肠腔较大，肠内粪便呈液状，发生在该部位的癌肿大多向腔内生长，表面易溃破出血和继发出血，故常发生脓血便、贫血和低热等全身症状。而左半结肠肠腔较小。粪便已成形。该部位的癌肿多沿肠壁呈环形生长，故引起肠腔狭窄，出现腹痛和排便不畅等肠梗阻症状。癌肿不断生长，在腹部扪及肿块。故凡中年以上成人出现下列症状时，应及时进行检查：①持续出现排便习惯改变，如腹泻或便秘。②近期出现持续性腹部不适、隐痛，气胀。③原因不明的便血，色暗红，或粪便带血和黏液。④不明原因的贫血、低热和体重明显减轻。⑤腹部扪及肿块。应到医院作纤维结肠镜检查。到晚期，癌肿有淋巴结和远处转移，一旦出现肝肿大、黄疸、腹水、巨大腹块和恶病质时，治疗就比较困难。

防治　结肠癌一旦诊断明确，应及早手术，切除癌肿是唯一的治愈手段，化疗应作为辅助治疗。近期单克隆抗体联合化疗作为结肠癌的辅助治疗手段，疗效确切。

直肠癌

直肠癌与结肠癌一起统称为大肠癌，发生在乙状结肠下端和直肠的癌肿占全部大肠癌的4/5，其中2/3则可在肛指检查时发现。

临床表现　直肠癌的发病原因大致与结肠癌相同，直肠血吸虫病与癌变的关系更为密切。

直肠癌的早期症状是大便习惯改变、大便次数增多，或出现无痛性便血、粪便带血和黏液，病人常自误为内痔而不予重视。如癌肿继续发展，可出现肛门部里急后重的感觉，即想大便而又排便不尽感；肠腔狭窄而致排便不畅和大便变细；侵犯膀胱时则出现尿频、尿痛或排尿困难等。

肛指检查大多可触及高低不平甚或呈菜花样肿块，取活组织作病理检查即可确诊。

防治　直肠癌治疗目前仍以手术切除为最好的方法。化疗和放疗为辅助治疗措施。如癌肿的位置距肛缘 7 厘米以上，肿瘤小，未侵及直肠壁全层且病理分化良好者，可作保留肛门的直肠癌切除。否则，癌肿的位置较低，距肛缘不足 7 厘米，且肿瘤较大，分化程度又不佳，需连同肛门和会阴部一并切除，另在左下腹作一结肠造口，即俗称的人工肛门。术后结肠造口处需安置人工肛门袋，经常更换，如护理得当，生活质量也高；术后需与医生配合，定期随访。

原发性肝癌

原发性肝癌是指由肝细胞或肝内胆管细胞发生的癌肿，为我国常见的恶性肿瘤之一。本病可发生于任何年龄，以 40～49 岁为最多。男女之比为 2～5：1。

病因　本病的病因主要和乙型肝炎病毒、丙型肝炎病毒感染、黄曲霉毒素和肝硬化者等因素有关。动物实验证明被黄曲霉毒素污染的霉玉米和霉花生能致肝癌；流行病学调查同时发现在粮油、食品受黄曲霉毒素 B1 污染严重的地区，肝癌发病率也较高，提示黄曲霉毒素 B1 可能是某些地区肝癌高发的因素。

分型　原发性肝癌按其癌肿的大体形态可分为：①巨块型：最多见，癌块直径常大于 10 厘米，可呈单个、多个或融合成块。此类癌组织易发生坏死，引起肝破裂。②结节型：为大小和数目不等的癌结节，癌块直径通常在 5 厘米左右，且常伴有肝硬化。③弥漫型：有米粒至黄豆大小的癌结节散在全肝，多因肝功能衰竭而致死亡。④小癌型：孤立的直径小于 3 厘米的癌结节，亦称小肝癌。直径小于 2 厘米的肝癌称为微小肝癌。

临床表现　原发性肝癌起病隐匿，早期常缺乏典型症状，故称亚临床肝癌。病人因肝区疼痛、食欲减退、消瘦和肝肿大而就诊发现本病者，多属中晚期。半数以上病人有肝区疼痛，其部位相当于肿瘤的位置，多呈持续性胀痛或钝痛。癌结节坏死破裂时，可突然引起剧痛，从肝区开始迅速延至全腹；如大量出血时，则可引起晕厥和休克。肝脏常呈进行性肿大，质地坚硬，表面凹凸不平，并有大小不等的结节或巨块，边缘钝而不整齐，且有不同程度的压痛。巨块型和结节型肝癌的肝肿大常较显著；小癌型肝肿大可不明显，而弥漫型者，尤其伴有肝硬化者肝肿大常不显著，甚至反可缩小。晚期病人可因肝细胞损害而出现黄疸。由于癌瘤压迫或侵犯肝门附近的胆管，或癌组织和血块脱落引起胆道梗阻时也可致黄疸，且其发生时间可能较早些。原发性肝癌伴有肝硬化门静脉高压者则可有脾肿大、腹水和静脉侧支循环形成（包括食管胃底静脉曲张、腹壁静脉曲张）等表现，腹水的增长多较迅速。癌肿侵犯肝包膜和腹膜，或向腹膜内破溃者可致血性腹水。原发性肝癌如同其他恶性肿瘤一样，也可有进行性消瘦、发热、食欲不振、乏力、营养不良和恶病质等全身性表现。

诊断　甲胎蛋白（AFP）检测是原发性肝癌的特异性实验室诊断方法，现已广泛用于原发性肝癌的普查、诊断、治疗效果评价和预测复发。对高危人群检测血清

AFP,结合超声显像检查每年1～2次是发现早期肝癌的有效措施。普查中AFP阳性发现可早于症状出现8～11个月,原发性肝癌者AFP阳性率为70%～90%。此外,B型超声显像(B超)、CT和MRI等无创性检查,对直径2厘米以上的肝肿瘤检出率较高,是目前诊断肝肿瘤最常用的方法。X线肝血管造影包括选择性腹腔动脉、肝动脉造影和数字减影肝动脉造影(DSA)检查,能检出直径在1厘米以上的肝肿瘤,结合血清AFP检测,常用于诊断微小和小肝癌。磁共振成像(MRI)能清楚显示肝细胞癌内部的结构特征,对原发性肝癌的诊断和鉴别诊断有价值。肝穿刺活组织病理学检查是另一个确诊的方法。

治疗 手术切除仍是目前根治原发性肝癌的最好方法,小肝癌五年生存率为75%,微小肝癌五年生存率可达90%。术后宜加强综合治疗与随访,以防复发。如剖腹探查发现肝癌已不能切除,术中可考虑作肝动脉插管进行局部化学药物灌注治疗,效果优于全身治疗;也可考虑作肝血流阻断术,以减少肝癌的血液供应,有时可获得缩小肿瘤和延长生命的近期效果,并使部分病人获得第二步手术切除的机会。对于肝癌范围不大,或有严重肝硬化而不能耐受半肝切除者,尚可考虑采用液氮冷冻或激光治疗。

对瘤体较小且无法手术者,B超引导下经皮穿刺瘤内射频、微波或无水酒精治疗可获得较好疗效。原则上不作全身化疗,化学抗癌药物除表柔比星、奥沙利铂和卡培他滨等对肝癌有明确疗效外,其他单一药物的全身治疗大多无效。

中医药治疗常作为原发性肝癌综合治疗中的一部分。中医药与化学药物治疗、放射治疗合用,以扶正、健脾、滋阴为主,可改善症状,提高机体免疫功能,减少治疗中的不良反应,从而提高综合疗效。生物和免疫学治疗,如干扰素、白介素-2和胸腺肽α等,则是在肝癌手术切除或化疗、放疗杀灭大量癌细胞后,应用生物学和免疫学方法以巩固和增强疗效。

胰腺癌

胰腺癌发病率呈逐渐增多之势,发病年龄为40～70岁。胰腺头部癌多于胰腺体尾部癌,早期很少有症状或仅有上腹部不适和胃纳减退,故常难作出早期诊断。定期检查糖链抗原CA19—9和B超是筛选和早期发现胰腺癌的首选方法。

因胰腺头部和胆总管的解剖位置关系,胰头癌的症状和胰腺体尾部癌的症状有较多不同之处。胰头癌最突出的症状是逐渐加深的黄疸,伴有皮肤瘙痒,粪便颜色白陶土色和胆囊肿大。胰体尾部癌的症状是牵涉到腰背部的上腹部疼痛,迅速消瘦和胃纳减退,但无黄疸。后期出现黄疸,表示癌肿已扩展至胰腺头部。

胰腺癌位置深,又缺少早期症状,待病情发展到产生明显黄疸或剧烈上腹痛时,癌肿常已侵犯到周围组织器官和发生转移,故能作手术切除的较少。B超扫描可显示胰腺增大或占位病变,是一个很好的筛选检查方法。

最有效的治疗方法是手术切除肿瘤,胰头癌可实施胰十二指肠切除术,胰体尾癌可行胰体尾切除。对不能作切除的胰头癌,可作胆囊空肠吻合术,解除黄疸和皮肤瘙痒,以减轻病人的痛苦;如有消化道梗阻则需要加胃空肠吻合。化疗药物主要5-FU和吉西他滨对胰腺癌的有效率较高,两者常联合应用。对不能手术切除的局部进展期胰腺癌,可以进行放疗和化疗的综合治疗。

前列腺癌

前列腺癌是男性生殖系统常见的恶性肿瘤，虽然我国的发病率较欧美国家和地区要低，但近10多年来有明显的上升趋势，成为男性肿瘤的主要杀手之一。

临床表现　一般来说本病好发于中老年男性，初期往往没有任何症状，当肿瘤发展使前列腺体积增大到一定程度时会发生膀胱颈部的梗阻，此时有尿频、尿急、尿流缓慢、排尿困难、尿潴留、血尿等出现。当肿瘤压迫或侵犯周围淋巴结或血管时可出现下肢水肿，有骨转移的病人会有疼痛等症状。

前列腺直肠指检、前列腺特异抗原PSA检测是诊断该疾患的主要方法，B超、CT、MRI等影像学检查是重要的辅助检查，前列腺穿刺活检可以发现早期前列腺病变。

防治　前列腺癌的治疗有手术治疗、激素治疗、放射治疗、化疗、免疫治疗等。具体选择哪些治疗方案要根据病人的年龄、全身状况、癌肿的范围和转移情况而定。通常早中期的考虑前列腺癌根治术、局部放射治疗、睾丸去势加雌激素和抗雄激素治疗、化疗等。中晚期多数对症支持治疗、免疫治疗、转移灶放疗、止痛治疗等。

肾肿瘤

肾肿瘤是指发生在肾脏的占位性病变，95%以上是恶性的，故一旦发现肾肿瘤，应积极治疗。发生在幼儿的肾肿瘤，多为肾胚胎瘤，大多发生在3岁以前。这种肾脏肿瘤占幼儿恶性肿瘤的20%。成人肾肿瘤常见于40岁以上，男性多于女性。发生于肾实质的恶性肿瘤称为肾癌，发生于肾盂的恶性肿瘤称为肾盂癌。肿瘤累及肾盂时，可发生血尿。常见的转移途径为血行或淋巴道转移，肺、肝、骨骼等是常见的受累器官。

血尿、腹部肿块和腰部疼痛是本病的3个主要症状。在成年人，血尿是比较早期和常见的症状。血尿多为肉眼可见的全程血尿，不伴有疼痛。血尿多是间歇性的，常可自行停止。成年人出现无痛性血尿时应密切观察，作必要的检查。腹部肿块在成人肾肿瘤中较晚出现，但却常常是幼儿肾肿瘤的首发症状，所以幼儿有腹块就需及早诊查。腰痛往往也不是早期症状。除上述症状外，泌尿系X线摄片、CT、B超是确诊的主要方法。放射性核素肾扫描检查也是辅助诊断的一个重要方法。膀胱镜检查有助于鉴别其他疾病引起的血尿。

值得注意的是，上述任何一种症状，都不是肾肿瘤特有的早期症状。定期认真的体检，是目前发现早期肾肿瘤的有效方法，故40岁以上的人，应重视体检，出现血尿要及时就医。

肾肿瘤的主要治疗方法是手术切除，辅以放疗。靶向治疗药物索拉非尼也被应用于转移性肾癌。

膀胱肿瘤

膀胱肿瘤是泌尿系最常见的肿瘤，中老年人易发，男性多于女性。绝大多数是从黏膜的移行上皮发生，可分表浅性和浸润性癌，膀胱肿瘤具有多中心性发病特点，手术切除后容易复发。

早期症状是无痛性全程肉眼血尿，有的为镜下血尿，有时尿中混有小血块。血尿常持续几日后自行消失，或间歇发作，给病人造成已经好转的假象。若并发膀胱炎时，或肿瘤发生在三角区有尿频、尿急、尿痛。如尿中有较大或较多的血块，就会有排尿困难。当肿瘤发展到双侧输尿管而影响尿液的排出，就会发生上尿路积水。

最可靠的诊断方法是通过膀胱镜直接看到肿瘤，同时了解肿瘤的位置和大小，遇到不典型的病变，难以确定诊断时，可通过膀胱镜取一小块病变组织作病理切片检查，以确定诊断。膀胱 B 超、CT、膀胱造影，也有助于膀胱肿瘤的诊断。

膀胱肿瘤的治疗方法主要是手术切除，表浅性膀胱癌可采用经尿道手术，包括经尿道电切、激光、汽化。手术后定期作膀胱抗癌药物灌洗和膀胱镜复查。浸润性癌应行全膀胱切除和尿流改道手术。

阴茎癌

阴茎癌几乎都发生在患有包茎的病人，因而癌的发生与包茎的存在有密切的关系。阴茎癌生长在阴茎头上或包皮上，开始表现为一个硬结，有时从包皮口流出血性液体，但由于肿块被包皮覆盖，所以不能早期被发觉，等到肿瘤穿破包皮发生溃烂，看到像菜花样的癌肿，肿瘤发出臭味才引起病人的注意。

阴茎癌常见的转移途径是淋巴转移，两侧腹股沟淋巴结肿大是肿瘤发生转移的征象。由于肿瘤常常伴发炎症，亦可引起腹股沟淋巴结肿大，故常从腹股沟区取1～2个较硬的淋巴结作病理切片检查，以明确诊断。

阴茎癌的治疗主要是手术切除，如果肿瘤范围小，只需切除部分阴茎；如果肿瘤范围大，就要作全阴茎切除，如果有淋巴转移者，要作腹股沟淋巴结清扫术。

睾丸肿瘤

睾丸肿瘤常发生在青年和中年时期，多为恶性。未下降的睾丸（隐睾）较易发生肿瘤，其中以精原细胞瘤最为常见；其次是胚胎癌、畸胎瘤、畸胎癌。睾丸肿瘤一般经淋巴转移到髂窝淋巴结和腹膜后淋巴结。

睾丸肿瘤表现为睾丸肿块逐渐肿大，硬而沉重，有下坠感。偶可伴有少量的睾丸鞘膜积液。有时睾丸肿大不明显时，已有肿大的转移淋巴结，隐睾者可因腹部肿块而就诊。B 超是简单无创伤的诊断方法，但某些睾丸肿瘤的早期诊断很困难，需手术探查和病理切片检查才能明确诊断。

睾丸肿瘤的主要治疗方法是手术切除，但精原细胞瘤在术后要进行放射治疗。

绒毛膜癌

绒毛膜癌（绒癌）为一种高度恶性肿瘤，早期就可通过血行转移至全身，破坏组织或器官。绒癌多继发于葡萄胎后，也可继发于流产或足月妊娠后，少数可发生于异位妊娠之后。

绒癌多数发生在子宫，但也有子宫内未发现原发灶而只出现转移灶者。子宫绒癌可形成单个或多个宫壁肿瘤，表面呈紫色而切面为暗红色结节，常伴出血、坏死及感染，质软脆，极易出血。肿瘤可侵犯宫壁、突入宫腔或突出于子宫表面。宫旁静脉中往往发现癌栓。卵巢也可形成黄素化囊肿。绒毛膜癌主要经血行播散，转移早而广泛，最常见的转移部位是肺，依次为阴道、脑、肝、肾。

临床表现 主要症状为产后或流产后，尤其在葡萄胎排空后，出现阴道流血，量多少不定，也可表现为月经正常一段时间后闭经，再发生阴道流血。癌组织侵及子宫壁或子宫腔积血引起下腹胀痛；癌组织穿破子宫或脏器转移灶破裂则致急腹痛。妇科检查时，子宫增大、压痛，宫旁可触及肿块,为阔韧带血肿或卵巢黄素化囊肿。转移灶症状及体征与侵蚀性葡萄胎同。肺转移时X线胸片的最初表现为肺纹理增粗,很快出现小结节状阴影,以后因病灶扩大呈棉球状、团块状。绒毛膜促性腺激素测定是诊断绒癌的最重要手段。

防治　治疗原则以化疗为主,手术为辅。手术治疗在控制出血、感染等并发症及切除残存或耐药病灶方面仍占重要地位。

子宫颈癌

子宫颈癌是女性生殖器恶性肿瘤中最常见的一种。病因尚不清楚,但性生活过早(指18岁以前)、早孕、多产、多次结婚及性生活紊乱的妇女发病率较高。凡配偶有阴茎癌、前列腺癌或其前妻曾患子宫颈癌者,易患子宫颈癌。近年发现通过性交感染某些病毒,如单纯疱疹病毒Ⅱ型、人乳头状瘤病毒、人巨细胞病毒等可能与子宫颈癌的发病有一定关系。

子宫颈癌初期,病变局限于上皮层内,称为原位癌。癌细胞穿透上皮的基底膜向深处发展,即成浸润癌。从原位癌到浸润癌的进展过程大约10年。

子宫颈癌以直接扩散最为常见(向下至阴道,向上到子宫体,向前侵犯膀胱,向后波及直肠,向两侧延伸至子宫颈旁及阴道旁组织直抵骨盆壁)。当子宫颈癌局部浸润后,即侵入淋巴管,形成瘤栓,随淋巴液的引流到达局部淋巴结,然后在淋巴管内扩散。经血行转移较少,且发生在晚期;根据癌肿的扩展范围,浸润癌可划分为4期:Ⅰ期,癌局限于子宫颈。Ⅱ期,癌扩散至子宫颈旁组织,但未达盆壁;或阴道上2/3受侵犯。Ⅲ期,癌扩展至盆壁;或侵犯阴道下1/3。Ⅳ期,癌侵犯膀胱或直肠;或扩散至盆腔外。

临床表现　子宫颈原位癌一般无症状。浸润癌早期时亦可无症状或有接触性出血(性交后、检查后)或有绝经后间断性出血或血性白带。此时,子宫颈外观光滑或似一般子宫颈炎性糜烂,唯有通过子宫颈刮片检查、阴道镜检查及活体组织检查才能明确诊断。晚期浸润癌症状明显,主要表现为不规则阴道出血、阴道排液增多呈脓性或米泔水样而有恶臭、小腹及腰、腿、骶部疼痛。此时,子宫颈呈菜花样赘生,或肥大而硬,或有溃疡、空洞形成,组织硬或脆而易脱落出血,子宫颈两旁增厚、变硬,阴道表面不平、硬或脆,丧失弹性。癌肿如压迫或侵犯膀胱,可有尿频、排尿困难,甚至形成膀胱阴道瘘;侵犯直肠,可有腹泻、里急后重,甚至形成直肠阴道瘘。由于贫血及感染,病人消瘦、发热、出现恶病质。

防治　治疗以手术为主或辅以放射治疗及化疗。浸润癌发展至局部晚期,手术根治可能性小,以放射治疗和化疗为主,再加用抗癌中西药物。

子宫颈癌重在预防。晚婚、少育、注意性生活卫生、产后及时修补子宫颈裂伤、积极治疗子宫颈糜烂,可降低子宫颈癌的发病。30岁以后,每年进行1～2次防癌检查,重视接触性出血、异常白带等均有利于早期发现、早期诊断及早期治疗子宫颈癌。

子宫内膜癌

本病近年来发生率有上升趋势。多见于60岁以上的绝经后妇女。

病因　确切病因尚不明确。由于子宫内膜癌常和子宫内膜增生过长、分泌雌激素的卵巢肿瘤、子宫肌瘤、子宫内膜息肉并存,并且多见于延迟绝经、绝经后长期使用雌激素者,因此认为本病与雌激素的长期持续刺激有关。未婚、不孕、肥胖、高血压、糖尿病妇女的发病率较高。此外,约 20％ 子宫内膜癌病人有家族史。

癌灶初期局限于子宫内膜,生长较缓慢,随后沿子宫内膜蔓延,向上至输卵管,向下至子宫颈管、阴道壁。并可广泛种植在盆腔腹膜和转移至淋巴结等。

临床表现 子宫内膜癌极早期时无明显症状。一旦出现症状,主要是阴道流血和阴道排液增多。癌肿如有坏死和感染,阴道排液呈血性或脓性、量多、恶臭。子宫内口如被癌肿堵塞,则子宫积脓,出现发热、恶寒、下腹疼痛。癌肿如浸润子宫周围结缔组织或压迫神经,则引起腰骶部、下腹部疼痛并向腿部放射。

子宫内膜癌唯有通过诊断性刮宫取刮出物作病理检验才能明确诊断。

防治 治疗以手术为主或手术加放射综合治疗。年老体弱有手术禁忌证者单纯放射治疗或加用孕激素、他莫昔芬(三苯氧胺,抗雌激素制剂),或使用化疗药物。

定期进行防癌检查;不滥用雌激素制剂;更年期月经紊乱或绝经后又出血及时就诊,有可能减少子宫内膜癌的发生。

卵巢肿瘤

卵巢肿瘤是妇科的常见肿瘤,可发生于任何年龄。卵巢的组织结构复杂,所以肿瘤的种类颇多。除原发性肿瘤外,尚有从子宫、胃肠道或乳腺转移来的转移性肿瘤。根据病理性质划分,卵巢肿瘤有良性与恶性两种。

临床表现 良性卵巢肿瘤生长缓慢,早期大多无症状,也不影响月经及全身情况,往往在妇科检查时偶然发现。随着肿瘤的逐渐长大,除感腹胀不适或自己摸到腹块之外,可有压迫症状。肿瘤压迫膀胱,引起尿频、尿不畅;压迫输尿管,引起输尿管积水、肾盂积水而腰痛;压迫肠管,引起肠胀气和便秘;压迫膈肌,引起呼吸困难、心悸与行动不便。检查时扪及囊性或实质性肿块,表面光滑,边界清楚,可推动。卵巢增大,并不一定赘生肿瘤,尚有存在生理性囊肿(像卵泡囊肿、黄体囊肿)或发生多囊变化的可能(即多囊卵巢),一般直径不超过 5 厘米。因此,发现囊性卵巢肿块后,可随访观察 2～3 个月,要是持续存在或长大,则恶性肿瘤的可能性大。

恶性卵巢肿瘤早期也可无自觉症状。不过,由于生长迅速,短期内即有腹胀感,并出现腹块及腹水。当肿瘤浸润周围组织或与盆腔内组织粘连而压迫神经时,可引起腹痛、腰痛或坐骨神经痛。若压迫盆腔静脉,则有下肢浮肿。若双侧卵巢均被癌组织破坏,可引起月经紊乱或闭经。有些卵巢肿瘤具有内分泌功能,如分泌雌激素,可使幼女性早熟;成年妇女月经失调;老年妇女绝经后阴道出血。如分泌雄激素,可引起男性化征象。病至晚期,有明显消瘦、乏力、贫血、浮肿,出现恶病质。妇科检查时,扪及子宫一侧或双侧有肿块,大多为实质性或囊实性、表面不平、固定,骨盆底部散在硬结节。若有腹水,多为血性。

防治 一旦诊断肯定,不论良性或恶性肿瘤均应及早手术治疗为宜。若在妊娠期间发现卵巢肿瘤,手术时间取决于肿瘤性质。如疑为恶性肿瘤,不论妊娠期限,应及早剖腹探查。若肯定是良性肿瘤,手术可延至怀孕 4 个月后进行,以免引起流产。妊娠晚期时发现卵巢肿瘤,如肿瘤不阻塞产道,可等待产后处理;如阻塞产道,则在剖宫产同时摘除肿瘤。

输卵管癌

在女性生殖器恶性肿瘤中,输卵管癌的发生率最低,约占 0.5％。虽然少见,但易被忽视或延误诊断,危害性最大。多数病人在绝经以后发病。病因不明,30％～60％病人有不孕史,因此可能与慢性输卵管炎有关。

输卵管癌的症状与体征常不典型或早期无症状。一旦出现症状,阴道间断性流黄水或淡血水是其特征。排液时常伴下腹痛及腰酸。盆腔检查时,在子宫一侧或双侧可摸到粗大的输卵管或不规则形块物。如已蔓延至腹腔,出现腹水,呈淡黄色,有时血性。

治疗以手术为主,术后加用放疗或抗癌药物治疗。

外阴癌

外阴鳞状细胞癌约占外阴恶性肿瘤的80％～90％。多见于 60 岁以上妇女。病因不明,但外阴癌常合并外阴不典型增生性白色病变;外阴乳头瘤、尖锐湿疣、慢性溃疡等可发生癌变;外阴癌可与宫颈癌、阴道癌合并存在。此外,单纯疱疹病毒Ⅱ型、人乳头状瘤病毒、巨细胞病毒等与外阴癌的发生可能有关。

癌灶最常见于大阴唇,其次为小阴唇、阴蒂、会阴、尿道口、肛门周围等。初起时,患处出现丘疹、结节或小溃疡;晚期则呈乳头样或为不规则肿块,可破溃。癌肿如向深处发展,可侵犯神经引起阴部疼痛;如向尿道扩展,可有尿痛和排尿困难,如经淋巴转移,则腹股沟出现肿大的淋巴结。

预防重点在于注意外阴清洁、不用任何刺激性药物擦洗外阴。局部如有异常感觉应及时就诊。如有外阴瘙痒、皮炎、湿疣、白色病变等应积极治疗。通过活组织检查明确诊断后,应及早接受手术治疗。

骨恶性肿瘤

骨恶性肿瘤一般都称为肉瘤。常见的有骨肉瘤、软骨肉瘤、纤维肉瘤、滑膜肉瘤、网状细胞肉瘤和骨髓瘤等。其特点是肿瘤生长快,症状严重,转移早,预后差。所以应及早诊断和积极治疗。

病人多为年轻人,多发于长骨两端,尤其是膝关节附近,但全身各处均可发生。

早期症状是局部疼痛,为持续性并进行性加剧,尤以夜间为甚。以后出现局部肿胀且发展迅速,皮肤温度增高,绷紧而光亮,表面血管增多、增粗。肿块质地可软可硬,边界不清,有压痛,邻近关节或整个患肢功能受限,也可有全身发热症状。X 线检查可发现肿瘤的范围较广,边界不清,常侵入软组织中,骨干两旁有特殊的骨膜反应,有的病人可以有肺转移。

网状细胞肉瘤可用放射治疗,效果较好。其他恶性骨肿瘤的主要治疗方法还是作适当的截肢术或关节离断术。一般应超过一个关节。如小腿的恶性骨肿瘤,应考虑作大腿截肢术;大腿的恶性骨肿瘤应作髋关节解脱术。放射治疗效果不好。化学治疗方面的研究取得了一定的进展,在手术前后用化疗,可降低复发率和转移率,提高五年生存率。

继发性恶性骨肿瘤也称骨转移癌或转移性骨肿瘤。乳腺癌的骨转移最多,其他如前列腺癌、肺癌、肾癌、膀胱癌等也可转移到骨。最常转移的部位是脊柱、骨盆,有时在四肢骨。由于癌症常见于中、老年人,所以骨转移性肿瘤也常见于中、老年人。随着医学科学的发展,采用各种手段多数可以找到继发性恶性骨肿瘤的原发病灶。

但如找不到原发病灶,诊断比较困难。

治疗一般以化疗或放疗为主,也可用中草药。

软组织肉瘤

软组织肉瘤是一种恶性软组织肿瘤,根据组织成分不同可分为纤维肉瘤、脂肪肉瘤、滑膜肉瘤等。常发生在四肢,但头、颈、躯干和内脏中也可发生。表现为软组织中一个质硬的肿块,迅速增大。早期经血液转移至肺或远处器官。

治疗应早期施行广泛切除或放射治疗。晚期肉瘤的预后一般较差。

骨髓增生性肿瘤

骨髓增生性肿瘤是一组血细胞增生超过正常水平的血液系统恶性疾病,以往又称骨髓增生性疾病。骨髓增生性肿瘤主要包括真性红细胞增多症、原发性血小板增多症和原发性骨髓纤维化3种疾病。

它们的共同特点是疾病起源于造血干细胞阶段,因此,血常规检查红细胞、白细胞、血小板都有不同程度的增高,骨髓活检可见到程度不等的纤维组织增生。其中真性红细胞增多症的突出表现是红细胞明显增多,血红蛋白显著增高,病人面部充血如酒醉状。原发性血小板增多症的突出表现是血小板计数增高,多数病人在(600～1 000)×10^9/L之间,骨髓检查生成血小板的巨核细胞数量明显增多。病人容易发生动静脉血栓。原发性骨髓纤维化病人疾病早期红细胞、白细胞、血小板都可有不同程度的增高,但红细胞增多一般没有真性红细胞增多症那样显著,血小板增多也常不如原发性血小板增多症那样明显。随着病程的进展,骨髓纤维组织逐渐增多,正常造

血功能日益减退,血常规检查血细胞增多转变为血细胞减少。病人体检常可发现明显的脾脏肿大和轻中度的肝脏肿大,这是因为随着骨髓造血功能的减退,脾脏和肝脏代偿性地造血,称之为髓外造血。髓外造血的外周血片中常可见到"泪滴状"红细胞。

本组疾病进展相对较为缓慢。治疗应避免出现骨髓造血功能过度抑制,可酌情选用羟基脲、α干扰素以及1,25-羟化维生素D_3等。平时多饮水,定期检查血常规,如血清尿酸水平增高者,应服用别嘌醇和促进尿酸排除的药物。要警惕和预防血栓形成等并发症。

白血病

白血病是造血系统的恶性肿瘤,俗称"血癌"。其发病率约占所有恶性肿瘤的5%。主要特征是造血组织(骨髓、脾、淋巴结)内异常的幼稚细胞,也就是白血病细胞无限制地增生,并侵犯和弥散到全身各器官组织,同时在血液里也可能出现白血病细胞。由于骨髓中白血病细胞大量积聚,使正常的造血受到排挤和抑制,可引起正常的红细胞、白细胞和血小板减少,产生众多的临床症状。与其他恶性肿瘤一样,白血病的确切病因至今未明。白血病可分为急性和慢性两大类。

1. **急性白血病** 起病急。由于正常血细胞生成减少,所以病人有感染、发热、出血和逐渐加重的贫血。又由于白血病细胞可浸润全身各器官和组织,所以病人常有肝、脾、淋巴结肿大和骨关节疼痛等症状。如白血病病人同时发生中枢神经系统侵犯,称为中枢神经系统白血病,治疗相对较为困难。

急性白血病根据血液常规和骨髓检查发现一定数量的白血病细胞即可诊断,根

据形态学诊断标准,国际上将急性白血病分为两大类:① 急性淋巴细胞白血病。② 急性髓细胞白血病。进一步分型又可将急性淋巴细胞白血病分为 L_1、L_2 和 L_3 3型,急性髓细胞白血病分为 $M_0 \sim M_7$ 8 型。由于目前随着白血病细胞遗传学和分子生物学的研究不断深入,已经证明染色体和基因检测对于判断急性白血病的预后和指导治疗更有价值,因此,一名初次诊断为急性白血病的病人应做形态学、免疫学、细胞遗传学、分子生物学等全面检查。

急性白血病的治疗主要采用抗肿瘤化学治疗。常用的抗白血病药物很多,包括多柔比星、柔红霉素、米托蒽醌、去甲氧柔红霉素、阿糖胞苷、三尖杉酯碱、长春新碱、依托泊苷等。必须根据病人的白血病类型,选用敏感的几种不同作用机制的药物联合、间歇应用。初次化疗的目的是尽可能在机体可以耐受的情况下最大限度地杀灭白血病细胞,使疾病完全缓解。缓解后体内仍残留很多的白血病细胞,因而还必须长期地强化治疗,以巩固疗效,争取长期无病存活。除传统的化疗外,诱导分化和凋亡对某些类型的白血病病人也是合适的,如全反式维甲酸和三氧化二砷已成为 PML - RARα 融合基因阳性急性早幼粒细胞白血病的首选治疗方法,并取得了比传统化疗更为显著的疗效。对急性淋巴细胞白血病和急性单核细胞白血病在治疗过程中还特别要注意防治白血病细胞侵犯至中枢神经系统,须常规局部用药或放射治疗预防。多数类型的急性白血病化疗取得完全缓解后应积极争取条件行异基因造血干细胞(骨髓)移植。

得了急性白血病是不幸的,往往给个人和家庭带来很大的压力,但是必须尽快调整自己的心态,积极地配合医务人员,接受及时足量的治疗,争取长期存活而重返工作岗位。

2. **慢性白血病**　起病多较隐匿,常在体格检查或得了其他疾病就诊时被偶尔发现。慢性白血病主要有慢性粒细胞白血病和慢性淋巴细胞白血病两大类,我国以前者为多见。

• 慢性粒细胞白血病:病人可有易疲劳、乏力、出汗和体重减轻等消耗性症状。体检常有脾脏肿大,而且多数病人的肿大程度常显著。血常规检查主要发现为白细胞显著增多,一般均在 $30 \times 10^9 /L$ 以上,个别超过 $100 \times 10^9 /L$,白细胞分类中多为比较成熟的中性粒细胞(中幼粒、晚幼粒和杆状核细胞)。白细胞碱性磷酸酶活性显著降低,常完全缺失。骨髓穿刺检查有核细胞增生程度极度活跃,主要以中、晚幼粒细胞为主,Ph 染色体为慢性粒细胞白血病的标志染色体,分子生物学检查可发现 bcr - abl 融合基因。慢性粒细胞白血病病程可分为 3 期,即慢性期、加速期和急变期。初诊病人大多处于慢性期,诊断已经确立就应立即开始治疗,常用的治疗药物为羟基脲,如与长期足量的 α 干扰素联合应用疗效要优于羟基脲单药治疗。伊马替尼(格列卫)是世界上第一个用于临床的分子靶向治疗药物,是当今治疗慢性粒细胞白血病最有效的药物。慢性粒细胞白血病者一旦进入加速和急性变,各种治疗方法往往收效甚微。迄今为止慢性期行异基因造血干细胞移植是唯一有可能彻底治愈本病的方法,但存在一定的治疗风险。

• 慢性淋巴细胞白血病:一般发病年龄较大,病人可有淋巴结肿大和肝脾肿大。但脾肿大不如慢性粒细胞白血病那样显著。白细胞总数增高,分类中成熟的小淋巴细胞占 80%～90%,但这些增多的淋巴细胞并不具有正常淋巴细胞的免疫功能。慢性淋巴细胞白血病早期(A 期)病人并不急需治疗。淋巴结肿大明显并有贫血或血小板减少者(B 和 C 期)可给予化学治疗,常用的药物是苯丁酸氮芥,剂量需根据血常规检查结果而调整。除苯丁酸氮芥外,近年氟达拉滨和利妥昔单抗(美罗华)也逐步作为某些病人的首选治疗药物之一。慢性淋巴细胞白血病一般病程较长,但病人抵抗力较差,应注意个人卫生,预防感染。

恶性淋巴瘤

淋巴瘤是起源于淋巴结和淋巴组织的恶性肿瘤,不包括其他癌肿转移至淋巴结者。

临床表现 最常见表现是淋巴结进行肿大,也就是淋巴结增大较迅速,但常无疼痛感觉。以颈部淋巴结为多见,其次为腋下、腹股沟。初起时淋巴结可以被推动,质地如软骨样。随病程发展,新出现大小不一的淋巴结与之融合成块,可引起邻近器官组织的压迫。深部淋巴结(包括腹部和胸腔内的)明显肿大后均可引起相应的压迫症状,如腹痛、黄疸、咳嗽、胸闷、气急等。淋巴瘤亦可发生于淋巴结以外的淋巴组织,如扁桃体、鼻咽部、胃肠道、脾脏、骨骼、皮肤及生殖器官等。淋巴瘤病人还常有发热,热型可不规则。因此长期发热而病因不明者常应考虑是否患有淋巴瘤,病人常有乏力、体重减轻、易出汗等。

诊断 淋巴瘤的诊断必须根据淋巴结或受累组织的穿刺和活组织检查,当发现有大量淋巴瘤细胞而正常结构受破坏时即可肯定。但有时因病变不很典型而需重复活组织检查。根据淋巴瘤的病理表现,淋巴瘤分为霍奇金病和非霍奇金淋巴瘤两大类。淋巴瘤一经诊断,必须进行 X 线、CT、B 超、骨髓象等有关检查。目的是了解病变累及的范围,进行疾病分期(可分为 I ~ IV 期),以选择最合适的治疗方案。

防治 淋巴瘤的治疗方法主要有放射和化学治疗两类。放射治疗,照射的范围除病变局部外,尚需包括附近可能被侵及的淋巴结区,甚至采用全身照射。霍奇金病对放射治疗比较敏感。病变比较广泛者均采用全身化学治疗,选用不同作用机制的药物联合用药,间断治疗。常用药物有环磷酰胺、多柔比星、长春碱类、博来霉素、鬼臼类药物和肾上腺皮质激素等。有的病人可采取放射和化学治疗先后联合应用,尽可能争取更好的疗效。干扰素对部分恶性程度较低的淋巴瘤有效,靶向药物利妥昔单克隆抗体(美罗华)主要用于淋巴瘤细胞表面有 CD20 标志的病人,根据病情也可以考虑采用异体或自体造血干细胞移植。由于淋巴瘤病理类型复杂,各类型对治疗敏感性不同,因而预后也有较大差异。

癌症化疗病人的护理

对癌症化疗病人而言,抗肿瘤药物能在一定程度上杀死肿瘤细胞,但同时对机体增殖旺盛的细胞(如骨髓细胞、肠上皮细胞,生殖细胞)及中枢神经系统产生影响,因此化疗期间的护理尤为重要,要注意以下几个问题。

1. **注射部位的观察和处理** 许多抗肿瘤药物对血管刺激性较大,作静脉注射时,易刺激静脉内壁造成静脉炎,表现为从注射部位沿静脉走向出现发红、疼痛、色素沉着、血管变硬等。如静脉注射时药物不慎漏于皮下,即可引起疼痛、肿胀或局部组织坏死。因此应注意:①协助选择好输液部位,避开手腕和肘窝以及施行过广泛切除性外科手术的肢体的末端,乳腺癌根治术后避免患肢注射,避免下肢静脉。适当的部位为前臂,应该避免在同一部位多次穿刺,有计划地调换静脉,选择静脉需从小到大，由远端到近端。②在可能的情况下，应考虑采用中心静脉留置针，经外周插管的中心静脉导管或皮下埋藏式导管输注系统。③在静脉输液前可沿静脉走向涂抹喜疗妥软膏，对化疗性静脉炎有良好的预防作用。一旦出现静脉炎，可给予热敷、硫酸镁湿敷或金黄散外敷。④化疗给药必须先用生理盐水诱导，确保针头在静脉内再注入化疗药。⑤输入化疗药物后，应该用生理盐水充分冲洗管道后再拔针。⑥一旦疑有外漏或已发生外漏，应马上停止注射，用冰袋进行局部冷敷 24 小时。局部可涂氢化可的松（或地塞米松）软膏，24 小时后局部可涂金黄散加蜂蜜、喜疗妥软膏或用 50%硫酸镁湿热敷，同时抬高患肢。

2. **消化系统毒性反应** 许多药物对消化道黏膜有损害作用而引起不同程度的消化道反应，如食欲减退、恶心、呕吐、腹痛、腹泻等。为减轻化疗毒性反应，可采取以下几种措施：①化疗前可采用音乐疗法或适当活动分散注意力。②保持环境的整洁，无异味，减少不良刺激。③在化疗前及时准确地给予止吐药物，必要时可以使用镇静药物辅助治疗，同时针刺合谷、曲池、足三里穴位。中草药对防止消化道反应有较好的效果。④给予清淡易消化的饮食，在化疗的当日，早上 7 点之前进高质量的早餐，化疗后 4～6 小时内最好不要进食。对已发生呕吐的病人，可在呕吐的间歇期进食，少量多餐，多饮水，并且保持口腔的清洁。⑤对于发生消化道黏膜炎或溃疡的病人，进食营养丰富的流质或半流质，避免食用刺激性的食物，局部可涂溃疡合剂、锡类散，并保持口腔的清洁。⑥迟发性的腹泻（用药 24 小时后发生）予洛哌丁胺（易蒙停）治疗。

3. **骨髓抑制** 化疗药物通常会引起不同程度的骨髓抑制，先出现白细胞减少，尤其是粒细胞下降，然后是血小板减少。注意以下几点：①按时查血常规，了解血象下降的情况，遵医嘱给予升血药物，如粒细胞-单核细胞集落刺激因子（GM－CSF）或粒细胞集落刺激因子（G－CSF）并观察疗效。②当白细胞计数 $< 4 \times 10^9$/L 及血小板计数 $< 50 \times 10^9$/L，停止化疗，减少外出，密切监测体温。③当血小板计数 $< 50 \times 10^9$/L 会有出血的危险，当血小板下降至 $< 10 \times 10^9$/L，易发生中枢神经系统、胃肠道、呼吸道的出血，应严密观察病情变化，防止脑、肺的出血。④血小板减少时应避免碰撞，拔针后增加按压的时间，静脉注射时止血带不宜过紧，时间不宜过长。一旦病人出现头痛等症状应考虑颅内出血，应及时处理。

4. **心脏毒性** 某些化疗药对心肌有毒性，轻者可无症状，仅表现为心电图的异常，重者可表现为各种心律失常，甚至心力衰竭。需要注意：①化疗前先了解心脏病病史，常规做心电图了解心功能。②监测心率、节律的变化。③注意休息，减少心肌耗氧量，减轻心脏的负荷；少量多餐，避免加重心脏的负担，反射性引起心律失常。④一旦出现心功能损害，应卧床休息、应用利尿药、强心药等。⑤对蒽环类抗癌药，如多柔比星引起的心脏毒性，可用右丙亚胺等药物预防。

5. **脱发和皮肤反应** 脱发是化疗药物损伤毛囊的结果。脱发的程度通常与药物的浓度和剂量有关，尤以烷化剂为甚，环磷酰胺、多柔比星、甲氨蝶呤和长春新碱最常引起脱发，停药后头发会再生。博来霉素等可引起斑丘疹或荨麻疹，可使皮肤角化增多并发生色素沉着。需要注意：①做好心理护理，从精神上给病人支持，告诉病人脱发是暂时的，不要过分担心。②建议可通过戴假发改善形象，增强治疗的信心。③保持皮肤的清洁，避免抓挠，用温水清洗。

中医中药篇

第38章

中医基础理论

中医基础理论包括阴阳五行、脏象(藏象)、气血津液、病因、病机等内容。

阴阳五行

阴阳　阴阳是对立而又统一的两个方面。中医中的阴阳,是指生命活动的属性。男性和女性就是对立的两个方面,男性属阳,女性属阴。在男性或者女性;同一个人身上,腹部属阴,背部属阳;上部属阳,下部属阴。一个班级里,女生多而男生少,或者一个学校里,女老师多而男老师少,大家都会讲"阴盛阳衰"。我们身体的下部,口语中常称为"阴部",也是这个道理。因为是属性,所以判断是阴性还是阳性,取决于所比较和参照的对象。从人体的解剖结构看,体表属阳,内脏属阴,但各种内脏的阴阳属性又不同。内脏可以分成五脏六腑。五脏——心、肝、脾、肺、肾,属阴,而六腑——小肠、胆、胃、大肠、膀胱、三焦,属阳。在五脏中,又可再分为阴阳。心、肺属阳,而肝、脾、肾属阴。每一个脏器本身又可再分阴阳,肾有肾阴、肾阳,心有心阴、心阳等。所以,中医最老的一本经典著作《内经》说:"阴阳者,数之可十,推之可百,数之可千,推之可万,万之大不可胜数,然其要一也。"主要就是讲,对每一个事物,可以无限地用阴阳的属性来分析。

阴阳相互对立,又相互联系、相互制约,两者处于动态平衡。当这个平衡关系被打破,就会出现或者阳亢,或者阴盛的情况,就会生病:"阴盛则阳病,阳胜则阴病"。阴盛就出现寒冷、衰退的种种症状,而阳亢又会出现发热、亢进的种种症状。这就是"阴胜则寒,阳胜则热"的含义。

阴阳又是相互依存的。人体不可缺少阴,也不可缺少阳。阳亢会导致阴的衰退,称为阴虚;阴盛会造成阳的衰退,叫做阳虚。阴虚,又表现为热证,但这是虚热;阳虚又表现为寒证,但这是虚寒。所以说:"阳虚则寒,阴虚则热"。正常人体活动会伴有阴阳消长的变化。什么叫阴阳消长?比如说,我们在活动时,不论脑力活动,还是体力活动,都会消耗一定的体力。我们的活动就是阳,消耗的体力就是阴,这就叫"阳长阴消"。而我们通常的饮食,可以补充被消耗的体力,这就是阴长,而要消化吸收,需要体内"气"的运化,这消耗的"气"就是阳,这称为"阴长阳消"。这是正常的阴阳消长,但如果超过一定限度,或者有外邪入侵,就造成阴阳的不平衡,就会生病。

病理状态下也有阴阳的互相转化。如外邪也可以分成阴邪和阳邪。受到寒邪,称为外感寒邪,通俗讲就是受了冷,寒邪入侵以后,就会有怕冷的症状,其后就会有发热。寒是阴,发热就是阳。这是外邪入侵后的阴阳转化。

中药治疗就是利用药物的阴阳属性来促使人体内部阴阳的转化,使其恢复阴阳的平衡。治疗阳盛要用阴药——清凉的药物治疗;阴盛则用温热的药物。假如阴阳不会转化,治疗就等于白费事了。所以,从疾病治疗角度讲,"阳病治阴,阴病治阳","寒者热之,热者寒之",就是利用阴阳互有联系,阴阳会相互转化这样的规律。当然其前提是治疗用药,也要按照阴阳来区分。温热的药物,属阳性,用来治寒证、阴证;寒凉的药物,属阴性,用来治热证、阳证。

阴阳学说指导了中医学的生理、病理、辨证、治疗等各个方面。所以《内经》说:"阴阳者,天地之道也,万物之纲纪,变化之父母,生杀之本始。"

五行 所谓五行,就是指金、木、水、火、土。中医把人体脏器、生理、病理、中药的药性等都用五行来概括和分析。五脏六腑的五行属性是这样的,肝和胆属木、心和小肠属火、脾和胃属土、肺和大肠属金、肾和膀胱属水。中药的药性是:酸属木、苦属火、甘属土、辛属金、咸属水。根据这一理论,可以用五行规律来分析生理、病理,进行治疗。

五行之间有相生、相克的关系。相生的关系为:木生火,火生土,土生金,金生水,水生木;相克的关系为:木克土,土克水,水克火,火克金,金克木。

举一些例子来说明五行学说的应用。

肝属木。肝脏旺盛,就是木旺,当然这是病态的旺,表现为肝火、肝风、肝阳亢进3类。木旺以后会克制土,脾胃属土,出现脾胃病的证候。中医称为木旺克土,或称为肝脾不和,肝胃不和。

肝旺以后,木能生火,火也旺盛。火旺可以克金,也就是克肺,出现肺的证候。中医称为木火刑金,或称为肝旺克肺。

肝为什么旺?肝本身可以分阴阳。肝旺,是其中阳旺。阳旺是由于阴虚而不能制阳。肝是要水来滋养的,肾属水,肾阴不足,不能滋养肝,肝阳就旺。这种情况,中医称为水不涵木。或者称为肝肾阴虚,继而引起肝火上炎、肝阳上亢、肝风内动。

肝旺可以有几种治疗方法。一种是滋养肝阴、滋养肾阴。水足了,肝也不旺了。另一种是对肝旺本身的治疗,或者清肝火、或者平肝阳、或者熄肝风。此外,可以用培土的治法。土得到滋养,可以不受肝木的

克制,相对来说,也是对肝木的抑制。而且,土旺了后,可生金,金旺了,可以克肝木。所以培土,也可以制肝木。此外还可以用清肺的方法,使木火不能克金。肺气旺盛了,一方面不受木火的抑制,又反过来克肝木。

通过这个五行的生克关系,可以看到脏腑间的相互影响,以及采用治疗方法的多样性。大家常常可以看到,不同的中医治疗同一个病人,治疗法则常常不一,而同样可以取得疗效,其中一个原因,就是根据五行规律从不同角度来治疗。在阐明生理、病理和治疗时,阴阳五行常常是相互结合起来应用的。

脏象

人体有脏腑,通常称为五脏六腑。用阴阳、五行来研究脏和腑的生理功能、作用,以及病理状况,这种理论称为脏象理论。

脏,有五脏,就是心、肝、脾、肺、肾。腑,有六腑,就是小肠、胆、胃、大肠、膀胱、三焦。此外,还有"奇恒之腑",指脑、脉、骨、髓、女子胞等。五脏,"藏精气而不泻也",五脏是贮藏精、气、血等的,所以叫脏(藏),有收藏的意思,以收藏为主。六腑,"传化物而不藏",六腑是管理食物的受纳、消化、吸收、排泄的,以通利为主。

五脏

1. **心** 心的功能是什么呢?"心者,生之本,神之变也,其华在面,其充在血脉"。

心"其华在面,其充在血脉。"心脏主管血脉,即循环系统。心的功能健全,血脉充盈良好,可以从面色反映出来,面色红润。心的功能不好,血脉不良,脉搏会发生停滞,或跳跳停停,称为"结、代"脉。

心藏神,管理思维活动,包括记忆、认知等一系列功能。心的功能发生紊乱,就

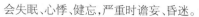

会失眠、心悸、健忘，严重时谵妄、昏迷。

"心开窍于舌"。心的疾病，可通过舌诊获知。心火过亢，舌尖发红；心血不足，舌质变淡。

2. 肝　肝的功能如下。

"肝藏血"，是指肝脏贮藏和调节血液；心脏是充盈血脉和推动血液在脉管中循行。所以称之"肝藏血，心行之，人动则血运于诸经，人静则血归于肝藏"。肝的功能不好，藏血功能减退，血的运行也就不好。所以肝血不足，会有头晕目眩、肌肉拘挛等症状。而肝气横逆，气机紊乱，血的运行发生紊乱，溢出脉外，出现各种出血证候。

肝"其华在爪，其充在筋"。肝脏主管一身的筋膜。"肝主身之筋膜"。肝血丰富，筋膜得到血的滋营，就能屈伸自如。肝血充盈良好，爪甲就坚韧，所以称为"其华在爪"。假如肝的功能失常，筋膜就会或者屈伸不利，或者震颤、抽搐，甚至角弓反张；爪甲也变得薄、脆，容易断裂。

肝主疏泄。所谓疏泄，是指保持气的运转舒畅。气的舒畅与脾胃功能有关。肝的疏泄功能不正常，情志抑郁，脾胃功能就会受影响。而人的情绪反过来也会影响肝的功能，情绪不佳、郁结，会引起肝失疏泄，气机阻滞。气又与血相关，气机阻滞，可以引起血瘀。

所以，气机运转不畅，称为"肝失疏泄"；而气机运转紊乱、反常，称为"肝气横逆"。

肝开窍于目，肝病有时会引起目疾。肝火上炎，可以出现目赤肿痛；肝血不足，会视物模糊，或者夜盲；肝风内动，眼睛会上翻，或斜视。

3. 脾　脾的功能主要和消化、吸收有关。

脾乃"仓廪之本"，就像仓库一样，是水谷运化的集散地。脾的功能正常，可以消化、吸收饮食中的精微物质，并且输送到全身，称为运化。这种功能不好，就会腹泻、消化不良。脾的运化，包括食物和水。水湿运化也由脾来主管，脾的运化失常，水湿发生滞留，就会出现水肿、痰饮、膨胀等。

"脾统血"。脾统摄血液循环，就是保证血液循行在脉内，而不溢出脉外。脾的功能失常会引起血液溢出脉外，称为脾不统血。

脾"其充在肌"。脾的功能正常，肌肉得到充分的水谷精微，肌肉健壮。如果脾的功能失常，肌肉就会萎缩。

脾"其华在唇"。脾运正常，嘴唇显得红润、丰满。脾的功能不正常，嘴唇变得干而糙或苍白、或无光泽。脾又"开窍于口"。脾脏正常，食欲良好。脾脏功能不好，口味会改变，饮食无味，食欲减退。

人在出生以后的生长发育全靠饮食的调养，而饮食的消化、吸收、运转，又全靠脾的功能，所以脾是"后天之本"。

4. 肺　肺的功能主要和呼吸有关。

"肺者，气之本"。人体通过呼吸，吸入"清气"，呼出"浊气"。肺的功能失常，就会出现各种呼吸障碍。中医的"气"含义广泛，除呼吸之气外，肺还管理一身之气。所以说："诸气者，皆属于肺"。肺的功能不足，会出现气虚的症候。吸进的清气，经过肺的推动遍布全身，这种作用称为"宣发"。假如宣发不畅，就会出现胸闷、鼻塞、咳嗽等症状。此外，吸进去的清气，以向下为顺，向上为逆。这种向下的功能，称为"肃降"。不能肃降，肺气上逆，就会喘息。

肺"通调水道"。水液进入体内，先经过脾胃的作用，再经过肺的"通调"。所谓通调，用现在的话讲，就是调节水液的代谢。水的出路，一是通过小便排出，这是膀胱的功能。膀胱这一功能的发挥，要经过肺的推动和促进。此外，就是出汗和通过呼吸、大便排出，这 3 个出路，都和肺的功能有关。肺本身主管呼吸；肺和大肠相表里，大便排出与肺有关；肺主皮毛，出汗也与肺相关。

肺"其华在毛，其充在皮"。肺的功能正常，毛发生长柔密滋润；肺的功能不好，毛枯发脱。

皮毛又与体表有关。体表是外邪入侵的重要途径。所谓外感表证，就是外邪入侵皮毛所致。由于肺主管皮毛，外邪可由皮毛而犯肺，引起咳嗽等症状。保卫体表的有卫气，卫气也由肺主管，肺虚则卫气弱，所以容易发生感冒等外感症状。卫气管理毛孔的出汗，肺虚者容易动则出汗。

肺开窍于鼻，喉又是呼吸的门户。肺功能失调，可以引起嗅觉改变、鼻塞、失音等症状。

5. **肾** 肾的功能主要和发育、生殖有关。

肾乃"封藏之本，精之处也"。受之于由父母的"先天之精"，就封藏于肾，此精是生长、发育、生殖的物质基础，故肾称为"先天之本"。由后天之本——脾消化吸收而来的精微物质，有一部分也封藏于肾，称为后天之精。先天和后天之精相合，使人体得以逐渐成长和具有繁衍后代的能力。

男女生长发育到一定年龄，"肾气盛，天癸至，精气溢泻，阴阳和，故能有子"。这里讲的天癸，男女都有，是指生育的物质基础。到了老年，"天癸竭，精少，肾脏衰……齿发去"。这些功能随之衰退，这是人生的一个自然过程，都与肾有关。

肾的阴、阳是一身阴阳之源泉，称为元阳，肾阴。

肾对人体气和水液也有调节功能。肾对气的调节，称为纳气。所谓"肺主呼吸、肾主纳气"。肾的功能正常，肺吸入的清气才能归纳于肾，形成正常的呼吸。肾不能纳气，出现的证候，就是吸少呼多，吸短呼长。肾与膀胱相表里，肾气充足，膀胱功能正常，小便能正常排出；肾气虚衰，会引起水肿，或夜尿增多。"肾主骨"，肾气充足，骨骼生长健壮坚实，肾虚则骨骼痿软，或骨质疏松；"齿为骨之余"，肾阳不足，牙齿易松动、脱落。肾"其华在发"，正常时头发光泽乌黑，肾虚则头发枯焦。

肾开窍于耳、二阴。"肾气通于耳……则耳能闻五音矣"。肾不足，耳聋、耳鸣。肾主管前阴和后阴，小便和大便均和肾有关。肾虚不仅小便可能有异常，大便也会出现异常，或者便秘，或者泄泻。

六腑 六腑指小肠、胆、胃、大肠、膀胱和三焦。

1. **小肠** 小肠和心相表里。小肠的功能是分别清浊。从胃中运化来的水谷，经小肠进一步的加工，清者为水谷的精华部分，逐渐吸收；浊者为糟粕部分，逐渐向下运送至大肠，最后成大便排出。

2. **胆** 胆和肝相表里。"肝之余气，溢于胆"，成为胆汁。胆的功能失常，胆气上逆，口苦，泛苦水。肝胆湿热，则见黄疸。俗话常说人的胆子大或胆子小，中医认为出现惊恐等症状和胆的功能失常有关。

3. **胃** 胃和脾相表里。胃受纳食品、水液，被称为："水谷之海"。水谷在胃内经腐熟磨积，再下传至小肠。脾胃功能失常，表现消化功能障碍。

4. **大肠** 大肠与肺相表里，是传导糟粕的通道。最后将粪便排出。大肠功能失常，出现便秘或腹泻的症状。

5. **膀胱** 膀胱和肾相表里。膀胱的气化功能是将津液转化成小便排出。"膀胱者……津液藏焉，气化而能出矣"。膀胱气化不足，表现为小便的失常。

6. **三焦** 三焦包括 3 个部分，就是上焦、中焦和下焦。上焦的功能,包括呼吸和宣发;中焦的功能包括运化;下焦的功能包括分别清浊和排出。三焦包含了肺、脾、胃和肾的功能。三焦通过气化作用将精微物质和气、血、津液循行散布于全身。

气、血、津液

人是一个整体,从头到脚,从内到外,脏腑、经络,四肢百骸,它们的活动动力是什么?营养物质来自何方?中医认为是气、血、津液提供营养,保持其正常功能。

气 气周流全身,保证各个脏腑和组织的活力,维持它们正常的功能。

气的来源,有与生俱来的先天之气;有来自自然界的气;有水谷精微之气,后二者为后天之气,与先天之气相合,维持人体的生命活动。

气在不同部位,发挥不同作用时,其名称也不同。如在胃叫胃气,在肝叫肝气,在肾叫肾气。此外,还有一些特殊的名称,如元气、宗气、卫气、营气。

1. **元气** 元气也叫做真气。是与生俱来之气,称为先天之气。"真气者,所受于天。"与后天之气相并,充沛全身。先天禀赋不足,可以通过后天之气来培补。

2. **宗气** 宗气为与呼吸、心跳、血液循环等有关的气。有了宗气,可以正常呼吸、发音、血液正常地运行。宗气有病,可以引起血脉凝滞。

3. **卫气** 卫气循行于血脉之外,它捍卫体表,抵御外邪;还可以"温分肉,充皮肤,肥腠理,司开阖",即可以温养肌肉,润泽皮肤,滋润腠理,管理毛孔的开或闭。

4. **营气** 营气是血的一部分,随着血液循行于血脉之内,环布全身。它的功能是营养全身,化生血液。

气有病,主要表现在3个方面,就是气虚、气滞和气逆。

1. **气虚** 就是气不足。年老、体弱、各种疾病,都可引起气虚。

2. **气滞** 就是气的运行受阻。主要证候就是胀闷和痛。

3. **气逆** 主要表现为胃和肺的症候:胃气上逆,就出现呃逆、呕吐等证候;肺气上逆,就出现吸少呼多、咳喘等证候。

(二)血 血运行全身,提供营养。血的运行,需要气的推动。

血的来源有几个方面:"中焦受气取汁,变化而赤,是谓血"。是指中焦脾胃吸收了水谷中的精微物质,经过变化,形成血液;营气有化生血液的作用,这是血的又一个来源;精血互生,是血的另一个来源。

常见的血病有血虚、血瘀、出血和血热。

1. **血虚** 可因血的生成不足,或出血所致。

2. **血瘀** 常与气滞、气虚、寒凝等有关。气滞不能推动血运;寒主收引,经络不利;气虚推动乏力,都可引起血瘀。血瘀的常见症状是疼痛,其特点为痛处固定不移,按之更痛,而且常有舌色紫黯,或舌有瘀斑。

3. **出血** 可以出现在各个部位。引起的病因很多。

4. **血热** 外邪入侵至血分,引起发热和血热。其他疾病,也可以引起血热。血热的表现是发热,下午以后较甚,心烦、口渴,但不想喝水,舌红绛、脉细数。血热还可以引起出血。

津液 是体内正常的水液的总称。在口,称为唾液;在胃,称为胃液;在肠,称为肠液。津,通常指清而稀薄的液;液即是指稠厚的一种。习惯上常合称,泛指体内水液。

津液的来源、运转、排泄，需要几个脏器的配合。先是从饮食中经脾胃吸收运化，以后经肺、肾、膀胱、三焦等作用，使之输布全身，最后变成汗液或小便排出。

津液的主要作用是滋养脏腑、肌肉、经脉、皮肤，以及填补骨髓、脑髓，滑利关节，补充血液。

津液有病，主要表现为津液亏耗和水饮内停。津液亏耗，常见于热病，以及大汗出、失血等容易丧失津液的病证。主要表现为口渴、咽干、唇干、舌干、皮肤干燥，甚至干瘪。

水饮内停即津液在局部或全身停留，形成水肿或一些局部证候。

第39章

病 因

人生活在自然界中，不断受到各种外来因素的影响。在一般情况下，人体能对各种变化做出相应的反应，适应这些变化，保持健康。当周围的各种变化过于剧烈，超过了人体能适应的范围，便能诱发疾病。或者当人体本身的正气由于各种原因而虚衰，不能适应周围环境，也会导致疾病。这就是《内经》里说的："邪之所凑，其气必虚"。这些导致疾病发生的内、外因素的变化，中医分别称之为内因和外因。

内因

内因包括先天的体质因素，以及后天的"七情"、饮食、生活起居和个体的保养。

体质因素　体质的好坏，决定了正气的强弱。体质因素有先天、后天之分。

先天的体质，或者叫禀赋，受之于父母。《内经》中提到："人之生也，有刚有柔，有弱有强，有短有长，有阴有阳。"感受同样的外邪，有人发病，有人不发病，有人发病轻，有人发病重，在相当程度上和先天体质有关。

在不同的地理环境出生，对各种外邪的感受能力也有不同。《内经》中也曾举过一些例子说明这种影响。如："东方之域……鱼盐之地，滨海傍水，其民食鱼而嗜咸……其民皆黑色疏理，其病皆为痈疡"等。清代的一些医生，也常常强调，江南之地的人体质平和，常不能耐受较强的祛邪药。

先天的体质，再结合后天的保养是否得当，决定了人体本身真气的盛或衰；表现在抵御外邪时的胜负，或发病，或不发病；或病轻，或病重。

七情　在致病的内因中，最受重视的是所谓"七情"，就是喜、怒、忧、思、悲、恐、惊七种情志因素。中医强调，过分的情绪变化，是导致疾病的重要内因。所以《内经》说，"故悲哀愁忧则心动，心动则五脏六腑皆摇"。

1. **喜**　通常人们遇到喜事，都会高兴。但过喜对身体并不利。"喜伤心"，过分的嬉笑会伤及心；也会影响到气的运行，所谓"喜则气缓"。所以俗话"乐极生悲"是有根据的,范进中举后发疯就是典型例子。

2. 怒 人的一生中总会遇到愤怒之事,这是正常的。但"怒伤肝",过怒会伤及肝,影响气机的运行。有的人大怒之下甚至会晕厥。这就是"怒则气上"的表现。

3. 忧 忧虑,是最伤人的。"忧伤肺",会伤及肺脏,伤及气的运行。俗话常说,忧虑可使白发早生。

4. 思 正常的人都有思考能力,但思虑过度,确实是一种致病的因素。"思伤脾"、"思则气结",过思也会伤及内脏。

5. 悲 人生在世,总会有悲伤的事。但过度的悲哀也能致病。"心气虚则悲","悲则气消"等,都说明了过悲的影响。俗话说,"悲痛欲绝",反映了悲伤对身体的伤害。

6. 恐 恐惧过度也能致病。古代的医生,就曾记录过不少因恐致病的例子。"恐伤肾"、"恐则气下",是说明恐致病的病机及表现。

7. 惊 "惊则气乱",骤然而来的惊恐事,有时可即刻导致精神失常。

这七种情绪变化是致病的内因。都可以影响到内脏,使人体发生病变,其共同特点是都会引起气机失常。所以说"百病皆生于气也"。

后天的保养 后天不知保养也会致病。保养主要包括饮食、劳累、房事和锻炼诸方面。饮食保养不好称饮食失调,劳累太过也能致病,房事不节可伤及肾,锻炼失当也是致病的一个因素。

1. 饮食失调 饮食失调最常见的有过饥过饱,和偏嗜偏食。古人说:"谷不入,半日则气衰,一日则气少矣"就是指饥饿的影响。过饱,则可引起食滞,伤及脾胃。

偏嗜某些食品,如甜和油腻的食品,可以生痰、生湿、生痈疡。酗酒,也有很大的危害。不洁食品对人体的危害是人所共知的。

2. 劳累 可以伤气,所谓"劳则气耗"。正常的脑力劳动或者体力劳动都是需要的,但过度疲劳,则可以伤及身体。

3. 房事不节 可以伤及肾脏,导致"虚劳"。

以上这些内因,有的本身即可致病,有的主要伤及脏腑、气血,最终导致正气下降,易为外邪所侵。

外因

外因包括"六淫",以及疫疠、外伤等。

六淫 所谓六淫是指风、寒、暑、湿、燥、火等六种气候变化。如果正气虚衰,或者气候变化过度,或者出现"非时之气",就是不该冷的时候冷,不该热得时候热等,就会引起发病。这六种变化由天时决定,称为外邪。另外,风、寒、湿、火等邪也会由体内病变自生,和外邪不同,为了与之区别,有时称为内风、里寒等。

1. 风 风邪是最为常见的一种外邪。而且常合并其他一些外邪共同致病,如风寒、风热、风湿等。所以古人说:"风为百病之长。"风邪伤人,有几个特点。风邪容易侵犯人体的头面部和体表腠理。所以外感风邪,可以有头痛、流涕、恶风、发热等症状。"风善行而数变",风邪伤人后,症状常游走变化,所以称为"善行数变",如不同部位的风疹块、游走的关节痛等。

2. 寒 外感寒邪,可以有两个途径。一是通过体表,一是伤及肠胃。入侵体表的寒邪,可以引起发热、恶寒、无汗,可以有咳喘等外感寒症,并且有头痛、肌肉痛、脉浮紧。腹部受寒,可以伤及肠胃,出现腹痛、腹泻、肠鸣等症状。过度饮食生冷,寒邪也可直接伤及脾胃。

3. 暑 夏季易外感暑邪。暑邪是一种热邪,容易引起津液耗伤。有时暑邪会兼有湿邪。感受暑邪后,常见发热、出汗、口渴、脉虚而数等证候。严重时,可以晕厥,称中暑,此时有严重的伤津气虚现象。同时感受暑湿,可有低热、晨轻午重、胸闷、恶心、人困倦、苔黄腻等症候,夏天空调下容易患此症候。

4. 湿　外感湿邪,常见于黄梅天和暑天;长期生活在潮湿地区或潮湿环境中,也易感受湿邪。"湿性重浊","湿性黏滞"。无论感受外湿或者内湿,都有缠绵难去的特点。"湿性重浊"是指感受湿邪以后,常有沉重的感觉。如头重、身体困重、四肢酸困。所以《内经》称"因于湿,首如裹"。重浊另有秽浊的意思:由湿邪引起咳嗽,咳痰不爽,咳出是黏腻的痰。外感湿邪,其症状虽与风邪同样有恶寒、发热,但头痛身重、胸闷、舌苔腻,且病程常较长。湿邪入肌肤、关节,会引起关节酸痛而沉重,肌肤麻木。

5. 燥　燥是秋天的主气。感受燥邪,主要出现干燥、伤津的证候。燥邪与热邪结合,表现为热而燥,早秋季节易得,可有发热、微恶风、头痛、口渴、鼻唇干;如有咳嗽,常为干咳、舌质红。晚秋天气凉而燥,易出现凉而燥证候,表现为发热、恶寒、口渴、干咳、舌质不红。

6. 火　热之极端为火。风、寒、暑、湿、燥,5种邪,发展到疾病最重的时候,都会化火,出现火的证候。火的特点是"炎上",可有咽喉肿痛、口舌糜烂等证候。火又能烧灼津液,故口干唇焦,急欲冷饮。火可以引起"血证",称为"迫血妄行"。火,最后可以引起神志昏迷等危重征象。

疫疠　疫是指有传染性的疾病,疠指一种可以引起的疾病污浊之气。古人说:"五疫之至,皆相染易,无问大小,病状相似"。

外伤　外伤有的为武器所伤,有的是跌仆损伤,有的是虫蛇咬伤。

第40章

诊断方法

中医传统的诊断方法有望、闻、问、切4种,通常称为"四诊"。望诊就是观察病人的全身和局部情况。闻诊包括听病人的声音、谈吐和嗅气味的异常。问诊是询问有关发病情况,病人的过去史、家族史、婚姻史等。切诊除切脉外,还包括检查全身和局部变化。

望诊

望诊主要观察精神状态、全身总体状况,面部神采、色泽及身体其他部分对辨证有用的情况,还有就是具有中医特色的舌诊。

精神状态　病人是否精神萎靡不振,情志抑郁,亢奋,或烦躁等表现,这些是辨证的重要参考。

望诊还要观察神志是否正常,有无昏迷、抽搐等。此外,还应观察谈吐、语调,行步是否歪斜、步态和某些坐姿是否异常。

全身总体情况 包括消瘦、肥胖、肿胀、营养状况等方面。《内经》中说:"头倾视深,精神将夺矣……背曲肩随,府将坏矣……;腰……转摇不能,肾将惫矣;膝……屈伸不能,行将偻俯,筋将惫矣;骨……不能久立,行则振掉,骨将惫矣。"说明望诊对疾病判断的重要性。

色泽和其他异常 色指颜色,泽则是光泽。其他异常,如体表有无异常隆起、斑疹、出血、瘢痕等。

1. **色** 可反映身体内部情况。中医将五色和五行、脏腑相联系。青色,主"肝"有病,或者表示有寒、有痛或有瘀。赤色常表示心有病,或为热象。黄色表示脾胃有病,或有湿。白色代表肺有病,或表示虚证,失血。黑色表示肾有病,或有水病,有肾虚,有寒象。当然,这只是作为参考,不能仅仅根据颜色就作为诊断的定论。

2. **泽** 指光泽,可反映人体正气的盛衰。气色鲜明、滋润,常表示正气尚存,病变尚轻。气色晦暗、枯槁,表明正气虚衰,病变已深。

3. **其他** 还要观察有无局部红肿、异常隆起,有无出血、斑疹等。

舌诊 这是中医诊断的一个特色。主要观察舌的外形、舌的滋润情况,舌质和舌苔。

1. **舌的外形** 包括是否柔软,活动是否自如、有否歪斜、胖瘦如何等。舌的不同部位反映不同脏器的变化。舌尖反映心,心火旺,舌尖常红。舌中部代表脾胃,脾胃有食滞,中部有苔且厚腻。舌边属肝胆。舌根部属肾。

2. **舌的滋润与否** 反映津液的充沛程度。舌干,表示津少液亏。

3. **舌质颜色** 正常舌色淡红。舌质淡或淡白,常表示正虚或阳虚或寒证。舌色较正常红者,称为红或绛,舌红常表示热证,或阴虚有热;红绛表示阴虚火旺较重,或邪热较甚。青紫或黯舌常表示瘀血。

4. **舌苔** 色白,常表示有表证或寒证;黄苔常表示有热;灰苔、黑苔反映有寒邪或热邪。舌苔常由于饮食或吸烟等原因染上各种颜色而出现假象,观察时应注意。舌苔有腻、厚腻、腐腻、剥等变化。腻常表示有痰湿或其他积滞,苔愈厚积滞愈重。腐腻常表示内有食滞、消化不良。剥或花剥,常表示阴虚。无苔也称舌光,常表示正气不足而邪气较盛,或津液亏损。

其他 望诊还要注意其他局部异常。如头发枯疏,常为精气不足。眼睛充血,常为肝火上炎。黄疸,常为湿热蕴滞。眼睑浮肿,常为水肿病。鼻翼煽动,多为肺疾病重。鼻红,常为风热。嘴唇淡白无华,常为血虚。唇红而干,常为热证。牙龈干燥,常为热极伤津。牙龈肿胀,常为胃火上炎。痰白,常表示寒邪。痰黄,常表示有热。痰黏,常表示痰湿等。

闻诊

听声音 声音洪亮,常表示病患不久,或病势不重,正气尚盛。声音低微,懒于言语,常表示正气已虚。声音嘶哑,或为外感,或为久病而肺气虚衰。呼吸粗重,常为外感,新病。呼吸低微,常为久病、体虚。

咳嗽若咳声有力,属外感。若久病呃逆,常为危重表现。

嗅气味 嗅口气。口臭,表示消化不良、食滞,或胃火上炎而有牙龈肿胀等疾患。

1. **嗅汗味** 多汗者如汗气较臭,常为湿热。不过食用大蒜等也可造成假象。

2. **嗅痰气味** 腥臭常为肺痈。

3. **嗅呕吐物气味** 腐酸臭,常为不消化、反胃、食滞等。色黑腥臭常为出血。

4. **嗅二便气味** 小便腥臭常为湿热下注。大便奇臭常为消化不良,如大便色黑、腥臭,常为血证。

问诊

中医问诊,除与西医相同者外,另有其特点。过去有"十问歌",提示问诊的重点:"一问寒热二问汗,三问头身四问便,五问饮食六问胸,七聋八渴俱当辨,九问旧病十问因,再兼服药参机变,女性尤必问经期,迟速闭崩皆可见。再添片语告儿科,天花麻疹全占验。"

问寒热 恶寒就是指怕冷,外感风寒时可出现怕冷。寒证、虚证也会有怕冷。要结合其他证候,辨别是外感表证还是里证,是虚证还是实证。

发热有多种情况。发热可以是体温升高,也可以是体温正常但怕热。前者多见于外感风热,或外感暑热;后者多见于阴虚内热。每日有一定时间的发热,称为潮热。自感烦热而又手足心热的,称"五心烦热"。

问汗 对表证来说,外感风寒,发热恶寒而无汗,称为表实;恶寒发热而有汗,称为表虚,两者治法不同。平时常出汗,称为自汗。而睡后出汗,醒来汗止,称为盗汗。自汗常为气虚,盗汗常为阴虚。

问头身 即问头面、胸腹有无不适,或疼痛,或痒,或麻木不仁。①头痛,如在面部,常为阳明经头痛;痛在后部,常为太阳经头痛;痛在两侧,则为少阳经头痛;痛在顶部,为厥阴经头痛。不同部位头痛用药有一些不同。②胸痛,需辨别是气滞还是血瘀,或有无肺痈。③胁痛,常为肝气抑

郁,或少阳病。④胃脘胀满,常为脾胃有病。⑤少腹疼痛,可为肝经有病,或疝,或肠痈。⑥小腹胀满,可为膀胱、下焦有病。⑦腰痛,或为外伤,或为肾亏,或为血瘀、寒湿。⑧关节酸痛,常为风寒湿痹。⑨疼痛走窜不定,常为气滞;疼痛固定不移,常为血瘀。⑩痛而喜按,常为虚证;痛而拒按,常为实证。痛而喜暖,常为寒证;痛而喜冷,常为热证。⑪体表瘙痒,常与风、湿之邪,或血虚有关。

问二便 二便指大小便。大便干结、便闭,对于新病者常为食滞、实热;对于久病、老年、产后,则常为虚证。大便稀软不成形,称为溏薄,常为脾气虚。大便次数增多,称为泄泻。泄泻而大便臭、肛门灼热者为有热。大便稀薄而不臭者,为虚寒。天明前腹泻,称为五更泻,常为脾肾阳虚。大便脓血、里急后重,为大肠湿热,或下痢。小便少而色黄或赤,解时有热感,为热证,也见于大汗后未饮水者。小便色清而长,常为寒证。小便次数增多,称为尿频。尿频,而伴尿痛者,常为膀胱湿热。老年人尿频或夜尿增多,常为肾虚。小便点滴而出,称为"癃"。小便不出称为"闭"。可有实证、虚证的不同。尿不解自出,为尿失禁。睡时尿自行排出为遗尿,为肾气不固。

问饮食 食量渐减而兼胃脘饱胀,常为脾胃有病。病后食量渐增,表示胃气正在渐恢复。

1. **食欲减退** 在实证常和外感、实热、食滞有关,若久病则为虚证。食欲亢进,多食善饥,常为胃火亢盛。

2. **口味** 口淡常为有湿;口苦常为有热;口酸常为食滞,或脾胃运化不良;口臭多为食滞、胃热;口甜常为湿;口咸可能与肾虚有关。

问渴 口渴喜饮,或口渴喜冷饮,常为

有热;口渴不喜饮,多为有湿或有寒;口不渴,或口渴喜热饮,常为有寒。

问睡眠　失眠而伴心悸、易惊,常为心有病。失眠而有内热,常为阴虚火旺。失眠而口苦、舌尖红,常为心火上炎。失眠而脘腹不适者,常为胃有病。

问月经和带下情况　有否先期或后期,有否崩漏,有否闭经,以及带下情况。

问其他　问旧病,问起病,问家族史等。

切诊

切诊包括切脉和按诊。

脉诊　脉象是中医的特色。古代诊脉的部位较多,不局限在现在腕部。脉象可有 20 多种,现将常见的脉象名称及其意义简述于下。①浮脉:表证脉象。②沉脉:与浮脉相对应,为里证脉象。③迟脉:脉动较慢,正常一呼一吸之间脉动 4～5 次,如不足此数,为迟脉,常表示寒证。④数脉:与迟脉相对应。脉动较快,一呼一吸之间脉动 6 次以上。常表示热证。⑤滑脉:常表示实证,如有湿阻、食滞、痰证。⑥涩脉:常表示有瘀,如气滞、血瘀;或者精亏血少。⑦弦脉:常表示肝有病,或气滞,或有痛症。⑧细脉:常表示阴血虚损。⑨洪脉:常表示有实热证。⑩濡脉:常表示虚证。

以上几种为常见的病理脉象。患病后几种脉象可以同时出现,如浮数脉、弦细数脉等。脉象有力,表示正气尚好;脉象无力,常表示正气已虚。

按诊　包括按体表肌肤、按手足、按胸腹、按肿块、疮疡等。①按体表肌肤,主要辨别寒热、润枯及有无肿胀。②按手足,也是辨别寒热,如恶寒而四肢、手足心冷者为寒证。③按胸腹,观察有无异常,有无压痛,痛为拒按或喜按;有无癥瘕等。④按肿块,有无红肿,质地坚硬或软等。

将望、闻、问、切四诊所得加以综合,就可以大致推断病因、病机。在综合四诊资料时要注意,有时证候、脉、舌所反映的资料并不一致,这时就要根据中医理论和医生的临床经验,或舍症从脉,或舍脉从舌。

第 41 章

辨证论治

辨证论治是中医基础理论在疾病诊治中的具体体现,也是中医诊治疾病有别于西医的特色所在。

基本概念

辨证是中医的诊断过程,即辨别证型。什么是证? 证与症状不同,症状可以为辨证提供依据。辨证要根据望、闻、问、切所得信息,用中医基础理论——阴阳、五行、脏腑等加以分析、归纳,并得出结论。这个过程就是辨证。通过辨证,可以了解病因、分析病机,然后确定治则,选择治疗的方药。

常用的辨证方法有八纲辨证、卫气营血辨证和脏腑辨证等。这些不同的辨证方法实际上就是采用中医理论的不同辨证体系来分析、归纳所收集到的信息。

治疗原则

辨证的目的是治疗,有了辨证的结论,就能确定治疗的原则,即治则。

预防为主　中医古代就提倡对疾病应以预防为主,即《内经》所说的"上工治未病"。预防有两层含义,一是未病防病,一是有病防变。医圣张仲景《金匮要略》中曾说:"夫治未病者,见肝之病,知肝传脾,当先实脾"。因为根据五行学说,肝木克脾土,肝有病会累及脾。看到肝有病,不但需治疗肝,而且要健脾,以防疾病传变。

治病必求其本　疾病的症状和变化可以多种多样,其病因、病机也不尽相同。辨证中要注意求因,即找出根本的病因和核心的病机,治疗就要重点针对最根本的病因和核心病机,这就是治病必求其本。如病人畏寒,其病因多种多样。表证可以有,里证也可以有,虚证会有,实证也会有,在辨证中就要分析其病因。若系外感寒邪,就要用辛温解表治疗。外感风热有时也会有轻度畏寒,就不能用辛温药,而要用辛凉解表的药。体质虚的人怕冷,要用温补的药;里有寒邪的实证,就要用温化寒邪的方药。

区分标本缓急　疾病的表现,有标有本;疾病的发展,有缓有急,对此就要区别对待。

如因外感而咳嗽,外感是本,这个本或者是风寒,或者是风热,或者是其他表邪,咳嗽就是标。治本以祛表邪为主,当然咳嗽也要兼顾,这就是标本兼治,在祛表邪同

时给予止咳化痰药。再如肺病咯血,胃病吐血。血证,特别是大出血,是一个很严重的证候。这时,尽管肺病是本,或者胃病是本,咯血是标,或者吐血是标,治疗应以止血为主,否则就会危及生命,这称为"急则治其标"。先救急治标,急性期过后以治本调理。

正治和反治　治疗原则中,还有一条叫正治和反治。正治就是遵循常规的治疗思路。如是寒证就用热药,热证就用寒凉药。反治就是按照与常规相反的思路治疗,对"寒证"不用热药,用寒药;对"热证"不用寒药,而用热药。这里关键在于辨证的准确,因为这里的"寒证",虽其表现为寒象,实质是热证,热证是本。同样,"热证"也只是表现为热象,而本质是寒证,表现的热是假象。这就是反治。

以上介绍的是总的治疗原则。具体应用时,还要根据病人的具体情况,如年龄、性别、体质等的不同,甚至患病季节的不同、环境差异等来进行治疗。

八纲辨证和治则

什么是八纲　所谓八纲,就是表里、寒热、虚实和阴阳。根据望、闻、问、切所采集的资料,用中医理论归纳和分析,就可以推断出人体的正气是虚还是实;病邪的性质是寒还是热;病变的程度或部位是在表,还是已入里,等等。

1. **表和里**　反映病邪侵入人体的深浅。病变初起比较浅,称为在表,出现的证候,为表证;以后由浅入深,累及脏腑,就出现里证。

2. **寒和热**　反映疾病表现的不同性质。

3. **虚和实**　反映人体正气的虚衰情况和病邪的亢盛程度。

4. **阴和阳**　是其他六纲的总纲,其本

身也有特定含义,即所谓阴证和阳证,分别有其证候特点。

八纲所归纳的证候

1. **表证**　外邪侵表,可有发热、恶风、恶寒、脉浮等证候,还可有鼻塞、咳嗽、头痛。

2. **里证**　外邪入里,或邪自内生,出现各种证候。或者出现"伤寒"、"温病",由表入里的证候,或者入侵不同的脏腑,而出现不同的证候。在六经、脏腑辨证中将述及。

表证和里证的主要区别,在于表证发热,有恶风或恶寒,脉浮;而里证发热,无恶风恶寒,或恶寒而不热,脉沉。

3. **寒证**　恶寒喜暖,手足冷,不渴,小便清长,大便溏薄,舌质淡、舌苔白、脉不数。

4. **热证**　发热喜凉,手足心热、口渴,小便短赤,大便干结,舌质红而干、舌苔黄、脉数。

5. **虚证**　面色㿠白,倦怠乏力,心悸气短,自汗盗汗,大便溏,小便多,舌质淡、无苔,脉细弱。

6. **实证**　精神亢奋,面红气粗,胸腹胀满,烦躁不安,大便秘结,小便淋沥,舌苔腻,脉有力。

以上只是虚证和实证的部分证候,由于病因复杂,虚证和实证累及的脏腑或气血阴阳有所不同,临床表现也不一。

7. **阴证**　恶寒,四肢冷,乏力气短,精神不振欲睡觉,下利清谷,小便清白,舌淡,脉沉微。

8. **阳证**　身热、恶热,手足心热,心烦口渴,目赤,大便干结,小便短赤,舌红绛,脉滑数有力。

以上是八纲归纳的主要证候,但实际上八纲是相互关联的,如表证,又有表寒、表热、表虚、表实之分。辨证时应用八纲综合分析,形成一个能归纳多种证候的辨证体系。

八纲的治疗

1. **表证**　以解表为主,表邪可有风寒、风热等不同,风寒则治以辛温解表,风热则治以辛凉解表。

2. **里证**　视不同脏腑、不同虚实而采用不同治则。里寒以温中散寒为主,里热以清化里热为主。里虚、里实的治疗同虚证、实证的治则。

3. **虚证**　以补虚为主。

4. **实证**　以泻实为主。

5. **阴虚证**　以滋阴为主。

6. **阳虚证**　以温阳为主。

卫气营血辨证和治则

卫气营血辨证是对外感温热病发生、发展过程的证候分析方法,包括卫、气、营、血4个由表及里的演变阶段。

1. **卫分证**　外感温热的早期,病邪在表或在肺。邪在表的主要证候:发热、稍恶风,或有咳嗽、咽痛、脉浮数。治则:辛凉解表。邪在肺的主要症候:微怕风、稍有热、咳嗽、痰咯不爽、咽痛。治则:辛凉解表、宣肺。

2. **气分证**　温热之邪,已从表入里,从卫分到气分,较病在卫已深入一层。主要证候:发热、恶热、汗出、咳嗽、苔黄、脉滑数。治则:清气分热。

3. **营分证**　温邪进一步深入,入心和心包。主要证候:发热、日轻夜重、神昏、谵语、舌质红绛、脉细数。治则:清营透热,清心开窍。

4. **血分证**　温热之邪深入至血。主要证候:各种出血症状,如吐血、便血、鼻出血,发热夜重,出现斑疹、抽搐、舌干、舌绛、脉细数。治则:凉血散瘀、滋阴潜阳。

脏腑辨证和治则

无论是外感或者内伤,如不治或误治,最后都会损伤脏腑,引起各类脏腑证候。

心病辨证　心病可分实证和虚证。

1. **心病实证**　包括心火亢盛、痰迷心窍。

● 心火亢盛证候:烦热、失眠、口舌糜烂、口渴、脉数,舌尖红。治则:清心泻火。

● 痰迷心窍证候:晕仆、不省人事、喉间痰声辘辘、苔白腻、脉滑。治则:涤痰开窍。

2. **心病虚证**　包括心气虚、心阳虚、心血虚、心阴虚。

● 心气虚、心阳虚主要证候:心悸、气短、自汗。如阳虚,可恶寒,舌淡,脉弱。心阳虚严重时,可虚脱、大汗、四肢厥冷、脉微欲绝。治则:补益心气,或温通心阳。虚脱时宜急救,用回阳救逆法。

● 心血虚、心阴虚证候:心悸、心烦、易惊、健忘、舌质偏红、脉细数。治则:滋养心血和心阴。

肝病辨证　常见肝病有肝气郁结、肝阳上亢、肝火上炎、肝风内动等。

● 肝气郁结证候:情绪消极或抑郁、胸胁胀满、脘腹不适、脉弦。治则:疏肝解郁。

● 肝阳上亢证候:头晕、头痛、目眩、口苦、舌质偏红、脉弦滑。治则:滋阴潜阳。

● 肝火上炎证候:头痛、目赤、面红、尿黄、舌苔黄、舌质红、脉弦数。治则:清肝泻火。

● 肝风内动证候:抽搐、震颤、麻木、脉弦、角弓反张等,严重时可昏迷。治则:平肝熄风。

脾病辨证　脾病以虚证为主,也有虚、实证候。脾虚,又包括气虚和脾阳虚。

● 脾气虚证候:面色萎黄、胃纳减少、大便溏薄,或有脱肛、阴挺等。治则:益气健脾。

● 脾阳虚证候:腹泻、腹痛、得温痛减、恶寒、苔白、舌质白腻、脉滑。治则:温中健脾。

肾病辨证　主要有肾阴虚和肾阳虚。

● 肾阴虚证候:午后升火、五心烦热、咽部干痛、盗汗、舌质红、苔剥或有裂、脉细数。治则:滋养肾阴。

● 肾阳虚证候:恶寒、四肢冷、倦怠、浮肿、阳痿、舌质淡、脉沉无力。治则:温补肾阳。

以上是五脏的辨证,另有腑病辨证。由于脏腑互为表里,常有脏腑同病者。

小肠病辨证　小肠与心相表里。心火亢盛,可移热于小肠。主要证候为小便短赤、口舌糜烂。治疗仍用清心之法。通常称为"小肠气"的病证,为疝证。治疗常用温厥阴经的方法。

胆病辨证　胆与肝相表里。常肝胆同病,称肝胆湿热。主要证候为黄疸、苔黄、舌质红、脉滑数。治疗用清肝胆湿热的方法。

胃病辨证　胃病有胃寒、胃火、食滞、胃阴虚损等。

1. **胃寒证候**　胃痛,得热痛减,呕吐清水,遇寒症重,苔白滑,脉不快。治则:温胃散寒。

2. **胃火证候**　胃痛、喜冷饮、多酸水、口臭、苔黄、舌质红、脉滑数。治则:清泻胃火。

3. **食滞证候**　胃痛、脘腹胀满、呕吐酸腐、大便臭、舌苔厚腻、脉滑。治则:消食和胃。

4. **胃阴虚损证候**　胃脘不适、不思饮食、咽喉发干、大便不畅、舌红、无苔、脉细数。治则:滋养胃阴。

另外,脾胃互相表里,可同病,如脾胃湿热,证候和湿热困脾一致。脾胃不和,可见胃脘隐痛、不适、饱胀、嗳气等,应治以健脾和胃。

大肠病辨证 大肠病有大肠湿热,以及津液亏耗。

1. **大肠湿热证候** 大便泄泻、里急后重,或大便脓血、肛门灼热、小便短赤、舌苔黄腻、舌质偏红、脉滑数。治则:清大肠湿热。

2. **大肠津液亏耗证候** 大便干结不畅,舌质红、干,苔燥。治则:生津润肠。

由于大肠和肺互为表里,润肺药也往往润肠,如杏仁、麻仁等。

膀胱病辨证 湿热下注证候:小便不畅、尿频尿急、尿道刺痛、小便浑浊、有臭味,舌苔黄腻、舌质红、脉滑数。治则:清利膀胱湿热。

肾与膀胱相表里,肾虚可累及膀胱,治疗仍以针对肾虚为主。

除上述腑病外,还有多个脏腑同病。如心脾两虚、肝肾阴虚等,可见多个脏腑的证候,治疗可多个脏腑同治。其中较独特的有"心肾不交"。心肾不交证候:失眠、腰酸膝软、咽干、舌红、脉细数。治则:交通心肾。

第42章

中　药

在我国民间,对中药(包括草药)都有一些应用的常识。有一些证候,人们常常在家中自己用一些中药治疗而得以获效。不少国家已经将药物大致分成处方用药和非处方用药。中药由于其多数不良反应较少,常可以作为非处方用药而自行应用。应用中药,先要了解中药的药性。

中药的药性

中药的药性,传统分为四气、五味和升降浮沉。此外,还有所谓"归经"等,因不适合家庭实用,略去不提。

四气 四气是指寒、热、温、凉。每一味中药都有寒性、热性、温性、凉性的不同药性。

寒性、凉性是和热性、温性相区别的。寒和凉,温和热则性类相仿,只是程度上的区别。凡是表现为热的证候,治疗上一般就要用寒性或凉性的药物,而表现为寒的证候,就要用温性、热性的药物。中医惯常说的"寒者热之,热者寒之",就是这个意思。相反,确实表现为热的证候,还去用热性的药物;或者,表现为寒的证候,还去用寒凉的药物,那就会加重病症,产生不良反应。所以,中药也会有不良反应,倒不一定是有毒的中药所引起。通常无毒性的中药,应用不正确,也会产生不良反应。了解四气,也是避免不良反应的一个方面。在以后的每一味中药,都将注明它的四气类别。

除了四气以外,还有一种叫做平性。也就是既不寒凉,也并不温热,所以称为平性。在中药中,属于平性的药物比较少,通常应用较多的有茯苓。

五味 除了四气之外,还有五味。所谓五味,就是指辛、甘、酸、苦、咸五种味道。

1. **辛** 指带有辛辣的味道。调味品中的胡椒,就属于辛。胡椒实际上也是一种中药。辛味的中药,一般都有发散、行气的作用。中医治疗表证,常要用辛味中药,予以发散。由气机不通畅引起的证候,也要用一些辛味的药物。胡椒在通常的中医处方中虽然很少用,但它也有发散、行气的作用。轻微的受寒感冒,有时喝一碗热汤,加一些胡椒,出一些汗,睡上一觉就好了。

2. **甘** 就是甜的意思。甘味的药物,具有滋补、和中的作用,常用的补益药物,大都具有甘味。和中的意思,常指能调和药性。民间俗语,指起调和作用的称为"药里的甘草",就是因为甘草是最常用的和中药。

3. **酸** 酸味的药物,常有收敛、固涩的作用。有时中医在治疗感冒以后的长期咳嗽,或者脾胃功能不好的长期泄泻,方中用乌梅,就是用它的酸来收敛、固涩。

4. **苦** 苦味的药物有多方面的作用,有的苦味药物可以通便,如大黄;有的可以泻火,如黄连;有的可以燥湿。

5. **咸** 咸味的药物可以软坚散结。中医认为属于"癥瘕"、"痞块"一类的肿瘤性疾病,中药方中常有咸味的软坚类药物。有些咸味药,也有通便作用。

除了以上的五味之外,还有一些中药是"淡味",也就是没有什么味道。淡味的中药常有利尿作用,上面提到的茯苓也是淡味。

五味各有它的作用,但假如应用不当,也会有不良反应。如辛味有发散的作用,但是在不应该发散的时候用发散药,会损耗"元气",产生其他弊害。甘的中药,不能用在"湿重"、消化不好等情况,否则会留住"邪气"。酸的药有收敛作用,在需要把痰咳出的时候,收敛止咳,也会损害身体。其他几种,也是一样。应用中药,要正确辨证才能正确用药,就是这个道理。

中药的配伍和禁忌

一般在家庭中自用中药常常只用单味药或少数几味;有病时由中医诊视后处方,常用多味中药。在用多味中药时,就要注意中药间的相互影响,或者会增强总的药效,或者会降低疗效,或者会增加毒副作用,或者又会降低不良反应。处方时考虑药物间的相互影响,就是考虑中药之间配伍、禁忌。了解配伍、禁忌,对自用中药,也颇有益。

配伍 古代的中医,用一些不同的名称来表明药物间的配伍关系。

1. **相须** 几种药物作用相似,合用后增加疗效,称为"相须"。有一个有名的方剂,叫白虎汤,里面用生石膏和知母配伍,两者合用,增加清热效果,就是相须。

2. **相使** 用一些药物来提高主药的功能,称之"相使"。如黄芪有补气、补血的作用,如合用枸杞子,可以增加黄芪补血的功效。

3. **相畏与相杀** 有些中药有一定的治疗作用,但又有一些毒性,如生半夏、生南星之类。中医常同时用生姜来减轻毒性而不影响他们原有的疗效。生姜这种减轻毒性的作用,在配伍中被称为"相畏",就是说生半夏、生南星畏生姜。反过来也可以称为"相杀",即生姜杀生半夏、生南星的毒性。

4. **相恶** 有的中药合用,反而会降低疗效,这种配伍称为"相恶"。

5.**相反**　有的配伍以后,使毒性不良反应大为增加,这种配伍,称为"相反"。

不同的配伍都要根据临床的不同需要而应用。假如只用单味药,古代也有一个名称,叫做"单行"。

禁忌　传统的禁忌,有所谓"十九畏"、"十八反"等等。这里面不少是有毒药物。有的药物,临床较少应用。有的禁忌是否有根据,还在探索中。这里要强调以下的一些禁忌。

● 有一些药物有毒性,如砒霜、巴豆、木鳖子等,这些中药绝不能自行应用。

● 有的中药对特殊体质的或个别人有毒性,还有的人对某些中药有过敏反应。因为这并不是普遍现象,因此在服用中药时,要注意有无异常证候出现,及时告诉医生。

● 中药用量过大,或者炮制不当,或者辨证用药不适合,有时也会有不良反应。

● 妊娠用药禁忌,妊娠时用药特别需要注意禁忌,否则会影响胎儿,甚至堕胎。

一般来说,上面讲的有毒药物,妊娠时都不能用,一些强烈的破气、破血药,如虫类药、枳实、大黄、红花等都不能轻易使用。

妊娠有病,以请医生处方为好。

煎药和服法

通常用的中药,一般以煎服为主。

煎药用具,过去都用砂锅。现在也不强调都要用砂锅,其他器皿也可,如搪瓷锅、铝锅也可。

中药放入器皿后,先要加水。加水多少,视中药的作用而定。大致是这样的,治疗表证时,水不一定多,以盖满药物再稍多一些即可。滋补药物,则水要稍多一些,以备煎煮的时间较长而不致烧焦,在煎煮的时候如发现水不足,还可加一些。此外,总

的药量少,水也相应少一些;总的药量甚大,则水也要相应多一些。

煮药的时间。治疗表证的药物,煮的时间要短,大致用急火至沸,再用小火煮数分钟即可。有的芳香药物要后下,即在煮沸后再放入,用小火滚数分钟。补益的药物,煮的时间要长,在煮沸后用小火慢慢煮 30 分钟至 1 小时。此外,也要看总药量的多少,总药量少,煮的时间可稍短,药量甚大,煮的时间宜长。有的药物,质地较重,或不易煎透,要先煎,即在煮其他药前,先单独煮 10 分钟左右,再加入其他药物。

有一些药物要用纱布袋包起来煎,称为包煎,常适用于药粉,或细小状的药物,不包煎,将散满在煎好的汤剂中,难于服用。另外,如阿胶之类的药物,要另行炖烊后,再加入煎好的药汁中。

药汁煎好后,就可服用。如何服用也颇有讲究。治疗表证的药物,要趁热吃。第 1 次煎出的药,称为头汁,煎好即服。一般 6 小时后,再煎服 1 次。也可根据医嘱,每日服用 3～4 次。或者,每日煎服 2 包药物。

补药煎的时间长,服用时也要多分几次,最好每日分 3～4 次服用。由于第 1 次煎的时间长,有时也可每日只需煎 1 次,药汁留存,多次服用。当日的药,最好当日能服完。对于一些特殊的病证,或者特殊的药物,煎法和服法按特殊的医嘱执行。

按照各种中药不同的作用,一般将中药分成解表药、清热药等不同的类别,分述如下。

解表药

前面已经讲过,表证可以分成表寒证和表热证两大类,解表药也可以分成两类,即辛温解表药和辛凉解表药。前者治疗表

寒证,后者治疗表热证。

辛温解表药

1. **麻黄**　辛,温。用量:3～9克。主要用于发汗,以发散风寒之邪,和用于喘咳。麻黄和桂枝同用,可增强辛温解表的功能;麻黄和杏仁同用,可增强止咳平喘的功能。麻黄作用较强,一般虚证者慎用。

2. **桂枝**　辛,甘,温。用量:3～9克。与麻黄同用主要治疗表寒证。此外,还能温阳通络,常用于风寒所致的肢节酸痛。本品性质较温,热病、阴虚等慎用。

3. **紫苏**　辛,温。用量:3～10克。紫苏药用者有3部分,即紫苏叶和紫苏梗、紫苏子,又分别简称苏叶、苏梗和苏子。苏叶以发散风寒为主,还可和胃止呕,家庭自用最为方便。民间传统,吃蟹后饮用一些苏叶或苏梗煎煮的汤汁,少加一些白糖,可解腥和去除蟹类的寒性。苏梗较苏叶温性为减,常用于理气、和中及安胎。苏子主要用于平喘。

4. **生姜**　辛,温。用量:3～5片。生姜虽为家常调味用品,但其功用也颇大。能发散风寒,感受风寒之邪以后,最方便的方法是煮一碗姜汤吃,静卧发汗,常易奏效。有止呕的作用,通常遇胃中不适、恶心呕吐,可吃一些姜汤,或者嚼服酱生姜。对风寒引起的咳嗽多痰,生姜也有化痰作用。也能解鱼、蟹的腥味。

生姜的皮,称为生姜皮,性味辛、凉,可利水退肿。

生姜经炮制而成的炮姜、干姜,温性加强,而发散作用减弱。

5. **葱**　辛,温。用量:3～5根。葱也是家庭常用的调味品,药用称为葱白,也有发散风寒的作用。

除此之外,属于辛温解表药的还有荆芥、防风等。荆芥还用于风疹瘙痒,荆芥炒炭有止血作用。防风又可治疗关节疼痛等。羌活除发散风寒外,常用于关节疼痛。苍耳子、白芷主要用于风寒引起的鼻塞不通和头痛。

辛凉解表药

1. **豆豉**　辛,凉。用量:10～15克。豆豉是大豆发酵加工而成。可用于感受风热而引起的表证,胸中烦闷也常用本品。豆豉另予加工,可供家庭食用。另有大豆卷,或称为清水豆卷,系大豆发芽后的制品,也有发散风热和清热的作用。豆豉和大豆卷常同用。

2. **桑叶**　甘,寒。用量:9克。常用于风热初起。桑叶经蜜炙加工,称蜜炙桑叶,有润肺止咳作用。风热引起的目赤,也常用本品。

3. **菊花**　辛,甘,寒。用量:9克。外感风热常用,往往和桑叶同用。肝阳、肝火引起的头痛、眩晕,常用菊花,亦可用于风热目赤。菊花种类颇多,通常白菊花用于平肝、明目,黄菊花用于凉散风热,但亦不必拘泥。菊花也有以产地分者。此外,还有野菊花,味苦、性寒,以清热解毒为主,常用于痈肿、疮疡,和上述菊花不同。

此外,常用于疏散风热的还有葛根,亦用于"升发清阳"和"热病烦渴"。葛花,系葛之花蕾,用于醒酒。蝉蜕,主要用于风热引起的声音嘶哑。

清热药

清热药种类很多,依其作用的不同,又可分成不少类别。清热药多为寒性,因此对寒证,当属禁忌;对于脾胃有寒,当慎用。寒凉药,多用、久用易损伤脾胃,且可损及正气,这是应用时要注意的。

苦寒药　或称为苦寒燥湿药,大都味苦、性寒,又有清热、燥湿的作用。

1. **黄连**　苦,寒。用量:3～9克。常用于肠胃湿热而引起的腹泻、痢疾、腹痛等。治疗泻痢常和木香同用;治疗胃酸过多,黄连和吴茱萸同用;治疗痈疡肿毒,也常用本品,有一定的解毒作用。民间流传,小儿初生时,稍吃一些黄连粉末,以解"胎毒",可防日后的疖肿。

2. **黄柏**　苦,寒。用量:3～9克。作用和黄连类似,亦常同用。中医认为下焦的湿热,以黄柏为主,包括带下、尿路感染等证候。黄柏和知母同用,亦可用于虚热。痈疡肿毒亦常用。

3. **黄芩**　苦,寒。用量:3～9克。作用和黄连、黄柏相似,亦常三者同用,称为三黄。黄芩常用于上焦的湿热、肺热,肺部感染常用。因胎热而引起的胎动不安,本品有安胎作用。血热引起的出血证候,亦常用。

4. **山栀**　苦,寒。用量:3～9克。心火引起的心烦、失眠,可用。脾胃湿热所引起的黄疸,山栀常和茵陈同用。生山栀粉用水或醋调和后敷于脚心或手心,治疗脚、手扭伤。

5. **龙胆草**　苦,寒。用量:3～6克。以泻肝火为主,凡因肝火引起的黄疸、阴部疮肿、白带等,常用本品。

6. **苦参**　苦,寒。用量:3～9克。常用于黄疸、湿疹、皮肤瘙痒等由湿热引起的证候。

甘寒泻火药

1. **生石膏**　辛、甘,寒。用量:15～90克。清热泻火,主要用于所谓"阳明大热",即有大热、大汗出、烦渴、脉洪大者。常和知母同用。和麻黄、杏仁等同用,可治肺热所引起的咳、喘。胃热引起的牙龈肿痛,亦可用本品。需注意若石膏煅熟,作用与本品不同。

2. **知母**　甘、苦,寒。用量:9克。兼能清热泻火和清虚热,前者常和生石膏同用,后者则常和黄柏同用。

3. **芦根**　甘,寒。用量:15～30克。清热,兼有生津作用。菜场常有出售新鲜芦根者,常用于口渴、咽喉疼痛、牙龈肿痛等。鲜者可煎服,也可榨汁吃。

4. **竹叶**　甘,寒。用量:3～9克。清心、肺、胃之热。心火上炎,可致口舌糜烂、生疮,亦可心神不安、失眠,可用本品;胃火上炎亦致口舌生疮、口臭,可用本品;肺热所致之咳嗽多痰都可用竹叶;且可治中医所谓"心移热于小肠"而引起的小便淋痛。

5. **天花粉**　苦、甘,寒。用量:10～15克。清热作用较以上诸药为弱,但另有生津止渴、消肿排脓的作用。胃热口渴、肺热咳嗽,本品常配其他药同用。

咸寒清热药

1. **寒水石**　咸,寒。用量:15～30克。清肺、胃之热,常和生石膏等同用。

2. **玄参**　苦、甘、咸,寒。用量:10～15克。在温热病的"热入营分"时常和生地、连翘等同用。在非热病时,常用于咽喉肿痛,能消肿毒。

清热解毒药

1. **金银花**　甘,寒。用量:9～15克。常用于外感风热、咽喉肿痛时及一般的疮疖。其茎叶,称为忍冬藤,也有解毒作用,多用于消散肿毒。

2. **连翘**　苦,寒。用量:9克。风热初起、咽喉肿痛,常和金银花同用。善于解毒,用于各种痈毒疮疖。古代中医称为"疮家圣药"。

3. **蒲公英**　苦,寒。用量:9～15克。主要用于清热解毒,适用于痈肿疮疖,乳痈、肺痈等也常用。与茵陈同用,适用于湿热黄疸。

4. **土茯苓**　甘,平。用量:15～30克。清代中医治疗梅毒常用本品。本品具解毒功能,对疮痈、下焦热毒都可选用。

5. **鱼腥草** 辛,寒。用量:9～30克。主要用于肺热喘咳和肺痈,其他疮痈,因其具解毒功能,亦可应用。

6. **白头翁** 苦,寒。用量:5～15克。主要用于湿热下痢,也可和黄连、黄柏等伍用。

7. **绿豆** 甘,寒。用量:15～30克。绿豆是清热解毒药物,既能清暑热,又能用于疮疖。绿豆皮称为绿豆衣,为有名的解毒中药。一般认为,吃中药不能吃绿豆,这是一种误传,绿豆本身就是一味中药。

8. **牛黄** 苦,凉。用量:0.3～0.5克。常研末冲服或吞服。本品是清热解毒药,咽喉肿痛、口舌生疮、疔肿痈毒等症常用。在热入心包,神昏抽搐时,中医有时也用以清心开窍。

清解虚热药

1. **银柴胡** 甘,寒。用量:9克。主要用于阴虚发热。常和地骨皮同用。

2. **地骨皮** 甘,寒。用量:9克。作用与银柴胡类似。

3. **青蒿** 苦,寒。用量:9克。可用于清虚热。一般感受暑热,亦常可用本品。江南民间有在暑天用青蒿泡茶饮用,以防暑邪者。

和解清热药

柴胡 苦,凉。用量:3～9克。本品历来作为和解清热的药物。主要治疗所谓"少阳病",表现为寒热往来、胸胁苦满、口苦、咽干等证候。除发热病外,柴胡还主要用在疏肝气。与其他药合用,还可升提阳气。

止咳化痰药

止咳化痰药中也可分成不少种类,有的化痰,有的平喘,有的止咳,有的兼有软坚散结作用。

1. **杏仁** 苦,温。用量:3～12克。有化痰、止咳、平喘的作用,与麻黄、生石膏配合,可以治疗肺热咳喘。又有润肠通便的功能。杏仁有一定毒性,需慎用。通常用者为苦杏仁,另有甜杏仁,味甘,功用与苦杏仁相似,但以润肺为主,常用于虚劳咳喘。

2. **象贝** 或称浙贝。苦,寒。用量:9～15克。能化痰止咳,一般在咳嗽多痰时常用。亦有散结作用,因此在治疗瘰疬、乳痈、各种肿块的处方中常用。另有川贝母,性味甘、苦,寒,常研粉吞服或冲服,每次0.3克左右。作用类似。川贝偏于润肺,常用于虚证喘咳。民间久咳,常用生梨去心,纳入川贝、冰糖,炖服。较适于肺热、肺虚的咳嗽。

3. **半夏** 辛,温,有毒性。用量:9～15克。有燥湿化痰的作用,也可用于治疗胃气上逆的恶心、呕吐及胸脘痞闷等证候。通常用者为制半夏。

4. **天南星** 辛、苦,温,有毒性。用量:9克。能燥湿化痰,但在一般的伤风感冒咳嗽多痰中少用。常在治疗中风痰壅、风痰眩晕的处方中出现。药用者通常是制南星。另有经胆汁炮制者,称为胆南星,功用相似。

5. **白芥子** 辛,温。用量:3～4.5克。常用于寒邪袭肺所引起的痰涎壅滞,一般和苏子、莱菔子同用。在关节不利、阴疽等病证,用它来通利经络中的寒痰和消痰散结。

6. **莱菔子** 辛,甘。用量:3～9克。为通常食用的萝卜的成熟种子。能化痰消食,除用于咳嗽多痰外,亦用于食积不化、消化呆滞、脘腹胀满等。体虚需补而又消化不佳者,中医常以人参和莱菔子同用。

7. **桔梗** 苦、辛,平。用量:3～9克。有宣肺祛痰的作用,在中医治疗咳嗽的处方中常用。也用于肺痈,有排脓的作用。

8. **胖大海** 甘、寒。用量:3～5只。为民间熟知的中药。能开宣肺气,常用于受热所致的声音嘶哑。通常将胖大海置杯中,用沸水冲入,当茶饮用。

9. **枇杷叶** 苦,平。用量:9克。化痰止咳,亦可和胃,用于胃气上逆所致嗳气、呃逆。

此外,其他化痰、止咳、平喘药也不少。苏子已在前面苏叶中述及。其他如旋覆花及旋覆梗(金沸草)、前胡、紫菀、百部、款冬花等都有类似功效。

理气药

理气药主要为调理气机。气行通顺,对脾胃的运化,肝气的郁滞都有改善的作用。气滞可引起疼痛,理气可以止痛;气机郁滞,可以引起痞聚,理气可以散结;气机上逆,可以引起呕吐、喘息,理气又可止呕、止喘。理气药种类很多,各有其功能。理气药大都辛燥,长用或使用不当,会破气、伤阴,使用时应注意。

1. **枳实** 苦、辛。用量:9克。破气消积,有较强的治疗上腹胀满的作用,食积、胸脘痞塞不通、大便不畅,都可应用。常和厚朴同用。

2. **厚朴** 辛,温。用量:6～9克。能理气燥湿,消除胀满。对于舌苔较腻、胃中不适,以及胸闷有痰者,都可应用。

3. **陈皮** 辛、苦,温。用量:6～9克。理气和胃,消食化痰。脾胃气滞引起的脘腹胀满、嗳气恶心,以及痰湿阻滞引起的舌苔腻、咳嗽痰多等,陈皮都是常用药。民间常自行将橘皮制作各种陈皮,或泡茶饮,或作消闲食品,都有一定功效。橘子的不同部分,都有一些药用价值。橘子核,称为橘核,以理气散结为主;橘络,是橘皮橘肉间的筋络,可理气通络;橘皮外层称为橘红,以燥湿理气为主;橘皮里层称为橘白,理气而不燥;橘树之叶,称为橘叶,有疏肝理气作用。

4. **青皮** 辛、苦,温。用量:3～9克。较陈皮为燥,其理气、消滞的作用亦较陈皮为强。常用于胸胁胀痛、肝气郁结引起的乳区胀痛和少腹疼痛等。

5. **木香** 辛、苦,温。用量:3～9克。常用于因气滞而引起的胃脘不适、腹胀腹痛,以及下痢腹痛时。

6. **砂仁** 辛,温。用量:3～9克。常用于脘腹胀满,胃中不适亦用。

7. **香附** 辛、苦,平。用量:6～9克。为疏肝理气药,肝气郁滞时常用。此外,本品也是中医妇科常用药,用以调经、治疗乳腺胀痛等。

8. **乌药** 辛,温。用量:3～10克。治胃中不适,乌药有理气消胀的作用;少腹胀痛,乌药也有效;治肾阳不足引起的夜尿、尿频,乌药常和益智仁等同用。

9. **蔻仁** 辛,温。用量:0.9～3克。可理气和胃,对食欲不佳、暑天脘腹不适、恶心、呕吐有效。泛泛欲呕时,可取蔻仁一粒,在口中咀嚼,常可止呕。

其他理气药还有佛手,能理气和中,用于脘腹不适,能开胃。玫瑰花,芳香理气,开胃解郁,可单独泡茶饮用,另有调经作用。绿萼梅,理气开胃,也有类似的对胃脘不舒的治疗作用。中医所谓梅核气,也常用绿萼梅。

理血药

理血药包括几个方面。有以止血为主的药物,有以活血为主的药物。至于补血药,则在补益药中论述。

止血药

1. **大蓟** 甘、苦,凉。用量:9～15克。适用于各类出血证候,如鼻出血、咯血、尿血、崩漏等。

2. **小蓟** 甘,凉。用量:9～15克。作用和大蓟相似,也适于各种出血证候。

3. **侧柏叶** 苦,寒。用量:9～15克。也以止血为主,各种出血都可适用。对一般的咳喘多痰,也有一定作用。

4. **仙鹤草** 苦、涩,平。用量:15～30克。对各种出血常可有效。某些地区称为脱力草,对劳累过度的“脱力”,有消除疲劳的作用,常和红枣一同煮饮。

5. **地榆** 苦、酸,寒。用量:10～15克。是常用的止血药,一般出血都可使用。

6. **槐花** 苦,寒。用量:9～15克。常用于痔疮出血,但其他出血也可使用。

7. **茅根** 甘,寒。用量:15～30克。菜场有时有售新鲜茅根者,能凉血止血,常用于因热所致的各类出血。此外,本品还有一定的利尿作用,用于所谓“热淋”,即因热所致的小便不畅。

8. **白及** 苦、甘,凉。用量:3～9克。收敛止血,常用于胃出血和咯血。常研末服用。

9. **茜草** 苦,寒。用量:3～9克。有止血兼具活血作用。各类出血都可应用,特别适用于因血瘀而引起的出血证。

10. **生蒲黄** 甘,平。用量:9～15克。也有止血和活血的双重作用。各类出血,包括因血瘀引起的出血都适用。还有止痛作用,对血瘀作痛最宜。

11. **花蕊石** 酸、涩,平。用量:9～15克。同时有止血和活血化瘀作用。各类出血都可适用。对瘀血作痛也有效。

12. **艾叶** 苦、辛,温。用量:3～9克。能温中止血。常用于月经不调,经行腹痛。本品常制成艾条、艾柱,供针灸时用。又

品新鲜者,具芳香味,古代常在端午节悬挂,以驱秽气。

13. **益母草** 酸,温。用量:9～15克。常用于月经不调等妇科止血,并有行瘀止痛的作用。

14. **三七** 或称参三七,也称田七。甘、苦,温。常研粉服用,每次0.5～1克,煎服则在3～10克。有补益作用,也能止血,并有行瘀作用。民间治跌打损伤,常用三七。

活血祛瘀药

1. **丹参** 苦,寒。用量:9～15克。以活血化瘀为主,因血瘀引起的各类证候常用。

2. **桃仁** 苦,平。用量:6～9克。以活血化瘀为主,常用于月经不调。有痈疡时,亦用桃仁以祛瘀。咳嗽多痰,有时和杏仁同用。

3. **红花** 辛,温。用量:3～6克。祛瘀通经,常用于月经不调。跌打损伤有血瘀时亦用。

4. **川芎** 辛,温。用量:3～6克。活血化瘀,可用于月经不调。有升散的性质,常用以治疗外感风邪的头痛。

5. **延胡索** 辛,温。用量:6～12克。活血止痛,兼可理气,用于气血瘀滞时的疼痛证候。

6. **莪术** 辛、苦,温。用量:3～9克。有活血行气止痛作用,常用于癥瘕积聚时。

7. **三棱** 苦,平。用量:3～9克。与莪术有相似作用,两者常同用。

8. **五灵脂** 苦、甘,温。用量:3～9克。活血化瘀止痛。处方中五灵脂常和生蒲黄同用,活血而止血,祛瘀而不伤正,有较好的止痛作用。

其他活血化瘀药还有月季花,性味甘、温,每次用3克左右,主要用于调经。王不

留行,或称留行子,每次用 9 克左右,也用于月经不行,并用于产后乳汁不下。各种虫类药,都有破血祛瘀作用,如水蛭、虻虫、全蝎、蜈蚣、地鳖虫(蟅虫),易伤正气,慎勿轻用。

利水药

主要用于通利小便,使湿浊排出,消除水肿。在有水肿时常合用利水药,在湿浊壅盛时,常在化湿药中加一些利水药。本品使用不当,又会耗伤津液。

1. 茯苓　甘、淡,平。用量:9～30 克。本品淡渗利水,药性较平和,各类水肿时常用。与党参、白术合用,又能协助健脾,并有一定的安神作用。茯苓菌核中间抱有松根的部分,称为茯神,主要用于安神。茯苓菌核的外皮,称为茯苓皮,主要用于利水消肿。

2. 猪苓　甘、淡,平。用量:9 克。能利水渗湿消肿。常和其他利水药合用。

泽泻　甘、淡,寒。用量:9 克。能利水渗湿消肿。因带寒性,有渗泄下焦湿热的作用。

4. 车前子　甘,寒。用量:9～15 克。以利水消肿为主。还具清肝明目作用。车前的全草,称为车前草,也用于利尿。民间对一般的水肿,常以车前子和车前草同用,以利尿消肿。

5. 滑石　甘、淡,寒。用量:9～15 克。能利水清热。暑热烦渴,处方中也常用本品。本品为粉剂,煎药时要包煎。

6. 海金沙　甘,寒。用量:9～30 克。能利水通淋,常用于尿路结石。海金沙的全草,称为海金沙草,作用类似。

7. 冬瓜皮　甘,寒。用量:15～30 克。通常食用的冬瓜之皮。有利尿作用,药性较平和。冬瓜之子,称为冬瓜子,化痰清肺有效。

其他利水药还有萹蓄、瞿麦、革薢等,常用于下焦或膀胱湿热所引起的小便混浊、不畅等证候。

泻下药

泻下药的主要作用为通便。对于热证,则可清热泻火;对于沉寒积冷之证,则温热逐水;还有一般的润肠作用。一般来讲,这些药或有毒性,或可损伤正气,非医生处方,不得妄用。

1. 大黄　苦,寒。用量:3～9 克。主要为泻下作用,宜生用,称为生大黄,可研粉吞服。入煎药时宜后下。熟大黄,泻下力减,而有活血作用。大黄力猛,古代称为"将军",慎用。

2. 芒硝　咸、苦,寒。用量:9～15 克。能清热泻下。常烊化后冲服。芒硝的天然粗制品,称为皮硝,可外用。精制品叫元明粉,烊化后漱口,对口内患疮、糜烂有效。

3. 番泻叶　甘、苦,寒。用量:1.5 克左右。主要作用为通便。一般家庭中,老年便秘者,常自用番泻叶泡服以通便。但需注意,也有毒副作用。

4. 麻仁　甘,平。用量:9～15 克。润肠通便。适用于老年、体弱者的便秘。

5. 蜂蜜　甘,平。常用 1～2 匙。润肠通便作用。为家庭中常服用的食品,有补益之功。

其他泻下药尚有所谓峻下逐水药,如芫花、甘遂、大戟、巴豆等,均有相当毒性,需由医生处方应用。

消导药

或称为消食药,以消导食积,帮助消化为主。在通常处方中,常配合其他药物使用。

1. 神曲　甘、辛,温。用量:9～15 克。以消食为主。脾胃食积,可用以消食并协助健脾胃。

2. **谷芽** 甘,平。用量:9～30克。以消谷食积滞为主。炒谷芽消食作用较好。生谷芽消食较差,但无燥性,适用于阴虚食积。

3. **麦芽** 甘,平。用量:9～30克。作用与谷芽相似,以消麦食积滞为主。麦芽有回奶作用,用于产后断奶。

4. **鸡内金** 甘,平。用量:9～15克。可消食积,也有软坚消结作用。

5. **山楂** 酸、甘,温。用量:9～15克。可消食化积,并以消肉食积滞为主。尚可活血化瘀,且化瘀而不伤正,女性产后瘀阻腹痛常用。焦山楂消食作用较好,生山楂活血作用较强。

以上消食药,在处方中常几种合并应用。其他有消导作用的还有莱菔子,已在清热药中论述。

化湿药

化湿药也有几类,有些以温燥为主,是较强的化湿药,适于湿浊较盛时;有些则以清化湿热为主,适用于湿热时;有些则气味芳香,能芳香化湿。偏于温燥,容易伤阴,慎用。

1. **苍术** 辛、苦,温。用量:9克。以温燥为主,用于湿浊较甚者。常和厚朴同用。

2. **茵陈** 苦,寒。用量:9～30克。以清化湿热为主。近年常用于黄疸。可单独应用,也常和山栀同用。

3. **藿香** 辛,温。用量:9～12克。芳香化湿,并可解暑,为夏季常用药。藿香之梗,称为藿香梗,有和胃止呕作用。有的人不喜藿香的香味,用量稍大,反而致呕,应用时注意。

4. **佩兰** 辛,平。用量:9克。和藿香有相似的作用,也能芳香化湿,解暑化浊。鲜品也可泡茶饮用。

5. **草果** 辛,温。用量:9克。有辛香味,燥湿作用较强。中医古代常用于疟疾。

其他芳香化湿药,像理气药中的砂仁、蔻仁、佛手、绿萼梅等,也有相似作用。化湿药应用时,处方中有时也常加入淡渗的茯苓之类。

祛风湿药

风、湿交加,可致肌肉、关节疼痛。祛风湿药,可祛风湿、通经络、解痹痛。多用于实证,虚弱、阴亏者,用时需慎。

1. **羌活** 辛,温。用量:9克。用于风湿痹痛,且有解表作用,感受风寒之邪时,也可用羌活解表。

2. **独活** 辛,温。用量:9克。祛风湿、止痛。常和羌活同用。肾亏而关节不利者,独活常和补肾药同用。

3. **威灵仙** 辛,温。用量:9～30克。用于祛除风湿和关节疼痛。近年还常用于治疗噎膈。鱼刺鲠咽,民间有用威灵仙煎汤,缓缓咽下,以消除者。

4. **秦艽** 苦、辛,寒。用量:9克。系祛风湿、治痹痛药,还有清虚热的作用。

5. **木瓜** 酸,温。用量:9克。舒筋通络,风湿痹痛时常用。尚能舒肝和胃、消食。

6. **络石藤** 苦,寒。用量:9～15克。祛风湿、通经络,肌肉关节酸痛时常用。

7. **牛膝** 苦、酸,平。用量:9～30克。舒筋活络,特别对下肢关节不利者更好。临床有怀牛膝、川牛膝两种。前者兼可补益肝肾,后者偏于下行。

固涩药

以收敛固涩为主的药物称为固涩药。固涩药应用不当,反而可以敛邪,使邪留滞,久稽不去,对身体造成危害。凡有表证,或邪湿停滞,或有其他实证,本组药品都不宜使用。

1. **五味子** 酸,温。用量:3～9克。具固涩作用。虚证咳喘、津伤口渴,虚证的久泻、遗精、心悸都可应用。

2. **乌梅** 酸,平。用量:3～9克。其固涩作用与五味子相似。用于久泻久咳。市场上常以乌梅制作酸梅汤,可生津止渴,并有和胃作用。

3. **浮小麦** 甘,凉。用量:9～15克。常用于止汗。小儿常有多汗、盗汗之证,可用太子参和浮小麦煎服。

4. **糯稻根** 甘,平。用量:9～30克。常用于止汗。小儿多汗也常和浮小麦同用。

5. **瘪桃干** 甘,平。用量:9～30克。常用于敛汗。常与浮小麦、糯稻根同用。

6. **诃子(诃黎勒)** 苦、酸、涩,温。用量:3～9克。以收敛固涩为主。常用于久泻。

7. **赤石脂** 甘、酸、涩,温。用量:9～15克。固涩止泻,对肠道出血具有止血作用。

8. **禹余粮** 甘、涩,平。用量:9～15克。涩肠止泻。常与赤石脂同用。

9. **芡实** 甘、涩,平。用量:9～15克。能益肾固精,用于早泄滑精,也用于脾虚泄泻,以健脾固涩。白带过多,属于亏损者,也可应用本品。

10. **山萸肉** 酸,温。用量:9～15克。补益肝肾。肝肾亏损引起的滑精、带多、尿频等都可应用。

11. **金樱子** 酸、涩,平。用量:9克。补益肝肾,本品可治疗肝肾亏损引起的证候。

12. **桑螵蛸** 甘、咸,平。用量:9克。收敛为主,尚可补肾,主要用于小儿遗尿。

13. **海螵蛸** 别称乌贼骨。咸,涩。用量:9～15克。有收敛止血作用,与茜草同用时以治崩漏。胃酸过多时,用以敛酸止痛,并有软坚作用。

安神药

1. **枣仁** 甘,平。用量:9～15克。养心安神,主要用于失眠。

2. **柏子仁** 甘,平。用量:9～15克。以安神、治疗失眠为主。还能润肠通便。

3. **远志** 辛,苦。用量:3～9克。有安神作用,常用以治疗失眠。并有祛痰作用,痰难以咯出时,可在处方中加入本品;痰迷心窍的神志不清,亦可加入本品。

4. **合欢皮** 甘,平。用量:9～30克。常用于失眠。在情志抑郁时,也用本品来疏肝解郁。

用于失眠的还有茯神,已在茯苓中述及。另有补肾药中的何首乌之藤,称为夜交藤,也有安神作用。

重镇熄风药

本组药品主要用于肝阳上亢、肝风内动。

1. **磁石** 辛、咸,寒。用量:15～30克。能重镇潜阳,用于肝阳上亢引起的头晕头痛。肾亏而致肾不纳气,引起喘息,处方中也常加入磁石。

2. **石决明** 咸,寒。用量:15～30克。能平肝潜阳,用于肝阳上亢引起的头晕头痛。肝火上炎引起的视物昏糊,也常用本品。

3. **珍珠母** 咸,寒。用量:15～30克。有平肝潜阳、清肝明目的作用。

4. **代赭石** 苦,寒。用量:15～30克。有降逆作用,常用于胃气上逆引起的嗳气、呃逆、呕吐等。肝阳上亢也可应用,还有止血作用。

5.**天麻**　甘,平。用量:9克。能平肝潜阳,熄风镇痉。肝阳上亢、肝风内动引起的头晕头痛,天麻是常用药。风湿引起的痹痛,也常应用。

6.**钩藤**　甘,寒。用量:9～15克。以平肝熄风为主。用于肝风引起的抽痉、口眼歪斜,肝风头晕时也常用。

7.**羚羊角**　咸,寒。常锉末吞服,每次0.3～0.6克。平肝熄风,且能清热解毒。肝风内动以及温热病引起的昏迷、抽搐、狂躁等急症情况,中医处方时常用本品。小儿惊风,亦常用。羚羊角价贵,一般的肝阳上亢头晕,常以山羊角取代;可入煎剂,用量10～30克。

此外,用于熄风的药物,还有全蝎、蜈蚣、地龙等。全蝎、蜈蚣有一定毒性。地龙除熄风外,尚能平喘、通络,但均应由医生处方。

开窍药

本组药品都有芳香走窜的性质,以开窍为主。主要用于急救之时,治疗昏迷重症。大都制成急救的成药,均需医生处治。

1.**苏合香**　辛,温。有开窍作用。用于丸散,不入煎剂。

2.**冰片**　辛,苦,寒。常配合苏合香开窍。治咽喉肿痛的散剂中,常用本品,以清热止痛。也不入煎剂。

3.**石菖蒲**　辛,温。用量:3～9克。湿浊蒙蔽引起的神昏,常用本品开窍。

4.**郁金**　辛,苦,寒。用量:9～12克。能治疗湿浊蒙蔽清窍引起的神昏,常和石菖蒲同用。且有活血止痛作用,用于气滞血瘀引起的月经不调、腹痛等。

补益药

补益药的种类甚多。如补气、补血、滋

阴、温阳,又有对某些脏器的滋补药品,如健脾、补肾等。中医认为,虚者补之,没有虚证,无需补益。不虚而补,有时会引起不良反应。

补气药

1.**人参**　人参种类甚多,野生者称野山参,通常为人工培植者。洗净晒干为生晒,糖汁炮制者称为白参、糖参,蒸后再晒干者称为红参。原产美国等地者称为西洋参,除补气外,还具滋阴生津作用。能大补元气,因价贵,常切片炖服,也有研粉吞服。每日用量一般为3～5克。研粉则每日0.5～1克。急救时,如治疗气虚欲脱,30克1次煎服。

2.**党参**　甘,平。用量:12～30克。补中益气,健脾益肺,是临床最常用的补气药。

3.**太子参**　甘,苦,平。用量:9～30克。补益中气,但药力较党参为弱。兼可生津。

4.**黄芪**　甘,温。用量:12～30克。补益中气,并能升提阳气。气虚下陷的证候,如脱肛、子宫下垂等。又有固表的作用,可以治疗表虚的出汗和防止外邪引起感冒等表证。疮口久不愈合,黄芪可补气、托毒、生肌。气虚水湿留滞的水肿,黄芪与利水药同用。

5.**白术**　苦,甘,温。用量:9～15克。以补益脾虚为主。用于脾虚便溏,或者水湿停留。另有安胎作用。

6.**山药**　甘,平。用量:12～30克。以健脾为主,并能益肺、补肾。脾虚便溏,肺虚喘咳,肾虚遗精,都可在处方中加入本品。

7.**扁豆**　甘,平。用量:9～15克。以健脾为主,于脾虚泄泻时常用。夏令暑湿伤脾,也可常吃扁豆。

8.**薏苡仁**　或称苡米。甘、淡,寒。

用量:9～30 克。可健脾,且有渗湿的作用。用于脾虚便溏、水肿时。此外,尚有清热、排脓作用,在治疗肠痈、肺痈时常用。

9. **赤小豆** 甘、酸,平。用量:9～30克。健脾渗湿,也用于脾虚水肿等证。

10. **甘草** 甘,平。用量:3～9克。能健脾益肺,但在一般药方中,只作配合之用,并能缓和其他药的药性。因其味甜,能助湿,不宜用于湿重、消化不佳时。补益时用炙甘草,甘草生用,称为生甘草,有清热解毒的作用。

补血药

1. **当归** 甘、辛,温。用量:9～12克。补血活血,用于血虚,女性月经诸病常用。按中医理论,补血常需和补气药同用,故当归用于补血时,常和黄芪同用。传统用当归身补血,当归尾活血,目前中药店一般只供应全当归。

2. **熟地** 甘,温。用量:15～30克。本品养血滋阴。养血常与当归同用,滋肾阴常与山萸肉同用。本品性滋腻,消化不良、苔腻腹胀者慎用。另有生地,则以养阴生津为主,无熟地之滋腻。

3. **阿胶** 甘,平。用量:9克。常需另用水炖化或加黄酒烊化冲服。补血且能止血,另有滋阴润肺的作用。民间常在冬至后吃补药,大都以阿胶为主。本品对脾胃虚弱、消化不良、湿浊积滞者不宜。

4. **何首乌** 苦、甘,温。用量:9～30克。养血补益肝肾。头发早白者常用本品。其藤即为安神药中的夜交藤。

5. **白芍** 苦、酸,寒。用量:9～15克。养血时常和熟地、当归同用。另有柔肝止痛作用。

6. **龙眼肉** 即桂圆肉。甘,温。用量:9～15克。益气养血,补益心脾。是食疗佳品。现中药店已无本品,只在食品店

中出售。本品甘而温,不适于湿浊阻中和阴虚火旺者使用。

滋阴药

1. **沙参** 处方时常需写南沙参或北沙参。甘,寒。用量:9～15克。南沙参和北沙参都能滋阴润肺,且可生津和滋养胃阴。南沙参兼有祛痰作用,北沙参滋阴作用较强。

2. **麦冬** 甘、苦,寒。用量:9～15克。滋阴润肺养胃,清心除烦。用于安神时,常与枣仁合用。

3. **天冬** 甘、苦,寒。用量:9～15克。滋阴清肺,常用于肺热燥咳时。热病伤阴、伤气,天冬可和党参、生地同用。

4. **石斛** 甘,寒。用量:9～15克。滋阴养胃,常用于胃阴不足时。本品新鲜者,称为鲜石斛,生津作用较强。石斛有多种品种,如铁皮石斛、金钩石斛等,性味大体相似。石斛之嫩尖,称为枫斗,另经加工而成。

5. **玉竹** 甘,平。用量:9～15克。是滋养肺胃的药品,常和石斛、麦冬等同用。

6. **枸杞子** 甘,平。用量:9～30克。滋补肝肾,明目。

7. **女贞子** 甘、苦,凉。用量:9～15克。滋补肝肾,明目。

8. **龟甲(龟板)** 甘、咸,寒。用量:15～30克。滋阴潜阳,可用于阴虚阳亢和肾阴不足肝风内动时。对肾虚、阴虚的发热、腰腿酸软也可用。并有软坚作用。

9. **鳖甲** 咸,寒。用量:15～30克。滋阴潜阳,也常用于阴虚阳亢、虚风内动时,阴虚发热时也常用。还有软坚散结作用。

温阳药

1. **鹿茸** 甘、咸,温。常研末吞,每次0.3克。本品峻补肾阳,益精血。由于其

温性,凡阴虚、热证、实证、外感都不宜服用。已成长骨化的角,称为鹿角,补力减,以消瘀散肿作用为主。鹿角胶,系鹿角煎熬而成,需用酒或水烊化后服用,也用于肾阳不足,阴虚、热证忌用。鹿角霜则为鹿角煎熬后的残渣,临床常用,补力则减。

2. **肉苁蓉** 甘、咸,温。用量:9～15克。补肾壮阳,为肾阳虚的常用药,并对老年肠燥津枯便秘者,有润肠通便作用。

3. **仙茅** 辛,热。用量:9～30克。是温肾壮阳药,有毒性。

4. **仙灵脾** 辛、甘,温。用量:9～15克。温肾壮阳,也可用于风寒湿痹。

5. **巴戟天** 辛、甘,温。用量:9～15克。补肾壮阳,也能用于风寒湿痹。

6. **益智仁** 辛,温。用量:9～15克。温肾固精,常用于肾气不足的夜尿增多、遗尿。

7. **冬虫夏草** 甘,温。常研粉吞,每次0.3克。亦常在食疗中应用,主要补益肺、肾。

8. **菟丝子** 辛、甘,平。用量:9～30克。补益肝肾,也可明目、安胎,以补肾阳为主。

9. **附子** 辛,热,有一定毒性。用量:6～30克。温阳散寒,常用于肾阳、脾阳不足的阳虚证,也可用于风寒湿痹。

10. **肉桂** 辛、甘,热。用量:1.5～6克。温寒补阳,并能温通经络而止痛。

软坚药

癥瘕积聚、瘰疬瘿瘤是一大类疾病。这类疾病的一个治疗大法就是软坚法。以软坚为主的药物,称为软坚药。

1. **海藻** 咸,寒。用量:9～15克。软坚消结,亦有消痰、利水作用。

2. **昆布** 咸,寒。用量:9～15克。软坚消结,也能化痰、利水,常和海藻同用。

3. **海蛤壳** 苦、咸,寒。用量:9～30克。软坚散结,也能化痰,胃酸过多也常用本品。

4. **夏枯草** 苦、辛,寒。用量:9～30克。能软坚,且能清肝火。民间夏令常有用夏枯草泡茶饮用,以清热者。

5. **山慈菇** 辛,寒,有一定毒性。用量:9～15克。软坚消肿,还有解毒作用。

6. **荔枝核** 甘、涩,温。用量:9～15克。能消散肿块,并有理气止痛作用。

其他有软坚散结作用的药物包括在其他各类药物中,如化痰药中的半夏、杏仁,不少活血化瘀药及虫类药,以及滋阴药中的鳖甲、龟板等,均有软坚散结作用。

杀虫药

1. **使君子** 甘,温。用量:3～6克。可杀虫消积,过去用于治疗蛔虫病。本品常在锅中炒香后嚼服。有不良反应,需在医生指导下服用。

2. **槟榔** 辛、苦,温。用量:3～10克。有杀虫作用。也能行气、利水。通常用于腹部气机阻滞,如需作杀虫药,需在医生指导下服用。

3. **南瓜子** 甘,平。有杀虫作用。用量需由医生定。

4. **榧子** 甘,平。有杀虫作用。用法及用量遵医嘱。

第43章

方　剂

根据病情需要，将数种中药组成一个处方，就称为方剂。在比较少的情况下，单味药也可以组成一个处方，有名的方剂如"独参汤"，就只有人参一味，用以治疗气虚欲脱的重病。一般情况下，方剂都是由多味中药组成，组成有一定的规律。熟悉中医历史上的一些有效方剂的组成，也是掌握这个规律的一个重要方面。

注意，方剂大都需要由医生辨证开方，家庭一般不主张自己开方治病。

方剂的组成

对每一个病人进行辨证后，确定其病因、病机，接下来就是确定治疗原则、选药、组方。这一整个过程就叫做辨证论治。处方的完成，是辨证论治的一个段落，以后就由疗效来反映辨证、用药的正确与否了。

确定了病因、病机，就需要用一个或一些药物来治疗病因、病机中的主要环节，治疗这个主要环节的药物，就称为君药。

方剂的组成，就是由君药为主组成的。一般组成方法，称为"君、臣、佐、使"。最早出现在《内经》。《内经》中曾经说过："主病之为君，佐君之为臣，应臣之为使"。君药就是针对疾病的主要方面起治疗作用的药物。

辅助君药起加强作用的药物，叫做臣药。一个疾病，会有主要的证候，和兼有的证候，针对兼有证候治疗的药物，有时也可称之为臣药。

佐药，进一步起辅助、配合君药、臣药的作用。它可以进一步起加强治疗的作用，也可以起一些对症治疗的作用，或者可以减轻、消除君药、臣药的不良反应，有时甚至也可以用一些药性相反而作用相同的药，与君、臣药起相反相成的效果。

使药的意义，在于调和整个方剂中的各种药物，有时需要药物上行或者下行，或者引入某个经络，这也是使药的作用。

君、臣、佐、使，就组成一个完整的方剂。

当然，一个方子中的药物有多有少。有的只有一味药，那当然就是主要的君药了。有的病情复杂，除了主要的证候外，还有不少兼证。为了同时治疗主证和兼证，药味就比较多，臣药、佐药就用得多了。

选一个古代的有名方剂"麻杏石甘汤"来分析一下君、臣、佐、使的规律。麻杏石甘汤不但有名，而且十分有效，目前还在应用。

麻杏石甘汤有4个药，麻黄、杏仁、生石膏、甘草。这是一个治疗外感风邪引起发热、咳、喘的方剂。

前面中药一章中已经知道，外感风邪而有咳、喘者，麻黄最为适用，因此用麻黄为君，宣肺而疏泄表邪。用生石膏来协助麻黄，清泄肺热，所以是臣药。用杏仁来配合麻黄，加强对咳喘的治疗。用甘草作为调和，是使药。

掌握了这个组方规律，中药的处方就有了"路"。

解表剂

像解表药分辛温解表和辛凉解表一样，解表方剂也可分辛温解表和辛凉解表两大类方剂。作为单味中药,它的药性或为辛温,或为辛凉,而在解表方剂中,根据君臣佐使的组成原则,可以辛温药为主参入止咳、化痰药,或其他药物组成辛温方剂,或在辛凉方剂中,也用一些辛温药,或结合清热药等。

辛温解表剂　适用于外感风寒而有表证者。

1. **麻黄汤**　麻黄、桂枝、杏仁、甘草四味。麻黄为君,发汗解表,宣肺平喘。桂枝为臣,协助麻黄驱风寒而发汗。杏仁为佐,增强化痰平喘的作用。甘草调和。本方适用于外感风寒,恶寒发热,无汗,喘咳者。

2. **桂枝汤**　桂枝、白芍、甘草、生姜、大枣。适用于外感风寒而恶风发热,有汗出者。

辛凉解表剂

1. **桑菊饮**　桑叶、菊花、杏仁、连翘、薄荷、桔梗、甘草、苇根。本方主治外感风热初起,发热不甚,有咳嗽,且口渴者。

2. **银翘散**　银花、连翘、桔梗、薄荷、竹叶、生甘草、荆芥、豆豉、牛蒡子。本方主治外感风热,发热,汗不多,咽痛,口渴,舌尖红者。

清热剂

清热剂可分成多种种类,如清气分热、清血热等。

1. **白虎汤**　生石膏、知母、甘草、粳米。治疗气分大热,有高热、口渴、汗出、脉洪大或滑数者。

2. **犀角地黄汤**　水牛角(过去用犀角)、生地、赤芍、丹皮。能凉血、清热、解毒、散瘀。治疗温邪深入,已动血分,而出现出血证候,皮肤发紫黑色斑,神昏谵语,舌绛时。

3. **黄连解毒汤**　黄连、黄芩、黄柏、栀子。主治实热火毒,如大热烦躁、口燥咽干,或下痢,或黄疸,或发斑,或有痈疽疔毒、小便短赤、舌质红、苔黄、脉滑数者。

4. **导赤散**　生地、木通、生甘草、竹叶。主治因心火旺而致口舌生疮,或小便短赤刺痛。

5. **龙胆泻肝汤**　龙胆草、黄芩、栀子、泽泻、木通、车前子、当归、生地、柴胡、生甘草。主治因肝火而致目赤头痛、胁痛口苦,或湿热下注而见淋浊、带下、下部生疮。

6. **左金丸**　黄连、吴萸。治疗肝火犯胃所致胃酸嘈杂、呕吐、口苦,舌红苔黄,脉弦带数。

7. **玉女煎**　生石膏、熟地、麦冬、知母、牛膝。治疗胃热伤阴所致牙痛、牙龈出血诸证。

8. **青蒿鳖甲汤**　青蒿、鳖甲、生地、知母、丹皮。本方主要养阴,且能透达热病后期的所谓"伏阴之热",夜热早凉,热退时无汗的证候。

9. **当归六黄汤**　当归、生地、熟地、黄连、黄芩、黄柏、黄芪。主要治疗阴虚有火,表现为发热、盗汗、面赤、心烦、口干、尿赤。

温里剂

因里寒形成的证候,由温里剂治疗。温里剂有几种类型,如温脾胃之寒的方剂,温经通络的方剂和回阳救逆的方剂,后者常用于重证。此处主要介绍温脾胃之寒的方剂。

1. **理中丸**　人参、干姜、白术、甘草。主要治疗脾胃虚寒,一般都作汤剂服用。

2. **小建中汤**　白芍、桂枝、炙甘草、生姜、大枣、饴糖。主要治疗脾胃虚寒而有腹痛,腹痛若按之则痛减,舌质淡,苔薄,脉濡等。

补益剂

补益剂主要用于治疗虚证,分补气、补

血、滋阴、温阳等方剂。如需兼补气血或阴阳，也可几种方剂合并加减应用。

补气方剂

1. **四君子汤**　党参、白术、茯苓、炙甘草。这是补气虚的主要方剂。气虚、脾虚诸证，都可用本方或以本方为主治疗。

2. **补中益气汤**　黄芪、党参、当归、炙甘草、陈皮、升麻、柴胡、白术。主要补中益气。凡中气虚弱，体倦肢软和中气下陷引起的脱肛、子宫下垂等都可用本方治疗。对气虚发热也有效。

补血剂

1. **四物汤**　当归、白芍、熟地、川芎。本方是补血剂的主要方剂。凡有血虚诸证，都可用本方或以本方为主加减治疗。妇科多种病证，也常用本方加减。

2. **当归补血汤**　当归、黄芪。本方补益气血，凡气血两虚或血虚者，都可用本方。方中黄芪用量宜大，习惯上黄芪用量为当归之5倍。

3. **归脾汤**　黄芪、当归、党参、白术、茯神、龙眼肉、酸枣仁、远志、木香、炙甘草。补益气血，还能养心安神，治疗脾不统血引起的各种血证，如崩漏、便血、皮下出血等。

4. **炙甘草汤**　炙甘草、党参、生地、桂枝、阿胶、麦冬、麻仁、生姜、大枣。主要治疗气血虚弱而有心悸、"脉结代"——心律失常者。

5. **八珍汤**　党参、白术、茯苓、炙甘草、当归、熟地、白芍、川芎。本方是由四君子汤和四物汤两者合成，补益气血。若在本方基础上再加黄芪、肉桂，即为十全大补汤，更兼有温补作用。

滋阴剂

1. **六味地黄丸**　熟地、山萸肉、山药、茯苓、泽泻、丹皮。本方为滋补肾阴的主要方剂。凡肾阴虚损引起的各种证候都可用本方。本方有成药丸剂供应，应用较广。

在本方基础上加味而成的方剂也颇多。加杞子、菊花为杞菊地黄丸，滋补肝肾外，尚有明目作用。加知母、黄柏为知柏地黄丸，滋肾阴而清虚热，治疗肾阴不足而阴虚火旺者。有成品供应。

2. **左归丸**　熟地、山药、杞子、山萸肉、牛膝、菟丝子、鹿角胶、龟板胶。滋补肾阴的作用较六味地黄丸为强。凡肾阴亏损较甚者，可用本方。亦有成品供应。

3. **石斛夜光丸**　党参、茯苓、石斛、天冬、麦冬、熟地、生地、菟丝子、菊花、草决明、杏仁、山药、杞子、牛膝、五味子、蒺藜、肉苁蓉、川芎、炙甘草、枳壳、青葙子、防风、黄连、水牛角、羚羊角。治疗因肝肾虚损，阴虚火旺而致视物昏花者。有成品供应。

4. **龟鹿二仙胶**　鹿角、龟板、党参、杞子。兼补肾阴肾阳和任脉、督脉，常在冬令制成膏剂服用。

补阳剂

1. **金匮肾气丸**　地黄、山药、山萸肉、泽泻、茯苓、丹皮、附子、肉桂。本方为六味地黄丸加附子、肉桂。补益肾阳，是治疗肾阳虚的主要方剂。有成品供应，成品或称为肾气丸。

2. **右归丸**　熟地、山药、山萸肉、杞子、鹿角胶、菟丝子、杜仲、当归、肉桂、附子。本方为大补肾中元阳的方剂，凡肾阳亏损、命门火衰，都可服用。有成品供应。

安神剂

安神有多种治法。通常能应用者，常为滋养阴血以安神的方剂。

1. **酸枣仁汤**　酸枣仁、甘草、知母、茯苓、川芎。本方以枣仁养血安神，并能清虚火而除烦，为安神的常用方。成药有枣仁丸，用于失眠。

2. **天王补心丹**　生地、党参、丹参、玄参、茯苓、五味子、远志、桔梗、当归、天冬、麦冬、柏子仁、酸枣仁。本方药味较多,也以滋养阴血而安神为主。有成品供应,常用于失眠。

开窍剂

本组方剂大都属中医急救用药。芳香开窍,治疗神志不清、抽搐、惊厥等证候。

1. **安宫牛黄丸**　牛黄、郁金、黄连、黄芩、山栀、朱砂、雄黄、冰片、麝香、珍珠、金箔。本方主要为清热开窍。用于热邪入侵心包或痰热蒙蔽心窍而致的神昏谵语,中风昏迷,惊厥等。有成品供应。

2. **紫雪丹**　现称紫雪散。生石膏、寒水石、滑石、磁石、羚羊角、木香、沉香、玄参、升麻、甘草、丁香、朴硝、硝石、麝香、朱砂、黄金。本方也是清热开窍的药物。用于高热烦躁、神昏谵语等。

3. **至宝丹**　朱砂、雄黄、玳瑁、琥珀、麝香、龙脑、金箔、银箔、牛黄、安息香。清热开窍,有化痰解毒的作用。用于神昏谵语而有舌质红,苔黄而垢腻者。

4. **苏合香丸**　白术、青木香、香附、朱砂、诃子、白檀香、安息香、沉香、麝香、丁香、荜茇、龙脑、苏合香、乳香。以温性开窍。用于寒邪、痰浊引起的神昏。并有理气止痛。有成品供应。

理气剂

本组方剂主要作用为行气、降气,而有消除胀满、呃逆和止痛的功用。

1. **金铃子散**　川楝子、延胡索。川楝子又叫金铃子,所以本方称金铃子散。本方行气疏肝活血,有止痛作用。中医在需要止痛的方剂中,常加入本方中的两味药。

2. **天台乌药散**　乌药、木香、小茴香、青皮、高良姜、槟榔。本方能疏肝行气,且带有温药,亦适于散寒。常用于"疝气",少腹及睾丸区疼痛。

3. **四磨饮**　党参、槟榔、沉香、乌药。本方能行气降逆,适用于脘腹痞满,时时作痛者。

4. **复元活血汤**　柴胡、全瓜蒌、当归、红花、甘草、穿山甲、大黄、桃仁。本方活血祛瘀,常用于跌打损伤而致瘀血内留而疼痛者。

5. **七厘散**　血竭、麝香、冰片、乳香、没药、红花、朱砂、儿茶。本方活血散瘀,为治疗跌打损伤的常用药,过去有成品供应。

6. **失笑散**　五灵脂、生蒲黄。本方主治由瘀血引起的各种疼痛。古人形容本方之有效,服用后疼痛悉除,可失声而笑,故名。

7. **十灰散**　大蓟、小蓟、荷叶、侧柏叶、茅根、茜草、山栀、大黄、丹皮、棕榈皮。以上述10种药制灰而成。上述各药各具止血功能,成灰后加强了止血的效果。本方为常用的止血方剂。

8. **槐花散**　槐花、侧柏叶、荆芥、枳壳。本方常用于痔疮出血,以及肠风脏毒等的大便出血证候。

9. **小蓟饮子**　生地、小蓟、滑石、木通、蒲黄、藕节、竹叶、当归、山栀、甘草。本方主要治疗小便出血,由下焦瘀热所致者。

10. **胶艾汤**　地黄、当归、芍药、川芎、艾叶、阿胶、甘草。本方实即前述四物汤加阿胶、艾叶、甘草,主要治疗妇人肾亏,冲任不固而有崩漏、妊娠出血、产后下血不止等。

祛湿剂

祛湿的方剂包含较多的种类,有和脾胃有关的,有湿热导致黄疸而化湿清热的方剂,有寒湿阻滞而祛寒化湿的方剂等,视不同情况应用。

1. **平胃散**　苍术、厚朴、陈皮、甘草。主要用于脾胃有湿阻滞,舌苔白腻而厚,脘腹胀满,不思饮食者。本方为燥湿健运的主要方剂,临床应用甚多。

2. **藿香正气散** 藿香、大腹皮、苏叶、白芷、茯苓、半夏曲、白术、陈皮、厚朴、桔梗、甘草。本方应用也很广。主要用于外感风寒,而兼内有湿滞。证候有恶寒发热,脘腹胀满、胸闷不适等。近年本方经加减制成藿香正气片,便于携带服用。

3. **茵陈蒿汤** 茵陈、栀子、大黄。本方为治疗湿热黄疸的主要方剂,临床应用很广。

4. **甘露消毒丹** 滑石、茵陈、黄芩、石菖蒲、川贝、木通、藿香、射干、连翘、薄荷、白豆蔻。是黄梅暑湿期间较为常用的方剂,用于苔腻、乏力、口渴、尿赤、时有低热等证候。

5. **八正散** 车前子、瞿麦、萹蓄、滑石、栀子、甘草、木通、大黄。本方主要用于下焦湿热而引起小便方面的各种证候,如尿血、尿痛、淋沥不畅等。

6. **三妙丸** 苍术、黄柏、牛膝。本方用于下焦湿热而有下肢酸软乏力、麻木、疼痛等,也可治疗下阴的疮疡。

7. **防己黄芪汤** 防己、黄芪、白术、甘草。主要用于因气虚外感风邪,水湿滞留而致水肿者。

8. **五皮饮** 茯苓皮、大腹皮、陈皮、生姜皮、五加皮。主要用于利水消肿。治疗各种原因的水肿,常用本方加减者。

9. **实脾饮** 川朴、白术、木瓜、木香、草果、大腹子、附子、茯苓、干姜、甘草。本方温阳燥湿健脾,为治疗脾阳虚损而致水肿的常用方。

10. **羌活胜湿汤** 羌活、独活、藁本、防风、甘草、川芎、蔓荆子。本方是治疗因风湿而致关节疼痛的方剂。

11. **独活寄生汤** 独活、桑寄生、杜仲、牛膝、细辛、秦艽、茯苓、肉桂、防风、川芎、党参、甘草、当归、芍药、地黄。本方既具补益作用,又能祛风化湿,是治疗虚证致关节疼痛的方剂。

消导剂

本组方剂以消导食积为主。

1. **保和丸** 山楂、神曲、半夏、茯苓、陈皮、连翘、萝卜子。本方性质较平和,治疗食积,帮助消化,为常用方剂,有成药供应。

2. **枳实导滞丸** 枳实、大黄、神曲、茯苓、黄芩、黄连、白术、泽泻。本方常用于既有食积,又有大便闭结,而见湿热证候者。

3. **枳实消痞丸** 枳实、厚朴、党参、白术、茯苓、川连、干姜、神曲、麦芽、甘草。本方用于脾虚气滞,心下痞满,寒热互结,不思饮食者。

化痰剂

本组方剂都以止咳化痰为主,或燥湿化痰,或清热化痰,或温化寒痰,视不同辨证而应用。

1. **二陈汤** 半夏、陈皮、茯苓、甘草。以燥湿化痰为主。如湿重,也可和以上化湿剂中的平胃散同用;咳嗽较甚,也可和各种咳嗽药物同用;本方也可止呕,对胃中有湿也有效。

2. **温胆汤** 半夏、陈皮、枳实、竹茹、茯苓、甘草。本方由二陈汤加味而成。加入竹茹,使本方具清热作用,可以清痰热。

3. **三子养亲汤** 苏子、白芥子、莱菔子。本方多用于老年人多痰,而系实证者。兼可治疗同时存在的食滞。白芥子温性,本方以温化寒痰为主。

4. **止嗽散** 荆芥、桔梗、紫菀、百部、白前、甘草、陈皮。为常用的外感咳嗽方。

痈疡剂

为治疗痈疽疮疡和癥瘕积聚一类疾病

的处方,有清热解毒、托里排脓、活血化瘀、软坚散结等作用。

1. **仙方活命饮** 白芷、防风、象贝、赤芍、当归、生甘草、皂角刺、穿山甲、天花粉、乳香、没药、银花、陈皮。有清热解毒、活血消肿的作用。常用于中医外证,痈肿未化脓时。

2. **透脓散** 黄芪、当归、穿山甲、皂角刺、川芎。适用于痈肿内已成脓,但正虚未能托毒时。

3. **内补黄芪汤** 黄芪、麦冬、地黄、党参、茯苓、甘草、白芍、远志、川芎、肉桂、当归。常用于痈肿已溃,出脓后正气虚衰时。

4. **苇茎汤** 苇茎、薏苡仁、冬瓜子、桃仁。本方清肺化痰,常用于肺痈。

5. **大黄牡丹皮汤** 大黄、丹皮、冬瓜子、桃仁、芒硝。常用于肠痈,化瘀消肿。

6. **薏苡附子败酱散** 薏苡仁、附子、败酱草。本方也为治疗肠痈的方剂,可排脓消肿。

7. **海藻玉壶汤** 海藻、昆布、半夏、陈皮、青皮、连翘、贝母、当归、川芎、独活、甘草、海带。本方可软坚化痰,常用以治疗瘿瘤。

8. **阳和汤** 熟地、肉桂、麻黄、鹿角胶、白芥子、炮姜炭、生甘草。本方温药较多,以祛寒通滞为主,常用于阴疽。

9. **小金丹** 白胶香、草乌、五灵脂、地龙、木鳖、乳香、没药、当归、麝香、墨炭。本方也有解毒散结、化瘀通络的作用,治疗病证与犀黄丸、醒消丸的主证相似。

10. **玉枢丹** 又称紫金锭。山慈菇、大戟、千金子、五倍子、麝香、雄黄、朱砂。本方消肿解毒,又有化痰辟秽的作用。对于痈肿一类,除内服外,还可外敷,以水或醋调湿敷在患区。

11. **桂枝茯苓丸** 桂枝、茯苓、丹皮、桃仁、赤芍。本方可活血化瘀,现今常用于癥瘕一类疾患。

12. **大黄䗪虫丸** 大黄、黄芩、甘草、桃仁、杏仁、芍药、地黄、干漆、虻虫、水蛭、蛴螬、䗪虫。本方有多种活血破瘀通络的药物,现常用于癥瘕积聚。

13. **鳖甲煎丸** 鳖甲、射干、黄芩、鼠妇、干姜、大黄、桂枝、石韦、瞿麦、厚朴、紫葳、阿胶、柴胡、蜣螂、芍药、丹皮、䗪虫、露蜂房、赤硝、桃仁、人参、半夏、葶苈子。本方能理气活血,软坚消癥,现常用于癥瘕积聚。

第44章

常用中成药

常用中成药是按规定的处方和工艺,将中药材加工成丸、散、膏、片、胶囊、注射液等不同剂型。如补中益气丸、感冒退热冲剂、丹参注射液等。不同剂型中成药由于取材及工艺方法不同,其起效时间、持续程度、作用特点等都有所不同,现将常见的不同剂型的作用特点作一说明。

1. **丸剂**　将药物研成细末,以蜜、水或米、糊、酒、醋、药汁等作为黏合剂制成的圆形固体剂型。吸收缓慢,药力持久,服用、携带、储存方便。蜜丸质柔润,作用缓慢,兼有矫味和补益功效,适用于慢性疾病;水剂较蜜丸、糊丸易于崩解,吸收快,丸粒小,易于吞服,适用于多种疾病;浓缩丸是新工艺制成的含有效成分高,体积小,易于吸收。

2. **散剂**　将药物粉碎均匀混合而制成干燥粉末,按用途分为内服与外用两种。内服可直接冲服,或煎煮服用。外用散剂一般作为外敷,如生肌散、金黄散等,作吹喉等外用的冰硼散等。散剂具有吸收快,制作简单,便于携带,节省药材等优点。

3. **膏剂**　将药物用水或植物油煎熬浓缩而成的剂型。膏剂有膏滋、药膏、膏药之分。膏滋,又称煎膏,药物水煎取汁浓缩后,加入蜂蜜或糖制成半流状制剂,易吸收,常用于滋阴润燥,或养血补益,如枇杷膏、益母草膏、十全大补膏等;药膏,又称软膏或油膏,多用于外科疮疡肿疖等疾病,如三黄软膏等;膏药,又称硬膏,是中医药学特有的剂型之一,用油类将药物煎熬至一定程度,去渣后加黄丹、白蜡等收膏,形成暗黑色的药膏,摊匀于布或纸等裱褙材料上,供跌打损伤、风湿痹痛和疮疡等疾病贴敷用,如狗皮膏,还有新型加入助透剂的巴布膏。

4. **片剂**　药材细粉或浓缩浸膏及辅料混合剂制成的片状剂型,其用途与丸剂相类似,但片剂有比丸剂生效时间快、用量小的特点。

5. **胶囊**　将散剂装于明胶制成的两节嵌合的空胶囊内而成,具有散剂的特点,

但胶囊服用方便,吸收好,生效快。

6. **冲剂**　将药物细粉或提取物等制成干燥颗粒状,保留了汤药的一些特性,适用于各种疾病。

7. **注射剂**　将药物提取后制成,其作用迅速而显著,如丹参注射液、柴胡注射液等。

另外还有丹、酒、茶、药露、口服液等多种剂型,不一一赘述。

内科疾病用药

呼吸系统疾病用药

1. 感冒退热冲剂

● 组成:大青叶、板蓝根、连翘、拳参。

● 功效与主治:清热解毒。用于风热感冒、上呼吸道感染、急性扁桃体炎、咽喉炎等病症。

● 用法与用量:冲服。每日3次,每次1袋。体温在38℃以上者,每日4次,每次2袋。

2. 午时茶(散剂)

● 组成:藿香、防风、白芷、柴胡、羌活、前胡、陈皮、苍术、枳实、川芎、连翘、山楂、六曲、干姜、甘草、制川朴、紫苏、桔梗、红茶。

● 功效与主治:发散风寒、和胃消食。用于风寒感冒,寒湿阻滞或食积内阻引发的呕吐泄泻等病症。

● 用法与用量:冲服。每日2次,每次1袋(或2块)。

3. 川芎茶调丸

● 组成:川芎、羌活、防风、白芷、细辛、薄荷、荆芥、甘草。

● 功效与主治:散风止痛。用于风寒头痛、偏头痛及风寒感冒初起的头痛、鼻塞等。

● 用法与用量:吞服。每日 2 次,每次 6 克。

4. 板蓝根颗粒

● 组成:板蓝根。

● 功效与主治:清热解毒、凉血利咽。用于肺胃热盛所致的咽喉肿痛、口咽干燥;腮部肿胀、急性扁桃体炎、腮腺炎见上述证候者。

● 用法与用量:开水冲服。颗粒:每次 5～10 克(含蔗糖),或每次 3～6 克(无蔗糖),每日 3～4 次。

5. 贝羚胶囊

● 组成:川贝母、羚羊角、猪去氧胆酸、麝香、沉香、人工天竺黄(飞)、青礞石(煅,飞)、硼砂(炒)。

● 功效与主治:清热化痰、止咳平喘。用于痰热阻肺,气喘咳嗽;小儿肺炎、喘息性支气管炎及成人慢性支气管炎见上述证候者。

● 用法与用量:口服。每次 0.6 g,每日 3 次;小儿每次 0.15～0.6 克,1 周岁以内酌减,每日 2 次。

6. 藿香正气片(片/胶囊/水剂)

● 组成:藿香、紫苏、生姜、木香、茯苓、苍术、陈皮、半夏、厚朴、甘草。

● 功效与主治:发散风寒、化湿和胃。用于风寒感冒、急性胃肠炎等病症。

● 用法与用量:口服。每日 2～3 次,每次 4 片(粒),或 1 支。

7. 双黄连口服液

● 组成:金银花、连翘、黄芩等。

● 功效与主治:辛凉解表、清热解毒。用于上呼吸道感染有发热、咽痛、咳嗽等症状者。

● 用法与用量:每日 3 次,每次 1 袋。

8. 急支糖浆

● 组成:麻黄、鱼腥草、金荞麦、四季青、枳壳、前胡、紫菀、甘草。

● 功效与主治:清热消炎、化痰止咳。用于感冒后咳嗽、急性支气管炎、慢性支气管炎急性发作,以及支气管哮喘伴之感染者。

● 用法与用量:口服,每次 3～4 次,每次 20～30 毫升,小儿酌减。

9. 祛痰灵(口服液)

● 组成:鲜竹沥、鱼腥草、枇杷叶、桔梗、半夏等。

● 功效与主治:清热解毒、化痰止咳。用于支气管炎咳嗽、痰稠厚者。

● 用法与用量:口服。每日 2～3 次,每次 1 支(20 毫升/支)。

10. 补肾防喘片

● 组成:附子、生地、熟地、山药、补骨脂、仙灵脾、吐丝子、陈皮。

● 功效与主治:温补肾阳。用于喘息型支气管炎、支气管哮喘、慢性气管炎的缓解期。

● 用法与用量:口服。每日 3 次,每次 4～6 片,小儿酌情。

● 按语:本品尤适合哮喘病人在季节性发作前服用,能起到预防作用。

心、脑血管系统疾病用药

1. 麝香保心丸

● 组成:麝香、牛黄、人参、冰片、苏合香、蟾酥。

● 功效与主治:芳香温通、益气强心。用于心绞痛、胸闷,或心肌梗死等心血管病症。

● 用法与用量:吞服。每日 3 次,每次 1～2 丸,或症状发作时舌下含服。

2. 丹参注射液(注射液/片剂)

● 组成:丹参。

● 功效与主治:活血化瘀、通脉养心、安神。用于冠心病、心绞痛、心肌梗死等心血管疾病。

● 用法与用量:肌内注射,每日 1～2 次,每次 2～4 毫升(2 毫升/支);静脉滴注,每日 1 次,每次 10～20 毫升(用 5%葡萄糖注射液 500 毫升稀释后滴入);片剂,口服,每日 3 次,每次 4 片。

3. 复方丹参滴丸

● 组成:丹参、三七、冰片。

● 功效与主治:活血化瘀、理气止痛。用于心绞痛。

● 用法与用量:口服或舌下含服,每日 3 次,每次 10 粒。

4. 通心络(胶囊)

● 组成:人参、水蛭、全蝎、蟅虫、蜈蚣、蝉蜕、赤芍、冰片。

● 功效与主治:益气活血,通络止痛。用于冠心病心绞痛。

● 用法与用量:口服,每日 3 次,每次 2～4 粒。

5. 百路达(片剂)

● 组成:银杏叶提取物。

● 功效与主治:活血化瘀、通脉舒络。用于中风后遗症、冠心病、心绞痛等病证。

● 用法与用量:口服。每日 3 次,每次 1 片。

6. 安神补脑液

● 组成:鹿茸、制何首乌、淫羊藿、干姜、甘草、大枣、维生素 B_1。

● 功效与主治:生精补髓、益气养血、强脑安神。用于肾精不足、气血两亏所致的头晕、乏力、健忘、失眠;神经衰弱症见上述证候者。

● 用法与用量:口服。每次 10 毫升,每日 2 次。

7. 诺迪康(胶囊)

● 组成:红景天等药物组成。

● 功效与主治:益气活血、通脉养心。用于冠心病、心绞痛、脑血管疾病以及顽固

性偏头痛。

● 用法与用量:口服。每日 3 次,每次 1～2 粒,温开水送服,小儿酌减。

8. 复方枣仁胶囊

● 组成:酸枣仁(制)、左旋延胡索乙素。

● 功效与主治:养心安神。用于心神不安、失眠、多梦、惊悸等。

● 用法与用量:口服。每日 1 次,每次 1 粒,睡前服用。

9. 珍菊降压片

● 组成:野菊花膏粉、珍珠层粉、盐酸可乐宁、氢氯噻嗪、芦丁。

● 功效与主治:降低血压。用于高血压病。

● 用法与用量:口服。每日 3 次,每次 1 片。

10. 华佗再造丸

● 组成:(略)。

● 功效与主治:活血化瘀、化痰通络、行气止痛。用于瘀血或痰湿闭阻经络后中风瘫痪、拘挛麻木、口眼歪斜、言语不清等。

● 用法与用量:口服。每日 3 次,每次 8 克,连服 10 日,停药 1 日,30 日为 1 个疗程,可连服 3 个疗程。初服见效则可继续服用至痊愈。预防量:每日 2 次,每次 4 克。服药期间如有燥热感,可用白菊花蜂蜜水送服,或减半服用,必要时暂停服用 1～2 日。

11. 灯盏花素片

● 组成:灯盏花素。

● 功效与主治:活血化瘀、通络止痛。用于中风后遗症、冠心病、心绞痛属瘀血阻络证者。

● 用法与用量:口服。每次 2 片,每日 3 次,或遵医嘱。

12. 脑血康口服液

● 组成:水蛭。

● 功效与主治:活血化瘀、破血散结。用于中风、半身不遂、口眼歪斜、舌强言謇;高血压性脑出血后的脑血肿、脑血栓等。

● 用法与用量:口服。每次 10 毫升,每日 3 次。连续服用 30 日为 1 个疗程。

消化系统疾病用药

1. 猴菇菌片

● 组成:猴菇菌培养产物。

● 功效与主治:用于胃溃疡、十二指肠溃疡、慢性胃炎。

● 用法与用量:口服。每日 3～4 次,每次 4 片。

2. 胃复春片

● 组成:香茶菜、枳壳等。

● 功效与主治:健脾益气、活血解毒。用于慢性萎缩性胃炎、肠腺化生、肠上皮不典型增生,以及胃癌术后辅助治疗。

● 用法与用量:口服。每日 3 次,每次 4 片。饭前服用为宜,3 个月为 1 个疗程。

3. 参苓白术丸

● 组成:党参、白术、山药、莲子肉、茯苓、薏苡仁、白扁豆、甘草、砂仁、陈皮、桔梗。

● 功效与主治:健脾益气、和胃利湿。用于慢性胃肠炎、慢性肾炎、小儿腹泻等。

● 用法与用量:吞服。每日 2 次,每次 9 克。

4. 人参健脾丸

● 组成:人参、白术、枳实、陈皮、神曲、山楂、麦芽。

● 功效与主治:健脾理气消食。用于脾胃虚弱之消化不良、慢性胃炎、胃溃疡等。

● 用法与用量:口服。每日 3 次,每次 9 克。

5. 保和丸(丸/片剂)

● 组成:山楂、神曲、半夏、茯苓、陈皮、连翘、麦芽、莱菔子。

● 功效与主治:消食和胃。用于消化不良、慢性胃炎等。

● 用法与用量:口服。每日 2～3 次,每次 6 克或 4 片。

6. 香连丸

● 组成:黄连、木香。

● 功效与主治:清热燥湿。用于急、慢性菌痢,急、慢性肠炎。

● 用法与用量:吞服。每日 2～3 次,每次 6 克,小儿酌减。

7. 四神丸

● 组成:补骨脂、肉豆蔻、吴茱萸、五味子。

● 功效与主治:温补脾肾、固肠止泻。用于慢性肠炎,溃疡性、过敏性结肠炎。

● 用法与用量:吞服。每日 2 次,每次 9 克,睡前服,淡盐水或温开水送服为宜。

8. 麻仁丸

● 组成:火麻仁、杏仁、大黄、厚朴、白芍、枳实。

● 功效与主治:润肠通便。用于久病、术后、产后及老年人便秘,痔疮出血。

● 用法与用量:吞服。每日 2 次,每次 1 丸或 6 克。

9. 垂盆草冲剂

● 组成:垂盆草。

● 功效与主治:清利湿热。用于急性肝炎、慢性肝炎的活动期。

● 用法与用量:冲服。每日 3 次,每次 1 包。

10. 复方鳖甲软肝片

● 组成:鳖甲、赤芍、冬虫夏草、三七、紫河车、连翘、当归、莪术、党参、黄芪、板蓝根。

● 功效与主治:软坚散结、化瘀解毒、益气养血。用于早期肝硬化属瘀血阻络、气血亏虚兼热毒未尽证者,症见胁肋隐痛或肋下痞块、面色晦暗、脘腹胀满、纳差便溏、神疲乏力、口干口苦、赤缕红丝等;慢性肝炎肝纤维化见上述证候者。

● 用法与用量:口服。每日 3 次,每次 4 片,6 个月为 1 个疗程,或遵医嘱。

11. 复方益肝灵片

● 组成:益肝灵粉(水飞蓟素),五仁醇浸膏。

● 功效与主治:益肝滋肾、解毒祛湿。用于肝肾阴虚、湿毒未清引起的胁痛、纳差、腹胀、腰酸乏力、尿黄等;慢性肝炎血清丙氨酸转氨酶(ALT)和天冬氨酸转氨酶(AST)增高者。

● 用法与用量:饭后服用。每日 3 次,每次 4 片。

12. 茵栀黄注射液

● 组成:茵陈、山栀子、黄芩苷等。

● 功效与主治:清热解毒、抗菌消炎。用于黄疸型肝炎、新生儿 ABO 型溶血性黄疸等。

● 用法与用量:肌内注射。每日 2 次,每次 1 支。

13. 胆宁片

● 组成:大黄、虎杖、青皮、陈皮等。

● 功效与主治:疏肝利胆、清热通下。用于急、慢性胆囊炎。

● 用法与用量:口服。每日 3 次,每次 5 片,饭后服。

泌尿系统疾病用药

1. 济生肾气丸

● 组成:熟地黄、山茱萸、山药、丹皮、泽泻、茯苓、附子、肉桂、车前子、牛膝。

● 功效与主治:温阳利水消肿。用于肾虚致四肢浮肿,小便不利的慢性肾炎。

● 用法与用量:吞服。每日 2~3 次,每次 9 克。

2. 肾康宁(丸剂)

● 组成:黄芪、丹参、茯苓、益母草、淡附片等。

● 功效与主治:温肾益气、渗湿利水。用于慢性肾炎、肾功能不全。

● 用法与用量:吞服。每日 3 次,每次 5 片。

3. 三金胶囊

● 组成:金樱根、金刚刺、海金沙等。

● 功效与主治:清热解毒、利湿通淋、益肾。用于急、慢性肾盂肾炎,急性膀胱炎,尿路感染等。

● 用法与用量:口服。每日 3~4 次,每次 2 粒。

4. 金锁固精丸

● 组成:芡实、潼蒺藜、莲肉、莲须、煅龙骨、煅牡蛎。

● 功效与主治:固精止遗。用于男子遗精、滑精。

● 用法与用量:吞服。每日 2 次,每次 10 克。

内分泌、代谢疾病用药

1. 消渴丸

● 组成:黄芪、生地黄、天花粉、格列本脲(优降糖)。

● 功效与主治:益气生津、滋肾养阴。用于多饮、多食、多尿、消瘦、体倦乏力等糖尿病者。

● 用法与用量:吞服。每日 3 次,每次 5 丸增至 10 丸,待见疗效时逐渐减量为每日 2 次的维持剂量,或遵医嘱。

2. 参芪降糖颗粒

● 组成:人参茎叶皂苷、五味子、山药、地黄、麦冬、黄芪、覆盆子、茯苓、天花粉、泽泻、枸杞子。

● 功效与主治:益气养阴、滋脾补肾。用于消渴证,主治 2 型糖尿病。

● 用法与用量:口服。颗粒:每次 1 克,每日 3 次;胶囊:每次 3 粒;每日 3 次;1 个月为 1 个疗程。疗效不显著或治疗前症状较重者,每次用量颗粒可达 3 克,一日 3 次。

3. 血脂康胶囊

● 组成:红曲等。

● 功效与主治:化湿祛痰、活血化瘀、健脾消食。用于高脂血症。

● 用法与用量:口服。每日 2 次,每次 2 粒,早晚饭后服用;轻、中度者每日 2 粒,晚饭后服用或遵医嘱。

外科疾病用药

1. 六神丸

● 组成:牛黄、麝香、蟾酥、冰片、珍珠、雄黄。

● 功效与主治:清热解毒、消炎止痛。用于咽喉肿痛、扁桃体炎、口腔炎、牙周炎、腮腺炎、急性咽喉炎、乳腺炎、痈疽疔疮等。

● 用法与用量:吞服。每日 2 次,每次 8 粒。小儿 1 岁服 1 粒,4～8 岁服 5～6 粒,9～15 岁服 8 粒;外用,取 10 粒用开水或米醋少许烊化成糊状,每日数次敷患处。

2. 小金丸

● 组成:麝香、木鳖子(去壳去油)、制草乌、枫香脂、乳香(制)、没药(制)、五灵脂(醋炒)、当归(酒炒)、地龙、香墨。

● 功效与主治:散结消肿,化瘀止痛。用于痰气凝滞所致的瘰疬、瘿瘤、乳岩、乳癖,症见肌肤或肌肤下肿块一处或数处,推之能动,或骨及骨关节肿大、皮色不变、肿硬作痛。

● 用法与用量:打碎后口服。每次 1.2～3 克,每日 2 次,小儿酌减。

3. 金银花露

● 组成:金银花。

● 功效与主治:清热解毒。用于暑热烦渴、热疖痈肿、痱子、小儿胎毒。

● 用法与用量:饮服。每日 3 次,每次 60～120 毫升。

4. 乳癖消(片剂)

● 组成:鹿角、蒲公英、昆布、鸡血藤、三七、海藻、玄参、红花等 15 种中药。

● 功效与主治:清热活血,软坚散结。用于乳腺囊性增生病及乳腺炎前期。

● 用法与用量:口服。每日 3 次,每次 6 片。

5. 消痔膏

● 组成:煅田螺、煅咸橄榄核、冰片。

● 功效与主治:清痔消肿止痛。用于痔疮。

● 用法与用量:外用。用油调外敷痔上,每日 2 次。

6. 马应龙麝香痔疮膏

● 组成:麝香、人工牛黄、珍珠、炉甘石(煅)、硼砂、冰片、琥珀。

● 功效与主治:清热燥湿、活血消肿、去腐生肌。用于湿热瘀阻所致的各类痔疮、肛裂,症见大便出血,或疼痛、有下坠感;亦用于肛周湿疹。

● 用法与用量:外用适量,涂搽患处。

妇科疾病用药

1. 逍遥丸

● 组成:柴胡、当归、白芍、薄荷、白术、茯苓、甘草。

● 功效与主治:疏肝解郁,理血调经。用于月经不调、经前乳房胀痛、胸胁胀痛等。

● 用法与用量:吞服。每日 2 次,每次 6 克。

2. 艾附暖宫丸

● 组成:醋制香附、当归、艾炭、川芎、

白芍、地黄、黄芪、吴茱萸、肉桂、川断。

● 功效与主治:暖宫散寒、养血调经。用于痛经、闭经、月经不调、不孕症。

● 用法与用量:吞服。每日 2 次,每次 6 克。

3. 大黄䗪虫丸

● 组成:熟大黄、䗪虫(炒)、水蛭(制)、虻虫(去翅足,炒)、蛴螬(炒)、干漆(煅)、桃仁、苦杏仁(炒)、黄芩、地黄、白芍、甘草。

● 功效与主治:活血破瘀、通经消癥。用于瘀血内停所致的癥瘕、经闭,症见腹部肿块、肌肤甲错、面色黯黑、潮热羸瘦,经闭不行。

● 用法与用量:口服。丸:水蜜丸一次 3 克,小蜜丸一次 3～6 丸,大蜜丸一次 1～2 丸;一日 1～2 次。

4. 乌鸡白凤丸

● 组成:乌骨鸡、鹿角胶、白芍、丹参、山药、香附、人参、当归、熟地黄、川芎、鳖甲、天门冬、芡实、黄芪、甘草、银柴胡、牡蛎、鹿角霜、桑螵蛸。

● 功效与主治:补养气血、调经止带。用于月经不调、崩漏带下。

● 用法与用量:化服,每日 2 次,每次 1 丸(9 克/丸)。

5. 固经丸

● 组成:龟甲(龟板)、白芍、黄柏、黄芩、椿根皮、香附。

● 功效与主治:养阴清热、养血固经。用于阴虚内热的月经过多、月经先期等。

● 用法与用量:吞服。每日 2 次,每次 6～9 克。

6. 妇科千金片

● 组成:千斤拔、金樱根、当归、党参、穿心莲等。

● 功效与主治:清热化湿、补益气血。用于盆腔炎、宫颈炎、子宫内膜炎等疾病。

● 用法与用量:口服,每日 3 次,每次 4～6 片。温开水送服。

7. 益母草膏(膏剂/冲剂)

● 组成:益母草。

● 功效与主治:活血调经、祛瘀生新。用于闭经、痛经、产后恶露不净等。

● 用法与用量:烊化服,每日 3 次,每次 10～20 毫升。冲服,每日 3 次,每次 1 袋(10 克/袋)。

8. 更年安片

● 组成:熟地黄、何首乌、泽泻、茯苓、五味子、珍珠母、玄参、浮小麦等。

● 功效与主治:滋阴清热、除烦安神。用于更年期综合征。

● 用法与用量:吞服,每日 3 次,每次 6 片。

9. 平消胶囊

● 组成:郁金、仙鹤草、五灵脂、白矾、硝石、干漆、枳壳、马钱子粉。

● 功效与主治:活血化瘀,止痛散结,清热解毒,扶正祛邪。用于肿瘤病症。

● 用法与用量:吞服,每日 3 次,每次 4～6 粒。

10. 复方斑蝥胶囊(康赛迪)

● 组成:斑蝥、刺五加、半枝莲、黄芪、女贞子、山茱萸、人参、三棱、莪术、熊胆粉、甘草。

● 功效与主治:破血消瘀、攻毒蚀疮。用于原发性肝癌、肺癌、直肠癌、恶性淋巴瘤、妇科恶性肿瘤等。

● 用法与用量:口服。每日 2 次,每次 3 粒,一般饭后服用。

伤骨科疾病用药

1. 云南白药(散剂)

● 组成:(略)。

● 功效与主治:祛瘀生新、止痛止血。

用于跌打损伤、瘀血肿痛、外伤出血、吐血、衄血、咳血。

● 用法与用量:吞服。每日 2～3 次,每次 0.2 克(8 克/瓶)。小儿酌减。

● 按语:本品又称"白药",是治跌打损伤、外伤出血的著名中成药。具有良好的止痛、消肿、止血之功。服用本品,剂量不可过大,即使症状较重者,一次不得超过 0.5 克,小儿更要相应减少,瓶内装有"保险子",凡遇严重的跌打损伤者,可先用黄酒送服 1 粒。一般病证不可服用。孕妇忌用。

2. 关节镇痛膏(巴布剂)

● 组成:复方辣椒浸膏、薄荷脑、水杨酸甲酯、樟脑等。

● 功效与主治:祛风镇痛,舒筋活血。用于关节疼痛、腰背酸痛,扭伤及风湿所致的局部酸痛。

● 用法与用量:先将患处洗净,揩干,揭去薄膜,将药膏贴于患处。贴敷处如需擦洗,可将膏药揭下,膏药表面贴上薄膜,擦洗后可继续使用。

3. 益肾蠲痹丸

● 组成:地黄、熟地黄、当归、淫羊藿、全蝎、蜈蚣、露蜂房、骨碎补、地龙、乌梢蛇、延胡索、寻骨风、葎草等 30 味。

● 功效与主治:温补肾阳、益肾壮督、搜风剔邪、蠲痹通络。用于类风湿关节炎,症见发热、关节疼痛、肿大、红肿热痛、屈伸不利、肌肉疼痛、瘦削或僵硬、畸形。

● 用法与用量:饭后温开水送服。每次 8 克,疼痛剧烈者可加至 12 克,每日 3 次。

五官科疾病用药

1. 新癀片

● 组成:肿节风、三七、人工牛黄、猪胆粉、消炎天花、珍珠层粉、水牛角浓缩粉、红曲、吲哚美辛。

● 用法与用量:清热解毒、活血化瘀、消肿止痛。用于热毒瘀血所致的咽喉肿痛、牙痛、痹痛、胁痛、黄疸、无名肿毒。

● 用法与用量:口服,每日 3 次,每次 2～4 片,小儿酌减;外用,用冷开水调化,敷患处。

2. 石斛夜光丸

● 组成:石斛、羚羊角、犀角、黄连、白蒺藜、防风、川芎、五味子、青葙子、肉苁蓉、甘草、枳壳、熟地、麦冬、生地、党参、茯苓、天门冬、枸杞子、白菊花、菟丝子、决明子、牛膝、山药、杏仁。

● 功效与主治:滋阴降火、清肝明目。用于因肝肾阴虚引起的白内障、青光眼、视网膜炎、脉络膜炎、视神经炎。

● 用法与用量:吞服,每日 2 次,每次 6 克。

3. 黄氏响声丸

● 组成:薄荷、浙贝母、连翘、蝉蜕、胖大海、大黄(酒制)、川芎、儿茶、桔梗、诃子肉、甘草、薄荷脑。

● 功效与主治:疏风清热、化痰散结、利咽开音。用于风热外束、痰热内盛所致的急、慢性喉瘖,症见声音嘶哑、咽喉肿痛、咽干灼热、咽中有痰或寒热头痛,或便秘尿赤;急、慢性喉炎及声带小结、声带息肉初起见上述证候者。

● 用法与用量:口服。炭衣丸每次 8 丸(每丸重 0.1 克)或 6 丸(每丸重 0.133 克);糖衣丸每次 20 丸,每日 3 次,饭后服用;儿童酌减。

4. 喉疾灵(胶囊)

● 组成:山豆根、板蓝根、连翘、天花粉、桔梗、诃子、猪牙皂、牛黄、珍珠层粉、冰片等。

● 功效与主治:清热解毒,散肿止痛。

用于慢性咽喉炎症急性发作者。

● 用法与用量:吞服,每日 3 次,每次 4 粒。

5. 金果饮

● 组成:地黄、玄参、麦冬、南沙参、太子参、胖大海、西青果、蝉蜕、陈皮、薄荷油。

● 功效与主治:养阴生津、清热利咽、润肺开音。用于急、慢性咽喉炎(喉痹),也可用于放疗引起的咽干不适。

● 用法与用量:口服。每日 3 次,每次 15 毫升,或遵医嘱。

6. 锡类散

● 组成:青黛、象牙屑、牛黄、人指甲、珍珠、冰片、壁线(炭)。

● 功效与主治:解毒化腐。用于咽喉糜烂肿痛、扁桃体周脓肿。

● 用法与用量:取少许吹入患处,每日 2～3 次。

虚证用药

1. 金水宝胶囊

● 组成:发酵虫草菌粉(Cs‑4)

● 功效与主治:补益肺肾、填精益气。用于肺肾两虚、精气不足所致的久咳虚喘、神疲乏力、不寐健忘、腰膝酸软、月经不调、阳痿早泄;慢性支气管炎、慢性肾功能不全、高脂血症、肝硬化见上述证候者。

● 用法与用量:口服,每次 3 粒,每日 3 次。用于慢性肾功能不全者,每次 6 粒,每日 3 次,或遵医嘱。

2. 新血宝胶囊

● 组成:黄芪、当归、鸡血藤、白术、陈皮、大枣、硫酸亚铁。

● 功效与主治:补血益气、健脾和胃。用于痔疮出血、月经过多、偏食等原因所致的缺铁性贫血。

● 用法与用量:口服,每日 3 次,每次 2 粒,10～20 日为 1 个疗程。

3. 归脾丸

● 组成:党参、黄芪、白术、茯苓、酸枣仁、龙眼肉、生姜、当归、远志、甘草、青木香、红枣。

● 功效与主治:补益气血、健脾安神。用于心脾两虚所致的心悸、失眠健忘、神疲乏力等。

● 用法与用量:吞服,每日 2 次,每次 6～9 克。

4. 六味地黄丸

● 组成:熟地黄、山茱萸、山药、泽泻、茯苓、牡丹皮。

● 功效与主治:滋补肝肾。用于肝肾阴虚、虚火上炎所致的腰膝酸软、头晕耳鸣、遗精、盗汗、骨蒸潮热、苔少舌质红、脉细数等。

● 用法与用量:吞服,每日 2 次,每次 6～9 克。

5. 八珍颗粒

● 组成:党参、白术(炒)、茯苓、甘草、当归、白芍、川芎、熟地黄。

● 功效与主治:补气益血。用于气血两虚、面色萎黄、食欲不振、四肢乏力、月经过多。

● 用法与用量:颗粒:开水冲服,每次 1 袋,每日 2 次。

6. 大补阴丸

● 组成:熟地黄、知母(盐炒)、黄柏(盐炒)、龟甲(醋炙)、猪脊髓。

● 功效与主治:滋阴降火。用于阴虚火旺、潮热盗汗、咳嗽咯血、耳鸣遗精。

● 用法与用量:口服。水蜜丸每次 6 克,每日 2～3 次;大蜜丸每次 1 丸,每日 2 次。

第45章

中医内科疾病

中医诊治内科疾病,有几点值得提出。一是中医中疾病的名称与现代医学中的疾病名不同。有的名称可能相似,如痢疾,但内涵并不尽同。在诊治方面,中医以传统的辨证论治为主。假如没有受过正规的中医专业训练,可能难于掌握,这里只作一些最为基本的叙述,以供参考。

外　感

外感是指感受风寒、风热等外邪而引起的一系列有表证的病症。通常讲的感冒,也包括在外感中。

1. **外感风寒**　主要症状有怕冷、发热、苔薄白、脉浮或紧。可伴有鼻塞、喷嚏、流涕、咳嗽、头痛等症。感受风寒以后,根据症状中有汗或无汗,还可分成两种类型,有汗者称为表虚证,无汗者称为表实证。治疗方法以辛温解表为主。

风寒初起,症状较轻,可用紫苏叶10克、杏仁10克煎汤饮用,有汗以后,症状可渐缓解。或用豆豉10克、生姜5片,煎汤热饮发汗。也可用午时茶、风寒感冒颗粒。

2. **外感风热**　症状主要是发热,或者稍有恶寒,咽喉肿痛,舌苔薄黄,脉浮数。同时可伴有头痛、鼻塞、出汗、咳嗽有痰。治疗以辛凉解表为主。

常用方剂有桑菊饮、银翘散。桑菊饮用于较轻者,银翘散则用于较重者。比较简单的治疗,可以用豆豉10克、金银花10克,煎汤饮用。银黄片、银翘片、板蓝根颗粒、感冒退热冲剂、清热灵冲剂也等可以服用。

另外,在黄梅或多雨潮湿和闷热的季节,会感受湿邪与温邪而患湿温证,在表证阶段,除恶寒发热以外,还有倦怠乏力、身重、胸脘痞闷、口不渴、小便短赤、苔白腻、脉濡等证候。

治疗应以化湿、泄热、疏邪为主。可用三仁汤(蔻仁、薏苡仁、杏仁、半夏、厚朴、竹叶、滑石、通草)治疗。

夏季感受暑温之邪,则可患暑温证,相当于现在称的中暑。初起时,有高热、头痛、面赤、口渴、烦躁、气粗、多汗、舌质红、苔黄、脉滑数等。

治疗应以清暑益气、养阴生津。常用方剂有白虎汤加减、清暑益气汤。

值得注意的是,外感的症状可能是某些严重疾病的初期表现。

咳

咳嗽根据病因,大体上可分成两大类,即外感后的咳嗽和内伤咳嗽。前者,外感风寒或风热,都会引起咳嗽。而后者,常与肝、脾、肺、肾四脏有关。肝火可以犯肺,引起咳嗽。在五行中,肝属木,木可生火,肺属金,肝火犯肺,中医常称为"木火刑金"。古人说:脾为生痰之源,肺为贮痰之器。脾虚失运而生痰湿,痰贮于肺,遂咳嗽痰多。肾亏,肾水不能滋养肺金,肺虚而咳。肾亏,肾不纳气,气上逆而咳喘。自然,肺脏本身有病,也会咳嗽。治疗则应根据不同病因而处治。

1. **风寒咳嗽**　有外感风寒的证候,同时咳嗽。治疗则在疏散风寒的方剂中,加宣肺化痰的中药,如杏仁、桔梗、半夏等。

2. **风热咳嗽** 有外感风热的证候。风热咳嗽,痰大都较稠,或者带黄。治疗则在疏散风热的方剂中,加宣肺的中药,如前胡、牛蒡子、桔梗、瓜蒌、枇杷叶等。或合用百咳静糖浆。

3. **燥邪咳嗽** 在秋冬季,长期干旱无雨,可以感受燥邪,燥邪亦易引起咳嗽,称为"燥咳"。证候为干咳、咽干、舌干。也可兼有风热、或风寒的证候。治疗应以润燥止咳为主,可用沙参、麦冬、天冬等润肺生津,杏仁、川贝母等化痰止咳。成药有蜜炼川贝枇杷膏。

燥咳,可用食疗法。食生梨生津润肺。也可去生梨心,放入川贝粉和冰糖,炖服。常吃蜂蜜润燥清肺也可。

4. **肝火犯肺** 咽喉干燥、面红、干咳、咳时胸胁作痛,症状可随情绪波动,脉弦数。治疗以清肝泻肺为主,清肝可用黄芩、栀子、丹皮。泻肺热可用桑白皮、桑叶、枇杷叶等,另可加沙参、麦冬、天冬、瓜蒌、川贝等养阴生津,化痰止咳。

5. **痰湿咳嗽** 痰多,痰白而黏,胸闷,舌苔白腻,脉濡滑。治疗则为健脾化湿化痰,可用方剂中的二陈汤为主,加白芥子、苏子、莱菔子等降气化痰止咳,如脾虚症状较明显,可合用四君子汤。可常吃萝卜、笋,忌寒凉之品。

6. **痰热咳嗽** 痰湿壅滞于肺,日久可化热而成。咳嗽痰多,痰黄而黏,脉滑数。于咳嗽方中,应加入清化痰热的中药,如黄芩、鱼腥草、瓜蒌等。成药有蛇胆川贝软胶囊。

7. **阴虚咳嗽** 干咳、痰少或带血、咽喉干燥、舌质红、苔少、脉细数。可有潮热、消瘦、乏力、颧赤、手足心热、盗汗等。治疗应滋阴润肺、化痰止咳,如沙参麦冬汤。有痰血,可加止血中药,如仙鹤草、山栀、藕节;

如有潮热,再加银柴胡、胡黄连、地骨皮等。

可常服六味地黄丸、西洋参之类。生梨、川贝母、蜂蜜也可食用。

8. **肾不纳气咳嗽** 时时喘咳,病程较久,有肾阳虚的证候,舌质淡、脉沉细,治疗以补肾纳气为主。另有肺气虚的咳嗽,证候较肾虚为轻,治疗常用金匮肾气丸为主,亦可加人参、五味子等。

喘

喘的原因,亦可与外感有关。较多见者为痰浊壅盛和肺肾亏损。

1. **外感风寒引起的喘症** 如无汗,可以麻黄汤治疗。如表证不明显,则可去麻黄汤中的桂枝,用麻黄、杏仁、甘草三味。

2. **风热引起的喘症** 可用麻杏石甘汤加减治疗,清热宣肺而平喘。

3. **痰浊壅滞的喘症** 喘咳、痰多黏腻、喉中时时有痰鸣声、胸闷、舌苔白腻、脉滑,可以用平胃散、二陈汤和三子养亲汤等加减治疗,以化痰燥湿,降气平喘。肺肾亏损引起的喘症都是病程较长的喘咳,活动以后喘咳加重,以肾阳不足的为主要表现,脉沉细,舌质淡,治疗和肺肾亏损引起的咳嗽相似,以金匮肾气丸为主要治疗,温补肾阳,同时加入人参、五味子、蛤蚧等以纳气。或舌红少苔,脉细或细数为肾阴虚,用七味都气丸合生脉散。可常食核桃肉、淡菜、海参等。

4. **肾亏不明显,肺虚引起的喘证** 主要表现为肺气虚衰,乏力恶风,气短,声音无力,脉软。补肺气为主,可用人参、麦冬、五味子之类。如舌质偏红,有津伤的表现,还可加生津的中药,如沙参、天冬等。也可合用玉屏风胶囊。

喘症发作严重时,可致阳气虚脱,应予抢救。

虚　劳

虚劳是指脏腑虚损，气血阴阳不足而产生的证候。发生的原因有多种多样。如长期的不注意调养，先天性的体质虚弱，慢性病的多年侵袭等，到了一定阶段，就出现某一种虚损。总的治疗原则，是虚者补之，采用补益的方法。在虚损的同时，也会夹有某些实证，如痰湿阻滞等，可以视不同情况，或以补为主，或补泻结合。在虚劳诊治中，历代中医比较注意脾、肾两脏。

1. 肺气虚　乏力气短，易于感冒，时时自汗，面色㿠白，舌质较淡，脉濡。治疗应补益肺气，常以黄芪、党参为主，可用生晒参、白参类。如有咳嗽，可予止咳药。夹痰则加化痰药。

2. 肺阴虚　干咳，甚则咯血、音哑、潮热、口干咽燥、舌质红、脉细数等。治以滋养肺阴，如沙参、天冬、麦冬、玉竹；干咳可用蜜炙桑叶、蜜炙枇杷叶；咯血加止血中药；潮热加银柴胡、地骨皮、鳖甲等；失音可加蝉蜕、凤凰衣。

3. 脾气虚　乏力、大便溏薄、面色萎黄、胃纳减少、舌质较淡，或有薄苔，脉濡。治以健脾益气，常用方剂，如四君子汤，或再加半夏、陈皮、木香、砂仁成香砂六君子汤。成药有健脾丸，补中益气丸等。

4. 脾阳虚　为脾气虚的诸证，又有阳气虚损的诸证。如形寒肢冷，大便由溏薄而加重为大便次数增多，称为溏泄，伴腹痛肠鸣、面色苍白、舌淡、脉软弱无力。治疗以温中健脾为主，在四君子汤基础上，应加温中药物，如干姜。甚则炮姜、附子、肉果等。

5. 脾胃阴虚　口干、胃纳减少、大便干结、口舌糜烂、舌干或光、舌质较红、脉细而数。亦可有面色潮红、恶心、嗳气、呃逆等。治疗以滋养脾胃之阴为主，常用沙参、麦冬、玉竹、石斛等。可服用西洋参、蜂蜜。

6. 肾阳虚　畏寒肢冷、腰酸背痛、遗精阳痿、夜尿多、下利清谷或五更泄泻、舌质淡、舌胖、苔白、脉沉迟。治疗以温补肾阳，可以金匮肾气丸或右归丸为主，可适当加入健脾药物。五更泄泻者，合用四神丸。可服用金匮肾气丸，亦可用红参、野山人参等，鹿茸亦可。

7. 肾阴虚　口干、颧红、咽喉干痛、腰背酸痛，下肢无力，恶热、遗精、舌红、绛、干、脉沉细带数。治疗以滋阴降火，可以六味地黄丸为主，加龟板、黄柏、知母等。重者可服左归丸。肾阴虚者冬令补膏，可用龟板胶收膏。淡菜、海参、鲍鱼之类都可食用。

8. 心脾血虚　心悸、失眠、纳差食少、舌质淡、脉细。治疗以补益气血、安养心神，可用归脾汤加减，其中补气药，如黄芪、党参等，可益气生血。用当归、龙眼肉、枣仁、远志等养血安神。日常可服用归脾丸，或食用大枣、龙眼肉等。

9. 心阳虚　恶寒、心悸、脉结代、胸闷气喘。可温补心阳，如附子、桂枝或肉桂、生姜、龙眼肉等。可服用吉林参、红参等。可食用龙眼肉。

10. 心阴虚　恶热烦躁、面赤、盗汗、心悸、失眠，或口舌生疮、舌红、脉细数。以滋阴养心为主，可用生地、麦冬等滋阴，以酸枣仁、柏子仁等安神，亦可加用人参、五味子。成药有天王补心丹、生脉饮。

11. 肝血虚　面色苍白、头晕耳鸣、月经不调、胁痛、筋脉拘急、舌质淡、脉弦细。治疗应养血补肝，可用熟地、当归等，亦可用疏肝安神药。

12. 肝阴虚　头痛眩晕、急躁易怒、视物昏花、舌红而干、脉弦细数。治宜滋阴潜阳，可用生地、枸杞子、木瓜、白芍等滋养肝阴。如头晕头痛明显者,可加潜阳药,如菊花、石决明、钩藤等。肝火亢盛,加龙胆草、黄芩、栀子等。

血　证

凡血液不在体内脉管中流行,而溢出于外,统称为血证。血证种类多,如鼻出血,亦称鼻衄;牙龈出血;咳吐而出为咯血;呕血,或称吐血,呕吐而出;便血,为大便中出血:尿血以及妇科出血。此外,还有皮下的出血,称紫斑。

不同部位的出血,原因不尽相同。同一部位的出血,也有不同的病机。分别论述于下。

衄血　包括眼、鼻、牙龈、耳、舌等的出血。其中鼻和牙龈出血最为常见。肺开窍于鼻,肺热可致鼻衄(鼻出血)。外感风热,肝胃热盛也可有鼻衄。齿衄,实为牙龈出血。牙龈为胃经所绕,所以齿衄多为胃火上炎所致。其他如目衄,眼中出血,亦为胃热引起。耳衄,则与肝胆火旺有关。舌为心之苗,舌衄,常为心火亢盛之故。

1. **鼻衄**　由肺热引起者,可清肺热及止血。可用茅根、白茅花、黄芩等治疗。因外感风热者,则可用桑菊饮,适当加入止血药。胃热者,用玉女煎;肝热者,用龙胆泻肝丸。

2. **齿衄**　常由胃火上炎所致,治以清胃泻火,可用生石膏、黄连,丹皮、生地等,可加大蓟、白茅根之类凉血止血药。

3. **目衄**　由胃火上炎所致者,治法亦宜清胃及止血,用药参见齿衄。

各种衄症亦可由气血亏损、气不摄血所引起,则偏于虚证。可益气摄血,如八珍汤、归脾汤等。

咯血　咯血,或为痰中带血,或为整口鲜血。其病因,或为风热犯肺,咳伤络脉而

致咳血;或为肝火犯肺,所谓木火刑金,灼伤肺络而出血;抑或为肝肾阴虚,虚火犯肺而致。

1. **风热犯肺**　常有外感风热证候,并痰中带血。可在桑菊饮、银翘散方的基础上,再加润肺止血药。润肺如杏仁、沙参、天冬等,止血可用白茅根、侧柏叶。常食生梨、蜂蜜有益。

2. **肝火犯肺**　可有肝火症状,如烦躁易怒、胸胁作痛,目赤、大便干结,舌红苔薄,脉弦而数,以及咳嗽、咯血。可泻肝火,清肺止血。常用桑白皮、龙胆草、山栀、茅根和止血药。

3. **阴虚肺热**　可有阴虚的证候以及咳嗽、咯血。应滋阴润肺及止血,可用百合固金汤之类加减。可食用淡菜。

吐血　呕而出者为吐血。其病因或为胃热,或肝火犯胃,或胃阴损耗,导致出血。

1. **胃中实热**　脉常滑数,舌红苔黄腻,或先有上腹疼痛。以清胃泻火为主要治法,常用大黄、黄连、黄芩之类,以及凉血止血药。

2. **肝火犯胃**　常先有肝火之证,如烦躁易怒、胸胁胀痛、舌红、脉弦等,并有吐血。以泻肝火为主,如龙胆泻肝汤,并加入止血药。

3. **胃阴损耗**　常先有口干、胃中不适、不思饮食、舌红、脉细数,并有恶心、呕吐及吐血。应以滋养胃阴为主,可用生地、沙参、麦冬、玉竹、石斛等,以及止血药。

需要注意的是,有时呕血量甚大,或甚频繁,应急诊医治。又呕血时,如有恶心感,不思饮食时,应予禁食,不宜服药。

便血　大便有血,称为便血,中医有远血和近血的区分。所谓近血,出血在直肠或痔;所谓远血,出血在这些部位以上。近血,血色鲜红,血与大便常不混夹一起;远血,血色可黑色,或如果酱色,也可近似鲜

血。其病机不外湿热和虚寒两者。

1. 湿热下注　有热的证候,如苔黄腻、舌质红、脉滑数等,大便常不畅。治以清化湿热,可用三妙丸加减,加入止血药,如槐花、地榆之类。

2. 虚寒　以脾阳虚或脾肾阳虚为主,有寒性证候,如恶寒,大便溏薄,舌质淡,脉细、濡等。治疗可温阳止血,可用炮姜炭、止血药和健脾药等。

便血亦需去医院诊治。远血亦可与吐血前后或同时发生,亦应急诊治疗。

尿血　其病机主要为下焦湿热,亦有所谓"心移热于小肠"的心火所致,亦有虚证。

1. 下焦湿热　除尿血外,可有尿短刺痛,舌质红而苔黄腻,脉滑数。治以清理下焦湿热为主,代表方为小蓟饮子,亦可用苍术、牛膝、黄柏、土茯苓等,并用止血剂。

2. 心移热于小肠　可见舌尖红,口干,伴尿血。治以清心火,用生地、竹叶、木通、生甘草等,同时用止血药。

3. 肾阴虚损　可用知柏地黄丸加减。

4. 崩漏　则在"中医妇科疾病"中介绍。

凡血证,均需查明病因、病机,由医生处治。如出血量大,需急诊。

失　眠

失眠的原因亦有多种。大致有饮食不节,所谓胃不和,则卧不安;情志不遂,可致心脾两亏,亦致失眠。此外,还有肾阴亏损而心肝火旺,或者痰热上扰。

1. 饮食不节　常有胃中不适、消化不良等情况,应予和胃安神,可用保和丸,或半夏、秫米,以及消导药,如神曲、山楂,或一些安神药,如酸枣仁等。

2. 心脾两亏　可补养气血,健脾安心。以归脾汤加减。成药可用枣仁安神丸。

3. 心肝火旺　可清心肝之火以安神。可用黄连、珍珠母、磁石,栀子等,亦可加酸枣仁、远志、柏子仁等。

4. 痰热上扰　应清化痰热,可用半夏、陈皮、竹茹、枳壳、栀子、黄连等。

5. 阴虚火旺　应滋阴降火,用知柏地黄丸。如出现心火与肾水不能相交,有口干、心烦、舌尖红、脉细数等证候。治疗以交通心肾为主,可用交泰丸即黄连、肉桂。

头　痛

头痛是一个常见的证候。很多原因可以引起头痛。大致可以分成两大类,就是外感引起的头痛和脏腑有病引起的头痛。

1. 外感头痛　又有因风、因寒、因热、因湿、因暑邪等的不同,或者兼而有之。

2. 风寒头痛　有外感风寒表证。治疗应疏散风寒,再加入治疗头痛的药物。治疗头痛的几种药物,对头痛的部位不同,略有区别,如痛在前额,常选用白芷;痛在脑后,常选用羌活、藁本;痛在头的两侧,常用柴胡、川芎;痛在头顶,常加用吴茱萸、蔓荆子。当然,有时亦可混用。这类头痛,亦可服用午时茶。

3. 风热头痛　头痛兼有外感风热的证候。应疏散风热,再加以治疗头痛的药物。

4. 湿阻头痛　因感受湿邪而导致头痛。头痛的特点是"头痛如裹"。另有湿阻的证候,如胸闷、苔白腻等。应以祛风化湿为主,如羌活胜湿汤。

5. 感受暑邪　多见于盛夏,可有外感暑邪的证候,如发热、多汗、口渴等。治疗以清暑为主,可用新加香薷饮,可加藿香、佩兰、蔓荆子等,以及竹叶、大豆黄卷之类。

6. 内伤头痛

● 肝阳证：有烦躁、易怒、口干、面红、舌红、脉弦带数等证候。治疗以平肝潜阳为主。常用磁石、石决明、天麻、菊花、牛膝等。如兼有肝肾阴虚，还可加入生地、玄参等滋阴药物。如兼有肝火，再可加龙胆草、山栀之类。

● 肾虚证：除肾阴虚的各种证候外，还有头痛。以滋养肾阴为主，可用大补元煎或六味地黄丸。如为肾阳虚，亦可用右归丸加减。

● 痰湿证：有头痛昏蒙、恶心、时呕痰涎、苔白腻等证候。可用二陈汤为主化痰，再加天麻、蔓荆子等治疗头痛、头晕。痰湿化热，则上述证候还兼有热象，如苔由白腻而成黄腻等，则又应加入清热药，如黄芩、山栀、菊花等。

● 血瘀证：头痛常久久不愈，痛势较剧，舌有瘀斑，或舌质紫黯，应以活血化瘀为主。可用地龙、红花、防风、川芎等。

7. 偏头痛 痛在头之一侧，骤然发作，发作时痛甚剧，亦能自然停止，不发作时无其他不适。治疗亦以祛风平肝为主。可用天麻钩藤汤，成药有复方羊角冲剂。

各类头痛发作时，针刺治疗对止痛常有效（可参见针灸节）。

眩　晕

眩晕也是常见的证候。轻者只有轻微的头晕，闭目可止；重者可伴恶心、呕吐，甚至如坐车船旋转不定，以至昏倒。

在病因上，有多种学说。最早的是《内经》上所讲："诸风掉眩，皆属于肝"，与肝风有关。以后又认为与痰有关，与虚损有关。

1. 肝风肝阳 是眩晕的常见原因。应以平肝熄风为主治疗。常用石决明、天麻、钩藤、杞子、潼蒺藜、白蒺藜等。如兼有肝火，可加龙胆草、山栀。如有肾阴不足，而加生地、山药、山萸肉等。成药有天麻胶囊。

2. 痰湿中阻 头晕头重，并有痰湿的其他证候。也可用二陈汤化痰湿，加白术、天麻、钩藤等。头晕时时发作者，还可加石菖蒲以通阳开窍。成药有眩晕宁片。

3. 心脾血虚 除头晕外，还有倦怠乏力、面色萎黄、心悸、失眠等。可用归脾汤补养心脾。

4. 肾阳亏损或肾阴不足 除肾虚的证候外，也常同时有眩晕。偏阳虚者，也可用右归丸加减。偏阴虚者，可用杞菊地黄丸加减。

5. 瘀血阻窍 眩晕头痛、失眠、心悸、面唇紫暗、舌有瘀斑，或舌质紫黯，脉弦涩，应以活血通窍为主。方用通窍活血汤。成药有血塞通片。

在食疗上，主要分清实证或虚证。天麻于实证、虚证均可用，天麻10克，煎汤，时时饮用。肝风肝阳，可用白菊花15克，泡茶饮用。虚证可服用人参、黄芪，以及核桃肉、桂圆、杞子等。

中　风

在中医学，中风有几种不同的含义。一种是外感风邪引起的外感病，不属本节范围。一种是骤遇外风，以致口眼歪斜，但神志清晰，别无他苦。这是风中经络的轻症，包括在本节中。另有一种为中风重证，可致昏迷、半身不遂，也有口眼歪斜等。这和当今多数人称为中风的概念是一致的。

中风的原因也很多。由于络脉空虚，突然遇到风邪，可以口眼歪邪而没有其他症状。其他类型的中风都比较严重，或者因为肝肾阴虚、肝阳上亢、风阳上扰所致，或者素有痰湿，风痰上扰引起。严重时可致脱证。

1. **风邪入络**　感受风邪，或遇到寒冷刺激，由于正气不足，络脉空虚，可以引起口眼㖞斜。脉象可以没有变化，也可带弦。治疗应以祛风通络为主。常用僵蚕、全蝎、地龙、防风等。如正气不足，也可用黄芪。针刺治疗常有较好效果。

2. **肝阳上亢、风阳上扰**　平素有肝阳上亢的症状，如头痛、头晕等，突然因情绪激动、劳累、睡眠过少等而发生口眼㖞斜、舌强、语言蹇涩，或者半身不遂等，脉弦滑，或带数。治疗应静卧少动，去医院诊治。中药应以平肝熄风为主，并滋养肝肾。常用石决明、磁石等以重镇肝阳，钩藤、菊花等以熄风，牛膝以引上亢之肝阳下行。以生地、元参类滋养肝肾。

3. **风痰上扰**　也常发生在平素有肝阳上亢的病人。或者素有痰湿壅盛者，因情绪等原因，突然发生口眼㖞斜、语言蹇涩、半身不遂，同时痰涎甚多，有时喉间痰声辘辘、舌苔白腻、脉弦滑。治疗也应送医院急诊。中医治疗予平肝熄风，再加化痰湿的药物：除石决明、磁石、钩藤、菊花、牛膝之外，还可用胆南星、姜半夏、石菖蒲、郁金、远志等。

4. **痰热腑实**　病人出现中风症候，并有便秘、苔黄腻、脉弦滑、神志清楚者。治疗化痰通腑。瓜蒌、胆南星清热化痰，大黄、芒硝通腑泄热，还可用丹参、红花等。

以上的中风诸证均为中经络，神志都还清晰。

5. **风中脏腑**　突然昏仆、半身不遂、口舌㖞斜、神志不清者，称为风中脏腑，为中风之重证，应急诊治疗。又分闭证和脱证两者。

6. **闭证**　素有肝风、肝阳症状，突然昏仆、不省人事，同时牙关紧闭、肢体强痉。并表现为面赤气粗、舌苔黄腻、脉弦滑而数，为肝阳暴亢，气血上逆。治疗应以平肝熄风、醒神开窍为主，可用羚羊角煎汤，灌服至宝丹。待神志清醒后，再用其他平肝熄风的药物。

有些病人突然昏迷，但无面赤气粗，而是面白静卧不动，痰涎甚多，舌苔白腻，脉滑而缓，这类闭证，称为阴证闭证，和以上的阳证闭证不同。应灌服苏合香丸以急救。神志恢复后，应予化痰的药物，如涤痰汤、温胆汤等。

7. **脱证**　平素也常有肝风、肝阳证候者，突然昏仆、不省人事、肢体瘫软、二便失禁、脉软无力。为正气虚脱，所以称为脱证。医治法应以人参大补元气，附子回阳救逆。汗出不止，加山茱萸、龙骨、牡蛎等。

中风轻者和重者，都应去医院救治。治疗时应辨清闭证和脱证。

8. **后遗症**　中风经救治后，常有后遗症存在。如口眼仍㖞斜、语言仍不利、上肢或下肢活动不便，甚则半身不遂，或下身瘫痪、大小便失禁。甚至有神志始终不完全清醒者。治疗方面可予针刺。

中药应用包括几个方面，视不同情况施用。表现有气虚者，应用黄芪；仍有肝风者，可用天麻、钩藤等；仍有肝阳上亢者，仍应用平肝药物；仍有风痰者，可予石菖蒲、郁金、僵蚕；经络失和而四肢活动不便，或半身不遂者，可用活血通络药，如地龙、全蝎、桃仁、红花等，或脑塞通片；肝肾阴虚者，可用六味地黄丸，镇肝熄风汤等常服。

中风重在预防。一旦有中风先兆，即应治疗。中风发生后，更应及早积极救治。

厥　证

厥证和中风有相似的地方，就是都出现突然昏倒，不省人事。不同的地方是，厥证时间短，恢复后没有偏瘫、语言不利等后遗症。偶尔厥证也可导致死亡。厥证发生的原因有很多。一般有气厥、血厥、痰厥、热厥、食厥、蛔厥的不同。

1. **气厥** 因情绪激动，气机上逆而突然昏倒。又有实证和虚证的不同。实证，平时身体壮实。治疗应顺气开郁，可先刺激人中穴位，待苏醒后，再用合欢皮、沉香、乌药、香附等解郁。平时可服用柴胡疏肝散、逍遥丸。虚证则平素身体虚弱，昏厥时面色苍白、脉沉弱，可汗出肢冷。应补益气血，如八珍汤等，平时可服用香砂六君丸，或归脾丸。

2. **血厥** 也有实证和虚证的不同。实证，平时体壮，常因暴怒而昏厥。暴怒后气血上逆闭塞清窍致厥。应予理气活血药，如香附、木香、红花、地龙等。虚证则常因失血过多而引起，应补益气血，急用独参汤，继用人参养营汤。

3. **痰厥** 常发生在平素痰湿甚重者，常因情绪激动等而发生，喉间痰声，或吐痰涎。治以化痰开窍，如二陈汤、温胆汤等，加郁金、胆南星之类。平时可服鲜竹沥液，不使痰湿过甚。

4. **热厥** 常因发热而引起。应清热开窍。可用安宫牛黄丸、紫雪丹之类。又有因感受暑邪而晕厥者，应清暑热，也可用紫雪丹之类。此类厥证，应去医院治疗。

5. **食厥** 素有暴饮暴食史。在暴饮暴食后突然昏厥，脘腹胀满，苔厚腻，脉滑有力。治疗应先催吐，然后用消导药。平时应注意饮食有节。

呃　逆

呃逆俗称打嗝。常与饮食不当、情绪抑郁等因素有关。平素身体虚弱有时也可引起，特别在老年人。久病不愈时的呃逆常为预后不良的表现，难治。而病后体虚的呃逆则属可治。呃逆可有寒、热、虚、实的不同。

1. **寒呃** 可能与过食寒凉的食品有关，因寒邪阻遏胃气，而致呃逆。应用温中祛寒的药物，可用高良姜，或干姜、丁香、柿蒂等。同时也可用消导药。呃逆止后，仍需用健脾和胃药调理，如四君子汤、理中汤等。

2. **热呃** 因胃火上炎所引起，常同时有大便秘结，苔黄腻，脉滑数。可清热和胃，用竹叶、石膏等，加以和胃降逆药。有大便硬结，可用小承气汤。呃逆止后，用和胃消导药调理脾胃，如二陈汤加消导药等。

3. **实呃** 常为食滞或其他疾病实证所引起的呃逆。食滞可用消导药。其他疾病引起的实呃，可在治疗其他病的同时，加用丁香、柿蒂、刀豆子、蔻仁等。

4. **虚呃** 可因脾肾阳虚而引起，常发生在其他疾病时，常预示病情严重。以温补脾肾为主，亦可用丁香、蔻仁等缓解呃逆。亦可因久病胃阴耗伤引起，除滋养胃阴外，亦可用刀豆子、柿蒂等缓解呃逆。

呃逆颇多缓解的方法。如因寒引起者，饮热茶，常可即止。其他常用的药物有丁香、柿蒂、刀豆子。用蔻仁一粒，嚼服，咽汁吐渣，对各种呃逆，亦常有效。但大病重病中出现的呃逆，虽短时可止呃，但常时止时发，以致呃逆连声。

呕　吐

呕吐是由于感受外邪，饮食不节，情志不遂，或脾胃虚弱而致胃失和降，气机上逆所引起的一种并证。呕吐虽与恶心不同，但恶心可是呕吐的先兆，或是胃气上逆的较轻的表现，病因及治疗亦相似。

1. **外邪犯胃** 常有恶寒、发热、中暑、受湿等的各种证候，同时出现呕吐。治疗应针对寒、风、暑、湿的不同采取相应的祛除外邪的药物,同时加止吐药。止吐药常用半夏、陈皮、藿香、佩兰、佛手等,亦可加入消导药。

2. 饮食不节　饮食不节,而致食滞,呕吐物常为酸腐之物,吐后脘腹轻松舒服。可用消导药,如保和丸之类。平时应注意保养,不可过食过饮。

3. 痰饮内阻　常为平时素喜冷饮,过食而致停滞,呕吐物常为清水痰涎。治疗应温中化饮,常用半夏、生姜或干姜、陈皮、茯苓、厚朴等。

4. 肝气犯胃　呕吐吞酸,时时嗳气,胸胁不舒,每因情志不遂而呕吐吞酸更甚。应疏肝理气和胃,常用柴胡疏肝散,或越鞠丸,也可用吴茱萸、川黄连、青皮、郁金、藿香、佩兰等。

5. 脾胃虚弱　有寒热的不同。虚寒者,有各种脾阳不足的表现,呕吐物常为清水。应采用温中止吐的方法,可用理中汤,成药有理中丸、安中片。虚热则为胃阴损耗,有胃阴不足的各种症状,同时伴有呕吐。可用滋养胃阴的中药,如太子参、麦冬、石斛等,加止吐的药物。

止吐的药物,常用者有半夏、陈皮、生姜。古代中医认为这三者是“呕家圣药”。各类呕吐,常都可用。生姜用法也多,可用生姜汁数滴咽服,或用生姜片擦舌,或嚼服酱生姜。嚼服蔻仁也有效。此外,胃气上逆时,可用枇杷叶 3 克,煎汤,止呕也有效。但呕吐也是排出邪气的一种功能反应,故呕吐还需辨证作病因治疗,不可单纯止呕,以免留邪。

胃　痛

胃痛也称胃脘痛、心下痛等,泛指在上腹中部的疼痛。民间俗称胃气痛。胃痛被认为有 9 种,即气、血、寒、热、饮、食、虚、虫、瘀。

1. 气滞　最常见。常因情绪不遂引起肝失疏泄,肝气犯胃而致胃痛。郁而化火,则疼痛加剧,病程较长。证候常有胃痛连及两胁、嗳气、脘中胀满,甚或嗳酸等,脉弦。治以疏肝理气和胃,可用香附、柴胡、青皮、蔻仁、木香等,或成药气滞胃痛颗粒、胃苏颗粒。如有嗳酸、舌红、苔黄时,则已有火证,除用吴茱萸、黄连外,还可用泻火药,如山栀等。

2. 血瘀　胃痛甚剧,痛处常固定不移,拒按,甚则有黑粪,或呕血。这是气滞日久,影响到血行而致血瘀,所谓“不通则痛”。可用理气活血的药物,如青皮、木香、蔻仁、砂仁、生蒲黄、五灵脂等。如有血证,应送医院救治。

3. 寒凝　有实虚的不同。实证常为感受寒邪,或嗜食生冷所致。证见恶寒、得热饮而痛缓、脉沉、舌质淡。如有外感证候,应祛外邪;如无外感证候,可用干姜等温中药物。胃痛较轻,可局部温烫,或服用生姜红糖汤。虚证则常因脾胃阳虚所致,胃痛喜按喜温,按则胃痛减,温饮或外敷热水袋,可使痛减或痛止。常用方有黄芪建中汤、大建中汤、理中汤等。

4. 热痛　有实证和虚证两种。实证常因气滞血瘀日久化热而来,舌苔黄、烦躁、大便干结、嗳酸、不喜热饮、脉弦带数等。可用理气、化瘀药,再加清热的药物,如黄连、山栀等,也常加消导药。虚证较为多见,常为胃阴耗伤,胃痛而有嘈杂感、舌红、口干、大便常秘结。应滋养胃阴,可用玉竹、麦冬、白芍、甘草等,加佛手、八月扎。嗳酸时,再加黄连、吴茱萸。

5. 痰饮作痛　痛势常为隐痛,而且胃脘中有振水声,上腹痞满,有时呕吐痰涎。应温化水饮和健胃,可用苓桂术甘汤,加入干姜、枳实等。

6. **食滞胃痛** 饮食不节,暴食使食滞于胃,日久作痛。常伴呕吐,呕吐物为酸腐食品。可用消导药,如保和丸等。

至于因虫、因痖所致的胃痛,临床少见。

胃痛经以上辨证治疗后,痛势较剧时,也可加用止痛药,如延胡索等。针刺常对止痛有效(可参见针灸节)。

腹 痛

除胃脘疼痛的部位以外,所有腹部其他部位的疼痛都称为腹痛。一般来说,腹痛轻微,或可不药而愈;有些则比较严重,应及时就诊,建议去医院诊治。

腹痛的病机也有气滞、血瘀、寒、热、虚、实的不同。另根据腹痛的部位,也可作辨证、用药的参考。如胁腹、少腹疼痛,属肝胆;脐周疼痛,多为虫积;大腹疼痛,多为脾胃受病;小腹疼痛,多为膀胱病变。

1. **气滞** 常表现为胀满,痛势攻窜不定,或为两胁及小腹疼痛。气滞腹痛常和肝气郁结有关,应以疏理肝气为主。用柴胡疏肝散。

2. **血瘀** 痛势较剧,痛处固定不移,拒按,舌质黯,或有瘀斑。可用祛瘀活血药,如当归、川芎、桃仁、三棱、莪术等,可再加理气药。若为跌仆损伤,可吞服三七粉或云南白药。

3. **热结** 腹痛较剧,大便不通,腹痛部位拒按。可有发热、小便短赤、舌苔黄,或带腻、舌质红、脉滑带数等。应泄热通腑,常用大黄、芒硝,以及桃仁、冬瓜子、红藤等。

4. **湿热** 腹痛而兼有腹泻、里急后重、舌苔黄腻、脉滑数。应清利湿热,可用黄柏、黄连、白头翁及理气药,如木香、砂仁等。

5. **食滞** 因饮食不节所致。腹痛腹胀,嗳腐吞酸。应以消导为主,轻者用保和丸,重者枳实导滞丸。

6. **寒湿** 常为感受风、寒、湿等外邪所致,或内有寒或湿,再感受外邪而成。可有寒证、湿证的诸种证候。治疗应温化寒湿,可用藿香正气散,以藿香、苏叶、白芷祛外邪,厚朴、大腹皮等燥湿消胀。已有成药藿香正气液,藿香正气片。

7. **虚寒** 脾肾阳虚所致腹痛,应以温补脾肾为治。温补脾阳可用小建中汤、黄芪建中汤。温补肾阳可用右归丸加减。温补脾肾,用附子理中丸。

8. **虫积** 应以驱虫为主。

9. **寒疝** 少腹绞痛,阴囊寒疝者,用天台乌药散。

便 秘

便秘即大便不通。按其病机,有寒热虚实的不同。

1. **实热** 大便干结、腹胀、小便短赤、口干、苔黄或舌燥、舌质红、脉滑数。应以清热通腑为治,可用大黄、枳实之类,成药有麻子仁丸。兼有肝热者,用更衣丸、龙荟丸。

2. **食滞** 饮食不节后,腹胀满、腹痛、大便闭结、舌苔腐腻,也应通腑消食。用大黄,以及消导药。

3. **气虚** 大便不畅,或欲解无力,但大便并不干结,平时有气虚证候。应以补气为主,可用黄芪,或补中益气汤,成药有补中益气丸。

4. **津亏血虚** 由于津液亏耗,或血虚,而致大便干结;或见于有病所致的津亏血虚;如无病,则常见于老年人。应以滋养津血为主,用元参、麻仁、当归等。

5. **冷秘** 由于阳气虚损引起的便秘,多见于老年人。应以温润为治,可用肉苁蓉、胡桃等。由于阴寒内盛者,用干姜、大黄、白术、细辛等。

便秘为一常见证候,其中实热便秘、食滞便秘,易于辨别。虚证便秘则需辨别阴阳。老年或习惯性便闭,不宜用攻伐之品,如大黄,应以通润之药和食疗为主。常用于通润、轻泻的中药有番泻叶、麻仁,成品有麻仁丸。

食疗可用蜂蜜,常吃芝麻等也有效。最好在早年即养成定时大便的习惯。

泄　泻

大便次数增多,大便稀薄,甚至像水样,称为泄泻。引起泄泻的病因病机很多,各种病因引起的泄泻的方式有所不同。泻而不腹痛者,湿也;泻而腹痛者,寒也;痛一阵、泻一阵,泄复涩滞者,火也;痛一阵、泻一阵,泻后痛减者,食也;腹中胀痛,泻不减者,肝气也;腹中绞痛,暴泻烦渴者,霍乱也;腹中绞痛,下无休时,气食交并也;腹中冷,隐隐微痛,下如稠饮,有痰也。大致能反映各种病因的致泻情况。

泄泻有急性和慢性,前者常为外感、饮食不洁、情志失调所引起,后者与脏腑虚弱有关。

1. **寒湿** 多为急性。可有腹痛,肠鸣,或有外感症状。应祛除寒邪,芳香化湿,可用苏叶、藿香、半夏、陈皮、茯苓、木香、砂仁等,也可加消导之品,或服用藿香正气饮。

2. **湿热** 可有腹痛、里急后重、肛门灼热、小便短赤、舌苔黄腻、脉滑数。常因感受暑热之邪,或饮食不洁所致。应清热利湿,可用黄连、黄柏、木香、白头翁等或葛根芩连汤,亦可消导药,成药可用香连丸、葛根芩连丸。

3. **暑泄** 有两种情况,一种为感受暑热或饮食不洁而泻,常为热泻,已如前述。另一种为暑天贪凉,反而感受寒邪,大便如清水样,腹痛不剧。应祛寒邪,兼顾暑湿,常可用砂仁、煨木香。

4. **食泄** 多有消化不良的表现,大便恶臭。应以消导为主,如保和丸。以上均起病较急,称为急性腹泻,应注意预防,特别在夏季等泄泻高发季节,注意饮食卫生。夏季可自制酸梅汤,时时食用,有益于预防。症情重时,应去医院诊治。

慢性泄泻病程较长,或急性发作后转入慢性,或因其他疾病,导致脾肾虚损,而引起泄泻。

5. **脾虚** 有脾虚的各种证候。治疗以健脾为主,可用参苓白术散。脾虚较甚,兼及脾阳虚损,可用附子理中汤。兼有脱肛者,用补中益气汤。

6. **肾虚** 其特点是天亮以前脐周作痛,肠鸣、泄泻、恶寒、四肢冷,兼有肾虚的症状,常被称为"五更泻"。常用补骨脂、五味子、吴茱萸等治疗,以温肾健脾。

7. **肝郁** 泄泻每因抑郁愤怒,或精神紧张而发。腹痛泄泻,泻后痛减,矢气频频,脉弦。用白芍、白术、陈皮、防风等。

痢　疾

因感受外邪,内伤饮食,肠道传导失司,气血凝滞,肠络受伤,腐败化为脓血,以下痢赤白脓血、里急后重、腹痛腹泻为主要表现的疾病。多发于夏秋季节,具有起病急、传染性强的特征。

1. **湿热痢** 下痢赤白脓血,黏稠如胶冻,肛门灼热,腹痛里急后重,兼有脘闷纳呆,口黏泛恶,小便赤色,舌红苔黄腻,脉滑数。治以清热化湿解毒,调气行血导滞,芍药汤为主,亦可用木香槟榔丸、肠炎宁等。

2. 疫毒痢　发病急骤,壮热烦躁,下痢鲜紫脓血,腹痛如绞,里急后重,兼有口渴饮冷、头痛呕吐、神志昏蒙,甚则昏迷惊厥,舌质红绛,苔黄燥,脉滑数。治以清热凉血解毒,可用白头翁汤合芍药汤治疗,药如白头翁、黄连、黄芩、秦皮、银花、地榆、炒山楂、马齿苋等。

3. 寒湿痢　主症:下痢赤白黏冻,白多赤少或纯为白冻,腹痛,里急后重,舌质淡苔白腻,脉濡缓。治以温中燥湿,调气和血,可用胃苓汤治疗,药如苍术、厚朴、干姜、木香、槟榔、全当归、陈皮、炒山楂。

4. 虚寒痢　下痢稀溏,带有白冻,甚则滑脱不禁,腹部隐痛,便下不爽,舌质淡苔薄白,脉沉细弱。治以温补脾肾,涩肠固脱,可用附子理中汤或桃花汤合真人养脏汤治疗,药如党参、炒白术、干姜、肉桂、白芍、木香、诃子、灶中土(先煎代水)。附子理中丸等成药亦可应用。

5. 休息痢　下痢时发时止,日久不愈,发则下痢脓血,腹痛,里急后重,舌质淡,苔腻,脉濡软或虚数,治以温中清肠,佐以调气化滞。发作时连理汤;平时,六君子汤调理,药如党参、炮姜、炒白术、炙甘草、黄连、全当归、木香、赤芍、炒山楂、地榆等。

6. 阴虚痢　主症:痢下赤白脓血,黏稠如胶,量少难出,脐腹灼痛,虚坐努责,兼心烦口干,午后低热,神疲乏力,舌红少津,苔少或花剥,脉细数。治以养阴清热止痢,可用驻车丸治疗,药如黄连、生地、麦冬、沙参、当归、白芍、香橼皮、佛手、生甘草、炒山楂等。

7. 噤口痢　下痢不能进食或呕而不能进食。

兼症:实——胸闷,恶心呕吐,纳呆口秽;虚——恶心呕吐,口淡不渴。

舌脉:实——舌红苔黄腻,脉滑数;虚——舌淡苔薄白,脉弱。

治法:实——泄热和胃,苦辛通降;虚——健脾和胃。

主方:实——开噤散;虚——六君子汤。

常用药:黄连、清半夏、茯苓、陈皮、枳实、竹茹、石菖蒲、生姜汁、丹参、生甘草等。

夏秋季节,常食生大蒜可预防。痢疾流行时,可用马齿苋、绿豆适量,煎汤饮用,连服1周。

黄　疸

黄疸是以目黄、身黄、小便黄为主症的病证。其中目黄为确诊本病的重要依据。黄疸按照中医理论可以分为阳黄与阴黄两大类。

阳黄

1. 热重于湿　身目俱黄,黄色鲜明,发热口渴,小便短赤,腹胀便秘,心中懊恼,口干口苦,恶心欲吐,舌苔黄腻,脉象弦数。治以清热利湿,佐以泻下,可用茵陈蒿汤治疗,药如茵陈、栀子、生大黄、板蓝根、秦艽、猪苓、泽泻、生甘草、蒲公英、陈皮等,垂盆草冲剂(片)、黄疸茵陈颗粒、益肝灵等成药可以选用。

2. 湿重于热　身目俱黄,其色不如热重者鲜明,头身困重,脘腹痞满,纳呆,恶心呕吐,腹胀便溏,舌苔厚腻微黄,脉弦滑或濡缓。治以利湿化浊,佐以清热,可用茵陈五苓散治疗,药如茵陈、猪苓、茯苓、白术、泽泻、半夏、陈皮、竹茹、白蔻、藿香、大腹皮等。

3. 胆腑郁热　身目发黄鲜明,右胁剧痛放射至肩背,壮热或寒热往来,呕逆,尿黄,便秘,舌红苔黄而干,脉弦滑数。治以泄热化湿,利胆退黄,可用大柴胡汤治疗,药如柴胡、黄芩、清半夏、枳实、白芍、大黄、金钱草、川朴、茵陈、郁金等,大柴胡冲剂、利胆排石片、消炎利胆片等成药可选用。

急黄 发病迅速,身目俱黄,其色如金,高热烦渴,胁痛胀满,神昏谵语,衄血,便血,舌质红绛,苔黄燥,脉弦数或细数。治以清热解毒,凉血开窍,可用犀角散治疗,药如水牛角粉(冲)、黄连、山栀子、茵陈、大青叶、银花、连翘、生地、丹皮等。

阴黄

1. **寒湿证** 身目俱黄,黄色晦暗,或如烟熏,腹胀大便不实,口淡不渴,神疲畏寒,舌质淡,苔白腻,脉濡缓或沉迟。治以健脾和胃,温化寒湿,可用茵陈术附汤治疗,药如茵陈、白术、干姜、制附片、半夏、陈皮、茯苓、川朴、木香、白蔻、苍术等。

2. **脾虚证** 身目发黄,黄色较淡而不鲜明,食欲不振,肢体倦怠乏力,心悸,气短,食少腹胀,大便溏薄,舌淡苔薄,脉濡细。治以补养气血,健脾退黄,可用小建中汤治疗(饴糖、桂枝、白芍、甘草、生姜、大枣),药如桂枝、生姜、大枣、白芍、炙甘草、饴糖、茯苓、泽泻、黄芪、当归等。

臌 胀

臌胀是以腹部胀大如鼓,或腹部中空外急,击之如鼓而得名。以腹部大,皮色苍黄,腹皮青筋暴露,四肢枯瘦为特征。本病在古代文献中名称繁多,如水蛊、蛊胀、蜘蛛蛊、单腹胀等。前人根据本病的病因病理及临床表现加以分类,有气鼓、血鼓、水鼓、虫鼓等。

1. **气滞湿阻** 腹部胀大,按之不坚,胁下胀满或疼痛,舌苔白腻,脉弦细。治以疏肝理气,除湿散满,柴胡疏肝散合胃苓汤治疗。

2. **寒湿困脾** 腹大胀满,按之如囊裹水,兼胸腹胀满,得热稍舒,周身困重,怯寒肢肿,小便短少,大便清薄,舌苔白腻水滑,

脉弦迟。治以温阳散寒,化湿醒脾,以实脾饮治疗为主。

3. **湿热蕴结** 腹大坚满,脘腹绷急,外坚内胀,拒按,烦热口苦,渴不欲饮,小便赤涩,大便秘结或溏垢,或有面目肌肤发黄,舌尖边红,苔黄腻或灰黑而润,脉弦数。治以清热利湿,攻下逐水,用中满分消丸合茵陈蒿汤、舟车丸治疗。

4. **肝脾血瘀** 腹大坚满,按之下陷而硬,青筋怒张,胁腹刺痛拒按,面色晦暗,头颈胸臂等处可见红点赤缕,唇色紫褐,大便色黑,肌肤甲错,口干饮水不欲下咽,舌质紫暗或边瘀斑,脉细涩。治以活血化瘀,行气利水,调营饮治疗,可用鳖甲煎丸。

5. **脾肾阳虚** 腹大胀满,形如蛙腹,撑胀不甚,朝宽暮急。面色苍黄,胸闷纳呆,便溏,畏寒肢冷,浮肿,小便不利,舌质色淡,舌体胖边有齿痕,苔厚腻润滑,脉沉弱。治以温补脾肾,行气利水,附子理中丸合五苓散、济生肾气丸治疗。

6. **肝肾阴虚** 腹大坚满,甚则腹部青筋暴露,形体反见消瘦,兼有口燥咽干,心烦少寐,齿鼻时或衄血,舌红绛少津,脉弦细数。治以滋养肝肾,凉血化瘀,用六味地黄丸或一贯煎合膈下逐瘀汤治疗,杞菊地黄丸,滋补肝肾丸等成药可用。

饮食有节,避免饮酒过度,注意营养,避免接触疫水。及时治疗胁痛、黄疸、积聚。注意卧床休息,腹水较多者可取半卧位。小便少者忌盐。

水 肿

水肿是指因感受外邪、饮食失调或劳倦过度,使肺失通调,脾失转输,肾失开合,膀胱、三焦气化不利,导致体内水液潴留,泛滥肌肤,表现以头面、眼睑、四肢、腹背,以致全身浮肿,甚或兼有胸水、腹水为特征

的一类病证。

1. **风水泛滥** 眼睑颜面浮肿,继则四肢及全身皆肿,来势迅速多有恶寒发热,肢节酸楚,小便不利。治以疏风清热,宣肺行水,越婢加术汤治疗。

2. **湿毒浸淫** 眼睑颜面浮肿,延及全身,小便不利,身发疮痍,舌质红,苔薄黄,脉浮数或滑数。治以宣肺行水,利湿解毒,麻黄连翘赤小豆汤合五味消毒饮治疗。

3. **水湿浸渍** 全身水肿,按之没指,小便短少,起病缓慢,身体困重,胸闷纳呆,舌苔白腻,脉象沉缓。治以健脾化湿,通阳利水,五皮饮合胃苓汤治疗。

4. **湿热壅盛** 遍体浮肿,皮肤绷紧光亮,胸脘痞闷,烦热口渴,尿赤便干,舌红苔黄腻,脉沉数。治以分利湿热,疏凿饮子治疗。

5. **脾阳虚衰** 身肿,腰以下为甚,按之凹陷不易恢复,小便短少,脘腹胀闷,纳减便溏,神倦肢冷,舌淡苔白腻或润滑,脉沉缓。治以温运脾阳,以利水湿,实脾饮治疗。

6. **肾阳衰微** 颜面及肢体水肿,以腰以下为甚,按之陷下不起,尿量减少,畏寒神疲,腰部痠重,舌质淡胖苔白,脉沉细无力。治以温肾助阳,化气行水,真武汤治疗,成药有济生肾气丸、金匮肾气丸。

水肿当明确病因,及时治疗,这是根本解决水肿的关键。注意饮食调摄。水肿初期,忌盐,肿势渐退后,逐步改为低盐;忌食辛辣刺激食物。

遗　精

遗精是指不因性生活而精液遗泄的病证。其中有梦而遗精的,名为"梦遗";无梦而遗精,甚至清醒时精液流出者,名为"滑精"。

1. **君相火动,心肾不交** 少寐多梦,梦则遗精,兼心中烦热,头昏目眩,精神不振,倦怠乏力,善恐健忘,口干溲赤,舌质红,脉数。治以清心安神,滋阴清热,黄连清心饮、三才封髓丹为主治疗,知柏地黄丸、大补阴丸等成药可用。

2. **湿热下注,热扰精室** 遗精频作或尿时少量精液外流,兼小溲热赤浑浊,或尿涩不爽,口苦或渴,心烦少寐,口舌生疮,舌苔黄腻,脉濡数。治以清热利湿,程氏萆薢分清饮为主,龙胆泻肝丸可用。

3. **心脾劳伤,气虚失摄** 劳则遗精,兼心悸不宁,失眠健忘,面色萎黄,四肢倦怠,食少便溏,舌质淡,苔薄,脉细弱。治以调补心脾,益气摄精,妙香散、归脾丸可用。

4. **肾气亏虚,精关不固** 梦遗频作,甚而滑精,偏阴虚者兼见腰膝酸软,心烦,咽干,眩晕耳鸣,失眠健忘,低热颧赤,形瘦盗汗,发落齿摇;偏阳虚者见形寒肢冷,阳痿早泄,夜尿频或尿少浮肿,面色㿠白。阴虚者舌红少苔,脉细数;阳虚者舌质淡嫩有齿痕,苔白滑,脉沉细。治以补肾益精,固涩止遗,六味地黄丸或左归饮(丸)、右归丸。肾阴不足者用六味地黄丸或左归丸;肾阳不足者用右归丸;还可选用金锁固金丸、桑螵蛸丸等。

注意精神调养,排除杂念。丰富文体活动,适当参加体力劳动或运动。注意生活起居,节制性欲,戒除手淫。晚餐不宜过饱,被褥不宜过厚,内裤不宜过紧。少食辛辣刺激性食物。

耳鸣耳聋

耳鸣是指病人自觉耳内鸣响,如闻蝉声,或如潮声。耳聋是指不同程度的听觉减退,甚至消失。耳鸣可伴有耳聋,耳聋亦可由耳鸣发展而来。二者临床表现和伴发症状虽有不同,但在病因病机上却有许多相似之处,均与肾有密切的关系。

1. **风邪外袭** 发病急骤,耳鸣声响,伴有恶寒发热、头痛、苔薄白或薄黄,脉浮数等症状。治以祛风解表,可选用银翘解毒冲剂、清眩丸等成药。

2. **肝胆火盛** 耳鸣声如钟鸣,伴口苦、咽干、身热烦渴,每遇情志不畅而诱发或加重,苔薄黄,脉弦数等症。治以清肝泄热,龙胆泻肝汤,亦可选用黄连上清片、牛黄上清丸等成药。

3. **痰火郁结** 耳鸣、头昏、头沉、头重、头闷,耳内胀闷、堵塞感明显。可伴有胸闷、纳呆、舌质多较胖、边有齿痕、苔厚腻、脉弦滑。治以化痰清火,和胃降浊,二陈汤。礞石滚痰丸亦可。

4. **肝肾亏损** 耳内犹如蝉鸣,鸣声一般不会很大、很响,可伴有腰膝酸软、眼花、眼干涩等肾经不足之症,兼症往往表现不明显,舌质红,少苔,脉细。治以补益肝肾,耳聋左慈丸、六味地黄丸、五子衍宗丸等。

5. **脾胃虚弱,气血不足** 耳中鸣响时作时止,伴头晕目眩,神疲乏力,面色无华,纳少,便溏,苔薄白,脉细缓等。治以益气健脾,补中益气汤,归脾丸、人参养荣丸等成药可用。

耳鸣耳聋一症病因复杂,症状不一,治疗比较棘手,但只要对症治疗,坚持用药,大部分病人的症状可以改善。平时要注意精神调理,保持精神舒畅,避免过度悲伤及恼怒,不要过于劳累。加强体育锻炼,如跑步、打太极拳等,以保持充沛的体力,睡前可听轻松婉转的音乐,保证良好的睡眠。饮食宜清淡,戒除烟酒。

胁 痛

胁痛是以一侧或两侧胁肋部疼痛为主要表现的病证。故又称胠胁肋痛、季肋痛或胁下痛。胁,指侧胸部,为腋以下至第十二肋骨部的统称。胁痛是肝胆疾病中常见的症状,临床有许多病证都是依据胁痛来判断其为肝病或系与肝胆有关的疾病。胁痛病证,可与西医多种疾病相联系,如急性肝炎、慢性肝炎、肝硬化、肝寄生虫病、肝癌、急性胆囊炎、慢性胆囊炎、胆石症、胆道蛔虫以及肋间神经痛等。

胁痛的治疗应着眼于肝胆,但在治疗原则上应根据"痛则不通"、"通则不痛"的理论,结合肝胆的生理特点,灵活运用。实证胁痛宜用理气活血、祛邪疏通;虚证胁痛宜用滋阴、柔肝。气滞胁痛,为肝气郁结所致,常有情志方面的表现,以疏肝理气为治,可选用柴胡疏肝散或用香附、八月札、青皮、川楝子等。血瘀胁痛,痛较剧,痛处固定不移,或有压痛,以活血祛瘀为治,可选用膈下逐瘀汤或用赤芍、川芎、红花等。湿热胁痛,触痛明显而拒按,或牵及肩背,伴有纳呆恶心、厌食油腻、口苦口干、腹胀尿少,或有黄疸,可选用龙胆泻肝汤或用川楝子、延胡索、金钱草、郁金等。外伤胁痛,治疗可服用三七、云南白药等。

保持良好的心情,情绪稳定,气机条达,对预防与治疗胁痛有着重要的作用;胁痛属于肝血不足者,应注意休息,劳逸结合,多食蔬菜、水果、瘦肉等清淡有营养的食物;胁痛属于湿热蕴结者,尤应注意饮食,忌酒,忌辛辣肥甘之品,生冷不洁之品也应注意;对于香燥理气之品,不宜过量或长期服用。

腰 痛

腰痛是指腰部感受外邪,或因外伤,或由肾虚而引起的气血运行失调,脉络绌急,腰府失养所致的以腰部一侧或两侧疼痛为主要症状的一类病证。西医学的腰肌劳损引发的腰痛,可参照本节辨证论治。但肾与膀胱疾病和骨伤科、外科、妇科有关疾病引起腰痛症状者均不属此范围。

腰痛其虚者以补肾壮腰为主,兼调养气血;实者祛邪活络为要,针对病因,施之以活血化瘀、散寒除湿、清泻湿热等法。寒湿腰痛,治疗应祛风寒湿邪,活络止痛,可选用渗湿汤、干姜苓术汤或用独活、秦艽、牛膝、桂枝、桑寄生、杜仲等。湿热腰痛,治以清热利湿,舒筋活络,可选用加味二妙散或用苍术、牛膝、黄柏等。血瘀腰痛,治以活血化瘀,理气止痛,可选用身痛逐瘀汤或用当归、红花、川芎、五灵脂等。肾虚腰痛,偏阳虚者,宜温补肾阳;偏阴虚者,宜滋补肾阴;偏阳虚者以右归丸为主方温养命门之火,偏阴虚者以左归丸为主方;肾虚者,可长期服用胡桃肉、牛骨髓等;凡气滞、血瘀、寒湿引起的疼痛,可适当饮用药酒或用少量黄酒掺入煎药中。

温熨疗法:以食盐炒热,纱布包裹温熨痛处,冷则炒热再熨,每日4~6次;药敷疗法:阿魏膏外敷腰部,方由阿魏、羌活、独活、玄参、官桂、赤芍、穿山甲、苏合香油、生地、踯鼠矢、大黄、白芷、天麻、红花、麝香、土木鳖、黄丹、芒硝、乳香、没药组成。或外用成药红花油、速效跌打膏等。还可配合推拿与体疗,均可取得一定疗效。

腰痛者应避免寒湿、湿热侵袭,勿坐卧湿地,勿冒雨涉水,劳作汗出后及时擦拭身体,更换衣服,或饮姜糖水驱散风寒。坐、卧、行走保持正确姿势。勤做松弛腰部肌肉的体操。劳逸适度,节制房事,勿使肾精亏损,肾阳虚衰。不可强力举重,不可负重久行。注意避免跌、仆、闪、挫。

痹 证

痹证泛指机体正气不足,卫外不固,邪气乘虚而入,致使气血凝滞,经络痹阻,引起相关系统疾病的总称。病因上与风、寒、湿、热邪气入侵机体致病有关。主要系以肢体经络为风寒湿热之邪所闭塞,导致气血不通,经络痹阻,引起肌肉、关节、筋骨发生疼痛、痠楚、麻木、重着、灼热、屈伸不利,甚或关节肿大变形为主要临床表现的病证。常以潮湿、高寒之地,或气候变化之时,罹病者为多。相当于西医学的风湿病、风湿性关节炎、类风湿关节炎、强直性脊柱炎、骨性关节炎等疾病。

临床表现:突然或缓慢地自觉肢体关节肌肉疼痛、屈伸不利为肢节痹病的症状学特征。或游走不定、恶风寒;或痛剧,遇寒则甚,得热则缓;或重着而痛,手足笨重、活动不灵、肌肤麻木不仁;或肢体关节疼痛、痛处铱红灼热、筋脉拘急;或关节剧痛、肿大变形,也有绵绵而痛,麻木尤甚伴心悸、乏力者。

本病既有轻证,又有重证,也有恶候,因此,治疗上应分清层次。总以祛邪活络,缓急止痛为其大法。

行痹,主要见肢体关节酸痛,游走不定,不拘上、下、左、右肢体关节,病或数时,或一二日,或三五日,日轻夜重,急性期者亦红亦肿,触之热感,恶风或恶寒,喜暖,颜面淡清而两颧微红,可予宣痹达经汤。着痹,主要见肢体关节沉重酸胀、疼痛,重则关节肿胀,重着不移,但不红,痛有定处,手足沉重,治以渗湿通经活络为主,常用薏苡仁汤。热痹,主要见肢体关节疼痛,痛处铱红灼热,肿胀疼痛剧烈,得冷稍舒,筋脉拘急。治以清热解毒通络,可选用白虎加桂枝汤或宣痹汤。痛痹主要见肢体关节紧痛不移,局限一处,遇寒则痛甚,得热则痛缓,甚至关节屈伸不利、皮色不红、关节不肿、触之不热。治以温经散寒为主,可选用乌头汤,但应注意草乌、川乌有毒,需在医生指导下运用。

此外,平时注意调摄,增强体质和加强病后调摄护理,做到适寒温。在气候变迁之中,要注意调摄,既可防病,亦可防止疾病反复或加重病情。在一年四季气候突变时注意更换衣服,又要忌食生冷,以防寒冷的伤害。其次,也可据病情,适量饮五加皮酒、中国古酒,或神灯熨之,可以促进病愈或好转。

痿　证

痿证系指肢体筋脉弛缓,软弱无力,日久不用,引起肌肉萎缩或瘫痪的一种病证。表现为肢体痿弱,肌肉萎缩,凡手足或其他部位的肌肉痿软无力,弛缓不收者均属痿证范畴。因多发生在下肢,故又有"痿蹙"之称。相当于西医学的感染性多发性神经根炎、运动神经元病、重症肌无力、肌营养不良。

本病常取"治痿者独取阳明"之说,以益胃养阴、健脾益气配以清阳明之热之法。肺热津伤者,可先有外感发热,或热退后突然肢体软弱无力,皮肤枯燥,心烦口渴,咽干咳呛少痰。治以清热润肺,濡养筋脉,可选用清燥救肺汤或用生石膏、沙参、麦冬、天冬等。湿热浸淫者,可见四肢痿软、身体困重,或微肿麻木,尤多见于下肢,或足胫热蒸,或发热、胸脘痞闷。治以清热燥湿,通利筋脉,可选用加味二妙散或用苍术、黄柏、牛膝、土茯苓等。脾胃亏虚者,可见肢体痿软无力日重、食少纳呆、腹胀、便溏、面浮不华、气短、神疲乏力。治以健脾益气,可选用参苓白术散。肝肾亏损者,起病缓慢,下肢痿软无力、腰脊酸软、不能久立,或伴眩晕、耳鸣、遗精早泄,或月经不调,甚至步履全废、腿胫大肉渐脱。治以补益肝肾,滋阴清热,可选用虎潜丸或锁阳、淫羊藿、龟板、牛膝等。

痿证凡病起于其他疾患之中或病后的,要固护阴津,同时防潮湿、适寒温、远房帏、调情志均十分必要。突然发病者,应加强护理,密切观察病情变化,若出现神志不清、呼吸困难、吞咽困难等症,应密切观察病情变化,及时组织抢救。对下肢痿软、行走困难者,应注意避免发生意外,瘫痪不能随意活动的病人,应加强肢体活动和按摩,以防止肌肉萎缩。

自汗盗汗

汗证是指由于阴阳失调,腠理不固,而致汗液外泄失常的病证。其中,不因外界环境因素的影响,而白昼时时汗出,动辄益甚者,称为自汗;寐中汗出,醒来自止者,称为盗汗,亦称为寝汗。自汗、盗汗作为症状,既可单独出现,也常伴见于其他疾病过程中,常见于西医学中的甲状腺功能亢进、自主神经功能紊乱、风湿热、结核病等疾病。

自汗表现为白昼时时汗出,动则益甚,常伴有气虚不固的症状;盗汗表现为寐中汗出,醒后即止,常伴有阴虚内热的症状。虚证当根据证候的不同而治以益气、养阴、补血、调和营卫,益气固表,可选用玉屏风散、桂枝汤、当归六黄汤、归脾汤等;实证当清肝泄热、化湿和营,可选用龙胆泻肝丸等;虚实夹杂者,则根据虚实的主次而适当兼顾。此外,由于自汗、盗汗均以腠理不固、津液外泄为共同病变,故可酌加麻黄根、浮小麦、糯稻根、五味子、瘪桃干、牡蛎等固涩敛汗之品,以增强止汗的功能。

汗出之时,腠理空虚,易于感受外邪,故当避风寒,以防感冒。汗出之后,应及时用干毛巾将汗擦干。出汗多者,需经常更换内衣,并注意保持衣服、卧具干燥清洁。

心　悸

心悸是指气血阴阳亏虚,或痰饮瘀血阻滞,心失所养,心脉不畅,引起心中急剧跳动、惊慌不安、不能自主为主要表现的一种病证。心悸发作时常伴有气短、胸闷,甚至眩晕、喘促、晕厥;脉象或数,或迟,或节律不齐。心悸因惊恐、劳累而发,时作时止,不发时如常人,病情较轻者为惊悸;若终日悸动,稍劳尤甚,全身情况差,病情较重者为怔忡。惊悸日久不愈者亦可转为怔忡。

心悸是心脏常见病证,既可为仅发于心的病变,也可以是由它脏病变波及于心的多脏腑病变。本病以虚证居多,亦由虚致实,虚实夹杂。而心悸也可作为临床多种病证的症状表现之一,如胸痹、失眠、健忘、眩晕、水肿、喘证等出现心悸时,应主要参照原发病进行辨证治疗。根据本病的临床表现相当于西医的各种原因引起的心律失常,如心动过速、心动过缓、过早搏动、心房颤动或扑动、房室传导阻滞、病态窦房结综合征、预激综合征及心功能不全、神经症等。

心悸由脏腑气血阴阳亏虚、心神失养所致者,治当补益气血,调理阴阳,以求气血调畅,阴平阳秘,配合应用养心安神之品,促进脏腑功能的恢复,可选用安神定志丸加磁石、归脾汤、天王补心丹、桂枝甘草龙骨牡蛎汤合参附汤等。心悸因于痰饮、瘀血等邪实所致者,治当化痰、涤饮、活血化瘀,配合应用重镇安神之品,以求邪去正安,心神得宁,可选用黄连温胆汤、桃仁红花煎等。临床上心悸表现为虚实夹杂时,当根据虚实轻重之多少,灵活应用益气养血、滋阴温阳、化痰涤饮、行气化瘀、养心安神、重镇安神之法。

心悸者应保持精神乐观,情绪稳定,轻证可从事适当体力活动,以不觉劳累,不加重症状为度,避免剧烈活动。饮食有节,进食营养丰富而易消化吸收的食物,忌过饥、过饱、烟酒、浓茶,宜低脂、低盐饮食。心悸病势缠绵,应坚持长期治疗,获效后亦应注意巩固疗效,可服人参等补气药,改善心气虚症状,增强抗病能力。积极治疗胸痹心痛、痰饮、喘证及痹病等,对预防心悸发作具有重要意义。

消　渴

消渴病是由于先天禀赋不足,复因情志失调、饮食不节等原因所导致的以阴虚燥热为基本病机,以多尿、多饮、多食、乏力、消瘦,或尿有甜味为典型临床表现的一种疾病。中医药在改善症状、防治并发症等方面均有较好的疗效。与西医学的糖尿病基本一致。

消渴病起病缓慢,病程漫长。本病以多尿、多饮、多食、倦怠乏力,形体消瘦,或尿有甜味为其证候特征。但病者"三多"症状的显著程度有较大的差别。消渴病的多尿,表现为排尿次数增多,尿量增加。有的病人是因夜尿增多而发现本病。与多尿同时出现的是多饮,喝水量及次数明显增多。多食易饥,食量超出常人,但病人常感疲乏无力,日久则形体消瘦。但现代的消渴病者,有的则在较长时间内表现为形体肥胖。

1. 上消(肺热津伤)　烦渴多饮,口干舌燥,尿频量多,舌边尖红,苔薄黄,脉洪数。治以清热润肺,生津止渴,方如消渴方。

2. 中消(胃热炽盛)　多食易饥,口渴,尿多,形体消瘦,大便干燥,苔黄,脉滑实有力。治以清胃泻火,养阴增液,方如玉女煎。

3. 下消（肾阴亏虚）　尿频量多，混浊如脂膏，或尿甜，腰膝酸软，乏力，头晕耳鸣，口干唇燥，皮肤干燥、瘙痒，舌红，脉细数。治以滋阴补肾，润燥止渴，方如六味地黄丸。

4. 阴阳两虚　小便频数，混浊如膏，甚至饮一溲一，面容憔悴，耳轮干枯，腰膝酸软，四肢欠温，畏寒肢冷，阳痿或月经不调，舌苔淡白而干，脉沉细无力。治以温阳滋阴，补肾固摄，方如金匮肾气丸。

瘿　证

瘿证是由于情志内伤，饮食及水土失宜，以致气滞、痰凝、血瘀互结颈前的一类疾病，包括"气瘿"、"肉瘿"、"瘿痈"、"石瘿"、"瘿气"、"瘿劳"、"侠瘿瘅（瘤）"等。临床以颈前喉结两旁结块肿大为主要特征。

1. 气郁痰阻　颈前肿块弥漫对称，皮色如常，质软不痛，颈部觉胀，胸胁满闷，喜叹息，或兼胸胁窜痛，病情随情志波动而改变，舌苔薄白或白腻，脉弦滑。治以理气舒郁，化痰消瘿，方如四海舒郁丸加减。

2. 痰结血瘀　颈前肿块经久未消，质地较硬或有结节，胸闷纳差。舌紫暗或有瘀点、瘀斑，舌苔薄白或白腻，脉弦或涩。治以理气活血，化痰消瘿，方如海藻玉壶汤加减。

3. 肝经火盛　颈前肿块轻度或中度肿大，柔软光滑，心烦易怒，汗多，眼球突出手指颤抖，头面烘热，口苦。舌质红，舌苔薄黄，脉弦数。治以清泄肝火，化痰消瘿，方如栀子清肝汤加减。

4. 心肝阴虚　瘿肿或大或小，质软，病起较缓，心悸不宁，心烦少寐，多汗手颤，眼干目眩，倦怠乏力。舌质红，舌体颤动，脉弦细数。治以滋养阴精，宁心柔肝，方如天王补心丹加减。

郁　证

郁证是由于情志不舒、气机郁滞所致，以心情抑郁、情绪不宁、胸部满闷、胁肋胀痛或易怒喜哭，或咽中如有异物梗塞等症为主要临床表现的一类病证。

1. 肝气郁结　精神抑郁，情绪不宁，胸部满闷，胁肋胀痛，痛无定处，脘闷嗳气，不思饮食，大便不调，苔薄腻，脉弦。治以疏肝解郁、理气畅中，方用柴胡疏肝散。

2. 气郁化火　性情急躁易怒，胸胁胀满，口苦而干，或头痛，目赤，耳鸣，或嘈杂吞酸，大便秘结，舌质红，苔黄，脉弦数。治以疏肝解郁，清肝泻火，方用丹栀逍遥散。

3. 痰气郁结　精神抑郁，胸部闷塞，胁肋胀满，咽中如有物梗塞，吞之不下，咯之不出，苔白腻，脉弦滑。治以行气开郁，化痰散结，方用半夏厚朴汤。

4. 心神失养　精神恍惚，心神不宁，多疑易惊，悲忧善哭，喜怒无常，或手舞足蹈等，舌质淡，脉弦。此种证候多见于女性，常因精神刺激而诱发。临床表现多种多样，但同一病人每次发作症状多重复。治以甘润缓急，养心安神，方用甘麦大枣汤。

5. 心脾两虚　多思善疑，头晕神疲，心悸胆怯，失眠健忘，纳差，面色不华，舌质淡，苔薄白。治以健脾养心，补益气血，方用归脾汤。

6. 心肾阴虚　情绪不宁，心悸数，健忘，失眠，多梦，五心烦热，盗汗，口咽干燥，舌红少津，脉细。治以滋养心肾，方用天王补心丹合六味地黄丸。

第46章

中医外科

中医外科学是中医学的一个分科,中医外科的范围是包括疾病生于人的体表,能够用肉眼可以直接诊察到的,有局部症状可凭的,如痈、疽、疖、疔、发、流注、流痰、瘰疬、乳房病、瘿瘤、岩、皮肤病、肛肠病、虫兽咬伤、水火烫伤、眼、耳、鼻、咽喉(包括舌、唇、齿)等。

外科疾病多生于体表,易诊断,但每一种外科疾病都有不同的致病因素和发病机制,中医临床主张"审症求因,辨证论治",不同的病因病机,证候与治疗也就不同。中医外科疾病致病因素包括外因与内因两个方面。其中,外因者有外感六淫邪毒、感受特殊之毒、外来伤害等,内因者有情志内伤、饮食不节、房室损伤等。

外科疾病的治疗方法,分内治和外治两大类。内治之法基本与内科相同,从整体观念出发,进行辨证施治,但其中透脓、托毒等法,以及结合疾病应用的某些方药,则有显著区别,也为外科的特点。而外治中的外用药物、手术疗法和其他疗法中的药线、垫棉,则为外科所独有。在临床上轻浅小恙或某些皮肤疾病,单用外治可以获效,但大部分外科疾病必须内、外治并重。在具体应用时,必须根据病人的体质和不同的致病因素,辨别阴阳及经络部位,确定疾病的性质,然后立出内治和外治的法则,运用不同方药,才能获得满意的治疗效果。

疮 疡

疮疡是各种致病因素侵袭人体后引起的一切体表化脓感染性疾病的总称,包括急性和慢性两大类。是中医外科疾病中最常见的一大类病证。目前临床常见的有疔、痈、有头疽、丹毒等。

疔

疔是一种发病迅速而且危险性较大的急性化脓性疾病,多发生在颜面和手足等处。

颜面部疔疮,常由于火热之毒郁积而成,其特征是疮形如粟,坚硬根深,状如钉丁之状。该病病情变化迅速,易成走黄危证。初起在颜面部的某处皮肤上突起一粟米样脓头,或痒或麻,渐渐红肿热痛,肿胀范围在3~6厘米,根深坚硬,状如钉丁。重者可伴恶寒发热。5~7日后,肿势逐渐增大,四周浸润明显,疼痛加剧,脓头破溃。此时可伴发热口渴、便秘、溲赤。7~10日后,顶高根软溃脓,脓栓(疔根)随脓外出,随之肿消痛止,身热减退而愈。凡颜面部疔疮,症见顶陷色黑无脓,四周皮肤暗红,肿势扩散,失去护场,以致头面耳项俱肿,伴壮热烦躁,神昏谵语,胁痛气急,舌红绛,苔黄燥,脉洪数等症状,此乃疔毒有越出局限范围之象,是为走黄。

内治以清热解毒为主,初期可用金银花、土茯苓、连翘等内服,至疔势发展可用五味消毒饮、黄连解毒汤治疗,走黄病情严重者,可用五味消毒饮、黄连解毒汤、犀角地黄汤合并服用;外治法:初起箍围消肿,用金黄散、玉露散以金银花露或水调敷,或千捶膏盖贴。脓成则提脓去腐,用九一丹、八二丹撒于疮顶部,再用金黄膏或千捶膏敷贴。若脓出不畅,用药线引流;若脓已成熟,中央已软,有波动感时,应切开排脓。脓尽宜生肌收口,用生肌散、太乙膏或红油膏盖贴。此外,发生在口唇四周"危险三角区"者,切忌挤压碰撞,以防"走黄"。忌内服发散药、灸法,忌食烟酒、辛辣、鱼腥等物,忌房事和情绪激动。

手足部疔疮,内因是脏腑火毒炽盛,外因手足部外伤染毒,如针尖、竹、木、鱼骨刺伤或昆虫咬伤等,感染毒气。由于发病部位、形态及预后不同,而有多种病名。生于指头顶端的,叫蛇头疔(化脓性指头炎);生于指甲缘,因其色紫而突或溃后胬肉高突形如蛇眼,叫蛇眼疔(甲沟炎);生于甲后者,叫蛇背疔;生于手指螺纹的,叫螺疔;生于手指骨节间的,叫蛀节疔;一指通肿者,叫泥鳅疔;生于指中节前,肿如鱼肚者,叫鱼肚疔或蛇腹疔(化脓性腱鞘炎);生于手掌中心者,叫托盘疔(掌中间隙感染);生在足掌中心者,叫足底疔。其治法及注意事项同颜面部疔疮。

痈

痈是指发生在皮肉之间的急性化脓性疾病。本病的特点是局部光软无头,红肿疼痛(少数初起皮色不变),肿胀范围多在6～9厘米,发病迅速,易肿、易脓、易溃、易敛,多伴有恶寒、发热、口渴等全身症状,相当于西医的体表浅表脓肿、急性化脓性淋巴结炎。

内治法常以清热解毒、行瘀活血、透脓托毒为主,可选用仙方活命饮、五味消毒饮等;外治初起用金黄膏,以冷开水或醋等调成糊状外敷;热盛者,可用玉露膏或太乙膏外敷,成脓后宜切开排脓,以得脓为度。溃后,可用九一丹或八二丹药线引流,外盖金黄膏或红油膏。脓尽改用生肌散、白玉膏。饮食宜清淡,忌食鱼腥、辛辣、热性之品。

有头疽

有头疽是发生在皮肤肌肉间的急性化脓性疾病,其特点是局部起初皮肤上即有粟粒样脓头,焮热红肿疼痛,易向深部及周围发生扩散,脓头亦相继增多,溃烂之后状如蜂窝。以中老年者多发,尤其是糖尿病者多见,易出现内陷之证。

根据病程演化,临床可分为3期:初期患处起一肿块,上有粟粒样脓头,肿块渐向四周扩大,脓头增多,色红灼热,高肿疼痛。伴发热恶寒、头痛胃口差;溃脓期肿块进一步增大,疮面渐渐腐烂,形似蜂窝,肿块范围常超过10厘米,甚至大于30厘米,伴壮热、口渴、便秘等;收口期脓腐渐尽,新肉开始生长,逐渐愈合。整个病程1个月左右,病情初期在第1周,溃脓期在第2周到第3周,收口期在第4周。

内治法常用仙方活命饮、竹叶黄芪汤等。外治法:初起用金黄膏加千捶膏外敷;溃脓期用金黄膏掺八二丹外敷,若腐肉阻塞,脓液积蓄难出而有波动时,可行手术治疗,清除坏死组织,充分引流;收口期用白玉膏掺生肌散外敷。

项、背部生疖,忌挤压,注意个人卫生。高热时卧床休息,多饮开水。在头部者,可用四头带包扎;在上肢部宜用三角巾悬吊;在下肢者宜抬高患肢,减少活动。忌食鱼腥、辛辣等发物或甜腻食物。

丹毒

丹毒是以患部突然皮肤鲜红成片,色如涂丹,灼热肿胀,迅速蔓延为主要表现的急性感染性疾病。本病发无定处,生于胸腹腰胯部者,称内发丹毒;发于头面部者,称抱头火丹;发于小腿足部者,称流火;新生儿多生于臀部,称赤游丹毒。本病相当于西医的急性网状淋巴管炎。

多数发生于下肢,其次为头面部。新生儿丹毒,常为游走性。可有皮肤、黏膜破损等病史。发病急骤,初起往往先有恶寒发热、头痛骨楚、胃纳不香、便秘溲赤等全身症状,继则局部见小片红斑,迅速蔓延成大片鲜红斑,略高出皮肤表面,边界清楚,压之皮肤红色稍退,放手后立即恢复,表面紧张光亮,摸之灼手,肿胀、触痛明显。一般预后良好,经5~6日后消退,皮色由鲜红转暗红或棕黄色,最后脱屑而愈。病情严重者,红肿处可伴发瘀点、紫斑,或大小不等的水疱,偶有化脓或皮肤坏死。亦有一边消退,一边发展,连续不断,缠绵数周者。

本病以凉血清热、解毒化瘀为基本治则,内治法常用普济消毒饮、五神汤合草薢渗湿汤、犀角地黄汤合黄连解毒汤。外治法常用金黄散或玉器散冷开水或金银花露调敷;或用新鲜野菊花叶、鲜地丁全草、鲜蒲公英等捣烂外敷。皮肤坏死者,若有积脓,可在坏死部位切一二个小口,以引流排脓,掺九一丹。运用砭镰法可治疗下肢复发性丹毒,患部消毒后,用七星针或三棱针叩刺患部皮肤,放血泄毒。亦可配合拔火罐,以减少丹毒的复发。但抱头火丹和赤游丹毒禁用。

病人应卧床休息,抬高患肢,有皮肤黏膜破损者,应及时治疗,以免感染毒邪。因脚湿气致下肢复发性丹毒者,应彻底治愈脚湿气,以减少复发。

乳　痈

乳痈是发生于乳房部的急性化脓性疾病。其临床特点为:乳房部结块、肿胀疼痛,伴有全身发热,溃后脓出稠厚。多发于产后尚未满月的哺乳女性,尤以乳头破碎或乳汁郁滞者多见。

分期

1. **郁乳期**　病人感觉患侧乳房肿胀疼痛,并出现硬块(或无硬块),多在乳房外下象限,乳汁排出不畅;同时伴有发热、寒战、头痛骨楚、食欲不振等全身症状。经治疗后,若2~3日内寒热消退、肿消痛减,病将痊愈。

2. **成脓期**　上述症状加重,硬块逐渐增大,继则皮肤发红灼热,疼痛呈搏动性,有压痛,患侧腋窝淋巴结肿大,并有高热不退,此为化脓的征象。若硬块中央渐软,按之有波动感者,表明脓肿已熟。但深部脓肿波动感不明显,需进行穿刺才能确定。

3. **溃脓期**　自然破溃或切开排脓后,一般肿消痛减,寒热渐退,逐渐向愈。若脓流不畅,肿热不消,疼痛不减,身热不退,可能形成袋脓,或脓液波及其他乳囊(腺叶),形成"传囊乳痈",亦可形成败血症。若有乳汁从疮口溢出,久治不愈,则可形成乳漏。

治疗　由于该病产生的原因,主要为乳络不通,乳汁雍积而成,故应以清热解毒、兼理气滞、通乳为主要治疗方法,可选用瓜蒌牛蒡汤、透脓散、托里消毒散加减内服。外治法:郁乳期用金黄散或玉露散以冷开水或醋调敷;或用金黄膏或玉露膏敷贴;或用鲜野菊花、鲜蒲公英、鲜地丁草、仙人掌(去刺)等洗净捣烂外敷;或用20%芒硝溶液湿敷;或用大黄、芒硝各等份研末,适量凡士林调敷。成脓期局部按之有波动感或经穿刺抽脓抽得脓液者,应及时切开引流或用针吸穿刺抽脓。溃脓期切开排脓后用八二丹、九一丹药线或凡士林纱条引流,外敷金黄散或金黄膏;脓尽改用生肌散收口,外用红油膏或生肌玉红膏盖贴。

预防与调摄　妊娠5个月后,经常用温热水或75%乙醇(酒精)擦洗乳头;孕妇有乳头内陷者,应经常挤捏提拉矫正,可用小酒杯叩吸。应指导产妇合理哺乳,养成定时哺乳的习惯,保持乳汁排出通畅;乳汁过多时,可用吸乳器将乳汁吸尽排空,以防淤乳。保持乳头清洁,如有乳头皲裂、擦伤应及时治疗。注意婴儿口腔清洁,不可让婴儿口含乳头睡觉。

湿 疮

湿疮是一种由多种内外因素引起的过敏性炎症性皮肤病。以多形性皮损,对称分布,易于渗出,自觉瘙痒,反复发作和慢性化为临床特征。本病男女老幼皆可罹患,而以先天禀赋不耐者为多。一般可分为急性、亚急性、慢性3类。本病相当于西医的湿疹。

1. **急性湿疮** 起病较快,常对称发生,可发于身体的任何一个部位,亦可泛发于全身,但以面部的前额、眼皮、颊部、耳部、口唇周围等处多见。初起皮肤潮红、肿胀、瘙痒,继而在潮红、肿胀或其周围的皮肤上出现丘疹、丘疱疹、水疱。皮损群集或密集成片,形态大小不一,边界不清。常因搔抓而水疱破裂,形成糜烂、流滋、结痂。自觉瘙痒,轻者微痒,重者剧烈瘙痒呈间隙性或阵发性发作,常在夜间增剧,影响睡眠。皮损广泛者,可有发热、大便秘结、小便短赤等全身症状。

2. **亚急性湿疮** 多由急性湿疮迁延而来,急性期的红肿、水疱减轻,流滋减少,但仍有红斑、丘疹、脱屑。自觉瘙痒,或轻或重,一般无全身不适。

3. **慢性湿疮** 多由急性、亚急性湿疮反复发作而来,也可起病即为慢性湿疮,其表现为患部皮肤增厚,表面粗糙,皮纹显著或有苔藓样变,触之较硬,暗红或紫褐色,常伴有少量抓痕、血痂、鳞屑及色素沉着,间有糜烂、流滋。自觉瘙痒剧烈,尤以夜间、情绪紧张、食辛辣鱼腥动风之品时为甚。若发生在掌跖、关节部的易发生皲裂,引起疼痛。病程较长,数月至数年不等,常伴有头昏乏力、腰酸肢软等全身症状。

内治法以清热利湿,健脾养血祛风为主,常用龙胆泻肝汤配合萆薢渗湿汤、参苓白术散、当归饮子等。外治:急性湿疮,初起以清热安抚、避免刺激为原则,可选用黄柏溶液、炉甘石洗剂外搽,中药外洗;中期流滋多,以收敛清热止痒为原则,可选用马齿苋洗剂、黄柏溶液外搽,中药煎水湿敷;后期,流滋少、结痂时,以保护皮损、避免刺激、促进角质新生、清除残余炎症为原则,可选用黄连软膏、青黛膏。亚急性湿疮,以消炎、止痒、干燥、收敛为原则,选用苦参汤、三黄洗剂、青黛散、祛湿散、黄柏霜等外用。慢性湿疮,以止痒、抑制表皮细胞增生、促进真皮炎症浸润吸收为原则,可选用青黛膏、硫黄软膏、湿疮膏、皮脂膏等外用。

急性者忌用热水烫洗和肥皂等刺激物洗涤。不论急性、慢性,均应避免搔抓,并忌食辛辣、鸡鸭、牛羊肉、鱼腥海鲜等发物。

瘾 疹

瘾疹是一种皮肤出现红色或苍白风团,时隐时现的瘙痒性、过敏性皮肤病。皮肤上突然出现风团,色白或红或正常肤色;大小不等,形态不一;局部出现,或泛发全身,或稀疏散在,或密集成片;发无定时,但以傍晚为多。风团成批出现,时隐时现,持续时间长短不一,但一般不超过24小时,消退后不留任何痕迹,部分病人一日反复发作多次。自觉剧痒、烧灼或刺痛。部分病人,搔抓后随手起条索状风团;少数病人,在急性发作期,出现气促、胸闷、呼吸困难、恶心呕吐、腹痛腹泻、心慌心悸。急性者,发病急来势猛,风团骤然而起,迅速消退,瘙痒随之而止;慢性者,反复发作,经久不愈,病期多在1～2个月以上,甚至更久。本病相当于西医的荨麻疹。

本病的病因与风、湿、热等有关,故治疗上以祛风、化湿、清热为主,祛风可用防风、荆芥;化湿可用苍术、厚朴、藿香、佩兰等;清热可用忍冬藤、土茯苓、野菊花等;如有血热,还可以加用凉血药,如丹皮等。外治法可用香樟木、蚕沙各30～60克,煎水外洗,或用炉甘石洗剂外搽。尽可能找出病因并去除之。发病其间禁食辛辣、鱼腥等物。

白 疕

白疕即银屑病,本病好发于青壮年,男性多于女性,有一定的遗传倾向,大多数冬季发病或加重,夏季较轻,数年后与季节变化关系不明显。

临床主要表现为皮肤上出现红色丘疹或斑块,上覆以多层银白色鳞屑。一般分为寻常型、脓疱型、关节型和红皮病型4种类型。

1. **寻常型** 临床最多见,发病较急,皮损初起为红斑、丘疹,逐渐扩大融合成片,边缘清楚,上覆以多层银白色糠秕状鳞屑,轻轻刮去鳞屑,可见一层淡红色发亮的薄膜,刮除薄膜后可见小出血点,为本病特征性皮损。进行期皮损色红,不断有新的皮损出现,原有皮损逐渐扩大,炎症浸润明显,鳞屑增厚,瘙痒较剧,易产生同形反应。静止期皮损稳定,无新的皮损出现,旧的皮损经久不退。恢复期皮损减少,变平,逐渐消退,留有色素沉着或色素沉着斑。

2. **脓疱型** 临床表现:泛发性脓疱型皮损特点为在红斑上出现群集性浅表的无菌性脓疱,脓疱如粟粒,可融合成脓湖。可伴高热、关节肿痛等全身症状。病情好转

后可出现典型白疕的皮损,病程长达数月或更久,常易复发,预后较差;掌跖脓疱型皮损好发于掌跖部,皮损为在红斑基础上出现多数粟粒大小的脓疱,1～2周后自行干涸,形成黄色屑痂或小鳞屑,以后又在鳞屑下出现小脓疱,反复发作,逐渐向周围扩展。一般情况良好。

3. **关节炎型** 除有红斑、鳞屑外,还伴有关节炎的表现,以侵犯远端指趾关节为主,常不对称,亦可侵犯大关节和脊柱。受累关节红肿、疼痛,重者可有关节腔积液、强直、关节畸形。

4. **红皮病型** 常由寻常型治疗不当或脓疱型消退过程中转变而成。表现为全身皮肤弥漫性潮红、肿胀和脱屑,在潮红的皮肤中可见片状正常的皮岛。可伴有发热、畏寒、头痛及关节痛、淋巴结肿大等全身症状。病程较长,可数月或数年不愈。治愈后,可有典型的白疕皮损。

本病治疗以清热凉血解毒、养血和血、祛风润燥、活血化瘀为主,可选用犀角地黄汤或凉血地黄汤、四物汤合消化散、桃红四物汤加减内服。外治的情选用5％～10％硫磺软膏、雄黄膏、5％～10％的硼酸软膏、青黛散等。忌食辛辣、香燥、醇酒、羊肉、狗肉、鱼虾等发物。进行期和红皮病型,不宜用刺激性强的外用药物。

粉 刺

粉刺是一种毛囊、皮脂腺的慢性炎症性皮肤病。因典型皮损能挤出白色半透明状粉汁,故称之粉刺。好发于颜面,亦可见于胸背上部及肩胛部等处,典型皮损为毛囊性丘疹,多数呈黑头粉刺,周围色红,用手挤压,有小米或米粒样白色脂栓排出,少数灰白色的小丘疹,以后色红,顶部可出现小脓疱,破溃后痊愈,遗留暂时性色素沉

着或有轻度凹陷的瘢痕。有时形成结节、脓肿、囊肿等多种形态损害，愈后留下明显瘢痕，皮肤粗糙不平，伴有油性皮脂溢出。一般无自觉症状或稍有瘙痒，若炎症明显时，可引起疼痛或触痛。

内治以清肺散风、清热化湿、化痰健脾渗湿等为主，可以选用枇杷清肺饮、黄连解毒汤、茵陈蒿汤、海藻玉壶汤合参苓白术散加减。外治选用颠倒散、鹅黄散、三黄洗剂、颠倒散洗剂、痤疮洗剂等外搽。

经常用温水、硫磺肥皂洗脸，以减少油脂附着面部堵塞毛孔。禁止用手挤压皮损，以免引起感染。少食油腻、辛辣及糖类食品，多吃新鲜蔬菜、水果，保持大便通畅。

痔

痔是直肠末端黏膜下和肛管皮肤下的直肠静脉丛发生扩大、曲张所形成的柔软静脉团，或肛缘皮肤结缔组织增生或肛管皮下静脉曲张破裂形成的隆起物。男女老幼皆可为患。故有"十人九痔"之说，其中以青壮年占大多数。据发病部位不同，痔分为内痔、外痔及混合痔。

1. **内痔**　痔生于肛门齿线以上，直肠末端黏膜下的痔内静脉丛扩大、曲张形成的柔软静脉团，称为内痔。内痔是肛门直肠疾病中最常见的病种，与西医病名相同。内痔多发于成年人，初发常以无痛性便血为主要症状，血液与大便不相混，多在排便时滴血或射血。出血呈间歇性，每因饮酒、过劳、便秘或腹泻时使便血复发和加重。出血严重时可引起贫血。随着痔核增大，在排便时或咳嗽时可脱出肛外，若不及时回纳，可形成内痔嵌顿，并有分泌物溢出，肛门坠胀。根据病情轻重程度不同，可分为 3 期：Ⅰ期：痔核较小，如黄豆或蚕豆大，色鲜红，质柔软，不脱出肛外，大便带血或

滴血。Ⅱ期：痔核较大，形似红枣，色暗红，大便时脱出肛外，便后能自行还纳，大便滴血较多或射血一线如箭。Ⅲ期：痔核更大，如鸡蛋或更大，色灰白，大便时或行走时脱出肛外，不能自行还纳，一般不出血，一旦出血则呈喷射状，痔核脱出后如不尽快还纳，则易嵌顿而绞窄肿胀、糜烂坏死。

Ⅰ期、Ⅱ期内痔，或痔核嵌顿继发感染，或年老体弱的内痔者，或兼有其他慢性病，不宜手术者，可服用凉血地黄汤、脏连丸、补中益气汤等；外治适用于各期内痔及内痔脱出时，可选用熏洗法，将药物加水煮沸，先熏后洗，或用毛巾蘸药液作湿热敷，具有活血止痛、收敛止痛消肿等作用，常用五倍子汤、苦参汤等。敷药法适用于各期内痔及手术后换药，将药膏或药散敷于患处，具有消肿止痛或收敛止血或生肌收口等作用，常用药物有马应龙痔疮膏、五倍子散、桃花散、生肌玉红膏等。塞药法适用于各期内痔，将药物制成栓剂，塞入肛内，具有消肿止痛、止血的作用，如化痔栓、痔疮栓。

2. **外痔**　外痔是指发生于齿线以下的肛管痔外静脉丛扩大曲张，或破裂，或肛门皮肤因反复炎症刺激增生而成的疾病。其临床特点是肛门坠胀、疼痛、异物感。根据临床表现和病理特点不同可分为静脉曲张性外痔、血栓性外痔、结缔组织外痔。

- 结缔组织外痔：是肛门缘皮肤（皱襞）发生结缔组织增生、肥大形成的，痔内无曲张的静脉，包括哨兵痔和赘皮外痔。其主要临床表现为肛门异物感。一般不需内治，当外痔染毒肿痛时，可用清热利湿之法，方用止痛如神汤或五神汤加减。外治法可用苦参汤煎水清洗以防感染，肿痛时用痔疮膏或黄连膏外涂，若外痔较大时，可考虑手术切除。

- 静脉曲张性外痔：是指痔外静脉丛

发生淤血扩大曲张、成团状而形成的圆形或椭圆形的肿物。一般不需内治,若染毒时可予清热利湿、活血散瘀治疗,运用萆薢化毒汤合活血散瘀汤加减。外治针对肿胀明显,先用苦参汤熏洗,再外敷消痔膏或黄连膏。

- 血栓性外痔:是由痔外静脉破裂,血溢脉外,瘀于皮下,凝结成块所致。其特点是肛门边缘突然剧烈疼痛,并有暗紫色肿块。内治法以清热凉血,消肿止痛,可选用凉血地黄汤加减。外治法,先用苦参汤煎水熏洗肛门,再外涂痔疮膏,每日1次。

3. 混合痔 指内、外痔静脉丛曲张,相互沟通吻合,使内痔部分和外痔部分形成一个整体。混合痔兼有内外痔的双重表现。内治法参见痔,外治法参见静脉曲张外痔。

对于痔的预防,应保持大便通畅,养成每日定时排便的习惯,临厕不宜久蹲。注意饮食调理,多喝开水,多吃蔬菜水果,少食辛辣、醇酒之品。避免久坐久卧,适当进行体育锻炼。

第 47 章

中医妇科

女性在生理上有月经、胎孕、分娩、哺乳的特点,病理上有月经病、带下病、妊娠病、产后病、乳房疾病、外阴疾病、癥瘕等。熟悉女性的生理特点及病理变化,对搞好女性保健,防治女性疾病有很重要的作用。

妇科疾病有其特点,中医认为妇科疾病常与胞宫有关。这里需要注意的是,胞宫相当于现代医学的子宫、卵巢及附件等功能,却不单指子宫。中医认为胞宫又与血有关,故妇科疾病的调治,常从血入手。又因为血与气密切相关,故亦常从气入手。

妇科疾病多因脏腑功能失调、气血失调、冲任督带四脉损伤,产生经、带、胎、产诸病,因此,补肾气、和脾胃、疏肝气、调气血以调理冲任,是治疗妇产科疾病的基本原则。

当然,这里说的经、带、胎、产诸病都是女性所特有,故称为妇科病。女性的其他一些疾病,与男性一起发生,这些疾病的治疗则与男性无异,不得称为妇科病。

月经不调

月经不调是妇科的常见病,是指月经的周期、经期、经量及色、质方面的异常,或月经期前后伴随出现的某些明显的、特有的症状等。我们一般所谓的月经不调主要是指月经的周期出现不正常。

月经病的症状常常相互参见,互为影响,如月经过多与月经先期常相伴,月经过少与月经后期常同见,故月经不调的调治需要多方面考虑,一方面要考虑月经期伴随的明显症状,另一方面还需考虑全身的整体状态。

月经不调的原因很多,一旦出现,需要查清病因并及时治疗。注意饮食,调节情志,提高身体素质。同时,本病的治疗一般比较缓慢,需要耐心,慢慢调理。

1. **月经先期**　或称月经超前,是指月经周期每月提前 7 日以上,甚至 10 余日,但月经的经期基本正常。如果月经周期仅提前 3～5 日,且无其他明显症状,属正常范围。

中医认为本病的病机主要为气虚与血热。血热常因情绪不悦,肝气郁结,郁久生热,或过食辛辣之品,均可引起,出现月经提前,月经色黑,经量较多,小腹疼痛,心烦易怒,或乳房胀痛,大便干结,小便短黄,苔黄,舌质红,脉数。治以清热为主,可用清经散治疗,龙胆泻肝丸亦可。

气虚主要是因为饮食失调,或劳累过度,或思虑过度所引起,出现月经提前,月经色淡,经量较少,同时有乏力,心慌,面色㿠白,不思饮食,大便常稀薄,苔薄,舌质淡,脉细无力。应以补气为主,可用圣愈汤治疗,补中益气丸亦可。

2. **月经后期**　或称月经延迟,是指月经周期每月延后 7 日以上,甚至 10 余日,但月经的经期基本正常。如果月经周期仅延后 3～5 日,且无其他明显症状,亦属正常范围。

本病也常有虚证与实证两种。实证常为血瘀,表现为月经色暗,有血块,小腹胀痛,胸胁或乳房胀痛,舌质暗,或有瘀斑。应以活血化瘀为主,乌药汤加味,调经活血片亦可。

虚证常为气血两虚,表现为月经色淡,量少,面色㿠白,头晕眼花,小腹隐痛,舌质淡,脉细弱。可用八珍汤治疗,艾附暖宫丸,乌鸡白凤丸亦可。

3. **月经先后不定期**　月经有时超前,有时延后,且均在 7 日以上。常与脾虚有关,当以健脾为主,可用香砂六君汤治疗。

4. **月经量过多**　大致亦可分为虚实两种。虚证以气血两虚为主,出现月经量多而色淡,头晕眼花,舌质淡,脉软细。当补益气血,以八珍汤为主。实证以血热为主,月经量多而色深,舌质红,脉滑数。清血热为主,可用地榆、黄柏、椿根皮等治疗。

5. **月经量过少**　亦可分为虚实两种。实证以血瘀为主,月经量少,时有血块,小腹疼痛,拒按,舌质暗或瘀斑。治以活血化瘀,可用川芎、赤芍、红花、桃仁之类。虚证以气血虚为主,月经量少,涩淡,兼有气血虚弱的其他症状。治以补益气血,八珍汤或归脾汤均可应用。

总之,月经不调首先要分清虚实。实证,以清热、活血为主;虚者,以补为主。

痛　经

在经期或经行前后,出现周期性的小腹疼痛或胀痛,伴恶心呕吐,影响生活或工作者,称为"痛经"。痛经有时疼痛可十分严重。

痛经的病因病机,大都与气滞有关。肝气郁结,气机运行不畅,可以引起经行疼痛。气滞又可以引起血瘀,血瘀的发生又往往可以引起经行腹痛。有时身体虚弱,气血不足,致使血行不畅,亦可引起经行腹痛。痛经的辨证,也需分虚实两种。

实证又可分为肝郁气滞和血瘀两种。肝郁者,病人平常多善怒,或情志抑郁,经行腹痛常伴小腹胀痛,或乳房胀痛,经行不畅,治以疏肝理气为主,药如川芎、柴胡、香附、当归、木香等。

血瘀引起的痛经,腹痛较剧烈,且按之疼痛更甚,经行不畅,多有血块,色暗,苔薄,舌质暗或瘀斑。治以活血化瘀为主,桃红四物汤加味。一般常加入理气之药以加强疗效。有益母草膏、桂枝茯苓丸成药可以选用。

虚证常为气血亏虚,疼痛不甚,按之疼痛可以减轻,面色㿠白,不耐疲劳,舌质淡,脉细。治以补益气血为主,如八珍汤。

痛经的治疗,一般都在经行前2～3日开始服药。针灸对减轻痛经的疼痛症状效果较好。

闭　经

闭经分为两种。凡女性年满18岁或第二性征发育成熟2年以上仍无月经来潮者称为原发性闭经;或月经规律来潮,但因某种原因而致月经停止6个月以上者称为继发性闭经。我们通常所说的闭经,一般指后者。

闭经也可常分为虚实两种。虚证的闭经,常由气血虚弱而引起,平素体质虚弱多病,或因其他疾病而引起体质差。表现为劳倦乏力,面色不华,舌质淡,脉细弱。应以补益气血为主,可用八珍汤或人参养荣汤。

实证的闭经可以由气滞、血瘀、痰湿所引起。因气滞所引起的闭经,病人平素善怒,肝气郁结,小腹胀满,先前月经期常有乳房胀痛,脉弦。治宜疏肝理气之品,如柴胡、香附、佛手、玫瑰花等。又因为气与血常互为影响,故常加入活血之药以加强疗效,当归、川芎等药可以选用。

血瘀引起的闭经,病人有血瘀的各种症状,如小腹胀满,或疼痛,舌质暗,或有瘀斑。宜用活血化瘀之品,药如桃仁、红花、川芎等。此时,又往往加入木香、香附等理气之品以加强疗效。若瘀血严重时,则又加入虫类药,如土元、虻虫等。

痰湿引起的闭经,病人往往体重较重,或嗜好甘肥的食品,不耐疲劳,舌苔白腻,脉滑。可用化痰理气活血之品,如平胃散加桃仁、红花、川芎、香附等。

虚证的闭经,还有因为血少而致,表现为面色萎黄,头晕目眩,心悸气短,舌质淡,脉细无力。应以补血为主,可用四物汤、八珍汤等,有乌鸡白凤丸成药可选用。

崩　漏

女性不规则阴道出血,若出血量多,来时较猛,称为崩;出血量少,淋漓不尽,称为漏。二者常互为因果,相互转化,故常常合称为崩漏。

崩漏也可分为虚证与实证。

气滞引起的崩漏,多见于平素常善怒,月经血色如常,小腹胀满,或乳房胀痛,脉弦。治宜疏肝理气,可用当归四逆散加减。

血瘀引起的崩漏,月经色暗,有血块,小腹疼痛拒按,舌质暗。治以活血祛瘀,可用少腹逐瘀汤加减。

血热引起的崩漏,平素喜食辛辣、刺激性大的食品,或其他疾病导致内生血热,热迫胞宫。表现为月经血色深红,口干,心烦,喜冷饮,舌红,脉细数。治以凉血止血,可用清经散加减。

因气血虚弱所引起的崩漏,血色淡,常劳倦乏力,面色苍白,舌质淡,脉细。应补益气血,可用八珍汤加减;若中气不足者,也可用补中益气汤。

阴虚引起的崩漏,月经血色较红,发热,手脚心热,有时面部升火,口干咽燥,舌红,脉细数。治以滋阴养血,可用左归丸加减。

对于崩漏者,不管什么情况引起的,都应及早去医院检查,以明确病因。

崩漏出血量大时,需急救止血。

凡崩漏虚证,应注意饮食进补,可常吃海参、鲍鱼、乌贼等,以及桂圆、大枣之类养血之品。

带 下

带下是指阴道壁及宫颈等组织分泌的一种黏稠液体。在发育成熟期或经期前后、妊娠期带下均可增多，色白，无臭味，这是生理现象。当阴道、宫颈或内生殖器发生病变时，带下量常明显增多，并有色质和气味的异常，伴全身或局部症状，此时就称为"带下病"。中医根据带下的不同颜色和症状分为白带、黄带、赤带、青带、黑带及五色带。一般以白带、黄带及赤带多见。

1. 气滞　常有情志抑郁的病史，除带下外，小腹胀满，胸胁不适。治以疏肝理气，可用逍遥散加减。

2. 痰湿　平素多痰，或喜食甜品、油腻食品，或体胖，带下量多，黏稠，舌白腻，脉滑。应于化痰燥湿，可用平胃散加减。

3. 湿热　带下常有臭味，色黄，心烦，口渴，小便短赤，大便秘结，舌红，脉滑数。治以清化湿热，可用三妙丸加减。

带下病，也可分为虚证和实证。

1. 脾虚　平素体弱，或他病引起脾虚，白带色淡，甚如鸡蛋清，无臭味，乏力，大便溏薄，脉软。治宜健脾，可用参苓白术散加减治疗。

2. 肾虚　有肾虚病史，或腰背酸痛，白带常如清水，乏力。若偏肾阴虚，可有五心烦热，失眠多梦等阴虚症状。治以滋补肾阴，可用知柏地黄汤加减；若偏肾阳虚，可有四肢冷，小腹冷，小便频数而长等阳虚症状。治宜温补肾阳，可用金匮肾气丸加减。

带下一证，也应去医院以明确诊断，查明病因。特别是带下颜色多变者，要注意排除癌变可能。

带下虚证，还可常吃白果。白果煮熟，每日吃5～10枚。注意，生白果有毒，不能食用。也可与莲肉、芡实等同煮食用。

恶 阻

妊娠后出现恶心、呕吐、厌食，或食入即吐者，称为恶阻。一般多发生于妊娠早期，常于妊娠3个月后逐渐消失。

中医认为恶阻主要是因为冲任之气上逆，胃失和降所致。故其治疗常以平冲降逆为主。有二陈汤、温胆汤、旋覆代赭汤等方药可选用。

若症状不甚严重，可饮食调养和生活调摄。可用白豆蔻一粒，嚼服；或嚼服生姜；或用金橘、酸梅等，消闲食品中的陈皮亦可。

在恶阻期间，食品宜清淡，不要强令多食油腻、不宜消化的食品，可选择自己喜爱的食品食用，但不可过多，要注意饮食营养的搭配。

若症状严重，已影响孕妇生活质量者，则需去医院进行正规治疗。

胎动不安、胎漏

妊娠期间，感觉有胎动，或有下坠感，或腰酸严重且伴小腹胀者，都可称为胎动不安，常为流产的先兆。妊娠时，阴道出血，且淋漓不尽，称为胎漏，也是胎产异常的表现。二者均需引起高度注意，都应去医院产科检查、诊治。出现胎动不安或胎漏，孕妇应安静卧床，不宜惊慌。其发生，除了外伤，大多属于虚证。

1. 气虚　临床有各种气虚的症状，如劳倦乏力，气短等。应补益中气，可用补中益气汤加减。

2. 肾虚　无论肾阳不足或肾阴亏虚，都可以引起本病。治以补肾，可用寿胎丸加减。

妊娠期间，精神抑郁，或大怒大恼，都可引起肝气郁滞，从而导致本病的发生。因此，妊娠期间，务必使孕妇心情愉快。

妊娠期间,用药还需注意,因为药物大多有一定的毒副作用,可能对孕妇及胎儿有影响,因此,孕妇用药最好按照医嘱服用。就中药来说,对于那些有毒性、活血化瘀、破气之药,一般均需慎用。

对于习惯性流产者,应在怀孕前即长期药物调理,已孕后注意生活保养。

产后腹痛

新产以后以小腹疼痛为主症者,称为产后腹痛。产后腹痛主要是气血运行不畅,迟滞而痛,也有虚实之分。实证以血瘀为主,常因肝气郁结或感受风寒而致。表现为腹痛,疼痛剧烈,按之更甚,舌质暗。治以活血为主,可用生化汤加减。一般的瘀血作痛,可常吃山楂,因山楂有祛瘀生新的作用。

虚证以血虚多见,由于产后失血,冲任空虚,胞宫失养,气血运行无力,而使血流运行迟缓而作痛。表现为腹痛,常不甚剧烈,按之痛减。治以补益气血。可用八珍汤加减。日常可常吃补益类食品。有益母草膏成药可选。

乳汁缺乏

产后乳少,或者无乳,亦颇多见。常为产后气血虚弱,或平素体虚,致无以滋生乳液,导致本病。此外,乳络不畅,亦应注意。

常可用补益药物,佐以通乳络之品。可用黄芪、当归补益气血,滋生乳汁生化之源;佐以穿山甲、路路通、丝瓜络等品,疏通乳络,促使已生成的乳汁排出。日常可食用猪脚汤,也可吃鲫鱼汤,并可食用其他补益食品。产后应保持精神愉快,有时精神受刺激,也会导致乳汁缺乏,不得不注意。

阴 挺

阴挺,即子宫脱垂。生产时体质虚弱,或产时用力过度,或产后身体未完全恢复即强力劳作,可使子宫下坠于外,一般都为中气下陷的表现。可用补中益气汤治疗。

阴挺日久,可出现擦伤、溃破,湿热交聚,应兼清湿热,可用苍术、黄柏、土茯苓之类。阴挺严重者,可手术治疗。

第 48 章

中医儿科

小儿遗尿

遗尿是指 3 岁以上的小儿不能自主控制排尿,经常睡中小便自遗,醒后方觉的一种病证。年龄超过 3 岁,特别是 5 岁以上的儿童,睡中经常遗尿,轻者数日一次,重者可一夜数次,则为病态,方称遗尿症。本病发病男孩高于女孩,部分有明显的家族史。病程较长,或反复发作。

1. 肾气不固　睡中经常遗尿,甚者一夜数次,尿清而长,醒后方觉,神疲乏力,面白肢冷,腰腿酸软,智力较差,舌质淡,苔薄白,脉沉细无力。治以温补肾阳,固涩小便。方用菟丝子散,五子衍宗丸、缩泉丸等成药亦可。

2. 脾肺气虚　睡中遗尿,少气懒言,神倦乏力,面色少华,常自汗出,食欲不振,大便溏薄,舌淡,苔薄,脉细少力。治以益气健脾,培元固涩,方用补中益气汤合缩泉丸。

3. 肝经湿热　睡中遗尿,尿黄量少,尿味臊臭,性情急躁易怒,或夜间梦语磨牙,舌红,苔黄或黄腻,脉弦数。治以泻肝清热利湿,龙胆泻肝汤加减。

自幼儿开始培养按时和睡前排尿的良好习惯,晚饭后注意控制饮水量。对于遗尿病儿要耐心教育引导,切忌打骂、责罚,鼓励病儿消除怕羞和紧张情绪,建立起战胜疾病的信心。

小儿厌食

小儿厌食指小儿较长时期不思进食,厌恶摄食的一种病症。目前,本病在儿科临床上发病率较高,尤在城市儿童中多见。好发于1～6岁的小儿。厌食指以厌恶摄食为主证的一种小儿脾胃病症。

1. 脾运失健　厌恶进食,饮食乏味,食量减少,或有胸脘痞闷、嗳气泛恶,偶尔多食后脘腹饱胀,大便不调,精神如常,舌苔薄白或白腻。治以调和脾胃,运脾开胃,不换金正气散,小儿香橘丹亦可选用。

2. 脾胃气虚　不思进食,食不知味,食量减少,形体偏瘦,面色少华,精神欠振,或有大便溏薄,舌质淡,苔薄白。治以健脾益气,佐以助运,方用异功散,儿康宁口服液亦可。

3. 脾胃阴虚　不思进食,食少饮多,口舌干燥,大便偏干,小便色黄,面黄少华,舌红少津,苔少或花剥,脉细数。治以滋脾养胃,佐以助运,方用养胃增液汤,大补阴丸亦可。

对于儿童,尤其是婴幼儿,要注意饮食调节,掌握正确的喂养方法,饮食起居按时、有度。对先天不足,或后天病后脾弱失运的病儿,要加强饮食、药物调理,使之早日康复。

厌食矫治,不可单纯依赖药物。必须纠正不良的饮食习惯,如贪吃零食、偏食、挑食、饮食不按时等。食物不要过于精细,鼓励病儿多吃蔬菜及粗粮。对病儿喜爱的某些简单食物,如豆腐乳、萝卜干等,应允其进食,以诱导开胃。

小儿性早熟

性早熟是指女孩在8岁以前,男孩在10岁以前出现第二性征,或女孩月经初潮发生在10岁以前的一种内分泌疾病。近年来,随着人民生活水平的提高以及外源性激素的广泛存在,性早熟病儿逐渐增多。性早熟从病因上可分为真性性早熟及假性性早熟,完全性性早熟和部分性性早熟,还有同性性早熟和异性性早熟。真性性早熟是由于下丘脑-垂体-性腺轴提前发生作用,属中枢性性早熟。完全性性早熟一般查无特殊原因,无病理变化,属于特发性性早熟。不完全性性早熟是因性激素刺激性征发育,多属假性性早熟或部分(不完全性)性早熟。临床上,性早熟女孩比男孩多4～5倍。

性早熟一般表现为,女孩乳房发育,阴道分泌物增多,月经来潮;男孩阴茎、睾丸增大,有阴茎勃起,甚则射精,且有面部痤疮以及声音变粗。男孩、女孩都可出现阴毛和腋毛。男孩血浆睾酮和女孩的雌二醇浓度随性早熟的发展而增高。X线摄片手腕骨正位片显示骨龄成熟超过实际年龄，与性成熟一致。

1. 肾阴不足　女孩乳房发育及月经提前来潮；男孩生殖器增大，有阴茎勃起，伴颧红潮热、盗汗、五心烦热、舌红少苔、脉细数。治以滋阴降火，方用知柏地黄丸。

2. 肝郁化火　女孩乳房及内外生殖器发育，月经来潮；男孩阴茎及睾丸增大，声音变低沉，面部痤疮，有阴茎勃起和射精。伴胸闷不舒、心烦易怒、嗳气叹息、舌红苔黄、脉弦细数。治以疏肝解郁，清心泻火，方用丹栀逍遥散。

孕妇及幼儿均应慎用补品，特别要告诫幼儿父母千万不要给孩子服用含有性激素类的滋补品，以预防假性性早熟的发生。患病之后，应及时就医，积极治疗，避免留下后遗症，如身材矮小等。此外，病儿父母要解除顾虑，注意保护儿童，避免造成身心的创伤。

第49章

中医眼科

眼睛为视觉器官，包括眼球、视路和眼附属器三部分。眼球接受视信息，经视路向视皮质传递，从而完成视觉功能；眼附属器具有保护、容纳眼球及保证眼球的转动等作用。中医在眼科方面颇有特色。

中医认为，眼病常见的病因有外感六淫、疠气、内伤七情、劳倦等。六淫为害可致多种目病，六淫即风、寒、暑、湿、燥、火，其中尤以外障眼病为多；疠气，即具有强烈传染性和流行性的致病邪气，可引起如天行赤眼（流行性急性出血性结膜炎，俗称"红眼睛"）等；七情，即喜、怒、忧、思、悲、恐、惊七种情志的过度变化，超过机体的适应范围，从而导致气机紊乱，经络阻滞，脏腑功能失调，可出现如绿风内障（急性闭角型青光眼）、青盲（视神经萎缩）等；劳神、劳力、房劳过度、过用眼力，可引发不耐久视、

视瞻昏渺病（年龄相关性黄斑变性）等。

中医治疗眼病一般分为内治、外治两大类，内治法广泛用于内外障眼病，通过调整脏腑功能或攻逐病邪来达到治疗眼疾的目的。外治法，常见的有药物点滴、熏洗、外敷、熨、钩、割、劆洗、烙、针等，与内治法密切配合使用，效果更佳。

本节仅述针眼、流泪症、青光眼、白内障的中医治疗。

针　眼

本病是指胞睑近睑弦部生小疖肿，形似麦粒，易于溃脓的眼病，相当于西医学的麦粒肿。初起时可有胞睑微痒痛，近睑弦部皮肤微红肿，继之形成局限性硬结，并有压痛，硬结与皮肤相连。若病变发生于靠

小眦部者,红肿焮痛较剧,并可引起小眦部白睛赤肿。部分病人可伴有耳前或颌下淋巴结肿大及有压痛,甚至伴有恶寒发热、头痛等全身症状。

本病轻者可于数日内自行消散,重者3～5日后,于睑缘近睫毛处出现黄白色脓头,形如麦粒。待肿疡溃破,脓出则痛减肿消。发于睑内面者,赤痛较重,常见睑内局部充血,并露出黄色脓点,可以自行溃破。

对本病的治疗,原则上在未成脓时,局部可用湿热敷以助消散,或用紫金锭磨汁,频涂患部皮肤,消肿止痛。若局部微有红肿痒痛,并伴有头痛、发热、全身不适等可运用银翘散内服,或胞睑局部红肿,硬结较大,灼热疼痛,伴有口渴喜饮,可应用泻黄散合清胃散以达退赤消肿促其消散之目的。已成脓者,当促其溃脓或切开排脓,促其早日痊愈。

流泪症

流泪症是指清稀泪液经常外溢、目无赤痛的眼病。类似于西医的泪溢,多因泪道阻塞、狭窄引起,患眼无红赤肿痛,仅有流泪或迎风流泪更甚,多见于冬季和春季,可单眼或双眼患病,常见于病后体弱的女性、老年人。

治疗可用补益肝肾的药物,如杞菊地黄丸,口服水蜜丸,每日2次,每次6克(小蜜丸每次9克)。可用八宝眼药、红眼药或止泪散点眼。也可采用泪道冲洗、泪液旁流术等外科治疗方法。平时可以枸杞、桑葚子、决明子泡茶饮,以预防该症的发生。

青光眼

一般将青光眼分为原发性青光眼、继发性青光眼及先天性青光眼3大类。本节主要论述原发性青光眼。原发性青光眼又可分为原发性闭角型青光眼和原发性开角型青光眼。

临床上常见原发性闭角型青光眼为绿风内障(急性闭角型青光眼),该病是以眼珠变硬,瞳神散大,瞳色淡绿,视力严重减退为主要特征,常与情志刺激或劳神过度有关。发病急骤,眼珠胀痛欲脱,头痛如劈,常伴同侧头痛、虹视,全身有恶心呕吐或发热恶寒等症状。视力骤降,严重者仅能数指或仅有光感。白睛抱轮红赤或混赤,黑睛呈雾状混浊。瞳神散大呈竖椭圆形,展缩失灵,瞳色呈青绿色。眼珠胀硬,甚至胀硬如石。检测眼压,可升高至6.7～10.7千帕(50～80毫米汞柱)。前房变浅,房角闭塞。临床治疗常以绿风羚羊饮、丹栀逍遥散、将军定痛丸等内服治疗;针刺治疗可选用常用穴:睛明、攒竹、瞳子髎、阳白、四白、太阳、风池、翳明、合谷、外关等,恶心呕吐时可配内关、足三里,每次局部取2穴,远端取2穴。此外应注意情志安和,饮食有节,避免进食辛燥刺激之品,保持二便通畅等,对于预防和护理都具有积极的意义。

原发性开角型青光眼中医称为青风内障,起病无明显不适,逐渐眼珠变硬,瞳色微混如青山笼淡蛆之状,视野缩窄,终至失明的眼病。多见于40岁以上的中年人,男性居多,早期无明显症状,发展到一定程度时,可有轻度眼胀不适,头晕头痛,眉棱骨、前额、眼眶胀痛,视力疲劳。早期中心视力不受影响,但视野逐渐缩窄,视野表现为生理盲点扩大和视野缺损、中心外暗点等;晚期视野缩窄,甚至呈管状,最后中心视力完全丧失。眼前部无改变,前房角为开角。眼底检查:视乳头具有典型青光眼杯改变,且逐渐加深加宽,血管向鼻侧移位,多呈屈膝状,晚期视乳头苍白、萎缩。眼压偏高,24小时眼压波动较大,激发试验阳性。可选服五苓散、逍遥散、加减驻景丸、温胆汤等内服，针刺治疗可参考绿风内障的治疗，若上述方法治疗不理想者，可考虑手术治疗。

圆翳内障

本病是指晶珠混浊，视力缓降，渐至失明的慢性眼病。相当于西医学之老年性白内障。年龄在 50 岁以上，视力渐降。眼不红不痛，瞳神展缩如常。晶珠不同形态、程度的混浊，甚至晶珠全混；双眼先后或同时发病，发展缓慢。老年性核性白内障混浊从核开始，呈棕色混浊，向周围发展，早期即明显影响视力。

治疗可用石决明散、杞菊地黄丸、明目地黄丸、石斛夜光丸等内服，早期可滴珍珠明目液或白内停眼液，针刺疗法亦只适用于早期病人，且宜与内服药物配合使用。常用穴：睛明、球后、攒竹、鱼腰、臂臑、合谷、足三里、三阴交。每日或隔日 1 次，每次 2～3 穴，8～10 次为 1 个疗程。晶珠混浊，视力降至 0.2 以下，光定位、色觉良好，眼部无活动性炎症及眼底基本正常者，可考虑手术治疗。

第 50 章

中医肿瘤科

中医学对肿瘤疾病的认识，经历了一个漫长的发展过程。过去中医也治疗肿瘤一类疾病，但没有肿瘤科这一专门名称。作为一门如内科、外科、妇科一样的学科，是近几十年的事情。

从我国的历代记载来看，肿瘤散见于古典医籍中的"瘰疬"、"积聚"、"噎膈"、"反胃"、"岩"、"菌"、"瘤"、"唇茧"、"黄疸"、"鼓胀"、"崩漏"、"带下"等病症，这些病症与肿瘤有颇多相似之处，这其中可能包含了某些肿瘤疾病，但并不等同于现在的肿瘤。"癌"这个字，最早见于宋代东轩居士所著的《卫济宝书》上。但根据当时描述的症状来看，并不是现在称呼的癌肿，而是像痈疽疮疡一类。历代文献中，肿瘤常写成"岩"字，形容肿块坚硬如石。

用"癌"字来翻译 Cancer，大概是在 19 世纪末的事。成书于 20 世纪初的《辞源》一书中，已收载"癌"字，含义已和今日应用的一样了。

中医肿瘤科，继承了历代治疗肿瘤类疾病的经验，吸收了不少民间有一定疗效的方药，根据现代医学对肿瘤的认识，有了不少创新。但毕竟研究时日较短，尚未形成系统的理论和成熟的经验。本节只能对有关问题，作简短的叙述。

病因病机

肿瘤疾病发生的原因，有内外因之分。外因主要为感受外邪，或疫疠之气，邪气侵犯肌表，阻碍营卫之气运行，结而成块，或由表入里,影响脏腑功能,气、血、水液代谢失调,留于局部发为癥瘕。内因则主要为饮食不调,或情志所伤,或久病伤正,或年老体衰,从而酿生各种病理产物,酿毒为患,久而久之随发为肿瘤一病。

肿瘤疾病发生的机制,根据中医理论,主要是外因与内因相互结合,外因通过内因起作用而引起肿瘤的发生。换句话说,外邪或疫毒之邪,作用于人体,导致人体的阴阳失调,正气衰退,为肿瘤的发生创造了内部条件。而肿瘤一旦发病,又往往十分迅速,这是因为外邪可以进一步伤害正气,脏腑阴阳失调更甚,同时又产生各种病理产物如瘀血、痰湿等,这些病理因素再与正虚同时并存,互为因果,形成恶性循环,促使肿瘤疾病的进一步恶化发展。

治疗原则

中医对肿瘤的治疗方法有很多种,目前比较公认的主要有以下几个方面,就是辨证论治、辨病论治及对症治疗。必须指出的是,中医治疗肿瘤疾病,不是单纯强调癌肿的消减或肿瘤指标的下降,而是强调提高病人的整体素质,改善其生活质量,从而达到"带病延年"的目的。

1. 辨证论治　是中医治疗疾病的特色,亦是治疗肿瘤的专长。其总的原则是辨别正气和邪气的情况,分清矛盾过程的主要方面。

一般来说,在疾病的初期,正气尚盛,邪气尚浅,此时治疗当以祛邪为主。到了疾病的中期,正气与邪气相抗争,病情往往复杂,应仔细辨别,此时多采用扶正祛邪的方法。到了疾病的晚期,正气虚衰,邪气较盛,而成正虚邪实之势,此时则应以补正为主,又因为肿瘤晚期癌痛比较明显,故还需同时结合对症治疗。

辨证论治是对肿瘤病人的整体的一种治疗,既有一定的抑制癌肿的效果,又能提高病人的整体情况,对预防复发和转移有一定的疗效。

2. 辨病论治　以抗癌为主要目的。常根据肿瘤发生部位、病人具体情况而选择不同的药物,其药物分为清热解毒类、软坚散结类、活血化瘀类,当然,中医还常用一些有毒的药物治疗肿瘤。

3. 对症治疗　甚为重要,近年来已被认作是三级预防措施之一。对某些晚期肿瘤,对症治疗可以较有效地减轻病人的癌痛症状,使病人可以较安稳的渡过最后阶段。

中医治疗肿瘤疾病,其处方一般都是由辨证、辨病、对症三部分中药所组成。

中西医综合治疗

由于肿瘤疾病预后较差,各种单独疗法均很少能长期控制癌肿,以及防止复发和转移,因此,我国常强调综合治疗,包括中西医综合治疗。中西医综合治疗可提高病人远期生存率,改善生活质量,减轻症状。现简单介绍如下。

1. 与手术治疗相结合　手术治疗仍是目前肿瘤疗法中最主要的手段,随着现代医学的发展,手术治疗的效果已大大提高。但术后肿瘤的复发和转移仍是威胁病人生存的主要原因。中医药的介入可以帮助病人早日从手术的损伤中恢复过来,还可以改善其免疫功能和体质。

2. 与化疗相结合　中医药常与化疗相配合应用。这是因为,一可以提高化疗的疗效,二是可以减轻化疗所引起的诸如胃肠道不适、抑制骨髓等副作用。

3. 与放射治疗相结合　中医认为放射性属于"热毒",可以伤阴,而应用如枸杞子、石斛、沙参、麦冬等养阴药后,则可以明显改善病人的烘热出汗、口渴、夜间睡眠不安、大便秘结等阴虚症状。同时,中医药还可以增强放射治疗的效果。

几种常见晚期肿瘤的中医治疗

现简单介绍几种常见的晚期肿瘤的中医治疗。

肺癌

1. **痰湿壅滞** 表现为咳嗽痰多,痰白而黏,胸闷,苔薄腻,脉滑。常用平胃散治疗。

2. **痰热壅肺** 表现为咳嗽痰多,或咯痰黏稠,口渴喜饮,小便短赤,大便秘结,舌红,苔黄腻,脉弦滑。可用瓜蒌薤白半夏汤合麻黄杏仁石膏汤治疗。

3. **阴虚内热** 表现为咳嗽,无痰或少痰,痰中带血,胸闷,心烦失眠,口干便秘,舌红,苔花剥,脉细数。可用百合知母汤合麦门冬汤治疗。

4. **气阴两虚** 一般为肺癌晚期,表现为咳嗽,痰少,气短喘促,乏力,面色㿠白,舌质淡,脉细弱。可用百合地黄汤合香砂六君子汤治疗。

在辨证基础上,可加用一些对肺癌有专效的药物,如山慈菇等。

食管癌

1. **痰气交阻** 表现为吞咽时噎嗝不顺,嗳气,或吐痰涎,苔薄腻,脉弦滑。治疗常用启膈散合导痰汤。

2. **痰瘀互结** 表现为吞咽困难,水饮难下,胸背疼痛,泛吐痰涎或呕吐胃内容物,形体消瘦,舌有瘀斑,苔厚腻。可用启膈散合丹参饮、桃红饮加减。

3. **气虚津亏** 表现为形体消瘦,面色㿠白,水饮及食物俱难下咽,乏力,气短,舌胖淡,脉细弱。根据不同情况而定,如偏于气虚者,用四君子汤合启膈散;偏于气血两虚者,用八珍汤合启膈散;偏于阴虚者,用生脉散合启膈散;偏于阳虚者,用启膈散酌加附子、肉桂、补骨脂等品。

对于食管癌水饮不下者,可用验方五汁饮治疗。方用:梨汁、藕汁、蔗汁、韭菜汁、乳汁(牛奶亦可),不拘量服用。

胃癌

1. **脾胃气虚** 表现为胃脘隐痛,劳倦乏力,消化不良,大便溏薄,苔腻,舌质淡。可用四君子汤加扁豆、山药等。

2. **肝胃不和** 表现为胃脘疼痛或胀,窜及两胁,嗳气,呃逆,呕吐反胃,舌淡,苔薄腻,脉弦。治以柴胡疏肝散加减。

3. **胃阴不足** 表现为胃脘部灼热隐痛,口干欲饮,五心烦热,大便秘结,舌红,脉细数。可用益胃汤治疗。

4. **痰瘀互结** 表现为胃脘刺痛拒按,痛有定处,腹满,不欲食,或见黑便,舌质暗,苔薄白,脉细涩。可用膈下逐瘀汤加减。

肝癌

1. **气滞血瘀** 表现为两胁肋胀痛,脘腹胀闷,嗳气,食少,乏力,苔薄腻,脉滑。可用逍遥散合桃红四物汤治疗。

2. **湿热瘀毒** 表现为胁下块坚实,痛如锥刺,脘腹胀满,黄疸,面色晦暗,小便黄赤,大便秘结,舌红,苔黄腻,脉弦滑。治以茵陈蒿汤合桃仁、红花、地鳖、白花蛇舌草等。

3. **热毒伤阴** 表现为腹大胀满,瘀块膨隆,消瘦,潮热汗出,失眠,大便秘结,舌红,苔薄黄。可用犀角地黄汤加减。

目前有多种成药可以选用,如复方斑蝥胶囊。

对症治疗

肿瘤疾病的对症治疗甚为重要。常用的有以下几种。

1. **白细胞降低**　常用黄芪、枸杞子、女贞子等。

2. **恶心、呕吐**　常用半夏、陈皮、藿香、佩兰、佛手等。

3. **消化不良**　常用消导药,如鸡内金、山楂、麦芽、谷芽、神曲等。

4. **便秘**　常用火麻仁、大腹皮、大黄等。

5. **泄泻**　常用干姜、黄连、乌梅、木香、砂仁等。

6. **咯血**　常用仙鹤草、藕节、花蕊石等。

7. **腹水**　常用甘遂、商陆、茯苓皮、槟榔、车前子等。

凡肿瘤者,均需去医院进行综合治疗,不可偏信所谓的"偏方"、"验方"而贻误病情,自不待言。

第 51 章

针灸诸法

经　络

经络学说是中医学基础理论的重要组成部分。经络是人体内气血运行的通道,遍布全身,"内属于脏腑,外络于肢节",紧密联系身体各个部分,是中医学对人体的生理、病理、诊断和治疗方面的重要依据。

1. **经络的含义及组成**　经络是经脉和络脉的总称。"经"有路径的含义,是经络系统的主干;"络"有网络的含义,较经脉细小,纵横交错,是经脉的分支。经络包括十二经脉、奇经八脉、十二经别和十五络脉,以及内属的脏腑和外连的十二经筋、十二皮部(图 51 - 1)。

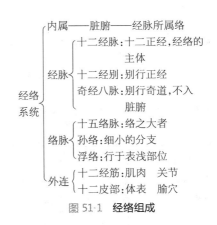

图 51-1　**经络组成**

2. **十四经脉及主治**　十二经脉加上奇经八脉中的督脉、任脉,总称十四经脉。

十二经脉是以手足、阴阳、脏腑而命

名。分为手三阴经(肺、心包、心)和足三阴经(脾、肝、肾)、手三阳经(大肠、三焦、小肠)和足三阳经(胃、胆、膀胱)。

奇经八脉,是指督脉、任脉、冲脉、带脉、阳跷脉、阴跷脉、阳维脉、阴维脉。其中督脉属阳脉与六条阳经有联系,称为"阳脉之海";任脉属阴脉与六条阴经有联系,称为"阴脉之海"。督、任脉各有其所属腧穴,故与十二经脉相提并论,合称为"十四经",十四经脉主治见表51-1。

表 51-1　十四经脉主治表

经脉名称	主治
手太阴肺经	肺、喉、鼻及胸部疾病
手厥阴心包经	心、胃、神志、胸部疾病
手少阴心经	心、神志、胸部疾病
手阳明大肠经	前额、鼻、口、齿、眼、咽、发热病
手少阳三焦经	头侧面、胁肋、耳、眼、咽、发热病
手太阳小肠经	头后面、肩胛、神志、耳、眼、咽、发热病
足阳明胃经	前额、口、齿、咽、大肠、神志、发热病
足少阳胆经	头侧面、耳、胁、眼、神志、发热病
足太阳膀胱经	头后面、腰背部穴主治脏腑病、眼、神志、发热病
足太阴脾经	脾胃病、经带病、泌尿系统病
足厥阴肝经	肝、前阴、经带、泌尿系统病
足少阴肾经	肾、咽、肺、经带、泌尿系统病
督脉	昏迷急救、头面、神志、口齿、咽、胸、肺、脾胃、肠、膀胱、经带
任脉	回阳固脱、强壮保健;神志、口齿、咽、胸、肺、脾胃、肠、膀胱、经带

根据"脏为阴,腑为阳"的原则,则阴经属于脏,阳经属于腑。

根据脏腑表里相配的关系"阴经属脏络腑,阳经属腑络脏",则手三阳经所属的大肠、三焦、小肠三腑分别与手三阴经所属的肺、心包、心三脏之间存在表里属络关系,足三阴经所属的脾、肝、肾三脏与足三阳经所属的胃、胆、膀胱三腑之间存在表里属络关系。

刺灸法

刺法和灸法是两种不同的治病方法。

刺法亦称针法,是利用金属制成的针具,通过一定的手法,刺激人体腧穴;灸法是一种温热疗法,主要是用艾叶点燃后在人体皮肤上进行烧灼或熏熨。两者虽然所用器材和操作方法不同,但同属于外治法,都是通过腧穴,作用于经络、脏腑,以调和阴阳,扶正祛邪,疏通经络,行气活血,从而达到防病治病的目的。针和灸在临床上常互相配合应用,故合称针灸。

1. 刺法　针是刺法的主要工具,古代原始的针具是用石块加工而成的"砭石",随着人类的进化,生产力的发展,出现了骨针、竹针,进而演变为铜针、铁针、金针和银针,到20世纪50年代改进为不锈钢针。需要注意的地方,刺法一般都为专业针灸医师所应用,家庭保健不建议使用。

针刺注意事项:①疲劳、醉酒、情绪激动、过饥或过饱等情况下勿针刺。②经期、孕期不适宜针刺。③皮肤感染、溃疡、瘢痕或肿瘤部位不宜针刺。④背部、胸部的穴位,不宜深刺。

2. 灸法　艾灸疗法主要以艾叶为原料,将干艾叶制成艾绒,然后根据需要可捻成艾炷或艾条,点燃后熏灼肌肤腧穴,借艾火的温热刺激,起到温通经络、祛湿散寒、活血化瘀、消肿散结、回阳救逆及防病保健的作用。

临床常用灸法有以下几种(图51-2)。

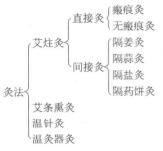

图 51-2　常用灸法

作为家庭应用,一般建议艾条熏灸,其他灸法不建议家庭应用。

艾条熏灸方法:施灸时,将灸条的一端点燃,对准相对应的穴位或患处,距离皮肤2～3厘米进行熏灸,并可左右、上下移动,使局部有温热感而无灼痛为宜。一般每次5～7分钟,至皮肤红晕为度。

适应证:骨质增生、关节炎、白细胞减少症。

灸法注意事项:①颜面部、五官、大血管部位,不宜使用灸法。②孕妇的腹部不宜用灸法。③实证、热证者不宜用灸法。④施灸时要注意避免燃烧后的残灰掉落皮肤上而导致烫伤。

腧　穴

腧穴是人体脏腑经络之气输注于体表的部分。腧相当于"输"的意思,有转输的含义。"穴"即空隙的意思。在中医术语中,腧穴还称为骨孔、气穴,俗称"穴道"、"穴位"。腧穴是经络学诊断治疗的依据,也是针灸施术的部位。在我们的日常保健中,常可以按压或熏灸腧穴而达到减轻病痛、提高体质的作用。所以,有必要了解腧穴的定位及主治等基本知识。

腧穴的分类　腧穴可分为十四经穴、经外奇穴、阿是穴三大类。经穴是分布在十四经脉上的腧穴,有361个;经外奇穴是十四经穴以外的腧穴,有200余个;阿是穴又称压痛点,即以疼痛的部位为穴,所以没有固定位置,也无具体的名称。

腧穴的取法　腧穴的取法有很多,现简单介绍比较适合家庭应用的方法。

1. **骨度分寸取穴法**　见表51-2。

表 51-2　**常用骨度分寸表**

部位	起　　止	折算分寸
头部	前发际至后发际	12寸
	眉心(印堂穴)至前发际	3寸
	后发际至第7颈椎棘突	3寸
	两前额发角(头维穴)之间	9寸
胸腹部	两乳突(完骨穴)之间	9寸
	两乳头或两侧锁骨中线之间	8寸
	剑突至脐中	8寸
	脐中至耻骨联合上方	5寸
背部	脊柱中线至肩胛骨内侧缘	3寸
上肢	腋横纹至肘横纹	9寸
	肘横纹至腕横纹	12寸
下肢	股骨大转子至膝中	19寸
	膝中至外踝高点	16寸
	耻骨联合上缘至股骨内上髁	18寸
	胫骨内侧髁下缘至内踝高点	13寸

2. **指量法**　以病人的手指为标准量取穴的方法,也称为手指同身寸取穴法。

● 拇指同身寸:指病人的拇指指关节的横度为一寸。

● 中指同身寸:指病人的中指中节屈曲时内侧两端纹头之间作为 1 寸。

● 横指同身寸:指病人的示指、中指、环指、小指并拢时,中指中节横纹处,四指横量即为 3 寸。

3. **解剖标志取穴法**　如两眉之间为印堂穴;腓骨小头前下缘的阳陵泉;脐旁两寸的天枢等。

常用腧穴

1. **头面部**

● 百会(督脉):后发际中点上 7 寸,头部中线与两耳尖连线的交点处。主治:头痛,眩晕,惊悸,健忘,癫狂,中风失语,脱肛等。

● 人中(水沟)(任脉):人中沟上 1/3 与下 2/3 交点处。主治:癫狂痫,小儿惊风,昏迷,中风,口眼歪斜,腰脊强痛等。

● 风池(足少阳胆经):在项后,胸锁乳突肌与斜方肌上端之间的凹陷中。主治:感冒鼻塞,发热头痛,眩晕,失眠,视神经萎缩,颈项强痛等。

2. **胸腹部**

● 关元(任脉):脐下 3 寸,腹白线上。主治:遗精,阳痿,早泄,子宫内膜炎,盆腔炎,产后出血,带下病,腹泻,痢疾,尿频,尿急,小便淋沥,中风脱证,痛经等。

● 气海(任脉):脐下 1.5 寸,腹白线上。主治:虚脱,内脏下垂,产后出血,月经不调,痛经,遗精,阳痿,早泄,腹泻,痢疾,小儿遗尿等。

● 中脘(任脉):脐上 4 寸,腹白线上。主治:各种胃疾,急性和慢性胰腺炎,急性

和慢性胆囊炎,便秘,泄泻,呃逆等。

● 神阙(任脉):脐中央。主治:虚脱,荨麻疹,脱肛,急慢性泄泻,痢疾等。

● 天枢(足阳明胃经):脐中(神阙穴)旁开 2 寸。主治:腹泻,痢疾,便秘,肠粘连,腹膜炎,月经不调,带下病,腹水等。

3. **腰背部**

● 命门(督脉):第 2 腰椎棘突下凹陷中。主治:遗精,阳痿,早泄,慢性腹泻,腰脊强痛,四肢瘫痪等。

● 腰阳关(督脉):第 4 腰椎棘突下凹陷中。主治:小腹痛,带下病,产后宫缩痛,崩漏,慢性肠炎,腰骶痛,淋浊等。

● 大椎(督脉):第 7 颈椎棘突下凹陷中。主治:落枕,中暑,高热,感冒发热,白细胞减少症,精神分裂症,小儿惊厥,肺结核,咳喘等。

● 心俞(足太阳膀胱经):第 5 胸椎棘突下旁开 1.5 寸。主治:心痛,惊悸,健忘,癔症,痫症,癫狂等。

● 肺俞(足太阳膀胱经):第 3 胸椎棘突下旁开 1.5 寸。主治:咳喘,肺结核,自汗,消渴等。

● 膈俞(足太阳膀胱经):第 7 胸椎棘突下旁开 1.5 寸。主治:呃逆,呕吐,气喘,咳嗽,吐血,潮热,盗汗。

● 肝俞(足太阳膀胱经):第 9 胸椎棘突下旁开 1.5 寸。主治:肝胆病,胸胁胀满,女性闭经,脊背痛等。

● 脾俞(足太阳膀胱经):第 11 胸椎棘突下旁开 1.5 寸。主治:胃下垂,慢性胃炎,消化不良,水肿,各种出血,荨麻疹,皮肤瘙痒,慢性虚损疾病等。

● 肾俞(足太阳膀胱经):第 2 腰椎脊突下旁开 1.5 寸。主治:遗精,阳痿,早泄,月经不调,白带多,遗尿,小便频数,腰膝痠痛,目昏,耳鸣,耳聋,咳喘等。

● 大肠俞(足太阳膀胱经)：第4腰椎棘突下旁开1.5寸。主治：腰痛，腹泻，便秘，腰脊疼痛，坐骨神经痛，梨状肌劳损等。

4. 上肢部

● 劳宫(手厥阴心包经)：第2、3掌骨之间，偏于第3掌骨，握拳屈指时中指尖处。主治：手掌多汗，癫狂，心痛，昏迷等。

● 合谷(手阳明大肠经)：第1、第2掌骨之间，约当第2掌骨桡侧之中点。主治：高热，中暑，中风，昏迷，休克，癔症，五官急性和慢性疾患，头痛，高血压，面瘫，女性闭经，滞产，荨麻疹，泄泻等。

● 曲池(手阳明大肠经)：屈肘，肘横纹桡侧端凹陷处。主治：发热，痢疾，肠炎，便秘，月经不调，贫血，皮肤瘙痒，带状疱疹，上肢痠痛，麻木，瘫痪等。

● 肩髃(手阳明大肠经)：肩峰前下方，肩峰与肱骨大结节之间。主治：中风，上肢瘫痪，肩部疾患等。

● 内关(手厥阴心包经)：腕横纹上2寸，掌长肌腱与桡侧腕屈肌腱之间。主治：心血管病，呃逆，呕吐，胃痛，精神分裂症，癔症，神经衰弱，失眠等。

● 外关(手少阳三焦经)：腕背横纹上2寸，桡骨与尺骨之间。主治：头痛，带状疱疹，胁肋痛，上肢痹痛，耳鸣，耳聋等。

● 神门(手少阴心经)：仰掌，在尺侧腕屈肌腱的桡侧缘，腕横纹上。主治：心血管病，精神分裂症，癔症，神经衰弱，失眠，尺神经麻痹、疼痛，腕关节尺侧痛等。

5. 下肢部

● 犊鼻(外膝眼)(足阳明胃经)：屈膝，在髌骨下方，髌韧带外侧凹陷中。主治：膝关节周围软组织疾病。

● 足三里(足阳明胃经)：犊鼻穴下3寸，胫骨前嵴外侧1横指，当胫骨前肌上。

主治：消化道疾病，恶心，呕吐，呃逆，便秘，遗尿，休克，昏迷，虚脱，下肢痠痛，麻木，瘫痪，高血压，慢性虚损性疾病等。

● 丰隆(足阳明胃经)：膝下8寸，外膝眼与外踝尖连线的中点。主治：咳嗽痰多，消化不良，中风，下肢肿胀无力等。

● 三阴交(足太阴脾经)：内踝高点上3寸，胫骨内侧面后缘。主治：前列腺炎，遗精，遗尿，痛经，皮肤瘙痒，带状疱疹，失眠，消化不良，消渴，带下病等。

● 血海(足太阴脾经)：髌骨内上缘上2寸。主治：痛经，带状疱疹，湿疹，丹毒。

● 伏兔(足阳明胃经)：髂前上棘与髌骨外侧端的连线上，膝髌上6寸。主治：中风瘫痪，腿膝痠痛，下肢麻痹等。

● 阴陵泉(足太阴脾经)：胫骨内侧髁后下方凹陷处。主治：黄疸，小便淋沥，带下，遗精，阳痿，早泄，慢性泄泻等。

● 承山(足太阳膀胱经)：伸直小腿或足跟上提时，腓肠肌肌腹下出现尖角凹陷处。主治：腿痛转筋，坐骨神经痛，痔疾，脱肛等。

● 太溪(足少阴肾经)：内踝尖与跟腱之间的凹陷处。主治：便频数，慢性泄泻，遗精，阳痿，早泄，月经不调，赤白带下等。

● 阳陵泉(足少阳胆经)：腓骨小头前下方凹陷处。主治：胆疾患，下肢瘫痪，脉管炎，习惯性便秘等。

● 委中(足太阳膀胱经)：腘窝横纹中点，股二头肌腱与半腱肌腱之间。主治：暑重症，腰背痛，坐骨神经痛，腓肠肌痉挛，中风，下肢无力等。

● 环跳(足少阳胆经)：侧卧屈股，股骨大转子最高点与骶管裂孔的连线上，外1/3与内2/3交点处。主治：腰痛，坐骨神经痛，下肢瘫痪，髋关节疼痛等。

● 太冲(足厥阴肝经)：足背第1、2跖

骨结合部前凹陷处。主治:头顶痛,胸胁胀满,黄疸,带状疱疹,眩晕,月经不调,乳腺炎,足背肿痛等。

6. 经外奇穴

● 印堂:两眉头连线中点,正对鼻尖处。主治:小儿高热,惊厥,鼻塞,头痛,面肌痉挛,三叉神经痛等。

● 太阳:眉梢与目外眦连线中点外1寸凹陷处。主治:头痛,失眠,目疾,面瘫,三叉神经痛等。

● 四神聪:百会前后左右1寸,共4穴。主治:头痛,眩晕,失眠,健忘,癫症等。

● 安眠:翳风与风池连线中点。主治:失眠,眩晕,头痛,心悸,癫狂等。

● 定喘:第7颈椎棘突下旁开0.5寸。主治:哮喘,咳嗽,肩背痛等。

拔罐疗法

拔罐疗法是以竹罐、玻璃罐等为工具,利用罐内燃烧的热力排除其中的空气,使罐内形成负压,罐吸着在肌肤上,造成局部肌肤充血、瘀血,以达到治疗疾病的目的。

罐的种类

● 竹罐用坚固无损的圆竹筒制成,优点是轻巧、不易破碎。

● 玻璃罐用玻璃制成,优点是质地透明,可观察罐内皮肤的充血程度,便于掌握起罐时间。

● 抽气罐用透明塑料制成,上置活塞,用来抽气,优点是可根据病情需要,掌握拔罐松紧,轻巧便于携带,且不需燃烧排气。

适应证 落枕,肩、膝关节炎,风湿病,腰背肌劳损,急、慢性软组织损伤,感冒,咳嗽,哮喘,神经性皮炎,荨麻疹等。

操作方法 左手持罐,右手持镊子,夹住蘸有95%乙醇的棉球,在罐内燃烧片刻,迅速退出,同时快速将火罐罩在选定的穴位和部位上,即可吸住,一般留罐5~10分钟。

注意事项 拔罐时应注意:①拔罐时要选择适当体位和肌肉丰满的部位,肌肉消瘦、凹凸不平、毛发多的部位不宜使用。②夏季留罐时间不能过长,避免烫伤病人皮肤。③拔罐后如局部皮肤起泡,小的不需处理,仅敷以消毒纱布,防止擦破,大泡可用消毒针头刺破,排出液体,涂以甲紫药水,覆盖消毒敷料,以防感染。④孕妇的腹部、腰骶部不宜拔罐。

耳 穴

耳穴疗法是用磁珠贴压等方法刺激耳郭穴位,以防治疾病一种方法。

耳郭与经络、脏腑有密切的联系,《灵枢·经脉》记载:"耳为宗脉之所聚。"耳郭与机体各部存在着生理联系,依据一定的规律分布在耳郭上的穴位,作为针刺的刺激点,以治疗人体各部的疾病。同样,当人体某部位、某脏器发生病变时,在耳郭的相应部位会出现"阳性反应点",如压痛、隆起、变色、脱屑、结节、电阻变低或变高等反应,为临床的诊断和治疗提供了一定的参考依据。

耳穴在耳郭的分布有一定的规律,犹如一个母体内倒置的胎儿,头部在下,臀部在上,其中耳垂对应头部,耳甲腔对应胸腔,耳甲艇对应腹腔,三角窝对应盆腔。耳舟对应上肢,对耳轮体部对应脊椎,对耳轮上脚对应下肢,耳轮脚对应膈。常见疾病的耳穴治疗见表51-3。

由于耳穴操作相对复杂,这里不再过多论述,感兴趣的读者可阅读相关书籍。

表 51-3　　常见疾病的耳穴治疗

病症	取　穴
高血压	交感、神门、心、耳尖
冠心病	心、交感、内分泌、肾上腺
失眠	神门、心、肾、枕、胃、皮质下
胆囊炎、胆石症	胃、肝、胆、胰、神门、交感
痛经	内分泌、交感、神门、肝
咽喉炎	咽喉、心、肺、内分泌
荨麻疹	肺、枕、内分泌、肾上腺
戒烟	口、肺、神门
呃逆	神门、胃、膈、皮质下

治疗各论

头痛

　　头痛是临床常见的一种自觉症状,发生于多种急慢性疾病。因其病因病机复杂,故其临床表现各异:或头脑空痛;或头痛如裹;或头痛隐隐;或头痛如刺等。

　　针灸治疗头痛常根据疼痛的不同部位,按经络走向取穴。

　　● 阳明头痛(前额痛):风池,印堂,合谷。

　　● 少阳头痛(偏头痛):风池,太阳,外关。

　　● 太阳头痛(后头痛):风池,后溪,昆仑。

　　● 厥阴头痛(巅顶痛):风池,百会,太冲。

呃逆

　　呃逆,古称"哕",俗称"打呃"。呃逆可单独发生,其证轻微,持续数分钟至数小时后可不治自愈;亦可继发于其他急慢性疾病的过程中,其证多重,间歇或持续发作,可迁延数日至数月不愈。临床表现为胸膈气逆,喉间发出呃忒声,声短而频,难以自忍。呃逆者常会妨碍谈话、咀嚼、呼吸、睡眠,术后呃逆尚可影响伤口愈合。

　　● 针刺:足三里,内关,中脘,膈俞。

　　● 耳穴:膈,交感,神门,胃,肝,脾。

失眠

　　失眠是以经常不能获得正常睡眠为特征的一种病证。临床表现为不易入睡,或易于醒觉,或醒后不能再寐,或时寐时醒,甚则通宵达旦不能成寐。常伴有多梦,头痛,眩晕,心悸,健忘等证。

　　● 针刺:神门,内关,三阴交,安眠穴。

　　● 耳穴:神门,心,肾。

眩晕

　　眩晕是指病人自觉头昏眼花,视物旋转翻覆,不能坐立,常伴有恶心、呕吐、出汗等症。中医认为本病分为虚实两类。虚证多因气血不足、肾精亏虚,不能上荣头目而致;实证多因肝阳偏亢或湿盛生痰,上扰头目而致。

　　● 针刺

　　虚证:风池,百会,脾俞,肾俞,气海,足三里,三阴交。

　　实证:风池,印堂,中脘,丰隆,中渚,行间。

　　● 耳穴:神门,心,肝,肾。

哮喘

　　哮喘俗称"吼病",是一种常见的反复发作性疾患。哮与喘在症状表现上有所区分,明代虞搏《医学正传》曰:"⋯⋯哮以声响名,喘以气息言"。哮指喉中有痰鸣音,喘指呼吸困难而急促,两者相兼,名为"哮喘"。临床表现为呼吸急促,喉间哮鸣声,甚则张口抬肩不能平卧。

● 针刺

发作期:膻中,列缺,肺俞,大椎,丰隆。

缓解期:肺俞,膏肓,足三里,脾俞,肾俞。

● 耳穴:平喘,肾上腺,气管,皮质下,交感。

漏肩风

俗称"冻肩"、"凝结肩",以单侧或双侧肩关节疫重疼痛、运动受限为主症。病人多于50岁左右发病,故又有"五十肩"之称。临床表现为肩部疫痛,并可向颈部和上肢放射,日轻夜重。患肢每畏风寒,肩关节呈不同程度僵直,活动受限。病程日久,肩凝冻结,活动受限加重而疼痛程度减轻,患肢可因废用而致肌肉萎缩。因此,本病早期以疼痛为主,后期以功能障碍为主。本病属中医"痹证"范畴。

● 针刺:肩髃,肩髎,曲池。

● 耳穴:肩,肩关节,锁骨,肾上腺等。

腰痛

腰痛又称"腰脊痛",为临床常见的一种症状。腰痛的部位或在脊中或在一侧,或两侧俱த

,包括腰脊、腰骶和骶髂部的疼痛。腰痛一证涉及面很广,因其病因病机不同,故临床表现各异:或腰疫重痛;或腰痛隐隐;或腰部剧痛等,可伴腰部拘急强直,转侧俯仰不利。本篇重点讨论寒湿腰痛,肾虚腰痛和劳损腰痛。

● 针刺:肾俞,委中,命门,阿是穴。

● 耳穴:神门,腰椎,骶椎,肾,皮质下等。

胃脘痛

胃脘痛又称胃痛。因疼痛在上腹心

窝部及其附近部位,故又称"胃心痛"、"心下痛",但与"真心痛"有显著区别。临床表现为胃脘部疼痛,呈胀痛或隐痛,常伴痞闷或胀满、嗳气、泛酸、嘈杂、恶心、呕吐等症。

● 针刺:中脘,胃俞,足三里,内关,公孙,脾俞。

● 耳穴:脾,胃,肝,交感,神门,皮质下。

痹证

痹,指闭阻不通。凡外邪侵入肢体的经络、肌肉、关节,气血运行不畅,闭阻不通,筋脉关节失于濡养引起的疼痛、肿大、重胀或麻木等证,甚则影响肢体运动功能者,总称痹证。因其病因及部位不同,临床表现各异:或为肢体关节走窜疼痛,或肌肉关节冷痛喜热,或肿胀疫痛沉重。

● 针刺

肩部:肩髃,肩髎,臑俞。

肘部:曲池,尺泽,天井,合谷。

腕部:阳池,外关,阳溪,腕骨。

髀部:环跳,居髎,悬钟。

膝部:内外膝眼,梁丘,阳陵泉。

痛经

女性在经期或行经前后出现小腹或腰骶部疼痛,甚则剧痛难忍,并随月经周期而发作,称为"痛经"。本病以青年未婚女子为多见。临床表现为经期或经行前后小腹疼痛,痛引腰骶,严重时伴面色苍白、恶心呕吐、出冷汗,甚则剧痛昏厥,呈周期性发作。

● 针刺:关元,气海,血海,足三里,三阴交。

● 耳穴:子宫,内分泌,交感,卵巢,神门,皮质下。

第52章

中医推拿

推拿疗法是指医者运用自己的双手作用于病患的体表、痛点、特定腧穴、伤处等部位，具体运用各种手法，达到疏通经络、宣通气血、止痛消肿、通利关节、推行气血、扶伤止痛而祛邪扶正、调和阴阳的治疗方法。

推拿疗法具有以下特点：①简便易行：只要学会常用手法，无需特殊设备，仅用一双手，便可随时随地进行治疗。②安全有效：只要掌握一定的要领，认真对待，效果明显，安全可靠，无副作用。③适应证广：可适用于临床各科较多的疾病，尤其对神经运动系统的一些伤病，全身慢性、功能性疾病，以及某些器质性病变，如肠粘连、高血压等均有较好的效果。④保健作用：通过其手法的不断变化刺激人体的外部器官，经由穴位、经络或神经系统的传导，直接或间接地刺激肌肉、骨骼、关节、韧带、神经、血管，产生局部或全身性的反应（或变化），使人体内部的各种生理功能逐渐趋于正常，增强人体抵抗力，达到"有病治病，无病健身"的目的。

推拿手法

推拿的常用手法

1. 揉法　以手掌大鱼际或掌根、全掌、手指罗纹面为用力点，定于治疗部位，作轻柔缓和的环旋运动，并带动该处皮下组织一起揉动。用于四肢、躯干、腹部、头部等处。

2. 摩法　用指或掌在体表作环形或直线往返摩动。用于颈项、面部、四肢、胸腹、背部等部位。

3. 擦法　用指或掌贴附于体表一定部位，作较快的直线往返运动，使之摩擦生热，分为指擦、掌擦、大鱼际擦和小鱼际擦。用于胸腹部、两肋部、背腰部及四肢部。

4. 推法　以指、掌、拳或肘为用力点，于体表一定部位或穴位上作单方向的直线或弧形推动。用于全身各部。

5. 抖法　用双手或单手握住受术者肢体（上肢、下肢、腰）远端，作小幅度的上下连续抖动。多用于四肢关节，常与摇晃法协同应用。

6. 按法　掌根或掌心紧贴在肌肤上，用较大的力量向下按压，可单手或双手重叠操作。用于腰骶部、下肢后部、胸部及上肢等部位。

7. 捏法　用拇指或其他手指在施术部位作对称性的挤压，可单手操作，也可双手同时操作。常用于颈项部、四肢部。

8. 拿法　拇指和其余四指相对用力，提捏或揉捏肌肤。"捏而提起谓之拿"。常用于颈椎病、四肢酸痛、头痛恶寒等。常与四肢部捏法、揉法等配合应用。

9. 拍击法　以手掌、掌根、掌侧小鱼际或手指在肢体上有节律的轻轻拍击动作，可单手或双手操作。在腰、臀、腿等肌肉肥厚区域，用空掌击或掌侧击，胸背部用拍击，头部用指尖叩击。

10. 摇法　一手握着关节近端肢体，另一手握着关节远端肢体，作回旋转动或屈伸运动。多用于四肢关节，但应根据关节活动范围作不同幅度的摇晃，不可用力过猛。

11. 点按法　以手指、掌跟或关节突

起部有节律地在治疗部位或穴位上点压。用于头面、胸腹、上肢、背腰、臀、下肢后侧部。

12. **按揉法**　按与揉相互配合应用，分指、掌两种。用于背、腰及下肢后侧部。

13. **拿捏法**　四指伸直并拢，拇指外展内收，成钳形，不断用力做对合动作，可移动或不移动，手指捏用于手、足、肌腱肌腹、跟腱及脊背；掌指捏用于肩、颈、腰臀部及大、小腿。

14. **弹拨法**　用手指端面沿与筋腱等条索状组织垂直的方向作来回揉拨，状如弹拨琴弦。常用于颈肩背痛综合征、腰臀及下肢疼痛，行走不便、肌肉萎缩、风寒湿痹。

15. **滚法**　用掌侧鱼际和中指、环指、小指掌背部紧附于体表，通过前臂带动腕关节有节奏地屈伸、外旋、内旋，使手背连续滚动前移。常用作肌肉丰厚部位的放松。

推拿手法的补与泻

1. **补法**　是指在穴位上进行刺激力度较弱、频率较缓的操作手法。

2. **泻法**　是指在穴位上进行刺激力度较强、频率较快的操作手法。

常见病推拿疗法

虚脱(休克)急救

● 掐按水沟(人中)：人中沟的上 1/3 与中 1/3 交点，2 分钟苏醒，用泻法。

● 合谷(手背、第 1、2 掌骨之间，约平第 2 掌骨桡侧中点)掐拿 2 分钟，用泻法。

● 太冲(足背部、第 1 跖骨间隙的后方凹陷中)点按 3 分钟，用泻法。

头痛

● 印堂(两眉连线中点)点按 3 分钟，用补法。

● 坎宫(两眉毛)分推 2 分钟。

● 太阳(眉梢与目外眦之间向后 1 横指凹陷中)双侧按揉 2 分钟，用泻法。

● 百会(两耳尖连线的中点)推 3 分钟，用泻法。

● 风池(后发际两面侧、斜方肌上端与胸锁乳突肌之间的凹陷中)双侧拿揉 3 分钟。

眩晕

● 百会(见上)按揉 3 分钟，用泻法。

● 风池(见上)掐拿 2 分钟，用泻法。

● 内关(腕掌横纹中点向上 3 横指，两肌腱之间)掐拿 3 分钟，泻法。

● 足三里(外膝眼直下 4 横指，胫骨前嵴外缘)揉按 3 分钟，泻法。

感冒

● 合谷(见上)点按 2 分钟，泻法。

● 列缺(桡骨茎突上方，腕掌横纹上 2 横指)按揉 2 分钟，泻法。

● 风池(见上)拿捏 3 分钟，泻法。

按揉双侧足三里，每日 1 次，连续 3 次，有保健预防作用。

中暑

● 委中(膝后腘窝横纹中点，二肌腱中间)拿揉 3 分钟，泻法。

● 合谷(见上)掐拿 2 分钟，泻法。

● 曲池(弯曲前臂，肘横纹桡侧止点处)掐拿 3 分钟，泻法。

● 足三里(见上)揉捏 3 分钟，补法。

高血压

● 风池拿揉 3 分钟。

● 曲池按揉 3 分钟，用泻法。

● 太冲(足背第 1 跖骨间隙的后方凹

陷中)按揉 3 分钟,泻法。

- 足三里点按 2 分钟,补法。
- 背部自大椎至腰阳关作"捏三提一"(在脊柱,自下而上,以双手拇、示、中指将皮肤捏起,放下,向前推进,每捏 3 下提 1 下)。

急性胃炎

- 内关,按揉 3 分钟。
- 中脘(胸骨下缘与脐中连线的中点)点按 2 分钟,泻法。
- 足三里掐按 2 分钟,泻法。
- 腹部摩 5 分钟,补法。

急性肠炎

- 天枢(脐旁 3 横指处)按揉 3 分钟,补法。
- 上巨虚(足三里直下 4 横指处)按揉 3 分钟,泻法。
- 下巨虚(足三里直下 8 横指处)按揉 3 分钟,泻法。
- 合谷点按 2 分钟,泻法。
- 拿腹直肌,分推上腹部,在肚脐周围摩腹揉脐 5 分钟。

便秘

- 按揉天枢(见前)3 分钟。
- 点按上巨虚 2 分钟,泻法。
- 支沟(腕背横纹上 4 横指,两骨之间)掐拿 2 分钟,泻法。
- 揉脐部 5 分钟,用泻法。

神经衰弱

- 内关点揉 2 分钟,泻法。
- 三阴交(足内踝高点上 4 横指,胫骨内侧后缘处)拨按 2 分钟,用泻法。
- 印堂(两眉边线中点)点按 3 分钟,补法。

- 俯卧位,则大椎至腰阳关进行"捏三提一"(见高血压),操作 3 遍。

小儿厌食

- 按揉全腹部 2 分钟,使气血通畅。
- 中脘、气海(脐下 2 横指)、天枢各点按 2 分钟。
- 用拇指按揉足三里 3 分钟(舒筋通络)。
- 掌推腰部八髎 3 遍(使腰部放松)、(上髎在第 1 骶后孔凹陷中,次髎、中髎、下髎分别在第 2、3、4 骶后凹陷中,左右共八穴)。
- 拿揉腰部 1 分钟(使气血通畅)。
- 在腰部督脉线上以"捏三提一"捏脊 3 遍。

颈椎病

- 同时点按风池、天柱(后发际斜方肌外缘凹陷处)1 分钟。
- 点按肩井(前直乳中、大椎与肩峰端连线的中点上)1 分钟。
- 用两指挟持颈部肌肉、向上提后迅速松掉,起弹拨作用,使气血通畅,肌肉松弛。
- 用拇指理顺项韧带及棘上韧带,顺肌肉起止方向,平稳施压。
- 逐渐活动头部使其屈曲,以放松颈后肌肉。

肩周炎

- 拿揉肩部三角肌、上臂肱二头肌、肱三头肌等 2 分钟。
- 同时点按肩髃(肩峰前下方,上臂前举时出现的凹陷中)、肩贞(肩关节后下方,臂内收时腋后纹上 1 横指处)1 分钟。
- 用两指挟持肩部肌肉压痛点,向上提后迅速松掸(起弹拨作用,使气血通畅,肌肉松弛）。

- 一手扶住病人上臂,一手用拇指揉捏肩部痉挛处,使其放松。
- 提摇活动肩部关节使其屈伸、旋转。

膝关节炎

- 轻轻按揉膝部肌肉,自上而下,自外而内 3 遍(使气血通畅,肌肉松弛)。
- 点按膝眼(屈膝时髌韧带两侧凹陷处)、足三里各 2 分钟。
- 用拇指垂直弹拨压痛点(分筋拨络)。
- 点按委中 3 分钟。
- 作缓慢膝关节屈伸摇法和踢腿运动,直至疼痛缓解。

痛经

- 轻轻拿揉腹部肌肉 3 遍(使气血通畅)。
- 点按气海、关元(脐下 4 横指处)、归来(脐中下 1 手掌,距前正中线 3 横指)各 2 分钟。
- 用拇指按压弹拨三阴交(舒筋通络)。
- 自外而内作顺时针方向按揉下腹 81 次(缓解疼痛)。

失眠

- 点揉印堂、补法。
- 点揉神庭(面正中线入发际 0.5 寸处)2 分钟,补法。
- 点揉太阳 1 分钟,补法。
- 点揉神门(掌跟尺侧突起后方凹陷中)2 分钟,补法。
- 点揉内关 2 分钟,补法。

推拿注意事项
和禁忌证

注意事项

- 在过饥、过饱、醉酒、暴怒以及大运动量活动后,均不宜推拿。一般饭后 2 小时后可推拿;在腰背和下腹按摩时,应先排空小便。
- 双手要清洁,用力要适度,注意保温,以免着凉。
- 术后稍微休息,避免风寒刺激。

禁忌证

- 患易出血的疾病。
- 被推拿局部有溃疡、破损、皮肤病。
- 月经期、妊娠期,产后不久的女性,不宜做腹、腰部的推拿。

第 53 章

食　疗

中医食疗是中医药宝库中的重要组成部分,它是在中医理论的指导下,通过食物或配合药物,以食借药力、药助食威,进行养生保健和防病治病的一门古老而新兴的学科。

食疗，又称饮食疗法。食疗源于饮食，先民经过漫长的生产生活实践，逐渐发现食可疗饥，食可治病，食可健身，食可养生，这便是食疗之本原。食品，从粮食到菜肴，除了提供人们必需的各种营养成分保证健康外，在已患疾病后，又可配合药物治疗而增加疗效；在疾病治愈后，又有协助康复、预防复发的作用。

中医学历史上对于食疗有着丰富的理论和实践经验。历代的养生家，除了锻炼心神外，也很重视食物的强身作用，把饮食调养作为防病的一个重要环节。如在有名的经典医籍《金匮要略》中，提到"服食节其冷热，苦酸辛甘，不遗形体有衰，病则无由入其腠理"，说明注意饮食，不使身体有虚衰的情况，可以预防疾病的发生。又说："凡饮食滋味，以养于身，食之有妨，反能为害"，指明如饮食不当，反而危害身体，引起疾病。对于疾病发生之后，唐代的著名医生孙思邈说："夫为医者，当需先洞晓病源，知其所犯，以食治之，食乃不愈，然后命药。"就是说，作为医生，首先要寻求病因、病机，能用食品治疗者，先通过饮食来治疗，用饮食不能治愈时，则用药物治疗。在疾病用药治疗后，调养饮食也很重要。中医现存最早的典籍《内经》中就提到："大毒治病，十去其六，常毒治病，十去其七，小毒治病，十去其八，无毒治病，十去其九，谷肉果菜，食养尽之，无使过之，伤其正也。"这里提到的大毒、小毒之类，不是指毒药，而是指药物的毒副反应。也就是说，用药物治病，不论其毒副反应的大小，都不能过量，以免矫枉过正，需用食疗的方法使病人康复。确实，注意饮食，对健康有益，对防病、康复也有很大帮助。早在孙思邈的《养老食疗》问世后，孟诜在此基础之上写出了《食疗本草》，成为最早的一部食疗专著。

药食同源

在原始社会，人类祖先还未学会耕种和养牧的方法时，为了生存，就要从自然界中获取现成的食物。人们在寻找食物的过程中，往往会误食一些有毒的东西而产生呕吐、腹痛等不适症状，甚至死亡。但也可能由于偶然食用了某些食物，使原来的一些发热、呕吐、腹泻的现象得到缓解或消除，并逐渐引起人们的注意，从而初步获得了辨别食物与毒物的知识，以及某些植物的治疗作用。经过长期的生活实践，人们逐渐了解了哪些食物有益，可以进食；哪些有害，不宜进食。又经过了无数次的口尝身受，实际体验和观察，不断积累了用毒物治疗疾病的经验，终于产生了"药物"，即而形成了早期的药物治疗。这样在寻找食物的过程中，人们发现有些食物不仅能充饥，还有很好的保健治疗作用，这些食物包括水果、谷物、蔬菜、禽兽、水产等。古人在寻找食物充饥果腹的同时，也发现了保健疗疾的药物，所以我国古代医家有"药食同源"的说法。

所谓药食同源，可以从3个方面来看，一是中药与食物的产生过程相同，二是它们的来源相同，三是中药与食物有着相似的加工过程。

1. 药物与食物的产生过程相同　中药的产生与食物一样来源于我们祖先千万年的生活实践，是与大自然、与疾病长期斗争的经验结晶。应该说药物的产生是古代先民们在相当长时期的不断的反复的，甚至于有一定的盲目地随机地在寻找食物的过程中，通过观察、总结，积累了一些用植物治疗疾病的经验，正如传说的神农"尝百草之滋味，一日而遇七十毒"。其中透视着原始人类采集植物的历史。同时在长期的狩猎过程中，也积累了一些用动物治疗疾病的经验。医药的出现同饮食是密不可分的，因为人类为了生存、繁衍后代，就必须摄取食物，以维持身体代谢的需要。经过长期的生活实践，人们逐渐了解了哪些食物有益，可以进食；哪些有害，不宜进食。通过讲究饮食，使某些疾病得到医治，而逐渐产生了医药。可谓：药乎？食乎？同出于口。

2. 中药与食物的来源相同　中药与食物一样来源于自然界中的动、植物，而且很多中药与食物，很难截然分开，可以说身兼两职，如粮食类中的药物，如谷芽、麦芽、淮小麦、浮小麦等，蔬菜类如荠菜、萝卜、芥菜、山药、百合、藕、败酱草、冬瓜、南瓜、赤小豆、黑大豆、刀豆、扁豆等。果品类如山楂、乌梅、龙眼、桔类、柚类、莲子、杏仁、无花果等，调味品类如山萘、生姜、桂皮、丁香、花椒、胡椒、八角茴香、小茴香、草果等，动物类中就更多，包括蛇类、家畜类、水产类、兽类等。中医的经典《神农本草经》记载了 365 种药物，其中就有不少是我们日常的食物，如：山药、薏苡仁、蜂蜜、大枣、芡实等。明代李时珍著的《本草纲目》里亦记载有"谷米部"、"蔬果部"、"鱼虫部"、"禽兽部"等，多是些日常的食物，约 200 余种保健食品。宋代，《太平圣惠方》中列出了对 28 种疾病应用食品进行治疗的具体方法：如水肿病人食黑豆粥，咳嗽病人食杏仁粥，明确了饮食的治疗学意义。唐代名医孙思邈所著《备急千金方》中就设有"食治"专篇，收载果实、蔬菜、谷米、鸟兽类药用食物 154 种。清代医家张璐在《本经逢原》中说："西瓜能解太阳、阳明及热病大渴，故有天生白虎汤之称"，将西瓜比作清热名方"白虎汤"。还有我们平时喝的酒就可以作为药物。酒素有"百药之长"之称，可以活血通脉，去风寒。

3. 中药与食物有着相似的加工过程

中药的加工技术，最早来源于食物烹饪技术，中药炮制与食物烹饪技术，在我国历史悠久，源远流长，独具风格。中药汤剂产生的传说"伊尹创汤"也和烹饪有密切关系。翻开历代的中药书(中药书在中医历史上被称为本草)，从现存最早的中药典籍《神农本草经》到清代的本草，包括著名的《本草纲目》，都把食品包含在药物书中。在解表方剂中列出的"桂枝汤"一方，用桂枝、芍药、甘草、生姜、大枣，大多都是食品、调味品的构成成分，古人认为，这是由食品转化成的药剂。在中医书籍中，也有很多食疗方剂。

自然，食物和药物毕竟不同。食品可以有治疗作用，但药品不能当食物食用。药品的治疗作用，专而精，以治疗疾病为其专责。正如唐代孙思邈认为"药性刚烈，犹若御兵，兵之猛暴，岂容妄发。发用乖宜，损伤处众。药之投疾，殃滥亦然"。其意很明显，食疗平稳，药疗猛烈。对一般的疾病，甚至更严重的疾病，必需药物治疗，食品虽有一定的治疗作用，但其治疗功能有限，往往只能起辅助作用。药品可以治病，但不能长期应用，而食品则可以经常食用。此外，药品总有不良反应，食品则与之不同。这是从中药和食品的比较来说，西药和食品的区别，那就更明显了。

食品和中药都可以在中医理论，包括前面讲过的阴阳、五行、脏腑、经络理论的指导下临床应用。正因为"药食同源"，所以中医在认识我们日常生活中的食物也和药物一样，也有四气、五味的特性不同，辨证食用，这就是食疗的理论基础。粮谷类的如粳米、糯米、薏苡仁、黑豆、绿豆、芝麻等；果品类的如梅、橘、龙眼、山楂等；蔬菜类的如萝卜、荠菜、丝瓜、冬瓜、莲藕等；鱼肉禽类等。还有调料中的肉桂、砂仁、蜂蜜、八角、川椒、酒、醋、酱等。这些物品都是一身兼有食物与药物的作用。药书上载作药物，食谱上列为美食。这些物品若在高厨手中可烹成佳肴珍馐，令人大快朵颐、身心愉悦；若在良医手中可制成灵丹妙药，有药到病除、妙手回春之效；若在药膳大师手中又可制成食疗佳品，既可保健又可治病，既有营养又有养生之功能。

人们都知道梨可以止咳，常有感冒咳嗽的病人，自己购梨食用，或将梨和冰糖炖服，以止咳化痰。其实这个方法只对风热感冒有用，因受寒而引起的感冒，服了不会有效，有时反而拖延感冒咳嗽的时日。这是因为梨属四气中的凉性，因此适用于热，而不适用于寒。因此，要运用食疗，知道一些中药的药性理论是非常必要的。药食同源，也同源于这个中医药理论。

食疗的基本原则

食疗有一些基本原则。

1. **卫生原则**　汉代被称为医圣的张仲景《金匮要略》中的几句话，说明我们的祖先在那时就已十分重视饮食卫生。《金匮要略》中说："凡饮食滋味，以养于身，食之有妨，反能为害……切见时人不闲调摄，疾疢竞起，若不因食而生，苟全其生，须知切忌者矣。所食之味，有与病相宜，有与身为害，若得益，则益体，害则成疾，以此致危……"讲得很明白。又列举了很多条有关卫生的宜忌，如"秽饮馁肉臭肉，食之皆伤人"，"六畜自死，皆疫死，则有毒不可食之"，"肉中有如朱点者，不可食之"等。

卫生，是食疗的首要原则。

2. **辨证施膳**　中医食疗学作为中医学的重要组成部分，无论在食物和药物的配伍组方上，还是施膳方面，均以中医药学的基本理论为指导。

按照中医的理论，四气五味，都和气血阴阳、脏腑有关。如寒凉的食品，适宜于温热的体质；而温热的食品，适宜于寒凉的体质。

五味与五脏相关。又有"以脏补脏"的说法。五味对人体的五脏有其特定的亲和性，五味调和才能对五脏起到全面的滋养作用，从而使五脏之间的功能保持平衡协调。《素问·至真要大论》指出："五味入胃，各归其所喜攻，酸先入肝，苦先入心，甘先入脾，辛先入肺，咸先入肾。久而增气，物化之常也。"如果饮食调养时不注意调节五味而偏食，久之就会导致五脏之间的功能活动失调，进而引起多种疾病的发生。如《素问·生气通天论》指出："阴之五宫（五脏），伤在五味。"同篇及《素问·五脏生成》还说："味过于酸，肝气以津，脾气乃绝。味过于咸，大骨气劳，短肌，心气抑。味过于甘，心气喘满，色黑，肾气不衡。味过于苦，脾气不濡，胃气乃厚。味过于辛，筋脉沮弛，精神乃央。""多食咸，则脉凝涩而色变；多食苦，则皮槁而毛拔；多食辛，则筋急而爪枯；多食甘，则骨痛而发落，此五味之所伤也"。

当然，有时不必拘泥这些说法，但有一定的参考价值。为什么不必拘泥于这种说法呢？因为食品毕竟是食品，一般只是少量、偶一进食，只要不偏食，寒凉体质吃少量寒凉性的食品，不会像吃错药那样产生大的不良反应。

3. **饮食有节**　"节"，有节制、节律的意思。所以饮食有节，一是饮食要节制，不可过饱过饥，即饮食定量；二是饮食有节律，按时进餐，即饮食定时。《内经》中就已经说过："……其知道者，法于阴阳，和于术数，食饮有节，起居有常，不妄作劳，故能形与神俱，而尽终其天年，度百岁乃去"。

饮食的量要有节制，对某一种食品也

不能偏爱偏食，食品中的四气五味最好能比较调和等。同时还要注意寒温适度，是指饮食的寒热应该适合人体的温度。寒温适度，既无太热亦无过凉，才能为脾胃纳运水谷提供必要的条件。《灵枢·师传》指出："食饮者，热无灼灼，寒无沧沧。寒温中适，故气将持，乃不至邪僻也。"饮食养生之所以要强调寒温适度，除寒温不当易于损伤脾胃阴阳而影响脾胃运化、气血生成外，也有可能伤害其他脏腑。如《寿亲养老书》说："饮食太冷热，皆伤（脾胃）阴阳之和。"《灵枢·邪气脏腑病形》说："形寒寒饮则伤肺。"

食疗只是强身的一个环节。上面所引《内经》的话中，已经提到，除了食饮有节外，还要起居有常，不妄作劳，注意生活起居，注意精神方面的修养。对于病人来说，食品还应和治疗疾病的各种方法相结合。而且，在大多数情况下，食疗只是一个辅助部分。

4. 三因制宜　每个人的具体情况有着不同差异，只有在"三因"制宜原则指导下辨证配膳，才能充分体现食疗的科学性、实用性，突出中医特色，更好地发挥食疗强身健体、防治疾病的作用。三因制宜，是指根据病人、地域和天时的不同，灵活运用不同的治疗方法。这是中医治疗学的原则，也是食疗的原则。

针对不同的体质实施食疗。作为一般的食品，当然一般人都可食用。但是作为一种食疗，就需要根据不同的体质，有的食品比较适宜吃，有的食品则不太适宜。如体弱者宜食易消化而又营养充足的食物；体肥者多痰湿，宜食清淡的食物，并限制糖及脂肪的摄入；体瘦者多阴虚，宜食滋阴生津的食物。而不相适宜的食品，从疾病的角度看，通常就称为"忌口"。

例如，湿重的人们，常表现为舌苔白，有时还很厚，有的胃口不太好，或者容易食后饱胀。虽然不一定有什么病，但中医根据舌苔、脉象等，可以称为有"湿"，或"湿重"。这一类的人通常就适宜吃些芳香的、帮助消化的食品，而不宜吃太甜、太油腻，以及酒类，因为这些食品可以"助湿"，加重"湿"的表现。而且，一些凉性的、太补的食品也不相适宜。一些有食积的人，也是同样。

从中医理论看来，所谓"补"的食品，也不是适宜于每一个人的。有的人，有"脾虚"、"气虚"的表现，容易疲劳，大便常溏薄，舌苔比较薄，舌质比较淡，脉又比较细，那就适宜吃一些补的食品。而有的人有"脾虚"兼有"湿盛"，表现为舌苔白腻，则需要先用化湿的方法去除人体"湿气"后再行进补，不然贸然进补则反而适得其反。这就是为什么在进补前需要由医生来判断具体进补时机。

食品分类及其功能

根据食疗的需要，以下将我们常吃的食品，分为粮食类、豆类、蔬菜类、禽兽类、海水产类等，分述它们的四气五味、功效，已经常用于食疗的"处方"，而不述及现代医学所分析的营养成分。

粮食类

1. 大米　甘，平。主要功效为益五脏，增气力。大米是我国多数居民吃的主粮。新米以补益为主，江南民谣："新米饭，酱汁肉；新米粥，酱萝卜，郎中先生脱脱哭"。主要讲新米的补益作用，强身无病而使医者无业。陈米则有助消化作用。消化碍滞，或者病后体虚消化不良者，可以吃陈米饭、陈米粥。薄粥趁热吃，有助于外感风寒者的出汗，薄粥又是病后恢复体质的有益食品。消化不好时,还可以用饭焦(或锅巴)煮的泡饭来帮助消化。

2. **糯米**　甘,平。可以补益中气,还可以滋阴敛汗。常用的食疗方:小孩多汗,或者有病出虚汗,可用糯米煮粥,或加冰糖,每晚食用一碗。对失眠者也有益,失眠时,可睡前吃糯米粥一碗,内加莲心,或再加冰糖,称为白糖莲心粥。又,古代养生家认为,经常吃粥可以延年强身。

3. **小米**　也称粟米。甘,凉。能补益中气,又能滋阴。脾胃不适,经常大便溏薄,胃纳不好,可以吃小米粥。

4. **高粱**　甘,温。能健脾胃。经常消化不良者,可用质量较好的高粱,炒焦,煮汤,饮用汤液。

5. **小麦**　甘,凉。能健脾胃,益肝肾。炒麦芽可消食,帮助消化。浮小麦可以滋阴敛虚汗。陈小麦,可助消化,消化不良者,可吃陈麦煮粥。

6. **大麦**　甘,凉。功效和小麦相似。大麦也可消食。另外,用大麦或小麦,加甘草、大枣,煮汤饮用,对心神不宁者有益。

7. **玉米**　甘,平。能调和脾胃,且能利尿清热。玉米有保健作用,近年常提倡玉米与大米混食,亦有提倡食用玉米油者。有尿路结石、尿血、尿路感染者,常吃玉米有益。玉米须为中医治疗高血糖的常用药。

8. **甘薯**　或称山芋。甘,平。能补益中气,且能通利大便。但山芋多吃或生吃,易致腹胀、食呆。

豆类

1. **大豆**　或叫黄豆。甘,平。除补益外,还有通利大小便的作用。大豆各类制品很多。如黄豆芽,有升发之气,可以补益元气,常服健身。大豆加工而成的豆豉,为食品、药品两用,可发汗解汗。通常食用,

可开胃,除烦,亦有补益作用。用于外感风寒,可将豆豉、生姜、葱同用水煎,饮后静卧取汗。用于补益食疗,豆豉与蚝、与鱼类共蒸食,味美开胃。大豆加工而成的豆腐,性味甘凉,除补益外,还能清热解毒。发热、胃口不好,可以常吃豆腐,如盛夏的凉拌豆腐、豆腐拌皮蛋等,既补益,又清胃、肺之热。豆腐衣,性味甘平,也有补益作用。豆腐衣煮至黏稠极烂,可增加产妇乳汁,能收敛虚汗。豆腐浆,性味甘平,健脾胃,滋阴清热。身体虚弱者,可常饮豆浆。豆浆必须煮透,生饮有害。但大豆及所有大豆制品,多食易致饱胀。某些疾病亦不宜食用大豆,需遵医嘱。

2. **赤豆**　甘,酸,平。能健脾,补血,还有利水、化湿、祛暑、消肿、排脓的作用。用于健脾补血,可用赤豆与红糯米同煮粥,或加大枣,稍加糖食用。用于利水,可用赤豆煮汤,饮用汤汁。或将鲫鱼去内脏,塞入赤豆,煮汤,饮汤汁。用于解毒、排脓,则常和其他中药同用。

3. **绿豆**　甘,凉。有清热解毒、清暑利水的作用,且可用于痈疽疮疡。夏日常吃绿豆,有消暑功能,如在吃绿豆汤时,稍加一些薄荷,更有清解风热、开胃的作用。中医外证病者,常可吃绿豆,有助治疗。绿豆衣,是常用的解毒中药。绿豆芽,是餐桌上常吃的食品,性味甘寒,也有清热解毒作用,还可健脾胃,补中气。

4. **扁豆**　甘,平。以健脾为主,也能化湿。脾虚者,可常吃扁豆。单用白扁豆,煮烂,日常少量食用,能补益中气,强身。扁豆也可和大米共煮,成扁豆饭、扁豆粥食用。扁豆也是治疗脾虚泄泻、脾虚水肿的中医常用药。

5. **刀豆**　甘,温。能补益脾肾。肾虚腰痛,可常吃刀豆,亦可用刀豆佐以猪腰子食用。刀豆对呃逆有效,呃逆时,可用刀豆

煮汤饮用。胃寒呃逆时,刀豆与干姜同煮,饮汤汁。

6. 蚕豆　甘,平。能健脾益气。但多吃易致腹胀、消化不良。某种体质者也不宜吃蚕豆,需遵医嘱。采集新鲜的蚕豆花,泡茶饮用,芳香开胃,且能止血,有出血证候的病人,可常饮用。

7. 豌豆　甘,平。健脾益气。哺乳者食用,可增加乳汁。豌豆苗,也为日常的菜肴,清香开胃,也能清热利尿。豌豆和豌豆苗,对水肿、消渴者,亦可常食。

8. 豇豆　甘,平。有健脾补肾作用。民间有用酱豇豆开胃,治消化不良者,也可利水。

此外,常吃的豆制品还有粉皮或粉条、腐乳等。粉皮常以绿豆类制成,味辛性甘凉,健脾祛湿,解暑清热,并有解毒消肿作用。腐乳亦系大豆类的制品,性味甘平,健脾养胃,帮助消化,日常食用,能强身益寿。民间常自制腐乳,其霉变菌种常为杂菌,可能杂有致病菌,以食用市售腐乳为好。

蔬菜类

1. 青菜　甘,平。为常食的蔬菜品种。能通利肠胃,清热除烦。老年便闭,每日食用青菜有益。

2. 苋菜　甘,凉。能清利湿热。各种色泽的苋菜,功用大致相同。另有一种马齿苋,亦可食用,但通常作为中药,以治疗夏令泄泻和痢疾。

3. 芹菜　甘,凉。有药芹、水芹及所谓美芹等。作用大致相似。肝阳上亢,常可用药芹新鲜者,榨汁食用,但有胃病者不宜。尿血也可吃药芹。水芹也能清热,有黄疸时,可时常食用。总的来说,各种芹菜都以清热平肝为主要功能。

4. 卷心菜　甘,平。能补益,且通利气滞。酸辣卷心菜,可开胃,通滞。生卷心菜,洗净,榨汁,对胃病腹胀有益。

5. 大白菜　甘,平。是我国北方冬季常吃的蔬菜品种,能和中养胃。白菜心,滋味尤佳。

6. 荠菜　甘,凉。能清热、止血、明目。各种血证,都可常吃荠菜。荠菜花也有止血的作用,可泡茶饮用。眼睛昏花,也可吃荠菜。野荠菜滋味更鲜美。

7. 菠菜　甘,凉。能养血,又能通利大便。老年便秘者,可用麻油拌食菠菜。痔疮、肛裂者,也可常吃。

8. 草头　也称金花菜。甘、淡,凉。清热利湿。煸草头,是上海本帮名菜。除味美外,黄疸病人可食用,以帮助清利湿热。

9. 菜秸　甘、辛,凉。为江南早春常吃的蔬菜。能散血消肿,痈肿和癥瘕积聚者,都可常吃。

10. 蕹菜　甘,寒。有清热解毒作用。肺痈、肠痈可常吃。与大蒜同炒食用更好。且能通利大便,尿血时也可食用。

11. 马兰头　辛,凉。是早春的蔬菜。有清热凉血的作用。有鼻出血或其他出血情况都可以食用。对于风热引起的咽喉疼痛也可常吃。古人说,马兰头和中药泽兰的活血作用相似。

12. 香椿头　苦,平。椿有香椿、臭椿的不同。前者可供食用,后者作药用。香椿头鲜美,可开胃,又有清热作用,凡风热咽痛,可食用。

13. 枸杞　苦、甘,凉。枸杞的嫩苗为枸杞头,枸杞子则作药用。枸杞头和枸杞子功效相似,也能补血明目,并有清热作用。眼睛昏花、目赤,都可常吃。需要补血时,也可食用。枸杞的根皮,叫地骨皮,只做药用,为清虚热药。

14. 韭菜　辛,温。有温阳作用,肾阳不振,可常吃。治疗噎膈,也常用韭菜,以新鲜韭菜洗净榨汁,频频食用。也可加入牛奶,为元代的名方,称为韭汁牛奶饮,以治疗噎膈。韭菜花,芳香开胃,有健胃的功能,腌制的韭菜花,其鲜美可持久不减,为调味、蘸食的妙品。韭菜子,有壮阳作用,肾阳虚者可服用。

15. 茼蒿 也称蓬蒿菜。辛、甘,平。有通利大便作用。其特殊香味,很多人不是很喜欢。

16. 茄子 甘,凉。能清热消肿止血。中医治疗肠风下血,常嘱病人除服药外,可常吃茄子。痔疮出血,也可食用。夏季吃茄子,有清暑作用。

17. 萝卜 即白萝卜。辛、甘,凉。能消积化痰,宽中下气。咳嗽多痰,且痰呈泡沫或白色者,可常吃。老年痰多者,亦可常食。与大蒜叶共炒,更好。也可用白萝卜挖成空心,纳入冰糖、川贝粉炖服,对咳嗽、痰多有益。生萝卜化痰更好,但胃不适者,不宜食用。萝卜可消食积,对消化不良、大便不畅者可食用。萝卜子为中药,功用相似,且可治呃逆。萝卜吃法很多,制品也很多,均有相似作用。流传吃中药,不能吃萝卜,此说没有根据,萝卜子即为中药的一种,萝卜本身也可作为药用。古代中医者需要食用人参,而又担心病人服后腹胀,常用人参与萝卜同用。萝卜结子后的老根,称为地枯萝,能通气滞,利小便。

18. 胡萝卜 甘,平。健脾,还可明目。可生吃,也可熟吃,还有腌制品。

19. 茭白 甘,寒。有清热作用。黄疸时可常吃,风热咽痛也可食用。

20. 笋 笋的种类很多,如冬笋、毛笋、春笋,又有各种制品,其性味大致相同,以甘寒为主。功效也相似,都能清热化痰,通利大小便。因热症而引起的咳嗽多痰,可吃笋。

21. 葱 辛,温。通常作调味品。有发汗解表,通利小便的作用。用于发汗,可用葱、生姜、豆豉等煮汤,趁热饮用取汗。也有健胃作用。可用葱一把,洗净,直接炒食,颇鲜美,可健胃和中。

22. 生姜 辛,温。为食、药两用。可发汗解表,和中止呕,温胃散寒。用于发汗,可用生姜片,煮泡饮用,取汗。用于止呕,可时时嚼服酱生姜,或用生姜片擦舌。用于化痰,可以生姜榨汁,加入竹沥服用效果更佳。煮鱼的制品中,加入生姜,有解腥的作用。温胃时,可用干姜。也有将姜汁拌在棉花中,制成肚兜以暖胃。生姜可制成糖姜,服之亦有佳效。

23. 芥菜 辛,温。可利肺祛痰。制成咸菜,清香可口,能和中健胃。

24. 莴笋 甘、苦,凉。能清热,生拌熟食都可,有和中开胃的作用。叶烧菜饭,也佳。产妇多食,可增乳汁。

25. 大蒜 辛,温。可温中,解毒。《本草纲目》说:"其气熏烈,能通五脏,达诸窍,去寒湿,辟邪气,消痈肿,化癥积、肉食",功用很大。大蒜可以开胃,常吃有强身保健功能。大蒜生吃,可防"疫"病感染,煨熟以后,可治受寒腹泻。

26. 香菜 或叫芫荽。也是药、食两用。药用可透散麻疹。食用可健脾开胃。

27. 苦瓜 苦,寒。能清热明目。苦瓜炒肉片、苦瓜炒青椒,味俱佳,且为滋补良品。

28. 冬菜 咸、苦,平。能开胃,化痰。鲜者少见,大多为腌制品。

29. 丝瓜 甘,凉。有清热作用。夏令暑热,吃丝瓜甚好。瓜老后成筋络,即为中药常用的丝瓜络,可通筋活络。丝瓜子可化痰。丝瓜藤中有汁液,也有清热作用。夏令多痱子者,可吃丝瓜。

30. 黄瓜 甘,寒。清热利水,咽喉疼痛,可吃生黄瓜。生黄瓜拌生蒜末,健胃解毒,有益身体。

31. **黑木耳** 甘、平。有补益作用,对肺、肾有益。黑木耳加冰糖炖食,滋养身体。

32. **冬瓜** 甘、淡,寒。有清热利水消肿的作用。冬瓜作为夏令常吃的菜肴,可清暑热,对水肿者有益。中药中常用其皮,称为冬瓜皮,能利水消肿。冬瓜子,清热化痰,也是中药。

33. **辣椒** 辛,热。有健胃温中的作用。辣椒有色泽的不同和辣的差异,性味相似。

34. **芦笋** 甘,寒。有补益清热作用。过去国内吃者少,西菜则多用,奶油芦笋汤,味佳,滋阴清热。今则国内吃者渐多,可作为保健食品。

35. **大头菜** 古称芜菁。辛、甘、苦,平。可解毒,利湿。多吃容易腹胀。

36. **金针菜** 或称黄花菜。甘,平。有清热解毒消肿的作用。金针菜古称萱草,有安神作用。食用者均为干品,鲜品易中毒。

37. **洋葱** 甘,辛。可健胃和中,亦能化痰解毒。洋葱炒食,气味芳香,可增食欲。

38. **胡葱** 辛,温。温中健胃,也可利水消肿。冬令吃胡葱烧豆腐,滋补开胃,有益身体。

39. **慈姑** 苦、甘,寒。能健胃,补益气血,也可润肺止咳。煮食常带苦味,慈姑片,则味佳,为消闲保健食品。

40. **菇、蕈** 种类甚多,如蘑菇、香菇、猴头菇等,性味均为平甘。均极鲜美,且可补益身体,为蔬菜中的上品,亦为素食中的主要原料。可作为保健食品。

禽兽类

1. **鸡** 甘,温。为大补元气的食品。

我国历代都以鸡为最佳滋补品。最早的中药书《神农本草经》,鸡被列为上品。所有身体虚弱、病后康复都可吃鸡。鸡的种类也不少,乌骨鸡,也有滋补作用并可作药用。著名的妇科成药,乌鸡白凤丸,即以乌鸡白鸡配合多种中药制成。不仅妇科可用,而且男性即可用以补气血。鸡内金,即鸡肫皮,消食化积,不仅用于消化不良,也可用于消癥积。鸡屁股则不宜食用。鸡蛋,同样是滋补佳品。鸡蛋壳内的衣,称凤凰衣,是治疗嘶哑的中药。鸡蛋壳焙干,研末后吞服,为中药治疗胃出血的药。

2. **鸭** 甘、咸,寒。有滋补作用。与鸡不同,在于鸭以滋阴为主。阴虚内热,常可吃鸭。近年流行吃老鸭汤,其补益也以滋阴为主。鸭蛋也同样滋补,稍偏于滋阴。鸭蛋加工的咸蛋,味佳,同样滋补。鸭蛋黄制出的蛋黄油,搽口舌糜烂有效。皮蛋也为鸭蛋加工而成,滋补作用也好,且能清胃热。

3. **鹅** 甘,平。以补益脾胃为主。夏令吃糟制的鹅,既具补益,又清口不腻。

4. **野鸡** 或称雉。甘、酸,温。味颇鲜美,也有滋补作用。常冬季食用,冬笋炒野鸡片,是冬令的一种食疗补品。

5. **野鸭** 甘,凉。是滋补食品。前人说过"家鸭取肥,野鸭取香"。鸭以肥为美,滋阴力更好;野鸭则以制成菜肴后的味香取胜。

6. **鹌鹑** 甘,平。有补益作用,中药书上说它能补五脏。家中自制清炖鹌鹑,加一些火腿片和毛豆,味极鲜美。鹌鹑蛋也是补品。

7. **鸽** 咸,平。以补益肝肾为主。老年体虚,肝肾不足,可常吃。鸽蛋也有同样补益作用。

8. **猪肉** 甘、咸,平。为我国汉族的主要动物类食品。补益身体,还有滋阴润燥的作用。肥肉滋阴作用更好,但多吃不宜。猪肉的制品很多。火腿,咸温平,健脾开胃,补益身体;咸肉,也有滋阴、补益作用;猪脚爪,有活血作用,产后食用,还可增加乳汁;猪血,咸平,有生血补血作用;猪心,按照中医以脏补脏的说法,有补益心神的作用;猪肚,可补益脾胃;猪肝,可补肝养血;猪腰子,则可补肾;猪肺,可补肺;猪脑,补脑益髓。

9. **牛肉**　甘,平。补益气血。古代医生曾说,黄牛肉补气,其补气作用,可和黄芪相似。牛肚,可补益脾胃。牛骨髓,可补益骨髓和气血。

10. **羊肉**　甘,温。补益气血,健脾补肾。古代医生曾说,羊肉和人参类似,人参补气,羊肉补形,因为可以增加肌肉。羊肉常在冬令吃,涮羊肉、红烧羊肉,都是甘温大补的食品。西北产羊地区流传,羊肉冬食则温补,夏令则清补。羊肾补肾为主。羊肚健脾胃。羊肝性味偏凉,可补肝明目,适于肝病者。羊脑可补脑益髓。羊眼肥而可食,能补肝明目。

11. **鹿肉**　甘,温。以补肾、补益阳虚为主。常在冬令食用。鹿茸、鹿角则为中药。鹿鞭,即鹿肾,为补肾壮阳者,若非肾阳虚,慎用。

12. **兔肉**　甘,凉。补益中气。肉质细嫩,较易于消化,但性质偏凉。

13. **狗肉**　咸,温。补益元气,以温肾为主。性偏热,食者注意。

14. **驼峰**　甘,凉。为骆驼之峰。古人称美味,有补益作用,腥味较重,江南一带很少食用。

海水产类

1. **海参**　种类也颇多。性味咸温,为海产品中的主要滋补食品。兼补阴阳气血,凡身体虚弱,病后康复都可常吃。海参

且能软坚散结,可用于癥瘕积聚一类疾病。流传肿瘤病人,不能吃海产品,乃是无稽之谈。中医理论,咸以软坚,海产品性味多为咸味,大多能软坚散结。也有用海参来治疗产妇少乳、痛经和咯血、胃痛、老年便闭等。

2. **海蜇**　咸,平。有化痰软坚作用。海蜇头、海蜇皮都为日常食品,有多种制法,不呆胃,消化不良者可常吃。

3. **明虾**　又称对虾。甘,咸。能补肾壮阳,且能和中健胃。产妇乳汁不足,可通乳。

4. **鲍鱼**　咸,温。补益佳品。补肝肾,益气血,且能软坚散结。鲍鱼家中自制不易,有罐装出售。鲍鱼类之外壳,叫石决明,是中药。

5. **淡菜**　咸,温。滋补食品,还可软坚,也能润肺止血,肺病咯血者可常吃,还有退虚热作用。

6. **蚝**　又叫牡蛎。有补益作用,还能软坚化痰。耗油是调味佳品,且具补益功能。牡蛎壳为中药。药用名也叫牡蛎,有平肝重镇作用。

7. **蛏子**　甘、咸,寒。有清热作用。味甚鲜美,但清洗不易。怕污染者,可不吃。

8. **乌贼**　咸,平。有补血祛瘀的作用。远在《内经》中已记载有用以治病者,常用在崩漏和血虚经闭时。乌贼骨为中药,可软坚,止血。乌贼蛋味也颇好,也有补益作用。

9. **黄鱼**　或叫石首鱼。甘,平。过去为我国居民最常吃的鱼类之一,现已少见。可补气,开胃。其脑中之石,有软坚作用。鱼鳔有补益作用,且能补血止血。

10. **带鱼**　甘,平。补虚开胃。带鱼清蒸后上浮之油,对肝病有益。

11. **鲳鱼**　甘、苦、温,平。能健脾

补血。

12. **海鳗** 甘,平。能补虚补肺。肺病有热、咯血时,可常吃。

13. **章鱼** 甘,平。益气养血,还可解毒消肿。

14. **梭子蟹** 咸,寒。有清热活血的作用。东南沿海一带,常蒸食新鲜梭子蟹和制成咸蟹食用,为佐食佳肴。

15. **海带** 咸,寒。有软坚散结的作用,也能清热利水。近年有制成消闲食品者。中药亦常用海带。

16. **紫菜** 甘、咸,寒。能化痰软坚,并能清热。紫菜质佳者,其间杂质沙极少。亦有制成消闲食品者。

17. **比目鱼** 甘,平。有益气作用,并能清热。

18. **鲫鱼** 甘,平。健脾利湿。有水肿者,常吃鲫鱼。或者鲫鱼去内脏,纳入赤豆,或车前子等,煮熟后吃鱼饮鱼汤。产后乳少,亦可吃鲫鱼。

19. **鲤鱼** 甘,寒。可利水通乳。

20. **青鱼** 甘,平。健脾益气,化湿利水。气虚者可常食用。青鱼胆有毒,不可食用。

21. **河鳗** 甘,平。补虚和中。肉质肥美。红烧增加补益之功,清蒸更有滋阴之效。烤鳗味道更佳,为保健滋补食品。

22. **黄鳝** 甘,温。能补益,也能祛风。性偏温,以温补为主。

23. **刀鱼** 甘,温。补益脾胃,且能活血。刀鱼肉质细嫩,但骨刺较多。在清明前吃,刺不硬,清明以后者,刺渐硬。刀鱼鲜美。

24. **鳜鱼** 又称桂鱼。甘,平。补益气血,也用于肠风下血。"桃花流水鳜鱼肥",肉厚味美,是补益食品。

25. **银鱼** 甘,平。健脾滋阴,且能利水,曾被称为"鱼中人参"。

26. **鲈鱼** 甘,平。健脾和胃,有滋补作用。清蒸和咸腌均好。

27. **鳊鱼** 又称鲂。甘,平。补益五脏,且能开胃。

28. **鲢鱼** 甘,温。暖胃,补益中气。头味亦佳。

29. **白鱼** 甘,平。健脾胃,脾胃虚者食之有益。

30. **鳙** 又称胖头鱼。甘,温。补益暖胃。鱼头味佳,可治体虚头眩。能化痰,咳嗽多痰而肺虚者可常食用。

31. **鮰鱼** 甘,平。为长江名鱼。补中益气,鮰鱼肚尤为补益。

32. **黑鱼** 甘,寒。能活血利水。

33. **蚌** 甘、咸,寒。肉甚鲜美,能滋阴清热。蚌中的珍珠,为中药。

34. **螺蛳** 甘,寒。肉也很鲜,有清热利水的作用。腹水、水肿可常吃。

35. **甲鱼** 甘,平。以滋阴为主。但性滋腻,不易消化,不宜多吃。鳖甲为中药。

36. **乌龟** 甘、咸,平。以滋阴为主。较滋腻。海龟,性味相似,但体大肉粗有腥,味不佳。龟板是常用的滋阴中药。

瓜果类

1. **橘子** 甘、酸,凉。能理气开胃,是体虚者可常吃的保健品。橘皮、橘核、橘络都是中药。

2. **柚** 甘、酸,寒。健脾开胃,且能止呕、化痰作用。

3. **柠檬** 酸,平。生津开胃,可化痰软坚。老年体虚多痰可常吃。亦适用于癥瘕者。

4. **菱** 甘,凉。以健脾为主,老菱壳对胃病有益。

5. **金橘** 辛、甘,温。开胃理气,消化不良、易嗳气者可常吃。

6. 橙　甘,酸凉。可清热、生津,也可理气,也是常吃的保健果品。

7. 无花果　甘,平。健脾,且能消肿,对痔疮、肠风下血者有益。

8. 芒果　甘、酸,凉。香而甜,能开胃理气。

9. 猕猴桃　甘、酸,寒。有清热作用,近年被认为系保健果品。

10. 石榴　甘、酸、涩,温,用于收敛止血,虚证泄泻,出血,可食用。石榴皮为中药。

11. 木瓜　甘,平。有清热祛风作用,味颇佳。

12. 橄榄　甘、酸,涩。清肺利咽,咽喉疼痛不适可常食。橄榄仁,可补益。

13. 荔枝　甘,温。新鲜者,补气益肾,生津补血,其核为中药,用于疝症及瘰聚。

14. 桂圆　又称龙眼。新鲜者补脾补血,滋养心神,心悸失眠者可常吃。

15. 菠萝　又称凤梨。甘,酸。能清热消肿,生津止渴。

16. 杨桃　甘、酸,寒。可开胃生津。

17. 甘蔗　甘,寒。清热生津,甘蔗榨汁成蔗浆,最为有益,且能益气健脾。

18. 椰子　甘,平。生津,能消暑利水。

19. 西瓜　甘,寒。清热解暑,为夏季最佳果品。

20. 香蕉　甘,寒。能润肠通便。

21. 山楂　为药食两用,化瘀而不伤正,消食以健脾胃。

22. 柿子　甘、涩,寒。润肺为主,且能对咯血有益。

23. 柿霜　为中药,可用于口舌生疮。

24. 大枣　甘,温。鲜者少,多为干枣。红枣,补益气血;黑枣更有滋阴安神的作用,两者都是民间常吃的补品。

25. 黄金瓜、甜瓜之类,品种较多,可清暑生津,但易致腹泻。

26. 番茄　又称西红柿,甘、酸,微寒。为一种很好的保健食品。

27. 生梨　甘、酸,凉。生津润肺化痰。

28. 苹果　甘,凉。润肺健脾。

29. 葡萄　甘、酸,平。可补气血。

30. 桃　甘、酸,温。有生津活血作用。

31. 李　甘、酸,平。生津清热。

32. 杏　酸、甘,温。生津润肺。

33. 杨梅　甘、酸,温。生津和胃。

34. 梅　酸,温。生津,又有收敛的作用。

35. 草莓　甘、酸,凉。健脾、润肺、补血、凉血,也是近年的保健果品。

36. 樱桃　甘,温。益气,但性温,多吃易生热。

油类

1. 豆油　辛、甘,热。润肠。

2. 猪油　甘,凉。滋阴润燥。

3. 麻油　甘,凉。润燥,补益肝肾。

4. 花生油　甘,平。补中润燥。

5. 菜油　辛,温。润燥,有行气散结作用。

6. 牛油　甘、酸,平。滋阴润燥。

凡油类,都系制作菜肴时用,所用亦有限,对身体影响有限。均不宜多用。

调料

1. 盐　咸,寒。清热凉血。旧时民间用极稀盐水洗眼以治风火赤眼,以细盐漱口以固齿,今已少用。

2. 酱油　咸,寒。清热。

3. 醋　酸、苦,温,开胃消食,活血散瘀,少量食用,有保健功能。

4. **糖** 甘,平。益气生津。

5. **冰糖** 甘,平。与糖相似,并能滋阴。

6. **茴香** 系中药,少量可作调料,温中开胃理气。

7. **丁香** 亦系中药,调料时用量很少,温中开胃。

8. **胡椒** 辛,热。亦可作中药,调料时用量小,温中止呕化痰。

9. **花椒** 辛,温。亦系中药,作调料时用量亦小,温中止呕。

10. **桂皮** 辛,温。亦为中药。芳香开胃,用量小。调料均不宜多用,多用有不良反应,甚或中毒。

饮料

1. **茶叶** 苦、甘,凉。清热生津,利尿提神。有食疗价值,但多饮助湿。

2. **酒** 种类甚多,大致都为辛、温。能散寒、活血、舒筋,亦可作药引,多饮有毒,且能助湿。

3. **咖啡** 苦,平。提神利尿,不可多饮。

4. **牛奶** 甘,平。补益气血,滋阴润燥。亦为保健品,但不宜多用。

5. **可可** 甘,温。健脾温肾。

以上饮料,虽均有益健康,但均适可而止,多则不宜。

药　膳

药膳制作

所谓药膳,即在我们日常的主食、菜肴、饮料等中,包含有中药或起药理作用的成分。视不同的需要,可以区分为两大类,一以药为主,一以膳为主。以药为主的药膳,药味较浓,每不易长期服用。以膳为主

者,药味较轻,与平时膳食区别不大,仍有一定的药理作用,但药性较小。因药气不浓,易为食者所接受。前者药物作用强,近药;后者药物作用弱,近膳。药膳的制作要点有以下几个方面。①应根据中医理论辨证论治,辨别药物的四气五味等来决定制作何种药膳。如以滋阴为主,或补气为主,或祛邪为主等。②可以选择主粮、菜肴、饮料等所有方面,或选用任一方面作为药膳的制作方向。③以药为主者,膳少;以膳为主者,药少。④主粮、菜肴、饮料的选用,可根据需要者的情况,选择合适的四气五味的食品。⑤药物的选择,根据辨证所得,选用合适的药物。

以下对常用的几个方面,主粮的饭、粥,饮料的酒以及菜肴等,作一大概的介绍,并略举例。愿作药膳者,可根据以上原则,以及中药、食品的不同性质,自行制作,灵活应用。

药饭、药粥

饭和粥的煮法,仍按通常方法。制作药饭、药粥,则视需要,选定适当药物,或具药性的食品。举例如下。

以补气为主者,可制人参饭。用 250 克米煮饭。另用人参末 10 克,或党参末 30 克,加水煮沸,至饭将成未成时,倒入人参或党参的粉末水,略一搅拌,使匀,待饭熟,即可。

如需兼补气血,可用黄芪 50 克,枸杞 30 克,先煮成药汁,再用此药汁煮饭,饭将成时,再倒入人参末水。

如需健脾,可用赤豆饭、扁豆饭等。

煮粥也相同。如需清热,可用淡竹叶 30 克,或生石膏 100 克,先熬成药汁,再用此药汁煮粥。

菜肴

按通常方法烧饭,视不同需要,加入药

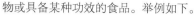

物或具备某种功效的食品。举例如下。

如需大补元气,可制作口蘑炖鸡。口蘑为蘑菇类中的一种,鲜美异常。若口蘑没有,蘑菇、香菇亦可。按常法处理鸡,去毛、内脏等,切块,加黄酒、盐,再加入口蘑或蘑菇等适量,炖至熟,即可。芳香而不油腻,可补养身体。

需健脾生津者,可选用山药。山药去皮切成条,在花生油中炸至熟,蘸食细盐或白糖。味美,亦可作点心。

又如需补血活血者,可煮山楂鲍鱼。鲍鱼煮至烂,或选用罐装鲍鱼,切块置盆中。另用山楂煮至烂,去核,少加糖,拌和。将此山楂泥置于鲍鱼盆中四周,以鲍鱼蘸山楂泥吃。如鲍鱼价贵,可改用乌贼鱼。

药酒

药酒,古称"酒剂"。是祖国传统医学防病治病和保健的又一独特医疗方法。药酒所用酒类通常为白酒,一般黄酒不宜作药酒(黄酒一般不能长久放置),且饮用量宜少,常仅可用一小盅。药酒具有"制作简单、便于存放、使用方便、内外可用、价廉省时、安全可靠、见效快、疗效高"的特点。由于酒为"百药之长",又有"通血脉,行药势,温肠胃,御风寒"等作用,所以酒和药配置可增强药力,既可治疗、预防疾病,又可用于病后的辅助治疗。用酒浸渍药物或食物,一方面可使药材中的一些药用成分的溶解度提高;另一方面,酒行药势,疗效也可提高。明代医学家李时珍写的《本草纲目》中就收集了大量前人和当代人的药酒配方。在其各药条目的附方中,也往往附有药酒配方,内容丰富。这些配方绝大多数具有用药少,简便易行的特点。

分类 药酒分为两类,一类是用于治疗筋骨酸痛的药酒,如大家所熟悉的五加皮酒、木瓜酒、国公酒等。另一类是滋补酒,是用于滋补健身的,如人参酒、蛤蚧酒、三鞭酒、参杞酒、龟龄集酒、首乌酒、五味子酒等。从药酒的使用方法上分,可将药酒分为内服、外用、既可内服又可外用三大类。

制法 那么,怎样泡服药酒呢?先将买回的药材打碎或剪短择净后,再用冷开水浸湿,这样既可洗去脏物,又可防止药材吸酒太多。然后将浸湿的药材放在玻璃瓶或罐里,兑入白酒。一般药材与白酒之比为1∶7~1∶10,至少也应将药材全部淹没。最后,将口封严,每日摇动数次,以使药材的有效成分充分分析出,浸泡半个月后即可饮用。有些贵重药材,可将酒饮完后再浸泡几次。一般来说,浸泡滋补类药酒,宜选择乙醇含量稍低一些的酒,如黄酒或低度白酒。将已选好的药材用纱布包裹或散放于带盖的陶瓷罐及带塞的玻璃罐等容器中,按照处方要求的比例加入白酒或黄酒,密封共浸泡。浸泡期间从开始的第1周算起,要每日晃动或搅拌1次,待1周以后可改为每周振动或搅拌1次,一般认为,晃动或搅拌的次数愈频,其浸出的药酒效果则愈好。浸泡时间一般以30日为好,若以1个月为准或浸泡更长时间,效果会更好。浸泡好以后即可过滤饮用。所剩药渣仍可再加原泡酒量的一半进行再次浸泡,以充分发挥被浸泡药材的药用效果。如果不能饮用白酒,可根据自己的爱好选用低度米酒、葡萄酒或其他果酒作为基酒进行浸泡。

另外,蛇酒在我国有悠久的历史。用蛇酒治病,早在西周时期,我国劳动人民就开始使用,直到现在,蛇酒颇受人们的重视。泡制蛇酒所用的纯粮酒,能使蛇体内的有效成分完全溶解释放,而且容易保存。加之纯粮酒本身就有温通血脉的作用,蛇借酒性,酒助蛇力,更可加强疏风通络之功能。现在市场上比较有名的有"三蛇酒"、"五蛇酒"、"乌蛇酒"。

须特别指出的是，与泡制其他药酒不同的是，为了达到防腐保质的目的，必须用酒精含量高的粮食白酒来泡蛇酒，一般应在50度以上。酒内放入蛇和其他药材后，应定期搅拌或摇动，这样泡制成的蛇酒口味比较纯正。而且蛇毒是一种蛋白质，在高浓度酒精下可使蛋白质变性，可消除蛇毒的毒性。

如有风湿骨痛者，可制威灵仙酒。以威灵仙100克，杜仲50克，当归30克，天麻30克，置大口瓶中，用上好高粱酒倒入，加冰糖或白糖适量，至少3个月以上，每晚一小盅饮用。

如需滋阴健脾，可制黑枣酒。黑枣洗净晒干，250克，置上好高粱酒，加冰糖适量，3个月后饮用，每晚一小盅。

服法 服药酒如为了治病，可以四季随时配制服用；而滋补类药酒，冬令浸服尤宜，根据民间习惯，可从冬至日起，连服二三个月，但也不必过于拘泥时日。服药酒次数一般每日早晚各一次，每次半两左右。不善饮酒者，可将药酒按1：1～1：10的比例兑入葡萄酒、黄酒或冷开水中按量饮用；若药酒辛辣味和药味太浓，可适量加入冰糖与蜂蜜调味。药酒中虽含有酒精，但浓度不高，服用量又小，一般不会产生副作用，少量饮用还使唾液、胃液分泌增加，有助于胃肠的消化和吸收。许多病人，特别是不善饮酒者担心醉酒，往往在晚上饮用。其实，从提高药物疗效的角度上来看，晚上服用不如白天服用效果好。药物的排泄有一定的昼夜节律，通常饮药酒，在体内清除和代谢的速度以早晨至中午最慢，加之肝药酶(一种存在于肝脏中的促进药物转化的生物催化剂)的活性也很高，此时血液中酒、药的浓度均很高，有利于发挥治疗作用。而在下午2点至夜间0点，酒精在体内代谢和清除速度最快，则血液中酒的浓度较低，此时肝药酶的活性最高(最高点在午夜2点)，同时，肾功能的最高点在下午5点以后，下午至晚上饮酒，在体内排泄和代谢最快，不利于药酒发挥作用。故药酒最好在白天服用。患有肝肾疾病、高血压、过敏性疾病、皮肤病者，最好不要饮用药酒，即使需要饮用时，也应将饮的酒按量兑加十倍的水，放在锅里煮一下，除去大部分酒气后再饮用。

患有消化性溃疡、食管炎、胃炎、胰腺炎、脂肪肝、肝硬化、肝炎、高血压、心脏病等病史的老人，以不饮或少饮为佳。如遇感冒、发热、咽痛及气管炎等，均应停服。其他老年人服用药酒时，也应注意选用药酒要对症，用量遵医嘱或按用量说明，不得超过剂量，更不能拿药酒当一般酒饮。体形消瘦的人偏于阴亏血虚，容易生火、伤津，宜选用滋阴补血药酒；体形肥胖的人偏于阳衰气虚，容易生痰、怕冷，宜用温阳益气的药酒。

药茶

药茶又称茶剂，即将茶叶或以中草药(单味或复方)经过冲泡、煎煮，然后像日常喝茶一样饮用，用以防病治病。传统的茶剂多应用于治疗食积停滞、感冒咳嗽等症。如午时茶、神曲茶、六和茶、消滞茶、利胆茶等。近年来茶剂的种类逐渐增多，除以治疗作用为主的茶剂外，还有不少作为保健用的茶剂，如三花减肥茶、人参茶、金银花茶等。《中华人民共和国卫生部药品标准》收载了甘和茶、四时甘和茶、万应甘和茶、伤风咳茶、灵源万应茶、千金茶、艳友茶、川芎茶调袋泡剂、降压袋泡茶、八珍袋泡茶、清热明目茶、维甜美降糖茶、石歧外感茶、莲花峰茶、泉州茶饼等近20种茶剂。

药茶的制用形式

- 以鲜品中草药物(含茶或不含茶,下同)冲泡或煎煮后代茶饮用。
- 以干品中草药物冲泡或煎煮代茶饮用。
- 将茶叶(或不用茶叶)及药料研成粗末,以水冲泡或煎煮代茶饮用。
- 将粗末药料加入黏合剂干燥而成块(饼)状,用时将其打碎冲泡或煎煮代茶饮用。
- 现代含有中草药的颗粒制品以及袋泡茶等,亦均可列入药茶之范畴。

常用药茶方

1. **菊槐茶** 取菊花 3 克、槐树花 3 克和绿茶 3 克,用沸水冲泡,待冷后,每日代茶常饮。该药茶清热散风、降血压。

2. **山楂益母茶** 取山楂 1 克、益母草 1 克、绿茶 5 克,用沸水冲泡,每日代茶饮用。此茶清热去痰、活血降脂、通脉,用于治疗冠心病和高脂血症。

3. **杜仲茶** 取杜仲、高级绿茶各 6 克,用沸水冲泡,加盖 5 分钟后服用,每日一次。此茶补肝肾、强筋骨、降血压,最适宜高血压兼心脏病者饮用。

4. **枣茶** 取茶叶 5 克、红枣 10 粒,先将茶叶用开水冲泡,取汁。红枣洗净,加白糖 10 克和适量水煮至枣烂,然后倒入茶汁,拌匀食用。此茶补血养精、健脾胃,用于治贫血,并防治维生素缺乏症。

5. **蒸鱼茶** 取鲫鱼 500 克,挖去鳃及内脏,保留鱼鳞,鱼腹内填满绿茶,上蒸锅清蒸,淡食鱼肉,不加佐料。此茶健脾祛湿,清热利尿,专治糖尿病和消渴。

6. **天麻茶** 取切成薄片天麻 3~5 克和绿茶 1 克,同放在杯中,用沸水冲泡,温浸 5 分钟后饮服。此茶可治四肢麻木、手足不遂、肢撂等病。

7. **茉莉花茶** 取茉莉花 6 克、石菖蒲 6 克、绿茶 10 克,混合研成细末,用沸水冲泡饮用,每日一剂。此茶能安神,治疗失眠多梦、神经症等。

8. **菊花茶** 取菊花 10 克、龙井茶 3 克,用开水冲泡代茶饮。此茶疏风清热、明目,用于治疗肝火盛引起的赤眼症及怕光等症。

9. **莲子茶** 取茶叶 5 克、莲子 30 克,先将茶叶用开水冲泡后取汁,莲子用温水浸泡数小时后加冰糖 20 克炖烂,然后倒入茶汁拌匀,即可饮用。此茶健脾益肾,用于治疗女性月经过多或崩漏不止、带下等症。

10. **菊花茶** 肝阳上亢而头晕者,可用白菊花泡茶,时时饮用。

11. **藿佩茶** 夏季祛暑湿,可用鲜藿香、鲜佩兰泡茶,时时饮用。

四季进补

人们通常都在冬令进补,吃一些膏方。但事实上,四季都可以进补。古人早就有四季进补、四季调摄的方法。当然,进补的方式不尽相同。

"上古之人,其知道者,法于阴阳,和于术数,饮食有节,起居有常,尽终其天年,度百岁乃去。"以食物治疗、进补、养生要与天时、地利、性别、年龄、体质密切配合,强调食疗与自然界的四季相结合。春食扶助阳气的食物,以补肝;夏食清热解暑的食物,以补心;秋食养阴润燥降火的食物,以补肺;冬食温补御寒的食物,以补肾。

"饮食以时,四季五补"是古人重视饮食与时令的关系而提出的。饮食需随季节变化,方可补阴阳气血之不足:春天适宜"升补",夏天采用"清补",秋天酌情"平补",冬天抓紧"滋补",常年四季匀称"通补"。"智者之养生也,必须四时适寒暑",仍是今天我们崇尚科学养生的精要,在不同季节、气候、时间进补服食不同性味的食物:"春寒适宜温之;夏热适宜凉之;秋燥适宜润之;冬寒适宜热之","春省酸增甘,以养肝气;夏省辛增苦,以养心气;秋省辛增酸,以养肺气;冬损咸增补,以养肾气。"随季节变化饮食调整以适应环境和人体阴阳、气血在四时的波动变化。春季适宜"升补",食物有春笋、菠菜、芹菜、鸡肉、蛋奶、鱼、海参等,少吃辛辣、不喝烈性酒。夏季适宜清补(适用阴虚火旺者),食物有山药、冬瓜、莲子、百合、冰糖、桑葚、藕、豆腐、蜂蜜、赤小豆、绿豆、鸭、甲鱼、蚌肉、鸭蛋、面筋、牛乳、薏苡仁、粳米等。秋季宜"平补",要选择甘润平和、利肺、补脾肾、益气血食品,以补充肺、脾、肾虚弱以及免疫功能低下,食物有糯米、银耳、黑芝麻、红枣、莲子、山药、鸭、鱼、鸡肉等,水果中萝卜、梨、枇杷、芝麻、白果、茭白、南瓜、桂圆、核桃等均是"平补"佳品。冬季适宜"滋补",宜选择有血肉之气、抵御风寒、益气助阳的食品,如羊、牛、狗肉等并炖、蒸、煮厚味烹调,加辛辣调味胡椒、蒜、姜、辣椒等。

对没有大病,而又身体较虚的人来说,进补有两个目的,一是强身,二是防病。而对于有病的人来说,进补的目的,或是强壮体质,或是有助康复。

从以上的分析来看,强身防病,恢复体质是一年四季都需要的,而并不仅仅限于冬季。所以,四季都需要进补,也都可以进补。

人们习惯认为只有冬季才能进补,可能有以下几个原因。进补的药物一般应用时间较长,像膏方,到立春以后,天一转暖,就容易发霉变质,只有冬天才能储藏较久。除了膏方因为冬季容易收藏,故常只在冬季服用,但其他的各种补药,其他季节也都可以服用。实际上,现在什么季节,都有人吃参,吃各种补药。而且就连膏方也因为加入了防腐剂,或经特殊加工,不致变质、霉变,其他季节也可以服用。

冬季进补最常见的方式是膏方。用以强壮体质,另外还可以预防春天的疾病,称为春病冬防。膏方的服用,需要由专业医师的指导。一般医师开膏方前,常先开几贴中药(有人称"开口方")试探一下,看是否合适。合适后,再开长期服用的膏方。收膏一般用阿胶、龟板胶、鹿角胶等糖分较多的中药。

除了膏方外,药酒也是冬季进补的常用的方式。药酒可以根据自己的需要,自行制备。但是,还是建议由专业医师处方,更为适宜。

通常冬令进补的药物还有人参,这是最常用的。人参以补气为主。偏阳虚者,可选野山参、高丽参等。单纯气虚的,可用生晒参、白参。偏阴虚的,可用西洋参。可以炖服、煎服、泡茶饮用,或研末吞服。用量则需视各人体质而定,最好由专业医师决定用量。但人参价高,野山参更贵,可用党参代替,只是用量需加大而已。

需要补血的,可以用阿胶。阿胶炖烊后,可以加入核桃、枸杞、芝麻之类,加冰糖或白糖。制成后,或切成云片糕一样,每日吃一些。或者做成膏方样,每日吃1~2匙。

需要补肾的,或者作为一般滋补的,最方便的是用核桃、芝麻研末,每日清晨将1~2匙混合物加入牛奶或豆浆中,搅匀后食用,甚为有益。

阳虚重者,可用鹿茸,研末吞服。但鹿茸温性较大,如果没有掌握适应证,会产生不良反应,建议在医师指导下服用。

值得注意的是,体质不虚而补,或者有实证而补,往往引起各种不良反应和弊病。已经有报道所谓"人参滥用综合征",因不需人参而食用后所引起的不良反应。

虚则补之,是进补的根据。

是否需要补,如何补,什么季节补,最好在医师指导下进行。

急救篇

第 54 章

院前急救基本技术

人工呼吸术

人工呼吸术是用于自主呼吸停止时的一种急救方法。通过徒手或机械装置使空气有节律地进入肺内,然后利用胸廓和肺组织的弹性回缩力使进入肺内的气体呼出。如此周而复始以代替自主呼吸。人的大脑需要不断地供给氧气,如果中断供氧 6 分钟就会造成不可逆性的神经损害。所以一旦发现心跳呼吸停止,首要的抢救措施就是迅速进行胸外心脏按压,或者同时进行人工呼吸以保持有效通气和血液循环,保证重要脏器的氧气供应。现场急救人工呼吸可采用口对口(鼻)方法,或使用简易呼吸囊。

通畅气道 在进行心肺复苏之前,首先将病人仰卧位放到硬质的平面。施救者开放气道时,应将一手置于病人前额,下压使其头部后仰;另一手的示指和中指置于下颌骨下方,将颏部向前抬起(仰头抬颏法)以开放气道。

如病人气道内可见大量异物或呕吐物时应及时清理。可用指套或指缠纱布清除口腔中的液体分泌物。清除固体异物时,一手按压开下颌,另一手示指将固体异物钩出。

人工呼吸方法 假如气道通畅,应看、听、感觉呼吸。当施救者不能确定正常呼吸时,应及时给予病人 2 次人工通气。

1. 口对口人工呼吸 口对口人工呼吸时施救者用上述手法开放气道、捏住病人鼻子、并要用嘴封闭病人嘴巴,如图 54-1。正常吸气(非深吸气)后吹气,如果病人胸廓没抬起,应再次用仰头抬颏法开放气道,然后再吹第 2 次气。一般每次吹入 500～600 毫升的空气并可见到胸廓抬起即可。呼气时仍让病人口部张开,同时放松捏紧鼻翼的手指,使口鼻通气,病人的胸廓自行弹回而呼出空气。

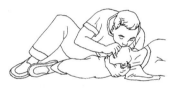

图 54-1 **口对口人工呼吸**

人工呼吸时应注意:①每次人工呼吸超过 1 秒钟;避免以过快、过大压力通气或吹气量过大。②给予适当的吹气量,以产生可见的胸廓抬起。③呼吸停止者,常同时有心脏停搏,需同时进行心脏按压术,可在按压胸部 30 次后吹气 2 次(按压与吹气的比例为 30∶2)。④有心跳而无呼吸(如某些药物中毒、窒息等),则可每 5 秒钟吹气 1 次。⑤婴幼儿的面部较小,可采用口对口鼻人工呼吸法,即抢救人员的口同时包括病儿的口鼻进行吹气。⑥如病人牙关紧闭而不能张口,或口腔有严重损伤而无法进行口对口呼吸法时,可改用口对鼻人工呼吸法,即向病人的鼻孔吹气。

2. 仰卧压胸人工呼吸法 仰卧压胸人工呼吸法如图 54-2 所示。抢救人员跪

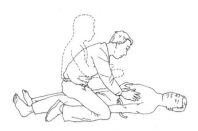

图 54-2　仰卧压胸人工呼吸

跨在病人的大腿两侧,拇指向内,其余手指向外,向胸部上后方施压,将空气压出肺脏,然后放松,让胸廓自行弹回而吸入空气,如此重复,每分钟 20 次左右。

3. 俯卧压背人工呼吸法　俯卧压背人工呼吸法适用于溺水者的急救,与仰卧位的操作相似,压迫部位为两侧胸背部下方(图 54-3)。

注意,同时需作心脏按压,或伴有胸部外伤者,第 2、3 两种方法均不宜采用。

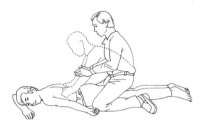

图 54-3　俯卧压背人工呼吸

胸外心脏按压术

胸外心脏按压术是院前急救中与人工呼吸术有着同样重要性的基本技术,对心跳呼吸骤停的病人胸外按压是建立人工循环的最重要手段。

心跳停止的判断　心跳停止后脉搏亦即消失。颈动脉靠心脏较近,因而触摸颈动脉有无搏动,可以反映其心跳的情况。一旦颈动脉搏动未被触及、呼之不应、呼吸停止、瞳孔散大,即应迅速判断心脏已经停止跳动。应立即进行现场的胸外心脏按压术。

胸外心脏按压方法

1. **方法**　①置病人仰卧于硬板床或地上,以保证按压胸骨时起到心脏受按压后应有的效果。同时防止按压引起病人身体的移动。②确定准确按压部位为胸骨中 1/3 与下 1/3 交界处(图 54-4)。③施救者双臂应绷直,双肩应在病人胸骨上方正中,垂直向下用力按压(图 54-5)。

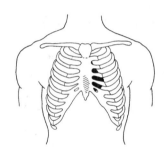

图 54-4　心脏按压部位

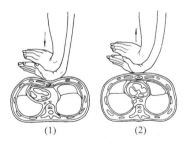

(1)　　　　　　(2)

图 54-5　心脏按压方法

2. **要领**　①利用上半身体重和肩臂部肌肉力量按压,不该冲击式地向下猛压。②按压应平稳而有节律地进行,不应间断。③按压至最低处(胸骨下陷至少 5 厘米左右),应有明显的停顿,然后即停止向下按压而向上放松。下压用力和向上放松时间应该相等。④向上放松时定位于按压点的手掌根部绝不离开胸骨的按压点，只是放松胸骨处压力而已。

3. 注意事项　①胸外按压必须做到"用力"（能触摸到颈动脉的搏动）、"快速"（按压频率至少 100 次/分钟）。应允许胸廓充分回弹，尽量缩短每次胸外按压的间歇期。②按压与人工呼吸配合的比例是：每个周期 30 次按压、2 次口对口呼吸。③按压定位必须准确，按压用力必须有力，但勿施以暴力。应防止肋骨和肋软骨骨折而引起气胸、血胸，以及内脏破裂。④多名施救者在场时，每 2 分钟或做完 5 个周期的胸外按压后，施救者应轮换"胸外按压者"，换人应在 5 秒钟内完成。相互轮换之前快速检查病人的循环征象，动态评估复苏的效果。⑤婴幼儿可用双指法或环抱法胸外按压，用中指和环指按压胸骨下段（两乳头连线与胸骨正中线的交界点下一横指间距处），有节奏地压向脊柱方向；或将手掌伸开抱住小儿半个胸廓，大拇指按住胸骨下段，另 4 个手指并拢置于背部，然后相对挤压，按压频率应每分钟大于 100次；与人工呼吸之比为 30：2，双人操作时，比例也可为 15：2。按压时使胸骨下陷 4 厘米左右即可。⑥心脏骤停的起初几分钟内，人工呼吸的重要性不及胸外按压。因为在心跳刚停止的几分钟内血氧水平乃较高，此时心肌和脑组织氧供更有赖于已降低的血流。在复苏时血流可因胸外按压产生。施救者应确保有效的胸外按压并尽量减少中断按压，以期改善心肌和脑组织氧供。没有证据提示对于心脏骤停的病人早期开放气道复苏成功率更高，2010 年心肺复苏指南更强调及时的胸外按压及早期除颤。胸外按压应及早开始，完成第一个胸外按压周期后才考虑气道开放和人工呼吸。

外出血与止血

在刀割伤、刺伤、枪弹伤和辗擦伤等时，血液从伤口流向体外就称为外出血。成人全身血容量为 4 000～5 000 毫升，一次外出血量达全身血容量的 1/3 以上时，生命就有危险，故抢救要分秒必争，沉着果断，设法立即止血，以抢救伤员的生命。动脉出血色鲜红、量多、速度快、危险性大；静脉出血色暗红，血缓慢不断地从伤口流出，其危险性小些；毛细血管出血色鲜红，血液从伤面渗出。不论动脉或静脉出血，均需采用止血术，现场常用的止血方法有局部压迫止血、动脉压迫止血和止血带止血 3种方法。

局部压迫止血法　用消毒纱布垫覆盖伤口后，再用纱布卷、毛巾或布料等折成垫子，放在伤口敷料上面，然后用绷带或三角巾加压包扎即可，此法对绝大多数伤口的出血均可达到良好的止血效果。在对肢体伤口的加压包扎过程中，加压力量达到止血目的即可，不宜过大，防止影响肢体的血液循环。包扎后，若仍有血液渗出，不要将敷料拿去，在敷料上加盖一层或多层敷料，然后用绷带等扎紧。

间接指压法　即在出血动脉的近端，用拇指或其余手指压向骨面以止血。在动脉的走向中最易压住的部位称为压迫点，止血时要熟悉主要动脉的压迫点（表54-1）。这种方法简单易行，但不能持久，只能作为临时措施，必须尽快换用其他方法。

表 54-1　　主要动脉出血的压迫点

出血部位	压 迫 点	插 图
头部前面	在耳朵前面,用手指正对下颌关节骨面压迫颞浅动脉(图 54-6)	 图 54-6　颞浅动脉压迫部位
头部后面	在耳朵后面乳突附近的搏动处压迫枕动脉	
面部出血	在下颌角前面 1.5 厘米处正对下颌骨压迫面动脉(图 54-7)	 图 54-7　面动脉压迫部位
颈部出血	手指按压一侧颈根部,向中间颈椎横突压迫颈总动脉。禁止同时压迫双侧颈总动脉,以免发生大脑缺血、缺氧(图 54-8)	 图 54-8　颈总动脉压迫部位
腋、上臂出血	压迫锁骨上方、胸锁乳突肌外缘的锁骨下动脉,手指向后方第一肋骨处压迫(图 54-9)	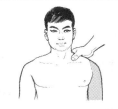 图 54-9　锁骨下动脉压迫部位
前臂出血	伤肢外展,用四指压迫上臂内侧的肱动脉(图 54-10)	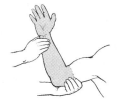 图 54-10　肱动脉压迫部位

（续表）

出血部位	压　迫　点	插　图
手掌出血	将两手的拇指放在前臂远端掌侧面的内外侧,向尺、桡骨压迫尺、桡动脉（图54-11）	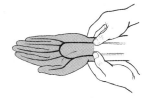 图54-11　**桡、尺动脉压迫部位**
手指出血	拇指平放在受伤的手掌上,其他四指放于手背部,加压后即可将掌动脉弓压于掌骨上止血（图54-12）	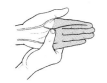 图54-12　**掌动脉弓压迫部位**
大腿出血	在腹股沟皱纹中点动脉搏动处,用手指向下方的股骨面压迫股动脉（图54-13）	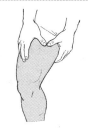 图54-13　**股动脉压迫部位**
足部出血	用两手的拇指分别按压于内踝与跟骨之间和足背皮肤皱纹的中点以压迫胫前动脉和胫后动脉（图54-14）	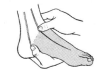 图54-14　**胫前、后动脉压迫部位**

　　加垫屈肢止血法　适用于没有骨折或关节损伤的膝或肘以下部位的出血。将一块厚棉垫或绷带卷塞在腘窝或肘窝部,屈曲腿或臂,再用三角巾或绷带紧紧缚住（图54－15）。每隔一小时要松开一次,防肢体坏死。

　　止血带止血法　止血带分橡皮止血带、布制止血带和临时止血带等。这种止血方法较牢靠,但只能用于四肢血管的出血。①橡皮止血带止血法:先在准备放置止血带的部位用毛巾、纱布或衣服垫好,然后以左手拇指、示指和中指夹住止血带头

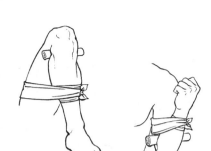

图 54-15 **加垫屈肢止血法**

端,另一手拉紧止血带绕肢体两圈,按图 54-16 所示的步骤将止血带末端放入左手示指和中指之间拉出固定。②临时绞紧带止血法:如无现成的止血带,可取就近材料,如三角巾、布腰带或手巾等(禁用电线、铁丝或绳索),在伤口近心端放好衬垫后,用临时制成的绞紧带在垫上围绕肢体后拉紧打结(图 54-17),在外圈下插入木棒,提出绞紧,将另一头套在活结环内或内圈下固定。

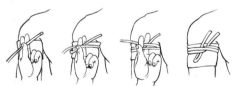

图 54-16 **橡皮止血带止血法**

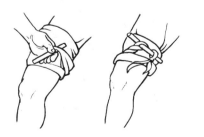

图 54-17 **临时绞紧带止血法**

使用止血带的注意事项:①止血带应放在伤口的近心端。上臂和大腿部均应绑在上 1/3 的部位。上臂的中 1/3 部位不可上止血带,否则易压迫损伤桡神经;大腿中段以下,动脉位置较深,不易压住。②止血带必须绕在平整的衬垫上,不能直接绑在皮肤上。③止血带松紧要适度,以刚摸不到远端血管搏动和出血停止为度。④止血带每隔 1 小时(上肢)至 2 小时(下肢)应松解 1 次,每次 1~2 分钟,此时用指压法暂时止血。松解时要慢慢解开,以免凝结的血块突然脱落。如果伤肢不能保留,不必放松。⑤上止血带的肢体应予保暖。⑥作出明显的标志,注明上止血带的时间和部位,及时安排送医疗机构作进一步处理。

包扎术

包扎是外伤急救最常用的方法之一。它具有保护伤口、压迫止血、固定敷料、药品和骨折位置及减轻疼痛等作用。

包扎最常用的材料是绷带或三角巾。在紧急情况下,如缺乏上述材料,可用清洁的毛巾、衣服、被单、手帕等代替。包扎方法较多,但无论何种方法,包扎不宜过松,以免滑脱;也不宜过紧,以免压迫组织影响血液循环。包扎方向为自下而上,自左向右,从远心端向近心端。包扎肘部时要弯着包扎,而腿部要伸直包扎,以保持肢体的功能位置。

绷带包扎法

1. **环形法** 将绷带作环形缠绕,下周将上周绷带完全遮盖,最后,将尾端撕成两头打结。此法用于粗细相等的部位,如胸、腹、四肢等处(图 54-18)。

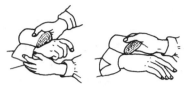

图 54-18　**环形包扎法**

2. *螺旋形法*　将绷带环绕数圈后螺旋向上缠绕,每圈盖住前圈的 1/2,常用于包扎粗细差不多的部位,如上臂、大腿、手指等(图 54-19)。

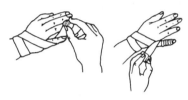

图 54-19　**螺旋形包扎法**

3. *螺旋反折法*　将绷带作螺旋状缠绕后每圈向下反折,盖住前圈的 1/2,反折部位应相同,使之自上而下成一直线。用于粗细不等的部位,如前臂、小腿等(图 54-20)。

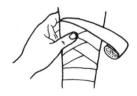

图 54-20　**螺旋反折包扎法**

4. *"8"字形法*　在伤处上下,将绷带由下而上,再由上而下成为 8 字形的缠绕,每圈盖住上圈的 1/2。用于屈曲的关节,如肩、髋、膝等部位(图 54-21)。

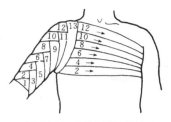

图 54-21　**"8"字形包扎法**

三角巾包扎法　三角巾高 65 厘米,底部长 130 厘米(图 54-22)。

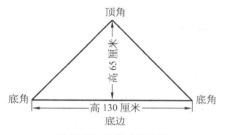

图 54-22　**三角巾包扎法**

1. *头部包扎法*　将三角巾的底边向上反折约 3 厘米,其正中部放在前额眉弓上部,顶角拉到枕后,三角巾的两底角经耳上向后拉紧压住顶角,在颈后交叉再经耳上至额部拉紧打结,最后将顶角向上反折嵌入底边(图 54-23)。

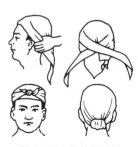

图 54-23　**头部包扎法**

2. **面部面具式包扎法**　将三角巾顶角打一结,放于头顶上,然后将三角巾罩于面部,左、右两底角拉至枕后,交叉后绕到额前打结。包扎后在相当于眼、鼻、口处各开一小孔(图 54-24)。

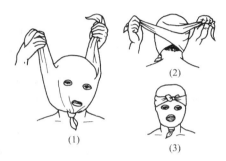

(2)

(1)

(3)

图 54-24　**面部面具式包扎法**

3. **胸部包扎法**　将三角巾底边向下,围绕胸部于背后打结,将顶角绕过一侧肩部并用一连接的带子和底部打结固定(图54-25)。

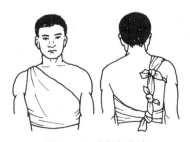

图 54-25　**胸部包扎法**

4. **腹(臀)部包扎法**　三角巾顶角朝下,底边横放于脐部,拉紧两底角于腰部打结。顶角经会阴拉至臀上,同底角另一头打结(图54-26)。

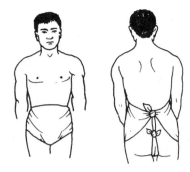

图 54-26　**腹(臀)部包扎法**

5. **手、足包扎法**　将手或足放在三角巾上,顶角在前拉至手或足的背上,然后将底边缠绕打结固定(图 54-27、图 54-28)。

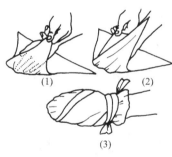

(1)

(2)

(3)

图 54-27　**手包扎法**

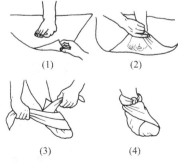

(1)

(2)

(3)

(4)

图 54-28　**足包扎法**

骨折固定

为了使骨折病人在送往医院中安全、舒适，伤部不致因颠簸震荡使得断骨刺伤血管和神经，增加伤害程度和伤员的痛苦，可以利用一切可以利用的条件，如用躯干、健肢、木板、竹竿、树枝等，及时、正确地对病人的骨折施行急救固定，即临时固定(图54-29)。

在施行骨折临时固定时要注意以下事项：①如有伤口和出血时，先止血，包扎伤口，再行骨折固定。必要时给病人服止痛药片(有颅脑伤、腹部伤时不要服止痛药，尤其不要用吗啡类止痛药，以免止痛后掩盖病情)。②对颈椎损伤或者不能除外颈椎损伤者，应保持头颈部与躯干成直线

位置。③不要把刺出的骨折断端送回伤口，以免增加污染和刺伤伤口附近的血管、神经。④大腿、小腿、脊柱骨折时，不要无故移动伤肢，以免加重伤情，增加伤病员的痛苦。⑤夹板或就便材料不能与皮肤直接接触，要用棉花或布片等柔软物品垫好，避免造成压迫性溃疡。夹板要扶托整个伤肢，除固定骨折的上、下两端外，还应把上、下两关节固定好，才能保证骨折部位得到固定。⑥对有明显外伤畸形的伤肢(弯曲、旋转等)，只进行大体纠正后固定，不必整复，以免加重对骨折周围组织的损伤。⑦固定不可过松或过紧。四肢骨折固定应先固定骨折上端，后固定骨折下端，并露出手指或脚趾尖，以便观察血液流通情况。如发现指(趾)尖苍白、紫绀时，说明包扎过紧，应放松重新固定。⑧腹壁开放性创伤

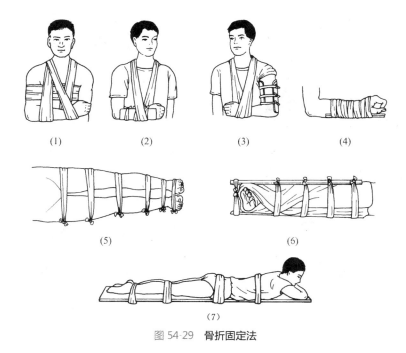

(1)   (2)   (3)   (4)

(5)   (6)

(7)

图 54-29   骨折固定法

导致肠管外露时,可以使用清洁的碗、盆扣住外露肠管,达到保护的目的,严禁在现场将流出的肠管还纳。⑨注意气候冷热,夏季要预防中暑,冬季要预防冻伤。

伤病员搬运法

伤病员经现场急救后,就要搬动转送至医疗机构作进一步处理。搬运的基本原则是迅速、及时和安全。搬运方法有很多种类,应因人、因地而异。如病情危急而急需转送的,一时又缺乏合适的器材,可就地取材。如用门板或其他木板都可作为临时担架。也可用两件上衣做成担架,将衣袖翻在里面,各插入一根长棍子,扣好衣扣,就成一副担架。也可按图 54-30 所示,用一条宽毯子固定在两根长棍子上做成担架使用。

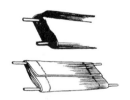

图 54-30　**用被单或毯子做临时担架**

1. 担架搬运法　昏迷、休克、内出血、内脏损伤、颅脑外伤和脊柱损伤病员,均需用担架运送。昏迷伤病员头部转向一侧,防止呕吐物误吸入气管,如果伤者出现呕吐,应及时清除其口腔内的呕吐物,防止误吸。颈部受伤(如颈椎骨折)的病人,要在颈旁两侧各放置沙袋予以固定,不使头部左右摇动。搬运背部受伤病员时不能屈曲躯干,万一有脊柱骨折移位,会造成脊髓损伤而致半身瘫痪。有肢体骨折的,均需先行固定,然后运送。特别对背部受伤病人,应采用四人抬伤病员上抬架的方法。先了解伤病员的伤处,如图 54-31 所示,3 个搬运者并排站在伤病员的健侧,各跪下一条腿,将手分别插入伤病员颈、肩、腰、臀、腿和脚的下面,由一人喊口令,步调一致,同时抬起。第 4 个搬运者站在伤病员的伤侧,帮助托起腰臀部,不使该部下垂或弯曲,并将担架迅速移至伤病员下面,再叫口令,同时轻轻放下。两人抬担架,另两人在两旁前后照顾。

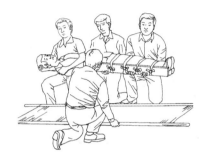

图 54-31　**四人抬伤病员上担架法**

2. 单人搬运法

● **扶着行走**:适用于伤病员伤势不重和神志清醒者。左手拉着伤病员的手,右手扶住伤病员的腰部慢慢行走(图 54-32)。

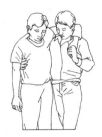

图 54-32　**扶着行走**

● **膝肩手抱法**:此法禁用于脊柱骨折的伤病员,仅适用于伤病员不能行走而其上肢还有力量者。如图 54-33 所示,叫伤病员用手钩住搬运者的颈部,搬运者抱住

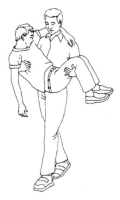

图 54-33 **肩膝手抱法**

伤病员的肩背和膝窝慢慢行走。

● 背驮法：如搬运者仅 1 人而又无力采用肩膝手抱法搬运，可按图 54-34 的 4 个步骤将伤病员背起，对溺水伤病员更宜采用图 54-35 所示的背驮法。

3.双人搬运法

● 平抱着走：搬运者站在同侧，如图 54-36 所示抱起伤病员。

● 膝肩抱着走：如图 54-37 所示，一人在前提起伤病员的双腿，另一人在后从腋下抱起。

● 用靠椅抬着走：如图 54-38 所示，使伤病员坐在靠椅上，一人在前抬起椅脚，另一人在后抬靠椅背。

● 双人卧抬法：如图 54-39 所示，伤病员置卧位，搬运者分别托起伤病员的胸背部和下肢。

● 双人坐抬法：伤病员置坐位，按图 54-40 所示抬起伤病员。

以上方法均禁用于腰部受伤和脊柱骨折伤病员。

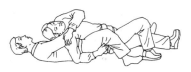

(1) 仰在伤病员身上

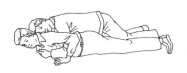

(2) 将伤病员翻到身上

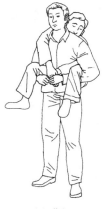

(4) 背好

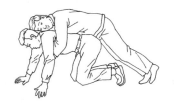

(3) 支起

图 54-34 **背驮法**

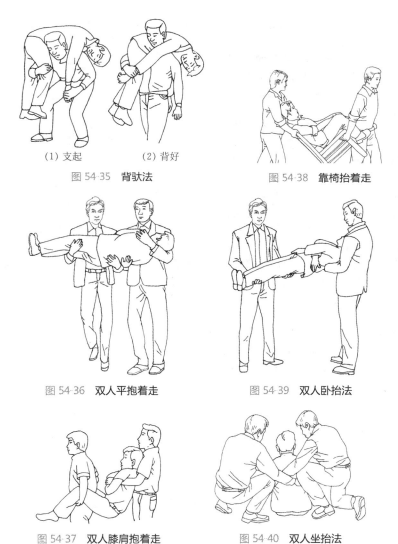

（1）支起　　　（2）背好

图 54-35　背驮法

图 54-38　靠椅抬着走

图 54-36　双人平抱着走

图 54-39　双人卧抬法

图 54-37　双人膝肩抱着走

图 54-40　双人坐抬法

断肢的急救

在发生断肢(指)事故后,正确、及时地将病人和断离的肢(指)体尽快、安全地护

送到医院,则断肢(指)再植的成功率可以提高。

发生断肢(指)的现场,若肢(指)体仍在机器中,千万不能强行将肢(指)体拉出或将机器倒转,以免加重损伤。应立即停止机器转动,拆开机器,取出断肢(指)。

　　断肢(指)近侧断端如有活动性出血,应首先止血。一般说完全断离的血管回缩后可自行闭塞,采用加压包扎、夹板固定就能止血。对搏动性活跃出血用止血钳止血时,不可钳夹组织过多,以免造成止血困难。最好不要用止血带,若必须用止血带止血,则每小时应放松一次,否则会造成肢体坏死。放松时,应用手指压住近侧的动脉主干,以减少出血。

　　对于大部离断的肢体,在运送前应用夹板固定伤肢,以免在送往医院时引起再度损伤。肢体如有多段骨折,也应固定好患肢,防止造成进一步的损伤。

　　断肢(指)应干燥冷藏保存,气温高的季节尤为重要。将断肢(指)用无菌或清洁的敷料包扎好,放入塑料袋内,再将塑料袋放入加盖的容器内,外围加冰块保存,不让断肢(指)与冰块直接接触,以防冻伤。也不要用任何液体浸泡断肢(指)。简单的保存方法是先用无菌或清洁敷料将断肢(指)

包好,外面再用塑料薄膜包裹使之密封,然后埋在冰块中(图54-41)。

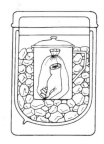

图 54-41　**断肢(指)保存法**

　　一般在室温 20 ℃的情况下,完全缺血6～10 小时后,断离的肢(指)体将发生不可逆的组织变性,即使血液循环恢复,肢(指)体仍难免坏死。在寒冷的季节或经过冷藏,断肢(指)的组织变性较慢,即使缺血超过 6～10 小时,只要经过良好的急救处理和再植手术,仍可能获得成功。由此可见,争取时间,迅速运送到附近有条件的医院非常重要。

第 55 章

常见急症急救

高热与高温中暑

　　体温增高在 39 ℃以上为高热,41 ℃以上时被认定为超高热。高热常是感染性疾病的急性症状,发热本身并非为独立的疾病,而只是所有伴有发热疾病中的主要病理过程。大多数发热性疾病体温的上升与体内的病变存在着一定的依赖关系。发热是许多疾病的重要信号,尤其急性疾病以高热形式表现者,往往具有特殊的体温曲线(热型),对于医师诊断、鉴别诊断有着重要的意义;高热应予高度重视,最好送医院急诊诊治。

高温中暑是在气温高、湿度大的环境中,发生体温调节障碍,水、电解质平衡失调,心血管和中枢神经系统功能紊乱为主要表现的一种症候群。病情与个体健康状况和适应能力有关。轻度中暑往往表现为面色潮红、皮肤灼热、体温升高至38℃以上,也可伴有恶心、呕吐、面色苍白、脉率增快、血压下降、皮肤湿冷等早期周围循环衰竭表现。重症中暑除轻度中暑表现外,还有热痉挛、腹痛、高热昏厥、昏迷、虚脱或休克表现。

高热与高温中暑的急救措施如下。

• 高热时需大量饮水,并可用冷水浸透毛巾敷于头部和血管丰富处如腘窝、大腿根部、腋下、颈部,每10～15分钟换1次。

• 高热病因未明之前,原则上不该应用或尽量少用退热镇痛药以及激素类药。对于老年、幼儿以及体质虚弱者滥用退热镇痛药尚可导致虚脱等情况而加重病情的变化。

• 轻度中暑者与所处环境温度明显增高有关,对其急救原则是及时脱离高温环境至阴凉处、通风处静卧。除体表降温措施外,还可进行环境降温(通风、电器降温,以及调整环境湿度等)。可服用防暑降温剂:仁丹、十滴水或藿香正气散等。并补充含盐清凉饮料:淡盐水、冷西瓜水、绿豆汤等,经以上处理即可恢复。

• 重度以上高温中暑者,往往有意识障碍、抽搐、休克、心悸、气急等心、脑、肾等重要脏器功能不全或衰竭情况存在,应在院前现场基本急救前提下,及时送往急救中心或相关医院做进一步的抢救,包括控制脑水肿,制止抽搐;维持心血管功能,纠正水、电解质与酸碱的紊乱;积极治疗急性肾衰竭等。

休 克

休克是因各种强烈的致病因子(出血、创伤、感染、过敏、心脏泵衰竭)引起的急性循环障碍,导致微循环障碍,重要器官灌注不足和细胞功能、代谢障碍,不及时纠正,可能成为不可逆的过程。

根据病因,休克分类为:①低血容量性休克,如失血、烧伤、创伤引起的休克。②心源性休克。③感染性休克。④过敏性休克。⑤神经源性休克。作为院前现场急救,对于休克的病因诊断不一定要求十分明确。但是,正确作出休克的病情判断,及早发现休克的前期表现,为休克的救治争得有利时机不失为关键所在。

休克并非仅仅为血压的下降,休克初期血压不仅下降不明显,而舒张压还会有所增高。因此,休克的临床观察应重点注意以下诸方面。①四肢冰冷,潮湿或呈花斑状,皮肤苍白,过敏性休克时则可表现为皮肤潮红。②烦躁不安或神志淡漠、意识模糊、嗜睡和昏迷。③脉搏细速(120～140次/分钟),血压下降,收缩压与舒张压的间距缩小。④尿量减少(每小时少于15毫升,24小时少于400毫升)。

休克的急救措施如下。

• 原则上无论何种病因的休克均应采取平卧位,以减少脑缺血;下肢抬高15°～30°,这样有利于静脉血回流,保证重要脏器的血供;心源性休克伴有心功能不全,尤其是左心功能不全为突出表现时,头部、躯干稍加抬高,以利于改善气促症状。

• 设法保持比较正常体温,对于低体温者注意保暖,调整室温在22～28℃,相对湿度70%左右较为适宜;如系高温者需作有效而适当的降温,仍以采用物理降温为好,防止药物降温引起过多出汗而加重病情。

● 保持呼吸道通畅,清除口腔内痰液等分泌物或异物;在备有氧气袋(瓶)的现场,应及时给予吸氧,保证供氧;减少呼吸做功。

● 保持休克者、抢救者镇静,对于控制休克病情均为有益之点;防止休克者坠落等意外伤害。

● 及早送医疗机构救治。

意识障碍

意识是中枢神经系统对人体本身的内在环境和外界环境中一切刺激作出反应或应答的能力。意识障碍是指人对周围环境以及自身状态的识别和觉察能力出现障碍。一种以兴奋性降低为特点,表现为嗜睡/意识模糊/昏睡直至昏迷;另一种是以兴奋性增高为特点,表现为高级中枢急性活动失调的状态,包括意识模糊/定向力丧失/感觉错乱/躁动不安/言语杂乱等。

凡引起脑干部位上行性网状激动系统的损害性病变,或造成大脑皮质功能不全的种种因素,均能导致意识障碍,即包括觉醒功能和意识内容两方面的障碍。轻度表现为意识模糊、嗜睡和蒙胧状态;中度意识障碍则定向和自知力均差。思维凌乱,有幻觉、妄想、谵妄等表现;严重的意识障碍表现为随意运动丧失,对外界刺激失去应有的正常反应,表现为昏睡、昏迷。昏迷是临床上常见的危重急症,病死率高。因此,尽快做出意识障碍的正确判断,及时采取急救措施,才可能使其中部分病人转危为安。

意识障碍的急救措施如下。

● 对意识障碍者应采取平卧位,避免不必要的任意搬动。

● 保持呼吸道通畅,立即查看口腔、咽喉部有无异物或痰液等分泌物,并予以清除;如伴有呕吐现象,头可偏向一侧,防止误吸;注意对意识障碍者采取必要的防护措施,防止坠床、窒息等;在备有氧气袋(瓶)的现场,应及时给予吸氧,保证氧供。

● 如突发意识障碍合并心跳呼吸骤停,则立即进行胸外心脏按压和口对口人工呼吸急救。

● 由于昏迷病因众多,病情甚为复杂,治疗上则需要针对不同病因,采取相应的病因治疗。故对意识障碍者采取必要的现场急救后,应及时联系和协助急救中心护送至医院进一步救治。

呼吸困难

呼吸困难是指病人有空气不足的感觉,并有用力呼吸的动作,包括呼吸频率、深度与节律等方面的变化。所以呼吸困难既是主观的症状,又是客观的体征。一旦发生严重的呼吸困难,必将引起机体的缺氧和(或)二氧化碳滞留,最终导致机体内环境(酸碱与电解质)紊乱。

分类　根据发病机制,可将呼吸困难分为下列5种类型。

1. **肺源性呼吸困难**　①吸气性呼吸困难:支气管以上呼吸道阻塞或狭窄时,呼吸困难以吸气时最为明显,病人不仅表现吸气的极度费力,吸气时间明显延长,并且在吸气时出现胸骨上窝、锁骨上窝、肋间隙等部位明显凹陷(三凹征)。吸气性呼吸困难多见于喉、气管、支气管等部位的炎症、水肿、肿瘤、异物或迷走神经、喉上及喉返神经麻痹等情况。②呼气性呼吸困难:由于肺组织的弹性减弱,以及小支气管狭窄时,可以出现呼气的费力、呼出气体时间延长为特征的呼气性呼吸困难,多见于支气管哮喘和阻塞性肺病。③混合性呼吸困难:吸气与呼气均困难时为混合性呼吸困难,多见于肺炎、肺纤维化、大量胸腔积液、气胸等。

2. **心源性呼吸困难**　常见于左心功能不全所致心源性肺水肿,呈混合性呼吸困难,多于卧位及夜间发生。病人多表现为端坐呼吸(坐于床沿,两脚下垂,两手置于膝盖上或扶持床边,费力地呼吸)同时伴有大汗淋漓。

3. **中毒性呼吸困难**　呼吸抑制剂如吗啡、巴比妥类等中毒时,也可抑制呼吸中枢,使呼吸浅而慢。

4. **神经精神性与肌病性呼吸困难**脑部疾病如脑炎、脑血管意外、脑肿瘤等直接累及呼吸中枢,出现异常的呼吸节律,导致呼吸困难;重症肌无力危象引起呼吸肌麻痹,导致严重的呼吸困难;另外,癔症也可有呼吸困难发作,其特点是呼吸显著频速、表浅,因呼吸性碱中毒常伴有手足搐搦。

5. **其他原因引起的呼吸困难**　如重症贫血可因红细胞减少,血氧不足而致气促,尤以活动后明显。

呼吸困难的急救措施

● 无论呼吸困难的性质、病因不同,一般来说都存在着不同程度的缺氧状态。而氧是维持生命的重要物质,脑细胞对缺氧又十分敏感,较长时间的缺氧,即使重新供氧,脑细胞损伤也难以逆转。由此可见,对呼吸困难者给予供氧治疗十分重要。

● 保持呼吸道通畅是处理呼吸困难的主要环节。鼓励病人咳嗽并采取各种可用之法促进痰液、分泌物等排出,包括采取适当的体位,如心源性呼吸困难时,采取半卧位,或坐在椅子上,双下肢下垂,从而减少回心血量,一定程度上有助于呼吸道的畅通,可缓解该类病人的呼吸困难。

● 心理安慰,减轻呼吸困难者的焦虑不安,适当应用镇静剂以减少氧的消耗;可使浅而快的呼吸变为深而慢,可有利于氧的有效吸入。

● 如有条件,应及时使用氨茶碱片、沙丁胺醇(舒喘灵)等解痉平喘药物,对于肺源性呼吸困难,特别是呼气性呼吸困难的病人可望明显减轻症状;对于心源性呼吸困难者,舌下含服硝酸甘油或二硝酸异山梨醇酯(消心痛)可起一定的急救作用。

● 及时联系急救机构,尽快护送病人至医院进一步救治。

心脏骤停

病因　心脏骤停是指心脏射血功能的突然停止。导致心脏骤停的原因很多,其中由心脏血管疾病引起者最多见,如急性心肌梗死、心肌疾病、高血压性心脏病、主动脉夹层破裂、心脏传导系统疾病等。非心脏血管疾病者常见:①呼吸系统疾病:肺栓塞、呼吸道异物等。②意外:淹溺、雷击、中毒、自缢、交通事故。③脑损害:脑内疾病、脑外伤。④内环境紊乱:感染、休克、水电解质紊乱、药物中毒。⑤麻醉手术意外:迷走神经反射、缺氧、CO_2蓄积、麻醉过深、麻药过量、麻醉平面过高、体位变动、大血管受压以及牵拉、手术意外。

临床表现　心脏骤停时临床表现为:①突然意识丧失、昏迷(心脏骤停20秒钟内出现),面色先苍白后迅速紫绀。②大动脉搏动消失,血压测不出。③呼吸停止或叹息样呼吸。④瞳孔散大(心脏骤停40秒钟内出现)。⑤四肢抽搐以及大小便失禁。

急救　一旦判断心搏骤停后,应争分夺秒,不失时机地立即采用措施进行心肺复苏操作,包括:①尽快呼救,打120或相应的急救电话。②开放气道,保持呼吸道通畅。③胸外心脏按压。④人工呼吸。⑤有条件的急救现场立即以自动除颤仪行电除颤。心脏呼吸骤停超过 6 分钟,人体就会出现大小便失禁、昏迷、脑细胞不可逆性损害。如果心脏呼吸骤停 4 分钟内开始心肺复苏,50％病人可以救活;4～6 分钟内开始抢救,存活率约为 10％;6 分钟开始则约 4％病人可存活,10 分钟才开始则几乎 100％不能救活。所以,如果目击者在呼救后第一时间开始心肺复苏的抢救,可以为病人赢得宝贵的生存机会。

头 痛

头痛是临床上常见的症状之一,通常是指局限于头颅上半部,包括眉弓、耳轮上缘和枕外隆突连线以上部位的疼痛。头痛的原因繁多,头痛程度或性质的差异也较大,但与病变轻重不一定存在正比关系。

病因 引起头痛的病变部位可以在颅外、颅骨,以及颅内,不少全身性疾病也可引起头痛。常见病因①颅内病变:A. 感染(脑炎、脑膜炎、脑脓肿等)。B. 血管病变(急性脑血管病、高血压脑病、脑血管畸形等)。C. 占位性病变(脑肿瘤、颅内囊虫病或包虫病等)。D. 颅脑外伤(脑震荡、脑挫裂伤、颅内血肿、硬膜下血肿)。E. 其他疾病(偏头痛、丛集性头痛、头痛型癫痫等)。②颅外病变:如颅骨疾病、颈椎病、三叉神经痛及眼、耳、鼻、牙疾病等。③全身性疾病:如急性感染、心血管疾病、尿毒症、贫血、中毒性疾病等。④神经症,如神经衰弱、更年期综合征、癔症性头痛。

临床表现 头痛者常伴随有呕吐、头晕、发热、视力障碍、抽搐、神经功能紊乱等症状。尽管有些急性头痛者的预后较差,但大多数人在发病后短时间(大约 30 分钟)内不大有生命危险,因此对以头痛为主诉者的现场急救主要是迅速区分一般性头痛和高危险的头痛,高危险的头痛是指急性脑血管病导致的头痛,也称为卒中相关性头痛(stroke-associated headache),这类头痛是在所有的头痛疾患中发展最快、对病人威胁最大的疾病,病人常有剧烈头痛伴有恶心和喷射性呕吐等颅内高压表现,院前急救的目的就是要迅速识别这种头痛,进而及时将病人送医院。送医院过程中应尽量保持环境安静,血压过高者适当运用降压药物,有呕吐者尽量侧卧位保持呼吸道通畅。一般性头痛病人也应尽早专科就诊,明确病因并进行相应的治疗。

呕 血

呕血是指病人呕吐血液,由于上消化道(食管、胃、十二指肠、胃空肠吻合术后的空肠、胰腺、胆道)急性出血所致,但也可见于白血病、尿毒症、钩端螺旋体病等全身性疾病。

病因 最常见的病因是消化性溃疡,以及门静脉高压症导致食管、胃底静脉曲张破裂出血;上消化道各种良、恶性肿瘤也可发生呕血;其他有药物、感染、创伤、烧伤等严重疾病引起急性胃黏膜病变都可引起呕血。在确定呕血之前,必须排除口腔、鼻、咽喉等部位的出血以及咯血。

临床表现 呕血者呕出血液的性状主要取决于血量及其在胃内的停留时间。如出血量较少而在胃内停留时间较长,由于血红蛋白受胃酸的作用,转化为酸化正铁血红素,呕吐物呈咖啡残渣样棕黑色,但如出血量大而在胃内停留时间短,则呕吐物呈鲜红色或暗红色。呕血者应对出血严重程度作出应有的判断。上消化道出血失血量不大(少于 800～1 000 毫升)时,病人可仅有呕血、黑便、头晕、乏力、出汗、脉快、心悸等急性失血性贫血症状，如病人出现除上述症状之外还有脉搏细弱、心率增快（每分钟大于110次）、呼吸加快、血压下降与尿少（每小时少于30毫升）或无尿等急性周围循环功能不全症状，提示病人出血量大，即使呕血以及黑便量不大，也应高度重视并进行紧急处理，可能大量出血暂时尚未排出。

防治　呕血是急性上消化道活动性出血的重要表现，应卧床休息，以减轻脑供血不足的头晕或昏厥的症状，并及时送往医院进一步的急救治疗。如系非食管胃底静脉曲张破裂出血并出血量少时，可考虑少量进食清淡流质饮食（牛奶、藕粉等），以减少胃饥饿性收缩和胃酸分泌而有利止血，出血量大时则应绝对禁食。呕血者应严密观察脉搏的速率、强度的改变，注意呕血量和尿量的监测与记录，结合头晕、出汗、口干等情况估计出血的程度和是否存在周围循环衰竭的状况。

咯　血

咯血是指气管、支气管及肺实质出血，血液经咳嗽由口腔咯出的一种症状。是喉部以下呼吸道或肺血管破裂，血液随咳嗽从口腔咯出。咯血可分痰中带血、少量咯血（每日咯血量少于100毫升）、中等量咯血（每日咯血量100～500毫升）和大咯血（每日咯血量达500毫升以上）。咯血临床可表现为痰中带有血丝、痰血相兼或纯鲜红色血。

病因　炎症是咯血的主要原因，急性或慢性支气管炎（包括支气管扩张症）可能是最常见的原因；肿瘤（尤其是癌），主要由支气管血管供血，约占咯血病例的20%，40岁以上的吸烟者咯血，应高度怀疑呼吸系统肿瘤；肺栓塞和左心衰竭（尤其是继发于二尖瓣狭窄）是咯血较少见的原因。原发性支气管腺瘤和动静脉畸形虽罕见，但却可引起严重出血。外伤、全身性疾病（血小板减少性紫癜、流行性出血热等）也可以引起咯血。

鉴别诊断　鼻咽、口腔部出血流入呼吸道后再从口中咯出，往往会误认为咯血，应注意鉴别。呕血是经过食管呕出，常有上腹不适及恶心等胃肠道症状，呕出血液为暗红色或咖啡色，无泡沫状，有黑便，有胃或肝病病史；咯血是经过气管咯出，咯血前有喉痒不适、咳嗽频频，咯出血液往往鲜红色，有泡沫状，伴血痰。有肺部或心脏病病史或相关病史。

防治　咯血一旦发生，病人不应强忍住不咯，如果这样再加上精神紧张，反而使咯血量更多，应设法劝慰，消除紧张。咯血量较大时，如果病人体位不当，如仰卧着咳嗽，咯血不畅，会使得血液堵塞呼吸道而发生窒息甚至死亡，应让病人取侧卧位，头侧向一方，及时清除口腔里血、痰或其他分泌物，同时立即送医院救治。

细菌性食物中毒

细菌性食物中毒系指食用被细菌或其毒素所污染的食物而产生的一系列中毒表现。其中前者亦称感染性食物中毒，病原体有沙门菌、副溶血性弧菌（嗜盐菌）、大肠埃希菌、变形杆菌等；后者则称毒素性食物中毒，由进食含有葡萄球菌、产气荚膜杆菌及肉毒杆菌等细菌毒素的食物所致。

临床表现　细菌性食物中毒具有明显的季节性，夏季多发。这是由于气温高，适合于微生物生长繁殖；另一方面夏季人体肠道的防御功能下降，易感性增强。细菌性食物中毒潜伏期短,起病突然,临床表现常以急性胃肠炎为主,肉毒中毒则以眼肌、咽肌瘫痪为主。根据临床表现的不同,可将细菌性食物中毒分为胃肠型食物中毒和神经型食物中毒。

细菌性食物中毒的临床表现因细菌或其毒素的类型而异。一般由活菌引起的感染型细菌性食物中毒多有发热和腹泻,如沙门菌食物中毒时,体温可达 38～40 ℃,还有恶心、呕吐、腹痛、腹泻、全身酸痛无力、头晕等。粪便可呈水样,有时有脓血、黏液。严重病例可发生抽搐、甚至昏迷。老、幼、体弱者若不及时抢救,可发生死亡。副溶血性弧菌食物中毒,起病急,发热不高,可有腹痛、腹泻、呕吐、脱水,大便为黄水样或黄糊状,1/4 病例呈血水样或洗肉水样,病程 1～7 日多可恢复。细菌毒素引起的细菌性食物中毒,常无发热。葡萄球菌肠毒素食物中毒的主要症状为恶心、剧烈反复呕吐、上腹痛等。肉毒杆菌所产生的毒素造成全身反应甚为剧烈,肉毒中毒的主要症状为头晕、头痛、视力模糊、眼睑下垂、张目困难、复视,随之出现吞咽困难、言语含糊等,最后可因呼吸困难而死亡。

急救 细菌性食物中毒的急救:①细菌性食物中毒往往呈群发性,现场急救时,应根据不同病情分清轻、重、缓、急,组织力量抢救危重病人,尤其是肉毒杆菌食物中毒。应及时向防疫部门报告发病情况,配合进行检疫工作。②如同其他毒物中毒一样,及早而彻底清除毒物是必须遵循的原则。对早期尚无呕吐的病例(往往是肉毒杆菌等含菌含毒食物性中毒的潜伏期),应及时进行催吐或洗胃,越早越彻底越好。对于神志清楚的病人可采取刺激咽后壁方法催吐。③应卧床休息,注意保暖,流质或半流质饮食宜清淡,充分供给一定热量的营养,吐泻腹痛剧者暂禁食。因有胃肠炎而呕吐、腹泻致丢失水分,以及为了促使毒素排泄,可鼓励病人多饮糖盐水,尽量平衡体内的水分及电解质等,如不能饮水或饮水方法不能解决水分等补充时,应及时送医院静脉补液。高热者可用物理降温或退热药。④肉毒杆菌食物中毒时可用肉毒抗毒血清拮抗其外毒素;变形杆菌食物中毒时,因组胺大量产生而有过敏性中毒反应,可用苯海拉明或 10% 葡萄糖酸钙等;根据引起细菌性食物中毒的致病菌,合理选用抗生素;同时应纠正低血容量性休克、酸中毒,以及防治肺炎、脑水肿等并发症。

预防 细菌性食物中毒预防措施:①采购食物时,首先要注意其新鲜度。②注意食品的贮藏卫生,防止不洁物污染食品。生鲜食物购买后,可以冷藏以保持食物新鲜。食物贮存在冰箱可以延缓细菌的繁殖生长,但是不能杀灭细菌,所以冰箱并非保险箱,食品不宜在冰箱中过久保存,食用前也必须再次加热。③家庭食物加工时,生熟食品必须分开加工,生食的蔬菜水果要彻底清洗。④烹调食物时要煮至全熟才吃,无论海鲜、鱼、肉类等食物,都尽量烹调至熟透再吃。⑤剩菜剩饭应放冰箱保存,时间不能过久,吃前必须注意是否变质,尚未变质的食物亦需加热处理后才能食用。⑥讲究个人饮食卫生,养成饭前便后洗手的良好个人卫生习惯。

电击伤

电流通过人体可引起局部性和全身性损伤,局部损伤主要表现为烧伤,而全身损伤称为电击伤。电流可以是大气的雷电或人造的(如高压或低压线)。

临床表现 电击伤轻者仅有恶心、心悸、头晕或短暂的意识丧失,休息后多能自行恢复;严重者可引起非自主的肌肉收缩、癫痫发作、心室纤维震颤或因中枢神经系统损伤或肌肉麻痹所致的呼吸停止。一般而言,接触 220 伏以下的低电压可引起心肌纤颤及心跳停止;220~1 000 伏的电压可致心跳、呼吸中枢同时麻痹;而接触 1 000 伏以上的高电压多出现呼吸停止。此外,电击伤后伤病员被弹离电源或意识丧失而导致跌倒或从高处坠落,易合并其他创伤。

急救 电击伤后的急救应争分夺秒,有时虽分秒之差,抢救效果却能有生死之别。电击伤的急救措施有:①迅速使病人脱离电源:立即关闭电闸,或利用一切绝缘物品(如干燥的竹竿、木棒、橡胶、塑料、绳子等)拨开电源,救护者切不可徒手接触电源或病人,以免误触电。若可能为高压电线,最好在切断电源前不要去触碰受害者。户外电线因为难以区别高压和低压线应特别注意。②现场施行心肺复苏:解除电源后即刻检查病人的呼吸和心跳。如只发生呼吸停止者,人工呼吸能使病人恢复。如发生心律失常甚至心肌纤颤者,可试行一次胸前区捶击,有可能使心律失常转复;如心搏已停止,立即进行胸外心脏按压。③对有危及病人生命的合并伤,如大出血、开放性气胸等均应在现场给予相应的急救处理。④包扎电灼伤伤口,减少污染。⑤电击伤者均应尽快转送到医院做进一步的诊疗和观察。心跳呼吸停止的病人,在转送途中心肺复苏不能间断。⑥一旦生命功能恢复,应对受伤的性质和程度全面评估并治疗。脱臼、骨折、颈椎伤、钝伤和肌球蛋白尿均应考虑到,并予以相应诊疗措施。对任何灼伤,均需预防破伤风。

溺　水

溺水是由于人体淹没于水中所导致的危及生命的情况,大量的水以及污泥、杂草堵塞呼吸道;或冷水刺激引起喉部、支气管反射性痉挛、声门关闭,导致窒息,肺的通气及换气功能丧失、缺氧、昏迷直至死亡。

溺水通常分为海水溺水和淡水溺水两种类型。两者在发病机制上既有共性之处,又有各自的特殊性。

无论是海水或淡水所致溺水,由于大量水分及其所夹带的物质占满呼吸道及肺泡,阻断了气体的流通与交换,均可引起全身缺氧和二氧化碳潴留,缺氧促使脑细胞变性、肿胀而发生脑水肿。

溺水后常见病人全身浮肿,紫绀,双眼充血,口鼻充满血性泡沫、泥沙或藻类,手足掌皮肤皱缩苍白,四肢冰冷,昏迷,双肺有啰音,呼吸困难,心音低且不规则,血压下降,胃充水扩张;严重时,发生心搏呼吸骤停。

急救

● 立即清除口鼻内的污泥、杂草以及假牙,保持呼吸道畅通。这一步极为关键,必须争分夺秒。

● 迅速倒出呼吸道和胃内积水:①将溺水者俯卧,抬高下腹,头部下垂,抢救者用手挤压其背部,使其积水倒出。②如无斜坡,救护者一腿跪地,另一腿屈膝,将病人腹部横置于屈膝的大腿上,头部下垂,按压其背部,将口、鼻、肺部及胃内积水倒出。③也可紧抱溺水者双腿,将其腹部压在抢救者肩部而迅速跑动,倒出积水。

● 在倒水的同时,应检查溺水者的心跳、呼吸情况,若心跳呼吸已停止,即使排出的水不多,也应抓紧时间施行人工呼吸和心脏按压,如口对口人工呼吸、气管插管、吸氧等。千万不可因倒水而延误了抢救时间。

● 溺水者经现场急救处理,无论呼吸心跳是否恢复,都必须尽快送往附近医院继续进行抢救。在送医院途中，应监控呼吸、心跳是否恢复后重复停止，如果发生则必须坚持不懈地进行维持基本生命的急救措施。送到医院急诊室后，除了进一步加强生命支持救治，继续进行必要的心肺复苏、气管插管、呼吸机治疗外，尚需防治脑水肿，纠正水电解质、酸碱失衡，以及抗休克、控制感染等。

预防　预防溺水的措施：①不习水性而落水者，不必惊慌，迅速采取自救：头后仰，口向上，尽量使口鼻露出水面，进行呼吸，不能将手上举或挣扎，以免使身体下沉。②会游泳的人如肌肉疲劳、肌肉抽筋也应采取上述自救办法。③溺水救护者要镇静，尽量脱去外衣、鞋、靴等，迅速游到溺水者附近，看准位置，用左手或左臂或身体中间握其右手，或拖头部，然后仰游拖向岸边。如救护者不习水性，可带救生圈、救生衣或塑料泡沫板、木板等，注意不要被溺水者紧抱缠身，以免累及自身。

自　缢

自缢是指颈部受外力作用而使该处大动脉、喉头气管被压扁，甚至完全闭塞，导致大脑的缺血缺氧，或是刺激颈动脉窦反射引起心脏骤停，导致死亡。俗称为"吊死"或"勒死"。

脑组织耗氧量大，神经组织代谢率极高，具有维持生命稳定的重要功能，但是脑组织本身热量贮存极其有限，对缺血缺氧的耐受能力极低。因此，脑供血供氧仅仅停止10秒钟，脑内可利用之氧即耗尽一空，即可发生神志不清，有氧代谢停止而进行无氧代谢，随之脑内贮存的糖原和葡萄糖耗竭不存；只需2～4分钟，脑内的低能性无氧代谢终止；4～5分钟ATP消失，脑细胞肿胀、变性、坏死导致脑细胞死亡；8～

10分钟内，即可导致脑细胞的不可逆性损伤。因此，一旦发生自缢事件，如能及时发现，应及早采取积极有效的急救措施，尽力挽回生命。

自缢的急救如下。

● 首先应迅速割断吊绳，及时解除绳索类对颈部大血管、气管的挤压闭合。但是，必须先将自缢者抱着向上托起，绝不是向下拉。因为自缢者悬吊时，往往已有颈部椎体骨关节脱位，抱着托起既可以避免绳索被割断后的摔伤，同时可以防止脊髓神经的损伤。

● 将病人就地放平，解松衣领和腰带。如病人心跳尚存，可将病人的下颌抬起，使呼吸道通畅，并给予氧气吸入。

● 如自缢者已经发生呼吸及心脏活动的停止，应立刻进行口对口人工呼吸和胸外心脏按压急救术，使其脑部中断的供血供氧能有得到恢复的可能。

● 酌情应用中枢兴奋剂。

● 根据病人生命体征进行对症处理。如病人呼吸、心跳恢复，但仍昏迷，应按昏迷护理常规护理。复苏后期要纠正酸中毒和防止因缺氧所致的脑水肿，并给予其他支持治疗。如病人意识模糊、躁动不安，应适当保护性约束，防止坠床。

● 病人清醒后，应劝导安慰病人，使之稳定情绪。少数病人对自缢行为不能记忆，也应予以理解，但均应严密观察，慎防再度自杀。

● 一般而言，自缢者的急救以现场就地抢救为主，如口对口人工呼吸、胸外心脏按压。不论有无反应，即动脉搏动是否触及、瞳孔是否缩小及对光反射是否存在，均应坚持不懈地进行。如生命体征有所恢复，应尽快送往医院进一步抢救，途中不能停止心肺复苏。若自缢时间过长，瞳孔散大及毫无对光反射，以及一切反射均不存在,甚至躯体已出现尸斑,且对于上述急救措施又毫无反应,此时似乎已无转送医院再作抢救的必要。

● 不论抢救成功与否,都应向当地组织、保安或政法部门报告情况,有待鉴定后再作遗体方面的处理。

急性高原反应和高原病

在海拔 3 000 米以上的地区称为高原,空气稀薄,气压低,空气中的氧含量亦低,久居高原地区的人并无不适觉感。平原地区的居民进入高原,尤其是在短时间内进入海拔较高的地区者,由于对高山或高原环境一时不能适应,加上寒冷和辐射等因素可产生以缺氧为表现的一组疾病称为高原病,又称高山病。

临床表现　急性高原反应很常见,多发生进入海拔 3 000 米以上时,第 1～2 日症状最明显,后渐减轻,数日后基本消失,少数可持续存在。主要表现为头痛、头昏、呼吸急促和心跳加快,严重的可有恶心、呕吐、口唇发绀、颜面浮肿等。在海拔 4 000 米以上的高原地区,由于缺氧、寒冷更可造成病人咳嗽气喘、咳粉红色泡沫样痰,称为高原肺水肿。还有的病人嗜睡、反应迟钝,逐渐失去知觉而致昏迷,称为高原脑水肿。

慢性高原病发生在久居高原的居民,由于缺氧,红细胞代偿性增生,当红细胞超过 7×10^{12}/升、血红蛋白在 170 克/升时,往往有头痛、头昏、记忆力减退、颜面发绀,称为高原红细胞增多症。由于血液黏稠性过高,可引起脑缺血。

防治　高原病因人体缺氧而引起,所以治疗中吸氧是最重要的一环。休息、保暖可以减少氧的消耗。必要时应将病人向低海拔处转送。高原病重在预防,进入高原地区时应较缓慢,使能逐步适应;进入高原前 2 小时开始服用高原宁、红景天、高原康 3 种抗高原反应药物,联合使用 3～5 日。要多喝水,多休息,注意防寒保暖、减轻体力消耗可以减少发病机会;饮酒使代谢旺盛、增加氧的消耗,酒后散热易致感冒,所以应禁忌;一旦发现高原反应者,立刻平卧休息,补充液体,加强保暖措施,充分地吸氧,越早越好,重症者应用间歇正压给氧。积极防治上呼吸道感染,保持呼吸道通畅,积极治疗肺水肿、右心衰及脑水肿。到达平原或低海拔山地,才能真正或基本治愈。

中　暑

当外界温度过高(超过 35 ℃)时,机体通过辐射和对流散热发生障碍,身体只能靠出汗来散热,如果外界温度过高或湿热高温环境,则汗的蒸发亦受影响,此时散热有困难,热便在体内贮积更多。当超过人体耐受的限度时,便发生中暑。

对高温环境的适应能力不足是中暑的主要原因,老弱及产妇耐热能力差者,尤易发生中暑。

熟悉高温环境特点,加强高温作业技术训练,缩短与热源接触时限,注意营养,到高温环境或高温作业前先喝些防暑饮料,切忌爆饮。有先兆中暑症状,极早报告卫生人员,一旦发生中暑,应迅速转移到阴凉通风处休息或静卧,并多饮用一些含盐分的清凉饮料,还可以在额部、颞部涂抹清凉油、风油精等,或服用人丹、十滴水、藿香正气水等中药。

疰　夏

疰夏又名注夏,是民间对夏秋季节

不思饮食、倦怠无力的称谓。按中医的辨症多属湿阻一类。夏季或夏秋之交，天气闷热，阴雨潮湿，有些人对这种环境适应不良，因此产生疰夏的症状，包括胸腹闷胀、食欲不振、全身无力、大便溏薄及低热等。

有疰夏症状者，饮食宜清淡及易于消化，少吃油腻食物。用藿香、佩兰各50克煎汤代茶饮。体质较弱或老年可用清暑益气汤。多酶片、酵母片，以及中药平胃散、人参健脾丸等有助于增进食欲，改善症状。

晕车晕船

晕车、晕船在医学上称为晕动病。它是指乘坐交通工具时，人体内耳前庭平衡感受器受到过度运动刺激，前庭器官产生过量生物电，影响神经中枢而出现的出冷汗、恶心、呕吐、头晕等症状群。

在乘车、船、飞机前30分钟用温开水送服1～2片茶苯海明（晕海宁），小儿酌减，或服用1片甲氧氯普胺（胃复安），都能起到预防晕车的效果。易患晕动病者如有可能坐在车厢前部中央，或仰卧在船舱中央可以减少震荡。饮食不宜过饱，束紧腹带减少内脏颠动可能减轻症状。将视力集中于远处不远的物体，戴中层涂少量清凉油的口罩可以减少因视力或嗅觉因素而诱发晕动病。长途旅行之前有充分的休息，并平时多作头部运动可以提高对于震荡的适应力。

放射病

放射病是由于电离辐射引起的全身性疾病。根据受照剂量大小、受照时间的长短和发病的缓急，一般将放射病分为急性与慢性两类；根据射线的来源与作用方式又可分为外照射放射病和内照射放射病，前者是射线由体外照射引起的损伤，后者是由沉积于体内的放射性核素引起的损伤，核反应堆事故和核爆炸时，两种损伤可同时存在。

临床表现　急性放射病的损伤可遍及体内各组织，但以造血组织的损伤最为显著。病人白细胞、血小板和红细胞都明显减少、抵抗力急骤下降、多合并各种严重感染，全身广泛出血。胃肠道上皮脱落、中枢神经系统和性腺损害，亦是常见的临床表现。

慢性放射病是由于长期或反复受到超过允许剂量的电离辐射所致。多表现为乏力、头昏、记忆力减退、食欲不振、睡眠不佳、性功能减退等神经衰弱的症状；还可有白细胞和血小板减少（但亦有少数白细胞增加的）、牙龈出血、皮肤瘀斑等。

放射病的程度大致与所接受的电离辐射剂量有关，但与电离辐射的性质、个体的敏感度亦有明显关系。

急救　对放射性核素进入体内的急救处理，首先应迅速脱离开放性核事故地区，往上风方向转移，用白色衣布包裹头部，尽量保护裸露皮肤，到达清洁区后，脱去污染衣裤、鞋帽，彻底洗澡，清拭鼻腔、口腔含漱、催吐或祛痰，必要时洗胃和进行伤口扩创处理，清洗有被放射性气溶胶、尘埃污染的部位。急性放射病应送专科医院治疗，慢性放射病者应脱离放射线接触，加强营养，注意休息。用中西药物促进造血功能的恢复，治疗神经衰弱。对放射性核素所造成的内照射放射病，还可以用依地酸钙钠、促排灵等药物促进体内放射性物质的排泄。

第56章

过敏性疾病的急救

花粉症

花粉症是由花粉诱发的过敏反应。各种风媒花的花粉被某些过敏体质的人吸入后,往往出现鼻痒、打嚏、流涕、鼻塞、眼痒、结膜充血,甚至诱发支气管哮喘。除花粉外,某些真菌的孢子、尘螨等亦可以引起同样的疾病。

避免暴露于致敏花粉是最简便有效的防治方法。由于风媒花植物开花有一定的季节和地区,所以花粉症也有一定的季节性和地区性,一般以春秋季为多。因此,在发病季节前进行对花粉或尘螨的脱敏治疗可以减轻发作,目前已有哮喘疫苗和尘螨注射液等供应,可以试用。发病时,主要采用对症治疗,如用苯海拉明、麻黄碱滴鼻等。

血清病和过敏性休克

病因　为了防治白喉、破伤风、毒蛇咬伤等,常需使用动物的抗毒血清。一般人注射抗毒血清并无不良反应,但部分人可能对抗毒血清中所含的蛋白质呈过敏反应而发生血清病。目前,这些免疫血清的临床应用已大为减少,相反,由药物致敏已成为最常见的血清病病因,如青霉素、磺胺类、苯妥英钠以及右旋糖酐等。

临床表现　血清病多在注射血清后1～3周内发生,少数病人,尤其是过去有过同样血清接种史者,可在接种后1～3日内发生。各种皮疹是本病最明显和多见的症状,主要为荨麻疹样风团、紫癜样皮疹或麻疹样皮疹等,其他症状主要为低热、关节痛、头痛、乏力、全身淋巴结肿大等,个别严重者甚至可有偏瘫、神志不清等表现。有的病人对血清及某些药物如青霉素等有强烈的全身过敏反应,注射后病人立即感到咽部紧缩、气急、紫绀、面色苍白、血压下降,甚至因呼吸循环的抑制而死亡,称为过敏性休克。如由注射血清而引起的亦称为血清性休克,是血清病的一种。

防治　血清病和过敏性休克是可以预防的。凡使用血清制品及可能引起过敏的药物需作皮肤敏感试验,如试验结果阳性而又必须使用该药时,可作脱敏疗法。

血清病的治疗以对症治疗为主。有皮疹者可用苯海拉明,发热或关节疼痛者可用水杨酸制剂治疗。发生过敏性休克时,必须立即给予皮下注射肾上腺素、吸氧、静脉注射肾上腺皮质激素等治疗。如有喉头水肿,阻碍呼吸或出现吸气性呼吸困难时,应立即作气管切开。抢救是否及时,往往是成败的关键。

第 57 章

灾害急救

灾害包括了各种自然灾害现象和各类人为灾害事件。灾害对社会经济、人类健康和生命安全所产生的危害和影响极为严重。灾害性急救既是政府部门、红十字会、医疗卫生系统组织及人员应尽之责,亦是全民族应有的意识和义务。灾害性事故的发生往往为暴发性,在极短时间内灾害性区域里出现成批的伤病员。故灾害性的院前现场急救显得十分重要,对灾害性伤病员进行必要的现场初步急救、安全转送是减少灾害性致残率和死亡率的重大任务。

洪涝灾害

洪涝灾害又称水灾。具有来势凶猛、涉及范围广大和伤亡人员众多的严重危害性。除政府和社会力量的大力和有组织抢救外,人人还必须发挥自救的能力,注意防止触电,房屋倒塌致伤、致死等事件。由于大批家畜死亡,水源被污染,肠道疾病易流行,加上受灾人员饥饿和受寒,机体免疫功能低下,此即所谓大灾之后必有大疫的由来,但这不是不可逆转的。1998 年的特大水灾时,由于我国各级政府的积极救治,伤亡人员降低至最小数,受灾人员积极配合,做好饮水消毒等措施,没有发生疫病的流行,这就是一个很好的例证。

人人熟悉人工呼吸法和心脏按压等抢救技术,在医护人员到达之前进行救治,常可发挥事半功倍的效果。

地震灾害

地震灾害是突发性自然灾害。我国是世界上地震最频繁、震情最严重的国家之一。由于我国人口众多,建筑物的抗震性能差,所以地震后的成灾率非常高,自 1949 年以来,丧生于地震者高达 27 余万人,伤残者 76.5 万人,直接经济损失达数百亿之巨。因而,对于地震灾害的严峻考验必须高度重视,将地震灾害所造成的危害,尽量控制在最低限度。

地震灾害中多见颅脑伤、胸腹伤和骨折等。致死的原因主要是创伤性休克、大出血和急性肾衰竭等。后者是指受伤人员尤其是肌肉丰满的肢体被倒塌的房屋挤压,肌组织长期受压后出现组织崩解,一旦伤员从掩埋现场抢救出来,肢体受压解除,血循环恢复,大量毒素快速吸收,发生急性肾衰竭。这是临床上所谓挤压综合征的结果,必须予以筋膜切开减压手术和利尿剂等预防措施。

地震灾害发生后,最先的反应应该是自救互救,即相对没有受伤的幸存者,如受难者的亲属、邻居和朋友等,主动地承担自救互救的责任,挽救伤员生命、阻止伤情的恶化。本着先救命后治伤、先治重伤后治轻伤的原则进行现场初步急救。尽快而仔细地去寻找伤病员,并把受害者从危险的困境中稳妥地解救出来,按轻、中、重、死亡分类。分别以红、黄、蓝、黑的伤情卡加以标志,伤情卡置于伤员的左侧胸部。

注意骨折的固定和脊柱损伤的搬运法

（参阅本篇内"急救技术"）。

火　灾

火灾造成死亡的原因主要有烟雾中毒窒息、被火烧死和逃跑时跳楼摔死。大火烟雾中含有大量一氧化碳，吸入后立即与血红蛋白结合成碳氧血红蛋白，致使中毒而窒息死亡。要防烟烧火，当火势尚未蔓延到室内时，要紧闭门窗，防止烟火窜入。如发现门、墙发热，说明大火已逼近，可用浸湿的棉被堵封，并不断浇水。并用几层湿毛巾捂住口鼻，可滤去烟雾中一氧化碳。设法脱离险境，可用大量清水浇淋，或裹以浸湿的毯子或棉被，禁用尼龙、塑料类制品，同时用湿毛巾捂住口鼻，设法冲出火区。尽量利用安全扶梯、排水管或绳子下滑，尽量减少自高楼跳下，以防摔死。在二三楼者，可先扔下棉被或席梦思垫，再跳到这些垫子上，以减少骨折等损伤。跳下时保持头朝上体位，以减少颅脑损伤。

衣服着火时，勿慌忙奔跑，以免火势更旺而致伤情更重，大声呼叫可吸入灼伤气体而致呼吸道灼伤。此时，可倒地滚动灭火，或脱去着火衣服，或用大量清水浇淋，或裹以湿毯子灭火，这种隔绝空气的方法对扑灭汽油火灾尤为有效。

伤员脱离火灾现场后，用干净的被单包裹创面，防止再污染，不要涂以各种油膏，等待急送医疗机构进一步救治。化学品烧伤者，尤其是眼部，快速用大量流动水冲洗创面或眼部，可以减少毒素的吸收和减轻烧伤创面的深度，不要强调寻觅酸性溶液以中和碱性化学品烧伤，或碱性溶液以中和酸性化学品烧伤而浪费了宝贵的抢救时间。

注意其他有毒气体（如氯化氢、丙烯醛、聚氯乙烯、维尼龙等）中毒的防治，要向抢救人员提供有关的信息。

核辐射

随着核技术的发展，与核有关的事故和恐怖事件时有发生的可能。一旦发生有关核辐射事件，我们应从网络、电视、报刊获等正规渠道获得有关的可靠报道资料，避免不必要的焦虑和恐慌，避免盲目滥用所谓"预防药"。

可采取适当的措施以减少受辐射量。具体包括：①隐蔽：大多数建筑物可减少受辐射剂量，所以应当减少不必要的外出。②个人防护：主要是注意对呼吸道和体表的保护，外出时尽量穿长裤长袖。可佩戴帽子，防护镜，口罩，围巾，手套，靴子。紧急情况下，可用手帕、毛巾捂住口鼻。当皮肤黏膜受污染时要及时去污，用未受污染的水源冲洗，淋浴。③促进排泄：一旦摄入受核污染的食物，应多饮水促进排泄，在医生的指导下服用利尿剂。④药物：服用稳定性碘可以减少甲状腺对放射性碘的吸收，但应在医生的指导下使用。除此之外如氢巯基类化合物，激素等解毒剂也均应在医院内由医务人员根据病情给予。⑤撤离：尽量避免去高辐射区居住和旅游。⑥对食物的干预：一旦水源及食物受到污染，尽可能避免食入，可等待政府救援物资。⑦及时就诊。

第58章

急性中毒的急救

　　毒物是指在一定条件下,以各种形式和剂量作用于人体,产生对人体有害的生物学反应和病理变化,导致器官组织产生功能上、结构上损害性病变甚至危及生命的物质。毒物可分为工业性、农业性、食物性、植物性、动物性、药物性毒物等不同类别。一定量的毒性物质在短时间内通过不同途径(皮肤、呼吸道、胃肠道,乃至血液循环等)进入体内,使机体受损并发生功能障碍,甚至危及生命时称为急性中毒。

　　急性中毒的急救原则:①迅速将伤病员脱离中毒现场,并安置于通风良好、安全场所。②尽快明确毒物性质及引起中毒的接触方式,采取不同的现场急救。口服中毒时,催吐是排空胃内容物最简单、有效的方法。可先饮清水 300～500 毫升,用手指、筷子、压舌板等物品机械刺激咽后壁或舌后根,以兴奋迷走神经产生呕吐;也可用洗胃法,但若毒物系强酸、强碱类时,则不宜用催吐、洗胃等方法。体表被毒物污染时,应脱去全身衣服及所有物件(手表、戒指、挂件、发夹等),同时用微温的清水,或根据毒物性质适当选择相应的清洗液,对污染的体表用浇淋方式清除毒物。③迅速消除威胁生命的严重中毒效应。凡心跳和(或)呼吸停止时,立即采用胸外心脏按压和(或)口对口人工呼吸急救,尽力使伤病员的生命得到有效的维持。④尽可能收集和保留残余毒物以及伤病员的呕吐物及尿液等排泄物,以便送往急救中心或相关部门作毒物分析与监测,利于采取相应解毒等综合救治措施。

急性药物中毒

　　引起急性中毒的常见药物有催眠镇静类药物、抗精神病类药物、阿片类药物,以及阿托品类抗胆碱药物等。

常见种类

　　1. **阿片类药物中毒**　阿片类药物主要毒性作用是抑制中枢性呼吸、抑制延髓血管运动中枢、抑制大脑皮质,而兴奋脊髓,使脊髓反射增强;阿片类药物中毒时降低胃肠蠕动而增加胃肠道与膀胱括约肌的收缩力。轻度急性中毒者有头痛、头晕、恶心、呕吐、兴奋或郁抑。病人有幻想,失去时间和空间感觉,并可有便秘、尿潴留及血糖增高等。重度中毒时有昏迷、针尖样瞳孔和高度呼吸抑制等三大特征。当脊髓反射增强时,常有惊厥、牙关紧闭和角弓反张。呼吸先变浅而慢,以后出现叹息样呼吸或潮式呼吸,且常并发肺水肿。最后发生休克时,瞳孔散大。急性中毒 12 小时内多死于呼吸麻痹,或可并发肺部感染。超过 48 小时存活者,预后较好。

　　2. **催眠镇静类药物中毒**　催眠镇静类药物中毒是急性药物中毒中最为常见的一种。该类药物种类很多,按其化学结构及药(毒)理作用分为巴比妥类,如巴比妥、苯巴比妥等;非巴比妥类,如氯氮䓬(利眠宁)、地西泮(安定)等;抗癫痫类(苯妥英钠)。此类药物经胃肠道吸收后对中枢神经系统有抑制作用,服用治疗剂量时有催眠作用,较大剂量能抑制呼吸中枢和血管运动中枢。服 5～10 倍剂量时即可引起严重中毒,病人昏睡不醒、呼吸变慢变浅、心率减慢,甚至血压下降。实际吸收的药量如果超过治疗剂量的15倍,可有致命危险,往往因为呼吸抑制或因休克而死亡。巴比妥盐药物进入人体后主要在肝脏中代谢,经肾脏排出体外,所以肝肾功能不全的病人易于中毒。亦有个别病人对此类药物呈特异性反应,服用少量即可造成急性中毒。

3. 抗精神病类药物中毒　抗精神病类药物并不少见,该类药物中毒作用:①中枢神经系统的抑制作用类似催眠镇静类,昏迷常为突出表现。②对大脑皮质、皮质下中枢抑制的同时,对抽搐阈有降低作用,容易引发癫痫样抽搐,也可阻断多巴胺受体而发生震颤麻痹。③中毒剂量还可直接抑制呼吸中枢。④对心脏有类似奎尼丁样毒性作用;对血管有扩张作用,或拮抗肾上腺素与去甲肾上腺素的升压作用,从而引起血压下降。⑤氯丙嗪等有关抗精神病药尚可引起过敏反应,包括血细胞减少、胆汁淤积性黄疸和肝功能损害等。

4. 阿托品类抗胆碱药中毒　阿托品类抗胆碱药包括阿托品、东莨菪碱、颠茄、山莨菪碱,以及中药洋金花、天仙子等。急性中毒者以阿托品治疗过量为常见。该类药物属神经毒类毒物。其中毒作用是兴奋高级神经、下丘脑、延髓和脊髓,继兴奋之后毒性的延续是抑制和麻痹,最终可因延髓麻痹而死亡;阿托品类抗胆碱药的中毒作用还表现为瞳孔放大、舌干口燥、腹胀、尿潴留、心率加快和血压下降等。

急救方法

● 首先尽力稳定生命体征,呼吸衰竭者应予以人工呼吸,有条件者应给予吸氧,同时注意呼吸道保持通畅,以及保暖等。

● 凡生命体征稳定,口服中毒者,神志清醒时,应及时催吐、洗胃。可用压舌板等刺激咽后壁以催吐,如因食物过稠不易吐出时,可先喝适量微温清水或盐水,再促使呕吐。如此反复,直至吐出液体变清为止。洗胃时,病人取坐位,危重病人取平卧位,头偏向一侧。如备有药物药用炭时,可用50～100克稀释于2倍水中成为混悬液,灌入胃内吸附中毒药物。

● 一般应采取平卧位,尽量减少头部的搬动,避免直立性低血压,尤其是抗精神病类药物中毒者。昏睡、昏迷者应注意防止咬伤唇舌、坠床而发生意外。

● 急性药物中毒的积极有效急救往往适宜在医院内进行。疑有药物中毒时,宜保留药瓶或药袋,以便确诊。

预防　药物中毒预防措施:①普及有关中毒的预防和急救知识。②加强毒物管理,防止毒物外泄。③防止误食毒物或用药过量,药物和化学物品的容器要另贴标签;了解药性和用法,严格按医嘱服药,以免误服或用药过量,遇有不良反应立即停药就医。

瘦肉精中毒

瘦肉精化学名为莱克多巴胺(Ractopamine)或克伦特罗(Clenbuterol),是一种平喘药。常将其添加于猪饲料中,以增加动物的瘦肉量。当使用剂量是人用药剂量的10倍以上,才能达到提高瘦肉率的效果。

瘦肉精中毒症状包括:心悸,四肢肌肉抖动,手足颤抖甚至不能站立,原有心律失常的病人更易发生心动过速、室性早搏、心电图示S-T段压低与T波倒置等改变。而原有交感神经功能亢进的病人,如有高血压、冠心病、甲状腺功能亢进者上述症状更易发生。与糖皮质激素合用时,可引起低血钾,从而导致心律失常。

瘦肉精中毒的急救:①口服后即洗胃、输液,促使毒物排出。②在心电图监测及电解质测定下,维持病人水电解质等内环境平衡,可用保护心脏药物6-二磷酸果糖(FDP)和β₁受体阻滞剂倍他乐克等。

灭鼠药中毒

灭鼠药主要分4类:有机氟化物类、磷化锌类、安妥类和敌鼠钠盐。

1. 有机氟灭鼠剂　如氟乙酰胺、氟乙酸钠,其中毒剂量为2~10毫克/千克体重。中毒表现是上腹痛、恶心、呕吐等,心脏衰竭、呼吸抑制和神经中枢功能衰竭是致死原因。毒鼠强(四亚甲基二砜四氨)对中枢神经系统,尤其是脑干有兴奋作用,主要引起抽搐,人中毒致死量12毫克,主要表现阵发性惊厥、抽搐,继而中枢性呼吸抑制而死亡。

此类灭鼠剂毒性较大,一旦中毒应送往医院救治,及时洗胃,使用解氟灵、醋精(乙二醇乙酸酯)进行解毒治疗。毒鼠强毒性极强而无有效抗毒剂,可用血液灌流器中药用炭吸附有毒物质,并加强重要脏器的支持治疗。应用地西泮或苯巴比妥控制抽搐,恢复正常通气功能是救治的关键。

2. 磷化锌类　为黑色粉末,有类似大蒜的气味。人食入磷化锌或吸入磷化氢后,经口中毒者,胃肠道症状出现较早,也较明显;吸入中毒者,呼吸道及神经系统的症状出现早。轻度中毒者有头痛、头晕、乏力、恶心、呕吐、腹痛、腹泻等。重度中毒者可出现抽搐、呼吸困难、昏迷、惊厥以及肺水肿和明显的心肌、肝脏损伤症状。

磷化锌类中毒的急救:彻底洗胃。用0.5%硫酸铜液反复洗胃,使磷化锌转变为无毒的磷化铜,直到洗出液无磷臭为止。再用过氧化氢液或过锰酸钾洗胃,使磷化锌被氧化为磷酸盐而失去毒性,然后进行对症治疗。

3. 安妥　主要症状有上腹烧灼感、恶心、呕吐、口渴、咳嗽、嗜睡,严重者呼吸困难、紫绀、昏迷,甚至肝大、黄疸等。

此类中毒无特效解毒药,可用催吐,用1:2000高锰酸钾洗胃,口服硫酸钠或硫酸镁导泻。忌含油食物和碱性食物,以减少安妥吸收。

4. 敌鼠钠盐　是茚满二酮类抗凝血灭鼠药,主要在肝脏竞争性抑制维生素K_1,造成凝血障碍死亡,主要症状为全身出血倾向,包括鼻出血、牙龈、皮肤、消化道、泌尿道出血,潜伏期1~5日。临床检查可表现凝血功能明显异常。

敌鼠钠盐中毒的急救除常规催吐、洗胃导泻外,维生素K_1是特效解毒剂。

灭鼠药中毒的预防措施包括:提倡使用高效低毒灭鼠药,禁止生产和销售有机氟类剧毒灭鼠药。灭鼠药应有明显的剧毒标记和儿童不易开启包装,并对使用者进行安全教育,避免儿童、老人接触到。对于灭鼠药中毒死亡的鼠尸及畜禽尸体必须及时处理,以免被其他人畜误食而发生二次中毒。

工业毒物中毒

腐蚀剂中毒

腐蚀剂包括强酸和强碱。强酸如硫酸、硝酸、盐酸,高浓度醋酸及草酸等;强碱包括氢氧化钾、氢氧化钠及腐蚀作用较弱的碳酸钠、氢氧化钙等。强酸能使蛋白质与角质凝固,造成界线明显的组织灼伤。强碱与人体接触后生成易溶性胶状碱性蛋白盐,可深入组织深层,破坏易于扩散,故碱灼伤往往较深。灼伤组织坏死,极易穿孔。

临床表现　自消化道摄入腐蚀剂后造成唇、口腔、咽、食管、胃及肠糜烂、出血及穿孔。如吸入大量强酸蒸汽或氨气等,可引起喉头水肿、肺水肿。除局部损伤外,肝、肾、心脏等亦可受到损伤。摄入腐蚀剂后病人剧痛、吐出血性的腐烂黏膜,严重者可有虚脱与休克;可有内脏穿孔、继发感染等引起死亡。如果病人能幸存,常有食管狭窄、消化道梗阻等后遗症。

急救　腐蚀剂中毒者应即送医院急救。但在送医院之前作初步处理,有利于减轻病情。服强酸者给予服弱碱(如氢氧化铝凝胶等),服强碱者可给弱酸(如稀醋酸等)中和。如难以得到,则牛奶、蛋清、植物油等口服100～200毫升,可用于不论哪种腐蚀剂中毒。眼及皮肤灼伤者应即用大量水冲洗,再送医院作进一步处理。误服中毒,严禁洗胃,也不可催吐,以免加重损伤和引起胃穿孔。腐蚀剂中毒的治疗,除上述初步处理外还需给予止痛、输液、防止消化道穿孔,预防继发感染、抗休克等。有喉头水肿者,应作气管切开以保持呼吸道通畅。有消化道穿孔应及早手术。

酚类中毒

酚类化合物种类繁多,有苯酚、甲酚、氨基酚、硝基酚、萘酚、氯酚等,而以苯酚、甲酚污染最突出。苯酚又名石炭酸,有特殊刺激性臭味,是生产香料、燃料及药物等行业应用很广的原料。医院常用的"来苏水"消毒剂便是苯酚钠盐的稀溶液。甲酚又称煤酚,与苯酚的化学活性及毒性类似,也经常同时存在。

临床表现　酚类化合物可经皮肤、黏膜的接触,呼吸道吸入和经口进入消化道等多种途径进入体内。低浓度时可使细胞变性,高浓度时使蛋白质凝固,低浓度对局部损害虽不如高浓度严重,但低浓度时由于其渗透力强,可向深部组织渗透,因而后果更加严重。急性酚中毒可损害诸多脏器,而临床表现是以肾脏和中枢神经系统损害及溶血为主。口服酚类,对消化道可造成不同程度的腐蚀作用,出现呕吐、腹泻、出血、消化道溃疡等,但疼痛多不明显。此外还可有嗜睡、昏迷、抽搐、咳嗽、低血压、呼吸加速、心慌、肝脏功能异常、肾衰竭、尿液可呈墨绿色或黑色等症状,严重时可死亡。

急救　酚中毒的病人应送医院急救。送院前的初步处理包括立即脱去被污染的衣物,刺激舌根催吐,灌服牛乳、蛋清或植物油,服温水并催吐也可。皮肤上沾染的酚类,需用大量流动清水彻底冲洗。

医院的急救包括插胃管洗胃、灌入温水、牛乳、蛋清或植物油,以防酚的继续吸收,消化道已有严重腐蚀时勿给上述处理;抢救休克及呼吸衰竭;无特效解毒剂;严重者行血液净化治疗。防治肺水肿,肝、肾等脏器损害的对症、支持治疗。

煤气中毒

煤气即一氧化碳(CO),含碳物质在不完全燃烧时都可以产生一氧化碳。职业性接触:常见于冶金工业冶炼和炼焦,采矿工业打眼放炮,交通运输各种内燃机排出的废气和工业生产的煤气等;家庭用煤炉、土炕以及煤气炉、热水器使用不当或泄漏,则是生活性中毒最常见的原因。

中毒机制　CO中毒机制包括以下3点:①由于血中碳氧血红蛋白(COHb)增加而致氧合血红蛋白(HbO_2)减少,从而造成低氧血症。②血中CO使血红蛋白(Hb)的氧离曲线左移,加重了已有的低氧血症。③溶解于血液中的CO直接造成细胞的呼吸障碍。

临床表现　CO 中毒分轻、中、重 3 种中毒。轻度中毒表现为头痛、头晕、恶心、呕吐、无力。中度中毒上述症状加重，还可出现腹泻、兴奋、共济失调、视力减退、幻觉、意识模糊或浅昏迷。重度中毒迅速出现抽搐、昏迷、心律失常、心力衰竭和呼吸衰竭。CO 中毒主要依据接触史及临床症状，面颊、前胸皮肤呈樱红色，但严重中毒有时皮肤黏膜可呈苍白或紫组。COHb 测定有助于诊断一氧化碳中毒。

防治　一旦诊断明确应迅速使病人脱离现场，吸入新鲜空气，保持呼吸道通畅，注意保暖。对昏迷、窒息或呼吸停止者应气管插管，进行机械通气。氧疗是治疗 CO 中毒最有效的方法。高压氧治疗适用于中、重度 CO 中毒。可用甘露醇、地塞米松、呋塞米等治疗脑水肿；有频繁抽搐首选地西泮；应用三磷腺苷、辅酶 A 等促进脑细胞功能恢复；使用抗生素防治继发感染；长期昏迷应给予鼻饲。

加强预防 CO 中毒的宣传。居室内火炉要安装烟囱管道，防止管道漏气。厂矿工作人员应认真执行安全操作规程。有 CO 的场所要加强通风，加强矿井下 CO 浓度的检测。进入高浓度 CO 环境，要戴好防毒面具。

溶剂中毒

溶剂通常为液体，一般为有机溶剂。有机溶剂除了经消化道引起中毒外，由于大部分有机溶剂沸点低，易挥发，故可通过呼吸道吸入引起中毒，有的还可通过皮肤吸收引起中毒，经常接触脂溶性溶剂可引起皮肤脱脂或刺痛。

对人体的损害

1. **神经系统损害**　高浓度接触有机溶剂可引起神经系统损害，表现为眩晕、精神错乱、定向力障碍、昏迷、惊厥和麻痹等中枢神经系统功能紊乱。有些还可引起化学源性猝死，如二硫化碳、苯、氯仿、三氯乙烯等。长期低浓度接触，则可引起神经行为改变、精神神经症状或慢性中毒性脑病，还有如正己烷可引起多发性周围神经炎。

2. **皮肤与黏膜刺激**　如三氯乙烯有眼、呼吸道刺激，浓度高时，可引起角膜损伤，有时还可引起剥脱性皮炎。长期接触某些有机溶剂，可引起皮肤干燥、皲裂等局部脱脂和过敏性皮炎。

3. **人体脏器损害**　三氯甲烷、二氯甲烷、四氯乙烷、二甲酸胺等可引起中毒性肝炎；四氯乙烷、三氯乙烯、氯仿、丙酮、氯乙烯和氯丙烯等可引起中毒性肾病；四氯化碳、甲苯、羧酸甲酯类、甲酸酯类等可引起中毒性肺损害；苯可引起全血减少，再生障碍性贫血和白血病；苯、甲苯、苯乙烯、甲醛、二硫化碳等可引起女性月经紊乱、流产和早产，乙二醇等可致胎儿畸形；氯乙烯可引起肝血管瘤，甲醇等致视网膜萎缩、视神经损伤。

预防

● 生产中避免有机溶剂泄露、滴漏，穿防护服，戴防毒面具，禁止用苯洗手，避免直接接触有机溶剂。生产场所必须有效通风，避免呼吸道吸入中毒。在日常生活中，避免或减少接触化工产品，避免使用低劣化工产品，以免残留有机溶剂接触中毒。

● 一旦发现有机溶剂泄露，首先离开毒源或保持通风。避免皮肤直接接触有机溶剂。若为误服，应立即到医院就诊。

治疗

1. **急性中毒**　迅速将病人搬运至空气新鲜处；立即脱去污染的衣物，清洗接触过有机溶剂的皮肤。卧床休息；如出现意识变化，呼吸困难等严重表现，应尽快到医院急诊。

2. **慢性中毒**　彻底避免继续接触有机

溶剂;若出现上述临床表现,应立即就医。

苯中毒

急性苯中毒是由于短时间内吸入大量苯蒸气而引起。主要表现为中枢神经系统症状,有兴奋或醉酒状态,并伴头晕、头痛、恶心呕吐,也可出现昏迷、血压下降,严重时可因呼吸、循环衰竭而致死。慢性中毒表现为神经衰弱综合征;外周血白细胞减少最常见,以中性粒细胞减少为主。长期接触者皮肤干燥、脱屑以至皲裂,有的出现过敏性湿疹。苯还可损害生殖系统和免疫系统。

急性苯中毒处理原则:移至空气新鲜处,脱去被污染的衣物,用肥皂水清洗,若无心脏骤停,禁用肾上腺素,以免诱发心室颤动。

甲醇中毒

甲醇又称木醇、木酒精、甲基氢氧化物,为重要的化工原料。误服含甲醇的酒或饮料是引起急性甲醇中毒的主要原因。甲醇主要经呼吸道和消化道吸收。甲醇的致死量大约是70毫升。

甲醇经人体代谢产生甲醛和甲酸(俗称蚁酸)后对中枢神经系统产生麻醉作用,也可造成眼和视神经损害,以及代谢性酸中毒。甲醇中毒时,先呈酒醉状,数小时后头痛、恶心、呕吐,以及视力模糊,严重时会失明,乃至丧命。

甲醇中毒时,其代谢产物甲酸,可通过服用碳酸氢钠(小苏打)来中和。同时,双眼应用纱布罩盖,以免光刺激,也可服维生素 B_1、B_6,以防视神经病变。

乙醇(酒精)中毒

乙醇(酒精),由糖类或谷物经发酵后蒸馏获得。医用酒精浓度多为75%或95%,白酒含乙醇50%～60%,黄酒含16%～20%,果酒含16%～48%,啤酒含2%～5%。

乙醇进入胃肠道后吸收迅速,空腹饮酒的第一个小时可吸收60%,一个半小时可吸收95%以上;两个半小时全部吸收。因此,空腹不宜饮酒。

乙醇吸收后均匀分布在内脏器官中,在肝脏中缓慢代谢。肝脏一小时仅能代谢10～15毫升乙醇。故短时间内,大量饮酒易引起乙醇中毒。一次饮入过量酒精或酒类饮料引起兴奋继而抑制的状态称为急性酒精中毒。成人一次饮酒最低致死量为纯酒精250～500毫升。小剂量乙醇有兴奋作用,血中乙醇浓度继续增高,作用于小脑,可引起共济失调、昏睡和昏迷;极高浓度乙醇会引起呼吸或循环衰竭而危及生命。另外,急性酒精中毒也可致低血糖。

长期大量饮酒可造成明显的营养缺乏。乙醇可造成肝功能异常,酒精性脂肪肝、酒精性肝炎以及酒精性肝硬化是酒精性肝病的三部曲。另外,乙醇对黏膜和腺体分泌有刺激作用,可引起食管炎、胃炎、胰腺炎。

急性酒精中毒一般无需特别处理,但应防止跌倒和呕吐物吸入气管。若出现呼吸浅慢,脉搏细弱,昏迷不醒或饮酒时同时服用镇静类药物,需到医院急诊处理,包括洗胃、补液等。

慢性酒精中毒者应及时戒酒,以循序渐进为原则,避免戒断症状出现;同时,补充维生素 B 等。出现肝脏等脏器损害者,必须及时就医。

农药中毒

急性有机磷农药中毒

临床表现 有机磷农药可通过皮肤

黏膜，消化道吸收导致中毒。中毒时常有以下几种表现：①毒蕈碱样症状：瞳孔缩小、流泪、流涕、唾液增加、多汗、大小便失禁、呕吐、腹泻、心跳减慢。②烟碱样症状：肌肉震颤及痉挛、肌无力、血压升高。③中枢神经系统症状：头昏、言语不清、昏迷。

急救　急性有机磷农药中毒的急救：①经皮肤接触中毒者，应脱离中毒现场，脱除衣物，用微温肥皂水、淡碱水或1%～5%碳酸氢钠溶液冲淋清洗体表、头发、指甲、腋窝及外阴等部位。应特别多加清洗，以免蓄留毒物。如发部有较多农药，应剃除头发。眼内溅有毒物时，可用生理盐水或2%碳酸氢钠冲洗。②口服中毒者，应及时有效洗胃。对神志清醒的病人，在现场或送往医院途中应尽力劝说病人主动配合口服催吐，直至吐出液体颜色清晰，没有农药异味。对神志不清的病人，侧卧或头颈转向一侧，以防呕吐物窒息，并尽快送至就近医院洗胃，洗胃液一般可选用1%食盐水或清水。③如有心跳呼吸停止者，应现场施行心肺复苏术，拨打120急救送往医院。④根据有机磷中毒的严重程度，在医生指导下选用不同剂量的解毒剂治疗（阿托品及解磷定等）。

在农户家中，有机磷农药应使用专用容器，避光密闭储存，专柜加锁加醒目标注后单独妥善放置。切记勿将有机磷农药与餐具、食物等混放一处。在喷洒农药作业时，应做好安全防护工作，穿工作服、戴手套、帽子、口罩。农药喷洒完毕后淋浴更衣。在居民日常生活中，市场上出售的蔬果可能有少量农药残留，为杜绝隐患，应在进食前用清水反复冲洗蔬果，并尽量削皮后食用，不能去皮的应在清水中浸泡后食用。

百草枯中毒

百草枯，又称百草枯肺、对草快、克芜踪，化学名称：$1,1'$-二甲基-$4,4'$-联吡啶阳离子二氯化物。国内商品为20%浓度的溶液。百草枯是速效触灭型除草剂，喷洒后能够快发挥作用，接触土壤后迅速失活。在我国农村有着广泛的应用。百草枯常见的中毒途径为经消化道、呼吸道、受损的皮肤等吸收，其中主要为吞服后经消化道吸收引起中毒。

极其微量的百草枯（20～40毫克/千克体重）即可置人于死地，相当于成人摄入7.5～15毫升20%的百草枯溶液时，即可出现各脏器功能的损害，其中以肺部的损害最为严重，多数病人最终死于呼吸衰竭。

临床表现　吞服百草枯的早期表现为口腔、咽喉、胸部、上腹部的烧灼性疼痛，这是由于百草枯对黏膜层的腐蚀作用所致。药物从肾脏排泄可损害肾小管，出现蛋白尿、血尿等症状，并出现血液中尿素氮、肌酐升高等肾功能损害的表现。药物经肠道吸收后分布至各器官和组织，其中以肺部的浓度为最高，呼吸系统主要表现为咳嗽、气急、进行性呼吸困难和紫绀，多数病人在2～3周内出现肺部纤维化，最终导致呼吸衰竭而死亡。

防治　治疗原则：减少毒物吸收、促进体内毒物排泄、加强支持治疗。对于吞服者的紧急处理，包括服用药用炭或漂白土，降解百草枯毒性，同时使用甘露醇、硫酸镁等泻药。对于皮肤接触者的紧急处理，包括尽快脱去污染的衣物，肥皂清洗和大量清水彻底冲洗皮肤，去除污染。注意避免皮肤磨损。除非出现严重缺氧表现，否则不建议吸氧。百草枯中毒无针对性的特效解毒剂，而且中毒早期症状较轻，不易引起病人重视。待出现气急、呼吸困难等症状时,多为时已晚,病情进行性恶化,肺纤维化难以逆转,继而出现多脏器功能不全,最终导致呼吸衰竭死亡。因此,一旦发生百草枯中毒,应尽快送医院急救。同时,预防毒物接触也十分重要。要加强宣教,普及对百草枯毒性的认识,要注意农药管理,防止误服。

杀虫剂中毒

农药杀虫剂主要包括有机磷、有机氮、拟除虫菊酯类杀虫剂等毒物。一般以有机磷最为常见且毒性最强。本章节主要介绍有机氮、拟除虫菊酯类杀虫剂。有机氮杀虫剂主要有杀虫脒、去甲杀虫脒、杀螨脒等。拟除虫菊酯类杀虫剂主要有澳氰菊酯(敌杀死)、杀灭菊酯(速灭杀丁)等。

临床表现　有机氮杀虫剂中毒的表现:包括其代谢产物引起肝细胞和脑神经细胞损害,表现为头昏、神志恍惚、昏睡、昏迷等神经方面症状;化学性出血性膀胱炎;形成高铁血红蛋白血症而引起组织缺氧;严重中毒时出现恶性心律失常、溶血、休克、脑水肿、心衰、呼衰、肾衰。拟除虫菊酯类杀虫剂中毒的表现:主要对中枢神经系统发生毒性作用,从而影响神经的传导,引起头晕、乏力、双手震颤、阵发抽搐、惊厥昏迷,并可引起肾上腺素和去甲肾上腺素在血内含量的增高,促使血管收缩、心律失常等;对皮肤、胃肠道可有恶心、呕吐、腹痛、腹泻等刺激症状。

急救　杀虫剂中毒的急救:一般急救原则包括脱离接触、催吐洗胃、心肺复苏等(详见有机磷中毒)。同时根据杀虫剂毒物不同类别、性质,以及不同的临床表现,采取相应解毒治疗、对症治疗等综合措施。杀虫脒类中毒可用亚甲蓝解毒,拟除虫菊酯类中毒可用地西泮(安定)、巴比类药物等,应在医生指导下使用。为预防中毒,首先应加强杀虫剂药物管理,严禁与食物混放,盛装杀虫剂的器皿也要特别标注。要严格按说明书使用,不得随意冲配。同时,要认真做好喷洒人员的个人防护,杜绝中毒事故隐患。

动物毒中毒

毒蛇咬伤

城市里很少有毒蛇,但人们去山林、乡村旅游时仍应掌握一些毒蛇咬伤的防治知识。

预防蛇咬伤主要在于野外工作和行走时要注意防护。一旦被蛇咬伤首先要弄清是否为毒蛇咬伤。看被咬处有无毒牙齿痕对辨别是否为毒蛇咬伤很有帮助:无毒蛇咬伤只有较细、成排的牙痕,而毒蛇咬伤后除留有一般的齿痕外,另有两个较粗而深的毒牙齿痕。如为无毒蛇咬伤,只需按一般伤口处理即可。如鉴别不清应按毒蛇咬伤处理,及时就医。

临床表现　毒蛇咬伤按蛇毒性质可分为3种类型。①神经毒型:见于金环蛇、银环蛇和海蛇等。其特点是被咬后起初仅有局部的轻度灼痛或麻痒感,继而出现眼睑下垂、四肢无力、吞咽困难、恶心呕吐、言语不清等全身中毒症状,严重者可出现四肢瘫痪、呼吸困难,最后可因呼吸衰竭死亡。②血循毒型:见于蝰蛇、五步蛇、烙铁头蛇和竹叶青蛇等。其特点是被咬处明显肿胀、剧痛、流血不止。被咬者出现全身肌肉酸痛、寒战高热,多处出血如咯血、鼻血、呕血、血便、血尿、皮下出血等,最后发生循环衰竭死亡。③混合毒型:见于眼镜蛇、蝮蛇等。其发病急,兼有以上两种表现。

急救　被毒蛇咬后切勿惊慌奔跑,以免心跳和血流增快,促使蛇毒快速流入血循环而加速死亡。应该立即就地取材在被咬伤处上方3~4厘米(近心端)缚扎,以阻断静脉血和淋巴液回流,阻止毒液的吸收。缚扎每隔15~30分钟放松1分钟,以防肢体坏死。缚扎后可用挤压、吸吮等方法,尽量将含有毒素的血液由伤口挤出。有条件者可用清水或肥皂水冲洗伤口,如有毒牙残留及时拔出。伤肢要限制活动,并尽快将伤者送往医院进一步治疗。

虫蜇伤

虫蜇伤的种类很多,轻的仅有局部症状,很快消退;重的则出现全身症状,甚至危及生命,需送医院急诊。

1. **蜂蜇伤**　蜂毒与蛇毒相似,但毒性较轻。蜜蜂毒素能促使组胺释放,引起局部和全身反应。黄蜂和胡蜂毒素含有较多的缓激肽,可加剧局部反应。被蜂蜇伤后,局部灼痛红肿,一般于24小时后可消退。全身反应可出现皮肤荨麻疹、鼻塞、口唇及眼睑肿胀、喉痒水肿、呼吸困难、心悸、呕吐、腹痛腹泻等。严重者血压下降,发生过敏性休克,甚至呼吸循环衰竭。同时被蜇伤数百处以上者往往危及生命。黄蜂和胡蜂蜇伤还可发生溶血,严重者可出现肾衰竭及肝脏损害。

如为蜜蜂蜇伤后应立即拔出蜂刺,伤口敷以5%碳酸氢钠溶液、肥皂水或3%氨水(因其毒液是酸性的);如为黄蜂或胡蜂蜇伤后,伤口应予醋酸外敷(因其毒液是碱性的)。有全身反应或过敏者应立即送至医院,给予抗组胺药物、肾上腺素和输液等治疗。

2. **蜈蚣蜇伤**　毒液内主要含有组胺样物质,被咬伤后局部出现肿胀、灼痛,伴淋巴结和淋巴管炎。轻者数日后消退,重者可发生组织坏死,同时可伴有头痛、发热、恶心、呕吐等全身症状。

被蜇伤后应立即用5%碳酸氢钠溶液或肥皂水清洗伤口,局部可涂敷南通蛇药。有过敏反应者应尽快送医院急诊,给予抗组胺药物和肾上腺皮质激素等治疗。

3. **蝎子蜇伤**　蝎子种类繁多,毒性大小不一,我国东北毒蝎的毒力不次于眼镜蛇。蝎子尾部有一根与毒腺相通的钩形毒刺。蝎毒内含有神经毒素、溶血毒素和出血毒素等,对呼吸中枢有麻痹作用,对心血管有兴奋作用。轻者刺后仅局部疼痛,数小时后可好转,严重者出现全身中毒症状,甚至出现呼吸循环衰竭而死亡。幼儿病情常比成人重。蝎子蜇伤后应从伤口取出尾刺,其他处理和毒蛇咬伤相似。全身症状严重或有过敏反应者,应立即送医院急诊。

4. **毒蜘蛛蜇伤**　在我国不多见,其临床表现类似毒蛇咬伤,其急救措施同毒蛇咬伤。

5. **蚂蟥叮咬**　蚂蟥又名水蛭,是蠕形动物,可叮咬在人体皮肤上吸血,同时涎腺分泌出水蛭素,具抗凝作用。水蛭叮咬时可无感觉或仅有轻度痒感,往往当其吸血离开后,伤口处流血不止才被察觉。伤口不易愈合,易继发感染、溃烂。偶可发生风疹块样红斑等症状。

被水蛭叮咬时切勿用力硬拉,以免将水蛭口器断留在伤口内,形成久不愈合的溃疡。宜用浓盐水滴在水蛭身上,让其蜷曲身体而自行脱落。然后用5%碳酸氢钠或硼酸溶液清洗,覆盖无菌纱布,以防感染。在丛林、湿地中行走应重视防护,穿长裤并将袜筒套在裤腿外面;在鞋面上涂些肥皂、防蚊油、大蒜汁可以防止蚂蟥上爬;尽量不要喝生水,如果误饮了含有幼蛭的水,则水中的幼蛭可附着在食管甚或呼吸道上部,引起出血、吞咽或呼吸困难。

蟾蜍中毒

蟾蜍俗称癞蛤蟆,其腺体分泌物含蟾蜍毒素。蟾蜍毒素有类似强心苷作用。食用蟾蜍后会出现恶心、呕吐、心悸等表现,心电图可以出现房室传导阻滞。中毒后需立即洗胃、催吐、导泻,大量补液可促进毒物排泄,可补充维生素 B_1、维生素 C 等,需同时治疗心律失常。眼损伤可以用硼酸溶液或生理盐水冲洗眼部。避免食用蟾蜍可有效预防蟾蜍中毒。

鱼胆中毒

民间传说鱼胆有"清热明目"作用,故常有吞服鱼胆的中毒病例发生。鱼胆毒性与其含有胆酸、鹅去氧胆酸、鹅牛黄去氧胆酸有关,这些物质对组织细胞有致毒作用。中毒者表现为腹痛、吐泻,继而可有黄疸,严重者可有少尿、气促、浮肿等症状。鱼胆中毒者可以因急性肾衰竭死亡。

鱼胆中毒者需送医院洗胃,如有条件应做血液净化治疗,效果更好。预防中毒的最好方法在于普及正确的医疗常识,不迷信民间偏方,不进食鱼胆。

河豚鱼中毒

河豚鱼肉质鲜美,但其体内血液、生殖器官和内脏、皮肤、鳃等处含有大量河豚毒素(河豚毒、河豚酸),其毒力相当于氰化物的 1 250 倍。河豚毒素入血后的中毒表现是中枢和末梢神经兴奋性被抑制,首先出现全身感觉神经受累(全身麻木感),随之运动神经受累(肢体乏力、呼吸窘迫、排尿困难等),严重时脑干受累,导致死亡。

出现河豚鱼中毒,立即口服 1% 硫酸铜 100 毫升加以催吐,接着使用 5% 碳酸氢钠、0.5% 药用炭液或 1:2 000～1:5 000高锰酸钾液洗胃清除毒物。如有条件可用血液净化治疗。最好的预防是不进食未经合格处理的河豚鱼。

动物肝中毒

过量食用动物肝脏可引起动物肝中毒,以食用鲨鱼肝者多见,其他如鳕鱼、马鲛鱼、狗、熊等动物肝,亦可引起中毒。动物肝中毒的本质是肝脏富含的维生素 A 中毒。维生素 A 中毒是其代谢产物(维生素 A 酸以及其他衍生物)所致。中毒表现为恶心、呕吐、腹痛、肝区疼痛等症状,也会有头痛、嗜睡等神经症状,还可以出现眼部充血、瞳孔扩大与视力模糊。

动物肝中毒可用 1:2 000～1:5 000高锰酸钾液洗胃。大量补液维持生命体征。预防中毒重在纠正不良饮食习惯,不宜大量进食动物肝脏。

植物毒中毒

白果中毒

白果,银杏树的果实,当一次大量食入,尤其生食时可引起中毒,主要见于儿童,已为人们所熟知。

白果肉质的外皮及绿色的胚部均含毒质,尤其是绿色的胚部毒性更强。其有毒成分为银杏酸(或酚),该毒素可引起恶心呕吐、腹痛腹泻等胃肠道症状,更主要损害中枢神经系统而导致异常的兴奋,随后为抑制,同时可引起末梢神经损害,出现瘫痪、反射消失。

发现白果中毒后应立即给予催吐、洗胃、补液、导泻等排毒治疗,同时保持安静,避免刺激,对症支持治疗,并及时到医院就诊。也可试用民间验方白果壳少许,水煮服用来解毒。

为预防中毒,需注意白果不能生吃,熟

食不能过量,婴儿勿食。食用前可用清水浸泡1小时以上,再加热煮熟。食时先去除果仁内绿色的胚。

毒蕈中毒

毒蕈是有毒的野生蘑菇,常因误采误食而中毒。毒蕈不仅品种多,其所含毒素的成分不少,约有150余种,一蕈多种毒素及多蕈一类毒素使得该类植物中毒表现得多种多样。

其毒性作用主要表现为:①毒蕈碱的乙酰胆碱样作用,表现为副交感神经兴奋症状:出汗、流涎、流泪、瞳孔缩小、呕吐、腹痛腹泻等。②毒肽、毒伞肽等可损伤肝细胞核及内质网,除有胃肠道症状外,还引起急性中毒性肝炎、肝坏死。③红蕈溶血素、马鞍蕈的马鞍蕈酸均可破坏红细胞,导致急性溶血,出现贫血、黄疸、血红蛋白尿等,严重者急性肾衰竭。④累及心、肾、脑等重要脏器时,均可出现不同程度的损害,如中毒性心肌炎、中毒性脑病或肾损害。⑤神经毒素(蟾蜍素和光盖伞肽等)主要侵害神经系统,表现为瞳孔扩大、抽搐、幻觉、谵妄等神经精神症状,严重时昏迷、呼吸抑制。

毒蕈中毒后除设法早期催吐,用1:5 000高锰酸钾液或浓茶水反复洗胃外,及时就医,进行补液、导泻,给予保肝药物治疗,必要时输血及加用激素,并根据不同的毒素选择相应的解毒剂,对症支持治疗。另可试用①金银花适量,水煎服。②水仙子少量,研细末,用醋调和后口服,来解毒。预防中毒的方法是不要食用野生蘑菇。

木薯中毒

木薯为我国华南地区广泛种植的杂粮作物,因其中含有亚麻配糖体,遇水可析出氢氰酸,所以生食或食用加工不当的木薯可引起中毒,儿童更易中毒。主要表现在组织缺氧及中枢神经系统损害症状,恶心呕吐、腹痛腹泻、呼吸急促、发绀、头晕、乏力等。严重者出现呼吸衰竭、昏迷。

发生中毒时即刻进行催吐、洗胃、导泻、静脉输液、利尿。解毒治疗首选亚硝酸异戊酯,亚硝酸钠及硫代硫酸钠3种药物联合应用。加强对症支持治疗。

在木薯产区应广泛宣传,绝对不能生吃木薯,必须剥去内皮后熟食。

发芽马铃薯中毒

马铃薯俗称"土豆"、"山药蛋"和"洋山芋"。马铃薯中含有一种叫"龙葵碱"的毒素,该毒素对胃肠道黏膜有较强的刺激作用,对呼吸中枢也有麻痹作用,并能引起脑水肿和充血。此外,对红细胞有融解作用。正常情况下马铃薯中"龙葵碱"含量较少,食用后不会引起中毒;但在贮藏过程中"龙葵碱"的含量逐渐增加,尤其在马铃薯发芽后,其幼芽和芽眼部分的毒素含量激增,人食用后会引起中毒。

食用发芽马铃薯后10分钟至数小时即可出现中毒症状。主要表现为:先有咽喉抓痒感及灼烧感,上腹部灼烧感或疼痛,其后出现胃肠炎症状,剧烈呕吐、腹泻,可导致脱水、电解质紊乱和血压下降。此外,还可出现头晕、头痛、轻度意识障碍、呼吸困难。重者可因心脏衰竭、呼吸中枢麻痹死亡。中毒后应及时到医院进行催吐、洗胃、导泻和对症治疗。

夹竹桃中毒

夹竹桃为观赏性常绿灌木类植物。叶、茎、皮以及乳白色的树液均有毒性,新鲜的树皮比干燥的树皮毒力强。夹竹桃及其同科植物黄花夹竹桃、羊角拗、海芒果等均含有强心苷、如黄夹苷和羊角拗苷等成分。民间有用夹竹桃叶煮服治疗精神病的治疗方法,过量服用即能引起中毒。夹竹桃中毒的病人先出现消化道系统功能障碍,如厌食、流涎、恶心、呕吐和腹泻等。严重者可以导致头痛、眼花、全身不适、呼吸加速、心动缓慢或者过速以及各种类型的心律失常,严重的心律失常可导致病人死亡。

口服中毒者先用 1:5 000 高锰酸钾或 0.5% 鞣酸溶液洗胃,洗毕后用硫酸钠或硫酸镁导泻。预防夹竹桃中毒,应严格掌握剂量,且在医生的指导下使用。

曼陀罗(洋金花)中毒

曼陀罗属茄科植物,中药名为洋金花、闹洋花或风茄等。我国民间用以浸酒内服以治疗关节痛之类疾病,如果服食过量可导致中毒。曼陀罗的叶子和种子有甜味,儿童误食曼陀罗果也可引起中毒。

曼陀罗生物碱主要为曼陀罗素、阿托品及莨菪碱等。曼陀罗素最终衍变为阿托品,故曼陀罗中毒的主要表现类似阿托品中毒。主要表现为面红、口干、心悸、发热、头痛、视力模糊、尿潴留、腹部胀气、肌肉或者肢体的颤动、幻觉以及谵妄等。严重者可以导致昏迷,甚至因循环虚脱、呼吸抑制而死亡。瞳孔散大、对光反应迟钝、皮肤干燥发红、心动过速是有特征性的体征,结合误食曼陀罗的病史可以明确诊断。

急性中毒者除给予 1:5 000 高锰酸钾或 0.5% 鞣酸溶液洗胃和输液等一般处理外,毛果芸香碱、新斯的明等药可以对抗其毒性。对躁狂不安或者惊厥者,可适当应用镇静剂。高热者可给予物理降温。另外,中药绿豆衣、银花、连翘以及甘草亦可应用。

预防中毒的主要方法是向群众和儿童宣传曼陀罗的毒性,家庭、村边、院落尽量不种此花,亦不能自用曼陀罗治病。一旦发生中毒,应迅速进行抢救。

棉籽中毒

棉籽可榨油食用,也偶有掺在杂粮中,其中毒原因主要是把棉籽当作杂粮来食用。棉籽所含棉酚有毒,如蒸炒不充分或一次大量食用可引起中毒,出现胃部不适、恶心、呕吐、全身乏力、四肢发麻、嗜睡、昏迷等,可因呼吸循环衰竭致死;夏季食用可有高热、皮肤干红、无汗、面部浮肿、烦躁不安等,并在日光下症状加重。棉籽中毒尚无特殊治疗,主要采用洗胃、催吐、导泻等对症处理。预防中毒需将棉籽粉碎、蒸炒后再榨油,粗制油需加碱等精炼后才能食用;榨油后的棉籽饼有毒,不能食用。

苍耳中毒

苍耳的幼苗、叶及果实均有毒,以幼芽和果实的毒性最大。其果实(苍耳子)作药用,有祛风、止痛和镇痉之功效。果实内含有的苍耳苷、毒苷及毒蛋白等可引起心、肝、肾等内脏组织细胞肿胀、出血、坏死,亦可发生全身毛细血管扩张,通透性增高,引起广泛出血。中毒后可采用催吐、洗胃、适当补液、保肝等处理。预防:苍耳不可与猪肉共食;不做苍耳饼吃,不生食苍耳嫩叶或果实;药用苍耳子应严格按医嘱服用,不食苍耳子和芽,尤其应加强对儿童的宣传。

霉变甘蔗中毒

在青少年儿童中,尤其是学龄前儿童中不少见。其中毒物质是致使甘蔗霉变的真菌(节菱孢霉菌)所分泌的神经毒性物质。主要毒害作用部位是中枢神经和消化系统。中毒症状最初为一时性消化道功能紊乱,恶心、呕吐、腹疼、腹泻、黑便,随后出现神经系统症状,如头昏、头疼、眼黑和复视。严重中毒者出现脑水肿、肺水肿、血尿等。中毒后可采用洗胃、灌肠以排除毒物,并对症治疗。不要进食霉变甘蔗,应禁止出售霉变甘蔗。

亚硝酸盐中毒

一些蔬菜、新腌制的咸菜、蒸锅水等含有较多的硝酸盐,食用后被肠道细菌还原,成亚硝酸盐而引起中毒。亚硝酸盐的毒性较大,摄入微量(0.2～0.5 克)即可造成急性中毒。主要对中枢神经系统及其血管舒缩中枢有麻痹作用;对血管平滑肌有较强的松弛作用,使周围血管明显扩张而发生周围循环衰竭;同时亚硝酸盐有较强的直接氧化作用,在大量的亚硝酸盐离子作用下,形成大量的高铁血红蛋白,从而影响血红蛋白输送氧气的功能,使机体处于明显缺氧状态,出现紫绀、头痛、头晕、心率加快、恶心、呕吐、腹痛、腹泻、烦躁不安等。

急救可用催吐、洗胃、导泻、静脉输液、利尿,同时纠正酸中毒,给予吸氧等对症处理,可用解毒剂亚甲蓝(美蓝)解毒。预防:不食变质陈腐蔬菜;勿食大量新近腌制蔬菜,因为 5～8 日腌菜中硝酸盐含量最高。

第 59 章

家庭急救护理

家庭急救护理是现场急救护理的重要组成部分,其主要特征是观察和维持生命体征的急救护理;根据病(伤)情和当时条件采取止血、止痛、包扎、固定、解毒等可行性的现场救治;病情观察、按需救助、安全转运等,最终目的是将致伤率、致残率降到最低限度。

家庭急救护理的基本技能

1. 体温的观察和维持 正常人的体温受年龄、饮食、运动、内分泌和情绪的影响而发生变化,且因生活方式不同而有所差异,因此常用平均温度表示。健康成人身体不同部位的平均温度分别为:口腔 37 ℃、直肠 37.5 ℃(用肛表测)、腋下 36.7 ℃左右。

对高热病人(如 39 ℃以上),可用冰袋(或将冰块放入塑料袋内自制,外用软布包裹)敷于头部或双侧颈部、腋窝、腹股沟处,但枕后、耳郭、阴囊处忌用冰水,也可用乙醇(酒精)擦浴来降温(酒精擦浴前先置冰袋于头部以助降温,可防止由于擦浴时全身皮肤血管收缩而致血流量突然增多,引起头痛;置热水袋于足底,可促使局部血管扩张,有利散热)。如高热持续不退、出汗极少,血压稳定、体质尚可者,在谨慎使用小量退热药时,应卧床休息,可补充盐水、饮料等营养和水分。

体温过低(如 35 ℃以下)时,可裹以被子或毛毯等保暖，同时，可摩擦身体表面以增加皮肤热量、提高室温、补充热饮料等使体表温度升高。

2. 脉搏的观察和维持　健康成人的脉率在 60～100 次/分钟之间，每次搏动的强弱相同，脉搏间隔相等，搏动节律均匀。

脉率异常：脉率在 100 次/分钟以上称为心动过速，运动、疼痛、发热、低血压时容易发生心动过速。脉率在 60 次/分钟以下称为心动过缓，患心脑血管疾病或迷走神经受到刺激时可能发生。

一旦发现病人意识丧失且触不到其颈动脉搏动，应立即进行胸外心脏按压；若脉搏细弱无力，皮肤冰凉伴出冷汗等症状，应警惕周围循环衰竭(休克)的可能，应将病人平卧、保暖并立即就医；如有脉搏搏动不齐、强弱不一等症状，提示心律失常，也应及时就医诊治。

3. 呼吸的观察和维持　成人正常呼吸 16～20 次/分钟，婴儿及儿童的呼吸频率较快。脉搏与呼吸之比大致为 4∶1。运动、情绪等因素也可影响呼吸频率。

正常呼吸的维持：首先，必须保持呼吸道畅通，包括口腔、鼻腔以及上呼吸道分泌物的引流或异物的清除，尤其对于昏迷和呼吸骤停者；出现呼吸停止时，应立即进行口对口人工呼吸；出现缺氧表现时，应积极、合理运用氧气治疗。同时拨打"120"急救电话，请求救援。

4. 血压的观察和维持　安静状态下，我国正常成人的收缩压为 90～140 毫米汞柱，舒张压为 60～90 毫米汞柱。血压可随年龄增长而升高，体力劳动或情绪激动时血压会暂时升高，休息或睡眠不佳时，血压也会升高。测血压最常用的部位是肱动脉，偏瘫病人应使用健侧手臂测量，对需要密切观察的病人测量血压时应做到"四定"：定时间、定部位、定体位、定血压计，

使测量相对准确。血压计应定期检查校对。

维持正常血压的护理措施：无论是血压明显增高或降低，都应设法保持安静，对于有躁动表现者应予以镇静，防止血压显著异常所引起缺氧等病变的进一步加重；对于高血压紧急状态时，家中如备有降压药可及时服用，并密切观察血压变化；如病人血压下降明显伴以周围循环衰竭等表现时，应注意保暖，提高室温并采取平卧位以保证重要脏器的灌注。无论血压过高或过低，均应根据具体情况及时就医。

家庭常见意外的急救护理

根据病情的轻重缓急选择不同的就医方式。危重急诊首先是打急救电话"120"，一些意外伤害还需现场处理。

1. 摔倒骨折　不要急于爬起来。待神智比较清醒后，慢慢从肢体远端到近端依次活动自己的关节，若感觉不能伸展或屈曲，应呼救或拨打电话等待救助。当旁人搬动自己时，告知自己不能活动的部位，要求其特别注意。如有骨折，不要随意走动或作其他运动，同时，不要随意对骨折部位试行复位。若折断的骨骼曝露在外并伴出血，应立即进行外伤处理和止血处理。手足部骨折可用小夹板(就地取材如木棍、木板、竹片、纸板等)支撑固定。颈部脊椎和腰部骨折，让伤者躺在木板上，再用布类卷扎固定伤部位。搬运伤者时，先预先做好固定工作，以确保在搬运过程中的安全。

2. 关节脱位　将脱位的关节及时固定成最舒适的位置，不要强行将脱位的关节整复原状。脱臼可能会伴随骨折，应及早接受医生的诊治。

3. 急性扭伤　扭伤部位可用冷敷包

扎,若受伤部位肿胀严重,运动时疼痛明显加重或出现皮下瘀斑,提示有骨折可能,需固定后再进行搬运。受伤后不要立即洗浴或按摩,休息至疼痛和肿胀消退后才能逐渐活动伤患部位。足踝扭伤一般先用夹板固定扭伤关节并冷敷,24～48 小时后再热敷,抬高患肢 20 厘米,可减轻症状。腰部扭伤,若伤势较轻,可平躺在木板床上,腰部用冰袋冷敷,休息二三日后,局部才可以进行适当按摩、热敷、针灸或理疗,以活血消肿;若症状不减轻或伤势较重,应到医院治疗。

4. **外伤**　小而深的伤口忌马虎包扎。若被锐器刺伤后马虎包扎,会使伤口缺氧,导致破伤风杆菌等厌氧菌生长。应彻底清创消毒后再包扎,并注射破伤风抗毒素。若遇到大量出血或流血不止的伤口时,应立即止血。现场可用清洁软布用力压迫局部。若流血还未停止,改用压迫止血法,并立即就医。

5. **烧、烫伤**　烧烫伤后迅速脱离热源。尽快剪开或撕掉灼伤处的衣裤鞋袜,用冷水冲洗伤处 20 分钟以降温。小面积轻度灼伤可用灼伤膏等涂抹;在伤面上先覆盖消毒纱布,可用消毒餐巾代替;对创面上的水疱不要挤破,面积较大的则用清洁的毛巾或被单保护伤处,并即刻就医。

6. **酸碱灼伤**　尽快用流动的自来水大量冲洗,冲洗时间不少于 30 分钟,如酸碱污染了衣服,应用剪刀剪开脱去,防止污染未灼伤的皮肤区域。

碱灼伤眼睛立即用无菌蒸馏水或大量清水彻底冲洗,禁用酸性液体进行中和冲洗。石灰灼伤应先将石灰粉末擦拭干净再用大量清水冲洗,以免石灰遇水产热加重灼伤。

酸灼伤眼睛可用大量生理盐水彻底冲洗,然后用可的松眼药水或抗生素眼药水交替滴眼。

7. **动物咬伤**　立刻冲洗被动物咬伤处,用止血带(各种带子、毛巾或手帕)在伤口上方 3～4 厘米处扎紧,并用生理盐水或凉开水冲洗伤口,也可用吮吸的方法如拔火罐或吸奶器等吸出毒素,尽快到防疫站作进一步处理,24 小时内注射狂犬疫苗。

8. **异物入眼**　不要揉擦眼睛,以免损伤眼睛的角膜,引起视力障碍或失明。用清水或生理盐水洗眼,注意用注射器冲洗时一定要先拔去针头。如果看到落入眼睑中的小沙粒或灰尘时,用干净毛巾或沾湿的纱布把异物取出,不要乱滴眼药水。用手轻轻的拈着上眼睑向下盖在下眼睑上面,反复几次引起流泪,使下眼睑中的异物因泪水冲洗被移动到明显位置,易于去除。如果以上各种方法均不能取出异物,或仍感眼睛极不舒适,有可能角膜受到损伤,应立即就医治疗。

9. **小儿咬断体温表**　遇此情况后,父母不要惊慌,首先让孩子将碎玻璃吐出,并用清水漱口。如已吞下玻璃碴,可以让孩子吃一些含纤维素多的蔬菜,使玻璃被蔬菜纤维包住,随大便排出。另可服用 1 杯牛奶或 1 只生鸡蛋清,使水银中汞与牛奶或蛋清结合后排出。如出现剧烈腹痛,应立即送医院治疗。

10. **小儿鼻腔异物**　安慰病儿,让其暂时用口呼吸;一手指压住无异物的鼻孔,再让病儿用力打喷嚏,以喷出异物,用力也不宜过大,以防鼓膜破裂;鼻腔内可视异物可用镊子慢慢拉出;异物取出后,最好在鼻腔内涂金霉素眼药膏,以免感染。

11. **耳道异物**　主要原因是孩子出于好奇,将小物件如黄豆、小钢珠、石子、纸屑等塞入耳道;成人用棉花棒清洁耳孔时残留棉花絮；昆虫飞入或爬入耳道。可用小镊子取出能看到的异物；或耳朵向下，单脚弹跳，使异物掉下。若是小虫，让病人到黑暗的屋内，用手电筒光照耳道，引出小虫；也可向耳道内滴几滴食用油，先将小虫淹死，再用镊子将其取出。用镊子取耳道异物时，注意切勿乱戳乱捅，以免损伤耳膜。豆类易膨胀，不要往耳道内滴油或水，以免豆类遇水膨胀而不易取出。

12. **咽部异物**　鱼刺、鸡骨等刺入咽喉部是常见咽喉部损伤，发生咽部异物后，应立即停止进食并尽量减少吞咽动作。要有充足光线，让光线直射到口咽，嘱病人舌后缩，并发出"啊"音，从左到右仔细查看，大多可以发现鱼刺、碎骨等异物。用手指或筷子刺激咽后壁，诱发呕吐动作，以喷出异物。对于位置较深，拔出困难的异物，不要乱捅乱拔，避免发生新的创伤，应去五官科就诊。大口吞咽干饭团、韭菜之类食物，对小鱼刺有效，对稍大一些的鱼骨反而只能使其受到挤压而刺得更深，甚至变得难以发现。喝食醋不能软化或溶化鱼骨。

家庭常见急诊的应急处理

1. **昏厥**　当病人感到站不稳时，要先稳住身体(尽量选择靠树或靠墙有支撑处)，身体向前倾，头靠在两膝中间慢慢坐下；病人一旦昏倒，立即让其平卧，头偏向一侧。松解领口、腰带，立即去除口鼻腔内异物，保持呼吸道通畅。严禁拍打、摇晃昏迷者的头部，尽量不要随意拖拉、翻转病人，暂时也不要给水、进食。

2. **低血糖**　药物治疗不规则或没有及时进食的糖尿病病人和减肥人群，常常会发生头晕、心慌、饥饿感，应马上嚼几粒糖果、冲一杯较浓的糖水或立即吃含糖较高的饼干、果汁之类，若低血糖症状无好转，应立即送医院就诊。

3. **抽搐**　若抽搐是全身性的如癫痫大发作，可用纱布缠住筷子，塞进病人的上、下牙齿之间；让病人侧卧，松开衣领裤带，有利于呕吐物排出；抽搐时，急救者的手切不可靠近病人的嘴以免被咬伤，也不能给病人进食和喂水，以免水误入病人肺内。如发热引起抽搐，因以降温为主。若抽搐是局部性的，如游泳时突发大腿抽搐，应深吸一口气，仰浮于水面，弯曲患肢膝关节，用两手抱住小腿，再用力向前伸直。如小腿抽搐时，可以在地上或椅凳上坐平，双手伸直触摸脚趾，用手紧紧地抓牢发作的大脚趾，用力向身体方向拉，一会儿便可恢复正常。

4. **鼻出血**　让鼻出血者保持坐位，上身前倾，使血液从鼻孔流出；若有血液流到咽喉部应立即吐出；局部止血可用拇指和示指紧捏两侧鼻翼 5～10 分钟，用纱布卷、脱脂棉浸湿冷水或麻黄碱滴鼻液轻轻塞入鼻出血的鼻孔。在鼻出血时，不要习惯性地仰起头来，而应该让鼻血流出。

5. **腹泻病人**　忌乱服用止泻药。在未消炎之前乱用止泻药，会使毒素难以排出，肠道炎症加剧。应在使用消炎药之后再用止泻药。

6. **心源性哮喘病人**　忌平卧。因为平卧会增加肺淤血和心脏负担，使气喘加重，危及生命。应取半卧位使双下肢下垂。

第60章

家庭急救药箱

如果家里有一个急救药箱,针对一些比较常见的紧急情况,配备一定的急救药(物)品,会带来很多方便。

家庭急救药箱中的药物应尽量简单、适用、起效快、无明显副作用、易于掌握、易于服用的药品。常备药品要根据家庭成员的年龄、健康状况、季节来配备。家庭急救药箱配置包括常用药物和常用医疗用品。常用药物分为内服药和外用药两种,应分类放置,用不同颜色的标签区分,药品必须保留说明书。药品要定期检查和更换,以免失去药效,或者变成有毒物质。

内服药

大致可配置解热镇痛、止咳化痰、抗过敏、止泻、防晕车等类型的急救药。

1. **三精双黄连** 疏风解表,清热解毒。用于外感风热所致的感冒,症见发热、咳嗽、咽痛。

2. **新康泰克** 减轻由于普通感冒、流行性感冒引起的上呼吸道症状,特别缓解打喷嚏、流鼻涕、鼻塞等早期临床症状。

3. **开瑞坦** 用于缓解过敏性鼻炎有关的症状和缓解慢性荨麻疹及其他过敏性皮肤病的症状及体征。

4. **川贝枇杷露** 清热宣肺,止咳化痰。用于肺热所致咳嗽、咽干疼痛、口渴、痰稠,或痰多咯出不爽等症。

5. **来立信(乳酸左氧氟沙星)** 适用于呼吸道、泌尿道、胃肠道、皮肤、骨关节感染。

6. **盐酸小檗碱(黄连素)** 用于肠道感染,如胃肠炎。

7. **达喜** 用于急、慢性胃炎;反流性食管炎;胃、十二指肠溃疡;与胃酸有关的胃部不适,如胃痛、胃灼热、嗳气、饱胀等。

8. **麝香保心丸** 对冠心病、心绞痛、心肌梗死、高血压及高血压性心脏病有一定的急救和缓解"心"痛之效。

9. **硝酸甘油片** 适于冠心病心绞痛的治疗及预防,也可用于降低血压或治疗充血性心力衰竭。在活动或大便之前5～10分钟预防性使用,可避免诱发心绞痛。

10. **硝苯地平(心痛定)** 对心绞痛、变异性心绞痛、不稳定型心绞痛、慢性心绞痛、高血压有急救作用。紧急情况下降压,可嚼碎或舌下含服10毫克/次(一片),根据病人对药物的反应,决定再次给药。必须严格监测血压,过量可导致低血压。

11. **龙虎牌人丹** 开窍醒神,祛暑化浊,和中止呕。用于中暑头晕,恶心呕吐,腹泻及晕车,晕船。

外用药

大致可配置扶他林、百多邦、金霉素眼药膏、红汞、风油精等。

1. **扶他林** 缓解肌肉、软组织的扭伤、拉伤、挫伤、劳损、腰背部损伤以及关节炎引起的疼痛。也可用于关节炎的对症治疗。外用,按照痛处面积大小,适量,轻轻揉搓,渗透皮肤,一日3～4次。

2. **百多邦(莫匹罗星)** 局部外用抗生素,适用于脓疱病、疖肿、毛囊炎等原发性皮肤感染及湿疹合并感染、溃疡合并感染、创伤合并感染等继发性皮肤感染。

3. **盐酸金霉素眼药膏** 用于细菌性结膜炎、麦粒肿及细菌性眼睑炎。也可治疗沙眼。

常用医疗用品

家庭应备用应急消毒纱布、棉签、绷带、胶布,脱脂棉也要选购一些备用。体温计、电子血压计是常用的量具、糖尿病者可自备血糖仪、氧气。根据需要还可备申威医用氧,其系铝合金氧气瓶灌装,含1 200～1 500升,重量为9.5千克,每分钟1.5升使用情况下,可持续吸氧10～12小时。

康复与饮食治疗篇

第61章

康复医学概况

康复医学是指应用以物理因子为主的医学手段达到预防、恢复或代偿病人的功能障碍为目的的医学分支学科。康复医学与预防医学、临床治疗医学、保健医学一起，被认为是现代医学的四大支柱。

康复医学的对象 康复医学的对象主要为以下四类人群：急性伤病后及手术后的病人、各类残疾者、各种慢性病病人、年老体弱者。

康复医学的内容

1. **康复医学的基础学科** 康复医学是一门独立的医学分支，但与其他医学分支有很多的交叉与联系，内容涉及到医学以外的教育学、心理学、职业咨询和社会学等。故康复医学基础学科包括医学基础、临床内外各科和部分医学以外的学科。

2. **康复医学功能评定** 测试和评估康复对象功能障碍的程度、范围称为康复医学功能评定。

3. **康复医学治疗学** 要获得康复的较好效果，必须有不同的康复治疗方法的平行或交错介入。综合应用多种康复治疗方法，促使伤残后病人的功能康复，又称为全面康复。全面康复主要包括四个领域，即医学康复、社会康复、教育康复和职业康复。全面康复的实施需要通过康复治疗组。康复治疗组成员有康复医师、康复护士、物理治疗师、作业治疗师、言语治疗师、针灸按摩师、文娱治疗师、心理治疗师、康复工程师（士）、职业咨询师和社会工作者等。

4. **康复医学的三级康复预防** 康复医学的第一级康复预防是指伤病发生的

预防；第二级康复预防是指伤病后积极开展临床治疗，以及早期和恢复期康复，促进伤病的好转以及预防因伤病所致的功能障碍和残疾的发生；第三级康复预防是指虽然伤病后造成残疾，但应积极开展后遗症期功能康复，同时避免原发病的反复发作。

康复医学的特点 康复医学主要解决的临床问题是功能障碍，故有时又称"复能医学"。其治疗有以下几个特点。

1. **综合康复** 由于病人可以因伤病而出现生理功能、生活活动能力和参与社会能力的不同层面的功能障碍，因此需要综合康复的模式，即医学的、教育的、社会的和职业的多种康复方法的综合帮助。

2. **康复团队工作** 康复治疗改善病人其多层面功能障碍，故需要由康复医师领导的包括康复护士与其他治疗师在内的康复团队一起工作。

3. **主动训练为主** 功能障碍的最终改善与恢复需要病人成百上千次反复多次的重复训练。训练有被动训练与主动训练两种，其中更重要的是主动训练。康复医学强调激励病人的主观能动性。

4. **三级康复方案** 急性伤病或术后病人的生命体征一旦稳定，就应开始早期康复又称一级康复，接下来在康复中心继续恢复期康复又称二级康复，最后在社区层面完成后遗症康复又称三级康复。

康复医学的适应证与禁忌证

1. **神经系统疾患** 如脑血管意外后、小儿脑瘫、截瘫、颅脑外伤或术后、面瘫、周围神经损伤后、其他神经系统疾病等。

2. 运动系统伤病　如骨折后、颈椎病、下腰痛、烧伤后、关节炎、截肢后、肌肉萎缩症、骨质疏松症、运动创伤等。

3. 心肺系统疾患　如高血压、冠心病、老年性慢性支气管炎、高脂血症等。

4. 其他内科疾患　如糖尿病、肥胖症等。

5. 其他残疾　如耳聋、失语、聋哑、失明。癌症后等。

康复医学的禁忌证　发热、各种传染性疾病或癌症未被控制时、骨折未被固定时、伤病后生命体征不稳定时，均不适宜接受康复治疗。

康复医学评定　康复医学评定就是指功能评定，即应用各种检测评估手段及方法来了解功能受损害的性质、范围、程度及可能变化趋势，借以制定合理的康复医疗方案，选择适当的康复疗法。同时也用来确认康复医疗的效果、判断某种康复疗法的疗效和作为劳动力鉴定以及残疾分级评定的依据。康复医学评定应从多个层面进行评定，参与评定的人员应包括物理治疗师、作业治疗师、言语治疗师和心理治疗师等，最后由康复医师作综合评定。

目前常用的康复医学评定内容包括：①运动功能评定。②步态分析。③感知、认知功能评定。④心理评估。⑤心肺功能评定。⑥言语与吞咽功能评定。⑦电生理学检查。⑧日常生活能力评定。⑨职业能力评定。⑩社会参与能力评定。

第62章

常用康复治疗技术与康复服务

运动疗法

运动疗法是根据疾病的特点和病人的功能状况，借助治疗器械和(或)治疗者的手法操作以及病人自身的参与，通过主动和(或)被动运动的方式来改善病人局部或整体的功能，提高个人的活动能力，增强社会参与能力，改善病人的生活质量的治疗方法，是物理治疗的重要组成部分。运动疗法可以分为以下几类。

恢复关节活动的训练方法

主要通过以下几种方法逐步牵张挛缩与粘连的纤维组织，达到改善和恢复受限的关节活动范围。

1. 主动运动　病人用主动运动的方法以恢复关节活动，动作宜平稳缓慢，尽可能达到最大幅度，然后稍加维持，以引起轻度疼痛感为度，每一动作可重复20～30次，每日可练2～4次。

2. 被动运动　由治疗师或病人自己

用健肢协助进行。其对挛缩组织的被动活动，在最大幅度也宜作短时的维持，应根据疼痛感觉控制用力程度，切忌施行暴力，以免引起新的损伤。

3. **助力运动**　通常由徒手、健肢或通过滑轮装置等对患肢的主动运动施加辅助力量，以完成关节全范围的活动，兼有主动运动和被动运动的特点。

4. **关节功能牵引法**　通常在其关节远端肢体上按需要扩大活动范围方向用沙袋作重力牵引，重量以引起一定的紧张或轻度的疼痛感觉、可以忍受为度。一次牵引持续 10～20 分钟，每日进行多次。

5. **持续被动运动**　指对关节作机械性的持续的被动活动。

6. **关节松动术**　关节松动术是治疗师在关节的生理运动和附属运动范围内完成的一种被动关节运动。可以促进关节液的流动，增加关节营养；缓解疼痛，防止因活动减少引起的关节退变；改善关节的活动范围。

增强肌力的训练方法

当肌力为 0～1 级时，只能进行主观努力试图引起肌肉收缩，可作低频电刺激。当肌力为 2～3 级时可进行肌电生物反馈训练或消除重力体位下进行练习，也可作助力练习。肌力超过 3 级时，即可常规采用抗阻或加负荷法以进行增强肌力练习，常采用以下的练习方法。

1. **等张练习**　是指肌肉克服重力或阻力作大幅度关节运动的练习。常用的方法是渐进抗阻练习法：先测定连续重复 10 次运动所能承受的最大负荷值，称为 10 RM 值的阻力负荷。练习时，作 3 组各 10 次的运动练习，依次用 1/4、1/2 和 1 RM 值的阻力负荷。其后每周重复测定 10 RM 值，据此修正练习时所用负荷量，使其随着肌力的增长而增加。

2. **等长练习**　指肌肉收缩练习时并不引起明显的关节活动。可练习肌肉张力大幅度升高，可在肢体被固定、关节活动度明显受限或存在某些关节损伤或炎症等情况下进行，可及时预防肌萎缩或促进肌力恢复。基本方法：等长练习收缩 10 秒钟后休息 10 秒钟，重复 10 次为一组，每次训练做 10 组练习。

3. **等速练习**　用专门的等速测试与训练系统上进行提供肢体在预定速度下进行肌力的测试与训练，是肌力训练中最高效、安全的方法。运动时，肢体带动仪器的杠杆围绕着与关节运动轴心相一致的机械轴心运动。可获得不同运动速度下、不同关节活动范围内，某个关节周围肌群的各种参数，如肌肉峰力矩、肌耐力、肌爆发力等。

增强肌力的训练应注意：①循序渐进，逐步加大训练强度。②在无痛范围内锻炼。③注意心血管反应。心血管疾病者避免最大强度练习，在用力时呼气有时可减轻升压反应。

增强耐力的训练方法

在康复医学中耐力练习主要包括两部分：一为肌肉耐力练习；二为全身耐力练习。前者主要指足够的肌耐力，后者则主要为增强全身对耐力的适应性，包括提供足够的氧和营养的心肺功能。增强耐力的运动处方应用包括以下几要素。

1. **运动方式**　宜采用大肌群运动，如步行、健身跑、游泳、骑自行车、划船、滑雪、跳绳、登高、各种游戏运动、太极拳、健身操等。

2. **运动强度**　是单位时间内的运动量，运动强度的客观指标通常采用：达到 50%～70%最大心率数。

3. **运动持续时间** 除去预备活动和整理活动外,运动持续时间一般为20～30分钟。

4. **运动频率** 按每次有足够强度的运动练习后,一次训练效应可维持1～2日左右,每周练习3～5次即可。

5. **运动程序** 一般分为预备运动、训练运动和整理运动三部分。

增强呼吸功能的训练方法

广泛用于各种疾病的早期恢复阶段以及呼吸系统疾病的恢复期,不仅可增加胸廓活动,协调各种呼吸肌的功能,而且更重要的是增大肺活量,增加吸氧量,改善全身健康状况。常用的方法有:腹式呼吸练习法、局部呼吸练习法和延长吸气或呼气的对抗阻力呼吸法等。

增强平衡功能的训练方法

保持平衡,一方面需依靠感觉-外感受器、本体感受器和特殊感觉器官(如眼及前庭)的整合,另一方面依靠运动系统和固有姿势反射的整合。静态平衡主要依靠肌肉相互协调的等长收缩,用以维持身体的平衡。在静态平衡训练中先从比较稳定的坐位开始,然后转至较不稳定站位。动态平衡一是调整肌张力以保持平衡,二是改变姿势或体位以保持平衡。

作动态平衡练习中,可以在各种体位下施加外力,也就是从支撑面由大到小、重心由低到高的过程中,逐步施加外力来提高维持动态平衡能力。任何动态平衡练习均应注意安全保护。

增强协调性的训练方法

用于深部感觉障碍、小脑性、前庭迷路性和大脑性运动失调,以及一系列因不随意运动所致的协调运动障碍。协调性练习的部位包括有上肢、下肢和躯干,可做卧位、坐位、站立位、步行和增加负荷的步行训练。协调性练习从简单的单侧动作开始,逐渐进行比较复杂的动作。在运动的范围和速度上先做大范围和快速的动作,在熟练后,再做活动范围小的、缓慢动作练习。所有练习应注意保护。

神经生理学治疗技术

神经生理学治疗技术又称神经发育学疗法或易化技术,这是一类依据神经系统正常生理功能及发育过程,运用诱导和抑制的方法改善脑组织病损后运动功能障碍,使病人逐步学会如何以正常的运动方式去完成日常生活动作的训练方法。

目前,康复治疗界较为认可强制性使用运动疗法(CIMT),此治疗技术的实施方法为使用夹板或手套限制病人健手的活动,要求已具有一定功能的患手每日进行6小时的强化训练。训练内容可以包括上肢各种灵巧性训练和日常生活活动能力训练,目前CIMT疗法已经被运用到对下肢的康复治疗中,甚至已经扩展到对失语症、儿童脑瘫和局部手指张力障碍的康复治疗。

物理因子治疗

物理治疗师除运用运动疗法及各种手法治疗外,常借助于电、光、声、磁、冷、热、水、力等物理因子来提高人体健康,预防和治疗疾病,恢复、改善或重建功能。这种应用物理因子治疗病、伤、残的方法称为物理因子治疗,常称为理疗。

物理因子治疗因无创、无痛苦,一般无不良反应,无毒副作用,又对许多病、伤、残的病理过程和功能障碍且有良好疗效,设备价格不高,操作简便,较易为病人接受。

电疗法

应用电治疗疾病的方法称为电疗法。根据所采用电流频率的不同,电疗法分为低频、中频、高频三大类,还有直流电疗法等。

1. **低频电疗法**　电流频率0~1 000赫兹的电疗设备均属于此类疗法,包括感应电疗法、电兴奋疗法、电睡眠疗法、间动电疗法、超刺激电疗法、神经肌肉电刺激疗法、痉挛肌电刺激疗法、脊髓电刺激疗法、微电流疗法、高压脉冲电疗法、超低频电疗法等。其生理作用和治疗作用包括:①兴奋与促进神经肌肉组织修复。②镇痛。③促进局部血液循环。④促进伤口愈合。⑤促进骨折愈合。⑥消炎。⑦镇静催眠作用。

近年来在低频电疗法中应用比较多的是神经肌肉电刺激疗法(NES),包括经皮电神经刺激疗法(TENS)和功能性电刺激疗法(FES)。

2. **中频电疗法**　应用频率1 000~100 000赫兹的脉冲电流治疗疾病的方法,称为中频电疗法。其主要治疗作用有:①促进局部血液循环作用。②镇痛作用。③消炎作用。④软化瘢痕、松解粘连作用。目前常用的包括等幅正弦中频电疗法(又称为音频电疗法)、正弦调制中频电疗法、脉冲调制中频电疗法、干扰电疗法、音乐电疗法、波动电疗法等。

中频电疗法禁忌用于:恶性肿瘤、急性炎症、出血倾向、局部金属异物、心区、孕妇腰腹部、戴有心脏起搏器者。

3. **高频电疗法**　应用频率为100千赫~300 000兆赫,波长为3 000米~1毫米的高频电流或其所形成的电场、磁场或电磁场治疗疾病的方法称为高频电疗法。其中以短波和超短波疗法应用较多,其次为属于微波疗法的分米波、厘米波及毫米波疗法。

高频电疗的治疗作用主要有:①消炎作用:对各种急性、亚急性、慢性炎症,感染性和非感染性炎症均有很好的效果。②止痛作用:各种神经痛,肌肉痉挛性疼痛,因肿胀引起的张力性疼痛,缺血性疼痛,炎症疼痛均有良好的止痛效果。③解痉作用:降低骨骼肌、平滑肌和纤维结缔组织的张力。治疗表浅瘤肿。④增强免疫力,提高机体抗病能力。

4. **直流电疗法、直流电药物离子导入疗法**　直流电是方向不随时间而变化的电流。以直流电治疗疾病的方法称为直流电疗法。借助直流电将药物离子导入人体以治疗疾病的方法称为直流电药物离子导入疗法。

直流电与直流电药物离子导入疗法适用于周围神经伤病、自主神经功能紊乱、高血压病、关节炎、慢性炎症浸润、慢性溃疡、血栓性静脉炎、瘢痕、粘连、颞颌关节功能紊乱、慢性盆腔炎等。电化学疗法适用于皮肤癌、肺癌、肝癌等。

其主要禁忌证:恶性肿瘤(局部电化学疗法除外)、高烧、昏迷、活动性出血、心力衰竭、妊娠、急性化脓性炎症、急性湿疹、局部皮肤破损、金属异物、心脏起搏器金属电极、对直流电过敏。

光疗法

应用人工光源或日光辐射治疗疾病的方法称为光疗法。光疗法所采用的人工光源有红外线、可见光、紫外线、激光4种。光的物理化学作用主要有:①热效应。②光电效应。③光化学效应。④荧光和磷光效应。

1. **红外线疗法**　红外线的光谱范围为0.76~1 000微米,是不可见光,是光波中波长最长的部分,位于红光之外,故称为红外线。其主要治疗作用有:①缓解肌肉痉挛。②镇痛作用。③消炎作用。④促进组织再生。⑤其他治疗作用。

红外线治疗禁忌用于以下情况:恶性肿瘤局部、有出血倾向、高热、急性损伤(24小时内)、急性感染性炎症的早期与活动性肺结核等。

2. 可见光疗法　是指人眼可以看到的普通照明光源发出的光线,它能引起视网膜光感,其波长范围为760～400纳米,在光谱中位于红外线与紫外线之间,因此生物学作用即有红外线的作用又有紫外线的作用,即温热作用和光化学作用。治疗中常用的可见光疗法有红光疗法、蓝紫光疗法。

● 红光疗法:主要适用于:软组织损伤、烧伤后创面、术后组织粘连、皮肤溃疡、压疮、浅静脉炎、周围神经损伤、神经炎、神经痛、关节炎、慢性胃炎、慢性肠炎、气管炎、肺炎、慢性盆腔炎、神经性皮炎、斑秃、湿疹等。

● 蓝紫光疗法:主要适用于:新生儿高胆红素血症、急性湿疹、亚急性湿疹、急性皮炎、带状疱疹、烧灼性神经痛、面肌痉挛等。

可见光疗法的禁忌证同"红外线疗法"。

3. 紫外线疗法　紫外线在光谱中位于紫光之外,故称为紫外线。为光波中波长最短的部分,可分为3段:波长400～320纳米为长波紫外线,320～280纳米为中波紫外线,280～180纳米为短波紫外线。应用紫外线治疗疾病的方法称为紫外线疗法。其主要产生光化学效应,故又有光化学射线之称。

紫外线疗法的治疗作用:① 杀菌。②消炎。③镇痛。④脱敏。⑤影响细胞生长。⑥促进维生素 D_3 的形成。⑦调节机体免疫功能。⑧光致敏作用。⑨近年研究发现紫外线照射血液并充氧有改善血液流变学、降低血脂、提高氧合作用、提高免疫功能的作用。

紫外线疗法的临床应用适应证:①全身照射适用于佝偻病、骨软化症、骨质疏松症、过敏症、疖病、免疫功能低下、玫瑰糠疹、银屑病等。②局部照射适用于皮肤皮下化脓性感染、急性神经痛、急性关节炎、急性支气管炎、肺炎、支气管哮喘、伤口感染或愈合不良等。③体腔照射适用于口腔、咽、鼻、外耳道、阴道、直肠、窦道等腔道感染。④光敏治疗适用于银屑病、白癜风等。⑤紫外线血液照射充氧疗法适用于高脂血症、高黏血症、脑梗死、冠心病、肺心病、突发性耳聋等。

紫外线疗法的禁忌证:恶性肿瘤、心肝肾功能衰竭、出血倾向、活动性结核、急性湿疹、红斑性狼疮、日光性皮炎、光过敏性疾病、应用光敏药物(光敏治疗时除外)。紫外线血液照射充氧疗法还禁用于脑出血。

4. 激光疗法　目前常用的医用激光器的种类有:①气体激光器:如氦-氖(He-Ne)激光器、二氧化碳(CO_2)激光器、氩离子(Ar^+)激光器及主要用于角膜成形术的准分子(ArF、KrF、XeF、XeCL)激光器等。②固体激光器,如红宝石激光器等。③半导体激光器等。激光的生物学效应有热效应、压强效应、光化效应、电磁场效应。激光的治疗作用和一般光疗一样,主要取决于它的波长、强度以及作用时间。医用激光分为高强度激光和低强度激光。康复理疗多使用低强度激光。

● 低强度激光:具有明显的生物刺激作用和调节作用,其治疗基础不是温热效应,而是光的生物化学反应。①生物调节作用:低强度激光照射可影响内分泌腺的功能,可加强甲状腺、肾上腺等功能,因而可调节整个体内的代谢过程,改善全身状况。②消炎作用:低强度激光刺激机体的防御免疫系统,使白细胞吞噬能力增强,免疫球蛋白增加,肾上腺皮质功能加强,增加机体免疫功能,提高局部抗感染能力,有明显的消炎作用。③镇痛作用:低强度激光对组织产生刺激、激活、光化作用,可改善组织血液循环,加速代谢产物和致痛物质的排除。通过抑制致痛物质的合成,提高痛阈,达到镇痛效果。④促进酶的活性作用:低强度激光照射皮肤时,有利于伤口、溃疡的修复和愈合,促进毛发和断离神经再生,促进骨折愈合。⑤对穴位的作用:低强度激光照射穴位时,向穴位输入热量,有"光针"作用。通过对经络的影响,改善脏腑功能,从而起到治疗作用。⑥调节神经功能的作用:低强度激光照射时,可刺激神经反射区的神经末梢,反射作用于相应节段和全身,有调节神经功能的作用。⑦降血脂作用:低强度激光大血管内照射有改善微循环,降低血脂等作用。

● 中强度激光:可产生温热效应,与红外线等辐射热疗法有类似的作用,如镇痛、消炎、消肿、促进伤口愈合等。

● 高强度激光:对组织有损害作用,当聚焦照射时对组织产生高热、高压强、高电磁场作用,主要引起损伤性的热效应,使蛋白质变性凝固、坏死,甚至碳化、气化,因而可分离或切割组织,亦可用于组织的凝固、烧灼或止血等。

● 激光光敏:可用于①定位诊断:由于肿瘤细胞对光敏剂血卟啉衍生物(HpD)有特殊的亲和力,因此光敏剂 HpD 用于定位诊断。②杀灭肿瘤细胞:在高能态的 HpD 参与下,与氧结合后发生光动力学反应,产生对细胞有毒的单线态氧而杀灭肿瘤细胞。

激光疗法的禁忌证主要有:恶性肿瘤(光敏治疗时除外)、皮肤结核、活动性出血、心肺肾功能衰竭。低强度激光血管内照射禁用于脑出血。

超声波疗法

超声波疗法是指应用每秒振动频率在 20 千赫以上的机械振动波作用于人体以达到治疗疾病目的的一种物理治疗方法,一般常用频率为 800～1 000 千赫。超声波有二个基本的作用因素:一是超声机械作用,二是温热作用。超声波在这二个因素有机联系、相互作用的基础上,通过复杂的神经-体液调节途径来治疗疾病。

超声波疗法临床主要适应证:神经痛、软组织损伤、皮肤皮下粘连、关节纤维性强直、注射后硬结、血肿机化、狭窄性腱鞘炎、瘢痕增生、关节炎、冠心病等。

禁忌证:恶性肿瘤、急性炎症、活动性出血、孕妇下腹部、眼、睾丸、小儿骨骺部。

磁疗法

应用磁场治疗疾病的方法称为磁疗法,或称磁场疗法。磁疗可降低神经末梢的兴奋性,提高痛阈、缓解疼痛;改善局部血液循环,促进渗出物吸收;使血管通透性增高,促进炎症产物排除,并增强免疫功能,促进炎症消散;加强大脑皮质的抑制过程,可改善睡眠调节自主神经的功能等作用。强磁场对癌细胞有抑制、杀伤作用。磁疗禁用于带有心脏起搏器者。

其适应证包括:软组织挫伤、外伤性血肿、臀部注射后硬结、颈椎病、腱鞘囊肿、风湿性关节炎、类风湿关节炎、骨关节炎、肌纤维组织炎、耳郭浆液性软骨膜炎、颞颌关节综合征、前列腺炎、尿路结石、支气管炎、三叉神经痛、神经性头痛、高血压病、胆石症、婴幼儿腹泻、血管瘤、术后痛等。

水疗法

应用水治疗疾病的方法称为水疗法。水疗法的种类很多,如:冲浴、擦浴、浸浴、淋浴、湿包裹、蒸汽浴、漩涡浴、蝶形槽浴、步行浴、水中运动等,因所应用的水温、成分以及作用方式、作用压力与作用部位不同,其治疗作用及适应范围也大不相同。

1. 浸浴　病人的全身或一部分浸入水中进行治疗的方法称为浸浴。全身药物浴时在浸浴的淡水中加入适量药物,药物通过皮肤产生治疗作用,有的药物蒸汽通过呼吸道吸入也产生治疗作用。全身气泡浴时空气压缩机向浴盆底面或四壁压入气泡,使浴水中含有直径0.2毫米以上大小不等的气泡。

2. 漩涡浴　在漩涡水中进行治疗的方法称为漩涡浴,亦称涡流浴。

3. 蝶形槽浴　应用蝶形槽进行水浴治疗的方法称为蝶形槽浴,又称哈伯特槽浴。

4. 水中运动　在水池中进行运动训练的方法称为水中运动。水中运动疗法兼有温热、浮力和运动等作用,适用于脑卒中偏瘫、颅脑损伤、脊髓损伤、关节活动功能障碍、强直性脊柱炎、类风湿关节炎、周围神经损伤等病人。

传导热疗法

传导热疗法是以各种热源为介体,将热直接传导给机体,而达到治疗疾病目的的一种治疗方法。传热介体有石蜡、地蜡、泥、热气流、酒、醋、坎离砂等,因其来源广泛,设备简单,操作方便,适应证多,治疗效果良好,已在国内外医疗机构,甚至病人家庭中得到广泛的应用。传导热刺激是其最重要的作用因素,除此之外,某些介体还有

机械和化学刺激作用。它可使局部血管扩张,血液循环加强,促进代谢,改善组织营养;使毛细血管通透性增高,促进渗出液的吸收,消除局部组织水肿;降低末梢神经的兴奋性,减低肌张力,缓解疼痛;软化、松解瘢痕组织和肌腱挛缩。

1. 石蜡疗法　利用加热熔解的石蜡作为传导热的介质,将热能传至机体,达到治疗作用的方法。临床主要应用于:软组织扭伤恢复期、慢性关节炎、肩关节周围炎、腱鞘炎、骨折或骨科术后关节挛缩、瘢痕增生、坐骨神经痛等。石蜡疗法禁用于:恶性肿瘤、高热、急性炎症、急性损伤、皮肤感染、结核、出血倾向、开放性伤口等。

2. 湿热袋敷疗法　是利用热袋中的硅胶加热后散发出的热和蒸汽作用于机体局部的一种物理疗法,也称热袋法。该治疗具有较好的保温和深层热疗作用,其主要治疗作用为温热作用。临床适应证有:软组织扭挫伤恢复期、肌纤维组织炎、肩关节周围炎、慢性关节炎、关节挛缩僵硬、坐骨神经痛等。禁忌证同石蜡疗法。

3. 蒸汽疗法　是利用蒸汽作用于身体来防治疾病和促进康复的一种物理疗法。常用的方法主要有局部熏疗法、全身蒸汽浴等。临床适应证有:风湿性关节炎,颈椎病,肩周炎,腰椎间盘突出症,急性支气管炎,感冒,高血压病Ⅰ、Ⅱ期,神经衰弱,营养性水肿病,皮肤瘙痒症,结节性红斑,荨麻疹,慢性盆腔炎,功能性闭经,腰肌劳损,扭挫伤,瘢痕挛缩等。禁忌证有:严重心血管疾病,孕妇,恶性贫血,月经期,活动性肺结核,高热病人。年老、体弱者及感觉障碍者应慎用。

冷疗法

利用低于体温与周围空气温度,但在

0 ℃以上的低温治疗疾病的方法称为冷疗法。其临床适应证：高热、中暑、软组织急性扭伤、肌肉痉挛、关节炎急性期、感染性炎症早期、鼻出血、上消化道出血等。禁忌证有：动脉硬化、动脉栓塞、雷诺病、红斑狼疮、高血压病、心肺肾功能不全、致冷血红蛋白尿、对寒冷过敏、感觉障碍、老人、婴幼儿、恶病质者。

牵引疗法

　　牵引疗法是应用力学中作用外力(手法、器械或电动牵引装置)对身体某一部位或关节施加牵拉力，使其发生一定的分离，周围软组织得到适当的牵伸，从而达到治疗目的的一种方法。根据牵引作用力作用的部位分为脊柱牵引和四肢关节牵引。

　　1. **脊柱牵引**　治疗作用主要有以下几个方面：①解除肌肉痉挛，缓解疼痛。②改善局部血液循环，有利于损伤的软组织修复、促进水肿的吸收和炎症的消退。③松解软组织粘连，牵伸挛缩的关节囊和韧带，矫治脊柱后关节的微细异常改变，使脊柱后关节嵌顿的滑膜复位或有助于关节突关节轻微错位的复位，改善或恢复脊柱的正常生理弯曲。④增大椎间隙和椎间孔，增加椎间隙之间的负压，减轻神经根受压，改善临床症状。

　　脊柱牵引主要适应于椎间盘突出症、脊柱小关节紊乱、颈椎病及腰椎间盘突出症等。禁忌用于恶性疾病、急性软组织损伤、脊柱炎症(如脊椎结核)、脊髓严重受压、严重的骨质疏松以及高血压或心血管疾病未被控制者。对颈椎不稳(如类风湿关节炎、Down 综合征、颈椎活动过度)、腹主动脉血管瘤、慢性阻塞性肺部疾病或有其他易引起呼吸困难的疾病病人慎用。

　　2. **四肢关节牵引**　其主要的作用为放松痉挛的肌肉，治疗和预防肌肉、韧带

关节囊挛缩和粘连形成，恢复和保持关节的正常活动范围；利用牵引的重力，使挛缩和粘连的纤维产生更多的塑性延长，从而使病损关节恢复到正常或接近正常的活动范围。

　　四肢关节功能牵引适应证主要有：四肢骨折或脱位后关节活动度变小、肌肉韧带外伤手术后软组织挛缩、关节附近烧伤后瘢痕粘连、软组织损伤性骨化(骨化性肌炎)稳定期、前臂缺血性肌挛缩和小腿骨筋膜间室综合征的恢复期。其禁忌证主要有：骨性关节强直、关节内结核或肿瘤未被控制、关节运动或肌肉拉长时疼痛剧烈、新近骨折尚未诊断明确的。

作业治疗与职业康复

作业治疗

　　作业治疗是指导和协助残疾者和病人选择、参与、应用有目的和有意义的活动，增强手、眼和脑的协调性及对动作的控制和运用能力，进一步提高和改善日常生活活动能力，以消除病态，保持健康，增强职业能力，增强病人参与社会、适应环境、创造生活能力的一门康复治疗技术。

　　作业治疗的作用主要有：①增加躯体感觉和运动功能。②改善病人定向力、注意力、记忆力、言语能力、计算力、解决问题的能力等认知和感知功能。③提高病人的日常生活活动能力。④改善病人的社会和心理功能。⑤学习一定的劳动技能，以便将来重新获得工作机会。

　　制定病人的作业治疗方案，应根据病人性别、年龄、爱好及从事的职业等具体情况，以及患病情况及其具体的需求，评估其感知觉、运动功能、运动协调性和活动精细度、认知能力以及心理状况等，提出其

所能达到的作业治疗目标,设定具体治疗内容。并通过安慰、鼓励等手段,帮助病人做好心理调节,促使其积极参与和完成作业活动。

作业治疗活动可分为维持日常生活所必须的活动、治疗性活动、生产劳动性活动及心理和社会性活动。日常生活活动是指为达到生活自理而必须进行的一系列基本活动;生产劳动性活动如手工艺和园艺;游戏指打球、下棋、郊游等消遣性活动。

在对病人进行作业治疗之前,必须分析整个作业活动的过程、步骤及要点,给予正确的指令,帮助病人学会应用新的方式来料理日常生活,寻找提高体力、耐力及活动能力的方法,以恢复或代偿丧失的功能。也可利用自助具及(或)特殊设备,帮助提高残存的功能能力,以改善病人的生活质量。

作业治疗常用于:①伤残所致功能障碍:包括骨折,关节损伤,颅脑及脊髓损伤、截肢、断肢再植等。②神经肌肉系统疾病:脑卒中、共济失调、进行性肌营养不良、震颤麻痹、截瘫、四肢瘫、老年性痴呆、周围神经损害、脊髓灰质炎后遗症等。③骨关节系统疾病:风湿性关节炎、类风湿关节炎、强直性脊柱炎、退行性骨关节炎、肩周炎等。④肿瘤的相对稳定期。⑤其他:如肺心病、冠心病、糖尿病等。⑥精神病:精神分裂症、抑郁症、躁狂症、思觉失调、人格异常及其他心理障碍。⑦学习行为异常、智力(认知)障碍、儿童发育迟缓及脑瘫等。

职业康复

属于作业治疗的范畴。职业康复是协助残疾人妥善选择能够充分发挥其潜在能力的合适职业,并帮助他们能够适应和充分胜任这一工作,取得独立的经济能力并贡献于社会的康复服务的重要组成部分。它通过一系列科学的、规范的和标准化的职业评定、职业培训、职业咨询和职业指导等方法帮助残疾人找到或创造合适的就业岗位,促进他们的康复和发展,真正的参与社会、融入社会。职业康复具有诊断治疗的特点,需要在职业评估的基础上,开展职业训练,达到一定职业水准,给予就业指导,安置就业并进行追踪辅导。

一般的,职业康复要做如下一些工作:就业前的咨询和评估,残障人士的治疗和训练,就业后的随访和持续支持,其流程包括:

1. **职业咨询** 了解残障者的身体状况、职业兴趣、个人爱好、就业史和家庭成员、家庭生活情况、社区环境等,其对从业后的劳动报酬及保护条件进行咨询,解答他们的问题,使其有充分的信心。

2. **职业评估** 对残障者的智力、操作能力、逻辑推理能力、记忆力、综合分析能力、注意力等进行评估,技能素质与可能从事的职业的要求进行比较,看其是否适合这些工作。

3. **职业技能培训** 围绕残障者所希望的职业目标,在职业技术、工作方法、工作速度、产品质量、劳动保护、人际关系、工作适应能力等多方面进行训练。

4. **职业指导** 及时了解残障者就业后遇到的问题,并设法解决。这既包括继续对残障者做发展性工作,也包括帮助他们建立良好的工作环境,还包括解决某些制度上的问题。

言语治疗

临床上所述的言语治疗是指对病人因病获得的言语功能障碍进行正确的评估后,通过训练指导、手法介入、使用辅助器具和(或)替代等一系列治疗技术促进其交流能力改善的过程。

所有言语障碍都是言语训练的适应证,包括失语症、构音障碍、语言发育迟缓、听力语言障碍、口吃等。但严重的意识障碍、智力障碍、行为障碍、精神障碍、意欲低下、严重恶性肿瘤等预后不良的进行性加重疾病及进入训练平台期再无法改善的病人,均不适合训练。

失语症的治疗

失语症是语言获得后由于脑血管疾病或颅脑损伤使语言中枢受损致语言的理解、生成和获得能力丧失或受损的障碍。

在进行言语治疗前,应对病人听理解能力(包括语义理解、语音辨识及能力和听语记忆广度等)、自发言语、复述、命名及阅读和书写等能力通过交流、观察和相关的评定量表来评定病人有无语言交流障碍,确定其语言言语障碍的类型、性质及严重程度,推测其预后,并制定言语治疗的方案。

听理解障碍是指病人对听到的言语理解能力降低;阅读障碍包括阅读理解障碍和朗读障碍;书写障碍包括完全性书写障碍、构字障碍、书写惰性现象、象形写字、写字过多、错语书写、句法异常和镜像书写等。

临床常见的失语症有:运动性失语(Broca 失语)、感觉性失语(Wernicke 失语)、命名性失语、传导性失语、混合性失语、皮质性失语等。最常见的发生原因是脑血管意外、脑外伤、脑肿瘤和脑动静脉畸形等。

失语症治疗以一对一训练(一名治疗师对一名病人的训练方式),自主训练及集体训练和家庭训练等方式较多见。治疗的原则就是给病人进行某种刺激,例如,看图

或文字,使之做出反应,并根据病人的反应,正确的给予正强化,错误的给予改正,反复这样的过程,以形成正确的反应,纠正错误的反应。

言语治疗基本过程如下:①提示给病人以事先选择好的刺激。②已知病人会对此刺激起反应。③若出现正确的反应即正反应,告诉病人回答正确,并给予正强化。④若出现错误反应,则告之错误,给予负强化。⑤由病人努力做出正反应,正反应增多,并固定的保持下来。⑥正反应一固定,则移向上一阶段的训练目标。⑦反复进行,直到达到目的。

失语症治疗措施主要有语音训练、听理解训练、口语表达训练、阅读理解及朗读训练、书写练习等。

构音障碍的治疗

构音障碍是言语运动功能受损所引起发音器官神经肌肉的病变或构造的异常使发音、发声、共鸣、韵律异常的口语发声障碍。主要表现为发音困难,发音不准,咬字不清、声响、音调及速率、节律等异常和鼻音过重等言语听觉特征的改变。可分为运动性构音障碍、器质性构音障碍和功能性构音障碍 3 类。

构音障碍的语言治疗方法有松弛训练、呼吸训练、口面与发音器官训练、语音练习、语言的节奏训练以及非言语交流方法的训练等。

中国传统康复疗法

推拿疗法

推拿疗法的适应范围很广,在康复治疗中主要用于:①骨科:软组织损伤、四肢骨折后关节功能障碍、截肢、断肢再植术

后、颈肩腰腿痛、椎间盘突出、颈椎病、肩周炎等。②外科：烧伤后瘢痕、手术后肠粘连、肢体循环障碍等。③神经科：神经衰弱、脑血管意外、外伤性截瘫、周围神经损伤、脊髓炎、多发性神经根炎等。④内科：高血压病、风湿及类风湿关节炎等。⑤儿科：脑瘫、小儿麻痹症、支气管炎、肺炎、新生儿肌性斜颈等。

推拿疗法禁忌用于病人局部皮肤、软组织或关节有感染，开放性伤口、烧伤，神经嵌顿，深静脉血栓或栓塞，骨折。全身性疾病如急性传染病、严重感染、恶性疾患、血液病或正在接受抗凝治疗的病人。此外，女性怀孕及月经期，其腹部、腰骶部不宜实施推拿。

针灸

针灸疗法在康复治疗中主要用于：①对颈肩腰腿痛、各种骨关节炎、急或慢性软组织损伤、各种神经痛、术后痛及痛风等起到镇痛作用。②用于改善包括中枢神经损伤和周围神经损伤后运动功能障碍、肌源性运动功能障碍等。③改善中枢神经损伤后语言或认知功能障碍、老年痴呆、小儿弱智、各种神经症、戒烟、减肥等。

针灸疗法禁忌用于小儿囟门未闭处，有自发性出血性疾病者和凝血机制差者，皮肤有感染、溃疡、瘢痕、开放性创伤或肿瘤的部位等。

拔罐

拔罐在康复医疗中的应用主要有：①慢性疼痛性疾病：如头颈、腰背、胸腹疼痛、风湿痛等。②软组织扭伤引起的局部肿胀及疼痛。③中医临床上还用于许多内科疾病的治疗，如气管炎、感冒、咳嗽、哮喘、胃肠炎、消化不良、胃痛、腹痛、腹泻等。④其他：如毒蛇咬伤、丹毒和疮疡

早期。

拔罐禁忌证及注意事项：①淤血较重部位不宜反复拔罐，高热抽搐者不宜拔罐，孕妇的腹部和腰骶部也不宜拔罐，毛发处和皮肤损伤处不能拔罐。②有自发出血倾向，或损伤后出血不止者，不宜使用拔罐法。③拔罐时病人体位要恰当，罐应保护好，防止脱落。④燃烧酒精棉球的酒精量不要太多，以防滴下烫伤。

功法

1. **气功疗法**　气功疗法在康复医疗中主要应用在：①冠心病、慢性阻塞性肺气肿等心肺疾病的康复。②高血压、颈椎病、偏头痛、血管神经性头痛及神经衰弱所致头部胀痛。③肿瘤及伤残等重创后的心理调适、疼痛和痉挛的辅助治疗等。

气功疗法禁忌证和注意事项：①癔症、精神分裂症等精神疾患病人不宜练气功。②练功前应做好准备工作，如宽衣解带、如厕等。③练功场地要空气新鲜，但不要在风口上练功。④练功时，一般外环境要静，不可受到突然惊吓。⑤情绪波动较大、心绪极不安宁时，如暴怒、悲伤等不宜强行练功。⑥对练功中产生的感觉、幻觉等不追求，不恐惧，置之不理。

2. **太极拳**　在康复医学中的主要应用于：①心血管系统疾病：常用于冠状动脉粥样硬化性心脏病，心肌梗死的恢复期，1、2期原发性高血压，风湿性心脏瓣膜病和肺源性心脏病，1、2度心功能不全者。②神经系统疾病：可用于轻、中度神经衰弱症，各种类型的自主功能紊乱症。③消化系统疾病：可用于慢性胃炎、胃肠神经症、胃下垂、迁延性肝炎、老年性便秘等。④呼吸系统疾病：可用于慢性支气管炎、老年性肺气肿、慢性非活动性肺结核等的康复治疗。⑤老年人增强平衡功能的训练：膝

关节退变的老年人,练习时架势可站高点;对下肢站立较差的,可改良成坐式太极拳,训练其上肢的协调及躯干的平衡能力。

娱乐治疗

娱乐治疗是指通过各种娱乐活动来帮助病人重建、补救或恢复某种能力,进而提高他们的功能和独立性,提升病人的健康和幸福感,是陶冶性情、增进身心健康的一种心理康复治疗方法。

娱乐治疗的主要作用有:①增强肺的呼吸功能。②清洁呼吸道。③放松机体。④有助于发散多余的精力。⑤有益于抒发健康的情感。⑥消除神经紧张。⑦帮助驱散愁闷。⑧减轻"社会束缚感"。⑨有助于克服羞怯的情绪。⑩有助于乐观地对待现实。

目前较常用的娱乐治疗方法有:音乐疗法、书法疗法、吟诗疗法、风筝疗法、舞蹈疗法、赏花疗法、动物疗法、幽默疗法、钓鱼疗法和弈棋疗法及各种集体娱乐活动等。

康复医学中的心理问题

康复不仅需加强残疾者躯体功能,还应重视心理及行为方面的康复。心理变化明显影响康复过程及结果,心理变化也常改变残疾的结果,不仅造成躯体疾病的难治,而且降低病人的生存质量。康复医学常见病,如脑瘫、脑外伤后、卒中(中风)偏瘫、截瘫、肢体缺损等,都不同程度地存在心理问题。因此,真正关心病人的健康,除治疗躯体疾病外,还要从心理上着手。

康复医学中病人常见的心理问题包括:①否认:不承认自己有病或残疾,幻想自己是健康的。②抑郁:情绪低落,压抑苦闷,心灰意冷,甚至企图自杀。③愤怒:把致病致残的原因迁怒于人。④自责:跟愤怒相反,表现为内疚、自谴和自卑,担心对不起家庭和旁人,可加深抑郁。⑤依赖:是一种儿童情绪,自己能干的也不干,把生活的重任全部转嫁他人。⑥焦虑:表现为急于求成,要求过高,容易因躯体不适加重焦虑不安。⑦多疑:由于残疾而担心旁人笑话、议论,过分敏感。

康复心理治疗常用方法:心理治疗的形式有个别治疗或集体治疗,认知和行为改变的治疗,直接治疗或非直接治疗,短程治疗或长程治疗等,包括支持性心理治疗、行为疗法和操作条件技术、认知疗法、社会技能训练和生物反馈疗法等。必要时可适当建议病人服用一些药物。

矫形器

矫形器是在人体生物力学的基础上,作用于人体四肢或躯干,以保护、稳定肢体,预防、矫正肢体畸形,治疗骨、关节、神经和肌肉疾病及功能代偿的体外装置。临床上常用矫形器有以下几种。

上肢用矫形器

1. **手指固定矫形器**　适用于指骨骨折,肌腱损伤术后固定,预防矫正指间关节变形。

2. **腕背屈矫形器**　适用于前臂骨折后固定,神经损伤后的功能位固定,伸腕肌群麻痹或肌力低下起固定作用。

3. **动力性手矫形器**　根据需要可制作成腕关节、掌指关节、指间关节都可活动,借助钢丝或弹力橡筋辅助功能锻炼,主要适用于神经损伤后的功能训练。

4. **肘部矫形器**　适用于肘部骨折后固定,预防和矫正肘关节的变形。

5. **肩外展架**　矫形器使肩关节外展,肘关节屈曲:通过腋下支撑杆将上肢重量转移至腰部,适用于肩关节骨折、肿瘤、肩关节结核手术后及脱位复位后的肩部固定。

下肢用矫形器

1. **矫形鞋垫**　可分配脚底不正常的受力。适用于扁平足、横弓蹋陷、足底骨刺等。

2. **小腿矫形器**　可分成静踝矫形器和动踝矫形器。适用于小腿骨折后的固定;神经损伤后引起的足内翻、足外翻、先天性马蹄内翻足等。

3. **膝部矫形器**　根据病人的病情可选择自由膝关节、带锁膝关节、后置膝关节、限制或可调角度的膝关节等,适用于膝部骨折、膝关节不稳定、膝反屈、膝屈曲挛缩、膝内翻、膝外翻等。

4. **膝踝足矫形器**　膝关节和踝关节可根据具体情况选择合适的类型。①非坐骨承重式:适用于下肢肌无力、截瘫、小儿麻痹后遗症、预防或矫正下肢的畸形。②坐骨承重式:适用于股骨骨折、股骨头无菌性坏死。

5. **髋部矫形器**　先天性髋脱位矫形器,将髋关节固定在屈曲、外展、外旋位,以利于髋关节的生长发育。

6. **髋膝踝矫形器**　主要用于截瘫病人的站立和行走。

躯干用矫形器

1. **固定矫形器**　①固定颈托:适用于颈椎损伤脱位、斜颈术后的固定。②胸腰段固定矫形器:适用于胸腰段骨折、结核术后固定、强直性脊柱炎。③骨盆固定矫形器:适用于外伤导致的骨盆骨折及骶髂关节的损伤。

2. **矫正矫形器**　①脊柱前凸或后凸用矫形器:适用于青少年驼背引起的脊柱后凸和腰椎前凸。②脊柱侧弯矫形器。

轮　椅

轮椅是病人及残障人士的常用辅助移动工具和代步工具,较多用于各种原因引起的步行功能减退或丧失者、禁止步行者、中枢神经疾患使独立步行有危险者以及高龄老人等。

轮椅分为普通轮椅、电动轮椅和特形轮椅等几类。特形轮椅是根据乘坐轮椅病人残存的肢体功能及使用目的从普通轮椅中派生出来的,常用的有站立式轮椅、躺式轮椅、单侧驱动轮椅、竞技用轮椅等。

普通轮椅又可分为由护理者手动的轮椅、双手后轮驱动轮椅、双手前轮驱动轮椅、双手摆杆驱动轮椅、单侧驱动无动力轮椅和脚驱动轮椅等类型。

在选择轮椅时要考虑到病人的认知功能以及至少有一侧上肢功能正常,能比较熟悉轮椅操作;还应考虑轮椅的尺寸大小,特别是座位宽窄、深浅与椅背的高度以及脚踏板到座垫的距离是否合适,此外,需考虑病人的安全性、操作能力、轮椅的重量、使用地点、外观、价格等问题。①座宽:两臀或两股间距离加 5 厘米。②座长:后臀部至小腿腓肠肌间水平距离减 6.5 厘米。③座高:鞋跟至腘窝距离加 4 厘米,脚踏距地大于 5 厘米。④椅背高度:低椅背:坐面至腋窝距离减 10 厘米;高椅背:坐面至肩及枕部的实测距离。⑤扶手高度:椅面至平放的前臂下缘加 2.5 厘米。

使用电动轮椅者必须有足够视力、判断力和运动控制能力,以保证操作安全。

竞技用轮椅为残疾人参加体育运动设计,较为灵活、对残疾人有保护功能。

对完全不能操纵者,选用它人推动的轮椅;双侧上肢残余能力可搬动小手把或按动电开关者,可选用电动轮椅;肩、肘肌有驱动力量,但手的握力不够者,可在手轮上包塑料海绵,或选用带有突起的手轮;只有一只手能驱动轮椅者,选单侧驱动轮椅或电动轮椅;有偏瘫者,可选用低座席的普通轮椅;双上肢肌力差者,应给车闸安装延长杆。

对截瘫病人,一般选用短扶手,安装脚轮锁;从后方转移者在靠背上安放拉链,或选择可倾倒式靠背;从侧方转移者选用可拆卸式扶手;踝部有痉挛或阵挛者需要脚踝带、脚跟环;生活环境的路况较好时选用实心轮胎,配合较厚的坐垫防震。

对四肢瘫:颈4及以上损伤者可选择气控或颏控电动轮椅或他人推动轮椅;颈5以下损伤者可通过上肢的屈曲操作水平把手,选择前臂控制高靠背电动轮椅;功能较好者,可选用轻便的手动轮椅;有起立性低血压者,应选择可倾斜式高靠背轮椅,需安装头托,并配合膝部角度可调的开合可卸式脚托;车轴要尽可能靠后,安装倾倒杆,并选择较厚的座垫。

步行辅助器

辅助人体支撑体重、保持平衡和行走的器具称为步行辅助器。包括杖类助行器和助行架,如手杖、前臂杖、腋杖、平台杖和多脚拐杖等。

步行辅助器选用 选用步行辅助器应全面了解病人情况,对病人平衡能力等进行全面评估,病人具有一定的认知能力,充分考虑病人个人生活方式及个人爱好,并力求符合病人所处环境要求。一般说来,手杖适用于偏瘫病人或单侧下肢瘫痪病人,前臂杖和腋杖适用于截瘫病人。

1. **单足手杖** 适用于握力好、上肢支撑力强的病人,如偏瘫病人的健侧、老年人等。

2. **三足手杖** 用于平衡能力稍欠佳而用单足手杖不安全的病人。

3. **四足手杖** 用于平稳能力欠佳、用三足手杖也不够安全的病人。

4. **前臂杖** 适用于握力差、前臂力较弱但又不必用腋杖者。

5. **腋杖** 适用于肱三头肌乏力者、肘关节稳定性差者和伸腕肌力弱、手腕难于固定者。腋杖多用于截瘫或外伤较严重情况。

6. **平台杖** 用于手关节损害严重的类风湿病人或手部有严重外伤、病变不宜负重者。

7. **步行器** 适用于立位平衡差,下肢肌力差的病人或老年人;下肢损伤或骨折不允许负重时等。

瘫痪病人选用助行器具的条件和方法 截瘫病人常需使用两支拐杖才能行走,偏瘫病人一般只用单个手杖,两者的使用方法不同。

1. **截瘫病人的拐杖步行** 根据拐杖和脚移动的顺序不同,分为以下几种。①交替拖地步行,方法是伸出左拐杖→伸出右拐杖→两足同时拖地向前,到达拐杖附近。②同时拖地步行,即同时伸出两支拐杖→两足同时拖地向前,到达拐杖附近。③四点步行,方法为伸出左拐杖→迈出右脚→伸出右拐杖→迈出左脚。④三点步行,方法是先将肌力较差的一侧脚和两侧拐杖同时伸出→再将对侧足(肌力较好的一侧脚或健足)伸出。⑤两点步行,方法是一侧拐杖和对侧足同时伸出→余下的拐杖和足再同时伸出。⑥大、小步幅步行,方法与同时拖地步行相似,但双足不拖地,而是在空中摆向前,故步幅较大、速度快,病人的躯干和上肢控制力必须较好,否则容易跌倒。

2. **偏瘫病人的手杖步行** 分为①三点步行,绝大部分偏瘫病人以伸出手杖→伸出患足→伸出健足的顺序步行,少数病人为伸出手杖→伸出健足→伸出患足方式步行。②两点步行,即先同时伸出手杖和患足,再伸出健足。该方式步行速度快,适合于瘫痪程度较轻、平衡功能好的病人。

假　肢

假肢是为截肢者弥补肢体缺损和代偿其失去的肢体功能而制造和装配的人工肢体。假肢常常分为临时假肢和正式假肢两个阶段。(可参见"截肢"节)

辅助器

辅助器是指为帮助残疾人、老年人或功能障碍者实现生活自理或者从事生产劳动而设计和生产的一些专门的器具、器械以及技术服务系统等,通常称为辅助设备或辅助技术。

目前,我国的国家标准是 GB/T16432,将残疾人辅助器具分为 11 个大类、135 个次类、743 个支类。主要有:①个人医疗的辅助器具:如制氧机、压力袜等。②技能训练辅助器具:上肢和躯干练习器

等。③矫形器和假肢。④生活自理和防护辅助器具:穿衣棒、扣纽扣器、拉锁环,双便收集器具等。⑤个人移动辅助器具:如拐杖、轮椅、助行器等。⑥家务管理辅助器具:如辅助切菜用的菜板、削皮器、辅助清扫用的长把扫把等。⑦家庭及其他场所使用的家具及适配件:如助站坐椅、滑动门等。⑧通讯、信息及信号辅助器具:如盲人阅读机、文字输入输出设备、助听器、闪光门铃等。⑨产品及物品管理辅助器具。⑩用于环境改善的辅助器具和设备、工具和机器。⑪休闲娱乐辅助器具。

康复护理

康复护理是康复医学的重要组成部分,是在总的康复医疗计划实施过程中,为达到躯体的、精神的、社会的和职业的全面康复目标,与其他康复专业人员共同协作,对残疾者和伤病者进行适合康复医学要求的专门护理和各种专门的功能训练技术,以预防病人出现继发性残疾或减轻残疾,达到最大限度的康复并使之重返社会。

康复护理对象主要是各种功能残障者,所以康复护理除了完成病人生活上的护理和有关的基础医疗护理外,需协助其他康复医疗人员,了解疾病致残情况,督促病人保持正确的体位,防止挛缩畸形;指导病人家属及身边的看护人员,正确的转移技术和合理的辅助技术;了解病人特殊和复杂的心理活动,甚至精神和行为异常,及时耐心地做好指导和疏导工作,共同维护和引导病人主动参与各项康复训练和活动的积极性。

第63章

常见伤病的康复评定与治疗

脑卒中

概述

1. 定义　脑卒中又称中风、脑血管意外。是一组由不同病因引起的急性脑血管循环障碍(痉挛、闭塞或破裂)疾病的总称；脑卒中以发病急骤、持续性(＞24小时)、局灶性神经功能缺损症候为临床特征。分为出血和缺血性两大类。

2. 病因与危险因素　高血压、动脉硬化、心脏病、糖尿病、高血脂、栓子脱落(房颤等)、血液流变学异常等是脑卒中的危险因素。治疗和预防上述疾病，纠正不良生活习惯，可以降低脑卒中的发病和复发。

3. 康复治疗意义　对脑卒中病人进行康复治疗在预防和修复病人的运动、感觉、言语和认知等各种功能障碍，改善或恢复日常生活活动和工作能力，改变病人的异常精神状态，使病人适应家庭和社会、最大限度地回归社会等方面具有十分重要的意义。大量国内外数据表明，经早期正规康复训练或治疗的病人，70％～90％在脑卒中后6个月内能行走，30％的病人能恢复一些工作，24％的病人其上下肢活动功能基本恢复。康复治疗在改善和恢复病人的运动、感觉、认知功能，改善和恢复日常生活活动和工作能力等方面有重要作用。

主要功能障碍　由于病变的性质、部位、严重程度等的不同，病人可能单独发生某一种障碍或同时发生几种障碍。其中以运动和感觉功能障碍最为常见。

1. 运动障碍　运动障碍是最常见的功能障碍之一，多表现为一侧肢体的瘫痪，即偏瘫。脑卒中偏瘫病人运动功能的恢复，一般经过弛缓期、痉挛期和恢复期3个阶段。

2. 感觉障碍　主要表现为痛觉、温度觉、触觉、本体觉的减退或丧失。

3. 共济障碍　是指四肢协调动作和行走时的身体平衡发生障碍，又称共济失调。

4. 言语障碍　脑卒中病人常发生言语障碍，发生率高达40％～50％。包括失语症和构音障碍。失语症是由于大脑内支配语言的区域发生损伤所致，表现为听、说、读、写的能力障碍。构音障碍是由于支配发音器官的脑区受到损伤而导致的障碍。

5. 吞咽功能障碍　吞咽困难是脑卒中后的常见并发症，卒中病人中29％～60.4％伴有吞咽功能障碍。病因是脑部损害所致。临床表现为进食呛咳、食物滞留口颊间，容易并发吸入性肺炎，部分病人可能需要通过鼻饲管进食。

6. 认知障碍　主要包括意识障碍、智力障碍等高级神经功能障碍。

7. 日常生活活动能力障碍　日常生活活动是指一个人为独立生活必须每日反复进行的、最基本的、一系列的身体的动作或活动，即衣、食、住、行、个人卫生等的基本动作和技巧。脑卒中病人，由于运动功能、感觉功能、认知功能等多种功能障碍并存，导致日常生活活动能力障碍严重。

8. 继发性功能障碍

● 心理障碍：脑卒中后6个月至2年

最易发生抑郁。常见的心理障碍有:①抑郁心理。②焦躁心理。③情感障碍。

● 膀胱与直肠功能障碍:表现为尿失禁、尿潴留和大便潴留等。

● 肩部功能障碍:多因肩痛、半脱位和复杂性局域性疼痛综合征所致。肩关节半脱位是因为病人肩部肌肉无力导致。复杂性局域性疼痛综合征在脑卒中发病后1～3个月很常见,表现为肩痛、手肿、皮温上升、关节畸形。一般认为与反射性交感神经营养不良有关,也有人认为机械作用致静脉回流障碍有关。

● 关节活动障碍:因运动丧失与制动导致关节活动障碍。上肢活动受限常因屈肌挛缩,下肢则以伸肌挛缩所致为常见。

● 面神经功能障碍:主要表现为口角歪斜及鼻唇沟变浅等表情肌运动障碍。

● 疼痛:疼痛可因刺激或触摸患侧肢体而加重。疼痛的后果常使病人功能降低,注意力难以集中,发生抑郁并影响康复疗效。

● 骨质疏松:脑卒中后继发性骨质疏松是影响病人运动功能恢复和日常生活能力的一个重要因素。

● 深静脉血栓形成:由于病人长期卧床,尤其是没有得到康复治疗的病人容易并发深静脉血栓形成,主要症状包括小腿疼痛或触痛、肿胀和变色。如栓子脱落会导致肺栓塞威胁生命,需早期诊断,尽快治疗。

● 褥疮:由于病人长期卧床导致皮肤受压,感觉减退等,容易出现褥疮。

● 感染:由于抵抗力差,病人容易并发肺部或者尿路感染两种。

康复评定　脑卒中康复评定主要是运用一些国内外公认的量表来进行的。评定的内容涉及病人的运动功能、认知功能、言语功能、吞咽功能、日常生活活动能力等。

同时结合病人的一些并发症,如膀胱与直肠功能障碍评定,肩关节功能的评定等进行全面的评定。

康复治疗　脑卒中的康复应从早期开始。一般在病人生命体征稳定、神经功能缺损症状不再发展后48小时开始康复治疗。

1. 早期康复　发病后2～4周左右。此期治疗一般在神经内科或康复科病房完成。康复目标:防治并发症;从床上被动活动尽快过渡到主动运动;独立完成仰卧位到床边坐位转换;初步达到坐位平衡;调控病人心理状态;开始床上生活自理训练,改善床上生活自理能力。

● 正确肢位的保持:早期注意并保持床上的正确体位,有助于预防或减轻上述痉挛姿势的出现和加重,包括患侧卧位、健侧卧位、仰卧位等。主要原则是抗痉挛姿势,即患侧上肢尽可能伸展,而患侧下肢保持屈曲状态。

● 肢体被动运动:主要是为了预防关节活动受限,另外有促进肢体血液循环和增强感觉输入的作用。先从健侧开始,然后参照健侧关节活动范围活动患侧。病人意识清醒后尽早开始做助力被动运动。

● 体位变换:主要是预防褥疮和肺部感染,预防痉挛模式出现。一般1～2小时变换体位一次。体位变换包括被动、主动向健侧和患侧翻身,主动、被动向健侧和患侧横向移动。

● 从卧位到床边坐起训练:采用仰卧位经侧卧位起坐训练法。

● 坐位平衡训练:正确坐姿,床边坐位平衡,包括前后左右方向。还可使用坐位操以加强平衡训练。

● 功能性电刺激与生物反馈疗法:对防止肌肉萎缩、维持关节活动度、促进正常运动模式形成都有一定的康复治疗效果,可酌情应用。

- 床到轮椅(或椅)转移和站立训练均可酌情进行。
- 言语与吞咽治疗:有言语吞咽障碍者,应进行相应的评估和治疗。
- 日常生活活动能力的训练:主要对进食、穿衣和个人卫生进行训练。
- 心理治疗:首先评定病人现在的心理障碍,再根据病员心理障碍进行心理治疗,必要时,可服用适当药物配合治疗,如抗抑郁的氟西汀,抗焦虑的多虑平等。

2. **中期康复**　发病后第2～3个月。此期治疗一般在康复中心完成。康复目标:抑制异常运动模式、诱发分离运动、促进正常运动模式形成;改善日常生活能力。

- 肢体功能训练:重点是抑制异常运动的模式,诱发分离运动。
- 平衡训练:重点进行坐位平衡训练和立位平衡训练。
- 站立与行走能力训练:坐位与站位转换、步行等训练,必要时使用支具、矫形器。
- 日常生活活动能力训练:以提高日常生活活动能力为主,主要进行个人卫生、穿脱衣服、两便处理。
- 言语治疗:有言语障碍者,应进行评估和治疗。具体方法见本书相应章节。
- 认知功能训练:有认知障碍者,应进行评估和治疗。

3. **后期康复**　发病后第4～6个月左右。康复目标:抑制痉挛与共同运动模式、修正错误运动模式;改善和促进精细与技巧运动;改善和提高速度运动;提高实用性步行能力;熟练掌握日常生活活动能力,提高生活质量。

- 肢体功能训练:上肢重点是改善和促进手的精细和技巧运动;对手功能恢复较差者,应进行利手交换训练。下肢功能训练重点进行改善步态、步态协调性和复

杂步行训练,提高实用步行能力。

- 日常生活活动能力训练:目的是争取生活自理,重点进行必要的家务、修饰动作(洗脸、刷牙、剃须、梳头、化妆、剪指甲等)、户外活动、入浴和上下楼梯训练等。
- 言语治疗:有言语障碍者,应继续进行治疗。
- 认知功能训练:有认知障碍者,应进行继续评估和治疗。
- 心理治疗:应加强病人对治疗的信心,以保证治疗顺利进行。

4. **后遗症期**　经过前几期康复治疗,绝大多数病人神经功能有明显恢复,对手功能恢复较差者,应进行利手交换训练,应将重点放在整体日常生活活动能力的改善上,通过使用手杖、轮椅、支具等辅助手段,进行环境改造如去除门槛,改为坐式便器,将床降至40厘米左右,增加必要的室内扶手等,尽可能使病人回归家庭、社会或工作岗位。

5. **注意事项**　上述康复治疗方案是根据病人处于不同的时期来制定的。可根据病人实际情况调整。如后期康复中的病人仍处于痉挛期,治疗方法同中期康复。

6. **并发症的治疗**

- 膀胱与直肠功能障碍:根据情况进行膀胱与直肠功能训练。
- 肩部功能障碍:可采用其他物理因子治疗、手法治疗、佩戴肩托等方法。如病人疼痛明显,可用口服或者局部注射药物止痛。
- 关节活动障碍:根据评定结果和不同原因采用关节松动术、牵伸、理疗、矫形器、肉毒素或手术治疗。
- 面神经功能障碍:可根据不同情况采用手法按摩、理疗、针灸或手术治疗。
- 骨质疏松:可采用运动、药物等方法治疗。

　康复教育　康复治疗不同于临床治

疗,其具有教育的特性;强调病人主动参与;主张综合性治疗(多种训练方法同步进行,穿插安排);纵贯治疗始终(从病后急性期开始进行,并贯穿于治疗的始终)。出院后,应要求病人做好高危因素控制。

颅脑外伤

概述 颅脑外伤,也称脑外伤,是一种由于外来的机械性暴力撞击而导致的脑部创伤,可造成永久性或暂时性的认知、运动和社会心理功能损伤,并伴有不同程度的意识障碍。引起脑外伤的主要原因包括车祸、高处坠落和暴力等。

脑外伤的功能障碍与功能评定

1. **脑外伤严重程度评定** 脑外伤严重程度评定量表用于脑外伤后意识障碍的检查和损伤严重程度的判断。格拉斯哥昏迷量表,简称昏迷量表,是最常用的一种,主要用于评估病人的醒觉程度。

2. **认知功能评定** 认知缺陷是脑外伤后的主要功能障碍,如记忆丧失或减退、注意力不集中、思维和解决问题能力差等。初期可采用简易智力量表(MMSE)进行初测和筛选,以后根据临床需要选择有关的测验。

3. **运动功能评定** 包括病人的肌力、肌张力、关节活动度和坐、站立的能力等。

4. **日常生活活动能力的评定** 一般较为常用的有巴氏指数量表,简便易行。

5. **预后评定** 常用的预后评估表包括格拉斯哥预后量表,该表分为5个等级,包括死亡、植物状态、重度残疾、中度残疾(可以生活自理但不能恢复工作)和恢复良好(可以恢复工作和上学)。

康复治疗

1. **急性期**

● 药物和手术治疗:脑外伤后若颅内压太高影响病人生命时,除用药物降低颅内压外,需做开颅减压手术。

● 维持营养、保持水和电解质平衡:昏迷病人应鼻饲饮食,注意维持水和电解质平衡。当病人吞咽活动逐渐恢复时,在吞咽功能评定的基础上,给予刺激吞咽和咀嚼功能的训练,促进主动进食能力的恢复。如病人吞咽能力基本恢复并排除误吸的可能时,可试行拔除胃管。

● 翻身和合理体位:异常的卧位姿势易加重病人运动功能的障碍,故应维持合理的卧位姿势,给予正确姿位处理,要定时翻身、改换体位。使用充气气垫,预防压疮的发生。

● 催醒治疗:对严重颅脑外伤后的病人,除药物和手术治疗降低颅内压力、改善脑内血液循环外,还可以采用一些外周的信息刺激,以帮助病人苏醒、恢复意识。具体方法有:①音乐疗法。②鼓励亲人与病人谈话。③肢体被动运动和皮肤刺激。④推拿和针灸治疗。⑤高压氧治疗等。

● 预防并发症:以呼吸系统感染、泌尿系统感染、压疮、下肢深静脉血栓形成和关节挛缩、肌肉萎缩等为常见。应进行体位排痰引流,鼓励多进水、多翻身和多做四肢的主动与被动运动。

病人神志清醒、生命体征稳定后,指导和帮助病人尽早开始床上活动,包括深呼吸、肢体主动活动和躯体的活动等。从床上活动过渡到坐位练习,起立床训练,再过渡到直立练习。

2. **恢复期** 脑外伤恢复期的康复目的是促进病人的运动功能和认知能力,使病人恢复生活自理,甚至重新工作,以提高生活质量。康复治疗内容包括运动功能训练、感知觉和认知能力训练及综合解决问题能力的训练等。

● 运动功能训练:对瘫痪的肢体进行

运动基本功能的训练和日常生活能力训练。

- 认知能力训练:在康复医师和治疗师指导下,病人从简单训练到复杂训练,以提高病人的认知功能。
- 言语障碍的治疗:脑损伤的部分病人会出现失语或不完全失语,可进行言语训练。
- 心理与情感障碍的治疗:有的病人可能出现消极、抑郁、悲观甚至轻生的念头,因此,应做好病人的心理康复和辅导,在症状明显时给予药物治疗。

3. 并发症处理

- 外伤后癫痫:外伤后癫痫发作是脑外伤后严重的并发症之一。癫痫诊断明确时,给予口服药物,在医生的指导下进行药物调整,不可自行随便停药。
- 脑积水:脑外伤后病人认知与运动功能在恢复进程中出现停顿或恶化,要及时作颅脑 CT 扫描或颅内压测试。一旦确认颅内积水多而脑压偏高,则治疗主要包括脑室-腹腔分流术等。
- 深静脉血栓:在脑外伤病人的发生率高,如并发肺栓塞可危及生命。一般需 B 超检查以明确诊断。深静脉血栓的预防越早越好,比如长筒弹力袜、间歇充气加压治疗、被动和主动的肢体活动,以及华法林、肝素等药物的应用等。
- 异位骨化:是指关节周围的软组织发生骨化。轻度异位骨化可没有明显临床表现而在 X 线检查时偶然发现,严重的可导致关节强直。适当的关节活动是预防和治疗脑外伤后异位骨化的关键。异位骨化无特效药物治疗,如影响关节活动,可手术切除,但易复发。
- 痉挛:在康复病房,25%的脑外伤病人出现肢体痉挛。痉挛是肌张力增高的表现。当痉挛引起功能受限和疼痛时需要治

疗,对于痉挛的处理有助于预防挛缩,在处理痉挛时应辅以正确的姿势处理。持续的牵张肌肉及放松训练可降低肌痉挛。另外,冷疗、热疗、水疗也可缓解痉挛,在治疗的同时进行肌肉牵张效果更好。肌电生物反馈及功能性电刺激也有助于降低肌痉挛。痉挛严重时,也可采用局部或全身用药,全身治疗用药最常见的是巴氯芬。痉挛的局部治疗目前最常见的是肉毒毒素局部注射。

- 消化系统和泌尿系统并发症:是脑外伤常见的并发症。最常见的消化系统并发症有应激性溃疡、吞咽困难、排便困难和肝功能异常。应用肛门栓剂的同时应用大便软化剂或肠蠕动促进剂,有助于解决排便困难。

泌尿系统并发症包括排尿困难、尿路感染和尿失禁。控制感染是正确处理泌尿系统症状的关键。当怀疑尿失禁是由于言语沟通障碍和运动障碍引起时,应进行沟通能力及定时排尿训练。为了形成定时排尿的习惯,在日间应每 2 小时把病人带到卫生间让其排空膀胱 1 次,在夜间则改为每 4 小时 1 次,也可间歇性导尿。如果病人仍有尿失禁,则尿布或用避孕套做成集尿袋是一种可行的办法。

- 外伤后精神障碍:脑外伤病人容易出现精神障碍,如幻觉、攻击他人等行为,可口服药物控制。
- 认知障碍:认知康复在脑外伤引起的认知障碍的评估和治疗中扮演重要的角色,但目前仍然没有可被广泛接受的改善神经行为障碍的方法。
- 心理障碍:很多脑外伤者表现为抑郁。对于脑外伤后抑郁症的治疗包括心理咨询、支持疗法和抗抑郁药的应用。脑外伤后早期,病人往往产生悲伤的情绪反应,此时支持治疗要比其他治疗方法更有效。

脊髓损伤

人体的脊柱由7块颈椎、12块胸椎、5块腰椎、1块骶骨、1块尾骨构成,椎骨上的椎孔连在一起,形成一条贯串脊柱全长的管道称为椎管,脊髓就位于椎管内。脊髓是非常重要的神经组织,从上到下分为颈段、胸段、腰段、骶段,支配躯干和四肢的运动、感觉,以及绝大部分脏器的功能。

脊髓损伤(SCI)多指外伤引起的脊髓损害。正常情况下,椎管可以抵御外界的冲击力,对脊髓提供有效的保护,但当病人遭受外伤后,可能造成脊椎骨折或脱位,容易造成脊髓损伤。一部分椎管内疾病,也可造成脊髓损伤。病人在脊髓损伤后出现损伤平面以下的肢体瘫痪、感觉异常或感觉丧失、大小便失禁或潴留、性功能障碍等。颈段脊髓损伤影响四肢和躯干功能,造成四肢瘫,胸、腰、骶段脊髓损伤可能影响下肢功能(和躯干功能),造成截瘫。

损伤评定　脊髓损伤的严重程度与脊柱骨折的严重程度并不成正比,CT、MRI等检查主要是为了观察骨折的情况以及脊髓的形态改变。脊髓损伤的评价主要包括两个方面:①损伤平面,或称神经平面。通过检查病人的肌肉功能和皮肤感觉来判断损伤平面。损伤平面以上(包括平面)的脊髓功能是完好的,而平面以下的脊髓功能是受损的。损伤平面越高,受损害的脊髓节段就越多。②完全性脊髓损伤还是不完全性脊髓损伤。通过检查病人肛门附近的感觉和运动功能加以判断。完全性脊髓损伤意味着损伤平面以下的脊髓功能完全丧失,而不完全性脊髓损伤意味着损伤平面以下的脊髓功能有部分保留。脊髓损伤后会经过一个脊休克期,这一时期可以从数小时到数月不等,必须等到脊休克期过去后,才能判断病人是完全性还是不完全性脊髓损伤。

急救　脊髓损伤的急救处理很重要,不正确的搬运方式会加重或造成新的脊髓损伤。在搬运病人的过程中,必须是2人或3人托住病人身体,同进同退,使用硬质担架,确保在搬运过程中避免脊柱扭转、屈曲。病人要送到最近的医院就诊,最好在8小时内给予大剂量甲泼尼龙治疗,脊柱不稳定的病人需进行手术治疗。

康复治疗　脊髓损伤康复治疗的目的是为了提高病人的运动能力、二便控制、防治各种并发症及保持日常生活自理能力,重返家庭和社会。脊髓损伤的康复治疗方法包括运动疗法、作业疗法、物理疗法、传统中医治疗、心理治疗、职业治疗、药物治疗、矫形器和辅助具治疗、病理车配备、环境改造等。根据病人的病情,采用肌力训练、关节活动度训练、牵张训练、坐位训练、转移训练、站立训练、轮椅训练、步行训练、上下楼梯等运动训练,在运动治疗中可以使用直立床、减重步行设备、运动平板、电刺激仪等设备。截瘫病人常用的下肢矫形器有很多种类,通常可以分为无助力的和有助力的,根据病人需要,矫形器的长短也有所不同。截瘫病人要特别注意加强上肢和躯干肌力的训练,如果躯干和上肢肌力较好,再配合矫形器的恰当使用,很多病人可以获得步行能力。病人步行时可能需要助行器、拐、手杖等的帮助。四肢瘫病人根据损伤平面不同,可以选择电动轮椅、声控轮椅等。截瘫病人的轮椅需要量身定做,以符合病人的体型,轮椅的臂托、腿架等部位必须可拆卸,椅座上使用防压疮座垫。吃饭、梳洗、穿脱衣服、上厕所、洗澡等日常生活活动也需要进行针对性训练,如果病人独立完成有困难时,可以设计一些辅助器具,使病人能够利用辅助具独立完成操作。病人通常活动的环境可能需要改造，包括将楼梯改为斜坡，门加宽，操作台降低等，这也同样是为了提高病人的独立生活能力。

脊髓损伤后，病人常出现排尿障碍，通常建议病人采用清洁间歇导尿，以减少尿路感染和结石发生，病人需要足量饮水、定时喝水、定时排尿。压疮是常见的并发症，是因为局部皮肤长时间受压导致缺血坏死，注意采用翻身、手撑轮椅抬高臀部等方法，使皮肤不要长时间受压。肌痉挛也是常见的并发症，要注意避免诱因，通常采用药物治疗、物理治疗、牵张治疗、肉毒素注射等方法，必要时可以采用手术治疗。脊髓损伤病人的心理治疗很重要，很多病人通过康复治疗，可以获得部分或完全生活自理能力，但病人还必须有一个积极的心态，才能真正重返家庭和社会。

在康复治疗下，对于大部分不完全性瘫痪病人，都能恢复较好的行动能力，其中不少病人能借助矫形器恢复行走能力；对于完全性瘫痪病人，也能借助各种类型轮椅提高行动能力。

脑　瘫

脑瘫是儿童时期常见的一种伤残疾患。从胎儿时期到出生以后1个月内，孩子的大脑还没有发育成熟，这时大脑如果受到非进行性的疾病或者损伤，孩子会出现运动能力、身体姿势、智力、语言、视觉、听觉等多方面的异常。

早期诊断　脑瘫的早期诊断十分重要，因为只有早发现、早确诊，才能够进行早治疗。在儿童发育早期，大脑的代偿能力高、可塑性强，病儿的异常姿势和动作还没有形成固定模式，经过治疗可以使孩子的功能得到最大限度的恢复。脑瘫孩子的

早期表现包括：吃奶无力，吃奶时呛咳，体重增长缓慢；反应迟钝，不笑，表情淡漠；到了相应月龄的时候孩子仍然不能抬头、翻身、独自坐、爬；身体姿势固定；四肢僵直，手握紧拳头、不能张开，不能伸手抓东西，足跟不能放下、用脚尖站立；身体发软无力，左右侧肢体活动不对称等。如果孩子有早产、窒息、脑缺氧、黄疸等情况，运动能力比同龄的正常孩子差，父母应考虑到脑瘫发生的可能性，尽早去医院检查。医生检查时，要对孩子的运动、姿势、智力等进行评估，必要时还可以进行头部CT、MRI、脑电图、染色体检查等，以帮助诊断。

分型　脑瘫的运动障碍可以影响一个或几个肢体，也可能影响全部四肢和躯干。脑瘫有很多类型，痉挛型最常见，表现为身体紧张僵硬、长期处于异常姿势；手足徐动型表现为身体或面部有难以控制的、多余的不自主动作；共济失调型表现为上下肢动作不协调，走路时身体摇摆不定，此外还有迟缓型、强直型等多种类型。虽然脑瘫的表现以运动和姿势障碍为主，但有的孩子还会出现生长发育落后、智力低下、癫痫、咀嚼吞咽困难、视觉障碍、听觉障碍、言语障碍、情绪异常、行为异常等，长期的运动和姿势异常也可以导致肢体畸形、关节脱位等。

康复治疗　脑瘫孩子的康复手段是多方面的，包括运动疗法、作业疗法、言语训练、物理疗法、感觉统合训练、引导式教育、药物治疗、矫形器和辅助具治疗、外科手术等。

● 根据病儿的病情，采取仰卧位、俯卧位等体位，逐渐训练孩子的头部控制、翻身、独立坐、爬行、站立、步行和上下台阶能力，在运动中注意控制和纠正孩子的姿势。

● 平衡能力和协调能力是运动稳定的前提，利用治疗球、平衡板、滚筒等设备帮

助孩子提高反应能力和姿势控制能力。

● 吃饭、穿脱衣服、洗脸刷牙、上厕所等日常活动能力非常重要，需要进行针对性的训练，必要时配备合适的辅助器具，以最大限度地提高孩子的独立能力。

● 鼓励和帮助孩子接触社会，认识周围环境，尽量与其他孩子一起做游戏，参加集体活动，了解生活常识，帮助孩子培养健康的人格。

● 矫形器、辅助具的设计制作和使用对脑瘫孩子非常重要，比如下肢矫形器可以预防和辅助纠正马蹄内翻足，特殊座椅的配备可以维持孩子的正确姿势，改良的玩具可以使孩子获得独立玩耍的乐趣。在为病儿配制矫形器或辅助具时，除了考虑疗效外，还要考虑到儿童生长发育快的特点，及时进行尺寸调整和更新。

● 对于一些存在跟腱挛缩、关节脱位、肢体畸形等情况的孩子，可以考虑进行外科手术治疗，但手术必须是非常慎重的。在是否需要手术和手术方式的选择上，同样要牢记生长的影响，充分考虑成长后的情况。

由于脑瘫的孩子正处于生长发育期，这时的大脑可塑性很强，在康复治疗的帮助下，绝大多数脑瘫孩子的功能都会有很大的改善。

周围神经损伤

周围神经损伤远比一般人想象的要来得常见。除了直接由外伤导致外，它也可以由炎症、缺血、自身组织卡压等多种因素引起，例如周围性面瘫、带状疱疹神经炎、神经根型颈椎病、糖尿病周围神经病变、腕管综合征等，都属于周围神经损伤的范畴，也都是各科的常见病。周围神经损伤的合理治疗，离不开康复。因此，当病人因患上述疾病前往五官科、皮肤科、神经科、骨科、内分泌科或手外科时，会被告知需要康复科医生的会诊。

除外药物、手术等各科治疗神经损伤的方法，康复科什么情况下能够派用处？

以周围性面瘫为例，如果原因属病毒感染造成，损伤程度分类属神经失用（最轻），那么病人面部肌肉瘫痪的程度当较轻微（可以由肌电图证实）。此时，适当的物理治疗就可以控制神经炎症，消除神经水肿，并促进神经功能在数周内恢复。而如果原因属颅骨骨折，造成面神经损伤，损伤程度属轴突断裂（较重），那么面瘫的程度也相应较重。此时，康复科单纯的物理治疗往往难以奏效，而须先借助于手术方式解除骨折对面神经的压迫。

再以带状疱疹神经炎为例。病人往往疼痛难忍，应用抗病毒药、激素、神经营养药和各种镇痛药，也可能疗效欠佳。而且，这些病人得病往往就是因为身体虚弱，难以耐受更多口服药物。此时，使用紫外线、微波、激光、经皮电刺激等物理治疗方法，可以有效镇痛，而且几乎不会发生什么副作用。还有一种镇痛方法也是可以使用的，就是局部注射肉毒毒素，它可以阻断痛觉信号的传递，全身的副作用也很少见。

腕管综合征是中老年人的常见疾病，此病好发于中老年女性，初觉手麻痛，继而觉得拇指无力，常误诊为颈椎病。病因是由于正中神经在手腕处受到了压迫。如果就诊及时，疾病程度又较轻，可以使用手腕局部制动减压，口服消炎镇痛药和神经营养药，局部物理治疗及腕管内局部封闭等方法来改善神经水肿和炎症。如果就诊不及时，又或误诊，则正中神经卡压可能发展到较严重的地步。除了桡侧三指半手掌面麻木外，拇指大鱼际肌肉可以发生明显萎缩，使手的使用发生困难，影响日常生活。

此时一般保守治疗效果往往欠佳，需要进行手术松解。但手术后即刻，神经功能也不会立即恢复。病人需要进行积极的康复，练习损害神经对应的肌肉力量、感觉和灵巧性。其中，练习肌肉力量是细致的工作，需根据肌力具体分级，进行相应的不同练习。周围神经损伤后也可采用针灸、推拿等传统医学手段。

骨　折

临床上遇到骨折康复问题时，大多时候有两种遗憾。其一是忽略了早期康复，从而遗留了较多的功能问题，如疼痛、关节粘连、挛缩、骨质疏松和肌肉萎缩，等等。其二是在康复训练时，求胜心切，不顾疼痛地暴力牵伸关节，结果造成新的损伤，得不偿失。

骨折的基本治疗　包括复位、固定和功能锻炼3个环节，所谓的功能锻炼就是康复的意思。没有康复，骨折病人不会得到满意的疗效。较长时间的固定，指手术或打石膏，支具固定，可引起肌肉萎缩、关节粘连或挛缩，某些骨折会造成病人长期卧床，可以降低心肺、胃肠等系统的功能，并诱发肺炎、褥疮等疾病。它们与创伤本身引起的问题掺杂在一起，常使病情变得更为复杂和严重。有些时候，手术可为早期活动创造条件，但仍不能完全免除固定的消极影响，大部分骨折病人的运动功能不能自动恢复或完全恢复。因此，为了尽可能恢复功能、避免并发症，必须设法在不影响骨折愈合的前提下，进行适当的锻炼。骨折后的功能锻炼前应作功能评定，评定内容一般应包括患肢的关节活动度、患肢相关的肌肉情况以及日常生活能力。如患肢因骨折伤及周围神经，则应加上周围神经损伤的评定。

早期康复　早期康复功能锻炼和固定在时间上是重叠的。锻炼应该在骨折已获妥善固定，病人情况稳定后开始。锻炼通常有如下几个主要内容：①伤肢近端和远端未被固定关节的各方向的主动运动。②患肢被固定区域肌肉的静力性收缩。③不涉及患肢的全身保健体操。另外，关节内或干骺端骨折，如手术固定牢固，可于术后数日内行持续被动活动，这是一种依赖器械的锻炼方式。如无内固定或内固定不牢固，宜于固定2～3周后，每日取下石膏或夹板，做受累关节的不负重的主动或助力运动，逐步扩大运动范围，运动后再行固定。临床上，医生往往出于谨慎态度，不推荐病人进行早期康复。而实际上，由于早期康复而造成骨折不愈合的极为罕见，而不进行早期康复而造成功能损失的比比皆是。

恢复期康复　进入恢复期时，骨折已愈合，外固定已去除，病人处于功能恢复阶段。此期需进一步锻炼，促进关节活动范围和肌肉力量的恢复，并在此基础上恢复运动技能，以及日常活动和工作能力。被动活动，或称关节牵伸，是对付关节僵硬的最常用的手段，通常由病人自己或治疗师进行。做此动作时必须平稳缓和，不应引起明显的疼痛和肌肉对抗，切忌使用暴力。用暴力虽可逞一时之快，但极易引起组织撕脱和骨化性肌炎，最后仍不能恢复关节活动度，甚而使之恶化。较好的恢复僵硬关节的方法是持续功能牵引。其方法是在以适当姿位固定关节的一端肢体，在另一端肢体上以适当重量按需要方向作持续10～20分钟的牵引，牵引力的大小以引起适度紧张疼痛感觉但可从容忍受为度。锻炼时应以循序渐进为原则。

作改善关节活动范围练习的同时，也必须注意练习肌肉力量，以及动作的灵巧性。下肢骨折要注意练习负重能力和身体的平衡能力。

关节炎

关节的作用有两个:传递力和提供活动。不管是哪类关节炎,都会造成关节难以行使这两个作用。合理的康复,就是要帮助病人恢复关节的作用。

1. **卸力**　对于存在明显负重后疼痛的髋、膝关节炎,须注意"卸力"。好的气垫鞋可以减轻髋、膝关节负担。肥胖者应减重。上下楼梯、坐位站起和下蹲都是增加下肢关节负荷的动作,可以加重病变关节软骨的损害,因此须减免此类动作。实在因生活必需,则宜改良动作,如:上楼梯时采用先迈出健腿再跟上患腿的动作,坐位站起时用上肢支撑借力的动作。穿鞋使用鞋拔子,用高椅替代矮凳,加高坐便器等,都是减小下蹲幅度的办法。外出购物可考虑使用轮椅车。另外,如果步行也产生疼痛,就要考虑使用腋拐、肘拐、手杖,或是轮椅。

2. **增力**　对于软弱无力的关节,须强调"增力"。实际上,很多关节炎病人都有不同程度的肌肉无力或肌肉萎缩,反过来再使关节疾病复杂化。所以,关节炎的病人要练习肌肉力量。比如:膝关节炎病人要练习大腿前面的大肌肉群,髋骨关节炎病人要练习臀肌,脊柱关节炎要练习腹背肌。练习时为防止产生软骨磨损,病人多应采取静力练习或避开疼痛角度的练习,练习方法有一定讲究。

3. **矫力**　对于有力线异常的关节,须注意"矫力"。骨科学的力线是指肢体负重时的力学传导线。所谓"矫力",即将关节受力点矫正到正常位置上。例如较多见的髌股关节型和内侧型的膝骨关节炎。髌股

关节型为髌骨和股骨之间的关节损害,病人常有股内侧头肌肉软弱和髌外侧挛缩。"矫力"需注意内侧头力量练习,或使用黏膏带向内侧牵拉髌骨。近来也有使用手术松解髌外侧,来实现"矫力"目的的方法。内侧型指膝内侧胫股关节间隙狭窄。"矫力"可使用特制的内侧减压支具。有时鞋外半侧垫高也有使膝内侧"矫力"的作用。严重变形者,须行截骨矫正或关节置换手术。

4. **减小摩擦力**　骨关节炎者关节内滑液润滑性能变差,影响关节润滑承力的功能。玻璃酸钠是一种替代物,可用来注射于关节腔,起到润滑及保护软骨的作用。骨关节炎的特点是关节软骨的损害,口服氨基葡萄糖类药物是有作用的。

5. **改善关节活动范围**　关节炎影响关节活动范围时,也就是损害了关节提供活动的作用。如强直性脊柱炎,脊柱活动受损,有时连弯腰、抬头都难以进行。此时,可以采取改善关节活动范围的康复练习。需注意的是,关节活动范围的损害是逐渐造成的,练习应该及时。同时,某些风湿病如不控制炎症进程,康复练习也难以单独奏效。

6. **止痛与避痛**　关节炎的主要症状往往是疼痛,上述一些方法可用来止痛或避痛。此外,康复也使用理疗来消炎止痛。理疗的方法很多,常用者有光、电、声、磁等,须酌情选用。针灸推拿等方法也常用来改善症状。以上这些非药物治疗,很多时候可以使病人避免服药,这对老年人和有内脏疾病的人较为安全。

关节置换术后

出于各种原因,用人工假体替换自身病损的关节,称之关节置换术。这种手术

正越来越普及，其中尤以髋、膝关节置换为主要代表。术后康复是人工关节能否奏效的重要环节。

所谓户枢不蠹，是因为运动的关系。手术后的关节如果不动，会发生粘连和挛缩，造成疼痛。髋、膝关节是负重关节，由于术后不能即刻负重，病人会选择卧床。长时间的卧床会带来身体各系统的危害：心肺功能下降，消化功能变差，骨质疏松，肌肉萎缩，等等。此外，置换术后的一系列并发症，如深静脉血栓、坠积性肺炎、褥疮等，也和术后不活动密切关联。关节是有"感觉"的，人工假体则是无生命的。如没有合理的术后训练，不但运动此关节的肌力下降，且关节的位置感和运动感减退，还会削弱平衡能力。

反过来，如术后进行不适当的运动，则会造成假体松动或脱位，使手术前功尽弃。而后期如进行不当运动，会降低假体的使用寿命。

康复治疗　合理的关节置换术后的康复，既要避免制动的危害，又要减少运动不当的后果。它可以程序化进行，但需根据各人情况，略加调整。一般而言，"术后"康复可以从术前开始，病人可从物理治疗师处学会呼吸训练等保健活动的方法，术后清醒即可开始自行练习。术后最初几日仍需卧床，但可以在床上进行一系列活动。行全髋置换的，可以在固定髋的前提下，适当练习膝和踝关节的活动，也可以做腹背肌肉的静力性收缩。随术后疼痛消失，要逐渐开始髋部伸展练习。此时需注意要避免髋过度屈曲和内收，这两个动作有致假体脱位的风险。如手术使用骨水泥填充，则3～4日后可在治疗师保护下下床，在步行辅助器械中进行循序渐进的行走训练。如使用生物材料填充的，则行走时间要推迟到数周后开始。稍后，则要进行仔细的

肌肉力量和平衡功能练习。行全膝置换的，可在术后早期进行固定膝关节的直腿抬高运动和踝关节活动。数日后疼痛缓解，要开始并尤其注意伸膝练习，恢复伸直膝关节的能力。全膝置换下床的时间和全髋置换相同。

并发症　全髋置换最常见的并发症是坐骨神经损伤，其主要表现是踝关节不能背屈。手术后的一般水肿可以在活动或抬高下肢后消除，明显水肿则要怀疑并排除深静脉血栓。

人工关节有其使用寿命。冲撞性运动如跑步，可能缩短其寿命。因此，建议选择游泳作为日常健身方式。

肩关节周围炎

肩关节周围炎，又叫冻结肩，"五十肩"，顾名思义，就是五十岁上下的人发生的一种肩关节疼痛性疾病，且使肩像冻结般难以动弹。一般来说，50岁上下的人，缓慢地发生肩痛，并逐渐出现肩关节的活动范围限制，尤其肩关节外旋角度小于15°，那么患此病的可能性较大。当然，确诊须依靠专科医生。

此病的肩痛和关节活动限制有关，改善了肩的活动，往往能减轻疼痛。针对关节活动限制，一些经过设计的锻炼动作是常用的康复手段。比如：用手指正面爬墙梯可以改善肩屈曲的活动范围，侧面爬墙梯可以改善肩外展的活动范围，把肘部侧架在桌上然后俯屈上身可以改善肩外旋的活动范围，等等。要注意，练习应该在物理治疗师的指导下进行。练习时要有限度，即活动关节时只应该有酸胀或轻微疼痛，绝不能有明显的疼痛。忍痛练习有两个后果：一个是加重炎症，并造成新的损伤，使疾病迁延难愈；另一个是练习时肌肉持续

紧张,成为了关节活动的阻力,而使练习不能收到牵伸关节的效果。

如果疼痛很明显,则往往需要配合一些其他镇痛方式,如局部封闭,口服镇痛药物,以及传统的针灸、推拿等。技巧娴熟的封闭和针灸治疗,往往能对一部分早期病人起立竿见影的效果。理疗有时也有一定的镇痛作用,但对改善关节活动的作用不是很明显。值得一提的是,往往有一些自称无所不治的大街上的"理疗",不仅无证施治,且言过其实,不能相信,有时还会误诊,延误病情。

如果肩关节周围炎合并颈椎病,必须同时治疗之。临床上发现神经根性颈椎病往往引起肩关节活动限制,诱发肩关节周围炎的发生。此时,缓解颈椎病的重要性和紧迫性可能更突出。

肩关节周围炎发生前往往有些诱因,如卧床不活动和着凉。在老年人,肩关节是容易发生挛缩的关节。因此,如因身体其他问题造成卧床且没有关节活动禁忌时,应记得每日活动一下肩关节(当然还有其他关节)。保暖也是中老年人应该重视的问题。

通常认为,肩关节周围炎会有自愈的倾向,这个时间一般是两年。

颈椎病

概述 颈椎病因颈椎间盘变性、颈椎骨质增生所引起的,以颈肩痛,放射到头枕部或上肢,严重者出现双下肢痉挛,行走困难,以至于四肢瘫痪为主要表现的综合征。少数有眩晕。颈椎病在中老年人中的患病率高,近年来颈椎病有年轻化的趋势。

康复评定 颈椎病的主要症状是头、颈、肩、背、手臂酸痛,颈脖子僵硬,活动受限。颈肩酸痛可放射至头枕部和上肢,有

的伴有头晕、房屋旋转,重者伴有恶心呕吐、卧床不起,少数可有眩晕、猝倒。有的一侧面部发热,有时出汗异常。肩背部沉重感、上肢无力、手指发麻、肢体皮肤感觉减退、手握物无力,有时不自觉地握物落地。另一些病人下肢无力、行走不稳、二脚麻木、行走时如踏棉花的感觉。当颈椎病累及交感神经时可出现头晕、头痛、视力模糊、两眼发胀、发干、两眼张不开、耳鸣、耳堵、平衡失调、心动过速、心慌、胸部紧束感,有的甚至出现胃肠胀气等症状。有少数人出现大、小便失控,性功能障碍,甚至四肢瘫痪。也有吞咽困难,发音困难等症状。这些症状与发病程度、发病时间长短、个人的体质有一定关系。多数起病时轻且不被人们所重视,多数能自行恢复,时轻时重,只有当症状继续加重而不能逆转时,影响工作和生活时才引起重视。如果疾病久治不愈,会引起心理伤害,产生失眠、烦躁、发怒、焦虑、忧郁等症状。

有上述症状应及时去医院就诊,医生可以根据病史体征,建议做进一步检查,如X线、CT、磁共振、肌电图等检查,以进一步明确诊断。

康复治疗 早期颈椎病,症状轻微,或仅表现出头晕、失眠、局部手臂麻木,或者头颈部肌肉僵硬,活动不灵活。这个时候不需要做特殊的治疗,需要注意以下几点:①对于轻型的病例,只要适当休息,用一些消炎止痛药物如吲哚美辛(消炎痛)等即可减轻症状,再辅以针灸、理疗、推拿等可以得到良好的疗效。为限制颈部活动,可以佩戴颈圈。一般症状在2周~1个月内可以缓解。②应用其他方法积极锻炼颈肩部肌肉力量,增加颈椎后韧带及侧韧带的力量,避免颈椎体空间狭小造成脊髓压迫或者椎动脉压迫。加强颈椎、肩部肌肉的锻炼,可以预防和延缓颈椎病的发生和发展

并治疗早期颈椎病。据调查,颈肩部肌肉韧带,力量大的人群中,颈椎病继续发作发展的概率下降了 80%,所以,颈肩周围韧带、肌肉的锻炼强大,对于颈椎病的早期治疗恢复有着重要的意义。③及时的发现颈椎病,并采取治疗方式,颈椎病的治疗应该以物理治疗为主,如运动锻炼,辅以牵引和理疗。要记住药物治疗始终是起到辅助治疗的作用。

绝大多数的颈椎病,不需要开刀,保守治疗就可以恢复健康。

保健方法

1. **休息**　长期从事案头工作的人,应增加工间休息和活动时间,以增强全身的血液循环,消除局部肌肉疲劳,预防和缓解颈椎的劳损。

2. **加强颈部的锻炼**　加强颈部锻炼可以预防和延缓颈椎病的发生和发展。方法是:双手叉腰,放慢呼吸,缓缓低头使下巴尽量接触第一领扣;再仰头,头部尽量后仰;随后是左、右歪头,耳垂尽量达到左右肩峰处;左右转颈,颈部尽量接触肩峰。

上述动作,可按节律(默数到 6)反复 6 次。另外,经常做扩胸、旋肘、拍肩运动,也有好处。方法是:两臂向左右平伸、用力后展,挺胸;然后两肘关节屈曲,手指搭同侧肩部,以肘尖作划圈运动,向前、向后交替进行;最后用右掌拍打左肩,左掌拍打右肩,交替进行,约 100 次。

3. **选择合适的枕头**　合适的枕头对预防和治疗颈椎病有重要意义。一般仰卧者枕高一拳,侧卧者枕高一拳半,约 10 厘米左右。弹性不宜过大,弹性过大的枕头容易造成颈部肌肉的疲劳和损伤。习惯仰卧者最好在颈下垫一小枕头,以保持颈椎的生理弯曲。习惯侧卧者应将枕头充塞到面部与肩部的空隙中,以减轻颈部的负担。

4. **防止外伤与落枕**　平时应防止颈部外伤及落枕,以免颈椎韧带损伤,使颈椎的稳定性受到破坏,进而诱发或加重颈椎病。

5. **搓脚掌有利治病**　双脚大踇趾根部内侧横纹尽头处为人体颈椎反射区。每日用手搓此部位,可有效治疗颈椎病。

6. **颈椎保健操**

● 做颈部肌肉锻炼:主要做法是:双手十指交叉放在颈部,头用力向后伸,手用力阻挡,对抗用力,头虽没动,但通过两个方向力的较量让相应的颈部肌肉进行收缩;同样,我们可以用手抵住头的左侧,头向左偏,手与头相抵抗,右侧同理。也可以左右旋转一下颈部,用手揉按一下颈部肌肉,这种运动可以让颈部紧张的肌肉放松一下,对颈部有很好的保护作用。

● "米"字操:方式是以头为"笔",按以下顺序反复书写"米"字:先写一横,头尽量由左到右画一横,头回到正位;再写一竖,头颈尽量向前上方拉伸,自上而下画一竖线,头回到正位;头颈尽量向左上方拉伸成 45°角,头回到正位,同法书写米字右上点,头回正位,头颈尽量向右上方拉伸,向左下方画一撇,头颈回到正位;头尽量向左前上方拉伸,向右下方画一捺,恢复头颈正位。动作宜柔和,切忌用力过猛,每日做 1~2 次,以感觉头、颈、肩轻快和舒适为度。

● 挺胸抬头、左顾右盼能强健颈椎:离开办公室后运动,是强健颈椎的最好方式。春天去郊外放风筝时,挺胸抬头,左顾右盼,可以保持颈椎、脊柱的肌张力,实在是老祖宗留给我们防治颈椎病的一个好方法。而游泳的时候头总是向上抬,颈部肌肉和腰肌都得到锻炼,而且人在水中没有任何负担,也不会对椎间盘造成任何的损伤,算得上是比较惬意的锻炼颈椎的方式。

下背痛

下背痛，顾名思义就是指下背部的疼痛，通常是指背部肋骨下缘以下的部分，由于好发于第四和第五腰椎或第五腰椎和第一骶椎间，也有不少人称之为"腰痛"，是现代人常见的文明病之一。

病因 流行病学研究表明：某些危险因素会影响下背痛的发生，如：重体力劳动、坐位等姿势长期不变、脊柱活动度减少、腹肌及骶棘肌力量减弱、腰椎不稳。常见原因主要有以下几种。

1. 腰肌劳损 长期从事站立操作诸如纺织、印染、理发、售货等工作者，由于持续站立，腰部肌腱、韧带伸展能力减弱，局部可积聚过多的乳酸，抑制了腰肌的正常代谢，可导致腰肌劳损而引起的下背痛。经常背重物，腰部负担过重，易发生脊椎侧弯，造成腰肌劳损而出现下背痛。另有长期伏案工作者，又缺少腰腹肌锻炼，也易发生腰肌劳损。

2. 泌尿系统感染 由于女性的尿道短而直，且尿道外口靠近肛门，常有大肠埃希菌寄生，加之女性生理方面的特点，尿道口污染的机会较多，若忽视卫生，则容易发生泌尿系感染。下背痛以急、慢性肾盂肾炎所致者为多，表现为腰部胀痛、严重者沿输尿管放射至会阴部。除泌尿系统感染外，泌尿系结石、结核等疾患，亦会引起下背痛。

3. 生殖器官疾病 女性的生殖器官在一生中要行经400次左右，还负担着怀孕、分娩等使命；有的女性还经历流产、节育手术等。故生殖器官炎症的发病率较高，如输卵管炎、盆腔炎等。这些炎症容易并发下背痛，子宫后倾、后屈，也是女性下背痛的原因之一，子宫肌瘤、子宫颈癌、卵巢囊肿等严重生殖器官疾患，都会引起压迫性牵连性下背痛。

4. 受凉、创伤 罹患风湿疾患或骨关节炎女性，多因在月经期、分娩和产后受风、湿、寒的侵袭，诱发下背痛。若腰部曾扭伤，可能发展为椎间盘脱出，压迫神经出现较重的下背痛，甚至影响脊椎的屈伸和转动。

5. 孕期及产褥期劳累 怀孕期间，随着胎儿逐渐长大，孕妇腰骶及盆腔各关节韧带松弛，同时子宫重量亦随着胎龄的增长而增加，致使身体重心前移。为了保持身体平衡，腰部多向前挺起，若不注意休息，则易引起下背痛。妊娠期间，胎儿发育需要充足的钙、磷等营养物质，若膳食中摄入量不足，可造成孕妇骨质软化脱钙，亦会引起下背痛。

6. 腰椎病变 多见于老年人，随着年龄的增长，腰椎神经的压迫症状也会随之增多。因退行性病变引起的假性脊椎滑脱是较常见的一种病变，或者老年人椎体部骨赘形成，都容易引起腰椎管狭窄，压迫脊髓和神经根，导致下背痛和下肢放射痛。因骨质疏松所致的椎体塌陷性骨折，以上这些原因均可导致持续性下背痛。

另外，更年期女性由于自主神经功能紊乱，也可能引起下背痛，其特点是晨起重而活动后减轻。还有月经不调、痛经或情绪危机等因素，亦易发生下背痛。

诊断 一般来讲，诊断首先要靠临床症状和医生详细的体格检查，常见疾病临床诊断的准确率有时要比CT、MRI准确得多，普通X线摄片应做常规检查，是其他影像检查的基础。通过症状、体位、X线摄片，仍不能明确诊断的某些疾病，则采取CT检查，要进一步了解腰部软组织、韧带、椎间盘及内容物的情况，必要时可考虑做MRI检查。

康复治疗 下背痛治疗，需要注意 3 个环节：①明确诊断；②及时有效的综合治疗；③正确的功能锻炼，做好日常保健。此 3 个环节缺一不可。

下背痛可能由多种疾病引起，明确诊断，排除其他因素的可能，以防漏诊，避免延误病情。

经确诊后及时正规有效的综合治疗是很关键的。应在脊柱康复医师的指导下接受健康教育、物理治疗（运动锻炼、牵引、推拿、针灸）、口服药物等综合治疗。

下背痛除了积极治疗原发疾病外，缓解期正确的功能锻炼和康复保健是必不可少的。一般主张治疗与功能锻炼同时进行，避免愈后并发症，配合正确的功能活动，形成一个良好的生活习惯，做到以上几个方面，下背痛可以彻底治愈。

预防下背痛应避免坐卧湿地，若涉水、淋雨或身劳汗出后即应换衣擦身，暑天湿热时应避免夜宿室外。不作没有准备动作的暴力运动。下背痛的日常保健，可作自我按摩，活动腰部，打太极拳，勤洗澡或用热水洗澡。

腰肌劳损其主要症状是腰部酸胀和疼痛，腰痛较重者常伴有腰肌紧张性痉挛，腰部活动性受限，弯腰困难，严重者可影响日常工作和生活。实践证明，运动疗法对其有较好的效果。以下介绍一些常用锻炼方法，应在医务人员指导下进行。①卧位保健法：病人取仰卧位，首先双脚、双肘和头部五点，支撑于床上，将腰、背、臀和下肢用力挺起稍离开床面，这是锻炼腰背肌群。②俯卧保健法：病人取俯卧位，努力抬头与抬肩，这是锻炼腹肌群。③腰背部叩击按摩保健法：病人采用端坐位，先用左手握空拳，用左拳在左侧腰部自上而下，再用右手掌上下按摩或揉搓，然后反过来用右手同左手运动法。此运动法能促使腰部血液循环，能解除腰肌的痉挛和疲劳，对防治中老年性腰肌劳损效果良好。

截 肢

截肢是指肢体部分或全部丧失。创伤是上肢截肢的主要原因，约占 75%；在下肢，疾病的原因约占了 75%，其中大部分由于糖尿病和外周血管疾病（血管闭塞性脉管炎、动脉硬化性闭塞症等）的并发症所致，特别是 60 岁及其以上者；但是在 10～20 岁的青少年中，肿瘤则是截肢最常见的原因。

截肢常常发生在内科和外科竭尽全力挽救受累肢体之后。一般来说，截肢后残肢应尽可能保留更多的长度，但是也须考虑截肢后假肢的安装，有时略短残肢也可以装配一个更具功能并且美观的假肢。

截肢后病人应当接受早期的康复干预，依据全身状况和残肢情况的评定结果制定康复方案。

截肢的康复训练

1. **穿戴假肢前的功能训练** ①增强体能的训练：病人穿戴假肢，需要比正常人消耗更多的热量，所以需要进行肢体和躯干的肌力训练，以及增加心肺功能的有氧训练。②残肢的训练：训练残肢的肌力可以保持良好的关节活动度，防止关节挛缩畸形，从而更好地带动和控制假肢。③助行器的使用：使用助行器可以使病人在站立和行走时更加稳定，下肢截肢水平较高和佩戴双侧下肢假肢的病人比较适用。在使用助行器时，应注意纠正不良的姿势，尤其是残肢关节要保持伸直。④残肢的摆放和绷带包扎训练：由于截肢破坏了肌肉之间的平衡，上肢截肢后常出现肩关节内收、肘关节屈曲畸形，下肢截肢后常出现髋关节外展、膝关节屈曲畸形，故应正确摆放残肢,预防畸形的产生。残肢进行绷带包扎是为了预防和减少残端肿胀,减少残端的皮下脂肪,促进残肢成熟定型,有利于假肢的穿戴。

2. **穿戴临时假肢的训练** 临时假肢是截肢后残肢状况还没有稳定时装配的假肢,一般用于残肢训练、促使残肢定型或检查假肢的对线情况及功能,一般在截肢术后3周应穿戴。应注意残肢与接受腔应全面接触,不能留有空隙,以免因负压造成残端的皮肤磨损。

上肢穿戴临时假肢后除继续进行增强体能和残肢训练外,要进行功能性操作和日常生活活动等操作训练。下肢穿戴临时假肢后应保持残肢的关节活动度、增强残肢的肌力,并逐步进行站立平衡训练、行走训练,必要时可借助手杖助行。

3. **穿戴永久假肢的训练** 永久假肢是为长期使用而制作的完整假肢。穿戴永久假肢最好经过临时假肢佩戴和训练。上肢永久假肢的目的是使上肢假肢能完成日常生活活动中的基本动作,故训练仍以日常生活动作为主,如握持动作(握持水杯、门把手)、夹捏动作(写字、拿钥匙开门)等。下肢永久假肢的目的是能完成基本行走功能,故应加强实用性训练,如从坐位到站立训练,走斜坡,跨越障碍物等,训练中要注意纠正异常步态如步幅不均、划弧步态等。

截肢后常见问题

1. **幻肢感和幻肢痛** 幻肢感是指某部分肢体已截去后病人仍有相应肢体存在的感觉。这种感觉可以长期存在,只要这种幻肢感觉没有不舒服和疼痛就不必介意,也不需要治疗。幻肢痛是指出现已截除部分肢体疼痛的异常感觉,它可以扩散到整个被截去的肢体,或者沿单个周围神经分布,发生较少。

2. **残肢痛** 残肢痛是指截肢后肢体

残留部分的疼痛,可由假肢接受腔上的力量分布不均引起,通过修正假肢、加减残端短袜数量或者在接触面添加凝胶来减轻疼痛。神经瘤的形成也可造成残肢痛,如果神经瘤经保守治疗还是不能缓解疼痛,则可通过手术切除。但是手术后,神经瘤有再形成的可能。

3. **皮肤障碍** 残肢皮肤上易发生多汗症、毛囊炎、过敏性皮炎或者瘢痕粘连部位的皮肤破损或皮肤移植处裂开,故需每日清洗残肢,穿戴自然纤维织成的可以吸汗的肢体短袜来保持残肢干燥。

4. **接受腔的适合度** 由于截肢后病人活动量的变化,残肢的形态也会发生改变,可引起接受腔的适合度出现问题。可以通过修正假肢接受腔或使用加厚的衬垫来处理,如果接受腔的适合度需要修正很多,则需要替换一个新的假肢接受腔。

手外伤

严重的手外伤虽经手术治疗,但可能仍遗留严重的残疾。手外伤后的运动或感觉功能障碍是因瘢痕挛缩、肌腱粘连、肿胀、关节僵硬、肌肉萎缩、组织缺损、伤口长期不愈合等因素造成的。这种状况就需要及时得到康复治疗。精湛的手术仅给手外伤病人创造功能恢复的条件,欲达到预期的目标,从受伤到手术前后,从组织愈合到功能恢复,从职业训练到重返社会,都需要康复治疗。

康复评定 一般包括评价手部的外观,包括皮肤及外形等、皮肤的感觉、主动及被动运动功能、肌力、主动及被动关节活动度、手的高级功能如协调性等。如果必要,可参考病人的X线片及肌电图。

康复治疗 根据手部外伤情况不同而有不同的康复治疗方案。

1. **手部骨折**　手部骨关节损伤的治疗原则是准确的复位、有效的固定与合理的功能锻炼。康复治疗一般分为两个阶段进行:骨折整复后的骨折愈合期和骨折恢复期。肢体长时间固定和持续性水肿是关节僵硬的最主要原因。因此,愈合期康复重点是控制水肿,促进骨折顺利愈合。制动骨折部位的同时,应注意保持骨折端附近关节的活动,同时抬高肢体,以上措施可减少水肿。应在医生的指导下决定开始主动活动的时间。

恢复期康复目的是:①消除残存的肿胀。②软化松解纤维瘢痕组织。③增加关节的关节活动度。④恢复正常的肌力和耐力。⑤恢复手功能协调性和灵活性。

2. **屈肌腱修复术后**　屈肌腱修复后康复治疗的原则是合理的早期活动。①手术后用背侧石膏托或低温热塑材料制作夹板固定伤手到特定位置,维持腕屈曲 20°～30°,掌指关节屈曲 45°～60°,指间关节伸直位。②手术后 1～2 日开始早期活动,在医生的指导下,被动屈曲指间关节,主动伸展指间关节。禁止主动屈曲指间关节及被动伸指间关节。为了防止近侧指间关节屈曲挛缩,应该维持近侧指间关节充分伸直位。从手术后开始至 4 周,在一定范围内进行单个手指的被动屈曲/伸直练习。③术后第 6 周起可以逐渐增加抗阻练习和完成简单的生活动作。

3. **屈肌腱松解术后**　①松解术后 24 小时开始去除敷料,病人可试着做主动屈伸练习。练习内容有:指屈浅、深肌腱单独滑动,钩指、握拳、直角握拳等。②助动活动掌指关节、近侧指间关节、远侧指间关节,使其屈伸达最大范围。③疼痛和肿胀是妨碍练习的最主要原因,必须给予对症处理。④术后 2 周,一般可以拆线并做软化松解瘢痕处理。⑤术后 2～3 周,功能性

活动练习。⑥术后 6 周,开始抗阻练习。

4. **伸肌腱修复术后**　①伸肌腱修复术后使用掌侧夹板,固定腕关节 30°～40° 伸直位,同时用橡皮筋牵拉伸展所有指间关节。另外用掌侧夹板防止掌指关节屈曲。嘱咐病人,在夹板范围内主动屈曲手指,依靠弹力牵引被动伸指。②术后 1～3 周,在夹板控制范围内练习主动屈指,被动伸指。禁止被动屈指和主动伸指。3 周以后在医生指导下去除掌侧夹板,嘱咐病人继续主动屈指练习,继续依靠弹力牵引被动伸指练习。6 周后去除夹板,开始试做主动伸指练习,包括各条肌腱滑动训练。以后开始抗阻训练。

5. **周围神经修复术后**　周围神经损伤最常见的为臂丛神经、正中神经、尺神经、桡神经、腓总神经、胫神经等的损伤。周围神经损伤后病人的功能损害常见的问题包括:水肿、疼痛、肌肉瘫痪、萎缩和挛缩、肌张力低下、感觉异常、腱反射消失或减弱等。如果长时间未得到康复训练,病人容易出现关节挛缩、瘢痕形成、肌腱粘连等问题。

康复治疗应针对上述问题,采取不同的康复治疗方法。可以在医生指导下,做以下几个方面的训练:①消肿。②镇痛。③防止肌肉萎缩及促进肌力恢复。④恢复关节活动度。⑤感觉功能训练。⑥作业治疗。⑦心理康复。⑧支具和夹板的应用。

康复治疗中需注意,被动关节运动训练时,应防止过分牵拉;选择保护性夹板,预防姿势性挛缩等。

运动创伤

常见的运动创伤包括肌肉、肌腱和韧带的损伤、关节软骨损伤、骨软骨炎和神经血管损伤等。合理安排伤后训练,使用支

持带或保护带,正确及时的局部治疗,并注意全身治疗是运动损伤的基本治疗原则。

关节镜术后

关节镜近年在我国发展较快,包括了关节镜下手术修复和重建,除膝关节外,还开展了肩、腕、髋、髁等其他关节的关节镜手术。

常见的问题　关节镜术后常见的问题有疼痛、关节肿胀、伤口或关节内感染、肌肉萎缩、关节软骨破坏、关节囊挛缩和关节活动受限,韧带顺应性和张力下降、组织愈合差和耐力下降等。这些常见的问题是早期康复的主要任务,正确地防治关节镜术后可能出现的并发症,有助于提高关节镜手术治疗效果,改善并恢复受损关节的功能。

康复评定　针对上述问题,可进行相关的检查和功能评定,如疼痛问卷调查、肢体围度测量、肌力检查、关节活动度测量、心肺功能检查、体温与血常规检查,以及 X 线摄片、CT 和 MRI 等检查,从而获得病人受累关节及相关组织的功能状况,为制定和调整康复治疗计划提供依据。

康复治疗

1. **疼痛的治疗**　冷敷或冰敷,关节腔内注射镇痛药物,对疼痛程度较轻者可口服非甾体类消炎镇痛药。

2. **肿胀的处理**　精细的手术操作、减少止血带使用时间、术后适当抬高患肢、加压包扎、冰敷或引流等都能减轻或预防关节肿胀。

3. **感染的预防**　良好的手术操作、合理使用抗生素,对合并有糖尿病等严重慢性疾病者,术前应予以适当的调理以增强抗感染和伤口愈合能力。

4. **关节的稳定**　在一些关节镜术后,

必须有一定时间的固定。需要注意的是固定的持续时间、位置和方法。如老年人肩袖修补术后,用外展支架或枕固定肩关节4～8 周,年轻人则用颈腕吊带悬吊即可。膝关节术后常用带铰链支具,一方面可保持关节稳定,另一方面可将膝关节固定在一定的角度或允许关节在一定范围内做屈伸运动。

5. **关节活动度恢复训练**　早期活动有助于防止关节周围组织的粘连和挛缩,恢复正常的关节活动范围。关节活动度训练包括主动训练和被动训练,在康复治疗师的指导下,大多数锻炼可由病人单独完成,少数则需借助特殊的持续性被动活动器(CPM)来完成。膝关节前交叉韧带重建术后1～2 周可行被动伸膝和主动屈膝,活动度逐步可达 90°,对于后交叉韧带重建的病人,术后1～2 周强调的是主动伸膝和被动屈膝,活动度为 50°～90°;对于单纯的半月板修补术,术后即可试做活动,强度逐步增大。

6. **肌力恢复训练**　肌肉等长收缩训练主要用于关节制动期,每次等长收缩的时间为 5～10 秒钟,必要时可用经皮电神经刺激(TENS)的方法,每次 10 分钟。以后可改为各种关节主动训练方法,常用的方法为渐进抗阻训练。

7. **耐力恢复训练**　也称有氧训练,肩关节外伤后常用的是手动功率车和游泳,膝关节外伤后常用的是功率自动车和游泳等。

8. **本体感觉和协调性恢复训练**　平衡板、踏车、走路、跳绳、跑步、游泳等训练,均可促进本体感觉功能和协调能力的恢复。

末端病

末端病是指腱或韧带止点部因劳损而

引起的组织变性改变。该病在运动员中非常多见，如跳跃膝、肩袖炎、网球肘、髂腰肌小粗隆末端病、跟腱止点末端病等。腱及韧带止点是肌力作用时承受应力的集中点，所以很易受伤。

末端病的康复治疗：①早期可停止局部运动或石膏托固定，部分病人经休息可自行缓解。②局部注射泼尼松（强的松）类药物，目的是消除炎性水肿，抑制纤维组织增生和粘连。③物理因子疗法，如超短波治疗、电脑中频治疗等。④中药熏洗。⑤针灸或推拿治疗。⑥对保守治疗无效者，可考虑手术松解治疗。

软组织损伤

软组织损伤是临床上常见的疾患，多见于局部运动不当或过度负荷，导致局部软组织急性或慢性损伤。常见的软组织损伤有肌筋膜损伤、肌腱及腱鞘损伤、韧带及关节囊损伤、滑囊炎等，好发的部位有颈、肩、腕、腰、膝和踝等。

临床表现主要有局部疼痛和不同程度的功能活动受限。查体时有局部压痛、受累关节肿胀和活动受限，以及相关肌肉的肌力下降和关节稳定性下降等。有关的功能评定包括疼痛问卷、肌力检查、关节活动度检查和日常生活活动能力检查等。

软组织损伤的康复治疗应根据受伤的时间、部位、程度等选择相应的处理方法。①伤后1～2日，应酌情减少局部活动甚至必要时制动，抬高患肢，必要时可局部加压包扎，带护具，冰敷。②2日后仍应减少局部的活动，抬高患肢，可以配合理疗和轻手法按摩。③如有皮肤破损，应注意清创和抗感染治疗。④应注意未受累关节的主动活动，防止肌肉萎缩等制动综合征。⑤1周后应逐渐增加受累关节主动活动，可继续加用理疗和局部按摩。⑥2周后可以进行肌力和关节活动度等功能恢复性训练。⑦应注意加强防护和运动前做好准备活动，避免过度疲劳以防再次受伤。

高血压病

高血压病人的康复评定主要包括高血压病情的评定和功能的评定。高血压病情的评定包括血压的测定、其他危险因素评定（如：血糖、糖化血红蛋白、血脂、肝肾功能等）和确定靶器官损害的辅助检查；功能的评定包括肢体功能评定、认知功能评定、生活自理能力评定。

高血压病的康复治疗主要强调非药物治疗，其主要内容包括：改变不良生活方式、运动疗法、气功、放松技术和物理因子治疗。这些康复治疗方法适合于各型高血压病人。对于轻度高血压病人单纯用康复治疗可以使血压得到控制；对于中度或重度高血压病人，康复治疗可以有效地协助降低血压，减少药物使用量及靶器官损害，提高日常生活活动能力和生活质量。

高血压病人运动治疗有利于降低外周血管阻力，强调低至中等运动强度、较长时间、大肌群的动力性运动（有氧训练），因为低至中等强度运动更容易被病人接受和坚持，同时出现骨骼肌损伤和心血管并发症的可能性更小。运动强度过大对病人无益，所以高血压病人不提倡高强度运动。具体的训练方法包括：有氧训练、抗阻运动及祖国传统医学中的运动训练方法（气功等），放松技术，物理因子治疗。有氧训练常用方式为医疗步行、踏车、游泳、慢节奏交谊舞等，运动强度一般为50%～70%最大心率或40%～60%最大吸氧量，停止活动后心率应在3～5分钟内恢复正常，每次总的锻炼时间为30～40分钟，中间需穿插休息，每周坚持4～6次。

气功包括动功和静功两大类,主要通过调心(意念集中)、调身(姿势或动作)、调息(呼吸)来改善全身功能。放松技术包括物理性放松方法,如 Jacobson 渐进放松技术、Mitchell 生理放松技术、按摩和 Alexander 技术;非物理性放松方法,包括 Hatha 瑜珈和 Benson 放松治疗法。研究表明这些放松技术可以明显减弱高血压病人应激时血压升高的反应。

物理因子治疗也可用于早期轻度高血压的康复治疗,常用的方法包括直流电离子导入、脉冲超短波治疗、穴位磁疗及水疗等。

慢性阻塞性肺疾病

慢性阻塞性肺疾病是一种以不完全可逆性通气受限为特征的慢性肺部疾病,呈进行性发展,与肺部对有害气体或有害颗粒的异常炎症反应有关。

临床表现   临床表现为咳嗽咳痰、劳力性呼吸困难,严重时可出现呼吸衰竭症状。

慢性阻塞性肺疾病可使病人呼吸费力、运动耐力下降,可显著影响病人的日常生活能力,可进一步发展为呼吸衰竭、肺源性心脏病,甚至心力衰竭。世界卫生组织和各国的慢性阻塞性肺疾病防治指南均已将呼吸康复列为稳定期慢性阻塞性肺疾病非药物治疗中的主要推荐疗法。康复治疗能够延缓慢性阻塞性肺疾病病人肺功能损害的进展、缓解呼吸困难症状、提高病人的日常生活和自理能力、改善生存质量和减少慢性阻塞性肺疾病导致的致残率等,不同严重程度的慢性阻塞性肺疾病病人均可从中受益。

对于慢性阻塞性肺疾病急性发作期病人,应进行积极的内科治疗,在病情平稳后需在专科医生的指导下进行积极的康复治疗。

康复评定   在进行康复干预之前,需要对病人进行系统的康复评定,明确疾病对病人呼吸功能、肺功能、运动耐力及日常生活能力影响的程度,然后制定相应康复治疗方案。目前,评定呼吸功能的方法有呼吸困难分级法;评定肺功能的方法有肺活量、第一秒用力呼气量等方法;评定运动能力的方法有平板或功率自行车运动试验、6 分钟或 12 分钟行走距离测定等方法;日常生活能力评定可用慢性阻塞性肺疾病日常生活能力评定法,该方法根据病人对日常生活的耐受能力将日常生活能力分为 0~5 级;另外,还可评定病人的心理状态、营养状态和生活质量。

康复治疗   慢性阻塞性肺疾病的康复治疗主要包括呼吸训练、排痰训练、运动训练、日常生活指导等,具体如下:①呼吸训练主要以重建腹式呼吸模式、增强胸廓活动度及纠正驼背姿势为目的。重建腹式呼吸模式的方法包括缩唇呼气法、暗示呼吸法、缓慢呼吸法和膈肌体外反搏呼吸法等。②排痰训练,包括体位引流、背部叩击、震颤及直接咳嗽等方法,以促进呼吸道分泌物排出、降低气流阻力,减少支气管、肺的感染。③运动训练是慢性阻塞性肺疾病康复治疗的重要组成部分,主要包括下肢训练、上肢训练和呼吸肌训练。下肢训练可采用快走、划船、骑车、登山等训练方法;上肢训练可采用手摇固定功率车训练和提重物训练等训练方法;呼吸肌训练一般包括增强吸气肌练习和增强腹肌练习两部分,增强吸气肌力量可使用抗阻呼吸器来进行练习,增强腹肌力量可通过做挺腹练习来进行。④日常生活指导,主要包括指导病人学习使用热量节省技术、改善营养状态和纠正不良的心理行为及学会如何正确使用氧疗等,同时戒烟对于慢性阻塞性肺疾病病人也非常重要。

糖尿病

糖尿病是一组常见的以血浆葡萄糖水平增高为特征的代谢性内分泌疾病,其基本病理生理为绝对或相对胰岛素分泌不足和胰升糖素活性增高所引起的代谢紊乱,包括糖、蛋白质、脂肪、水及电解质等,严重时常导致酸碱平衡失调。其特征为高血糖、糖尿、葡萄糖耐量减低及胰岛素释放试验异常。

临床表现　临床上早期无症状,至症状期才有多食、多饮、多尿、烦渴、善饥、消瘦或肥胖、疲乏无力等症群,久病者,特别是高血糖长期得不到控制的病人容易导致眼、肾、神经以及心脏和周围血管等组织器官的并发症,已成为糖尿病致死和致残的主要原因。

康复评定　糖尿病病人的康复评定主要包括与糖代谢相关的生化指标测定(如:血糖、糖化血红蛋白、血脂、肝肾功能等)、肢体的感觉和运动功能评定、日常生活自理能力评定及心理的评定。其中糖化血红蛋白测定可反映取血前 4～12 周血糖的总水平,可弥补空腹血糖只反映瞬时血糖值之不足,是糖尿病控制的重要检测指标之一。

康复治疗　至今为止,糖尿病尚无根治方法,为了达到糖尿病康复治疗目标,单靠一种治疗方法是不够的,而必须采取综合的治疗方法,这种方法适用于各种类型的糖尿病病人,是目前治疗糖尿病最有效的方法。治疗的方法包括 5 个方面:①饮食疗法。②运动疗法。③药物治疗。④糖尿病健康教育。⑤血糖监测。其中起直接

作用的是饮食疗法、运动疗法和药物治疗 3 个方面,而糖尿病健康教育和血糖监测则是保证这 3 种治疗方面正确发挥作用的必要手段。

饮食疗法是糖尿病治疗中一项最基本的治疗措施。饮食治疗的重点是为病人决定饮食中三大营养物质的理想比例以及制定详细的实施方案。

运动疗法是糖尿病康复治疗基本方法之一,运动疗法主要适用于轻度和中度的 2 型糖尿病病人,肥胖型 2 型糖尿病是最佳适应证。对稳定期的 1 型糖尿病病人,病情得到较好控制后也可进行运动锻炼,以促进健康和正常发育。比较适合糖尿病病人的运动方式有步行、慢跑、游泳、划船、阻力自行车,有氧体操等有氧训练,适当的球类活动、太极拳、木兰拳、原地跑或登楼梯等也是一些简单可用的运动锻炼方法,可根据病人的兴趣爱好和环境条件加以选择。

糖尿病的饮食疗法和运动疗法并不排斥药物治疗,对于单纯用饮食疗法和运动疗法血糖控制效果欠佳的病人,应尽早在专科医生的指导下使用降糖药物,从而将病人血糖控制在理想范围,尽可能减少由于血糖升高引起的各种并发症。

骨质疏松症

骨质疏松症是由多种原因引起的一种全身性骨代谢疾病,以骨量减少、骨组织显微结构退化、骨的韧性降低和骨折危险程度增加为特征的疾病。骨质疏松症是中老年人和绝经后女性的常见病和多发病。骨质疏松症分为两大类,即原发性骨质疏松症和继发性骨质疏松症。前者指年龄较大或女性绝经后骨组织的病理生理变化所致;后者指某些原因或疾病引起的骨质疏

松。骨质疏松是引起腰背疼痛、肩关节和足跖关节疼痛的主要原因之一。

临床表现 骨质疏松症病人常常由于骨质疏松导致的疼痛、骨折或者担心可能因骨折而出现的功能障碍、活动受限，严重影响其日常社会活动，导致生存质量受到显著影响，因此需要进行积极的康复干预。

康复评定 骨质疏松症的康复评定主要包括骨量和骨质量的评定、疼痛评定、骨折风险评定3个部分，通过这些评定可以了解病人的骨质疏松的程度、目前存在的问题，为制定康复方案提供依据。

康复治疗 骨质疏松症的康复治疗应采取综合性措施，包括饮食与营养及适当的钙剂补充，日晒与运动，抗骨质疏松药物的应用及配备一些生活辅助性器具等；物理疗法、针灸推拿等对缓解疼痛等症状具有良好的疗效；对有骨畸形者应采用局部固定或其他矫形措施防止畸形的加剧；有骨折者应对骨折部位、程度进行评定，给予牵引、复位、固定或手术治疗，同时应尽早予以康复治疗，以尽可能减少制动或失用所致的骨质疏松。

治疗骨质疏松症的药物按其作用机制大致分为3类：抗骨重吸收药物、促骨形成药物及骨矿化药物，当病人疼痛明显时，可予以非甾体类镇痛剂治疗。

运动可通过肌肉收缩对骨产生应力刺激，从而刺激骨形成。运动还可通过神经内分泌的调节机制，对骨形成提供充分的矿物营养素，使骨骼矿含量增加。运动有利于使绝经后女性的雌激素含量增加，使骨组织对甲状旁腺激素的感受性降低，减弱破骨细胞的活动。骨质疏松症者，大多是老年人或长期卧床者，进行运动时，要注意到运动量的大小。运动的强度应以病人能够耐受，不出现疲劳。一般可在专科医生的指导下，根据病人日常生活习惯和运动喜好，选择合适的运动方式，如步行、太极拳等。

骨质疏松症经过以上综合的康复治疗以后，大部分都能使疼痛等症状得到缓解，生活质量得到明显的改善。

恶性肿瘤

目前，恶性肿瘤主要治疗手段有包括手术切除、放疗和化疗等方法在内的综合治疗。恶性肿瘤本身及上述治疗均可使病人出现一系列需要康复医学介入的问题，如：疼痛、截肢、心肺功能的失健及心情低落等。对这些问题进行恰当的康复干预已成为使恶性肿瘤综合治疗方案中不可缺少的一部分。

康复评定 对恶性肿瘤病人进行康复治疗前，同样需要康复评定。一般疼痛的评定可以采用视觉模拟疼痛评定法、五级分类法或McGill疼痛问卷来评定，前两种方法简便易行。身体活动能力的评定可依据Karuafsky活动指数表或斯维兹合作组活动指数表进行评定。病人生活质量的评定可以通过功能独立性测量（FIM）来进行评定。病人的心理状况的评定可以采用汉密尔顿焦虑量表及汉密尔顿抑郁量表来进行评定。

康复治疗 恶性肿瘤的康复治疗以综合性治疗为宜，包括物理治疗、作业治疗、言语治疗、心理治疗、传统康复方法治疗和康复工程等。要组合优化各康复治疗方法，发挥协同作用，尽可能帮助肿瘤病人提高他们的生活质量。恶性肿瘤的心理康复主要包括支持疏导方法、集体疗法、合理情绪疗法、自我调节法、放松疗法等方法。其他问题的康复方法主要包括止痛疗法、运动疗法、营养治疗及祖国传统医学方法。

　　统计数据表明：约有50％的肿瘤病人伴有不同程度的疼痛。而癌痛病人中，50％病人出现中等至重度的疼痛，30％病人有剧烈至难以忍受的疼痛。针对恶性肿瘤引起的疼痛，康复治疗方法包括药物性方法和非药物性方法，其中药物治疗一般遵循按阶梯用药、按时用药、口服给药、个体化给药等原则。辅助药物包括对特殊类型疼痛有效的抗抑郁剂、抗焦虑剂、抗惊厥剂和皮质类固醇等药物。非药物疗法包括物理疗法、社会心理干预法、毁损性疗法等，需由有经验的医生实施治疗。

　　运动疗法是肿瘤康复的最常使用的方法之一。运动可增强病人的呼吸功能，如增加肺活量、防止肺纤维化等；改善病人的消化系统功能，提高全身的营养状态，减少放化疗反应，提高放化疗的完成率等；还可有效地增强心血管功能，调节神经内分泌，提高免疫功能，改善精神心理状态。常用的运动疗法有太极拳、散步、医疗步行训练等。

第64章

医院基本膳食介绍

普　食

　　普食接近正常人饮食，每日供应早、午、晚三餐，一般热量分配比例为早餐25％～30％，午餐40％，晚餐30％～35％。每餐之间间隔4～6小时。普食适用于体温正常、咀嚼和吞咽功能正常、消化功能正常、膳食上无特殊治疗要求的各类病人。

　　膳食配制应以均衡营养为原则，每日供给的营养素应达到或接近成年人轻体力活动的膳食参考摄入量的要求。主、副食应注意多样化，每日谷类250～300克、蔬菜400～500克，其中深色蔬菜占一半以上、水果200～400克、鱼虾畜禽类150～200克，其中鱼虾和禽肉占一半以上、禽蛋50克、奶制品200～300克、豆制品100～200克，烹调油25克，盐5克。合理烹调，以增进食欲并促进消化吸收。

　　普食时食物选择方法如下。①适宜食物：各种食物均可食用，与正常人饮食大致相同。②忌用、少用食物：尽量少用刺激性强的食物或调味品，如辣椒、大蒜、芥末、胡椒、咖喱等，以及难消化的食物、过分坚硬的食物以及容易产气的食物，如油炸食物、动物油脂、干豆类等。

软　食

　　软食是一种比普食更容易消化的膳

食。常作为疾病恢复期从半流质至普通饭过渡膳食。适用于轻度发热、消化不良、胃纳差、溃疡病、咀嚼不便（如拔牙）而不能进食大块食物者、疾病恢复期、老年及小儿病人，也可用于痢疾、急性肠炎等恢复期病人，以及肛门、结肠及直肠等术后病人。

软食的膳食原则与普食大致相同，饮食应细软、易咀嚼、易消化，少用含有粗纤维和动物肌纤维多的食物，或经切碎、煮烂后食用。视病人情况，必要时可少量多餐，除三次主餐外，加餐1～2次。软食中的蔬菜及肉类均需切碎、煮烂，丧失许多维生素和矿物质，建议适量食用维生素矿物质补充剂。

软食时食物选择方法如下。①适宜食物：软米饭、小米粥、面条、馒头、面包、蛋糕、水饺、馄饨等；牛肉、猪肉、羊肉、鸡肉要切碎煮烂；蛋类可食用，但油炸油煎烹调方法要避免；蔬菜类除土豆芋艿外，青菜、鸡毛菜、塌棵菜都要切碎煮烂后食用。②忌用、少用食物：忌油煎炸食物、强烈刺激性调味品。不宜用硬果类如花生仁、核桃、杏仁、榛子等，但制成花生酱、杏仁酪、核桃酪后宜食。不宜用凉拌蔬菜、含粗纤维多的蔬菜，如芹菜、韭菜、豆芽菜、竹笋、榨菜、生萝卜等。

半流质膳食

半流质膳食是介于软食与流质饮食之间，外观呈半流体状态、细软、更易于咀嚼和消化的膳食。是限量、过渡期饮食，不宜长期食用。半流质饮食适用于发热较高者、消化道疾病（如腹泻、消化不良、胃肠炎）病人、口腔疾病病人、耳鼻喉术后病人，以及身体虚弱、缺乏食欲者。

半流质膳食时全日供给蛋白质50～60克，脂肪40～50克，碳水化合物250克，总热量6 690千焦（1 600千卡）左右。少量多餐，除三次主餐外，加餐2～3次。食物制备皆细软、易咀嚼、吞咽。少刺激性少粗纤维的半固体食物，每餐食物的总容量不宜超过300毫升。腹部手术后病人禁用产气食物。

半流质膳食时食物选择方法如下。①适宜食物：大米粥、小米粥、挂面、切面、馒头、包子、水饺、馄饨、饼干等；可以食用肉末、鸡末、虾仁、鱼等或者各种肉松、鱼松、肝松、肉汤、鱼汤等；炖蛋、水煮嫩蛋；如无消化道疾病可采用少量嫩碎细叶；豆浆、豆腐、乳腐、嫩百叶；枣子汤、桂圆莲心汤、绿豆百合汤。②忌用、少用食物：忌粗纤维、粗粮、咀嚼吞咽不便的食物，不宜用大量肉类、豆类、大块蔬菜、油炸食品。

流质膳食

流质膳食是食用液体或入口即化成液体的食物。它是一种不平衡膳食，不宜长期食用。根据需要可分为5种形式，即流质、浓流质、清流质、冷流质和不胀气流质（忌甜流质）。它适用于高热，食欲差，咀嚼，吞咽困难者；胃肠道炎性疾病；手术后的初始进食；重危病人禁食后初始进食。

流质膳食时所用食物皆需制成液体或进口即能熔化成液体者，无颗粒状。每日蛋白质20～30克，总热量3 340～4 180千焦（800～1 000千卡）。每日供给6～7餐，每次容量200～300毫升，每日液体总量2 000毫升左右。避免过咸或过甜，甜咸间隔搭配。应根据病情不同设计不同的食谱。

流质膳食时食物选择方法如下。

①适宜食物：肠内营养粉、脱脂牛奶、米汤、米糊、面汤、无油肉汤、蛋花汤、蔬菜汁、果汁、杏仁茶、藕粉、葛根粉等。②忌用、少用食物：一切非流质的固体食物、多膳食纤维食物以及过于油腻、厚味食物均不宜选用。

第65章

常规治疗膳食

高热量膳食

高热量膳食热量供给每日每千克体重146～209千焦(35～50千卡)，总热量在每日8 360千焦(2 000千卡)以上，以满足营养不良和代谢病人需要。高热量膳食适用于消瘦或体重不足者、营养不良和吸收障碍综合征者；甲亢、烧伤恢复期病人、结核病、伤寒恢复期癌症等，常与高蛋白质饮食同时使用。

高热量膳食的原则是在均衡膳食的原则下，鼓励病人增加食物量，摄入量应循序渐进，少量多餐，避免造成胃肠功能紊乱。除三次正餐外，可加2～3餐点心，视病情和病人的喜好选择点心的品种。除正常膳食外，另选用肠内营养制剂，增加热量和相关营养素的摄入。

高热量食物选择原则：①宜用食物：各类食物均可食用，加餐以面包、馒头、蛋糕、牛乳、藕粉、马蹄粉等含热量高的食物为佳；②忌、少用食物：无忌、少用食物，只需注意应用高热量食物代替一部分低热量食物。

高蛋白质膳食

高蛋白质膳食指蛋白质含量高于正常人的膳食，蛋白质摄入量每日每千克体重1.2～2.0 g，占总热量20%。需在原有膳食的基础上额外增加蛋白质的供给量，促进机体蛋白质合成利用，以减少蛋白质的分解供能。高蛋白质膳食适用于以下病人：严重营养不良、贫血和低蛋白血症；高代谢和高消耗的疾病；重症感染性疾病；大手术前后。另外，孕妇、乳母和生长发育期儿童也需要高蛋白膳食。肝昏迷或肝昏迷前期、急性肾炎、急/慢性肾功能不全、尿毒症病人不宜采用。

高蛋白质膳食膳食原则：在高热量的基础上提高蛋白质的供给量，蛋白质每日90～120 g，优质蛋白质占1/2以上。实际操作中可在原来膳食的基础上添加富含蛋白质的食物。如在午餐和晚餐中增加一个荤菜(如炖排骨、牛腩煲、炒虾仁等)，或者在正餐外加餐。

高蛋白质膳食多选用含蛋白质高的食物，如瘦肉、动物内脏、蛋类、乳类、鱼类、豆类；含碳水化合物高的食物，如谷类、薯类、山药、荸荠、藕等,并选择新鲜蔬菜和水果,达到均衡膳食的目的。

低蛋白质膳食

低蛋白质膳食控制每日膳食中的蛋白质总量,以减少含氮的代谢产物,减轻肝、肾负荷,在限量蛋白质的前提下,提高足够的热量和其他营养素。每日蛋白质摄入量一般不超过 40 g。低蛋白质膳食用于肾脏疾病、慢性肾衰竭(尿毒症)、肝功能衰竭等病人。

低蛋白膳食时应在蛋白质限量范围内尽量选用优质蛋白质食物,如蛋、乳、瘦肉类等,以增加必需氨基酸含量,避免负氮平衡。保证充足的热量,才能节省蛋白质的消耗,减少机体组织的分解。可采用麦淀粉、马铃薯、甜薯、芋头等代替部分主食以减少植物性蛋白质的来源。注意烹调的色、香、味、形和食物的多样化,以促进食欲。

低蛋白质膳食时食物选择:①适宜食物:蔬菜类、水果类、麦淀粉、甜藕粉、马铃薯、芋头等低蛋白质的淀粉类食物。谷类食物含蛋白质 6%～11%,且为非优质蛋白质,根据蛋白质的限量标准应适当限量使用。②忌、少用食物:含蛋白质丰富的食物,如豆类、干果类、蛋、乳、肉类等,但为了适当供给优质蛋白质,可在蛋白质限量范围内,适当选用蛋、乳、瘦肉、鱼类。

低脂膳食

低脂膳食的特点是控制每日膳食中的脂肪摄入总量和饱和脂肪酸摄入量。根据我国实际情况,建议将脂肪限量程度分三种。①严格限制脂肪膳食:膳食脂肪供能占总热量的 10% 以下,脂肪的总量每日不超过 20 克。②中度限制脂肪膳食:脂肪占总热量的 20% 以下,相当于成年人每日脂肪摄入总量不超过 40 克。③轻度限制脂肪膳食:限制膳食脂肪供能不超过总热量的 25%,相当于每日摄入脂肪总量在 50 克以下。低脂膳食适用于以下病人:急、慢性肝炎;肝硬化;胆囊疾病;胰腺疾病;高脂血症;冠心病;高血压;肥胖症等。

膳食原则为:膳食中营养素的供给量视病情而定,除脂肪外,其他营养素应力求平衡。可适当增加豆类、豆制品、新鲜蔬菜和水果的摄入量。严格限制脂肪的饮食营养不均衡,难以长期坚持,随病情好转,脂肪摄入量应逐渐递增,占总热量的 15%～25%。

食物选择方法:①适宜食物:米、面条、鸡蛋白、豆腐、豆浆、各种蔬菜、脱脂奶、低脂奶、鱼、虾、海参、去脂禽肉。②忌用、少用食物:肥肉、奶油、猪油、肥禽、全脂奶粉、烤鸭、油酥点心、巧克力、坚果等。除选择含脂肪少的食物外,还应减少烹调用油。禁用油煎、炸或暴炒食物,可选择蒸、煮、炖、煲、熬、烩、烘、烤等。

低胆固醇膳食

低胆固醇膳食指在低脂膳基础上,控制每日膳食中的胆固醇含量 300 毫克以下,饱和脂肪酸供能占总热量＜10%。适用于高血压、冠心病、胆结石、高胆固醇血症等病人。

膳食原则是:少选用富含饱和脂肪酸的陆地动物性食品,尤其忌用猪油、牛油、肥肉、奶油等动物油脂;增加粗粮、杂粮、新鲜蔬菜和水果,多用香菇、木耳、海带、豆制品,以满足维生素、矿物质和膳食纤维的供给量,促进胆固醇代谢。适量选用茶油、橄榄油等单不饱和脂肪酸含量丰富的油脂,有助于调节血脂。

食物选择方法：①适宜食物：米面、低脂奶、酸奶、鱼、虾、去皮禽肉、瘦肉、豆制品、海带、芹菜、茄子、黑木耳、菌菇类等。②忌用、少用食物：油炸食品、全脂奶、猪肉、肥禽等高脂肪食物，冰淇淋、巧克力、奶油蛋糕、油酥点心等高热量食物，蟹黄、动物内脏、鱿鱼等高胆固醇食物。

少渣膳食

少渣膳食的特点是限制膳食中的粗纤维，减少植物性纤维和动物食物中的结缔组织，以减少消化道的刺激和梗阻、减少粪便数量。适用于消化道狭窄并有阻塞危险的病人，如食管炎、食管静脉曲张及消化道手术、肠炎恢复期、肠道肿瘤、消化道出血等。

少渣膳食的原则是尽量少用富含膳食纤维的食物，如蔬菜、水果、粗粮、整粒豆、硬果，以及含结缔组织多的动物跟腱、老的肌肉。选用的食物应细软、渣少、便于咀嚼和吞咽，如肉类应选用嫩的瘦肉部分，蔬菜选用嫩叶、花果部分，瓜类应去皮，食物均需切小制软，蔬菜去粗纤维后制成泥状。同时减少膳食中脂肪。少量多餐、根据病情可采用少渣半流或少渣软饭。

食物选择方法：①适宜食物：烂饭、粥、小馒头、白面包、鱼虾、嫩碎瘦肉、豆浆、豆腐、鲜奶、酸奶、奶酪、鸡蛋、去皮胡萝卜、去皮冬瓜、去皮籽西红柿、土豆、粉皮、粉丝、南瓜、藕粉等。②忌用、少用食物：粗粮、玉米、糙米、油炸食品、整粒的豆、硬果、多纤维的蔬果如芹菜、韭菜、笋类、菠萝、易产气的葱头、萝卜、油炸食物等。

高纤维膳食

高纤维膳食的特点是增加膳食中膳食纤维，以增加粪便体积及含水量，刺激肠道蠕动、降低肠腔内的压力，促进粪便中的胆汁酸和肠道有害物质的排出。适用于便秘、肛门手术后恢复期、心血管疾病、糖尿病、肥胖病、胆囊炎、胆结石等病人。

高纤维膳食的原则是增加含粗纤维食物，如韭菜，芹菜，粗粮，麦麸等，膳食中的膳食纤维总量应不低于每日30克；多饮水，每日饮水2 000毫升以上，以刺激肠道蠕动。

食物选择方法：①适宜食物：小米、玉米、黑米、全麦面包、各种豆类、芹菜、韭菜、笋类、香菇、海带、魔芋等。②忌用、少用食物：过于精细的食品、辛辣刺激的食物。

低盐膳食

低盐膳食的特点是控制膳食中钠盐的摄入量。适用于高血压、心力衰竭、急慢性肾炎、妊娠期高血压疾病、各种原因引起的水潴留等病人。

其膳食原则是将每日膳食中的食盐限制在1～4克，据具体病情确定每日摄入的具体食盐量。水潴留明显者则每日1克，一般心血管病病人为每日4克。食盐应先称重后在烹调时加入。限盐的膳食比较乏味，应合理烹调以提高病人食欲。一些含钠高的食物，如芹菜、菜心、豆腐干等，可用水煮或浸泡去汤方法减少其含钠量，也可采用番茄汁、芝麻酱、糖醋等调味。烹调时注意色、香、味、形，尽量引起食欲。必要时可适当选用市售的低钠盐或无盐酱油，这类调味剂以氯化钾代替氯化钠，但是高血钾者不宜使用。

食物选择时，应忌用或少用以下食物：咸大饼、油条、咸花卷、咸饼干、咸蛋、咸肉、火腿、酱鸭、皮蛋、香肠、红肠、咸菜、酱菜及其他盐腌食品。

第66章

特殊疾病治疗膳食

2型糖尿病饮食营养治疗

饮食治疗目的　保持理想的代谢值,包括血糖、血脂与血压;预防和治疗糖尿病慢性并发症;通过健康饮食治疗和运动,改善营养状况和生活质量。

饮食原则　遵循平衡膳食合理营养的原则,在限制总热量、合理搭配下,饮食计划可以包括各种病人喜欢的食物,食物品种尽可能地多,以满足机体对各种营养素的需求。在不违背营养原则的条件下,选择的食物与烹调方法应尽量顾及病人的饮食习惯,以提高营养治疗的可操作性和依从性。在烹调方法上多采用蒸、煮、烧、烤、凉拌的方法,合理安排餐次,饮食定时定量。餐后血糖高病人,可在总热量不变前提下分成4餐或5餐,对于注射胰岛素或口服降糖药者,可在两餐或睡前加餐。

根据病人的体型和体力活动决定每日热量供给量(表66-1)。

表 66-1　**糖尿病病人每日热量供给量（千卡/千克体重）**

体型	卧床	轻体力劳动	中体力劳动	重体力劳动
消瘦	25	35	40	45
正常	20	30	35	40
肥胖	15	25	30	35

注:儿童糖尿病人所需热量可按年龄计算,1岁时每日供给1 000千卡,以后每岁递增100千卡。或按公式计算:一日热量＝1 000＋(年龄－1)×100千卡。

食物选择

1. 宜食食物　成人谷类及其制品每日200～300克,其中粗杂粮占25%左右。保证每日蔬菜500克左右,以深色叶菜为主,高淀粉的薯类、南瓜、芋头等,应计算在总热量中,替换主食。水果每日100～200克,选用低糖分低血糖指数的水果,如樱桃、柚子、苹果、梨、草莓等。每日100～200克瘦禽鱼虾,少吃肥肉和内脏。1～2杯奶、最好选用低脂或脱脂奶。100～200克豆制品。

2. 忌食食物　肥肉、动物内脏、油炸食品、腌制食品、精制的谷类、甜饮料、果脯、高度酒类。

高尿酸血症和痛风的饮食营养治疗

饮食治疗目的　调整饮食习惯和生活方式,减少嘌呤摄入、促进尿酸的排泄,防止或减少痛风发作,改善伴随的糖脂代谢紊乱。

饮食原则　结合病情适当限制热量，热量在每日 1 500～1 800 千卡或每日每千克体重 25 千卡，适当增加体力活动，尽量达到健康体重(BMI 18.5～24)。饮食清淡，减少脂肪摄入，减少红肉和海鲜的摄入。适量增加低脂牛奶、鸡蛋。保证新鲜蔬菜水果摄入，增加各种蔬果、鲜果汁、海藻、紫菜、海带等，使尿液 pH 值升高，有利于尿酸盐的溶解，且西瓜与冬瓜还有利尿作用，对痛风治疗有利。每日应饮水 2 000 毫升以上，以普通开水、淡茶水、矿泉水、鲜果汁、菜汁等为宜。忌饮啤酒和白酒。少吃动物内脏、凤尾鱼、肉汁、沙丁鱼等含嘌呤高的食物。最新研究表明含嘌呤的蔬菜、粗粮、豆制品与尿酸的水平并没有相关关系。

因此高尿酸血症病人不必禁忌这些食物。

食物选择　一般人日常膳食摄入嘌呤为 600～1 000 毫克，在急性期，嘌呤摄入量应控制在 150 毫克/日以内，对于尽快终止急性痛风性关节炎发作，加强药物疗效均是有利的。在急性发作期，宜选用第一类含嘌呤少的食物，以牛奶及其制品、蛋类、蔬菜、水果、细粮为主。在缓解期，可增选含嘌呤中等的第二类食物，但应适量，尤其不要在一餐中进肉食过多。不论在急性或缓解期，均应避免含嘌呤高的第三类食物，如动物内脏、沙丁鱼、凤尾鱼、小鱼干、牡蛎、蛤蜊、浓肉汁、浓鸡汤及鱼汤、火锅汤等。食物按嘌呤含量分为 3 类，供选择食物时参考(表 66-2)。

表 66 2　食物嘌呤含量分类

第一类　含嘌呤较少，100 克含量＜50 毫克
- 谷薯类：大米、米粉、小米、糯米、大麦、小麦、荞麦、富强粉、面粉、通心粉、挂面、面条、面包、馒头、麦片、白薯、马铃薯、芋头。
- 蔬菜类：白菜、卷心菜、芥菜、芹菜、青菜叶、空心菜、芥蓝菜、茼蒿菜、韭菜、黄瓜、苦瓜、冬瓜、南瓜、丝瓜、西葫芦、菜花、茄子、豆芽菜、青椒、萝卜、胡萝卜、洋葱、番茄、莴苣、泡菜、咸菜、葱、姜、蒜头、荸荠。
- 水果类：橙、橘、苹果、梨、桃、西瓜、哈密瓜、香蕉、菜果汁、果冻、果干、糖、糖浆、果酱。
- 乳类及蛋类：鸡蛋、鸭蛋、皮蛋、牛奶、奶粉、芝士、酸奶、炼乳。
- 硬果及其他：猪血、猪皮、海参、海蜇皮、海藻、红枣、葡萄干、木耳、蜂蜜、瓜子、杏仁、栗子、莲子、花生、核桃仁、花生酱、枸杞、茶、咖啡、碳酸氢钠、巧克力、可可、油脂(在限量中使用)。

第二类　含嘌呤较高，100 克含 50～150 毫克
- 米糠、麦麸、麦胚、粗粮、绿豆、红豆、花豆、豌豆、菜豆、豆腐干、豆腐、青豆、豌豆、黑豆。
- 猪肉、牛肉、小牛肉、羊肉、鸡肉、兔肉、鸭、鹅、鸽、火鸡、火腿、牛舌。
- 鳝鱼、鳗鱼、鲤鱼、草鱼、鳕鱼、鲑鱼、黑鲳鱼、大比目鱼、鱼丸、虾、龙虾、乌贼、螃蟹、鲜蘑、芦笋、四季豆、鲜豌豆、昆布、菠菜。

第三类　含嘌呤高的食物，100 克含 150～1 000 毫克
　　猪肝、牛肝、牛肾、猪小肠、脑、胰脏、白带鱼、白鲇鱼、沙丁鱼、凤尾鱼、鲢鱼、鲱鱼、鲭鱼、小鱼干、牡蛎、蛤蜊、浓肉汁、浓鸡汤及肉汤、火锅汤、酵母粉。

以上资料与分类，摘自多种来源，由于食物品种、分析方法有别，所得结果不尽相同，而且烹调方法对食物亦有影响，如肉类煮沸后，熟肉会丢失部分嘌呤到汤液中。

慢性肾病的饮食营养

饮食治疗目的　防止或减少机体内蛋

白质的分解,维持氮的总平衡,保证机体良好的营养状况。同时可以阻止或减少尿毒症毒素聚积,纠正水、电解质紊乱和酸碱平衡,减缓肾功能恶化的进程。

饮食原则 非透析的病人应根据肾功能,选用高生物价低蛋白饮食,目前有以下4种类型。

1. **低蛋白质饮食** 蛋白质每日提供每千克体重 0.8~1.0 克,其中高生物价的优质蛋白质占 50%~60% 以上。适合于肾功能不全代偿期的病人。

2. **麦淀粉饮食** 蛋白质每日提供每千克体重 0.55~0.6 克,其中高生物价的优质蛋白质占 50%~60% 以上。适合于氮质血症的病人。

3. **极低蛋白质饮食＋必需氨基酸饮食** 蛋白质每日提供 0.28 克/千克体重(相当于蛋白质 16~20 克)＋9 种必需氨基酸 10~20 克。口服每日 3~5 次,静脉滴注每日 1 次,每分钟 15 滴的速度。蛋白质的种类选择放宽,无需严格的高生物价蛋白质食物。适合于尿毒症者和对麦淀粉饮食耐受力差的病人。

4. **极低蛋白质饮食＋α 酮酸饮食** 蛋白质每日每千克体重提供 0.28 克(相当于蛋白质 16~20 克)＋α 酮酸(0.1~0.2 克/千克体重)。口服每日 5~6 次。

控制蛋白质摄入的同时,保证充足的热量供给,按每日每千克体重 30~35 千卡供给,可节约蛋白质,保证其充分利用,减少蛋白质的分解。脂肪的摄入低于 30% 总热量。降低饱和脂肪酸和胆固醇的摄入量。注意补充钙和维生素 D,限制磷的摄入量。少尿合并高血钾时,每日摄入钾应低于 600~2 000 毫克。避免食用果汁,慎重选用蔬菜和水果。有水肿和高血压应限制钠盐的摄入,应根据血钠调整钠盐在每日 1~3 克。膳食纤维摄入量每日在 20~

25 克。水的摄入量视尿量和呕吐等情况考虑,必要时控制水分的摄入。

食物选择

1. **宜用食物** 含优质蛋白质的食物,如牛奶、瘦肉、蛋类、鱼类和禽类等。含淀粉类高的食物,如麦淀粉、玉米淀粉、土豆淀粉等。含蛋白质低,热量高的食物,如山药、芋头、南瓜、粉丝、荸荠、藕粉等。含钙丰富的食物,如牛奶、海产品、海藻、油菜、芹菜等。

2. **忌食食物** 过咸的食物如咸鱼、榨菜、咸肉以及各种盐腌的食品。含磷较高的食物如各种动物类食物、未经加工的谷类和豆类、坚果类等。含辛辣刺激性食物,花椒、咖啡、酒。

透析病人的饮食治疗

饮食治疗目的 透析病人营养不良的发生率很高,营养治疗的目的是纠正或维持良好的营养状态,预防或减轻肾功能衰竭所致代谢紊乱引起的尿毒症症状。

饮食原则 热量供给充足,每日每千克体重 35~40 千卡,热量的来源以碳水化合物和脂肪为宜。透析时蛋白质和氨基酸均会不同程度丢失,应增加蛋白质供给,每日 1.0~1.4 克/千克体重,其中优质蛋白质占 50% 以上。膳食中脂肪的摄入低于 30%,控制饱和脂肪酸(不超过总热量的 10%)和胆固醇(<300 毫克)。透析病人常呈负钙平衡,故透析病人每日应提供钙的摄入量达 1 000~1 200 毫克。透析治疗时血液中水溶性维生素严重下降,如 B 族维生素、维生素 C 和叶酸等应补充。

食物选择

1. **宜食食物** 含优质蛋白质的奶及奶制品、蛋类、瘦肉类、鱼类和虾等;含钙丰富的海带、海藻、虾皮、芹菜等;含糖较多的粉丝、藕粉、果冻等淀粉类食品。

2. **忌食食物**　含非必需氨基酸较多的干豆类、坚果类等。含钠较高的咸鱼、腊肠等各种盐腌、熏腊食品等。

尿路结石的饮食

尿路结石病人应足量饮水,每日饮水量 2 500～3 000 毫升,以利于稀释尿液,增加结石的排出。根据不同的结石成分选择饮食治疗方案。

1. **尿酸结石**　应用低嘌呤饮食。①适量蛋白质:每日每千克体重提供 0.8～1.0 克。②低热量:病人或为体重超重肥胖者,热量供给以每日每千克体重 25 千卡为宜。③食用碱性食物,特别是富含 B 族维生素和维生素 C 的蔬果。④食用含嘌呤低的食物,控制红肉、海鲜、啤酒等。⑤忌酒类和各种强烈的香料和调味品。

2. **磷酸钙和磷酸镁结石**　应用低钙低磷饮食。①限制钙、磷的摄入:每日提供钙<500 毫克、磷<1 300 毫克。忌食含钙高和含磷高的食品。②每日食盐量控制在 3～4 克以内。

3. **草酸钙结石**　应用低草酸饮食。①避免含草酸高的食物摄入,如甜菜、荸荠、苋菜、菠菜、洋葱、茭白、笋、茶等。②忌服大量的维生素 C。③多食碱性食物。④补充维生素 B_6 10 毫克、叶酸 5 毫克,防止甘氨酸转变为草酸盐。

4. **胱氨酸结石**　应用低甲硫氨酸饮食。①限制甲硫氨酸含量高的食物摄入,如:蛋、禽、鱼、肉等酸性食物。②多食碱性食物。

慢性阻塞性肺病的饮食

饮食治疗目的　维持病人良好的营养状态和理想体重,增强呼吸肌力以维持有效呼吸通气功能;增强机体免疫力,预防或减轻急性并发症发生频率。

饮食原则　充足的热量;适量的蛋白质,一般每日蛋白质供给在每日 1.0～1.5克/千克体重,占总热量的 15%～20%;提高脂肪摄入,以占总热量的 30%～35% 为宜,其中饱和脂肪酸的摄入不宜过高,必要时可用中链脂肪酸替代,有利于正氮平衡;低比例的碳水化合物,供给占总热量的50%～55%为宜;充足的维生素和微量元素,尤其是维生素 C、E 及钙、磷、钾等含量丰富的食物;少量多餐,可减轻胃肠道负担,有利于食物的消化吸收。

食物选择

1. **宜食食物**　瘦肉、鱼虾、禽蛋、奶类、大豆及制品等,提供优质蛋白质等。含不饱和脂肪酸较多的食物,如核桃、花生米、芝麻等。各种绿色的蔬菜和深色水果、粮谷类食品等。

2. **忌食食物**　酒、过咸食物,如咸肉、咸鱼、火腿肠等,以及各种辛辣刺激性的食物。

营养性贫血的饮食营养

饮食治疗目的　6 个月以后的婴儿应及时添加含铁丰富的辅食如肝泥,肉末,蛋黄等。儿童和青少年要养成良好的饮食习惯,不挑食,不偏食。孕妇、乳母对铁的需要量较多,应注意膳食中铁的补充,多吃一些含铁和叶酸丰富的食物。贫血的老年人应增加红肉的摄入,增加水果、果汁和深色蔬菜,保证膳食中铁和其他营养素的摄入量,食物细软,易消化吸收。烹调时使用铁锅也可增加铁的摄入量。使用含铁、维生素 C、叶酸的营养素补充剂,有利于改善贫血。

饮食原则　调整膳食结构,增加造血营养素的供给,如富含蛋白质和血红素铁的肉类、鱼类、禽类、动物肝脏和血;增加绿叶蔬菜和水果的摄入,提供维生素 C、叶酸、维生素 B_{12} 等。使用铁强化酱油、铁强化面粉等。

食物选择

1. 宜食食物　摄入含铁丰富并且吸收率高的食物,如猪肝、瘦肉、鱼、动物血等,这些食物中含较多的血红素铁,吸收率较高。此外,肉类、禽类、鱼类中含有"内因子",可促进非血红素铁的吸收。新鲜蔬菜、水果中含有丰富的维生素 C,也可促进膳食中非血红素铁的吸收和利用。

2. 忌食食物　鞣酸、草酸、植酸含量高的食物,忌喝浓茶,菠菜烹调前焯水减少草酸含量。

消化性溃疡的饮食营养治疗

饮食治疗目的　减少和中和胃酸的分泌,保护溃疡面,维持胃肠道黏膜的防护力,控制或缓解症状,促进溃疡面的愈合,防止复发,避免并发症的出现,纠正贫血和蛋白质热能营养不良。

饮食原则　充足的热量与蛋白质,适量的脂肪,碳水化合物 300～500 克,选择容易消化的面条、馄饨等,避免精制的双糖。选择富含维生素 A、维生素 C 和维生素 B 的食物,如新鲜的蔬果。进餐定时定量,每餐进食不宜过饱,减轻胃的负担。烹调方法应以蒸、烧、炒、氽、炖为佳,避免油炸、煎、烟熏的方法。

食物选择

1. 宜食食物　具有缓冲酸能力的易消化食品,如软米饭、馒头、面条、粥、嫩豆腐、嫩菜叶;含有优质蛋白质的奶类、豆浆、蛋类、肉类、鱼类、禽类等。少纤维的瓜茄类蔬菜,如丝瓜、茄子、冬瓜等。

2. 忌食食物　刺激性的食物,如浓缩肉汁、鱼汤、浓咖啡等;刺激性的调料,如干辣椒、芥末等;易产酸产气的食品,如土豆、汤圆、糯米、生蒜、蒜苗、洋葱等;生冷的食物,如大量的冷饮、凉拌菜等;坚硬的食物,如咸鱼、腊肉、香肠等;含粗纤维较多的食物,如芹菜、韭菜、竹笋等。

脂肪肝的饮食营养治疗

饮食治疗目的　消除引起脂肪肝的病因,使早期脂肪肝发生可逆性变化,防止肝脏纤维化。

饮食原则　适量的热量,过多的热量使脂肪合成增多,加速脂肪肝的病变,体重正常的轻体力劳动的病人热量供给按照每日每千克体重 30 千卡为宜,体重肥胖或超重者按照每日每千克体重 20～25 千卡供给为宜,使体重逐渐下降,有利于肝功能的恢复;增加蛋白质摄入量,每日每千克体重在 1.5～1.8 克,每日不少于 90 克。增加豆类和及其制品,减少肉类食品。控制碳水化合物的摄入,减少蔗糖、果糖、葡萄糖和含糖多的糕点、蜜饯类食品。适量脂肪,总量控制在 40～50 克以内,同时,避免高胆固醇的食物摄入。补充维生素、矿物质和膳食纤维。膳食清淡:减少食盐的用量,每日控制在 4～5 克之内。戒酒、戒烟。

食物选择

1. 宜食食物　脱脂奶类、低胆固醇鸡蛋、鱼、虾、去皮鸡。各种不含胆固醇的植物油。含膳食纤维和维生素多的粗粮、杂豆类、菌菇木耳、蔬果。乌龙茶、山楂、龙井茶等。

2. 忌食食物　各种动物脂肪。含精制糖的各种糖果和糕点。含糖的饮料、蜂蜜、蜜饯等。

胃手术后的膳食和营养

饮食治疗目的　保证充足热量供应、适量碳水化合物和脂肪、足量蛋白质、充足的维生素和微量元素补充、减少术后并发症发生，如倾倒综合征、低血糖综合征、脂肪痢、贫血、体重减轻等。

饮食原则　热量每日每千克体重25～30千卡，碳水化合物占热量的50%～60%，脂肪不超过总热能的30%，蛋白质每日每千克体重1～2克，占总热能的15%～20%。维生素 B_{12} 为每日2.4微克，每日铁摄入量15～25毫克。部分病人因手术后，胆汁胰液分泌减少，对脂肪消化能力减弱，可发生腹泻，如有脂肪痢则需要减少脂肪供给，采用低脂肪饮食，脂肪占总热量的15%以下。胃手术后由于内因子缺乏，容易导致维生素 B_{12} 吸收障碍而造成巨幼红细胞性贫血。由于胃酸分泌减少可导致铁吸收减少引起缺铁性贫血，因此需要注意补充造血相关的营养素。在食物方面选用含维生素 B_{12} 丰富的牛奶、禽蛋、鱼类和贝壳。选用动物血、鱼、肉、禽、瘦肉等，富含血红素铁，吸收利用率高。蔬菜水果中富含维生素C、叶酸等有利于血红蛋白合成和红细胞成熟。需要时可以选择维生素及矿物质补充剂。少食多餐：每日5～6餐，食物细软，干稀分食。预防倾倒综合征：倾倒综合征一般在进餐后10～20分钟发生，主要由于大量高渗食物迅速进入小肠所致。在胃切除过多、吻合口过大时容易发生，因此要注意进餐时不同时食用汤类、粥类、饮料，避免一次进食过甜过浓的食物。应避免快速摄入糖分过高的食物，以复合型碳水化合物为主，如谷类及其制品：粳米、面包、面条、馒头等，以细软为好。预防

餐后低血糖症：餐后低血糖症一般在餐后2～3小时发生，有心慌、出汗、头晕等表现。进餐时需要避免一次进食大量含糖食物，并且进食后可予侧卧位以延长食物排空时间。如有低血糖发生，则可以予以快速补充糖水等含糖食物。烹调方法以煮、炖、氽、烩、蒸为主。

食物选择

1. 宜食食物　米粥、软饭、面条、蛋类、低脂牛奶、鱼虾、新鲜绿叶蔬菜等。

2. 忌食食物　油炸及肥厚油腻的食物；刺激性食品和调料，如辣椒、胡椒、咖喱粉等；酒类、浓茶及咖啡、可可、巧克力等含糖多的食品；鲜柠檬汁、鲜橘汁、番茄汁等酸味饮料；笋、芹菜、草头等含粗纤维的食物。

肿瘤放疗期间膳食调理与营养

饮食治疗目的　提供足够蛋白质促进机体恢复，补充抗氧化营养素，补充充足水分加快肿瘤代谢产物排除，减少放疗不良反应带来的营养不良。

饮食原则　肿瘤病人大多存在蛋白质热量营养不良，加上放疗时产生的食欲减退更减少了热量的摄入，因此需要保证病人有足够的热量摄入，每日每千克体重20～30千卡，每日总量不少于1200千卡。碳水化合物每日300克左右，占热量的50%～60%为宜，碳水化合物易消化吸收，干稀搭配。对于有食管炎、咽痛、食欲不振者，可以予以米汤、粥类，注意不能过烫。放疗期间正常细胞受到辐射损伤，需要蛋白质作为原料修复组织，蛋白质总量需要每日每千克体重1～2克，食物以易消化的优质高蛋白质饮食为主，如奶类、瘦肉、鸡蛋、豆制品、鱼虾等。脂肪占总热量的

20％～25％为宜，提供易消化的脂肪如蛋黄、植物油为主，可以补充含 ω‑3 脂肪酸丰富的食物，如鱼油及鱼类。腹腔放疗的病人容易出现便秘，可以增加新鲜水果蔬菜的摄入，必要时可以服用药物制剂帮助通便。β胡萝卜素、维生素 E、维生素 C、硒等维生素和矿物质制剂可以增加机体抗氧化能力，在肿瘤治疗中有辅助作用，因此要添加。新鲜的水果、蔬菜中含量丰富，一般应当每日摄取。少食多餐，多饮开水，每日 4～5 餐，食物细软，容易消化，如做成肉糜、菜泥、菜汁、果汁、粥、汤等开始量少，以后逐渐增加，每日至少 1 500 毫升的水量，以减少放射性膀胱炎产生，加快肿瘤毒素的排出。烹调时注意食物色香味，以增加病人的食欲。

食物选择

1. **宜食食物**　牛奶、鸡蛋、瘦肉、鸡肉、豆腐、豆浆、鱼、虾、新鲜蔬菜和水果等。

2. **忌食食物**　含纤维素过多、坚硬不易嚼烂的食物；纤维素多的麦片粥、麸皮面，以及过冷、过热的食物；苜蓿、韭菜、竹笋、山芋、香蕉等也要少食；刺激性食品和调料，如辣椒、胡椒、咖喱粉、薄荷等；酒类、浓茶、咖啡；羊肉、狗肉等热性食物。

肿瘤化疗期间膳食
调理与营养

饮食治疗目的　高蛋白质高热量，补充抗氧化营养素、充足水分加快肿瘤代谢产物排除、减轻化疗不良反应、使病人顺利完成化疗，减少营养不良的程度。

饮食原则　充足的热量有助于化疗后健康的恢复，每日每千克体重 20～30 千卡，每日总量不少于 1 200 千卡。在化疗期间由于呕吐等消化道不良反应明显时可以暂停使用经口营养，改用静脉营养。碳水化合物每日 300～400 克，米汤、米糊、粥易消化吸收，且干稀皆可，是理想的热量提供者。化疗期间全身损耗明显，体重及瘦体组织有减轻，足量的蛋白质是机体康复的保证，蛋白质总量需要每日每千克体重 1～2 克，食物以易消化的含必需脂肪酸完全的优质高蛋白质饮食为主，如奶类、禽蛋类、瘦肉、豆制品、鱼虾等。每日至少饮水 1 500 毫升，加快肿瘤毒素的排出，可以给予果汁、茶水等补充。少食多餐，间歇饮食，每日 4～5 餐，食物细软，容易消化，如做成肉糜、菜泥、菜汁、果汁、粥、汤。病人如有恶心呕吐化疗反应时易给予清淡饮食，待化疗反应期过后给予高蛋白质高热量的饮食。有恶心呕吐时以清淡为主，忌油腻和刺激性的调味品，忌用煎炸、熏烤的方法；如没有恶心呕吐，烹调时需要注意色香味。

食物选择

1. **宜食食物**　牛奶、鸡蛋、瘦肉、鸡肉、豆腐、豆浆、鱼、虾、新鲜蔬菜和水果等。

2. **忌食食物**　过冷或过热的食物及饮料；刺激性食品和调料，如辣椒、胡椒、咖喱粉、薄荷等；酒类、浓茶、咖啡、可乐等。

附　录

附录1

就医指南

看病先找全科医生

随着医学模式的转变,大医院的专科分工越来越细。不少三级甲等医院的一些特色专科确实非常有名,许多病人慕名而来。但是,专家固然临床经验丰富,但他的技能往往聚焦在某一专科疾病的诊治上。如果病人盲目求医,看病只看医生的年资和名气,而没有找对医生,则往往陷入费钱费力的误区。

大医院的功能应该是收治危重病人和疑难病人。在全科医学发展比较完善的发达国家,90%以上的疾病在社区中由全科医生解决。中国的老百姓对全科医生不甚了解,认为全科医生就像"万金油",没有专长,所以不愿意找全科医生看病。其实,全科医生身兼医生、教育者、咨询者、健康监护人、卫生服务协调者和医疗保险体系"守门人"等数种角色。他们具备特殊的专业素质,不仅能有病治病,而且能无病防病。因此,对于常见病、多发病,理智的病人应该先到离家比较近的社区卫生服务中心,找一位像朋友一样可以信任的、能提供满意服务、负责到底的全科医生看病,而不要一生病就往大医院跑。普通疾病应该先看全科医生,疑难杂症或重大疾病可由全科医生为病人转诊。

就诊注意事项

门诊就诊注意事项

1. **就诊前准备**　就诊前一天晚上应保证充足的睡眠。如果你到医院看中医,为了不影响医生望舌诊病,看中医前注意少吃或不吃杨梅、橘子等食物以及带黄、红、黑色的药片;为了不影响医生"切脉",看病前应避免剧烈的运动。应该带好外院就诊的病历卡、化验报告和心电图的图形报告、有关的 X 线片、CT 片或核磁共振的片子等,以备医生看病时参考。

2. **挂号**　看病先要挂号。由于现代医学分科越来越细,病人往往对自己应该挂什么号不知所措。此时可求助于门诊大厅内预检台的护士或导医;各医院门诊一般都有医生和专家介绍专栏,也可为病人提供一些参考。在病情没有明确之前,病人复诊时还是应当找第一次挂号科室的医生,这在医院内叫作"首诊责任制"。

大体上应该按以下原则挂号:①口腔疾病,包括牙齿、舌、唇应该挂口腔科。②皮肤疾病,应挂皮肤科。③眼睛疾病应挂眼科。④耳朵、咽喉、鼻的疾病应该挂五官科。⑤女性生殖系统的疾病可挂妇科。⑥女性生育的检查和产前、产后的疾病应挂产科。⑦外伤、烧伤、乳房、四肢、脊柱、骨骼、肌肉以及肛门的疾病可挂外科。⑧非外伤引起的心血管、消化、呼吸、内分泌、神经、泌尿等系统的症状应挂内科。⑨16 岁(足岁)以下儿童的内科疾病可挂小儿科(或儿内科)。⑩腹泻、呕吐的病人应挂肠道门诊。

如果病情比较复杂或多次治疗效果不佳,那么专家门诊是最好的选择;如果想得到又快又好的医疗服务而不在乎多花些钱,那么可以挂特需门诊。

3. **填写病历卡**　病历卡是病人看病的记录,是非常重要的医疗档案,每个病人都应认真保管,不随意更换。病人应该认真、正确填写好病史卡中的每个项目,包括姓名、性别、年龄、联系地址和电话、过敏史等。

4. 遵守候诊秩序和门诊规章制度 病人应该在诊室外安静、有序地候诊,听从护士指导,做好测体温等准备工作。

5. 讲清病情 应详细、准确、真实地将自己的病情讲述给医生听,不可隐瞒、或夸大病情,因为完整的病史对诊断与治疗十分重要。医生的职业道德要求他保守病人的隐私,所以病人不必顾忌。讲述的内容主要包括发病的过程及以前曾患过的疾病。一般来说,家属不宜代替病人到医院看病,家属代配药也不宜超过3次。

6. 配合体检 医生通过望、触、叩、听等体格检查,往往就能对病人作出初步的诊断,因此病人应配合医生进行检查。例如,在检查甲状腺时,需要病人做吞咽动作;在进行肺部听诊时,应不说话,配合医生的指令做呼气、吸气的动作。

7. 进行实验室检查及辅助检查 疾病的诊断常需借助一些实验室检查或影像学检查。实验室检查就是通常所说的化验,如血常规、尿常规、粪常规检查和抽血进行的肝肾功能、电解质、肿瘤标志物检测等检查。有些检查需要空腹采血。大多数检查几个小时后就能拿到报告,而一小部分检查如肝炎病毒标志物、肝硬化指标等需要等待几日才能拿到报告。根据病情需要,医生会要求病人做X线摄片、CT、MRI、B超、胃镜及肠镜等影像学检查,有时候还需要做骨髓穿刺、胸腔穿刺、腹腔穿刺、肝穿刺、淋巴结活检等检查。这些检查往往需要预约,不同的检查项目有不同的检查前准备,病人应认真按医嘱进行相应的准备工作。

8. 认真遵从医嘱 要想达到令人满意的治疗效果,病人严格遵照医生拟定的治疗方案,配合医生治疗是十分重要的。药物的剂量、服用次数和时间是很重要的。药物的剂量与药物的作用有着密切的关系,达不到一定的剂量就起不到一定的作用。病人切不可自作主张,任意增、减药物的剂量,否则就起不到治疗的作用或产生不良的后果。服药的时间也有一定的学问。一般来说,空腹服药有利于药物的吸收,但是有的药物对胃有刺激作用,饭后服用可以减少对胃的刺激,所以大多数药物应在饭后服用。有些药物由于吸收后分解代谢较快,每日需服3~4次;有的药物由于作用时间较长,每日服用1~2次即可。有的药物服用后会影响肝功能、白细胞等,故用药后应定期检查血常规、肝功能等。

急诊就诊注意事项 一般来说,当发生下列突然病变或紧急情况时应该看急诊:①急性发热性疾病,体温在39℃以上,全身症状明显。②严重哮喘、呼吸困难、窒息及咽喉、食管、气管有异物。③各种原因引起的休克、昏迷、抽搐、昏厥、急性肢体瘫痪。④急性损伤、交通事故以及各种创伤导致的软组织损伤、骨折、灼伤等。⑤意外伤害,交通事故、电击、触电、自杀、溺水、烧伤、土建塌方挤压伤、工业外伤等。⑥急性腹痛,如急性阑尾炎、胃、十二指肠溃疡穿孔、宫外孕、肾绞痛、胆道痉挛等。⑦急性胸痛,如肺栓塞、主动脉夹层、气胸等。⑧大出血:包括呕血、咯血、便血、血尿和外伤、妇科、产科等出血。⑨急产、难产、流产、子痫等。⑩急性心肌梗死、急性心力衰竭、严重的心律失常。⑪急性尿闭、尿潴留、急性肾衰竭等。⑫各种慢性疾病的急性发作或突然恶化。⑬脑出血、脑血栓、脑栓塞、高血压脑病等各种脑血管意外。⑭严重的呕吐、腹泻。⑮各种急性炎症。⑯各种急性中毒。

挂急诊时，病人应该首先到急诊室预检台由护士预检。病人危重或行走不便时可向急诊室借取轮椅、推床或担架，便于移送病人。急诊医生应该根据病人的病情紧急与严重程度作出相应的处理。对于病情比较复杂或危重的病人，需在急诊观察室留观；需要进行急诊手术者，应及时办理急诊住院手续并尽快作好术前准备；对于严重创伤、大出血、急性心功能不全或肺功能不全、心肌梗死、休克、昏迷病人可收入重症监护室抢救治疗；有的病人经过急诊诊治后，病情有所好转，可以转到门诊作进一步检查和治疗，或回家休息。

住院注意事项 病情需要住院者，医生会开具住院单，病人家属到住院登记处办理预约登记手续，住院处将根据病情的轻、重、缓、急和医院各科室的床位情况安排病人的入院时间。入院前要带好身份证、社保卡、现金、转账支票或信用卡等，在入院登记处交纳一定数目的预缴款（各医院按不同疾病而规定的住院预缴款）。付款后的收据凭条请妥善保存，出院结账时要用。办完住院手续后，到所在病区的护士台报到，由护士安排床位。

1. **住院** 应带好门诊病历及检查报告供医生参考。但在医生看完后，请及时取回，以免遗失。建议携带以下个人用品：碗、筷、匙、毛巾、牙刷、牙膏、肥皂、脸盆、杯子、衣物、拖鞋、卫生纸等日常生活用品。入院后，病人及家属应该认真接受护士关于"住院须知"的宣教，一般包括以下项目：①遵守医院的规章制度，医生查房时不离开病房，不随意外出或在院外住宿。②保持病室内外环境整洁与安静；在使用监护设备的病房区域不准使用移动通信设备；在病房内不能使用明火用具。③饮食要遵照的医生决定，不能随便更改。④不要自行邀请院外医生诊治；不要随意到院外购

药服用。⑤除生活必需品外其他物品不能带入病室。⑥不随便进入治疗室和医护办公室，不私自翻阅本人或其他人的病历和其他医疗记录。⑦病人之间不要串房，以免交叉感染。⑧医疗费用实施每日清单制，可以到住院部查询。⑨每一位病人都有固定的管床医生和责任护士为其提供诊治服务，当病情有变化时，可向他们反映，晚间则可向值班的医生、护士反映。

2. **探望病人** 应该在医院规定的时间内前往探视并选择适当的时机探望病人。不宜在中午、深夜以及病人吃饭、休息时前往探视。探望病人的时间要视病人情况而定，危重病人可凭病危通知单随时探视，传染病人一般不允许探视。学龄儿童不宜进入病房，以防交叉感染。探视期间应保持病房安静、整洁，不影响其他病人。探望时间不宜过长，以免使病人过于疲劳。

3. **陪护病人** 病人是否需要陪护，应由医生根据病人的病情、年龄而定。护士根据医嘱发放陪客证，证上注有陪伴日期，过期作废。陪护人员必须做到：①遵守医院规章制度，听从医务人员的指导。②不擅自闯入医生和护士值班室，随便翻阅病历和其他医疗记录。③不随便离开所照料的病人。④对待病人要热情、耐心、体贴，避免给病人任何恶性刺激。⑤注意病人的饮食、大小便和卫生。如高热病人多给喝水；瘫痪病人多翻身，手术病人要帮助早日起床活动等。⑥不在空床上睡觉或和病人在同一张病床上睡觉。⑦保持病房清洁安静。

4. **出院** 主管医生会根据病人病情决定出院时间。出院是指病人住院治疗阶段的结束，并不表示已完全恢复健康，有些病人需要回家康复，有些出院后应继续在门诊治疗。出院手续办完后应向病区护士领取出院证、出院带药和出院小结。出院

小结一般详细记载了本次住院的诊断、重要检查结果、治疗手段以及后续治疗的建议,对病人的康复和进一步治疗至关重要,应妥善保管。

医患沟通

医患双方的权利和义务

1. 医生的权利　①医生具有独立的、自主的权利。②在注册的执业范围内,进行医学诊查、疾病调查、医学处置、出具相应的医学证明文件,选择合理的医疗、预防、保健方案。③在特定情况下,医生还有特殊干涉的权利。当然这种权利不是任意行使的,只有当病人自主原则与生命价值原则、有利原则、无伤原则、社会公益原则发生矛盾时,医生才能使用这种权利。如对精神病病人、意志丧失和自杀未遂病人拒绝治疗时,医生有权强迫采取控制其行为和有关治疗措施。④按照国务院卫生行政部门规定的标准,获得与本人执业活动相当的医疗设备基本条件;当病人不配合治疗时,医生的人身权利遭受威胁或侵害时、医生的人格尊严遭受侮辱时,医生有拒绝治疗的权利。⑤从事医学研究、学术交流,参加专业学术团体。⑥参加专业培训,接受继续医学教育。⑦在执业活动中,人格尊严、人身安全不受侵犯。⑧获取工资报酬和津贴,享受国家规定的福利待遇。⑨对所在机构的医疗、预防、保健工作和卫生行政部门的工作提出意见和建议,依法参与所在机构的民主管理。

2. 医生的义务　①敬业,遵守职业道德,履行医生职责,尽职尽责为病人服务。②解除病人痛苦的义务。③遵守医疗卫生法规和技术操作规范。④关心、爱护、尊重病人,保护病人的隐私。⑤解释病情。⑥宣传卫生保健知识。⑦努力钻研业务,更新知识,提高专业技术水平。

3. 病人的权利　①生命权。②健康权。③身体权:病人对于手术中切除的器官、组织、遗体的使用有决定权。④人格受到尊重的权利。⑤保护隐私权:病人对由于医疗需要而提供的个人秘密或隐私,有权要求医务人员为其保守秘密;有权要求接受检查的环境有隐蔽性;由异性医务人员进行某些部位的体检治疗时,有权要求第三者在场;医院对病人的病历资料、记录文件,应予保密。⑥获得基本医疗保健的权利。⑦疾病认知权:除意识不清或昏迷状态外,病人对自己所患疾病的性质、严重程度、治疗情况及预后有知悉或了解有关诊断、治疗、处置及病情预后等确切内容和结果的权利,并有权要求对此作出通俗易懂的解释,医生在不损害病人利益和不影响治疗效果的前提下,应提供有关疾病信息。⑧知情同意权:病人对医生采取的检查、治疗措施包括医学研究等,有权知道其目的、作用、有效率、成功率、危险性、可能发生的并发症或危险性以及有无其他可选择的方法。未经病人完全了解并同意,或未得到经病人授权的委托代理人许可时,医生不能擅自治疗,除非在紧急情况中(须有医院负责人的许可)。⑨拒绝治疗的权利:病人在法律允许的范围内可拒绝检查、检验或治疗。⑩免除一定社会责任权:病人因生病而获得医疗机构的证明后,有权根据病情的性质、程度和预后情况,暂时或长期免除一定的社会责任,同时有权得到各种福利保障。⑪对医疗机构的批评建议权。⑫要求赔偿权:因医生过失行为导致的医疗差错、事故,病人及其家属可通过法律途径享有获得经济赔偿权利(包括请求鉴定权、请求调解权和诉讼权)。

4. 病人的义务　①如实陈述病情的义务。②积极配合医疗机构和医务人员进行检查治疗的义务(遵守医嘱的义务)。

③按时支付医疗费用的义务。④尊重医务人员的劳动及人格尊严的义务。⑤遵守医疗机构规章制度的义务。⑥不影响他人治疗,不将疾病传染给他人的义务。⑦爱护公共财物的义务。⑧接受强制性治疗的义务(危重病人、戒毒、传染病、精神病等)。⑨尽可能、及时就医的义务。⑩病愈后有及时出院的义务。⑪协助医院进行随访工作的义务。⑫保持和恢复健康的义务。⑬支持医学科学发展的义务:在教学医院中,病人应该支持医学生、进修生和研究生的临床实践。

医疗纠纷的处理　医疗纠纷是指医患双方对诊疗护理过程中发生的不良后果及其产生原因的认识不一致而导致的分歧或争议。

医疗差错是指在病人诊疗护理过程中,医务人员确有过失,但由于及时发现和纠正,未给病人造成不良后果或严重后果。医疗差错分为一般差错和严重差错。未造成不良后果的称为一般差错;严重差错是指医疗过失给病人造成一定的不良后果,如增加病人痛苦、延长治疗时间、增加医疗费用、产生轻度后遗症等。医疗差错本身也是一种民事侵权行为,它侵害的是病人的身体健康权利。

医疗事故,是指医疗机构及其医务人员在医疗活动中,违反医疗卫生管理法律、行政法规、部门规章和诊疗护理规范、常规,因过失造成病人人身损害的事故。根据对病人人身造成的损害程度,医疗事故分为四级:①一级医疗事故:造成病人死亡、重度残疾的。②二级医疗事故:造成病人中度残疾、器官组织损伤导致严重功能障碍的。③三级医疗事故:造成病人轻度残疾、器官组织损伤导致一般功能障碍的。④四级医疗事故:造成病人明显人身损害的其他后果的。

如何正确处理医疗纠纷?造成医疗纠纷的原因是多方面的。除少数是由于医务人员责任心不强、严重失职、技术水平低下引起的外,还有不少是医患双方观念上的差异引起的。其实质是医患双方各自站在自己的立场上,维护各自的权利,强调对方应尽的义务所致。明晰医患双方的权利与义务是防范医疗纠纷的关键。在医疗纠纷发生后,病员及其家属应保持冷静和克制,控制情绪、避免过激行为,以免矛盾激化,妨碍问题的解决。解决医疗纠纷的办法有以下几种。

1. 协商解决　病人及家属可以向医院提出对医疗纠纷进行调查和处理,要求医院确定事件的性质并提出处理办法。绝大部分医疗纠纷是通过医患双方协商解决的,它避免了不必要的行政和诉讼程序,可以为病员和家属节省大量的时间、精力和财力。

2. 技术鉴定　倘若病人及家属和医院不能就医疗纠纷的处理达成一致,可以向当地的医疗事故技术鉴定委员会提出医疗事故鉴定申请。医疗事故鉴定一般由区、县卫生局(包括医学院校)和省、直辖市卫生厅(局)两级医疗事故鉴定委员会鉴定。对医疗事故鉴定结论不服的,可在接到书面鉴定结论后 15 日之内向上一级医疗事故鉴定委员会提出复议或直接向当地人民法院起诉。省、直辖市级鉴定为最终鉴定,除司法机关特殊要求外,不再复议或重新鉴定。对于超过医疗事故技术鉴定申请受理时限的,鉴定委员会不予受理。

3. 重新鉴定、行政复议和诉讼　若对当地医疗事故技术鉴定委员会的鉴定结论或者对卫生行政部门所做的处理不服,可以在收到鉴定书或处理通知书之日起十五日内向上一级技术鉴定委员会申请重新鉴定或者向上级卫生行政部门申请复议,当然您也可以直接向当地的人民法院起诉。

附录2

医疗保险

医疗保险是对就医风险进行管理的方式，投保者根据规定，向保险部门支付保险费，而后在规定时期内，投保者患病产生医疗费用后，可得到保险部门合同规定范围内的费用偿付，减轻投保者患病就医负担。

需要指出的是，我国当前的医疗保险不同于工伤保险和生育保险。工伤保险主要补偿工作中的意外伤害和职业病治疗损失，以及后续生活费用；生育保险则覆盖生育过程中的医疗费用以及生育补贴。

医疗保险的类型

根据医疗保险的属性和保险部门特征，可将我国医疗保险分为社会医疗保险、商业医疗保险和其他保险。

1. **社会医疗保险**　社会医疗保险一般由政府直接组织实施，或者由政府委托特定机构组织实施的非营利性医疗保险，在我国主要包括：城镇职工基本医疗保险、城镇居民基本保险、新型农村合作医疗。这些保险由人力资源和社会保障部门或卫生部门管理。

2. **商业医疗保险**　商业医疗保险是由保险公司承办的、以营利为目的医疗保险。是否购买商业医疗保险属于个人自愿性行为，保险公司要依靠信誉和服务进行竞争。

3. **其他保险**　还有一些社会团体举办、覆盖特定人群特定范畴的非营利性医疗保险。如上海红十字会设立的少儿住院保险，主要覆盖儿童住院服务。又如上海市总工会设立了"在职职工住院补充医疗互助保障计划""特种重病团体互助医疗保障计划"等多个补充保险，职工个人或单位参加此类保险后，在发生住院，或者患尿毒症、恶性肿瘤、重型肝炎等重病时，就能获得一定经济补偿。

我国主要医疗保险的保费、待遇、管理

1. **城镇职工基本医疗保险**　1998年颁布的《国务院关于建立城镇职工基本医疗保险制度的决定》，确立了我国建立职工医疗保险的指导思想和框架。该保险为强制性保险，覆盖城镇所有用人单位，包括企业(含国有、集体、外资、私营企业)、机关事业单位、社会团体、民办非企业单位和他们的在职及退休职工。城镇个体户和他们雇佣的人员也可以参加。所有单位和职工都要按照属地管理的原则参加本地的基本医疗保险。

城镇职工基本医疗保险的保险费按照工资比例进行筹集，并由职工所在单位和职工个人共同负担。用人单位缴费率为在职职工工资总额的6%左右，职工个人缴费一般为本人工资的2%。各地可根据实际经济水平及其发展状况，对费率做适当调整。

城镇职工基本医疗保险实行社会统筹和个人账户相结合的制度模式。职工个人缴纳的基本医疗保险费，按月全部计入个人账户内，用人单位缴纳的医疗保险费，30%左右划入个人账户，70%左右划入社会统筹基金。统筹基金设立起付标准和最高支付限额为：起付标准为当地职工年均工资的10%，最高支付限额一般为年均工

资的 4 倍。

城镇职工基本医疗保险一般报销门诊医疗服务和住院医疗服务的费用。病者看病时,医疗费用的支付分为三段。在起付标准以下的医疗费用,主要从个人账户中支付或个人自付。起付标准以上、最高支付限额以下的医疗费用,主要从统筹基金支付,个人负担很小比例。最高限额以上部分,则全部由个人自付,或者通过商业医疗保险、互助基金等多种途径解决。

退休人员参加医疗保险时个人不需要缴费,同时其个人账户的计入金额要高于在职职工,并且个人自付比例适当降低,以切实保障退休人员老有所医。国家公务员则在职工基本医疗保险基础上,按照有关规定,另外享受一定的医疗补助政策。

个人账户的钱是属于职工的,且有一定利息,并随职工流动,职工调动到外地,则账户跟至外地。如果职工身体比较健康,个人账户中的钱无法用完,其子女有权继承。

2. 城镇居民基本医疗保险 随着 2007 年《国务院关于开展城镇居民基本医疗保险试点的指导意见》的颁布,我国开始建立和推广城镇居民基本医疗保险。不属于城镇职工基本医疗保险支付覆盖范围的中小学学生(包括、中专、技校学生)、少年儿童和其他非从业城镇居民,均可自愿参加该保险。

城镇居民基本医疗保险主要采取定额的方式进行筹资,成年人、未成年人等不同人群的筹资水平并不一样。该保险的保险费一般由政府和家庭一起承担,如 2008 年各级政府约承担了 40%～55% 的保费。当前,该保险主要报销参保居民的住院和门诊大病的医疗支出。病者看病的费用支付同样分为三段,设有起付标准、支付比例和最高支付限额。

3. 新型农村合作医疗 我国的农民可自愿参加新型农村合作医疗,报销其医药费。新型农村合作医疗主要采取定额的方式筹集基金,并由政府和个人一起支付保险费,在中西部地区,保费主要由各级政府承担,个人自付的保费较低。当前,新型农村合作医疗也主要覆盖农村居民的住院和门诊大病医疗支出,部分地区开始覆盖门诊医疗费用。病者看病的费用支付同样设有起付标准、支付比例和最高支付限额。

社会医疗保险管理主要由国家制定基本医疗保险的药品目录、诊疗目录、医疗服务设施标准和相应的管理办法,只有在这些目录内的药品或医疗服务方能得到医疗保险的报销,目录外的药品和服务则需要投保者自行买单。城镇职工基本医疗保险、城镇居民基本医疗保险和新型农村合作医疗的药品目录和诊疗目录并不一样。医疗保险实行定点医院和定点药店管理制度,政府有关部门通过评审,确定某些医院和药店作为医疗保险的定点机构,向投保者提供相应服务。投保者可以选择在医院配药,也可用医生开的处方到定点药店买药。

4. 商业医疗保险 商业医疗保险作用主要体现为分担大病医疗费用中过重的个人负担、提供住院补贴和获得补偿等方面,其覆盖的范畴包括社会医疗保险目录外的药品和服务使用,社会医疗保险补偿后的个人自付医疗费用,以及没有社会医疗保险的人群。与社会医疗保险相比,健康保险有自己规定,包括投保年龄的限制、性别区别对待、保险金给付方式的限制、设立观察期和免赔期等,以避免保险公司出险。因此,在选择保险时,应该注意了解保险方案的各种规定,明确双方职责和权利。